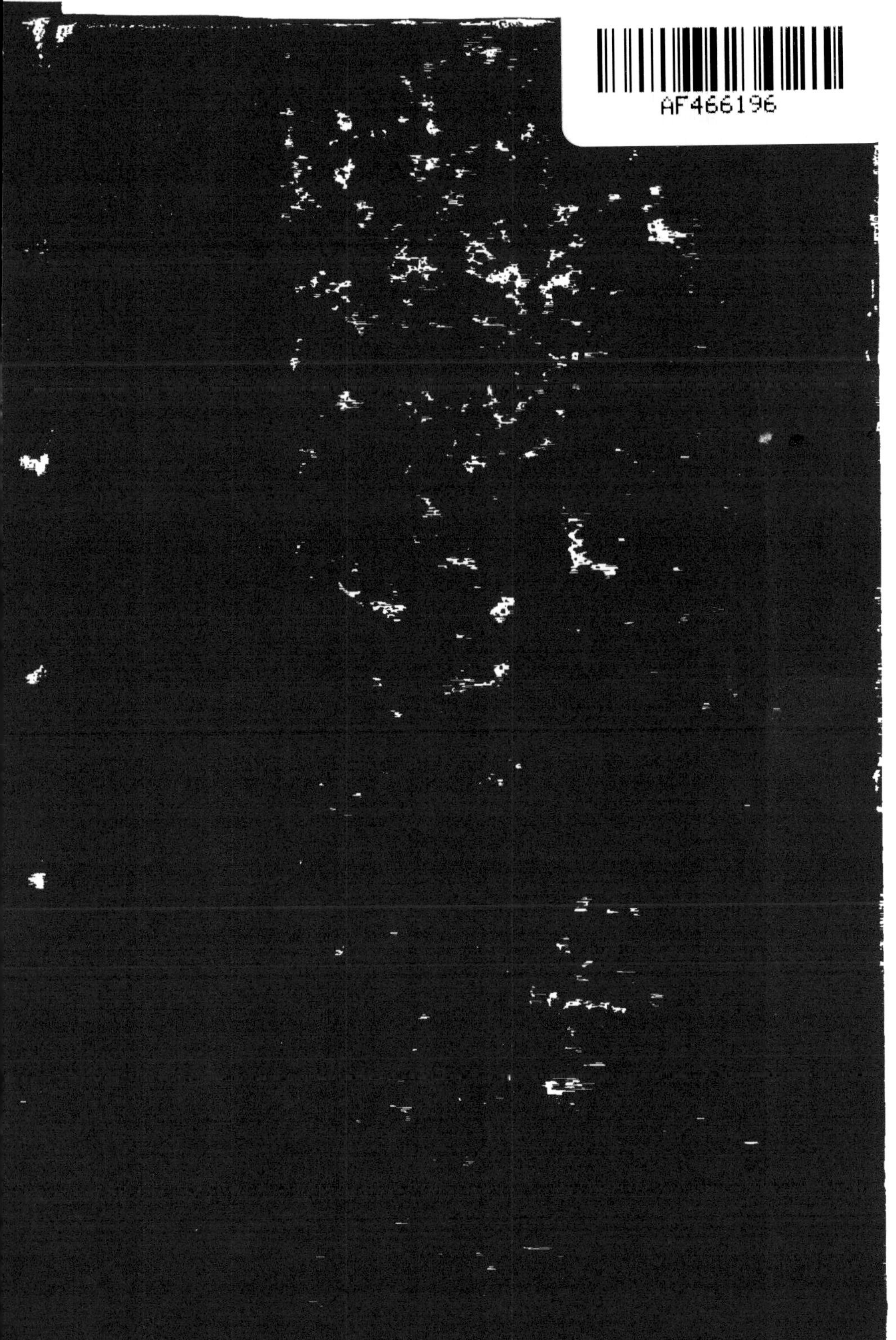

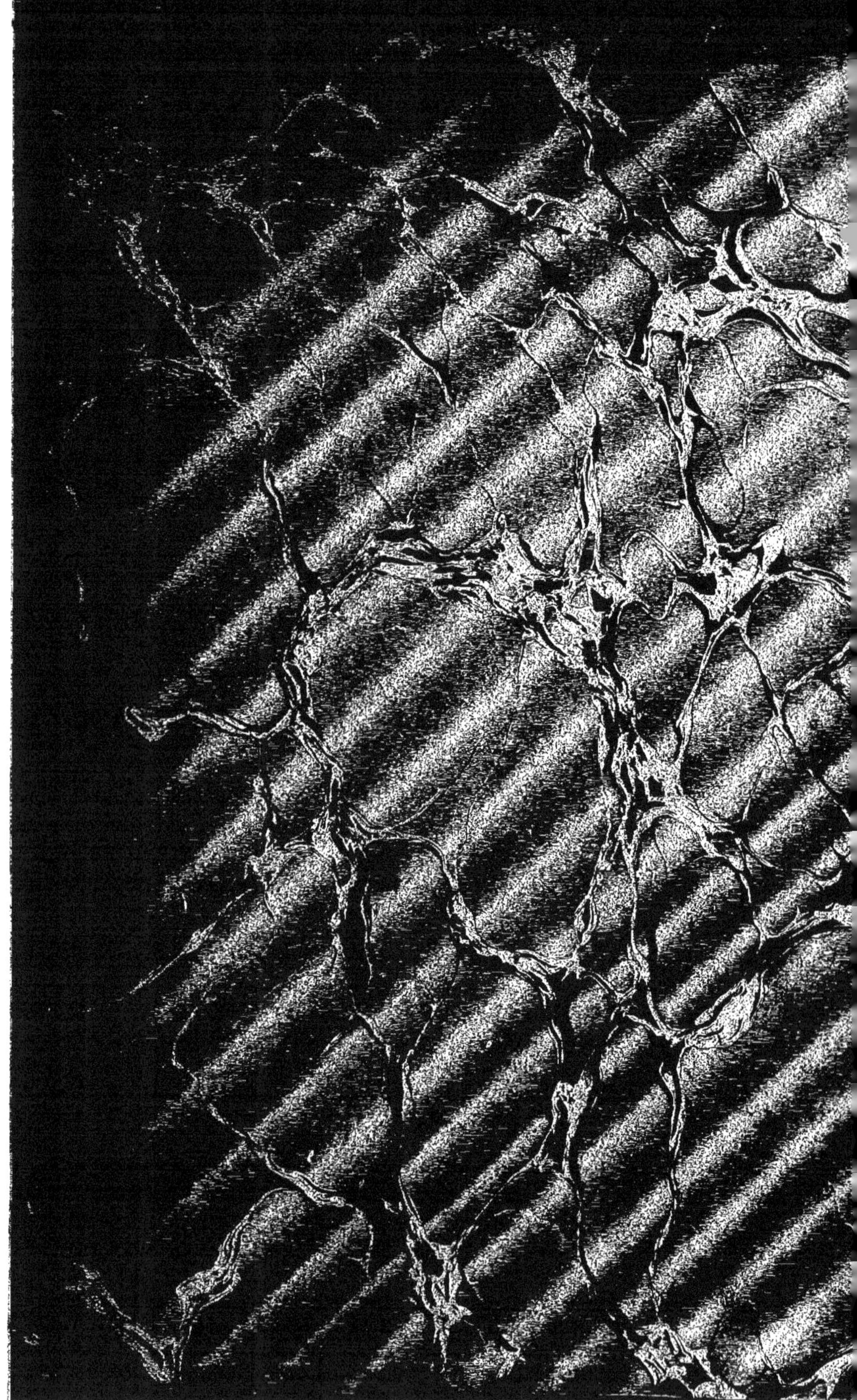

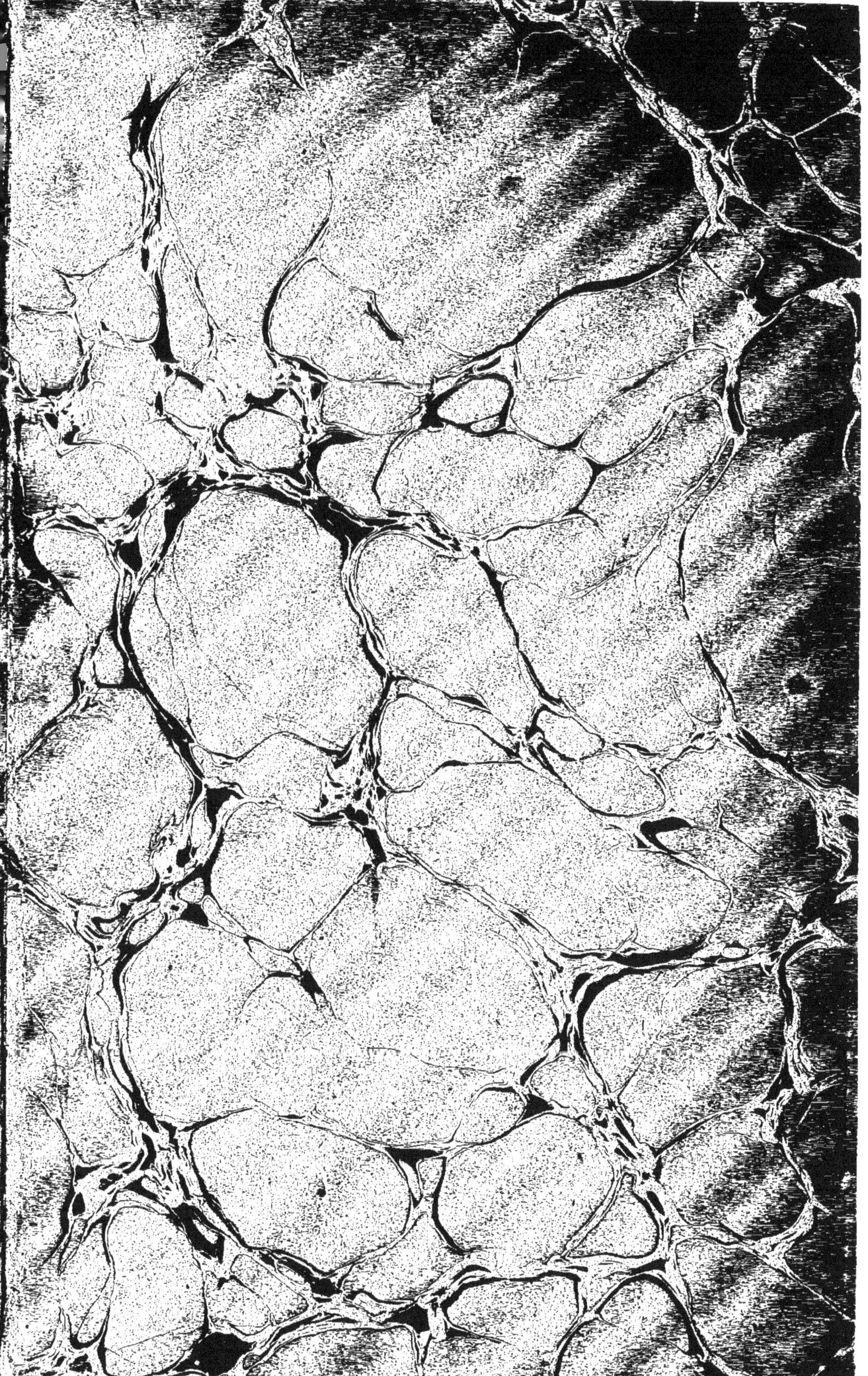

TRAITÉ
D'HISTOLOGIE PRATIQUE

PAR

J. RENAUT

PROFESSEUR D'ANATOMIE GÉNÉRALE A LA FACULTÉ DE MÉDECINE
MÉDECIN DES HOPITAUX DE LYON
MEMBRE CORRESPONDANT DE L'ACADÉMIE DE MÉDECINE

PREMIER FASCICULE

LE MILIEU INTÉRIEUR ET LE TISSU CONJONCTIF LACHE ET MODELÉ

AVEC 101 FIGURES DANS LE TEXTE

dessinées par MM. Frédéric RENAUDOT et J. GOUJET

GRAVÉES PAR MM. LE RIVEREND ET MERCIER

PARIS
LECROSNIER ET BABÉ, LIBRAIRES-ÉDITEURS
PLACE DE L'ÉCOLE-DE-MÉDECINE

1889

TRAITÉ

D'HISTOLOGIE PRATIQUE

9930-87. — CORBEIL. Imprimerie CRÉTÉ.

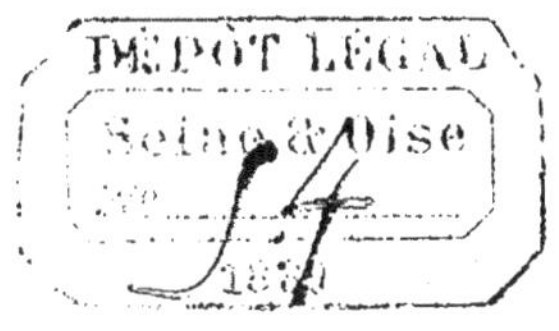

TRAITÉ

D'HISTOLOGIE PRATIQUE

PAR

J. RENAUT

PROFESSEUR D'ANATOMIE GÉNÉRALE A LA FACULTÉ DE MÉDECINE
MÉDECIN DES HOPITAUX DE LYON
MEMBRE CORRESPONDANT DE L'ACADÉMIE DE MÉDECINE

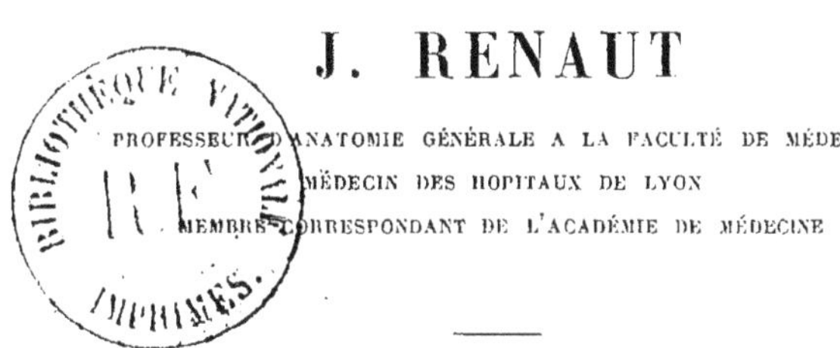

TOME PREMIER — FASCICULE I

LE MILIEU INTÉRIEUR ET LE TISSU CONJONCTIF LACHE ET MODELÉ

AVEC 101 FIGURES INTERCALÉES DANS LE TEXTE

dessinées par MM. Frédéric RENAUDOT et J. GOUJET

GRAVÉES PAR MM. LE RIVEREND ET MERCIER

PARIS
LECROSNIER ET BABÉ, LIBRAIRES-ÉDITEURS
PLACE DE L'ÉCOLE-DE-MÉDECINE

1889

PRÉFACE

I. — Cet ouvrage n'est ni un livre dogmatique, ni un livre de technique : c'est un *Traité d'histologie pratique*. Ce titre doit être d'abord expliqué. Le présent livre est un Traité d'histologie parce que j'y fais un exposé général et continu de cette science; c'est un Traité d'histologie pratique parce que, toutes les fois que j'y décris une structure ou que j'y étudie une formation, j'indique systématiquement par une note la technique nécessaire pour obtenir les préparations qui, convenablement exécutées, reproduiront des images de l'objet décrit conformes à la description. Le Traité d'histologie que j'offre au public pourra donc servir à la fois de livre d'étude et de guide pratique au laboratoire, quand bien même, dans ma pensée, je ne le considère nullement comme pouvant remplacer, sur la table de travail, le *Traité technique d'histologie* de mon maître M. Ranvier, ni aucun autre livre de technique pure.

De nos jours, l'histologie a définitivement franchi la période mouvante des sciences jeunes, durant laquelle il est périlleux ou même impossible de composer des traités théoriques. Toute œuvre de synthèse est infaisable dans une science tant que cette science elle-même ne consiste encore que dans des membres épars. Mais actuellement, au prix d'innombrables travaux d'analyse portant sur les divers points de détail, l'histologie a conquis son autonomie comme science pure; elle a sa place distincte et ses limites en biologie, où elle constitue la forme moderne de l'anatomie générale fondée par Bichat. On est aussi d'accord sur les points fondamentaux de cette science que sur ceux de la physique et de la chimie. L'art individuel, les doctrines personnelles érigées en dogmes, les arcanes de laboratoire, les Écoles même : tout a disparu pour faire place à une masse imposante de faits que personne ne conteste plus, parce qu'ils sont déterminés et que chacun peut les reproduire.

Ce sont désormais ces faits qu'il faut mettre en série et comparer les uns aux autres pour former un corps de science justiciable d'un exposé logique et continu ; telle est aussi la tâche de l'enseignement théorique. Mais un pareil exposé, pour porter ses fruits et devenir vraiment pratique, c'est-à-dire utilisable par celui qui prétend s'instruire, doit être accompagné de notions techniques présentées à part, afin que le contrôle des faits énoncés soit toujours possible, et pour ainsi dire placé sous la main sans que pour celà le cours de l'exposition soit sans cesse rompu, comme il l'est fatalement dans tout livre fait principalement au point de vue de la technique. J'en ai assez dit maintenant pour justifier le titre de mon ouvrage ; et chacun comprend qu'il peut être lu et pour ainsi dire suivi comme un cours, tandis que sa partie technique peut servir constamment à réaliser les exercices pratiques motivés par la lecture du texte. Telle est d'ailleurs la forme actuelle de l'instruction histologique donnée par les maîtres; l'avenir apprendra si j'ai bien fait ou non de la conserver dans un enseignement par le livre. J'ai voulu du moins l'essayer ici.

II. — L'enseignement moderne de l'anatomie générale doit être caractérisé par l'absence de toute doctrine *à priori*, puisque je viens de dire qu'elle a pris définitivement sa place, en biologie, sous la forme d'une science bien déterminée. En cette qualité elle a son objet, ses méthodes propres; elle procède par une analyse raisonnée qui détermine d'abord les faits, et ne laisse au théoricien que le soin de les placer en série naturelle, et de tirer les corollaires commandés par leur rapprochement. La méthode imposée aux histologistes actuels pour établir les faits et leur donner une évidence incontestable est celle de l'analyse qui, entre les mains des maîtres de notre époque et avant tout du professeur Ranvier, a donné des résultats tels, que sa valeur prépondérante comme moyen d'étude ne peut plus être même contestée. L'analyse histologique procède, pour la mise en lumière des faits, par ce que j'appellerai *la méthode des observations convergentes.* Cela revient à dire qu'un fait n'est exactement déterminé que lorsque son évidence résulte non pas de la mise en jeu d'un procédé de technique pris en particulier et appliqué seul à l'objet d'étude, mais bien de celle de plusieurs procédés variés et différents. Si le fait est bien réel, toutes les méthodes techniques appliquées à un objet concourront à mettre son existence hors de conteste : chacune indiquant un ou plusieurs détails laissés dans l'ombre par les autres. Si au contraire le fait qu'on avait cru observer n'est pas réel, toute autre méthode que celle qui avait engendré l'illusion ne laissera plus subsister cette dernière, et l'erreur ne pourra plus être commise comme il arriverait si l'on se contentait, pour l'objet à analyser, d'une seule et unique méthode d'examen.

L'importance du principe des méthodes convergentes sera du reste mieux comprise par un exemple que par une suite de raisonnements. M. Virchow coupe un tendon en travers et reconnaît sur cette coupe que le tissu de ce tendon est parcouru par une série de cavités étoilées, renfermant un noyau et rendues communicantes entre elles par leurs branches creuses. Il en conclut à la présence, au sein du tissu tendineux, de cellules pouvant servir à la marche des sucs séparés du plasma sanguin. Partant de là, il admet dans les tendons l'existence en tout sens de pareilles cellules; il leur donne le nom de *cellules plasmatiques;* il transporte ensuite hardiment la cellule plasmatique du tendon au tissu conjonctif diffus ou lâche; enfin il met au jour la *théorie plasmatique* tout entière qui, grâce à la grande autorité de son auteur, a dominé la science non pas un instant, mais bien durant de nombreuses années. Si cependant, au lieu de procéder aussi hardiment par induction, Virchow avait, après l'avoir coupé en travers, sectionné en long ce même tendon qui venait de lui donner l'image d'une cellule creuse, il aurait vu cette image s'évanouir; et sa théorie de la constitution du tissu conjonctif n'aurait pas marqué une variation de plus dans la science.

On conçoit aisément que les histologistes, obéissant tous maintenant au principe des méthodes exactes, déterminées et convergentes, formant un corps de technique dont la richesse s'accroît tous les jours, aient abandonné sans esprit de retour le système des doctrines individuelles qui avait pesé d'abord d'un poids si lourd sur la science à ses débuts. C'est ainsi que la théorie du Blastème a vécu : Charles Robin l'a emportée avec lui dans la tombe. Le positivisme de ce philosophe, qui n'admettait d'ailleurs guère comme positifs que les faits qu'il avait cru lui-même déterminer, n'a pas, que je sache, beaucoup laissé d'adeptes. Les grandes doctrines ont eu, en histologie, le sort des grandes doctrines physiques ou chimiques avant Pascal et Lavoisier. La théorie du Blastème, cette génération spontanée des éléments anatomiques, est allée rejoindre dans l'histoire celle de la nature ayant horreur du vide et celle du phlogistique de Stahl. A sa place, la théorie cellulaire, qui n'est pas une conception philosophique, mais bien l'ordre des faits tel que l'observation et l'expérience seules et non plus la raison pure l'ont imposé à l'esprit, subsiste dans sa généralité et domine la science tout entière. Et l'on sait maintenant que l'organisme, dans sa complexité, né d'une cellule unique qui est le *germe* ou ovule fécondé, est formé essentiellement d'une innombrable quantité de cellules issues des bipartitions successives de la première.

Telle est en réalité la seule théorie fondamentale sur laquelle s'appuie l'histologie moderne. En dehors de là, elle n'étudie que des détails de la vie cellulaire ; elle cherche à distinguer, parmi les éléments de l'organisme, ceux qui sont des corps cellulaires et constituent la descendance directe du germe divisé, et ceux qui ne sont pas des corps cellulaires, mais bien des édifications construites par les cellules. Elle détermine chacun de ces éléments dans leur forme, soit à l'état de repos, soit à l'état d'activité ; elle les classe en séries naturelles ; elle cherche à se rendre compte des modifications de forme amenées par le fonctionnement, ou par la réaction à l'encontre d'actions fortuites, d'ordre contingent, c'est-à-dire anormal ou pathologique. Et j'entends ici par forme toute apparence *visible* : qu'il s'agisse d'ailleurs d'une question de figure, de dimension, de coloration, de mouvement. L'anatomie générale est, pour les éléments d'un organisme donné, la science des formes vivantes. La notion de la forme acquise, on en déduira ensuite les conséquences ; et celles-ci pourront être d'ordre soit exclusivement morphologique, soit exclusivement physiologique, soit morphologique et physiologique à la fois. Enfin, telle réaction colorée ou plus simplement visible saisie au sein d'un élément anatomique, pourra donner naissance à des notions importantes sur le mouvement chimique complexe dont il est le théâtre au moment même où l'histologiste aura observé ou provoqué la réaction. L'*histochimie*, tout aussi bien que la *morphologie*, que la *physiologie* et la *pathologie cellulaires*, tels sont les quatre termes majeurs dans lesquels on peut résumer l'objet, en apparence indécis, de l'anatomie générale telle que nous la concevons aujourd'hui. Ainsi condensé en quatre mots, ce sommaire actuel de la science de Bichat ne manque pas d'ampleur.

Il n'est nullement besoin d'y ajouter des doctrines, de discuter scolastiquement sur la genèse spontanée des éléments anatomiques avec Ch. Robin, sur la nature nécessairement protoplasmique des éléments non cellulaires avec Max Schultze, ni de ployer arbitrairement les espaces interfasciculaires du tissu connectif à la notion des canaux du suc avec MM. Von Recklinghausen et Waldeyer, pour trouver dans le domaine histologique un champ suffisant à notre activité scientifique. La tâche est assez grande, le champ assez vaste, l'objet assez important dans le domaine des faits! Une chose étrange, c'est que de nos jours un certain nombre de bons esprits inclinent à croire que ce champ de l'histologie, pris d'abord et longtemps par beaucoup pour une terre absolument fabuleuse, est en tout cas stérile, et ne donnera jamais une moisson rémunératrice à ceux qui le prétendent cultiver. Les doctrines pastoriennes, qui ont fait faire à la science de la vie, envisagée par le seul côté pathologique, plus de progrès en moins de quinze ans qu'elle n'en avait fait depuis Hippocrate, se sont en effet élevées avec un tel éclat qu'elles semblent maintenant tout dominer en biologie. Ainsi a fait le sang chez les vertébrés ; dès qu'il a paru chez eux, il a masqué la lymphe qui cependant les fait vivre plus fondamentalement que le sang lui-même : si bien qu'il fallut le génie d'Aselli pour la retrouver un jour. Le moment ne semble pas éloigné où les laboratoires d'histologie normale et pathologique seront désertés pour ceux de bactériologie. L'organisme tend de plus en plus à être considéré comme un milieu de culture : peu importent ses réactions de détail! Sommes-nous donc bien à un moment de l'évolution scientifique où il faille procéder minutieusement à une analyse de plus en plus délicate des formes et des variations de forme des éléments anatomiques? L'anatomie générale ne doit-elle pas au contraire faire un mouvement en arrière, se borner à un sommaire de connaissances générales, prises en gros pour ainsi dire, mais suffisantes en somme pour donner une idée approximative des réactions suscitées par les ferments figurés? Certes, telle est bien en effet la tendance qui aujourd'hui se dessine partout. La technique anatomopathologique moderne apparaît même comme un reflet de cette manière de voir les choses. Dans une préparation de tissu tuberculeux, morveux, envahi par un érysipèle ou par un phlegmon, cette technique efface tout pour mettre en évidence la bactérie : le condensateur d'Abbe achevant de noyer les éléments anatomiques dans le flot de lumière destiné à mettre le microbe seul en valeur !

Mais ceux qui raisonnent ainsi se trompent ; ils le font sincèrement sans doute, cependant leur erreur est certaine.

En effet, la physiologie et la pathologie générales ne feront désormais de progrès réels qu'à la condition d'envisager le problème de la vie là où il doit en dernière analyse être réellement posé : dans la cellule. Car seule entre les éléments constitutifs de nos organes et de nos tissus, la cellule possède *la vie en soi* et en exécute individuellement les opérations. Dans l'organisme né d'une cellule unique, les formations histologiques non cellulaires ne sont autre chose que des édifications produites par les cellules ; bien qu'elles vivent, elles ne le font point exclusivement par leur action propre : ce sont là des éléments entretenus par la seule activité cellulaire. Connaître le secret de cette activité dans chaque point particulier d'un organisme vivant équivaudrait donc à connaître celui de la vie elle-même. Or, s'il est peu probable que l'*Histologie expérimentale* présagée par mon illustre maître Cl. Bernard (1) nous mette jamais en possession de ce secret (non plus qu'aucune méthode humaine de celui de la nature d'aucune force), du moins paraît-elle destinée à nous montrer, au sein de l'élément cellulaire *évoluant*, *fonctionnant* ou *réagissant*, les manifestations de la vie ramenées à ce qu'elles ont de plus irréductible en tant qu'elles se peuvent traduire par des variations visibles.

(1) Cl. Bernard, cité par L. Ranvier : *Leçons sur le système musculaire*, p. 1 et 2.

A chaque instant de l'évolution, de l'action fonctionnelle ou de la réaction d'un élément cellulaire à l'encontre des causes perturbatrices de son action régulière, l'histologiste armé des méthodes précises d'analyse peut parfaitement espérer fixer cet élément dans son stade de mouvement actuel, l'étudier dans la forme visible correspondant à l'arrêt, puis conclure de la série de ses observations à la forme générale du mouvement morphologique, expression particulière de celle-là même du mouvement vital. Cette méthode de décomposition des actes de la vie par la fixation de chacun de leurs stades successifs est précisément celle qui, dans un autre ordre d'idées, a permis à M. Marey d'analyser les mouvements physiologiques complexes tels que ceux de la marche d'un cheval au galop ou du vol rapide d'un oiseau. Toute la différence consiste en ce que, pour M. Marey, les images des stades de la course et du vol lui sont fournies par des photographies instantanées, tandis qu'elles le seront à l'histologiste par une série de préparations répondant chacune à une phase prise en particulier de l'évolution, de l'action fonctionnelle ou de la réaction de l'élément anatomique étudié. On conçoit qu'une telle méthode soit laborieuse et difficile; elle répond en effet à ce qu'on appelle en géométrie la construction d'une courbe par points. Mais aujourd'hui nous n'en connaissons pas d'autre qui la vaille; force nous sera donc de l'employer pour savoir, après avoir d'abord déterminé sa forme au repos, en quoi consistent ce que j'appelle ordinairement les *potentialités* d'une cellule.

III. — Je désigne par ce terme la totalité de l'énergie développable par l'élément cellulaire appartenant à un tissu déterminé. C'est la formule générale du développement de cette énergie, quant au sens, aux modes et aux limites de ce développement, qui constitue toute la valeur histologique de la cellule, ou pour mieux dire qui fournit son expression biologique même. Dégager les potentialités d'un élément cellulaire revient en effet à apprendre à connaître comment en agissant, en réagissant, en prenant le pas sur une cause morbigène qui lui fait obstacle ou en cédant à cette cause, il se développe, ploie sa forme ou son mouvement histochimique à sa fonction, aux modalités ou aux aberrations de cette fonction; comment il se dégrade et meurt; bref, c'est là savoir *ce qu'il vaut* dans l'organisme en tant qu'élément constitutif de ce dernier.

Cette notion, la plus importante de toutes celles peut-être que la science poursuit aujourd'hui, je crois fermement que c'est à l'anatomie générale de nous la fournir. Et plus nous la posséderons complète, mieux nous entreverrons les phénomènes de la vie. Le mécânisme des fonctions, celui de la lutte des éléments vivants contre les causes morbigènes, ne nous apparaîtront non plus clairement que si nous connaissons les aptitudes évolutives, actionnelles et réactionnelles des éléments cellulaires des tissus.

Je vais essayer de démontrer cette assertion par quelques exemples; mieux que tous les raisonnements soit philosophiques, soit morphologiques transcendants, les faits ont aujourd'hui la parole dans les discussions scientifiques, et j'estime qu'ils peuvent parler très haut en faveur de l'histologie.

En biologie générale, l'*hérédité* domine tout, c'est en effet la plus haute des potentialités organiques; on la retrouve partout: dans l'espèce, dans l'individu, dans les tissus eux-mêmes, car n'existe-t-il pas un mode de l'hérédité qu'on pourrait nommer néoplasique? Mais comment cette propriété se transmet-elle dans chaque race, et d'individu à individu, avec la continuité parfaite qu'on observe, pour imprimer son sens évolutif au germe et le marquer souvent si énergiquement du cachet ancestral? C'est là un mystère au plus profond duquel bien des philosophes et bien des savants ont jeté la sonde des hypothèses *à priori,* sans rien rencontrer de solide. Ni la *pangénèse* de Darwin, ni la *plastidulpérigenèse* de M. Haeckel, ni la *théorie idioplasmatique* de M. Naegeli n'ont fait avancer la question d'un pas. Les petites masses cristallines vivantes de M. Naegeli, les *micelles* que personne n'a jamais vues ni ne verra jamais, ont-elles après tout une autre réalité et une autre valeur que celles qu'il convient d'accorder aux *disdiaclastes* du spath d'Islande ou de la substance propre des muscles? — Parler de *la continuité de l'Idioplasma* (Naegeli) ou de celle du *Keimplasma* (plasma germinatif, Weissmann) qui sont de purs êtres de raison, au travers des générations successives d'êtres d'une même espèce, ce n'est pas faire beaucoup autre chose, à mon sens du moins, que d'expliquer l'hérédité par l'hérédité elle-même, comme on le fait des actions chimiques par l'affinité et la force catalytique, qui ne sont que des mots.

Cela posé, dès que l'histologie proprement dite intervient, les choses changent de face et l'on se trouve subitement amené sur un terrain solide. La constitution intime du noyau de cellules animales est aujourd'hui bien connue. On sait qu'au sein de ce noyau existe un filament particulier qui le caractérise essentiellement ; c'est le *filament nucléaire,* substratum de la chromatine ou nucléine qui peut manquer tandis que le filament nucléaire, lui, ne manque jamais. Le noyau de l'ovule fécondé, le *noyau du germe*, renferme comme tous les noyaux cellulaires quelconques un tel filament.

Lorsque le germe constituant l'organisme unicellulaire se divise pour donner naissance, par ses bipartitions successives, aux cellules qui formeront les éléments essentiels de tous les tissus de l'être nouveau, il le fait suivant le mode de division qu'on appelle indirect. Son filament nucléaire se fragmente en bâtonnets ; ces bâtonnets d'abord réunis sur la ligne de division pour former une plaque équatoriale, se fendent chacun en deux parties dont l'une émigre vers un pôle du noyau, l'autre vers le pôle opposé. Amenés aux pôles, les bâtonnets dédoublés se réunissent en un nouet pour former par leur ensemble le filament nucléaire de chacune des deux cellules filles ; puis la masse protoplasmique de la cellule se divise à son tour dans l'intervalle des deux noyaux néoformés.

Chacun de ces deux noyaux renferme donc moitié de la substance du filament du noyau primitif. Et comme le même acte se répète à chaque génération cellulaire, on peut dire en somme que, de même qu'il n'est pas une seule cellule de l'organisme adulte qui ne soit une des filles du germe en descendance directe, de même il n'est pas un noyau dont le filament nucléaire ne soit une portion du filament nucléaire du noyau du germe simplement accrue par la nutrition. Il y a donc entre le noyau du germe et celui d'une cellule quelconque de l'organisme une continuité parfaite, à la production de laquelle on assiste réellement et *de visu*, si l'on se donne la peine de suivre le mode de formation du noyau des deux, des quatre ou des huit premiers blastomères.

Mais si tous les noyaux des cellules de l'organisme proviennent du noyau du germe et ont hérité de lui directement une portion de sa substance, origine chez eux de leurs filaments nucléaires respectifs ; s'ils sont de cette manière en continuité matérielle avec lui bien qu'ils en soient à jamais séparés : où le noyau du germe a-t-il pris lui-même son propre filament nucléaire? C'est ici que la question de l'hérédité va immédiatement s'éclairer d'une vive lumière. Le filament nucléaire du noyau du germe provient, on le sait aujourd'hui, de la fusion des filaments nucléaires des deux pronucléus de Butschli. De ces deux pronucléus, l'un, le *pronucléus femelle*, est ce qui reste du noyau de l'ovule maternel quand il a rejeté ses globules polaires ; l'autre, le *pronucléus mâle*, provient directement du spermatozoïde paternel. La substance typique du noyau du germe, son filament pelotonné ou *spirème* alors qu'il va se diviser, contient donc réunies dans une même formation une série de parcelles matérielles venues les unes de l'organisme paternel, les autres de l'organisme maternel. C'est cette substance réellement ancestrale qu'il distribue aux noyaux, tous issus de lui, des cellules de l'organisme nouveau ; c'est elle qu'on peut à bon droit considérer, avec M. Ch. Van Bambeke (1), comme le véritable substratum anatomique et saisissable de l'hérédité.

En effet, l'ovule maternel d'une part, d'autre part le spermatozoïde, considérés en tant qu'éléments cellulaires de l'organisme des deux parents, renfermaient, au sein de leur substance nucléaire, une portion du filament nucléaire des deux germes respectifs dont le père et la mère avaient autrefois pris eux-mêmes naissance. Par ces germes, les deux parents étaient de leur côté reliés, mis en continuité matérielle et héréditaire avec leurs propres parents, et ainsi de suite dans la série des générations antérieures. M. Ch. Van Bambeke a donc pu conclure avec raison que : « dans le développement phylogénétique des organismes, le plasma germinatif, dont nous connaissons maintenant le véritable siège, persiste, se perpétue à travers les ontogénies qui se succèdent ; les générations disparaissent et s'effacent, lui seul reste immortel (2). »

Ainsi donc c'est l'histologie, et l'histologie analytique seule, qui a mis en évidence ce fait important entre tous : qu'il existe, dans

(1) Ch. Van Bambeke, *Pourquoi nous ressemblons à nos parents?* Bruxelles, F. Hayez, 1885.

(2) Ch. Van Bambeke, *loco citat.*, p. 48.

les organismes successifs d'une série phylogénique, une *matière héréditaire*, reliant un terme quelconque de cette série à tous ses parents et au premier même d'entre eux, parfois à travers une immense suite de générations. Le filament nucléaire du noyau d'un germe (germe que nous savons par expérience résumer une foule d'hérédités particulières prises au seul point de vue fonctionnel) nous apparaît clairement comme le résumé matériel, quoique dans un état de condensation extrême, de l'arbre généalogique tout entier. Les molécules de ce filament, avant de se trouver réunies en lui, ont passé sans cesser de vivre par tous les termes antérieurs dont lui-même est l'aboutissant. Mais comme toute matière vivante, celle du filament nucléaire s'accroît, puis se répartit; et le substratum matériel de l'hérédité passe, par le fait même de cette répartition, dans le noyau de chacune des cellules de l'organisme nouveau. Envisagé de cette façon, le grand phénomène de l'hérédité n'a pas pour cela cessé d'être pour nous un problème à multiples inconnues; il a du moins cessé d'être un pur mystère. Quand on ne savait rien de l'existence des pronucléus, ni de l'équivalence du pronucléus mâle avec la portion nucléaire du spermatozoïde, ni du mode de conjugaison des deux pronucléus, ni enfin du mécanisme de la division indirecte des cellules, la génération d'un hybride tel que le Mulet ne semblait-elle pas un mystère insaisissable? Un spermatozoïde de l'Ane féconde un ovule chez la Jument, et de cette collision d'éléments anatomiques, spécifiquement différents, naît un individu présentant dans ses organes, ses tissus et tout son ensemble, des caractères mixtes mi-partie asiniens et mi-partie caballiens! Ne comprend-on pas immédiatement, au contraire, qu'il en doive être ainsi : quand on sait que tous les noyaux, directeurs de la vie cellulaire d'un tel organisme, renferment chacun une double série de molécules vivantes empruntées directement les unes à l'Ane, les autres à la Jument?

L'hérédité possède de la sorte son substratum matériel dans chaque élément cellulaire de l'organisme. Quand, par les bipartitions successives du germe, les feuillets primordiaux de l'embryon commencent à se différencier les uns des autres, l'*évolutilité* spéciale aux cellules de chacun d'eux entre à son tour en jeu. Cette évolutilité est, après l'hérédité, la plus remarquable des potentialités organiques : car elle résume en elle une série d'aptitudes secondes intéressant au plus haut degré à la fois le morphologiste, le physiologiste et le médecin.

Les éléments cellulaires des feuillets possèdent, dès le début de leur différenciation qui d'ailleurs ne peut être fixé encore, la propriété d'évoluer dans un certain sens. Ils le font en obéissant à la loi de l'adaptation fonctionnelle en vertu d'une *plasticité* le plus souvent très large, mais cependant limitée et déterminée. Ce mouvement d'évolution apparaît clairement dans les tissus de l'embryon, c'est-à-dire à la phase qui succède immédiatement au pur stade blastodermique. Quand les limites des feuillets sont bien acquises et que ceux-ci commencent à se modeler en organes, le sort de leurs éléments cellulaires respectifs est déterminé pour toujours.

Toute cellule directement issue de l'ectoderme et de l'entoderme primitifs d'un vertébré ne pourra être autre chose qu'une cellule épithéliale, ou qu'un élément d'une formation paraépithéliale, c'est-à-dire issue du remaniement d'un épithélium par le tissu conjonctif et les vaisseaux sanguins. Telles seront les limites générales de sa plasticité. Pour s'accommoder aux fonctions qui surviendront, soit dans l'ordre physiologique soit dans l'ordre pathologique, c'est-à-dire soit régulièrement soit accidentellement, l'élément cellulaire dirigera son évolution dans une série de sens généraux ; il ploiera sa forme à sa fonction dans la limite de ses aptitudes évolutives, d'une part sans pouvoir dépasser cette limite, de l'autre sans cesser de présenter, dans la suite de ses opérations réactionnelles et de ses flexions morphologiques, un ensemble de caractères majeurs qui resteront la marque et comme le cachet de son essence épithéliale.

C'est ainsi que de l'ectoderme pourront naître des neuro-épithéliums, des cellules glandulaires, des édifications particulières sous forme de phanères, des cellules motrices, ciliées ou appartenant au type neuro-musculaire (ou myo-épithélial). Les formes de toutes ces cellules seront le plus souvent si diverses que leur commune origine ne pourra de prime abord pas même être soupçonnée. L'histologiste y parviendra cependant toujours. Dans l'état de repos, d'action, ou de réaction pathologique, il reconnaîtra de telles cellules comme faisant partie de formations originairement ectodermiques. Leur évolutilité générale, leur mode de flexion morphologique en vue des adaptations fonctionnelles, les limites de leur plasticité, leur manière de se comporter les unes par rapport aux autres et par rapport aux autres tissus, leur façon de se nourrir, de s'accroître et de réagir, seront fondamentalement semblables chez toutes. Depuis le moment de leur première différenciation jusqu'à celui de leur mort, elles se comporteront en éléments issus de l'ectoderme, et non autrement : à moins que, par un retour absolu à l'état entièrement indifférent, elles n'aient perdu toute trace de ce qu'on pourrait appeler la civilisation organique, comme il arrive rarement, il est vrai, mais cependant quelquefois.

Dans toutes les formations ectodermiques, les éléments cellulaires tendront à prendre les uns par rapport aux autres une ordonnance stratifiée. Au sein de ces stratifications, nées d'une ligne de cellules primitivement unique à laquelle originairement se bornait l'ectoderme entier, les cellules, au fur et à mesure qu'elles subiront une différenciation de plus en plus élevée, tendront de plus en plus aussi à entrer en relation les unes avec les autres. Elles le feront par un procédé de végétation qui leur est absolument spécial : la formation à leur surface, et tangentiellement à cette surface, de filaments unitifs figurant des fibres. La production tout entière prendra de ce chef la constitution d'un réseau communicant d'un type parfaitement individuel. Qu'il s'agisse du corps muqueux de Malpighi, d'un germe de l'émail ou du neuro-épithélium du névraxe, le procédé sera le même. Entre les cellules, le ciment restera mou, tenace bien que de consistance muqueuse, ne réduisant pas régulièrement les sels d'argent. Quand les flexions surgiront, de plus en plus distinctes au fur et à mesure que devront se perfectionner les adaptations fonctionnelles, elles s'opèreront néanmoins d'après le même mode évolutif général.

Jamais, par exemple, les éléments cellulaires d'une formation ectodermique, quoiqu'il arrive et quelque réaction qu'on provoque, ne sauront construire, dans leurs intervalles, un élément non cellulaire tel qu'un faisceau connectif, qu'une fibre ou un simple grain élastiques. Alors que, dans le névraxe, une portion du neuro-épithélium primitif devra jouer, à l'égard des éléments devenus plus spécialement nerveux, un rôle analogue à celui dévolu ailleurs au tissu conjonctif lâche, cette portion ne changera pas pour cela de nature. Elle élargira ses espaces intercellulaires, elle renforcera et allongera ses filaments unitifs : bref elle *copiera* le tissu conjonctif autant qu'elle le pourra faire, mais sans jamais dépasser les limites de sa plasticité en tant qu'appartenant à une formation fondamentalement épithéliale et ectodermique. La *névroglie* sera ainsi édifiée, par une simple flexion morphologique de l'élément neuro-épithélial commandée par l'un des modes de son fonctionnement; mais elle différera toujours du tissu conjonctif à la fois par sa structure intime, par sa constitution histochimique et enfin par sa manière de réagir. L'inflammation produite au sein du tissu conjonctif sera bientôt suivie de la disparition des faisceaux connectifs; au sein d'une formation névroglique, elle ramènera, et seulement sur une portion de leur parcours, les fibres de la névroglie à l'état de filaments protoplasmiques communicants entre les cellules; de façon que, dans tous les cas, un histologiste exercé puisse toujours distinguer la névroglie embryonnaire du tissu d'un bourgeon charnu, et un gliome d'un myxome.

Dans l'ectoderme tégumentaire, tout aussi bien que dans celui qui se modèle en organes pour constituer les bourgeons des glandes et des phanères ou le névraxe tout entier, la formation des filaments unitifs est un phénomène aussi général qu'il est précoce. Mais cette formation se développe ensuite en un sens évolutif individuel dans les différentes parties du système ectodermique. Il en résulte que plus tard, entre les fibres névrogliques, les filaments unitifs des cellules malpighiennes, les fibres roides et brillantes des cellules des ongles et des poils, par exemple, il ne subsistera plus qu'une pure homologie morphologique. Néanmoins, la plasticité générale de toutes ces cellules ectodermiques devenues si différentes les unes des autres demeurera fondamentalement la même. La tendance à édifier des différenciations fibrillaires, puis à les grouper en faisceaux spéciaux qui végètent au loin dans un sens déterminé et le plus souvent direct, s'accusera de plus en plus dans une série de formations d'origine ectodermique. Ce seront d'abord, au sein du corps muqueux de Malpighi, les longs prolongements décrits pour la première fois par mon maître M. Ranvier ; puis, dans le corps muqueux des Cyclostomes et des poissons à peau nue, les singulières cellules granuleuses de M. Kölliker, les cellules neuroïdes comme je les appelle : avec leur corps globuleux et leur long filament strié, cylindrique, indivis d'abord puis bifurqué, cheminant dans l'épaisseur de l'épithélium tégumentaire comme un cylindre-axe. Enfin, dans la masse communicante née de la prolifération de la ligne épendymaire du neuro-épithélium du névraxe, on verra apparaître les véritables cellules nerveuses, avec leur filament de Deiters formant la portion essentielle d'un nerf. Pour celui-là seulement qui, dans les différents objets d'étude mis à sa portée, s'étudiera à rechercher, à analyser ces formes, puis qui saura les rapprocher les unes des autres, les relations d'une cellule nerveuse avec une cellule épithéliale du tégument n'apparaîtront plus comme une sorte de rêve embryologique. Par contre il aura acquis la possibilité de comprendre, et même de réduire à un schéma simple, la constitution auparavant inextricable en apparence d'un centre nerveux. Car s'il y a loin d'un long filament de Ranvier, suivant sa marche et prenant sa place distinctes au sein du corps muqueux, à une cellule nerveuse ganglionnaire munie de son cylindre d'axe, il n'y a morphologiquement qu'un pas entre cette même cellule et la cellule neuroïde. La différenciation de cette dernière au sein du corps de Malpighi, la constitution de son filament, la marche de ce dernier dans le réseau compliqué, mais resté typique, du corps muqueux, apparaissent en effet comme des phénomènes absolument parallèles à ceux qui, dans les centres nerveux, aboutissent à la différenciation d'une cellule nerveuse, à la végétation de son cylindre-axe, et à la marche de ce dernier au sein de la portion non différenciée, c'est-à-dire restée névroglique, du neuro-épithélium primitif.

Ainsi donc, l'observation histologique pure et simple d'une série de stades évolutifs considérés dans des éléments appartenant à des formations de même origine et dont le mode d'évolution est similaire, quand bien même au point de vue fonctionnel leurs adaptations demeurent très diverses, nous aura conduits, dans le cas particulier que j'ai choisi comme exemple, à dégager la véritable loi de l'évolution d'un centre nerveux. Les éléments cellulaires de ce centre, nés tous d'une seule et même ligne épithéliale qui est ici l'épendyme, seront d'abord devenus tous communicants par leurs filaments unitifs : ils auront ainsi obéi à la tendance évolutive majeure des cellules ectodermiques. En vertu d'aptitudes évolutives secondes, certains de ces éléments cellulaires tous liés en un immense réseau seront devenus des cellules nerveuses. Pour expliquer leur adaptation à des fonctions si hautes, devrons-nous invoquer la mise en jeu d'une énergie jusqu'ici latente ou même absolument inconnue des éléments ectodermiques? Absolument pas. Les cellules, pour devenir nerveuses, reprendront purement et simplement un mode végétatif usité dans l'ectoderme : celui par lequel les cellules du corps de Malpighi poussent leurs longs prolongements, les cellules neuroïdes leur filament morphologiquement identique au cylindre-axe. Par une simple flexion, elles adapteront ensuite exactement leur forme à leur fonction. Mais en dehors de là le processus neuroformatif s'opérera dans son ensemble suivant l'ordre commandé par la mise en jeu des aptitudes évolutives générales de l'ectoderme : prolifération des éléments, formation d'un réseau communicant; dégagement au sein de ce réseau de filaments particuliers nés de cellules déterminées ; végétation de ces filaments d'abord au sein du neuro-épithélium, puis au loin en dehors de lui : telle est la loi qui ressort des faits, de l'analyse et du rapprochement analogique des seuls faits! La théorie dite de l'étirement, formulée par M. Hensen, était au contraire toute philosophique, l'analyse n'y entrant pour rien, c'était une doctrine. Issue de l'esprit, l'anatomie générale la lui rend (1).

(1) En effet, à la place de ces notions si simples et qui ne sont que la pure traduction de la suite des faits d'évolution partout observés dans l'ectoderme, que soutenait la théorie de Hensen? Pour expliquer la continuité du nerf avec la cellule sensorielle, elle supposait que, dès l'origine, tous les éléments de l'ectoderme sont en continuité les uns avec les autres par des prolongements purement idéaux, à vrai dire, puisque l'observation montre que la continuité n'est pas ici primitive. Et au moment où le système nerveux se sépare de l'ectoderme tégumentaire, Hensen supposait aussi que le pont protoplasmique communicant entre la future cellule sensorielle du tégument et la future cellule ganglionnaire du centre nerveux invaginé subsiste, et étiré en un long fil qui deviendra le cylindre d'axe, reste permanent, immuable et invisible à la fois dans l'intervalle des deux. Il n'aura plus ensuite qu'à se développer pour devenir un nerf! L'histologie analytique, celle aussi qui sait dégager les aptitudes évolutives de l'ectoderme et du névraxe, ruine aisément une telle théorie à coups de faits. Elle nomtre la végétation continue du cylindre d'axe, son arrêt dans les organes tels que

L'étude des aptitudes évolutives des éléments anatomiques ne met pas en lumière seulement des faits de cet ordre. A chaque stade de l'évolution, la forme de ces mêmes éléments pouvant être rapportée à leur fonction considérée du moins dans son sens le plus général, il en résulte que le sens général aussi de leur évolutilité peut servir dans nombre de cas à déterminer leur valeur fonctionnelle. Pour démontrer l'exactitude de cette assertion je ne sortirai pas du système nerveux.

Chacun sait que les centres nerveux renferment, même chez l'adulte, des éléments cellulaires autres que ceux de la névroglie et que les cellules ganglionnaires typiques. L'étude de l'évolution des éléments du neuro-épithélium du névraxe montre que ces grains (*Freikernen*), nés comme tous les autres corps cellulaires neuraxiaux de la prolifération des cellules de l'épendyme, constituent déjà de véritables cellules nerveuses bien avant de revêtir le type classique des cellules ganglionnaires proprement dites. Une larve de Grenouille ou de Triton ne possède point d'autres cellules nerveuses que des grains à sa sortie de la masse gélatineuse de l'œuf ; elle a pourtant toutes ses fonctions nerveuses générales, ses appareils des sens fonctionnant régulièrement, et jusqu'à des bourgeons du goût parfaitement typiques. Plus tard on verra évoluer nombre de ces cellules nerveuses embryonnaires ; elles deviendront des cellules ganglionnaires vraies sans grand changement saisissable dans le mode général, sinon dans l'étendue de leur fonctionnement. Il résulte de là cette notion fondamentale : à savoir qu'un grain de la substance cérébrale, de la couche rouillée de l'écorce du cervelet, des couches granuleuses internes de la rétine, etc., n'est pas moins une cellule ganglionnaire que la plus grande des cellules multipolaires des cornes antérieures de la moelle. Or c'est là un fait que, pour évident que le rende l'anatomie générale, aucune expérience physiologique directe

les muscles ou les corpuscules du tact qui n'appartiennent pas à l'ectoderme, sa poussée et son engagement interstitiel dans les épithéliums purement tégumentaires, et enfin son union secondaire avec les cellules sensorielles, s'opérant d'après le procédé familier aux prolongements des éléments neuro-épithéliaux qui s'arquent, se joignent et entrent ainsi en communication comme ils le font, par exemple, dans une masse neuro-névroglique en voie de développement et née du neuro-épithélium primitif, de l'épendyme.

n'aurait démontré. L'étude des gliomes que j'ai appelés *neuro-formatifs* n'est pas moins instructive. Elle a fait voir qu'au sein d'une masse néoformée d'abord exclusivement névroglique, certaines cellules peuvent, en vertu d'un mouvement évolutif régulier et progressif, reproduire les cellules nerveuses multipolaires légitimes, envoyant un filament de Deiters dans une travée de fibres nerveuses amyéliniques du type de Remak.

La névroglie est d'essence non seulement neuro-épithéliale, mais encore d'essence nerveuse ; et c'est l'étude de l'évolutilité propre à ses éléments cellulaires constitutifs qui permet d'acquérir cette double notion, applicable à la physiologie et à la pathologie tout aussi bien qu'à la morphologie générale, et qui fixe la valeur même de l'élément en montrant ce qu'essentiellement il est, ce qu'il peut faire et quelles sont les limites de cette puissance.

L'anatomie générale donne ici encore des renseignements précieux sur les aptitudes réactionnelles des éléments cellulaires. On sait par les recherches de MM. A. Brass, Mayzel, Fraisse et Fol, quel rôle par exemple joue la chromatine dans la nutrition des noyaux cellulaires. Extrêmement abondante dans les cellules nerveuses jeunes que les anciens histologistes appelaient des grains, des myélocytes, etc., elle se réduit jusqu'à presque disparaître dans les noyaux des cellules nerveuses ganglionnaires entièrement développées, et dans lesquelles le protoplasma est envahi à peu près complètement par les fibrilles nerveuses. Actuellement, l'anatomo-pathologiste ne doit-il pas savoir que de tels éléments, manquant du matériel nécessaire à l'entretien opéré par eux-mêmes de leur propre nutrition, et entretenus par d'autres pour ainsi dire, sont des éléments au plus haut degré vulnérables? — L'histologie ne lui apprendra-t-elle pas qu'il ne doit jamais compter sur une longue et énergique résistance de pareilles cellules à l'encontre des actions pathogènes quelconques : et que par là s'expliquent une foule de lésions, qui ailleurs de nul effet pour ainsi dire, se développeront ici avec une rapidité et une sorte d'inéluctabilité dont rien, sauf la notion histologique acquise, ne serait capable de donner la clef?

D'autre part, les physiologistes savent que les nerfs, en traversant une cellule nerveuse placée sur leur trajet, y prennent ou y laissent toujours, fonctionnellement, quelque chose; mais en dehors de là rien ne vient donner une idée matérielle du renforcement ou de la réduction opérés par la cellule ganglionnaire. De quel jour au contraire la question ne s'éclaire-t-elle pas lorsque, sur les éléments nerveux colossaux et dépourvus de myéline des ganglions des nerfs crâniens des Cyclostomes, on constate que le cylindre-axe, en traversant une cellule bipolaire placée sur son parcours, subit dans son diamètre une augmentation ou une réduction qui le plus ordinairement sautent aux yeux, tant elles sont marquées et parfois même considérables?

Les exemples précédents, qu'on pourrait d'ailleurs multiplier presque à l'infini, suffiraient pour montrer le sens élevé des applications qui, à la façon de véritables corollaires, ressortent de l'étude bien faite et poursuivie sans parti pris théorique, des aptitudes évolutives et réactionnelles des éléments anatomiques des tissus. Pour arriver à ce point, l'analyse des tissus d'un seul et même organisme, pris à un seul et même stade de l'évolution (l'état adulte, par exemple) ne suffit pas. L'anatomie générale comparée de ces tissus, faite sur des objets d'étude bien choisis, est nécessaire. On a trop contesté cette vérité, dans le milieu médical surtout. Cependant, pour étudier avec fruit le substratum matériel de la vie et savoir de quoi à un moment donné il peut devenir capable, aussi bien en pathologie que dans toute autre condition biologique : pour déterminer surtout la valeur des systèmes et des tissus dans un organisme quelconque, et ceci à n'importe quel point de vue, je pose en principe qu'il importe d'en faire l'anatomie générale non seulement dans cet organisme, mais aussi dans une série d'autres.

IV. — Considérons le squelette de l'Homme. Il est, au point de vue de l'anatomie générale, identique à celui des Mammifères, assez différent de celui des Sauropsides, davantage encore de celui des Poissons, tout à fait différent de celui des Céphalopodes. Chez les autres Mollusques et chez l'Amphioxus, il n'est plus représenté que par du tissu fibreux. Quelle est en fin de compte sa signification morphologique générale?

Si l'on cherche à résoudre ce premier problème par l'étude des tissus du squelette faite exclusivement chez l'une des cinq classes des animaux munis de vertèbres, on ne peut pas même arriver à le poser. L'étude analytique sériaire montre au contraire que tous les tissus entrant dans la constitution du squelette sont des différenciations d'un seul et même tissu : le tissu fibreux. Le tissu fibro-hyalin, le tissu cartilagineux, le tissu osseux sortent successivement de la matrice fondamentale fibreuse, celle qui, chez l'Amphioxus par exemple, se réduit à deux systèmes principaux : l'un formant la gaine fibreuse de la corde, l'autre constituant le derme cutané, réunis l'un à l'autre par les cloisons séparant les segments consécutifs des muscles du corps et servant à leurs insertions. Un tel système de soutènement s'est établi sur les limites de trois formations primitivement toutes épithéliales : l'ectoderme tégumentaire, l'épithélium chordal, l'épithélium myogène des cases ou sacs musculaires des somites. Telle est la formule simple, mais en apparence seulement intéressante pour le morphologiste, à laquelle on peut réduire le squelette intérieur.

Il est facile de démontrer que cette formule intéresse tout autant un médecin qu'un morphologiste. L'examen des tissus du squelette nous révèle d'abord un premier fait : à savoir que, dans des formations squelettales de même valeur, ils peuvent aisément se substituer les uns aux autres. En anatomie pathologique, cette notion explique une foule de faits qu'il est, je crois, inutile d'énumérer ici. En second lieu, il est aisé de reconnaître que toutes les pièces du squelette des vertébrés n'ont pas la même fixité. Celles procédant du système rachidien sont seules précédées d'un modèle cartilagineux, déterminant dès le début et leur place dans le squelette, et leur forme générale définitive. Les pièces squelettales émanant au contraire du système dermique, telles que les os de la face ou de l'appareil hyoïdien, n'ont aucun modèle préformé. Les centres d'ossification dont elles procèdent sont semés dans le tissu fibreux au gré de la distribution vasculaire ossificatrice : c'est-à-dire qu'ils sont déterminés par un mode dont la régularité, bien que parfaite le plus souvent, est d'ordre infiniment plus contingent que celle en vertu de laquelle sont réalisées les pièces squelettales précédées de cartilage. Si de là on veut passer à l'application, on se rend compte immédiatement de l'irrégularité si grande des formes du bec-de-lièvre, dont quelques-unes ne peuvent être expliquées par l'avortement de pièces maxillaires connues et déterminées. On ne se rend pas un compte moins exact de l'impossibilité absolue qu'il y a d'établir l'homologie précise des pièces entrant, chez les divers animaux, dans la constitution du squelette hyoïdien. C'est que le nombre, le caractère fibreux, cartilagineux ou osseux de ces pièces sont le résultat d'adaptations fonctionnelles variables chez les divers vertébrés, et qu'il n'y a là qu'une seule formation qui s'équivaille chez tous : la charpente fibreuse initiale.

La connaissance de l'anatomie générale des tissus du squelette peut servir à élucider bien d'autres problèmes; parmi eux il en est un, qui depuis bien longtemps suscite l'étonnement des anatomo-pathologistes et dont je veux dire un mot ici : c'est le développement du cartilage ramifié, identique à celui formant le squelette céphalique des Poulpes, au sein du tissu fibro-cartilagineux de certains enchondromes de l'Homme.

Il s'agit là en effet d'une forme de cartilage tout à fait étrangère au squelette des vertébrés, tandis qu'au contraire elle existe seule dans les cartilages de la tête des céphalopodes. Dans le cartilage céphalique d'un jeune Poulpe et dans celui d'un enchondrome à cellules ramifiées, non seulement la constitution du tissu cartilagineux arrivé à l'état parfait est la même, mais encore le mode d'évolution est identique. Des cellules cartilagineuses rondes et capsulées se développent d'abord, puis elles poussent des bras protoplasmiques rameux suivis dans leur bourgeonnement par des expansions capsulaires canaliformes. Ainsi donc, le mouvement évolutif du cartilage néoplasique de l'Homme emprunte son mode, étranger à ceux connus chez les vertébrés, à un organisme de mollusque? — Faut-il donc dans ce cas invoquer une réversion ancestrale, ployer à une explication laborieuse certaines théories hasardées de la descendance : ou au contraire se borner à considérer le phénomène comme un simple jeu de la nature, et en somme renoncer à en pénétrer le sens?

Je ne le pense pas. Les *formes de retour* apparaissant dans les tissus n'ont nullement besoin de s'aller faire expliquer par des liens génétiques que la science vraie n'admettra jamais, parce qu'elle ne pourra jamais non plus les démontrer. L'observation histologique fait voir au contraire que, dans certaines séries d'animaux même très divergentes, telles par exemple que les mollusques et les vertébrés, certains tissus ont une constitution fondamentale identique. C'est ici le cas du tissu conjonctif, soit diffus soit modelé, et par conséquent du tissu fibreux. L'étude des formes très multiples issues du tissu fibreux montre d'autre part que les éléments de ce tissu possèdent, entre des limites extrêmes, la faculté d'évoluer sous des formes très différentes et, dans de certaines conditions, de se fixer sous l'une d'elles. L'une de ces formes est le cartilage hyalin. Le cartilage céphalique d'un embryon de Poulpe commun ne diffère pas de celui du modèle cartilagineux d'un os quelconque des mammifères et de l'Homme. Mais sous cette forme il ne peut être considéré comme ayant atteint la limite supérieure de son évolutilité ; il n'a pas complètement épuisé cette dernière ; il est apte à achever son évolution en poussant des prolongements rameux, qui sur leurs limites respectives deviendront anastomotiques par concours. Pour qu'un tel mouvement s'opère, il faut et il suffit que les éléments du cartilage se trouvent mis dans des conditions de nutrition, d'incitation, de milieu favorables à l'achèvement de leur évolution dans ce sens. Ces conditions, quelque peu déterminées qu'elles paraissent pour nous, le sont néanmoins. Les éléments du cartilage hyalin les rencontrent naturellement, régulièrement dans le Poulpe, et accidentellement seulement chez l'Homme, dans les circonstances qui commandent pour lui l'édification de l'enchondrome à cellules ramifiées. La parenté existant entre l'Homme et le Poulpe n'est donc pas dans la race, elle est dans la constitution d'un même tissu existant chez les deux, et qui ne rencontre pas normalement chez l'un les pleines conditions de son développement majeur tandis qu'il les trouve chez l'autre. Si maintenant ces conditions favorables à la poursuite de l'évolutilité du cartilage reparaissent, celle-ci s'achève et la forme de cartilage inusitée chez les vertébrés se reproduit, telle qu'elle aurait existé chez un mollusque.

Il en est de même des nodules hyalins, qui forment aussi chez les mollusques les pièces essentielles du squelette intérieur. Ils reparaissent chez les vertébrés à titre de simples épisodes morphologiques, sous la forme de *pièces adventices d'adaptation* telles que le nodule sésamoïde du tendon d'Achille de la Grenouille, l'anneau fibro-hyalin du nerf optique du Caméléon, les nodules hyalins de soutènement intra-vaginaux des nerfs des solipèdes, etc. Les flexions morphologiques des éléments des tissus sont alors mises en train par une double influence : la nécessité fonctionnelle et les conditions de milieu dans lesquelles ils vivent. J'en ai dit assez pour que chacun comprenne maintenant l'importance de pareilles notions à quelque point de vue qu'on veuille se placer. N'est-il pas aussi indispensable au médecin qu'au physiologiste de savoir que, si la fonction fait l'organe aux dépens du tissu flexible à l'adaptation, le milieu conditionnel au sein duquel s'opère cette flexion détermine seul le mode morphologique de l'adaptation elle-même, et que c'est lui qui fixe l'évolutilité des éléments anatomiques dans ses stades ?

Le meilleur exemple qu'on puisse donner de ce fait important entre tous intéresse précisément les médecins bien plus que les morphologistes : c'est le rachitisme. Jusqu'au moment, en effet, où les divers stades de l'évolutilité du tissu osseux ont été déterminés histologiquement, la formule du rachitisme n'a pu être établie, précisément parce que celle des tissus ostéoïde et spongoïde, qui prennent une part considérable à la constitution de tout os rachitique, n'avait pas été dégagée. Mais du moment où l'on put établir que dans une formation osseuse périostique, il est une phase de l'évolution dans laquelle l'os tout entier est formé à la façon exacte d'une diaphyse d'os rachitique par une dentelle de fibres de Sharpey sans aucun système de Havers; du moment aussi que la distinction fut faite, pour l'os cartilagineux, entre la ligne d'ossification et la simple ligne d'érosion, la formule du rachitisme se déduisit d'elle-même, et fut réduite à la simplicité idéale. L'os rachitique devint celui au sein duquel les deux préossifications périostique et cartilagineuse subsistant, l'ossification du type supérieur, périvasculaire ou havérienne, a disparu. Dans un os rachitique, l'aptitude du tissu à évoluer sous forme de systèmes de Havers n'existe plus. Le mouvement évolutif est redevenu, dans la portion de l'os formée par le périoste, ce qu'elle était dans le maxillaire inférieur d'un fœtus humain de trois mois. Dans le cartilage de conjugaison, il n'y a plus de ligne d'ossification régulière, mais bien un morcellement du cartilage comme aux deux extrémités des os longs d'un embryon de Poulet près d'éclore. Tout ceci montre à la fois l'importance de l'étude des phénomènes d'arrêt, des étapes de l'évolutilité dans la série, et le secours qu'on en peut tirer pour l'explication de faits purement médicaux.

En effet, si l'os d'un enfant, qui jusque-là formait incessamment des systèmes de Havers pour les détruire et les reformer encore en prenant pour appuis des derniers construits les débris des avant-derniers : si cet os a tout à coup perdu le mode havérien de son évolutilité ostéogénique pour revenir aux modes primordiaux, transitoires dans les os fibreux de l'Homme, définitifs dans l'exosquelette de l'Orvet, c'est que brusquement le milieu qui pour lui conditionnait l'évolutilité supérieure a cessé d'être adéquat à cette dernière. De même que pour le médecin, pour le morphologiste le rachitisme s'impose alors comme une maladie par retard de la nutrition, commandant un pas en arrière dans le mode évolutif. L'os rachitique n'est plus un os d'Homme, mais quelque chose comme un os d'oiseau. Le mouvement nutritif au contraire redevient-il normal, le type supérieur de l'évolutilité du tissu osseux fait retour du même pas à la pièce du squelette; la restauration s'opère. Or, n'est-il pas évident que la clef de ce processus au fond si simple nous échappera absolument si, par l'anatomie générale, nous n'avons pas appris l'existence des étapes de l'évolutilité du système osseux et établi la formule morphologique de chacune d'elles?

Je n'hésite pas à l'affirmer en le répétant : les étapes de l'évolutilité dans un même système organique ou dans un même tissu, sont la clef de la valeur morphologique et réactionnelle de ce système ou de ce tissu. Chez les divers animaux, elles sont nettement marquées par la fixation des éléments actifs dans un stade larvaire, transitoire ailleurs, ici devenu définitif. C'est justement dans ces stades d'arrêt qu'il convient de faire l'analyse des formes dont on cherche à déterminer la signification et la valeur, et non pas dans des formations embryonnaires éminemment transitoires précédant les formes du tissu où l'évolutilité s'est achevée. En effet, les éléments fixés par certaines circonstances à un stade inférieur de l'évolution, vont épuiser cette dernière jusqu'à l'extrême limite de leur plasticité du moment. Nulle part un os entièrement fibreux sans canaux ni systèmes de Havers, ne sera mieux développé, plus achevé et plus typique que dans une plaque osseuse dermique de l'Orvet ou un tendon de la patte du Roitelet chez lesquels l'ossification ne va pas plus loin. Et si l'on veut étudier la corde dorsale, sa ligne épithéliale, ses groupes de végétation cellulaire, sa cavité centrale et ses gaines, ce n'est pas chez l'Homme ni chez un Mouton qu'il faudra l'aller prendre, mais bien chez un Elasmobranche ou un Cyclostome. Là, en effet, la corde est persistante, elle a le temps et l'occasion de s'édifier pleinement. Ses éléments anatomiques se développent librement, épuisant leur évolutilité tout entière, donnant en fait de différenciations tout ce qu'ils peuvent donner. Leur signification morphologique, leur plasticité, leurs différenciations se déploient en série de l'Ammocète à la Lamproie et de celle-ci à l'Acanthias, par exemple. Chez un embryon de Mouton, la corde est à peine formée qu'elle commence à rétrograder pour disparaître; ses éléments ne dépassent pas les premiers stades de l'évolution; sa constitution mouvante et jamais définie ne permet même pas de lui assigner sa place parmi les tissus.

Il est donc indispensable, en anatomie générale, d'étudier non seulement les tissus adultes, les systèmes et les organes achevés chez l'Homme et ses similaires, mais aussi d'en faire l'analyse alors qu'ils sont fixés dans des stades inférieurs. Dans ces stades, les éléments anatomiques possèdent des formes, des aptitudes évolutives, réactionnelles, et subissent pour certaines adaptations fonctionnelles du moment des flexions qui constituent une portion essentielle et souvent majeure de leur histoire. Quand le conditionnement redevient, dans un organisme supérieur donné, le même qu'il était dans les stades où l'évolution s'est arrêtée pour certains tissus chez les termes inférieurs de la série, la réversion histologique s'opère soit complètement, soit d'une manière tout au moins approximative. C'est ce qui arrive fréquemment en anatomie pathologique. Si alors l'histologiste n'a étudié que l'Homme, y compris même l'embryologie de l'Homme, il ne peut rien entendre aux lésions qu'il voit. Médecin, il fait du tissu ostéoïde et du tissu spongoïde de l'os rachitique des formations sans analogues dans l'économie; vétérinaire, il prendra pour une tumeur la tige hyaline intra-vaginale de soutènement d'un faisceau du médian ou du sciatique au niveau de sa traversée des gros muscles.

Je crois avoir dès maintenant démontré quel secours peut apporter l'histologie à la biologie en général et à toutes ses branches en particulier, y compris et en premier lieu la médecine. Actuellement, le théâtre des actions morbides est reporté dans les tissus. Pour avoir une idée des réactions de défense opérables par les éléments actifs de ces derniers, il faut les connaître dans tout ce qu'ils nous présentent d'accessible : dans leur forme, leur mouvement chimique, leurs flexions fonctionnelles et leurs aptitudes réactionnelles. Et pour cela il faut les poursuivre partout, les étudier à tous les stades de leur évolutilité qui est la manifestation même de leur activité et de leur spontanéité vitale. Si l'on veut être juge du camp dans la lutte engagée entre la cause morbigène et l'organisme, qu'il s'agisse d'une guerre étrangère, l'envahisseur étant le microbe, ou d'une guerre civile entre l'élément anatomique normal et l'élément néoplasique, il faut savoir ce que cet organisme peut faire, et comment ses cellules se ploieront aux besoins de la résistance. C'est l'anatomie générale seule qui l'apprendra. Non seulement donc aujourd'hui le moment n'est pas venu d'en abandonner la culture, mais il convient de l'étendre et de la perfectionner en quelque sorte avec passion. En biologie médicale, le microbiologiste, le chimiste et le clinicien sont des espions dans le camp ennemi. L'histologiste et le physiologiste étudient, pour les mettre en valeur, les agents, les modes et les ressources de la défense; ils en sont les révélateurs et la victoire un jour dépendra d'eux.

V. — L'anatomie générale n'a pas seulement des rapports étroits avec les autres sciences biologiques, c'est, je l'ai dit, une science autonome. Indépendamment de ses applications elle existe; son but, ses méthodes sont déterminés. Aucune autre science n'aborde de plus près les phénomènes de la vie, puisqu'elle s'occupe exclusivement des agents élémentaires des actions vitales. C'est l'histologie qui détermine la valeur de chacun des éléments entrant dans la constitution des formations anatomiques; elle le fait en donnant des formules définies de leur forme et des flexions de cette forme dans tous les stades de l'action et de la réaction. Comment naissent, se développent, se différencient, vivent et meurent les éléments anatomiques des tissus? Tels sont les problèmes que pose ou cherche à poser aujourd'hui l'histologiste à propos de chacun d'eux.

Il pose ces problèmes un à un, et cherche à les résoudre par l'analyse. Dans cette laborieuse recherche dont la science actuelle ne représente, il faut le dire, que l'introduction, tant vaste est le champ à défricher et tant la tâche est difficile, l'histologie emprunte aux autres sciences biologiques des secours et revêt ainsi des modes divers. Sous sa forme embryologique elle devient l'histogénèse, sous sa forme plus particulièrement physiologique c'est l'histologie expérimentale. Elle prend le nom d'anatomie pathologique générale alors qu'elle s'occupe spécialement des actes réactionnels des éléments anatomiques. Mais dans son essence elle demeure une science avant tout morphologique. Le moment est venu de dire quels progrès elle a fait faire à la morphologie générale : c'est-à-dire à la science qui, en dehors de toute application, réalise la forme culminante que tendent à revêtir de nos jours les études quelconques d'anatomie pure.

L'anatomie générale considère les éléments anatomiques, pour un animal donné qu'elle prend en particulier comme objet d'étude, dans toute la série des formes qu'ils présentent non seulement chez cet animal, mais chez tous ceux dont les tissus renferment des éléments homologues, c'est-à-dire essentiellement de même nature. Il ressort de cette étude une morphologie toute nouvelle : celle des tissus. Chez les divers Métazoaires, la différenciation des tissus ne s'opère pas parallèlement à celle du dispositif des organes. L'organisation générale d'un Vertébré ne rappelant en rien celle d'un Mollusque, les tissus de substance conjonctive appartiennent cependant chez les deux, pour ainsi dire, à une même lignée histologique. D'autre part, l'organisme du Mollusque tend à exclure la fibre musculaire striée, en donnant au contraire le maximum de son développement et sa constitution la plus parfaite à la fibre musculaire lisse. Celle-ci, au contraire, reste totalement étrangère à l'organisme des Arthropodes; mais, en revanche, c'est chez ces derniers que l'histologiste doit aller chercher le type le plus élevé, le plus compliqué et le plus actif de la cellule musculaire à contraction brusque, striée en travers. Dans l'échelle des tissus contractiles, le muscle strié d'un Arthropode occupe le sommet; c'est le type majeur du tissu, et l'on n'aurait aucune idée de sa perfection si on le considérait seulement chez l'Homme et les Mammifères. Chez les Mammifères et chez l'Homme, c'est, par contre, le système nerveux central qui a acquis le maximum de son développement, en épuisant son évolutilité ascendante jusqu'à ses limites extrêmes; tandis que chez les Invertébrés et les Vertébrés inférieurs, les centres nerveux fonctionnent le plus souvent en restant fixés dans des stades embryonnaires. On pourrait étendre ces comparaisons à tous les tissus pour arriver à une seule et même conclusion : c'est que chez les différentes lignées animales, essentiellement différentes par leur organisation d'ensemble, les tissus similaires se retrouvent et se placent en séries homologiques ou divergentes tout à fait indépendamment de ce qu'on appelle en zoologie les affinités organiques. De sorte que, si l'on voulait construire chez les Métazoaires un *phylum* des tissus, il montrerait pour chacun d'eux, de la forme des éléments la plus simple à la mieux différenciée et la plus élevée, une succession de stades n'ayant aucun rapport avec ceux du développement sériaire des organismes considérés dans leur ensemble.

Ce fait considérable est la conséquence d'une loi, la loi de *subordination des tissus*, qui joue en anatomie générale un rôle aussi important que celle des connexions organiques en morphologie. Je veux dire brièvement en quoi elle consiste, car jusqu'ici, je crois, elle n'a pas été positivement formulée bien qu'elle exerce depuis longtemps son influence sur la science.

Considérons par exemple un animal vertébré. Les cellules qui formeront l'organisme de cet animal, issues des bipartitions successives du germe, ne resteront pas longtemps équipotentielles au sein des feuillets blastodermiques. En se différenciant isolément ou en se modelant par groupes pour former des organes, elles développeront par séries une ou plusieurs qualités organiques majeures. Certaines de ces cellules deviendront motrices, d'autres sensitives ou sensorielles; d'autres acquerront des qualités glandulaires ou arriveront à faire partie du système de l'irrigation générale, etc. Toutes ces opérations de flexion fonctionnelle et morphologique à la fois répondent à la différenciation, à l'adaptation et à la division du travail organique. Mais au fur et à mesure qu'elles s'effectuent, les éléments qui en sont le siège arrivent à dépendre les uns des autres soit au point de vue nutritif soit au point de vue fonctionnel. Au sein, par exemple, de tel ou tel milieu nutritif dont les conditions sont déterminées par le degré d'évolution des éléments anatomiques qui leur sont connexes, ou par lesquels elles sont entretenues dès que leur spécialisation est arrivée à un certain stade, certaines cellules similaires se développeront avec des potentialités évolutives variables. Avec un conditionnement du milieu nutritif donné, elles s'arrêteront au stade évolutif correspondant et le développeront avec la série des flexions morphologiques dont est capable la forme anatomique également correspondante. Avec un conditionnement différent du même milieu, elles évolueront tout autrement. Au sein des systèmes organiques complexes, il est donc certains tissus qui, en prenant pour ainsi dire le pas, influenceront les autres tissus par leur développement ou plus élevé, ou plus rapide. Dans ce sens les tissus deviendront subordonnés les uns aux autres; de leurs influences réciproques naîtront alors des flexions morphologiques imposées dans tel ou tel cas, tandis que dans tel autre cas elles ne seront commandées par rien et par suite ne s'opéreront pas. De là, dans des organes de même valeur morphologique ou même dans des systèmes entiers, une constitution histologique souvent très différente chez des animaux d'une même classe, voire d'un même groupe naturel.

Ainsi, chez les Cyclostomes, la corde dorsale se trouve dans les conditions nécessaires et suffisantes pour prendre tout son développement à la fois comme organe et comme tissu. Elle se développe alors avec toute sa perfection; ses éléments acquièrent leur type histologique majeur; elle forme la pièce principale du squelette. Elle a pris le pas; les arcs neural et viscéral restent rudimentaires. L'inverse arrive chez la plupart des autres vertébrés; c'est le squelette proprement dit qui prend le pas tandis que la corde demeure rudimentaire ou s'atrophie. La valeur morphologique des formations squelettales n'a cependant point varié dans les deux cas, tandis que leur constitution histologique est devenue très différente. Voilà pour les organes de *soutènement*.

On peut faire la même remarque à propos du système musculaire, et ici avec plus de profit encore que dans le cas précédent. Chez les Cyclostomes, les muscles striés du corps, constitués dans chaque somite aux dépens des plaques musculaires, forment les sacs biens connus de SCHNEIDER. Ces sacs musculaires constituent chacun un faisceau primitif immense, ou plutôt une masse musculaire semée de noyaux qu'on ne peut pas comparer aux muscles striés des autres vertébrés, ni même aux muscles moteurs des ailes des insectes. Chaque sac musculaire est limité par le tissu conjonctif disposé en une sorte de poche où ne pénètrent pas d'abord les vaisseaux. Une pareille forme suffit à toute la musculature de l'Amphioxus; elle subsiste dans la masse générale des muscles du corps d'une Ammocète. Mais chez cette larve déjà, l'on voit apparaître au-dessous de la ligne des sacs musculaires et dans une multitude de points, une forme de cellules musculaires striées toutes différentes. Ce sont alors des faisceaux primitifs ordinaires, se développant comme ceux des pattes des têtards de la Grenouille, et entourés chacun individuellement par le tissu conjonctif et les vaisseaux sanguins. La forme musculaire, telle qu'elle doit se constituer et évoluer dans un organisme dont les muscles sont appelés à vivre de plus en plus par le sang, s'est ici différenciée et constituée avec les aptitudes évolutives, réactionnelles et la constitution histologique qui lui sont propres. Cette flexion s'est produite au moment où le développement du système vasculaire sanguin a pris le pas, et là seulement où il a pris le pas. Ailleurs les sacs de SCHEIDER, dont les muscles ordinaires paraissent du reste n'être qu'un simple bourgeonnement, ont gardé leur constitution initiale. La vie par le sang a donc modifié fondamentalement la forme et, comme on le verra au cours de ce traité, le mode d'évolution des cellules musculaires. Voilà déjà un exemple frappant de la loi de subordination des tissus pris dans le domaine d'une des quatre qualités organiques primordiales, la *motilité*. L'intervention des vaisseaux dans la constitution du névraxe ne fournit pas un exemple de valeur moindre; il suffit de comparer la moelle exsangue d'un Cyclostome à celle d'un mammifère pour se rendre compte des changements produits de ce chef dans la constitution des agents essentiels de la *neurilité* chez les Vertébrés. La série des actes de remaniement qui font, chez les mêmes Vertébrés, sortir le foie tel que nous le connaissons chez eux d'une glande en tubes ramifiés, est tout aussi instructive et s'applique aux flexions déterminées, dans les éléments anatomiques spécialisés pour la *nutrilité*, par le développement prépondérant des tissus vasculaires.

Le foie embryonnaire était, comme celui des Invertébrés, une glande vraie dont l'orifice émissaire était ordonné par rapport à l'intestin. A l'extrémité des canaux glandulaires ramifiés, des bourgeons pleins comme ceux d'un grand nombre de glandes ont végété, sont devenus anastomotiques, et ont constitué un système de travées solides, formées de cellules originairement épithéliales et demeurant telles sous cette forme. Mais ensuite les vaisseaux sont intervenus ; ils ont végété non seulement dans les intervallles des travées épithéliales, mais encore ils les ont abordées, pénétrées et morcelées. Comme les éléments du système musculaire primordial nés d'un épithélium myogène, comme ceux du névraxe nés de l'ectoderme, ceux du foie nés de l'entoderme intestinal, ont, par suite de leur pénétration par les vaisseaux, perdu leur signification épithéliale régulière sans perdre néanmoins toutes leurs qualités épithéliales. Ils sont devenus ce que j'ai appelé des *paraépithéliums*. Dans cet état, subordonnés aux vaisseaux et prenant de ce chef une évolutilité et une figure définitive tout autres, ils n'en sont pas moins restés les homologues des éléments glandulaires ayant gardé leurs formes épithéliales primitives.

La loi de subordination des tissus, envisagée de cette manière, donne véritablement la clef des modes variés suivant lesquels s'opère la différenciation organique chez les différents termes d'une même série comme dans la série tout entière. Elle montre en outre que les barrières morphologiques que l'on pourrait *à priori* considérer comme les plus solides ne tiennent pas contre les nécessités physiologiques, qui, survenues à un moment donné, commandent pour les éléments anatomiques un mode de vie, un type histologique et une adaptation de la forme à la fonction déterminée. Chez les divers animaux, les tissus et les organes ne fléchissent leur forme, n'arrêtent à un stade larvaire ou ne développent complètement leur évolutilité que pour obéir aux conséquences d'une sorte de *lutte pour l'influence :* lutte qui s'établit entre eux et qui détermine en fin de compte la possibilité, les conditions et le mode de la vie pour l'organisme tout entier. En dehors de là, il n'y a point de plan préconçu pour cet organisme, et partant point de règles morphologiques inflexibles. On pourrait même considérer les phénomènes de subordination des tissus les uns par rapport aux autres comme les éléments majeurs de la loi, c'est-à-dire de l'ordre constant des faits concaténés qui préside à la différenciation spécifique, générique des animaux, à celle de leurs classes et de leurs ordres. Tout être vivant tend avant tout et cherche à vivre; tous ne peuvent arriver à le faire par les mêmes moyens, ni dans les mêmes milieux, ni en réalisant chacun les mêmes conditions qui font dominer certains de leurs éléments les uns sur les autres, de manière à les subordonner entre eux de la même façon en arrêtant leur évolution respective toujours identiquement aux mêmes stades. L'évolution vitale se développe par suite de mille manières différentes, dans des sens généraux variables par catégories. Chaque phase de cette évolution peut devenir l'état définitif : la morphologie propre à la phase n'étant que la simple traduction des rapports dans lesquels les tissus et les systèmes sont fixés entre eux pour le moment.

Dans une telle conception, imposée d'ailleurs par les faits à quiconque s'est sérieusement occupé d'anatomie générale comparée, la morphologie organique cède le pas à la morphologie des tissus. Celle-ci de son côté, en montrant le développement graduel et continu des éléments anatomiques de même ordre à travers la série des organismes morphologiquement disparates, met en relief l'une des propriétés les plus inattendues de ces mêmes éléments : celle qui consiste dans une énergie évolutive potentielle qui semble leur être propre, ne demander pour se dérouler de son commencement à sa fin que des conditions favorables, et qui, semblant au fond indépendante de la forme grossière des êtres au sein desquels se poursuit cette évolution, permet en quelque sorte d'attribuer à ces éléments une individualité autonome dont le développement, entier ou restreint, ne dépendrait, pour ainsi dire, que des conditions de vie faites à chaque cellule différenciée par l'organisme entier dont elle fait partie, et qui constitue à vrai dire son terrain de culture ou de croissance.

VI. — Telles sont, après vingt années consacrées à l'étude de l'anatomie générale, les idées fondamentales que je me suis formées à son sujet et qui m'ont servi de guides dans la rédaction de ce traité. On voit combien elles sont indépendantes des grandes théories dogmatiques au nom desquelles se livre en ce moment la bataille scientifique. Je n'ai pas eu besoin, on le remarquera, de faire allusion une seule fois, dans les pages qui précèdent, à la théorie de l'évolution, ni à celle du monogénisme, ni aux théories qui leur sont adverses. Je n'ai parlé que de l'hérédité et de l'évolutilité qui ne sont pas des théories, mais bien des faits dont certains montrent clairement leur substratum matériel. C'est que l'anatomie générale est une science exacte et qui, comme telle, n'a nul besoin de s'appuyer sur des dogmes scientifiques, c'est-à-dire sur des conceptions *à priori*. Quant à ma manière pratique de la comprendre, elle consiste à soumettre, comme me l'a appris mon maître, M. Ranvier, les objets de mes études à une série de méthodes analytiques convergentes, puis à en faire des préparations persistantes que je conserve comme des témoins, et dont les images copiées d'après nature peuvent servir de contrôle à mes descriptions. A l'aide de ce matériel d'études que je n'ai pu faire reproduire en entier, car le total de mes préparations dépasse le nombre de cinq mille, j'ai essayé de ranger les tissus et les éléments en série naturelle de façon à passer des uns aux autres par une suite logique de transitions naturelles aussi. J'espère avoir ainsi disposé mon livre de façon qu'il donne à ceux qui veulent l'étudier une idée convenable, suffisamment complète et claire de la science qu'il a pour but d'exposer. Si j'y ai réussi, je serai récompensé de mes peines (1).

J. Renaut.

Lyon, 24 juillet 1888.

(1) Je remercie publiquement ici mes collaborateurs dans la publication de cet ouvrage : MM. Frédéric Renaudot qui en a commencé l'illustration, J. Goujet qui l'a poursuivie, M. Le Riverend qui a donné tous ses soins aux gravures, — et surtout mon élève et ami, le docteur Hippolyte Martin, médecin des hôpitaux de Paris, sans le secours duquel il m'eût été difficile de mener à bien l'impression de mon Traité.

TRAITÉ
D'HISTOLOGIE PRATIQUE

INTRODUCTION

§ 1. — IDÉE GÉNÉRALE DE L'ORGANISME.

L'**anatomie générale**, fondée par X. Bichat, après avoir été pressentie par Bordeu, Portal et Pinel, et développée dans ces dernières années avec une activité considérable sous le nom d'Histologie, est la science des *éléments anatomiques*, des *tissus*, des *systèmes* et des *organes*, considérés dans toutes les modalités structurales qu'ils éprouvent pendant la durée de l'évolution vitale.

La forme, les rapports réciproques, l'accroissement et le développement des éléments des tissus vivants, les modifications morphologiques corrélatives au fonctionnement de ces éléments et de ces tissus : tels sont les principaux problèmes qui se proposent à l'histologiste. Il convient donc tout d'abord de définir nettement les termes mêmes que nous venons d'énumérer : Qu'est-ce qu'un élément anatomique? Qu'est-ce qu'un tissu ? Qu'est-ce qu'un système ? Qu'est-ce qu'un appareil d'organes? Pour arriver à faire comprendre la valeur de ces quatre expressions fondamentales, quelques explications préalables sont nécessaires.

Les animaux, depuis les plus simples jusqu'aux plus compliqués, de la Monère et de l'Amibe aux vertébrés supérieurs, possèdent quatre caractères généraux qui les distinguent des autres objets matériels répandus dans la nature. Ces quatre caractères sont les suivants :

1° La faculté de se nourrir, c'est-à-dire d'introduire dans leur propre substance et de fixer dans leur masse les matériaux captés dans le monde extérieur. Cette faculté de se nourrir est souvent, dans le langage scientifique, exprimée par le mot de *nutrilité.*

2° La *sensibilité* est la seconde propriété primordiale des animaux; c'est par elle qu'ils reçoivent les impressions extérieures de façon à en être conscients et à les apprécier.

3° Ils possèdent encore la faculté de réagir, dans une direction indiquée par leur sensibilité, contre les impressions extérieures reçues et perçues. Cette propriété consiste à exécuter des mouvements : c'est la *motilité.*

4° Ces trois premières fonctions : nutrilité, sensibilité, motilité, assurent et règlent la marche des phénomènes vitaux dans l'individu; mais sans contredit la plus importante de toutes les qualités organiques est celle que possède tout être vivant de se reproduire indéfiniment dans l'espace et dans la durée, par ce qu'on appelle la génération ou *reproductilité.*

Nous avons dit que tous les animaux, quels qu'ils soient, les plus humbles comme les plus élevés, possèdent ces quatre qualités essentielles. Prenons une Amibe (ou un Rhizopode) et étudions son fonctionnement au sein du liquide qui le contient; voici avec quelle simplicité est constitué, au point de vue anatomique, ce minuscule être vivant. Une masse molle, granuleuse, sans structure définie, composée d'une matière albuminoïde particulière, renferme à son centre un corps plus ou moins arrondi que l'on appelle le noyau. La substance grenue du corps de l'animal s'étire de divers côtés en prolongements qui vont adhérer aux surfaces, servent de pieds pour un instant (pseudopodes), puis rentrent ensuite dans la masse pour se fondre complètement avec elle. Voilà le mouvement et les organes du mouvement. Mais cette même masse qui vient de se mouvoir a capturé dans son mouvement une particule nutritive : les prolongements granuleux ou pseudopodes ont entouré cette molécule, et en se rétractant, l'ont amenée dans le corps de l'Amibe. Là, elle va être transformée par la nutrition, partiellement incorporée, et ses restes non utilisés seront rejetés à l'aide de nouveaux phénomènes de mouvement exécutés par cette même substance qui vient de la digérer. Cette substance jouit aussi de la propriété de sentir, car elle est impressionnée par le contact des matières alibiles, par les obstacles, etc. Enfin, pour se reproduire, l'Amibe n'a point d'autres organes que sa masse même; son noyau s'étrangle d'abord, puis se divise; il en est de même de la substance granuleuse périnucléaire, et nous voyons à la place d'un seul, deux individus identiques qui sentent, se meuvent, se nourrissent et ultérieurement se reproduisent chacun de leur côté. Ainsi toutes les propriétés vitales sont diffuses dans une même et unique substance; c'est-à-dire que chaque particule de la matière vivante qui compose l'Amibe est à la fois douée de nutrilité, de sensibilité, de motilité et de reproductilité.

L'Amibe dont nous venons d'ébaucher l'histoire *n'est autre chose qu'un organisme réduit à un élément anatomique unique.* C'est un organisme *unicellulaire*, car la masse de protoplasma, renfermant un noyau, qui constitue cet organisme tout entier, répond à la définition moderne de la cellule, telle qu'elle a été établie par MAX SCHULTZE. Cette cellule possède à elle seule les quatre qualités fondamentales qui caractérisent tout animal : elle constitue, dans cet état, le véritable prototype des éléments actifs des tissus : ce que l'on appelle la *cellule indifférente*.

En effet, ce ne sont pas seulement des animaux individualisés comme l'Amibe et le Rhizopode qui jouissent des propriétés fondamentales diffuses dans tous les points de leur substance protoplasmique, ce sont aussi, chez des animaux plus développés, les éléments anatomiques non différenciés, et qui, pour cette raison, ne sont point fixés dans les tissus et restent à l'état de cellules *libres*, vivant en quelque sorte d'une vie individuelle, autonome jusqu'à un certain point. Prenons dans l'une quelconque des cavités lymphatiques d'une Grenouille ou d'un Triton ce que l'on appelle un globule blanc de la lymphe; plaçons-le sur la lame porte-objet-chambre humide de manière que la goutte de lymphe qui le contient soit à l'abri de l'évaporation et entourée d'une zone d'air respirable (fig. 1). Examinons maintenant: le globule blanc est composé comme l'Amibe d'une substance protéique grenue, c'est le protoplasma. Cette substance renferme un noyau ; elle émet, par sa périphérie, des prolongements destinés à la locomotion, qui rentrent ensuite dans la masse après avoir saisi dans le liquide ambiant des matériaux nutritifs. Ceux-ci sont amenés dans la masse protoplasmique qui les englobe, les fragmente et les modifie pour s'incorporer certaines de leurs parties dont elle se nourrit. Le globule blanc détruit notamment de cette façon les globules rouges du sang séquestrés avec lui sous la lame de verre et les transforme en grains de pigment très petits qui sont ensuite rejetés au dehors à la façon de fèces. Enfin, la masse protoplasmique de la cellule lymphatique est douée d'une sensibilité analogue à celle de l'Amibe : le globule blanc, abandonné dans la chambre humide, ressent bientôt la nécessité du contact de l'oxygène. Dans la gouttelette de lymphe primitivement déposée sur la lame de verre, tous les globules

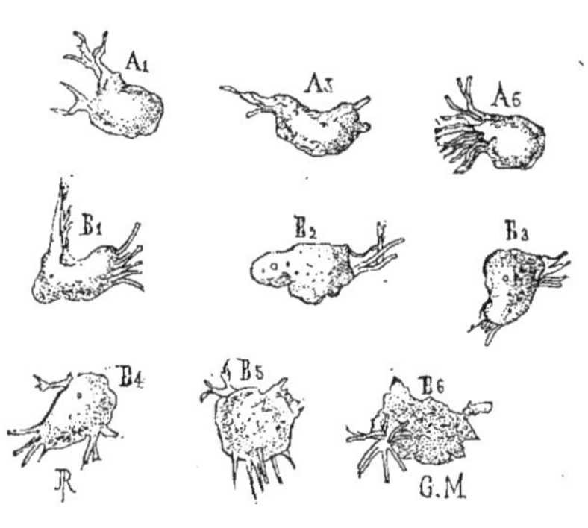

Fig. 1.

A, B, cellules lymphatiques du Triton animées de mouvements amiboïdes. (Les indices des lettres A et B marquent le nombre de minutes au bout desquelles on a dessiné la cellule lymphatique à la chambre claire, les deux cellules étant rondes au début de l'observation.)

blancs étaient d'abord disséminés sans ordre ; au bout de quelques heures, tous se sont mis en marche au moyen de leurs pseudopodes, pour gagner la rigole d'air qui limite la préparation et venir sur ce point respirer l'oxygène. Ceux qui n'ont pu parvenir au voisinage de la zone d'air sont, le lendemain ou le surlendemain, paralysés ou morts. Dans le globule blanc de l'Axolotl, la segmentation se fait exactement comme la génération chez l'Amibe et le Rhizopode, c'est-à-dire par simple division de la masse en deux parties identiques. Ce fait a été constaté expérimentalement pour la première fois par Ranvier. Voici donc un minuscule élément anatomique faisant partie de l'organisme élevé d'un amphibie, qui reproduit à la fois dans sa forme, dans son fonctionnement et dans la diffusion de ses propriétés vitales, un organisme individuel, un animal tout entier de la classe des protozoaires.

Mais une pareille simplicité de forme n'existe que chez les quelques animaux et les quelques éléments anatomiques qui montrent la forme cellulaire dans sa simplicité primitive. Bientôt des formes plus compliquées apparaissent, soit dans la série, soit dans le développement individuel ; plusieurs éléments anatomiques se groupent entre eux et s'accolent les uns aux autres : *Ils forment dès lors un tissu*. Tout d'abord, chacun des éléments de ce tissu jouit à la fois, et pour son compte, des quatre propriétés vitales; mais bientôt chacune de ces propriétés se localise plus volontiers dans un département de l'organisme multicellulaire qui se spécialise à cet effet. Si, au lieu de considérer une Amibe ou un Rhizopode, nous étudions le développement d'un animal un peu plus élevé, tel qu'un spongiaire, nous allons assister à la différenciation des éléments, qui se divisent ainsi le travail physiologique.

Pour cela, suivons avec Haeckel le développement des Éponges calcaires du genre *Olynthus;* voici ce que nous allons constater. Comme tous les êtres vivants, l'Éponge commence par n'être qu'un organisme unicellulaire, réduit à un élément anatomique unique et primordial : l'*ovule fécondé* ou germe. Dans le cas particulier que nous avons choisi, cet ovule est si semblable à une Amibe qu'on l'a pris longtemps pour une Amibe parasite. Il se meut à l'aide de pseudopodes et se comporte exactement comme une Amibe indépendante ou un globule blanc du sang d'un vertébré. C'est une cellule indifférente qui possède indistinctement toutes les propriétés. Mais, en poursuivant son évolution, cette cellule ne tarde pas à se diviser, par bipartitions successives et répétées un grand nombre de fois, en une quantité de cellules soudées les unes avec les autres et qui forment par leur ensemble une petite masse analogue à une mûre (*morula*). Bientôt, le centre de cette masse mûriforme se liquéfie; le liquide formé repousse les cellules à la périphérie du petit organisme morulaire, dont la surface est dès lors limitée par une couche d'éléments anatomiques tous unis entre eux par un ciment et disposés sous forme de revêtement continu. Ce revêtement constitue de la sorte au liquide central une enveloppe analogue à la membrane d'une vessie (*Blastula*). Puis, peu après, un point de cette enveloppe s'infléchit, rentre dans l'intérieur de la sphère, et s'accole à la portion qui ne s'est point déprimée, à la manière d'une séreuse telle que les entendait Bichat. Nous obtenons ainsi une forme nouvelle (*Gastrula*), et la larve de l'Olynthus est constituée par un sac communiquant avec l'extérieur au moyen d'un orifice. Les cellules qui tapissent l'intérieur de ce sac deviennent rapidement plus grosses et plus granuleuses que les autres. Elles forment une membrane que l'on appelle l'*Entoderme*, et qui désormais est destinée exclusivement et spécialement à servir de surface nutritive. Le revêtement cellulaire extérieur, au contraire, est formé de cellules plus petites, munies de cils vibratiles; il devient à la fois l'organe de la locomotion et de la sensibilité : c'est l'*Ectoderme*.

La forme que nous venons de décrire est bien différente de celle de l'Amibe. L'Amibe représente, en effet, l'*élément anatomique* dans sa simplicité; la larve de l'Olynthus, munie d'une cavité et d'un revêtement externe moteur et sensitif, représente l'*organisme élémentaire*. Les propriétés principales de l'animalité s'y sont, en effet, réparties dans des régions distinctes, où les éléments anatomiques, unis entre eux pour former *des tissus*, ont pris une propriété dominante et caractéristique de chacun de ces tissus mêmes.

Ainsi, non seulement l'être vivant, unicellulaire, à structure simple et à propriétés diffuses, s'est divisé pour produire *une colonie d'éléments anatomiques;* mais encore tous ces éléments anatomiques ont pris chacun pour eux, dans la triade des qualités animales, l'une de ces qualités pour la développer à l'exclusion des deux autres; de façon que, tandis que les cellules de l'ectoderme sont devenues plus spécialement sensitives et plus spécialement motrices, elles n'ont gardé des qualités nutritives que la proportion de ces qualités nécessaire et suffisante pour leur propre nutrition. Inversement, les cellules de l'entoderme sont à peu près privées de toute propriété motrice. Ces faits sont intéressants, car ils sont comme la clef de ce que l'on appelle : *l'adaptation des organes aux fonctions par différenciation organique.*

La différenciation est un phénomème qui consiste dans ce fait que l'une des propriétés organiques cardinales devient tellement éclatante et prédominante dans un élément donné, qu'elle obscurcit et rend larvées toutes les autres pour ne laisser en évidence que celle à laquelle l'élément anatomique est désormais plus spécialement destiné. Ceci revient à dire que la différenciation organique est le phénomène morphologique corrélatif à l'application, dans l'organisme animal, de la *loi de division du travail.*

Il me semble ici nécessaire d'expliquer par un exemple simple cette loi fondamentale, que l'on doit considérer à juste titre, avec Milne

Edwards qui l'a formulée, comme l'une des plus importantes caractéristiques de l'évolution des êtres vivants. Supposons un Homme isolé de ses semblables ; il cherche à vivre, et pour y parvenir, bâtit sa maison, sème son blé, se fait à la fois chasseur et pasteur. En un mot, il n'a, pour exécuter tous les actes nécessaires au maintien de son existence, absolument que ses propres ressources. Il est clair que ses habits, sa maison, que ses armes de chasse fabriquées de ses propres mains, seront d'une grossièreté très grande ; seul il suffit cependant à tout. Mais qu'il vienne maintenant à cet Homme une nombreuse famille : la première idée qu'il aura, c'est de rendre plus facile la vie commune en attribuant à chacun de ses enfants une tâche spéciale. L'un sera donc pasteur, l'autre laboureur, un troisième fera les habits, les souliers, un quatrième fera le pain de la colonie, etc. Puis à mesure que la population deviendra plus nombreuse et s'élèvera de l'état de famille à celui de tribu, la spécialisation de chacun deviendra aussi plus grande encore ; les corps de métiers surgiront, distincts définitivement les uns des autres, exécutant chacun très bien, mais exclusivement, les travaux relatifs à chaque profession. Mais le boulanger ou le cordonnier ne sauront plus chasser, labourer, bâtir leur maison comme l'Ancêtre primitif, et (c'est ici le nœud de la question) non seulement les qualités innées chez l'Homme sauvage auront disparu pour faire place à une seule, cultivée au plus haut degré chez ses descendants spécialisés, mais ces descendants eux-mêmes, en s'adaptant à leurs fonctions diverses, subiront des modifications morphologiques importantes qui imprimeront à leur organisme comme le cachet de leur profession. Les biceps du boulanger se développeront outre mesure ; les mains et la cuisse du cordonnier seront déformées par l'action continue du fil à suture et du marteau ; le tailleur aura des jambes grêles et des bourses séreuses aux malléoles, etc. Ainsi donc l'adaptation des citoyens à un rôle unique et longtemps continué produira chez eux des modifications de forme caractéristiques.

Il n'en est pas autrement en morphologie générale. L'élément embryonnaire indifférent, possédant diffuses les quatre propriétés vitales, se multiplie par bipartitions répétées et forme un organisme dont les éléments (éléments anatomiques), groupés par catégories ou tissus, se spécialisent fonctionnellement, en même temps que leur forme s'adapte à la fonction qui leur devient presque exclusive, et qu'ils prennent véritablement, pour l'anatomiste, la physionomie de leur emploi.

§ 2. — INDIVIDUALISATION DU GERME.

L'ovule de tous les animaux, arrivé à maturité et capable d'être fécondé, n'est autre chose qu'*une cellule de l'organisme du parent* simplement préparée pour sa fonction future. Cette cellule est formée d'une masse granuleuse et molle de protoplasma, dans laquelle sont contenues, en quantité variable, des substances qui serviront à la nutrition de l'embryon futur. Au sein du protoplasma, existe un noyau vésiculeux (*Vesicule germinative* ou de Purkinje) qui renferme un nucléole (*Tache germinative* ou de Wagner). L'élément tout entier est ordinairement limité par une production à laquelle on donne le nom de membrane vitelline ou de zone pellucide.

Sauf dans le cas tout à fait particulier où la génération s'effectue par le mode parthénogénétique, le corps cellulaire constitué par l'ovule mûr est incapable de poursuivre sa vie propre peu après qu'il s'est séparé de l'organisme qui l'a produit. Au moment même où cette séparation va avoir lieu, les derniers phénomènes de la maturation s'effectuent et déterminent, dans la constitution de l'ovule, des changements importants et profonds. Cet élément cellulaire est en effet remanié : son noyau, qui lui donnait la signification d'une cellule de l'épithélium germinatif maternel, se détruit et fait place à un élément nouveau, le *Pronucléus femelle*, produit de l'activité propre de la cellule ovulaire mûre ou mise en liberté, et conséquemment le premier indice de l'individualisation de cette cellule même. La découverte du processus que je viens d'indiquer est toute nouvelle, et sa connaissance est principalement due à Butschli, E. Van Beneden, H. Fol et Oscar Hertwig. Voici du reste, sommairement, en quoi il consiste chez un animal pris en particulier, l'*Asterias glacialis*, où il a été tout spécialement étudié et suivi par Fol.

Dès que l'œuf mûr, entouré de sa zone pellucide gélatineuse, se détache de l'ovaire et tombe dans l'eau de la mer, la vésicule germinative commence à subir une métamorphose spéciale : située déjà dans une position excentrique, au voisinage de la surface de l'ovule et non plus au centre du protoplasma vitellin, elle présente de nombreux changements de forme. Le réseau de filaments qu'elle renfermait disparaît ; sa couche limitante, analogue à l'épaississement pelliculiforme d'une goutte de gomme à demi desséchée, et improprement nommée membrane nucléaire, semble se dissoudre et est à peu près résorbée. Il résulte de là que le contenu du noyau, cessant d'être limité, se répand irrégulièrement dans la masse protoplasmique et se confond jusqu'à un certain point avec le vitellus. Le tache germinative se fond et disparaît d'une façon tout à fait analogue. L'élément a dès lors cessé d'avoir la signification d'ovule ovarien ; il a changé la forme cellulaire qu'il possédait dans l'organisme qui lui avait donné naissance. En d'autres termes, la fonction de l'ovule en tant qu'élément anatomique est terminée ; pour que sa fonction en tant qu'organisme individualisé puisse commencer, l'ancien noyau, qui dirigeait son évolution comme ovule ovarien, doit disparaître ; et il doit en acquérir un autre, qui le caractérisera comme élément femelle indépendant.

Lorsque la couche membraniforme qui limitait la vésicule germinative a disparu et que cette dernière ne forme plus qu'une tache indistincte au sein du protoplasma de l'œuf observé vivant, les réactifs qui fixent les éléments anatomiques dans leur forme montrent que la tache répond à ce que l'on appelle une *plaque équatoriale* et à un *fuseau nucléaire*, c'est-à-dire que la substance du noyau représenté dans l'ovule par la vésicule germinative s'étire en un fuseau qui paraît formé de stries. Les stries sont disposées comme les traits d'un faisceau lié en javelle; sont parallèles au grand axe du fuseau dans sa partie moyenne et convergent ensuite de chaque côté vers ses extrémités. En même temps le protoplasma ovulaire situé aux deux pointes du fuseau subit un remaniement. Ses granulations s'ordonnent en série autour de chaque extrémité en dessinant une figure stellaire, analogue par sa disposition à la limaille de fer groupée en étoile autour des deux pôles d'une barre aimantée. Pour cette raison, on donne à une pareille figure le nom d'*Aster double* ou d'*Amphiaster* (Fol). Bientôt le fuseau formé par la vésicule germinative, et qui était comme elle parallèle à la surface de l'ovule, se redresse et devient perpendiculaire à cette surface. Le pôle relevé s'engage dans une protubérance en forme de mamelon, sorte de bourgeon du protoplasma vers l'extérieur, et qui ensuite, avec la portion du fuseau nucléaire qu'elle contient, se sépare de l'ovule pour former ce que les embryologistes nomment *globule*, *corpuscule* ou *cellule polaire*. Cette dernière expression a été adoptée par O. Hertwig, qui fait remarquer que le globule polaire, formé par une masse protoplasmique, segment du vitellus, et par une fraction de la vésicule germinative, segment du noyau de l'ovule, a par cela même la signification d'un corps cellulaire.

Le premier globule polaire étant expulsé, le fuseau nucléaire se reforme; une nouvelle protubérance protoplasmique apparaît, l'extrémité superficielle du fuseau s'y engage, et un second globule polaire est expulsé de la même façon que le premier. Ce qui reste alors du fuseau ne tarde pas à prendre la configuration arrondie d'un noyau embryonnaire, c'est-à-dire dépourvu de couche limitante différenciée. Autour de ce noyau déjà nucléolé, le protoplasma ordonne ses granulations de façon à dessiner un Aster. Le nouveau noyau de l'ovule, le *pronucléus femelle*, est formé.

Ainsi que nous l'avons déjà dit, l'apparition de ce pronucléus est le résultat de la seule évolutilité de l'ovule mûr, dont il marque d'ailleurs la dernière étape. Elle ne paraît pas influencée le moins du monde par la fécondation. Chez quelques animaux (Oursins, Hydres), le pronucléus se forme en effet pendant que l'ovule est encore dans l'ovaire. « Chez l'Astérias, comme l'ont montré O. Hertwig et Fol, la formation des cellules polaires peut indifféremment précéder ou suivre la fécondation, fait qui démontre clairement l'indépendance des deux phénomènes »

(Balfour). Mais une fois que les globules polaires ont été expulsés, et que le pronucléus femelle est constitué, l'ovule mûr a épuisé toute son activité formative, et s'il ne subit pas l'imprégnation spermatique, il meurt et se décompose rapidement (Fol).

Le changement radical survenant dans l'ovule au terme de son accroissement, et modifiant sa constitution cellulaire ancienne par la substitution d'un nouveau noyau au précédent, a sans doute une haute signification fonctionnelle. Il faut avouer que la formule de cette signification nous échappe jusqu'à présent. Il en est de même de la production des cellules polaires. Partant de ce fait d'observation que chez les animaux où la parthénogénèse s'effectue d'une manière normale (arthropodes et rotifères) l'existence des globules polaires n'a pas encore été signalée, Balfour a émis l'hypothèse que *la faculté de former des globules polaires a été acquise par l'œuf dans le but exprès de prévenir la parthénogenèse.*

Reprenons l'histoire de l'*Asterias glacialis.* Une heure environ après la production du pronucléus femelle, l'ovule se trouve dans les meilleures conditions pour être fécondé. Si à ce moment on opère la fécondation artificielle, on voit les spermatozoïdes s'engager dans l'enveloppe gélatineuse de l'œuf, et chercher à gagner la sphère vitelline par le chemin le plus court, normalement à sa surface. Dès qu'un spermatozoïde est arrivé à une petite distance du vitellus, ce dernier envoie à sa rencontre une expansion protoplasmique qui le gagne, entoure sa tête, et la capte pour ainsi dire. L'animalcule spermatique devient droit alors; les mouvements ondulatoires de sa queue se ralentissent, « puis il s'allonge, s'étire, et pénètre dans le vitellus par un mécanisme qui ressemble tout à fait à l'écoulement d'un liquide visqueux » (Fol). Arrivé dans le protoplasma vitellin, le spermatozoïde perd rapidement sa queue (*cil*) vibratile, et, aux dépens de sa tête, se forme un noyau qui s'entoure d'un aster en couronne : c'est le *pronucléus mâle* dont la relation avec le spermatozoïde a été mise hors de doute par les remarquables observations de Fol.

Ce même auteur a encore constaté que dans l'état normal de l'ovule, un seul spermatozoïde, celui qui atteint le premier la zone d'attraction du protoplasma, pénètre dans l'œuf et le féconde. Dès qu'il a fait son entrée dans le vitellus, on voit apparaître avec une merveilleuse rapidité une membranule exoplastique qui, doublant l'enveloppe gélatineuse, barre la route aux spermatozoïdes restés en chemin et leur interdit l'accès du vitellus.

Le pronucléus mâle étant formé se met en marche, entouré par son aster qui s'accroît au fur et à mesure que le petit système devient plus voisin du pronucléus femelle. Quand ce dernier est touché par les rayons de l'aster, il marche à son tour vers le pronucléus mâle, et, quand les deux noyaux sont au contact, ils ne tardent pas à se fusionner en passant par des stades inverses de ceux d'un noyau ordinaire qui se divise (contact — figure en biscuit — noyau unique). Il résulte de cette coalescence un noyau unique entouré d'un bel aster. La cellule ovulaire a ainsi subi une dernière transformation. A l'état de maturité elle n'était qu'*un élément cellulaire spécialisé de l'épithélium germinatif;* après la formation du pronucléus femelle, elle constituait un élément particulier, *sexuel* et homologue femelle du spermatozoïde. Mais après la fusion des deux pronucléus en un seul noyau, elle prend une signification tout autre, celle d'*un organisme indépendant* qu'on appelle le GERME.

Le germe unicellulaire est dès lors individualisé. Il constitue non plus un fragment d'être, mais un être à part. Et de cette masse de protoplasma munie d'un noyau qui résulte de la fusion des deux pronucléus, nous allons voir sortir l'organisme complet, avec ses éléments anatomiques, ses tissus, ses systèmes, ses organes et ses appareils d'organes.

§ 3. — FORMATION DE L'ORGANISME.

Le germe, individualisé par la fusion en un seul noyau du pronucléus femelle et du pronucléus mâle, est *la première cellule de l'organisme nouveau.* Rapidement, cette cellule va se multiplier par segmentation chez tous les animaux, en suivant les lois générales de la division indirecte des éléments cellulaires.

Pour cet objet, le noyau du germe forme une plaque équatoriale dont le plan correspondra au plan de segmentation de la masse de protoplasma qui l'entoure. Cette plaque poursuit son évolution, et donne naissance à deux noyaux. Le globe protoplasmique se divise à son tour, et le germe est formé de deux cellules accolées. Le phénomène de segmentation se poursuit dans ces cellules, et, par une série de bipartitions successives, il se produit 4, 8, 16, 32, 64, 128, etc., éléments cellulaires aux dépens de l'organisme unicellulaire primitif. Il en résulte un agrégat de cellules nombreuses, émanant toutes de la première, et reliées les unes aux autres de manière à former une masse mûriforme ou *morula.* Cette morula mérite de fixer notre attention; elle existe constamment chez les mammifères, et de plus elle constitue le premier tissu de l'être futur : tissu dont tous les éléments sont identiques morphologiquement. Mais bientôt, au centre de la morula, se produit une accumulation de liquide; les cellules de la périphérie se disposent en une couche de revêtement qui limite le germe à l'intérieur. En même temps elles se soudent de plus en plus solidement et forment un tissu beaucoup mieux défini que le précédent et que l'on appelle le *blastoderme.* C'est au sein de ce blastoderme que la différenciation des éléments va s'effectuer, et que les tissus définitifs vont se séparer nettement les uns des autres.

Sur un point donné, les sphères de segmentation constituent un amas d'éléments anatomiques tous semblables entre eux dans la forme, et au sein desquels va se développer l'embryon. C'est l'*aire germinative.* Dès les premières heures de l'incubation chez le Poulet, cet amas cellulaire s'est divisé en trois feuillets superposés : l'un supérieur, l'autre inférieur, comprenant entre eux une lame intermédiaire ou feuillet moyen sur l'origine exacte duquel les embryologistes ne sont pas d'accord. L'apparition de ces trois feuillets marque la production de la première différenciation organique fondamentale. En effet, dans le feuillet supérieur, externe, ou *ectoderme*, vont se développer ultérieurement toutes les parties fondamentales des organes de la sensibilité ; dans le feuillet inférieur, interne, ou *entoderme*, vont s'édifier celles des organes qui président à la nutrilité ; enfin, dans le feuillet moyen ou *mésoderme*, paraîtront tous les organes destinés au soutènement, à l'irrigation générale et aux mouvements de l'être futur. Voici donc bien une première différenciation organique effectuée dans la colonie de cellules émanées de l'élément anatomique unique constitué par le germe individualisé. Nous assistons au premier stade de la division du travail.

Les éléments du germe à trois feuillets et devenu de la sorte un *embryon* se modifient ensuite rapidement pour s'adapter à leurs fonctions. Sur le feuillet externe ou sensitif et dans le sens de l'axe de l'embryon, se dessine un trait rectiligne en forme de gouttière : c'est le sillon primitif, vestige probable (?) du blastopore des animaux inférieurs (Balfour) et dont l'existence est transitoire. En effet ce sillon s'efface, et, suivant une direction qui croise la sienne sous un angle très aigu, un second sillon apparaît et restera définitif : c'est le *sillon médullaire*, qui se produit par une dépression linéaire de l'ectoderme, dépression en forme de

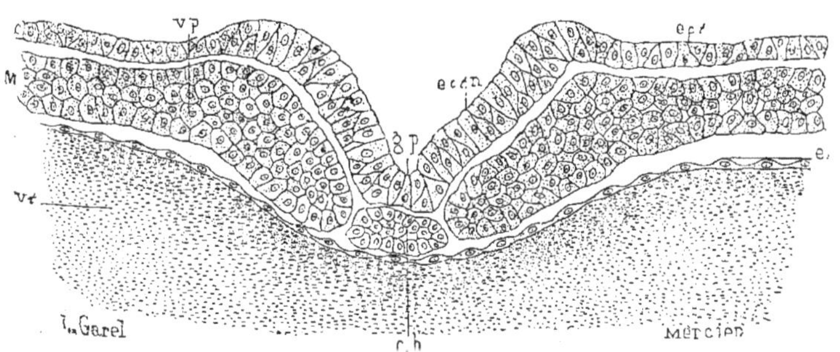

Fig. 2. — Coupe transversale de l'embryon de Poulet (40me heure à partir du début de l'incubation). — Région dorsale.

ect, ectoderme tégumentaire ; — *ectn*, ectoderme neural formant la gouttière médullaire ; — *gp*, fond de la gouttière médullaire ; — *cb*, corde dorsale ; — *ent*, entoderme ; — M, mésoderme ; — *vp*, vertèbres primitives ; — *vt*, vitellus.

gouttière (fig. 2), analogue à celle que l'on produirait en déprimant un plan à l'aide d'une tige cylindrique et rectiligne. Bientôt les bords de cette gouttière, disposés sous forme de bourrelets, marchent à la rencontre l'un de l'autre, se rejoignent et se soudent; et voilà une première portion de la surface sensitive de l'embryon qui s'est transformée en tube, qui s'est spécialisée et qui désormais forme l'axe du système nerveux primitif, le rudiment fondamental du système nerveux central (fig. 3). On peut dès à présent comprendre quelles relations étroites

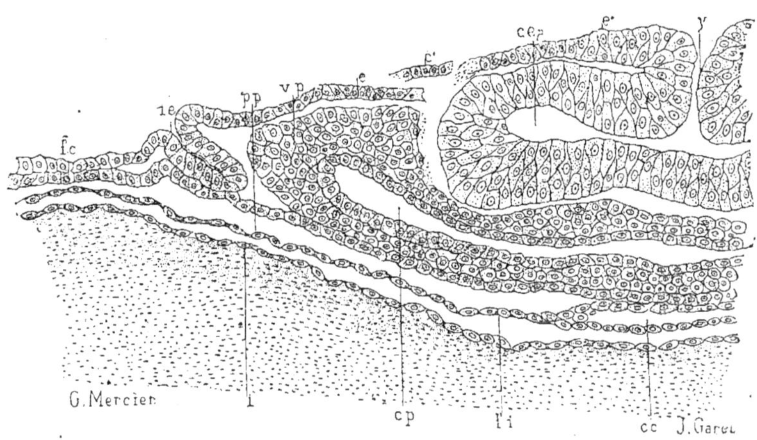

Fig. 3. — Embryon de Poulet (fin du 2e jour de l'incubation). — Coupe transversale de la région du cœur.

e, *e'*, ectoderme tégumentaire; — *ie*, invagination ectodermique adventice; — *e''* ectoderme du genou de la gouttière médullaire, dont la cavité (cavité du névraxe épithélial) *cep* communique encore avec l'extérieur en *y*; — *vp*, vertèbre primitive; — *cp*, cavité pharyngienne; — *cc*, cavité cardiaque; — *i*, entoderme; — *fc*, lamelle fibro-cutanée; — *fi*, lamelle fibro-intestinale; — *pp*, cavité pleuro-péritonéale.

existent entre le centre nerveux, siège de la perception des impressions extérieures, et le revêtement cutané, siège de la réception de ces mêmes impressions : puisque, tandis que la majeure partie du feuillet externe fournira l'épithélium tégumentaire, une de ses portions s'est simplement séparée du reste pour former la partie fondamentale de l'appareil nerveux.

Si nous considérons maintenant le feuillet interne, nous reconnaîtrons qu'il fournit le revêtement épithélial du tube digestif et de ses annexes : c'est-à-dire de tous les tissus et de tous les organes préposés aux fonctions alimentaires.

Les deux feuillets dont je viens d'indiquer sommairement les fonctions morphologiques satisfont dès le début à la définition des épithéliums. Ils sont formés de cellules soudées entre elles par un ciment et disposées en une couche de revêtement non interrompue. Quant au feuillet moyen, ou mésoderme, il va devenir le siège du développement de tous les tissus destinés au soutènement et à la motilité de l'être futur, en même temps qu'il fournira l'organe général qui relie entre eux le feuillet externe sensitif au feuillet interne, et qu'il sera en même temps le lieu de l'irrigation générale, le milieu intérieur de l'organisme dont il constitue aussi le stroma. Le feuillet mésodermique doit donc être considéré initialement comme l'agent de connexion entre les deux autres : comme un *feuillet connectif ou conjonctif*. Aussi, les différenciations dont il est le siège sont-elles éminemment multiples et intéressantes. Considérons une coupe transversale de l'embryon de Poulet faite dans la région dorsale et vers la quarante-huitième heure de l'incubation. Dans l'intérieur du feuillet moyen et au-dessous du tube nerveux primitif déjà fermé, se montre la section d'un axe plein, la *corde dorsale*, premier rudiment du squelette ; de chaque côté de cette dernière sont deux masses volumineuses, les *vertèbres primitives*, qui formeront plus tard la gaîne solide du névraxe, et le point d'appui de tous les leviers mobiles du corps entier. Voilà l'appareil du soutènement général, *le squelette*, séparé et différencié dans le feuillet moyen. Bientôt, de chaque côté de cette portion axiale, des phénomènes non moins importants de différenciation se produisent. Le feuillet moyen se clive en deux feuillets secondaires, séparés l'un de l'autre par un espace en forme de fente. La portion adjacente à l'ectoderme forme une lamelle distincte : *lamelle fibro-cutanée ;* celle adjacente au feuillet interne forme une lamelle analogue : *lamelle fibro-intestinale* (von BÆR) ; ces deux lamelles constituent dans leur ensemble la partie motrice du feuillet moyen. Toutes deux vont devenir le siège spécial de la contractilité organique. En majeure partie, les éléments anatomiques qui se développeront dans la lamelle fibro-cutanée verront leurs propriétés communes et banales s'obnubiler, en même temps que se développera chez eux une qualité spéciale : la contractilité brusque et le plus souvent volontaire. A peu près tous les muscles de la vie animale, munis de la striation caractéristique bien connue, prendront naissance dans cette lamelle fibro-cutanée. Inversement les organes contractiles développés au voisinage de l'entoderme seront le plus communément formés de muscles lisses, à contraction lente, involontaire, souvent animés de mouvements rythmiques spontanés, et recevant l'influx nerveux d'un système spécial devenu distinct du névraxe myélencéphalique : le *système ganglionnaire ou sympathique*. Ces muscles seront, pour la plupart, disposés en organes creux, tubuliformes ; soit qu'ils doublent le tractus intestinal ou les canaux glandulaires, soit qu'ils forment la paroi contractile des vaisseaux, sanguins ou lymphatiques, destinés à la *distribution* générale des deux liquides nutritifs. Aussi est-ce dans cette lamelle fibro-intestinale que nous verrons se développer les premiers vaisseaux, représentés par le cœur et les aortes primitives.

Une dernière différenciation morphologique primordiale s'effectue, chez les animaux supérieurs, au sein du feuillet moyen. Séparant les deux plans contractiles précités, se montre une vaste cavité limitée par un revêtement endothélial : c'est la *cavité viscérale* qui, en se cloisonnant ultérieurement, fournira le péritoine et les plèvres ; c'est le système lymphatique rudimentaire réduit à une poche séreuse analogue aux sacs lymphatiques des vertébrés inférieurs.

Ainsi, la nutrilité s'est localisée dans le feuillet inférieur ou entodermique du blastoderme. La sensibilité a pris son siège dans le feuillet externe ou ectodermique. Là elle s'est subdivisée en deux régions, l'une formant une vaste surface réceptive, l'autre constituant une portion centrale perceptive. Les organes de la motilité se sont différenciés dans le feuillet moyen et divisés en deux grands appareils : l'un relié au squelette et aux organes de la sensibilité, l'autre en connexion avec l'appareil général de la nutrition, ou tractus alimentaire.

Nous voyons donc que les éléments anatomiques se groupent d'abord en grand nombre, dans des régions déterminées, pour former des appareils généraux adaptés dès le début à des fonctions aussi très générales ; c'est la première ébauche de la différenciation organique. Puis, dans ces appareils, certains éléments prennent des formes particulières en vue d'un fonctionnement plus précisément distinct. Tous les muscles striés, par exemple, en quelque lieu qu'on les trouve plus tard, se développent individuellement de la même façon, et parcourent les mêmes phases d'évolution pour arriver à une même forme définitive. Ils appartiennent à un appareil général, l'*appareil locomoteur à contraction brusque;* mais ils forment en outre un tissu spécial, *le tissu musculaire strié.* A côté d'eux, émanant de la même lamelle, d'autres éléments deviendront non des muscles, mais des cartilages, des os, des tendons, etc. On comprend, par ce qui précède, quel est le sens général qu'il faut réserver au terme d'*appareil*, et comment l'un d'eux peut comprendre un certain nombre de tissus distincts.

L'ensemble des parties répondant à une même série de fonctions analogues dans leurs généralités, et destiné à satisfaire à ces fonctions, constitue un appareil organique. Les appareils d'organes répondent aux machines complexes qui, dans les usines, ont un objet déterminé. Une machine à carder se compose de roues, de bobines, de tringles. Dans l'économie, l'appareil de la locomotion, par exemple, se compose de leviers à mouvoir, qui sont les os; de générateurs de la puissance motrice, qui sont les muscles; de pièces fibreuses qui relient les muscles aux os et les os entre eux, etc. Le tout vit, et reçoit par les vaisseaux des trois ordres les éléments de sa vitalité. Toutes les parties, enfin, sont concaténées entre elles par la substance connective; cependant l'appareil, pris dans son sens général, est unique parce qu'il n'a qu'un but: la *motilité*, à l'exécution de laquelle concourent, par une série d'opérations convergentes, toutes ses pièces constitutives. Nous avons vu cet appareil se différencier, c'est-à-dire se séparer des autres, dans les tissus rudimentaires de l'embryon; il en est de même de l'appareil nerveux et de l'appareil digestif.

Mais l'appareil est formé d'*organes*, c'est-à-dire de pièces plus spécialement destinées à un usage déterminé : des os, des muscles, des tendons, des ligaments. Pour avoir la notion de l'organe, considérons l'os un instant. Chacun sait qu'un os long, le fémur par exemple, est constitué par un assez grand nombre de parties distinctes. A ses deux extrémités, on voit du cartilage; sa partie moyenne, ou diaphyse, est formée d'un tissu, le tissu osseux proprement dit, qui assure sa rigidité; elle est entourée d'un étui fibreux, le périoste; elle est enfin creusée d'un canal central renfermant la moelle de l'os. L'ensemble de cet os est un *organe*, c'est-à-dire *un instrument formé par l'association de parties diverses, assemblées pour participer, par un rôle défini, à l'exécution d'une fonction donnée.*

Mais la substance rigide infiltrée de sels calcaires qui se trouve dans le fémur, celle cartilagineuse qui encroûte ses extrémités, ne sont pas spéciales à un seul os pris en particulier. Elles entrent dans la constitution non seulement du fémur, mais de l'humérus, du radius, des os courts, des vertèbres et des côtes, etc. — De même un muscle à contraction brusque quelconque est formé par des fibres striées, par des vaisseaux, par des nerfs, par des aponévroses qui cloisonnent et subdivisent la masse contractile. Si nous étudions comparativement d'un côté le fémur, l'humérus, le tibia, les os courts, etc.; de l'autre le muscle biceps, le sterno-mastoïdien, le diaphragme : nous verrons que tous les os, d'une part, que tous les muscles, de l'autre, sont formés d'éléments divers, entremêlés et disposés suivant une loi systématique telle, qu'un os cylindrique, par exemple, est au fond agencé d'une manière très analogue à un os cuboïde; — ou qu'un muscle plat est organisé très similairement à un muscle fusiforme. Cette répartition systématique des éléments composant par leur union l'os ou le muscle donne l'idée d'un ensemble formé d'un côté par tous les muscles, de l'autre par tous les os, qui, si on les réunit par la pensée dans un groupe commun, constitueront ce que l'on appelle un *système* (exemples : système musculaire, système osseux).

Mais dans un système formé, comme les étoffes complexes, d'éléments divers entremêlés suivant une certaine loi, une partie peut être considérée comme tout à fait caractéristique; c'est celle qui donne au système entier sa qualité physiologique dominante. Otez d'un os la partie incrustée de sels calcaires et parcourue par un riche réseau de canalicules anastomosés, l'organe ne sera plus un os. Où qu'on le rencontre, l'anatomiste ne le reconnaîtra plus pour un os. Semblablement, retranchez du biceps, par la pensée, la fibre musculaire striée et contractile suivant le mode brusque : ce muscle ne sera plus un muscle, car il ne pourra plus devenir le siège d'aucune production de force motrice.

Les éléments anatomiques qui, n'importe où on les rencontre, donnent à l'organe qui les renferme une qualité dominante que ne possède aucun autre, sont des *éléments de tissu*, et, par une opération de synthèse intellectuelle, on donne aussi le nom de *tissu* à leur ensemble considéré dans l'organisme. Le tissu musculaire, considéré de cette façon, et répandu dans les régions les plus diverses d'un organisme donné, sera reconnaissable à sa qualité maîtresse, la contractilité. C'est-à-dire que partout où une contraction se montrera, l'on devra rechercher l'élément contractile, qu'on le trouvera fatalement, et que sa présence permettra d'affirmer aussi que le tissu musculaire a sa place dans la région.

Un *tissu* est donc formé par l'*ensemble de parties identiques à elles-mêmes dans tous les détails de la forme à la mesure près, et du fonctionnement*.

Mais les tissus ont leurs variétés. Je reconnais par l'expérience qu'une partie renferme des éléments contractiles; or la contractilité peut s'effectuer suivant trois modes : l'un *brusque et bref*, l'autre *brusque et soutenu*, le troisième *lent et soutenu*, et rythmiquement répété. L'analyse histologique me montre, d'autre part, des différences de forme considérables dans les éléments des divers tissus contractiles. Tel muscle a pour agent actif une fibre striée et pâle; tel autre est formé de fibres également striées, mais d'un rouge foncé; un dernier enfin est constitué par des fibres-cellules dépourvues de striation transversale et pâles. Voilà trois variétés importantes du tissu contractile ou musculaire. Ces variétés de tissu sont en corrélation avec des différenciations morphologiques secondaires consécutives à des modifications de détail dans la fonction. Les tissus se modèlent, en effet, pour les cas particuliers de leur activité fonctionnelle; ils le font en changeant simplement leur constitution dans ses détails, et non pas en transformant pour le but donné cette constitution tout entière. Dans ces adaptations de l'organe à la fonction, la nature procède, en effet, avec économie. La loi d'*adaptation économique* est aussi, après celle de la différenciation et de la division du travail, l'une des importantes règles suivies par les éléments anatomiques dans leur évolution.

Ces éléments anatomiques eux-mêmes nous restent seuls à définir d'une manière scolastique. Or, nous dirons qu'*un élément anatomique est une partie vivante capable de se modifier, par adaptation de sa forme, à un fonctionnement d'autant plus particulier et spécial que l'élément anatomique lui-même est plus élevé et plus parfait.*

§ 4. — DES ÉLÉMENTS ANATOMIQUES, CELLULAIRES ET NON CELLULAIRES.

Les éléments anatomiques sont de deux ordres : *cellulaires* et *non cellulaires*.

Les premiers sont constitués par des cellules, c'est-à-dire fondamentalement par une masse de protoplasma renfermant un noyau nucléolé.

Sous l'influence d'incitations formatives diverses, ils sont capables de donner naissance, en se divisant (Remak), à d'autres éléments anatomiques cellulaires comme eux. Ce sont donc là des éléments *fertiles*, dont le type doit être pris dans l'ovule fécondé, individualisé sous forme de germe, et qui est leur ancêtre commun.

Les éléments anatomiques du second ordre diffèrent totalement des premiers en ce qu'ils n'ont point une origine cellulaire, c'est-à-dire qu'ils ne proviennent pas d'une cellule transformée, et qu'en aucun cas ils ne peuvent donner naissance à une cellule. Tels sont, par exemple, les fibres élastiques, les faisceaux connectifs, et la substance fondamentale des os et des cartilages. Dans l'inflammation, où l'on voit tous les éléments cellulaires de la région envahie tendre à se multiplier et à revenir au type de la cellule indifférente, les éléments anatomiques non cellulaires se fondent pour ainsi dire, et se détruisent sans laisser de traces. Ils se reproduiront plus tard dans le tissu de la cicatrice, mais nullement aux dépens de leurs similaires disparus. Ce sont là des éléments *stériles* et dont l'édification, le maintien dans l'état normal, et la reproduction quand ils ont cessé d'exister, sont placés sous l'influence à distance des éléments cellulaires des tissus dont ils font partie.

A côté de ces éléments d'origine extra-cellulaire, on doit en ranger d'autres qui, tout en restant indéfiniment ou longtemps liés aux éléments cellulaires qui leur ont donné naissance, méritent cependant d'être considérés à part, pour la raison qu'ils possèdent jusqu'à un certain point une individualité propre. Ce sont les *édifications cellulaires* telles que les fibrilles élémentaires des muscles lisses ou striés, ou les fibres de la névroglie, par exemple. Les globules rouges du sang des mammifères appartiennent également à ce groupe, et, après s'être formés au sein de cellules spéciales, sont mis en liberté et semblent jouir d'une vie personnelle. De semblables éléments, quelque individualisés qu'ils paraissent être, sont toujours stériles. Ils sont incapables de produire, par division, des éléments anatomiques semblables à eux; mais ils possèdent ordinairement la faculté de s'accroître, même (et c'est le cas des globules du sang) lorsqu'ils ont été individualisés entièrement par leur séparation d'avec la cellule qui leur avait donné naissance.

Ces notions préliminaires étant acquises, nous allons étudier successivement, dans ce paragraphe: 1° les éléments cellulaires, 2° les édifications cellulaires endoplastiques et exoplastiques, 3° les éléments anatomiques intercellulaires.

Éléments cellulaires. — La Cellule, qui constitue l'élément anatomique primordial, est essentiellement formée par une masse de substance vivante, de nature albuminoïde, le *protoplasma* (Hugo Mohl), au sein duquel existe un *noyau* renfermant un ou plusieurs nucléoles et qui *individualise* la masse protoplasmique autour de lui. La réunion dans un même élément de ces trois parties: protoplasma, noyau, nucléole, est la condition nécessaire et suffisante pour que cet élément prenne la signification d'un *corps cellulaire* (MAX SCHULTZE) (fig. 4).

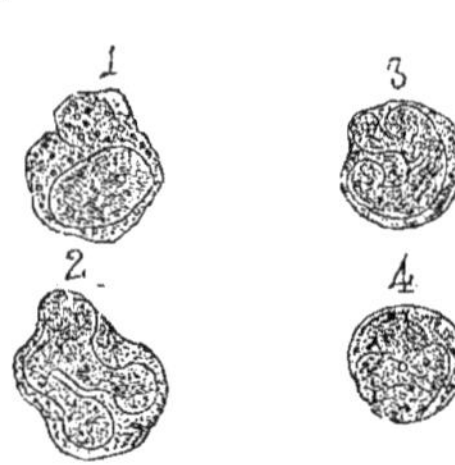

Fig. 4.

1, 2, 3, 4, cellules de la lymphe de la grenouille, constituées par une masse de protoplasma renfermant un noyau nucléolé.

Le *protoplasma* est la matière essentiellement vivante et changeante de la cellule (1). Il est sans cesse le siège d'une succession ininterrompue d'oxydations et de réductions, ou plus généralement d'actions chimiques entretenant dans son sein un mouvement moléculaire qui ne peut cesser sans qu'arrive *ipso facto* la mort de l'élément cellulaire tout entier. C'est la masse protoplasmique qui, dans les cellules indifférentes, par exemple, possède la propriété de se mouvoir, de transformer les matériaux nutritifs captés au dehors, et d'éprouver une série d'incitations qui déterminent les réactions diverses, d'ordre moteur ou nutritif. La constitution chimique du protoplasma varie donc incessamment dans une même cellule, et à plus forte raison présente des différences dans les diverses sortes d'éléments cellulaires. Aussi la coagulation de la masse protoplasmique, quelle qu'en soit la cause, en amène la mort par suite de la cessation des échanges et arrête net le mouvement vital. Les substances collagènes qui jouent un rôle si considérable dans la structure de l'organisme, et qui caractérisent la composition de toute substance fondamentale du groupe connectif, n'entrent pour rien dans la constitution du protoplasma cellulaire. Si l'on joint cette notion à celle de la nature albuminoïde du protoplasma, l'on énonce le plus clair de nos connaissances chimiques actuelles à son sujet. Je puis même faire remarquer que ces connaissances ne seront jamais très précises. Le caractère essentiel de la vie étant un mouvement chimique non interrompu, il faudrait connaître le secret même, c'est-à-dire la loi des actions vitales, pour entrevoir la signification exacte de ce mouvement lorsqu'on l'a arrêté par les réactifs dans l'un quelconque de ses stades (2).

(1) DUHAMEL et DE MIRBEL appelaient cette matière vivante *cambium;* en 1835, DUJARDIN la désigna chez les infusoires sous le nom de *sarcode.* Le terme de *protoplasma* lui fut appliqué pour la première fois par PURKINJE (REICHERT, *Arch. f. Anat. und Physiologie*, 1841, p. 163); mais c'est en réalité HUGO VON MOHL qui l'introduisit définitivement dans la science en 1846 (*Bot. Zeit.*). Il le définissait ainsi : « Je me crois autorisé à donner le nom de *protoplasma* à la substance demi-fluide, azotée, jaunie par l'iode, qui est répandue dans la cavité cellulaire et qui fournit les matériaux pour la formation de l'utricule primordial et du noyau. »

(2) La constitution chimique du protoplasma est avant tout celle d'une *matière albuminoïde complexe*, renfermant de la vitelline, de la myosine, de la plastine (ZACHARIAS), des graisses phosphorées telles que la lécithine et la nucléine, et de l'eau de composition ou d'imbibition.

De plus, le protoplasma jeune renferme toujours de la substance glycogène et des ferments solubles capables de déterminer dans certains cas l'autodigestion du protoplasma lui-même. Dans les cellules glandulaires, le protoplasma renferme égale-

Au point de vue purement morphologique, le protoplasma présente des différences essentielles suivant qu'il est demeuré à l'état de masse protoplasmique peu différenciée ou qu'il a déjà subi quelques-unes des différenciations accusées qui lui sont propres. Nous ne nous occuperons d'abord que du premier cas.

Tous les histologistes connaissent la forme des cellules fixes du tissu connectif lâche; cependant, sur une lame de ce tissu, simplement imbibée de son propre plasma, et examinée dans une préparation bordée à la paraffine pour éviter l'évaporation, il est tout d'abord impossible d'en reconnaître aucune dans les espaces interceptés par les faisceaux conjonctifs entre-croisés. Au bout d'un temps plus ou moins long les noyaux d'abord invisibles apparaissent un à un avec leur contour circulaire ou arrondi; enfin, plus tardivement encore, on voit se dessiner la masse protoplasmique avec ses prolongements rameux. Elle se montre alors translucide et semée de granulations brillantes; sans ces granulations elle ne pourrait être distinguée, et, avant leur formation, elle était homogène et transparente comme une masse de verre. Fixée vivante par les vapeurs osmiques, une pareille lame protoplasmique ne renferme presque point de granulations distinctes et ne peut être déterminée dans ses contours, même avec les plus forts grossissements; pour l'étudier dans cet état, qui se rapproche beaucoup de celui qu'elle affecte pendant la vie, il est nécessaire de faire agir sur elle l'un quelconque des réactifs du protoplasma, tels par exemple que le sérum fortement iodé ou les solutions aqueuses d'éosine qui le teignent avec élection et le rendent reconnaissable (fig. 5).

La substance protoplasmique, au moment où les noyaux cellulaires font leur apparition, a été frappée de mort (Ranvier) par suite même des conditions anormales dans lesquelles étaient placés les éléments cellulaires de la lame de tissu connectif séquestrée entre deux verres. Le premier changement cadavérique qui s'est produit a eu pour résultat la formation des granulations. La substance de ces dernières, primitivement répandue dans la masse protoplasmique, a été réunie et comme exprimée par le retrait de celle-ci au moment où s'est produite dans l'élément la rigidité en quelque sorte cadavérique qui l'a fixé dans sa forme à l'état coagulé. Cette séparation des parties liquides se poursuit au fur et à mesure que l'on prolonge l'observation, et les granulations brillantes deviennent de plus en plus nombreuses. Après un ou

ment des ferments définis, tels que la diastase, la pepsine, le ferment inversif, l'émulsine, des ferments coagulants du type des présures (Mayer et Baginski), etc. Mais ces substances, ainsi que les graisses neutres et les divers sels minéraux (sulfates, phosphates, azotates) que renferme souvent la masse protoplasmique, sont ou des *aliments* du protoplasma, ou des *produits* de son activité chimique incessante; ils n'en font point partie intégrante à proprement parler. Dans un corps cellulaire, ce n'est pas par exemple le glycogène qui jouit de la propriété de sentir, de se mouvoir, etc. : c'est la matière albuminoïde complexe, qui seule est *active* et *vivante*.

deux jours, ces granulations pourront subir une nouvelle transforma-

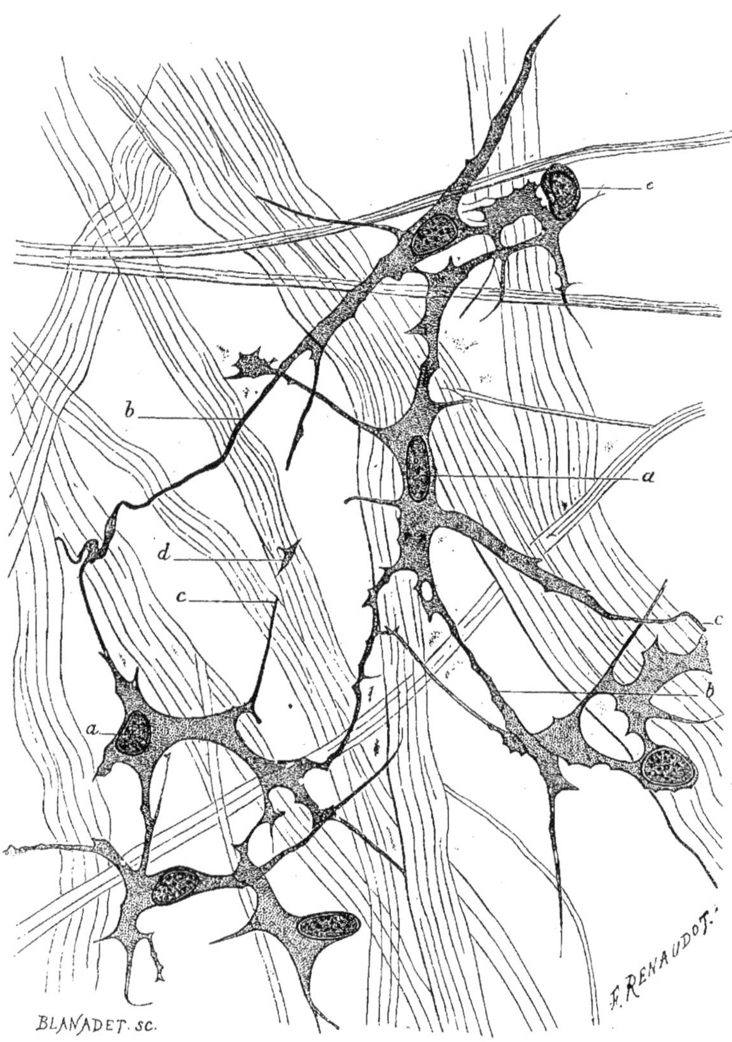

Fig. 5. — Tissu conjonctif lâche du Mouton adulte (injection interstitielle d'éosine à 1 p. 100).

a,*a*, cellules fixes rameuses avec leurs noyaux vésiculeux; — *b*,*b*, prolongements anastomosés les uns avec les autres; — *c*,*c*,*c*, prolongements rompus; — *d*, fragment de protoplasma isolé entre deux prolongements *c*,*c*, primitivement réunis; — *e*, cellule lymphatique (400 diamètres).

tion et revêtir le caractère des graisses neutres. Concomitamment à ce phénomène on verra s'en produire un autre, d'ordre également cadavérique, et qui contribuera pour sa part à modifier la configuration primitive du protoplasma : je veux parler du départ des *gouttes sarcodiques* et de la formation des *vacuoles*.

Lorsque la masse protoplasmique d'un élément cellulaire cesse d'être plongée dans le liquide particulier qui forme son plasma et qui constitue son milieu extérieur normal, quand ce plasma subit des modifications appréciables dans sa constitution chimique ou simplement même dans sa densité, le protoplasma éprouve de son côté des modifications remarquables. Placé par exemple dans un liquide diffusible plus dense que son plasma, il se rétracte; au sein d'un liquide moins dense que ce même plasma, il se gonfle. Dans l'un comme dans l'autre cas on voit sortir du protoplasma des expansions pâles, qui font saillie sur sa marge comme des festons, puis qui se pédiculisent et tombent dans le liquide additionnel sous forme de boules. Ces boules au bout d'un certain temps deviennent vacuolaires, pâlissent et se dissolvent; elles ne renferment point de granulations, et l'iode y décèle souvent la présence d'une substance analogue à la matière glycogène. Elles sont constituées par le *sarcode* découvert par DUJARDIN. Par suite du départ successif des boules sarcodiques, le protoplasma prend un aspect plus ou moins aréolaire ou réticulé. Chaque excroissance sarcodique qui sort du corps cellulaire y laisse en effet une lacune claire que remplit le liquide additionnel, et qui, au microscope, offre les caractères optiques d'une cavité. Sur les bords de la lame ou de la masse protoplasmique, le passage incessant des expansions sarcodiques découpe le protoplasma en festons curvilignes à concavité extérieure, et déforme absolument les contours primitifs de l'élément. Rien n'est plus instructif que d'étudier le phénomène des expansions sarcodiques sur les énormes cellules cartilagineuses du squelette de la Lamproie soumises à l'action prolongée d'une solution aqueuse d'éosine, et fixées par les vapeurs osmiques à divers stades de déformation.

Je ferai remarquer ici combien le phénomène cadavérique de la production des boules sarcodiques est différent des mouvements actifs du protoplasma sous forme de pseudopodes. Ces derniers, découverts par WHARTON JONES, sont le résultat de l'activité motrice, de la *contractilité* du protoplasma ; le nom de *mouvements amiboïdes* doit leur être réservé. Quant aux *expansions sarcodiques*, elles sont le résultat de la simple *rétractilité* du protoplasma et constituent un phénomène de diffluence, ainsi que l'avait du reste parfaitement vu DUJARDIN. Cette diffluence indique sûrement la mort de l'élément cellulaire qui en est le siège.

La combinaison des deux phénomènes que nous venons de décrire : 1° la formation des granulations, par retrait de la masse protoplasmique, 2° la production de vacuoles, par suite du départ de gouttes sarcodiques, détermine un changement considérable dans la configuration du protoplasma. Au lieu d'être constitué par une masse transparente, c'est-à-dire dont toutes les parties possédaient le même indice de réfraction, il est transformé en une masse granuleuse et vacuolaire. Les ponts arborisés de substance protoplasmique interposés entre les granulations et les vacuoles dessinent alors dans l'élément une figure irrégulièrement rameuse, d'origine absolument artificielle et qu'il est important de spécifier comme telle, car beaucoup d'auteurs modernes et tout particulièrement KLEIN, puis ensuite FLEMMING, lui ont attribué à tort un tout autre caractère. Dans les cellules fixes à *protoplasma hyalin*, telles que celles que nous décrivons, la masse protoplasmique observée en place à l'état vivant, ou fixée également en place par des réactifs qui ne renferment pas d'eau et tels que les vapeurs osmiques, se montre comme une lame absolument transparente ou à peine semée de quelques granulations dont on comprendra la signification par ce qui va suivre. Une fois fixées, ces lames sont encore hyalines et pour les bien reconnaître il faut avoir secours aux réactifs colorants du protoplasma. Lorsque la coagulation de ce dernier a été opérée avec l'alcool fort, dont l'action est brusque, elles sont semées de granulations de petit volume. Lorsque la fixation a été opérée lentement à l'aide des solutions chromiques, elles montrent des vacuoles résultant de l'action de l'eau qui agit d'abord d'une façon prépondérante, détermine le départ de gouttes sarcodiques, et vacuolise l'élément avant de le fixer définitivement.

Lorsque l'on examine le protoplasma sur des éléments anatomiques vivants, on reconnaît très aisément qu'il en existe une variété *granuleuse* à l'état normal. Certaines cellules, telles que les myéloplaxes de la moelle des os ou encore les cellules géantes du tubercule, et enfin les cellules glandulaires sont formées d'un *protoplasma* absolument *granuleux*. Il en est de même de toutes les cellules indifférentes ou revenues sous l'influence de l'inflammation à l'état embryonnaire ou fœtal (1).

Si l'on observe avec attention de pareilles masses protoplasmiques granuleuses, on reconnaît sur la plupart d'entre elles des traces évidentes de mouvement, quand bien même ce dernier ne s'effectue pas par le mécanisme bien connu des expansions pseudopodiques et que les éléments considérés sont des cellules fixes. Il s'agit en effet alors soit de cellules bourgeonnantes, soit de cellules glandulaires, soit enfin d'épithéliums, c'est-à-dire d'éléments en instance constante d'évo-

(1) Il importe de définir ces deux termes, qui reviendront souvent dans le cours de cet ouvrage et auxquels il convient de ne pas accorder une valeur identique. La cellule *embryonnaire* est un élément dépourvu absolument de toute différenciation ; la cellule *fœtale* est un élément tout à fait jeune, mais présentant déjà son type définitif reconnaissable. A la cinquantième heure à partir du début de l'incubation, dans le germe du poulet, toutes les cellules du mésoderme sont semblables entre elles, aussi bien celles qui donneront les cellules musculaires que celles qui donneront des cellules conjonctives, cartilagineuses, etc. Ce sont là des éléments tous *embryonnaires*. Au contraire, dans le fœtus humain de trois mois, les cellules musculaires, cartilagineuses, etc., diffèrent beaucoup des mêmes cellules adultes, mais sont déjà typiques : ce sont là des éléments *fœtaux*.

lution ou de croissance. Il est infiniment probable que, dans de pareilles cellules, les mouvements lents du protoplasma modifient incessamment la répartition des substances dont le corps cellulaire est imprégné, et finissent par les disposer en granulations protéiques suivant une certaine ordonnance relativement aux portions contractiles de la masse entière. En effet, dans une partie étirée en bourgeon d'un myéloplaxe ou d'une cellule géante, c'est-à-dire dans une portion de l'élément qui s'accroît dans un sens donné et fait pour cet objet de lentes opérations mécaniques, on voit le protoplasma devenir fibrillaire; et entre les bandelettes hyalines qui dessinent cette fibrillation, les granulations protéiques sont rangées à la file comme si elles avaient été exprimées dans l'interligne. C'est très probablement à des mouvements de cet ordre que sont dus les *asters* dont nous avons parlé à propos de l'individualisation du germe, et dont l'existence n'a vraisemblablement été constatée nulle part avec autant de développement que dans l'ovule, pour la raison que cet élément est celui de tous qui possède la masse protoplasmique la plus volumineuse par rapport à son noyau. Quoi qu'il en soit, la disposition régulière des granulations protéiques au sein d'un grand nombre de cellules, disposition qui a vivement préoccupé, dans ces derniers temps, une série d'histologistes parmi lesquels il convient de citer surtout Kleinenberg, Eimer, Strasburger, W. Flemming, Klein et H. Martin, me paraît devoir être expliquée, dans un grand nombre de cas, par l'action du protoplasma lui-même sur sa propre substance, bien plus que par l'existence de deux substances distinctes : stroma protoplasmique et réseau intracellulaire (Klein), granulation et gangue (H. Martin). Dans cette conception, l'existence de granulations *ordonnées* en séries régulières par rapport aux bandes de protoplasma restées hyalines devient l'indice de l'activité de la masse cellulaire dans un sens déterminé. Mais pour conclure qu'une masse ou une lame protoplasmique présentent une organisation granuleuse, il est nécessaire d'observer des éléments vivants, ou fixés dans leur forme par des réactifs exempts de véhicule liquide. On ne peut établir rien de certain sur les images obtenues par exemple avec le bichromate d'ammoniaque faible dont s'est servi Klein, ou étudiées pendant la déshydratation par l'alcool et l'essence de girofle (H. Martin). On obtient en effet alors des granulations artificielles, ordonnées en séries parce que le protoplasma a toujours une orientation prépondérante, analogue à celle du verre étiré dans un sens, de façon à produire des lignes de moindre résistance où viendront se rassembler les granulations développées par l'action des réactifs, ou résultant d'actions chimiques mises en jeu à l'intérieur même du protoplasma vivant.

Une fois produites par l'activité des mouvements protoplasmiques, mécaniques ou chimiques, les granulations peuvent subsister et subir une évolution individuelle. Nous verrons plus loin, à l'occasion de l'histoire des globules blancs du sang, que l'on trouve dans ces cellules indifférentes tous les intermédiaires entre les granulations protéiques et des granulations fixes de nature variable. Les granulations des cellules des glandes à ferment représentent le terme le plus différencié et partant le plus élevé des productions de cet ordre. En résumé donc, le protoplasma se présente à notre observation sous deux formes fondamentales : la *forme hyaline*, dans laquelle un mouvement nutritif ou mécanique pourra développer un second état, répondant à la *forme granuleuse*, soit diffuse, soit régulièrement ordonnée (fig. 6). Nous devons enfin ajouter que dans certains cas le protoplasma subit une sorte de *dessiccation* sur laquelle a insisté à bon droit RANVIER. Sur des éléments adultes et hautement différenciés, tels que les endothéliums ou les faisceaux musculaires, il devient demi-solide, translucide et tenace à la façon d'un ciment interépithélial; dans cet état ses propriétés générales sont en quelque sorte larvées.

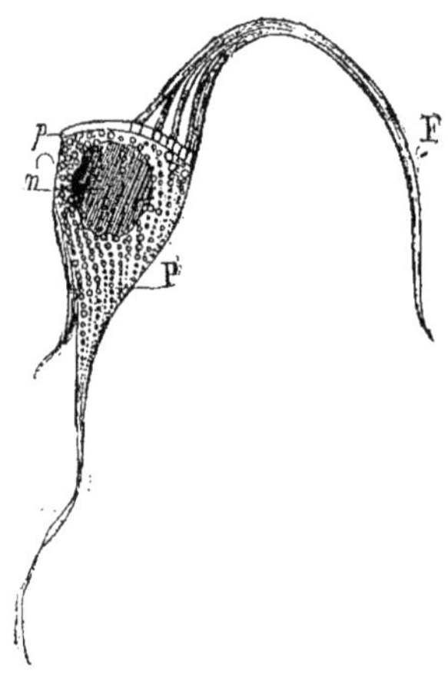

Fig. 6. — Une cellule épithéliale à cils vibratiles fasciculés de l'oreille interne de la grande Lamproie. Le protoplasma P présente une structure fibrillaire et granuleuse (fixation par l'acide osmique en solution dans l'eau à 1 p. 100), conservation dans la glycérine.

n, noyau; — *p*, plateau; — F, faisceau de cils vibratiles (400 diamètres).

Au point de vue de ses réactions histochimiques, le protoplasma est teint en jaune par l'iode, en rose magnifique par les solutions faibles d'éosine qui agissent à peu près de la même façon que l'iode, et dessinent avec élection les expansions protoplasmiques les plus délicates. Le chlorure d'or, réduit par les acides faibles, agit d'une façon analogue et colore la substance protoplasmique en rose et les granulations protéiques en violet plus ou moins foncé. D'une manière générale, toutes les matières colorantes, et principalement parmi elles les couleurs d'aniline, teignent le protoplasma avec plus d'intensité que les substances fondamentales des tissus. Cette remarque concorde entièrement avec le principe de teinture en vertu duquel les substances azotées fixent plus énergiquement que les autres les matières colorantes. Inversement le nitrate d'argent, employé suivant la méthode bien connue des imprégnations, laisse tout d'abord le protoplasma incolore; il en dessine les contours en les réservant, et produit de la sorte une image négative de l'élément imprégné. Il en est tout autrement quand le sel argentique agit lentement sur les tissus et à l'état de solution très faible ($\frac{1}{1000}$ ou $\frac{1}{2000}$); dans ces conditions le protoplasma se colore en bistre clair et les granulations qu'il renferme prennent une teinte plus foncée. On a alors affaire à la *teinture d'argent*, bien différente de l'imprégnation proprement dite.

Noyau. — La masse protoplasmique de toute cellule renferme un *noyau* au moins. Ce noyau lui donne son individualité et sa signification organique précise. Sur les éléments cellulaires qui n'ont pas été modifiés par des pressions persistantes ou qui ne sont pas en voie de division, le noyau est ordinairement arrondi ou ovalaire. En coupe optique, il se montre comme un cercle ou comme une ellipse. Il est souvent limité par une portion membraniforme de sa substance, analogue à la mince pellicule à demi desséchée qui entoure une goutte de gomme arabique exposée à l'air. Lorsque cette membranule est épaisse, elle se marque au microscope par un double contour, et l'on dit alors que le noyau est vésiculeux. Sur les cellules jeunes, dont le noyau est le siège de divisions et de remaniements, la couche limitante n'est plus nettement différenciée du contenu nucléaire qui se montre de prime abord sous l'aspect d'une substance réfringente, souvent avec l'éclat des substances grasses, et fixant énergiquement certaines matières colorantes qui deviennent de la sorte les réactifs des noyaux.

Le carmin, la purpurine, teignent en rouge et avec élection les noyaux cellulaires. L'hématoxyline les colore en violet pur. D'autres substances, telles que l'éosine, la pyrosine, le violet de méthyle, enfin la safranine et la plupart des couleurs d'aniline, colorent certains noyaux, mais non pas tous, de telle sorte que, pour affirmer par la méthode des colorations la nature nucléaire d'une image, il est absolument nécessaire d'avoir recours successivement à l'hématoxyline, à la purpurine et au carmin.

Parmi les couleurs d'aniline il en est cependant qui, tout en teignant en apparence diffusément les éléments quelconques des tissus que l'on soumet à leur action, possèdent la propriété de se fixer avant tout et d'une manière plus solide sur les noyaux. Le type de ces substances est le vert de méthyle (CARNOY) en solution légèrement acidifiée. Quand une telle solution est très forte, elle colore, il est vrai, tousles éléments indifféremment; mais si l'on reprend la préparation par l'eau ou par l'alcool de façon à la décolorer, on constate que la matière colorante demeure fixée encore énergiquement sur les noyaux au moment où tous les autres éléments sont devenus incolores. Inversement, dans une solution très faible de vert de méthyle, la plupart des éléments anatomiques ne se colorant à aucun degré, tous les noyaux se montrent très rapidement teints en vert bleuâtre. Le vert de méthyle acidifié constitue donc un véritable réactif des noyaux.

La constitution interne du noyau a donné naissance, dans ces dernières années, à de nombreuses controverses. Le plus ordinairement, dans l'état vivant, la substance des noyaux des cellules des animaux supérieurs se montre sous la forme d'une matière absolument transparente, réfringente et homogène, au sein de laquelle on distingue ou non le ou les nucléoles. Mais il est aujourd'hui absolument démontré qu'en réalité cette substance est figurée. C'est à STRASBURGER que l'on doit la découverte de ce fait, et à W. FLEMMING, MAYZEL, RETZIUS, PFITZNER, GUIGNARD, etc. : que l'on doit la connaissance exacte de la structure du noyau.

Dans son travail fondamental (*Ueber Zellbildung und Zelltheilung*, Iéna, 1875) STRASBURGER décrivit, sur les cellules végétales en voie de développement du *Phaseolus multiflorus*, un réseau de fibrilles qui, partant du nucléole, rayonnent à travers la substance du noyau, et, sur la marge de ce dernier, se mettent en connexion avec un réseau analogue parcourant la masse protoplasmique. Déjà, en 1867, C. FROMMANN avait signalé l'existence d'un réseau analogue dans le noyau des cellules animales. SCHWALBE étudia de nouveau ce réseau sur les cellules ganglionnaires de la rétine et l'attribua à des expansions de la substance du nucléole. Pour lui, le noyau serait constitué par l'union de deux substances : la *substance nucléolaire*, donnant naissance au nucléole et au réseau qui parcourt le noyau, et le *suc nucléaire*. Ce suc nucléaire, diffusé d'une façon homogène dans les noyaux adultes, se rassemblerait en gouttelettes dans les intervalles de la substance nucléolaire chez les jeunes animaux, et l'apparence réticulée du noyau serait en fin de compte due à un processus de *vacuolation* analogue à celui que nous avons admis pour expliquer la formation des granulations au sein d'une masse protoplasmique en activité. KUPFFER de son côté arriva à une conception très analogue (*Paraplasma* granuleux et *protoplasma* contractile) ainsi que R. HERTWIG et BÜTSCHLI. Enfin W. FLEMMING publia en 1878 un travail d'ensemble sur la question et admit en thèse générale que le noyau à l'état de repos, c est-à-dire celui qui n'est pas en voie de segmentation, est constitué par une membrane d'enveloppe et un contenu nucléaire. Ce contenu consiste en une *substance nucléaire* plus dense et plus réfringente, qui se dispose en traînées filamenteuses ou granuleuses plus ou moins réticulées et dont le nucléole est un épaississement, et dans un *suc nucléaire* moins dense, qui reste incolore en présence des réactifs des noyaux. La substance nucléaire forme, dans cette conception, ce que l'on a nommé depuis le *réseau chromatique;* c'est elle seule qui, dans le processus de segmentation des noyaux, joue un rôle marqué et devient le siège des modifications dont nous allons parler dans un instant.

Le réseau chromatique constitue la partie du noyau qui fixe avec élection et retient les matières colorantes. Il paraît être formé de *nucléine* (ZACHARIAS), car il se comporte comme cette substance à l'égard des réactifs. La *chromatine*, ou nucléine du réseau, est en effet soluble dans les alcalis, les bichromates alcalins. Elle est au contraire fixée dans sa forme par les acides faibles. Les trabécules du réseau sont formées par des grains de chromatine placés en série, et en réalité disposés sous la forme d'un filament replié en boudin (fig. 7). Cette disposition a été découverte par Balbiani dans les cellules des glandes salivaires des larves de *Chironomus*. On doit la considérer comme générale, car la substance chromatique de toute cellule qui va subir la division indirecte cesse d'affecter la forme d'un réseau pour prendre celle d'un filament replié de mille manières, à la façon d'un fil rassemblé dans la paume de la main puis roulé en boule. L'apparence de réseau tient simplement à ce que, dans les cellules au repos, les anses du peloton replié s'accolent et se soudent sur leurs contacts de façon à représenter des points nodaux. Certains micrographes, et en particulier Carnoy, ont voulu aller plus loin et admettre une striation régulière du filament nucléaire, qui, en outre, serait entouré d'un étui particulier formé de *plastine* (1). Mais en réalité les lignes transversales alternativement plus claires et plus colorées décrites dans le filament du noyau par Balbiani répondent bien à des grains de chromatine placés à la file, et non point à des stries fixes et de structure déterminée telles que celles existant dans les fibrilles élémentaires de la substance musculaire striée, par exemple. Ces grains sont plus ou moins abondants suivant que la cellule à laquelle appartient le noyau est plus ou moins bien nourrie, ou qu'elle est le siège de variations morphologiques plus ou moins actives (P. Fraisse — A. Brass) (2).

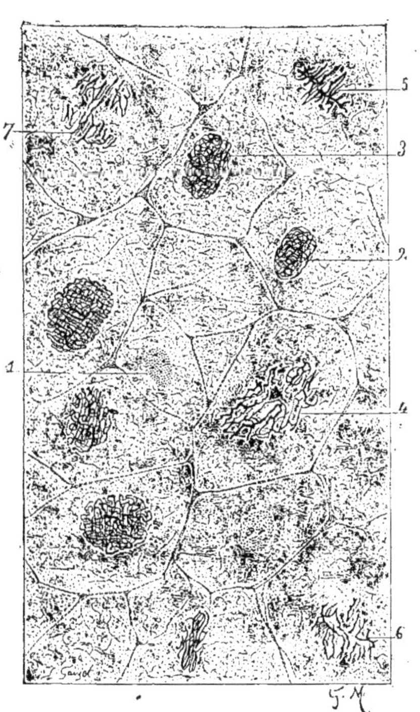

Fig. 7. — Cellules du sac embryonnaire de la Fritillaire (alcool absolu, coloration par le violet de gentiane, conservation dans le baume du Canada).

1, noyaux au repos montrant un réseau chromatique disposé en peloton (400 diamètres).

(1) Carnoy, *Biologie cellulaire*, p. 229.

(2) P. Fraisse. Brass. u. d. Epithelregen. *Zool. Anzeig.*, 1883, p. 683. — Arnold Brass, Biologische Studien, erster Theil. Organisat. d. Thier. Zelle; Halle 1883. — Die chromat. Substanz, etc. *Zool. Anzeig.*, 1883, p. 681.

On en peut prendre un bon exemple dans les cellules nerveuses des ganglions rachidiens, ou du ganglion acoustique des cyclostomes. Dans de tels ganglions on trouve toujours réunies des cellules présentant un développement très avancé et d'autres qui se sont arrêtées à un stade de développement inférieur. Ces dernières vivent d'une vie individuelle plus active à la façon de tous les éléments embryonnaires; les cellules arrivées à l'état adulte, au contraire, ne vivent plus pour ainsi dire que pour leur fonctionnement nerveux. La totalité de leur masse protoplasmique est envahie par les fibrilles nerveuses élémentaires empelotonnées autour du noyau. Ce dernier ne se teint point du tout par la purpurine, et très faiblement en gris de lin par l'hématoxyline. Il renferme un réseau chromatique rudimentaire. Au contraire le noyau des cellules jeunes, dont le globe protoplasmique est resté granuleux, se teint énergiquement par tous les réactifs des noyaux et montre un réseau chromatique extrêmement développé. J'explique de cette façon avec Fol (1) le fait indiqué par W. Flemming : à savoir que pour trouver aisément les figures chromatiques des noyaux, il convient de ne s'adresser qu'à des sujets bien nourris, et de préférence à ceux qui viennent de faire un repas copieux.

Cette notion a une importance réelle aussi bien en anatomie générale normale qu'en anatomie pathologique. Les noyaux des éléments très différenciés, tels que ceux des cellules nerveuses, musculaires, etc., appartenant à un élément plutôt entretenu par ceux du milieu intérieur que se nourrissant en vertu d'opérations actives lui appartenant en propre, présentent ordinairement un réseau chromatique rudimentaire. Ce caractère peut servir à déterminer leurs aptitudes réactionnelles. De tels éléments se défendent mal contre les actions morbigènes, et si ces dernières dépassent une certaine limite d'intensité, la cellule qui en subit l'atteinte ne peut réagir et meurt, n'ayant pas en elle-même le matériel nutritif nécessaire pour la résistance. De même en anatomie pathologique il est aisé de reconnaître que les noyaux qui se colorent mal par les réactifs de la chromatine appartiennent le plus souvent à des cellules dont la résistance est épuisée et dont la vitalité périclite.

Nucléoles. — Lorsque l'on a artificiellement gonflé, et pour ainsi dire développé les noyaux à l'aide des acides faibles ou mieux encore de l'alcool au tiers, on met en évidence au sein de tous un ou plusieurs *nucléoles* qui se montrent comme des corps arrondis, réfringents à la façon des substances grasses, et qui fixent la plupart des réactifs colorants des noyaux avec plus d'énergie que ne le fait le noyau lui-même. Très souvent le nucléole n'est pas caché dans la substance du noyau et apparait sans aucun artifice. Tel est le cas du nucléole énorme

(1) Hermann Fol. Actualités histogéniques et embryogéniques (*Revue méd. de la Suisse Romande*, n° 2, 15 février 1884), p. 9 du tirage à part.

des cellules nerveuses ganglionnaires par exemple. Le nucléole n'occupe pas constamment le centre du noyau; il semble jusqu'à un certain point libre à l'intérieur de celui-ci à la manière d'un corps flottant dans un liquide, et il est souvent fixé par les réactifs coagulants dans une position excentrique. L'opinion de KLEIN, qui refuse aux nucléoles toute existence propre et les considère simplement comme des épaississements nodaux du réticulum du noyau, ne saurait être soutenue. Sur des éléments vivants, tels que les cellules nerveuses examinées dans leur propre plasma, les nucléoles se montrent en effet avec un contour absolument distinct de la substance du noyau répandue tout autour d'eux. Quand ce dernier est accidentellement rompu, l'on peut voir le nucléole, rendu libre, se dégager sous forme d'un corps sphérique ou ovalaire de la marge duquel ne part aucun filament. A ce propos je ferai remarquer que l'opinion de EIMER, qui admet autour du nucléole une zone hyaline, est beaucoup mieux d'accord avec les faits que celle de W. FLEMMING et de E. KLEIN.

Certains faits tendraient à faire admettre que le nucléole est un corps creux rempli d'un liquide particulier. Dans quelques circonstances, en effet, la cavité nucléolaire prend un développement progressif et arrive à occuper tout l'espace présenté d'abord par le noyau, dont elle refoule la substance propre sur le côté, de manière à lui donner l'apparence d'une calotte, ou d'un croissant si l'on considère une coupe optique (CORNIL et RANVIER). Ce processus a été surtout observé sur les cellules du corps de Malpighi et conduit, par l'atrophie du noyau, à la mort de l'élément cellulaire entier qui cesse dès lors d'être capable de poursuivre son évolution bien connue. L'individualité du nucléole accusée par la netteté de ses contours, par la possibilité de son isolement et par l'existence de modifications régulières d'ordre pathologique telles que la dilatation progressive, ne saurait, je pense, être légitimement mise en doute. Quant à la question de savoir si les nucléoles sont ou non capables de devenir le siège de mouvements actifs, elle a été posée dans ces derniers temps, mais elle n'est nullement résolue. Il en est de même de la question de la nature du nucléole. Ce corps constitue-t-il une simple réserve de chromatine pour le noyau, ou joue-t-il un rôle nécessaire en tant qu'élément chimique et morphologique dans la constitution de ce dernier? c'est ce qu'il a été impossible de déterminer ni même de prévoir jusqu'à présent.

La cellule, munie de son noyau renfermant un nucléole, vit de sa vie propre. Elle est aussi, avons-nous dit, le seul des éléments anatomiques apte à se multiplier en engendrant un autre élément, semblable à lui, et dont on puisse affirmer l'origine cellulaire. L'aphorisme de VIRCHOW : « *Omnis cellula è cellulâ* » reste aujourd'hui solidement établi, tandis que l'idée de la génération spontanée des cellules au sein d'un blastème n'a pu être en réalité démontrée dans aucun cas.

Division directe. — Le processus de la division cellulaire, admis et connu dans la plupart de ses phases depuis les premiers travaux de REMAK, a de tout temps vivement préoccupé les histologistes. Mais ce sont KLEIN et RANVIER qui, les premiers, ont *vu se diviser sous leurs yeux* les globules blancs de la lymphe et du sang du Triton et de l'Axolotl. RANVIER vit le noyau, manié et remanié comme une pâte molle par les mouvements du protoplasma qui l'entoure, finir par se diviser dans de pareilles cellules après avoir offert une multitude de formes, commandées par les pressions variées de la substance protoplasmique ambiante (1). Mais ce mode de division (*division* ou *cytodiérèse directe*) paraît spécial aux cellules indifférentes de la lymphe et du sang; il rend, d'ailleurs, bien compte de la forme bourgeonnante et irrégulière sous laquelle se montrent leurs noyaux quand on les a fixés vivants dans leur forme. Les cellules autres que les cellules migratrices, c'est-à-dire *les cellules fixes*, à quelque état de développement qu'elles soient parvenues après le phénomène de leur fixation, se divisent tout autrement. Elles se comportent à la façon du germe individualisé qui se segmente, et subissent ce que l'on appelle la *division* ou *cytodiérèse indirecte*.

Division indirecte. — En ce qu'il a d'essentiel, le processus de la division indirecte est identique dans toutes les cellules fixes des animaux et des végétaux. Ce fait important a été bien établi récemment par GUIGNARD. Grâce aux travaux de FOL, d'AUERBACH, O. BUTSCHLI, O. HERTWIG, MAYZEL, W. FLEMMING, STRASBURGER, RETZIUS, PFITZNER, etc., le phénomène de la division indirecte est aujourd'hui assez bien connu pour être décrit sommairement et interprété d'une manière satisfaisante par rapport au phénomène de la division directe, particulier aux cellules qui, comme les globules blancs de la lymphe et du sang ou les cellules fixes ramenées à l'état tout à fait indifférent, possèdent toute leur liberté au sein de l'organisme et y vivent dans un état de différenciation absolument nulle.

Considérons une cellule végétale du sac embryonnaire de la Fritillaire, par exemple. Avant toute phase du processus de division, le protoplasma se gonfle, redevient granuleux, le noyau est volumineux et son réseau chromatique est très accusé. Bientôt, au sein du protoplasma, s'établissent une série de courants dessinant tout autour du noyau, et normalement à sa surface, des traits comparables à ceux d'une auréole ou d'une gloire. Ce mouvement protoplasmique, phénomène initial et fondamental du processus, est précisément (H. FOL) le *primum movens* de tout ce qui va suivre : il aboutit à la formation de l'*aster*. En même temps le réseau chromatique du noyau fait place à un filament unique, replié sur lui-même comme de la ficelle en désordre,

(1) L. RANVIER, Recherches sur les éléments du sang (*Archives de Physiologie* et Trav. du Lab du Collège de France, 1885, p. 12).

et l'on constate aisément que ce filament est continu. En cessant d'affecter l'apparence trabéculaire et en même temps qu'il décolle ses anses les unes des autres, le filament semble se contracter et son diamètre grossit. Cette première phase de la division indirecte peut donc être définie (si l'on fait entrer parallèlement dans la définition de chaque phase la modification du protoplasma et celle du noyau) : I. Phase de la *formation de l'aster et du peloton chromatique*. Le nucléole est devenu plus petit et moins réfringent, mais persiste encore.

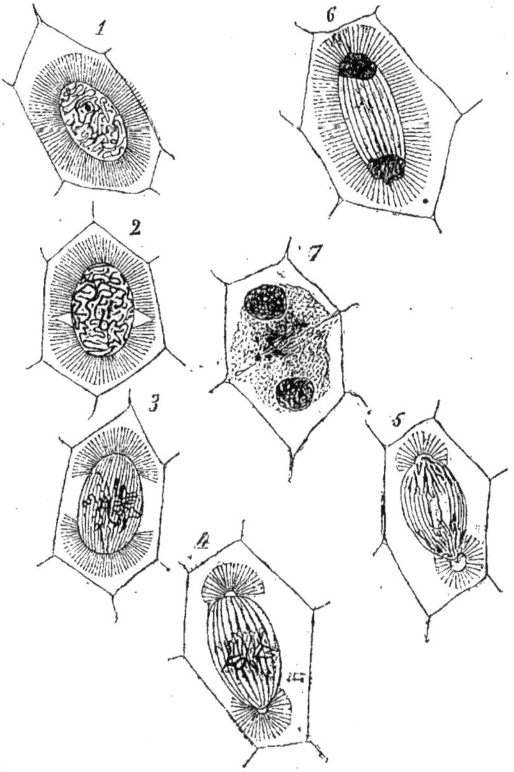

Un peu plus tard l'aster, au lieu d'aborder tout le pourtour du noyau, se scinde en deux asters secondaires occupant chacun l'un des pôles du noyau qui va se diviser à son équateur : comme si le mouvement protoplasmique qui dessine les figures achromatiques des asters attaquait en ces deux points la membrane du noyau encore subsistante. En même temps le filament de chromatine du noyau se contracte, ses anses contournées en boudin deviennent plus simples et les espaces qui les séparent plus larges ; le nucléole disparaît : II. Phase du *dédoublement de l'aster* et de la *contraction du peloton chromatique*.

Fig. 8. — Division indirecte de la cellule du sac embryonnaire de la fritillaire.

1, aster, peloton chromatique ; — 2, dédoublement de l'aster, contraction du peloton chromatique, disparition du nucléole ; — 3, fuseau et amphiaster, individualisation des bâtonnets chromatiques ; — 4, plaque équatoriale, dédoublement des fils du fuseau et des bâtonnets chromatiques ; — 5, double couronne polaire (ascension des bâtonnets aux pôles) ; — 6, noyaux néoformés ; — 7, cellules filles.

(Tous ces stades ont été copiés d'après nature dans la préparation qui a servi à dessiner la figure 7, où l'on voit du reste les divers stades de la division ; mais non groupés en série.).

Bientôt, sous l'influence probable du mouvement protoplasmique dessinant aux pôles le double aster, la membrane du noyau est détruite aux pôles d'abord, puis bientôt dans tout le reste de son étendue. Le protoplasma en mouvement pénètre alors dans l'aire du noyau et s'étend d'un pôle à l'autre en dessinant un faisceau de filaments de nombre constant pour chaque espèce de cellule qui se divise (GUIGNARD). C'est le *fuseau nucléaire*. Le fuseau réunit l'un à l'autre les deux asters environnant les pôles; cela revient à dire que le mouvement protoplasmique s'est poursuivi dans l'axe même du noyau, devenant continu à la fois dans le fuseau et les asters polaires. La figure achromatique, c'est-à-dire représentant l'ensemble des mouvements du protoplasma, prend alors le nom d'*amphiaster*.

Les mouvements protoplasmiques dont les filaments du fuseau nucléaire sont le siège ne tardent pas à modifier profondément la constitution du peloton chromatique qui représente maintenant, après la disparition de la membrane propre et du nucléole, tout ce qui reste de l'édification nucléaire. En effet, le peloton est attaqué et morcelé en autant de fragments, ou *bâtonnets*, que le fuseau compte précisément de filaments protoplasmiques. Ici donc, et tout aussi bien que dans la division directe, la substance du noyau est attaquée et divisée par l'action toute mécanique du protoplasma. Mais elle l'est suivant un mode compliqué, indirect et détourné, commandé par la fixité même de l'élément cellulaire, dont le corps protoplasmique ne peut plus se contracter librement suivant le mode primordial, amiboïde.

Actuellement les bâtonnets résultant du morcellement du filament chromatique, tous à peu près égaux et affectant la forme générale d'un V, sont entraînés par les mouvements du fuseau vers l'équateur de la cellule. Là, ils se disposent en une couronne comparable à une couronne d'épines, entourant le plan équatorial de l'amphiaster. Dans cette couronne, chaque bâtonnet plié en V a son angle tourné vers le milieu du noyau. Cette phase ainsi décrite comprend donc trois stades : III. *Formation de l'amphiaster; individualisation des bâtonnets; formation de la couronne équatoriale.*

Dans la phase suivante, le phénomène capital de la division indirecte va s'exécuter. La figure achromatique se modifie. Les filaments protoplasmiques du fuseau doublent de nombre; en même temps chaque bâtonnet d'abord très épais devient rubané, puis se fend en deux. De la forme d'un V il passe ainsi à celle d'un W à branches moitié moins volumineuses. Ce stade, également constant dans la division indirecte des cellules animales et des cellules végétales (GUIGNARD, FLEMMING), répond à la phase IV : *Dédoublement du fuseau et des bâtonnets, formation de la plaque équatoriale.*

On voit alors chaque bâtonnet dédoublé se comporter de la manière suivante : une moitié de chaque W représenté par chacun d'eux, appuyant son sommet sur le filament correspondant du fuseau, glisse sur ce filament en se retournant de façon à présenter à l'équateur non plus son sommet, mais l'ouverture de son angle; puis elle monte lentement vers l'un des pôles. L'autre moitié se tourne et s'achemine de la même manière vers le pôle opposé. L'ensemble des bâtonnnets dédoublés, retournés et mobilisés, dessine alors au voisinage de chaque pôle une nouvelle couronne. Ce stade répond à la phase V : *Ascension des bâtonnets aux pôles* et *formation de la double couronne polaire*. La constitution du fuseau et le nombre de ses filaments agents de ce transport n'ont pas varié. Chaque couronne polaire renferme dès lors la moitié de la substance du filament chromatique de l'ancien noyau.

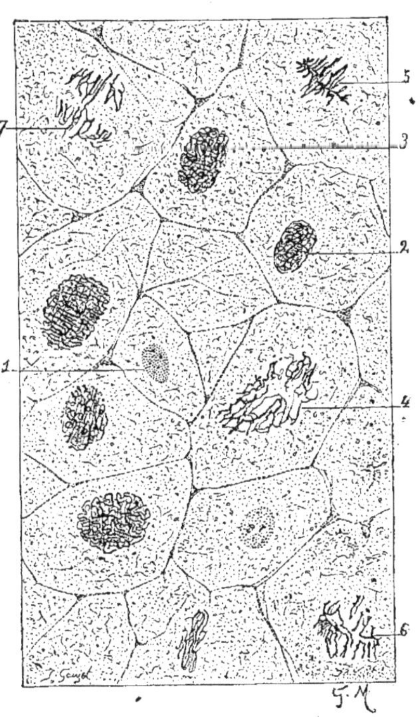

Fig. 9. — Coupe du sac embryonnaire de la Fritillaire, figures de la division indirecte.

1, repos; — 2, peloton; — 3, peloton contracté; — 4, individualisation des bâtonnets; — 5, plaque équatoriale; — 6, plaque équatoriale dont les bâtonnets dédoublés commencent leur mouvement d'ascension aux pôles; — 7, les bâtonnets aux pôles, double couronne polaire (alcool absolu, violet de gentiane, eau iodée, décoloration par l'alcool absolu. Baume du Canada. 300 diamètres).

Dès lors, les bâtonnets de chaque couronne polaire tendent à se réunir en un point, situé entre le centre de l'aster respectif et le lieu où se trouvait l'ancien noyau. Ils se réunissent en un nouet en forme de peloton, puis en un réseau, tandis que le protoplasma environnant devient plus homogène et que, les courants de remaniement s'y effaçant, les asters disparaissent ainsi que les filaments du fuseau. Enfin le nucléole reparaît dans chaque nouveau noyau, et à sa phériphérie il se forme une nouvelle membrane. Les nouveaux nucléus sont ainsi formés du coup et sont semblables de tous points au noyau dont ils dérivent (Fol). Le corps protoplasmique se divise à son tour dans l'intervalle des deux noyaux néoformés, et la division indirecte se termine par la production de deux cellules filles nées d'un corps cellulaire unique. Phases VI : *Peloton des noyaux néoformés, amphiaster décroissant;* et VII : *Cellules filles.*

Dans tout ce mouvement, on le voit, j'ai accordé l'importance prépondérante aux mouvements protoplasmiques, aux asters qui donnent des figures de division achromatiques. D'accord avec H. Fol, je considère en effet les phénomènes dont le filament chromatique est ici l'objet comme en majeure partie passifs. Le noyau est remanié par le protoplasma, dans la division indirecte, exactement comme dans la division directe observée par Ranvier et Klein dans les cellules indifférentes telles que les globules blancs. Les asters et le fuseau ne manquent jamais dans la division indirecte, les figures chromatiques peuvent manquer. Il suffit pour cela que l'on ait affaire à certaines cellules dont le noyau est pauvre en chromatine, comme la majorité des ovules (Fol), ou appartenant à des animaux mal nourris, ou encore à des éléments qui se multiplient en hâte, pour combler une perte de substance avec le maximum de rapidité, sans avoir le temps de se nourrir abondamment en même temps qu'ils se divisent. C'est seulement de cette façon que l'on peut expliquer, ainsi que le fait justement remarquer Fol, l'absence de toute figure chromatique dans l'épithélium régénéré, au bout de deux heures, à la surface d'une plaie de la peau de l'Axolotl large d'un millimètre (expérience de P. Fraisse) (1). Mais si l'on attend un certain temps après la régénération, on retrouve des noyaux granuleux et de distance en distance une figure chromatique. C'est que la nucléine des noyaux a eu le temps de se former et de se disposer dans leur sein comme une réserve de substance chromatique, ainsi que l'a bien indiqué Arnold Brass (2). Fol a du reste montré directement que les filaments des asters, qu'il a le premier découverts, sont le siège de mouvements actifs. Tout concourt donc à faire admettre que les changements éprouvés par la substance du noyau, dans la division indirecte, sont le résultat de l'action mécanique des mouvements du protoplasma du corps cellulaire, et que dans ce processus le noyau demeure à peu près absolument passif. Le terme de *karyokinèse* employé le plus souvent pour désigner la division indirecte doit en conséquence être abandonné : puisqu'il exprime cette idée que la division aurait pour cause un mouvement s'opérant dans les noyaux, qui, au contraire, demeurent dans ce cas absolument inertes (3).

La multiplication des noyaux par division au sein d'une masse de protoplasma n'est pas toujours suivie de la segmentation de cette dernière. L'élément devient alors une *cellule à noyaux multiples*. Tels sont les faisceaux primitifs des muscles striés, qui contiennent toujours un

(1) P. Fraisse. Brass. u. d. Epithelregener (*Zool. Anzeig.*, 1883, p. 683).

(2) A. Brass. Biologische Studien, erster Theil. Organisat d. Thier Zelle. Halle 1883. Die Chromat. Substanz, in Zool. Anzeig. 1883, p. 681.

(3) Carnoy (*Biologie cellulaire*) est d'un avis tout opposé et admet que la fragmentation des bâtonnets peut s'opérer en dehors de l'action prochaine du protoplasma, la membrane du noyau demeurant encore absolument intacte. Mais je ne puis me ranger à cette conception, et je suis amené à adopter les idées de Fol et de Guignard

nombre plus ou moins considérable de noyaux renfermés dans une masse de protoplasma unique. D'autres fois les expansions protoplasmiques qui relient entre elles des cellules d'abord distinctes restent continues, sans présenter sur leur parcours des lignes de ciment. Tel est le cas des cellules fixes du tissu conjonctif lâche et de la cornée transparente, qui forment un vaste réseau protoplasmique semé de noyaux de distance en distance. Cependant on observe toujours, dans ce cas, une nappe de protoplasma plus étendue autour de chaque noyau, et jusqu'à un certain point individualisée par ce dernier. On a alors affaire à un *réseau cellulaire*. Enfin, dans certaines cellules telles que les énormes éléments de la moelle rouge des os, le nombre des noyaux semés dans une même masse de protoplasma peut devenir indéterminé. Ordinairement alors, le protoplasma végète à la périphérie par une sorte de bourgeonnement. Certains bourgeons possèdent des noyaux, puis se séparent, tandis que d'autres moins individualisés en sont dépourvus. Il s'agit, dans ce cas, de *cellules à noyaux multiples bourgeonnantes*, dans lesquelles la multiplication des noyaux est assez active pour que chacun d'eux soit incapable d'individualiser immédiatement autour de lui une portion du protoplasma.

Aptitudes réactionnelles des cellules. — Tous les éléments cellu-

qui admettent l'un pour les cellules animales, l'autre pour les cellules végétales, que le protoplasma joue le véritable rôle actif dans la division des noyaux.

Tout récemment Carnoy, Van Beneden, Cornil, ont montré que la division indirecte peut aboutir à la formation de trois ou de plusieurs noyaux nouveaux dans une même cellule. Le fuseau, l'amphiaster présentent dans certaines circonstances des variations particulières sur lesquelles je ne veux pas insister ici. J'ai entendu donner dans ce paragraphe une idée sommaire et aussi claire que j'ai pu du processus de la division indirecte; pour cela, au lieu d'exposer longuement la série des phases de la division telle que l'établissent les histologistes, chacun avec sa nomenclature propre, j'ai simplement désigné les stades du processus par le résumé des faits qui s'accomplissent au sein de l'élément en voie de division pendant leur durée. De cette manière j'espère que chacun comprendra ma description, qui est fondée sur la division des cellules des Liliacées. Voici du reste l'indication des principaux travaux qu'on peut consulter sur la question.

Hermann Fol. Die erste Entwick. des Geryon Eies (*Jen. Zeitschrift*, t. VII, 1873). — Sur le commencement de l'hénogénie, *Arch. des sciences de Genève*, t. LVIII, 1877. — Rech. sur la fécondation, 1 vol. in 4°, Genève, 1873. Fol découvre les véritables figures de division et leur donne leur nom d'aster et d'amphiaster. — O. Bütschli. Beitr. z. Kenntn. d. Freileb. nemat (*Nov. Act. Leop. Carol. Acad.*, vol. XXXVI, 1874). — O. Hertwig. Bild. Befrucht. u. Theil, d. Thier. Eies (*Morphol. Jahrbuch.*, t. I, n° 3, 1875). — Fol. Hénogénie (découverte du fuseau). — Heitzmann. Unters. u. d. protoplasma (*Sitzber. Wien. Akad.* Bd. 67, p. 100, 1873) (découverte du réseau chromatique dans les œufs d'animaux inférieurs). — Anton. Schneider. Unters. üb. Plathelm. (*Jahrb. Oberhess. Gesell.* 1873) (bâtonnets de substance chromatique). — W. Mayzel. Theilung d. Kerne in Epith. Zellen (*Gazeta Lekarska*. Varsovie, 1876-1877). — W. Flemming. Zur Kenntniss d. Zelle u. ihrer Theil-Erchein (*Arch. f. mikrosk. Anatomie*, 1879, 1880). — Strasburger. Ueb. d. Theilungsvorgang etc. (*Arch. f. mikrosk. Anat.* Bd. 21, 1882). — Zellbildung und Zelltheilung. Iéna, 1880. — G. Retzius. Studien üb. Zelltheilung. 1881, p. 109. — W. Pfitzner. Beobachtungen etc. (*Arch. f. mikr. Anat.* 1881, p. 85, 127). — Carnoy. Biologie cellulaire, la cellule, etc. Voy. aussi la thèse d'agrégation (Karyokinèse) de Gilis, 1886.

laires ne reviennent pas à la forme embryonnaire et ne se multiplient pas par division avec la même facilité. La propriété de se reproduire existe au plus haut degré dans les cellules de l'embryon ou dans celles qui, chez l'adulte, ont conservé le type de la cellule embryonnaire ou indifférente. Tels sont les globules blancs de la lymphe et du sang dans lesquels toutes les qualités vitales coexistent, et s'exécutent aux dépens de la masse protoplasmique individualisée par le noyau sans qu'aucune de ces qualités devienne prépondérante. Mais les éléments anatomiques spécialisés pour une fonction donnée ne sont plus aptes au même degré à se diviser pour se reproduire. Ils constituent des agents étroitement adaptés à leur fonction, au sein desquels tout est disposé à peu près exclusivement pour cette dernière et qui sont nourris par l'intermédiaire d'éléments restés indifférents. Les causes qui déterminent l'incitation formative, chez ces derniers ou dans les cellules encore peu spécialisées (telles que les cellules fixes du tissu connectif, par exemple), ne produisent bien souvent rien autre chose, pour les éléments très différenciés, qu'un ensemble de conditions qui compromettent leur existence. Ces éléments meurent alors sur place purement et simplement. Pour les ramener à l'état embryonnaire, il faut une incitation à la fois très faible et très prolongée. C'est ainsi qu'une vive inflammation d'une séreuse adjacente à un plan musculaire amène non la prolifération, mais la mort et la dégénération des éléments contractiles. Si au contraire l'inflammation est subaiguë, lentement établie et longtemps prolongée, les muscles du voisinage reprennent leur activité formative larvée. Ils reviennent à l'état embryonnaire, détruisent plus ou moins rapidement leur substance contractile, et finissent par se résoudre en une série de cellules indifférentes, identiques pour leurs propriétés avec les globules blancs de la lymphe et du sang, et qui ne conservent désormais rien qui rappelle l'élément spécialisé pour la contraction qui leur avait donné naissance.

Endoplasme et exoplasme. — En se spécialisant, et en transformant leur constitution anatomique pour leur fonction devenue exclusive, les éléments cellulaires subissent des modifications morphologiques importantes.

La première de ces modifications qui doive nous occuper ne se produit pas dans tous les éléments devenus *fixes*, c'est-à-dire qui ont pris une forme déterminée pour satisfaire à une condition de fonctionnement particulière. Mais on l'observe dans un grand nombre de cellules dont les fonctions sont devenues de plus en plus élevées. Cette modification consiste dans la différenciation de la masse protoplasmique en deux portions : l'une que l'on appelle l'*endoplasme* et qui conserve une série de propriétés analogues à celles qui étaient d'abord répandues dans tout le protoplasma, l'autre que l'on nomme l'*exoplasme* parce que d'ordinaire elle se développe à la périphérie de l'élément anatomique et le limite extérieurement (HAECKEL) (1).

Pour prendre un exemple, considérons une cellule du corps muqueux de Malpighi, prise sur un bourgeon charnu au voisinage de la marge d'une plaie en voie de cicatrisation. Dans un pareil objet le corps muqueux est à la fois jeune, peu stratifié, et ses éléments cellulaires sont séparés nettement les uns des autres par suite de l'œdème persistant dont les parties sont le siège. Sur des coupes faites après 24 heures de fixation dans la solution aqueuse d'acide osmique à 1 p. 100, et pratiquées perpendiculairement à la surface du revêtement épidermique, nous voyons que chaque cellule du corps muqueux montre, autour du noyau qui occupe son centre, une masse semi-liquide de protoplasma homogène et transparent, c'est l'*endoplasme*. A la périphérie, la cellule est limitée par une sorte d'écorce plus dure d'où partent dans tous les sens une série de pointes (M. SCHULTZE) qui, à travers les lignes de ciment, vont rejoindre leurs similaires émanées de cellules voisines et se continuer avec elles sans aucune soudure (BIZZOZERO). L'écorce dont nous venons de parler, et qui se distingue de prime abord de la zone périnucléaire ou endoplastique, est l'*exoplasme* tel qu'a proposé de l'entendre HAECKEL. Les pointes de SCHULTZE, qui partent de la zone exoplastique et qui en sont le prolongement, sont des *productions exoplastiques*. De semblables productions peuvent prendre une sorte d'individualité et se différencier à l'état de fibres, qui, dans certaines conditions, donneront à la surface de l'exoplasme un aspect régulièrement strié, et qui iront au loin se poursuivre en constituant les longs prolongements fibrillaires décrits par RANVIER. Nous verrons plus tard que les fibres de la névroglie sont aussi des édifications exoplastiques, qui demeurent tou-

(1) Arnold BRASS (*Biologische studien :* Organisat. d. Thier. Zelle, Halle 1883 et die Chromat. Substanz, etc. *Zool. Anzeig*, 1883, p. 681, 18, 20) va beaucoup plus loin et admet que chaque cellule est un tout complexe, formé de plusieurs espèces de protoplasma. A la surface du corps cellulaire, existeraient un *plasma moteur*, puis un *plasma respiratoire*. Plus en dedans il y aurait un *plasma nutritif*, puis autour du noyau un *plasma nourricier*. Ce serait le plasma de nutrition qui élaborerait seul les granulations colorables par le carmin. Les granulations nutritives, cédées par lui au filament nucléinien du noyau, constitueraient la chromatine de W. FLEMMING. A. BRASS conclut ainsi : « Je suis arrivé à ne voir, dans la substance chromatique, cette partie donc de la cellule qui forme les figures nucléaires ou karyokinétiques, les filaments et le réseau, qu'un matériel de nutrition qui s'est déposé secondairement dans la cellule et qui n'est pas absolument indispensable à l'entretien de la vie. Cette substance est à la cellule, à peu près ce que le chyle et le contenu de l'intestin sont à l'organisme d'un vertébré ; la quantité n'en est pas plus constante que la qualité ; elle sert d'une manière passive à entretenir la vie, mais ne constitue pas un élément vivant et actif par lui-même. »

Ces conclusions sont très justes, ainsi que l'a fait remarquer FOL. Les figures achromatiques, c'est-à-dire d'origine protoplasmique, ne manquent jamais dans la division indirecte, tandis que les figures chromatiques sont contingentes, et en rapport avec l'état variable de la nutrition dans l'élément qui se divise. Quant aux différents *plasmas* d'A. BRASS, leur objectivité est par contre bien plus contestable, tandis que l'existence de l'exoplasme et de l'endoplasme est au contraire absolument et positivement démontrée dans un grand nombre d'éléments cellulaires.

jours liées à l'élément cellulaire qui leur a donné naissance bien qu'elles aient pris un énorme développement et que, de prime abord, elles paraissent être des éléments figurés distincts (fig. 10).

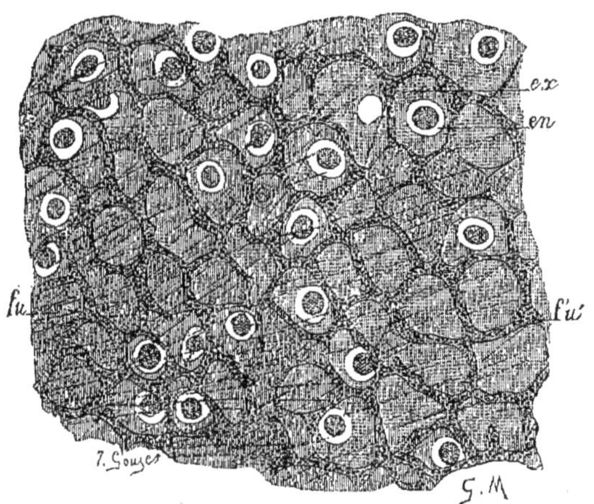

Fig. 10. — Coupe du corps muqueux de Malpighi du modèle épidermique du sabot du veau faite perpendiculairement à la surface.

en, endoplasme formant une cavité au centre de laquelle est le noyau ; — *ex*, exoplasme ; — *f u*, *f' u'*, filaments unitifs des cellules de Malpighi, différenciations tangentielles de leur écorce exoplastique, et constituant dans la traversée des lignes de ciment les épines de Schultze (fixation par les vapeurs osmiques, purpurine, glycérine neutre).

Parmi les édifications exoplastiques, je proposerai de distinguer les *capsules*, les *cuticules* et les productions *basales*.

Lorsqu'un élément cellulaire interstitiel, tel par exemple qu'une cellule fixe du tissu connectif chargée de graisse et devenant une vésicule adipeuse, se limite à sa périphérie par une production membraniforme close, sans structure, on donne à cette production le nom de *capsule* (fig. 11). Dans cette conception les capsules du cartilage, la gaîne de Schwann des fibres nerveuses à moelle, le sarcolemme des faisceaux musculaires striés autres que ceux des cœurs, sont des productions capsulaires. Les capsules semblent bien sécrétées par la portion périphérique de la cellule qu'elles enclosent ; car lorsque cette dernière est détruite, sous l'influence de l'inflammation par exemple, elles peuvent, il est vrai, subsister un certain temps, mais finissent toujours par disparaître. Inversement, dans le stade de restauration des tissus ra-

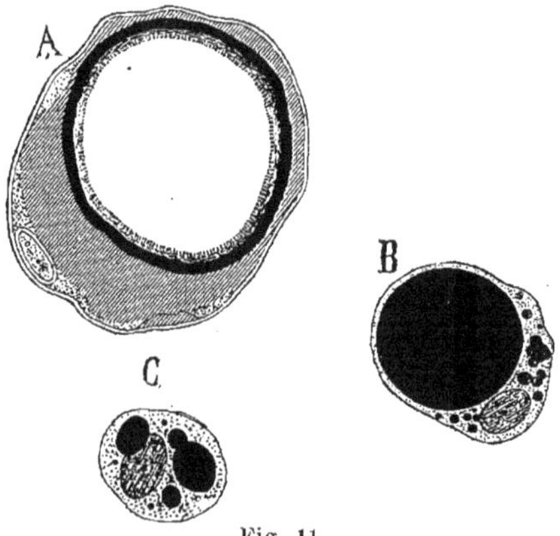

Fig. 11.

A, vésicule adipeuse du tissu conjonctif du chien fixée par l'injection interstitielle de nitrate d'argent à 1 p. 1000 et entourée de sa capsule ; — B, C, cellules adipeuses jeunes, non capsulées, fixées par l'acide osmique qui a coloré la graisse en noir.

menés à l'état embryonnaire par l'inflammation, elles ne se reproduisent que lorsque l'élément spécialisé qu'elles doivent entourer a déjà repris sa forme typique.

Les productions *cuticulaires* et *basales* appartiennent en propre aux épithéliums. Les premières ne se développent jamais, dans un épithélium stratifié, que sur l'extrémité libre des éléments cellulaires unis pour former la surface ; les secondes se forment au contraire exclusivement sur l'extrémité adhérente des cellules implantées sur le derme muqueux. Dans les épithéliums cylindriques, le pôle libre d'une cellule épithéliale peut présenter une cuticule, tandis que le pôle adhérent reste dépourvu de toute production basale. D'ailleurs les cuticules et les basales peuvent être réduites à des *lignes de cuticulisation* ou à des *lignes basales*, ou, au contraire, se présenter sous forme de *plateaux* plus ou moins épais (fig. 12).

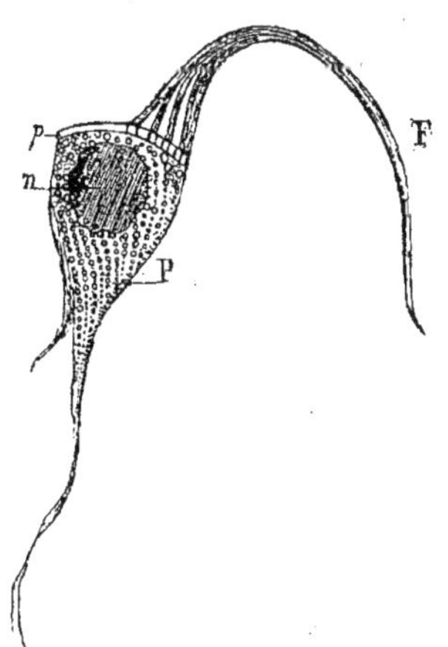

Fig. 12. — Cellule à cils vibratiles fasciculés de l'oreille interne de la Lamproie.

p, plateau, sans structure dans la partie située à gauche de l'observateur et portant un faisceau de cils dans la partie située à droite (fixation par l'acide osmique, conservation dans la glycérine).

Les plateaux cuticulaires et les plateaux basaux doivent surtout attirer l'attention. Ce sont des productions soit hyalines et sans structure, comme le sont nombre de capsules, soit, au contraire, régulièrement striées. Tels sont le plateau cuticulaire des cellules épithéliales de l'intestin de l'Homme et le plateau basal des cellules de l'épithélium antérieur de la cornée de la Salamandre, qui présentent une striation perpendiculaire à la surface du plateau. Le plateau cuticulaire des cellules épithéliales des conduits excréteurs des glandes sudoripares, et le plateau basal des cellules épithéliales qui recouvrent la partie des follicules clos saillante dans l'intestin des plaques de Peyer du Lapin, sont, au contraire, des productions exoplastiques dépourvues de toute striation (fig. 13).

Les productions exoplastiques se distinguent constamment de la masse protoplasmique générale en ce qu'elles se comportent, au point de vue optique et en présence des réactifs, autrement que le protoplasma. Elles sont, en outre, toujours disposées soit sous forme d'expansions, soit sous forme de fibrilles, soit enfin sous celle de plateaux offrant, même lorsqu'ils sont assez réduits pour être qualifiés de linéaires, un double contour distinct. Nous donnerons les caractères distinctifs de ces édifications dans chaque cas particulier ; pour le moment il suffit d'en constater l'existence, d'en indiquer la signification, et enfin de les définir.

Jusqu'ici, en effet, les histologistes les ont le plus souvent réunies sous le terme commun de *productions cuticulaires*, terme introduit dans la science par LEYDIG, mais qui manque jusqu'à un certain point de précision.

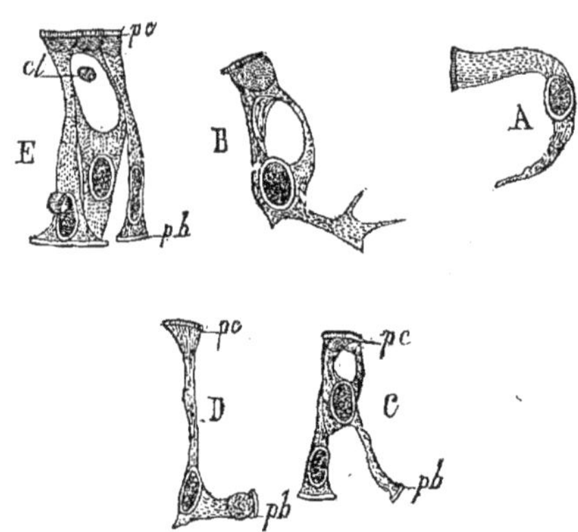

Fig. 13. — Cellules fenêtrées des parties latérales de la tête des follicules clos de l'appendice iléo-cœcal du Lapin (alcool au tiers, coloration au picrocarminate, fixation par l'acide osmique 1 p. 100, conservation dans la glycérine).

A, cellule à plateau strié ordinaire ; — B, C, D, E, cellules fenêtrées ; — *pc*, plateau cuticulaire strié ; — *pb*, plateau basal sans structure ; — *cl*, cellule lymphatique engagée dans une cavitée creusée au sein d'une cellule fenêtrée (300 diamètres).

L'endoplasme cellulaire, c'est-à-dire la zone de protoplasma restée demi-fluide et active autour du noyau, joue le rôle prépondérant dans la nutrition de l'élément cellulaire. C'est souvent exclusivement dans cette zone que l'on rencontre la substance glycogène et la graisse de nutrition ; elle renferme également, dans le corps muqueux de Malpighi, le pigment noir qui donne au tégument ses teintes variables, etc. Mais la masse endoplastique, c'est-à-dire la portion restée active du protoplasma, est, non moins que l'exoplasme, capable de devenir le siège d'édifications particulières. Je propose de donner à ces productions le nom d'*endoplastiques*.

Tels sont, comme on le verra ultérieurement, les bâtonnets des épithéliums striés des tubes contournés du rein ou des canaux excréteurs des glandes salivaires : bâtonnets hyalins, plongés dans la masse protoplasmique entourant le noyau et qui se sont différenciés dans son sein. Telles sont encore les fibrilles musculaires, lisses ou striées, qui s'édifient dans le protoplasma de la cellule contractile embryonnaire comme par une sorte de sécrétion, et dont les groupes principaux (cylindres primitifs) sont toujours séparés les uns des autres par de minces bandes de protoplasma desséché (RANVIER). De semblables productions, à l'exemple des exoplastiques, sont absolument liées à l'élément cellulaire dans la masse duquel elles ont été développées, et n'ont qu'une individualité en quelque sorte secondaire. Une fibrille élémentaire de substance musculaire striée n'est un *élément histologique* qu'en ce qu'elle répond à un objet nettement déterminé. En dehors de là, non-seulement elle est incapable de se multiplier par son activité propre, mais encore elle ne peut vivre et fonctionner que si la cellule à laquelle elle appartient vit de sa vie normale. Il en est de même d'un cil vibratile, qui répond à une production homologue, jusqu'à un certain point, de l'édification endoplastique constituée par la fibrille musculaire. On ne peut donner à de semblables objets que tout au plus le nom d'*éléments figurés*, parce qu'ils ont une forme typique : mais en réalité il s'agit d'ÉDIFICATIONS CELLULAIRES, qui jamais ne se montreront capables de se construire, sinon sous l'influence directe d'une cellule *avec laquelle elles font corps*, et dont elles doivent être regardées comme des différenciations partielles.

Substances intercellulaires. — De semblables édifications, stériles par elles-mêmes, mais restant indéfiniment liées à des éléments anatomiques cellulaires, c'est-à-dire fertiles, nous conduisent graduellement à la notion des substances ou, pour mieux dire, des ÉDIFICATIONS NON CELLULAIRES. Ces dernières occupent constamment les intervalles des cellules, et les unissent et les séparent plus ou moins étroitement. Histologiquement elles ont des caractères communs, parmi lesquels il convient de citer l'aptitude prépondérante à réduire en noir les sels d'argent. Les ciments interépithéliaux, les membranes vitrées, la substance fondamentale des cartilages, des os et celle du tissu connectif, appartiennent à ce groupe. Toutes ces substances s'édifient sous l'influence des cellules fixes des tissus au sein desquels on les observe, mais restent constamment en dehors des organismes cellulaires voisins. Pour prendre un exemple, on ne trouve jamais d'éléments cellulaires dans l'intérieur des faisceaux conjonctifs (RANVIER) et jamais non plus on ne voit ces faisceaux liés aux cellules fixes autrement que par des rapports de contact. Il n'y a point entre les deux de continuité de substance. L'inflammation, qui ramène tous les éléments fertiles (dans de certaines conditions) à l'état d'activité embryonnaire ou fœtale, est incapable de faire apparaître au sein d'une fibre connective une masse de protoplasma renfermant un noyau. *Les substances fondamentales n'ont point d'équivalent cellulaire.* Une fibre de la névroglie, sous l'influence de l'irritation formative, se comporte tout autrement. Elle reprend le caractère d'une expansion protoplasmique liée à une cellule, comme on peut s'en assurer en étudiant les modifications qui se passent, par exemple, au sein d'un gliome pur. Dans des conditions analogues la fibre connective, ou la substance fondamentale d'un os ou d'un cartilage, disparaissent peu après que les cellules fixes du tissu auquel elles appartiennent ont recouvré l'état indifférent : c'est-à-dire sont redevenues incapables de régler les échanges nutritifs du territoire qu'elles commandaient, dans le sens particulièrement favorable au maintien des substances fondamentales, amorphes ou figurées, qui occupent leurs intervalles.

Parmi les substances ou édifications intercellulaires, il convient de distinguer deux groupes principaux : 1° les ciments intercellulaires, 2° les substances connectives proprement dites.

Les ciments intercellulaires ont leur type dans la substance qui unit et sépare les cellules épithéliales ou endothéliales. Ils forment entre ces dernières des bandes toujours étroites, incolores, solides quoique très élastiques, et semi-fluides de manière à pouvoir être parcourues par les cellules migratrices (ex. : corps muqueux de Malpighi). Ils constituent, pour les cristalloïdes, une série de chemins colloïdes qui peuvent conduire, par imbibition, les substances aisément diffusibles vers les cellules épithéliales toujours situées à distance des vaisseaux et des espaces lymphatiques proprement dits. Aussi les voit-on, dans les épithéliums stratifiés, s'élargir et comme se gonfler sous l'influence de l'œdème chronique. L'alcool fort les coagule et rend par suite plus intime l'union des cellules épithéliales entre elles ; inversement l'alcool dilué au tiers les dissout au bout d'un certain temps (RANVIER) tout en coagulant le protoplasma intracellulaire et les exoplasmes : ce qui montre bien que les substances albuminoïdes des ciments et celles qui entrent dans la constitution des corps cellulaires ne sont rien moins qu'identiques. Les solutions chromiques faibles et le sérum iodé, et avant tout la potasse à 40 p. 100 (MOLESCHOTT), ont aussi une action dissolvante sur les ciments. Enfin le nitrate d'argent se réduit à leur niveau avec élection ; c'est là même le principe des imprégnations d'argent, si usitées dans la technique histologique actuelle.

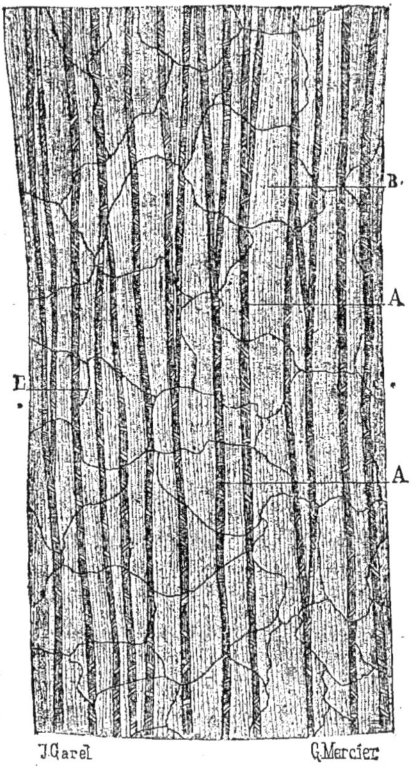

Fig. 14. — Tendon filiforme de la queue du Rat très superficiellement imprégné par le nitrate d'argent.

A, chaînes de cellules fixes occupant les espaces inter-fasciculaires et soudées entre elles par un ciment qui, n'ayant pas été atteint par la solution d'argent, se montre sous forme de traits clairs ; — B, faisceaux fibreux parallèles du tendon ; — E, traits noirs formés par la réduction de l'argent sur le ciment intercellulaire de l'endothélium de la surface du tendon et dessinant cet endothélium (conservation dans la glycérine ; — 150 diamètres).

Les ciments intercellulaires n'existent pas seulement dans les épithéliums, c'est-à-dire dans les surfaces de revêtement formées de cellules soudées entre elles et non pénétrées par les vaisseaux sanguins. On les trouve partout où les éléments cellulaires se soudent directement les uns aux autres, de façon à former des chaînes et des traînées, ou encore des surfaces continues.

C'est ainsi que les cellules tendineuses (fig 14), les cellules musculaires lisses des artérioles et du muscle moteur de l'intestin sont reliées entre elles par un ciment qui, histologiquement, ne diffère pas de celui des épithéliums. Un ciment analogue unit les cellules musculaires striées des traînées de Purkinje et du myocarde : productions qui n'ont, comme les fibres musculaires lisses, aucun rapport apparent avec les épithéliums proprement dits.

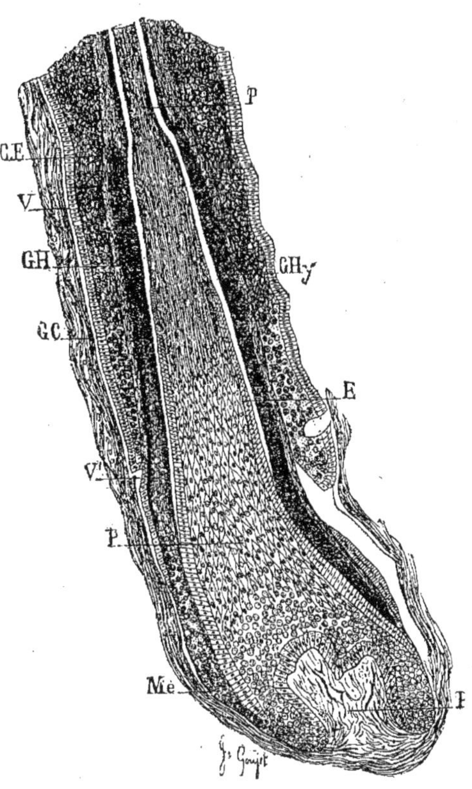

Fig. 15. — Poil de la barbe de l'Homme (alcool, gomme, coloration au picrocarminate, conservation dans la glycérine picrocarminée. 250 diamètres).

P, papille du poil ; — CE, gaine externe du poil ; — V, *vitrée du poil*, séparant sa gaine externe du derme ; — V', point où la vitrée dessine une encoche au voisinage de la terminaison de la gaine externe ; — P, substance corticale du poil ; — E, épidermicule ; — GH, couche de Henle ; — GHy, couche de Huxley ; — Me, matrice embryonnaire des gaines.

Jusqu'à ce jour, on n'a jamais signalé dans les lignes de ciment intercellulaire de structure définie. Il n'y existe, du moins autant qu'on en peut juger à l'aide des méthodes actuelles, ni fibrillations, ni striations. A ce point de vue particulier les ciments diffèrent totalement des substances intercellulaires de nature connective dont nous allons nous occuper maintenant.

Dès que les feuillets épithéliaux du germe (entoderme et ectoderme) sont différenciés chez l'embryon, on voit apparaître, au-dessous du pôle d'implantation ou adhérent de leurs cellules constitutives, une ligne brillante, continue, d'abord si mince qu'elle se présente comme un simple trait, mais qui ne tarde pas à acquérir un double contour. C'est la *basal membrane* des auteurs anglais, ce que, pour éviter toute confusion avec les productions exoplastiques, nous appellerons la *membrane vitrée*. Cette membrane est la première édification intercellulaire d'ordre connectif, et, plus ou moins développée ou atténuée sur certains points, elle existera toujours au niveau de la ligne d'implantation d'un épithélium quelconque. La capsule du cristallin, la membrane propre qui sépare l'épithélium des glandes sudoripares ou de la gaîne externe des poils du tissu connectif proprement dit (fig. 15), sont des exemples de membranes vitrées énormément développées. Dans la cornée transparente de certains animaux on trouve une membrane vitrée sous l'épithélium antérieur, c'est la membrane de Bowman, et une autre sous l'endothélium qui limite la cornée du côté de la chambre antérieure, c'est la membrane de Descemet. Jamais on ne rencontre d'éléments cellulaires au sein des membranes vitrées, à moins qu'il ne s'agisse de cellules migratrices ou de cellules satellites des fibres nerveuses en train de les traverser. Quand elles sont épaisses, ces membranes sont ordinairement formées de lamelles excessivement minces, superposées par plans et donnant à leur coupe transversale l'apparence de la tranche d'un livre. Quant à leurs réactions histochimiques, elles sont variables et ne sauraient nous occuper pour le moment. Les membranes vitrées semblent s'édifier sous l'influence des cellules épithéliales qu'elles supportent. Elles subissent l'influence des modifications accidentelles de ces cellules, et ne tardent pas à disparaître quand l'épithélium est détruit. Par contre, certaines d'entre elles s'accroissent indéfiniment lamelle par lamelle, comme si les générations successives de cellules épithéliales contribuaient chacune à édifier un étage de la vitrée. Tel est par exemple le cas de la membrane de Descemet, qui, linéaire chez l'embryon, est de plus en plus stratifiée et renferme un plus grand nombre de lamelles à mesure que l'individu poursuit sa croissance et avance en âge.

Nous ne parlerons pas ici avec détails des substances intercellulaires connectives proprement dites, telles que la substance fondamentale des os, du cartilage, et des diverses variétés de tissu conjonctif. Leur étude sera mieux placée lorsque nous décrirons les tissus qu'elles concourent à former. Il suffira de dire que toutes ces substances, qui, d'ailleurs, comme on le verra, se transforment aisément les unes dans les autres, sont réunies par un caractère commun, c'est qu'elles renferment des substances collagènes, absolument étrangères, nous l'avons dit, à la constitution chimique du protoplasma et de ses dérivés directs. Leur importance en histologie est d'ailleurs de premier ordre, puisque, interposées aux éléments cellulaires des divers tissus qui entrent dans la constitution des organes, elles constituent, en dernière analyse, la charpente résistante et comme le stroma de l'organisme entier.

§ 5. — L'ORGANISME DES VERTÉBRÉS.

L'anatomie générale de l'Homme est la science vers laquelle viennent converger tous les efforts des histologistes, car la connaissance de l'Homme constitue le problème capital de toute science biologique. Pour que l'anatomie générale puisse satisfaire aux termes qui la définissent : l'*anatomie comparée limitée à un seul organisme* (Ranvier), et dans l'espèce ce dernier est l'organisme humain, il est absolument nécessaire qu'elle s'appuie sur l'étude histologique des tissus, des organes et des systèmes, considérés dans la série des animaux vertébrés : puisque l'organisme de l'Homme, si on le considère au point de vue exclusif de l'anatomie et de la morphologie générales, n'est qu'un terme particulier de cette série.

En effet certains vertébrés, et parmi eux surtout ceux qui sont placés au bas de l'échelle taxinomique dans chaque classe, montrent des dispositions morphologiques et histologiques si simples qu'on peut les regarder comme schématiques par rapport aux organismes plus élevés. Ces dispositions ne cessent pas pour cela de satisfaire aux lois générales qui régissent le type vertébré, et qui le différencient au milieu des autres formes animales; on conçoit donc que leur étude doive puissamment concourir à éclairer de nombreux problèmes.

De plus, la signification histologique d'un tissu ou d'un organe ne peut être comprise que si l'on connaît bien les différents états où ils se trouvent amenés, par le développement qui leur est propre, chez les différents animaux où ils sont observés. Dans certains organismes, ils poursuivent en effet leur évolution suivant des types spéciaux dont la connaissance est indispensable si l'on veut acquérir une conception sinon complète, du moins générale de leur nature. Pour prendre un exemple, chez la plupart des vertébrés, la corde dorsale a une existence tellement éphémère, qu'à peine a-t-elle commencé à se développer elle devient le siège d'un processus atrophique qui en amène la disparition. Comment déterminer, dans ces conditions, la signification morphologique et la nature du tissu qui la compose? Évidemment, il n'y a pour cela qu'un seul moyen : étudier la corde dorsale chez les vertébrés où elle est persistante, où elle forme une pièce permanente du squelette définitif. C'est en effet seulement là que le tissu qui la compose a pu prendre tout son développement, et revêtir sa forme typique, résultat d'une évolution poursuivie jusqu'à son terme. De même pour comprendre la signification des tissus qui entrent dans la composition des dents, il est nécessaire de savoir que chez certains vertébrés il existe un squelette dermique qui, sur nombre de points, présente la constitution des tissus dentaires. Cette notion étant acquise, on peut seulement alors donner à l'appareil dentaire la signification générale qui lui est propre : c'est-à-dire celle d'un cas particulier de ce que l'on appelle, en anatomie comparée, le squelette dermo-épidermique ou *exosquelette*.

Nous devrons donc souvent, au cours de cet ouvrage, faire des incursions dans le domaine de l'histologie comparée ; mais nous n'entrerons dans cette voie que lorsqu'elle devra nous conduire plus rapidement que toute autre à la solution des problèmes posés. Pour le moment, nous devrons nous contenter d'énoncer quelques-uns des caractères généraux en vertu desquels les vertébrés se séparent profondément des autres animaux répandus dans la nature, et qui constituent pour eux des caractéristiques de premier ordre.

1° Le milieu intérieur des vertébrés n'est plus formé uniquement par de l'hémolymphe. Le liquide nourricier s'est différencié chez eux en *lymphe proprement dite* et en *sang rouge* (1). Nous entendons exclusivement par sang, avec Ranvier, un liquide mis en mouvement par un cœur de structure musculaire toute spéciale, et charriant des globules rouges chargés d'hémoglobine. Le liquide nutritif ainsi modifié a acquis des propriétés respiratoires tout à fait remarquables, et, de ce chef, la respiration interstitielle des tissus prend une activité qui imprime au mouvement vital des vertébrés une physionomie absolument particulière.

2° Le stroma de l'organisme reste, comme chez les invertébrés, formé par le tissu conjonctif né au sein du feuillet moyen. Mais outre que dans ce tissu se développent le sang et les vaisseaux toujours exactement clos et canaliformes qui le distribuent, on y voit aussi constamment naître et se modeler des pièces de squelette solides disposées à l'intérieur de l'animal, et dont la portion axiale est ordonnée en série métamérique sous forme de *vertèbres*. Les vertèbres se développent constamment autour d'une pièce axiale particulière, la *corde dorsale*, qui leur sert de tige directrice pour ainsi dire et constitue l'axe de symétrie de l'organisme entier. Elles sont d'abord formées par du cartilage, puis, chez la majorité des vertébrés, par un tissu dont on ne trouve pas l'analogue chez les autres animaux et qu'on appelle le *tissu osseux*.

Le squelette intérieur, constitué de cette façon, peut être réduit à un axe solide présentant pour chaque métamère deux expansions principales en forme d'arcs. De ces arcs l'un, dorsal ou *neural*, va entourer le système nerveux central séparé primitivement de l'ectoderme, l'autre, ventral ou *viscéral*, se porte du côté opposé et embrasse le tractus intestinal, ou, au delà de ce tractus, les gros vaisseaux sanguins de distribution (*arc hœmal*).

(1) Nous ne considérons pas ici l'Amphioxus comme un vertébré proprement dit. Sa corde dorsale diffère absolument de celles des vertébrés, il n'a point de sang rouge, point de crâne, point de cœur sanguin. Il semble appartenir à un type particulier qui tient autant des mollusques que des vertébrés. C'est un *Provertébré*, pour ainsi dire.

Dans l'épaisseur du feuillet moyen, de chaque côté des masses vertébrales, se développe en outre la *cavité viscérale*, origine des séreuses splanchniques de l'arc viscéral, et séparant la paroi du corps soutenue par cet arc de celle du tractus intestinal. Au sein de ce même feuillet, c'est-à-dire dans la masse du tissu conjonctif, entre l'arc neural et le névraxe, se développe un espace analogue qui tantôt reste cloisonné par des faisceaux connectifs délicats, tantôt prend secondairement la forme d'une séreuse très semblable à celle constituée par la cavité viscérale. C'est la séreuse arachnoïdienne, que l'on pourrait appeler *cavité neurale*, si on la compare à la viscérale, dont elle est exactement l'homologue pour l'arc dorsal.

Des deux feuillets épithéliaux, le supérieur, ou *ectoderme*, donne constamment naissance au névraxe myélencéphalique d'une part, de l'autre à l'épithélium du tégument et à ses glandes. L'épithélium tégumentaire présente sur la plus grande partie de sa surface le type *Malpighien*, stratifié, et qui est le siège de la *kératinisation* des divers ordres : les productions chitineuses ont à jamais disparu. Le feuillet inférieur ou *entoderme* forme l'épithélium du tractus intestinal et de ses glandes, puis se réduit ensuite dans l'intestin à un revêtement, non stratifié, d'éléments épithéliaux du type cylindrique.

Le système nerveux central, né de l'ectoderme, forme un axe continu présentant en avant un renflement *cérébral* dont la rétine, organe fondamental de la vision, est toujours une expansion exposée. Il est constamment séparé du tractus intestinal par la colonne vertébrale, et reste par conséquent postérieur ou supérieur à ce dernier, suivant que, dans la station habituelle, la colonne rachidienne est placée verticalement ou horizontalement. Enfin, il donne naissance à des paires nerveuses ordonnées comme les vertèbres en série métamérique.

J'insiste ici, et à dessein, seulement sur les caractères différentiels principaux, en négligeant absolument ceux d'ordre secondaire. Mais il ressort, je crois, de ce bref énoncé, que c'est surtout par son liquide nutritif lymphatique et sanguin et par son squelette, d'une part, de l'autre par les dispositions de son système nerveux, que le vertébré diffère essentiellement et profondément des autres animaux. Il semble donc logique de commencer son étude par celle des tissus et des organes qui présentent chez lui les caractères les plus typiques, et donnent par suite à son organisme un cachet particulier. Nous étudierons donc, dans une première partie de cet ouvrage, les tissus qui constituent le *milieu intérieur* et le *stroma général de l'organisme* des vertébrés et de l'Homme. Puis, successivement, dans les autres parties nous passerons en revue les tissus, les organes et les appareils qui concourent à assurer l'exercice de la *motilité*, de la *sensibilité*, de la *nutrilité* et de la *reproductilité ;* c'est-à-dire des quatre qualités vitales essentielles caractérisant tous les organismes animaux, aussi bien celui d'une Amibe que celui de l'Homme.

INDEX BIBLIOGRAPHIQUE DE L'INTRODUCTION.

§ I.

X. Bichat. *Anatomie générale* (édition Maingault). Paris, 1818.
Bordeu. *Recherches sur le tissu muqueux ou l'organe cellulaire*, Paris, Didot, 1767.
Edwards (Milne). *Leçons de physiologie et d'anatomie comparées.* Tome I (1re Leçon).
Haeckel. *Anthropogénie*, trad. française de Ch. Letourneau.

§ II.

F. M. Balfour. *Traité d'embryologie et d'organogénie comparées*, Paris, 1883. Tome 1er, p. 71 (*cellules polaires*).
E. van Beneden. Contributions à l'histoire de la vésicule germinative (*Bull. de l'acad. roy. de Belgique*, 2e série, XLI, No 1, 1876).
O. Butschli. *Eizelle, Zelltheiilung, und Conjugation der Infusorien*, Frankfurt, 1876.
H. Fol. Sur le commencement de l'Hénogénie (*Archives des sciences physiques et naturelles*), Genève, 1877. — Tome LVIII, pag. 439-472.
O. Hertwig. Beitr. z. Kenntniss (*Morphologisches Jahrbuch*, IV, 1878).

§ III.

Von Baer, *Uber Entwicklungsgeschichte der Thiere*, Königsberg, 1828-1837
F. M. Balfour. The developpment and growth of the layers of the blastoderm, and on the disappearance of the primitive groove in the Embryo Chick (*Quart. J. of micros. Science*. Vol. XIII, 1873).
W. Flemming. Beiträge zur Kenntniss der Zelle und ihrer Lebenserscheinungen (*Archiv f. mikr. Anat.* XX, 1881).

§ IV.

Butschli. Studien über die ersten Entwickl. etc. (*Abhandl. d. Senkenbergischen Naturf. Gesellsch.* Bd. X).
Dujardin. *Manuel de l'observateur au microscope.* Paris. 1843, p. 77 (*Sarcode*).
Eimer. Weitere Nachrichten über den Bau des Zellkernes, etc. (*Archiv f. mikrosk. Anatomie.* Tome XIV, p. 94)
W. Flemming. Beiträge zur Kenntniss. d. Zelle, etc. (*Arch. f. mikr. Anatomie.* Tom. XIII, 1878, p. 715 et tom. XX, 1881).
Haeckel. *Le règne des protistes.* Trad. française.
Henneguy. De l'importance des figures kariokinésiques dans les recherches embryogéniques (*C. R. hebd. de la Soc. de Biologie*, 7e série, t. III, 1882, p. 538).
R. Hertwig. *Morpholog. Jahrbücher.* Vol. II.
E. Klein. *Observations on structure of cells and nuclei* (*Quarterly Journ. of microsc. science.* Vol. XVIII, 1878, p. 315. — Vol. XIX, 1879, pag. 125).
Kupffer. Ueber Differenzirung d. Protoplasma an den Zellen thierischer Gew. (*Schriften des Naturw. Vereins, f. Schleswig-Holstein.* Heft. III. — *Beitr. z. Anat. u. Physiol. Festschr. f. Carl, Ludwig*, 1875).
Leydig. Histologie comparée, édition française.
H. Martin. Archives de physiologie, 1883, fasc. 1.
L. Ranvier. Leçons sur la cornée transparente. — Leçons sur le tissu musculaire. — Recherches sur les éléments du sang (*Travaux du laboratoire d'histologie du Collège de France*, 1875, p. 11). — Traité technique d'hist. (peau), p. 884. — De l'emploi de l'alcool dilué en histologie (*Trav. du lab.* 1874, p. 282).
R. Remak. *Untersuchungen ueber d. Entwicklung d. Wirbelthiere.* Berlin, 1850-1855.
Schwalbe. Bem. über d. Kerne d. Ganglienzellen (*Ienaische Zeitschrift f. naturw.* Tom. X, p. 25).
E. Strasburger. Ueber ein z. Demonstration gezignetes Zelltheilungs-Object. (*Sitz. d. Jenaisch. Gesell. f. med. u. Naturwiss.* Juillet 1879).
C. Gegenbaur. *Manuel d'anatomie comparée*, Paris, 1874.
L. Ranvier. *Leçons sur le tissu musculaire* (1re Leçon). — *Traité technique* (chap. II : *Sang*, p. 178).

LIVRE PREMIER

ÉTUDE DU MILIEU INTÉRIEUR

PREMIÈRE PARTIE

LE MILIEU INTÉRIEUR ET L'APPAREIL GÉNÉRAL DE SOUTÈNEMENT

Chez tous les animaux dont l'organisme n'est pas réduit à une cellule nue, il existe un *milieu intérieur* plus ou moins différencié. C'est dans ce milieu que les éléments anatomiques puisent les matériaux de leur nutrition, c'est là aussi qu'ils rejettent les produits devenus inutiles des opérations vitales dont ils sont le siège. Qu'il s'agisse du mouvement de composition, ou au contraire de celui de décomposition se produisant parallèlement et d'une façon continue au sein des éléments organiques, le milieu *intérieur* est l'intermédiaire obligé entre ces derniers et le milieu ambiant ou *extérieur*.

Prenons pour exemple un des protozoaires les mieux étudiés dans ces derniers temps : la *Noctiluque* (1). On sait que ce petit être unicellulaire est formé par une masse de protoplasma renfermant un noyau. Il est, à sa périphérie, limité par une production exoplastique en forme de capsule, percée d'un orifice pour l'ingestion des aliments et portant un flagellum strié, premier organe différencié du mouvement. A l'intérieur de la capsule existe un liquide incolore, au sein duquel la masse protoplasmique est suspendue et peut projeter librement ses expansions amiboïdes sans cesse changeantes. C'est le milieu intérieur de l'animal, milieu réduit ici à un simple *plasma*. Ce plasma joue le rôle d'agent de soutènement pour la masse protoplasmique qu'il renferme ; ce n'est qu'après l'avoir traversé que l'oxygène, soustrait au milieu extérieur représenté par l'eau de la mer, vient se fixer dans le protoplasma pour

(1) Vignal. Recherches histologiques et physiologiques sur les Noctiluques (*Travaux du lab. d'histologie du Collège de France pour l'année* 1877-1878, p. 212 et 214-217).

y servir aux combustions organiques et apporter à la Noctiluque l'élément essentiel de la phosphorescence qui lui est particulière.

La condition la plus favorable au maintien de la forme des éléments anatomiques, à la bonne répartition des matériaux, de leurs échanges, enfin à l'activité de ces échanges eux-mêmes, est d'ailleurs l'existence autour d'eux d'un plasma liquide. La délicatesse de structure rendue de plus en plus grande dans un objet exige en effet qu'il soit formé de matériaux très résistants ou qu'une partie de son poids lui soit enlevée à l'aide d'un artifice tel que l'immersion dans un liquide ayant une densité plus ou moins voisine de la sienne propre. Sans cela, l'objet s'affaisse et s'écrase sous son propre poids. C'est ainsi que les délicates *fleurs de mer* (comme on appelle certains polypes hydraires et certaines Méduses) montrent au sein de l'eau une structure compliquée et souvent d'une admirable élégance ; sorties de l'eau elles deviennent informes à la façon d'une masse de gélatine ramollie et ne représentent plus rien qu'un amas visqueux. Il en est de même de la plupart des éléments anatomiques. Leur structure est si délicate, et a dû être édifiée avec des matériaux si peu résistants à cause même de leur nature albuminoïde, et des remaniements incessants qu'ils subissent en vertu du mouvement vital continu dont ils sont le siège, que le milieu intérieur qui les renferme et au sein duquel ils vivent doit être constitué par une substance liquide ou semi-liquide dont la densité ne diffère pas considérablement de la leur. Aussi ces éléments sont-ils le plus ordinairement plongés dans un plasma. Ce n'est que dans des cas tout particuliers que l'adaptation des parties pour un but spécial, *la résistance*, entraîne la production de dispositions par l'artifice desquelles les éléments anatomiques peuvent vivre tout en restant maintenus dans un stroma vraiment solide : tel, par exemple, que la substance fondamentale des os, des cartilages ou de l'ivoire des dents.

La répartition des matériaux nutritifs est aussi, avons-nous dit, rendue plus facile par l'existence d'un milieu intérieur liquide ; soit que ces matériaux pénètrent dans le plasma pour s'y répandre par simple diffusion, et aborder ensuite les éléments anatomiques ; soit que (et cette disposition se réalise dans les animaux supérieurs) le plasma soit mis en mouvement et vienne se distribuer successivement aux divers espaces interorganiques. D'un autre côté l'existence à l'état dissous des matériaux rénovateurs active, comme on sait, tout particulièrement les actions chimiques. Enfin, au fur et à mesure que les organismes deviennent plus élevés, les éléments anatomiques se différencient ; leur adaptation exclusive à leurs fonctions ne laisse plus guère subsister chez eux que celle pour laquelle ils se sont spécialisés. Leur nutrition doit être assurée dès lors par une disposition particulière. A ce moment, le milieu primordial cesse d'être réduit à un simple plasma ; il devient un *tissu liquide* renfermant des éléments cellulaires actifs, *les globules blancs*. Ce tissu constitue le milieu intérieur définitif des organismes déjà supérieurs : c'est la LYMPHE ou plutôt l'HÉMOLYMPHE, liquide nourricier primordial qui joue à la fois le rôle de la lymphe et le rôle du sang.

Dans tous les animaux non vertébrés, le liquide nourricier est exclusivement formé par la lymphe primordiale ou hémolymphe (fig. 16). Cette lymphe occupe principalement chez eux les espaces interorganiques, qui communiquent tous plus ou moins librement les uns avec les autres. Chez certains animaux, tels que les crustacés et les insectes, il suffit d'ouvrir quelques-uns de ces espaces pour que le liquide nutritif s'écoule tout entier. Si l'on perce la carapace d'une Écrevisse fluviatile, ou si l'on arrache un segment des pattes d'un gros coléoptère tel que le Lucane-cerf, on voit la lymphe couler comme l'eau et l'animal mourir en s'en vidant pour ainsi dire. Le mouvement du liquide lymphatique est néanmoins assuré, chez les invertébrés supérieurs, par des organes musculaires creux, les *cœurs lymphatiques*, dont la structure est absolument typique, et qui lancent la lymphe dans des vaisseaux à parois poreuses où elle n'est endiguée qu'incomplètement. Cependant sur certains points du corps, les canaux lymphatiques prennent une constitution qui s'éloigne de plus en plus de la disposition lacunaire primitive. Au voisinage des branchies et de la peau, c'est-à-dire des surfaces qui respirent, la lymphe circule dans un système de vaisseaux clos. L'endiguement de plus en plus complet du liquide nourricier dans ses canaux vecteurs est ici le premier indice d'une différenciation de haute importance : l'*adaptation de la lymphe à la fonction respiratoire spécialisée*.

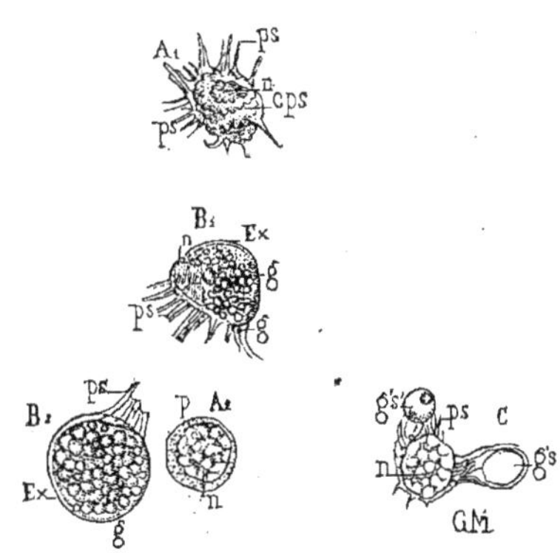

Fig. 16. — Cellules lymphatiques de l'hémolymphe de l'Écrevisse fluviatile.

A_1, globule blanc hyalin fixé avec ses pseudopodes en aiguilles ; — A_2, globule blanc hyalin revenu sur lui-même et affectant la forme ronde ; — B_1, B_2, globules blancs granuleux ; — C, globule blanc hyalin fixé au moment où ses pseudopodes embrassent une granulation *g's'*, et montrant une vacuole *gs* dans laquelle était contenue une autre granulation ; — *n*, noyau ; — *ps*, pseudopodes ; — *g*, granulations vitellinoïdes ; — *p*, protoplasma ; — *ex*, exoplasme (fixation par l'acide osmique à 1. p. 100, picrocarminate ; — 400 diamètres).

Chez les vertébrés proprement dits, et chez eux seulement, cette adaptation s'est poursuivie de façon à devenir complète ; une portion du liquide nutritif prend alors des caractères spéciaux et devient le SANG. Comme la lymphe, le sang est formé d'un plasma liquide renfermant des globules blancs ou cellules migratrices. Mais à côté de ces globules incolores et doués de mouvements amiboïdes, il renferme des éléments beaucoup plus nombreux, cellulaires ou non cellulaires, dont le stroma est chargé d'une matière particulière, l'*hémoglobine*, jouissant de la propriété de fixer l'oxygène et de le céder aux éléments des divers tissus. Ce sont les *globules rouges*, absolument caractéristiques du sang vrai (fig. 17).

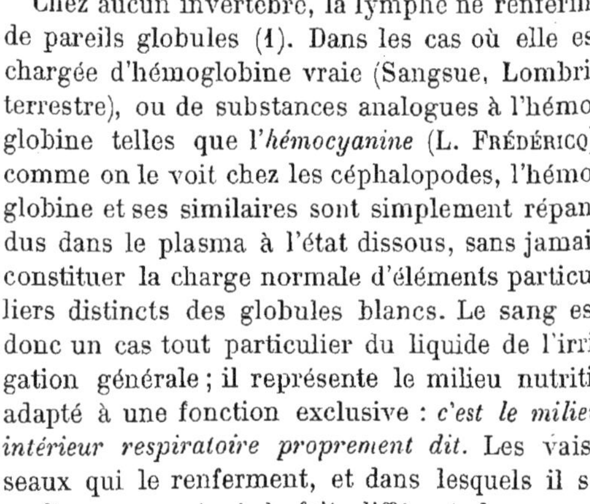

Fig. 17. — Globules rouges du sang de la Salamandre terrestre.

a, globule vu de face et renfermant un noyau mûriforme ; — ap, globule vu de profil (acide osmique, éosine, glycérine salée).

Chez aucun invertébré, la lymphe ne renferme de pareils globules (1). Dans les cas où elle est chargée d'hémoglobine vraie (Sangsue, Lombric terrestre), ou de substances analogues à l'hémoglobine telles que l'*hémocyanine* (L. Frédéricq), comme on le voit chez les céphalopodes, l'hémoglobine et ses similaires sont simplement répandus dans le plasma à l'état dissous, sans jamais constituer la charge normale d'éléments particuliers distincts des globules blancs. Le sang est donc un cas tout particulier du liquide de l'irrigation générale ; il représente le milieu nutritif adapté à une fonction exclusive : *c'est le milieu intérieur respiratoire proprement dit.* Les vaisseaux qui le renferment, et dans lesquels il se meut sous l'impulsion d'un cœur tout à fait différent des cœurs lymphatiques, forment un système absolument clos enté sur celui des canaux collecteurs plus ou moins poreux de la lymphe et communiquant constamment avec ces derniers. Mais les fonctions respiratoires prennent un tel éclat chez les vertébrés, que le système sanguin, bien qu'en réalité simplement surajouté au lymphatique, semble acquérir une importance prépondérante. L'extrême activité de la circulation du sang masque pour ainsi dire celle de la circulation lymphatique. Il n'en est pas pas moins vrai que la lymphe reste le milieu intérieur nutritif fondamental, le liquide interstitiel par excellence. Les voies lacunaires où le courant lymphatique prend ses origines suivent et enveloppent de toutes parts les vaisseaux sanguins, dont l'ensemble rameux peut être considéré comme plongeant dans un lac de lymphe.

Pour constituer ces voies en forme de lacunes, s'édifie, au sein du feuillet moyen de l'embryon, un tissu particulier : *le tissu connectif*,

(1) On a cependant signalé des corps cellulaires chargés d'hémoglobine chez quelques animaux parmi lesquels on peut citer des chœtopodes : les *Glycera* (de Quatrefages, Claparède, Ray-Lankester) ; des mollusques lamellibranches (*Solen legumen :* Ray-Lankester) ; et certains echinodermes. Mais s'agit-il bien de vrais globules rouges, ou seulement de cellules ayant détruit des globules rouges empruntés à d'autres animaux et dont le protoplasma s'est chargé d'hémoglobine, comme celui d'un globule blanc engagé dans une ecchymose? Jusqu'à preuve certaine qu'il n'en est pas ainsi, on doit rester dans le doute et conserver à la caractéristique indiquée dans le texte toute sa valeur.

qui est le théâtre d'une série d'actes nutritifs de haute importance en même temps qu'il unit et sépare les organes les uns des autres. De la sorte, il constitue une véritable portion intégrante du milieu intérieur, et peut être en outre considéré à juste titre comme le stroma de l'organisme entier. En effet, d'une part, c'est au travers des espaces du tissu connectif que s'opèrent les échanges entre les éléments différenciés, la lymphe et le liquide sanguin ; d'autre part, c'est aux dépens de ce même tissu et par une adaptation qui lui est propre, que se produisent secondairement les pièces du squelette définitif. Dans cet ordre d'idées il devient naturel d'étudier successivement la *lymphe*, le *sang*, et le *tissu connectif* en les considérant comme trois tissus concaténés entre eux, et constituant par leur union le milieu intérieur complexe des vertébrés et de l'Homme; c'est pourquoi j'ai placé leur description dans trois chapitres d'un seul et même livre.

CHAPITRE PREMIER

LA LYMPHE.

§ 1. — IDÉE GÉNÉRALE DE LA LYMPHE.

La lymphe est un tissu (Ranvier) dont les éléments anatomiques cellulaires sont constitués par les globules blancs et la substance fondamentale par un plasma défini. La constitution de ce plasma, bien que soumise à des variations de détail suivant les divers points de l'économie, reste toujours la même dans le fond. Le plasma lymphatique renferme une proportion d'eau un peu plus considérable que celui du sang (92 à 97 p. 100 au lieu de 90 p. 100); il est moins albumineux et à peu près aussi salin; enfin il renferme de la substance glycogène, de l'urée, de la substance fibrinogène. On peut donc le considérer comme une sorte d'ébauche du plasma sanguin, comme *un plasma sanguin légèrement dilué*. Sortie de ses vaisseaux ou de ses réservoirs cavitaires naturels, la lymphe au bout de 15 à 20 minutes coagule spontanément, à la façon du sang, en produisant, lorsqu'elle est disposée en couche mince, un réticulum fibrineux d'une admirable délicatesse. Battue avec une aiguille dans un verre de montre, elle donne des flocons de fibrine filamenteuse.

Tous ces caractères sont bien différents de ceux présentés par les humeurs proprement dites, telles que les divers produits de sécrétion ou de séparation, comme, par exemple, les liquides salivaires ou l'urine. Ces humeurs ne vivent pas en effet d'une vie propre, aucun élément cellulaire caractéristique n'entre dans leur composition, ni ne joue de rôle défini dans leur fonction. Au contraire la lymphe a sa manière de vivre et de fonctionner, tout comme un nerf ou comme un muscle; et c'est pour cette raison qu'elle doit être séparée des humeurs et rangée parmi les tissus. Les mêmes remarques s'appliquent naturellement au sang, puisqu'il n'est autre chose qu'une différenciation de la lymphe.

Chez certains animaux invertébrés, tels par exemple que l'Écrevisse, la lymphe est claire et transparente comme l'eau à laquelle on l'a comparée (*Lympha*). Cette transparence tient à ce que, pendant la vie, les globules blancs ont un indice de réfraction identique à celui du plasma et que ce dernier n'est pas chargé de substances réfringentes en quantité appréciable. Chez les vertébrés, la lymphe est parfois aussi tout à fait incolore, mais on trouve tous les intermédiaires entre cet état aquiforme et l'apparence du lait. Enfin, nous verrons plus loin que, sur nombre de points, les globules rouges du sang ont pénétré en proportion variable dans les voies lymphatiques, et ont donné à la lymphe une coloration plus ou moins rosée en se mélangeant avec elle. C'est principalement dans le canal thoracique, au voisinage du point d'insertion de ce canal sur le système veineux, que la lymphe est colorée par le sang, et uniquement parce que ce dernier reflue dans le vaisseau lymphatique. On peut s'en assurer en découvrant sur un gros animal, tel que le Cheval ou l'Ane, le canal thoracique et la veine sous-clavière dans laquelle il verse la lymphe. Cette dernière paraît, à travers la paroi transparente, de plus en plus colorée à mesure que l'on s'approche de l'extrémité du canal ouverte dans la veine. De temps en temps, on voit un filet de sang noir s'engager, remonter le courant lymphatique jusqu'à une certaine distance, et enfin se mêler à la lymphe. Dans ces conditions, si l'on ramène la lymphe colorée dans les veines en pressant de bas en haut avec le doigt sur le canal thoracique, et si l'on empêche le sang de refluer vers la lymphe en maintenant le doigt en place, on voit le canal se remplir progressivement d'un liquide peu lactescent, de couleur gris-tourterelle et ne rappelant plus du tout la teinte du sang. J'insiste à dessein sur ce point, parce que la coloration rosée de la lymphe dans la partie supérieure du canal thoracique avait fait autrefois supposer qu'elle se transformait progressivement en sang avant de se déverser dans le système veineux. En réalité la raison pour laquelle la lymphe des canaux est toujours faiblement rosée, même dans les premiers trajets collecteurs, tient à une autre cause, comme nous le verrons plus loin en parlant du phénomène de la diapédèse.

La lymphe étant en réalité le milieu dans lequel tous les éléments différenciés exercent leurs fonctions, on conçoit aisément que sa constitution chimique et même son apparence générale, sa plus ou moins grande fluidité, etc., soient variables suivant les points où on la recueille : puisque chaque élément organique pris en particulier y fait ses échanges qui ne sont point identiques entre eux de tissu à tissu et d'organe à organe. Dans les espaces interorganiques des animaux supérieurs, le plasma lymphatique est peu abondant, *la lymphe des lacunes* est pour ainsi dire réduite à ses cellules migratrices. Il faut donc la distinguer de celle des *réservoirs lymphatiques* et de celle des *canaux collecteurs*. C'est dans ces deux derniers départements seulement qu'elle prend le caractère d'un liquide véritable, et c'est là qu'il faut la recueillir pour en faire l'analyse histologique.

Le moyen le plus simple pour recueillir la lymphe chez la Grenouille, qui, à ce point de vue, sert le plus ordinairement d'objet d'étude et fournit le type de la lymphe des vertébrés à sang froid, consiste à l'aspirer dans le sac lymphatique dorsal à l'aide d'une pipette effilée à la lampe et dont on a cassé la pointe de manière à la rendre tranchante comme la canule d'une seringue de Pravaz. Il faut avoir soin de choisir une Grenouille de grande taille que l'on a laissée dans l'eau pendant quelques heures afin qu'elle ne se dessèche pas à l'air; l'animal est immobilisé à l'aide d'un linge dont on entoure ses pattes antérieures et postérieures; la peau du dos est essuyée, et, avec les doigts, on exerce une compression à droite et à gauche de manière à ramener la lymphe vers l'endroit qu'on veut piquer. La pipette tranchante est enfoncée ensuite d'un seul coup et se remplit ordinairement d'une petite colonne de lymphe qui monte dans le tube. On bouche alors avec le doigt l'extrémité ouverte de ce dernier, et l'on retire la pipette dont on verse le contenu soit directement sur la lame de verre, soit dans un verre de montre.

Comme nous le verrons plus loin, la curarisation détermine chez la Grenouille une énorme augmentation du contenu des cavités lymphatiques; mais ce n'est pas dans le sac dorsal que la lymphe est alors le plus abondante. Elle s'accumule surtout, ainsi que l'a fait voir TARCHANOFF, dans le sac lymphatique rétro-lingual. Si l'on développe la langue de l'animal curarisé, l'on voit ce sac lymphatique gonflé et présentant l'aspect d'une boule transparente. Il est facile de l'enlever en entier en jetant une ligature sur la base de la langue et en sectionnant le tout avec des ciseaux. Le sac lymphatique distendu peut être conservé pendant plusieurs jours dans la chambre humide; la lymphe y reste parfaitement liquide (1). Si alors on ouvre le sac avec de fins ciseaux, ou si on le ponctionne pour en faire écouler la lymphe, celle-ci se coagule presque aussitôt. Ce fait est intéressant, il montre que la coagulation est considérablement retardée, pour la lymphe comme pour le sang, lorsque ce liquide est maintenu en rapport avec les parois des cavités destinées à le contenir, et en dehors du contact de l'air.

Pour recueillir la lymphe des animaux à sang chaud, l'on peut choisir le péricarde, la plèvre ou le péritoine. Chez le Chien ou le Lapin, il en existe toujours une petite quantité dans les parties déclives de ces séreuses. On la recueille avec une pipette à pointe mousse, en ayant soin d'opérer sur un animal curarisé et d'éviter le mélange du sang avec le liquide lymphatique. Les incisions au thermo-cautère doivent être pour cette raison préférées aux autres. La lymphe que l'on recueille dans le

(1) La chambre humide la plus simple se compose d'une cloche de verre renversée sur une assiette plus large que son bord inférieur et remplie d'eau. On suspend le sac lymphatique par un fil à une aiguille recourbée en crochet fixée sous le bouton de la cloche par de la cire d'Espagne. — Pour conserver des préparations dans la chambre humide on les dispose sur une échelle de verre imaginée par MALASSEZ et bien connue. On place cette échelle au centre de l'assiette et on recouvre le tout de la cloche.

péricarde ou le péritoine est la lymphe des réservoirs séreux ou *lymphe cavitaire*. Pour obtenir la *lymphe des canaux*, il convient de dégager, sur un animal immobilisé convenablement, le canal thoracique à la base du cou. Chez l'Ane et chez le Cheval, COLIN a obtenu par ce procédé de grandes quantités de lymphe; pour l'analyse histologique qui ne nécessite pas plus de quelques gouttes de liquide, RANVIER conseille de chercher le canal thoracique dans la poitrine, sur un chien curarisé et auquel on pratique la respiration artificielle. Il est facile de découvrir ce canal le long de l'aorte lorsque la poitrine a été largement ouverte. On place une première ligature, puis, lorsque le canal thoracique s'est gonflé au-dessous d'elle, on en place une seconde quelques centimètres plus bas. Le segment de canal intercepté entre les deux ligatures est alors enlevé, et il est aisé d'y recueillir la lymphe avec une pipette à extrémité tranchante, que l'on remplit en aspirant légèrement.

§ 2. — ÉLÉMENTS ANATOMIQUES DE LA LYMPHE. GLOBULES BLANCS.

Pour prendre une bonne idée de la constitution histologique de la lymphe, il importe d'étudier successivement les éléments anatomiques qui la caractérisent (A) chez les invertébrés, (B) chez les vertébrés à sang froid, (C) chez les vertébrés à sang chaud, et plus particulièrement chez les mammifères : car on sait que le système lymphatique est rudimentaire chez les oiseaux, et qu'il est extrêmement difficile de recueillir chez eux la lymphe, même en minime quantité et pour un examen histologique.

A. **Lymphe des invertébrés (Hémolymphe)**. — Si l'on arrache un article des pattes disposées sous forme de pinces chez l'Écrevisse fluviatile, la lymphe coule par larges gouttes transparentes comme l'eau. Une de ces gouttes est recueillie sur la lame de verre, puis recouverte d'une lamelle qui est ensuite bordée à la paraffine. Si l'on examine alors la préparation, on reconnaît que la lymphe renferme une grande quantité de corps cellulaires qui, au bout de quelques instants, deviennent le siège de mouvements amiboïdes. Mais la lymphe ne tarde pas à se coaguler sous la lamelle et à mourir. Pour étudier convenablement les globules blancs, il faut les fixer dans leur forme. Pour cela, le meilleur procédé consiste à faire tomber la goutte de lymphe sur une goutte de solution aqueuse d'acide osmique à 1 p. 100, disposée préalablement sur la lamelle. Presque instantanément les globules blancs sont frappés de mort avec la forme exacte qu'ils affectaient pendant la vie. On peut les colorer au picro-carminate d'ammoniaque qui met en évidence leurs noyaux, ou à l'aide d'une solution aqueuse d'éosine à 1 p. 100, qui colore leur protoplasma et ses expansions en rose magnifique.

On peut alors observer un fait très intéressant sur lequel Ranvier a attiré l'attention. Les globules lymphatiques sont de deux ordres. Les uns, de petit volume, sont formés d'une masse de protoplasma renfermant un noyau plus ou moins bourgeonnant et irrégulier. Leurs expansions amiboïdes sont fixées dans leur forme exactement, elles se présentent avec l'aspect de piquants plus ou moins allongés, le plus ordinairement cylindriques, et donnant au corps cellulaire une apparence épineuse. Après l'action de l'éosine, ces piquants paraissent comme des aiguilles roses, hyalines et transparentes. La masse protoplasmique dont ils émanent est nue, elle renferme seulement des granulations protéiques. De pareils globules répondent aux globules blancs ordinaires de la lymphe et du sang des vertébrés. Mais à côté d'eux, on en voit d'autres beaucoup plus grands, et dont le protoplasmaest semé de grains réfringents, égaux entre eux, presque en contact les uns avec les autres, et présentant des réactions qui les rapprochent des granules vitellins des batraciens anoures et de certains poissons. Ils se colorent en brun clair sous l'influence de l'acide osmique, en rouge par le carmin, en rose vif par l'éosine exactement à la façon des corpuscules vitellins. Pour cette raison, nous leur donnerons le nom de *grains vitellinoïdes* (fig. 18).

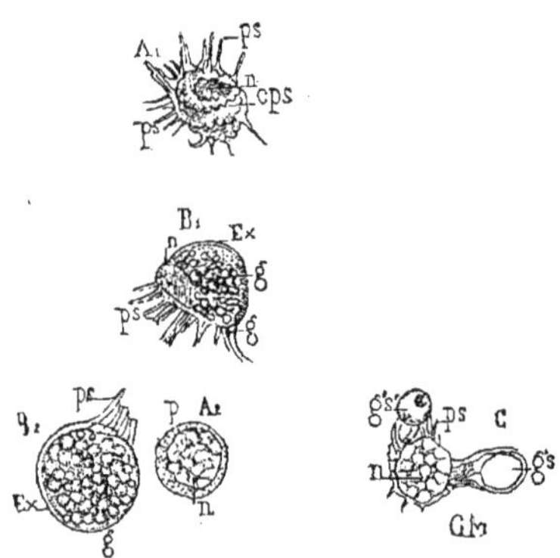

Fig. 18. — Cellules lymphatiques de l'hémolymphe de l'Écrevisse fluviatile.

A_1, cellule hyaline fixée avec ses pseudopodes en aiguilles étalés; — A_2, cellule hyaline revenue à la forme ronde et dont les pseudopodes sont rentrés dans la masse protoplasmique; — B_1, B_2, cellules granuleuses; — C, cellule lymphatique hyaline fixée au moment où ses pseudopodes embrassent une granulation *g's'*; — en *gs*, vacuole au milieu d'un faisceau de pseudopodes et répondant à une granulation saisie qui s'est échappée; — *n*, noyau; — *p*, protoplasma; — *ps*, pseudopodes; — *ex*, l'exoplasme (fixation par l'acide osmique à 1 p. 100, picrocarminate; — 400 diamètres).

Les globules blancs à grains vitellinoïdes possèdent un noyau volumineux; leur corps cellulaire m'a paru nettement limité par une mince pellicule exoplastique. C'est à travers cette pellicule molle, qui individualise l'élément en lui donnant une forme générale moins variable que celle d'une masse protoplasmique nue, que passent les expansions amiboïdes ou pseudopodes. Dans la lymphe fixée par l'acide osmique, ces pseudopodes se montrent comme de longs piquants séparés les uns des autres à leur origine, et qui deviennent rameux et enchevêtrés les uns avec les autres à la périphérie, exactement à la façon des pseudopodes des rhizopodes. Pour se répandre au dehors, ces prolongements percent la membranule exoplastique, qui paraît en coupe optique comme tracée à l'encre et avec un double contour. Quand on observe l'expansion pseudopodique de profil, le trou par lequel passe le pseudopode semble taillé à pic dans l'exoplasme; quand on fait rouler la cellule de manière à observer de face le point d'issue du pseudopode, on voit ce point bordé par un contour circulaire, comme le serait un trou découpé à l'emporte-pièce. Enfin, quand la fixation par l'acide osmique est incomplète, le contenu de la cellule se rétracte et dégage l'exoplasme qui se montre autour d'elle avec une entière évidence.

Dans la lymphe des crustacés décapodes, il existe donc au moins deux ordres de globules blancs; les uns sont des cellules lymphatiques ordinaires, les autres sont des éléments notablement différenciés, bien qu'ils jouissent manifestement de l'activité amiboïde. Ils sont chargés de corpuscules qui, si l'on en juge pas leurs analogies avec les grains vitellins, sont vraisemblablement destinés à jouer comme ces derniers un rôle nutritif. Enfin, la disposition de ces grains au sein du protoplasma, l'observation qu'on peut faire de globules blancs qui n'en contiennent que quelques-uns, et le passage insensible de cette forme à d'autres qui montrent les grains vitellinoïdes de plus en plus nombreux et volumineux, permettent de penser que ces grains prennent naissance dans la masse protoplasmique par une sorte de sécrétion. Les globules blancs à grains vitellinoïdes prennent manifestement de la sorte la signification de *glandes unicellulaires mobiles*, terme qui a été du reste attribué aux corpuscules lymphatiques en général par Ranvier, mais dont la justesse est surtout ici évidente. L'étude de la lymphe des invertébrés montre donc déjà un fait important : C'est que *tous les globules blancs* qu'elle renferme *n'ont pas la même valeur* au point de vue physiologique. Dans certains d'entre eux, la fonction de sécrétion commence à paraître, s'ajoute aux propriétés cardinales d'ailleurs conservées; et l'élément subit un commencement de différenciation morphologique en rapport avec l'individualisation plus complète nécessitée sans doute par sa fonction.

Nous retirerons de l'étude de la lymphe de l'Écrevisse une autre notion tout aussi importante que la précédente. Une goutte de lymphe tombant dans l'acide osmique par un trou qu'on vient de faire à la carapace y arrive évidemment et y est fixée en l'état où elle se trouvait dans les lacunes interorganiques; elle n'a pas eu en effet le temps de se modifier. Or sur la majorité des globules, dans ces conditions, il est facile de constater l'existence d'expansions pseudopodiques variées. Il suit de là que les globules blancs des deux ordres jouissent de mouvements amiboïdes dans les lacunes interorganiques des crustacés tels que l'Écrevisse et le Homard. Ces mouvements ont été surpris et fixés au moment de la chute des globules blancs dans la solution osmique. En introduisant sous la lamelle une goutte de solution aqueuse d'éosine, puis en faisant pénétrer lentement de la glycérine salée, on rend la préparation persistante. On peut alors conserver pendant plusieurs années les globules blancs montrant leurs pseudopodes étalés, saisis et fixés pour toujours dans l'un des stades de leur mouvement sans cesse variable et qui, pendant la vie, n'aurait duré qu'un instant.

B. **Lymphe des vertébrés à sang froid : cellules migratrices.** — Les globules blancs de la lymphe des vertébrés à sang froid sont identiques à ceux du sang de ces mêmes animaux. Il convient de les réunir sous le terme commun de *cellules migratrices*, car il s'agit d'un même élément, présentant seulement dans le sang et dans la lymphe des activités différentes, à cause même de la différence des milieux où il est placé.

Pour étudier les cellules migratrices dans la lymphe, il convient de choisir les batraciens anoures ou urodèles et de recueillir le liquide lymphatique dans le sac sous-cutané dorsal. Chez la Grenouille en particulier, les globules blancs recueillis de cette manière sont au nombre de 180 environ pour un millimètre cube de lymphe (MALASSEZ); chez les poissons, les reptiles et les chéloniens, on doit se contenter d'étudier les corpuscules lymphatiques dans le sang, à cause de la trop grande difficulté qu'on éprouverait à aborder les portions du système lymphatique renfermant assez de lymphe pour en obtenir quelques gouttes à l'état de pureté.

Si on laisse tomber une gouttelette de la lymphe de la Grenouille ou du Crapaud, prise dans le sac dorsal, dans une goutte ou deux d'acide osmique à 1 p. 100 disposées dans un verre de montre, et qu'on mélange rapidement les deux liquides avec une aiguille de verre, les globules blancs sont immédiatement fixés à l'état de contraction, c'est-à-dire, comme on le verra un peu plus loin, sous la forme ronde. Si maintenant on ajoute au mélange une goutte de picro-carminate d'ammoniaque et qu'on le maintienne pendant quelques heures dans la chambre humide, il est aisé de faire des préparations de corpuscules lymphatiques à la fois exactement fixés dans leur forme et dont les noyaux, ainsi que le protoplasma, ont subi des colorations électives intéressantes (fig 19).

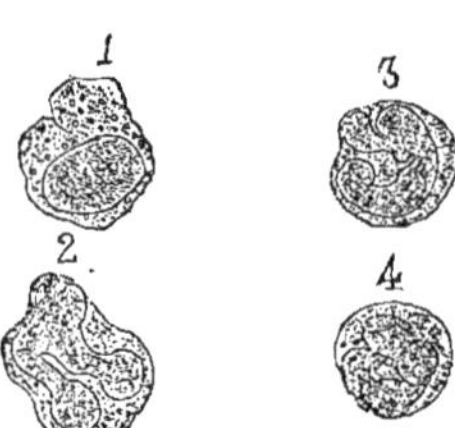

Fig. 19. — Cellules lymphatiques du sac dorsal de la Grenouille traitées par l'alcool au tiers très faiblement chargé d'éosine : conservation dans la glycérine salée éosinée très faiblement.

1, cellule à noyau ovalaire ; — 2, cellule à noyau muni de deux bourgeons ; — 3, cellule à noyau muni de trois bourgeons ; — 4, cellule à noyau disposé en rosette bourgeonnante (400 diamètres).

La plupart des globules blancs apparaissent alors sous la forme de corps cellulaires constitués par une masse de protoplasma hyaline nue, hérissée de courtes pointes ou mamelons de forme variable, et renfermant un noyau bourgeonnant, que l'on distingue plus ou moins facilement au travers du protoplasma translucide auquel les réactifs ont donné une teinte orangée. Ce sont les *globules ordinaires* de la lymphe et du sang, ceux que nous verrons émettre des pseudopodes rameux lorsqu'ils seront placés dans des conditions convenables. A côté de ces globules, on en trouve d'autres en petit nombre et très différents. Lorsqu'on les examine à l'état vivant on voit qu'ils renferment une foule de granulations brillantes, distinctes les unes des autres, disposées au sein du protoplasma et autour du noyau. Dans cet état, ils offrent une apparence assez semblable à celle des gros globules à grains vitellinoïdes des crustacés décapodes. Ils en diffèrent cependant en ce que le pourtour du globule n'est pas limité par un exoplasme; les globules blancs granuleux sont, comme les globules blancs ordinaires, des cellules nues. Après l'action de l'acide osmique et la coloration au picro-carminate d'ammoniaque, on reconnaît qu'ils présentent deux variétés bien distinctes.

Dans la première, les granulations dont est semé le protoplasma sont toutes et manifestement de nature graisseuse; l'acide osmique les colore en noir de bistre. Il est facile de constater que les grains de graisse sont plongés de toutes parts dans le protoplasma; ils sont séparés les uns des autres par des petits ponts protoplasmiques qui les individualisent et les enveloppent. Dans cet état, les globules blancs sont tout à fait analogues, au point de vue de la structure, à des cellules adipeuses dans le premier stade de leur développement.

Dans la seconde variété, les granulations réfringentes, disposées de la même façon que les graisseuses au sein du protoplasma, ne se colorent pas en noir par l'acide osmique. Elles ne sont donc pas de nature graisseuse ou du moins ne sont pas constituées par de la graisse neutre. Le picrocarminate d'ammoniaque les teint en brun orangé d'une façon peu différente de l'hémoglobine. L'éosine les colore en rouge brique aussi à la façon de l'hémoglobine, mais cette teinte brique est plus claire que dans les globules rouges du sang. Ce sont certainement de pareils globules qui ont été vus et décrits par SEMMER et depuis par G. POUCHET dans le sang (1). On leur a fait jouer un grand rôle dans la régénération du sang, uniquement parce que l'on a considéré les granulations dont ils sont chargés comme formées d'hémoglobine. Il est cependant certain qu'il n'en est pas ainsi. D'une part, à l'inverse de l'hémoglobine, ces granulations sont insolubles dans l'eau; d'autre part certaines graisses se colorent comme elles exactement à la façon de l'hémoglobine en présence du picro-carminate d'ammoniaque et de l'éosine. Tel est, par exemple, le globe graisseux des vésicules adipeuses des Ammocètes et des Lamproies que de son côté l'acide osmique teint en noir d'ébène. Je suis donc porté à croire que les *globules granuleux* à grains éosinophiles sont chargés d'une substance particulière, destinée probablement à jouer un certain rôle dans la nutrition,

(1) Globules à granulations éosinophiles d'EHRLICH (Methodologische Beiträge zur Physiologie der verschiedenen Formen der Leukocyten. *Zeits. f. klin. medic.*, vol. I, p. 553, 1880).

et peut-être à se transformer ultérieurement en graisse neutre. Dans cette conception, ces globules deviennent les homologues des globules à grains vitellinoïdes de la lymphe de l'Écrevisse et du Homard.

C'est surtout dans le sang que ces globules granuleux et graisseux sont abondants. Chez certains poissons tels que l'Espadon, on peut les étudier aisément en fixant la choriocapillaire de l'œil par les vapeurs osmiques et en la colorant ensuite avec la glycérine hématoxylique éosinée. Ils ont un volume énorme par rapport aux globules blancs ordinaires que l'on trouve à côté d'eux dans les vaisseaux.

Enfin, lorsque les globules blancs prennent dans le sang un développement excessif, comme on l'observe chez l'homme dans certaines formes de Leucémie, on retrouve, ainsi que je l'ai démontré il y a quelques années (1), les trois variétés de globules blancs réunies les unes à côté des autres à peu près de la même façon qu'elles le sont normalement dans le sang des animaux à sang froid.

Pour bien observer les noyaux des globules lymphatiques, il convient d'employer le procédé indiqué par Ranvier. En effet, sauf chez quelques animaux tels que l'Axolotl, les noyaux possèdent un indice de réfraction à peu près identique à celui du protoplasma qui les entoure et ne peuvent pour cette raison être nettement observés : même après fixation par l'acide osmique et coloration au picrocarminate, ils restent indistincts et avec un contour nuageux. Mais si l'on prend une goutte de lymphe dans le sac dorsal de la Grenouille, qu'on la dépose sur une lame de verre et qu'on la mélange avec une goutte d'alcool au tiers faiblement coloré par l'éosine soluble dans l'eau ou par la fuchsine, le protoplasma se gonfle sous l'action de l'eau du réactif, et devient transparent. Le noyau devient alors visible nettement avec ses contours distincts, et il est coloré en rose ou en rouge (fig. 20).

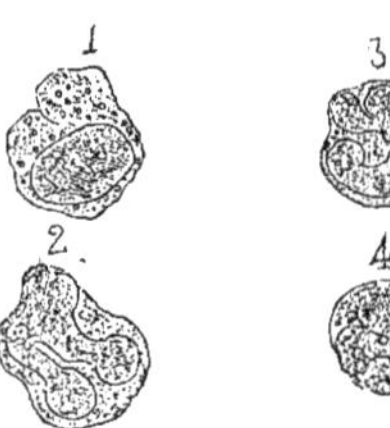

Fig. 20. — Cellules lymphatiques du sac dorsal de la Grenouille traitées par l'alcool au tiers très faiblement chargé d'éosine ; conservation dans la glycérine salée, éosinée très faiblement.

1, cellule à noyau ovalaire ; — 2, cellule à noyau muni de deux bourgeons ; — 3, cellule à noyau muni de trois bourgeons ; — 4, cellule à noyau disposé en rosette bourgeonnante (400 diamètres).

Dans ces conditions, Ranvier a constaté que le noyau des cellules lymphatiques possède les formes les plus variables. Il est rarement arrondi ou ovalaire et muni d'un nucléole unique ; sur un petit nombre de cellules il affecte la forme d'un biscuit ou d'une haltère, montrant alors deux nucléoles occupant chacun le centre des deux renflements. Le plus souvent il est disposé

(1) J. Renaut. Recherches sur les éléments cellulaires du sang (*Archives de Physiologie*, 1881).

sous forme de boudin irrégulièrement replié sur lui-même, comme si le noyau s'était rédupliqué pour prendre place dans la masse protoplasmique dont sa longueur dépasserait le diamètre s'il était supposé déployé. D'autres fois il présente des bourgeons pédiculés reliés par un mince ponticule au noyau principal. Enfin, dans quelques cellules on peut constater la présence de deux noyaux distincts, séparés l'un de l'autre par un plan protoplasmique qui se poursuit dans toute l'épaisseur de l'élément. Les noyaux sont souvent même au nombre de quatre, et disposés en rosette (Pouchet). L'observation de cette série de formes, à la fois dans les globules blancs de la lymphe et dans ceux du sang, indique nettement que ces cellules sont aptes à se multiplier par division dans les deux liquides.

Quand on fait arriver par capillarité, sous la lamelle, une goutte d'éosine en solution aqueuse à 5 p. 1000, l'on peut étudier aisément l'action de l'eau sur les cellules lymphatiques vivantes. Lorsqu'elles sont atteintes par la solution colorée, leur protoplasma se gonfle, puis revient à la forme ronde, mais reste incolore et conserve une apparence granuleuse. Au bout de quelques minutes (15-25), brusquement et comme par un effet de rupture, une série d'expansions sarcodiques se montrent comme des nuages roses autour de l'élément qui immédiatement se colore en rouge. Si l'on a opéré avec du picrocarminate faible, les mêmes effets se produisent; les boules sarcodiques sortent sous forme de festons nébuleux légèrement orangés et le protoplasma se colore en orangé plus foncé, le noyau en rouge. Quand on a fait agir à la place des deux réactifs précités le sérum fortement iodé, les cellules lymphatiques se colorent presque instantanément en brun verdâtre; sur certaines d'entre elles les nuages sarcodiques qui se produisent alors prennent la coloration brun acajou que l'on considère comme caractéristique de la substance glycogène partout où elle existe (Ranvier). Ainsi donc les cellules lymphatiques ont une constitution chimique très complexe, bien en rapport avec les actes nutritifs auxquels elles paraissent préposées dans l'organisme : puisque certaines contiennent de la matière glycogène, d'autres des graisses, d'autres enfin des substances analogues plus ou moins aux granules vitellins et intermédiaires entre les substances albuminoïdes et les graisses neutres.

Ranvier, qu'il faut citer à chaque pas dans l'étude de la lymphe à laquelle il a fait faire à lui seul plus de progrès que ne l'avaient fait avant lui la série des histologistes qui se sont succédé, a fait remarquer avec raison que tant que la cellule lymphatique demeure vivante, elle résiste à la coloration et son noyau reste invisible. Lorsqu'elle a été *tuée* brusquement, par l'action d'un réactif tel que l'iode, son noyau devient immédiatement apparent et peut être instantanément coloré par le carmin ou l'hématoxyline, si l'on introduit ces réactifs dans la préparation. Mais toutes les cellules lymphatiques ne sont pas également vulnérables ; il en est qui résistent à l'action de l'iode pendant longtemps. Elles ne donnent pas alors naissance à des gouttes sarcodiques et leur noyau ne se colore pas de suite par l'hématoxyline ou le carmin. Certaines cellules, enfin, ne sont fixées par le réactif qu'à la surface. Elles sont alors entourées d'une sorte de pellicule coagulée ; mais le centre reste fluide et, au bout d'un temps plus ou moins long, on voit l'élément éclater sur un point en projetant par rupture une énorme boule sarcodique. Les réactifs coagulants énergiques, tels que l'acide osmique en solution et surtout en vapeurs, agissent d'une façon toute différente : ils solidifient l'élément en masse en lui conservant son aspect hyalin et sa forme exacte.

Examinons maintenant les globules blancs vivants et dans leur propre plasma, c'est-à-dire dans une goutte de lymphe puisée dans le sac dorsal et déposée dans la chambre humide et à air. Les globules blancs, au début de l'observation, affectent à peu près tous la forme ronde. Leur protoplasma et leurs noyaux possédant le même indice de réfraction, on ne voit pas ces derniers. La périphérie des corps cellulaires est parfois cependant rendue inégale par des bourgeons courts. A la surface de l'élément, ces bourgeons, lorsqu'ils sont vus de face, apparaissent au premier abord comme des taches. En abaissant et en élevant tour à tour l'objectif on reconnaît sans peine qu'il s'agit de reliefs. Dans l'épaisseur de la masse protoplasmique on distingue aussi souvent des vacuoles. Ces vacuoles ont une certaine importance parce qu'elles permettent de se faire une idée du remaniement de la substance du corps cellulaire à la suite de ses mouvements amiboïdes.

Mouvements amiboïdes des cellules lymphatiques. — Les mouvements amiboïdes, découverts par Wharton Jones, et étudiés ensuite par Davaine et une série d'autres observateurs, parmi lesquels il convient surtout de citer Recklinghausen, ne commencent à se montrer qu'au bout de quelques instants, comme si les globules blancs, en quelque sorte surpris par l'opération qui a eu pour résultat de les transporter sur la lame de verre, étaient revenus sur eux-mêmes en vertu d'une sorte de contraction. Si alors on choisit, pour l'observer, un globule pris en particulier parmi ceux qui occupent le champ du microscope, sous un grossissement de 300 à 400 diamètres, on voit son corps cellulaire changer lentement de forme, et pousser dans un sens donné une expansion en forme de bourgeon. Bientôt cette expansion, après s'être accrue, se rétracte, ou change de forme, devient bifide ou trifide. En même temps d'autres expansions analogues se produisent sur d'autres points du corps cellulaire qui se déforme lentement et change constamment de configuration. Chez certains globules de pareils mouvements ont lieu sur place, mais chez beaucoup d'autres ils déterminent une locomotion de l'élément dans un sens donné : si bien qu'il traverse le champ du microscope et qu'à moins de déplacer la préparation pour le suivre, on le perd de vue. C'est en adhérant à la surface par ses expansions temporaires que le globule blanc arrive ainsi à cheminer comme le ferait une Amibe, d'où le nom de *pseudopodes* donné à de telles expansions et celui d'*amiboïde* introduit pour désigner un pareil mouvement. Au bout d'un temps plus ou moins long, les pseudopodes sont rentrés tous dans la masse protoplasmique qui en a poussé d'autres sur divers points, ou qui revient momentanément à la forme ronde pour reprendre ensuite son mouvement. Le mouvement amiboïde, observé sur des globules blancs enfermés entre une lame de verre et une lamelle couvre-objet, s'exerce, pour une raison qu'il est aisé de comprendre, principalement dans le sens de l'espace libre, c'est-à-dire latéralement; mais l'activité motrice n'en existe pas moins dans les parties de l'élément que la lamelle recouvre comme d'une voûte. Aussi voit-on de front la surface du protoplasma montrer des bosselures variables, des reliefs courts mais qui changent lentement de dimensions et de point d'insertion sur le corps cellulaire.

Si maintenant on porte son attention sur l'une des vacuoles que renferme la masse protoplasmique d'un globule blanc, on voit cette dernière changer lentement de place, entraînée vers l'un des pseudopodes comme le serait une bulle d'air emprisonnée dans une matière visqueuse en voie d'écoulement. Une même vacuole peut de la sorte être menée loin du centre par un pseudopode, y être ramenée par son retrait, sortir de nouveau par un autre point conduite par une seconde expansion, et ainsi de suite. Ce fait montre que le mouvement amiboïde détermine un remaniement incessant de la masse de protoplasma qui en est le siège, et qu'en fin de compte il modifie constamment à la fois la configuration et la constitution intérieure de cette dernière.

Enfin Ranvier fait observer que souvent un globule blanc arrive à s'étaler sur une grande surface en devenant de plus en plus mince, comme une boule de cire qu'on aplatirait à la presse; il prend alors l'aspect d'une cellule plate d'une minceur extrême. Il est facile de déterminer cet aspect en appuyant sur la lamelle et en rendant de la sorte tout à fait capillaire l'intervalle de cette lamelle et de la lame porte-objet. Les cellules lymphatiques s'étirent alors pour prendre place et revêtent l'apparence de pellicules analogues aux cellules endothéliales desquamées. Ce fait, joint aux changements incessants de forme des globules blancs, concourt à bien montrer que ces éléments sont constitués par une masse de protoplasma non limitée par un exoplasme, c'est-à-dire par ce que les anciens histologistes nommaient une membrane cellulaire. Ce sont bien là des cellules nues telles que les entendait Max Schultze.

Les pseudopodes *en nappe* qui viennent d'être décrits ne constituent pas la seule forme d'expansion pseudopodique que l'on connaisse. Chez certains batraciens et notamment chez le Triton crêté, si l'on saisit une goutte de lymphe en la faisant tomber dans une goutte de solution aqueuse d'acide osmique à 1 p. 100, on fixe dans leur forme les mouvements amiboïdes tels qu'ils étaient au moment où la lymphe a été aspirée dans la pipette servant à la recueillir. Les pseudopodes se montrent alors sous forme de piquants analogues à des épines ou à des baguettes rigides et hyalines; en un mot ils sont identiques à ceux des globules lymphatiques de l'Écrevisse et du Homard recueillis et fixés de la même façon, c'est-à-dire aussi qu'ils sont tout à fait semblables à ceux décrits par Max SCHULTZE chez les rhizopodes. Il y a donc lieu de distinguer dès maintenant deux formes de pseudopodes : les *pseudopodes en nappe* et les *pseudopodes en aiguilles* (fig. 21).

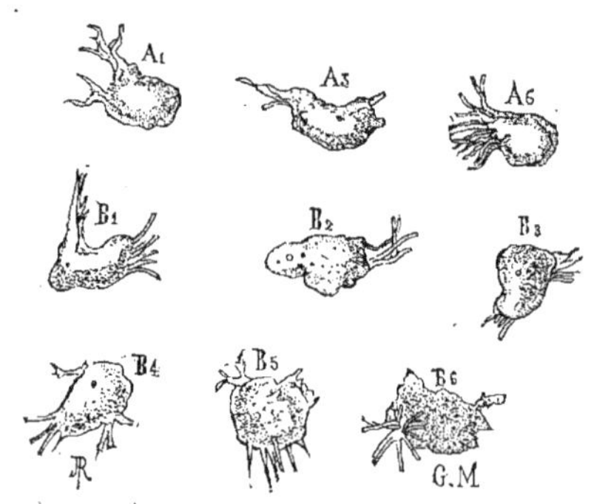

Fig. 21. — Mouvements amiboïdes des cellules lymphatiques du Triton crêté. Les pseudopodes sont surtout en aiguilles.

A_1, cellule lymphatique émettant des pseudopodes rameux; — A_3, la même au bout de trois minutes; — A_6, la même au bout de six minutes; — B_1, B_2, B_3, B_4, B_5, B_6, B_7, une autre cellule lymphatique dessinée à la chambre claire de minute en minute. Au bout de sept minutes elle émet un paquet de pseudopodes en aiguilles disposés sous forme de rosette.

L'étude des mouvements amiboïdes montre que les globules blancs de la lymphe, quand ils sont placés dans certaines conditions favorables, ont à la fois la propriété d'adhérer aux surfaces et de se mouvoir le long de ces dernières par une locomotion qui leur est propre. Cette propriété suffirait pour justifier le nom de *cellules migratrices* qu'on donne souvent aux globules blancs de la lymphe et du sang, et plus généralement à tout élément cellulaire qui est devenu capable d'exécuter des mouvements amiboïdes à la façon des cellules lymphatiques. Mais pour prendre une bonne idée de la locomotion des globules blancs il convient d'étudier leur mode de pénétration dans les corps poreux (LORTET, RANVIER).

Si par exemple on taille, dans une moelle de sureau séchée sur pied, un petit cylindre droit à base circulaire et qu'on l'introduise dans le sac lymphatique dorsal d'une Grenouille, le lendemain il a été pénétré par la lymphe de part en part. Sur les coupes transversales de ce cylindre, pratiquées perpendiculairement à son axe et simplement examinées sur la lame de verre, reconnaît qu'au centre le petit cercle de moelle de sureau enlevé par le rasoir montre ses cellules végétales simplement remplies par le plasma lymphatique, tandis que les trois ou quatre rangées de cellules végétales situées vers la circonférence renferment des globules blancs. RANVIER a reconnu que les mouvements amiboïdes de ces globules sont d'autant plus vifs qu'on les examine dans des cellules végétales situées plus près de la périphérie. Dans les cellules de la troisième ou de la quatrième rangée, vers le centre, les globules blancs n'adhèrent plus aux parois. Ils sont revenus à la forme ronde, leur protoplasma a subi la dégénération graisseuse ; bref ils sont *morts*, c'est-à-dire *transformés en globules de pus*. Les cellules lymphatiques se sont donc d'abord introduites dans les cellules végétales ouvertes par le rasoir à la périphérie du cylindre de moelle, puis ont passé de là dans les rangées successives en tendant à gagner le centre du cylindre. Pour effectuer cette locomotion, elles ont suivi la voie des canaux poreux minuscules dont les cloisons intercellulaires de la moelle de sureau sont percées. Mais une fois parvenues à une certaine distance de la surface, et restant emprisonnées dans les alvéoles du parenchyme végétal, elles ont vu progressivement leur activité motrice décroître et leur vitalité s'épuiser; enfin elles sont mortes. Quand on fixe par les vapeurs osmiques le fragment de moelle ainsi pénétré par la lymphe, on obtient des préparations persistantes extrêmement instructives. A la périphérie, les globules blancs sont fixés avec leurs pseudopodes; concentriquement se voit la zone des globules à faible activité amiboïde et des globules revenus à la forme ronde; plus profondément encore se montrent les globules morts teints en noir de bistre. Ainsi donc les cellules lymphatiques sont capables de pénétrer à de grandes distances dans les corps poreux en rampant sur les parois des cellules végétales le long desquelles elles rencontrent des trous. Elles se fixent au niveau de ces trous, s'y engagent et y passent; mais après un certain trajet elles sont d'abord comme paralysées, puis ensuite elles meurent. Il s'agit maintenant de rechercher quel excitant ou quel aliment leur a manqué de façon à les empêcher de vivre au sein de leur plasma normal, qui remplit la cavité des cellules végétales desséchées et y a pris la place de l'air.

Pour résoudre ce problème, il convient d'examiner d'abord ce qui se passe dans une préparation de lymphe lutée à la paraffine et ne contenant pas une seule bulle d'air. Dans une telle préparation les mouvements amiboïdes se montrent d'abord actifs; mais si l'on abandonne pendant vingt-quatre heures la lymphe laissée en repos et mise à l'abri de l'évaporation, on reconnaît qu'au bout de ce temps les cellules lymphatiques sont revenues à la forme ronde, ou présentent des contours un peu anguleux, mais ne sont plus le siège d'aucun mouvement amiboïde. Ces globules sont-ils vivants? Un premier fait permet de le supposer : on ne peut distinguer leurs noyaux. Si maintenant nous soulevons la lamelle de manière à introduire un peu d'air entre les deux verres, au bout de quelques minutes les mouvements amiboïdes recommencent à paraître. Les pseudopodes sont d'abord peu étendus et la déformation des cellules est très lente, mais après un certain temps on peut constater que les mouvements sont devenus très intenses autour des flaques d'air, comme si l'oxgyène restitué avait exercé sur les globules devenus immobiles une action excitante. D'autre part si, au lieu d'introduire de l'air dans la préparation, on la place sur la platine chauffante et qu'on porte la température progressivement de 10° à 30°, on voit également reparaître les mouvements amiboïdes. Nous connaissons donc déjà deux excitants de ces mouvements : 1° l'oxygène, 2° la chaleur; il s'agit maintenant de savoir si ces deux excitants ont ou non une action identique sur les globules. RANVIER a donné à cette question une solution complète grâce à deux expériences bien connues (1).

1° Il dispose dans sa chambre humide et à air une goutte de lymphe et constate qu'au bout de vingt-quatre heures les globules placés à la périphérie de la préparation, au voisinage de la rigole circulaire pleine d'air qui l'entoure, sont doués de mouvements énergiques, tandis que ceux du centre sont en repos et de configuration à peu près sphérique. De plus il reconnaît que, tandis que la veille les cellules lymphatiques étaient à peu près uniformément réparties dans la préparation, elles sont devenues de beaucoup plus nombreuses au voisinage de le rigole d'air, et y poussent des pseudopodes aussi activement que si elles étaient dans leur milieu normal. Enfin, sous un faible grossissement il est aisé de reconnaître que la majorité des globules qui ne sont pas au voisinage immédiat de la rigole et qui sont en mouvement, progressent dans la direction de cette dernière; ils vont donc véritablement à la recherche de l'air, pour le respirer en quelque sorte, et puiser dans leur contact avec lui un nouvel élément d'activité.

2° Si maintenant on place le porte-objet chambre humide contenant une goutte de lymphe de Grenouille dans la platine chauffante, on peut aisément observer les effets de la chaleur sur les mouvements amiboïdes des globules blancs et déterminer en même temps les effets généraux de l'élévation de température sur leur constitution intime. Entre 10 et 20 degrés, les mouvements sont activés; à partir de 20° les globules lymphatiques se disposent sous trois couches : une supérieure, une moyenne et une inférieure. Dans la couche supérieure on voit les cellules lymphatiques émettre des pseudopodes ramifiés terminés par des sortes de doigts adhérents à la lamelle couvre-objet. Dans la couche moyenne les globules blancs ont une configuration arrondie et montrent quelques prolongements, ordinairement un ou deux. Dans la couche inférieure les éléments cellulaires sont aplatis, étirés en membranes et forment de larges plaques sinueuses sur leurs bords renfermant un ou plusieurs noyaux, devenus visibles à cause de l'étirement en lame mince du protoplasma qui les masquait auparavant. Si l'on continue à augmenter la température, les mouvements actifs continuent aussi à s'exécuter au sein des trois couches qui viennent d'être décrites. Mais vers 41

(1) RANVIER, *Traité technique d'histologie*, p. 162-163.

ou 42 degrés, au moment où la paraffine qui borde la préparation commence à fondre, les cellules lymphatiques sont frappées d'inertie. Celles de la couche supérieure, qui se tenaient accrochées à la lamelle par des pseudopodes en forme de bras, tombent dans le liquide par fracture brusque des expansions qui les fixaient. Il ne reste plus au point de fixation qu'une petite boule réfringente ou des fragments anguleux présentant un diamètre de 1, 2, ou 3 μ et qui, au bout de quelque temps, deviennent sphériques, se détachent à leur tour et sont entraînés par les courants qui règnent dans le liquide de la préparation. Le retour à la forme ronde des fragments de pseudopodes détachés de la cellule qui leur avait donné naissance permet de supposer que le noyau joue un rôle important dans la production des mouvements amiboïdes, puisque la séparation d'un fragment de protoplasma de la masse qui renferme le noyau entraîne rapidement la disparition de la sorte de contraction tonique qui donnait sa forme au tronçon, disparition qui fait place à l'immobilité définitive et à la globulisation de ce dernier.

Enfin, au-dessus de 43°, tous les pseudopodes rentrent dans la masse des cellules; en même temps apparaissent sur leur marge des boules ou des nuages sarcodiques. Les noyaux deviennent distincts au sein des corps protoplasmiques. Les cellules lymphatiques ont été frappées de mort. On a alors, après refroidissement, une belle préparation de lymphe, montrant les globules blancs avec leurs noyaux bourgeonnants ou multiples, et dont le liquide additionnel, formé par le plasma, est semé de tronçons de pseudopodes globulisés et de fragments de globules rouges. Enfin, on reconnaît qu'un certain nombre de ces derniers globules ont été captés par les éléments lymphatiques et inclus dans leur protoplasma. Ce dernier fait est l'indice d'une propriété très importante des éléments cellulaires de la lymphe : celle d'absorber les corps étrangers et de les modifier au sein de leur masse protoplasmique, propriété qui, nous l'avons déjà indiqué, permet de supposer chez eux une fonction analogue à celle de la nutrition telle qu'elle s'effectue dans un organisme proprement dit.

Si l'on monte une goutte de lymphe dans la chambre humide et à air préalablement flambée pour éviter le développement des germes au sein de la préparation, et qu'on conserve cette dernière dans la chambre humide ordinaire pour la mettre à l'abri de l'évaporation, les éléments de la lymphe restent vivants pendant plusieurs jours. Ils ne tardent pas alors à attaquer les quelques globules rouges qui existent constamment dans une préparation de lymphe. Si l'on examine bien, au bout d'un ou deux jours on peut voir sur différents points de la préparation les diverses phases du processus de destruction des globules rouges attaqués par les blancs. Certaines cellules lymphatiques poussent en effet des prolongements en forme de croissant autour d'un globule rouge de manière à l'embrasser. Sur d'autres points, on constate que les pseudopodes en croissant se sont rejoints et fusionnés : le globule rouge est alors inclus dans la masse protoplasmique de la cellule lymphatique, qui l'a capté par une sorte de préhension, puis introduit dans sa propre substance et comme ingéré. Fréquemment alors le globule sanguin a déjà éprouvé une première modification : d'elliptique il est revenu à la forme ronde. Enfin sur d'autres points le globule rouge inclus a été morcelé en fragments; le globule blanc qui l'a absorbé est teint en rouge orangé par l'hémoglobine qui a commencé à se séparer du stroma. Plus tard, quand la modification est achevée, le globule blanc est simplement chargé de pigment noir, résultat ultime de la transformation du globule rouge qu'il a capté. Ultérieurement ces grains pigmentaires sont rejetés au dehors, en vertu toujours du mouvement amiboïde, à la façon de véritables fèces. On peut donc dire véritablement que les globules blancs, placés dans un milieu oxygéné et en dehors des voies canaliculées du sang et de la lymphe, sont les agents de destruction des globules rouges, et que cette destruction s'opère exactement à la façon dont s'exécutent, chez un organisme individualisé, les fonctions alimentaires (1). Les globules blancs captent, morcellent, mangent en un mot et digèrent les rouges, puis rejettent leurs débris au dehors. Ils se comportent de la même façon, ainsi que l'a montré Recklinghausen, à l'égard des particules inertes : grains de carmin, bleu d'aniline ou grains de cinabre. Si l'on délaye, comme pour faire de la peinture d'aquarelle, du cinabre de Chine dans l'eau et qu'on injecte ce liquide coloré dans le sac lymphatique dorsal d'une Grenouille, en piquant la peau du dos avec une seringue de Pravaz, au bout de quelques heures la lymphe contenue dans cette cavité montre des globules blancs chargés de grains de cinabre. Ces grains sont reconnaissables à leur forme définie; au bout de plusieurs jours on les retrouve dans toutes les cavités lymphatiques, dans les vaisseaux sanguins et dans les espaces intermusculaires de l'animal. Ce fait suffit pour démontrer que les cellules lymphatiques sont capables

(1) Les cellules fixes des tissus, quand elles sont revenues à l'état indifférent sous l'influence de l'inflammation ou de l'incitation analogue engendrée par l'œdème chronique, se comportent exactement comme les cellules lymphatiques à l'égard du sang.

Dans l'œdème chronique du poumon consécutif, par exemple, au rétrécissement de l'orifice mitral, les cellules endothéliales de l'alvéole pulmonaire se multiplient, desquament, et nagent dans le liquide intra-alvéolaire de l'œdème sous forme de cellules indifférentes colossales, douées de mouvements amiboïdes. Elles captent et transforment en grains de pigment les globules rouges tombés dans la cavité alvéolaire par suite de l'incessante diapédèse dont la paroi de l'alvéole est le siège. Comme elles n'émigrent pas hors de l'alvéole, elles prennent souvent des dimensions très grandes ou même des noyaux multiples. Leur protoplasma est alors coloré diffusément en rouge par l'hémoglobine des globules qu'elles ont détruits; d'autres, contenant des grains pigmentaires, sont colorées uniformément en jaune orangé. Cet exemple est le plus frappant qu'on puisse donner, car l'épithelium endothéliforme des alvéoles pulmonaires a une origine blastodermique absolument différente de celles des cellules lymphatiques. Revenues à l'état indifférent, les cellules endothéliales de l'alvéole, nées de l'éctoderme suivant moi, reproduisent à la taille près toutes les propriétés d'une cellule migratrice du feuillet moyen.

d'*émigrer*, en vertu des mouvements qui leur sont propres, d'une cavité séreuse dans une autre, dans les vaisseaux sanguins, et enfin dans tous les espaces interorganiques des tissus.

Toutefois, pour conserver leur vitalité et leurs mouvements, les cellules lymphatiques doivent non seulement demeurer dans des conditions normales de température et d'oxygénation, mais encore être maintenues dans leur plasma normal qui est celui de la lymphe ou du sang. Si l'on délaye dans l'humeur aqueuse de la Grenouille une goutte de lymphe prise dans le sac lymphatique dorsal, les mouvements amiboïdes des globules blancs ne tardent pas à s'éteindre. On aura beau alors restituer de l'oxygène à la préparation, ou l'amener à une température plus élevée à l'aide de la platine chauffante, on ne verra pas renaître ces mouvements. Bien au contraire, on ne tardera pas à constater l'existence de gouttes sarcodiques autour des globules blancs et à voir apparaître leurs noyaux. Ce fait concourt à démontrer que les espaces interorganiques, où peuvent se répandre les cellules lymphatiques par migration, sont occupés par un plasma lymphatique, qui, bien que peu abondant et devenu pour ainsi dire invisible, jouit néanmoins de ses propriétés fondamentales. Ceci n'implique nullement que les cellules migratrices ne puissent pas vivre pendant un certain temps dans d'autres liquides que le plasma lymphatique ou sanguin. Lorsqu'en effet, par exemple, elles sont arrivées dans la couche de mucus qui garnit certaines membranes revêtues d'épithélium, elles y conservent leur activité pendant un certain temps, et paraissent même pouvoir rentrer de là dans les voies lymphatiques. Mais cependant la majorité d'entre elles ne tardent pas à mourir : telle est l'origine des corpuscules du mucus qui ne sont que des cellules lymphatiques ayant cessé de vivre. Aussi lorsque, dans diverses circonstances pathologiques, ces dernières sont devenues très nombreuses au sein de l'exsudat muqueux, ce dernier prend un caractère purulent et constitue le muco-pus des surfaces muqueuses. Ces dernières considérations, bien entendu, ne s'appliquent pas aux cellules lymphatiques des vertébrés à sang froid; mais je les produis ici parce qu'elles viennent en leur lieu : les propriétés générales des éléments cellulaires de la lymphe étant fondamentalement les mêmes chez tous les vertébrés, à quelque classe d'ailleurs qu'ils appartiennent.

Il demeure établi, par ce qui précède, que les cellules lymphatiques sont des éléments anatomiques jouissant dans l'organisme d'une entière individualité, comparable à celle qui caractérise les organismes inférieurs unicellulaires. Ces éléments en effet se meuvent, sont excitables, sont capables de saisir des proies, de les digérer et de les assimiler, comme le ferait un être vivant individualisé. Ils sont également capables de se reproduire par division comme Ranvier l'a constaté directement pour les cellules lymphatiques de l'Axolotl. Ceci revient à dire qu'ils possèdent, diffuses dans leur masse protoplasmique individualisée par le noyau, les quatre propriétés cardinales de l'animalité.

C. **Globules blancs des animaux à sang chaud.** — Chez le Chien, le Lapin, l'Ane ou le Cheval, la lymphe peut être recueillie soit dans les cavités séreuses, soit dans ses vaisseaux collecteurs tels que le canal thoracique. La *lymphe des cavités* renferme ordinairement chez ces animaux des globules plus volumineux que celle des canaux lymphatiques. Enfin, dans ces derniers, si l'on recueille la lymphe après un long jeûne, on obtient un liquide qu'on peut prendre pour type de la *lymphe vasculaire;* si, au contraire, on la recueille dans les lymphatiques du mésentère d'un animal en digestion, on a affaire à une variété particulière de la lymphe qu'on appelle le *chyle.*

Chez le Chien, d'après Ranvier, les cellules lymphatiques des cavités séreuses ont un diamètre de 5 à 20 μ. Celles du canal thoracique sont plus petites et n'atteignent que 12 μ. Leur nombre dans un millimètre cube de lymphe est, d'après le même auteur, moitié moindre environ que dans le sang (sang : 7000 à 800 — lymphe : 4 300). Ces dimensions, et ces relations de nombre avec les globules blancs du sang, varient nécessairement avec les animaux d'espèces diverses. A côté des globules blancs, et dans tous les échantillons de lymphe, existent des globules rouges émigrés du système sanguin.

La constitution des cellules lymphatiques des animaux à sang chaud est d'ailleurs exactement celle des cellules lymphatiques des animaux à sang froid; mais leur activité ne s'exerce, dans ses divers modes, qu'à la température caractéristique du milieu intérieur de chaque animal ou dans son voisinage. C'est ainsi que ce n'est que par les grandes chaleurs de l'été, entre 30 et 35 degrés, qu'il est possible d'observer chez elles les mouvements amiboïdes; mais à l'aide de la platine chauffante de Ranvier il est aisé de mettre ces mouvements en activité. Une préparation de la lymphe du Lapin montre le mouvement amiboïde à + 20° (Ranvier). Il consiste dans la production de bourgeons courts en nappes ou de pseudopodes en aiguilles plus ou moins ramifiés, et qui se forment aussi bien sur les plus gros globules que sur les plus petits improprement appelés globulins. Ce fait établit la nature cellulaire de ces derniers globules et leur identité fondamentale avec ceux de dimensions plus grandes. Entre + 32° et + 35° les mouvements amiboïdes et la locomotion des globules deviennent extrêmement rapides. Pour cette même raison la brièveté des prolongements s'exagère, car ces derniers ont à peine le temps de se former; ils rentrent immédiatement dans la masse cellulaire pour se reproduire sur un autre point avec les mêmes caractères. Au-dessus de + 40° les cellules lymphatiques sont frappées de mort; elles reviennent à la forme ronde, donnent des boules sarcodiques et leur noyau devient distinct. Elles montrent de la sorte les mêmes modifications que les cellules lymphatiques des animaux à sang froid dès qu'elles ont cessé de vivre, ce qui prouve qu'elles ont une signification anatomique identique.

RANVIER a aussi démontré que l'oxygène est nécessaire au maintien de la vitalité et de l'activité motrice des cellules lymphatiques des animaux supérieurs. Tandis qu'une préparation de lymphe du Chien, ne contenant pas d'air, montre au bout de 24 heures tous ses éléments cellulaires revenus à la forme ronde et avec leur noyau visible, enfin qu'il est absolument impossible de réveiller dans de tels globules les mouvements amiboïdes par l'action de la chaleur, une préparation de lymphe prise sur le même animal, mais disposée dans la chambre humide et à air et maintenue à l'abri de l'évaporation, conserve pendant plusieurs jours la plupart de ses globules blancs actifs. Il suffit pour les mettre en mouvement de porter la lymphe à une température convenable. De plus, on sait par les expériences et analyses d'HAMMARSTEN que la lymphe du canal thoracique est extrêmement pauvre en oxygène sinon totalement privée de ce gaz (1). Si on recueille cette lymphe chez le Chien en ayant soin d'éviter tout mélange avec l'air, et qu'on la soumette à l'action de la chaleur, on ne voit apparaître les mouvements amiboïdes que vers + 38°, c'est-à-dire tardivement; et encore sont-ils lents, limités, comme rudimentaires. Ainsi donc, comme chez les animaux à sang-froid, l'oxygène est nécessaire pour alimenter l'activité amiboïde. Bien plus, sa présence suffit, même à une basse température, pour maintenir la vitalité des globules blancs; puisque ces derniers, revenus à la forme ronde et comme paralysés dans ces conditions, n'en ont pas moins continué à vivre d'une vie latente que le retour à la température convenable exalte de nouveau. Enfin, dans les canaux collecteurs, les éléments de la lymphe, à peu près privés d'oxygène, offrent également une activité faible. De ce chef, ils ont momentanément perdu la propriété d'adhérer aux surfaces et de produire des mouvements. C'est pour cette raison que, sous la faible *vis à tergo* qui la pousse, et sous l'influence de l'aspiration thoracique, la lymphe des grands canaux collecteurs circule en toute liberté, emportant dans son courant, comme des corps inertes, les cellules lymphatiques qui ne peuvent plus entraver le débit régulier de la lymphe par leurs mouvements propres et leurs arrêts sur la paroi du conduit dans lequel elles sont transportées.

Les cellules lymphatiques de l'Homme jouissent de l'activité amiboïde et de toutes les autres propriétés générales des globules blancs des animaux. Mais pour étudier ces propriétés, il est indispensable de

(1) HAMMARSTEN (*Trav. du Laborat. de Ludwig*, 1872, p. 121) a vu que pour 100 grammes de lymphe il y a 42, 28 centimètres cubes de gaz se décomposant en :

Azote	1,63	
Oxygène	0,43	(minimum = 0, maximum 0,43).
Acide carbonique	40,32	(minimum = 28, maximum 40,32).
Total des gaz	42,28	

les prendre là seulement où elles sont accessibles sur le vivant, c'est-à-dire dans le sang. Une préparation de sang défibriné, disposée dans la chambre humide et à air et portée sur la platine chauffante, renferme constamment un assez grand nombre de globules blancs pour que l'on en puisse étudier quelques-uns en les choisissant au milieu des globules rouges. On reconnaît alors aisément que le mouvement amiboïde se produit vers + 32° et continue à s'effectuer jusqu'à + 40° dans des conditions tout à fait analogues à ce que l'on observe pour les cellules lymphatiques du Lapin ou du Chien. Mais le meilleur objet d'étude est incontestablement le sang des leucémiques. Dans un pareil sang on voit souvent les globules blancs devenir si nombreux qu'on en compte un pour cinq ou même trois rouges. Le liquide sanguin a donc pris alors une partie des caractères de la lymphe, et l'on y trouve des globules blancs à tous les états de développement (fig. 22).

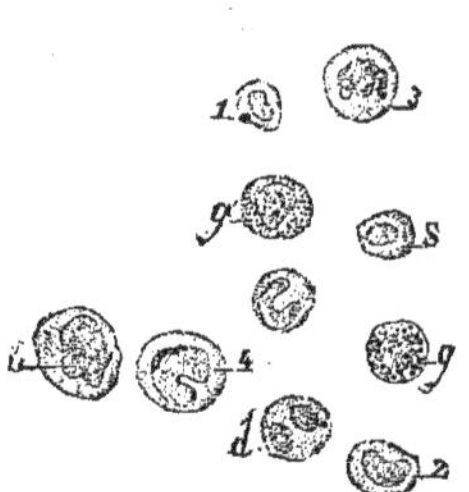

Fig. 22. — Globules blancs du sang d'un leucémique fixés par les vapeurs osmiques; coloration au picrocarminate.

1, petit globule blanc; — 2, 3, 4, 5, globules blancs hyalins, à noyau bosselé ou bourgeonnant; — *d*, globule blanc à deux noyaux; — *g*, globule blanc à granulations graisseuses; — *g'*, globule blanc à granulations protéiques (ou vitellinoïdes); — *s*, globule rouge du sang.

Ils présentent en effet des dimensions très variables; les plus petits mesurent à peine 6 μ de diamètre, les moyens mesurent de 10 à 12 μ, les plus volumineux atteignent 17 et même 19 μ, offrant de la sorte des dimensions linéaires doubles de celles des plus gros globules rouges.

Si l'on fixe le sang leucémique en le mélangeant, dès sa sortie des vaisseaux, avec la solution d'acide osmique à 1 p. 100, tous les globules blancs sont coagulés instantanément sous la forme ronde, sans aucun pseudopode. La raison de ce fait est que, dans les vaisseaux de distribution, le mouvement amiboïde ne s'effectue pas; nous reviendrons ultérieurement sur l'explication de ce phénomène. Lorsqu'après fixation par l'acide osmique on a coloré les noyaux des cellules lymphatiques, on reconnaît que, bien que les éléments auxquels ils appartiennent soient revenus à la forme ronde, ces noyaux n'ont pas cessé d'être contournés en boudin, ou de présenter des excroissances en forme de bourgeons. La forme contournée du noyau est donc jusqu'à un certain point indépendante de la configuration de la masse protoplasmique. Un certain nombre de cellules lymphatiques du sang leucémique présentent deux noyaux bien distincts, séparés l'un de l'autre par une cloison de protoplasma qui passe entre eux en traversant la masse protoplasmique bord pour bord. Le fait, que certaines cellules lymphatiques possèdent un noyau absolument divisé comme dans un élément qui se segmente, m'a conduit à admettre que *ces cellules sont aptes à se multiplier dans le sang* (fig. 23). Si l'on considère en outre la taille extrêmement variable des globules blancs du sang leucémique, on est amené naturellement aussi à penser que ces mêmes globules s'accroissent dans le sang et y subissent une évolution déterminée. Quel est maintenant le terme supérieur de cette évolution? L'étude des globules blancs particuliers dont j'ai fait connaître l'existence dans le sang leucémique permettra peut-être de résoudre ce problème (1).

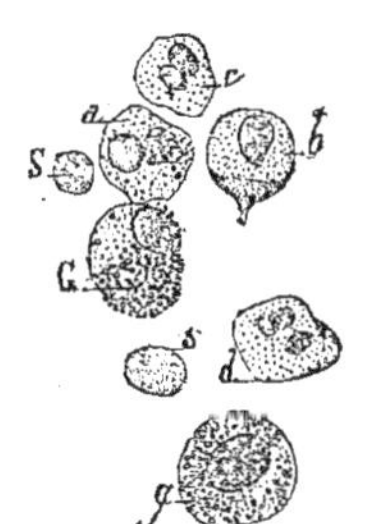

Fig. 23. — Sang de leucémique maintenu dans la chambre humide et coloré au picrocarminate.

a, globule blanc granuleux présentant une vacuole; — *b*, globule blanc avec une goutte sarcodique en forme de pointe; — *c*, globule blanc à noyau étranglé; — *d*, globule blanc à deux noyaux; — *g*, globule blanc géant à granulations protéiques; — G, globule blanc géant à granulations graisseuses.

A côté des globules blancs ordinaires de la lymphe, c'est-à-dire de ceux qui, bien fixés par l'acide osmique, apparaissent hyalins, transparents comme des boules de verre et dont le protoplasma n'offre pour ainsi dire aucune granulation, on en trouve d'autres, ordinairement de taille moyenne et qui se distinguent par des caractères bien tranchés. Ces globules, qui sont en petit nombre relativement à la masse des cellules lymphatiques, ont un protoplasma plus ou moins granuleux. Les uns renferment au sein de ce protoplasma des granulations ambrées, peu nombreuses, que l'acide osmique ne teint pas en noir et que le picrocarminate d'ammoniaque colore en brun orangé. D'autres ont leur protoplasma rempli de ces mêmes granulations ambrées, et ressemblent absolument aux globules à grains vitellinoïdes de la lymphe de l'Écrevisse. Ce sont ordinairement des cellules lymphatiques de grande taille, et leur noyau n'est pas bourgeonnant, mais arrondi. Enfin, dans une troisième variété, les globules blancs sont absolument identiques aux globules blancs graisseux du sang de la Grenouille, des cyclostomes et des poissons. L'osmium colore leurs grains en noir de bistre; entre ces grains passent de fins réseaux protoplasmiques, le noyau est constamment rond. Nous retrouvons ainsi dans le sang leucémique les trois ordres de globules blancs du sang des animaux inférieurs : globules hyalins, globules à grains vitellinoïdes, et globules blancs à granulations graisseuses. Tout paraît donc se passer dans le sang leucémique comme si les globules blancs s'y multipliaient pour s'y accroître ensuite, puis peu à peu se différencier et, arrivés à l'état de développement supérieur, se charger de granulations protéiques et enfin graisseuses (fig. 23).

En soumettantune préparation de sang leucémique à l'action combinée de l'oxygène et de la chaleur, on démontre aisément qu'entre + 32°

(1) J. Renaut, *Recherches sur les éléments cellulaires du sang* (Arch. de Physiologie, 1881).

et + 41°, les globules blancs hyalins jouissent de mouvements amiboïdes actifs. Au contraire, les globules différenciés, chargés de granulations vitellinoïdes ou graisseuses, ne poussent pas de pseudopodes : ceci ne veut pas dire cependant qu'ils sont morts, car j'ai pu observer sur deux d'entre eux le phénomène de la division rapide. Brusquement un globule brillant, chargé de grains réfringents, jusque-là arrondi et immobile, s'étrangle dans ce cas en son milieu, prend la forme de biscuit, et en moins d'une demi-minute se divise. Les cellules lymphatiques de l'Homme, en se différenciant pour devenir les vectrices de granulations protéiques ou graisseuses, perdent donc leur motricité en même temps qu'elles ont acquis d'autres propriétés spéciales. De plus elles semblent être devenues mûres pour une multiplication rapide, et qui se fait pour ainsi dire tout d'un coup. C'est vraisemblablement là aussi pourquoi l'on ne trouve pas fréquemment, dans le sang leucémique, les globules granuleux pourvus de deux noyaux.

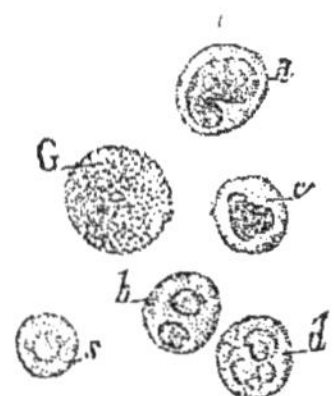

Fig. 24. — Cellules lymphatiques du sang d'un leucémique fixé par la solution osmique à 1 p. 100. Conservation dans la glycérine après coloration au picrocarminate.

a, b, c, d, globules blancs hyalins ; — C, globule blanc hyalin à deux noyaux ; — G, globule blanc à granulations graisseuses ; — S, globule rouge du sang.

Les globules blancs de l'Homme et des mammifères jouissent, aussi bien que ceux des animaux à sang froid, de la propriété d'absorber les corps étrangers et de fragmenter et digérer les globules rouges. C'est ainsi que les cellules lymphatiques, répandues dans le tissu sous-muqueux de la bouche et des gencives des saturnins, se montrent chargées de sulfure noir de plomb qu'elles rejettent ensuite dans les espaces du tissu connectif : telle est l'origine du liséré bien connu de Burton. Ce qui se passe dans l'ecchymose montre d'autre part que les globules blancs captent, morcellent, modifient les rouges de façon à les réduire en granulations pigmentaires. Au pourtour d'une nappe ecchymotique, on voit ces globules blancs se comporter, à l'égard des globules rouges, comme ceux d'une Grenouille dans une goutte de lymphe conservée dans la chambre humide et à air. Après s'être emparées des globules rouges un à un, les cellules lymphatiques rentrent alors dans les voies de la lymphe avec leur charge, qu'elles déposent chemin faisant après l'avoir réduite en pigment, par exemple dans les ganglions lymphatiques. Mais la transformation et le rejet du pigment sanguin s'opèrent aussi en grande partie sur place, au lieu même de l'ecchymose ; d'où la pigmentation des parties subjacentes à cette dernière, durant un certain temps. Cette pigmentation disparaît à la longue, parce que de nouvelles cellules lymphatiques parcourent constamment la région où s'est opérée autrefois l'extravasation sanguine, et qu'elles se chargent en passant du pigment qu'elles transportent comme un corps inerte, de façon à en amener, en fin de compte, la dissémination dans des points multiples des voies qu'elles parcourent. Le processus de l'ecchymose est dès lors terminé, et il n'en reste plus aucune trace.

Les réactions histochimiques des cellules lymphatiques des animaux à sang chaud et de l'homme sont absolument les mêmes que celles des globules blancs des animaux à sang froid. Pour terminer l'histoire des éléments cellulaires de la lymphe des anneaux supérieurs, il nous reste donc seulement à parler maintenant du chyle.

Le CHYLE est la lymphe contenue dans les chylifères d'ASELLI ou *vaisseaux lactés*, qui sont les aboutissants des voies lymphatiques intestinales. La lymphe des chylifères présente l'aspect d'une émulsion lactescente quand on la recueille chez les carnivores en digestion, tels que le Chien. Chez le même animal soumis à un jeûne prolongé, le liquide extrait du canal thoracique prend une apparence séreuse ou à peine louche. C'est sous ce dernier aspect que se présente le chyle des herbivores comme l'Ane ou le Cheval. Chez quelque animal mammifère qu'on le recueille d'ailleurs, le chyle doit son apparence d'émulsion laiteuse à la présence de nombreuses granulations de nature graisseuse, qui flottent librement dans son plasma à la façon des globules du lait. En dehors de ces globules, nous trouvons dans le chyle des cellules lymphatiques de petit et de moyen volume, et des globules rouges du sang plus nombreux à mesure que l'on remonte vers le point d'abouchement du canal thoracique dans la veine sous-clavière gauche. Le plasma est fortement chargé d'albumine et donne un caillot rétractile analogue à une masse de gélatine; il renferme de l'urée et ne contient, à l'état dissous, que des traces d'oxygène, tandis que l'acide carbonique y existe au contraire en proportion prépondérante.

Tout l'intérêt histologique du chyle réside dans l'étude des granulations graisseuses qu'il contient. Ces granulations fort petites sont animées d'un mouvement brownien très vif, sorte de danse sur place qui se produit toujours dans le cas où des corps inertes très petits sont suspendus dans un liquide. La nature graisseuse des granulations chyleuses est mise en évidence par la coloration d'un noir de bistre que leur donne l'acide osmique. Elles ne sont cependant pas exclusivement formées de graisse : car le chyle traité par l'éther pendant deux ou trois jours laisse déposer une masse blanchâtre formée de granulations arrondies mais devenues pâles, et probablement constituées par un stroma de matière albuminoïde dont la graisse s'est séparée sous l'action du dissolvant (RANVIER).

Henri MÜLLER pensait que chacune des granulations du chyle est formée d'une goutte de graisse entourée d'une pellicule albuminoïde. Son opinion est rendue probable par ce fait que l'acide acétique, qui dissout certaines matières albuminoïdes, détruit les granulations chyleuses qui, consécutivement à son action, cessent d'être sphériques, deviennent informes et confluent ensuite entre elles pour former des plaques huileuses.

La matière grasse des granulations chyleuses a évidemment son origine dans les graisses émulsionnées de l'intestin. Ce n'est pas encore ici le lieu de discuter le mécanisme anatomique de l'introduction de ces graisses dans les voies lymphatiques. Je signalerai seulement l'opinion de Zavarykin, qui fait jouer dans cette introduction un rôle considérable aux cellules lymphatiques. Ces dernières, en vertu de leurs mouvements propres, émigrent du tissu sous-muqueux intestinal dans l'intestin. Après avoir traversé l'épithélium de ce dernier, elles capteraient les graisses emulsionnées, puis, toujours à l'aide de leurs pseudopodes, perceraient de nouveau la couche épithéliale pour rentrer dans les voies lymphatiques. Je crois que cette théorie répond à une partie de la vérité, et que les globules blancs de la lymphe entrent pour quelque chose dans l'introduction des matières grasses au sein du système des chylifères; mais nous trouverons en étudiant l'intestin des dispositions qui rendent encore mieux compte du processus considéré du moins dans sa généralité. Il est néanmoins certain que les cellules lymphatiques, ou du moins certaines d'entre elles, captent la graisse à la façon des corps étrangers. Nombre d'entre elles, dans les têtes des follicules clos de l'intestin du Lapin, renferment en effet un globe de graisse de volume variable autour duquel, quand il atteint certaines dimensions, le protoplasma est étalé comme celui d'une cellule adipeuse autour de sa sphère graisseuse centrale. Comme on ne retrouve pas de pareilles cellules dans les canaux lymphatiques du mésentère, on est conduit à supposer que la graisse qu'elles renfermaient a été rejetée dans le plasma pour former les granulations du chyle.

§ 3. — CONSIDÉRATIONS PHYSIOLOGIQUES SUR LA LYMPHE. CYCLE HÉMO-LYMPHATIQUE, GROUPE ABERRANT.

Si l'on considère la lymphe comme un tissu, le caractère fondamental de ce tissu consiste en ce qu'il possède des éléments cellulaires mobiles, libres à la fois dans leur répartition et dans leurs mouvements sur place, et qui peuvent être assimilés aux organismes unicellulaires inférieurs. Ceci revient à dire que les éléments de la lymphe n'ont éprouvé que des différenciations nulles ou rudimentaires, comme il arrive quand on les voit se charger de grains protéiques, vitellinoïdes ou graisseux. Au contraire, dans les autres tissus de l'organisme qui ont subi une différenciation spéciale, pour un but donné devenu précis, les éléments anatomiques cellulaires ou non cellulaires sont le plus ordinairement fixés dans des rapports réciproques définis. Nous allons examiner les conséquences physiologiques qui découlent de la constitution même de la lymphe, et de la mobilité, de l'individualité et de l'indépendance conservées indéfiniment par ses éléments cellulaires constitutifs.

Outre que les éléments lymphatiques n'ont d'autres organes qu'une masse protoplasmique individualisée par un noyau, masse qui suffit, par ses adaptations temporaires multiples, à l'exercice des quatre qualités vitales : motilité, sensibilité, nutrilité et reproductilité, nous avons vu que les globules blancs sont aptes à remplir un autre rôle. Ils emmagasinent certaines substances en vertu même de l'exercice de leur vitalité individuelle ; en vertu de leur mobilité ils pourront donc devenir des agents de transport des matériaux emmagasinés par eux, en les allant distribuer sur les divers points de l'organisme qu'ils traversent.

A. Ils emmagasinent l'oxygène utile à leur respiration interstitielle. Ce fait est démontré par la longue persistance des mouvements amiboïdes dans une préparation fermée, et dont on a réduit le plasma en enlevant brusquement la majeure partie du liquide à l'aide d'un fragment de papier buvard placé d'un côté de la lamelle. Dans ce cas tous les globules blancs ne sont pas enlevés par le courant qui s'établit vers le papier ; nombre d'entre eux, qui avaient déjà commencé à pousser des pseudopodes, restent dans l'espace capillaire devenu très étroit. Ils continuent à se mouvoir pendant un certain temps alors que le plasma qui les entoure est réduit à une couche presque négligeable de liquide. Il faut donc qu'ils soient, à la façon de la Noctiluque, chargés eux-mêmes d'une certaine quantite d'oxygène, puisque ce gaz est l'incitant nécessaire de leurs mouvements.

B. Ils emmagasinent des substances alibiles, soit captées au dehors, soit élaborées dans leur propre protoplasma, comme les grains vitellinoïdes, la graisse ou comme la substance glycogène. On conçoit donc qu'en mettant en liberté ces substances ou certains de leurs dérivés, ils deviennent aptes à jouer le rôle de pourvoyeurs à l'égard des éléments anatomiques fixes au voisinage desquels ils sont parvenus.

C. Enfin, il paraît probable qu'ils sont aptes à produire sur ces mêmes éléments des actions modificatrices dans des circonstances données ; nous savons, en effet, par les modifications qu'ils font éprouver à des corps tels que les globules rouges, que leur masse protoplasmique est capable de produire des actes comparables aux actes digestifs. Ranvier a même démontré que l'apparition de leur noyau, consécutive aux modifications survenues dans leur protoplasma, est le résultat d'une sorte d'autodigestion. La cellule lymphatique porterait donc avec elle une sorte de ferment digestif. Dans cette conception, elle mérite d'être considérée avec Ranvier comme une véritable *glande unicellulaire mobile*.

Cycle hémo-lymphatique. — Considérons cette glande unicellulaire mobile dans sa pleine activité et suivons-la dans ses mouvements migrateurs à travers les organes et les tissus. Les expériences de Recklinghausen ont mis hors de doute cette *migratilité* des éléments de la lymphe. Nous savons maintenant qu'en vertu de leurs mouvements propres ils peuvent passer 1° des cavités lymphatiques dans le sang, 2° du système sanguin (dans lequel ils constituent les globules blancs du sang) dans les espaces interorganiques, et de là dans les voies lymphatiques qui les ramènent dans le sang. Si l'on injecte en effet du cinabre dans les veines d'un animal, on retrouve dans le tissu connectif et dans la lymphe, au bout d'un certain temps, des globules blancs chargés de grains caractéristiques de cette substance, *marqués* pour ainsi dire par ces grains eux-mêmes, venus évidemment du sang. La même injection pratiquée dans le tissu conjonctif lâche permet de constater que les cellules lymphatiques errantes dans ce tissu rentrent dans les voies lymphatiques et de là dans le sang. Enfin si l'on injecte le cinabre en grande quantité dans un sac lymphatique tel que le sac dorsal de la Grenouille, on voit qu'au bout de quelques jours la masse introduite a de beaucoup diminué, et l'on retrouve des globules blancs porteurs de grains de cinabre à la fois dans le sang, dans la lymphe, dans les espaces interorganiques et dans le mucus du tube digestif. La migration des cellules lymphatiques du sang dans les lacunes organiques, de ces dernières dans la lymphe et de la lymphe dans le sang, s'effectue donc suivant un véritable *mouvement cyclique*. D'autre part, la présence de certains globules blancs à la surface des muqueuses montre que *tous* les éléments lymphatiques ne suivent pas le mouvement circulaire que nous venons d'indiquer, et que certains d'entre eux constituent ce que l'on pourrait appeler un *groupe aberrant*.

Essayons tout d'abord de nous rendre compte du mouvement circulaire, c'est-à-dire de suivre une cellule lymphatique du sang par exemple dans les espaces interorganiques et de là dans les voies lymphatiques, puis de nouveau dans le sang :

Lorsqu'on examine sur la membrane interdigitale de la Grenouille ou sur le mésentère du même animal la circulation du sang dans les capillaires, on reconnaît facilement que ces derniers sont parcourus par de nombreux globules blancs. Sur un têtard de Grenouille convenablement immobilisé par l'emmaillotement, on voit les mêmes globules blancs circuler régulièrement dans les capillaires de la lame natatoire. Si maintenant on curarise l'animal, comme il est aisé de le faire en le faisant nager dans une solution aqueuse de curare à 1 p. 100, après lui avoir piqué le mufle à l'aide d'une aiguille, l'observation de la circulation du sang n'est plus aucunement troublée ; et il est aisé de la prolonger, pourvu qu'on maintienne la larve immobilisée à l'abri de l'évaporation et immergée dans une goutte d'eau. On voit alors, dans les capillaires de la lame natatoire, la circulation du sang se ralentir sous l'influence de la curarisation. Les globules blancs qui, lorsque l'écoulement sanguin avait sa vitesse normale, conservaient la forme ronde et se laissaient emporter par le courant, deviennent peu à peu plus nombreux au point observé, adhèrent à la paroi vasculaire et commencent à émettre des pseudopodes. Ce fait est important, il montre l'influence exercée par le ralentissement du courant sanguin sur la mise en activité des mouvements amiboïdes. Jusqu'au moment où ce ralentissement s'est produit, et quelles que soient d'ailleurs les conditions d'oxygénation du liquide sanguin, l'activité pseudopodique ne se produit pas dans les globules blancs. Si l'on tire hors de la poitrine le poumon transparent d'une Grenouille et qu'on le dispose dans le petit appareil de HOLMGREN, on peut assister pendant des heures au phénomène de la circulation pulmonaire. Tant que la vitesse du courant sanguin reste normale, les cellules lymphatiques du sang ne manifestent pas l'activité amiboïde et se laissent emporter comme des corps inertes. Le ralentissement du courant est donc la condition principale de la production de deux phénomènes : 1° l'adhérence des globules blancs aux parois vasculaires, 2° la production des expansions pseudopodiques : puisque dans le poumon, où le sang est oxygéné au maximum, sous un régime normal d'écoulement sanguin les deux phénomènes ne se produisent pas, tandis qu'ils s'effectuent dès que la vitesse de cet écoulement est descendue au delà d'un certain degré *minimum*.

Lorsque les mouvements amiboïdes ont commencé à se produire dans une cellule lymphatique adhérente à la paroi, on les voit se poursuivre principalement dans le sens de l'épaisseur de cette paroi elle-même. Les pseudopodes, après avoir attaqué la membrane vasculaire sur plusieurs points, ne tardent pas à l'entamer sur un seul, puis à la traverser de part en part. Le reste du corps cellulaire s'engage alors, à la suite du pseudopode, dans l'ouverture creusée par ce dernier; puis, s'étirant à la façon d'une substance molle qui s'écoule, il sort tout entier du vaisseau et tombe dans les espaces interorganiques circum-vasculaires. Le trou percé par le pseudopode constitue ce que nous appellerons un *stomate temporaire*. Au bout de quelques minutes ce stomate se referme, à la façon des lèvres d'une perte de substance qu'on aurait faite en enfonçant une fine aiguille dans une lame de gélatine ramollie par l'eau. Mais l'obturation de l'orifice de sortie du globule blanc n'est pas tellement rapide que, sous l'influence de la pression intra-vasculaire, un jet de plasma sanguin entraînant quelques globules rouges n'ait le temps de faire issue dans le tissu connectif. Telle est la principale origine, pour le dire en passant, des globules rouges que l'on rencontre, dans les voies lymphatiques, en petit nombre à côté des blancs.

Le passage des globules blancs, tel que nous venons de le décrire, constitue ce phénomène bien connu de la *diapédèse*, et peut être observé avec la plus grande facilité sur l'expansion caudale transparente du têtard curarisé. Ici les conditions sont encore plus favorables à l'analyse des conditions qui engendrent le phénomène que dans l'expérience classique de Cohnheim, expérience consistant à observer le mésentère de la Grenouille étalé convenablement sur un porte-objet de liège, l'animal étant immobilisé. Nous n'avons plus, en effet, à tenir compte de l'irritation consécutive à l'exposition du mésentère, et nous voyons s'effectuer la diapédèse interstitiellement, pour ainsi dire, sous la seule influence du ralentissement du cours du sang dans les capillaires amené par la curarisation.

Ainsi donc, sous l'influence du curare, il se fait un départ des globules blancs du sang et d'une partie du plasma à travers la paroi des capillaires. Chez la Grenouille adulte curarisée, Tarchanoff a démontré que ce départ s'effectue en grand (1). Le sang se dépouille de ses globules blancs dans des proportions énormes : il en perd parfois près des $\frac{9}{10}$ de sa quantité normale, et, en même temps, il se concentre par une perte parallèle de plasma. Les globules blancs et le plasma sortis du sang dans ces conditions vont s'accumuler dans toutes les cavités lymphatiques de l'animal à l'exception du sac sous-cutané dorsal. Cette accumulation persistante dans les cavités lymphatiques est due à la suppression des mouvements généraux de l'animal empoisonné (Lesser, Paschutin) en même temps qu'à l'inertie des cœurs lymphatiques (Cl. Bernard, Heidenhain, Eckhard); car en trois ou quatre jours, après le réveil de l'animal, les cavités lymphatiques se vident, restituent leur liquide surabondant au sang, et ce dernier reprend sa proportion normale de globules blancs, de globules rouges et de plasma. Actuellement, par quel mécanisme le curare détermine-t-il le départ du plasma, l'émigration des globules blancs et l'augmentation apparente des globules rouges, c'est-à-dire la concentration du sang? Tarchanoff a démontré que c'est en paralysant les vaso-moteurs que le poison met en train le phénomène de la diapédèse. Si l'on observe, en effet, la langue d'une Grenouille normale étalée sur une plaque de liège et éclairée par transparence, et qu'on curarise l'animal, on remarque au début de l'empoisonnement une forte contraction des petites artères : toute la langue devient pâle et anémique. Cet état dure assez longtemps, puis fait place à une dilatation secondaire des vaisseaux qui se remplissent de sang et présentent ensuite une circulation régulière qui persiste jusqu'au réveil de l'animal. Si au contraire on curarise une Grenouille dont l'axe cérébro-spinal est complètement détruit et qu'on observe sa circulation, on ne remarque jamais cette première phase de contraction des vaisseaux

(1) J. Tarchanoff, De l'influence du curare sur la quantité de la lymphe et l'émigration des globules blancs du sang (*Archives de physiologie*, 1875, et *Travaux du laboratoire d'histologie du Collège de France*, 1875, p. 43 et suiv.).

et la circulation continue sans modification aucune. Il résulte de là que la contraction des vaisseaux chez la Grenouille normale, au début de l'empoisonnement, est due à l'excitation des centres vaso-moteurs par le curare, et la dilatation correspond à la paralysie consécutive de ces mêmes centres vaso-moteurs. De plus la circulation, chez la Grenouille dont on a détruit le névraxe entier, c'est-à-dire tous les vaso-moteurs, reproduit la série de phénomènes que présentent les Grenouilles curarisées. La diapédèse des globules blancs, le départ du plasma, la concentration du sang et la réplétion des cavités lymphatiques au bout de quelques jours s'effectuent successivement alors et avec la plus grande régularité. Il demeure de la sorte bien établi que la quantité exagérée de lymphe des cavités lymphatiques et l'émigration des globules blancs, à la suite de l'empoisonnement par le curare, sont la suite de la dilatation des petites artères et des artérioles, dilatation provoquée par la paralysie des vaso-moteurs.

Les faits que je viens d'exposer sont de toute importance au point de vue qui nous occupe ; ils donnent en effet la clef de la diapédèse normale, et montrent que cette dernière s'effectuera, dans un territoire vasculaire commandé par une artériole, toutes les fois que cette dernière aura été frappée d'inertie par la paralysie de ses vaso-constricteurs. Cette circonstance se reproduit fréquemment dans l'organisme, soit corrélativement à de simples variations du régime circulatoire, soit en vue de certaines phases du fonctionnement des organes auxquels se distribuent les vaisseaux sanguins. Quelle que soit d'ailleurs la cause qui l'a fait naître, le résultat est le même : un certain nombre de globules blancs percent la paroi des vaisseaux, une certaine portion du plasma transsude en même temps et s'engage avec eux aussi dans les espaces interorganiques. Le cycle du globule blanc de la lymphe est commencé à partir du vaisseau sanguin ; et voilà ce globule blanc libre, et livré à son activité propre au sein du tissu conjonctif.

Les mailles du tissu connectif lâche, les fentes ou les interstices des fibres, ordonnées entre elles, du tissu conjonctif modelé, contiennent toujours un certain nombre de globules blancs émigrés des vaisseaux. Il n'est pas de préparations même peu étendues de ces tissus qui ne renferment de cellules lymphatiques à côté des cellules fixes. Ces cellules jouissent, dans de pareilles lacunes interorganiques, de leur propriété motrice : c'est-à-dire qu'elles progressent de maille en maille du tissu cellulaire ou d'espace interfasciculaire en espace interfasciculaire du tissu conjonctif modelé. S'il existe dans ces espaces des grains minuscules inertes ou transformables : grains de pigment, grains de fibrine ou granulations graisseuses, particules métalliques réduites telles que celles de plomb ou d'argent, comme on l'observe dans certaines intoxications, les globules blancs les peuvent absorber, transporter au loin, modifier en un mot leur répartition dans l'organisme. C'est ainsi, pour prendre un exemple, que sont désagrégés, puis emportés, les fragments des sutures résorbables de catgut laissées dans les plaies. Les globules blancs remplissent donc, dans les voies interstitielles qu'ils parcourent, un rôle mécanique consistant dans une sorte de balayage des tissus. L'un des résultats les plus frappants de ce mode d'activité est la disparition, par morcellement et dissémination progressive, des ecchymoses qui se sont produites en un point donné.

Les éléments lymphatiques arrivent, avons-nous vu, dans les espaces interorganiques péri-vasculaires avec leurs mouvements actifs. Ils conservent ces mouvements pendant la durée de leur migration à travers le tissu connectif puisqu'ils gagnent, par leur seule activité pseudopodique, les cavités lymphatiques ou les voies canaliculées de la lymphe. Ce fait est mis hors de doute par le passage dans les voies lymphatiques, par l'intermédiaire du tissu connectif, de globules blancs marqués par le cinabre au moyen d'une injection faite dans les veines. Or nous savons que, toutes conditions de température égales d'ailleurs, l'oxygène est l'excitant nécessaire des mouvements amiboïdes. Des vaisseaux sanguins d'où ils sortent aux canaux lymphatiques dans lesquels ils vont rentrer, les globules blancs sont donc chargés d'oxygène : car le plasma lymphatique des lacunes interorganiques est trop rare pour qu'on lui puisse vraisemblablement faire jouer un rôle important dans l'excitation des cellules lymphatiques par l'oxygène qu'il pourrait dissoudre. Il faut conclure de là que ces cellules, en quittant le sang, emportent avec elles une certaine quantité d'oxygène fixé temporairement dans leur masse et destiné à agir comme une réserve. Mais quand les globules blancs sont revenus dans les canaux lymphatiques cette réserve est épuisée : puisque la lymphe des canaux ne contient pour ainsi dire pas d'oxygène, ni dissous, ni fixe (Hammarsten), et que ce gaz y est remplacé par de l'acide carbonique. Ceci revient à dire que la lymphe des canaux est un liquide nutritif *réduit*, ne possédant plus de propriétés respiratoires. La réduction s'est opérée entre les vaisseaux sanguins, à la sortie desquels l'oxygénation des globules était au maximum, et les vaisseaux lymphatiques où elle est devenue nulle. Par conséquent, au sein des espaces interorganiques, les cellules lymphatiques épuisent leur charge en oxygène : partie en exécutant des mouvements amiboïdes, partie en cédant cet oxygène aux éléments des tissus qu'elles parcourent. Comme les globules rouges du sang n'abordent jamais directement les tissus, et qu'ils en sont sans cesse séparés par des espaces au sein desquels se meuvent des cellules lymphatiques, il devient de la sorte très probable que ces dernières soient aptes à servir d'intermédiaires entre les tissus et le sang, et à transmettre à ces tissus l'oxygène qu'ont rayonné sur elles les globules rouges, de façon à les en charger, pendant l'arrêt relatif de la circulation dans les capillaires frappés d'inertie et qui deviennent le siège initial de la diapédèse. La concentration du sang dans ces capillaires, c'est-à-dire l'accumulation dans un même segment des vaisseaux d'un nombre beaucoup plus grand de globules sanguins, permet de se rendre mieux compte de ce rayonnement. Si, en effet, en toute condition, un globule rouge chargé d'hémoglobine oxygénée émet en un temps donné une certaine quantité d'oxygène, il est clair que plus il y aura de globules rouges sur un même point et plus ils y resteront longtemps, plus il y aura sur ce point d'oxygène émis. On comprend maintenant pourquoi le ralentissement du cours du sang dans un système de capillaires met en train la diapédèse, puisqu'il réalise la condition nécessaire et suffisante de l'activité amiboïde et charge d'oxygène, qui s'y fixe momentanément jusqu'à saturation, la masse protoplasmique des globules blancs.

On peut donc considérer les globules blancs comme jouant un rôle important dans les oxydations interstitielles. Le fait que les globules à grains vitellinoïdes et à grains graisseux sont plus abondants dans le sang que dans la lymphe conduit de même à penser que ces globules exercent sans doute au sein des tissus des actions nutritives, en apportant aux éléments fixés certaines matières assimilables qui leur servent en quelque sorte de *pabulum*. Enfin il est probable que les éléments lymphatiques se chargent, après avoir exercé leur action respiratoire et nutritive à l'égard des éléments fixes, de tout ou partie des résidus de leur fonctionnement. La lymphe des canaux est en effet plus riche en fibrine que celle des cavités et des mailles connectives; elle renferme de l'urée, de l'acide carbonique et de l'azote dissous dans son plasma, ou portés par ses éléments lymphatiques à l'état de combinaison assez peu stable pour être rompue par l'action des appareils à extraction de gaz.

Une fois que le globule lymphatique a pénétré dans les vaisseaux blancs, son rôle actif en tant qu'élément respiratoire et nutritif pour les tissus est achevé. Placé dans un milieu privé d'oxygène, il devient inerte et, revenu à la forme ronde, il se laisse entraîner par le courant (Ranvier). Dès lors ses mouvements actifs, dans les canaux les plus étroits, ne peuvent plus entraver la marche de la lymphe, et avec elle il revient dans le sang. Son mouvement circulaire est terminé. Revenu dans le liquide sanguin, c'est-à-dire dans un milieu qui, au delà du poumon, sera riche en oxygène, il est ramené de nouveau dans les capillaires. Là sur les points où la circulation sera momentanément ralentie soit par les actions vaso-motrices, soit en vertu de conditions mécaniques variées, l'opération de la diapédèse pourra se reproduire, et avec elle le cycle hémo-lymphatique que nous avons décrit.

Cellules lymphatiques aberrantes. — Mais, avons-nous dit, toutes les cellules lymphatiques ne sont pas constamment et fatalement entraînées dans le cercle qui constitue le cycle circulatoire de la lymphe. Il en est qui, parvenues dans les espaces interorganiques, ne rentrent pas dans les veines lymphatiques. Nous les avons réunies sous le nom de *cellules du groupe aberrant*. Étudions maintenant les globules blancs de ce groupe qui, sortis du sang avec les autres, n'accompliront point la dernière partie de leur trajet en rentrant dans la lymphe, et de là dans le sang : c'est-à-dire qui échapperont au mouvement circulaire entraînant du sang dans la lymphe et de la lymphe dans le sang, par l'intermédiaire des espaces interorganiques, la grande majorité de leurs similaires.

Considérons les cellules lymphatiques dans une cavité séreuse telle que la cavité péritonéale. Dans les réservoirs séreux, elles jouissent de leur activité amiboïde, de la propriété d'adhérer aux surfaces, et de perforer les membranes minces, analogues à la paroi des vaisseaux sanguins. Ranvier a démontré que c'est à la suite d'une série de perforations exécutées par les globules blancs que l'épiploon primitivement disposé sous forme d'une mince lame de tissu connectif, revêtue sur ses deux faces d'un endothélium continu, est transformé en un fin réseau de mailles (fig. 25). Nous reviendrons plus loin dans tous les détails sur ce processus. Pour le moment, il suffit de savoir que les cellules lymphatiques sont capables, par leurs mouvements propres, de trouer sur une multitude de points une mince membrane séreuse et de lui donner en fin de compte une structure nouvelle en la fenêtrant. Dans la plèvre, quand, à la suite d'une inflammation devenue adhésive, il s'est édifié entre le feuillet pariétal et le feuillet viscéral des adhérences lamelleuses, ces adhérences acquièrent plus ou moins rapidement une constitution analogue à celle de l'épiploon non fenêtré. Ce sont de minces lames connectives, revêtues sur leurs deux faces d'une couche d'endothélium continu et qui, entées les unes sur les autres, forment souvent une série de loges, dont la présence donne à la séreuse pleurale une apparence cloisonnée. Les cellules lymphatiques attaquent ces plans séreux néoformés exactement à la façon d'un épiploon non fenêtré. Elles les percent de trous en les perforant de part en part pour passer d'un côté à l'autre. Ces trous s'agrandissent; en même temps d'autres sont formés dans leurs intervalles, et enfin le tissu cloisonné qui formait la symphyse pleuro-pulmonaire se trouve transformé en un réticulum aussi fin que celui de l'épiploon adulte. Il arrive aussi un moment où les mailles de ce tissu fenêtré sont devenues si délicates, que les mouvements des poumons ou des côtes viennent à les rompre; les adhérences sont de la sorte détruites, et l'on voit que les cellules lymphatiques ont pris une large part à leur destruction. Il ressort de là que, dans le cours de leurs migrations, les éléments lymphatiques sont capables de remanier de fond en comble certaines dispositions organiques.

Il en est de même, dans certaines circonstances, des cellules lymphatiques qui, au lieu de poursuivre leur mouvement circulaire, et de rentrer dans les vaisseaux à parois poreuses qui parcourent les tissus, restent accumulées en un point donné : par exemple, au sein du tissu

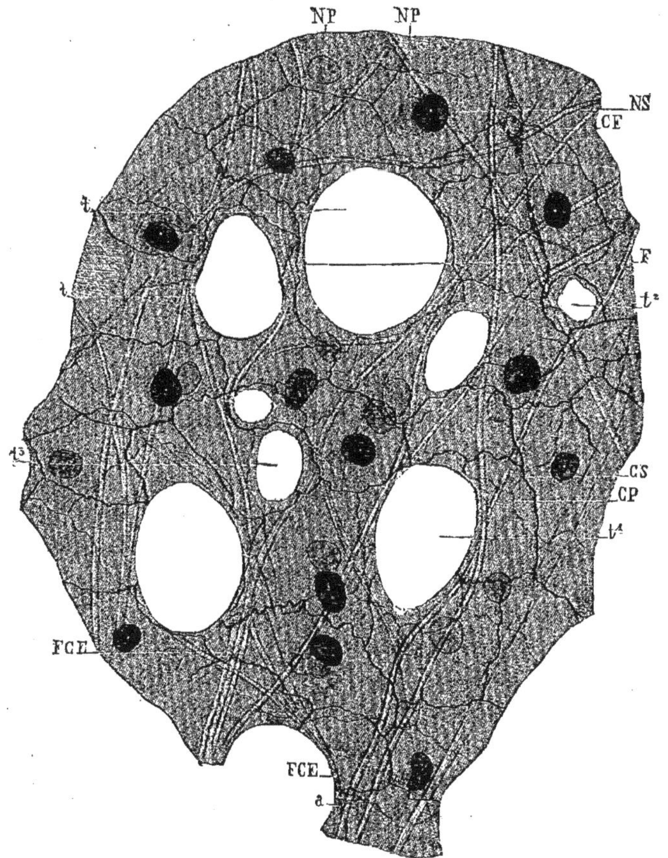

Fig. 25. — Épiploon d'un Lapin vieux-adulte (3 ans), imprégnation au nitrate d'argent à 1 p. 300. Eosine, conservation dans la glycérine salée.

FCE, faisceaux conjonctifs infléchis au voisinage des trous t, $t1$, $t2$, t^3 pratiqués d'un travers à l'autre de la membrane par les cellules lymphatiques ; — NS, noyaux endothéliaux superficiels ; — NP, noyaux endothéliaux profonds ; — CS, lignes d'imprégnation dessinant les limites des cellules endothéliales superficielles ; — CP, lignes d'imprégnation répondant à la couche endothéliale profonde ; — CF, cellule fixe du tissu conjonctif de l'épiploon ; — *a*, cellule endothéliale recourbée en tuile et faisant partie de la couche endothéliale superficielle par une de ses moitiés, par l'autre de la couche endothéliale profonde ; — F, bord des trous dont la couche continue est dessinée par le vernis endothélial à distance des faisceaux conjonctifs 300 diamètres).

connectif modelé, dans un plan fibreux tel que le derme ou dans une masse fibreuse développée autour de certaines productions pathologiques telles que le tubercule à lente évolution. Si dans ces points une condition quelconque entretient longtemps la présence et amène le renouvellement des éléments lymphatiques, ces derniers ne tardent pas à remanier le tissu dont ils occupent les espaces interorganiques. Ils attaquent et dissocient les faisceaux connectifs, les disposent sous forme de mailles, s'accumulent dans ces mailles, tandis que les cellules fixes prennent une ordonnance particulière à la surface des faisceaux. Bref ils transforment le tissu fibreux en un îlot de tissu réticulé identique à celui des ganglions lymphatiques; et le processus dont la description précède jette même une vive lumière sur l'origine et la signification morphologique du tissu connectif réticulé. Ce dernier est véritablement une édification des cellules lymphatiques, fixées pendant un certain temps à l'état de colonie dans le tissu conjonctif modelé (fig. 26).

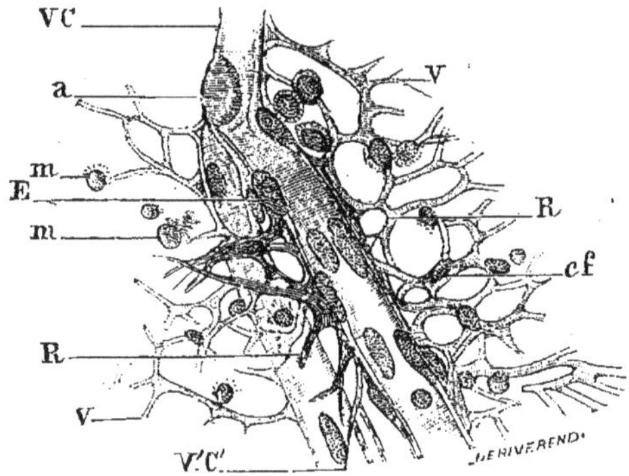

Fig. 26. — Tissu réticulé d'un bourgeon adénoïde d'extension entourant une granulation tuberculeuse du poumon à lente évolution (picrocarminate d'ammoniaque, conservation dans la glycérine picrocarminée. — 300 diamètres).

VC, capillaire sanguin ; — V'C', une des branches de ce capillaire située au-dessous et l'abordant en *a*; — E, noyaux endothéliaux des capillaires ; — RR, grandes travées réticulées naissant de la paroi du vaisseau VC ; — *vv*, travées plus fines du tissu réticulé ; — *cf*, cellules fines de ces travées ; — *mm*, cellules migratrices.

Enfin, les cellules lymphatiques traversent les revêtements épithéliaux. Leur présence dans le mucus des surfaces muqueuses indique clairement que certaines d'entre elles sortent constamment du feuillet moyen pour aller se perdre au dehors. Fréquemment on rencontre entre les cellules épithéliales, dans les lignes de ciment qui les unissent et les séparent, des globules blancs en voie de migration et montrant des mouvements amiboïdes. Il n'est pas jusqu'au ciment tenace traversé par les fibres unitives des cellules du corps de Malpighi qui ne puisse servir de voie aux éléments lymphatiques. Dans les épithéliums cylindriques, la pénétration est beaucoup plus facile à cause de la mollesse du ciment qui unit latéralement les éléments épithéliaux. Aussi voit-on fréquemment des globules blancs occuper deux à deux ou trois à trois, et souvent aussi en plus grand nombre, les lignes de ciment qui séparent les pieds des cellules cylindriques. En prenant place, ils repoussent les cellules épithéliales à droite et à gauche, et se ménagent ainsi de petites loges auxquelles j'ai donné le nom de *thèques intrà-épithéliales* (1). Sur certains points de l'intestin, par exemple dans l'épithélium qui recouvre la partie des follicules clos qui fait saillie à la surface de la muqueuse, ces thèques atteignent un développement énorme, notamment chez le Lapin (fig. 27). Bien plus, les cellules lym-

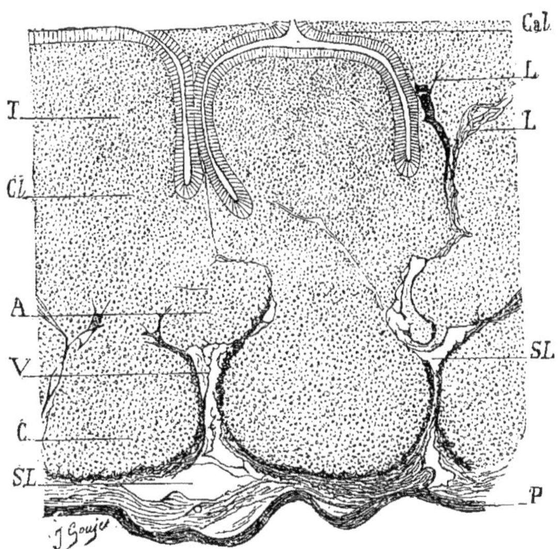

Fig. 27. — Follicules clos de l'appendice iléo-cœcal du Lapin dont les voies lymphatiques ont été imprégnées d'argent.

T, tête du follicule; — Cl, son col; — C, son corps; — A, ailes du follicule; — *Cal*, calice du follicule formé par un repli de la muqueuse; — S L, sinus lymphatiques; — L, lymphatiques des calices; — V, vaisseaux sanguins; — P, péritoine (faible grossissement).

phatiques qui infiltrent alors l'épithélium jusqu'au plateau remanient les cellules épithéliales à la façon des faisceaux du tissu connectif dans la formation du tissu réticulé. Elles trouent de mille manières les éléments épithéliaux, dont la masse protoplasmique prend alors l'aspect d'une cage formée de filaments rameux qui se rassemblent en haut autour du plateau cuticulaire strié, en bas autour du noyau et du pla-

(1) J. RENAUT, article DERMATOSES (Anatomie pathologique générale) du *Dictionnaire encyclopédique des sciences médicales*.

teau basal (fig. 28). Enfin les cellules lymphatiques ne sont pas arrêtées par la ligne des plateaux; elles percent ces derniers après les avoir réduits, en fenêtrant les cellules épithéliales et en écartant leurs rameaux protoplasmiques, à de minces pellicules tendues. Si l'on fait alors agir le nitrate d'argent qui fixe les parties dans leur forme et qui imprègne les épithéliums, on voit sous figure de cercles clairs les trous formés par l'action des cellules migratrices passant de l'épithélium infiltré dans la cavité intestinale. Entre ces trous, l'argent dessine une série de travées répondant aux portions non perforées de la surface épithéliale, et cette argentation donne à cette surface une apparence tout à fait analogue à celle que l'on détermine dans un épiploon en voie de fenêtration quand on l'a aussi imprégné d'argent (fig. 29).

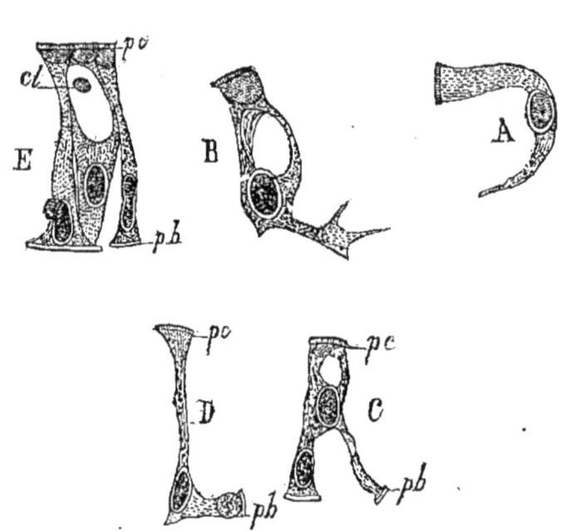

Fig. 28. — Épithélium fenêtré des parties latérales des têtes des follicules clos de l'appendice iléo-cœcal du Lapin.

A, cellule ordinaire à plateau strié; — B, cellule épithéliale fenêtrée isolée et dont le plateau est vu en coupe optique et en partie à plat; — C, deux cellules fenêtrées assemblées; — D, cellule ployée en L et portant une cellule lymphatique accolée au voisinage de son plateau basal; — E, groupe de trois cellules de l'épithélium fenêtré; — C *l*, cellule lymphatique restée dans l'une des cavités du réticulum; — *p c*, plateau cuticulaire strié; — *p b*, plateau basal (alcool au tiers, picrocarminate, acide osmique, glycérine).

Ainsi donc, les globules blancs de la lymphe peuvent, par leur activité amiboïde, remanier la structure des tissus, perforer les plans épithéliaux en ouvrant dans leur continuité des bouches temporaires. En un mot ils peuvent pénétrer à peu près partout et y exercer leur activité. Leur rôle mécanique est donc dans l'organisme d'une extrême importance.

Les cellules lymphatiques aberrantes qui ont percé les plans épithéliaux en ouvrant des voies poreuses dans la continuité de ces derniers sont pour la plupart perdues pour la masse de la lymphe. Mêlées au mucus ou aux sécrétions diverses, elles ne tardent pas à mourir. Mais il est peut-être permis de supposer que certaines d'entre elles, par un trajet rétrograde, peuvent rentrer dans les voies ordinaires de la lymphe : c'est-à-dire dans le tissu conjonctif et de là dans les vaisseaux blancs. Cette hypothèse a été faite récemment par Zavarykin qui suppose que certaines cellules lymphatiques, parvenues dans le tube digestif, se chargent de graisse comme d'un corps inerte, percent de nouveau l'épithélium et vont porter leur charge dans les voies lymphatiques. Quoi qu'il en soit, les cellules migratrices qui passent dans le mucus des surfaces ne sont pas les seules aberrantes ; d'autres éléments lymphatiques, sans franchir les limites du feuillet moyen, échappent à la circulation de la lymphe : ce sont ceux qui se fixent dans les tissus pour y produire des édifications nouvelles.

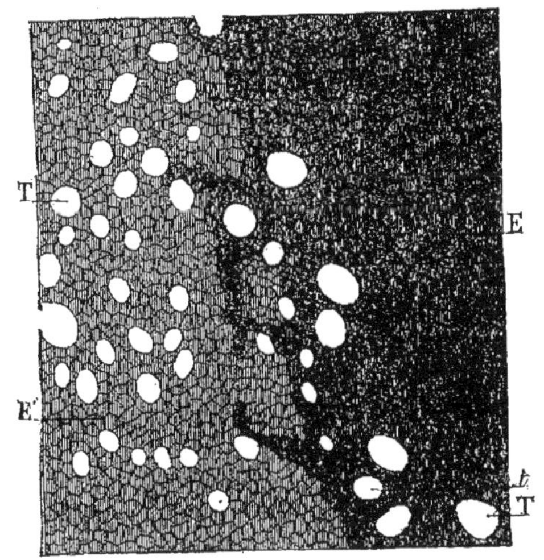

Fig. 29. — Union du sommet et des parties latérales de la tête d'un follicule clos de l'intestin du Lapin (imprégnation de l'épithélium par le nitrate d'argent).

E, épithélium non modifié et formant un revêtement continu ; — T, T, *t*, trous formés par les cellules migratrices ; — E', imprégnation des plateaux des cellules épithéliales occupant les intervalles des trous et rappelant la disposition des travées épiploïques (il importe de remarquer que l'épithélium de la tête des follicules clos ne renferme pas absolument de cellules caliciformes ; — faible grossissement).

Il est hautement probable que pendant l'accroissement normal de l'organisme, et aussi dans le processus incessant de rénovation des tissus qui se continue après que la période de croissance est terminée, les éléments migrateurs concourent à la régénération des cellules fixes en se différenciant suivant les tendances évolutives qui règnent dans la région où se produisent leur arrêt, puis leur fixation. Mais le fait ne devient évident que dans des circonstances pathologiques telles par exemple que celles qui caractérisent l'inflammation. Le propre du processus inflammatoire étant la reconstruction des tissus modifiés sur leur type antérieur, le problème que nous venons de poser se trouve réduit considérablement dans sa difficulté. Or on sait que le processus inflammatoire, dans le tissu connectif par exemple, se réduit initialement à deux termes : 1° l'abondante diapédèse et l'accumulation des cellules lymphatiques au point intéressé, 2° le retour à l'état indifférent et la multiplication des cellules fixes. De la sorte, les cellules lymphatiques sont accumulées dans les espaces interorganiques où elles sont nombreuses d'abord, puis viennent au contact : car en même temps les substances fondamentales disparaissent par une sorte de fonte, et le nombre des cellules lymphatiques est augmenté par la présence d'éléments en tout semblables à elles venus des cellules fixes qui ont été ramenées au type indifférent, et qui se multiplient activement à la façon exacte des globules blancs. L'ensemble de toutes ces cellules, on le sait, constitue l'origine des bourgeons charnus ; et comme ces derniers, en évoluant, reproduisent le tissu connectif, comme aussi les cellules fixes du tissu néoformé se développent aux dépens des cellules indifférentes : il devient évident que les éléments lymphatiques possèdent, dans de certaines conditions, la propriété de se transformer en cellules fixes, par une série de différenciations analogues et parallèles à celles que subissent les cellules embryonnaires d'un organisme lors de son premier développement. D'un autre côté, la transformation bien connue des cellules fixes du tissu connectif en éléments identiques aux cellules migratrices, tant pour la forme que pour les fonctions, rendent extrêmement plausible cette hypothèse de Ranvier, en vertu de laquelle les cellules lymphatiques prendraient la signification de cellules fixes du tissu connectif, revenues à l'état embryonnaire et ensuite mobilisées (1).

Lorsque les cellules lymphatiques émigrées des vaisseaux et réunies en colonies dans les espaces interorganiques n'y peuvent pas trouver les éléments nécessaires pour poursuivre leur vie individuelle : lorsque, par exemple, l'oxygène vient à leur faire défaut, elles meurent sur place et deviennent des globules de pus. Au sein de leur masse protoplasmique, et consécutivement à la mort, se produisent une série de dédoublements qui ont en particulier pour résultat la mise en liberté, au sein du protoplasma, de granulations de graisse neutre, bien différentes de celles dont sont porteurs les globules blancs vivants et actifs. La transformation purulente est souvent le résultat de la présence au point lésé, simultanément avec les éléments lymphatiques, d'organismes inférieurs parasitaires (microbes) dont l'affinité pour l'oxygène est supérieure à la leur propre. Les nouveaux venus absorbent alors tout l'oxygène disponible et les éléments lymphatiques ne tardent pas à mourir. Frappés d'immobilité cadavérique et devenus des corps inertes, les globules purulents doivent être évacués au dehors comme des particules étrangères : ainsi s'explique cet aphorisme de Virchow que *le pus n'est jamais résorbé comme pus*. Pour qu'il disparaisse, en effet, il est nécessaire ou qu'il soit mécaniquement évacué, ou qu'après avoir subi la désintégration moléculaire, ses éléments soient fragmentés et enlevés par de nouvelles cellules migratrices vivantes, qui les emporteront à la façon des débris pigmentaires d'une ecchymose.

Ce que nous savons des propriétés des cellules lymphatiques éclaire d'un jour très vif la pathogénie des lésions inflammatoires. La diapédèse en étant un élément essentiel, et la double condition de la production de cette dernière étant, chez les animaux à sang chaud, une température convenable et un ralentissement du cours du sang dans les vais-

(1) *Traité technique d'histologie*, p. 174.

seaux, on comprend comment agit contre l'inflammation la médication réfrigérante (RANVIER) qui abaisse à la fois la température locale et amène le resserrement des capillaires. De même on conçoit comment les saignées locales, en s'opposant à la congestion au lieu lésé par ce seul fait qu'elles vident d'un coup un grand nombre de vaisseaux, deviennent capables de faire obstacle au processus imflammatoire dans la période congestive, et doivent être considérées encore aujourd'hui à bon droit comme douées d'une puissante action antiphlogistique.

Les éléments cellulaires soustraits à la masse de la lymphe pour constituer le groupe aberrant que je viens de décrire sont nombreux même dans l'état normal. On conçoit donc la nécessité d'une incessante réparation de ce qu'on pourrait appeler la *crase lymphatique*. Cette réparation s'opère par la multiplication des globules blancs. Elle s'effectue, nous l'avons vu déjà, dans une multitude de points : 1° dans la lymphe sur tout son parcours, puisque nous trouvons, aussi bien dans les lacunes interorganiques que dans les cavités séreuses et les canaux lymphatiques, des globules blancs en voie de segmentation; 2° dans le sang, où nous retrouvons les mêmes formes; 3° enfin, en traversant les ganglions lymphatiques et plus généralement les points où le tissu connectif a pris la forme réticulée, la lymphe, comme nous le reconnaîtrons plus tard, reçoit de nouveaux globules blancs. Le groupe aberrant interstitiel remanie donc à la fois le tissu connectif là où s'arrêtent ses colonies; il crée en outre dans ce tissu des centres de formation de cellules lymphatiques : centres dont l'action rend à la lymphe les éléments cellulaires échappés à son mouvement circulaire et qui semblaient perdus pour elle.

Ce mouvement circulaire lui-même est soumis à des variations nombreuses. Les expériences de TARCHANOFF nous ont en effet montré qu'il existe une sorte de balancement entre la crase du sang et celle de la lymphe, et que les variations de quantité de ce liquide, chez les vertébrés, sont entièrement subordonnées aux oscillations circulatoires du système sanguin. Il ne faudrait pas croire cependant que, malgré l'éclat des phénomènes ressortissant à la circulation sanguine et l'importance prise par le sang en tant que liquide nourricier, la lymphe ait perdu chez les animaux supérieurs son importance primordiale. Elle est à la vérité si peu visible de prime abord, et son action physiologique est en apparence si fortement primée par celle du sang, qu'on serait tenté de croire qu'elle n'existe plus qu'à l'état rudimentaire. Il n'en est rien cependant. COLIN a par exemple démontré que, chez le Cheval, la lymphe du canal thoracique peut atteindre un débit d'un litre à l'heure. Chez la Vache, et dans un animal pesant au début de l'expérience 480 kilogrammes, quand la totalité de la lymphe et du chyle s'écoulent au dehors, il a constaté que le produit des fistules réunies atteignait en douze heures 47 kil. 693 grammes : c'est-à-dire sensiblement un dixième du poids du sujet (1). Loin d'être donc appauvri en liquide lymphatique, l'organisme des vertébrés supérieurs en est imprégné; tous ses espaces interorganiques en sont remplis, et le stroma du corps, intercepté par les éléments qui limitent ces espaces, est en réalité une vaste éponge lymphatique.

C'est dans la lymphe que baignent les éléments différenciés des tissus. Ce sont les éléments mobiles de la lymphe qui les abordent directement; les voies du sang ne sont que de grandes routes d'où partent, aux stations diapédétiques, les globules blancs, *pourvoyeurs des éléments fixes* et qui les servent individuellement au point de vue des qualités vitales qui leur manquent. Et comme ces éléments fixes ont perdu chacun des propriétés vitales différentes en se spécialisant individuellement dans un sens exclusif, on conçoit la nécessité d'éléments lymphatiques à la fois restés mobiles et indifférents pour leur venir en aide. Les cellules de la lymphe, mobiles en tant qu'éléments répartiteurs, sont en outre demeurées à l'état indifférent pour pouvoir se plier aux nécessités variables de l'action qu'elles exercent sur des éléments devenus variés par leur différenciation même, qu'elles n'abordent que tour à tour, et dont elles doivent satisfaire successivement les besoins multiples. Les éléments anatomiques différenciés, tout à leur action spéciale devenue exclusive, ne vivraient pas sans les cellules lymphatiques demeurées réfractaires à la spécialisation et qui leur apportent, comme à des individus sédentaires, les matériaux et les excitants de leur activité. Si donc les cellules de la lymphe venaient en masse à cesser de vivre ou d'être actives tout d'un coup et dans tout l'organisme, les actions vitales cesseraient de se produire aussitôt dans ce dernier. L'activité de tous les éléments différenciés serait suspendue, puis la mort de l'ensemble ne tarderait pas à survenir. Pour que cette circonstance se réalisât, il suffirait par exemple que, chez un animal quelconque, la température devînt, par son élévation ou son abaissement excessifs, incompatible avec l'activité des éléments de la lymphe. On comprend mieux ainsi l'action fatale des hautes températures fébriles ou du froid, prolongés au delà d'un certain temps. Et l'on arrive à cette conclusion que toute modification importante du milieu intérieur empêche l'activité spéciale des éléments différenciés de s'exercer, parce que dans ces conditions ils ne peuvent plus vivre, puisqu'ils ne le font que par le secours de la lymphe. On pourrait dire plus simplement que, si les éléments différenciés de nos organes et de nos tissus nous font agir, c'est en réalité la lymphe qui les fait vivre et nous fait vivre avec eux : puisqu'elle est l'intermédiaire obligé de tous les échanges organiques dont le renouvellement incessant et l'infinie variété sont les conditions mêmes de la vie.

(1) Colin, *Recherches expérimentales sur les fonctions du système lymphatique* (mémoire inédit, cité par Milne-Edwards. *Leç. sur la phys. et l'anat. comp.*, t. IV, p. 583.

CHAPITRE II

LE SANG

§ 1. — IDÉE GÉNÉRALE DU TISSU SANGUIN

Le sang est caractérisé par l'union, au sein d'un plasma vivant, d'éléments différenciés particuliers appelés globules rouges, et de cellules lymphatiques, identiques pour la forme et pour les fonctions à celles existant dans la lymphe proprement dite. Le *globule rouge*, cellulaire ou non cellulaire, et dont le disque est chargé d'hémoglobine, est l'*élément respiratoire surajouté* au liquide primordial et qui seul le caractérise en tant que sang vrai (Ranvier). Au point de vue de l'anatomie générale, et de la précision des termes qui doit servir de règle à ses définitions, la distinction proposée entre la lymphe et le sang par Ranvier doit être acceptée par les histologistes, quand bien même certains zoologistes continuent à donner le nom de sang au liquide nutritif des invertébrés. Mais ce liquide, constamment dépourvu de globules rouges chargés d'hémoglobine, ne renfermant cette dernière substance qu'à l'état de solution plasmatique quand on la trouve dans son sein (Sangsues), et constamment mis en mouvement, dans des canaux poreux communiquant avec les lacunes interorganiques, par un cœur édifié sur le modèle des cœurs lymphatiques des reptiles et des poissons, ne peut histologiquement recevoir d'autre définition que celle de l'hémolymphe, telle que nous l'avons comprise dans le chapitre précédent.

Tout autre est le sang : liquide respiratoire qui appartient tellement en propre aux vertébrés, qu'il suffit à les caractériser comme tels par sa simple présence. En effet, l'Amphioxus, qui n'a point de sang rouge ni de cœur sanguin, est actuellement considéré plutôt comme un précurseur de la forme vertébrale vraie que comme un vertébré proprement dit. Le sang est toujours contenu dans un système de canaux tubulaires et clos. Il est soumis dans ces canaux à un mouvement circulaire, déterminé par l'action d'un cœur dont le muscle est formé de cellules contractiles striées et soudées en chaînes, c'est-à-dire par un organe impulsif absolument nouveau et distinct des cœurs lymphatiques. En résumé donc, la présence dans le liquide nourricier du globule rouge, la clôture exacte des vaisseaux, l'existence d'un cœur sanguin, enfin la division du liquide nutritif en sang et en lymphe : tels sont les termes constants qui caractérisent la circulation dans la série, à partir des vertébrés les plus inférieurs, tels que les myxinoïdes, jusqu'aux plus élevés tels que les mammifères et l'Homme.

De même que la lymphe, dont il constitue la différenciation respiratoire, le sang est un tissu. Il possède en effet au point de vue anatomique une constitution fondamentale homogène dans tous les vaisseaux. Qu'on le recueille dans le cœur, dans les artères, dans les capillaires ou dans les veines, sa constitution morphologique ne varie pas : il est toujours formé par l'union d'un plasma défini avec des globules blancs et des globules rouges. Partout dans un même animal ces deux derniers éléments offrent une configuration et une constitution anatomique identiques, quand bien même leur état chimique se montre variable sur les divers points. Cette variabilité étant une condition de la vie même indique purement et simplement que les éléments du sang sont vivants. Le plasma, qui joue ici le rôle et tient le lieu de substance fondamentale, c'est-à-dire de substratum, et qui n'a à ce titre rien à voir avec la structure cellulaire, vit aussi bien que les deux autres éléments du sang. A la façon des éléments vivant individuellement, quand il est frappé de mort, ses principes chimiques constitutifs subissent une série de dédoublements dont l'une des manifestations les plus évidentes est la production de la la fibrine. Nous verrons en effet plus tard que la coagulation n'est autre chose que le résultat de la mort du plasma. Ainsi donc le sang est un assemblage de parties vivantes, disposées réciproquement d'une manière typique et en vue d'une même fonction. Ses divers éléments ont une action définie. Pour ces motifs il y a lieu de séparer absolument le sang des autres humeurs, telles par exemple que la salive ou l'urine, et de le considérer comme un tissu dont les globules rouges sont les éléments typiques, les globules blancs et le plasma les éléments secondaires ou associés.

Chacun connaît les caractères extérieurs du sang. C'est un liquide d'un rouge vermeil dans les artères, d'un rouge violacé dans les veines, présentant une teinte intermédiaire dans les capillaires. Le sang artériel est visqueux et s'attache comme une solution de gomme; celui des veines présente cette propriété à un degré beaucoup moindre. Entièrement liquide quand on l'a recueilli au moment où il sortait des vaisseaux, il ne tarde pas à coaguler si on le laisse en repos, exposé à l'air. La coagulation départit le sang en un *caillot*, formé des globules blancs et rouges emprisonnés dans un réseau de fibrine, et en un *sérum* liquide. Il ne faut pas confondre le sérum avec le plasma, comme on le fait parfois dans le langage ordinaire. Dans la terminologie des parties vivantes, le mot sérum n'a point de place; il répond simplement à l'état cadavérique du plasma. Il ne faut pas non plus confondre le sérum avec les *sérosités* pathologiques qui sont le résultat de la transsudation élective d'une partie du plasma sanguin hors des vaisseaux dans des circonstances toujours anormales. Quoi qu'il en soit, au bout d'un certain temps, le caillot consécutif à la coagulation du sang se rétracte et met une partie du sérum en liberté. On a fait jouer au mode suivant lequel s'exécute cette rétraction du caillot un rôle séméiologique entièrement disproportionné avec sa valeur réelle, aussi n'insisterai-je pas ici plus longtemps sur ce sujet.

Nous avons établi et mis en principe que le sang est une différenciation respiratoire, un cas particulier de l'hémolymphe qui, pour satisfaire aux besoins d'une vitalité devenue plus active et nécessitant des actions de chimie vitale plus rapides, s'est scindée en lymphe proprement dite et en sang vrai caractérisé par la présence des globules rouges, munis chacun individuellement d'une charge d'hémoglobine qui leur donne toute leur valeur comme agents de la respiration interstitielle. Il n'est donc pas étonnant que le sang conserve, au point de vue chimique, de grandes ressemblances avec la lymphe. Pour se rendre compte de ces analogies, il suffit de comparer une analyse de la lymphe à une analyse du sang. Pour 1000 parties en poids on a :

	LYMPHE. (Chevreul).	SANG. (Dumas).
Eau	926,4	790,0
Albumine	61,0	70,0
Fibrine	4,2	3,0
Matières grasses et sels	8,4	10,0
Globules rouges	0.0	127,0
	1000,0	1000,0

Comme on le voit, la proportion d'eau est plus considérable dans la lymphe. Les autres matériaux, sauf la fibrine, sont un peu plus abondants dans le sang. Le sang peut donc être considéré comme de la lymphe concentrée, dans laquelle 127 parties d'eau ont été remplacées par l'élément respiratoire caractéristique : le globule rouge. Il résulte, de cet autre fait que le sang contient moins de fibrine que la lymphe, la notion d'une constitution un peu différente de son plasma.

Malgré leurs analogies morphologiques et chimiques générales, le sang et la lymphe restent en effet des liquides fort différents. Les mouvements chimiques dont ils sont le siège et dont leurs principes immédiats donnent l'expression sont, on le sait, à peu près inverses. Tandis que la lymphe parfaitement formée, c'est-à-dire celle des réservoirs ou des canaux, peut être considérée comme le produit d'une série d'actions chimiques dont elle renferme les résidus, tels que l'urée, et aux cours desquelles son oxygène a été progressivement réduit : le sang parfait, c'est-à-dire le sang artériel, est chimiquement disposé pour devenir l'agent des oxydations interorganiques. On se rend bien compte de ces différences en comparant la lymphe et le sang des artères au point de vue des gaz qu'ils renferment. Pour 100 centimètres cubes on a en effet (HAMMARSTEN) :

	LYMPHE.	SANG.
Azote	1,63	0,6
Oxygène	0 43	5,8
Acide carbonique	40,32	13,19

La lymphe est donc chargée des produits résiduaux de la combustion organique, et le sang de l'oxygène nécessaire à cette combustion. Et ce sont bien, dans le sang, les globules rouges qui emmagasinent l'oxygène : car si on laisse coaguler du sang artériel et qu'on extraie séparément les gaz du caillot et ceux du sérum sur la pompe à mercure, on reconnaît que le caillot, qui renferme tous les globules rouges, fournit aussi la presque totalité de l'oxygène, tandis que le sérum n'en contient qu'une très faible fraction.

Le sang étant contenu dans un système de canaux fermés, il devient nécessaire, pour l'étudier à l'état d'absolue pureté, d'ouvrir le cœur ou les vaisseaux sanguins après les avoir isolés et mis à nu. On les essuie pour enlever tous les liquides interstitiels, puis on les ouvre ou on les ponctionne avec une pipette de verre à extrémité tranchante. Le sang monte alors dans la pipette en quantité suffisante pour un examen histologique, sinon on aspire légèrement avec la bouche afin de compléter la quantité de liquide nécessaire à l'examen. On dépose une goutte de sang ainsi recueilli sur une lame de verre bien propre; on recouvre d'une lamelle et on lute la préparation à la paraffine afin d'éviter l'évaporation sur ses bords. Dans ces conditions on peut observer pendant quelques instants les éléments du sang à l'état vivant, et contenus dans leur propre plasma. Mais très rapidement la coagulation survient et les éléments s'altèrent. Ils sont en effet si vulnérables que les moindres changements éprouvés par le plasma dans lequel ils nagent compromet leur vitalité. Pour les observer dans leur forme exacte et tels qu'ils étaient dans le sang circulant il faut rendre cette forme définitive en la fixant. Il suffit pour cela de mélanger rapidement le sang avec une goutte de solution d'acide osmique à 1 p. 100 sur la lame du porte-objet, soit avec une aiguille de verre, soit avec l'extrémité de la pipette qui a servi à recueillir le sang. Il faut cependant se hâter même alors de clore la préparation, et d'examiner les globules rouges et les globules blancs. Ces éléments sont en effet saisis instantanément par le réactif et fixés dans leur forme à très peu près exacte, mais au bout de quelques minutes le plasma est attaqué à son tour et la coagulation s'opère. Elle donne naissance à un réticulum fibrineux qui masque les éléments globulaires ou les déforme mécaniquement en les enserrant dans ses mailles. Ce fait que le plasma coagule relativement longtemps après que les globules ont été tués en masse par l'acide osmique doit être soigneusement retenu. Je le considère comme la clef du phénomène de la coagulation; il démontre en tout cas que cette dernière est absolument indépendante de l'activité des globules rouges ou blancs et en général de tout élément analogue à ces globules : puisqu'elle s'exécute alors qu'ils sont tous frappés de mort, et aussi régulièrement que s'ils fussent demeurés vivants.

Lorsqu'on a simplement pour but d'étudier individuellement les éléments figurés du sang et non pas le sang absolument pur, on peut procéder par piqûre sauf chez les batraciens et les poissons où la piqûre fournirait autant de lymphe que de sang. On piquera l'oreille ou la pulpe des pattes du Chien et du Lapin, l'extrémité du doigt lié chez l'Homme, et l'on pourra examiner leur sang, soit pur, soit fixé par l'acide osmique comme il a été dit précédemment. La quantité de lymphe dont il s'est mélangé en traversant les tissus intéressés par la piqûre est du reste à peu près complètement négligeable quand on a opéré sur des régions qui, comme celles que nous venons d'indiquer, sont parcourues par de très riches réseaux de capillaires sanguins. Dans les préparations du sang recueilli, et conservé vivant ou fixé par l'acide osmique, on pourra faire avec facilité l'étude des globules sanguins.

§ 2. — MORPHOLOGIE DES GLOBULES ROUGES DU SANG.

En 1661, Malpighi, en étudiant l'épiploon du Hérisson à l'aide du microscope, vit dans un vaisseau sanguin des corpuscules globuleux qu'il prit pour des gouttes de graisse et qui étaient colorés en rouge de corail. Ils filaient en s'égrenant un à un le long du capillaire à la façon des grains d'un collier. Le grand anatomiste de Bologne venait de découvrir, sans s'en douter, les corpuscules caractéristiques du sang des mammifères (fig. 30). Un peu avant lui Swammerdam (1658) avait vu dans le sang de la Grenouille des corpuscules de nature analogue et de même couleur, mais qui, au lieu d'être globuleux et circulaires, se montraient elliptiques vus de face, et de profil sous forme de bâtonnets ou de fuseaux. C'étaient les globules rouges caractéristiques du sang de tous les vertébrés non mammifères. En 1673 enfin Leuwenhoek, par des observations multiples, arriva à conclure que, chez tous les animaux, le sang doit sa couleur rouge à des corpuscules analogues à ceux décrits par Malpighi et Swammerdam. Il reconnut que ces corpuscules sont circulaires chez les mammifères tandis que chez les oiseaux, les reptiles et

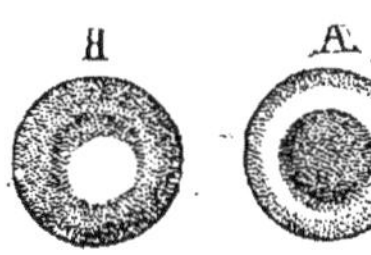

Fig. 30. — Globules rouges du sang d'un mammifère (sang de l'Homme).

A, vu en éloignant l'objectif — B, vu en le rapprochant (1200 diamètres, projection à la chambre claire sur la table).

les poissons ils sont constitués par des disques elliptiques. La découverte des globules rouges du sang est, après celle de sa circulation, la plus importante que l'on ait faite sur ce liquide depuis GALIEN. Toutes les deux appartiennent au XVIIe siècle, c'est-à-dire à une époque assez éloignée de nous pour que les faits aient pu être vérifiés par une longue suite d'observateurs ; et qu'on s'étonne de voir RICHERAND rapporter encore à des bulles d'air les figures décrites avant lui dans le sang sous le nom de globules rouges. Dans toute préparation de sang vivant, il est facile de voir et d'étudier les éléments globulaires reconnaissables à leur couleur de corail; mais on voit de prime abord que, suivant que le sang appartient à un animal non mammifère ou à un mammifère, ces éléments ont une constitution histologique toute différente.

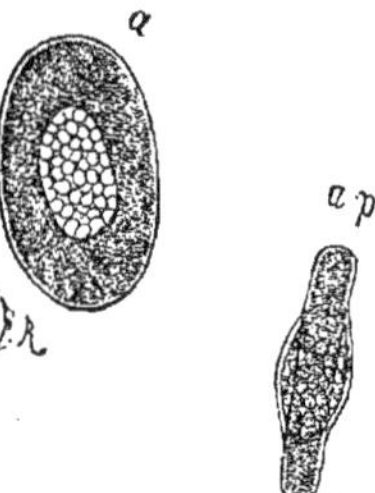

Fig. 31. — Globules rouges du sang de la Salamandre terrestre.

A, globule vu de face; — ap, globule vu de profil.

Chez tous les vertébrés amammaliens, c'est-à-dire chez les oiseaux, les reptiles, les batraciens et les poissons, les globules rouges du sang sont elliptiques et possèdent un noyau (fig. 31). Ce sont des éléments cellulaires dont le protoplasma est chargé d'hémoglobine, ce qui lui donne une couleur de corail. Chez tous les mammifères et chez l'Homme, les globules rouges sont dépourvus de noyau et beaucoup plus petits. Ils se réduisent à une masse de protoplasma dans laquelle l'hémoglobine est diffusée : masse qui n'a pas la signification d'une cellule puisqu'elle n'a pas de noyau, mais qui paraît résulter de la fragmentation du protoplasma de certains éléments cellulaires particuliers que nous décrirons plus tard. Pour le dire immédiatement, la raison de cette disposition semble être l'activité considérable des échanges respiratoires chez les animaux supérieurs. Le morcellement de la matière colorante rouge qui est l'instrument de ces échanges, détermine alors naturellement l'augmentation, pour une même masse de substance active, de la surface suivant laquelle ils s'opèrent. Par cet artifice, le rayonnement d'oxygène dont sont capables les globules rouges est considérablement augmenté, et l'activité circulatoire n'a pas besoin d'être aussi considérable ni aussi soutenue. Les globules sanguins cellulaires des oiseaux, si petits qu'ils soient, n'atteignent jamais les dimensions réduites des globules rouges des mammifères. Dans ces deux classes d'animaux, qui sont également à sang chaud, le régime circulatoire est aussi bien différent ; et une variation adventive de ce régime qui n'exercerait qu'une action peu appréciable sur le mammifère peut devenir capable de tuer l'oiseau parce que chez ce dernier le sang, pourvu d'une masse totale d'hémoglobine égale à celle du mammifère ou à très peu près, est incapable d'émettre l'oxygène avec la même rapidité si la circulation n'est pas beaucoup plus active, et si elle ne se soutient pas constamment sans variations.

Il convient donc d'étudier successivement les globules rouges du sang (A) chez les vertébrés amammaliens où ils sont cellulaires ; (B) chez les animaux mammifères où ils ne le sont pas.

A. **Globules rouges des vertébrés amammaliens.** — Choisissons parmi ces globules ceux de plus grande taille, car tous ont une organisation similaire dont les détails sont proportionnels à peu près aux dimensions. Les globules les plus volumineux sont ceux du Protée, puis viennent ceux de la Salamandre terrestre et ensuite des Tritons. Observés à l'état vivant ou fixés dans leur forme par l'acide osmique en solution ou en vapeurs, ces globules affectent la forme de *disques* aplatis sur deux de leurs faces et offrant un contour régulièrement elliptique. Leur *noyau* occupe une position centrale ; il fait saillie sur les deux faces planes du disque de façon que, lorsque le globule est vu par sa tranche et placé de champ, l'élément entier prend une apparence fusiforme si on le regarde sous un faible grossissement. A l'aide d'un objectif plus fort on voit que le profil du disque dessine l'axe du fuseau, et que le relief du noyau, saillant dans un autre plan, répond à son ventre.

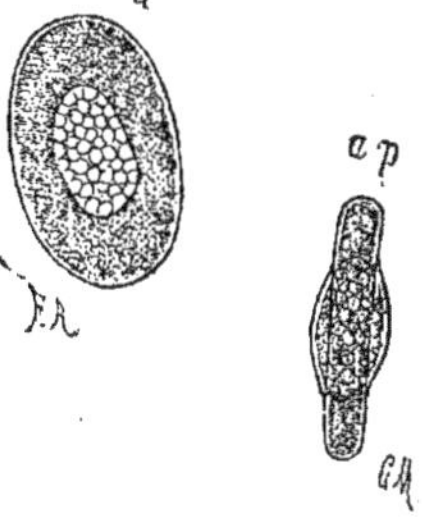

Fig. 31 *bis*. — Globules rouges du sang de la Salamandre terrestre (fixation par une solution d'acide osmique à 1 p. 100, coloration avec l'éosine soluble dans l'eau, conservation dans la glycérine salée).

a, globule vu de face : il renferme un noyau mûriforme réservé en blanc, ne renfermant pas d'hémoglobine ; — *ap*, globule vu de profil ; on peut voir que le ventre du fuseau dessiné par le globule rouge dans cette attitude est produit par le relief du noyau mûriforme tandis que le reste du globule, répondant à son disque, se projette en coupe optique sous la figure d'un bâtonnet.

Ce noyau occupe sensiblement, avons-nous dit, le centre de l'ellipse dessinée par le contour du disque ; il est ovalaire et complètement incolore, tandis que tout le reste de l'élément est uniformément imprégné de matière colorante rouge. Dans certaines circonstances que nous spécifierons plus loin, le noyau se déplace au sein du disque ; mais le plus ordinairement il reste à la fois central, ellipsoïdal comme le disque lui-même et concentrique à sa ligne de pourtour : son grand axe se confondant avec celui de l'ellipsoïde globulaire. La surface du noyau, sur le globule vivant ou fixé vivant dans sa forme, n'est jamais lisse, mais présente une série de petites excroissances qui donnent au noyau tout entier l'aspect d'une mûre. Sur un pareil noyau bosselé, il est alors impossible de savoir s'il existe ou non des nucléoles. En élevant et en abaissant successivement l'objectif, on ne voit rien que les variations d'aspect des grains mûriformes ; ces grains deviennent clairs quand on éloigne la lentille et obscurs quand on la rapproche. Ceci montre que les grains sont formés par des bouillons saillants vers la périphérie. Entre chacun de ces plis en forme de bouillons de la surface du noyau, on remarque un réseau de lignes sombres. Ces lignes ne sont pas dues à un réticulum intra-nucléaire, c'est-à-dire formé par la substance même du noyau, comme certains histologistes l'ont soutenu (Butschli, Klein), mais bien à une série de dépressions séparant les uns des autres les mamelons de la surface. En effet les lignes précitées sont obscures quand on éloigne l'objectif, brillantes quand on le rapproche : ce qui démontre qu'elles répondent à des sillons et non à un réseau formé par une substance figurée quelconque. Ce sont là en un mot de simples jeux d'ombre et de lumière. G. Pouchet a ramené il y a quelques années l'attention sur ces plis, qu'il considère comme le résultat d'un sillonnement de la superficie du noyau, sillonnement qui indiquerait une tendance à la segmentation de la masse nucléaire. Nous verrons plus loin qu'il ne s'agit dans ce cas que de simples plicatures, qu'il est facile d'effacer en développant artificiellement le noyau mûriforme.

Le disque du globule rouge est occupé tout entier par l'hémoglobine diffusée dans son stroma. Il en est imprégné et tous les détails de sa structure propre disparaissent en vertu de cette imbibition. Dans ce cas l'hémoglobine agit comme les substances jouissant d'un indice de réfraction élevé, à la façon par exemple du baume de Canada qui, en imprégnant les objets, efface leurs détails de structure. La surface de tout le globule présente de la sorte un éclat gras homogène qui donne à l'élément, et dans toutes les parties situées en dehors du noyau, une apparence vitreuse. La coloration du disque est celle du corail, et sous un fort grossissement d'un rouge orangé dont le picrocarminate d'ammoniaque reproduit presque exactement la teinte. Quand on a fixé le globule dans sa forme par l'acide osmique, le disque chargé d'hémoglobine devient d'un jaune verdâtre. Les solutions faibles d'éosine, agissant soit sur les globules vivants, soit sur ceux fixés par l'acide osmique, teignent le disque en rouge brique lumineux et vif, caractéristique (Fischer), tandis que les protoplasmas non chargés d'hémoglobine se colorent en rose magnifique. Le noyau du globule est réservé en blanc, ce qui démontre qu'il n'est pas chargé de matière colorante rouge puisque l'éosine, même en solution extrêmement diluée, montre pour cette dernière une affinité très énergique (1).

Dans tout globule elliptique muni d'un noyau, le bord du disque

(1) L'action de l'éosine sur les globules rouges, excellente pour montrer la répartition de l'hémoglobine dans le disque de ces derniers, ne saurait être cependant considérée comme démontrant l'existence de cette substance au sein des autres éléments anatomiques, tout particulièrement dans les globules blancs. Il est en effet beaucoup de substances grasses qui se colorent exactement comme l'hémoglobine en présence de l'éosine. La plupart des graisses des cyclostomes sont dans ce cas, mais alors l'action de l'acide osmique lève les doutes ; ce réactif colore en effet les graisses en noir opaque, et donne à l'hémoglobine une coloration d'un vert sale sans modifier sa transparence.

globulaire ne montre jamais qu'un simple contour lorsque l'élément est observé vivant, ou fixé dans sa forme par l'acide osmique pendant la vie : c'est-à-dire lorsqu'il reste chargé d'hémoglobine. Il est impossible alors de décider si le globule est ou non limité par un exoplasme; sa nature cellulaire elle-même ne saurait être admise de prime abord sans discussion. Le globule elliptique en effet, bien que renfermant un corps nucléiforme que teignent énergiquement les réactifs des noyaux, ne possède pas de nucléole évident; en outre, pour démontrer qu'il est bien de nature cellulaire, il faudrait mettre à nu son corps protoplasmique masqué par l'hémoglobine qui infiltre le disque. C'est à RANVIER que l'on doit la solution de ce problème; il a montré qu'en faisant agir l'alcool au tiers sur les globules rouges de la Grenouille ou de l'Axolotl, on voit le noyau de ces globules, de mûriforme qu'il était dans l'état normal, devenir vésiculeux et à surface lisse. Le réactif (1) en le gonflant le développe pour ainsi dire et efface toutes ses plicatures en forme de bouillons exogènes. A la surface du noyau ainsi développé, il ne reste plus trace du réseau de lignes sombres attribué par BUTSCHLI à la substance nucléaire; cette surface présente une courbure continue et sans aucun accident. Les reliefs ne sont donc point ici le résultat d'un sillonnement persistant de la périphérie du noyau, mais bien d'une série de plicatures de la mince pellicule qui limite extérieurement ce dernier. Tous les noyaux, sans exception, se développent dans les globules rouges ainsi traités, et redeviennent elliptiques (fig. 32). On reconnaît alors très aisément qu'ils renferment un ou deux nucléoles parfaitement caractéristiques. Il s'agit donc bien de noyaux de cellules. Mais tous ces noyaux ne se colorent pas également bien par le carmin. Il en est plusieurs, dans une même préparation de sang, qui, une fois développés, prennent l'apparence de vacuoles réfringentes : comme si la substance chromatique du noyau avait cessé d'exister, et que ce der-

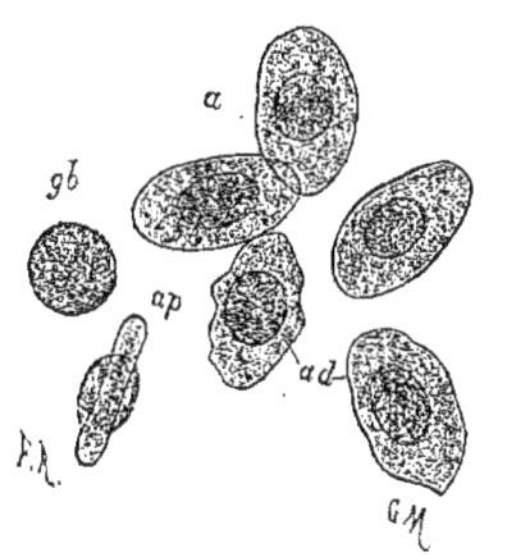

Fig. 32. — Globules du sang de la Grenouille rapidement traités par l'alcool au tiers éosiné à 1 p. 1000, puis fixés par l'acide osmique à 1 p. 100 dès que le noyau a été déployé; conservation dans la glycérine salée faiblement chargée d'éosine.

a, globule à noyau déployé et à disque ayant à peu près conservé sa forme; — *ad*, globules dont le disque est déformé; — *ap*, globule vu de profil; — *gb*, globule blanc. — Les noyaux de tous les globules rouges sont elliptiques, dépourvus de bosselures, nucléolés et teints en rose par l'éosine.

(1) On dispose une goutte de sang de Grenouille ou de Triton sur la lame de verre, on recouvre d'une lamelle et on fixe cette lamelle par quatre gouttes de paraffine que l'on fait tomber sur ses quatre angles. Cela fait, on dépose une goutte d'alcool dilué au tiers à l'une des extrémités de la préparation, et un fragment de papier buvard à l'autre extrémité. L'alcool dilué entre sous la lamelle et agit alors régulièrement sur les globules rouges.

nier, réduit à la pellicule qui le limite en dehors, se fût déployé à la façon d'un ballon chiffonné qu'on insuffle. Les noyaux de tous les globules rouges d'un même échantillon de sang ne sont donc pas tous dans un état identique, et n'ont pas tous la même valeur au point de vue histochimique.

Quand, pour déployer les noyaux, on s'est servi d'alcool au tiers chargé d'éosine à un pour mille, on voit que la matière colorante sort du disque globulaire sous forme de nuages sarcodiques présentant la teinte rouge brique caractéristique. Quand le disque est entièrement déchargé de matière colorante, il se montre à nu et limité alors par un double contour (Ranvier). Le protoplasma dégagé est transparent, semé de grains d'une finesse extrême qui s'étendent en formant un réseau délicat entre le noyau central et le double contour marginal. Dans ces conditions, la nature cellulaire du globule sanguin devient aisément reconnaissable. Ce globule est une cellule en effet parce qu'il en possède tous les éléments constitutifs : il renferme un noyau muni de nucléoles vrais, et ce noyau est situé au sein d'un corps offrant les réactions de toute masse protoplasmique. Le fin réseau de grains protéiques que nous venons de décrire dans cette masse est dû vraisemblablement à l'action de l'eau du réactif, constitué par de l'alcool dilué, sur le protoplasma transparent à l'état normal.

Nous pouvons dès maintenant reconnaître combien la masse protoplasmique qui constitue le corps cellulaire des globules rouges des vertébrés amammaliens est différente de celle d'un globule blanc du sang ou de la lymphe; elle a subi une sorte de condensation analogue à celle qu'on observe dans les cellules endothéliales, et est de ce chef devenue transparente comme le verre. Mais on ne saurait dire pour cela que le protoplasma est désséché, car il renferme les deux tiers de son poids d'eau environ (Lehmann). Enfin le corps cellulaire est fixé dans sa forme; il est limité régulièrement, et suivant une courbe elliptiforme continue, par un exoplasme mou. C'est à cet exoplasme que répond la mince pellicule qui, à la périphérie du globule rouge elliptique, est accusée par un double contour et colorée en rose vif par l'éosine en solution dans l'eau ou les couleurs d'aniline dissoutes dans le même véhicule. Nous n'avons donc plus affaire, comme dans le globule lymphatique, à une cellule nue. Il ne s'agit plus même ici d'une ligne exoplastique à peine formée telle que celle des globules à grains vitellinoïdes de la lymphe des crustacés décapodes, et que les pseudopodes en aiguille pouvaient aisément percer. Mais d'un autre côté nous n'avons pas affaire non plus à une production exoplastique très différenciée, analogue par exemple au plateau cuticulaire des cellules de l'épithélium intestinal. Il s'agit d'une membrane d'une mollesse extrême, à travers laquelle nous verrons le noyau faire issue, quand nous étudierons le gonflement des globules elliptiques par l'eau, comme le ferait une balle à travers une vitre de gélatine ramollie. C'est-à-dire que le noyau, entraîné par les boules sarcodiques, atteint l'exoplasme mou, s'ouvre un passage au travers, et que ce passage se referme aussitôt, à la façon d'un trajet quelconque intercepté dans une masse de colle, et sans laisser de son passage la moindre trace sous forme de stomate ni de dépression temporaires.

En réalité donc, l'exoplasme des globules rouges elliptiques n'est pas une *membrane cellulaire* véritable, telle que les entendait Schwann, mais bien une condensation du protoplasma à la périphérie de l'élément: condensation comparable à celle qui limite une goutte de gomme exposée quelque temps à l'air, et qui n'est que le résultat de la solidification de la masse à son pourtour et sur une faible épaisseur.

Le système de granulations réticulées que nous avons indiqué dans le protoplasma globulaire est à la fois d'une délicatesse extrême et d'une grande irrégularité. Il est très probablement le résultat des actions extérieures sur le protoplasma transparent du disque, au moment de la dissociation de la substance colorante et de celle du protoplasma. Si, comme le pensent les partisans de la structure figurée du protoplasma, et en particulier Klein, le réseau granuleux intra-protoplasmique répondait à une disposition morphologique véritable et fixe, il présenterait une ordonnance au moins comparable dans les divers globules. Quant aux stries rayonnées grossières que l'on observe dans certaines circonstances à la surface des globules et qui, partant du noyau, dessinent dans le disque des étoiles irrégulières, elles n'ont aucun rapport avec la configuration du protoplasma, comme Kneuttinger l'avait cru. Cet auteur décrit les branches des figures en étoile comme des filaments reliant le noyau à la membrane du globule, c'est-à-dire comme de véritables rétinacles nucléo-exoplastiques. Ranvier a parfaitement fait voir qu'il ne s'agit là que de plis de la membrane du globule, déterminés soit par la dessiccation ménagée, soit par l'action également ménagée de l'eau. En laissant sécher très lentement les grands globules sanguins de la Salamandre terrestre et en les examinant ensuite montés dans l'air, on acquiert aisément la preuve que l'explication précédente est la seule exacte. Il suffit pour déterminer les plis que le globule ait perdu de son volume, soit par évaporation partielle de son eau de constitution, soit par le départ de nuages sarcodiques. La membrane globulaire s'affaisse alors comme le ferait une vessie à demi vide et coiffe le noyau, sur les bords duquel les plis se produisent et affectent naturellenant une direction rayonnée.

Globules rouges des Cyclostomes. — Les cyclostomes sont les seuls vertébrés qui possèdent des globules rouges cellulaires ne présentant pas la forme elliptique (Wagner, J. Müller). Sauf chez les Myxines, la majorité des globules rouges de ces animaux ont un contour circulaire (fig. 33), ils ont tous cette forme chez les Ammocètes, larves des Lamproies. Ces globules sont donc discoïdes comme ceux des mammifères, mais ils affectent la forme de ménisques biconvexes et non plus celle de ménisques biconcaves. Le noyau est situé soit au milieu du disque, soit au contraire un peu excentriquement. Il est aplati comme le disque et présente des bouillons : c'est un noyau mûriforme. Mais il se distingue des autres noyaux de globules rouges par sa mobilité au sein du protoplasma globulaire. Dans une goutte de sang fixée par l'acide osmique on le voit en effet ou central ou excentrique, ou enfin il se présente par sa tranche sur un globule disposé à plat.

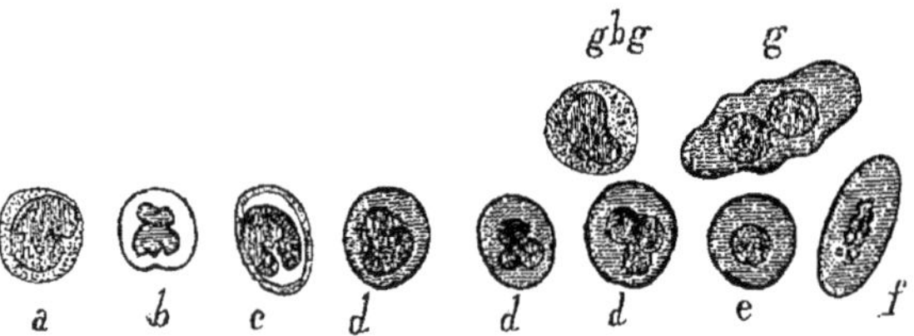

Fig. 33. — Globules pris dans une préparation de sang de la Lamproie adulte (*P. marinus*); fixation par l'acide osmique à 1 p. 100; coloration au picrocarminate d'ammoniaque; conservation dans la glycérine picrocarminée.

a, globule blanc hyalin ; — *b*, globule à disque formé de protoplasma transparent et à noyau bourgeonnant ; — *c*, globule dont le disque incolore est limité par un double contour répondant à un exoplasme ; — *d*, *d*, *d*, globules à noyau bourgeonnant et dont le disque est chargé d'hémoglobine ; — *e*, globule circulaire ordinaire ; — *f*, globule elliptique ; — *g*, globule elliptique géant à deux noyaux ; — *gbg*, globule blanc granuleux (obj. 7, oculaire 1 de Vérick).

Chez la grande Lamproie (*P. marinus*) la majorité des globules rouges présente la forme circulaire, mais on en trouve aussi d'elliptiques. Les globules circulaires sont les plus petits : ils ont un diamètre variant de 7, 5 μ à 10, 5 μ et atteingnant en moyenne 9, 46 μ. Les globules elliptiques ne diffèrent pas sensiblement de ceux des vertébrés amammaliens ordinaires. Ces globules ont : les plus grands 11, 5 μ de long sur 10 μ de large, les plus petits 9, 5 μ de long sur 8, 75 μ. La moyenne de ces mensurations a donné 10, 4 μ de long sur 9, 4 μ après fixation du sang du cœur par l'acide osmique à 1 p. 100 (Malassez). Dans les globules rouges du sang de la grande Lamproie, il existe donc des variations de forme et de taille considérables. La constitution de ces globules présente aussi des différences très remarquables dans un même échantillon de sang. Certains globules, et ce sont ordinairement les plus petits, ont un disque circulaire limité par un exoplasme à double contour. Ce disque est très étroit, nullement granuleux, mais transparent comme le verre ; le picrocarminate le teint en rose franc et non en orangé. C'est un disque dépourvu d'hémoglobine, et comme ici ce disque a été fixé sans avoir préalablement recours à une action dissociante entre l'hémoglobine et le protoplasma, ce dernier apparaît dans son état naturel, c'est-à-dire absolument hyalin. Au centre du disque est un noyau bourgeonnant identique à celui des globules blancs, contourné en boudin ou découpé en lobes.

Sur d'autres globules en tout semblables et à noyau bourgeonnant, la marge du disque est teinte en orangé, ce qui montre qu'à ce niveau ce disque est chargé d'hémoglobine. De plus on voit, sur une série d'autres, tous les états intermédiaires entre le disque formé de protoplasma transparent et le disque entièrement chargé d'hémoglobine, présentant la même réfringence et les mêmes réactions histochimiques que celui des globules rouges tout à fait développés. Sur certains de ces globules le noyau est même divisé. Enfin ce noyau prenant l'état mûriforme distingue seul un globule circulaire parfait des globules à noyau contourné et bourgeonnant. Il est donc naturel de penser et même d'admettre que le globule à noyau contourné est une forme de transition entre les cellules indifférentes et les globules rouges proprement dits. Mais je reviendrai sur ce point à propos du développement du sang. Je ferai seulement encore ici une remarque : Quand le noyau des globules rouges de la Lamproie cesse d'être lobé et contourné en boudin, il devient ovalaire et, sur les plus gros globules circulaires, il se bossèle et prend l'aspect mûriforme. Cet aspect, qui indique par sa netteté de plus en plus accentuée que les globules sont de plus en plus rapprochés du terme supérieur de leur développement, n'est jamais plus marqué que sur les gros globules rouges elliptiques qu'on trouve, d'ailleurs en petit nombre, dans tous les échantillons du sang. Je puis donc indiquer dès à présent que la forme elliptique constitue le degré de développement le plus élevé des globules rouges chez les Lamproies; et qu'au contraire la forme circulaire, exclusive chez les larves Ammocètes, est la forme embryonnaire, préliminaire pour ainsi dire des globules sanguins à noyau. Les très jeunes têtards des batraciens anoures ont du reste tous leurs globules circulaires ; nous verrons bientôt que le fait peut être étendu aux globules à noyau des embryons de vertébrés mammifères.

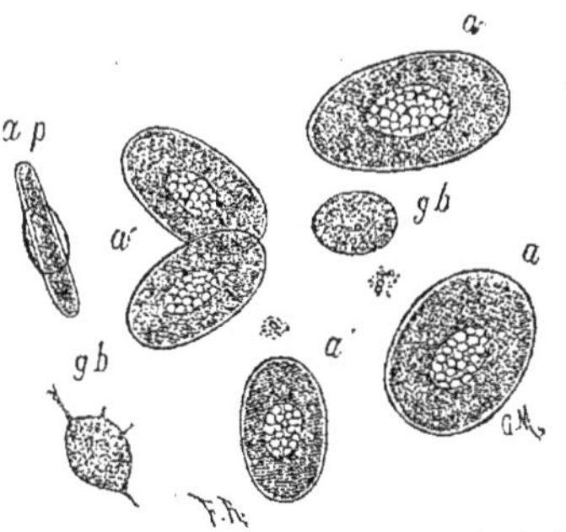

Fig. 34. — Sang de la Grenouille fixé par la solution d'acide osmique à 1 p. 100. Coloration par l'éosine soluble dans l'eau, conservation dans la glycérine salée faiblement chargée d'éosine.

a, *a*, gros globules rouges ; — *a'*, *a'*, petits globules rouges; — *a p*, globule rouge vu de profil ; — *gb*, *gb*, globules blancs (celui placé en bas de la figure, à gauche de l'observateur, est une cellule fusiforme de Recklinghausen ; — entre les globules on voit deux amas de granulations élémentaires du sang.

La présence simultanée, dans tous les échantillons de sang des amammaliens adultes, de globules de tailles différentes et de formes également variées (fig. 34), constitue une présomption en faveur de l'hypothèse que les globules cellulaires s'accroissent dans le sang. Nous allons maintenant voir que, dans le sang circulant, tous les globules rouges sont loin d'avoir la même constitution morphologique : ce qui conduit à admettre aussi que tous n'ont pas la même valeur au point de vue du fonctionnement. Pour démontrer cette assertion, il convient tout d'abord d'étudier les modifications du sang consécutives à l'anémie artificielle.

Modifications des globules nucléés dans l'anémie. — Nous avons vu que, dans l'état normal, la matière colorante rouge est uniformément répandue dans le stroma globulaire; le noyau seul n'en contient pas. Certains faits permettent de penser que c'est dans la zone circumnucléaire que s'effectue en premier lieu, et avec la plus grande activité, le dépôt de cette matière colorante. Dans toute cellule qui se charge d'un produit d'élaboration particulier, c'est du reste autour de noyau que ce produit s'accumule de préférence (par exemple la substance glycogène autour des noyaux des faisceaux musculaires striés embryonnaires, etc.). Si l'on saigne une Grenouille à blanc en lui ouvrant ou même en lui excisant le cœur, puis qu'après que le sang a cessé de couler on dispose un système de sutures et de ligatures convenables et qu'on referme exactement la cavité pectorale, l'animal peut vivre encore pendant trois ou quatre jours. Pendant cette survie, il est sous l'influence d'un état anémique extrême, et les globules rouges qu'on trouve dans son liquide sanguin, subsistant mais appauvri à l'excès, présentent des modifications particulières.

Après fixation par l'acide osmique à 1 p. 100, on voit en effet qu'un certain nombre parmi eux n'ont subi aucune modification; leur disque reste chargé uniformément d'hémoglobine et leur noyau n'a pas cessé d'être mûriforme. Mais sur un très grand nombre de globules on voit le noyau développé comme si on les avait traités par l'alcool dilué au tiers. Ces derniers globules présentent eux-mêmes deux variétés : dans l'une, le noyau montre ses nucléoles distincts au sein d'une masse nucléaire homogène que teignent activement tous les réactifs colorants des noyaux. Dans l'autre, le noyau développé ne se colore plus; il se réduit à une sorte de bulle semblable à un ballon insufflé. En réalité ici le noyau est réduit à sa pellicule limitante, le contenu chromatique et les nucléoles ont disparu ; il s'agit d'un noyau atrophié qui ne fonctionne plus en tant qu'élément nucléaire.

Dans de pareils globules, la matière colorante a subi des modifications dans sa répartition au sein du disque (fig. 35). Sur beaucoup, ce disque est absolument dépourvu d'hémoglobine ; les globules sont devenus incolores à la façon des globules à noyau bourgeonnant des cyclostomes. Sur d'autres, le disque n'est plus chargé d'hémoglobine que dans sa zone circumnucléaire. La matière colorante forme alors deux croissants dont la concavité embrasse à droite et à gauche chaque pôle du noyau, et dont le plein répond au grand axe de l'ellipsoïde globulaire.

Ces croissants, d'épaisseur variable dans les divers globules, rejoignent leurs pointes et entourent le noyau comme le feraient des colliers. Dans l'anémie artificielle certains globules perdent donc toute leur matière colorante, d'autres restent intacts, d'autres enfin perdent incomplètement leur matière rouge et la portion qui est retenue siège constamment autour du noyau. Ceci permet de supposer que la zone circumnucléaire est le siège de prédilection de la fixation de la matière colorante, ou que cette matière se fixe là avec plus d'énergie sur le stroma : puisque quand le disque n'en contient plus sur ses bords il en renferme encore autour du noyau. Le développement de ce dernier, et l'effacement de ses plis au moment où s'effectue le départ de la matière colorante rouge, permet aussi de supposer que c'est sous l'influence d'une sorte de refoulement consécutif à l'emmagasinement de l'hémoglobine, que la membrane du noyau se plisse et donne à ce dernier une apparence mûriforme. En d'autres termes, l'hémoglobine en prenant place déforme le noyau en le chiffonnant.

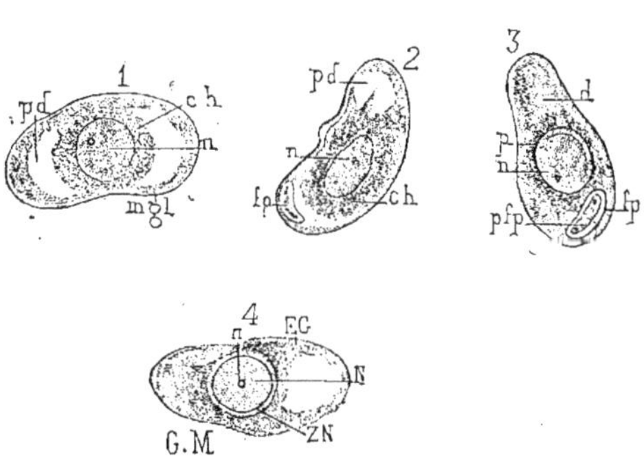

Fig. 35. — Globules rouges du sang de la Grenouille modifiés par l'anémie (fixation par l'acide osmique à 1 p. 100. Eosine, glycérine salée).

N, noyau développé et montrant son nucléole *n* ; — *pd*, points du disque où il s'est opéré un départ de matière colorante rouge (hémoglobine) ; — *fp*, figures polaires : — *pfp*, fragment de protoplasma souvent renfermé au centre de la figure polaire ; — *Ch*, zone périnucléaire de charge hémoglobique maxima ; — *mgl*, zone marginale dans laquelle l'hémoglobine est plus fixe que dans la portion moyenne du disque ; — 1, 2, 3, 4, globules rouges lésés à divers degrés par l'anémie et plus ou moins déchargés de leur hémoglobine. Le globule 4 présente un exemple du début de la lésion à l'un de ses pôles. Le départ de l'hémoglobine s'est effectué en Ec sur une aire circulaire à bords diffus ; — ZN, zone claire de protoplasma au contact immédiat du noyau (obj. *a* immers. 9 de Vérick tube levé, ocul. 1, projection à la chambre claire sur la table).

Quelle est maintenant la signification des diverses apparences des noyaux? On peut remarquer aisément que ceux qui restent mûriformes appartiennent constamment à des globules chargés d'hémoglobine ; que ceux qui sont développés en bulles non nucléolées et non colorables par les réactifs des noyaux se trouvent toujours dans des globules dont la matière colorante a été en partie retenue ; enfin que les globules devenus complètement incolores possèdent toujours un noyau colorable et montrant ses nucléoles. Ceci conduit à conclure qu'effectivement, comme nous l'avions supposé, tous les globules d'un même échantillon de sang n'ont ni la même constitution histologique, ni la même valeur au point de vue de leur fonction qui est de se charger de matière colorante et de la retenir. Dans cette conception, les globules les plus récemment formés se déchargent plus aisément de leur matière colorante, tandis que les plus anciens, c'est-à-dire les mieux et depuis plus longtemps adaptés à leur fonction, la retiennent plus énergiquement parce qu'elle a eu le temps de se fixer dans leur masse en une sorte d'état de combinaison. Mais à mesure que cette combinaison devient plus parfaite, le noyau, dont le rôle est de présider à la vie cellulaire du globule, tend à s'atrophier; il devient peu à peu incapable de se colorer et ne contient plus de nucléoles. C'est un élément desséché réduit à une sorte de bulle chiffonnée, dépourvu de chromatine et inactif absolument en tant que noyau. Au fur et à mesure donc que le globule nucléé s'adapte à sa fonction, il devient de plus en plus un simple support protoplasmique de l'hémoglobine. La vie cellulaire devient en lui comme larvée; et il se rapproche des conditions du globule non cellulaire des mammifères en se réduisant, par l'effacement de son noyau, comme lui à la condition de *simple support protoplasmique de l'hémoglobine* (1).

B. **Globules rouges des mammifères et de l'Homme.** — Si l'on observe ces globules vivants dans leur plasma ou fixés par l'acide osmique, on reconnaît, qu'ils sont constamment circulaires, sauf chez les caméliens où ils présentent un contour sensiblement elliptique. De plus, aucune méthode optique ou histochimique ne peut déceler un noyau dans leur masse. Enfin, cette dernière a toujours la configuration suivante, même dans les globules elliptiques du Lama et du Chameau. Le disque globulaire a la forme d'un ménisque biconcave, dont la marge circulaire est disposée en bourrelet. Il résulte de là que, vu de face, le globule offre un bord brillant et un centre obscur quand on éloigne l'objectif; tandis que, lorsqu'on le rapproche, le centre devient brillant et le bord sombre. Vu de champ et par sa tranche, un tel globule a la forme d'un biscuit ou d'une haltère, et non plus celle d'un fuseau comme tout globule elliptique à noyau (fig. 36).

Le disque globulaire est transparent comme du verre fondu et offre un éclat gras, ce qui explique l'erreur d'observation de Malpighi; il est coloré par l'hémoglobine dans toutes ses parties et offre conséquemment une coloration rouge orangée qui, sous l'influence des solutions d'éosine,

(1) Dans l'anémie artificielle, beaucoup de globules partiellement déchargés d'hémoglobine montrent au sein de leur disque, dans la région des pôles de l'ellipsoïde globulaire, des figures en forme de nacelle ou de navette creusées dans le disque et constituant des vacuoles particulières que j'ai décrites sous le nom de *figures polaires*. Au centre de ces vacuoles est un fragment de protoplasma ratatiné. Il est probable que ce fragment protoplasmique est le résultat de fractures du stroma au moment où, dans le sang, le départ de l'hémoglobine s'effectue sous l'influence de l'anémie. Les fragments restent ensuite dans le disque au sein d'une vacuole. On trouve dans les globules du sang normal exceptionnellement des figures polaires; ce qui tendrait à montrer que la charge hémoglobique des globules nucléés subit à l'état normal certains remaniements brusques pendant la vie.

se change en rouge brique caractéristique, même après l'action des réactifs coagulants et de l'acide osmique. L'action de l'alcool au tiers coloré par l'éosine permet d'assister, sur les globules frais, au départ de la matière colorante sous forme de nuages sarcodiques de couleur rouge. Quand ce départ est achevé, le stroma est mis à nu sous forme d'une masse qui se colore en rose pâle par le réactif, à la façon du protoplasma, et qui est à peine granuleuse. Cette masse continue ensuite à se gonfler lentement, pâlit, et au bout de peu de temps ne peut plus être distinguée. A l'inverse du stroma des globules cellulaires, celui des globules des mammifères ne montre pas de double contour lorsqu'il a expulsé son hémoglobine ; il n'est donc pas limité à sa périphérie par un exoplasme membraniforme et mou. Cependant, en se gonflant, les globules conservent leur forme sphérique, ce qui montre qu'ils sont limités par un épaississement régulier de leur stroma analogue à celui qui se forme sur une goutte de gomme exposée à l'air. En effet, si après avoir ainsi gonflé les globules, on introduit dans la préparation un liquide de forte densité tel que de la glycérine saturée de sel marin ou mieux d'alun, tous les globules gonflés se rétractent de mille manières et se plissent comme de petits sacs. Il existe donc une différenciation de stroma globulaire à la surface du globule, consistant dans une densification de ce stroma. C'est cette différenciation qui limite l'élément et qui détermine sa forme.

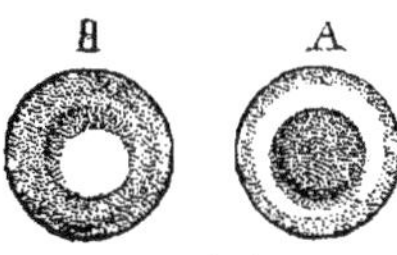

Fig. 36. — Globules rouges du sang de l'homme.

A, globule vu quand on a éloigné l'objectif ; — B, globule vu quand on a abaissé l'objectif (1200 diamètres, projection à la chambre claire sur la table, au niveau du pied du microscope).

Rien n'est plus variable que les dimensions des globules rouges (1) chez les différentes espèces de mammifères. Tandis que chez l'Homme leur

(1) D'après Malassez les globules rouges du sang d l'Homme offrent un diamètre moyen de 7μ,7 environ.

Mais tous les globules rouges n'ont pas le même diamètre. Malassez a étudié les proportions des globules rouges de différents diamètres existant dans le sang d'un homme adulte et sain. Ce travail est encore inédit, Malassez m'en a communiqué les conclusions. Il est arrivé aux chiffres suivants après avoir effectué 400 mensurations.

Globules rouges ayant un diamètre de :	Leur nombre par 100 globules.
de 6μ à 7μ.	3 p. 100
1μ.	7 »
7μ,25.	13 »
7μ,50.	18 »
7μ,75.	24 »
8μ.	18 »
8μ,25.	9 »
8μ,25.	5 »
de 8μ,75 à 9μ,63.	3 »
Total =	100 globules rouges.

Dans les divers états pathologiques, le diamètre moyen peut varier, tomber à 7μ et monter à 8μ,7.

diamètre atteint, quand on les observe à plat, de 7 à 8 μ, chez la Chèvre leur diamètre moyen n'est plus que de 4 à 5 μ, et chez le plus petit ruminant connu, le Chevrotain de Java, il ne dépasse guère 2 μ (GULLIVER) (1). Nous verrons plus tard quelle signification physiologique il convient d'attribuer à ce fait. Dans un même animal et dans le même échantillon de sang (fig. 37), on trouve du reste des globules rouges de tailles variables. Chez l'Homme, certains globules rouges atteignent seulement 5 μ de diamètre, ils paraissent plus colorés que les grands, uniquement parce qu'ils sont en majorité sphériques. Enfin à côté des globules proprement dits, il convient de signaler, dans le sang des mammifères, la présence d'éléments beaucoup plus petits dont les uns sont discoïdes et excavés à la façon des globules rouges, mais sont très peu colorés ou point du tout, et les autres ont la forme de petits palets ou de plaquettes arrondies. Cette dernière forme a été signalée par BIZZOZERO (2), dans le sang circulant des vaisseaux; son existence n'est donc pas contestable.

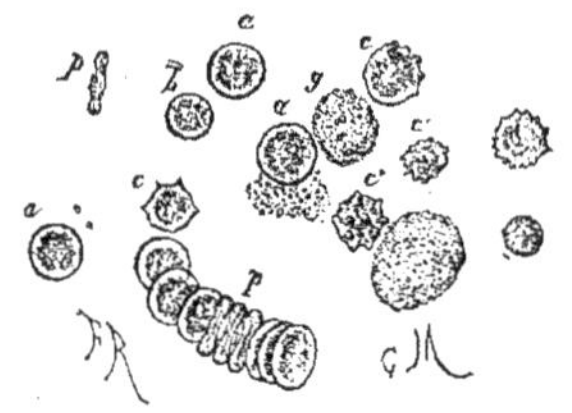

Fig. 37. — Globules du sang de l'Homme (fixation par l'acide osmique à 1 p. 100; coloration par l'éosine soluble dans l'eau; conservation dans la glycérine salée faiblement chargée d'éosine).

a, *a*, *a*, globules rouges discoïdes de grande dimension; — *b*, petit globule rouge discoïde; — à droite du lecteur, au bas de la figure, globule rouge de petite taille et sphérique; — *p*, globule rouge discoïde vu de profil: — *p'*, globules rouges disposés en pile; — *c*,*c*, globules rouges légèrement altérés dans leur forme (crénelés); — *c' c'*, globules altérés montrant des excroissances qui leur donnent l'apparence mûriforme; — *g*, globules blancs.

Ces formations semblent répondre aux globulins décrits, il y a nombre d'années, par DONNÉ (3) et par ZIMMERMANN et KŒLLIKER (4) qui leur avaient donné le nom de granulations élémentaires. HAYEM (5) les réunit sous le nom d'*hématoblastes*, et leur fait jouer le rôle de globules rouges embryonnaires; mais nous verrons plus loin que ce rôle est resté jusqu'ici tout à fait hypothétique. Les diverses granulations élémentaires sont extrêmement altérables; elles se détruisent spontanément peu après que le sang a été extrait des vaisseaux, et ne peuvent être conservées que par la dessiccation rapide ou la fixation par l'acide osmique. Certaines prennent par l'action de l'éosine une coloration rouge brique analogue à celle de l'hémoglobine traitée par le même réactif. Mais il ne faudrait pas conclure de là qu'elles sont chargées de cette substance. Nous savons en effet que certaines matières tenant le milieu entre les

(1) GULLIVER. Blood corpuscles in mammalia (*Ann. of. Nat. Hist.* 1839, vol. IV, p. 283.
(2) BIZZOZERO.
(3) DONNÉ. Cours de microscopie, 1844, p. 85.
(4) KOLLIKER. Mikroscopische Anatomie, t. II, p. 575.
(5) HAYEM. Sur l'évolution des globules rouges dans le sang des animaux supérieurs (*Comptes rend. de l'Acad. des sciences*, 31 décembre 1877).

substances protéiques et la graisse se teignent en rouge brique sous l'influence de l'éosine. En résumé donc, la signification des granulations élémentaires du sang est encore inconnue. Nous devons dès lors simplement signaler l'existence de ces petits éléments sans chercher davantage quelle peut être leur valeur au point de vue de la constitution du tissu sanguin.

Les diverses préparations du sang des mammifères, soit abandonnées pendant un certain temps dans leur propre plasma, soit traitées par des réactifs à véhicule aqueux, enfin celles où l'on a fait pénétrer les globules dans des espaces capillaires très étroits, renferment un certain nombre de globules tout à fait incolores. Ceux-ci ne sont, par conséquent, que très difficilement visibles au sein du plasma, à cause de l'identité de l'indice de réfraction de ce dernier avec le leur propre. Ce sont les globules invisibles de Norris (1) qui ne répondent à rien autre chose qu'à des globules rouges ordinaires dans lesquels le stroma protoplasmique a été mis à nu par le départ brusque de l'hémoglobine. Ce que nous savons de l'anémie artificielle chez les batraciens permet de supposer que, dans certaines circonstances, un pareil départ peut avoir lieu dans le sang encore vivant. C'est probablement à cela que tient la présence, dans du sang tout à fait normal, de quelques-uns de ces globules, présence constatée par Norris à l'aide de la photographie. Cette méthode permet en effet de distinguer des objets qui échappent à la simple vue, pourvu que, tout en ayant le même indice de réfraction et la même couleur que le milieu dans lesquels ils sont contenus, ils ne possèdent pas le même pouvoir photogénique que ce dernier. Mais en tout cas il ne s'agit nullement ici d'un troisième corpuscule du sang comme l'a soutenu Norris ; et comme la conception de la constitution du sang formulée par cet auteur ne repose que sur des erreurs d'observation et d'expérimentation faciles à saisir de prime abord, je ne crois pas devoir l'exposer ni la discuter ici.

Les globules rouges des mammifères, abandonnés à eux-mêmes dans une préparation de sang pur ou défibriné, ne tardent pas à prendre au sein du plasma liquide ou du sérum un arrangement particulier connu depuis longtemps : ils se disposent en piles à la façon de pièces de monnaie. Ces piles forment des traînées qui donnent à la préparation, sous un faible grossissement, un aspect sérié. La cause de ce phénomène a été attribuée par Welcker à une tendance qu'auraient les corps plats flottant dans un liquide à se mettre en rapport par leur plus grande surface. Il s'agit ici en effet purement et simplement d'un phénomène de contact. On peut rompre les piles en pressant sur la lamelle avec une aiguille ; on voit alors les globules se séparer après s'être étirés en filaments sur leurs points de contact, comme s'ils étaient collés en leur lieu

(1) R. Norris. On the origine and mode of development of the morphological elements of mammalian blood, 1879.

de tangence. Weber et Suchard (1) ont démontré que c'est par l'allongement pur et simple de la substance globulaire élastique et ductile, et non par suite de la formation de la fibrine comme le pensait Dogiel (2), que le phénomène se produit. Ils ont vu en outre que l'arrangement en piles s'effectue dans le sang vivant et circulant pourvu que le mouvement circulatoire soit ralenti, comme par exemple dans un capillaire du mésentère disposé sur le porte-objet du microscope chez le Chien curarisé. La condition de l'arrangement en piles est donc le repos, absolu ou relatif, du liquide sanguin. Quand ce repos se produit, les globules rouges cessent d'être dissociés par les filets multiples de la veine fluide, et, obéissant à la tendance qu'ont les corps flottants minuscules à venir s'accoler par leurs plus grandes surfaces, ils se disposent en piles de monnaie. Lorsque par leur gonflement, au contraire, ils ont cessé de présenter la configuration discoïde et sont devenus sphériques, ils n'ont plus aucune tendance à se disposer en piles ni même à s'accoler, parce qu'alors leur couche limitante, modifiée par les réactifs, a cessé d'être visqueuse et prenante. C'est encore là pourquoi une goutte de sang mêlée à une petite quantité d'eau cesse de coller aux doigts. Les réactifs, qui, au lieu de gonfler les globules rouges, les coagulent en leur gardant leur forme, uniquement aussi parce qu'ils modifient la surface globulaire en la tannant, empêchent les globules de s'accoler et de former des piles. C'est ainsi que les globules fixés par l'acide osmique n'en forment jamais, quand bien même ils sont rassemblés en grand nombre dans un liquide où ils nagent en liberté (Weber et Suchard).

Le phénomène de l'empilement se produit, dans le sang battu soigneusement et de telle façon qu'il puisse être considéré comme exactement défibriné, exactement de la même façon que dans une goutte de sang pur. Si en outre on étend ce sang défibriné avec une grande quantité de sérum, et qu'on le mêle au liquide avec une aiguille de verre, afin de répartir uniformément les globules rouges dans la préparation, au bout de quelques instants la disposition en piles est reproduite. De même donc que ce n'est point par de la fibrine que les globules discoïdes sont liés dans les piles, l'existence de la fibrine au sein du plasma est étrangère à la production du phénomène, qui prend dès lors une signification purement physique, et devient la conséquence de la forme même des globules et de l'état de leur couche limitante, apte à adhérer solidement à ses congénères à la façon des lames de verre parfaitement polies.

(1) Weber et Suchard. De la disposition en piles qu'affectent les globules rouges du sang (*Arch. de Physiologie* et *Travaux du laboratoire d'Anatomie générale du Collège de France*, 1879-1880, p. 264).

(2) Dogiel. Ueber die Ursache der Gedrollenbildung im Blute des Menschen und der Thiere (*Archiv für Anatomie und Physiologie*. Physiolog. Abtheil, 1879, p. 222).

Cette forme des globules rouges est si différente de la forme elliptique des globules rouges des amammaliens qu'on a souvent cherché sa raison d'être. Nous verrons plus loin que les globules rouges très jeunes des mammifères possèdent une forme sphérique à la façon des petits globules foncés du sang qui ne paraissent être autre chose que des globules de nouvelle formation. Comme on trouve dans le sang tous les intermédiaires entre les plus petits globules sphériques et les plus gros globules discoïdes, on est amené naturellement à conclure que les globules des mammifères sont soumis, dans le torrent circulatoire lui-même, à une croissance progressive et continue. Pourquoi, en s'accroissant, les globules ne restent-ils pas sphériques, et quelle est la signification de leur configuration discoïde? RINDFLEISCH avait émis l'opinion que, soumis à des frottements et à des chocs réciproques dans le sang circulant, les globules rouges s'aplatissent à la façon des galets de la mer ; mais cette explication, très hypothétique, ne rend pas compte de leur excavation sur les deux faces. Il est vrai qu'en abandonnant une préparation de sang défibriné dans la chambre humide, après l'avoir lutée à la paraffine sur ses bords, on voit au bout de plusieurs jours les globules rouges, de discoïdes qu'ils étaient, se gonfler d'abord sur l'une de leurs faces et affecter de la sorte la forme de calottes, à la façon de balles de caoutchouc que l'on déprimerait sur un point. Puis le gonflement s'opère sur l'autre face et le globule entier devient sphérique. Le repos prolongé dans le plasma modifié commande donc le retour progressif à la forme sphérique ; mais c'est là un simple phénomène d'imbibition, car le sérum est tout différent du plasma normal. Cependant MALASSEZ signale un fait singulier. Certains échantillons de sang, mélangés à une solution de sulfate de soude employée à titre de sérum artificiel, montrent la majorité de leurs globules sphériques. Si l'on introduit une goutte du mélange dans un capillaire artificiel, on peut voir, au moment où la pénétration a lieu sous l'influence de l'aspiration exercée à l'autre extrémité du capillaire, les globules de la veine liquide qui s'avancent dans le capillaire avec un mouvement vif de progression reprendre momentanément la forme de disques excavés sur leurs deux faces (1). Mais, comme le fait remarquer MALASSEZ lui-même, cette explication ne suffit pas. On ne saurait comprendre la forme régulière des globules, et qui fait de tous des figures semblables, par une déformation mécanique, qui, si elle était telle en réalité, varierait pour chaque globule en plus ou en moins. En réalité, je crois, il s'agit ici d'un phénomène d'évolution vitale, d'une disposition morphologique amenée par la croissance sous l'empire de l'adaptation du globule à ses fonctions. En effet, la forme sphérique, qui pour

(1) MALASSEZ. Sur l'origine et la formation des globules rouges dans la moelle des os (*Arch. de Physiologie* et *Travaux du laboratoire d'histologie du Collège de France* pour 1882, p. 22).

une même masse donne une surface d'échange *minima*, est peu favorable au rayonnement de l'oxygène à la périphérie de l'élément. Au contraire en s'étalant en disque et en excavant ses deux faces, le globule acquiert pour sa masse restée égale une surface extérieure *maxima*: condition tout à fait favorable aux fonctions extrêmement actives qui lui sont réservées. Ce perfectionnement vient compléter celui qui résulte du morcellement de la masse globulaire en éléments très petits; et conséquemment dont les surfaces d'échanges sont infiniment supérieures à celle de la même masse globulaire chez une Salamandre, un poisson ou même un oiseau. Pour que ce résultat fût atteint, il était nécessaire que le globule cessât d'être cellulaire: l'organisme des vertébrés étant peu capable de produire des cellules aussi petites, par exemple, que le globule sanguin de l'Homme, et à plus forte raison, que le globule rouge de la Chèvre ou du Chevrotain de Java.

§ 3. — MODIFICATIONS ÉPROUVÉES PAR LES GLOBULES ROUGES EN PRÉSENCE DES DIVERS AGENTS PHYSIQUES ET CHIMIQUES.

Les globules rouges des deux ordres, dont nous venons d'étudier la forme, ont des propriétés physiques analogues bien que leur constitution anatomique soit très différente. Leur densité est ou égale ou un peu supérieure à celle du plasma. Cette dernière condition est réalisée chez les solipèdes où le sang maintenu fluide se sépare en deux couches, les globules rouges formant l'inférieure ou *cruor*, tandis que le plasma surnage. Au contraire, chez le Bœuf, les globules rouges sont suspendus en équilibre indifférent dans le sang au repos.

Les globules rouges possèdent une élasticité parfaite; ils s'étirent, s'allongent, reviennent sur eux-mêmes, se déforment temporairement de mille manières et reprennent instantanément ensuite leur forme régulière. Il est facile de prendre une bonne idée de cette élasticité et de cette ductilité du globule, en étudiant la circulation du sang dans les capillaires du poumon de la Grenouille disposé convenablement dans l'appareil de Holmgren (1). Si maintenant on fixe instantanément dans

(1) L'appareil de Holmgren consiste en un porte-objet métallique percé d'un orifice circulaire fermé par une lame de verre. Un anneau métallique de même diamètre que cet orifice et aussi fermé par une lame de verre lui est superposé. Cet anneau est commandé par une crémaillère, et peut monter ou descendre au-dessus du porte-objet, parallèlement à la surface de ce dernier.

Sur une Grenouille curarisée, on insuffle alors le poumon à l'aide d'une canule spéciale introduite dans la glotte. Cette canule est percée latéralement, un peu au-dessus de son extrémité terminale, de trois trous au dessus et au-dessous desquels elle porte deux rainures circulaires. On enfile dans la canule un fragment de gros intestin de Grenouille, vidé et bien lavé, et on fixe par deux ligatures cette sorte de manchon sur les deux gorges. Si ensuite on retranche les portions de cet intestin qui dépassent les gorges, et qu'on introduise la canule ainsi armée dans la glotte de la Grenouille, puis qu'on insuffle, l'air remplira le poumon et, dilatant le manchon dont

sa forme le sang qui circule dans un capillaire pulmonaire, ce qu'il est facile de faire en retirant le poumon de l'appareil d'Holmgren et en laissant tomber sur lui quelques gouttes d'une solution d'acide osmique à 1 p. 100, les globules sont immobilisés dans leur situation et on peut les conserver à l'état de préparation persistante avec leurs différentes attitudes. Il suffit pour cela de retrancher avec des ciseaux la portion du poumon fixée, et de la monter dans la glycérine après coloration par l'éosine hématoxylique. On voit alors que la substance molle qui forme les globules se plie de mille manières suivant les impulsions et les pressions diverses auxquelles les globules sont soumis en circulant; cette substance se comporte à la façon du verre fondu, pour ainsi dire, sans que la membrane qui limite chaque globule se sépare en aucun point et devienne distincte de son contenu.

Les globules sanguins ne jouissent de la propriété de reprendre ainsi leur forme avec une élasticité parfaite que dans leur plasma normal. Cette propriété est également peu altérée d'abord dans les divers sérums artificiels, que l'on compose de façon à imiter le plasma et surtout à reproduire sa densité exacte tout en n'altérant pas chimiquement les éléments globulaires. Soumis à l'évaporation ou placés dans des liquides dont la densité diffère de celle du plasma, les globules sanguins subissent rapidement des altérations qui les rendent méconnaissables. Leur structure est en effet si délicate que, s'ils ne sont pas exactement soutenus dans le milieu liquide comme ils l'étaient dans leur plasma normal, ils ne peuvent conserver leur intégrité morphologique. Le rapport de leur densité avec celle du plasma est néanmoins variable avec les espèces animales. Ordinairement les globules rouges sont un peu plus denses que le plasma, et dans le sang au repos tendent à tomber dans les parties déclives. Si l'on isole entre deux ligatures du sang de Cheval dans un segment de veine ou d'artère, il ne s'y coagule pas, mais les globules rouges tombent au fond du segment et le plasma surnage incolore. Nous avons vu que chez le Bœuf, au contraire, il n'y a pas dans ces conditions séparation du sang en plasma et en cruor : ce qui montre que les globules rouges sont en équilibre indifférent dans le plasma, ou encore qu'ils en ont exactement la densité.

Modifications éprouvées par les globules rouges en présence des agents physiques. — *La dessiccation rapide*, telle qu'on peut l'effectuer en étalant

la canule est entourée, l'empêchera de sortir des voies aériennes. Cela fait, on ferme un robinet que porte la canule au-dessous de son insertion au tube de caoutchouc qui lui fait suite et qui sert à insuffler l'air avec la bouche. On ouvre la paroi pectorale en dehors des veines latérales, et le poumon fait issue au dehors, demeurant gonflé en même temps que le sang continue à y circuler.

La Grenouille étant fixée sur une lame de liège portant elle-même l'appareil d'Holmgren et percée d'un trou au-dessous de lui, on place le poumon entre les deux verres de l'appareil et l'on rapproche un peu les deux lames de verre en tournant la crémaillère. On peut ensuite observer à loisir la circulation au microscope.

rapidement avec une aiguille de verre une goutte de sang sur une lame porte-objet chauffée à 60° ou que l'on agite ensuite rapidement dans l'air, fixe exactement dans leur forme et dans leurs dimensions les globules rouges des deux ordres. La forme reste intacte et les dimensions sont presque exactement celles d'un élément observé vivant ou fixé par les vapeurs osmiques. On obtient de la sorte des préparations persistantes que l'on peut monter dans l'air et conserver indéfiniment, ou encore fixer par les vapeurs d'acide osmique, colorer et garder dans la glycérine ou le baume du Canada. Le volume des globules varie si peu dans ce cas que Welcker et Malassez se sont souvent servis de ce procédé de fixation pour leurs mensurations micrométriques. Le noyau, dans les globules des amammaliens, apparaît alors nettement en clair sur le fond jaune-orangé du disque, avec sa forme bosselée. La forme en ménisque biconcave des globules des Mammifères est conservée aussi très exactement. Quelques globules seulement présentent la forme de calotte, modification très fréquente de leur configuration et sur laquelle nous reviendrons dans un instant.

Quand au contraire on soumet le sang à la *dessiccation lente*, les globules elliptiques se déforment et se fendillent en se plissant de façon à dessiner des figures stellaires variées, en même temps qu'on voit sortir de leur disque des gouttes sarcodiques chargées de matière colorante. Dans la dessiccation lente, il se produit donc une tendance à la séparation de la matière colorante et du stroma. Dans la dessiccation brusque, au contraire, cette séparation est empêchée par ce fait que le globule est immédiatement pris à sa surface et solidifié comme par une sorte d'action congelante. Les globules desséchés lentement prennent soit une apparence crénelée, soit l'aspect de petites pommes épineuses (aspect mûriforme), soit enfin ils montrent à leur pourtour de petites gouttes sarcodiques souvent réunies en chapelet. Toutes ces modifications ont été prises bien à tort pour des lésions du sang par certains observateurs. Il suffit, pour les produire dans un échantillon de sang, de tarder à le recouvrir d'une lamelle, ou de ne pas clore exactement la préparation sur les bords.

L'action de la *chaleur* détermine aussi dans les globules sanguins des modifications intéressantes et qui ont été bien étudiées par Max Schultze et par Ranvier (1). Si, comme l'a fait ce dernier, on touche avec une barre d'étain chauffée jusqu'à ce qu'il se produise à son extrémité un commencement de fusion, une lame de verre sur la face opposée de laquelle on a déposé une goutte de sang vivant, en portant le contact sur le point qui répond au centre de la goutte : à ce centre la lame de verre est chauffée à environ 250 degrés, et à partir de là l'action thermique se poursuit en décroissant vers la périphérie. On réunit de la

(1) Ranvier. Traité technique d'histologie, p. 185 à 196.

sorte dans une même préparation les modifications apportées aux globules rouges par la chaleur agissant avec une intensité variable. Dans ces conditions, il se produit au point central touché un petit cercle transparent et incolore formé par des globules entièrement détruits et comme fondus ; on n'y distingue aucun détail. A la périphérie de ce cercle on voit une série de zones annulaires et concentriques. La plus interne renferme des globules dont le stroma est mis à nu, et, s'il s'agit de globules cellulaires, qui ont expulsé pour la plupart leur noyau. Un peu plus en dehors on voit des globules émettant des gouttes sarcodiques isolées ou disposées en chaînes et réunies entre elles par des filaments. Enfin d'autres globules sont excavés sur une de leurs faces, convexes sur l'autre, *tournés en calotte* suivant l'expression de Ranvier (fig. 38). Tout à fait périphériquement sont des globules fixés comme par la dessiccation brusque ou plus ou moins déformés et sinueux.

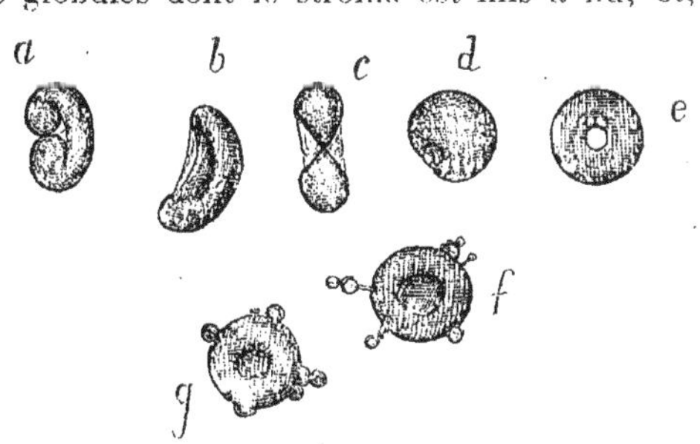

Fig. 38. — Globules rouges du sang de l'Homme pris dans une préparation touchée avec la barre d'étain.

a, déformation en rein ; — *b*, déformation en calotte ; — *c*, déformation haltère ; — *d*, *e*, déformation en calotte peu accusée ; le globule vu de face paraît alors percé d'un trou *e* ; — *f*, *g*, globules émettant des boules sarcodiques qui ont été fixées en place par la chaleur.

Quand on fait l'étude des modifications des globules par la chaleur en employant la platine chauffante, on reconnaît (sang du Lapin) qu'entre 58° et 70°, ces globules subissent une sorte de fusion, comme au point touché par la barre d'étain. Vers 54° ou 57° ils se déchargent de leur matière colorante en donnant des gouttes sarcodiques. Une haute température détruit donc le globule; une température très élevée mais non excessive sépare la matière colorante du stroma. Mais on remarquera de suite que cette température dissociante ne peut être atteinte par la masse du sang dans les divers états pathologiques. Au point de vue de l'action thermique, les globules du sang, éléments respiratoires différenciés, se montrent donc beaucoup moins vulnérables que les cellules lymphatiques.

Le froid exerce une action également dissociante. Une préparation de sang, successivement gelée et dégelée, montre les globules devenus incolores, et la matière colorante nageant sous forme d'innombrables boules sarcodiques jaunes dans le liquide de la préparation. Quant à l'*électricité*, les étincelles d'une bouteille de Leyde ou une série de secousses d'induction produisent la séparation du stroma et de la matière colorante rouge, qui diffuse dans le plasma en même temps que les globules deviennent incolores.

Action des substances chimiques. — Ces substances doivent être distinguées en trois groupes : (A) les unes agissent en séparant la matière colorante du stroma ; (B) les autres en attaquant et en modifiant l'une et l'autre de façon à les dissoudre; (C) enfin certains corps coagulent le globule en bloc et en fixent toutes les parties avec leur configuration conservée plus ou moins exactement.

A. Le type des actions des substances du premier groupe est fourni par celle de l'eau distillée sur les globules rouges. Si l'on dépose une goutte de sang de Grenouille ou de Triton sur une lame de verre et qu'on la recouvre d'une lamelle, puis qu'on introduise ensuite, sous la lamelle et par capillarité, une goutte d'eau distillée pure ou chargée, ce qui vaut mieux, d'une très faible quantité d'éosine, on peut suivre exactement toutes les phases de l'action de l'eau sur les globules. Si l'on a opéré avec de l'eau éosinée, cette étude est rendue plus facile parce que l'éosine teint la matière colorante en rouge brique et le stroma globulaire en rose de carmin (fig. 39). Au début de l'action, on voit les globules atteints par l'eau colorée se teindre en rouge brique dans toutes leurs parties, sauf au niveau du noyau, qui reste incolore. Bientôt on voit partir de la marge du disque des boules sarcodiques qui s'accroissent peu à peu, puis se détachent, et, entraînant avec elles la matière colorante, vont se dissoudre dans le plasma qui paraît alors semé de nuages orangés. Ces boules se produisent souvent sur un même point, comme par poussées; il résulte de là qu'elles sont entées les unes sur les autres, et qu'avant de se séparer elles s'étirent de façon à n'être plus reliées que par de longs pédicules. Deux, trois, quatre gouttes sarcodiques se forment de la sorte à la périphérie d'un même globule. Le disque de ce globule se décharge progressivement ainsi de sa matière

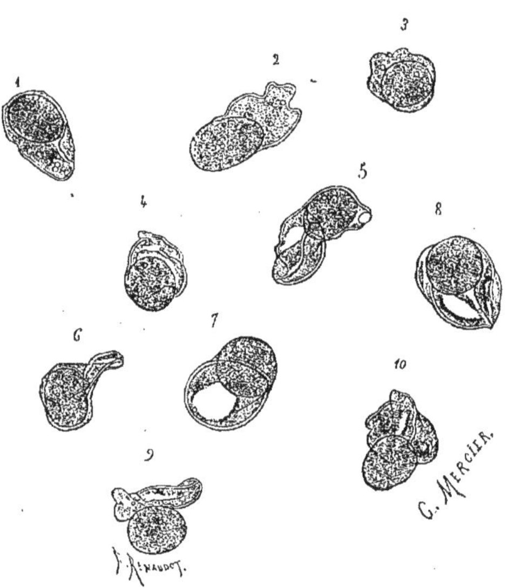

Fig. 39. — Action de l'eau éosinée sur les globules rouges de la Grenouille.

1, 2, 3, 4, 5, 6, 7, 8, diverses phases de cette action ; — 9, 10, expulsion du noyau ; — L'action de l'eau a été arrêtée net par l'introduction sous la lamelle d'une solution d'acide osmique à 1. p. 100 glycérine salée et éosinée).

colorante en même temps qu'il se gonfle et finit par devenir incolore ; après quoi il se rétracte légèrement en prenant un aspect festonné.

Le noyau des globules soumis à l'action de l'eau est souvent entraîné hors du disque par les boules sarcodiques. Il sort à l'état bosselé et perce l'exoplasme sans laisser trace de son passage. Cet exoplasme se comporte comme une bulle soufflée dans une colle épaisse et qui, percée d'une aiguille, revient sur la perte de substance aussitôt que l'aiguille a été retirée. Sorti du disque et tombé dans le liquide additionnel, le noyau ne tarde pas à se déployer, et prend par suite la forme d'une sphère que le réactif teint en rouge et au sein de laquelle on voit les nucléoles. Le liquide de la préparation est rapidement ainsi semé de noyaux libres. Mais certains noyaux restent fixés en place dans le disque décoloré. On les voit alors se déployer, montrer leurs nucléoles et se teindre en rouge magnifique.

Les disques débarrassés de leur matière colorante ne tardent pas de leur côté à se gonfler de plus en plus, devenant ainsi progressivement moins granuleux et plus pâles; puis ils disparaissent presque comme s'ils subissaient une sorte de fonte. Mais il n'en est rien ; comme toutes les substances albuminoïdes, le protoplasma n'est pas réellement soluble dans l'eau. Il s'y gonfle seulement d'une manière pour ainsi dire indéfinie, à la façon de la gomme adragante dans un mucilage. Si en effet, alors que tous les disques sont tellement gonflés qu'on ne les distingue plus, on introduit sous la lamelle une goutte de glycérine salée et éosinée, cette substance, très avide d'eau, soustrait au protoplasma globulaire celle qui l'avait gonflé, et les disques se rétractent subitement comme le feraient une foule de petits sacs que l'on chiffonnerait dans la main. Les disques rétractés sont alors réduits à des grains épineux ou à des bulles irrégulières, mais dont le pourtour est marqué par une ligne rouge. Ceci montre que, bien que gonflée par l'eau, la masse protoplasmique garde sur ses limites une constitution particulière et que la pellicule exoplastique, bien que développée par l'hydratation, n'en continue pas moins à rester différenciée. Les globules rouges discoïdes se comportent d'une façon analogue; mais lorsqu'on les voit se rétracter, on ne distingue point de double contour sur leurs limites.

L'action de l'eau permet d'élucider le mécanisme de la déformation dite *retournement en calotte*. Chez la Grenouille, on voit certains globules donner issue à des gouttes sarcodiques sur un côté seulement tandis qu'ils se gonflent sur l'autre. Il arrive un moment où la portion du disque déchargée n'offre plus aucune résistance contrebalançant la tension des parties encore chargées d'hémoglobine. Le globule s'excave alors et se tourne progressivement en calotte; dans cet état il offre l'apparence d'une balle de caoutchouc que l'on aurait déprimée en enfonçant le doigt sur un point de sa paroi. Dans les globules discoïdes le retournement s'opère plus simplement, parce que le disque se gonfle sur l'une de ses faces, l'autre demeurant excavée. Cette transformation s'opère même dans le sérum, quand on abandonne dans la chambre humide une préparation scellée de sang défibriné de mammifère. Vu de face, le globule tourné en calotte paraît alors percé d'un trou, apparence qui avait trompé DUJARDIN; mais vu de profil il prend la figure d'une nacelle réniforme. Il convient donc de le faire rouler sur toutes ses faces pour prendre une idée de sa transformation. Je ferai ici remarquer que la déformation en calotte s'opère dans les globules sanguins sous l'influence de causes très diverses. Nous l'avons vue en effet se produire aussi bien sous l'influence de la dessiccation lente que sous celle de la chaleur et enfin de l'action de l'eau : circonstances très disparates et qui ne permettent pas de donner à une pareille modification de signification causale précise. On en pourrait dire autant de plusieurs autres modifications de forme; et l'on est conduit à conclure qu'il serait illusoire de chercher à rapporter telle ou telle modification survenue dans la configuration des globules à des états pathologiques définis, ou à l'action précise de certaines substances médicamenteuses ou toxiques ayant altéré par hypothèse la constitution des globules sanguins sur le vivant.

Les solutions cristalloïdes analogues à l'eau, et d'une manière générale tous les réactifs à véhicule aqueux, agissent à la façon et par l'action même de l'eau qu'ils renferment. Il en est de même de l'éther et de l'alcool dilués; tous ces réactifs agissent en gonflant à la fois le stroma protoplasmique des globules et en chassant la matière colorante. Il ne faut faire d'exception que pour les solutions de bichromates d'ammoniaque ou de potasse à 2 p. 100 qui, bien que renfermant de l'eau, ne décolorent pas les globules rouges. Ces bichromates au contraire se combinent à la matière colorante, lui donnent une couleur verdâtre caractéristique et la fixent en place. Mais le disque est gonflé par l'eau de la solution, et les globules des mammifères deviennent alors en majorité sphériques.

B. KUHNE a montré que certaines substances, telles que les gallates alcalins et les sels biliaires, ont une action beaucoup plus énergique que l'eau et ses analogues sur les globules rouges du sang. Elles les fondent pour ainsi dire, et les font disparaître à la façon de cristaux dans leurs dissolvants. On se rend mieux compte, avec cette donnée, de l'anémie parfois extrêmement rapide qui se produit dans l'ictère persistant. Dans ce cas les globules rouges sont souvent en effet détruits par grandes masses, et au point que certains vaisseaux, notamment les capillaires et les petites veines du foie, paraissent vides de sang quand on les sectionne dans les autopsies.

C. Nous devons enfin dire un mot des agents chimiques *coagulants*. Leur type est fourni par l'acide osmique dont les simples vapeurs suffisent pour fixer la forme des globules rouges au bout de quelques secondes. Ces globules sont alors coagulés brusquement et dans toute leur masse, en même temps que l'hémoglobine est emprisonnée dans le stroma. On peut faire ensuite agir un réactif colorant quel qu'il soit, l'acide formique, l'ammoniaque, les cristalloïdes et l'eau, ou encore les liquides tels que la glycérine qui rétractent les éléments anatomiques en s'emparant de leur eau, sans que la forme des globules fixés par l'acide osmique subisse de changement appréciable (1). C'est à des propriétés coagulantes analogues, mais moins actives, qu'est due l'action spéciale des solutions fortes de bichromates, celle du nitrate d'argent, de l'alcool fort, etc.

En résumé, l'action des agents physiques et chimiques sur les globules rouges du sang doit être distinguée en action *coagulante* (acide osmique, alcool); en action *dissolvante* (gallates alcalins, sels biliaires); enfin en action *dissociante* (froid, chaleur, eau). Le nombre considérable d'agents dissociateurs, physiques et chimiques, et la facilité avec laquelle cette dissociation s'opère entre le stroma globulaire et la matière colorante rouge, montrent qu'il s'agit là de deux substances bien distinctes, quoiqu'elles soient intimement associées dans un même élément. Il convient maintenant de faire une étude individuelle de ces deux substances, tant au point de vue de la forme que de la constitution chimique et des fonctions.

§ 4. — STROMA ET MATIÈRE COLORANTE DES GLOBULES ROUGES. LEURS FONCTIONS RESPIRATOIRES. — CYCLE DE L'HÉMOGLOBINE.

Nous avons divisé le globule rouge en deux portions bien distinctes, le stroma et la matière colorante rouge. Avant d'aborder l'histoire de cette dernière, nous devons terminer celle du stroma.

Stroma globulaire. — Le stroma d'un globule rouge est constitué d'une façon très analogue, que l'élément soit elliptique et nucléé, ou qu'il soit au contraire discoïde et dépourvu de noyau. Il est formé par une masse de protoplasma transparent contenant seulement quelques granulations protéiques et une proportion considérable d'eau. L'eau entrerait, d'après LEHMANN, pour deux tiers dans la masse totale du globule. Ceci explique pourquoi les globules débarrassés de leur hémoglobine par l'alcool dilué, et sur lesquels on fait agir de la glycérine, se rétractent en se chiffonnant : la glycérine extrêmement avide d'eau leur soustrait brusquement celle qui les imbibe. C'est le stroma qui renferme la majeure partie des

(1) Les globules lymphatiques fixés se comportent autrement. Comme ils n'ont pas d'exoplasme, une action rapide de l'acide osmique les coagule à la surface et fixe leur forme; mais plus tard le centre resté fluide ou demi-fluide donne des boules sarcodiques. Dans les globules rouges, l'existence d'une membrane limitante et l'état condensé du protoplasma expliquent qu'il ne se produise pas autour d'eux secondairement des boules sarcodiques.

substances albuminoïdes entrant dans la constitution des globules rouges : aussi voit-on varier les proportions de ces matières en raison directe de l'étendue du stroma.

Le stroma des globules rouges est insoluble dans le sérum sanguin; il se gonfle énormément dans l'eau distillée à la façon des substances colloïdes telles que la gomme adragante. Il est soluble rapidement dans le chloroforme, et comme ce dernier agent pénètre dans le sang à l'état de vapeurs lorsqu'il est inhalé, l'on conçoit que la méthode anesthésique soit parfois l'origine de troubles importants dans la crase sanguine.

Le stroma globulaire renferme, outre l'hémoglobine dont il n'est que chargé et les matières albuminoïdes qui entrent dans la composition propre, de la lécithine (0,59 p. 100) et de la cholestérine (0,36 p. 100). Ces substances sont tout à fait analogues à celles que l'on trouve abondamment répandues dans les centres nerveux; c'est ce qui a conduit HERMANN à admettre que le stroma globulaire possède une action nutritive pour les éléments nerveux. Enfin la masse du globule renferme une certaine proportion de graisses, et le noyau, quand il existe, renferme de la substance fibrinogène et de la nucléine.

Hémoglobine. — C'est la matière colorante rouge du sang, l'*hémoglobine*, qui fait de ce dernier non pas une chair coulante, comme le disait BORDEU, mais bien un véritable tissu qui porte partout avec le globule de l'oxygène coulant et condensé. Quel que soit en effet le coefficient de solubilité des liquides connus pour l'oxygène, il n'en est peut-être pas un qui soit capable d'emmagasiner ce gaz à la façon du sang et dans un état de combinaison instable aussi favorable à la rapide production des échanges organiques. La matière colorante rouge du sang, signalée à l'attention des physiologistes, en 1849, par REICHERT (1), fut étudiée ensuite par FUNKE (2) qui lui donna le nom d'*hémato-cristalline* et en indiqua le mode de préparation qu'on emploie encore souvent aujourd'hui pour l'étudier au microscope (1851).

ROBIN et VERDEIL (3) croyaient que les cristaux isolés par FUNKE n'étaient autre chose que des phosphates de soude du sérum teints en rouge par la matière colorante; mais depuis les beaux travaux de HOPPE-SEYLER (4), l'existence de la matière colorante rouge du sang à l'état de corps défini et cristallisable est absolument mise hors de doute.

Les plus beaux cristaux d'hémoglobine qu'on puisse obtenir sont ceux que fournit la lymphe d'une Sangsue officinale gorgée de sang depuis deux ou trois jours. On ouvre le vaisseau dorsal, on prend une goutte

(1) RICHERT. Ueber eine eiweisse Substanz in Krystallform (MULLER's *Archiv für Anat.* 1849, p. 197 et 1852, *Bericht*, p. 68).

(2) FUNKE. Ueber das Milzvenenblut (HENLE und PFEIFFER's *Zeitschr für ration. Medicin*, 1851, n° 5, p. 172 et suiv., pl. 1). — Neue Beobachtungen ueber die Krystalle, etc. (*ibidem*, 1852, t. II, p. 199). — Ueber Blutkrystallisation (*ibidem*, 1852, t. II, p. 228).

(3) ROBIN et VERDEIL, *Traité de chimie anatomique et physiologique*, p. 335.

(4) HOPPE-SEYLER, *Handbuch. der chemisch. Analyse*, 1870.

de lymphe avec une pipette, on la dépose sur une lame de verre et on lute à la paraffine. En conservant la préparation dans la chambre humide et en la laissant ensuite se dessécher très lentement, on obtient d'immenses aiguilles cristallines rouges se terminant en pointe et enchevêtrées les unes dans les autres. On peut aussi employer le procédé de RANVIER qui consiste à traiter le sang de chien par l'éther en agitant jusqu'à ce que le mélange soit devenu transparent. Le mélange abandonné à lui-même se transforme en une masse solide formée de cristaux d'hémoglobine enchevêtrés les uns dans les autres. Enfin, PASTEUR (1) prépare l'hémoglobine en abandonnant du sang défibriné dans un ballon hermétiquement fermé et rempli d'air calciné. En résumé, on obtient l'hémoglobine cristallisée toutes les fois qu'on dissout ou qu'on laisse se détruire spontanément le stroma du globule. La matière colorante est mise en liberté à la suite de cette destruction et, répandue en excès dans le sérum, elle ne tarde pas à cristalliser.

Les cristaux d'hémoglobine présentent cette particularité qu'ils sont souples et non pas seulement élastiques à la façon des autres cristaux. Ils sont également polymorphes, c'est-à-dire qu'ils appartiennent, chez les divers animaux, soit à plusieurs variétés d'un même système cristallin, soit même à des systèmes tout à fait différents. C'est ainsi que l'hémoglobine du Dindon cristallise dans le système cubique ; celle du Cochon d'Inde affecte la forme de tétraèdres et appartient au système du prisme droit à base rectangle. L'hémoglobine du Chien et de l'Homme cristallise en prismes hexagonaux. La raison de ce polymorphisme réside probablement dans ce fait que les proportions d'eau de cristallisation sont variables dans les différentes espèces d'hémoglobine. G. POUCHET s'est, en outre, demandé si la forme des globules rouges ne serait pas en rapport avec celle des cristaux d'hémoglobine. Cette question ne peut être actuellement résolue en aucune façon.

PREYER a donné pour formule de l'hémoglobine $C^{1200}H^{960}Az^{154},Fz^2S^6,O^{354}$: ce qui revient à dire que la molécule de ce corps est extrêmement complexe. Les matériaux vivants, même lorsqu'ils sont bien définis comme l'hémoglobine, montrent une extrême complexité, probablement en rapport avec l'équilibre constamment instable qui est comme la condition d'existence même de toute matière vivante, c'est-à-dire soumise à des modifications incessantes.

L'hémoglobine qui gonfle le stroma comme une sorte d'éponge entre dans la constitution du globule pour les $\frac{12}{13}$ de son poids. Cette proportion est légèrement variable. Pour cent parties de sang en poids, l'hémoglobine est en effet représentée par les chiffres suivants :

Maximum	15,07
Minimum	12,09
Moyenne	13,58

(1) DUCLAUX, art. SANG du *Dictionnaire encyclop. des sciences médicales.*

Affinité de l'hémoglobine pour l'oxygène ; oxyhémoglobine. — L'affinité de l'hémoglobine pour l'oxygène est le trait caractéristique de son histoire. Sur le mercure, un gramme d'hémoglobine absorbe en effet 1 gr. 3 d'oxygène, c'est-à-dire bien plus que son poids. En s'associant au globule rouge, l'oxygène semble changer d'état et se condenser pour ainsi dire, prenant un état allotropique analogue à celui qu'il acquiert quand il affecte la forme d'ozone. En effet, l'oxygène combiné à l'hémoglobine bleuit la teinture de gayac à la façon de l'ozone (Duclaux). En chargeant le globule rouge d'oxygène actif et condensé, la nature semble s'être posé le problème d'emmagasiner ce gaz dans son moindre volume et avec son maximum d'activité.

L'oxygène est plutôt associé que combiné à l'hémoglobine du globule rouge; il s'y trouve dans un état de tension constante et peut être facilement séparé sur la pompe à mercure par une sorte d'action de dissociation. Il ne s'agit nullement ici d'une combinaison véritable offrant une fixité réelle en présence des agents physiques.

L'hémoglobine oxygénée possède une coloration vermeille caractéristique du sang artériel. Les solutions concentrées d'oxyhémoglobine ne laissent absolument passer que les rayons rouges du spectre. Mais au fur et à mesure qu'on dilue la solution en y ajoutant de l'eau, on constate que cette dernière laisse d'abord passer, outre les rayons rouges, les rayons orangés, puis les jaunes, et enfin les rayons verts (Preyer). C'est probablement parce que le sang circule dans les vaisseaux à l'état de solution très faible d'hémoglobine oxygénée qu'est due la teinte verdâtre du tégument des chlorotiques. En effet, on a pu démontrer que le titre en hémoglobine s'abaisse considérablement, au cours de la chlorose, pour chaque globule pris en particulier (Malassez). Si le régime normal de la circulation cutanée vient à varier brusquement, par exemple à la suite d'une action vaso-paralytique (rougeur émotive), les globules du sang redeviennent subitement plus nombreux dans les vaisseaux dilatés. Le liquide sanguin se retrouve alors dans les conditions d'une solution concentrée d'hémoglobine, et la coloration du tégument redevient rosée pour un instant.

Examinée au spectroscope, la solution d'hémoglobine oxygénée montre une bande d'absorption tout à fait caractéristique. Cette bande est double et située entre les lignes D et E de Fraunhofer dans le jaune et le vert. La première bande est la plus étroite, et commence à droite de la ligne D du sodium. La seconde est plus large et se termine en deçà de la ligne E. L'espace qui sépare ces deux bandes obscures possède à peu près la largeur de la seconde (Hoppe-Seyler).

Le sang artériel disposé en couche mince devant la fente du spectroscope donne la double raie de l'hémoglobine oxygénée. Cette raie présente absolument la même position et offre les mêmes dimensions que celle fournie par une solution d'hémoglobine cristallisée et oxygénée artificiellement. Il résulte de là que la matière colorante rouge du sang artériel est bien l'hémoglobine oxygénée et ne renferme, en outre, aucun autre principe colorant : puisque l'analyse spectrale, qui constitue le moyen par excellence de recherche des couleurs, ne montre aucune différence entre le spectre du sang et la solution d'hémoglobine cristallisée.

Hémoglobine réduite. — Si l'on agite une solution d'hémoglobine cristallisée et oxygénée avec un corps réducteur quelconque tel que du sulfhydrate d'ammoniaque, du fer réduit par l'hydrogène, etc., la dissociation s'opère de suite entre l'hémoglobine et l'oxygène, et la solution perd sa coloration vermeille pour prendre une teinte violacée. L'hémoglobine est alors réduite. Elle donne à l'examen spectroscopique une bande d'absorption unique placée un peu à gauche de la ligne D et aussi large, à elle seule, que les deux bandes réunies de l'hémoglobine (Stokes; 1864). En agitant de nouveau la solution ainsi réduite avec de l'air, on fait aisément reparaître la double bande de l'hémoglobine oxygénée. Le sang veineux ou celui qui a été abandonné quelques heures dans un espace clos, à l'abri du contact de l'air, fournit les mêmes réactions. L'hémoglobine existe donc à l'état de réduction dans le sang des veines.

Hémoglobine du sang des capillaires. — L'hémoglobine oxygénée dans le sang artériel se réduit avant de passer dans le système veineux. Il est facile de constater que c'est au niveau des vaisseaux capillaires que s'effectue la réduction. Pour le démontrer on fixe à l'aide d'épingles, au-dessus d'une fenêtre pratiquée dans une lame de liège, la membrane interdigitale d'une Grenouille dont la peau est peu pigmentée (*Rana temporaria*, *Hyla arborea*). On place cette membrane sur le porte-objet du microscope dont l'oculaire est muni d'un microspectroscope; on voit alors le spectre de l'hémoglobine traversé par une raie d'absorption mouvante qui n'est ni celle de l'oxyhémoglobine, ni celle de l'hémoglobine réduite. Cette raie diffuse est en effet produite par l'incessante superposition des bandes de l'hémoglobine oxygénée et de l'hémoglobine réduite. Ainsi donc c'est dans les capillaires que le changement a lieu. Le courant afférent des artères amène incessamment des globules sanguins chargés d'oxyhémoglobine qui vient superposer sa double raie à la bande de réduction. De là l'aspect comme oscillant, et le peu de netteté de la bande d'absorption des capillaires.

Autres combinaisons de l'hémoglobine. — L'hémoglobine ne s'associe pas qu'avec l'oxygène ; un certain nombre de corps ont pour elle une affinité plus grande que ce gaz et le chassant de son association. Nous n'en citerons que trois : 1° l'oxyde de carbone ; 2° le bioxyde d'azote; 3° l'acide cyanhydrique.

Hémoglobine oxycarbonée. — L'hémoglobine oxygénée ou réduite s'associe avec l'oxyde de carbone quand elle est mise en présence de ce gaz et prend une coloration groseille. L'union de l'oxyde de carbone avec la matière colorante est plus étroite que celle de l'oxygène avec cette même substance : l'hémoglobine oxycarbonée résiste au vide opéré sur la pompe à mercure. Elle résiste également à l'action des agents réducteurs, tels que le sulfhydrate d'ammoniaque. Pour dégager l'hémoglobine de sa combinaison, il est nécessaire de la mettre longtemps en contact avec le protochlorure de cuivre ammoniacal, substance très avide d'oxyde de carbone. Dans son état de combinaison avec ce gaz, l'hémoglobine donne des cristaux isomorphes avec ceux que l'on obtient avec le sang artériel ou veineux.

Le sang des animaux empoisonnés par l'oxyde de carbone renferme de l'hémoglobine oxycarbonée. Le gaz toxique n'est combiné dans le sang qu'avec la matière colorante (Hoppe-Seyler). Claude Bernard a démontré que l'hémoglobine oxygénée mise en contact avec l'oxyde de carbone laisse échapper tout son oxygène dont l'oxyde de carbone, qui forme avec elle une combinaison plus stable, prend la place. Telle est la cause essentielle de l'intoxication oxycarbonique. L'oxyde de carbone, en se combinant avec la matière colorante du globule, rend ce dernier incapable de se charger d'oxygène et, par conséquent, d'effectuer sa fonction respiratoire.

Le spectre de l'hémoglobine oxycarbonée ressemble beaucoup à celui de l'hémoglobine oxygénée, il montre deux bandes d'absorption séparées l'une de l'autre, comprises entre les raies D et E, mais reportées un peu plus loin à droite que celles du spectre de l'oxyhémoglobine. La raison de ces analogies et de ces différences réside dans ce fait, que la coloration de l'hémoglobine oxycarbonée est d'un rouge clair comme celle de l'oxyhémoglobine, et que les deux rouges sont de nuances très peu différentes. Mais le caractère capital qui distingue les deux corps au point de vue spectroscopique, c'est que la double raie de l'hémoglobine oxycarbonée reste fixe en présence des corps réducteurs : de telle façon qu'en faisant agir ces derniers, l'on n'obtient pas la bande d'absorption unique de l'hémoglobine réduite.

Hémoglobine bioxynitrique. — Le bioxyde d'azote chasse l'oxyde de carbone de sa combinaison avec l'hémoglobine pour former avec elle une combinaison plus stable. Comme le bioxyde d'azote ne peut être respiré, sa combinaison avec l'hémoglobine n'offre qu'un intérêt purement chimique.

Hémoglobine cyanhydrique. — La combinaison de l'acide cyanhydrique avec l'hémoglobine est encore plus stable que les deux précédentes. Les corps réducteurs sont sans action sur elle. On la rencontre dans le sang des animaux empoisonnés par l'acide prussique. Elle montre la double raie très semblable à celle de l'oxyhémoglobine, avec cette différence que la bande correspondant à la ligne étroite du spectre de l'oxyhémoglobine est sensiblement plus pâle. L'extrême fixité de l'hémoglobine cyanhydrique semble expliquer, jusqu'à un certain point, la perniciosité de l'empoisonnement par l'acide prussique et les cyanures.

Caractères chimiques de l'hémoglobine. — L'hémoglobine est soluble dans la glycérine et dans l'eau, insoluble dans les solutions fortes d'albumine et de sel marin. Le plasma sanguin, chargé d'albumine et de chlorure de sodium, présente donc des conditions éminemment favorables à la conservation des globules rouges. Aussi, l'abaissement du titre albumineux de ce plasma s'accompagne-t-il, dans certains cas, de destructions globulaires massives (GUBLER) (1). La privation absolue de chlorure de sodium conduit à un résultat analogue et amène des phénomènes scorbutiques.

Lorsque l'on introduit de l'eau dans les veines comme l'ont fait, dans certaines circonstances, MAGENDIE et LORAIN, l'effet immédiat de l'injection est la destruction d'un grand nombre de globules rouges, ainsi que l'ont montré les expériences classiques de KIERULF et MOSLER. Dans la transfusion, on doit constamment donc éviter l'introduction de l'eau distillée dans les veines, moyen proposé par quelques auteurs en vue de faciliter l'opération.

Cycle de l'hémoglobine. — Le sang artériel amène dans les capillaires les globules rouges chargés d'hémoglobine oxygénée. Dans les capillaires et au contact des tissus, cette hémoglobine est réduite et passe dans les veines. Le sang veineux ramène dans le poumon les globules rouges déchargés d'oxygène et devenus inertes en tant qu'agents de la respiration interstitielle. Dans les capillaires pulmonaires ces globules se chargent de nouveau d'oxygène. L'hémoglobine réduite s'y change en oxyhémoglobine au contact de l'air. Cette charge ne s'effectue régulièrement que sous une pression sensiblement constante pour tous les animaux supérieurs et répondant à 157 — 152 mm. de mercure (JOUBERT) (2).

Les globules sanguins ainsi régénérés sont lancés dans les artères : le cycle régulier des variations de l'hémoglobine est ainsi parcouru. L'hémoglobine est toujours en voie de transformation dans les globules sanguins qui parcourent les réseaux capillaires. De réduite, elle devient oxygénée dans ceux du poumon ; d'oxygénée elle passe à l'état de réduction dans les capillaires généraux. Les deux réseaux capillaires de la grande et de la petite circulation sont le siège de changements d'état absolument inverses : dans le poumon, les globules respirent, et dans les capillaires généraux, ce sont les tissus.

Les vaisseaux de distribution renferment, au contraire, des globules dont l'hémoglobine ne subit, dans son parcours, aucune modification.

Tel est le cycle vital de l'hémoglobine ; toute circonstance qui l'em-

(1) A. GUBLER et J. RENAUT, article SANG (Pathologie générale) du *Dictionnaire encyclopédique des sciences médicales*.

(2) DUCLAUX, article SANG (Chimie biologique) du *Dictionnaire encyclopédique des sciences médicales*.

pêche de s'effectuer normalement entrave la fonction respiratoire. Toute substance qui agit sur le globule sanguin de façon à modifier l'évolution cyclique de l'hémoglobine doit être de ce chef définie un *poison du sang.*

Les poisons du sang consisteront donc principalement dans les corps qui, comme l'oxyde de carbone et ses similaires, ont une affinité plus grande que l'oxygène pour l'hémoglobine des globules. Ces corps agiront comme des nouveaux venus, qui se saisissent pour ainsi dire de la matière colorante, de façon à ne pouvoir être chassés de leur combinaison avec elle par l'oxygène mis au contact du sang dans la paroi alvéolaire du poumon.

L'eau, les gallates alcalins, etc., constitueront des poisons d'un ordre différent : le globule sera altéré par eux de façon que l'hémoglobine sera séparée du stroma globulaire. L'organe étant détruit, la fonction ne pourra subsister.

En résumé, le globule rouge tire toutes ses qualités respiratoires de l'hémoglobine dont il est chargé. Cette hémoglobine emmagasine l'oxygène dans son état de plus grande condensation et de plus grande activité, c'est-à-dire peut-être à l'état d'ozone. Dans le globule, l'oxygène est actif, faiblement associé à la matière colorante qui lui sert de support, et dans un état tel qu'il peut aisément quitter l'hémoglobine pour entrer dans d'autres combinaisons. On a aussi comparé avec raison l'activité des globules rouges à celle des ferments.

La masse des globules rouges constitue la réserve d'oxygène nécessaire aux oxydations incessantes qui se produisent dans l'organisme vivant. La masse du sang est notre richesse vitale, puisque nous ne pouvons vivre sans respirer. Il est donc de tout intérêt pour le médecin et le physiologiste de savoir l'évaluer.

§ 5. — NUMÉRATION DES GLOBULES DU SANG (1).

Depuis la découverte des globules rouges du sang par MALPIGHI jusqu'au jour où MALASSEZ donna le premier un moyen pratique de les compter, il s'est écoulé plus de deux siècles (1661-1872). Ce n'est en effet qu'en 1847 que PIORRY conçut l'idée de la numération des globules rouges, idée à laquelle il ne donna pas suite. En 1852 VIERORDT fit une première tentative de dénombrement des globules du sang ; mais sa méthode était si laborieuse qu'il abandonna bientôt ce genre de recherches malgré les résultats intéressants auxquels il était arrivé. WELCKER ne fut guère plus heureux. En 1855 CRAMER imagina une mé-

(1) Ce paragraphe est dû entièrement à la collaboration de mon ami MALASSEZ. J'ai tenu à ce que la méthode créée par lui fût aussi exposée par lui dans cet ouvrage. Je ne me suis réservé, dans la rédaction, que l'appréciation de la valeur de ses remarquables travaux.

thode de beaucoup supérieure aux deux précédentes. Malheureusement il mourut peu après ; et son procédé de numération, publié dans un journal hollandais peu répandu, demeura entièrement ignoré du monde scientifique (1).

La numération des globules du sang fut donc abandonnée pour ainsi dire au moment même où les principes fondamentaux de cette méthode venaient à peine d'être découverts. On chercha à la remplacer par d'autres procédés d'investigation moins pénibles, tels que la colorimétrie du sang (WELCKER) ou la mesure de son degré de transparence (MANTEGAZZA), sans réfléchir que les intensités de couleur et d'opacité du sang ne dépendent pas uniquement du nombre de globules qu'il renferme. C'est en voulant déterminer l'exactitude ou l'inexactitude de ce parallélisme, que POTAIN arriva à une méthode de numération qui, tout en étant peu pratique encore, était cependant de beaucoup supérieure à toutes les autres, puisqu'entre ses mains elle devenait déjà applicable aux examens cliniques. C'est enfin dans le service de POTAIN et au laboratoire d'histologie du Collège de France, que MALASSEZ, en 1872,

(1) Voici la liste et l'indication bibliographique des principaux travaux faits sur la question depuis qu'elle a été soulevée en 1847 par PIORRY (*Traité de médecine pratique*, t. III, p. 58).

VIERORDT. Neue Methode der quantitativen mikroskopischen Analyse des Blutes (*Arch. f. physiol Heilk.*, 1852, p. 26-46).
— Zahlungen der Blutkörperchen über d. Menschen (*ibidem*, 1852, p. 327-331).
— Untersuchungen über die Fehlerquellen bei der Zählung de Blutköperchen (*ibidem*, 1852, p. 354-550).
— Beiträge zur Physiologie de Blutes (*ibidem*, 1854, p. 259-285-408-413).
H. WELCKER. Ueber Blutkörperchenzählung (*Arch. des Vereins f. gen. arb. z. Forderung des Vissenchaftlichen Heilk.* Göttingen, 1854, p. 161-195).
— Der Gehalt des Blutes angefärbstes Körperchen (*ibidem*, p. 195-208).
— Blutkörperchen Zählung und farbeprüf. methode (*Viertel f. d. prakt. Heilkunde*, 1854, p. 11-44).
CRAMER. Bijdrage tot de quantitætive mikroskopische Analyse van het Blœd Het tellen der Bloedligchaampjes (*Nederlaush Lancet*, 1844, p. 453-473).
WELCKER. Bestiummengen der Menge des Körperblutes, etc. (*Zeitschr. f. rat. medicin*, 1858; série III, t. IV, p. 145).
— Grosse, Zahl, Volum, Oberfläche und Farbe d. Blutkörperchen (*ibidem*, 1863, série III, vol. 20, p. 257).
MANTEGAZZA. Del globulimetro (Milano, 1865).
L. MALASSEZ. Nouvelle méthode de numération des globules sanguins (*Société de Biologie*, 19 octobre 1872).
— Thèse de doctorat, 1873.
— Arch. de Physiologie, 1874.
HAYEM et NACHET. Sur un nouveau procédé pour compter les globules du sang (*Comptes rendus de l'Acad. des sciences*, 26 avril 1875).
GOWERS. On the numeration of blood corpuscles (*the Lancet*, 1877, vol. 2, p. 797).
THOMA-ZEISS dans : Ueber blutkörperchenzahlung, par ABBE (*Sitzung. d. Jenaisch. Gesellsch f. Med. u. Naturwiss.* 29 nov. 1878).
L. MALASSEZ. Nouveau compte-globules (*Soc. de Biologie*, 1880, p. 285. *Arch. de Physiologie*, 1880, p. 377).
ALFEROW. Nouvel appareil servant à compter exactement les globules sanguins (*Arch. de Physiologie*, 1884, p. 269).

arriva à régler et à rendre pratique le procédé de numération des globules sanguins qui porte son nom.

Depuis lors la question de la numération des globules du sang fut reprise de tous côtés, en France comme à l'étranger. Hayem et Nachet décrivirent d'abord un procédé de numération très pratique, mais beaucoup moins exact que celui de Malassez, et dont procèdent les méthodes de Gowers et de Thoma-Zeiss. Alférow a aussi proposé tout dernièrement une méthode nouvelle. Nous décrivons ici celle de Malassez, telle qu'il l'a modifiée en dernier lieu afin de la rendre moins laborieuse, tout en lui conservant son caractère d'exactitude primitif. Actuellement, cette méthode satisfait entièrement aux besoins à la fois de la science pure et de la clinique (1).

Technique de la numération des globules du sang. — Comme la plupart de celles qui ont été imaginées, la méthode de Malassez comprend deux opérations principales :

1° La fabrication d'un mélange sanguin parfaitement homogène et de titre connu (2);

2° La numération des globules compris dans un volume connu de ce mélange.

Il suffit alors d'un calcul très simple pour déduire le nombre de globules que renferme un *millimètre cube de sang*, unité de volume généralement adoptée dans l'espèce.

Pour obtenir un mélange sanguin bien titré et parfaitement homogène, Malassez a adopté une sorte de pipette imaginée par Potain, et à laquelle, pour cette raison, il a donné le nom de *mélangeur Potain* (fig. 40)

(1) Nous croyons pouvoir faire remarquer ici que le problème de la numération des globules du sang, posé pour la première fois en France par Piorry (1847) et qu'on avait cherché vainement à résoudre à l'étranger pendant vingt-cinq ans, a reçu en France aussi sa première solution pratique lorsque Malassez, en 1872, fit connaître sa première méthode à laquelle on ne pouvait reprocher que la délicatesse de ses instruments. La découverte de la numération des globules sanguins est donc purement française.

(2) Le principe de la fabrication d'un mélange sanguin de titre connu doit être expliqué. Quand on prend une goutte de sang pur et qu'on la porte sur une lame de verre, puis qu'on la recouvre d'une lamelle, il est facile de constater, sous un faible grossissement, que les globules du sang sont, dans une telle préparation, beaucoup trop nombreux pour être comptés par une méthode quelconque.

A) De là un premier principe : dans l'unité de volume du sang, les globules sont trop nombreux pour être comptés : donc *diluons le sang dans des proportions connues* de façon à rendre ses globules 50, 100, 200 fois moins nombreux dans l'unité de volume.

B) Mais la dilution titrée étant faite, les globules sont encore trop nombreux pour qu'on les puisse compter dans un millimètre cube. *Comptons-les dans une fraction connue de millimètre cube.*

Soit alors N le nombre de globules trouvé, $\frac{1}{V}$ la fraction connue du millimètre cube et, par exemple, 1 p. 100 le titre du mélange : il est clair que l nombre x de globules contenu dans un millimètre cube sera

$$x = N \times 100 \times V.$$

On y peut distinguer trois portions : une première, destinée à la prise du sang, est constituée par un tube de verre assez long et de calibre étroit : c'est le *tube de prise.* Son extrémité libre se termine en pointe, l'autre se continue avec la seconde portion de l'appareil. Celle-ci est un *réservoir* en forme d'olive dans lequel se fera le mélange, elle contient à cet effet une petite boule *agitatrice* en verre. Au réservoir fait suite la troisième portion du mélangeur, ou *tube d'aspiration*, qui est un tube de verre plus court et de calibre plus large que le tube de prise ou portion libre terminée en pointe. On adapte au tube d'aspiration un tube de caoutchouc, grâce auquel on peut aspirer les liquides dans l'appareil ou les en chasser. Le mélangeur est construit de telle façon que son réservoir, limité de chaque côté par un trait, ait une capacité *cent fois plus grande* que celle du tube de prise, qui s'étend de l'extrémité du mélangeur au trait qui marque la limite inférieure du réservoir.

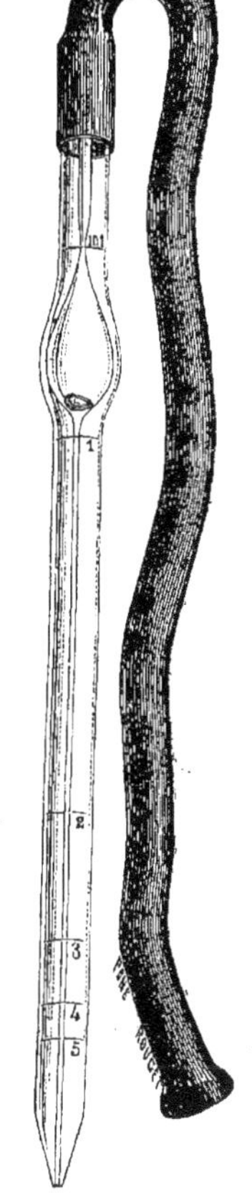

Fig. 40. — Mélangeur Potain.

De plus, le tube de prise porte plusieurs divisions servant à indiquer, en capacité, la moitié de ce tube, ainsi que son tiers et son quart inférieurs.

Veut-on obtenir un mélange de sang au *centième ?* — On aspire le sang dans le tube de prise jusqu'au trait marqué 1, lequel correspond à la limite inférieure du réservoir ; on aspire ensuite le liquide qui sert à diluer le sang (1) jusqu'à ce que le sang et ce liquide remplissent complètement le réservoir et viennent affleurer le trait supérieur qui est mar-

(1) Le liquide de dilution, ou *sérum artificiel*, que recommande Malassez, est une simple solution de sulfate de soude à 5 p. 100 ou de 1,020 de densité ; il est très facile à préparer, car il suffit pour cela du pèse-urine, et il conserve très bien les globules pendant le temps nécessaire à une numération. La solution plus diluée exposerait à des dissolutions de globules ; plus concentrée elle ratatinerait les globules. Les liquides au sublimé tels que celui de Pacini conservent admirablement les globules, et cela indéfiniment ; mais ils produisent dans le mélange des précipités granuleux qui nuisent à la bonne répartition des globules. Aussi ne doit-on les employer que dans des cas exceptionnels. Un liquide de dilution très simple recommandé par Malassez contient 0,50 de sublimé p. 1,000 de solution de sulfate de soude dont la densité est 1,020.

Mayet choisit pour sérum artificiel de l'eau sucrée additionnée de 2 p. 100 de phosphate neutre de soude et amenée par tâtonnement à la densité de 1,085. Avec ce sérum la forme des globules est conservée, il respecte les globules blancs et les granulations élémentaires ; la répartition est excellente, mais les globules ne tombent plus sur le porte-objet et ne se trouvent plus tous par conséquent au même point optique (*Société des sciences médicales de Lyon*, 9 novembre 1887).

qué 101. On a donc ainsi dans le réservoir un mélange comprenant *une partie* de sang pour *cent* de mélange : soit un mélange au centième. Pour obtenir un mélange au *deux-centième*, il suffit de prendre moitié moins de sang, c'est-à-dire de n'aspirer celui-ci que jusqu'au trait marqué $\frac{1}{2}$; après quoi l'on remplit l'appareil jusqu'au trait 101 avec le liquide de dilution, ainsi qu'il vient d'être dit. Cela fait, on se trouve avoir dans le réservoir un mélange comprenant *une demi-partie* de sang pour *cent* de mélange, donc un mélange au deux-centième. Pour avoir un mélange au *trois-centième*, on aspirerait jusqu'au trait marqué $\frac{1}{3}$, pour un mélange au *quatre-centième* jusqu'à celui marqué $\frac{1}{4}$. Le mélange au 200e est préférable pour le sang normal; celui au 300e ou au 400e pour les sangs très riches en globules ; celui au 100e pour les sangs au contraire très pauvres.

Passons maintenant à la seconde partie de la méthode, à la numération dans un volume connu de mélange. MALASSEZ a remplacé le capillaire artificiel dont il se servait dans la première méthode par l'appareil suivant (fig. 41) auquel il a donné le nom de *chambre humide graduée* :

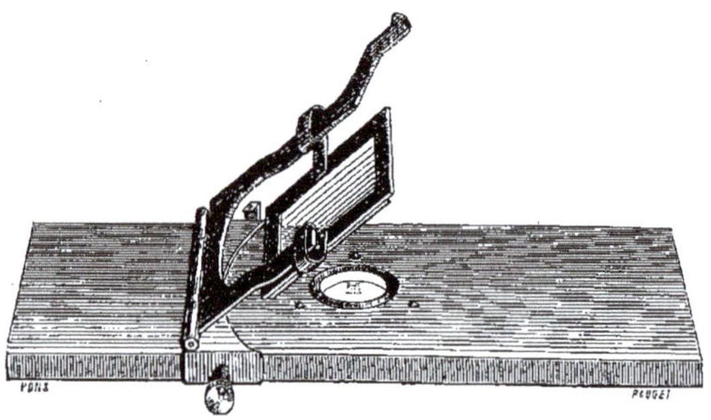

Fig. 41. — Chambre humide graduée, munie d'un compresseur porte-lamelles.

c'est une lame métallique ayant les dimensions d'un porte-objet ordinaire et au milieu de laquelle est une ouverture circulaire. Dans cette ouverture un disque de glace a été collé puis serti, il se trouve par conséquent solidement encastré. Immédiatement en dehors de cette ouverture et de son disque de glace, la lame est encore percée de trois petits trous équidistants, à travers lesquels passent trois vis; leur pointe dirigée en haut fait exactement la saillie que l'on veut, $^1/_5$ de millimètre par exemple, au-dessus de la face supérieure de la glace. Il suffit pour cela, on le conçoit, de les tourner plus ou moins dans un sens ou dans l'autre. Il en résulte que si l'on a déposé sur la glace une goutte de mélange sanguin et qu'on la recouvre ensuite avec une lamelle parfaitement plane, celle-ci étant retenue par les vis, la goutte étalée formera une préparation ayant une épaisseur exactement égale à la saillie des vis. Les cellules employées antérieurement à cet usage donnent des résultats moins exacts : parce que les constructeurs n'arrivent que très exceptionnellement à leur donner la profondeur voulue, et parce qu'il peut s'interposer entre leur rebord et le couvre-objet quelque corps étranger (brin de fil, grain de poussière) qui vient augmenter l'épaisseur de la préparation et ceci d'une quantité indéterminée. Avec la chambre humide à vis de MALASSEZ cette interposition de corps étrangers a bien peu de chance de se produire, et le réglage de l'appareil peut se faire à volonté et avec la plus grande exactitude.

A la surface du disque de glace est gravé un réseau formé (fig. 42) de

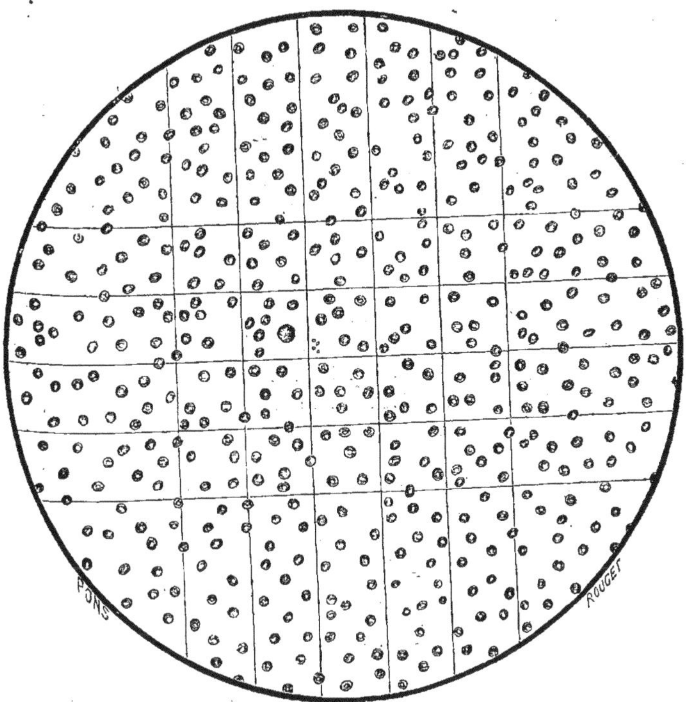

Fig. 42. — Mélange sanguin et réseau micrométrique, vus au microscope à un grossissement de 200 diamètres.

rectangles ayant d'un côté $^1/_5$ de millimètre et de l'autre $^1/_4$, ayant par conséquent une surface de $^1/_{20}$ de millimètre carré. Il en résulte que si la saillie des vis, ou l'épaisseur de la préparation, est de $^1/_5$ de millimètre, le volume de mélange correspondant à chaque rectangle sera de $^1/_{100}$ de millimètre cube. Si, ce qui est préférable dans certaines recherches, la saillie des vis était de $^1/_{10}$ de millimètre seulement, le volume du mélange correspondant à chaque rectangle serait moitié moindre, égal seulement à $^1/_{200}$ de millimètre cube. Dans les deux cas, les calculs à faire sont excessivement simplifiés, comme on va le voir dans un moment.

Parmi les rectangles, un certain nombre sont subdivisés en vingt petits carrés (quatre rangées de cinq) ; ils sont spécialement destinés à la numération des globules rouges. Comme les globules sanguins sont plus denses que le liquide de dilution, ils tombent, une fois la préparation faite, à la surface du disque porte-objet et on peut les y voir au microscope en même temps que les rectangles et les carrés ; le champ microscopique ressemble alors à certaines cartes de ciel. Il est de toute importance que l'appareil soit maintenu dans un plan bien horizontal, afin que les globules ne passent pas d'un rectangle dans l'autre et que leur répartition première ne soit pas altérée.

Avec ce dispositif, il est on ne peut plus facile d'arriver à savoir le nombre de globules rouges par millimètre cube de sang. S'agit-il de globules rouges ? On compte tous ceux qui se trouvent compris dans un des rectangles subdivisés en petits carrés, et pour cela on passe en revue chaque carré l'un après l'autre. Supposons que le mélange ait été fait au 100ᵉ et que la préparation ait une épaisseur de $^1/_5$ de millimètre, que chaque rectangle par conséquent corresponde à un volume de $^1/_{100}$ᵉ de millimètre cube. Il est bien évident, le volume de numération étant $^1/_{100}$ᵉ de millimètre cube, que le nombre de globules trouvé sera 100 fois plus petit que celui trouvé dans un millimètre cube de mélange ; il est non moins évident, le mélange étant au 100ᵉ, que le nombre correspondant à chaque millimètre cube de mélange sera 100 fois plus petit que celui correspondant à un millimètre cube de sang pur. Il faudra donc multiplier le nombre trouvé une première fois puis une seconde par 100, c'est-à-dire par 10,000. C'est encore dire qu'il suffira d'ajouter 4 zéros à ce nombre. — Si l'on avait fait un mélange au 200ᵉ ou qu'on se soit servi d'une chambre donnant une préparation de $^1/_{10}$ de millimètre d'épaisseur, il faudrait doubler le nombre trouvé et lui ajouter de même 4 zéros.

Lorsqu'on veut obtenir des résultats vraiment exacts, on ne doit pas se contenter de compter les globules dans un seul rectangle : avec une chambre donnant le 1/5ᵉ de millimètre et un mélange au 200ᵉ, il suffit de faire la numération dans quatre champs et de prendre la moyenne pour que les erreurs maxima possibles ne dépassent pas 3 0/0 et que l'erreur moyenne soit de 2 0/0 seulement. Il va sans dire que pour arriver à ce degré de précision il faut prendre toute une série de précautions qui ont été indiquées avec soin par Malassez. Du reste, quels que soient la méthode et les appareils employés, il faut avoir soin de se rendre compte de l'étendue des erreurs que l'on peut commettre.

Les globules blancs étant beaucoup moins nombreux que les rouges, il est nécessaire de faire porter la numération sur une plus grande quantité de sang. On y arrive facilement soit en se servant de mélanges plus concentrés, soit en comptant les globules dans un volume plus grand de mélange, dans un plus grand nombre de rectangles, soit en combinant ces deux moyens. Si la chambre employée donne le 1/5 de millimètre, et que l'on compte les globules blancs compris dans tous les rectangles du réseau, comme il y en a 100 et que chacun d'eux correspond à 1/100ᵉ du millimètre cube, on se trouve avoir examiné 1 millimètre cube de mélange, en sorte que si l'on s'est servi du mélange au 100ᵉ il suffira de multiplier par 100 le nombre trouvé, c'est-à-dire de lui ajouter 2 zéros.

Valeur et titre hémoglobique des globules rouges. — Pendant longtemps on a cru que la numération des globules était capable de donner à elle seule une idée exacte du degré d'activité des fonctions dévolues aux globules sanguins. On regardait ces éléments comme étant des unités organiques toujours semblables les unes aux autres, dans une même espèce animale tout au moins. WELCKER a beaucoup contribué à propager cette manière de voir en ne tenant compte que de ses observations sur l'homme sain; et cependant on trouve déjà dans ses observations pathologiques des faits qui lui sont complètement opposés. Un certain nombre d'observateurs, PIORRY entre autres, avaient cru d'ailleurs remarquer que les globules rouges des chlorotiques étaient moins colorés que ceux des individus sains; et DUNCAN, le premier, vérifia le fait expérimentalement; malheureusement les méthodes de mesure qu'il employa étaient si primitives que l'on n'attacha pas grande importance à ses résultats. Mais un progrès en amène un autre, et dès que MALASSEZ eut découvert sa méthode de numération, il s'aperçut dès ses premières recherches que les nombres qu'il trouvait n'étaient pas en rapport avec le pouvoir colorant des sangs examinés et il en donna des exemples frappants. Il imagina alors un colorimètre qui lui permit d'apprécier avec une exactitude suffisante, et en n'employant qu'une seule goutte de sang (ce qui n'avait pas encore été fait avant lui), la quantité d'hémoglobine par millimètre cube de sang. Divisant alors cette quantité par le nombre des globules compris dans le même volume du sang, il obtient ainsi la richesse moyenne des globules rouges en hémoglobine, leur *valeur hémoglobique,* pourrait-on dire. Or il constata que cette valeur, qui était à peu près constante chez l'individu sain, présentait au contraire de grandes variations à l'état pathologique, et d'une espèce animale à l'autre. HAYEM arriva de son côté à des conclusions analogues en employant une méthode moins précise et donnant non plus la quantité absolue d'hémoglobine globulaire, mais seulement sa quantité relative par rapport à une prétendue normale. Il en fut de même pour les observations qui vinrent ensuite, quelle que fût la méthode employée. En sorte que maintenant nous devons considérer les globules comme étant des unités organiques qui sont loin d'être toujours semblables à elles-mêmes et, si nous voulons avoir une idée complète de leur activité fonctionnelle, il ne suffit pas de les compter. Il faut encore tenir compte de leur valeur en hémoglobine : à la façon d'un caissier qui ne se contente pas de savoir le nombre de pièces de monnaie qu'il a dans sa caisse et tient compte en même temps de leurs valeurs respectives (1).

Pour apprécier la richesse du sang en hémoglobine tout en n'employant que de faibles quantités de ce liquide, le procédé le plus exact paraît être le procédé spectro-photométrique de VIERORDT perfectionné (GLAN, HUFNER, BRANLY); mais le plus simple (et son exactitude est parfaitement suffisante) est l'un des deux derniers procédés colorimétriques de MALASSEZ que POTAIN emploie journellement dans son service. Tout dernièrement HÉNOCQUE a proposé un procédé spectroscopique analogue à celui de PREYER; mais d'après LAMBLING le procédé de PREYER serait inférieur aux simples procédés colorimétriques ordinaires, et il y aurait lieu de déterminer quelle est la valeur de celui de HÉNOCQUE.

La valeur hémoglobique des globules étant connue, on peut encore aller plus loin. La valeur d'une pièce de monnaie, pour continuer notre comparaison de tout à l'heure, dépend et de son poids et de son titre; en est-il de même pour les globules rouges? WELCKER qui, le premier encore, a eu l'idée de ce genre de recherches, pensait que les différences dans la valeur hémoglobique des globules étaient dues uniquement à des différences de volume, que les globules étaient par conséquent comme des pièces de monnaie de même titre mais de volume différent, comme des pièces d'or par exemple de 5, 10, 20 francs, etc... MALASSEZ a repris ces études; divisant la valeur hémoglobique moyenne des globules par le volume moyen de ces mêmes globules, il a obtenu la quantité d'hémoglobine comprise dans chaque unité de volume de substance globulaire, ce que l'on pourrait appeler son *titre hémoglobique*. Et il a constaté ainsi que ce titre variait à l'état normal d'une classe à l'autre de vertébrés et chez un même individu à l'état pathologique. Les globules des chlorotiques en sont un exemple frappant, puisqu'ils contiennent moins d'hémoglobine que les globules normaux et qu'ils

(1) Voici l'indication des principaux travaux faits sur la teneur des globules rouges du sang en hémoglobine :

DUNCAN. Beiträge zur Pathologie und Therapie der Chlorose (Acad. des sciences de Vienne, 4 avril 1867).

MALASSEZ. Sur un nouveau colorimètre (*Soc. de Biologie*, 1876, p. 309 et *Arch. de Physiologie*, 1877, p. 1).

— Sur la richesse en hémoglobine des globules rouges du sang (*Soc. de Biologie*, 1877, p. 380. — *Arch. de Physiologie*, 1877, p. 643).

HAYEM. Recherches sur la coloration du sang (*Soc. de Biologie*, 1876).

MALASSEZ. Nouveaux hemochromomètres (*Société de Biologie*, 1882, p. 627, 1886, p. 349).

— Archives de Physiologie, 1882, p. 278 et 512, 1886, p. 261.

HÉNOCQUE, Hématoscope (notice dans Masson, 1886).

sont cependant plus volumineux. Bref, pour rendre l'exacte signification des variations que présente la valeur hémoglobique des globules rouges, il faut donc tenir compte de leur volume et par conséquent apprécier leurs dimensions (1).

Altérabilité des globules. — Il est encore un caractère des globules rouges très intéressant à considérer, c'est leur degré d'altérabilité; Malassez a remarqué le premier, au dire de Lépine, qui s'est occupé de cette question, que cette altérabilité était très variable non seulement quand on compare entre eux les globules rouges d'un même sang, mais surtout quand on compare à ce point de vue des sangs différents. Ainsi, tandis que les globules des saturnins se conservent longtemps dans des liquides de dilution, ceux des chlorotiques s'y détruisent rapidement, il a vu aussi des globules de goutteux se gonfler dans des liquides où des globules normaux restaient discoïdes ou se ratatinaient. Mais Malassez n'a fait de mesures précises dans ce sens que dans le but de rechercher quel était le meilleur liquide de dilution à employer. Chanel, sur les conseils de Lépine, a repris ce sujet, et comparant des individus malades à des individus sains, est arrivé à des résultats intéressants qu'il a consignés dans sa thèse. Il y aurait lieu de perfectionner la méthode qu'il employait et de poursuivre encore les recherches.

Nombre des globules rouges du sang. — Chez l'homme, le sang renferme un peu moins de 5 millions de globules rouges par millimètre cube de sang circulant. Ce nombre peut, dans l'état de santé, descendre à 4 millions et monter à 5,500,000. Entre le chiffre maximum et le chiffre minimum, il existe donc une différence d'un million et demi, c'est-à-dire une très grande marge pour les oscillations des globules rouges entre les limites extrêmes de leur nombre dans l'unité de volume du sang.

Chez la femme, Malassez a trouvé la moyenne normale du chiffre des globules rouges un peu inférieure à 4,500,000 par millimètre cube de sang, il existe également ici de grandes oscillations du chiffre des globules, même si l'on ne comprend pas dans ces oscillations la perte du sang par les règles qui se produisent chaque mois.

Dans l'état de maladie, le sang peut subir des variations parfois très considérables dans sa richesse globulaire, par exemple dans le choléra asiatique. Chez la femme, j'ai en effet trouvé avec Kelsch que le chiffre des globules rouges peut, pendant la période algide, monter à 7 millions tandis que dans la période de réaction, marquée par une anémie profonde due à des destructions globulaires massives, il peut tomber à

(1) Malassez a déterminé la moyenne normale de la valeur hémoglobique des globules rouges du sang de l'Homme. Cette moyenne est de 26 à $28^{\mu\mu gr}$, c'est-à-dire de 26 à 28 millionièmes de millionième de gramme. La valeur hémoglobique peut descendre à $10^{\mu\mu gr}$ dans la chlorose et monter à $60^{\mu\mu gr}$ dans certains états pathologiques tels que l'anémie pernicieuse.

600,000 par millimètre cube de sang pris sur l'extrémité du doigt. Nous n'avions point même publié ce dernier chiffre parce qu'il nous paraissait de beaucoup trop faible et que nous craignions d'avoir eu affaire à des causes d'erreur. Mais depuis lors MALASSEZ a montré que le chiffre des globules par millimètre cube peut tomber à 500,000 dans l'anémie pernicieuse, et QUINCKE a trouvé une fois 143,000 globules rouges seulement en faisant la numération par la première méthode de MALASSEZ, qui est la plus exacte si elle n'est pas la plus facile à mettre à exécution.

Nombre des globules blancs du sang. — Dans le sang normal, le nombre de globules blancs par millimètre cube est chez l'homme de 8,000 environ (MALASSEZ). Par rapport aux globules rouges, on trouve ordinairement un globule blanc pour 350 à 500 rouges. Mais ce rapport varie beaucoup dans le sang suivant les points où l'on recueille ce dernier, suivant qu'il s'agit de vaisseaux de distribution ou de capillaires, suivant enfin la vitesse du cours du sang dans ces derniers vaisseaux. Quand cette vitesse est ralentie, les globules blancs s'accumulent dans le segment du vaisseau qui n'offre pas une voie d'écoulement libre au sang qu'il contient; car ces globules, cheminant le long de la paroi des petits vaisseaux continuent à y arriver à la suite les uns des autres et s'y accumulent dès que l'issue du liquide vasculaire ne s'effectue plus librement du côté des veines (1). Toutes les fois que, dans l'état pathologique, il doit s'opérer en un point donné un large mouvement de diapédèse (érysipèle, inflammation phlegmoneuse), on voit le nombre des globules blancs s'élever dans le sang. Enfin dans la leucémie ces globules deviennent de plus en plus nombreux en même temps que le nombre des globules rouges diminue; et l'on trouve parfois, dans le sang des capillaires du doigt, un globule blanc pour trois ou même pour deux rouges. Dans ce cas, le liquide nourricier a repris pour ainsi dire le caractère de la lymphe.

§ 6. — LA VIE DU SANG. — ORIGINE ET ÉVOLUTION DES GLOBULES SANGUINS.

Lorsque l'on étudie un tissu d'une manière complète, on doit, après en avoir fait l'analyse histologique dans l'état adulte, se poser encore un quadruple problème : Quelle est l'origine des éléments caractéristiques du tissu? Quel est leur mode d'évolution vitale? Comment et

(1) Si l'on place, sur une Grenouille immobilisée et dont on a ouvert la paroi pectorale, une ligature lâche sur le pédicule d'un poumon et qu'on le rentre dans la poitrine, au bout de 10 à 15 minutes, les deux poumons étant enlevés, fixés dans leur forme par l'acide picrique ou l'acide osmique, puis fendus et étalés sur la lame de verre, on reconnaît que, dans le poumon lié, les globules blancs sont très nombreux dans les capillaires et au contraire très rares dans ceux du poumon du côté opposé (RANVIER).

dans quelles conditions meurent ces éléments caractéristiques et dans quelles circonstances, par quel mécanisme se régénèrent-ils? — Le sang est un tissu, et tous les problèmes qui viennent d'être énumérés doivent être posés à son propos ; mais ils sont, il faut le dire, loin d'être tous complètement résolus.

Origine des globules du sang. — Nous avons vu que dans la lymphe, dans les espaces interorganiques, dans les masses de tissu réticulé et dans le sang, les globules blancs de la lymphe et du sang montrent des marques certaines d'activité formative. Les globules blancs se multiplient donc sur une multitude de points dans les voies accessibles à leur migration. Un globule blanc pouvant, et le fait a été positivement constaté, naître d'un globule blanc ou d'un élément fixe ramené accidentellement à l'état embryonnaire, il n'existe aucune obscurité au point de vue de l'origine des éléments lymphatiques du sang.

Il en est autrement des globules rouges, considérés soit chez les amammaliens et dans leur forme cellulaire, soit chez les mammifères et dans leur forme simplement protoplasmique. Nous connaissons seulement la loi générale qui procède dans la série au perfectionnement du milieu liquide intérieur adapté à la fonction respiratoire. Nous savons que l'hémoglobine donne à ce point de vue toute sa valeur au liquide nourricier. Chez les invertébrés, elle n'existe jamais autrement qu'à l'état de dissolution dans le plasma lymphatique ; elle apparaît chez les animaux tels que les hirudinées, qui vivent dans des milieux demi-solides, boues et vases, au sein desquels l'individu a besoin pour sa respiration d'une réserve d'oxygène qu'il ne peut soustraire au milieu ambiant. La matière colorante qui fixe cet oxygène est alors empruntée, elle n'existe dans le liquide qu'à l'état de *diffusion plasmatique*. Chez les vertébrés véritables et seulement chez eux (1), l'hémoglobine a pour support des cellules proprement dites ; elle existe dans le sang à l'état de *charge cellulaire*. Chez les seuls mammifères, l'individualisation est poussée encore plus loin. L'hémoglobine existe dans le sang à l'état de *charge globulaire*. Les globules sont ici formés par de simples masses de protoplasma non individualisées par un noyau et d'autant plus petites, c'est-à-dire offrant pour un même volume de sang des surfaces radiantes d'autant plus grandes, que l'activité respiratoire de l'animal considéré est devenue plus active (MILNE EDWARDS). Nous pouvons dire par anticipation que nous allons retrouver ces divers modes sériaires de la répartition de l'hémoglobine en étudiant directement le développement des globules rouges dans les mammifères, animaux chez lesquels le développement du sang semble récapituler brièvement les phases qui se succèdent dans la série.

(1) A partir des myxinoïdes car l'Amphioxus ne possède pas de globules rouges du sang.

Les globules rouges des amammaliens sont des corps cellulaires; comme tels, ils ne peuvent procéder que de cellules. Les globules rouges des mammifères sont tout différents; ils ne constituent pas des corps cellulaires, mais des masses de protoplasma chargées d'hémoglobine. Il faut donc rechercher de quels éléments cellulaires viennent les globules rouges nucléés, et de quelle modification d'éléments cellulaires procèdent les globules rouges qui ne renferment pas de noyau.

Origine des globules rouges nucléés. — Le sang est une différenciation de la lymphe, il renferme les mêmes éléments cellulaires, les globules blancs, vivant dans un plasma fondamentalement semblable au plasma lymphatique. De tout temps pour cette raison l'on a pensé que les globules rouges à noyau procèdent d'une modification spéciale de globules blancs, qui se seraient simplement adaptés à la fonction respiratoire en se chargeant d'hémoglobine en même temps que, par la condensation de leur protoplasma et la production d'un exoplasme à leur périphérie, ils auraient pris la signification de *cellules fixes du tissu sanguin*. Le terme de cellules fixes n'est ici d'ailleurs paradoxal qu'en apparence; car les globules rouges, dénués de toute motricité propre, ne sont nullement des cellules *mobiles*, mais *mobilisées* simplement par l'action entièrement mécanique du mouvement du sang. Ils restent toujours passifs sous l'impulsion que leur imprime l'activité musculaire du cœur et des éléments contractiles échelonnés le long des vaisseaux.

Or, nous avons fait voir déjà que, parmi les globules blancs que l'on rencontre dans un échantillon de sang quelconque pris sur un vertébré amammalien, dans le cœur, les capillaires, les veines ou même dans la lymphe, tous n'ont pas la même *valeur* au point de vue morphologique, et que certains ont subi des différenciations précises.

Les uns sont des cellules nues à protoplasma développé mais resté hyalin, et à noyau bourgeonnant. Les autres sont chargés de granulations vitellinoïdes, présentant des affinités électives analogues à celles de l'hémoglobine (SEMMER), mais insolubles dans l'eau à l'inverse de l'hémoglobine vraie (CH. ROBIN). D'autres enfin sont chargés de granulations graisseuses que l'acide osmique teint en noir. Si maintenant on suit le développement de ces trois espèces de globules blancs, en examinant ceux de chaque variété qui présentent des tailles décroissantes et répondent par suite à des éléments de moins en moins âgés et avancés dans leur différenciation, on reconnaît facilement qu'ils paraissent procéder tous d'une même forme initiale représentée par un globule blanc de petite taille et à très gros noyau : le *noyau d'origine* de GEORGES POUCHET ou *globule blanc à noyau diffusé* qui n'est autre chose qu'une cellule lymphatique embryonnaire (1).

(1) G. POUCHET, *Journal de l'Anatomie et de la Physiologie*, 1879, p. 20 et suivantes.

Cet élément se rencontre dans tous les échantillons du sang des ovipares. Il possède un noyau énorme qui semble atteindre la périphérie de la cellule, de telle sorte que l'existence du corps protoplasmique de cette dernière peut être mise en discussion si l'on n'a recours à des méthodes histochimiques délicates. En réalité, le noyau est ici réduit à une substance chromatique liquide qui diffuse au travers de la masse protoplasmique comme dans une éponge, de façon à l'occuper presque en entier. Il acquiert de la sorte une configuration réticulée que l'éosine hématoxylique très faible met en évidence en la dessinant en bleu pâle au sein du protoplasma cellulaire coloré en rose (MALASSEZ) (1).

Il existe une série continue d'intermédiaires entre un pareil globule blanc embryonnaire et dont les parties, corps cellulaire et noyau, sont encore pour ainsi dire mêlées, et les trois formes ordinaires des globules blancs adultes. C'est ainsi qu'on voit le corps cellulaire devenir très étroit mais distinct, puis le noyau prendre peu à peu la forme contournée en même temps que le protoplasma reste hyalin ou à peine grenu, ou qu'il se charge de grains éosinophiles, ou enfin qu'il se parsème de granulations graisseuses qu'on trouve d'ailleurs très souvent réunies, dans un même globule, avec les granulations colorables par l'éosine. Ceci semble indiquer pour ces dernières une certaine parenté avec les graisseuses, dont elles représentent peut-être dans certains cas une étape de formation. Nous concluons de là que tous les globules blancs du sang circulant procèdent, chez les amammaliens, d'un seul et même élément initial qui est leur ancêtre commun. C'est cet élément qui, en se différenciant suivant des tendances divergentes, arrive à édifier les différentes formes de globules blancs.

Mais au lieu de prendre, dans ses différenciations progressives, le type définitif du globule blanc hyalin ou granuleux, l'élément lymphatique embryonnaire à noyau diffusé peut suivre une autre marche évolutive, marche dont le terme supérieur paraît être le globule rouge à noyau. Ce processus a été suivi minutieusement par G. POUCHET dans le sang du Triton, et par moi-même dans celui des cyclostomes. J'exposerai mes recherches sur le sang de la Lamproie en premier lieu, bien qu'elles soient postérieures à celles de POUCHET et qu'elles les confirment simplement (2). En effet, l'évolution des globules rouges chez les pétromyzontes est à la fois très simple, et il n'y a pas là à tenir compte de l'action sanguiformative de la moelle osseuse qui manque absolument chez ces animaux.

(1) MALASSEZ. Sur l'origine et la formation des globules rouges dans la moelle des os (*Arch. de Physiologie*, et *Travaux du lab. d'histologie du Collège de France*, 1882, p. 24).

(2) J. RENAUT. Recherches sur les éléments cellulaires du sang (*Archives de Physiologie*, 1881, et *Travaux du laboratoire d'anatomie générale de la faculté de Lyon* pour 1880-1881, p. 128-130).

Dans le sang de la Lamproie fixé par l'acide osmique à 1 p. 100, on remarque constamment (fig. 43), à côté des globules blancs ordinaires à gros noyau, à protoplasma hyalin ou à protoplasma granuleux, des éléments cellulaires qui ne diffèrent des globules blancs que parce que leur corps est disposé en disque et limité par une ligne exoplastique. Ce

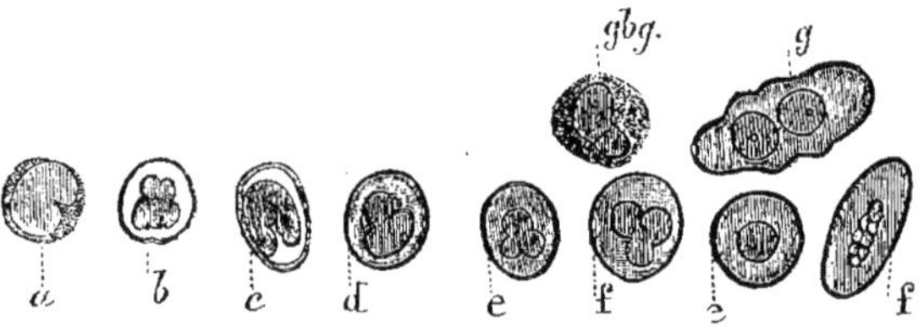

Fig. 43. — Globules pris dans une préparation de sang de la Lamproie adulte (*P. marinus*); — fixation par l'acide osmique à 1 p. 100; coloration au picrocarminate d'ammoniaque; conservation dans la glycérine picrocarminée.

a, globule blanc hyalin; — *b*, globule à disque formé de protoplasma transparent et à noyau bourgeonnant; — *c*, globule dont le disque incolore est limité par un double contour répondant à un exoplasme; — *d*, *d*, *d*, globules à noyau bourgeonnant et dont le disque est chargé d'hémoglobine; — *e*, globule circulaire ordinaire; — *f*, globule elliptique; — *g*, globule elliptique géant à deux noyaux; — *gbg*, globule blanc granuleux (obj. 7, oculaire 1 de Vérick).

disque est étroit, nullement granuleux, mais transparent comme le verre. Le picrocarminate le teint en rose franc et non en orangé. Enfin, au centre du disque est un noyau bourgeonnant identique à celui des globules blancs, contourné en boudin ou découpé en lobes.

Sur d'autres globules en tout semblables et à noyau bourgeonnant, la marge du disque, après l'action du picrocarminate, est teinte en orangé; ce qui montre qu'à ce niveau le disque est chargé d'hémoglobine. Enfin, on voit sur une série d'autres globules tous les états intermédiaires entre le disque transparent et celui qui est entièrement chargé d'hémoglobine, présentant la même réfringence et les mêmes réactions histochimiques que celui des globules rouges tout à fait développés. Dans une même préparation de sang, on peut donc suivre tous les intermédiaires entre un globule blanc et un globule rouge à l'état de parfait développement, puisqu'on constate l'existence des formes successives dont voici l'énumération :

(*a*) Globule blanc à noyau bourgeonnant, à protoplasma étroit, collé sur le noyau pour ainsi dire, et non limité par un exoplasme.

(*b*) Élément à noyau bourgeonnant, à protoplasma formant un disque incolore limité par un exoplasme.

(*c*) Élément à noyau bourgeonnant, à protoplasma limité par un exoplasme et ayant pris le forme d'un disque plus ou moins chargé d'hémoglobine.

(*d*) Globule rouge à noyau bourgeonnant.

(*e*) Globule rouge à noyau arrondi ou mûriforme.

Cette succession de formes de transition, l'augmentation progressive de la dimension des globules à mesure que leur disque s'imprègne de plus en plus d'hémoglobine et que la forme de leur noyau se régularise, permettent d'affirmer que, chez la Lamproie, les globules rouges du sang se développent au sein même de ce liquide et aux dépens d'éléments initialement semblables aux globules blancs par tous les détails de leur forme. Chez ces vertébrés tout à fait inférieurs, les globules du sang sont donc produits par une adaptation particulière des cellules lymphatiques : adaptation qui s'effectue incessamment, puisqu'on trouve toujours réunies les formes intermédiaires diverses dans une même goutte de sang circulant. Les cellules lymphatiques, en un mot, se différencient en se limitant d'abord par un exoplasme, et en se chargeant ensuite d'hémoglobine. Elles deviennent ainsi des globules rouges qui, tout d'abord par leur noyau contourné en boudin et bourgeonnant, gardent comme l'empreinte de leur origine leucocytique. Dans le sang de la Lamproie existe en outre une forme importante de transition qui n'a pas été jusqu'ici observée ailleurs : *le globule qui est un globule rouge par son disque bordé d'un exoplasme et chargé ou non d'hémoglobine, et qui est encore un globule blanc par son noyau contourné en boudin ou bourgeonnant.* C'est la forme intermédiaire la plus nette qu'on ait pu observer entre les éléments cellulaires du sang et ceux de la lymphe.

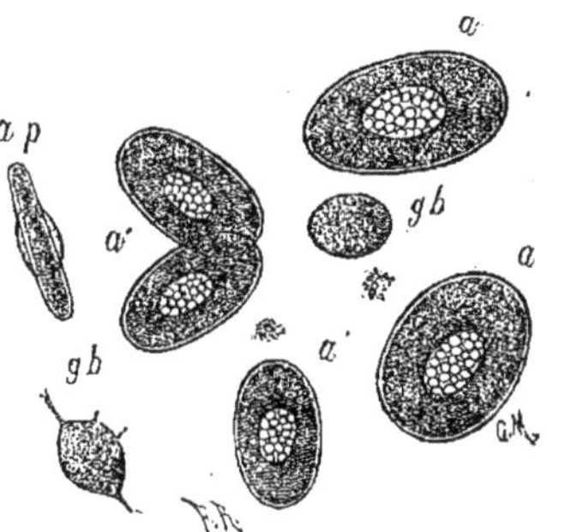

Fig. 44. — Sang de la Grenouille fixé par la solution d'acide osmique à 1 p. 100. Coloration par l'éosine soluble dans l'eau, conservation dans la glycérine salée faiblement chargée d'éosine.

a, a, gros globules rouges ; — *a', a'*, petits globules rouges ; — *ap*, globule rouge vu de profil ; — *gb, gb*, globules blancs (celui placé en bas de la figure, à gauche de l'observateur, est une cellule fusiforme de Recklinghausen : entre les globules on voit deux amas de granulations élémentaires du sang).

Dans le sang du Triton, G. Pouchet a constaté l'existence de formes intermédiaires analogues. Mais chez cet animal les caractères des globules modifiés s'éloignent très rapidement du type du globule blanc à noyau diffusé ou contourné, pour prendre ceux des cellules fusiformes immobiles décrites en premier lieu par Recklinghausen dans le sang des batraciens et surtout de la Grenouille (fig. 44). Ces éléments reproduisent exactement la forme des globules en fuseau de la lymphe de l'Écrevisse. Leur masse protoplasmique est terminée par deux pointes brillantes et disposées en bâtonnet à la façon exacte des pointes d'un fuseau à filer. Ils sont extrêmement altérables et toujours immobiles. Ce ne sont point là des cellules endothéliales détachées des vaisseaux comme on l'a cru, car si on pique le cœur en y insinuant comme une vrille une canule trocart qui ne lèsera l'endocarde que sur un tout petit point, on trouve dans le jet de sang ainsi recueilli une multitude de cellules en fuseau. HAYEM a redécrit ces cellules en leur donnant le nom d'hématoblastes; mais c'est VULPIAN qui, le premier, a attiré l'attention sur leur rôle probable en notant leur nombre énorme dans le sang de la Grenouille en cours de régénération (1). Leur disque devient progressivement plus aplati et plus distinct, puis s'entoure d'un exoplasme en même temps qu'il se charge de plus en plus d'hémoglobine. Au fur et à mesure que la matière colorante devient plus abondante dans le disque, le noyau montre des plicatures de plus en plus nombreuses. Au début et sur les éléments les plus petits, ce noyau remplit presque tout le corps cellulaire, qui se moule sur lui sauf au niveau des pointes transparentes partant des deux pôles opposés. Sur des globules un peu plus volumineux et qu'on peut supposer par cela même plus âgés, le noyau s'allonge et prend une forme elliptique. Sa surface en même temps montre des plis longitudinaux. Puis on voit plus tard apparaître des rudiments de bouillons et l'exoplasme à double contour devient distinct. Enfin on est en présence de petits globules rouges, très délicats, se déchargeant aisément de leur hémoglobine sous l'action de l'alcool au tiers et de l'eau, et dont certains se fixent par l'acide osmique sous la forme ronde ou sous celle de larmes. En résumé, on trouve une série d'intermédiaires entre les cellules fusiformes de RECKLINGHAUSEN et les globules rouges parfaits. Mais la transition est moins évidente que chez les cyclostomes entre ces jeunes globules rouges et les globules blancs. C'est probablement pour cette raison que HAYEM n'admet pas de lien génétique entre eux et les cellules lymphatiques, et qu'il se borne à en faire des éléments sanguiformateurs particuliers : les *hématoblastes*, mot qui pourrait être conservé s'il ne prêtait à une multitude de confusions entre des formations très disparates, désignées par le même nom antérieurement aux travaux de HAYEM et même depuis lors (2).

L'étude du sang de la Lamproie ne nous montre pas seulement que les globules rouges sont le produit d'une différenciation progressive d'éléments cellulaires morphologiquement identiques aux globules blancs de la lymphe; elle nous renseigne sur un autre point anatomiquement très important. Nous avons vu que, chez cet animal, les glo-

(1) VULPIAN, *Comptes rendus de l'Académie des Sciences*, 4 juin 1877.

(2) MALASSEZ fait remarquer avec raison qu'on a appelé hématoblastes : 1° les globulins de DONNÉ ou corpuscules élémentaires de ZIMMERMANN (HAYEM); 2° les globules blancs à protoplasma hyalin (HAYEM); 3° les granulations dites éosinophiles de certains globules blancs (HAYEM); 4° des cellules à noyau bourgeonnant de BIZZOZERO (FOA et SALVIOLI); 5° des myéloplaxes de ROBIN (HEITZMANN); 6° des cellules vasoformatives de RANVIER (WISSOTSKY); 7° enfin les globules rouges nucléés de NEUMANN (RINDFLEISCH). Et cette nomenclature synonymique n'est peut-être pas complète (MALASSEZ : *Origine des globules rouges dans la moelle des os : Travaux du lab. d'histologie du Collège de France*, pour 1882, p. 4).

bules rouges sont en majorité circulaires, mais que les plus volumineux et les mieux développés d'entre eux ont pris la forme elliptique. *Cette forme elliptique doit donc être considérée comme le terme supérieur et définitif de l'évolution des globules rouges à noyau.* Seulement, chez la Lamproie adulte, en vertu du caractère rudimentaire des différenciations qui s'opèrent, la forme des globules rouges est fixée, pour la majorité d'entre eux, dans un stade larvaire qui n'est que transitoire chez les autres amammaliens. C'est pour cette raison que, chez les larves d'amphibies, les globules du sang primordial, produits par la segmentation primitive du germe et contenant à ce titre des granulations vitellines, présentent toujours une forme arrondie. C'est pour la même raison que, dans le sang embryonnaire des mammifères et de l'Homme, sang constitué par des globules à noyau, nous trouverons constamment des globules elliptiques en petit nombre au milieu des globules à noyau de forme discoïde.

Nous ne suivrons pas ici l'évolution des globules rouges à noyau dans les organes sanguiformateurs secondaires répandus dans l'organisme sur nombre de points, et dont quelques-uns seulement sont connus. Il nous suffira de citer l'un d'entre eux : la moelle des os. De même que chez les mammifères, la moelle osseuse des amammaliens renferme des éléments cellulaires qui, en se différenciant, donnent naissance à des globules rouges du sang. Ils ont été décrits notamment par Bizzozero et Torre. Ce sont d'abord des cellules sphériques à protoplasma homogène et d'un jaune orangé, à gros noyau réticulé ; ce sont ensuite des cellules encore sphériques, mais à protoplasma plus abondant et plus coloré que dans les précédentes; enfin des cellules aplaties et allongées en forme de disque presque à la façon des globules rouges parfaits.

Malassez a tout récemment repris cette étude et, chez les oiseaux aussi bien que chez les lacertiens et les batraciens anoures, il a constaté l'existence d'une succession encore plus nombreuse de formes intermédiaires entre les globules rouges du sang et les éléments cellulaires incolores. En les rangeant toutes en série et en prenant comme point de départ le globule rouge parfait, il a distingué les types suivants :

1° Globules rouges ne différant des globules rouges ordinaires que par leur forme moins nettement elliptique et leur noyau plus volumineux, disposé en réseau et fixant moins énergiquement les matières colorantes.

2° Cellules rouges sphériques, possédant un protoplasma moins hyalin que dans la forme précédente, moins chargé aussi d'hémoglobine et possédant un noyau plus volumineux, plus nettement réticulé et moins colorable encore. Il en est qui sont en voie de division.

3° Cellules dont le protoplasma distinct est, relativement au noyau, peu abondant et peu coloré ; dont au contraire le noyau est volumineux granuleux d'aspect et se colore à peine par les réactifs des noyaux.

4° Cellules remarquables par le volume plus considérable encore de leur noyau, lequel remplit complètement ou presque complètement la cellule; en sorte qu'il n'existe autour de lui qu'une mince écorce protoplasmique incolore, parfois à peine visible. De semblables éléments répondent évidemment à de jeunes cellules indifférentes. Le parallélisme du processus sanguiformateur dans la moelle des os et dans le sang est donc absolument complet. Le globule rouge est le terme supérieur de l'évolution d'un élément cellulaire jeune, identique dans sa forme et aux dimensions près avec une cellule migratrice. L'élément respiratoire surajouté est une différenciation de la cellule indifférente, élément mobile et caractéristique du milieu intérieur primordial.

Développement des globules rouges des mammifères. — Chez les mammifères, le développement des globules rouges se fait en plusieurs temps. Dans une première poussée, que nous appellerons *embryonnaire ou primordiale*, ces globules sont des corps cellulaires absolument semblables à ceux des ammamaliens et notamment des premiers vertébrés vrais, les cyclostomes. *La poussée secondaire,* qui se fait elle-même en plusieurs temps et pendant toute la durée de la croissance des tissus, donne naissance à des globules discoïdes dépourvus de noyau et qui constituent la forme définitive des éléments du sang.

A. *Poussée primordiale ou de l'aire vasculaire : sang embryonnaire.* — Dans l'aire vasculaire de tous les vertébrés, aussi bien amammaliens que mammifères, naissent au sein du mésoderme des îlots particuliers indiqués pour la première fois par C. F. Wolff et par Pander; nous les décrirons en détail à propos du développement des vaisseaux sanguins. Au sein de ces îlots, que l'on peut étudier tout aussi bien dans le foie des embryons de mammifères que dans l'aire germinative du poulet, on voit d'abord s'accumuler un grand nombre de cellules indifférentes. Ces cellules sont d'abord toutes au contact; les îlots de Wolff et de Pander sont donc des cordons pleins comme l'a démontré Kölliker. Bientôt cependant un liquide, analogue au plasma de la lymphe, se répand entre les éléments cellulaires qui deviennent de la sorte individualisés. A un stade plus avancé, l'on voit le protoplasma de certains de ces éléments se charger d'hémoglobine qui infiltre à l'état diffus tout le corps cellulaire en laissant le noyau incolore. A côté d'eux existent de véritables globules rouges à noyau, identiques à ceux des cyclostomes et présentant des dimensions analogues. Ils offrent d'ailleurs, comme ces derniers, deux formes bien distinctes : la forme circulaire et la forme elliptique.

Les globules à contour circulaire sont les plus nombreux et les plus petits dans le sang primordial. Ils sont nettement limités par un exoplasme; leur noyau semble, à la façon de celui des globules rouges des cyclostomes et de leurs larves Ammocètes, jouir d'une certaine mobilité au sein du disque. Ce noyau est en effet placé soit au centre, soit plus ou moins excentriquement, soit enfin de champ sur le globule vu à plat. Les globules sont brillants, homogènes, uniformément chargés d'hémoglobine. Certains renferment néanmoins des granules vitellins, ce qui démontre que les éléments cellulaires qui leur ont donné naissance proviennent de la segmentation primitive de l'œuf. Les globules elliptiques sont les plus volumineux et les moins nombreux. Leur constitution ne diffère pas de celle que nous avons décrite pour les globules rouges des amammaliens. Leur noyau présente quelquefois, comme celui de ces derniers, des plis et des bouillons qui en font un noyau mûriforme.

Le sang des premiers îlots de Wolff et de Pander est donc constitué exactement, au point de vue de ses globules rouges, à la façon de celui des amammaliens inférieurs. Certaines cellules indifférentes de ces îlots ne subissent aucune modification et constituent les globules blancs de la première poussée. Le processus sanguiformateur des mammifères reproduit ainsi le type des globules rouges du sang des amammaliens. Le sang embryonnaire de tous les vertébrés est identique; ses globules rouges sont toujours constitués par un corps cellulaire individualisé par un noyau et chargé d'hémoglobine. Mais tandis que les ovipares seuls conservent ce type primordial comme définitif, chez les mammifères il répond à un état purement transitoire du liquide sanguin.

B. *Poussée sanguiformative secondaire ou de substitution : sang mixte ou fœtal.* — Le sang embryonnaire n'a en effet qu'une existence éphémère. Déjà chez un fœtus de Mouton de 2 à 3 centimètres (du museau à la queue), il a pris des caractères mixtes. Les globules primordiaux et les globules définitifs circulent côte à côte dans les vaisseaux de distribution tels que l'aorte, et concourent ensemble aux fonctions respiratoires. Si à ce moment on examine les îlots vasoformatifs du foie, dans les portions de ce viscère encore en pleine formation, et si l'on a soin de considérer les îlots non encore réunis aux fusées vasculaires, on voit, comme précédemment, l'îlot vasoformatif faire son apparition sous forme d'une masse de protoplasma à noyaux multiples, semblable à une cellule géante de la moelle des os. Cette cellule érode et pénètre comme le ferait une gouge les travées pleines du tissu épithélial du foie. Elle prend place entre les cellules épithéliales écartées qui, à son contact direct, s'ordonnent sur son pourtour. Bientôt chacune des cellules à noyaux multiples se scinde en une multitude de cellules indifférentes qui sont toutes au contact et dont les unes deviennent des globules rouges à noyau, les autres se chargent seulement d'une faible quantité d'hémoglobine, tandis qu'enfin d'autres restent formées d'un noyau autour duquel il n'y a qu'une mince couche de protoplasma à peine distincte. Enfin on voit apparaître, dans les intervalles de ces trois sortes d'éléments, des *globules rouges dépourvus de noyau*, de diamètres très variables. Ce sont les globules définitifs. Nous verrons un peu plus loin quels sont les éléments de l'îlot de Wolff et de Pander qui paraissent leur donner naissance. En même temps, le plasma primordial fait son apparition, et unit et sépare les globules définitifs, les globules à noyau, les cellules rouges qui s'accroissent dans cet état et deviennent parfois très volumineuses.

Le sang est dès lors constitué à l'état *mixte :* composé partie de globules cellulaires, partie de globules non cellulaires beaucoup plus petits que les cellulaires, et de grosses cellules rouges sur lesquelles nous reviendrons plus loin.

Les deux sortes de globules s'accroissent parallèlement et circulent ensemble dans les vaisseaux. Les globules nucléés commencent par n'être autre chose que de très petits éléments cellulaires munis d'un exoplasme et chargés d'hémoglobine. On peut, dans une même préparation du sang de l'aorte ou même des îlots vaso-formatifs, trouver tous les intermédiaires entre leur état adulte et leur état initial. Les globules dépourvus de noyau présentent une évolution analogue. Ils commencent par être très petits et s'accroissent progressivement ensuite jusqu'à devenir parfois égaux en diamètre aux globules nucléés de moyenne dimension. C'est là du moins ce que l'on est amené à conclure en constatant que, dans un échantillon de sang circulant, il existe des globules des deux ordres présentant les tailles les plus diverses. Complètement développés ils sont excavés sur leur deux faces, absolument comme chez l'adulte.

Le globule définitif du sang fœtal ou mixte naît donc au sein du protoplasma des cellules à noyaux multiples des îlots vasoformatifs. Il n'a pas d'équivalent cellulaire. Ce globule n'est plus une cellule mais un support protoplasmique de l'hémoglobine élaboré par un élément cellulaire qui, nous le verrons un peu plus loin, au lieu de se charger tout entier d'hémoglobine et de se mobiliser, est resté fixe tout en détachant des portions de sa masse sous forme d'éléments globulaires bien déterminés dans leur forme, capables de vivre et de s'accroître, mais qui n'ont plus que la signification de simples bourgeons.

Le moment où commence la circulation mixte que nous venons de décrire et celui où elle cesse d'exister n'est pas encore déterminé d'une manière positive. Son existence paraît moins transitoire que celle de la circulation primordiale, car, chez les fœtus déjà avancés dans leur évolution, il est possible de rencontrer çà et là dans le sang (principalement dans celui du foie) des globules munis d'un noyau. Cependant vers le troisième mois on peut dire que chez l'Homme les globules du sang ont pris tous la forme non cellulaire et discoïde, et que les éléments cellulaires adaptés primitivement aux fonctions respiratoires ont absolument cessé de jouer leur rôle dans l'organisme.

C. *Poussée vasoformative ou du tissu connectif.* — A partir de ce moment du reste, l'organisme paraît incapable de former des globules à noyau. Bientôt, sur une multitude de points, des centres sanguiformateurs s'établissent et donnent naissance à des globules discoïdes en même temps qu'aux vaisseaux. C'est le moment où s'effectue la grande poussée vaso-formative qui, au sein du tissu connectif et de ses dérivés, édifie les réseaux capillaires généraux sous leur forme définitive. Les réseaux sanguins typiques des organes se développent alors par points discontinus, avec des globules rouges à leur intérieur; puis ils se réunissent l'un après l'autre au système circulatoire général en se mettant en rapport avec les fusées artérioso-veineuses qui végètent de ce dernier dans tous les sens.

Cette poussée commence dans les premiers mois de la vie intra-utérine, et se continuera, au sein du tissu connectif, dans les membranes séreuses telles que l'épiploon, et dans les productions adventices d'ordre formatif, aussi lontemps que se poursuivra la croissance soit dans l'organisme en général, soit dans certains points de ce dernier lorsque l'état adulte a été atteint. C'est donc là l'étape principale du processus sanguiformateur, celle qui mérite d'attirer l'attention d'une manière toute particulière. Il importe pour cette raison d'anticiper ici légèrement sur l'histoire du développement des vaisseaux et de voir comment le sang se développe avec ces derniers dans les cellules vasoformatives.

On peut surtout bien étudier ce point d'histogénèse dans les séreuses telles que le grand épiploon du Lapin nouveau-né, du fœtus de Cochon d'Inde. Sur de pareils animaux, le grand épiploon n'est pas encore fenêtré entre les deux plans endothéliaux qui le limitent en avant et en arrière. Au sein du tissu connectif qui forme la charpente de la membrane, on voit apparaître d'abord des taches opalescentes qui ressemblent à des gouttes de lait semées çà et là, et qui sont sans aucune relation avec les fusées vasculaires artérielles et veineuses qui bourgeonnent du système des vaisseaux de distribution. Ces taches (*taches laiteuses* de Ranvier) ont une constitution analogue à celle des îlots de Wolff et de Pander; elles sont constituées, d'abord, par des cellules embryonnaires présentant tous les caractères des globules blancs de la lymphe et du sang, et réunies de façon à former un petit amas lenticulaire. Au sein de cet amas, qui peut être considéré comme un petit lac de lymphe, se différencient des cellules particulières sur la description desquelles nous insisterons plus loin et qu'on appelle *cellules vaso-formatives* (Ranvier). Ces cellules sont d'abord pleines et présentent des noyaux multiples (fig. 45). Leur masse protoplasmique envoie à la périphérie des pointes d'accroissement qui rejoignent leurs similaires émanées de cellules voisines. De cette façon plusieurs cellules vaso-formatives réunies, ou même une seule étirée de diverses manières, interceptent un réseau présentant l'apparence exacte de celui qui sera formé plus tard par les capillaires. En même temps, la masse protoplasmique à noyaux multiples, qui forme le corps de la cellule, subit une différenciation : certains noyaux s'aplatissent, s'accolent contre la paroi et deviennent l'origine des noyaux endothéliaux; d'autres s'individualisent pour former des corps cellulaires isolés. En même temps, au sein de la masse protoplasmique commune, apparaissent de véritables globules rouges dépourvus de noyau.

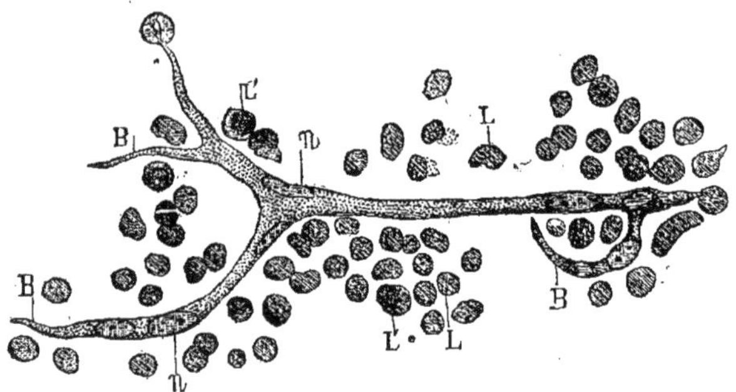

Fig. 45. — Cellule vasoformative de l'épiploon du Lapin (d'après Ranvier) ; — alcool au tiers, chlorure d'or et de potassium, glycérine.

n, n, noyaux ; — B, B, B, bourgeons de la cellule dessinant un réseau capillaire par leur végétation ; — L, cellules lymphatiques ordinaires ; — L', cellules lymphatiques granuleuses.

Lorsque les réseaux vaso-formatifs sont entièrement constitués, ils se montrent sous la forme générale d'un réseau de capillaires. Ce réseau plein, chargé de globules rouges immobiles, est plus ou moins rapidement abordé en deux de ses points par une artériole et une veinule résultant du bourgeonnement du système vasculaire cardiaque. Ces bourgeons vasculaires de distribution contiennent du sang circulant. En atteignant le réseau vaso-formatif et en s'y soudant, ils déterminent la canalisation de ce dernier. Les globules sanguins formés sur place au sein des cellules vaso-formatives sont emportés dans la circulation générale et contribuent à augmenter la masse totale du liquide nourricier.

Un fait instructif se dégage de l'étude des différents phénomènes que nous venons de passer en revue : la tache laiteuse de l'épiploon des animaux nouveau-nés, de même que l'îlot sanguin du foie de l'embryon de la deuxième semaine, est constituée tout d'abord exclusivement par des éléments indifférents. Le sang et les vaisseaux capillaires qui le renferment prennent donc naissance au sein des éléments du liquide nourricier primitif : ils ont pour origine une différenciation d'éléments produite au sein d'un milieu lymphatique.

La poussée vaso-formative qui s'opère dans le tissu conjonctif lâche ou de la nutrition se généralise avec une grande rapidité. Chez l'embryon humain de trois mois, tout le tissu cellulaire sous-cutané renferme des réseaux vaso-formatifs, dont un grand nombre restent encore isolés pendant quelque temps des fusées artérioso-veineuses émanées du système cardiaque. De même donc que dans l'aire vasculaire et dans les principaux parenchymes, le sang et les vaisseaux capillaires du tissu conjonctif se développent suivant un mode discontinu; ils ne sont reliés que secondairement aux bourgeons vasculaires émanés du système cardiaque.

Aux premiers moments du développement, pendant toute la durée de la vie intra-utérine et quelque temps encore après la naissance, le sang paraît donc se former sur place en une multitude de points et pour ainsi dire prendre naissance partout. Toujours, cependant, il se développe au sein d'îlots de cellules indifférentes qui constituent des sortes de bourgeons du système lymphatique. Ces petits lacs de lymphe existent encore pendant un certain temps autour des réseaux vaso-formatifs canalisés et transformés en capillaires. Plus tard se développent à leurs dépens des éléments qui prennent le caractère de ceux du tissu connectif. Le milieu conjonctif remplace donc autour des réservoirs du sang le milieu lymphatique dont il doit être considéré, ainsi que nous le démontrerons plus tard, comme l'équivalent morphologique direct. Cette propriété du tissu conjonctif d'accompagner partout les vaisseaux, même dans un état de réduction extrême qui larve pour ainsi dire sa présence, a été justement érigée en loi par Bichat, l'illustre fondateur de l'anatomie générale.

Si la formation du sang, inséparable comme on vient de le voir de celle des vaisseaux capillaires, peut être poursuivie chez l'embryon, le fœtus et l'animal du premier âge, il n'en est plus de même lorsque l'évolution embryonnaire est terminée. Bien que la masse du sang s'accroisse progressivement et parallèlement à celle du corps, au bout d'un certain temps on cesse de trouver dans les divers tissus des signes évidents du processus vaso-formatif que nous venons de décrire. A ce moment se développent des organes sanguiformateurs distincts sur le rôle desquels la science ne possède que des données incertaines. Parmi ces organes, nous devons signaler d'abord la rate. Les expériences de Malassez et Picard (1) ont mis hors de doute ce fait important que le parenchyme splénique forme de l'hémoglobine ; mais nous ignorons complètement comment cette hémoglobine est utilisée pour former de nouveaux globules rouges.

Il en est autrement du rôle sanguiformateur de la moelle des os ; ce rôle, indiqué pour la moelle rouge dès 1868 par E. Neumann et peu après par Bizzozero, a été dernièrement mis hors de conteste par un remar-

(1) Malassez et P. Picard, Recherches sur les modifications qu'éprouve le sang dans son passage à travers la rate au double point de vue de sa richesse en globules rouges et de sa capacité respiratoire. *Comptes rendus de l'Acad. des sciences*, t. 79, n° 25, p. 1511-1515, et *Soc. de Biologie*, 7 novembre 1874.

quable travail de MALASSEZ. J'insisterai ici sur ce sujet, car l'étude que nous allons en faire va nous permettre d'établir la valeur morphologique comparative de globules rouges du sang des mammifères relativement à ceux des amammaliens.

La découverte de NEUMANN consiste dans ce fait qu'il existe dans la moelle rouge des os des éléments cellulaires présentant la forme et les dimensions des globules blancs de la lymphe et du sang, mais dont le protoplasma est homogène, jaune et réfringent à la façon du disque des globules rouges à noyau. Ils sont donc presque de tout point semblables aux globules rouges nucléés du sang embryonnaire des mammifères. NEUMANN conclut de là que de pareilles cellules sont des formes de passage entre les globules blancs et les globules rouges; il en conclut aussi que la moelle rouge des os, étant le siège d'une néoformation globulaire incessante, doit être considérée comme un organe sanguiformateur important (1).

Mais il ne suffisait pas d'avoir montré que la moelle des os contient des éléments cellulaires à peu près identiques aux globules rouges des amammaliens, car cette constatation, si intéressante qu'elle fût, ne faisait que reculer la difficulté. Comment en effet la cellule hémoglobique donnait-elle naissance au globule rouge non cellulaire? Les histologistes qui se succédèrent depuis NEUMANN formulèrent sur ce point nombre d'hypothèses. Les uns, avec KOELLIKER, NEUMANN et BIZZOZERO, admirent que le noyau de la cellule hémoglobique se détruit. Les autres, comme RINDFLEISCH, soutinrent que le noyau n'est pas détruit par résorption, mais est expulsé du protoplasma; et qu'ainsi la cellule rouge, perdant la signification d'un corps cellulaire par la disparition de son noyau, se transforme progressivement en globule rouge non nucléé, puis discoïde.

Ces diverses théories ne sont nullement d'accord avec les faits. Les mensurations de MALASSEZ ont d'un côté montré que la cellule hémoglobique, débarrassée de son noyau, est chez le Lapin près de neuf fois et chez le Chevreau souvent vingt fois plus volumineuse que les plus gros globules discoïdes du même animal. D'un autre côté, l'issue du noyau paraît être (OBRASTOW) un phénomène identique à celui qui s'opère dans le globules rouges nucléés en présence des solutions cristalloïdes à véhicule aqueux dominant. Cette sortie s'effectue en un mot sous les mêmes influences que dans les globules rouges du sang de la Grenouille, du Triton ou d'un oiseau, parce que la constitution de la cellule hémoglo-

(1) Les cellules rouges de NEUMANN ont été appelées *Hématoblastes* par RINDFLEISCH, et par OBRASTOW *Hémoleucocytes :* dénomination que MALASSEZ n'accepte pas parce que si la parenté de ces cellules avec les globules rouges lui paraît bien démontrée, il ne lui semble pas acquis qu'elles prennent leur origine dans les globules blancs. Il a proposé de les nommer *cellules globuligènes* ou *cellules hémoglobiques*. Nous emploierons ces deux derniers termes dans la description qui va suivre, concurremment avec celui de cellules à *noyau diffusé* qui constitue aussi pour elle une bonne dénomination.

bique est extrêmement semblable à celle de ces globules. Elle présente en effet même réfringence, même coloration, même élasticité parfaite, même ductilité qui fait étirer sa substance à la façon des filaments du verre fondu.

Mais Malassez a découvert un fait important qui avait échappé à tous les autres observateurs. Il a vu que le protoplasma chargé d'hémoglobine des cellules de Neumann produit sans cesse des bourgeons saillants à sa surface. Ces bourgeons se pédiculisent, puis se séparent de la cellule qui leur a donné naissance. Ils ont, chez les différentes espèces animales, lorsqu'ils sont arrivés à maturité, très sensiblement les dimensions des globules rouges sphériques, c'est-à-dire des plus jeunes globules rouges du sang circulant. Les cellules hémoglobiques de Neumann sont donc, dans la moelle des mammifères (Chevreau, Lapin, Veau, Chat, enfant nouveau-né), les éléments générateurs des globules rouges; mais ces globules ne sont pas leurs *enfants*, c'est-à-dire des cellules. Ils ne représentent que des *boutures* détachées de leur protoplasma qui pourront croître et vivre, mais resteront en dehors de là stériles en tant qu'éléments anatomiques. Ils répondent en d'autres termes à des rejetons d'un arbre qui, en vertu de certaines dispositions particulières, pourraient végéter, mais resteraient incapables de fleurir et de porter des fruits.

A l'inverse des globules rouges nucléés, dont elles rappellent au premier abord la structure, les cellules hémoglobiques que dès maintenant nous appellerons avec Malassez *cellules globuligènes*, sont capables de se multiplier par division; beaucoup présentent dans les diverses moelles des indices de cette dernière. On en voit qui renferment des noyaux en biscuit, deux ou trois noyaux et même davantage. Ainsi donc, les cellules globuligènes peuvent se multiplier tout en bourgeonnant et en détachant les globules rouges de leur corps cellulaire les uns après les autres. Elles forment ainsi de nouveaux éléments pour la production de ceux du sang. Mais quelle est à elles-mêmes leur origine? Il s'agit en effet ici d'éléments différenciés distincts des cellules migratrices et n'ayant plus avec ces dernières, comme chez les amammaliens, des rapports génétiques simples. Au lieu d'être abrégée, la filiation des cellules globuligènes est ici au contraire compliquée. Malassez a trouvé entre elles et certains éléments déjà différenciés des globules blancs une série d'intermédiaires insensibles.

Les cellules globuligènes ont un protoplasma transparent, souple et ductile comme celui des globules rouges, et un noyau qui présente des caractères particuliers. Ce noyau n'est pas limité par une membrane vraie. Il est constitué par une substance chromatique liquide, colorable par les réactifs des noyaux, et offrant la consistance d'une solution épaisse de gomme. Dans les dissociations il s'étire en filaments à la façon du verre fondu. Sur l'élément fixé par l'acide osmique, il se montre disposé en un réseau coralliforme, dont des branches s'insinuent entre les travées du protoplasma comme une substance qui s'exprimerait dans les lignes de moindre résistance du corps cellulaire. Parfois ce

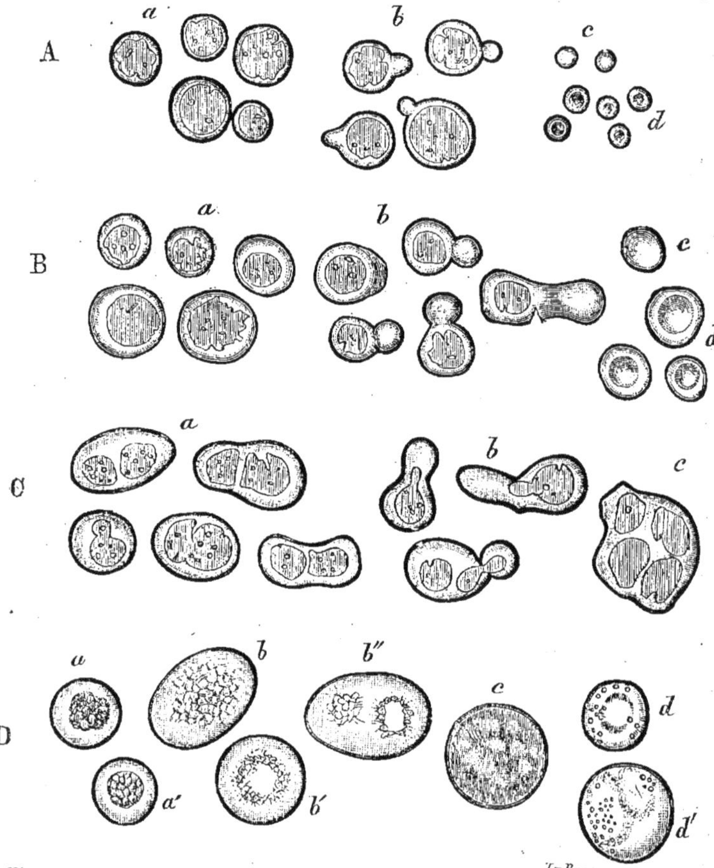

Fig. 46. — Formation des globules rouges du sang dans la moelle rouge des os (d'après Malassez).

A, chez le Chevreau ; — B, chez le Lapin ; — *a*, cellules hémoglobiques sans bourgeons globuligènes;
— *b*, cellules hémoglobiques bourgeonnantes ; — *c*, globules rouges sphériques ; — *d*, globules rouges
discoïdes typiques ; — C, cellules globuligènes en voie de prolifération ; — *a* et *b*, chez le Chat nouveau-né ; — *c*, chez le Chevreau ; — D, *aa'*, cellules hémoglobiques types du Lapin ; — *b*, *b'*, *b''*, cellules
hémoglobiques à noyau réticulé ; — *c*, cellule hémoglobique primitive à noyau diffusé ; — *d*, *d'*, cellules
incolores à granulations éosinophiles.

noyau n'est pas central, mais disposé en couronne, ou en double couronne quand il est double lui-même. Son état est analogue par conséquent à celui qu'on a décrit, depuis les travaux de Strasburger et de

FLEMMING, dans les cellules en voie de division. Or à côté des cellules globuligènes ainsi constituées, MALASSEZ a découvert des éléments qui paraissent représenter l'état embryonnaire des éléments sanguiformateurs. Ce sont des cellules à noyaux de plus en plus diffus et de plus en plus gros par rapport à la masse du protoplasma et qui, dans les formes initiales, sont en réalité confondus et diffusés avec la substance protoplasmique. De cette façon la cellule globuligène embryonnaire ou *prothémoblaste* de MALASSEZ est un élément à noyau diffusé, c'est-à-dire identique au *noyau d'origine* de G. POUCHET aux dimensions près. Au fur et à mesure que dans un tel élément on voit la masse protoplasmique devenir distincte du noyau, on constate aussi qu'elle se charge progressivement d'hémoglobine, de manière à acquérir peu à peu tous les caractères d'une cellule rouge où hémoglobique de NEUMANN.

Mais ce n'est pas la seule tendance évolutive que puisse suivre le prothémoblaste de la moelle des os. De même que le leucocyte hyalin à noyau diffusé du sang circulant des amammaliens peut devenir un globule rouge ou un globule blanc à granulations éosinophiles, de même on voit certains prothémoblastes ne jamais se charger de matière colorante hémoglobique, mais bien de granulations non solubles dans l'eau et que l'éosine colore en rouge brique. Cette série parallèle de transformations rapproche les prothémoblastes des éléments lymphatiques décrits par POUCHET sous le nom de noyaux d'origine : éléments qui n'ont pas plus que les cellules globuligènes embryonnaires de masse protoplasmique distincte de leur noyau (1).

On ne peut cependant pas admettre, de par l'observation histologique, que les éléments globuligènes procèdent directement des éléments lymphatiques embryonnaires à noyau diffusé. Mais la tendance que nous venons d'indiquer permet de supposer une certaine parenté entre les deux variétés d'éléments anatomiques. Si, en effet, les cellules hémoglobiques et les prothémoblastes diffèrent profondément des éléments lymphatiques vrais par leurs dimensions, la constitution de leur protoplasma, l'état particulier réticulé et semi liquide de leur noyaux, il n'en est pas moins vrai qu'à l'origine de sa formation, lors de la destruction du modèle cartilagineux primitif des os futurs par le bourgeonnement vasculaire, la moelle embryonnaire est constituée par des éléments migratours qui viennent des vaisseaux sanguins et qui se sont répandus autour d'eux. Mais à partir de ce monent ces éléments indifférents, en devenant des cellules de la moelle osseuse, prennent des formes et des tendances évolutives spéciales. Ils sont dans cet état, c'est-à-dire en tant que devenus des cellules médullaires, capables de se multiplier par leur division propre. Les cellules globuligènes sont ainsi

(1) C'est-à-dire séparée du noyau par une ligne de contour continue, mais dans lesquelles le protoplasma et la substance chromatique du noyau se pénètrent réciproquement.

le résultat d'une longue série de générations d'éléments différenciés, depuis longtemps devenus distincts des globules blancs qui continuent à circuler dans le sang, et ne conservant plus avec ces derniers que des rapports de parenté collatérale indiqués par la survivance de quelques propriétés communes.

Certaines cellules de la moelle, les myéloplaxes ou cellules à noyaux multiples, ont la propriété dans certaines circonstances (sarcomes angioplastiques par exemple) non seulement d'édifier dans leur masse protoplasmique des globules sanguins, mais encore des capillaires embryonnaires. Elles se comportent donc en réalité à la façon des cellules vasoformatives de Ranvier. D'un autre côté Malassez a montré que les trabécules de la rate renferment des cellules hémoglobiques bourgeonnantes. C'est même dans le parenchyme splénique qu'il a fait la découverte de ces éléments. En résumé donc, les globules définitifs et non cellulaires des mammifères sont des formations protoplasmiques édifiées soit par le mode endogène : c'est le cas où le sang se développe avec ses capillaires suivant le mode vasoformatif ; soit par le mode épigénétique, ou bourgeonnement exogène d'un élément fixé d'abord dans sa forme et spécialisé pour la fonction globuligène.

Le sang des Mammifères est, dans cette conception, un simple perfectionnement de celui des amammaliens, et le processus sanguiformateur, poursuivi jusqu'à son terme le plus élevé, la formation du globule rouge discoïde et sans noyau, présente à considérer les stades suivants :

I. Parmi les éléments indifférents qui ne peuvent être distingués des globules de la lymphe, et soit dans le liquide nourricier soit au sein du tissu conjonctif ou d'une de ses formes dérivées, une cellule se spécialise, perd ses mouvements amiboïdes et ainsi devient fixe. Elle va donner naissance aux éléments globulaires du sang seulement, ou en même temps à ces éléments et à leurs vaisseaux capillaires.

Ce dernier cas mis à part, une telle cellule sera représentée, par exemple, dans le sang de la Lamproie par le globule discoïde incolore puis de plus en plus chargé d'hémoglobine ; dans le sang des Batraciens par les éléments fusiformes de Recklinghausen ; dans la moelle osseuse par la cellule incolore à noyau diffus ou réticulé de Malassez. Et progressivement on verra le protoplasma de cette cellule se charger d'hémoglobine.

II. La charge hémoglobique est complète ; l'élément est devenu une cellule hémoglobique. Chez les amammaliens, le processus sanguiformateur s'arrête à ce stade, la cellule hémoglobique achève de se différencier par la production d'un exoplasme, puis elle joue son rôle dans la circulation. Ainsi est constitué le sang primordial, à globules cellulaires. Mais après avoir affecté ce type un instant, chez le jeune mammifère, le sang ne tarde pas à poursuivre son évolution.

III. Les cellules hémoglobiques alors, dans les îlots vasoformatifs, dans le sang circulant, puis plus tard seulement dans la rate, dans la moelle des os, au lieu de se fixer sous forme de globules elliptiques, continuent à s'accroître, émettent des bourgeons qui se détachent successivement, et forment les globules non cellulaires (1). L'élément qui emmagasine l'hémoglobine, au lieu de se mobiliser, devient une souche indéfiniment fertile de bourgeons globulaires; car avant que sa vitalité propre ait été épuisée il est apte à se reproduire par division.

IV. Quant aux éléments à la fois sanguiformateurs et vasoformatifs, ils édifient en même temps, par une évolution curieuse de leur masse protoplasmique, les globules sanguins et leurs vaisseaux. C'est un nouveau perfectionnement dans lequel se trouvent réunies la formation du sang et celle des parois capillaires. La nature obéit dans ce cas à la loi d'économie formulée par Milne-Edwards; la poussée sanguiformative du tissu connectif augmente ainsi à la fois l'étendue des voies de la circulation sanguine et le nombre des globules du sang. De la sorte se trouve justifiée cette vue de Remak qui pensait que les globules sanguins étaient formés par la paroi des plus petits vaisseaux; et de la sorte aussi l'on comprend que toute néoformation vasculaire s'accompagnant d'une augmentation parallèle de la masse du sang, cette dernière augmente progressivement au fur et à mesure que se poursuit la croissance.

En vue de cette adaptation nouvelle des éléments sanguiformateurs, l'édification du globule rouge devient une opération intraprotoplasmique et rapidement exécutée. Cette rapidité d'évolution, commandée par la façon même dont se développent les néoplasies vasculaires, supprime naturellement une série de stades intermédiaires. C'est pourquoi dans des réseaux vasoformatifs constitués en vingt-quatre ou quarante-huit heures au sein d'une pseudomembrane pleurétique par exemple, nous constatons simplement d'emblée l'existence de ces réseaux, et dans leurs

(1) J'ai observé tout récemment, chez les embryons de mammifères très jeunes, des faits qui me font considérer le mode de production épigénétique des globules définitifs aux dépens des cellules rouges comme très général. Chez les embryons de Mouton de 2 centimètres de long, par exemple, les îlots vasoformatifs du foie renferment : 1° des cellules indifférentes, 2° des globules rouges nucléés circulaires, 3° des globules rouges définitifs sans noyau de tailles diverses, 4° enfin de grosses cellules rouges, arrondies ou elliptiques.

On retrouve toutes ces variétés de globules dans les vaisseaux soit de la peau, soit de la pie-mère embryonnaire. Si on fixe les vaisseaux par l'acide osmique en solution à 1 p. 100 sur un embryon qui vient d'être extrait de l'utérus maternel, le sang est fixé dans ces vaisseaux tel qu'il était pendant la vie.

On voit alors que certaines cellules rouges, le plus souvent celles qui ont la forme elliptique de globules des amammaliens, forment des bourgeons globulaires. Ces bourgeons se détachent de la cellule hémoglobique dans le sang circulant, principalement quand les éléments qui en sont munis s'engagent dans de très petits vaisseaux et s'étirent ainsi de façon à favoriser la séparation des bourgeons qu'ils portent. Les cellules globuligènes ont toujours un noyau actif. Dans d'autres cellules rouges, souvent très volumineuses et sphériques, le noyau, au contraire, s'atrophie peu à peu et finit par disparaître comme dans les cellules à grains éosinophiles non globuligènes de la moelle des o

branches pleines celle de globules rouges néoformés, encore sphériques, qui semblent être nés au sein du protoplasma en vertu d'une sorte d'activité sécrétoire de ce dernier.

J'ai résumé dans les pages qui précèdent ce que nous savons de positif sur le développement des globules rouges non cellulaires du sang des mammifères. Nous voyons que, pour les produire, un seul élément formateur, qui n'aurait pu individualiser autour de son noyau qu'une minime masse de protoplasma capable de se combiner à une quantité également minime d'hémoglobine, au lieu de se mobiliser sous forme de globule cellulaire, reste en place. Il engendre alors par gemmation ou par sécrétion intraprotoplasmique une multitude de globules sanguins. Ces globules ne sont qu'une minime fraction d'un protoplasma non pas quelconque, comme le pensait Arndt, mais déjà très différencié au point de vue de sa fonction. Le globule discoïde n'est, il est vrai, plus une cellule; il ne peut vivre de la vie cellulaire individuelle, mais il est tout entier dévolu à sa fonction devenue exclusive, il respire par toutes ses molécules puisque sa masse entière est saturée d'une substance capable de fixer l'oxygène et de le céder aux tissus par rayonnement. En créant les globules rouges non cellulaires, simples bourgeonnements protoplasmiques saturés d'hémoglobine, et qui peuvent être rendus aussi petits que possible, la nature a résolu d'une manière élégante le problème de l'accroissement de l'activité respiratoire du sang. Elle a en effet divisé en particules innombrables la masse d'hémoglobine dévolue à l'organisme; elle a rendu ces particules d'autant plus petites que les besoins de la respiration devenaient plus grands. Par l'effet de ce même morcellement elle a de plus en plus multiplié la surface par laquelle le globule absorbe l'oxygène dans le poumon, par laquelle aussi cet oxygène est émis et rayonne vers les éléments anatomiques dans l'intimité des tissus (1).

(1) Le processus sanguiformateur est ici considéré à un point de vue très général et je n'ai pu m'occuper des questions de détail. Je dois dire cependant que, par exemple, dans la moelle des os, les cellules globuligènes de Malassez produisant manifestement par leur bourgeonnement de jeunes globules rouges, on ne sait pas du tout comment ces globules rouges sont lancés dans la circulation sanguine lorsqu'ils se sont séparés de la cellule qui leur a donné naissance. Bien plus, on ignore encore quels sont les rapports exacts de ces cellules avec les vaisseaux sanguins du tissu médullaire. Le mécanisme du *lancement* des globules rouges dans la circulation n'est même pas exactement connu pour les cellules vasoformatives. Quel est l'agent de l'ouverture de la fusée artérielle dans le réseau vasoformatif? On ne peut que le soupçonner. Ranvier a remarqué que les réseaux vasoformatifs pleins d'ailleurs de globules rouges néoformés ne contiennent pas un seul globule blanc. Seraient-ce les globules blancs du sang circulant qui, par leurs mouvements propres, perceraient la paroi vasculaire au point où elle est adjacente et accolée au réseau vasoformatif? — C'est là une hypothèse simplement *possible*, comme celle que l'on pourrait faire au sujet des globules de la moelle des os. Ces globules, extérieurs aux vaisseaux, pourraient être amenés dans les voies sanguines par les globules blancs, qu'ils suivraient par un mouvement analogue à celui en vertu duquel, pendant la diapédèse, ils sortent des vaisseaux avec les cellules migratrices pour tomber dans le tissu conjonctif, mais

§ 7. — LA MORT DU SANG. — FIN DES GLOBULES ROUGES. MORT DU PLASMA. — COAGULATION.

A. **Mort des globules rouges.** — Les globules rouges des amammaliens, bien que constitués par des corps cellulaires, ne montrent qu'une faible tendance à se reproduire par division. Les globules à deux noyaux que l'on rencontre dans quelques échantillons de sang paraissent n'être le plus souvent, comme l'a dit Pouchet, que des exceptions tératologiques. Les cellules dans lesquelles s'est emmagasinée l'hémoglobine sont si hautement différenciées qu'elles ont perdu toutes les propriétés communes aux éléments cellulaires ordinaires pour exalter une propriété unique : celle d'être aptes à respirer l'oxygène et à le céder aux tissus par rayonnement. En ce sens, elles se comportent à la façon des cellules nerveuses ganglionnaires, hautement différenciées comme elles, et que pour ainsi dire aucune action ne peut ramener à l'état indifférent une fois qu'elles ont achevé leur évolution différentielle. De semblables éléments évoluent et meurent en restant stériles, bien qu'ils restent munis d'un noyau. Aussi voit-on les globules rouges nucléés arriver progressivement, comme nous l'avons dit, à être inertes en tant que cellules; leur inertie étant indiquée par l'atrophie de leur noyau qui se réduit à sa membrane chiffonnée, et qu'on ne peut plus développer que sous forme de bulle. La destruction spontanée des globules cellulaires arrivés à cet état semble s'opérer dans le sang par une sorte de dissolution ; c'est là du moins une hypothèse proposée par Pouchet pour expliquer la fin des globules rouges ; et, en tant qu'hypothèse, elle est applicable aussi bien à ceux dépourvus de noyau qu'à ceux qui en possèdent un. De leur côté donc, les globules rouges non cellulaires des mammifères se détruiraient d'une façon analogue. D'après Quincke, la durée de leur existence ne dépasserait pas deux ou trois semaines.

Mais il est une autre cause de destruction, et celle-là parfaitement saisissable ; c'est la diapédèse normale qui s'effectue constamment au niveau des capillaires soit autour des glandes en fonction, soit sous toute autre influence vaso-motrice amenant l'inertie des artérioles. On sait en effet que les globules blancs, en sortant des vaisseaux, entraînent toujours avec eux quelques globules rouges. Ces globules, tombés dans le tissu conjonctif, sont désormais perdus pour la masse du sang. Dans les espaces interorganiques, ils seront captés, puis morcelés et ré-

qui ici serait dirigé en sens inverse : c'est-à-dire des espaces du tissu conjonctif de la moelle vers les vaisseaux veineux. Ceux-ci sont en effet, dans la moelle rouge, la seule voie que puissent prendre les cellules migratrices extravasées par diapédèse, puisque la moelle osseuse ne renferme pas de lymphatiques, dont les veines tiennent lieu (Morat).

duits en grains de pigment par les globules blancs. Aussi dans toute région qui a été longtemps le siège de diapédèses actives, trouve-t-on des pigmentations qui sont les traces permanentes du processus de destruction des globules rouges du sang sortis des vaisseaux. Dans les séreuses qui ont été autrefois le siège de manifestations inflammatoires subaiguës, ces taches pigmentaires sont surtout remarquables et constituent les *taches sépia* d'ANDRAL. Dans le poumon, dans les autres parenchymes, l'inflammation répétée ou longtemps soutenue détermine aussi la formation de dépôts pigmentaires. Comme, dans l'état physiologique, la diapédèse s'effectue incessamment et sur une multitude de points : elle devient de la sorte une cause de déperdition continuelle qui ne doit pas être négligée, bien que, de prime abord, elle paraisse avoir peu d'importance. En réalité partout où s'opère le phénomène de la transsudation, et où les globules blancs du sang passent dans les voies de la lymphe, on peut dire que le sang perd ses globules rouges en même temps que les blancs. Mais ces derniers pourront lui être restitués, il suffit pour cela qu'ils accomplissent leur mouvement cyclique. Les globules rouges émigrés seront voués au contraire à une destruction certaine. Bref, dans ces conditions, le liquide nourricier reproduit la lymphe et il perd en même temps ses éléments respiratoires typiques. *La déglobulisation s'opère partout où la lymphe se forme* : expression qui à elle seule donne la mesure de l'étendue du phénomène, qui sans cela ne saute pas aux yeux.

La destruction des globules rouges est activée singulièrement dans une série d'états morbides; soit que, comme dans l'ictère, une substance capable d'agir comme dissolvant du stroma globulaire aît été mélangée au sang; soit que, comme dans le choléra indien, les variations rapides de la densité du plasma amènent une concentration du sang incompatible avec le maintien de la vitalité des globules rouges; soit enfin que des circonstances particulières aient déterminé la dissociation de l'hémoglobine et du stroma, comme on l'observe dans l'hémoglobinurie paroxystique, etc. On pourrait multiplier les exemples, mais il suffit d'en indiquer quelques-uns pour bien montrer qu'une série très nombreuse d'agents peuvent exercer sur la déglobulisation du sang des actions d'accélération. L'organisme est certainement soumis constamment à certaines de ces actions, mais elles n'apparaissent ordinairement avec évidence que dans les cas où elles s'exagèrent de façon à créer des états ou tout au moins des syndrômes morbides. Accidentellement aussi peuvent intervenir les poisons du sang, tels que l'oxyde de carbone dont l'atmosphère se charge au voisinage des foyers et qui, bien que ne produisant pas dans ces conditions des phénomènes tangibles d'intoxication, n'en exerce pas moins son action déglobulisante. Ainsi les causes de la déperdition globulaire sont nombreuses, diverses, et agissent incessamment pour réduire la richesse respiratoire du sang. Si constamment il naît dans l'organisme de nouveaux globules, il s'en détruit aussi constamment. L'état normal ne se maintient que lorsque le courant sanguiformateur et le courant de déglobulisation se font exactement équilibre.

Lorsqu'il meurt au contraire plus de globules rouges sanguins qu'il ne s'en produit de nouveaux, l'état *anémique* prend naissance et la respiration interstitielle est compromise. Non seulement, dans les diverses anémies, le sang contient une moindre quantité de globules rouges qu'un volume égal de sang normal ; mais encore dans ces conditions la capacité respiratoire et le titre de ces globules subissent ordinairement des variations. C'est ainsi que dans la chlorose les globules sont à la fois plus volumineux et moins riches en hémoglobine que les normaux. Dans l'anémie cancéreuse au contraire le volume des globules rouges est légèrement diminué ; parallèlement leur richesse en hémoglobine s'est amoindrie. Les anémies d'origines diverses sont donc loin d'être identiques entre elles ; et de plus elles répondent non seulement à un accroissement de la mortalité des globules rouges du sang pour un temps donné, mais à de véritables maladies du sang lui-même, caractérisées par des lésions matérielles des globules rouges : lésions vraisemblablement nombreuses et diverses, mais dont quelques-unes seulement sont déterminées.

Il convient actuellement de parler de ce que l'on pourrait nommer les *traumatismes du sang*. Sous ce titre il faut distinguer l'action destructive de certains agents physiques ou chimiques, action capable de s'exercer sur les globules rouges du sang circulant, et d'une manière analogue à celles qu'on peut faire naître par les manipulations histochimiques. Nous ne parlerons ici d'ailleurs que de deux actions traumatiques, parce qu'elles seules sont aujourd'hui bien connues : 1° l'action des injections d'eau dans le sang ; 2° l'action du sang étranger mêlé au sang circulant, c'est-à-dire celle de la *transfusion*.

1° *Injections d'eau.* — Les injections d'eau ou de solutions aqueuses à véhicule dominant dans le sang détruisent les globules rouges par masses en séparant l'hémoglobine du stroma et en tuant les éléments globulaires. On voit alors (Kierulf et Mosler) l'urine devenir sanglante. Le disque des globules qui continuent à circuler se montre semé de vacuoles et en partie ou entièrement déchargé de sa matière colorante. Ces phénomènes sont de beaucoup atténués lorsqu'on mêle au sang, à la place de l'eau, un liquide offrant à peu près la même densité que le plasma, et tel que le sérum artificiel de Potain et Malassez. C'est donc un pareil liquide qui doit être substitué à l'eau pure dans ce que les anciens appelaient *infusions médicamenteuses* (Boyle, Lower), infusions encore usitées de nos jours sous le nom d'*injections médicamenteuses intra-veineuses*. L'on comprend ainsi comment les injections d'eau dans les veines, essayées d'abord par Magendie dans la rage et reproduites par quelques médecins dans le choléra, doivent être absolument proscrites de la thérapeutique. Jamais non plus, dans la transfusion, l'on ne doit mêler l'eau au liquide injecté et le sang ne doit pas non plus être refroidi à 0° pour éviter sa coagulation. Nous savons en effet qu'en faisant geler le sang on détermine le départ de l'hémoglobine. Dans ces conditions, l'injection du sang refroidi ne fait autre chose qu'introduire dans la circulation du transfusé une solution d'hémoglobine amenée à une température telle, qu'elle agira à la fois sur les globules rouges du sang circulant pour les dissocier, et sur la crase du sang pour introduire dans ce liquide, à titre de corps étrangers, les stromas des globules rouges détruits.

2° *Transfusions.* — Ce que nous venons de dire juge en outre les transfusions du sang d'un animal à celui d'une espèce notablement différente. Lorsque la densité des deux plasmas n'est pas identique (et dans l'espèce elle ne l'est que lorsque le sang est transfusé non défibriné de l'Homme à l'Homme ou du Chien au Chien par exemple), les globules rouges du sujet qui subit la transfusion sont altérés par l'action du plasma du sang introduit, et les globules du sang transfusé sont détruits par l'action du plasma de l'animal qui subit l'opération. Ceci revient à dire que, dans de pareilles conditions, au lieu d'introduire des globules dans le système circulatoire de l'animal exsangue, on détruit nombre de ceux qui lui restent en les dissociant. Le résultat de la transfusion est donc simplement l'introduction dans les vaisseaux d'une certaine quantité d'hémoglobine, et ce, au détriment des globules subsistants. Pour donner un exemple grossier, si nous injectons dans le sang d'une Grenouille quelques centimètres cubes de sang défibriné de Cochon d'Inde, au bout de trois ou quatre heures les globules rouges du mammifère sont en majeure partie décolorés, c'est-à-dire dépouillés de leur hémoglobine, et les globules elliptiques du batracien sont notablement altérés. Ils sont semés de vacuoles, ce qui montre qu'il ont commencé à subir la dissociation de la matière colorante et du plasma (CHANDELUX).

Les actions déglobulisatrices ordinaires font mourir un à un les globules sanguins; les actions traumatiques les font mourir en masse dans le département circulatoire intéressé. Ce ne sont là que des modes de mort *particulaire* et *partielle*, si l'on peut ainsi s'exprimer. Les *poisons vrais du sang* agissent d'une façon plus étendue encore en frappant d'inertie tous les globules du sang circulant, Ainsi agissent l'oxyde de carbone, l'acide cyanhydrique et les cyanures, nouveaux venus qui chassent l'oxygène de ses combinaisons avec l'hémoglobine en s'associant à cette dernière d'une façon plus étroite. Le sang ne respire plus alors dans le poumon, les tissus ne respirent plus au contact du sang. La *mort totale* de l'organisme suit de près celle du sang lui-même : car physiologiquement le sang est mort quand ses éléments respiratoires différenciés, les globules rouges, ont cessé d'être actifs même au sein d'un plasma normal.

B. **Mort du plasma : coagulation.** — Mais le plasma lui-même est partie intégrante d'un tissu vivant : la lymphe ou le sang ; il en constitue la substance fondamentale liquide, vivant elle-même de sa vie propre, et d'une façon analogue à la substance fondamentale des os ou à celle d'un cartilage hyalin. On pourrait même dire qu'il est la partie du sang la plus vivante, si l'on mesure l'activité vitale par celle des variations chimiques. L'équilibre chimique du plasma vivant est en effet d'une instabilité extrême. Il varie d'organe à organe, de tissu à tissu, et d'un point à un autre, puisque c'est lui qui est l'intermédiaire obligé entre les globules rouges, les globules blancs et les tissus. Quoique variable, le plasma possède une constitution anatomique et histochimique fondamentale définie. C'est ainsi que partout où il se trouve, dans la lymphe comme dans le sang, il reste constitué par l'association, dans les proportions générales analogues, d'albuminoïdes, de sels, et d'une substance particulière qui, lorsque le plasma vient à mourir, hors des vaisseaux ou dans les vaisseaux, donne naissance à un produit albuminoïde nouveau, figuré, que l'on appelle la *fibrine*.

L'apparition de la fibrine à l'état figuré au sein du plasma primitivement liquide et transparent répond au phénomène de la *coagulation*.

Le sang extrait des vaisseaux à l'état fluide et maintenu dans un récipient quelconque ne tarde pas à coaguler. Il se prend en gelée tremblotante dans toute sa masse. Ce résultat est obtenu plus ou moins rapidement suivant les espèces animales, et souvent même, chez des animaux de même espèce, suivant l'état particulier d'équilibre que l'on appelle la *crase* du sang. L'étude complète du phénomène de la coagulation n'appartient pas à l'Anatomie générale. Au point de vue de cette science, nous ne devons rechercher dans ce phénomène que les modifications matérielles amenées par lui dans l'état du tissu sanguin, et essayer d'autre part de nous faire une idée de sa signification anatomique et physiologique générales.

Il est extrêmement facile d'observer au microscope l'ensemble du phénomène de la coagulation dans le sang de la Grenouille. Il suffit de faire pénétrer une goutte de sang du cœur de la Grenouille dans un tube capillaire assez étroit (Schafer) ou dans le capillaire artificiel de Malassez. On voit d'abord le sang liquide remplir entièrement la cavité capillaire. Au bout de quelques minutes la coagulation s'est effectuée et les globules rouges ont cessé d'être mobiles. Bientôt on voit que la masse cylindrique dans laquelle sont emprisonnés les globules rouges et au sein de laquelle on peut distinguer déjà des filaments de fibrine, au lieu de remplir le capillaire tout entier, en est maintenant séparée par une bande transparente répondant à un manchon de sérum qui ne renferme aucun globule. Si l'on poursuit l'observation, on voit les globules blancs sortir du caillot, et, animés de mouvements amiboïdes actifs, pénétrer dans le manchon de sérum. Ce fait est important; il montre que la vitalité des globules blancs n'est pas abolie par la coagulation, et rend de plus compte de la plasticité des exsudats pseudo-membraneux : c'est-à-dire de la propriété qui les rend aptes à servir de stroma directeur aux édifications nouvelles dont les cellules indifférentes sont les agents (formation des néomembranes au sein des pseudo-membranes, organisation des thromboses veineuses).

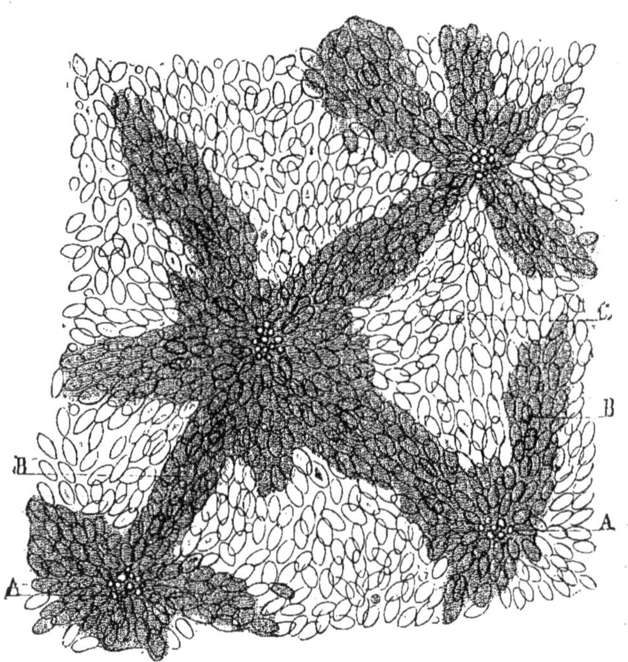

Fig. 47. — Sang de la Grenouille coagulé dans la chambre humide et à air.

A,A, centres de rosaces; — B, B, travées formées par des globules dont l'ordonnance est plus serrée et dessinant les branches stelliformes des rosaces.

Ainsi le sang, de liquide qu'il était, s'est pris en gelée, puis cette gelée, en se rétractant, a séparé le *sérum* du *caillot*. C'est en vertu de la rétractilité du caillot que les globules blancs émigrent dans le sérum, beaucoup plus que par l'action de leurs mouvements propres; car si l'on poursuit l'observation pendant trois quarts d'heure ou une heure, on voit les globules rouges, qui sont inertes, sortir à leur tour du coagulum central et se répandre dans le plasma. Le réseau fibrineux est donc rétractile, et exprime d'abord la partie restée liquide ou *sérum*, puis les globules blancs dont les mouvements propres activent l'expulsion, et enfin une certaine quantité de globules rouges. Quant au coagulum central, il finit par se réduire à un filament rouge formé de globules étroitement pressés les uns contre les autres. Si l'on chasse le contenu du capillaire dans un verre de montre en soufflant fortement à l'une de ses extrémités, on voit le caillot nager dans le sérum comme un fil irrégulier. Il ne s'agit donc pas ici d'une dissolution secondaire du caillot formé d'abord en gelée, mais de sa simple condensation sous l'influence de la rétraction élastique de la fibrine, dont les mailles deviennent progressivement trop étroites pour retenir tous les globules emprisonnés dans le coagulum primitif.

Pour voir les mailles de ce coagulum, il convient de laisser coaguler dans la chambre humide une goutte de sang de Grenouille ou de mammifère disposée dans une petite cellule-porte objet. Lorsque le liquide s'est pris en gelée et qu'on peut retourner la préparation sans qu'il tombe une goutte de liquide coloré, on la plonge tout entière avec précaution dans un cristallisoir rempli d'eau distillée, et on l'y abandonne jusqu'à ce que l'aire de la cellule soit devenue incolore. En procédant de cette façon, on est à peu près sûr d'obtenir des préparations dans lesquelles le réseau de fibrine a conservé son intégrité, car le caillot tient solidement au pourtour de la lamelle de verre, découpée en rond pour former la cellule. L'action de l'eau ne détruit pas cette adhérence, elle décolore seulement les globules, et le coagulum fibrineux reste intact. Il est ensuite facile de le colorer soit avec de l'eau iodée, soit et mieux avec une solution de pyrosine, d'éosine ou de violet de méthyle. On lave de nouveau à l'eau distillée pour chasser la matière colorante en excès, on couvre d'une lamelle, et l'on peut étudier facilement le réticulum fibrineux. En introduisant ensuite lentement sous la lamelle de la glycérine salée, on rend la préparation persistante.

(*a*) Dans le sang de la Grenouille, ainsi traité après sa coagulation, on reconnait l'existence d'un réseau de fibrilles d'une délicatesse admirable, dont les mailles sont entrecoupées de mille manières et dessinent une dentelle irrégulière. Mais il existe cependant un arrangement général dans ce réseau. De distance en distance, on voit les travées du réticulum se rapprocher dans un sens axial commun et en même temps se renforcer : les fibrilles de fibrine sont plus épaisses. Il résulte de cette disposition que la préparation est parcourue par des travées qui convergent trois par trois ou quatre par quatre pour former des étoiles à leur point de concours. A ce point de concours existent des amas granuleux informes, teints comme la fibrine par les réactifs colorants. Au pourtour de ces amas, si l'on examine une préparation non traitée par l'eau, on reconnaît que les globules sont déformés, étirés en poire ou en larme, ou contournés en huit de chiffre. La masse informe centrale n'est autre chose que de la fibrine granuleuse ; la déformation des globules des travées qui figurent les rayons des étoiles est le résultat du retrait prépondérant qui s'est opéré dans le sens des rayons, retrait qui a déformé mécaniquement les globules rouges (Ranvier).

(b) Le sang de l'Homme et des mammifères donne naissance à un réticulum analogue mais encore plus fin. Ce réseau ne montre pas d'étoiles, mais de distance en distance des points nodaux analogues à ceux d'un filet. Les points nodaux servent chacun de centre à un petit réticulum fibrineux disposé à la façon d'un îlot de cristaux du givre, ils sont formés par des grains arrondis ou anguleux qui se poursuivent sous forme de filaments de fibrine. Lorsqu'on a coloré le coagulum lavé avec une solution faible d'éosine, ces grains, parfois réunis en amas mûriformes, sont teints en rouge vif; tandis que les filaments fibrineux

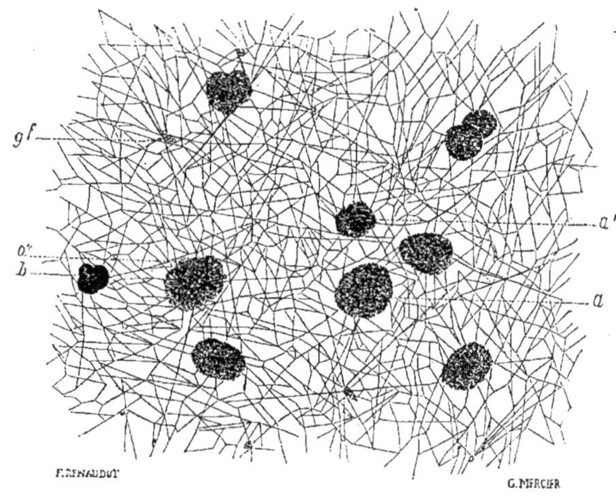

Fig. 48. — Réseau fibrineux du sang de la Grenouille dégagé par le lavage prolongé et coloré par l'éosine soluble dans l'eau.

a, a', a'', amas granuleux informes de fibrine granuleuse; — gf, granulation isolée de fibrine; — b, globule blanc déformé (conservation dans la glycérine salée).

sont presque incolores ou seulement rosés. Ranvier, qui a insisté avec soin sur ces détails (1), attribue le fait à ce que les grains nodaux sont plus épais que les fibrilles qui les entourent et retiennent pour cette raison plus de matière colorante que ces dernières. Il attribue leur origine aux granulations plasmiques du sang, et arrive à conclure que certaines de ces granulations sont constituées par de la fibrine libre. En effet, si l'on fait rapidement une préparation de sang humain et qu'on l'examine pendant que la coagulation s'opère, on distingue d'abord ces granulations entre des globules disposés en piles. Puis on les voit grossir

(1) Ranvier, *Traité technique d'histologie*, p. 214-216.

insensiblement, s'étoiler, et de leurs prolongements en étoiles partir les premières branches du petit îlot fibrineux, dont la granulation considérée occupe le point nodal. Il est donc très probable que dans le sang existent, sous forme de granulations plasmiques, de petits fragments de fibrine qui, lorsque les conditions nécessaires et suffisantes pour la coagulation se trouvent réunies, servent de centre à la formation du réseau fibrineux en mettant en train le mouvement coagulateur à la façon d'un cristal introduit dans une solution sursaturée. Ce point d'histogénie appelle néanmoins encore de nouvelles recherches, mais il doit être rapproché de ce fait que Bizzozero a trouvé dans le sang vivant et circulant des granulations analogues aux grains nodaux des

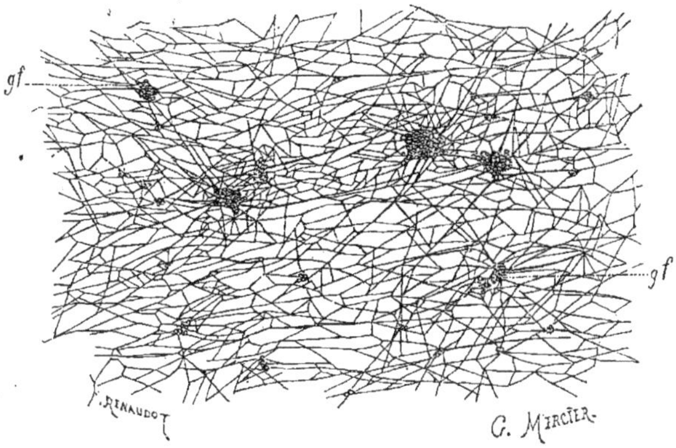

Fig. 49. — Réseau fibrineux du sang de l'Homme dégagé par le lavage prolongé (coloration par l'éosine soluble dans l'eau, conservation dans la glycérine salée faiblement éosinée).

gf, gf, points nodaux mûriformes constitués par des grains de fibrine (300 diam.).

réseaux fibrineux, granulations qu'il décrit sous le nom de *plaquettes du sang*, et auxquelles il fait jouer le rôle capital dans la coagulation spontanée.

En tout cas, ces granulations nodales n'ont absolument rien de commun avec les globules rouges, même avec ceux qui sont les plus petits et qui affectent encore la forme sphérique. Hayem, qui réunit ces globules embryonnaires aux autres granulations plasmiques sous le nom commun d'hématoblastes, attribue à leur rapide destruction sur place la formation des premiers points du réticulum fibrineux. Mais on vient de voir que, loin de se détruire, les granulations augmentent au contraire de volume; et d'un autre côté, rien dans le caillot traité par l'eau ne rappelle chez elles les modifications éprouvées par les globules rouges quelconques. Quand en effet on introduit de la glycérine salée dans le caillot lavé et coloré par l'éosine ou le violet de méthyle, on voit les globules rouges, débarrassés de leur hémoglobine et gonflés par l'eau, se ratatiner comme de petits sacs froissés. Mais si dans cet état ils prennent des apparences analogues à celles offertes par les granulations nodales, celles-ci ne se sont nullement gonflées par l'eau à la façon des globules rouges vrais ou même des bourgeons des cellules globuligènes de la moelle rouge des os. C'est donc forcer singulièrement les faits au bénéfice d'une théorie, que de considérer comme de jeunes globules rouges des grains qui ne subissent, sous l'influence des agents physico-chimiques et des réactifs divers, aucune des modifications reconnues comme caractéristiques des globules rouges. Nous considérons par suite les granulations nodales comme de simples particules qui, à l'état d'extrême division, circulent avec le sang vivant sous forme de grains, c'est-à-dire de véritables corps étrangers d'une petitesse infinie.

Il importe d'ailleurs de faire remarquer que, dans la coagulation spontanée, jamais les points nodaux ne sont formés par un globule blanc ni par un globule rouge. On ne voit en effet jamais l'îlot fibrineux montrer un centre vacuolaire après l'action de l'eau qui gonfle les globules des deux ordres et les fait disparaître. Il convient cependant de se demander si les éléments figurés du sang ne jouent pas un rôle dans le phénomène de la coagulation. En effet les globules rouges de la Grenouille renferment en eux-mêmes une quantité considérable de substance productrice de la fibrine. Ces globules, séparés aussi complètement que possible par décantation et traités ensuite par l'eau, donnent en effet un liquide qui coagule spontanément (Sanderson).

Prenons d'abord un liquide spontanément coagulable et entièrement dépourvu de globules rouges : l'hémolymphe de l'Écrevisse par exemple. Si l'on dispose une goutte de lymphe de l'Écrevisse dans une cellule porte-objet, et qu'on l'observe, on voit d'abord que la majorité des globules blancs qu'elle renferme sont disposés en fuseau avec deux pointes protoplasmiques brillantes à chaque pôle, qu'il s'agisse d'ailleurs de globules hyalins ou de globules granuleux. C'est sous cette forme que les cellules lymphatiques se présentent à l'observateur, quand on examine ce liquide dans les vaisseaux (G. Pouchet). Très rapidement tous les globules reviennent à la forme ronde, puis se mettent à pousser des pseudopodes en aiguilles. Bientôt la plupart d'entre eux gagnent le fond de la cellule et y adhèrent. Ils ne présentent plus alors de mouvements ; leur substance s'étire en nappes très étendues qui confluent les unes avec les autres sur des globules assez voisins pour arriver au contact par suite de l'étalement de leur protoplasma ; mais il s'agit là d'une déformation cadavérique. Les globules ainsi déformés sont morts, on voit leurs noyaux, et leur protoplasma ne s'est étendu en vastes nappes que parce qu'il s'est criblé d'une multitude de vacuoles à la façon d'une cellule cartilagineuse traitée par l'eau. Seuls les globules qui continuent à nager dans le plasma présentent des pseudopodes. Au bout de quatre ou cinq minutes, quand la plupart des globules tombés au fond de la cellule ont subi la vacuolisation, la lymphe est prise en gelée, on peut retourner la préparation. Le caillot a l'aspect d'une goutte de gélatine refroidie. Il présente une coloration rose de Chine qui se fonce de plus en plus, tandis qu'à sa sortie du corps de l'animal la lymphe était incolore ou à peine rosée.

Si maintenant on arrose la préparation avec une solution d'acide osmique, à 1 p. 100, qu'on la colore avec de la pyrosine et qu'on la lave à l'eau distillée, puis qu'on y introduise lentement de la glycérine salée, la lymphe coagulée est montée en préparation persistante. Dans une telle préparation, l'on peut distinguer tous les détails du coagulum. Il se montre formé de réseaux d'une délicatesse extrême, constitués par des fibrilles de fibrine colorée en rose vif, extrêmement ténues et entrelacées. Mais les filaments fibrineux ne sont pas ici semblables à des fils de verre étiré, ils sont formés de grains d'une petitesse extrême, colorés en rouge par le réactif et fondus les uns avec les autres pour former des fibrilles granuleuses, à la façon des réseaux de grains élastiques d'un cartilage aryténoïde par exemple. De là l'aspect spongieux du caillot. Les globules qui n'ont pas gagné le fond de la préparation sont emprisonnés dans le réseau granuleux et ont conservé la forme ronde. En mourant, ils ne se sont pas étendus et ne se sont pas semés de vacuoles. La paroi du verre semble donc déjà jouer ici un rôle particulier : son contact détermine la mort et la déformation plus rapides des cellules lymphatiques. Enfin la couche la plus superficielle de la goutte de lymphe coagulée ne renferme pas d'ordinaire un seul globule blanc, elle est formée de réseaux aussi réguliers que ceux des parties profondes. A ce niveau, l'action de la lamelle à recouvrir a souvent déterminé de petites fractures du coagulum. Entre ces fractures, la fibrine a subi un retrait, et, en se rétractant, elle a pris la forme de fibres hyalines, beaucoup plus grosses que les fibrilles du réseau granuleux. Le même effet se produit sur quelques points dans l'épaisseur du caillot. En se rétractant, la fibrine disposée en réseaux granuleux tend donc à revêtir la forme de fibres plus grosses, brillantes et homogènes, et au sein desquelles on ne distingue plus de granulations moléculaires. La fibrine peut donc se concréter sous deux formes et passer de l'une à l'autre sous l'influence de simples actions mécaniques.

Les caillots de lymphe des autres vertébrés présentent une constitution analogue, c'est ce qui les rend méconnaissables très souvent dans les préparations. Sous l'influence des vapeurs osmiques et de l'alcool, ils ont une constitution aussi homogène que celle d'un grumeau de gélatine. Cela tient probablement à la coagulation en masse des albuminoïdes du plasma. Cette coagulation a été, dans ce cas, instantanée. Frappé de mort en masse, le plasma n'a pas eu probablement le temps d'engendrer le réseau fibrineux.

Quel est actuellement le rôle des globules blancs dans la formation de ce réseau ? Si l'on reçoit la goutte de lymphe de l'Écrevisse dans deux ou trois fois son volume de solution d'acide osmique à 1 p. 100, de façon à mêler intimement la lymphe au réactif, tous les globules blancs sont frappés de mort; la majorité est fixée dans la forme en fuseau avec des pseudopodes en aiguilles partant du corps entre les deux pointes. Désormais de pareils globules ne peuvent intervenir dans les actions vitales si ce n'est à titre de masses inertes. Dans une telle préparation de lymphe montée dans la glycérine pendant cinq à six jours, le liquide additionnel reste transparent. Puis au bout de ce temps la fibrine se produit lentement, avec tous ses caractères histochimiques, mais formée de granulations moléculaires constituant une nappe grenue et non plus disposées en réseau spongieux. Si au contraire on a employé la quantité de solution osmique simplement suffisante pour fixer instantanément dans leur forme les globules lymphatiques (1), ces globules sont aussi bien tués que dans le cas précédent; mais au bout de douze à quinze minutes le mélange laissé en repos donne un coagulum qui ne diffère du coagulum normal qu'en ce qu'au lieu de former une gelée il constitue un grumeau décomposable en lamelles. Chacune de ces lamelles, séparée des autres par l'agitation dans l'eau, montre les globules blancs fixés avec leurs pseudopodes dans la forme en fuseau ou circulaire, et englobés dans un réseau spongieux de fibrine.

Ce résultat est inattendu et fixe entièrement les idées sur le rôle des globules blancs de la lymphe dans la coagulation. Tous les éléments anatomiques de la lymphe sont tués net et fixés dans leur forme par l'acide osmique; cependant le réseau spongieux de fibrine se produit. Il n'est donc pas le résultat de l'activité des cellules lymphatiques soit agissant comme éléments vivants, soit agissant en tant qu'éléments qui se transforment. Ces globules en cessant de vivre ont conservé leur forme et n'ont rien mis en liberté. Ils n'ont donc pu agir pour inciter le processus de la coagulation autrement qu'à la façon de corps étrangers inertes.

Cette même expérience peut être faite avec le sang, et donne des résultats identiques. Je dépose sur une lame de verre une goutte de solution d'acide osmique à 1 p. 100, je découvre le cœur d'une Grenouille, je l'essuie, je l'approche à un centimètre de la plaque de verre et, à ce moment, un aide retranche la pointe du cœur. Immédiatement une ou deux gouttes de sang vivant tombent dans la solution osmique. Avec une aiguille de verre le mélange est rapidement rendu homogène. Au bout d'un agitateur, je prends une gouttelette de ce mélange, et je l'examine dans la glycérine pour être sûr que tous les éléments cellu-

(1) En mêlant par exemple une goutte de solution coagulante à trois ou quatre gouttes de lymphe.

laires du sang sont bien fixés. Cette fixation peut être considérée comme parfaite lorsque ces éléments ne subissent aucune déformation dans un tel liquide additionnel. Le mélange de sang ainsi fixé et de solution osmique étant ensuite recouvert d'une lamelle et abandonné 20 ou 30 minutes dans la chambre humide montre au bout de ce temps un coaguleux fibrineux parfaitement normal avec les rosettes formées par les globules rouges et décrites par RANVIER; avec cette seule différence que les globules ne sont pas déformés au centre des rosettes.

La conclusion rigoureuse de ceci, c'est que le sang dont les éléments globulaires des deux ordres ont été frappés de mort se coagule comme le sang vivant, au sein d'une solution osmique constituant un milieu incompatible avec le maintien de toute vitalité cellulaire. Les globules rouges adultes, et les formes intermédiaires répondant aux corpuscules de RECKLINGHAUSEN appelés depuis hématoblastes par HAYEM, ne jouent aucun rôle actif nécessaire dans la coagulation. C'est la conclusion à laquelle d'ailleurs J. MÜLLER était arrivé pour les globules rouges quand il démontrait que le sang, filtré sur un papier incapable de laisser passer aucun globule, donne un plasma coagulable ensuite spontanément. Le sang des mammifères coagule aussi dans la solution osmique, mais sous forme d'une masse rétractée qui, si on la dissocie ensuite, montre des filaments de fibrine fibrillaire; la conclusion précédente subsiste donc pour les globules rouges sans noyau.

Il est donc très probable que si l'on trouve, dans le sang de Grenouille qu'on laisse coaguler spontanément, les cellules de RECKLINGHAUSEN ou jeunes globules rouges au centre des rosettes, c'est que ces globules imparfaits jouent le rôle de corps étrangers en se détruisant. Ils peuvent du reste mettre alors de la fibrine en liberté comme l'a soutenu HAYEM. Ils sont en effet presque exclusivement constitués par leur noyau qui, comme on sait, renferme du fibrinogène. Cette existence du fibrinogène dans les noyaux rend de même compte de la coagulation *secondaire* dont parle SANDERSON pour le sang de la Grenouille. Séparés du plasma puis traités par l'eau, les globules expulsent en effet leurs noyaux. Ceux-ci devenus libres sont ensuite gonflés et dissociés. Comme ils contiennent une grande proportion de fibrinogène une nouvelle coagulation peut alors s'effectuer, mais le plasma y demeure absolument étranger.

Dans la coagulation spontanée, au contraire, l'apparition du réseau de fibrine est un effet de la mort et de la désorganisation du plasma. F. GLÉNARD a montré que si l'on reçoit le sang versé par une artère de Cheval directement dans un segment de gros vaisseau du même animal employé comme vase, le sang ne s'y coagule pas. Il se divise en plasma qui surnage et en cruor formé par les globules rouges tombés au fond du segment récepteur. Le plasma est ainsi absolument séparé des globules et, bien qu'exposé à l'air comme dans un tube d'essai, il reste clair et fluide pendant plusieurs heures. On peut le puiser avec une pipette et en faire des préparations qui ne tardent pas à coaguler sur la lame de verre, en dehors par conséquent de toute action prochaine des éléments figurés du sang. De même, dans l'acide osmique le plasma se coagule longtemps après que les éléments anatomiques du sang ont été tous fixés. Ceci montre seulement qu'il a résisté davantage que ces derniers à la désorganisation.

Tant que le plasma sanguin reste à l'abri des corps étrangers quelconques il ne se coagule pas. Pour le démontrer Glénard a fait voir que lorsque, sur un solipède, on enlève un segment vasculaire plein de sang entre deux ligatures et qu'on le conserve à l'air, le sang ne s'y prend pas en gelée quelle que soit la capacité du segment. A quelque intervalle qu'on examine le segment après son ablation, le sang y est capable, à sa sortie du vaisseau, de se prendre en un caillot qui a tous les caractères du caillot habituel. Après un temps variable et en rapport avec le volume du vaisseau et la masse du sang conservé, le segment sèche au point d'offrir la consistance de la corne. Si à ce moment on reprend le plasma transformé par la dessiccation en une laque dure et transparente, et qu'on le désagrège dans l'eau, il s'y dissout : et le liquide ainsi formé est capable de se coaguler en masse même après filtration.

Si au contraire dans un segment conservé depuis plusieurs heures à l'état fluide on introduit une aiguille d'or, la coagulation s'opère aussitôt.

Considérée d'après ces données, la coagulation, suivant l'expression de Glénard, n'est autre chose que la mort du plasma du sang — et ajouterai-je, de celui de la lymphe. — « Par le fait de sa coagulation spontanée, ce plasma perd sa propriété capitale, celle de vivre, et d'humeur organisée devient un agrégat inerte de principes immédiats » (Glénard). Le plasma est de plus, et de par sa constitution matérielle, un liquide dont les éléments constitutifs sont dans un tel équilibre vital qu'il suffit, pour le rompre et pour déterminer le dédoublement de certains de ces éléments en fibrine fibrillaire, du contact d'un corps étranger. Mais en dehors de là, la vitalité du plasma est telle qu'on peut le dessécher, le réduire ainsi à une vie latente, et montrer ensuite qu'il peut revivre un instant pour mourir ensuite en coagulant. *C'est le phénomène même de sa mort qui montre ainsi sa réviviscence.* Le plasma sanguin est donc à la fois très vulnérable et doué d'une vitalité beaucoup plus résistante que celle de la plupart des éléments anatomiques des organes et des tissus : conclusion qui semble de prime abord un paradoxe, mais qui est la déduction rigoureuse des faits observés.

Lorsque la coagulation s'est effectuée, le sang en tant que tissu complexe est mort par la nécrose même de son plasma. Il est difficile de dire si les globules rouges ont cessé aussi alors de vivre, puisque d'une part ils conservent pendant assez longtemps leur forme, mais que, d'un autre côté, ce que nous savons de la transfusion nous montre qu'ils deviennent rapidement incapables de fonctionner en tant que globules sanguins même dans un organisme similaire. Il ne reste donc dans le sang, après la coagulation, rien de vivant assez énergiquement pour continuer indéfiniment à fonctionner, sauf les éléments lymphatiques. En mourant par la coagulation, le tissu sanguin se trouve ainsi réduit aux seuls éléments de la lymphe dont il n'était qu'un simple perfectionnement.

Régénération du sang. — Cette question est implicitement contenue dans ce que nous avons dit plus haut du développement du sang, mais il est des circonstances où l'activité même des organes sanguiformateurs rend difficilement compte de la rapidité avec laquelle on constate la régénération du liquide sanguin. C'est ainsi que certains faits de rénovation très rapide du sang après des pertes massives n'ont pas encore reçu d'explication plausible. HALLER rapporte le fait d'une femme qui, dans l'espace de quelques jours, avait perdu 76 livres de sang (1). Ceci suppose, pendant la période même de perte, une rénovation incessante ou massive de globules, puisque VIERORDT a démontré qu'un abaissement de 50 p. 100 dans la quantité des globules compromet immédiatement l'existence, s'il survient tout d'un coup ou très rapidement. Pour prendre un autre exemple, et celui-là est vulgaire, on a calculé que dans la période intermenstruelle la masse du sang revient très vite à la normale, chez la femme en bonne santé. Cependant, au moment du flux cataménial, la quantité de sang qui s'écoule et se perd par minute est environ d'un demi-centigramme, quantité qui en moyenne représente une spoliation de 22 millions et demi de globules. Comment s'effectue la régénération de cette masse globulaire relativement importante de façon que la variation de la richesse globulaire du sang circulant reste presque insensible ? C'est seulement en posant un pareil problème que l'on peut se faire une idée de l'activité des organes formateurs des globules rouges.

Cette question de régénération du sang chez les animaux mammifères a préoccupé, dans ces dernières années, HAYEM (2) qui a observé que, dans tous les cas où le sang se rénove, on voit apparaître en grande quantité les éléments qu'il a nommés hématoblastes. Nous savons que ces éléments comprennent à la fois les granulations de DONNÉ et les jeunes globules rouges, ceux qui sont sphériques et qui atteignent un diamètre de 5 μ. Ils apparaîtraient dans les anémies aiguës et chroniques, à chaque époque cataméniale chez la femme, à la fin des pyrexies telles que la fièvre typhoïde : au moment à tout dans l'organisme subit une rénovation et que pour ainsi dire les éléments anatomiques éprouvés dans leur vitalité se remettent à neuf. Mais HAYEM n'a jamais pu démontrer que par ses assertions la parenté des granulations plasmi-

(1) HALLER, *Elementa physiologiæ*, t. II, p. 5.
(2) HAYEM, *Leçons sur les modifications du sang*, etc., 1882, p. 291-312.

ques avec les jeunes globules rouges. Et eût-il réellement démontré cette parenté, que l'apparition des nouveaux éléments n'apprendrait rien sur la néoformation sanguine, sinon qu'elle serait effectuée.

Si maintenant nous voulions résumer brièvement, à la fin de ce chapitre, le rôle du sang dans l'organisme vertébré, nous pourrions reconnaître à ce liquide deux grandes fonctions bien distinctes et capitales toutes les deux. Dans le plasma du sang du cœur gauche viennent s'accumuler tous les déchets solubles des tissus, du sang lui-même et de la lymphe. Le courant circulatoire artériel traverse le rein qui décharge le plasma et le dépure de ces déchets. Dans ce même plasma pénètrent les substances récrémentitielles au niveau des veines et par les lymphatiques de l'intestin. Les fonctions du plasma sanguin sont donc avant tout d'ordre nutritif. Dans les globules rouges s'est localisée la fonction respiratoire, et cette dernière s'exerce partout par leur intermédiaire. Les globules rouges sanguins ne sont pas les seuls éléments anatomiques renfermant de l'hémoglobine, c'est-à-dire spécialisés pour les échanges respiratoires; les muscles striés des vertébrés en sont aussi chargés et respirent par ce moyen à la façon des globules sanguins. Mais ils ne sauraient respirer sans eux, et l'oxygène coulant leur est distribué comme à tous les autres éléments par les globules rouges du sang, seuls capables de l'extraire de l'air ou de l'eau, et seuls mobiles. Suivant la vieille expression Mosaïque, le sang est donc bien ainsi l'*âme de toute chair*. Et si, comme je l'affirmais à la fin du chapitre précédent, ce sont les éléments lymphatiques qui nous nourrissent, et nous font ainsi vivre, c'est le globule du sang seul qui nous fait respirer. Aussi les traditions antiques admettaient-elles que la vie, inséparable de le respiration, résidait dans le sang lui-même, et que les ombres évoquées ne pouvaient revivre un instant sans boire celui d'une victime égorgée pour elles.

CHAPITRE III

TISSU CONJONCTIF (1) LACHE OU DIFFUS

Le tissu conjonctif ou connectif lâche répond au *tissu cellulaire de* BICHAT; il unit et sépare les éléments des tissus et des organes en entrant dans leur constitution et en prenant part à leur structure. Partout où se poursuit l'irrigation générale, soit par la lymphe, soit par le sang, le tissu connectif lâche est présent. Il suit partout les vaisseaux, ses mailles sont le chemin de la lymphe liquide. Lorsque l'écoulement de cette dernière est entravé, les espaces du tissu conjonctif en sont remplis (œdème lymphatique). Quand, à l'aide de l'alcool, on coagule alors cette lymphe en place, elle se prend en gelée dans le tissu connectif aussi bien que dans ses propres voies; et le tissu cellulaire acquiert l'apparence qu'il offrirait si l'on y avait pratiqué une injection interstitielle de gélatine. Ce fait démontre que le tissu cellulaire lâche fait en réalité partie des voies lymphatiques, quels que soient d'ailleurs les rapports entre ses éléments propres et les plus petits lymphatiques canaliculés.

Le tissu connectif pénètre donc partout avec les vaisseaux sanguins et avec la lymphe, mais seulement dans le domaine, d'ailleurs le plus vaste de tous, des formations d'origine mésodermique. Inversement, pas plus que les vaisseaux sanguins, il ne se poursuit dans l'épaisseur des épithéliums de revêtement. Dans quelques circonstances seulement, il aborde certaines formations d'origine épithéliale, différenciées profondément sous forme de glandes ou de centres nerveux. Mais c'est là une exception : le rôle général du tissu connectif est de se répandre, au sein des tissus et des organes émanés du feuillet moyen du blastoderme, en accompagnant les vaisseaux sanguins et en formant les premières voies de la lymphe. De cette manière, il constitue en réalité le stroma de l'organisme entier, et doit être considéré comme le troisième tissu

(1) Le terme de tissu conjonctif a été créé par Jean MÜLLER.

commun entrant dans la constitution du milieu intérieur des animaux : les deux premiers étant, comme nous l'avons fait voir déjà, la lymphe et le sang.

En tant que tissu commun et constituant avec la lymphe et le sang le milieu intérieur de l'organisme, le tissu conjonctif joue un rôle principalement nutritif. Pour ce rôle il revêt une forme particulière : celle de tissu *connectif lâche ou diffus*, *informe* des histologistes Allemands, et sous laquelle il occupe les intervalles des éléments différenciés pour les séparer et les unir, sans jamais affecter lui-même la forme d'organe déterminé quant à sa configuration. Mais ce même tissu connectif, primitivement coulé pour ainsi dire dans les intervalles organiques, joue en même temps que son rôle nutritif celui d'agent de soutien. En se différenciant suivant cette dernière tendance, il peut aussi prendre une forme nouvelle, et se modeler en organes divers tels que les membranes séreuses, les aponévroses, les tendons, les ligaments : organes constitués exclusivement par les éléments du tissu connectif et qui appartiennent en propre à ce tissu, mais qui ont revêtu des caractères particuliers et établi entre eux des rapports réciproques typiques en cessant d'affecter la forme diffuse. Cette variété de tissu conjonctif, au sein de laquelle nous verrons plus tard se différencier les pièces du squelette, a reçu le nom de tissu *conjonctif formé* ou *modelé* (Ranvier) (1).

Nous séparerons entièrement l'une de l'autre, dans la description qui va suivre, les deux formes de tissu connectif. La première, le *tissu connectif lâche ou de la nutrition*, appartient en effet fonctionnellement au groupe des tissus communs qui constituent par leur union le milieu intérieur complexe. La seconde, le tissu connectif modelé, appartenant surtout au système de soutènement général de l'organisme, doit être naturellement décrite avec les tissus du squelette intérieur provisoire ou définitif.

§ 1. — FORMES DU TISSU CONJONCTIF LACHE OU DIFFUS CONSIDÉRÉES DANS LA SÉRIE.

Le tissu conjonctif lâche, si l'on l'examine chez les divers termes de la série des vertébrés, se montre constitué différemment. Il affecte dans sa constitution une série de types morphologiquement distincts bien qu'en réalité, et au point de vue de l'Anatomie générale, ils demeurent fondamentalement équivalents entre eux.

Chez les vertébrés inférieurs tels que certains poissons ou les larves de batraciens anoures, le tissu connectif affecte la forme d'une masse semi-liquide, transparente comme le verre, et au sein de laquelle il n'existe ni fibres, ni mailles, ni cavités. Tel est par exemple le tissu

(1) Ranvier, *Traité technique*, p. 423.

conjonctif de la lame natatoire du têtard de la Grenouille commune, qu'il convient de prendre ici pour objet d'étude et pour type. Sur le têtard curarisé, en examinant cette lame natatoire absolument transparente avec une lentille à grand angle d'ouverture, on constate que le tissu connectif qui la forme en majeure partie n'est qu'une masse molle comme de la gélatine hydratée, et parcourue par un réseau d'éléments cellulaires fixes anastomosés entre eux dans tous les plans. Lorsque, sous l'influence de la curarisation, la diapédèse s'opère, on voit les globules blancs, sortis des vaisseaux, pénétrer et continuer à se mouvoir dans la substance fondamentale translucide qui comble tous les espaces interorganiques. Il est facile de se convaincre que les éléments migrateurs ne suivent dans leur parcours au sein de cette masse aucun chemin préformé. Le tissu connectif semi-liquide s'ouvre sur leur passage et se referme ensuite comme le ferait du verre fondu. Il existe donc des animaux chez lesquels le tissu connectif diffus forme un véritable milieu semi-liquide. Ce type doit même être considéré comme le type primordial ; car nous verrons que, chez tous les vertébrés sans exception, c'est celui que revêt le tissu conjonctif lâche dès qu'il commence à se différencier au sein du tissu embryonnaire du feuillet moyen.

Examinons maintenant l'apparence et la distribution du tissu conjonctif lâche chez un mammifère insufflé par le procédé des bouchers. Lorsque cette insufflation a été poursuivie jusqu'à devenir complète, l'air a pénétré partout où s'étend le tissu cellulaire, et l'a déployé en bulles entées les unes sur les autres à la façon de celles qu'on a soufflées dans une solution épaisse de savon. Il n'a pas pénétré une seule bulle d'air dans le tube digestif, ni dans la cavité viscérale ; l'air n'est pas non plus sorti par un point quelconque du tégument. L'injection gazeuse a marqué les limites mêmes du tissu cellulaire lâche, et permet d'en suivre aisément la distribution chez l'animal. Nous voyons ainsi que, répandu sous la peau en une nappe prolongée sur toute la surface du corps, il forme une enveloppe continue qui recouvre et protège les organes subjacents. De la partie profonde de cette enveloppe partent des expansions qui s'insinuent entre les plans musculaires et les cloisonnent ; qui gagnent les os, les entourent, et fournissent à ce niveau de nouveaux prolongements pénétrant l'os lui-même et gagnant la cavité médullaire ; de telle sorte que les expansions du tissu cellulaire sous-cutané se poursuivent jusque dans le squelette de l'animal. D'un autre côté, le tissu conjonctif diffus est accumulé dans les cavités splanchniques où il forme une masse profonde continue au-dessous des séreuses, et qui présente des renflements au niveau du hile des organes. C'est ainsi que, prenant cette masse au niveau de l'insertion du mésentère et la suivant, on la voit se prolonger, sans cesser d'être continue, jusqu'au hile du rein où elle se renfle, et jusqu'à ceux du foie, du pancréas et de la rate où elle se comporte de la même façon.

Le tissu cellulaire rétropéritonéal sort aussi de l'abdomen le long de l'œsophage et des gros vaisseaux, et comble les espaces laissés libres par la séreuse pleurale. Il est surtout abondant au niveau du médiastin postérieur en dehors duquel il se prolonge, formant une atmosphère aux vaisseaux de l'aisselle et du cou. Il suit enfin de la même manière, dans la direction des membres pelviens, les vaisseaux iliaques externes, formant de la sorte une masse continue dans toute la hauteur du tronc, masse intermédiaire à la colonne vertébrale et aux séreuses (1) (RANVIER). Si l'on prenait la peine d'enlever tout ce tissu cellulaire avec ses prolongements, on créerait de la sorte une vaste cavité ramifiée, intermédiaire aux séreuses du tronc et à la colonne vertébrale. En réalité cette cavité est occupée, chez les mammifères et chez l'Homme, par la masse du tissu connectif lâche : masse cloisonnée par une multitude de filaments entre lesquels l'air a créé des loges bulliformes en les écartant pour prendre place. Voici donc un deuxième type : *le tissu connectif lâche cloisonné* et formé de mailles analogues à celles d'un feutrage.

Si nous recherchons un semblable tissu chez un batracien anoure, tel que la Grenouille commune, la recherche sera presque vaine. Car si nous insufflons l'animal en piquant la peau, nous ne ferons que développer sous cette dernière et autour des organes une série de cavités; mais non plus un tissu formé de filaments entre-croisés. Ces cavités qui tiennent. comme on va le voir, la place du tissu connectif cloisonné des mammifères, sont remplies de lymphe et revêtues d'un endothélium analogue à celui des canaux lymphatiques et de la cavité viscérale.

Elles sont exactement distribuées chez la Grenouille comme le tissu cellulaire lâche l'est chez le mammifère. Entre la peau et les masses musculaires, elles forment d'énormes sacs dans lesquels on peut puiser le liquide lymphatique. Les vaisseaux et les nerfs, qui viennent de la profondeur et se distribuent au tégument, ne font que traverser ces sacs à la manière de brides, accompagnés sur leur trajet par l'endothélium pariétal réfléchi et demeuré continu. Le cloisonnement rudimentaire des sacs lymphatiques qui tiennent ici la place du tissu cellulaire sous-cutané est donc le fait des vaisseaux et des nerfs. Partout ailleurs les deux feuillets du sac glissent librement l'un sur l'autre, à la façon des parois d'une séreuse quelconque.

D'autre part, en arrière de la cavité pleuro-péritonéale existe un vaste sac placé au devant de la colonne vertébrale et s'étendant de chaque côté de cette dernière. C'est *la grande citerne lymphatique rétro-péritonéale*, qui remplace ici la masse de tissu connectif lâche des cavités splanchniques des mammifères et de l'Homme. Cette cavité lymphatique se prolonge le long des nerfs et des vaisseaux sanguins destinés aux mem-

(1) Je reproduis ici le texte de la rédaction faite par moi des *Leçons de* RANVIER *sur le Système musculaire*. Paris, 1880, p. 18 et 19.

bres inférieurs, et communique avec les sacs sous-cutanés qui séparent les muscles de la cuisse de la peau de cette dernière. De même sous le plancher de la bouche, et représentant par une cavité la masse de tissu cellulaire du médiastin et du cou, on trouve l'*outre de Rusconi*, vaste cavité séreuse rétrolinguale qui se poursuit le long de l'œsophage, et que nous avons vue se remplir de lymphe chez la Grenouille curarisée (Tarchanoff).

Si maintenant nous considérons les masses musculaires, nous reconnaîtrons que les faisceaux secondaires qui les composent sont séparés les uns des autres par des expansions membraniformes de leurs aponévroses, expansions qui interceptent des loges communiquant toutes entre elles de la même façon que les sacs lymphatiques sous-cutanés et péri-viscéraux communiquent tous entre eux (Jean Müller). Si l'on charge d'une masse à la gélatine une seringue de Pravaz et qu'on fasse par piqûre une injection interstitielle d'un muscle quelconque (le gastrocnémien par exemple), la gélatine injectée passe de loges en loges, et se répand autour de chaque faisceau primitif de façon à l'isoler en même temps de ses similaires et des vaisseaux sanguins. Les éléments musculaires sont donc ainsi entourés par des séreuses en miniature et ne peuvent être jamais abordés directement par le sang, puisqu'entre eux et les vaisseaux existent des espaces développables qui sont des chemins de la lymphe.

La nappe sous-cutanée de tissu conjonctif qui existe chez les mammifères est donc ici remplacée par des poches séreuses sous-cutanées; la masse du tissu connectif viscéral l'est par la citerne lymphatique rétropéritonéale et par l'outre de Rusconi. Enfin le tissu connectif intermusculaire a fait place à une séreuse incomplètement cloisonnée. Toutes ces cavités appartiennent bien au système lymphatique puisque les lymphatiques canaliculés de la membrane interdigitale (l'une des rares parties de l'organisme qui possède du tissu connectif muqueux analogue à celui de la lame natatoire du têtard) viennent y déverser leur contenu (Tarchanoff). Il semble donc qu'il s'agisse ici de deux systèmes tout différents qui se seraient substitués l'un à l'autre chez les deux animaux; et que, chez la Grenouille, le tissu connectif lâche soit remplacé par un appareil tout autre, formé de cavités lymphatiques communicantes. Il n'en est rien cependant. Une étude plus approfondie va nous montrer que les deux systèmes ont non seulement la même distribution et tiennent la même place dans l'organisme, mais constituent en outre des équivalents morphologiques absolus.

En effet, autour des principaux organes, les sacs lymphatiques que nous venons de décrire tendent manifestement à se cloisonner. Il résulte de ce cloisonnement un système de mailles membraniformes et filiformes intriquées les unes avec les autres. Les parois de ces mailles, imprégnées d'argent, se montrent revêtues d'un endothélium continu.

De prime abord, la constitution de la cavité ainsi modifiée se rapproche de celle du tissu cellulaire lâche des mammifères. Chez les batraciens urodèles, tous les sacs sous-cutanés se sont effacés par le cloisonnement. La cavité pleuropéritonéale elle-même n'échappe pas d'une manière complète à ce cloisonnement que l'on peut aisément suivre chez les divers batraciens, les lacertiens et les serpents. Chez le Boa, par exemple, la partie inférieure et postérieure de cette cavité se montre seule avec ses caractères ordinaires. La partie supérieure prend au contraire, progressivement à partir de la portion libre, et par des cloisonnements de plus en plus serrés, l'apparence complète du tissu conjontif lâche sous-cutané du Chien ou du Lapin (R. Blanchard et Lataste).

D'un milieu cavitaire et lymphatique proprement dit, tel que celui des batraciens anoures, on peut donc passer, par une série d'intermédiaires, à un tissu cloisonné de mille manières et absolument comparable au tissu sous-cutané et rétropéritonéal des mammifères et de l'Homme. Le système cavitaire du batracien est ainsi rendu l'homologue du tissu connectif des animaux supérieurs ; puisqu'il peut, par des cloisonnements successifs, arriver à en reproduire le type. De plus, et c'est là le point important, la disposition cavitaire du tissu connectif chez la Grenouille nous donne la clef de la signification morphologique de ce tissu. Les sacs sous-cutanés de la Grenouille sont des cavités manifestement lymphatiques, en même temps qu'ils représentent chacun les espaces du tissu cellulaire lâche sous-cutané réduits à un seul sac séreux. Ces sacs communiquent librement avec les canaux lymphatiques de la membrane natatoire des pattes. Si, comme Tarchanoff (1), on remplit de bleu de Prusse soluble dans l'eau le sac sous-cutané de la cuisse, et qu'ensuite on fasse cheminer, par des pressions lentes et ménagées, la matière à injection vers l'extrémité des membres, on arrive à injecter régulièrement les lymphatiques canaliculés de la membrane interdigitale. Si préalablement on a rempli le système vasculaire sanguin d'une masse au carmin, les deux réseaux, sanguin et lymphatique, se montrent juxtaposés dans leurs rapports réciproques. Cette expérience conduit à des déductions du plus haut intérêt ; elle montre que les cavités plus ou moins cloisonnées qui représentent chez la Grenouille le tissu connectif lâche, et qui renferment de la lymphe, communiquant librement avec les lymphatiques canaliculés des extrémités, appartiennent comme eux à un même système organique. Dans cette conception, les cavités lymphatiques prennent la signification d'espaces du tissu connectif non cloisonnés, les espaces du tissu connectif celle de cavités lymphatiques ou de séreuses en miniature.

Il résulte en outre de l'étude que nous venons de faire que le tissu

(1) Tarchanoff, Des prétendus canaux qui feraient communiquer les vaisseaux sanguins et lymphatiques (*Arch. de physiol.* et *Travaux du laboratoire d'histologie du Collège de France*, 1875, p. 102).

connectif, considéré dans la série des vertébrés, peut affecter trois formes et passer de l'une à l'autre par des modifications progressives. Ces formes sont : 1° celle de *milieu* semi-liquide ou *muqueux*, origine des deux autres ; 2° celle de *milieu cavitaire ;* 3° celle de *milieu cloisonné.*

§ 2. — FORMES SUCCESSIVES DU TISSU CONNECTIF LACHE EN VOIE DE DÉVELOPPEMENT.

Pour acquérir des notions exactes sur la constitution du tissu conjonctif lâche des mammifères et de l'Homme, il convient de le considérer d'abord dans ses différents stades de développement. La méthode inverse, qui consiste à étudier d'abord le tissu parvenu à l'âge adulte, puis à en poursuivre ensuite le développement, excellente pour la recherche analytique, est beaucoup moins favorable au point de vue de l'exposition. Je ne l'emploierai donc pas : mon but étant ici, non de faire une analyse nouvelle du tissu conjonctif lâche, mais de faire comprendre clairement sa structure et sa signification morphologique parmi les tissus.

Le tissu connectif des animaux supérieurs, en se développant, passe par trois périodes principales : 1° le stade embryonnaire ou *Cellulo-formatif*, dans lequel les éléments cellulaires qui doivent le former se différencient au sein du tissu indifférent de l'embryon pour prendre la forme de cellules fixes déjà, mais encore toutes morphologiquement semblables entre elles ; ce stade est donc caractérisé par la première apparition des cellules connectives ; 2° le stade muqueux ou *myxo-formatif*, caractérisé par la différenciation de la substance fondamentale, des cellules migratrices, et du réseau typique des cellules conjonctives fixes ; 3° le stade *telo-formatif* dans lequel se différencient les éléments non cellulaires de la trame connective : faisceaux conjonctifs et fibres élastiques. Lorsque ce troisième stade est rempli, le tissu conjonctif a pris sa forme adulte et définitive, Pour résumer davantage encore : *Apparition des cellules fixes, apparition du réseau cellulaire anastomotique, apparition de la trame connective ;* tels sont les trois termes fondamentaux du processus de développement du tissu connectif.

1° **Stade embryonnaire.** — Au début du développement, le tissu connectif lâche n'est représenté, dans le feuillet moyen de l'embryon d'oiseau (Poulet) ou de mammifère, que par des cellules toutes semblables entre elles, nues, toutes voisines les unes des autres de façon à arriver sur certains points au contact. Ces cellules, là où elles ne se touchent pas, sont reliées par une substance transparente et sans structure, mais qui par la coction dans l'eau donne naissance à de la gélatine. Les éléments cellulaires ressemblent alors singulièrement aux cellules lymphatiques. Comme ces dernières, ils jouissent de la propriété de se diviser activement, et on en trouve un grand nombre avec des noyaux étirés en biscuit ou même avec un double noyau (1). Cependant il n'a pas été directement démontré que ces cellules jouissent de l'activité amiboïde. Le tissu connectif des plus jeunes embryons que j'ai fixés vivants par les solutions osmiques ne m'a fourni aucun renseignement à cet égard. Dans ces conditions en effet on trouve toutes les cellules revenues à la forme ronde. De plus, un fragment de tissu vivant, porté dans la chambre humide et à air, examiné dans son propre plasma et soumis à l'action d'une température variant entre 35° et 40°, ne montre pas d'éléments doués d'activité motrice appréciable (fig. 50).

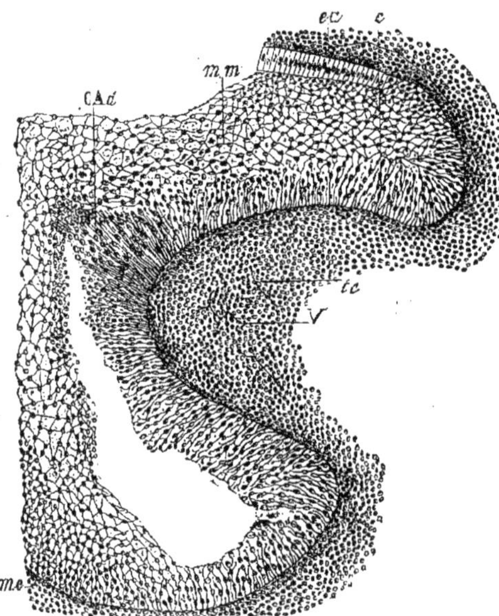

Fig. 50. — Coupe du germe d'une dent de l'embryon de Veau (fixation par les vapeurs osmiques, durcissement par l'alcool pendant 24 heures, coloration par l'éosine hématoxylique faible, conservation dans la glycérine.

mm, masse muqueuse ectodermique du germe de l'émail; — *ea*, épithélium adamantin; — *c*, continuation de cet épithélium sur la papille dentaire où il prend la disposition arquée; — CA*d*, cône épithélial du sommet de la papille; — *mc*, *tissu conjonctif embryonnaire*; — *tc*, *le même au niveau de la papille ou germe de la pulpe dentaire*; — V, vaisseaux sanguins de la papille.

La masse protoplasmique des cellules connectives embryonnaires est toujours semée de granulations protéiques. Ce fait indique que le protoplasma n'est pas fixé dans sa forme et subit des remaniements incessants qui changent continuellement la répartition de ses éléments constitutifs. Le noyau est ovalaire ou bourgeonnant mais non vésiculeux ; il est encore mal séparé de la substance protoplasmique qui l'entoure, comme dans les cellules lymphatiques embryonnaires à noyau diffus. Les éléments cellulaires sont placés, au sein de la substance amorphe transparente qui les relie, soit indifféremment, soit en séries qui, sur les coupes, dessinent sous un faible grossissement une sorte de disposition moirée. Mais cet état moiré est beaucoup plus marqué dans des parties qui, comme le derme ou la cornée, appartiendront plus tard au tissu connectif modelé que dans le tissu conjonctif lâche pro-

(1) Les noyaux se multiplient par division indirecte.

prement dit. Il est probable qu'elle tient à ce qu'il existe dans la substance fondamentale des lignes de moindre résistance où se logent les éléments cellulaires. On pourrait aussi admettre que la production de la substance fondamentale est le résultat de l'activité des cellules, et qu'en se différenciant sous leur influence, elle s'interpose naturellement entre elles sous forme de bandes quand elle est développée sous l'influence d'éléments cellulaires ayant commencé à s'ordonner entre eux.

Dans la série pathologique, l'état embryonnaire est représenté par ce que l'on appelle les *bourgeons charnus :* néoplasie inflammatoire connective par excellence et qui entoure les vaisseaux sanguins néoformés pour la réparation du tissu conjonctif. Dans ce cas, les éléments cellulaires ont pour origine les cellules lymphatiques et les cellules indifférentes nées des cellules fixes modifiées par l'inflammation. En grande partie alors, les cellules du tissu connectif nouveau ne sont donc autre chose que des éléments lymphatiques devenus fixes et qui, en se différenciant sous forme d'éléments connectifs, donnent une preuve nouvelle de la parenté et même de la sorte d'équivalence existant entre le tissu conjonctif et le système lymphatique. Mais dans les bourgeons charnus, les stades ultérieurs du développement ne succèdent pas aussi régulièrement que dans le tissu conjonctif qui s'édifie normalement chez l'embryon. Ce n'est que dans les inflammations subaiguës et très soutenues que les cellules des bourgeons charnus embryonnaires traversent le stade muqueux pour passer de là à la formation de la trame connective. Le plus souvent, au contraire, cette trame se forme quand les cellules ont encore conservé leur apparence embryonnaire. Elle consiste en un treillis délicat de filaments surtout bien visibles à l'état isolé sur les bourgeons charnus œdémateux des plaies atones, et qui, dans les plaies au contraire activement bourgeonnantes, enserrent étroitement les éléments cellulaires néoformés qui n'ont pas encore pris la disposition typique du réseau de cellules fixes du tissu muqueux proprement dit.

2° **Stade muqueux ou myxoformatif ; différenciation du réseau des cellules fixes.** — Dans ce stade les cellules du tissu connectif embryonnaire, déjà spécialisées et devenues fixes comme le montre la perte de leurs mouvements amiboïdes, mais restées toutes semblables les unes aux autres et équivalentes entre elles, vont subir une modification qui leur donnera leur forme générale définitive (fig. 51). En même temps paraîtront dans le tissu de nouveaux éléments cellulaires amenés par les vaisseaux. Ce sont les cellules migratrices ; et c'est à ce moment que les espaces du tissu connectif, encore remplis par une substance fondamentale molle, se montreront avec les caractères de chemins libres des éléments figurés de la lymphe.

Si l'on retranche avec des ciseaux courbes sur le plat un fragment de la gelée tremblante qui, chez un très jeune embryon de mammifère, tient sous la peau la place du tissu connectif sous-cutané futur, et qu'on la fixe dans sa forme en l'exposant pendant quelques minutes aux vapeurs d'acide osmique (1), on peut constater, après coloration par le picrocarminate d'ammoniaque ou l'éosine hématoxylique, que le tissu, au lieu d'être formé par des éléments cellulaires arrondis et tous au contact, ou séparés par de minces bandes de matière intercellulaire homogène, est parcouru par un réseau continu de cellules anastomosées par leurs

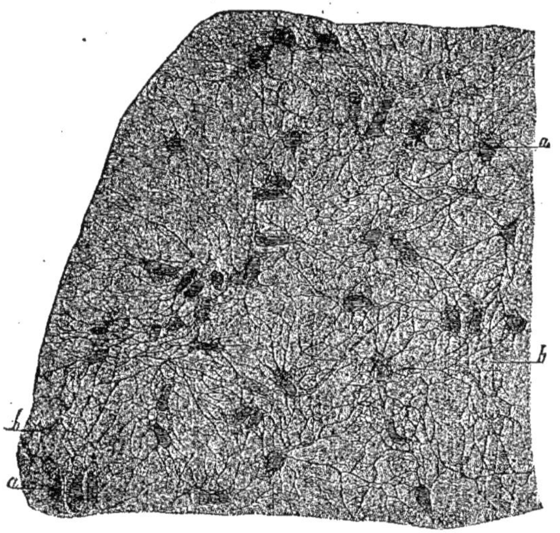

Fig. 51. — Couche sous-endothéliale ou muqueuse embryonnaire de l'endartère de la pulmonaire de l'Homme adulte (fixation par les vapeurs osmiques pendant une demi-heure dans la chambre humide; lavage à l'eau distillée, séjour de 24 heures dans le liquide de MÜLLER; délamination de l'endartère par grattage de sa surface avec un scalpel bien tranchant; développement dans l'eau des lambeaux pelliculaires enlevés; coloration à l'éosine hématoxylique; conservation dans le même réactif affaibli par le mélange de 2/3 de glycérine alunée).

a, a, cellules fixes du tissu muqueux; — *b*, leurs prolongements anastomotiques. Dans un grand nombre de points l'anastomose des prolongements protoplasmiques entre eux ne s'est pas encore effectuée, et ces prolongements se terminent par une extrémité libre, non cassée, dans l'épaisseur de la lamelle isolée par délamination (300 diamètres).

prolongements. Il renferme en outre çà et là, entre les mailles de ce réseau, des cellules lymphatiques reconnaissables à leurs caractères

(1) Il est avantageux de choisir les régions où le tissu connectif embryonnaire est très abondant sous la peau. Les testicules des embryons sont ordinairement entourés d'une abondante atmosphère muqueuse tremblotante comme une gelée. On excise un petit fragment de cette gelée avec les ciseaux, en ayant soin qu'il soit assez peu épais pour qu'en posant dessus la lamelle à recouvrir il s'étale par le poids seul de cette dernière. Si l'on veut le fixer par l'acide osmique, on le dépose sur une lame de verre à laquelle il adhère, puis on retourne la préparation sur un flacon à large ouverture rodée contenant quelques centimètres cubes d'acide osmique. Au bout de 5 à 8 minutes la fixation est parfaite, on peut alors colorer et monter la préparation dans l'eau ou la glycérine.

ordinaires. Les cellules anastomosées en réseau sont les *cellules fixes* ; celles qui présentent les caractères des cellules lymphatiques sont les éléments cellulaires *migrateurs*. Le tissu connectif lâche est de la sorte constitué avec les traits fondamentaux caractéristiques qu'il conservera pendant toute la durée de son existence.

Les cellules fixes d'un pareil tissu se montrent alors sous forme de nappes de protoplasma granuleux renfermant dans leur portion centrale un noyau vésiculeux nucléolé ovalaire ou arrondi. Le corps cellulaire n'est ici limité par aucune ligne exoplastique ; il s'agit de

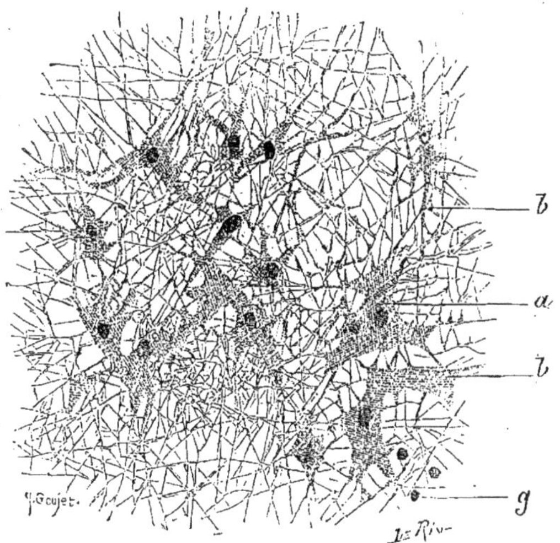

Fig. 52. — Lame plus profonde de l'endartère de la pulmonaire de l'Homme, répondant à la *formation muqueuse* proprement dite de l'endartère (fixation par les vapeurs osmiques pendant une demi-heure dans la chambre humide ; lavage à l'eau distillée, séjour de 24 heures dans le liquide de Müller ; délamination de l'endartère par grattage de sa surface avec un scalpel bien tranchant ; développement dans l'eau des lambeaux pelliculaires enlevés ; coloration à l'éosine hématoxylique ; conservation dans ce même réactif affaibli par le mélange de 2/3 de glycérine alunée).

a, cellule fixe du tissu muqueux avec ses prolongements membraniformes et filiformes ; cette cellule possède deux noyaux ; — *b*, cellule fixe à large prolongement membraniforme. Ici toutes les cellules sont unies en réseau continu par leurs prolongements. Il n'y a pas trace de trame connective ; — *g*, trois cellules migratrices (300 diamètres).

cellules nues. A la périphérie du corps cellulaire, la masse protoplasmique envoie dans tous les sens, dans tous les plans et à toute distance des expansions multiples, membraniformes et filiformes qui, dans un très jeune tissu conjonctif non encore parcouru par les vaisseaux sanguins, n'ont pas de direction générale prépondérante. Ces expansions, formées par le protoplasma étiré, sont parfois fenêtrées au voisinage de leur insertion au corps cellulaire ; leur présence à la périphérie de la lame protoplasmique donne à la cellule entière une apparence festonnée. Elles se poursuivent souvent fort loin sous forme de rubans ou de filaments protoplasmiques qui, après s'être plus ou moins arborisés, vont rejoindre leurs similaires émanés d'autres cellules fixes. Toutes ces cellules sont donc unies par leurs prolongements dans une multitude de directions; de cette façon elles constituent au sein du tissu connectif un réseau protoplasmique continu, renflé sur ses points nodaux et présentant un noyau au centre de chacun de ces derniers. L'imprégnation par le nitrate d'argent faite sur le tissu muqueux frais ne détermine l'apparition d'aucun trait de ciment sur le trajet des expansions que je viens de décrire (fig. 53). Il ne

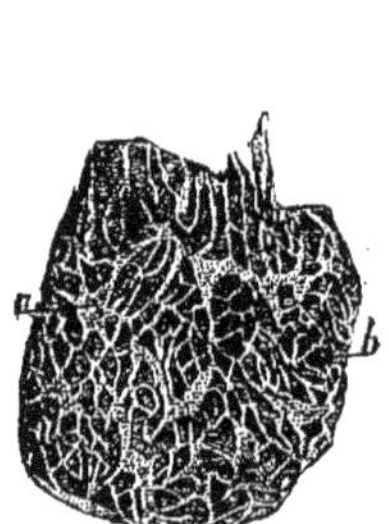

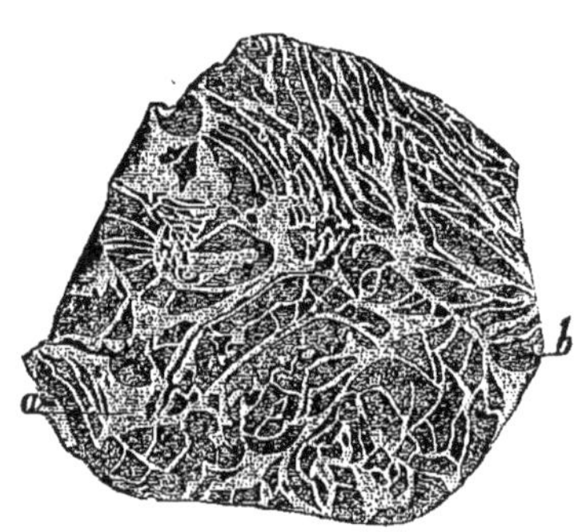

Fig. 53. — Couche sous endothéliale (à gauche du lecteur), et couche profonde (à droite du lecteur), du tissu muqueux de l'endartère imprégnées d'argent. Ces couches répondent aux figures 51 et 52, elles donnent l'image négative du réseau des cellules fixes. Il n'existe aucun trait de ciment en travers des prolongements anastomotiques *b* unissant entre eux les corps cellulaires *a* (250 diam.).

s'agit donc nullement ici d'une production endothéliale devenue rétiforme par suite de la production d'une série de trous, ni même d'un réseau de cellules soudées en chaîne comme le sont celles des traînées de PURKINJE ou celles du myocarde d'un cœur sanguin.

Il résulte de ce qui précède que l'individualisation des cellules fixes du tissu connectif, individualisation qui s'est opérée au début du stade myxo-formatif, reste toujours incomplète. Dans certaines régions même, les expansions qui unissent les cellules entre elles ne cessent pas de présenter le caractère *membraniforme*. Dans ces conditions et pour une même région souvent très étendue, le réseau des cellules connectives prend à proprement parler la signification d'une vaste cellule à noyaux multiples. Mais sur la majorité des points, et d'une manière générale au fur et à mesure que l'évolution du tissu connectif se poursuit pour devenir plus complète, les expansions communicantes deviennent de plus en plus grêles entre les cellules. Chacun des éléments cellulaires que ces expansions réunissent forme une masse de plus en plus distincte, individualisée par un noyau bien qu'elle reste solidaire des autres par ses expansions, devenues de plus en plus grêles et analogues à des fils plusieurs fois branchés. C'est notamment ce qui arrive quand, dans une région, le tissu connectif achève de s'édifier en conservant indéfiniment le type muqueux, par exemple dans la lame natatoire des têtards. Le réseau des cellules fixes prend alors le type *corpusculaire* (1).

Sous l'une ou l'autre de ces formes, les cellules qui se sont différenciées pour devenir les éléments fixes du tissu conjonctif ont perdu toute activité amiboïde. Il est impossible de constater l'existence d'aucune propriété motrice en soumettant un fragment de tissu muqueux d'embryon de mammifère encore vivant à l'action de la chaleur. Dans la queue du têtard de Grenouille, formée sauf les vaisseaux, les lymphatiques et les nerfs, d'un tissu muqueux type, le réseau des cellules fixes ne montre pas non plus de mouvements pseudopodiques.

Au contraire, les cellules migratrices qui parcourent la substance fondamentale homogène du tissu muqueux offrent des mouvements amiboïdes réguliers. Nous avons déjà constaté ce fait chez le têtard de Grenouille, il est facile de le mettre en évidence en soumettant à l'action de la chaleur, sur la platine chauffante, un fragment de tissu muqueux d'embryon vivant de mammifère. Les cellules migratrices se montrent avec les caractères ordinaires des globules blancs de la lymphe et du sang. Elles renferment un noyau bourgeonnant et sont chargées de glycogène, reconnaissable à ses réactions histochimiques. — Dans tout tissu muqueux qui doit se transformer ultérieurement en tissu conjonctif sous-cutané, les cellules migratrices ne manquent jamais; toutes les préparations en renferment au moins quelques-unes.

La substance fondamentale, répandue dans les intervalles des cellules fixes et de leurs prolongements anastomotiques arborisés, est transparente comme une masse de verre et renferme une forte proportion de mucine; aussi, dans les préparations traitées par l'acide acétique, elle prend un aspect grenu. Au début, elle n'est parcourue par aucun élément fibrillaire. Il est aisé de constater que, par son développement même, elle a puissamment concouru à ramener les cellules fixes d'abord arrondies au type membraniforme et ensuite au type corpusculaire. Ceci revient à dire qu'elle semble avoir agi à la façon d'une masse modifiant la configuration des parties entre lesquelles elle est injectée par le seul fait qu'elle prend sa place dans leurs intervalles. L'examen du tissu muqueux parfait de la lame natatoire du têtard, ou de celui de très jeunes embryons de mammifères (fœtus de Mouton de 3 centimètres par exemple) fixés dans leur forme par l'acide osmique, est des plus instructifs

(1) Pour étudier le tissu muqueux de la lame natatoire on jette un têtard vivant dans une solution à 1 p. 300 de nitrate d'argent. Il ne tarde pas à mourir. On le place ensuite dans l'eau distillée et au bout d'une heure ou deux tout l'ectoderme s'en va comme un doigt de gant, mettant à nu le tissu conjonctif. On peut ensuite colorer la lame natatoire fendue en deux, ou achever de fixer, avant de la colorer, ses éléments par l'action d'une solution osmique à 1 p. 100.

à cet égard. Sur des coupes très minces du tissu muqueux on voit alors les cellules fixes prendre l'empreinte des masses de substance interstitielle qui les séparent les unes des autres ; de telle façon que tout le réseau cellulaire ressemble à un filet, dont les mailles et les points nodaux seraient curvilignes sur toutes leurs faces.

La fin de la période myxoformative est marquée par un phénomène intéressant. Le tissu connectif lâche, dont le réseau de cellules fixes s'était d'abord étendu dans tous les sens sans orientation générale prépondérante, tend à se modeler et à former des bandes dont la direction est en général parallèle à celle des vaisseaux embryonnaires qui commencent à pénétrer de tous côtés. Les cellules fixes tendent alors à prendre la forme générale de fuseaux. Tous les fuseaux d'une même bande de tissu connectif étant parallèles, il en résulte une apparence grossière de striation sous un faible grossissement. Tandis que les expansions protoplasmiques qui partent latéralement des cellules devenues filiformes restent délicates et courtes, celles qui occupent les deux pôles du fuseau cellulaire s'allongent considérablement. Elles s'étirent en longs filaments pour rejoindre leurs similaires, et paraissent minces comme des fils. Il résulte de là une série de traînées parallèles. Les expansions protoplasmiques allongées et grêles prennent alors l'aspect de fibres, d'où le terme de *fibro-plastiques* donné par quelques histologistes aux éléments que nous décrivons. Mais les cellules fixes du tissu connectif ne paraissent pas mériter ce nom, car elles ne donnent jamais en s'étirant naissance aux fibres conjonctives. Ces dernières, comme nous allons le voir bientôt, n'ont nullement une origine cellulaire. Elles apparaissent au sein de la substance fondamentale, dont elles sont une simple différenciation, et toujours en dehors des cellules fixes.

La période que nous venons de décrire est importante. C'est en la traversant que le tissu conjonctif lâche prend ses premiers caractères typiques, et ainsi de tissu embryonnaire devient un tissu fœtal. Chez tous les animaux le stade myxo-formatif est représenté, pendant l'évolution du tissu cellulaire lâche, par des dispositions identiques. Il n'y a point de différence fondamentale au point de vue de l'Anatomie générale, entre le tissu muqueux définitif d'un poisson et le tissu muqueux transitoire de tous les embryons de vertébrés. C'est donc là, comme je l'avais annoncé, une forme fondamentale et primordiale du tissu conjonctif lâche. De plus, dans les tumeurs, le stade muqueux est représenté par les myxomes des diverses variétés. Il se reproduit constamment, dans l'évolution des inflammations subaiguës, par un état muqueux transitoire du tissu conjonctif néoformé pour la réparation.

3° **Stade téloformatif ; différenciation de la trame conjonctive.** — Nous venons d'affirmer que les cellules fixes du tissu connectif jeune, devenues fusiformes et ayant donné naissance à de longs filaments protoplasmiques, ne donnent point en même temps naissance aux fibres connectives, comme l'avait autrefois soutenu SCHWANN et comme l'ont affirmé depuis BOLL ET GOLGI. Nous avons au contraire admis, avec RANVIER, que les fibres connectives et élastiques, c'est-à-

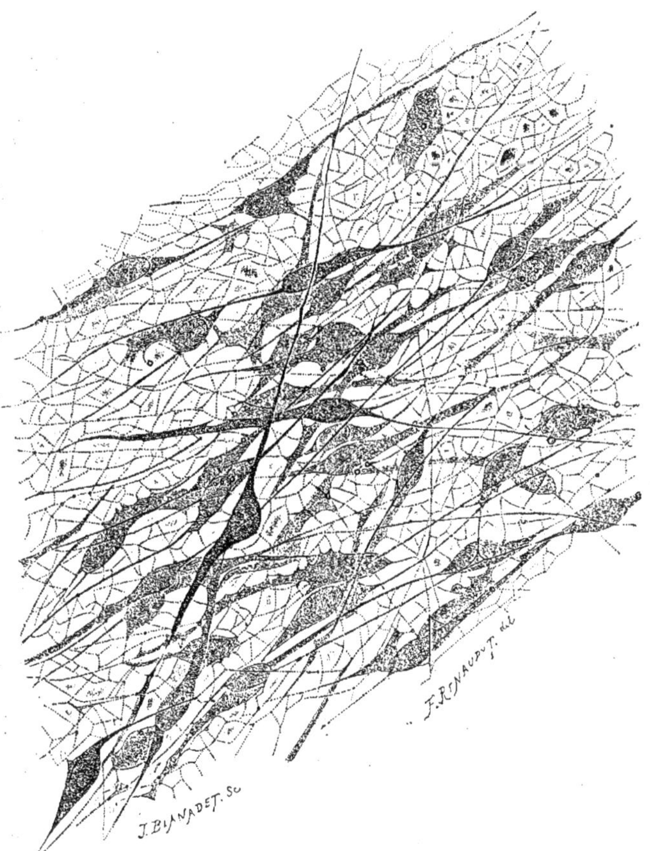

Fig. 54. — Tissu connectif jeune du Lapin à terme préparé par la méthode indiquée dans le texte (les lignes pointillées répondent aux treillis de fibrilles connectives; sous un fort grossissement les nœuds du treillis paraissent formés par des fibrilles simplement réfléchies les unes sur les autres).

dire la trame connective figurée (*tela cellulosa*) (1), sont de simples différenciations de la substance intercellulaire amorphe, c'est-à-dire des éléments stériles sans équivalent cellulaire. Il convient de démontrer maintenant cette assertion.

(1) C'était le nom imposé d'abord à l'ensemble du tissu connectif. Je le réserve à l'ensemble de ses faisceaux, c'est-à-dire de ses éléments constitutifs non cellulaires.

Si, après l'avoir fixé dans sa forme par l'alcool fort ou mieux par l'acide osmique en solutions ou en vapeurs, on colore un fragment de tissu connectif jeune de fœtus humain de 3 ou 4 mois ou de Lapin à terme à l'aide de l'éosine hématoxylique faiblement chargée d'hématoxyline, et qu'on l'examine dans la glycérine salée éosinée à 1 p. 2000, on reconnaît que tous les noyaux sont colorés en bleu pur, les corps cellulaires et leurs expansions protoplasmiques les plus fines en rouge de carmin, tandis que la substance intercellulaire muqueuse reste presque incolore. Sur les points où la trame connective commence à se former, on la voit constituée par un treillis de fibres d'une délicatesse infinie, que l'on ne peut mieux comparer qu'à un fin réseau de fibrine d'une préparation de sang de mammifère traitée par l'eau. Ce treillis est coloré en bleu pâle par l'hématoxyline du réactif. Il est formé de fibres de toute longueur entre-croisées dans une multitude de sens de façon à dessiner une dentelle sans points nodaux (fig. 54). Un premier fait important, c'est que la direction générale du treillis de fibres est tout à fait indépendante de celle des cellules fixes et de leurs expansions protoplasmiques longuement étirées. Les fibres sont noyées dans la substance muqueuse et n'adhèrent en aucun point aux corps des cellules fixes. Ceci revient à dire que, dans le tissu connectif lâche, au moment où la trame connective commence à se former, le réseau des cellules fixes et le treillis des fibres connectives grêles sont indépendants l'un de l'autre et ne sont même pas ordonnés entre eux.

Les éléments de la trame connective, constitués par des fibrilles d'une grande minceur entre-croisées entre elles à la façon de fils tendus, se distinguent par leur couleur bleue des filaments protoplasmiques colorés en rose magnifique. Dans les préparations où l'on a simplement employé l'éosine comme réactif colorant, la distinction n'est pas moins facile à établir. Les fibrilles de la trame sont restées absolument incolores; elles ont l'aspect de fils de verre tandis que les filaments protoplasmiques sont colorés en rose vif. Jamais, dans ces conditions, on ne voit une expansion protoplasmique se péniciller à son extrémité pour donner naissance à un bouquet de fibrilles connectives, ni se continuer avec l'une de ces fibrilles. Tous les fils protoplasmiques vont rejoindre leurs similaires ou montrent des cassures nettes, qui apparaissent sous la forme de points brillants. De plus, dans les dissociations, les cellules fixes isolées n'emportent pas avec elles une atmosphère de fibrilles bleues tenant à leur surface. On ne peut donc pas admettre qu'à partir d'un certain trajet les expansions protoplasmiques prennent le caractère de fibrilles connectives, ni que les cellules sécrètent ces fibrilles à leur surface comme les éléments de la moelle embryonnaire produisent les fibres névrogliques. En réalité, les éléments de la trame connective ne sont autre chose qu'une différenciation particulière de la substance fondamentale muqueuse primitive. Pas plus que cette dernière, ils n'ont d'équivalent cellulaire. Ce n'est pas à dire pour cela que les cellules du tissu connectif ne prennent aucune part à cette formation. Ces cellules ont au contraire une influence prépondérante sur l'édification, la nutrition et le maintien de la trame connective développée en dehors d'elles. Mais cette influence s'exerce *à distance* pour modifier la substance intercellulaire édifiée primitivement, comme semble le montrer sa constitution muqueuse, par une opération vraisemblablement d'ordre sécrétoire à laquelle les cellules fixes prennent une part prépondérante. La conséquence de cette modification a pour résultat la fibrillation de la substance fondamentale. Le processus que je viens d'indiquer est évident dans certains tissus du groupe connectif appartenant au squelette. C'est ainsi qu'on voit les ligaments qui s'insèrent à une masse cartilagineuse (par exemple le tendon d'Achille à son insertion sur le calcanéum non encore ossifié) perdre progressivement la constitution fibrillaire la plus accusée, telle qu'elle existe dans le tissu fibreux, pour se transformer progressivement en substance fondamentale du cartilage hyalin.

La trame connective est donc au début *diffuse* et formée par des filaments très minces, non décomposables en fibrilles, nattés comme des fils tendus de toute longueur et noyés dans la substance fondamentale transparente et homogène. Il n'existe encore à ce stade ni fentes ni mailles au sein du tissu conjonctif, et par conséquent point de faisceaux connectifs individualisés. Certaines formes du tissu connectif modelé, et en particulier la cornée transparente, achèvent l'édification de leur trame connective sous cette forme. La *tela cellulosa* n'est jamais alors décomposable en faisceaux distincts. Mais dans le tissu cellulaire lâche, il n'en est plus ainsi. La substance fondamentale muqueuse est progressivement résorbée. Au fur et à mesure que cette résorption s'opère, on voit augmenter le nombre des cellules migratrices dans le tissu connectif. Ce fait permettrait de penser que ces cellules ne sont pas étrangères à la disparition de la substance muqueuse amorphe. Quoi qu'il en soit, on voit bientôt, à la place du treillis diffus de fibrilles tendues, apparaître dans les espaces du tissu conjonctif de véritables faisceaux composés eux-mêmes de fibrilles, parallèles entre elles et à la direction du faisceau à la façon des fils d'un écheveau (1). Peu à peu les faisceaux connectifs s'accroissent, et, dès qu'ils se sont assez développés pour paraître libres les uns par rapport aux autres, ils se montrent constitués à peu près à la façon des faisceaux connectifs adultes. Ils forment alors un feutrage de filaments entre-croisés, striés en long et formés de fibrilles que semblent réunir entre elles, à la façon des brins d'une javelle, de petits colliers particuliers que le carmin colore en rouge vif et que nous décrirons plus loin.

(1) Cette disposition fibrillaire devient nettement visible sur les préparations fixées par l'acide osmique en solution à 1 p. 100.

Ainsi s'opère la *fasciculation* des éléments fibrillaires de la trame connective, et l'état adulte du tissu connectif est atteint lorsqu'en outre apparaissent les réseaux de fibres élastiques. Ces fibres n'ont, pas plus que les faisceaux connectifs, d'origine ni d'équivalent cellulaires. Ce sont des formations extra-cellulaires et stériles. Quand, dans une préparation de tissu connectif colorée par l'éosine, on les voit apparaître comme de minces fils réfringents, colorés en rouge de pourpre et branchés en Y ou en T, l'on peut affirmer que la période téloformative a été là parcourue dans toutes ses phases, et qu'il s'agit d'un tissu connectif qui, reproduisant le type de la trame conjonctive achevée dans toutes ses parties, est en conséquence parvenu à l'état parfait (1).

§ 3. — ÉTUDE ANALYTIQUE DU TISSU CONJONCTIF LÂCHE ADULTE.

Si l'on incise la peau d'un Lapin ou d'un Chien adultes au niveau du pli de l'aine, et qu'on écarte le membre pelvien du tronc, on met à nu le tissu connectif lâche qui se montre sur ce point ordinairement dépourvu de pelotons adipeux. Ce tissu se présente alors sous la forme d'une masse demi-transparente comme de la gélatine, dont les divers plans glissent sous le doigt les uns sur les autres, et qui semble au premier abord n'être qu'un assemblage « de filaments et de lames blanchâtres, mous, entrelacés et entre-croisés en divers sens, laissant entre eux divers espaces communiquant ensemble, plus ou moins irréguliers » (Bichat). En effet si l'on continue à écarter la cuisse du tronc, la masse connective primitivement homogène prend progressivement une disposition nouvelle. Elle se divise en lames entées les unes sur les autres, entre-croisées en tous les sens, souvent percées de trous qui apparaissent à mesure qu'on poursuit l'extension, et dans l'intervalle desquelles pénètre l'air sous forme de bulles. C'est à cette apparence que le tissu cellulaire lâche doit le nom de *tissu lamineux* qui lui a été imposé par Ch. Robin. Mais, ainsi que l'a fait remarquer Ranvier, les lames dont nous venons d'indiquer la formation sont de pures dispositions accidentelles prises par le tissu connectif sous l'influence des actions mécaniques. Elles représentent simplement ce tissu disposé sous une faible épaisseur par les tractions exercées. Si en effet

(1) Toutes les néoplasies poursuivant jusqu'à la fin leur développement suivant le type du tissu connectif passent successivement par les phases que nous venons de décrire. C'est ainsi que les bourgeons charnus interstitiels par exemple (et je les choisis parce qu'ils ne suppurent pas ordinairement et que partant leur évolution régulière n'est pas troublée) affectent d'abord le type embryonnaire puis le type muqueux, et enfin traversent la période téloformative avant de se transformer en tissu connectif parfait. Quand on voit apparaître dans une telle néoformation inflammatoire évoluée le réseau caractéristique des fibres ou des grains élastiques, on en peut conclure que l'activité formative inhérente à l'inflammation est épuisée, et que le processus inflammatoire a terminé son cycle au point considéré.

on cesse d'opérer ces tractions, la disposition en lames s'efface; si on les réitère, une disposition lamellaire souvent toute différente se reproduit. Enfin, si l'on saisit avec des pinces la surface d'une quelconque des lames formées sous l'influence des tractions, on peut décomposer cette lame en d'autres lames secondaires affectant une direction quelconque qui est d'ailleurs celle de la traction exercée. Il ne préexiste donc en réalité ni lames ni trous dans le tissu connectif lâche; ce tissu ne mérite pas de conserver le nom de tissu lamineux créé par Robin.

Quels sont maintenant les éléments anatomiques entrant dans la constitution d'un pareil tissu? Pour les mettre en évidence on ne peut employer utilement la méthode des dissociations pratiquées à l'aide d'aiguilles. Un fragment de tissu connectif qu'on essaye de dissocier ainsi s'étire dans tous les sens à la façon d'une substance molle. Les filaments séparés par les aiguilles adhèrent à celles-ci, se rétractent ensuite, s'embrouillent avec leurs similaires; et les préparations ne montrent aucune disposition nette. Il faut donc tourner la difficulté, et séparer les éléments du tissu connectif les uns des autres en les dissociant par une injection interstitielle liquide; le liquide injecté les isole alors parfaitement les uns des autres en prenant place dans leurs intervalles (Ranvier) (1).

A. **Première méthode :** *Boule d'œdème artificiel de Ranvier.* — Lorsqu'à l'aide d'une seringue de Pravaz on injecte dans le tissu cellulaire lâche de l'aine d'un Mouton, d'un Chien ou d'un Lapin adultes une solution aqueuse d'éosine à 1 p. 500, il se forme au point piqué une boule d'œdème artificiel très régulière et d'un beau rose (2). Une portion de l'œdème artificiel est enlevée à l'aide de ciseaux courbes, puis portée sur la lame de verre et montée dans la glycérine saturée de sel marin. La préparation est ensuite légèrement comprimée avec une aiguille ou le manche d'un scalpel, enfin bordée à la paraffine. Au bout de quelques heures l'élection est devenue parfaite, et l'on peut observer les détails suivants :

Le tissu conjonctif dissocié par l'œdème artificiel se montre formé, comme dans une préparation prise à la fin de la période téloformative, d'une trame de faisceaux connectifs entre-croisés et de fibres élastiques, d'une part, de l'autre par des éléments cellulaires. Les faisceaux connectifs sont restés absolument incolores, les fibres élastiques sont colorées en rouge de carmin. Les cellules fixes de tissu conjonctif se montrent, sous forme de lames de protoplasma fortement granuleuses, colorées en rose pâle et renfermant un noyau vésiculeux nucléolé, teint en rouge de carmin magnifique, et conséquemment avec élection, par le

(1) Ranvier, *Des cellules du tissu conjoncti,* (Comptes rendus de l'Académie des sciences, 21 juin 1869).

(2) On enlève d'un coup de ciseaux l'écorce feutrée de la boule, une sorte de gelée fait hernie et c'est de cette gelée que l'on retranche un fragment avec les ciseaux.

réactif. Toutes ces cellules sont entièrement isolées les unes des autres; on n'en voit aucune fixée en place. Elles nagent dans le liquide additionnel sous forme d'îlots ou de nappes planiformes terminées à leur périphérie par un bord onduleux à festons saillants en dehors. En les observant avec un objectif à grand angle d'ouverture, on reconnaît que presque toutes elles sont plissées, ou enroulées sur leurs bords comme des étoffes. Les détails de leur périphérie ne sont indiqués par aucune disposition typique. Fréquemment ces plaques cellulaires granuleuses et libres viennent s'accoler aux faisceaux connectifs dissociés, comme le feraient des corps minuscules quelconques flottant dans un liquide. Mais elles n'ont en réalité aucune connexion régulière avec les faisceaux connectifs et les fibres élastiques qui forment la trame du tissu; elles occupent toujours leurs intervalles. Enfin ces cellules sont de grandeurs très inégales : les unes atteignant à peine les dimensions des cellules endothéliales des séreuses, les autres se prolongeant en plaques irrégulières dont la configuration peut à peine être soupçonnée, à cause des modes d'enroulement et des plis divers qui ont pour origine la mise en liberté des cellules au sein du liquide additionnel, sillonné par des courants qui les déforment.

C'est dans cet état que les cellules fixes du tissu connectif lâche ont été vues et décrites pour la première fois par Ranvier en 1869. Elles lui parurent alors identiques avec les éléments cellulaires de l'endothélium des séreuses diverses, et il leur attribua pour cette raison une signification endothéliale. Mais il est aisé de reconnaître qu'il s'agit ici d'éléments cellulaires déformés. La méthode des injections interstitielles, excellente pour mettre en évidence à l'état d'isolement les cellules fixes du tissu connectif, et pour les séparer des faisceaux conjonctifs et des fibres élastiques, est absolument insuffisante pour déterminer leur forme exacte et leur disposition d'ensemble par rapport à la substance intercellulaire dans laquelle elles sont contenues. Cette méthode consiste en effet dans une dissociation tout à fait complète de tous les éléments, cellulaires ou non cellulaires. Ces éléments ayant perdu leurs rapports réciproques et s'étant largement séparés les uns des autres par l'effet même de l'injection, le sont encore bien davantage quand on vient à monter la préparation sur la lame de verre. En effet une minime portion de la substance gélatineuse produite par l'œdème artificiel, retranchée avec des ciseaux, est ensuite *écrasée* sur la lame porte-objet. Aussi de pareilles préparations montrent absolument distincts les uns des autres les fibres élastiques, les faisceaux connectifs et les cellules fixes. A côté de ces cellules et s'en distinguant parfaitement, on voit les cellules lymphatiques colorées en rouge homogène. Donc la méthode de Ranvier permet parfaitement d'isoler les cellules fixes du tissu connectif, mais non de déterminer 1° leur forme exacte à l'état normal; 2° leurs rapports réciproques et ceux qu'elles affectent avec les éléments non cellulaires de la trame conjonctive, c'est-à-dire avec les fibres.

B. **Seconde méthode :** *Injection interstitielle d'éosine à 1 p. 100 dans l'alcool au tiers, et examen du fragment retranché sans autre compression que celle produite par le poids de la lamelle à recouvrir.* — Cette méthode a pour but de déterminer plus exactement la forme et les rapports réciproques des cellules fixes du tissu connectif. Elle consiste à faire, dans un tissu cellulaire lâche assez résistant, tel que celui du Mouton adulte, par exemple, de très petites boules d'œdème à l'aide d'une solution d'éosine à 1 p. 100 dans l'alcool au tiers.

Le tissu conjonctif de cet animal renferme des faisceaux encore plus développés que chez le Chien et d'une résistance extrême; il est en outre parcouru par un puissant réseau de fibres élastiques volumineuses. Ces dispositions rendent compte de la difficulté qu'on éprouve lorsque l'on essaie de faire, dans un pareil tissu, des boules d'œdème artificiel d'un certain volume. Il est donc facile, en faisant l'injection interstitielle avec lenteur et ménagement, d'obtenir de toutes petites boules. La dissociation du tissu est alors moins complète, mais les éléments sont fixés dans leur forme par l'alcool; ils se séparent moins brusquement les uns des autres et leurs rapports sont mieux ménagés. Un fragment du petit œdème artificiel ainsi produit est retranché à l'aide de ciseaux courbes et porté sur la lame de verre. On place ensuite à la face inférieure de la lamelle à recouvrir une grosse goutte de glycérine salée, faiblement colorée par l'éosine, et on laisse tomber cette lamelle sur le fragment d'œdème, qui s'aplatit légèrement en s'étalant entre les deux verres. Mais il est important de ne point faire alors de compression avec la pointe de l'aiguille à dissocier. Il devient même utile, lorsque le fragment de tissu conjonctif retranché est tout à fait minime, de caler la lamelle avec un tasseau de papier à cigarettes afin d'éviter que, par son propre poids, elle n'écrase la préparation.

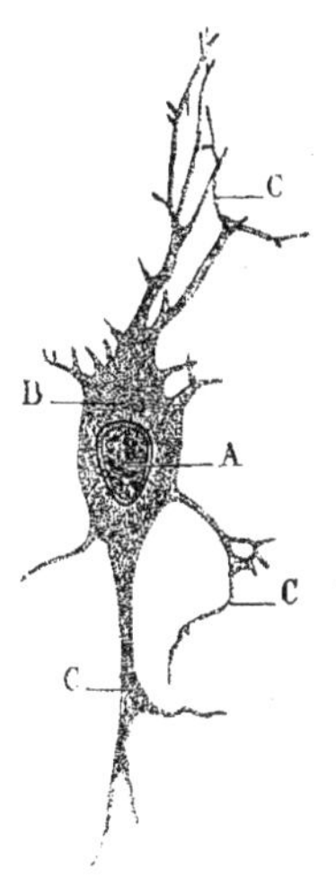

Fig. 55. — Cellule fixe du tissu conjonctif du Mouton isolée par la 2e méthode.

A, noyau; — B, corps protoplasmique; — C, C, C, prolongements protoplasmiques membraniformes et filiformes.

Cette dernière, examinée avec un objectif à grand angle d'ouverture, va nous montrer des dispositions qui n'étaient nullement mises en évidence par la méthode précédente. Les cellules fixes du tissu conjonctif ne sont plus ici repliées comme des étoffes, enroulées en boules ni déchirées irrégulièrement sur leurs bords, comme il arrive dans les préparations que l'on a comprimées. *Elles se présentent sous la forme de grandes plaques irrégulières de protoplasma granuleux renfermant un noyau, et présentant à leur périphérie des prolongements protoplasmiques nombreux, membraniformes et filiformes, pleins, rayonnant dans des directions diverses et dans tous les plans.* Elles présentent donc à considérer une portion centrale, pleine, et des expansions latérales plus ou moins arborisées (fig. 55).

La portion centrale est celle qui renferme le noyau. Ce noyau nettement vésiculeux et muni d'un nucléole est placé soit au centre, soit vers l'une des extrémités. Il contient un certain nombre de granulations d'un beau rouge disposées en réseau chromatique, distinctes du nucléole moins coloré qu'elles. La forme du noyau n'est pas arrondie régulièrement sur les cellules restées en place : elle est influencée par la configuration générale de ces dernières de façon à en reproduire plus ou moins vaguement la figure semblable. Ceci montre que, dans les éléments cellulaires qui nous occupent, le protoplasma et le noyau sont absolument solidaires entre eux. La configuration générale de la lame protoplasmique centrale est variable ; mais un fait constant, c'est que ses bords sont découpés en festons dont le centre de courbure est extérieur à la cellule. L'ensemble de ces festons donne au contour cellulaire une grande irrégularité ; en se réunissant deux à deux ils laissent entre eux les bandes de protoplasma qui, partant de la marge de la cellule, se poursuivent au dehors sous forme de pointes saillantes, origines des prolongements protoplasmiques.

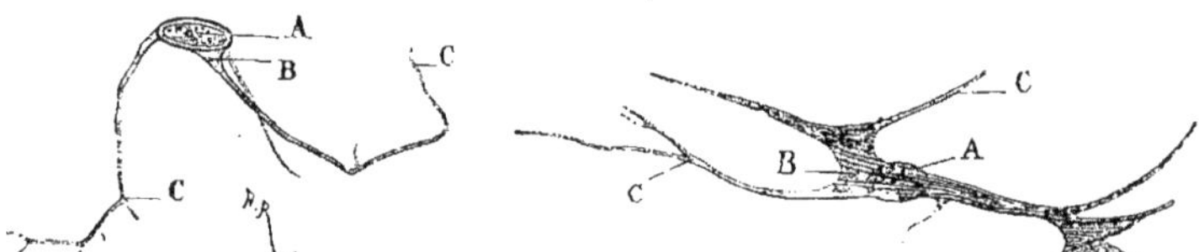

Fig. 56. — Cellule fixe du tissu conjonctif du Mouton adulte isolée par la 2e méthode, mais revenue sur elle-même parce qu'elle a été incomplètement fixée (crêtes de retrait).

A gauche du lecteur, cellule fixe du tissu conjonctif du Chien dont tous les prolongements sont filiformes. — A, noyau ; — B, protoplasma ; — C, C, prolongements protoplasmiques.

Ces derniers sont de deux ordres, *membraniformes* et *filiformes*. Les prolongements membraniformes sont constitués par des expansions importantes de la nappe cellulaire centrale, expansions qui prennent sur leur trajet une disposition festonnée comme celui de la nappe elle-même à son pourtour. Ils présentent ordinairement sur leurs bords des festons à pointes saillantes sur lesquelles s'insèrent des prolongements filiformes plus ou moins nombreux. Ceux-ci sont grêles, toujours granuleux, pleins, variqueux et semés de vacuoles comme toutes les expansions protoplasmiques délicates traitées par les réactifs à véhicule aqueux. Ils se divisent et subdivisent de diverses manières, s'anastomosent entre eux et avec leurs voisins (fig. 57), et s'étendent souvent à de grandes dis-

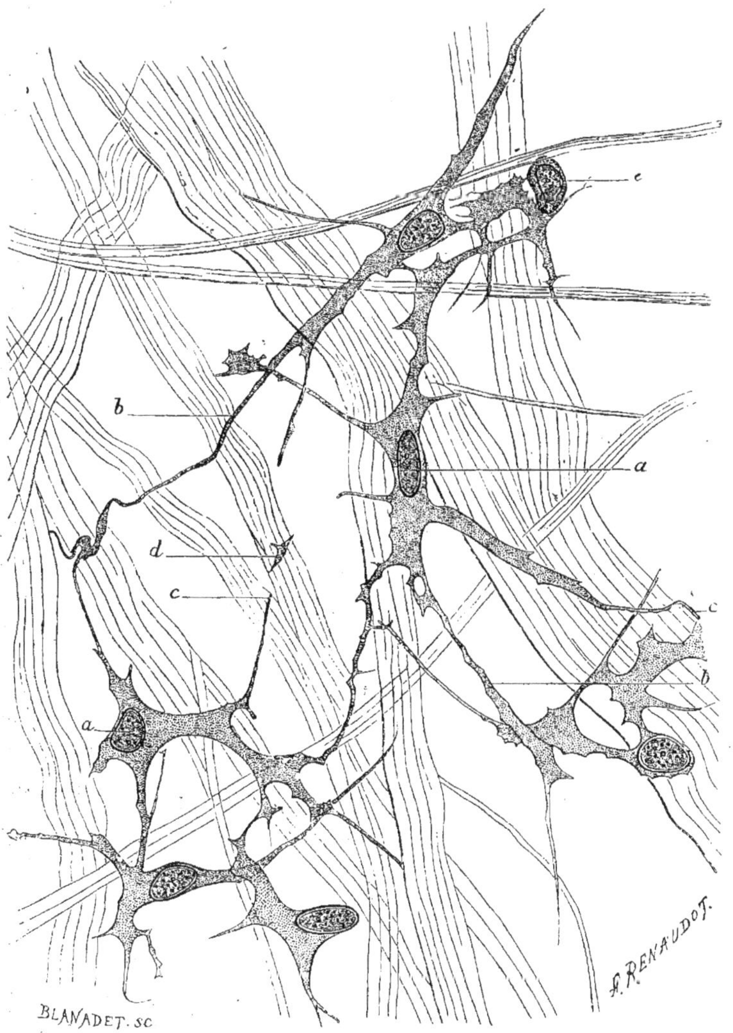

Fig. 57. — Tissu conjonctif lâche du Mouton adulte (injection interstitielle d'éosine à 1 p. 100).

a,a, cellules fixes rameuses avec leurs noyaux vésiculeux ; — *b,b*, prolongements anastomosés les uns avec les autres ; — *c,c,c*, prolongements rompus ; — *d*, fragment de protoplasma isolé entre deux prolongements primitivement réunis ; — *e*, cellule lymphatique (400 diamètres).

tances. Ils le font en suivant une direction ordinairement rectiligne, comme autant de fils qui semblent destinés à tendre la lame protoplasmique centrale et à la maintenir étalée. Les prolongements filiformes finissent, ou par se montrer rompus nettement par des points de cassure qui paraissent à leur extrémité comme de petits cercles, ou par s'anastomoser avec leurs similaires venus de cellules voisines souvent très éloignées et situées dans un plan supérieur, inférieur ou latéral. Ce sont ordinairement les prolongements d'un certain volume qui subsistent, les autres ont été rompus par l'injection. Mais cette dernière, en les fracturant, les ayant en même temps fixés dans leur forme, ils paraissent comme des fils rigides et ne sont que peu ou point rétractés. Les prolongements que je viens de décrire ne sont nulle part aussi développés, aussi longs et aussi résistants que dans le tissu cellulaire lâche du Mouton. Chez l'Homme ils sont extrêmement développés aussi, mais leur résistance est beaucoup moindre et il en est de même chez le Cochon d'Inde et le Lapin. Chez le Chien ils sont d'une ténuité extrême quoique d'une grande longueur; et ils se rompent avec une grande facilité. Les prolongements membraniformes manquent presque absolument chez le Chien adulte; il n'est donc pas étonnant que RANVIER, qui avait pris cet animal comme objet d'études dans ses premières recherches, ne les ait pas aperçus (fig. 56).

Chez tous les animaux mammifères, et l'on pourrait ajouter chez tous les vertébrés qui possèdent un tissu connectif formé de mailles, la constitution des cellules fixes du tissu connectif est toujours semblable à elle-même. Ces cellules sont formées d'une masse protoplasmique irrégulière renfermant un noyau nucléolé. Cette masse donne naissance par sa périphérie à des expansions rameuses qui se poursuivent dans tous les plans à partir de leur point d'origine, et qui vont rejoindre leurs similaires émanés de cellules voisines pour se continuer avec elles. De cette façon se trouve constitué un réseau cellulaire continu, analogue à celui du tissu muqueux et représentant ce même réseau dans le tissu connectif devenu adulte.

Existe-t-il maintenant dans ce tissu adulte des traces de la substance fondamentale transparente qui remplissait tous les espaces intercellulaires du tissu muqueux? En d'autres termes, les cellules ramifiées du tissu connectif sont-elles réunies par une substance différente du protoplasma, qui les relierait en s'interposant entre elles sous forme de minces membranes, représentant dans l'âge adulte le reste de la matière intercellulaire muqueuse primitive? Cette opinion, vaguement formulée par AXEL KEY et RETZIUS (1), adoptée schématiquement depuis par LOEWE, a été indiquée plus récemment par W. FLEMMING (2) comme une hypothèse vraisemblable. Pour FLEMMING, les faisceaux connectifs

(1) AXEL KEY et G. RETZIUS, Studier i nerf systemets anatomi (*Nordrek. med. arkiv*, t. IV, n° 21-25).

(2) FLEMMING, Beiträge zur Anatomie und Physiologie des Bindegewebes (*Arch. für mikr. Anatomie*, t. XII, p. 392, 1876).

sont entourés d'une substance cimentante; ils sont revêtus de cellules plates, unies entre elles par le ciment sur lequel elles reposent. Ces cellules formeraient donc ainsi aux faisceaux un revêtement continu. L'examen le plus approfondi ne permet pas d'adopter une telle opinion. Dans toute préparation de tissu connectif faite autrement qu'avec la solution hématoxylique de Boehmer (1) dont se servait FLEMMING, on ne voit aucune trace de production membraneuse entre les éléments de la trame connective. Les faisceaux conjonctifs et les fibres élastiques sont, dans le tissu connectif lâche, absolument libres les uns par rapport aux autres; jamais non plus on ne voit partir du bord festonné des cellules fixes de lambeaux membraneux incolores. Il n'existe donc dans le tissu connectif adulte aucune matière intercellulaire cimentante. Les espaces interorganiques sont libres et ne sont occupés que par le plasma raréfié de la lymphe, et les cellules lymphatiques en voie de migration.

Ainsi, par une première méthode, RANVIER isole et met en évidence les cellules fixes du tissu conjonctif lâche. Au moyen d'une seconde méthode, simple modification de la première, je détermine leur forme et j'établis la communication de leurs expansions les unes avec les autres. Les cellules connectives forment donc un réseau continu; quels sont les rapports de ce réseau quant aux éléments de la trame connective : faisceaux conjonctifs et fibres élastiques? C'est ce qu'une troisième méthode d'examen va maintenant me permettre de déterminer.

C. **Troisième méthode :** *Coloration d'une lame mince de tissu connectif lâche tendue sur la lame de verre et fixée dans sa forme.* — Nous avons vu que lorsqu'on fait une incision médiane à la peau d'un Lapin adulte, et qu'on en écarte les bords, on voit se former, au niveau du pli de l'aine, un certain nombre de lames de tissu connectif, transparentes comme du verre et tendues entre la peau et les aponévroses d'enveloppe des muscles abdominaux. Ces lamelles sont formées par du tissu conjonctif lâche dont les faisceaux sont orientés d'une certaine façon. Ce ne sont pas là cependant des membranes véritables, analogues à l'épiploon ou au ligament falciforme du foie. Il est facile, en effet, de piquer les plus épaisses avec une fine canule tranchante et de produire, par injection interstitielle, une boule d'œdème au milieu même de la lame conjonctive dont les éléments se dissocient avec la plus grande facilité : ce qui montre bien qu'ils ne sont point soudés entre eux.

Sur une pareille lame membraniforme, les éléments cellulaires du

(1) Cette solution, comme le fait remarquer FLEMMING lui-même (*loco citat.*, p. 393), dépose en formant souvent entre les éléments des voiles membraneux très fins qu'on pourrait attribuer à des dispositions préexistantes. Mais si l'on se sert de la glycérine hématoxylique que j'ai substituée à la solution de Bœhmer dans ma technique, on n'a plus de dépôts membraneux nulle part, pas plus dans les préparations de tissu conjonctif que dans les autres.

tissu conjonctif sont faciles à étudier dans leur situation exacte par rapport aux faisceaux : puisque cette situation n'est que peu ou point modifiée par la préparation, et qu'il s'agit là d'ailleurs d'une attitude particulière du tissu conjonctif, attitude qui se reproduit pendant la vie quand le membre pelvien subit un écartement analogue sous la peau intacte. Il convient seulement de ne pas tirailler la lamelle membraniforme, afin de rompre le moins possible les expansions protoplasmiques de ses cellules fixes. Pour cela, je place au-dessous d'elle une lame de verre bien propre, qui lui sert de soutien, puis j'arrose la préparation avec de l'alcool à 36° de Cartier. Au bout de quelques minutes les éléments sont fixés dans leur forme. Avec des ciseaux, je retranche tout autour de la lame de verre le tissu conjonctif qui la dépasse. J'obtiens ainsi la lamelle connective étalée et fixée. Cette fixation est rendue plus complète par une demi-dessiccation de quelques minutes. La coloration est ensuite opérée à l'aide d'une solution d'éosine dans l'eau à 1 p. 100. On lave rapidement à l'eau distillée ; enfin la préparation est rendue persistante par l'introduction de glycérine salée faiblement éosinée sous la lamelle.

On voit alors que les cellules fixes sont isolées les unes des autres ; beaucoup sont réunies par des prolongements ; sur d'autres les prolongements sont nettement rompus. Les cellules sont placées entre les faisceaux. Leur portion centrale repose ordinairement sur deux ou trois d'entre eux. *Les prolongements membraniformes ou filiformes partis du corps cellulaire ne suivent pas régulièrement la direction des faisceaux conjonctifs ;* ils les contournent, s'intriquent avec eux et vont, dans le même plan ou dans un plan inférieur ou supérieur, se terminer par rupture ou s'anastomoser avec leurs similaires émanés des cellules placées au-dessus ou au-dessous de celles dont ils sont eux-mêmes partis. Ainsi donc, dans le tissu connectif lâche ou diffus les cellules fixes ne sont point *ordonnées* par rapport aux faisceaux conjonctifs. Elles sont interposées entre ces faisceaux, et leurs expansions protoplasmiques s'intriquent avec ces derniers, comme le font les fils d'une étoffe brochée relativement à ceux de la trame et de la chaîne qui les supportent. Il existe de cette façon, dans l'épaisseur de la sorte de tissu feutré que constituent par leur intrication les faisceaux conjonctifs et élastiques entremêlés, des nappes protoplasmiques reliées d'une manière générale les unes aux autres par des prolongements lamelliformes ou filiformes. Pendant la vie, ces vastes surfaces de protoplasma sont maintenues tendues par leurs filaments, comme des voiles par leurs cordages. Entre les faisceaux connectifs intriqués, et les lames protoplasmiques étendues entre eux de manière à présenter leur maximum de surface, par conséquent à favoriser les échanges organiques, circulent les cellules lymphatiques au sein d'un plasma raréfié, le *plasma connectif* dépourvu de fibrine et qui ne coagule pas. Le tissu conjonctif lâche ou diffus est donc en réalité constitué par une substance fondamentale formée de filaments (fibres élastiques et faisceaux connectifs) traversée en tout sens par des lames de protoplasma étalées, formant un réseau de substance granuleuse vivante, qui se raréfie sur certains points et s'étend sur d'autres de manière à former de vastes surfaces d'échange.

Ce réseau de cellules fixes se ploie et se déploie, avec le tissu connectif, dans les diverses attitudes déterminées par les mouvements. Il offre une élasticité comparable de très loin à celle des faisceaux connectifs et des fibres élastiques. Si, sur le même Lapin dont nous venons d'étudier la lame connective mince largement étalée sur la lame de verre, nous fixons en place, dans le même pli de l'aine, une autre lame connective moins amincie par l'étirement que la précédente en l'arrosant d'alcool fort, nous pourrons la couper ensuite avec des ciseaux comme une

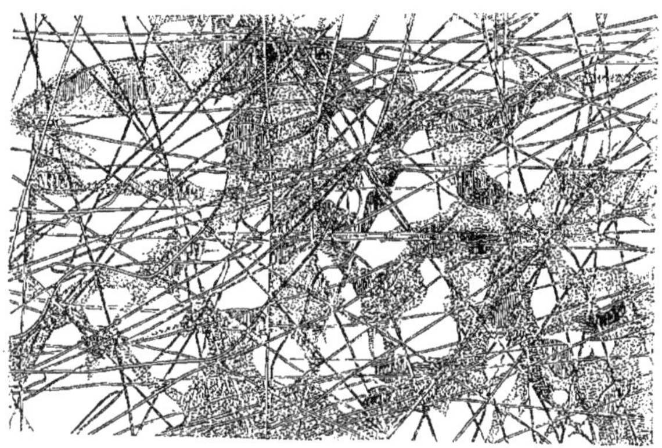

Fig. 58. — Lame du tissu conjonctif lâche du pli de l'aine du Lapin vieux-adulte traitée par la 3e méthode sans aucune tension. Les noyaux les plus superficiels sont plus fortement teintés.

Les cellules communiquent dans tous les sens et dans tous les plans par de larges nappes de protoplasma granuleux, et n'ont aucune ordonnance par rapport à elles-mêmes ni par rapport aux faisceaux conjonctifs également non ordonnés entre eux (300 diamètres).

feuille de papier et la porter sur la lame de verre. Si nous avons pris soin de ne lui faire subir aucune extension, elle montrera, après coloration par l'éosine à 1 p. 100, un réseau de cellules fixes tout à fait différent au premier abord de celui que nous venons d'étudier sur la lame tendue. Tandis que ce premier réseau répondait au type *corpusculaire*, c'est-à-dire était formé de nappes protoplasmiques très festonnées sur leurs bords et réunies entre elles par de longues et grêles expansions protoplasmiques, dans la lame non tendue le même réseau répond au type *membraniforme* (fig. 58). Les cellules fixes se montrent comme des nuages protoplasmiques présentant des points nodaux élargis où se trouvent les noyaux, mais qui communiquent dans tous les plans par des expansions larges, plus ou moins fenêtrées, et qui s'intriquent avec les éléments de la trame à la façon de membranes d'une délicatesse infinie. Une pareille préparation donne une idée bien plus nette que toutes les autres de ce vaste système de nappes protoplasmiques vivantes qui parcourent le tissu connectif. Ainsi le réseau de cellules fixes est extensible; il se plie aux modifications si larges de forme et d'étendue auxquelles est incessamment soumise toute masse de tissu connectif lâche interposée entre des organes mobiles, et dont conséquemment le volume et la situation subissent constamment des variations au sein de l'organisme vivant. Mais cette extensibilité a une limite, celle de l'élasticité du protoplasma cellulaire. Examinons maintenant ce qui se passe quand cette limite d'élasticité vient à être dépassée.

Pour résoudre ce petit problème, j'ai pris dans la fosse iliaque d'un supplicié, trente-cinq minutes après la décollation, c'est-à-dire à un moment où les tissus peuvent être considérés comme vivant individuellement encore, une lame connective transparente. Après l'avoir chargée sur la lame de verre, j'ai ajouté immédiatement une solution d'éosine comme liquide additionnel. Sous ce liquide, j'ai tendu avec les doigts l'une des moitiés de la lame, en laissant l'autre moitié simplement étalée. J'ai pu constater alors que, sur les points où l'extension avait été parfaite, le réseau protoplasmique des cellules fixes n'existait plus. Là au contraire où la tension avait été modérée il se montra formé d'éléments finement arborisés comme par étirement de leur substance protoplasmique. Là enfin où l'extension n'avait pas été sensible, le réseau cellulaire demeura formé de nuages protoplasmiques diffus, s'étendant comme des nappes irrégulières et minces dans tous les plans, et s'insinuant de mille façons entre les faisceaux connectifs diversement croisés entre eux.

Examinons les parties exactement tendues; à ce niveau, avons-nous dit, le réseau des cellules fixes est rompu; toutes ces cellules sont devenues des plaques granuleuses, présentant des festons saillants en dehors sur leur bord. Elles nagent dans le liquide additionnel; elles sont en même temps criblées de vacuoles remplies d'un liquide fortement réfringent.

Souvent, à côté d'elles, dans un plan supérieur ou inférieur, le tissu connectif n'a pas cédé assez à l'effort d'extension pour que le réseau cellulaire se soit rompu. Alors on voit les cellules fixes étalées et comme tendues par leurs prolongements hyalins, ne renfermant que quelques rares granulations autour du noyau, et partout ailleurs *transparentes comme du verre*. Ainsi, la rupture du réseau des cellules fixes du tissu connectif amène un changement d'aspect complet dans la forme de ces cellules.

Pour suivre pas à pas ce changement, j'ai choisi le tissu connectif intermusculaire du sterno-hyoïdien de la Grenouille, dont les éléments cellulaires sont à la fois délicats, rétractiles et colossaux. Je fais une toute petite boule d'œdème avec de l'eau salée à 1 p. 500 chargée d'éosine (ce liquide est neutre et n'agit pas chimiquement sur les éléments anatomiques). Si la boule n'est pas considérable, certaines cellules sont détachées complètement de leurs congénères; d'autres sont incomplètement détachées; d'autres enfin restent intactes dans leurs rapports réciproques, c'est-à-dire demeurent unies par leurs expansions.

J'ai pu reconnaître alors : (A) que les cellules restées intactes forment d'énormes nappes hyalines de protoplasma, envoyant à de grandes distances et dans tous les plans des prolongements protoplasmiques membraniformes et filiformes, rameux, et transparents comme le verre, sans granulations ni vacuoles distinctes. (B) Les cellules dont les prolongements sont conservés d'un côté et rompus de l'autre présentent un aspect bien différent. La cellule est formée d'une nappe de protoplasma transparent, de laquelle partent des prolongements également translucides du côté où ces prolongements n'ont pas été rompus. Du côté opposé, celui où il y a eu rupture, le bord de la cellule est festonné; les festons sont saillants en dehors. Il n'existe sur ce bord aucune amorce de prolongements, ce qui montre que ceux-ci, obéissant à leur rétractilité, sont rentrés dans la masse cellulaire. Cette masse protoplasmique est fortement granuleuse, semée de gouttelettes réfringentes comme de la graisse, mais n'offrant pas les caractères histochimiques de cette dernière. En un mot, sur le côté rompu, la substance cellulaire est revenue sur elle-même en obéissant à sa rétractibilité, et, à la manière d'une éponge que l'on supposerait élastique, elle a exprimé sous forme de gouttelettes le liquide qu'elle contenait uniformément répandu dans sa masse lorsqu'elle était tendue et étalée. (C) Enfin les cellules dont tous les prolongements ont été rompus sont réduites elles aussi, mais dans toute leur étendue, à l'état de vastes plaques granuleuses, irrégulières, festonnées sur leurs bords, et semées de gouttelettes réfringentes qui entourent leur noyau comme un rang de perles.

Ces résultats montrent que lorsque, brusquement, un liquide neutre n'ayant pas, comme l'eau salée, d'action appréciable sur les éléments anatomiques, pénètre dans les mailles du tissu conjonctif lâche, ce liquide *rompt le réseau des cellules fixes*, et altère ces derniers éléments qui, leurs prolongements protoplasmiques une fois rompus, reviennent sur eux-mêmes et changent de forme parce qu'ils s'écrasent pour ainsi dire en obéissant à leur rétractilité. Nous voyons ainsi pourquoi la boule d'œdème artificiel met les cellules fixes du tissu connectif en liberté à l'état de corps irréguliers nageant dans le liquide de l'œdème, c'est-à-dire sous une forme aussi éloignée de leur forme normale qu'il est possible de le supposer, ou plutôt sans aucune forme définie.

Forme des cellules fixes. — En résumé, chaque cellule fixe du tissu connectif est formée par une masse de protoplasma tendue à sa périphérie dans divers sens, et maintenue étalée par cette traction qui se propage à tout le réseau cellulaire par les expansions protoplasmiques qui unissent les cellules entre elles et leur servent de la sorte comme de rétinacles tenseurs. Pour me faire mieux comprendre, je comparerai encore cette cellule à une boule de gélatine rendue molle et ductile par le gonflement dans l'eau. Si divers opérateurs saisissaient chacun un point de la surface de cette boule et l'attiraient à eux, la boule entière se transformerait en un corps irrégulier se poursuivant, dans chacune des directions déterminées par les tractions, sous forme d'une nappe plus ou moins étalée en membrane et plus ou moins délicate et mince. Des nappes analogues existent dans une cellule de tissu connectif lâche fixée dans sa forme à l'état de moyenne extension. Ces nappes se coupent, au niveau du corps de la cellule, suivant des angles dièdres (fig. 59),

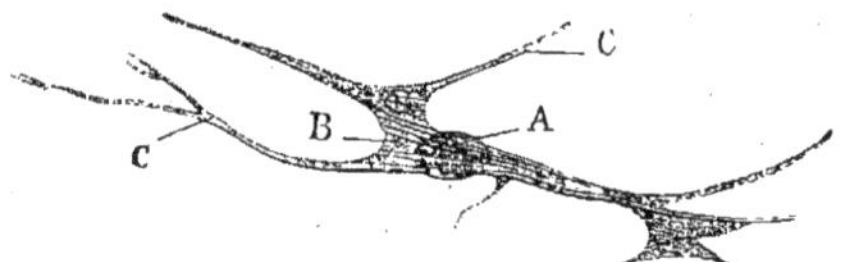

Fig. 59. — Cellule fixe du tissu conjonctif du Mouton adulte, isolée par la 2e méthode, mais revenue sur elle-même parce qu'elle a été incomplètement fixée.

A, noyau ; — B, protoplasma présentant des crêtes ; — C, C, prolongements cellulaires.

inclinés diversement les uns sur les autres (crêtes de WALDEYER) (1), et enfin elles se poursuivent dans tous les plans pour rejoindre leurs similaires, sans être influencées sensiblement dans leur parcours par la direction des faisceaux connectifs qui forment la trame conjonctive. Les prolongements protoplasmiques sont simplement intriqués de mille manières avec ces faisceaux; ils ne les suivent nullement ; ils se comportent à leur égard à la façon des fils d'une broderie par rapport à ceux de l'étoffe qui les soutient. En un mot *le réseau des cellules fixes du tissu connectif n'est pas ordonné par rapport aux éléments de la trame connective; la trame et le réseau cellulaire sont indépendants l'un de l'autre et sont simplement réunis, sans rapports nécessaires entre eux, dans un même tissu.*

Trame connective. — La trame connective est donc constituée par les faisceaux conjonctifs et les fibres élastiques entremêlés dans toutes les directions et dans les intervalles que laissent entre eux les éléments cellulaires fixes disposés en réseau. Ceci revient à dire qu'elle a pris exactement la place de la substance fondamentale homogène du tissu muqueux. Elle forme un feutrage déterminé par l'intrication en divers sens

(1) WALDEYER, Ueber Bindegewebszellen (*Arch. f. mikr. Anatomie*, Bd XII, p. 176, 1874).

des fibres élastiques et des faisceaux connectifs. Étudions maintenant dans leurs détails ces deux ordres d'éléments anatomiques.

A. *Faisceaux connectifs.* — Ces faisceaux, examinés soit dans une lame tendue, soit dans la portion centrale d'une boule d'œdème artificiel où ils sont également tendus, se montrent sous forme de cylindres à sec-

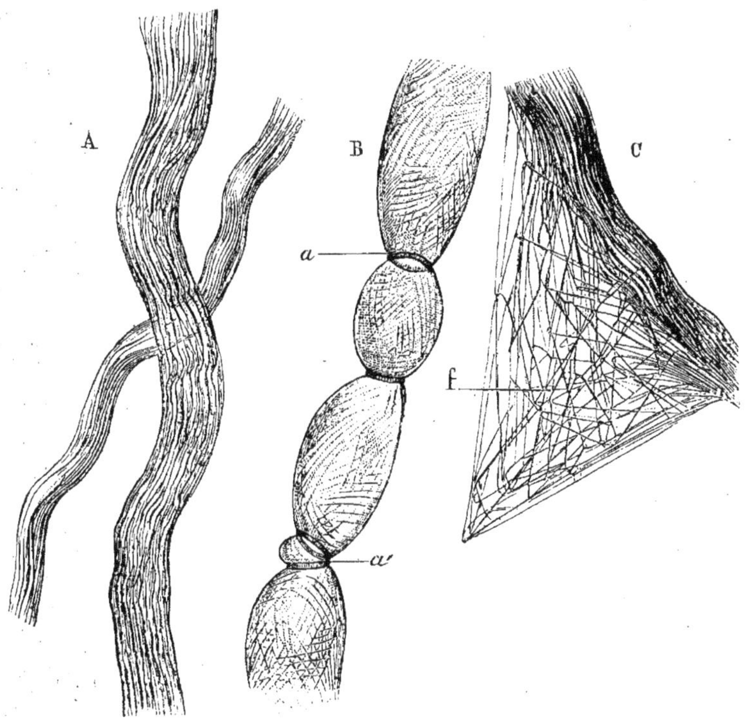

Fig. 60.

A, faisceaux connectifs préparés par le procédé de la boule d'œdème avec le picrocarminate d'ammoniaque ; — B, faisceau connectif préparé par le procédé de la boule d'œdème avec le picrocarminate et conservé dans la glycérine formiquée à 1 p. 100; — *a*, collier annulaire; — *a'*, collier spiral (dans les intervalles des colliers, le faisceau gonflé montre à sa surface l'apparence quadrillée indiquée par Ranvier); — C, faisceau conjonctif isolé par la boule d'œdème, fixé sur la lame de verre par demi-dessiccation, puis dissocié légèrement avec les aiguilles (coloration à l'éosine soluble dans l'eau; conservation dans la glycérine salée faiblement éosinée); — *f*, fibrilles élémentaires du faisceau déployées et disposées artificiellement en treillis (400 diamètres).

tion circulaire ou elliptique, et qui se poursuivent dans la préparation sans jamais se bifurquer ni finir par des extrémités libres à moins qu'ils ne soient artificiellement rompus. Examinés à la lumière polarisée, ils sont biréfringents (Ranvier) à la façon des substances quelconques étirées dans une direction axiale prépondérante. Leurs dimensions sont extrêmement variables (fig. 60). On en voit qui n'ont que 2 ou 3 μ de diamètre tant ils sont grêles, et d'autres qui mesurent plusieurs centièmes de millimètre d'un bord à l'autre. Examinés dans leur propre plasma ou dans l'eau, ils montrent une striation longitudinale vague quand ils sont tendus. Quand ils sont revenus sur eux-mêmes, ils deviennent sinueux comme une boucle de cheveux; et leur striation est ondulée, rappelant également la striation d'une boucle de cheveux frisée. Cette striation s'accuse quand on examine des faisceaux connectifs fixés par les solutions osmiques ou par le bichromate d'ammoniaque. Si l'on choisit dans une préparation ainsi fixée un faisceau conjonctif volumineux et qu'on le dissocie avec des aiguilles en l'entraînant sur une portion de la lame porte-objet non mouillée par le liquide additionnel, le faisceau s'étale en un treillis de fibrilles élémentaires qui reproduit absolument l'aspect du réseau de filaments qui parcourent le tissu conjonctif embryonnaire au début de la période téloformative. La striation longitudinale répond donc à une disposition fibrillaire réelle du faisceau (Rollett); et ce dernier n'est autre chose en réalité que le résultat de la condensation en fibre des fibrilles primitivement répandues à l'état diffus au sein de la substance fondamentale muqueuse. Il en est bien ainsi puisque, lorsqu'il est dissocié, il reproduit ces dernières sous forme d'un treillis disposé en nappe. Un fait qui montre bien d'ailleurs que les fibrilles préexistent dans le faisceau, c'est que dans le tissu connectif gangréné, tel que celui d'un phlegmon, les faisceaux se résolvent en leurs fibrilles élémentaires par la simple agitation dans l'eau (Ranvier) (1).

Les fibrilles élémentaires des faisceaux connectifs sont comme ces derniers de toute longueur; elles se croisent en treillis et en lacs quand on les dissocie, mais au sein du faisceau, elles sont toutes parallèles entre elles. Dans le tissu conjonctif lâche, leur minceur est telle qu'on les a décrites comme des formations à simple contour. C'est dire qu'elles ont des dimensions presque linéaires. Mais dans certains faisceaux, elles augmentent considérablement de volume, et, dans ceux du tissu conjonctif modelé, des tendons par exemple, elles apparaissent comme de petits champs polygonaux distincts sur les coupes transversales des faisceaux.

Comme il est impossible, dans un faisceau connectif dissocié vivant, de mettre ces fibrilles élémentaires en liberté, et que d'autre part certains réactifs, ou la simple macération des faisceaux connectifs morts au sein des liquides de l'organisme, permettent au contraire de les isoler avec la plus grande facilité, l'on doit conclure que, dans le faisceau vivant, elles sont unies et soudées entre elles par un ciment. Comme ce ciment prend une beaucoup plus grande importance dans les faisceaux

(1) Ranvier, *Traité technique d'histologie*, p. 335.

connectifs colossaux de certaines formes de tissu connectif modelé, tels que ceux qui entrent dans la constitution des ligaments et des tendons, nous nous bornerons à en indiquer ici l'existence, quitte à revenir plus loin sur sa disposition précise au sein des faisceaux.

Enfin, les faisceaux conjonctifs sont limités et individualisés dans leur forme. Quand on fait un œdème artificiel à l'aide du picrocarminate d'ammoniaque employé comme matière à injection, les faisceaux connectifs se colorent en rouge. Si l'on fait ensuite pénétrer sous la lamelle quelques gouttes de glycérine formiquée à 1 p. 100, au bout de vingt-quatre heures les faisceaux connectifs sont décolorés. Ils présentent alors un aspect moniliforme et, au niveau de leurs étranglements, ils se montrent entourés par de petits colliers annulaires ou spiraux colorés en rouge vif par le carmin du réactif. Si au contraire on avait employé l'éosine comme liquide d'injection interstitielle, les colliers seraient aussi devenus évidents, mais seraient restés incolores. Ils ne sont donc pas constitués comme l'avait cru Henle par des anneaux ou des tours de spires élastiques, puisque les fibres élastiques se colorent en jaune par le picrocarmin et en rouge de pourpre par l'éosine (Ranvier. — J. Renaut).

Les colliers que je viens de décrire limitent les faisceaux connectifs grands et petits et leur donnent leur individualité. Mais sont-ils comparables aux liens qui rassemblent en un même faisceau les brins parallèles d'une javelle, ou ne sont-ils que le résultat du gonflement des faisceaux connectifs sous l'influence des acides faibles? Sont-ils au contraire le résultat de la rupture par places et du tassement, entre les ventres d'expansion des faisceaux, d'une enveloppe élastique et rétractile très mince? Un fait qui est favorable à cette dernière manière de voir, c'est que les anneaux ne sont pas équidistants le long des faisceaux. Ils n'ont pas de distribution fixe le long d'eux; ils changent même de forme et de place au fur et à mesure que le gonflement de la substance propre du faisceau se poursuit. Il est donc très probable que les faisceaux conjonctifs sont entourés d'une pellicule enveloppante dont les anneaux ou les colliers spiraux sont soit des renforcements, soit des vestiges. Mais je ne puis faire ici que poser cette question, et j'en reporterai la solution à l'étude analytique des faisceaux connectifs des ligaments et des tendons, parce que c'est là seulement que nous trouverons les éléments suffisants pour la résoudre.

Les faisceaux conjonctifs jouissent d'une élasticité parfaite, ils sont tous libres les uns par rapport aux autres et leur emmêlement varie avec les attitudes imprimées au tissu connectif par les variations incessantes de situation déterminées par le jeu des parties mobiles. L'eau et les acides faibles les gonflent, les solutions de potasse et de soude à 40 p. 100 les dissolvent rapidement tandis qu'elles laissent subsister la forme des éléments cellulaires. Ce sont ces faisceaux qui, dans le tissu conjonctif soumis à l'ébullition, donnent de la substance collagène qui est ici de la gélatine : substance peu azotée caractéristique, et dont la présence au sein des faisceaux connectifs rend jusqu'à un certain point compte de leurs propriétés histochimiques. La plupart des matières colorantes n'ont qu'une affinité très faible pour ces faisceaux, à moins qu'ils n'aient été préalablement modifiés par l'acide chromique ou les chromates. Dans ces conditions, le carmin les teint vivement en rouge, tandis que les noyaux des cellules demeurent incolores. Mais dans l'état normal, le picrocarminate les colore seulement en jaune, les solutions faibles d'éosine les laissent incolores, la glycérine hématoxylique les colore en bleu pâle. Bref ils se comportent comme le font en teinture les substances faiblement azotées. Leurs réactions colorées se rapprochent ainsi à la fois de celles de la substance fondamentale muqueuse du tissu connectif et celles du cartilage hyalin, substances avec lesquelles ils ont de nombreux rapports dont quelques-uns nous sont déjà connus, et dont les autres deviendront évidents quand nous traiterons la question de la naissance des faisceaux tendineux au niveau de leurs insertions sur les cartilages.

Ce qui achève du reste de rapprocher les faisceaux connectifs des substances intercellulaires proprement dites et de les ramener à la même signification morphologique, c'est que jamais ils ne contiennent de cellules ni de noyaux à leur intérieur. Ce fait a été démontré positivement par Ranvier (1). Ainsi tous les éléments cellulaires entrant dans la constitution du tissu connectif sont *extérieurs* aux faisceaux, dont l'ensemble prend par suite la signification d'une simple substance intercellulaire fragmentée en fibres.

B. *Fibres élastiques.* — Les fibres élastiques parcourent le tissu connectif et entrent dans la constitution de sa trame intercellulaire en se disposant non plus en treillis et en feutrage, comme les fibres connectives, mais bien en réseaux. Elles se bifurquent plus ou moins en Y dont les branches vont rejoindre d'autres fibres élastiques et se fusionner avec elles. Il en résulte un système de filaments élastiques concaténés qui donnent au tissu conjonctif qu'ils parcourent une solidité et une élasticité très grandes. En se divisant et en se rejoignant tour à tour, les fibres élastiques forment de petits chiasmas souvent perforés par des trous ou des fentes à configuration curviligne. Les différents éléments du réseau élastique ne présentent pas tous le même diamètre. Ce diamètre peut être supérieur à 10 ou 12 μ ou au contraire inférieur à 2 μ; et souvent des plus grosses branches du réseau s'en détachent de filiformes. Toutes ces fibres sont cylindriques, lisses, d'apparence homogène. Lorsqu'elles sont tendues, leur trajet est rectiligne ; lorsqu'au contraire elles sont rompues sur leur parcours, elles se recourbent en volutes ou en tire-bouchons à la façon des vrilles de la vigne (fig. 61).

(1) Des cellules du tissu conjonctif (*Comptes rendus de l'Académie des sciences*, 21 juin 1869).

Les fibres élastiques ont normalement une couleur jaune paille; elles se colorent en jaune d'or par l'acide picrique, en jaune brun par l'iode, en rouge pourpre par l'éosine et en rouge de carmin par la pyrosine;

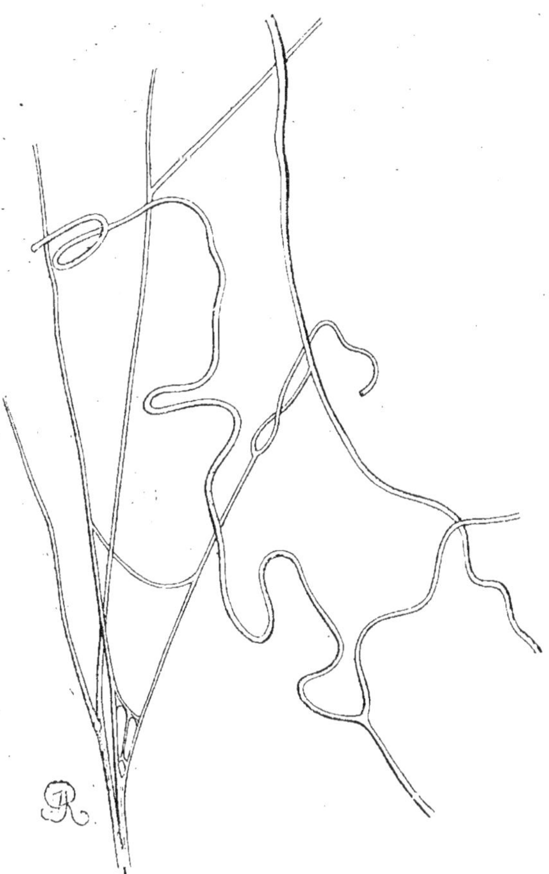

Fig. 61. — Fibres élastiques prises dans le tissu conjonctif du Mouton (boule d'œdème faite avec la solution aqueuse d'éosine à 1 p. 100; conservation dans la glycérine (300 diamètres).

le carmin les laisse incolores. Elles ne subissent aucune modification en présence des acides tels que l'acide acétique ou l'acide formique. Mais l'acide osmique (1) fait apparaître dans ces fibres de nouveaux dé-

(1) Injection interstitielle de solution à 1 p. 100 dans le tissu conjonctif. La boule d'œdème est ensuite détachée tout entière et plongée pendant 24 heures dans la solution osmique, puis lavée ensuite à l'eau distillée. On retranche alors des fragments, on les dissocie de façon à avoir des fibres élastiques tendues et on examine la préparation dans la glycérine.

tails de structure indiqués par Ranvier (1). Sous un fort grossissement (400 diamètres) elles paraissent striées en travers. Cette striation, à un grossissement de 1000 diamètres environ, fait place à une autre apparence. Les fibres paraissent alors formées de grains réfringents ovalaires noyés dans une substance homogène qui les unit.

Aucun élément anatomique n'est aussi résistant. Les fibres élastiques ne subissent aucune modification en présence des solutions de soude et de potasse qui détruisent ou dissocient tous les autres éléments des tissus. Au contraire, quand l'inflammation envahit une région, ce sont les fibres et les réseaux élastiques qui disparaissent en premier lieu, comme par une sorte de fonte, et bientôt on n'en trouve plus aucune trace. Cette comparaison permet de prendre une idée de la différence considérable existant entre les effets produits sur les éléments des tissus par les actions physico-chimiques et par celles d'ordre vital. Elle conduit déjà en effet à faire entrevoir combien est prépondérante l'énergie de ces dernières.

§ 4. — RAPPORTS EXISTANT ENTRE LA FORME DU TISSU CONNECTIF LÂCHE ET LES FONCTIONS DE CE TISSU.

Nous venons de donner la description du tissu conjonctif lâche arrivé à l'état adulte. Dans cet état, il est constitué par l'union dans un même tissu de trois formations distinctes non ordonnées entre elles et libres en grande partie les unes par rapport aux autres : *la formation cellulaire* ou réseau de cellules fixes ; *la formation connective* ou treillis des faisceaux formés de substance collagène ; *la formation élastique*, disposée en réseau comme la cellulaire, et qui, pas plus que cette dernière, n'est influencée dans sa forme par la disposition des faisceaux connectifs.

Le tissu conjonctif adulte n'est arrivé à revêtir une semblable constitution qu'en subissant une série de perfectionnements. Tous ont eu pour but de transformer la masse primitive, formée de cellules, en un chemin libre et facile offert à la lymphe.

Le premier perfectionnement dans ce sens s'opère à la période myxoformative. Une série de chemins colloïdes se forment alors entre les cellules fixes. En prenant place, ils déforment ces cellules à la façon de masses de cire et créent leurs expansions qui, en se rejoignant ensuite, engendrent la disposition communicante caractéristique des cellules connectives. Aucune trace ne reste de cette fusion sous forme de lignes de ciment. L'explication qui précède ne peut donc être acceptée qu'à titre d'hypothèse; mais cette hypothèse rendant compte des faits peut être acceptée provisoirement. L'hypothèse inverse, par laquelle on serait amené à conclure que les cellules embryonnaires

(1) Recherches sur l'histologie et la physiologie des nerfs (*Archives de physiologie*, mars 1872).

auraient été au début fusionnées de façon à représenter une immense cellule à noyaux multiples, a au contraire contre elle un fait constaté : c'est que, dès l'origine, les cellules sont individualisées sous forme de masses cellulaires distinctes renfermant chacune un noyau. Quoi qu'il en soit, le tissu connectif muqueux est déjà un milieu aisément pénétrable par les éléments de la lymphe ; il constitue un chemin colloïde où diffusent facilement aussi les cristalloïdes émanés du sang.

Le second perfectionnement est déterminé par l'apparition de la trame ou formation connective. Les fibrilles connectives élémentaires apparaissent d'abord dans toute l'épaisseur des bandes occupées par la substance fondamentale muqueuse. Mais peu à peu, en se condensant en faisceaux, elles morcellent ces espaces de mille manières en créant une multitude de chemins libres. Ces chemins pourront être ensuite occupés par les liquides de la transsudation, et les cellules migratrices auront par suite une marche plus facile. Au sein du tissu connectif muqueux, elles marchaient à la façon d'une Taupe sous la terre, en écartant sans cesse l'obstacle formé par la matière même qu'elles pénétraient. Dans le tissu connectif formé de mailles, elles circuleront librement comme un animal qui se promène dans une forêt.

Le troisième perfectionnement est enfin produit par l'édification du réseau élastique qui donne toute sa résistance et une partie de son élasticité à l'ensemble du tissu cellulaire lâche. Aussi ce stade ultime, que l'on pourrait nommer *élastico-formatif*, marque la dernière des étapes parcourues. Le tissu connectif lâche est dès lors parfait et entièrement adapté à ses fonctions. Il devient un chemin facile pour la lymphe, dont les éléments lui sont fournis par la transsudation incessante qui accompagne toute diapédèse. Aussi trouve-t-on constamment, dans les préparations de tissu conjonctif adulte, des cellules lymphatiques circulant dans les espaces laissés libres par les trois formations qui constituent le tissu. Mais actuellement une question se présente. Nous savons parfaitement comment les cellules lymphatiques sortent des vaisseaux sanguins. Nous savons aussi qu'elles jouissent de leurs mouvements amiboïdes dans les espaces du tissu conjonctif. Comment sortent-elles de ces espaces pour rentrer dans les voies lymphatiques proprement dites : dans les vaisseaux blancs et dans les séreuses ?

Cette question est, il est vrai, absolument résolue pour les animaux qui, comme la Grenouille, possèdent un tissu conjonctif du type cavitaire. Nous savons en effet que les lymphatiques canaliculés des membres communiquent avec les sacs sous-cutanés de ces mêmes membres et ceux-ci avec la citerne lymphatique rétro-péritonéale. D'autre part nous apprendrons, en étudiant les membranes, que la paroi qui sépare la citerne rétropéritonéale du péritoine est percée de nombreux stomates. Les globules blancs de la lymphe peuvent donc passer des cavités connectives dans les vaisseaux, de ces mêmes cavités dans les séreuses, sans la moindre difficulté. Mais chez les animaux qui possèdent un tissu connectif du type cloisonné, la difficulté est bien plus grande. Nous ne connaissons pas exactement les rapports des plus petits vaisseaux lymphatiques avec le tissu connectif.

Il est vrai que Ranvier, dont les belles recherches ont fait faire à la question du tissu connectif des progrès si considérables, faisant dans le tissu cellulaire de l'aîne du Chien un œdème artificiel à l'aide du bleu de Prusse soluble dans l'eau, a fait voir qu'en écrasant brusquement cette boule, on injecte les lymphatiques de la région parfois jusqu'aux ganglions. Faut-il conclure de là que les lymphatiques s'ouvrent à *gueule-bée* dans les espaces du tissu connectif et que, sans barrière ni séparation aucune, il y a communication large entre ces espaces et les lymphatiques canaliculés ?

Je pense pour ma part qu'une semblable preuve est insuffisante. Il n'existe actuellement qu'un moyen sûr de déterminer le trajet d'un vaisseau lymphatique : c'est de l'imprégner d'argent. Là où cesse son endothélium festonné, là aussi le lymphatique canaliculé cesse d'exister. Or les vaisseaux lymphatiques, même ceux qui sont entourés à leur terminaison par du tissu connectif lâche, comme c'est le cas pour ceux des villosités intestinales, ont une disposition en cul-de-sac. Ils sont limités du côté du tissu connectif par une ligne endothéliale continue (1).

Mais ces vaisseaux sont alors de simples trajets sans paroi. Ils ne sont limités que par leur endothélium qui repose sur les faisceaux connectifs nattés en surface continue. C'est-à-dire qu'il n'existe qu'une barrière aussi fragile qu'on peut l'imaginer, et réduite à un dialyseur pelliculaire, entre les mailles du tissu connectif et les voies lymphatiques proprement dites. Jusqu'à preuve du contraire nous devons supposer que, dans le tissu connectif lâche sous-cutané et viscéral, il en est aussi de même. Et d'ailleurs si les espaces du tissu conjonctif et les vaisseaux blancs communiquaient à *gueule-bée*, une injection interstitielle poussée avec lenteur remplirait ces derniers. C'est ce que l'on n'observe jamais. Au contraire, une rupture brusque des parois de la boule d'œdème peut aussi rompre net les derniers vaisseaux lymphatiques qui s'injectent alors naturellement. Leur paroi endothéliale est si mince que le phénomène de l'injection, interprété comme je viens de le faire, paraît une chose toute naturelle (2).

(1) De même, comme on le verra plus tard, les trajets lacunaires qui existent entre les lobules composés du poumon du Bœuf, et que Pierret et moi avons décrits, sont quelquefois doublés d'une couche de tissu connectif lâche. L'endothélium est continu à la surface des faisceaux connectifs nattés, mais il ne repose pas sur une membrane propre. Entre le tissu conjonctif et les voies lymphatiques, il n'y a donc qu'une pellicule endothéliale comme barrière, mais cette barrière ou plutôt cette limite existe toujours.

(2) Je ne parlerai pas ici des prétendues communications existant entre les vaisseaux lymphatiques et les vaisseaux sanguins par l'intermédiaire du tissu conjonctif. Je dois

Mais que les vaisseaux lymphatiques communiquent librement avec les espaces du tissu connectif ou en soient séparés par une pellicule endothéliale qui les clôt, c'est une question qui peut avoir une grande importance morphologique, mais qui n'en a aucune au point de vue du fonctionnement. Les cellules migratrices se jouent d'obstacles infiniment plus résistants que celui constitué par une mince pellicule endothéliale présentant à peine 1 ou 2 μ d'épaisseur. L'activité qui les a rendues capables de percer l'endothélium, puis la membrane propre des petits vaisseaux, et qui fait qu'elles réticulent des faisceaux fibreux ou des cellules épithéliales cylindriques, enfin qu'elles perforent un épiploon tout entier, les rend facilement aptes à rentrer dans les trajets lymphatiques capillaires en perçant leur endothélium par leurs pseudopodes quand leur rôle au sein des mailles du tissu connectif est achevé. Nous admettrons donc que les mailles du tissu connectif sont des voies lymphatiques, mais au sein desquelles plongent les radicules closes du système des canaux vecteurs de la lymphe : système qui ici s'est différencié des espaces connectifs tandis qu'il demeurait confondu avec ces derniers chez les animaux tels que la Grenouille, et réalisant comme elle le type cavitaire du milieu intérieur : type dans lequel les espaces connectifs, les séreuses et les lymphatiques canaliculés communiquent largement les uns avec les autres.

Du reste, ce qui se passe au niveau des veines lymphatiques, c'est-à-dire des vaisseaux blancs limités par une paroi distincte, montre bien que la conception que nous venons de formuler a pour elle à la fois les faits constatés et l'analogie. Dans les lymphatiques enflammés, on voit les parois, formées de tissu connectif à peine condensé, être envahies à toutes les hauteurs par des cellules migratrices qui s'avancent du tissu périlymphatique jusque dans la cavité du vaisseau, en perforant la paroi connective par traînées et en gagnant ainsi la cavité vasculaire par le chemin le plus court (1).

Il est donc extrêmement probable que les radicules lymphatiques

signaler cependant l'opinion de J. Arnold (*Ueber die Beziehung der Blut-und Lymphgefässe zu den Satftkanälchen. Virchow's Archiv*, 1874, 5 décembre, p. 157) qui, dans la laine natatoire interdigitale de la Grenouille, assura avoir fait des injections passant du système lymphatique au système sanguin en remplissant sur leur trajet les cellules pigmentaires fixes du tissu connectif. Mais il s'agissait là, comme l'a montré Tarchanoff (Des prétendus canaux qui feraient communiquer les vaisseaux sanguins et lymphatiques, *Arch. de Physiol.* 1875 et *Trav. du lab. d'hist. du Collège de France*, 1875, p. 95 et suiv.), de figures artificielles. Au contraire il est aisé d'injecter séparément en rouge et en bleu les deux systèmes de vaisseaux, sanguins et lymphatiques, qui se montrent juxtaposés alors dans la membrane interdigitale sans la moindre communication entre eux. Sappey n'a fait depuis que reproduire l'opinion de J. Arnold sous une autre forme. En réalité nous verrons qu'il est impossible d'admettre l'existence de voies plasmatiques cânaliculées au sein du tissu connectif, en dehors des vaisseaux lymphatiques limités par leur endothélium caractéristique.

(1) Ce fait rend compte de la résolution extrêmement rapide de certaines périlymphangites (lymphangites réticulaires de Chassaignac).

viennent se distribuer dans le tissu connectif à la façon de drains fermés, mais aisément accessibles à la fois aux cellules migratrices et à la dialyse des cristalloïdes répandus dans les espaces conjonctifs interorganiques. L'existence de cette paroi, constatée partout où l'on a pu poursuivre les lymphatiques jusqu'à leur origine dans le tissu connectif diffus, rend à elle seule compte des différences légères, mais positives, existant entre le liquide qui baigne les éléments du tissu cellulaire lâche et la lymphe proprement dite.

Toutes les mailles du tissu cellulaire d'une région communiquent les unes avec les autres ainsi que l'a montré Bordeu en faisant congeler un muscle macéré et en constatant que les glaçons produits sont communicants entre eux. Ils renferment un liquide analogue au plasma de la lymphe mais qui, à moins qu'il n'y ait obstacle au cours de cette dernière une fois formée et par suite œdème lymphatique, ne contient pas de fibrine et n'est pas spontanément coagulable. Cette différence dans la constitution de la lymphe connective et de celle des canaux est toute naturelle, si l'on admet que le dialyseur endothélial observé sur nombre de points est présent partout au sein du tissu conjonctif. Ce liquide renferme une forte proportion d'eau. C'est lui qui cède incessamment, aux éléments du tissu connectif et à ceux des tissu différenciés qui y sont plongés, l'eau de composition indispensable à leur constitution morphologique et à leurs actes vitaux. Le liquide des mailles du tissu connectif, bien qu'incessamment renouvelé, est peu abondant. Si en effet l'on charge une lame connective sur un porte-objet et qu'on essaye de la tendre, elle est souvent absolument sèche avant d'être exactement tendue. Pour avoir une idée approchée de ce liquide on a donc été forcé de tourner la difficulté et de prendre pour objet d'étude celui des œdèmes, qui en diffère certainement à quelques égards mais qui de tous les liquides de l'organisme peut être considéré comme lui ressemblant le plus. Heller a vu de cette façon (1) que le liquide des mailles du tissu connectif, outre qu'il ne contient point de fibrine, est plus riche en eau et en sels que la lymphe. Il renferme en effet de plus que la lymphe la quantité d'eau et de matériaux recrémentitiels qu'il doit céder aux tissus ; en passant dans les voies lymphatiques après avoir terminé sa fonction dans les espaces interorganiques, il est au contraire chargé de déchets albuminoïdes et de fibrinogène.

La lymphe des mailles connectives n'y existant qu'en quantité juste suffisante pour fournir l'eau de composition aux tissus et former le plas-

(1) Voici l'analyse du liquide de l'œdème comparée à celle de la lymphe (Heller).

	LIQUIDE DE TRANSSUDATION.	LYMPHE.
Eau	97,52	92,0
Albumine	0,54	6,1
Matières extractives, sels	1,93	0,8
Fibrine	0,00	0,4

ma qui constitue leur milieu intérieur, sa circulation n'a aucune influence mécanique sur la disposition du réseau des cellules fixes. Quant aux cellules migratrices, il est probable qu'elles ne sont pas étrangères à la formation des expansions perforées et découpées en festons qui partent du centre des cellules fixes pour s'étendre ensuite dans tous les sens.

Mais quand la transsudation s'opère largement et d'un coup, comme cela a lieu dans l'œdème, *l'inondation séreuse* subite et brusque qui en est la conséquence agit à la façon exacte d'un œdème artificiel. Le réseau des cellules fixes est rompu, la déformation par écrasement s'opère; les cellules fixes sont mises en liberté au sein du liquide surabondant. Les granulations produites dans leur masse, par le retrait du protoplasma dont les rétinacles sont rompus, subissent progressivement des modifications qui les amènent à l'état graisseux (Ranvier). Le tissu cellulaire est de la sorte gravement altéré dans sa constitution. Mais il est probable que ses éléments cellulaires ne sont pas, par cela même qu'ils sont devenus libres, entièrement désorganisés et frappés de mort. Lorsque l'œdème disparaît tout à coup, ce qui est, par exemple, fréquent dans l'œdème mobile des albuminuriques, le tissu connectif reprend presque de suite ses propriétés. On ignore absolument jusqu'à présent comment se rétablit la disposition première des cellules fixes. Par contre, un fait bien établi par moi, c'est que l'œdème prolongé met les parties où il se produit en instance d'inflammation subaiguë. Le tissu connectif lâche perd alors peu à peu ses propriétés premières et prend progressivement la constitution du tissu muqueux, puis d'un tissu néoformé analogue à celui des cicatrices. Ceci porte à penser que l'œdème excessif et soutenu détruit définitivement le tissu connectif lâche, et, par un processus rétrograde, le ramène d'abord à l'état embryonnaire, puis le reconstitue non sous sa forme propre mais sous celle de tissu connectif modelé.

Lorsque le liquide parti des vaisseaux sanguins, au lieu dêtre le produit d'une transsudation ménagée, analogue à celle qui s'opère à l'état normal, ou excessive, comme c'est le cas dans l'œdème, est constitué par le plasma sanguin tout entier, il y a *inondation plasmatique* du tissu cellulaire lâche, et le liquide des mailles est chargé de fibrinogène. Il devient alors coagulable. Cette coagulabilité est caractéristique de l'œdème inflammatoire vrai, tel que celui du phlegmon (Ranvier et Cornil).

En présence de cet œdème inflammatoire, la constitution du tissu connectif change du tout au tout. Non seulement le réseau des cellules fixes est rompu et ses cellules sont mises en liberté comme dans l'œdème simple; mais elles reviennent à l'état embryonnaire, prolifèrent et donnent naissance à des cellules indifférentes, possédant toutes les propriétés des éléments lymphatiques. Dès lors les éléments de la trame connective, privés de l'action directrice que ces cellules exercent à distance sur leur nutrition, cessent de pouvoir vivre et se détruisent par une sorte de fonte, à moins qu'ils ne soient d'emblée frappés de gangrène, comme dans le phlegmon diffus. Mais cela n'arrive ordinairement que dans le cas où des organismes inférieurs parasitaires, avides d'oxygène, accaparant ce gaz exclusivement pour eux-mêmes, arrêtent net le processus vital dans la région qu'ils ont envahie. Sous l'influence de l'inflammation simple, les faisceaux connectifs se gonflent, prennent en partie les réactions de la substance colloïde (1), deviennent diffluents et disparaissent enfin, détruits et morcelés par les cellules indifférentes accumulées dans la région. Quant aux réseaux élastiques, ils fondent pour ainsi dire sans laisser de traces. Le tissu connectif lâche est ainsi frappé de mort et détruit; la cicatrisation ne le reproduira pas d'emblée; elle édifiera à sa place le tissu cicatriciel, tissu destiné à combler les vides et à soutenir les parties restées non altérées, mais qui ne joue pas un rôle actif dans la nutrition. En effet, le tissu conjonctif diffus n'est pas, comme on l'a souvent répété à tort, une formation banale; il est au contraire l'atmosphère vivifiante de tout élément anatomique différencié. Quand la nature ne peut pas le produire entre de tels éléments, elle l'imite au moyen d'artifices; c'est le cas de la névroglie, comme je le montrerai plus tard. Le tissu banal et de remplissage qui prend la place des éléments différenciés disparus, et même de ceux du tissu connectif lâche quand il est détruit, c'est le tissu *fibreux*, caractéristique des cicatrices et des cirrhoses, véritable pièce de charpente apte à soutenir, à tenir la place des parties disparues sans changer sensiblement la configuration générale des organes lésés, mais inapte à nourrir les éléments qu'il sépare, et de telle façon que son développement dans leurs intervalles ne tarde pas à les atrophier. Un pareil tissu, qui joue à l'état normal un rôle prépondérant dans la constitution des tissus du squelette, est bien différent, comme on le voit, du tissu connectif lâche, puisque ce dernier est au contraire caractéristique des espaces séparants des éléments anatomiques en pleine vitalité et en plein fonctionnement.

§ 5. — LES DIVERSES THÉORIES DU TISSU CONJONCTIF.

Le tissu conjonctif tient une si large place dans l'organisme et joue un rôle si grand dans les modifications pathologiques des tissus et des organes qu'il concourt à former, qu'il est indispensable d'avoir une idée exacte de sa constitution morphologique ; faute d'avoir cette idée, la nutrition et les changements adventifs des organes et des tissus ne peuvent être clairement compris. Au fur et à mesure que la science a marché, les anatomistes se sont donc efforcés de donner des théories du tissu con-

(1) Après fixation par l'alcool, ou à l'état frais, ces faisceaux ont l'aspect d'une masse de gélatine et les réactions de cette masse. Ils se colorent en rose homogène par le carmin et ne présentent plus aucun indice de striation. Ils ont subi des modifications tout à fait analogues à celles qui résultent de la coction dans l'eau.

nectif, déduites des observations qui pouvaient être faites avec les méthodes du moment, comme c'est d'ailleurs l'usage dans toute science en voie de progrès. De même qu'en physique les théories de la lumière et de la chaleur ont subi des variations, de même en histologie les théories ont varié jusqu'au moment où la science a été assez avancée pour posséder, réduites à l'état d'instruments maniables par tout le monde, des méthodes analytiques exactes. Comme les méthodes ne sont pas encore aujourd'hui parfaites, les conceptions d'ensemble étayées sur elles pourront encore varier, mais dans une mesure infiniment moins large que par le passé. Dans ce paragraghe, je me propose non de faire un historique complet de la question du tissu connectif lâche, mais d'exposer la série de vues auxquelles il a donné lieu d'une manière générale et qui ont règné successivement comme des doctrines. L'étude détaillée de ces théories successives tiendrait en effet plus d'un volume, et le lecteur qui veut simplement acquérir des notions d'histologie pratique ne s'y intéresserait pas. Au contraire, la connaissance des idées générales par lesquelles la science a passé avant de parvenir à sa phase actuelle est indispensable à tous ceux qui ont la prétention de comprendre les descriptions d'histologie normale et pathologique existant dans la littérature de ces trente dernières années. Comme on le verra par ce que je vais exposer, certainement les conceptions générales du tissu connectif se sont succédé en offrant des variations ; mais dans bien des cas les divergences sont plus apparentes que réelles, et se réduisent aussi parfois à de simples questions de synonymie.

Il eût pu sembler plus logique de faire précéder d'un historique succinct l'analyse histologique du tissu connectif que de l'en faire suivre. J'ai adopté la marche contraire parce que je suis persuadé que l'on apprécie les différentes opinions exprimées sur un même objet à leur juste valeur, seulement quand on a acquis de cet objet une idée concrète suffisante. Autrement on arrive à l'incertitude ou l'on discute dans le vide. Nous partirons donc de la notion du tissu connectif telle que nous l'avons acquise dans les deux paragraphes précédents, et nous allons étudier comment cette notion s'est modifiée à partir de BORDEU et de BICHAT pour revêtir enfin la forme sous laquelle nous l'avons enfin exposée (1).

1. **Théorie de la constitution lamineuse.** Dans son remarquable travail sur le tissu muqueux ou organe cellulaire, BORDEU émit la première idée juste sur la constitution du tissu conjonctif. Il fit remarquer que : « la substance cellulaire est de toutes les parties du corps la plus étendue, et celle qui a le plus d'usage ; elle nourrit tous les organes, elle en

(1) Je ne suis pas ici l'ordre chronologique dans sa rigueur. Je crois plus utile de grouper les opinions des auteurs autour des *idées dominantes* qui se sont succédé par rapport au tissu connectif. Ceci revient à dire que je ne donne pas ici la chronologie des travaux, mais l'historique des idées, seul bon à retenir.

fait la base; elle les lie les uns aux autres et favorise ou entretient leurs rapports; elle est le siège de plusieurs maladies. » Il suivit avec une rare perspicacité le développement de cette substance dont il venait, comme on le voit, de donner la définition exacte près d'un demi-siècle avant BICHAT. « Elle n'était, dit-il, au commencement qu'un amas gélatineux,... c'est-à-dire du suc muqueux et nourricier dans lequel les fibres se sont développées. Ce développement a rendu le total du suc nourricier fibreux et organisé; il l'a partagé en un nombre infini de petites couches ou lames différemment collées les unes aux autres; ces lames forment ou constituent une certaine quantité de substance cellulaire. » Ainsi naît dès le début cette idée que le tissu connectif est formé de lames entre-croisées, mais en dehors de là l'étude analytique du développement du tissu cellulaire n'a fait que corroborer les vues de BORDEU. Pour lui les fibres connectives naissent au sein de la substance muqueuse primitive, et par une véritable différenciation de cette dernière, comme nous dirions de nos jours. BORDEU faisait aussi remarquer que : « si le tissu cellulaire a tiré sa dénomination des cellules qu'on a aperçues dans son intérieur, ce n'est pas à dire qu'il soit fort aisé d'apercevoir ces cellules ; elles ne sont pas, comme on pourrait l'imaginer, semblables à de petites vessies qui s'abouchent l'une dans l'autre; elles n'ont rien de régulier, rien de symétrique, et on doit les comparer aux intervalles que laissent entre elles les amas de laine et de filasse. » Il admettait donc que, dans l'état de complet développement, la trame connective est un feutrage, conception absolument juste, comme nous l'avons vu (1).

BICHAT et après lui BÉCLARD admirent que la trame connective est constituée par des lames entre-croisées, que l'insufflation par le procédé des bouchers ne fait que développer. Mais cette conception était erronée, car jamais l'insufflation ne détermine la production de bulles ayant une ordonnance caractéristique. BORDEU était dans le vrai en assimilant la *tela cellulosa* à un feutrage. Un feutrage est en effet le seul tissu qui, piqué en un point quelconque par la canule-trocart d'une seringue de Pravaz, et dans lequel on pousse une injection interstitielle, développe autour du point piqué, quel qu'il soit, une boule d'œdème presque indéfiniment agrandissable au fur et à mesure qu'on poursuit l'injection.

Néanmoins la théorie de la disposition en lames du tissu connectif a été conservée jusqu'à nos jours par ROBIN. Nous n'y insisterons pas plus longtemps. Il suffit qu'on puisse avec une lame déjà formée en produire plusieurs en pinçant un point de sa surface et en l'étendant dans un sens quelconque, et qu'en piquant cette lame avec une seringue de Pravaz, puis en poussant une injection dans son épaisseur, on y puisse développer une boule d'œdème, pour conclure que la disposition

(1) BORDEU, *Recherches sur le tissu muqueux ou l'organe cellulaire*, 1767, p. 1, 4, 5.

en lames ne préexiste pas, et que les éléments constitutifs de la trame cellulaire ne sont pas soudés les uns avec les autres, comme ils le sont dans les membranes vraies.

Les histologistes qui développèrent la théorie de la formation en lames et de la constitution utriculaire du tissu connectif soutenue par Bichat sont Schwann et Ch. Robin. Pour ces trois auteurs, les faisceaux connectifs et les fibres élastiques entrant dans la composition des lames connectives sont les produits de l'évolution d'éléments cellulaires particuliers : les éléments *fibro-plastiques*. Ces éléments, en s'étirant, produiraient les faisceaux connectifs; après quoi la cellule subirait une atrophie plus ou moins complète. Cette opinion de la production des fibres connectives par la différenciation d'une portion des cellules fixes du tissu muqueux, cellules qui en s'allongeant ou en se pénicillant à leurs extrémités donneraient naissance à un chevelu de fibres (Boll et Golgi), n'a pas été adoptée par Ranvier ni par moi-même. En effet, jamais on ne voit de noyau ou de reste de noyau dans l'intérieur des faisceaux connectifs, et au contraire on voit constamment paraître les premières fibrilles élémentaires de ces faisceaux dans l'intervalle des éléments cellulaires et à distance d'eux. Quant aux fibres élastiques, Henle les considérait comme résultant de l'étirement des noyaux des cellules du tissu conjonctif embryonnaire : de là le nom de *fibres de noyaux* par lequel il les désignait. Nous verrons plus tard que les réseaux et les fibres élastiques se constituent tout autrement, par différenciation de certaines parties de la substance intercellulaire, quand nous ferons l'étude du cartilage élastique ou réticulé; il n'y a donc pas lieu d'insister ici davantage sur cette question.

II. **Théorie amorphique de Reichert.** — En 1846, Reichert groupa sous le nom de *tissus de substance conjonctive* le tissu cellulaire lâche, le tissu fibreux, le tissu cartilagineux et le tissu osseux. Il eut en cela le mérite de réunir dans une même famille des tissus similaires entre eux, tous nés dans le feuillet moyen, et qui tous entrent dans la constitution de ce qu'on pourrait nommer le *stroma* de l'organisme. Mais il accorda une importance exagérée à la substance fondamentale collagène; et, pour niveler autant que possible les différences existant entre les différents tissus du groupe, il émit l'opinion qu'il n'existait pas à proprement parler de fibres dans le tissu connectif. Pour lui, ces fibres étaient des apparences causées par les plicatures en divers sens de la substance fondamentale homogène. Cette théorie ne soutient pas l'examen analytique. La méthode de l'œdème artificiel, en mettant en liberté, à l'état de parfait isolement, les faisceaux connectifs et les fibres élastiques au sein de la masse injectée, suffit pour la faire rejeter. Mais il convenait cependant de la signaler ici, parce qu'elle a exercé une influence réelle sur la théorie dont nous allons maintenant parler, celle de Virchow ou des *cellules plasmatiques*.

III. **Théorie plasmatique de Virchow.** — En 1851, Virchow démontra la présence, dans le tissu conjonctif, de cellules étoilées qu'il appela *corpuscules du tissu conjonctif*, et qu'il compara aux cellules des cartilages et aux corpuscules étoilés des os dont il venait de découvrir la nature cellulaire. Il admit que, comme les corpuscules osseux, ces cellules sont munies de prolongements canaliculés, anastomotiques entre eux, et dans lesquels pénètre le plasma lymphatique. Dans cette conception, la structure du tissu connectif lâche ou modelé devenait identique à celle d'un os décalcifié. Toutes les parties situées en dehors du réseau de cellules et en occupant les intervalles, présentant ou non des faisceaux distincts et contenant ou non des réseaux élastiques, étaient considérées comme une substance fondamentale dont la configuration exacte n'avait qu'une importance de détail. C'est ici que nous retrouvons l'influence de la conception amorphique de Reichert. D'ailleurs, Virchow n'employait pas dans ses recherches une technique qui lui permît de faire des analyses histologiques à proprement parler. Il déduisait ses conceptions multiples d'une méthode unique. Il faisait des coupes de tissus séchés, les ramollissait par l'eau, les colorait avec la solution ammoniacale de carmin, les lavait de nouveau et arrosait largement la préparation d'acide acétique. Dans ces conditions, nous savons que les éléments de la trame connective sont gonflés au point de se confondre et perdent tous les caractères de leur structure propre. L'objet choisi pour mettre en évidence les voies plasmatiques était le plus souvent un tendon coupé en travers. Comme nous le verrons plus loin, les tendons sont formés de faisceaux connectifs parallèles dont la coupe donne des cercles ou plutôt, par cela même que tous les faisceaux sont pressés les uns contre les autres, des polygones limités par la membrane propre des faisceaux que le carmin teint en rouge. Entre ces faisceaux existent des chaînes de cellules fixes très délicates dont les noyaux sont également colorés par le carmin. Il en résultait des espaces stellaires communiquant tous entre eux par des prolongements à double contour : chaque contour étant formé par la membrane d'enveloppe limitant les faisceaux connectifs tous au contact. Mais si Virchow avait fait des coupes longitudinales dans l'axe exact des tendons, il n'aurait pas retrouvé du tout les mêmes figures stellaires, et il aurait eu des doutes sur la réalité de sa théorie. Dans les coupes de tissu connectif lâche, on ne voyait pas non plus de cavité distincte dans les cellules étoilées dites *plasmatiques* ni dans leurs prolongements. C'est qu'alors on avait affaire au réseau des cellules fixes plus ou moins déformé et revenu sur lui-même. Cependant les idées générales découlant de la conception de Virchow étaient si remarquables, elles établissaient une unité si grande entre les différents tissus, similaires à bien des points de vue, entrant dans le groupe éminemment naturel des *tissus de substance connective*, que la faveur dont a longtemps joui la théorie plasmatique se comprend d'elle-même. Plus ou moins modifiée par les histologistes qui ont suivi, elle compte encore des partisans convaincus, et acharnés au point de la défendre contre les faits par des procédés de pure dialectique.

IV. **Théorie des canaux du suc.** — La théorie de VIRCHOW était fondée sur une méthode unique et grossière. La modification que lui a fait subir RECKLINGHAUSEN est inspirée aussi par les résultats fournis par une méthode prise en particulier et non pas par une série d'observations convergentes faites par des procédés divers. REKLINGHAUSEN, reprenant quelques indications déjà fournies par COCCIUS, appliqua la méthode d'imprégnation des tissus par le nitrate d'argent à l'étude du tissu conjonctif. En instituant cette méthode, ce qui est son mérite principal et propre, il a rendu un grand service à la technique histologique. Elle lui fournit d'ailleurs la conception suivante. Le tissu conjonctif est parcouru par une foule de canaux anastomosés entre eux : *canaux du suc.* Aux points nodaux de ces canaux, les cellules fixes du tissu conjonctif sont placées sur la paroi, à l'intérieur même du point nodal qu'elles ne remplissent pas en entier. Les canaux du suc eux-mêmes communiquent avec les lymphatiques et représentent les origines de ces canaux au sein du tissu.

RECKLINGHAUSEN partait d'un fait qu'il pensait avoir démontré, et d'où dépendait l'interprétation tout entière des figures déterminées par les imprégnations d'argent, c'est à savoir que dans ces imprégnations toute figure réservée en blanc répond à une cavité. De la sorte, la cornée transparente d'un vertebré quelconque paraissait parcourue par un magnifique réseau de canaux étoilés ayant précisément la configuration des cellules plasmatiques de VIRCHOW, mais dont les points nodaux étaient occupés par des noyaux entourés d'une faible atmosphère granuleuse ne se répandant pas dans toute l'aire étoilée du point nodal. Les branches rameuses canaliformes parties de ces points nodaux allaient gagner la ligne réservée en blanc des gaînes lymphatiques des nerfs de la cornée, et sur certains points paraissaient se continuer avec elles. Des images analogues étaient fournies par le centre phrénique. Mais le fait fondamental constituant la pierre angulaire de la théorie n'était pas exact. RANVIER, SCHWEIGGER-SEIDEL, démontrèrent bientôt qu'une cellule pleine, plate telle qu'une cellule endothéliale, est réservée en blanc par l'argent; et que c'est parce qu'elles sont limitées par un endothélium continu, c'est-à-dire par des cellules, que les cavités des vaisseaux sanguins et des lymphatiques apparaissent dans les tissus traités par l'argent comme des traînées blanches. L'arborisation terminale d'un nerf dans une plaque motrice imprégnée d'argent est aussi réservée en blanc bien qu'elle soit solide. La théorie des canaux du suc est donc fondée sur une erreur qu'il est aisé de mettre en évidence en employant d'autres méthodes. J'ai ici cité le cas de la cornée parce que le tissu connectif de cette membrane a servi de dernier refuge aux partisans des canaux du suc; et ceci au point qu'il y a quelques années, l'un d'eux, WALDEYER, prétendait « que ceux qui n'admettent pas un système de canaux lymphatiques réguliers dans la cornée n'ont jamais eu sous les yeux une préparation d'argent régulièrement obtenue (1). » Il est pourtant très facile de démontrer que le tissu conjonctif cornéen ne possède aucun canal lymphatique en dehors des gaines lymphatiques des nerfs, et de voir à quelle disposition, tout autre qu'une formation canaliculée, répondent les figures admirablement régulières dessinées en blanc sur noir sous l'influence du nitrate d'argent.

Il suffit pour cela de soumettre le tissu au critérium de méthodes multiples, qui doivent être toujours convergentes : c'est-à-dire concourir à la formation d'images fondamentalement identiques, ou ce qui revient au même donner naissance, en tenant compte des effets connus de la méthode employée pour produire chacune d'elles, à des conceptions très similaires relativement à la configuration de l'élément qu'on veut analyser. Pour le cas particulier de la cornée, les colorations faites à l'aide de l'hématoxyline (SWAEN), de l'éosine soluble dans l'eau, de la teinture d'iode ou du sérum iodé, enfin les imprégnations d'or montrent que la substance fondamentale fibrillaire est parcourue par un réseau de cellules ayant la configuration générale et tenant la place des figures stellaires réservées en blanc par l'argent. Ces figures répondraient donc non à des canaux, mais bien à un réseau de cellules fixes à expansions pleines et communicantes ; car à chaque point nodal répond une masse de protoplasma renfermant un noyau. Une dernière méthode, celle de la dissociation, permet d'isoler des cellules dont les prolongements protoplasmiques sont le moule exact des espaces stellaires arborisés réservés en blanc par l'argentation. Voilà déjà de bien fortes présomptions en faveur d'un réseau de cellules fixes à prolongements pleins, et disposé d'une manière analogue à celui du tissu connectif en voie de développement (2). Si maintenant nous pouvons démontrer que les figures réservées en blanc répondent simplement au dessin exact des cellules fixes, tel qu'on aurait pu le produire en découpant soigneusement ces cellules dans du papier de façon que les vides représentassent exactement leur place dans la découpure, nous aurons fait voir qu'il ne s'agit ici que d'une image négative des éléments cellulaires arborisés, et nullement d'un système de canaux creux dans lequel ils seraient plongés et qu'ils ne rempliraient pas complètement.

Pour cela, au lieu de faire une imprégnation générale de la cornée à l'aide de nitrate d'argent en solution, je touche avec un cristal de ni-

(1) WALDEYER, Cornée et Sclérotique du *Traité d'ophthalmologie* de WECKER et LANDOLT, p. 7 du tirage à part, 1882. Cet article est la simple reproduction de l'article ancien du manuel de GRAEFE et SOEMISCH, il n'a donc pas été influencé par les nouveaux travaux sur le tissu connectif de la cornée.

(2) Les méthodes que je viens de rappeler ici sont exposées en détail plus loin dans le paragraphe où je traite du tissu de la cornée transparente considéré en particulier.

trate d'argent, ou mieux avec le crayon mitigé employé en ophthalmologie, le centre de la cornée d'un animal (Grenouille, Cobaye ou Lapin). Je verse alors, à l'aide d'un compte-gouttes, une goutte d'eau distillée sur la tache cornéenne; peu d'instants après la zone d'imprégnation primitive s'agrandit en diffusant : de telle sorte que l'imprégnation se poursuit, de plus en plus légère, en décroissant du centre à la périphérie jusqu'à disparaître (1). Il est facile ensuite de cliver les lames superficielles de la cornée et d'obtenir une mince lamelle renfermant à son centre la zone d'imprégnation décroissante. Après coloration par l'éosine hématoxylique, au centre d'une pareille préparation, les figures stellaires de la cornée attribuées aux canaux du suc et leurs ramifications quadrillées se montrent avec une extrême netteté. Les ramifications nerveuses superficielles les plus volumineuses apparaissent avec leur gaîne endothéliale imprégnée d'argent, et les noyaux ovalaires de l'endothélium de cette gaîne sont colorés en violet. Chaque figure stellaire renferme un noyau de cellule fixe également teint en violet; mais en outre, au lieu d'être réservée en blanc pur, l'aire du corpuscule étoilé et ses arborisations quadrillées sont colorées en rose par l'éosine et renferment un semis granuleux, caractéristique du protoplasma coloré par les solutions éosinées. Il ne serait cependant pas rigoureux de conclure de pareilles images que les cellules fixes remplissent totalement et exactement les figures réservées en blanc auxquelles Recklinghausen et Waldeyer attribuent la signification de canaux du suc. On sait en effet que l'on a admis dans ces derniers la présence du plasma, et que l'éosine colore en rose les caillots de lymphe en y déterminant l'apparition de granulations distinctes.

Mais si l'on étudie la préparation en allant du centre à la périphérie, on parcourt des zones d'imprégnation de plus en plus légères. Il arrive un moment où le contour de chaque corpuscule cornéen n'est plus indiqué que par un mince trait d'argent qui le cercle d'une bordure noire, constituant comme le croquis de l'élément considéré. De pareils corpuscules se montrent évidemment remplis par un corps protoplasmique plein, renfermant un noyau. Les expansions arborisées et quadrillées sont aussi occupées par les ramifications protoplasmiques de ce corps cellulaire. Il n'y a, entre la paroi hypothétique dessinée par le trait d'argent et l'élément cellulaire arborisé contenu, aucun liquide distinct interposé; et l'on sait qu'après l'action du nitrate d'argent, les parties imprégnées sont fixées dans leur forme exacte telles qu'elles etaient pendant la vie du moins dans leurs dimensions. En outre, le trait noir qui, dans l'hypothèse d'un système de canaux du suc représenté par les figures réservées en blanc, constituerait la paroi de l'espace plasmatique, ne se montre jamais

(1) Éloui, Recherches histologiques sur le tissu conjonctif de la cornée des animaux vertébrés (*travail du laboratoire d'anatomie générale de la Faculté de médecine de Lyon*), thèse de Lyon, 1881, p. 50-54.

avec un double contour. On peut donc déjà dire que les cellules fixes dissociées représentent exactement le moule des corps étoilés, et ajouter qu'elles remplissent exactement ces corps, à la façon d'une substance molle injectant un système canaliculé quelconque. Ceci n'est pas *à priori* favorable à l'opinion d'une véritable circulation plasmatique dans le sens attribué à ce mot par Recklinghausen et son école, puisque nous venons de voir qu'il n'y a point là de voies libres pour le suc. Toutes les ramifications protoplasmiques si fines qu'elles soient, avec leurs festons latéraux, leurs expansions en nappes, leurs branches filiformes, sont exactement cerclées par le trait d'imprégnation. Il faudrait donc admettre que ce trait noir représente un objet réel et ne marque pas seulement une limite; qu'il constitue le trait d'imprégnation d'une capsule sécrétée par la cellule fixe et qui en suit tous les contours.

Voilà déjà bien changée, par l'analyse que nous venons de faire, la conception primitive des canaux du suc. Ce suc pourrait, il est vrai, circuler dans un pareil système d'expansions protoplasmiques rameuses, à la façon de l'alcool dans la mèche poreuse d'une lampe. Mais on conviendra que cette circulation serait alors si différente de celle que suppose la théorie de Recklinghausen, qu'il est préférable de dire que cette théorie est simplement contradictoire avec les faits révélés par l'analyse.

D'ailleurs, sur les limites de l'imprégnation, les images vont devenir encore plus instructives. A ce niveau, la substance fondamentale n'est plus colorée en brun par l'argent réduit; ce dernier dessine purement et simplement le contour exact des cellules fixes et de leurs prolongements protoplasmiques. Enfin, il est des points où une moitié de la figure stellaire est imprégnée d'argent et où l'autre moitié n'a pas subi l'influence du sel argentique. Cette dernière moitié montre seulement le protoplasma cellulaire et ses arborisations logées dans les espaces en forme de fentes de la trame connective. Le protoplasma et ses expansions ne sont point limités par une ligne poursuivant la direction du trait noir qui entoure la portion imprégnée; et l'on reconnaît aisément alors que ce trait noir est simplement déterminé par la réduction de l'argent sur la couche la plus superficielle des granulations protoplasmiques de la cellule fixe. Comme, d'autre part, la portion du corps protoplasmique dégagée de l'imprégnation ne se montre pas avec les caractères d'une couche densifiée à la façon des productions exoplastiques, nous en devons conclure que les cellules considérées ne sont pas contenues dans un système canaliculé, même modelé sur leur propre forme. Quant à la conception primitive de Recklinghausen, elle ne résiste pas aux faits et l'on ne peut plus faire en sa faveur que des raisonnements.

On pourrait reproduire cette discussion à propos de n'importe quelle forme de tissu connectif étudiée à l'aide de méthodes convergentes. Toutes conduiraient au même résultat : la constatation d'un réseau de cellules fixes à expansions pleines parcourant la substance intercellulaire divisée ou non en fibres. Les prétendus canaux du suc ne sont donc à vrai dire que le cliché négatif des réseaux de cellules fixes : cliché réservé en blanc comme tout espace occupé par une masse quelconque de protoplasma dans les préparations à l'argent. Ceci revient à dire que les canaux du suc n'existent pas; les espaces occupés par la lymphe sont tout autres.

Ces espaces sont ceux du tissu conjonctif, et quand la lymphe s'y accumule en excès, elle y prend place à la façon du liquide de la boule d'œdème. Ils apparaissent alors cloisonnés par des fibres tendues dans tous les sens, et c'est sous cette forme qu'ils furent décrits en 1868 par Young dans l'œdème cutané. Mais de pareilles figures étaient incompréhensibles dans la théorie des canaux du suc; aussi Young (1) les attribuait-il à des espaces lymphatiques particuliers distincts des voies ordinaires. Pas plus que la théorie de Virchow, celle de Recklinghausen ne pouvait donner une explication des lésions de l'anasarque. Là où théoriquement les canaux du suc devaient se montrer dilatés au maximum, on ne les trouvait plus; et à leur place on découvrait des espaces cloisonnés par des fibres conjonctives et communiquant entre eux. La doctrine des canaux du suc ne s'appliquait pas aux modifications les plus simples du tissu dont elle prétendait expliquer la structure : ce qui, à proprement parler, est le *critérium* des théories incomplètes ou fausses. Aussi la conception des *canaux du suc* ne résista pas à la théorie proposée par Ranvier, et qui était tout entière déduite de recherches analytiques précises.

V. **Théorie des lacunes interorganiques séreuses.** — A partir des travaux de Virchow, et surtout depuis ceux de Recklinghausen et le règne de la théorie des canaux du suc, les relations du tissu conjonctif avec les voies de la lymphe furent considérées comme absolument directes. Henle presque seul avec Charles Robin se refusait à les admettre comme évidentes. Mais d'un autre côté, en France, et se plaçant sur le terrain exclusif de l'anatomie générale comparée, Milne Edwards considérait le problème sous une autre face. Pour lui le tissu connectif répondait, par l'ensemble de ses mailles, aux lacunes interorganiques des animaux inférieurs : lacunes occupées par le *sérochyme* d'abord, lymphe dépourvue d'éléments cellulaires typiques ou globules blancs, puis par le liquide nourricier proprement dit. Il établissait de la sorte que, chez les vertébrés, le système lacunaire général subit une double différenciation, et, s'individualisant dans ses différentes parties, arrive à constituer d'un côté les cavités viscérales dont les parois se tapissent de membranes isolantes ou tuniques séreuses, et d'autre part les aréoles interorganiques ou espaces du tissu conjonctif. Edwards vit

(1) Young, Zur Anatomie der œdematoesen Haut. (*Wiener Akad Sitzungsber.* L. VII, S. 951-1868.)

qu'enfin ce système lacunaire profond « tend à se diviser en deux parties de plus en plus distinctes entre elles ; savoir, l'appareil lymphatique et le système aréolaire du tissu conjonctif » (1). Il considérait le système cavitaire des batraciens anoures comme représentant les espaces cloisonnés du tissu conjonctif des oiseaux et des mammifères ; ce qui revient à dire qu'il regardait ces mailles comme de véritables espaces lymphatiques.

C'étaient là, il faut le reconnaître, de simples vues de morphologie générale auxquelles l'analyse histologique n'avait encore donné aucune sanction, lorsque Ranvier formula la théorie du tissu conjonctif qui lui est propre. Ranvier mit en évidence et isola en liberté les cellules fixes du tissu connectif de l'Homme et des mammifères ; il les décrivit comme des cellules plates ayant la même signification morphologique que celles des endothéliums. Il détermina leur situation par rapport aux éléments de la trame connective pour le cas particulier du tissu connectif modelé. Il constata que, dans le derme, ces cellules sont appliquées sur les faisceaux connectifs et leur forment un revêtement discontinu (2) ; puis il transporta cette disposition au tissu connectif lâche, admettant par analogie que la position des cellules par rapport aux faisceaux était à peu près la même. Il admit donc que les cellules conjonctives, plates comme des cellules endothéliales de séreuses, reposaient sur les faisceaux ou les groupes de faisceaux entre-croisés du tissu connectif lâche, leur formant de cette façon un *endothélium discontinu*. Il enlevait ainsi au terme endothélium toute sa signification épithéliale. De plus, rencontrant toujours dans les mailles connectives les cellules lymphatiques en plus ou moins grand nombre, il établissait que ces mailles sont à proprement parler les voies de la lymphe entre le système sanguin dont elle émane et les canaux lymphatiques proprement dits. Ce fait d'une extrême importance donne à la théorie de Ranvier toute sa valeur, car il ramène le tissu connectif lâche à sa véritable signification morphologique et fonctionnelle.

Si, dans son analyse du tissu connectif d'ailleurs si complète, Ranvier avait examiné des lames connectives tendues et fixées dans cet état, il aurait fait faire à sa conception un pas de plus. Il aurait constaté que ces cellules ne sont pas plates à la façon des cellules endothéliales, mais bien munies d'expansions lamelliformes rameuses, s'étendant dans tous les plans pour s'anastomoser plus ou moins régulièrement avec leurs similaires. Il aurait vu de plus qu'elles ne sont pas ordonnées par rapport aux faisceaux autre part que dans le tissu connectif modelé. Les expansions des cellules fixes dans divers plans et leur figure rameuse furent d'ailleurs signalées peu après par Waldeyer, mais cet histologiste leur donna la signification de crêtes d'empreinte. Nous avons vu

(1) Milne Edwards, *Leçons de physiologie et d'anatomie comparées*, t. IV, p. 535.
(2) Ranvier, *Traité technique d'histologie*, p. 342.

au contraire qu'il s'agit de reliefs dus à l'extension des ramifications du protoplasma dans des plans divers. Enfin, AXEL KEY et RETZIUS, puis LŒWE, exagérant la théorie endothéliale de RANVIER, assimilèrent les cellules fixes du tissu connectif lâche aux endothéliums vrais des séreuses. Pour eux, en effet, le tissu conjonctif dans son ensemble est composé d'une série de lames minces formant des enveloppes lamelleuses à tous les organes qu'elles unissent et qu'elles séparent. A la surface de ces membranes existent des cellules plates disposées en couche de revêtement, et constituant des endothéliums continus. Partout où il se poursuit, le tissu connectif interpose, dans cette conception, des surfaces séreuses vraies aux éléments anatomiques des organes. Cette théorie, qui s'applique, comme nous le verrons plus loin, à quelques formes particulières du tissu conjonctif modelé (épiploon, mésopéricarde), ne résiste pas à l'analyse pour le cas particulier du tissu conjonctif lâche. Jamais une lame de ce tissu, chez un mammifère quelconque ni chez un oiseau, ne donne un dessin endothélial continu quand on l'imprègne d'argent.

VI. **Théorie de l'auteur.** — La théorie du tissu connectif que j'ai exposée plus haut est la dernière qui ait été formulée. Dans son sens général, elle est l'extension de celle de RANVIER dont elle ne modifie que les détails. En établissant l'existence du réseau de cellules fixes comme formation indépendante au sein des éléments de la trame du tissu connectif adulte, je crois qu'elle a fait faire un progrès à la conception générale du tissu conjonctif lâche ou diffus. Cette conception est en effet de la sorte unifiée : puisque nous pouvons désormais admettre comme constante l'existence d'un réseau cellulaire caractéristique, dans toutes les formes et à tous les âges du tissu, à partir du moment où ce tissu est vraiment formé. La substance intercellulaire seule, surajoutée à ce réseau typique dont elle occupe les intervalles, subit des modifications plus ou moins profondes : devient de muqueuse fibrillaire, puis divisée en faisceaux connectifs, enfin munie d'un réseau élastique plus ou moins puissant. Mais la partie fondamentale du tissu connectif lâche, celle qui lui donne sa signification propre comme la fibre contractile au muscle, le réseau de cellules fixes anastomosées ne subit au contraire, au milieu de ces changements, que des variations insignifiantes et toutes de détail.

§ 6. — ÉVOLUTION DU TISSU CONNECTIF LACHE. TISSU ADIPEUX.

Au fur et à mesure que les animaux avancent en âge, le tissu connectif subit des modifications. La série des mouvements d'amplitude anormale, certaines actions extérieures, parfois des inondations séreuses ou plasmatiques accompagnant l'œdème ou l'inflammation, déterminent naturellement des changements dans ce tissu. Son réseau de cellules fixes se trouve de la sorte remanié sur nombre de points et n'a plus la régularité parfaite qu'il affectait chez les jeunes animaux. En même temps le protoplasma des cellules fixes subit une condensation progressive et se réduit à des lames d'une minceur extrême, à reliefs toujours multiples et donnant naissance à des expansions rameuses, mais transparentes comme le verre, pelliculaires et souvent minces comme des fils. Le type corpusculaire s'exagère donc avec l'âge et, de plus, le protoplasma des cellules fixes subit une sorte de dessiccation qui le rapproche en réalité de l'état où se trouve amené celui des cellules endothéliales. C'est pourquoi chez les vieux animaux, par l'œdème artificiel, on isole des éléments cellulaires qui, en se détachant de leurs insertions, ne reviennent pas sur eux-mêmes avec la même énergie que ceux du tissu cellulaire de la Grenouille ou de la fosse iliaque de l'Homme encore jeune. Ils ne s'écrasent et ne se déforment pas complètement, et répondent bien exactement alors à la description de Ranvier : c'est-à-dire qu'ils ont la figure de lames protoplasmiques minces, transparentes, se ployant comme des étoffes quand elles roulent dans le liquide additionnel. Mais de pareilles cellules sont toujours rameuses, elles ne doivent donc pas être entièrement assimilées aux endothéliums des séreuses comme Axel Key et Retzius, et d'autre part W. Flemming, l'ont soutenu. Au point de vue morphologique, en effet, le protoplasma des endothéliums, toujours exactement limité, ne donne jamais naissance à de longs filaments arborisés. Au point de vue histochimique seulement, les cellules connectives ont avec celles des endothéliums des analogies véritables ; et la propriété que possèdent leurs noyaux de se colorer par l'éosine et la pyrosine n'est pas la moins remarquable de ces ressemblances.

L'évolution régulière du tissu connectif lâche ou de la nutrition est en outre marquée par une adaptation spéciale de ses éléments cellulaires fixes liée, comme Flemming paraît l'avoir bien démontré, au développement des vaisseaux sanguins au sein du tissu. Cette différenciation aboutit à l'édification du *tissu adipeux*, qu'à partir d'un certain moment on trouve toujours plus ou moins répandu au sein du tissu conjonctif lâche.

Réseaux limbiformes. — Chez les animaux tels que le Lapin, le tissu cellulaire sous-cutané est lâche et abondant. Quand on le dissèque sur l'animal curarisé ou chloroformé, tandis que la circulation sanguine marche encore, on reconnaît aisément que, partout où il n'existe pas de pelotons adipeux, ce tissu ne donne pas de sang. Il n'est en effet parcouru que par des fusées vasculaires de distribution rares et grêles ; la masse du tissu connectif lâche reste exsangue pour ainsi dire. De distance en distance, à l'extrémité de ces fusées vaculaires rares, constituées par une artériole et une veinule qui suivent un chemin parallèle, on trouve au sein du tissu, appendus aux branches des vaisseaux, de petits corps rappelant par leur configuration l'aspect d'une feuille ovalaire (fig. 62). Les rameaux vasculaires ressemblent alors à de petites feuilles composées dont leurs branches représenteraient le pétiole commun, et leurs rameaux les pétiolules soutenant chacun un petit corps en forme de limbe. Si l'on examine ces petits corps, on voit qu'ils sont formés d'un réseau de capillaires sanguins à mailles étroites, plongé dans un tissu conjonctif riche en cellules fixes et parfaitement individualisé au sein du tissu lâche ambiant. J'ai donné le nom de *réseaux vasculaires limbiformes* à ces formations vasculaires, au sujet desquelles je reviendrai quand je parlerai du développement des vaisseaux sanguins. Leur importance est extrême au point de vue de la formation du tissu adipeux, car c'est principalement dans leurs mailles intercapillaires que les éléments de ce tissu se développent. En tous cas, comme on va le voir, ce sont eux qui donnent au tissu cellulo-adipeux sa constitution lobulaire, en servant de charpente et de modèle chacun au développement d'un peloton graisseux.

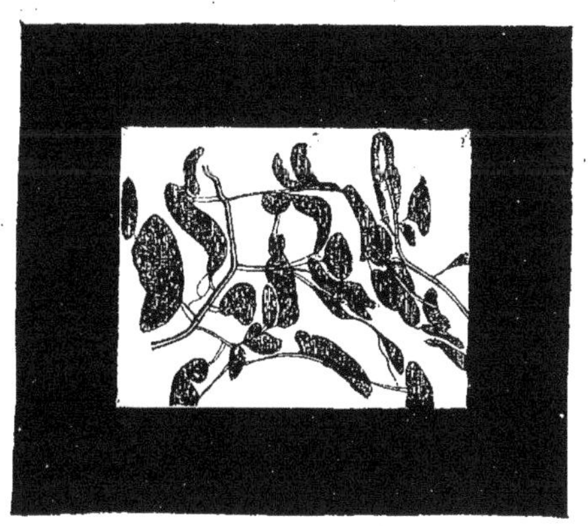

Fig. 62. — Réseaux limbiformes du tissu conjonctif non adipeux du Lapin (Loupe de Brücke).

Cellules adipeuses. — Si l'on suit le développement de la graisse dans les réseaux limbiformes, soit du Lapin, soit des oiseaux où ils sont aussi très développés, on constate que cette dernière prend naissance dans les cellules fixes du tissu conjonctif qui occupent les intervalles des branches capillaires. On voit alors ces cellules revenir à la forme ronde, puis apparaissent au sein de leur masse protoplasmique des gouttes de graisse que l'acide osmique colore en noir de bistre, et le bleu de quinoléine dissous dans l'alcool en bleu pur. Ces gouttes naissent par différenciation au sein du protoplasma, et sont séparées d'abord les unes des autres par des ponts protoplasmiques qui les isolent. Peu à peu elles grossissent, puis confluent en trois ou quatre globes principaux. Enfin la confluence est complète, et l'on ne trouve plus qu'un globe graisseux unique occupant le centre de l'élément modifié. Le protoplasma est refoulé à la périphérie de ce globe ainsi que le noyau, et l'entoure à la façon d'une écorce. En coupe optique, cette lame enveloppante de protoplasma paraît comme une bague autour du globe graisseux central. L'élément adipeux est dès lors complètement différencié. Il s'individualise en fin de compte en édifiant autour de lui une capsule, production exoplastique anhiste que les réactifs ne colorent pas. *La vésicule adipeuse est de la sorte complètement formée* (fig. 63).

En se développant, cette vésicule a pris place dans les espaces intercapillaires du réseau limbiforme et les distend par sa simple interposition. Très souvent de la sorte une seule vésicule adipeuse remplit un espace intercapillaire tout entier, et paraît entourée d'un équateur et d'un méridien formés par les capillaires sanguins entre-croisés à la façon d'arcs de cercle entés les uns sur les autres. Souvent, chez les oiseaux, dans une moitié d'un réseau limbiforme, cette modification est effectuée et n'est pas même mise en train dans l'autre moitié, qui ordinairement est la plus éloignée du pédicule formé par l'insertion des fusées artérielles et veineuses sur l'ensemble du réseau. L'on saisit aisément sur de pareils objets le mécanisme de la formation des pelotons adipeux. La moitié du réseau limbiforme chargée de vésicules adipeuses représente une moitié de peloton adipeux, l'autre moitié est formée par un réseau de capillaires étalés à plat.

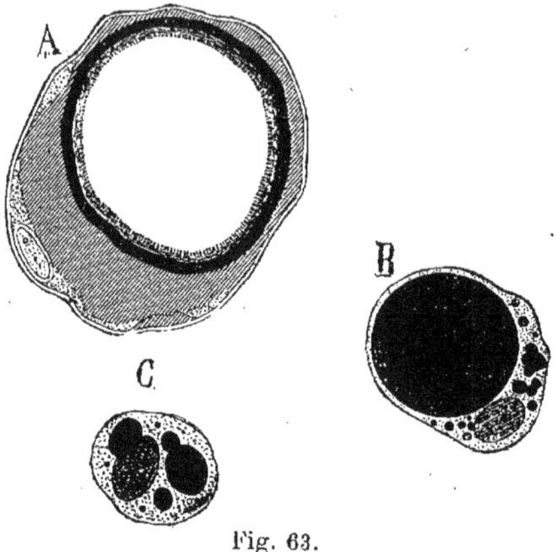

Fig. 63.

A, vésicule adipeuse du tissu conjonctif du Chien fixée par l'injection interstitielle de nitrate d'argent à 1 p. 1000 et entourée de sa capsule; — B, C, cellules adipeuses jeunes, non capsulées, fixées par l'acide osmique qui a coloré la graisse en noir.

En pénétrant le tissu connectif lâche, les vaisseaux sanguins édifient donc autour d'eux le tissu adipeux. Cette édification se poursuit le long des fusées artérioso-veineuses et non pas seulement au niveau des réseaux limbiformes appendus comme des folioles aux branches des vaisseaux. Nous verrons en effet plus loin que ces fusées sont suivies par un réseau décurrent latéral de capillaires, entre les mailles duquel se forment des pelotons de graisse disposés comme des festons le long du trajet des vaisseaux sanguins.

Les réseaux limbiformes, aussi bien que les décurrents, ont manifestement pour origine des îlots vasoformatifs développés au sein du tissu connectif lâche, de la même façon qu'on les voit paraître dans les taches laiteuses de l'épiploon. C'est aux dépens de ce que nous décrirons plus tard sous le nom de *couche rameuse périvasculaire*, c'est-à-dire dans des cellules fixes ordonnées par rapport aux vaisseaux sanguins, que la graisse se développe toujours. Cette ordonnance des cellules en série est caractéristique du tissu connectif modelé, type que le tissu cellulaire lâche tend à revêtir dans l'organisme par une série d'intermédiaires insensibles. Mais ici la différenciation joue un rôle aussi bien nutritif que de soutènement; aussi devait-elle être indiquée dans le chapitre consacré au tissu conjonctif lâche.

Vésicules adipeuses. — Un peloton adipeux, constitué comme il vient d'être dit par le développement d'un réseau limbiforme, peut être soumis à l'analyse histologique qui montre alors tous les détails de sa constitution dans l'état adulte. Pour cela, Ranvier a conseillé avec raison de faire un œdème artificiel du peloton adipeux à l'aide d'une solution de nitrate d'argent à 1 p. 1000. Les vésicules adipeuses sont alors isolées les unes des autres par le liquide injecté (1). A leur centre, on voit le globe graisseux formé de graisse fluide, si l'on a opéré sur le tissu vivant, et montrant au contraire des cristaux aciculaires de margarine, si la préparation a été faite quelque temps après la mort. Autour du globe graisseux central, le protoplasma est étalé sous forme d'une écorce granuleuse renfermant un, deux ou trois noyaux; ce qui montre que souvent deux ou trois cellules fixes se sont fondues pour concourir à la formation d'une seule vésicule adipeuse, ou que le noyau de la cellule adipeuse s'est multiplié. Cette masse de protoplasma disposée sous forme d'écorce sphérique n'est pas appliquée immédiatement sur le globe graisseux central, elle est accolée à la capsule qui limite l'élément; mais entre elle et la masse graisseuse existe un liquide particulier, sorte de plasma différencié et appartenant en propre à la vésicule adipeuse (Ranvier).

Chez les mammifères et chez l'Homme, vers la fin de la vie intra-utérine, et alors que le tissu connectif lâche est encore à son stade muqueux, on voit apparaître les vésicules adipeuses entre les mailles des îlots vaso-formatifs à peine développés. Ainsi se produit une réserve de substance grasse utilisable pour les besoins de l'alimentation, et aussi une couche préservatrice qui rend le jeune animal moins sensible aux variations de la température extérieure : variations auxquelles il doit s'accoutumer et s'adapter progressivement. Ce pannicule adipeux est du reste provisoire; on le voit se détruire en partie à la puberté. Alors le corps prend des formes élancées principalement dues à la raréfaction de la couche sous-cutanée de pelotons adipeux. Suivant les circonstances donc, les vésicules adipeuses forment et emmagasinent la graisse, ou au contraire s'en dépouillent au profit de la nutrition générale. Cette graisse agit comme un aliment mis en réserve; en la formant, les cellules fixes du tissu connectif jouent le rôle de véritables

(1) On arrive au même résultat beaucoup plus facilement en imprégnant d'argent l'épiploon du Lapin. Coloré ensuite par l'éosine, cet épiploon montre toujours de nombreuses vésicules adipeuses avec leur capsule non rétractée dans le voisinage des vaisseaux.

éléments glandulaires. Aussi MILNE EDWARDS considère-t-il, avec raison, les vésicules adipeuses comme des éléments glandulaires imparfaits, c'est-à-dire dénués d'orifice émissaire. Quoi qu'il en soit, dans l'amaigrissement, on voit le volume du globe graisseux central diminuer dans chaque vésicule adipeuse ; la quantité du plasma interposé entre ce globe et l'écorce protoplasmique refoulée contre la capsule augmente au contraire progressivement. Ce processus s'observe constamment chez la Grenouille, au niveau des appendices graisseux épiploïques, à la fin de chaque hiver. Les vésicules adipeuses sont alors remplies d'un liquide séreux, au milieu duquel nage librement une granulation de couleur ambrée, ayant la réfringence et les réactions histochimiques de la graisse (RANVIER) (1).

Ainsi, une fois formées, et en dehors de l'inflammation (2) qui les détruit, les vésicules adipeuses peuvent, sans modifier leur constitution complexe, accumuler la graisse au maximum, *la maintenir fluide pendant la vie*, et la dépenser plus ou moins complètement pour les besoins de l'alimentation interstitielle sans pour cela se détruire. Elles deviennent pour ainsi dire alors larvées et prêtes à séparer du sang une nouvelle réserve de graisse. De semblables fonctions rentrent pleinement dans le rôle nutritif général exercé dans l'organisme par le tissu connectif lâche. Sa plus large et sa première différenciation, aboutissant à l'édification des pelotons adipeux avec le concours des vaisseaux sanguins, est de la sorte en rapport avec la nutrition générale. Dans le livre suivant nous allons voir ce même tissu conjonctif se modifier en vue d'une tout autre fonction, celle du soutènement, et former ainsi la matrice du squelette intérieur définitif.

INDEX BIBLIOGRAPHIQUE DU CHAPITRE II.

BÉCLARD. *Anatomie générale.* Paris, BÉCHET, 1827, p. 123 et suivantes.
BICHAT. *Anatomie générale*, édit. citée, t. I, p. 66.
BOLL. *Untersuchungen ueber den Bau und die Entwicklung der Gerwebe*, Berlin, 1871, p. 38.
FLEMMING. *Beitrage zur anatomie und Physiologie des Bindegewebes*, p. 393.
Ueber Bildung und Ruckbildung der Fetzellen ein Bindegewebe (Arch. für mikr. Anat. t. VII, 1870, p. 32).
HELLER. *Pathologische Chemie des Morbus Brightii* (Archiv. für Physiologische Chemie und Mikroscopie, 1844, t. II, p. 184).
HENLE. *Algemeine Anatomie,* 1841, p. 197-379.
KEY (Axel) et RETZUIS. *Studier i nerf systemets Anatomi* (Nord. med. Arkiv. Bd. 4, n° 21 et 25, — et Arch. für Mikr. Anat. Bd. IX, 1872, p. 309.
LOEWE (L.). *Zur Histol. der Bindegewebes* (Wiener, med. Jahrbücher, 1874, 3 Heft).
MILNE EDWARDS. *Leçons de physiologie et d'anatomie comparées.* T. IV, p. 535 et suiv.
J. MÜLLER. *Observations sur l'analyse du sang et du chyle* (Ann. des Sciences nat. 1833, 2e série, t. I, p. 340).

(1) *Traité technique*, p. 347.
(2) Voy. RANVIER et CORNIL, *Manuel d'hist. patholog.* 1re édit., p. 80, fig. 46.

RANVIER. Article *Tissu conjonctif lâche*, in *Traité technique d'histologie*, Paris, Savy, 1875. — Leçons sur le système musculaire, Paris, Delahaye, 1880, p. 17. — Traité technique, p. 406. — *Eléments cellulaires des tendons et du tissu conjonctif lâche* (Arch. de physiologie, 1869, p. 482). — Traité technique, p. 336. — *Ibid.*, p. 349. — Ibid., p. 338. — Manuel de CORNIL et RANVIER, article *Œdème*. — Traité technique, p. 344.

REICHERT. *Vergleichende Beobachtungen ueber das Bindegewebe und die verwandten Gebilde*. Dorpat, 1845.

RECKLINGHAUSEN. *Notiz über Silber imprégnation* (Virchow's Archiv. Bd. XIX). — *Die Lymphgefässe und ihre Bezieung zum Bindegewebe*, Berlin, 1862, in-8. — *Das Lymphgefassystem* (Stricker's Handbuch, p. 214).

J. RENAUT. *Application de l'éosine soluble dans l'eau à l'étude du tissu conjonctif* (Archives de Physiologie, 1876).

CH. ROBIN. Article *Lamineux* du *Dict. encyclopédique des sciences médicales*.

ROLLETT. Stricker's Handbuch, p. 53.

RUSCONI. Annales des sciences naturelles, 1841, 2e série, t. XV, p. 249

SCHWANN, *Mikroscopische Untersuchungen über die Uebereinstimmung in der Structur und dem Wachstum der Thiere und der Pflantzen*, 1839, p. 135 et suiv.

TARCHANOFF. *Des prétendus canaux qui feraient communiquer les vaisseaux sanguins et lymphatiques* (Travaux du laboratoire d'histologie du Collège de France, 1875, p. 95 et suivantes).

WALDEYER. *Ueber Bindegewebszellen* (Arch. f. mikr. anat. 1874, p. 176).

VIRCHOW (R.). *Ueber die Identitat von Knochen Knörpel und Bindegewebskorperchen Sowie über die Schleimgewebe* (Vurtzburger Medicin. Verhandl, 1852, II, p. 150). — *Weitere Beitrage zur Structur der Gewebe der Bindesubstanz*, ibidem, p. 314.

YOUNG. *Zur Anatomie der Œdematösen Haut* (Wiener Acad. Sitzungsberichte, l. VIII, S. 951, 1868).

LIVRE SECOND

APPAREIL GÉNÉRAL DE SOUTÈNEMENT

PREMIÈRE DIVISION

TISSU CONNECTIF MODELÉ EN ORGANES

Le tissu connectif, en même temps qu'il forme l'atmosphère vivifiante des tissus à la constitution desquels il prend part, et qu'il est le chemin de la lymphe qui les nourrit, le satellite obligé des vaisseaux sanguins qui leur apportent les éléments de la respiration interstitielle, joue constamment aussi à leur égard le rôle d'un agent de soutien. En subissant la différenciation qui l'amène à l'état de tissu adipeux, il a obéi à une double tendance. En vertu de la première, il a perfectionné son rôle nutritif et est devenu le lieu de l'emmagasinement d'une réserve; en vertu de la seconde, il a pris part, sous sa forme nouvelle, au soutènement général des organes. Le rôle mécanique des coussins adipeux est en effet bien connu; ce sont eux qui modèlent les formes extérieures, et certains organes, pour fonctionner normalement, ont absolument besoin d'être soutenus ou séparés des autres par des plans adipeux. Le tissu adipeux que nous venons d'étudier est donc la première forme du tissu connectif modifié dans sa constitution primitive. En poursuivant la série des adaptations du tissu conjonctif aux fonctions de soutènement, nous rencontrerons à peine des modifications plus profondes. Je me propose, dans le chapitre suivant, d'étudier les formes de transition entre le tissu connectif lâche et le tissu connectif modelé du type le plus élevé, c'est-à-dire le tissu fibreux. Cette méthode d'exposition, outre qu'elle est parfaitement rationnelle, a encore l'avantage de conduire le lecteur comme par la main; et, tout en lui faisant sentir les différences existant entre les formes successives d'un même tissu progressivement modifié, elle ne lui laisse pas perdre de vue l'unité fondamentale qui ne cesse point de régner dans la constitution de ce tissu même.

En tant que constituant le stroma de l'organisme, le tissu connectif doit concourir puissamment au soutènement de ce dernier. Lorsqu'il ne peut le faire en conservant sa constitution initiale, suffisante pour permettre dans l'intimité des tissus l'exercice du double rôle d'atmosphère nutritive et de pièce de résistance, il se *modèle* et prend la forme d'organes distincts. Dans les animaux tout à fait inférieurs seulement,

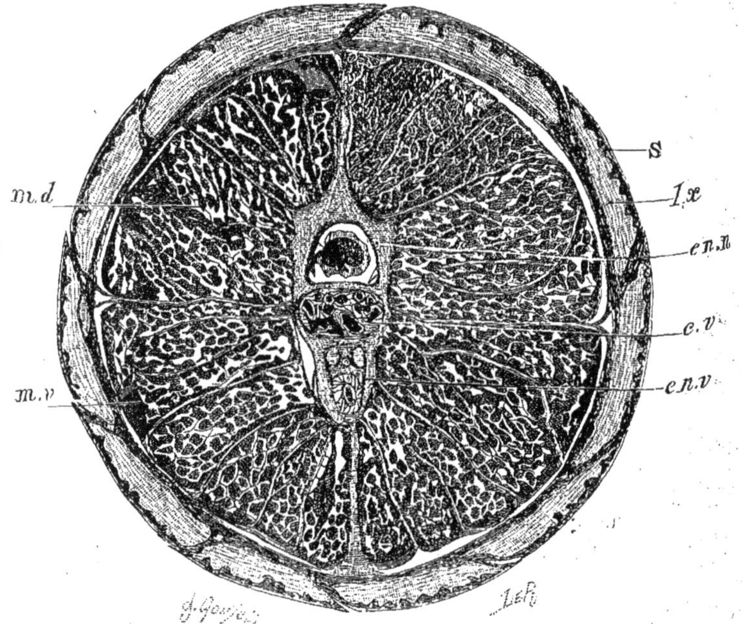

Fig. 64. — Coupe transversale de la queue de l'Orvet commun (*Anguis fragilis*) faite après fixation par l'alcool, décalcification par l'acide picrique, durcissement par l'alcool, la gomme et l'alcool (Conservation dans l'eau additionnée de sublimé).

S, écailles unguiformes ; — *lx*, lames osseuses dermiques (exosquelette) ; — *cv*, corps vertébral ; — *cna*, arc neural de l'endosquelette ; — *cnv*, son arc viscéral ; — *md*, *mv*, muscles dorsaux et ventraux séparés les uns des autres par des lames de tissu conjonctif modelé (aponévroses) détachées du derme et rejoignant les arcs neural et viscéral de l'endosquelette ou squelette vertébral (15 diamètres).

Cette figure donne le véritable *schéma* de l'appareil général de soutènement des vertébrés ; elle montre tout le squelette plongé au sein d'une masse continue de tissu conjonctif modelé sous la forme fibreuse.

il n'y a point de différenciations notables ; mais au fur et à mesure que l'organisme s'élève dans la série, les besoins de soutènement par des agents distincts deviennent plus impérieux ; et le tissu connectif, en vue de cette fonction devenue pour lui exclusive en certains de ses points, doit prendre des formes nouvelles. Chez les vertébrés, la fonction de soutènement est compliquée; il est nécessaire en effet : 1° que la *cavité viscérale*, creusée dans le tissu connectif du feuillet moyen, soit limitée au sein de ce tissu par des organes propres, et un peu plus tard il en est de même pour la *cavité neurale*, résultat d'une fissuration tardive du tissu connectif lâche qui entoure le névraxe épithélial modifié; 2° il faut que la paroi extérieure du corps soit solidement limitée, et que les masses musculaires qui la doublent, au sein de la lamelle fibro-cutanée, soient divisées et soutenues par des organes à la fois mobiles et résistants (fig. 64); 3° enfin, il est nécessaire que le tractus intestinal et ses annexes aient aussi leurs pièces solides de refend ou de soutien. Le seul tissu connectif, par les différenciations qui lui sont propres, doit pourvoir à ce triple besoin.

Nous allons poursuivre ces différenciations en commençant par les plus simples, qui sont celles en vertu desquelles le tissu conjonctif lâche prend le forme d'organe de soutènement des cavités séreuses pleuro-péritonéale ou neurale. La simplicité de ces différenciations engage à les choisir d'abord comme objets d'étude; elle rend compte en outre, mieux que toute considération morphologique sériaire, de la parenté qui existe entre les formations séreuses pleuro-péritonéales ou neurales et le tissu connectif lâche ou de la nutrition.

CHAPITRE PREMIER

ANATOMIE GÉNÉRALE DES MEMBRANES VISCÉRALES PLEINES ET FENÊTRÉES.

Chez les vertébrés supérieurs existent deux grandes cavités séreuses principales. L'une, la *cavité pleuro-périonéale ou viscérale*, primitivement unique, plus tard subdivisée en péritoine, plèvre et péricarde, entoure le tractus digestif et ses différenciations diverses à la façon d'un sac sans ouverture, et sépare ainsi la lamelle fibro-cutanée de la lamelle fibro-intestinale; l'autre, que j'appellerai *cavité neurale*, se comporte de la même façon que la séreuse viscérale, par rapport au système nerveux central développé aux dépens de l'ectoderme. Quelle que soit d'ailleurs l'origine première de la cavité viscérale (1), elle se développe constamment dans le mésoderme plein, formé de cellules connectives au stade embryonnaire, sous forme d'une fente limitée par une formation épithéliale particulière à laquelle on réserve, depuis les travaux de His à son sujet, le nom d'*endothélium*. La cavité neurale, homologue de la viscérale, prend, chez les mammifères, son origine beaucoup plus tard, mais de la même façon. Pour cette fente, il ne saurait y avoir de doute, elle se forme au sein de la masse de tissu connectif muqueux interposé entre les vertèbres primitives et la surface du névraxe (fig. 65). Elle est également limitée par un endothélium continu qui, par les progrès du développement, deviendra celui de l'arachnoïde. Cet endothélium a pris naissance au sein d'une masse primitivement pleine de tissu conjonctif au stade myxoformatif; il acquiert de la sorte, pour la cavité neurale, la signification précise de cellules fixes du tissu connectif différenciées et transformées.

De même, quand, sur un embryon de Poulet, on poursuit la fente pleuro-péritonéale à partir des vertèbres primitives, on voit que, là où elle cesse d'exister sous forme de fente, elle se continue sous celle d'une

(1) Je discuterai cette question plus loin (livre IV, 2e division, chap. 1er).

ligne, de chaque côté de laquelle les éléments cellulaires du mésoderme ont pris la disposition d'un revêtement continu de cellules soudées, aplaties dans le sens de leur hauteur. Ici donc encore, le revêtement de la séreuse paraît résulter de l'aplatissement des éléments connectifs embryonnaires adjacents à la ligne de fente, venus au contact et enfin soudés sur leurs limites par un ciment. Tout semble se passer

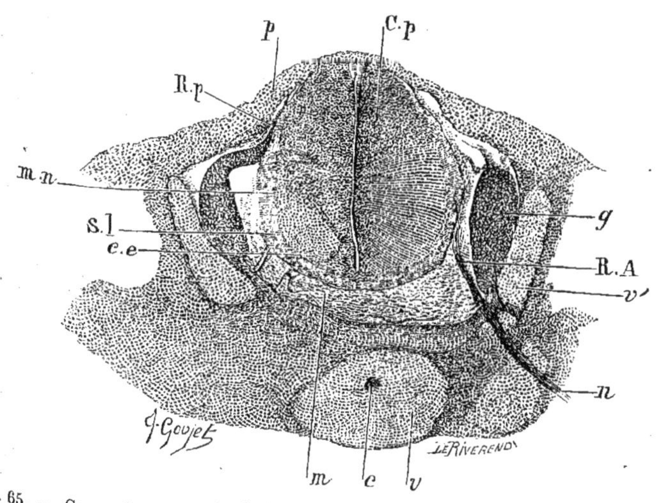

Fig. 65. — Coupe transversale de la région dorsale d'un embryon de Mouton, long de trois centimètres (Fixation par la solution d'acide osmique à 1 p. 100; durcissement ultérieur dans l'alcool fort; coloration à l'éosine hématoxylique faible; conservation dans la glycérine).

c, corde dorsale; — *v*, corps vertébral; — *v'*, lames vertébrales; — *p*, peau; — *Cp*, névraxe et ses chaînes de prolifération; — *mn*, substance blanche du névraxe; — *ce*, noyau des cornes antérieures futures de la moelle; — *Sl*, substance blanche ébauche des cordons latéraux; — *Rp*, racine postérieure d'une paire nerveuse; — *Ra*, sa racine antérieure; — *g*, ganglion de la paire nerveuse; — *n*, nerf rachidien.

m, *masse de tissu muqueux, homogène et pleine, occupant tout l'espace entre le névraxe et les pièces du squelette rachidien, et au sein de laquelle se formera plus tard la fente arachnoïdienne ou cavité neurale.*

comme si l'existence de la couche endothéliale était commandée par de pures actions mécaniques telles que les pressions exercées dans un sens toujours le même et dominant, sens qui est dans l'espèce perpendiculaire aux parois de la fente; de telle manière qu'on pourrait supposer qu'en prenant place, le liquide qui vient occuper cette fente a tassé et réduit en couche épithéliale mince les éléments cellulaires placés immédiatement à sa surface (1).

(1) Nous verrons plus tard qu'en effet c'est la *pression qui fait l'endothélium*. L'élément cellulaire modifié peut être d'ailleurs une cellule du mésoderme ou une cellule épithéliale. Le fait est évident pour l'endothélium des vésicules pulmonaires; cet en-

Dans les membranes viscérales ou neurales, la cellule endothéliale, chez les mammifères, chez l'Homme et chez les oiseaux, c'est-à-dire chez tous les vertébrés supérieurs, représente donc une différenciation particulière des cellules connectives embryonnaires. Elle a la signification d'une cellule fixe du tissu connectif modifiée. Son corps cellulaire est formé d'un protoplasma transparent comme le verre (1) individualisé par un noyau plat vésiculeux, ovalaire ou arrondi, autour duquel existent seulement quelques fines granulations protéiques analogues à un nuage de poussière et que le nitrate d'argent dessine en se réduisant à son niveau sur les imprégnations même très pures, pourvu qu'elles aient été faites avec des solutions fortes. Les bords de l'élément endothélial sont rectilignes ou au contraire sinueux, cette dernière disposition se trouve toujours dans le revêtement des voies lymphatiques. Enfin, les cellules endothéliales sont unies entre elles par un ciment analogue à celui des épithéliums et au niveau duquel le nitrate d'argent se réduit en dessinant un mince trait noir (fig. 66). Quand les cellules endothéliales sont détachées, ce qui se produit spontanément après la mort, ou lorsqu'on place une membrane revêtue d'endothélium dans l'eau ou les réactifs à véhicule aqueux dominant, elles se montrent sous forme de plaques d'une minceur extrême, semblables à une écaille de vernis souple, et, entraînées par les courants du liquide additionnel,

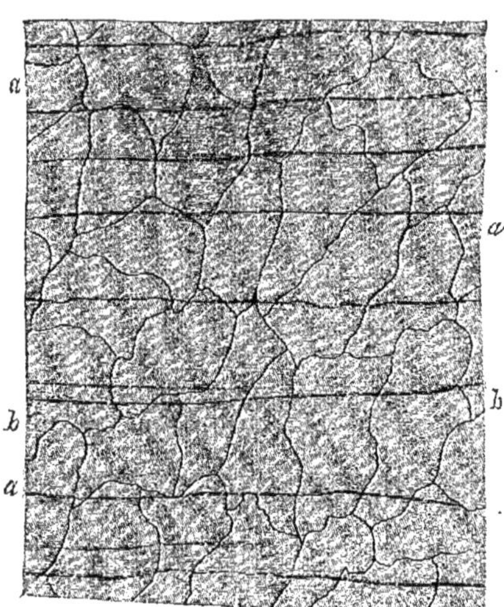

Fig. 66. — Ligament falciforme du foie du Lapin imprégné par une solution de nitrate d'argent à 1 p. 400; tension sur la lame de verre par demi-dessiccation; conservation dans la glycérine.

a, a, faisceaux conjonctifs tous parallèles; — *b, b*, lignes de ciment dessinant l'endothélium péritonéal (350 diam.).

dothélium n'est en effet qu'un épithélium cylindrique qui a subi un aplatissement progressif jusqu'à devenir un simple vernis épithélial transparent comme le verre et analogue à l'endothélium du péritoine, à quelques détails près.

(1) Dans le fœtus humain de deux à trois mois les cellules endothéliales de la cavité viscérale sont, non des cellules entièrement lamelliformes, mais des cellules basses. Leur masse protoplasmique est grenue. Elles conservent cette disposition fœtale indéfiniment chez les Cyclostomes.

elles se plissent comme des étoffes qui flottent dans l'eau. En résumé, les principaux caractères des endothéliums, ceux qui servent à les faire reconnaître et à les définir, sont d'être des *revêtements épithéliaux non stratifiés de cellules soudées par un ciment que l'argentation seule rend visible : cellules dont la hauteur est presque nulle par rapport à leurs deux autres dimensions.*

Ces détails étaient nécessaires pour comprendre clairement la constitution des membranes appartenant à la cavité viscérale, membranes parmi lesquelles nous en choisirons quelques-unes pour nous servir de types dans l'étude des premières différenciations du tissu connectif lorsqu'il tend à se modeler en organes. A ce point de vue nous décrirons d'abord certaines membranes viscérales pleines; puis nous verrons comment quelques-unes d'entre elles subissent la fenêtration pour se résoudre en des réseaux élégants de mailles.

§ 1. — L'ÉPIPLOON NON FENÊTRÉ, LE MÉSENTÈRE ET LE LIGAMENT SUSPENSEUR DU FOIE.

Épiploon non fenêtré. — Chez le fœtus humain, l'épiploon est constitué par une lame pleine analogue à une lame du mésentère. Chez quelques animaux tels que le Lapin, cet état subsiste longtemps et, même après deux ou trois ans, c'est-à-dire à un âge avancé, il n'existe encore dans l'épiploon que des trous peu nombreux. Un épiploon non fenêtré du Lapin adulte, imprégné d'argent et coloré par l'éosine ou la pyrosine, puis monté dans la glycérine salée en préparation persistante, montre des particularités intéressantes (1).

Sur chacune des faces de la lame épiploïque pleine existe un revêtement endothélial continu. Les limites des cellules sont dessinées par l'argent sous forme de traits rectilignes ou légèrement sinueux, nets et comme tracés à l'encre si la préparation à l'argent a été faite avec les précautions nécessaires. Au centre de chaque cellule existe un noyau plat, ovalaire ou arrondi, nucléolé, et entouré d'une fine atmosphère de granulations protéiques. Dans l'intervalle des deux plans endothéliaux, supérieur et inférieur, est compris le feuillet connectif de la membrane. Ce feuillet connectif est constitué par une trame conjonctive,

(1) *Préparation.* L'animal étant sacrifié par hémorrhagie, on ouvre l'abdomen en ayant soin de ne pas introduire de poils dans la cavité péritonéale. On voit l'épiploon marqué par quelques pelotons adipeux et souvent aussi par de petits kystes à Echinocoques. On le dégage avec des pinces à mors d'ivoire, on l'arrose rapidement en place d'eau distillée; puis, lorsqu'il flotte, on substitue au jet d'eau distillée un arrosage avec une solution de nitrate d'argent dans l'eau distillée à 1 p. 400. Dès que l'épiploon blanchit on lave de nouveau à l'eau distillée, puis on coiffe une lame de verre de l'épiploon imprégné; on l'enlève, on le dédouble; on achève de le tendre et on l'arrose d'alcool saturé de pyrosine. On ajoute ensuite une goutte de glycérine neutre et, quand les noyaux endothéliaux apparaissent en rouge pur, on substitue de la glycérine salée et l'on ferme la préparation.

par des réseaux élastiques et par des cellules fixes dont la disposition réciproque est encore très peu différente de celle qu'on observe dans une lame de tissu connectif lâche.

Les faisceaux conjonctifs sont de grandeur variable. Ils se poursuivent, sur les préparations bien tendues, dans une foule de directions diverses en s'entre-croisant les uns avec les autres à la façon des fils d'une natte. On en voit souvent éprouver des bifurcations apparentes en Y; mais en examinant bien, on voit que le faisceau qui semblait se bifurquer est en réalité formé de deux faisceaux devenus parallèles et simplement accolés l'un à l'autre sur une certaine portion de leur trajet. Superficiellement, sous les deux plans endothéliaux, existent de chaque côté de la lame centrale formée de faisceaux connectifs des réseaux élastiques à fibres très fines et grêles, anastomosées entre elles de manière à figurer un réticulum lâche.

Les cellules fixes sont très peu nombreuses et occupent, sous l'endothélium, la surface de la lame connective qui forme le corps de la membrane. Elles occupent les intervalles des faisceaux sans affecter avec eux de rapports nets de direction. Ceci revient à dire qu'elles ne sont pas *ordonnées* par rapport aux éléments de la trame connective et réalisent encore le type du tissu conjonctif lâche. Ce sont des cellules rameuses, à expansions protoplasmiques allongées et ressemblant à celles du tissu muqueux au début de la période téloformative. Comme elles sont peu nombreuses et placées souvent à de grandes distances les unes des autres, il est parfois assez difficile de poursuivre les anastomoses qui les relient entre elles, surtout dans le sens latéral. Ici, par le fait même de la disposition membraniforme prise par le tissu connectif, les cellules fixes sont en réalité devenues des cellules plates, répondant à la définition générale donnée par Ranvier, et elles tendent à s'ordonner entre elles en séries longitudinales. De distance en distance on trouve aussi, dans l'intervalle des faisceaux, des cellules lymphatiques en voie de migration. Tous ces caractères montrent de prime abord que, pour former la lame épiploïque pleine, le tissu connectif lâche a subi des modifications légères, consistant surtout dans l'étalement de ses trois formations constitutives sur des plans distincts et dans la transformation de la majorité de ses cellules fixes en éléments endothéliaux. Mais on peut en outre constater une autre modification, et celle-là très importante. Tandis que dans le tissu connectif lâche les trois formations sont indépendantes les unes des autres et ne sont reliées entre elles par rien, dans l'épiploon non fenêtré il n'en est pas de même. Les faisceaux conjonctifs et les réseaux élastiques sont plongés dans une substance molle, transparente et sans structure qui les unit à la façon d'un ciment presque liquide (1).

(1) La méthode pour mettre ce ciment en évidence est due à Ranvier qui l'a appliquée aux feuillets du mésentère. La membrane est tendue sur la lame de verre,

Mésentère du Lapin. — Les feuillets du mésentère du Lapin, aussi revêtus d'endothélium continu sur leurs deux faces, sont disposés de la même façon que l'épiploon non fenêtré du même animal, mais leur constitution est devenue un peu plus complexe. Ces feuillets sont décomposables en trois lamelles que l'on peut aisément mettre en évidence en piquant la membrane avec une pipette effilée à la lampe, puis en insufflant de l'air au point piqué. Quelle que soit la lame mésentérique qu'on ait choisie, on développe une bulle au-dessus de la portion centrale de la lame, portion formée de faisceaux connectifs entre-croisés dans tous les sens et dans laquelle sont contenus les vaisseaux. Cette bulle supporte l'endothélium; elle est formée par un réseau élastique d'une délicatesse et d'une élégance extrêmes. Ce réseau est lui-même engendré par des fibres élastiques qui se poursuivent en tous sens dans le plan sous-endothélial, et qui, à leurs points de concours, sont unies par de minces membranes élastiques qui dessinent de la sorte des trous réguliers dans les intervalles des fibres. Il existe donc, de chaque côté du plan de faisceaux connectifs qui forme la portion centrale de la membrane, deux lamelles élastiques fenêtrées qui la limitent latéralement et supportent l'endothélium qui la revêt. Il est probable que ces deux lamelles communiquent entre elles, au tra-

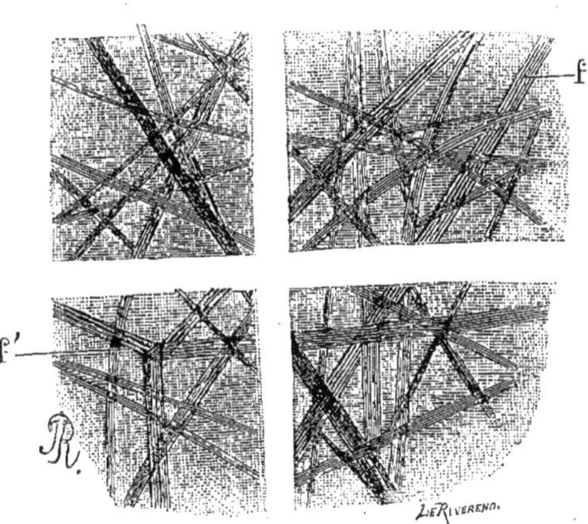

Fig. 67. — Mésentère du Lapin, coloré au carmin; débarrassé par le pinceau de l'endothélium péritonéal, tendu sur la lame de verre par le procédé de la demi-dessiccation, deshydraté par l'alcool absolu, traité par l'essence de girofle, puis coupé crucialement à l'aide du rasoir.

On voit qu'il existe entre les faisceaux conjonctifs *f*, *f'*, sectionnés par l'incision, une substance fondamentale homogène et continu (350 diamètres).

fortement colorée au carmin, lavée, exactement tendue de nouveau, puis déshydratée par un séjour de quelques heures dans l'alcool fort. On la traite ensuite par l'essence de girofle; dans cet état elle ne se rétracte plus. Si alors on fait une incision dans cette membrane avec un rasoir bien tranchant, puis qu'on monte la préparation dans le baume et qu'on examine ensuite les lèvres de l'incision, l'on reconnait qu'il existe entre les faisceaux connectifs coupés une lame continue de substance homogène colorée en rose et dans laquelle les éléments de la trame connective sont noyés (Ranvier, *Traité technique*, p. 371).

vers de la formation connective, par de petits ponts élastiques : car leur face profonde en montre toujours quelques-unes rompues et recroquevillées en crosse ou en vrille (Ranvier, *Traité techn.*, p. 373). Les éléments de la trame connective ainsi dissociés en trois plans sont réunis, comme précédemment dans l'épiploon, par une subtance homogène molle (fig. 67). Quant aux cellules fixes, elles sont analogues à celles de l'épiploon et sont disposées à la surface des faisceaux ; de telle sorte qu'en traitant la membrane au pinceau on peut arriver à la dégager de tout élément cellulaire.

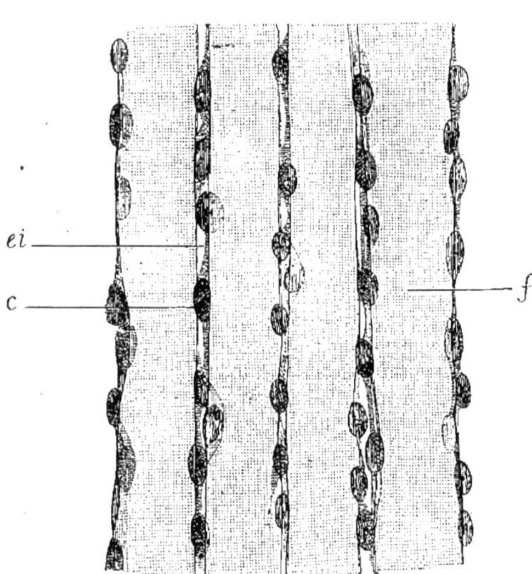

Fig. 68. — Ligament falciforme du foie du Lapin, imprégné-tendu par le nitrate d'argent à 1 p. 400, puis rendu rigide par l'arrosage à l'aide de l'alcool fort et coloré ensuite par la pyrosine après enlèvement de l'endothélium de la surface à l'aide du pinceau imbibé d'alcool fort. (Cet enlèvement a eu lieu sur la membrane tendue et fixée par demi-dessiccation sur la lame de verre. — Conservation dans la glycérine salée.)

F, faisceaux conjonctifs parallèles les uns aux autres ; — *ei*, espaces interfasciculaires ; — *c*, cellules fixes disposées en double série dans chaque espace interfasciculaire et se moulant sur la surface des faisceaux conjonctifs, ordonnées les unes par rapport aux autres et par rapport aux faisceaux.

Nous voyons de la sorte le tissu connectif se modeler de plus en plus : 1° par la production d'une substance homogène entre les éléments de sa trame conjonctive ; 2° par l'individualisation des deux lamelles élastiques latérales. Cependant, le type fondamental du tissu connectif lâche n'a pas encore changé ; ses éléments principaux, les faisceaux conjonctifs et les cellules fixes, ont gardé une disposition très semblable à celle qui existe dans les mailles du tissu cellulaire sous-cutané, par exemple.

Ligament suspenseur du foie. — Il n'en sera plus ainsi dans le ligament suspenseur du foie du Lapin (1) qu'il faut choisir comme type de

(1) *Préparation.* Le Lapin ouvert, on soulève le foie en tendant ainsi le ligament suspenseur. On lave ce ligament à l'eau distillée, on l'argente en place comme un épiploon ; on le lave de nouveau largement et on l'arrose ensuite pendant quelques minutes avec de l'alcool à 36° de Cartier. Il devient rigide comme du papier. On en coiffe alors l'extrémité d'une lame de verre, puis on découpe la membrane tout

la transition définitive du tissu connectif diffus au tissu connectif vraiment modelé en organe (fig. 68). RANVIER (*Traité techn.*, p. 389) a démontré que ce ligament est formé, comme le mésentère, d'une lame connective centrale comprise entre deux lames élastiques fenêtrées supportant l'endothélium péritonéal. Mais ici les faisceaux connectifs ne sont plus disposés en treillis. Ils sont ordonnés les uns par rapport aux autres : tous parallèles entre eux dans le sens de la résistance, c'est-à-dire en sens contraire du poids du foie que le ligament est destiné à soutenir. Il existe donc des espaces interfasciculaires longitudinaux et parallèles tous les uns aux autres comme les faisceaux ou groupes de faisceaux qu'ils séparent. Le seul vestige de la disposition nattée des faisceaux consiste dans ce fait que, de distance en distance, les faisceaux se séparent à angle très aigu pour aller s'accoler à un faisceau voisin et le suivre en lui devenant parallèle. Sous l'endothélium viscéral, dans les espaces interfasciculaires longitudinaux que je viens de décrire, sont disposées les cellules fixes rangées en files les unes au-dessus des autres, d'une façon analogue à celle que nous décrirons plus loin dans les tendons.

Ce sont des cellules reposant à la surface des faisceaux conjonctifs parallèles, et les embrassant par leurs prolongements latéraux, qui sont minces et délicats. Dans le sens de l'interligne des faisceaux, elles communiquent les unes avec les autres par des prolongements membraniformes continus entre eux de cellule à cellule, au lieu d'être soudées les unes aux autres par des lignes de ciment comme les cellules fixes des tendons. Dans un même espace interfasciculaire, on voit ordinairement deux rangées de cellules dont l'une est ordonnée par rapport aux faisceaux connectifs placés à droite et à gauche de l'espace considéré. Les noyaux des cellules de chacune de ces deux séries répondent aux lames protoplasmiques qui font communiquer les cellules de la série opposée : de telle sorte que, sous un faible grossissement, tous ces noyaux paraissent superposés en ligne droite et très rapprochés. Cette apparence est exagérée quand on a gonflé les faisceaux par l'acide for-

autour de cette lame. On a ainsi le ligament tendu exactement, et fixé. On colore avec une goutte de pyrosine à 1 p. 100, on lave à l'alcool. Quand les noyaux endothéliaux paraissent nets en rouge vif on monte dans la glycérine salée.

Un tel mode de préparation permet déjà d'acquérir une bonne idée de la constitution du ligament suspenseur. Il montre le parallélisme des faisceaux conjonctifs, les deux plans de fibres élastiques à mailles allongées dans le sens des faisceaux, et les rangées interfasciculaires de cellules fixes ainsi que l'endothélium péritonéal des deux faces. Mais pour bien étudier les rapports des cellules fixes, il convient de chasser l'endothélium de la surface avant d'effectuer la coloration à la pyrosine.

Si enfin l'on monte la préparation colorée par la pyrosine dans la glycérine formiquée à 1 p. 100, au bout de quelques jours les faisceaux conjonctifs sont gonflés et décolorés, séparés par des lignes rouges répondant aux files des cellules fixes ; et l'on voit le passage des faisceaux les uns aux autres du premier coup d'œil.

mique (fig. 69). Chaque interligne semble alors occupé par une traînée de protoplasma semée de noyaux portant l'empreinte des faisceaux.

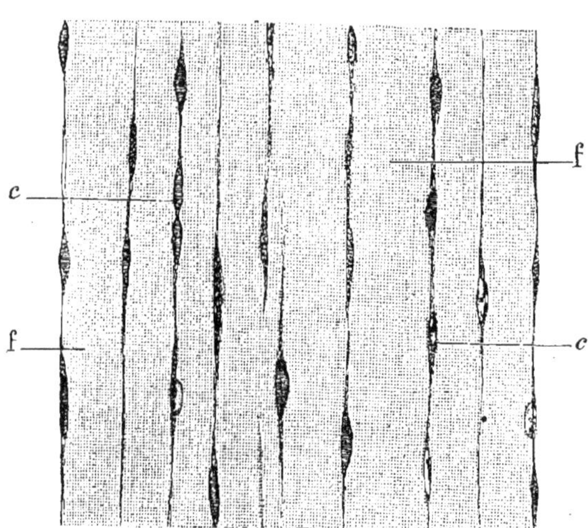

Fig. 69. — Ligament falciforme du foie du Lapin; même préparation que dans la figure précédente, conservation dans la glycérine additionnée d'acide formique à 1 p. 100.

f, *f*, faisceaux conjonctifs parallèles, gonflés par l'acide formique et montrant des points d'échange au milieu de la figure; — *c*, *c*, cellules fixes dont les noyaux ont pris çà et là l'empreinte des faisceaux, et dont le protoplasma a revêtu l'apparence de traînées granuleuses étroites séparant en droite ligne les faisceaux conjonctifs les uns des autres.

Ainsi, pour se disposer en membranes, le tissu connectif lâche se modèle progressivement. Dans l'épiploon non fenêtré, la modification est à peine sensible; elle consiste simplement dans la production d'une substance homogène entre les faisceaux conjonctifs, et encore cette soudure des éléments de la *tela cellulosa* n'est pas partout complète, car les plus anciens observateurs, tels qu'ALBINUS, ont constaté qu'en insufflant les animaux, on voit des bulles d'air pénétrer entre les lames épiploïques. Dans le mésentère, la modification est plus considérable; les plans élastiques limitant l'endothélium se différencient. Enfin dans le ligament suspenseur, les cellules fixes du tissu connectif sont ordonnées entre elles et par rapport aux faisceaux. Nous arrivons ainsi à la définition complète du tissu connectif véritablement modelé en organe, définition fournie par la double relation ou ordonnance des faisceaux conjonctifs ou des cellules fixes dont je viens de parler. Le ligament falciforme du foie du lapin fournit le type primordial du *tissu fibreux* : c'est une aponévrose rudimentaire composée d'un seul plan de fibres. Nous allons étudier maintenant une autre modification des membranes viscérales : leur *fenêtration*. L'étude de cette fenêtration va nous conduire à la conception d'une seconde forme très importante du tissu conjonctif modelé en organe : le tissu *adénoïde* ou *réticulé* (1).

(1) En décrivant ici l'épiploon non fenêtré, le mésentère et le ligament falciforme du Lapin, j'ai seulement eu pour but de montrer des formes de transition entre le

§ 2. — MEMBRANES VISCÉRALES FENÊTRÉES.

Nous avons vu qu'à l'origine l'épiploon de tous les animaux est une membrane pleine; il reste longtemps dans cet état chez certains d'entre eux, tels que le Lapin; mais au bout d'un certain temps il subit chez tous une fenêtration plus ou moins complète. C'est ainsi que chez le Lapin adulte il est seulement percé de trous, tandis que chez le Rat et le Cochon d'Inde, et aussi chez l'Homme, il prend l'aspect d'une fine dentelle réticulée. Étudions successivement ces deux types : 1° l'épiploon simplement *troué;* 2° l'épiploon *réticulé*, réduit à un élégant réseau de mailles qui se poursuivent dans le plan de la membrane précédemment non fenêtrée.

1° Épiploon troué du Lapin. — La lame de tissu connectif qui forme l'épiploon non fenêtré, et qui est comprise entre les deux plans endothéliaux, est parcourue par des fusées vasculaires artério-veineuses. Ces fusées vont rejoindre des îlots vasoformatifs et sont suivies sur leur parcours par des réseaux décurrents de capillaires. Les vaisseaux de l'épiploon réalisent donc le type des systèmes vasculaires limbiformes, c'est-à-dire qu'ils ont la disposition des vaisseaux sanguins du tissu conjonctif lâche. Ils sont accompagnés par une couche de cellules fixes (*couche rameuse périvasculaire*) particulières que nous étudierons plus tard; en dehors de cette couche les cellules fixes ordinaires sont plus nombreuses et affectent la même disposition que dans une lame de tissu connectif diffus. Les travées vasculaires, lorsque le développement des vaisseaux est achevé, s'anastomosent entre elles d'une manière typique. C'est autour d'elles et dans les intervalles des capillaires limbiformes formés aux dépens des réseaux vaso-formatifs des plaques laiteuses, que se développeront les traînées et les pelotons de tissu adipeux qui ont valu à l'épiploon son ancien nom (*omentum*). Les vésicules adipeuses prennent ici naissance en vertu du mécanisme décrit plus haut (voy. *Tissu adipeux*, pag. 231), et sont toujours recouvertes sur leur face adjacente à la cavité péritonéale par l'endothélium viscéral continu.

En dehors des vaisseaux, dans leurs intervalles, même dans l'épiploon du Lapin âgé de deux ou trois ans, se trouvent des taches laiteuses constituées par des amas de cellules lymphatiques et des éléments vasoformatifs. Ces taches sont arrondies ou ovalaires et font une légère saillie sur les deux faces de la membrane à la façon de petits ménisques

tissu connectif lâche et le tissu connectif modelé. Il ne faudrait pas conclure que chez les grands animaux et chez l'Homme ces parties ont une structure aussi simple. Le ligament falciforme par exemple devient une aponévrose. Je reviendrai sur ces faits en faisant l'histoire de la cavité viscérale.

biconvexes. Aussi l'épiploon, étalé sur un plan, fait-il des plis à leur niveau (1). Au-dessus et au-dessous d'elles l'imprégnation de l'endothélium est irrégulière : les lignes noires qui la dessinent sont souvent granuleuses et interrompues par des taches d'albuminate d'argent. Ranvier a démontré que cette disposition est due au passage incessant des cellules lymphatiques de la tache laiteuse dans la cavité péritonéale, passage qui s'effectue au travers de l'endothélium qui recouvre cette dernière et qui, de la sorte, est sans cesse perforé et remanié.

Un passage analogue tend sans cesse à se produire sur les points de la membrane situés en dehors des taches laiteuses et à distance des fusées vasculaires et des réseaux capillaires, ordonnés comme des folioles par rapport à ces fusées elles-mêmes : c'est-à-dire là où la vascularisation ne faisant pas sentir ses effets prochains, la vitalité des éléments de la membrane est réduite. De la sorte aussi ces éléments opposent une résistance moindre aux actions mécaniques, et d'un autre côté les dispositions accidentellement introduites par celles-ci tendent à devenir définitives.

A. **Trous borgnes.** — Sur un épiploon de Lapin adulte imprégné d'argent et coloré convenablement par l'éosine ou la pyrosine, les limites des cellules endothéliales sont marquées par des traits noirs et chacune de ces cellules renferme un noyau coloré en rouge pourpre. Au-dessous de l'endothélium se voient les faisceaux conjonctifs presque incolores et les fibres élastiques colorées en rouge vif. On peut suivre aussi bien les éléments de la trame connective que sur une préparation d'épiploon séché et monté dans l'air. Le revêtement endothélial est teint très faiblement en rose; si, sur un point donné, on a enlevé cet endothélium à l'aide du pinceau, ce point apparaît dans le champ du microscope comme une tache blanche. La coloration rose ne se produit donc que là où existe l'endothélium. Dans ces conditions, de distance en distance et sur l'épiploon imprégné soigneusement en place, on voit des cercles à peine colorés en rose (fig. 70, *t*), limités par une ligne d'imprégnation à laquelle aboutissent les lignes de ciment des portions non remaniées de l'endothélium. On reconnaît de la sorte que, au niveau des cercles pâles, il existe une perte de substance n'intéressant qu'une partie de l'épaisseur de la membrane, c'est-à-dire un trou incomplet. La partie profonde du trou est alors fermée par l'endothélium du côté opposé resté intact et très faiblement teint en rose par le réactif. Bref, il s'agit là d'un véritable *trou borgne* (2).

Les trous borgnes sont le résultat de l'activité des cellules lymphatiques, que l'on rencontre toujours en plus ou moins grand nombre et

(1) Ranvier, *Trait. tech.*, p. 378.

(2) J. Renaut, Application des propriétés de l'éosine à l'étude du tissu conjonctif. *Arch. de physiol.*, 1876, p. 232.

en voie de migration, dans l'épaisseur de la lame épiploïque. Leur cheminement s'effectue assez difficilement au sein du ciment mou qui fond en membrane les éléments de la trame conjonctive, et après un certain trajet, elles prennent la voie qui leur oppose le moins de résistance et tendent à perforer l'endothélium pour tomber dans le sac lymphatique péritonéal. Mais avant de se détacher elles s'insinuent entre les cellules endothéliales et y prennent place pendant un certain temps (fig. 70, *l'*). Elles deviennent alors les cellules *intercalaires*, décrites par Ranvier (1), qui forment de petites aires entre les éléments endothéliaux proprement dits parce qu'elles se sont étalées en surface (fig. 70, *i*). Lorsqu'elles se sont détachées elles laissent derrière elles un trou incomplet ou borgne plus ou moins persistant et qui, en devenant une voie libre pour d'autres cellules migratrices, prend une configuration de plus en plus régulière. Considérés de cette façon, les trous incomplets ou borgnes, c'est-à-dire n'intéressant qu'une des deux faces du revêtement endothélial, prennent la signification d'orifices de sortie des globules blancs émanés des vaisseaux et qui ont accompli dans l'épaisseur de la membrane viscérale pleine un certain trajet. Dans cet ordre d'idées, les cellules lymphatiques ont absolument la même évolution au sein de ces membranes que celles que l'on rencontre dans le tissu conjonctif lâche. En effet, ces dernières sorties des vaisseaux parcourent les mailles du tissu cellulaire et gagnent ensuite les radicules lymphatiques en perforant l'endothélium qui les clôt. Les cellules lymphatiques dont nous nous occupons sortent aussi des vaisseaux, cheminent dans la membrane, puis rentrent dans le système lymphatique en tombant dans une cavité séreuse.

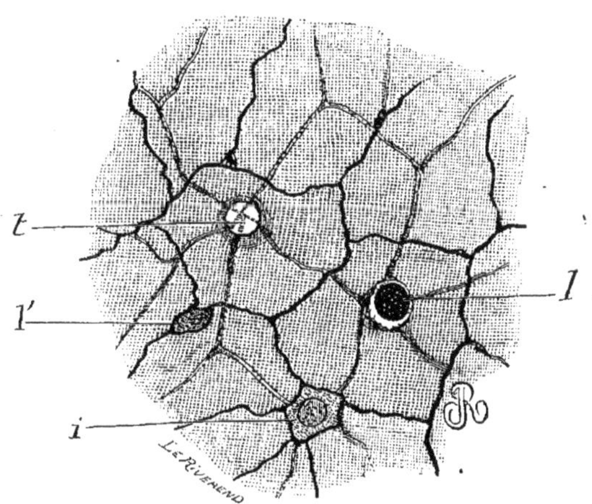

Fig. 70. — Épiploon du Lapin adulte, imprégné d'argent sans lavage préalable à l'eau distillée.

t, trou borgne répondant au plein d'une cellule endothéliale superficielle et dont le fond est formé par le point de concours de plusieurs cellules du plan profond; — *l*, cellule lymphatique engagée dans un trou intéressant toute l'épaisseur de la membrane; — *l'* cellule lymphatique fixée dans le plan endothélial superficiel, au point de concours de trois lignes de ciment; — *i*, cellule intercalaire de ce même plan superficiel.

(1) *Traité technique*, page 384.

B. **Trous complets : fenêtration de l'épiploon.** — De distance en distance, toujours loin des vaisseaux, on trouve sur l'épiploon du Lapin

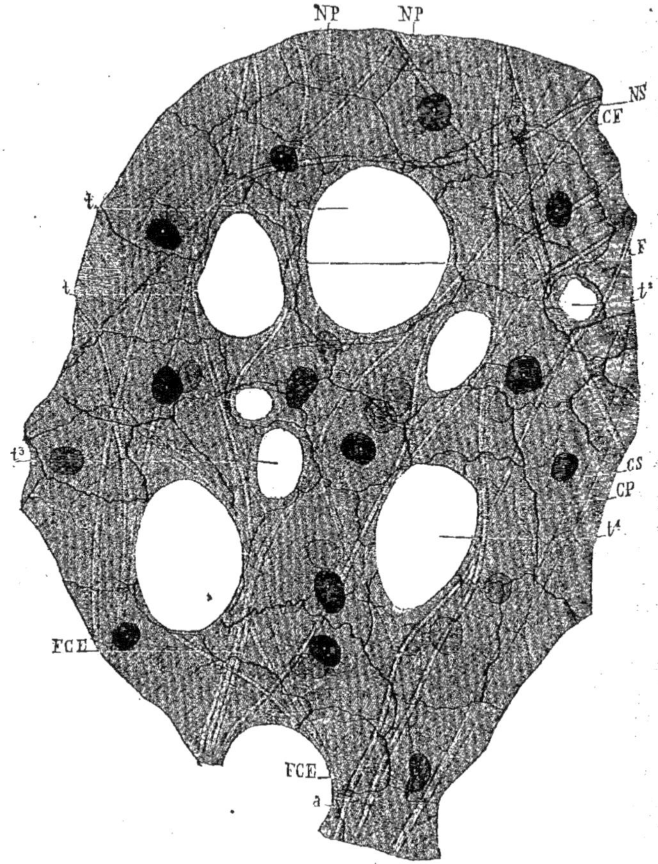

Fig. 71. — Épiploon d'un Lapin vieux adulte (3 ans) ; imprégnation au nitrate d'argent à 1 p. 300. — Éosine. — Conservation dans la glycérine salée.

FCE, faisceaux conjonctifs infléchis au voisinage des trous t, t^1, t^2, t^3, pratiqués par les cellules lymphatiques ; — NS, noyaux de la couche endothéliale superficielle ; — NP, noyaux de la couche endothéliale profonde ; — CS, lignes d'imprégnation indiquant les limites des cellules endothéliales de la couche superficielle ; — CP, ligne d'imprégnation indiquant les limites des cellules endothéliales de la couche profonde ; — CF, cellule fixe du tissu conjonctif de la membrane épiploïque ; — a, cellule endothéliale recourbée en tuile et faisant partie de la couche endothéliale superficielle et de la couche endothéliale profonde par chacune de ses moitiés ; — F, bords des trous dont la courbe continue est dessinée par le vernis endothélial à distance des faisceaux conjonctifs (300 diamètres).

adulte des trous complets répandus sans aucun ordre. Sur certains points ils sont isolés, sur d'autres ils sont agminés de façon à transformer la membrane en un réseau de mailles grossières (fig. 71). La meilleure étude de ces trous a été faite par Ranvier. Cet histologiste a démontré qu'ils sont le résultat de l'action mécanique des cellules migratrices de la cavité péritonéale sur la lame épiploïque étendue librement dans cette cavité. Si, en effet, l'on imprègne d'argent, et sans l'avoir lavé, l'épiploon en place, on constate qu'à sa surface existent de nombreuses cellules lymphatiques soit adhérentes simplement au revêtement endothélial, soit ayant pris place dans le plan de ce revêtement sous forme de cellules intercalaires. Enfin, dans les trous déjà existants, on trouve fréquemment ces cellules engagées : une seule occupant le trou s'il est petit, et plusieurs étant accumulées dans les plus grands (fig. 72). Les trous préformés sont donc le chemin que prennent les cellules lymphatiques pour passer d'un côté à l'autre de la membrane. Et comme d'autre part on saisit ces mêmes cellules en voie de cheminement au travers des portions non fenêtrées, il est naturel d'accepter l'hypothèse de Ranvier, d'ailleurs corroborée par tout ce qu'on a appris sur le rôle des cellules lymphatiques dans le remaniement des tissus depuis que cette hypothèse a été formulée pour la première fois (1).

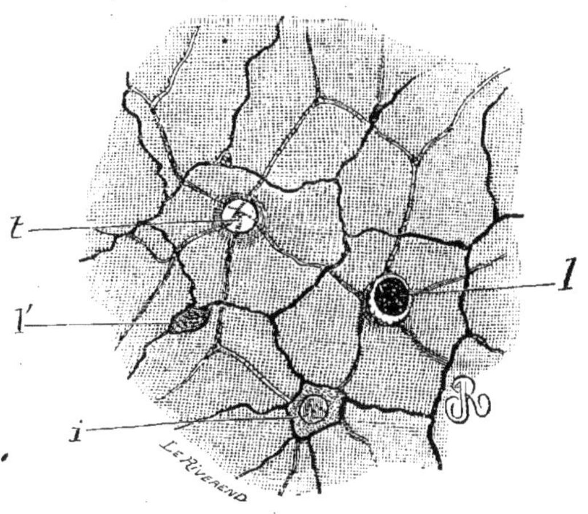

Fig. 72. — Épiploon du Lapin adulte, imprégné d'argent sans lavage préalable à l'eau distillée.

t, trou borgne répondant au plein d'une cellule endothéliale superficielle et dont le fond est formé par le point de concours de plusieurs cellules du plan profond ; — *l*, cellule lymphatique engagée dans un trou intéressant toute l'épaisseur de la membrane ; — *l'* cellule lymphatique fixée dans le plan endothélial superficiel, au point de concours de trois lignes de ciment ; — *i*, cellule intercalaire de ce même plan superficiel.

Un fait qui d'ailleurs concourt puissamment à la confirmer, c'est que les trous complets de l'épiploon sont constitués absolument comme si elle était exacte. Supposons en effet qu'une cellule lymphatique de la cavité péritonéale vienne se fixer en un point quelconque de la surface de l'épiploon, pour perforer ensuite cette membrane de part en part en vertu de ses mouvements propres, trois cas principaux peuvent se présenter :

(1) Ranvier, *Traité tech. d'histologie*, p. 382.

(*a*) La cellule lymphatique se fixe sur une ligne de ciment et va y faire un trou : si du côté opposé, en face de son point d'insertion, se trouve aussi une ligne de ciment, la cellule lymphatique, à son entrée et à sa sortie, se bornera à écarter le ciment interendothélial. Le trou sera donc limité par une ligne continue d'imprégnation, d'où, sur chaque face, en partiront d'autres répondant aux intervalles des cellules endothéliales. Le trou sera du type *intercellulaire* (fig. 73, A).

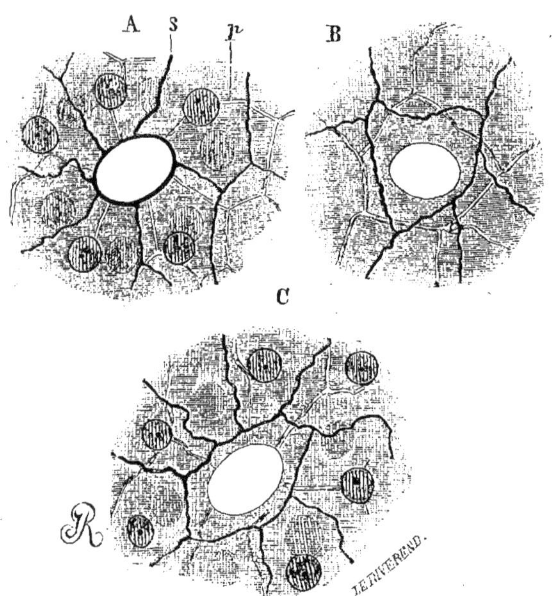

Fig. 73. — Les trois types principaux de trous complets de l'épiploon du Lapin.

A, trou du type intercellulaire; — *s*, trait d'imprégnation du plan endothélial superficiel; — *p*, trait d'imprégnation du plan endothélial profond.

B, trou du type intracellulaire, ou en bouton de chemise.

C, trou du type mixte.

(*b*) La cellule lymphatique se fixe encore sur une ligne de ciment; mais en face de son point d'insertion, de l'autre côté de la membrane, existe non plus une ligne de ciment ni un point de concours de plusieurs lignes de ciment, mais bien le plein d'une cellule endothéliale. En pénétrant dans la membrane, elle écartera seulement les éléments endothéliaux; en sortant par l'autre face elle perforera le plein de la cellule endothéliale opposée. Il en résultera un trou du type *mixte* bordé sur la face d'entrée par une ligne d'argent d'où partiront d'autres lignes, et sur la face de sortie n'étant pas limité par une ligne noire. Mais à distance du bord incolore on retrouvera la limite de la cellule perforée, limite marquée par l'argent à la façon de toute ligne de ciment intercellulaire. En un mot, la cellule perforée à la sortie dans le plein de sa lame protoplasmique apparaîtra comme découpée à l'emporte-pièce (fig. 73, C).

(c) Si maintenant la cellule lymphatique se fixe sur le plein d'une cellule endothéliale, en dehors des lignes de ciment, et que de l'autre côté se trouve également par hasard le plein d'une autre cellule endothéliale : sur chaque face le trou dessinera un cercle incolore circonscrit à distance par une ligne d'imprégnation répondant aux limites de la cellule percée à l'entrée et de celles de la cellule perforée à la sortie. De plus, le globule blanc entraînant dans sa migration sur ses côtés, à la façon d'une substance molle, le protoplasma endothélial souple comme un vernis, et, une fois le trou formé, les cellules migratrices qui le suivent comme un chemin exerçant la même action en marchant alternativement d'une face à l'autre, on verra le protoplasma des deux cellules perforées se réfléchir sur le pourtour du trou, puis se fusionner. De la sorte, le trou et les deux cellules fusionnées qui limitent son trajet prendront la forme du moule en creux d'un bouton double de chemise ou plus exactement celle d'une bobine évidée. Le trou lui-même répondra au type *intracellulaire*, puisqu'il sera un chemin creusé au travers du protoplasma de deux cellules endothéliales fondues en une seule par le remaniement (fig. 73, B).

Ce sont précisément là les formes principales qu'on observe dans un épiploon de Lapin adulte, ou de la même membrane en voie de fenêtration chez les autres animaux. Mais on en trouve aussi d'autres qui démontrent qu'à la suite de la perforation primitive par une seule cellule migratrice, des remaniements beaucoup plus profonds se sont produits. C'est ainsi qu'on voit, sur le bord d'un trou, fréquemment une cellule endothéliale se courber comme une tuile faîtière et appartenir à la fois aux deux faces opposées de la membrane en même temps qu'elle limite le trou sur une portion de son parcours (Ranvier). J'ai aussi constaté que souvent, au voisinage d'un trou, ou sur une travée qui sépare deux trous adjacents entre eux, il existe des plaques de protoplasma, limitées par des traits d'argent parfaitement réguliers, et ne renfermant point de noyau ni de vestiges de noyau dans leur aire. Cette aire est ordinairement moindre que celle des cellules endothéliales remaniées. Il a donc fallu qu'une portion d'une cellule de l'endothélium, en vertu du remaniement, ait été séparée de celle qui renferme son noyau. Cette portion continue cependant à vivre, et joue le rôle de surface de revêtement de la travée ou des bords du trou à la façon d'un vernis organisé et souple, quand bien même elle a cessé d'avoir la signification d'un corps cellulaire.

Quelles que soient les dimensions que puissent prendre, en s'étalant en surface sous forme de cellules intercalaires, les éléments lymphatiques qui attaquent l'épiploon pour le perforer, ces dimensions ne sauraient égaler celle des trous d'aire maxima que l'on rencontre au voisinage des petits, et mêlés avec eux pour former la réticulation grossière de l'épiploon du Lapin. Il est probable qu'une fois formés, les trous devenant le chemin habituel de groupes de plus en plus nombreux de cellules lymphatiques sont lentement et progressivement agrandis de manière à devenir de plus en plus larges; après quoi les masses de globules blancs les traversent librement en passant au travers d'eux comme un flot sous une arche double. C'est par cette dilatation progressive que s'exécutent très lentement les remaniements de l'endothélium qui limite le trou. En même temps aussi, la disposition des éléments de la trame connective subit des variations importantes donnant la clef de la constitution d'un épiploon réticulé tel que celui du Cochon d'Inde ou du Rat.

Si, dans une étoffe dont on supposerait la trame et la chaîne formées de fils entremêlés dans des directions très diverses, disposition dont certaines toiles damassées peuvent donner l'idée, ou faisant de distance en distance des trous à l'aide d'un poinçon à broder, renflé au delà de la pointe en forme de ventre, la piqûre, au début, écarterait légèrement les fils emmêlés; puis au fur et à mesure qu'on enfoncerait le poinçon, ces fils s'écarteraient à droite et à gauche en affectant par rapport au trou une disposition curviligne. Si les trous étaient assez rapprochés et percés au hasard, les fils de l'étoffe bordant l'un d'eux pris en particulier pourraient être déviés à droite et en courbe ouverte à gauche tandis qu'au voisinage d'un autre trou voisin, ces mêmes fils se poursuivant dans toute la largeur de l'étoffe seraient déviés à gauche suivant une courbe ouverte à droite, etc. Chaque fil, au lieu d'être tendu dans sa direction propre, marcherait de la sorte dans les intervalles des trous avec une série d'inflexions sinueuses. C'est exactement de cette façon que se comportent les faisceaux connectifs de l'épiploon dans un point fenêtré. Ainsi donc, un trou est limité par trois, quatre ou cinq mèches de faisceaux qui à son voisinage se disposent en éléments de courbe pour reprendre d'autres inflexions plus loin quand ils viennent à longer d'autres trous. Ranvier (1) a mis cette disposition en évidence et a fait voir que, contrairement à l'opinion de Rollett (2), jamais un trou de l'épiploon n'est limité par un seul et même faisceau courbé en cercle ou en ellipse et fusionné par ses deux extrémités (fig. 71, FCE).

Lorsque les trous sont devenus sur un point très voisins les uns des autres et que leurs aires sont plus considérables que celles des travées ménagées entre eux, l'épiploon a pris sa disposition définitive. La fenêtration est effectuée et la membrane devient sur ce point un segment d'*épiploon réticulé*.

(1) *Traité technique d'histologie.*
(2) *Manuel de Stricker* (édition de New-York), p. 71.

2° **Epiploon réticulé.** — La réticulation est parfaite dans l'épiploon du Rat (fig. 74), de la Souris, de l'Homme par exemple; elle est d'une délicatesse admirable dans l'épiploon du Marsouin. Elle a pour siège les portions de la membrane intermédiaires aux travées vasculaires

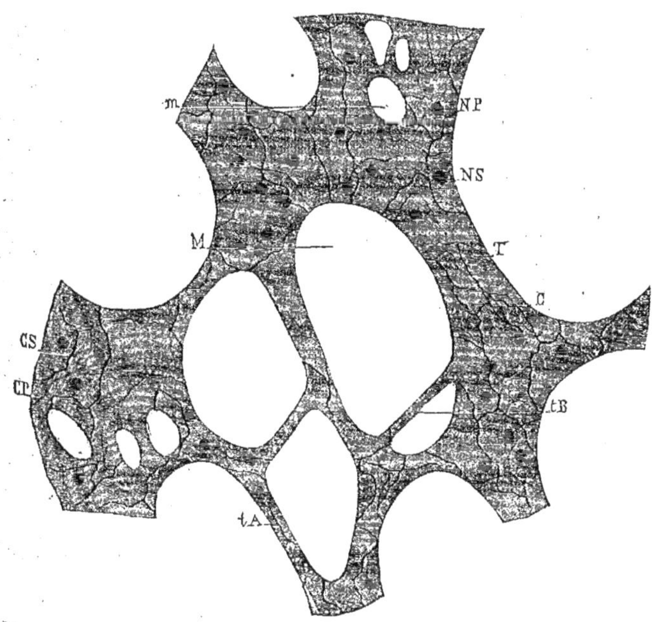

Fig. 74. — Epiploon fenêtré (Rat blanc), imprégné d'argent en place après lavage à l'eau distillée; tension de la membrane dédoublée sur la lame de verre; fixation par l'alcool fort; coloration par l'alcool fort chargé d'éosine; baume du Canada après éclaircissement par l'essence de girofle.

M, grande maille de l'épiploon; — *m*, petite maille de l'épiploon; — NS, noyaux superficiels; — NP, noyaux profonds; — C, cellule fixe de la lame conjonctive interendothéliale; — T, travées; — tA, tB, trabécules; — CS, traits de ciment intercellulaire de la couche endothéliale superficielle; — CP, traits de ciment de la couche endothéliale profonde.

qui dessinent chez l'Homme, par exemple, des espaces quadrilatères au niveau desquels la lame épiploïque a pris l'aspect d'une fine dentelle. Dans cette dentelle, nous distinguerons les *mailles*, qui représentent les trous de l'épiploon énormément agrandis, et les *travées* qui les séparent et représentent les restes de la lame épiploïque primitivement pleine (1).

(1) *Préparation.* L'épiploon d'un animal qui vient d'être sacrifié est mis à découvert, lavé en place très rapidement sous un courant d'eau distillée, puis arrosé (toujours en place), à l'aide d'une pipette, d'une solution à 1 p. 400 ou 1 p. 500 de nitrate d'argent. Dès que la membrane devient opalescente, on arrête l'imprégnation,

Les mailles de l'épiploon sont de grandeurs variables. Leur aire est d'autant plus étendue que les travées qui les séparent sont plus fines. Sur l'épiploon du Rat fixé en place sans lavage préalable, on les voit souvent remplies de cellules lymphatiques quand elles sont de petit diamètre. Les travées sont couvertes de ces mêmes cellules : ce qui montre que l'épiploon est un lieu de rassemblement pour les éléments lymphatiques, qui passent et repassent dans ses mailles déjà formées et tendent constamment à rendre sa réticulation plus parfaite. Chaque maille est limitée par un contour polygonal formé d'éléments de courbes, comme si les travées étaient revêtues d'une sorte de vernis émoussant les angles formés par leurs points de concours.

Sur un épiploon non argenté et simplement tendu, puis coloré à l'éosine, *les travées* se montrent formées par des faisceaux connectifs ayant la disposition décrite au voisinage et dans l'intervalle des trous rapprochés de l'épiploon du Lapin. Les points nodaux de ces travées sont le résultat du concours de trois ou quatre pinceaux de faisceaux connectifs si la travée est épaisse, et d'un concours analogue de faisceaux isolés si elle est mince. Enfin certaines mailles larges sont cloisonnées par des *trabécules* formées d'un seul faisceau connectif. Aux points nodaux de concours, les faisceaux interceptent entre eux des espaces triangulaires ou quadrangulaires à bords curvilignes. Ces espaces représentent les espaces interfasciculaires du tissu conjonctif.

et de nouveau on lave largement à l'eau distillée; puis l'on enlève la membrane en bloc à l'aide de ciseaux dorés. On la porte dans un grand cristallisoir d'eau distillée où elle flotte, et dont on renouvelle l'eau toutes les 4 à 5 minutes pendant 1/4 d'heure. Dans toute cette manipulation, l'endothélium, n'ayant pas été touché par les instruments ni par les doigts, est resté tout à fait intact. Dans certaines circonstances et surtout chez les grands animaux, ce procédé, excellent pour imprégner l'épiploon d'un Rat ou d'un Cochon d'Inde, n'est plus praticable. On se borne alors à soulever délicatement la membrane et à l'étaler sur une soucoupe autour de laquelle on retranche l'épiploon à coups de ciseaux; puis on lave et on imprègne sur la soucoupe comme précédemment. On aura seulement soin de ne conserver pour l'examen que les parties tendues comme un voile sur la soucoupe, et que n'auront pas touchées les doigts.

L'épiploon étant imprégné et lavé, on passe au-dessous du lambeau qu'on veut examiner une lame de verre bien propre, de façon que le lambeau déborde comme une nappe sur une table. On tend alors la membrane après l'avoir dédoublée, en ayant soin de ne toucher que les parties retombantes dans l'opération de la tension. Rien de la sorte n'a touché les parties tendues. On colore ensuite avec le picrocarminate, l'éosine hématoxylique, ou la purpurine, et l'on monte par les méthodes ordinaires dans la glycérine ou dans le baume du Canada ou la résine Dammar.

Les meilleures préparations persistantes s'obtiennent comme suit : La membrane argentée étant bien tendue sur la lame de verre, on l'arrose d'alcool fort. Elle devient rigide et ne se rétractera plus. On l'abandonne alors une demi-heure dans l'alcool à 36° de Cartier chargé d'éosine de façon à paraître rouge de carmin. On surveille la coloration. Quand tous les noyaux sont bien rouges, on lave à l'alcool absolu jusqu'à ce que les noyaux seuls restent rouges, les faisceaux conjonctifs étant colorés en rose clair très pâle. On ajoute de l'essence de girofle et on monte dans le baume. On obtient ainsi des préparations indéfiniment persistantes et véritablement admirables. C'est la *méthode de choix*.

Ils sont occupés par des cellules fixes dont les expansions rameuses, marquées par l'éosine, s'étendent à de grandes distances entre les faisceaux et vont rejoindre des traînées analogues émanées d'autres cellules disposées dans les espaces homologues voisins. Ces anastomoses ne se voient nettement que sur les préparations bien colorées et surtout chez certains animaux tels que la Souris. A la surface des travées et des trabécules, faisant saillie du côté des mailles ou posés à plat sur la travée vue de face, se trouvent les noyaux endothéliaux, souvent géminés ou étirés en biscuit. Enfin, dans les espaces intertrabéculaires, on trouve aussi des cellules lymphatiques. Ces dernières sont surtout abondantes sur les travées larges. Là, elles forment des plaques laiteuses : et la travée encore membraneuse au niveau des points nodaux est percée de petits trous de dimensions variables comme dans un épiploon qui subit la fenêtration. Ce fait démontre que le remaniement se poursuit indéfiniment dans les portions de la membrane qui subsistent avec une certaine étendue.

L'épiploon argenté, tendu et coloré à l'éosine ou à la pyrosine, montre les travées avec tous leurs détails. Dans ces travées on suit les inflexions successives des faisceaux connectifs, dans leurs intervalles on voit les cellules fixes; l'endothélium est marqué par l'argent et ses noyaux sont teints en rouge pourpre. On se convainct de la sorte que chaque travée est recouverte d'un endothélium continu, dont les cellules sont séparées par des traits d'argent d'une finesse extrême, minces et se poursuivant régulièrement. Chaque travée est recouverte ainsi d'un revêtement endothélial disposé comme un vernis souple à sa surface (1). Les trabécules, formées d'un seul faisceau, sont enveloppées souvent par une seule cellule endothéliale qui se moule sur elles et dont les bords opposés se soudent l'un à l'autre à la façon d'un papier d'enveloppe placé sur un bâton cylindrique. Au niveau des fusées vasculaires et des traînées de tissu adipeux qui en sont les satellites, la fenêtration n'existe plus. L'endothélium reprend la régularité qu'il présente sur une lame pleine et recouvre les deux faces de la membrane.

La disposition qui vient d'être décrite montre à quel point l'endothélium d'une membrane viscérale devenue réticulée a subi un remaniement profond. Aussi, sur les travées minces, les plaques endothéliales dépourvues de noyaux sont relativement nombreuses : et d'ailleurs le fait qu'une trabécule formée d'un seul faisceau connectif a ordinaire-

(1) Dans les préparations faites par ce que j'ai nommé la *méthode de choix* (coloration dans l'alcool éosiné, montage dans le baume), les faisceaux conjonctifs sont colorés en rose pâle et les cellules endothéliales ont leur protoplasma incolore. On voit alors que l'endothélium enveloppe les travées à une certaine distance des faisceaux, comme un manchon trop large. Cela tient à ce qu'entre l'endothélium et les faisceaux il existe une substance fontamentale molle et incolore au sein de laquelle ils sont englobés.

ment pour revêtement une cellule endothéliale unique enroulée autour de lui et soudée à elle-même, suffirait pour montrer l'étendue des changements qui se sont produits dans la lame épiploïque, pour l'amener de l'état plein primitif à l'état réticulé qu'elle présente dans sa forme adulte.

Fenêtration des néomembranes. — L'épiploon n'est pas la seule lame viscérale primitivement pleine qui puisse subir la fenêtration et le réticulation. Chez la plupart des animaux, la plèvre médiastine est constituée par un feuillet séreux non perforé : chez les solipèdes au contraire, cette portion de la séreuse pleurale est fenêtrée et réticulée à la façon d'un épiploon véritable. La signification morphologique d'une membrane viscérale donnée n'est donc nullement modifiée par sa fenêtration ; mais cette dernière, en créant des dispositions nouvelles, entraîne des conséquences parfois capitales. C'est ainsi que le pleurésie du Cheval, en vertu même de l'état fenêtré de la plèvre médiastine, ne se limite jamais à un seul côté de la cavité pleurale. La fenêtration est donc un accident d'évolution qui a son importance. Chez l'Homme, lorsque, consécutivement à l'inflammation de la plèvre, il s'est produit des néomembranes tendues entre la paroi pectorale et le poumon, ces néomembranes sont d'abord des lames séreuses pleines, revêtues d'endothélium sur leurs deux faces. Mais peu à peu ces lames subissent la fenêtration, et se réduisent à de fines dentelles dont les travées finissent même par se rompre et par disparaître. La réticulation est donc ici le moyen détourné employé par la nature pour rétablir une cavité séreuse qui s'était cloisonnée sous l'influence de conditions pathologiques.

Mésopéricarde. — Jusqu'ici la fenêtration, telle que nous venons de l'étudier dans des des membranes planiformes flottantes ou tendues, telles que l'épiploon, la plèvre médiastine du Cheval ou les néomembranes édifiées par la pleurésie chez l'Homme, s'effectue simplement dans un plan membraneux. L'étude du mésopéricarde du Chien va maintenant nous donner la notion d'un solide fenêtré et réticulé.

Ce mésopéricarde, repli qui relie le sac péricardique au centre phrénique et au sternum, est constitué en effet par des plans séreux entrecoupés, entés les uns sur les autres suivant des angles variables, et primitivement pleins, revêtus d'endothélium continu sur leurs deux faces. Il s'agit donc ici d'une sorte de solide cloisonné, s'étendant dans divers sens suivant les trois dimensions de l'espace. Or, le mésopéricarde subit la fenêtration et la réticulation avec les progrès de l'âge, exactement à la façon du grand épiploon. Nous voici donc en présence d'une forme nouvelle, et cette forme nous sera d'un grand secours pour comprendre la signification du tissu réticulé des ganglions, et d'une façon plus générale de celui de tous les organes adénoïdes. Le tissu fenêtré du mésopéricarde, étendu dans une série de plans, n'est autre chose, en effet, qu'une masse de tissu réticulé dont les éléments offrent des dimensions colossales et pour ainsi dire des dispositions schématiques, évidentes ici à cause même de leur proportion linéaire considérable (1).

Ainsi l'étude que nous venons de faire des membranes viscérales a pu nous conduire, de la notion acquise du tissu connectif diffus, à la double notion du *tissu fibreux*, dont le ligament suspenseur du foie du Lapin est le type élémentaire, et à celle du *tissu réticulé* dont le méso-péricarde du Chien montre le schéma simplifié. Actuellement il nous reste à résoudre, à propos des membranes séreuses fenêtrées, deux problèmes relativement importants. Le premier a trait aux rapports existant dans ces membranes entre l'endothélium viscéral et les cellules fixes du tissu conjonctif. Le second, connexe du premier et concourant à en éclairer la solution, consiste à savoir comment les éléments des membranes fenêtrées vivent, réagissent en présence des excitants d'ordre inflammatoire, et se régénèrent lorsqu'ils ont été détruits.

§ 3. — CONSIDÉRATIONS GÉNÉRALES SUR LES MEMBRANES SÉREUSES PLEINES ET FENÊTRÉES.

Si l'on supposait un mésopéricarde sur les travées réticulées duquel l'endothélium ne serait plus continu, mais au contraire semé de place en place, de façon que les cellules endothéliales fussent séparées les unes des autres par des portions de faisceaux ou des groupes de faisceaux connectifs restés nus, on réaliserait la conception du tissu connectif lâche telle qu'elle avait été formulée par Ranvier. Dans ce cas, l'homologie des cellules endothéliales des membranes séreuses avec les cellules fixes du tissu connectif diffus, saute aux yeux et n'a besoin d'aucune démonstration. Mais nous avons considéré le tissu connectif lâche d'une manière un peu différente : le problème de la nature de l'endothélium des membranes viscérales et neurales se pose donc de nouveau, et se complique même par suite des travaux récents des frères Hertwig sur la signification de la cavité viscérale (2).

Pour les frères Hertwig en effet, la cavité viscérale (pleuro péritonéale) n'est autre chose qu'une formation *parentérique* telle que les

(1) *Franges des membranes fenêtrées.* Ces franges s'observent fréquemment et sont reliées aux vaisseaux par une petite artériole et une petite veinule. Elles sont recouvertes d'endothélium et ont l'aspect d'une feuille de pourpier. Leur masse est formée d'un peloton de vaisseaux capillaires noyés dans un amas de cellules lymphatiques. Quand nous étudierons le développement des vaisseaux, nous verrons que telle est la constitution des *corps limbiformes*, ou pelotons vasculaires en forme de limbe de feuille esquissant de futurs pelotons adipeux. Les franges graisseuses de l'épiploon répondent à ceux de ces petits systèmes vasculaires au sein desquels les vésicules adipeuses se sont développées (voy. p. 231).

(2) O. et R. Hertwig, *Die Cœlom Theorie.*

comprend RAY-LANKESTER (1), qui avait du reste avant eux donné la formule de la théorie entérique du cœlome. Dans cette théorie, que nous discuterons plus loin au chapitre consacré à la cavité viscérale, l'endothélium péritonéal ne serait autre chose qu'une expansion de l'entoderme. Mais, chez les vertébrés supérieurs, tels que l'Homme, les autres mammifères et même chez les oiseaux, il est absolument certain que la cavité viscérale se produit, au sein du tissu connectif embryonnaire du mésoderme, sous forme d'une fente secondaire. Sur les bords de cette fente, les cellules connectives embryonnaires se disposent en rang continu et prennent d'abord l'apparence d'un épithélium prismatique bas (2) ; puis, normalement au sens des pressions, c'est-à-dire suivant celui de la surface qui limite la cavité, elles s'étendent et prennent l'aspect bien connu des éléments endothéliaux. La formation de la cavité neurale, encore plus tardive, montre exactement le même fait. Chez les mammifères, cette cavité se développe au sein d'une masse diffuse de tissu conjonctif muqueux, interposée entre les proto-vertèbres et le névraxe embryonnaire. L'endothélium des membranes neurales, dont les unes restent pleines et les autres sont fenêtrées (par ex. le ligament dentelé) est disposé à la surface des faisceaux connectifs exactement à la façon de celui de l'épiploon plein ou réticulé. Il faut donc bien admettre, avec RANVIER, que cet endothélium est une différenciation des cellules fixes du tissu connectif qui se modèle en membranes : différenciation amenée par les conditions mécaniques qui président au développement. Les cellules fixes de la surface, subissant les actions perpendiculairement à cette dernière, s'aplatissent progressivement et viennent au contact. De cette manière elles arrivent à former un revêtement continu disposé à la façon des épithéliums. Nous retrouverons d'ailleurs souvent ce mode de formation des revêtements endothéliaux aux dépens des cellules fixes du tissu connectif disposé en lames minces étroitement superposées et serrées. C'est ainsi qu'il faut le comprendre, par exemple, dans la gaine lamelleuse des nerfs (RANVIER), et à la surface de certaines productions adventices telles que les kystes de l'ovaire (L. MALASSEZ).

Ainsi donc, l'étude du développement de l'endothélium des cavités séreuses viscérale et neurale et, d'une manière générale, de tout endothélium édifié au sein du tissu conjonctif déjà préexistant, montre que cet endothélium est en réalité une *formation connective*. Son histoire est inséparable de celle du tissu conjonctif modelé ; il n'est en somme autre chose qu'une différenciation du réseau des cellules fixes ;

(1) RAY-LANKESTER, De l'embryologie et de la classif. des animaux. Paris, O. DOIN, 1881, p. 39 et suiv.

(2) L'endothélium de la plèvre viscérale du fœtus humain de deux mois et demi présente encore cette disposition, qui est définitive chez les vertébrés tout à fait inférieurs, tels que les cyclostomes, dans la majorité des points de la cavité viscérale.

un résultat du *modelage* de ces cellules elles-mêmes en une production particulière en vue de satisfaire à une fonction physiologique, et par conséquent répondant à la définition d'un *organe*. Il ne faut donc pas considérer les cellules fixes du tissu connectif comme un cas particulier de l'endothélium des cavités séreuses, mais bien au contraire envisager cet endothélium comme une adaptation des cellules connectives primitivement disposées en réseau, et progressivement amenées par des actions mécaniques à l'état épithélial.

La surface endothéliale continue, outre qu'elle établit une limite entre la cavité séreuse et le tissu connectif qu'elle revêt, joue en effet, comme un organe distinct, un rôle particulier dans l'absorption et plus généralement dans les échanges qui s'effectuent entre le tissu conjonctif et les cavités neurale ou viscérale. Ce rôle, aussi bien que la nature même des cellules endothéliales, est puissamment éclairé par l'étude de l'inflammation des membranes séreuses faite il y a déjà nombre d'années par Cornil et Ranvier (1) pour le cas du grand épiploon, et complétée depuis par Ranvier (2) en ce qui regarde l'absorption des particules introduites dans la cavité péritonéale par les cellules endothéliales des travées épiploïques.

Epiploïte expérimentale. — Si l'on injecte dans la cavité péritonéale d'un Cobaye quelques centimètres cubes d'une solution de nitrate d'argent dans l'eau à 1 p. 300, au bout de quatre à cinq heures une péritonite s'est produite et, à partir de ce moment, on en peut étudier les effets sur l'épiploon. Au bout de vingt-quatre heures, l'imprégnation d'argent ne détermine plus l'apparition d'un réseau endothélial à la surface des travées; cet endothélium a desquamé largement par places. Les faisceaux connectifs qui forment les travées sont dénudés ou recouverts de distance en disance par de grandes cellules grenues, à protoplasma gonflé et qui montrent plusieurs noyaux. Ce sont les éléments de l'endothélium, revenus à l'état de cellules indifférentes exactement à la façon des cellules fixes du tissu conjonctif lâche au

(1) Cornil et Ranvier, Manuel d'histologie pathologique, page 73.

(2) Ranvier, Leçons sur l'histologie du système nerveux (cours du Collège de France : 18e leçon, 15 février 1877).

Pour déterminer l'inflammation expérimentale de l'épiploon, Ranvier injecte dans le péritoine du Cochon d'Inde quelques centimètres cubes de solution de nitrate d'argent à 1 p. 300 dans l'eau distillée. Cette injection, comme toutes les autres injections intra-péritonéales, doit être faites de la manière suivante : on fait un pli à la paroi abdominale du Cochon d'Inde ou du Lapin de façon à comprendre dans le pli une portion du péritoine. On réduit soigneusement l'intestin ; et en faisant glisser l'un sur l'autre les deux feuillets du pli, on s'assure qu'il n'y a pas d'anse intestinale engagée dans son épaisseur. Alors, à l'aide d'un trocart ordinaire flambé, l'on perce le pli de part en part. On retire le trocart et il ne reste plus que la canule. On dégage alors cette dernière du feuillet du pli perforé à la sortie ; son extrémité reste libre dans le péritoine et l'on est sûr de n'avoir blessé aucun organe intra-abdominal. C'est à ce moment qu'adaptant la canule à une seringue chargée de la matière à injection, l'on introduit cette dernière dans la cavité séreuse.

début du phlegmon. Dans les mailles, existent des réseaux délicats de fibrine enserrant de nombreuses cellules lymphatiques et des cellules fixes desquamées, revenues à l'état embryonnaire et montrant des pseudopodes fixés par l'action du sel d'argent. Le revêtement endothélial est donc détruit par l'inflammation. Mais si l'on attend huit ou neuf jours, on le voit se reformer de la manière suivante : les grosses cellules endothéliales revenues à l'état embryonnaire, et de nombreuses cellules lymphatiques plus petites viennent de nouveau prendre place à la surface des travées ; elles s'étendent sur elles et les enveloppent à la façon des grains ovoïdes d'un collier enfilés dans un cordon qui représenterait la travée. L'argentation ne dessine pas encore de lignes de ciment sur leurs limites. Plus tard, ces lignes se montrent de place en place, au fur et à mesure que les cellules deviennent de moins en moins tuméfiées et que leur protoplasma perd ses granulations. Enfin, peu à peu l'épiploon reprend son apparence normale. La reconstitution de son revêtement s'est donc effectuée par le retour à l'état fixe des cellules endothéliales mobilisées, et par la fixation sous la forme endothéliale d'un certain nombre d'éléments indifférents répondant, partie à des cellules lymphatiques, partie à des cellules embryonnaires provenant de la segmentation et de la prolifération des cellules fixes mobilisées par l'inflammation.

Action de l'œdème. — L'œdème chronique, tel que celui qui est réalisé dans le péritoine par une ascite prolongée pendant quelques jours, détermine, ainsi que je l'ai constaté sur l'Homme, des effets analogues quoique moins marqués. Les cellules endothéliales se gonflent. Vues de profil le long des travées, elles montrent des ventres répondant à leur masse perinucléaire et donnant à ces travées un aspect moniliforme. Elles possèdent alors deux ou trois noyaux ; mais les lignes de ciment subsistent pendant beaucoup plus longtemps que dans le cas d'inflammation proprement dite ; et, sur des sujets autopsiés par les grands froids de l'hiver, j'ai pu les rendre évidentes par l'argentation sur les limites des cellules tuméfiées et multinucléées.

Équivalence des cellules endothéliales et des cellules du tissu conjonctif. — Il est facile de déduire de ces faits la notion suivante : les cellules endothéliales des membranes séreuses se comportent, en présence de l'inflammation simple et de l'œdème, absolument à la façon des cellules fixes du tissu conjonctif. On peut aller plus loin et montrer qu'il en est de même dans certaines inflammations spécifiques. L'épiploïte tuberculeuse, par exemple, s'accompagne de modifications des cellules endothéliales calquées exactement sur celles qu'on observe dans toute inflammation tuberculeuse internodulaire.

Ces cellules ne sont pas des éléments embryonnaires analogues à ceux que l'on trouve ordinairement dans les séreuses enflammées. Elles sont grosses, globuleuses, chargées de granulations qui deviennent rapidement graisseuses. Souvent elles sont semées de vacuoles remplies par des gouttes colloïdes qui confluent et rendent l'élément vésiculeux. C'est exactement là ce qui se montre dans le tissu connectif des fongosités articulaires tuberculeuses interposé aux granulations isolées ou agminées (1).

Dans l'état normal, l'endothélium des membranes séreuses est incapable d'absorber les particules inertes, telles que les grains de cinabre injectés en suspension dans l'eau salée (RANVIER); les cellules lymphatiques seules captent les particules de vermillon. Si à la place de cinabre, on introduit dans la cavité péritonéale de la myéline finement divisée et suspendue également dans l'eau salée à 1 p. 100 (2), on reconnaît qu'au bout de vingt-quatre heures, un grand nombre de cellules lymphatiques ont absorbé la myéline que l'acide osmique teint *en noir d'encre de Chine*. Certaines de ces cellules sont entièrement chargées de cette substance grasse et devenues très volumineuses. On en voit, dans cet état, fixées comme d'ordinaire par leurs pseudopodes à la surface des travées épiploïques. Mais l'endothélium qui recouvre ces travées a subi une modification tout autre. Le protoplasma est devenu granuleux et se montre semé de très fines gouttelettes réfringentes qui ne sont nullement formées de myéline, mais bien de graisse neutre ordinaire, car l'acide osmique les a teintes à la façon de cette dernière, c'est-à-dire en *bistre foncé*. Pour faire absorber de la myéline aux cellules endothéliales, il faut amener chez elles un commencement de retour à l'état indifférent en les irritant, quatre ou cinq heures avant d'introduire cette substance dans le péritoine, par une injection de nitrate d'argent. Quelques-unes alors renferment le lendemain et même au bout de huit ou dix heures, des grains de myéline, reconnaissables à leur couleur d'un noir d'ébène quand on a fait agir la solution osmique sur l'épiploon enflammé.

Il résulte des expériences de RANVIER qu'à l'état normal, une graisse spéciale, telle que la myéline, n'est pas absorbée comme myéline par l'endothélium péritonéal, mais vraisemblablement à l'état de savon. Elle est ensuite régénérée à l'état de graisse neutre au sein du protoplasma des cellules endothéliales. Les corps transformables peuvent de la sorte être modifiés dans les cavités séreuses, peut-être par suite de l'activité particulière des cellules lymphatiques. Mais on ne peut faire encore sur

(1) J. RENAUT, Note sur la tuberculose en général et ses formes fibreuses pneumoniques en particulier (*Lyon médical*, 1878), pag. 8 et 9 du tirage à part. — CHANDELUX, Des synovites fongueuses. Thèse d'agrégation, 1883, p. 65 et suivantes.

(2) On broie dans un mortier, avec de l'eau salée, un segment de moelle épinière. Les faisceaux nerveux des centres n'ayant pas de membrane de Schwann, la myéline est mise aisément en liberté. On passe à travers un linge et l'on injecte dans le péritoine avec les précautions ordinaires. Au bout de 24 heures on sacrifie l'animal; on fait ensuite (*a*) des préparations de la lymphe péritonéale (*b*) des préparations de l'épiploon fixé par l'acide osmique à 1 p. 100 et colorées au picro-carminate d'ammoniaque ou à l'éosine. On examine dans la glycérine (RANVIER, *loc. cit.*).

ce point que des hypothèses. Quoi qu'il en soit, certaines substances passent avec une grande rapidité au travers de l'endothélium des membranes séreuses et sont de la sorte absorbées. Le fait est bien connu pour les cristalloïdes. Nous venons de montrer que le revêtement endothélial absorbe aussi les graisses préalablement modifiées. Enfin, l'on sait que certaines substances quaternaires, telles que l'hémoglobine du sang, sont reprises de la même façon lorsqu'on les injecte dans les séreuses. Une injection sous-cutanée de sang et une injection intrapéritonéale sont résorbées avec la même facilité. Au point de vue de l'absorption, les membranes viscérales se comportent donc exactement à la manière du tissu connectif diffus : ce qui concourt à bien montrer que, morphologiquement, la cavité viscérale répond à un espace du tissu conjonctif; seulement cet espace n'a pas été différencié par le cloisonnement et a conservé des dimensions colossales (1).

(1) L'endothélium de la cavité pleuro-péritonéale, chez les jeunes animaux, présente toujours des signes évidents de prolifération. RANVIER a démontré (Article ÉPITHÉLIUM, *Nouveau dictionnaire de méd. et de chirurg. pratiques*, pag. 684) qu'il existe souvent dans cet endothélium des cellules à deux noyaux, et d'autres cellules dont les noyaux uniques pour chacune sont sur le bord de la ligne de ciment qui sépare les deux éléments cellulaires : ce qui démontre que, dans un tel élément, les noyaux se divisent, puis qu'il se produit ensuite une ligne de ciment équatoriale entre eux. Pour constater ces faits avec sûreté il faut imprégner d'argent un pli du mésentère, le tendre, le colorer au picro-carminate, puis recouvrir d'une lamelle et laisser sécher. La dessiccation étant devenue à peu près complète on soulève la lamelle, qui enlève avec elle en le décollant le vernis endothélial dégagé de ses connexions avec tout autre objet. (Procédé de SCHWEIGGER-SEIDEL.) On monte ensuite la préparation dans la glycérine, ou dans la résine Dammar après l'avoir traitée successivement par l'alcool fort, l'alcool absolu et l'essence de girofles.

CHAPITRE II

TISSU FIBREUX

Le tissu fibreux est le tissu connectif modelé par excellence; bien qu'amenées par une série de changements progressifs, les modifications de structure qui le font différer du tissu connectif lâche sont devenues assez profondes pour lui donner une individualité absolue et le faire reconnaître de prime abord. De tout temps, les anatomistes ont distingué du tissu cellulaire les aponévroses, les membranes telles que le derme et les tendons. Rien cependant n'a été changé dans les éléments qui concourent à y former le tissu connectif. Dans tout tissu fibreux existent un réseau de cellules fixes, une trame conjonctive formée de faisceaux, et le plus ordinairement des réseaux élastiques. Mais ces trois formations fondamentales, au lieu de conserver entre elles l'indépendance relative que nous avons constatée dans le tissu connectif diffus, ont pris entre elles des relations précises qui les rendent solidaires les unes des autres.

Dans toutes les variétés que présente le tissu fibreux, en effet, la disposition du réseau des cellules fixes et des éléments de la trame connective présente des caractères généraux qui se retrouvent constamment. Ces caractères sont : 1° la disposition des faisceaux connectifs et des fibres élastiques en systèmes ordonnés entre eux ; 2° la disposition des cellules fixes en systèmes ordonnés par rapport aux éléments fasciculaires de la trame connective. Une semblable relation, introduite entre les parties constitutives d'un seul et même tissu, suffit pour changer son type, pour en faire un organe distinct, sans création d'éléments anatomiques nouveaux. La nature suit ici, comme presque partout ailleurs, la loi d'économie dans ses adaptations successives d'un tissu à des fonctions différentes.

Pour le cas particulier du tissu fibreux, la fonction à laquelle il doit satisfaire est la *résistance*. Or, la résistance aux actions mécaniques s'exécute toujours dans un sens prépondérant. Pour s'opposer avec succès à la force qui les sollicite mécaniquement, les éléments d'un tissu adapté à la résistance devront donc s'agencer de telle manière qu'ils soient tous disposés, pour subir les effets de la force, dans le sens où ils sont le plus résistants. Les faisceaux connectifs sont solides, à la façon des pièces de bois, dans le sens de la direction même de leurs fibres élémentaires. Ils se placent donc tous parallèlement les uns aux autres, leur direction axiale devenant aussi parallèle à celle de la force à laquelle ils doivent résister. Nous avons eu déjà un exemple de ce fait dans le ligament suspenseur du foie du Lapin; là les faisceaux au lieu de rester imbriqués à la façon des fils d'une étoffe comme dans les autres lames du mésentère, sont tous devenus parallèles entre eux, perpendiculairement au plan d'abaissement général du foie. Par cette simple modification, la lame viscérale constituée par le ligament suspenseur est devenue une pièce du tissu conjonctif modelée en tissu fibreux : pièce différant encore très peu du tissu des membranes séreuses, mais offrant cependant déjà la constitution élémentaire d'un tissu exclusivement disposé pour la résistance.

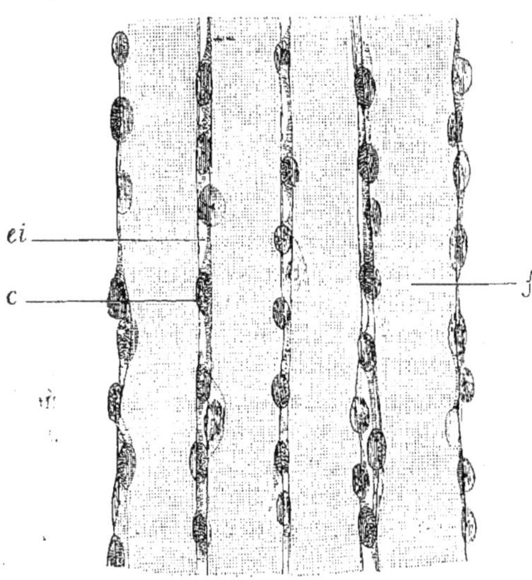

Fig. 75. — Ligament suspenseur du foie du Lapin, préparé par la méthode indiquée dans la note 1 de la page suivante.

f, faisceaux conjonctifs ; — *ei*, espaces interfasciculaires ; — *c*, cellules fixes disposées dans les espaces interfasciculaires et reposant à la surface des faisceaux conjonctifs.

Examinons de nouveau ce ligament. Entre les deux plans de revêtement formés par l'endothélium et soutenus par une lame élastique délicatement fenêtrée, existe une nappe de tissu connectif dont tous les faisceaux sont devenus parallèles entre eux (fig. 75). La direction générale de la couche élastique sous-endothéliale est aussi sensiblement parallèle à celle des faisceaux. Les faisceaux laissent entre eux des intervalles ; ce sont ces intervalles qui sont le siège exclusif des cellules fixes : disposition tout à fait différente de celle que nous avions constatée jusqu'ici dans le tissu connectif, même lorsqu'il est modelé en membranes séreuses minces, telles que celles du mésentère du Cochon d'Inde et du Lapin.

Dans les espaces interfasciculaires (1), les cellules fixes forment des traînées parallèles à celles des faisceaux; elles sont placées les unes au-dessus des autres en séries longitudinales, chaque série cellulaire occupant un espace interfasciculaire distinct. Les cellules fixes sont donc *ordonnées* ici par rapport aux faisceaux, puisque leur disposition dépend exclusivement de celle de ces derniers et que leur développement est exactement limité aux dimensions de chaque espace interfasciculaire. Elles doivent nécessairement prendre place dans cet espace, et se modeler sur lui, comme une cire molle coulée dans un cylindre de forme irrégulière. Dans ces conditions, les cellules fixes ne peuvent pas non plus étendre leur corps cellulaire librement, ni diriger leurs expansions arborisées dans un sens quelconque; elles vont donc calquer leur figure solide sur le moule creux de l'interligne qu'elles remplissent, et leurs prolongements protoplasmiques ne pourront faire désormais autre chose que de contourner les faisceaux qui limitent cet interligne même.

Sur les bonnes préparations au nitrate d'argent et à l'éosine, qui montrent à la fois l'endothélium et ses noyaux, et les cellules avec leurs expansions protoplasmiques colorées en rose, il est facile d'étudier les cellules fixes du ligament suspenseur du foie du Lapin (fig. 75). Ces cellules sont formées d'une masse protoplasmique irrégulièrement prismatique, renfermant un noyau que le réactif ne colore pas davantage que le protoplasma, parce que ce dernier est toujours fortement granuleux. Nous allons retrouver bientôt ce même caractère histochimique dans les cellules fixes des tendons. La nappe protoplasmique de chaque cellule subit, à chacune de ses extrémités, une légère arborisation ou se continue directement avec sa similaire émanée des deux cellules placées l'une au-dessus, l'autre au-dessous de celle que l'on considère. De distance en distance, il existe dans la chaîne cellulaire une

(1) *Préparation.* Le ligament suspenseur est découvert, mis en extension par une traction convenable sur le foie, puis lavé rapidement et arrosé d'une solution de nitrate d'argent à 1 pour 500. Dès qu'il devient opalescent, on lave de nouveau largement à l'eau distillée et l'on arrose ensuite d'alcool fort. Quand le ligament est devenu rigide comme une feuille de papier, on passe dessous une lame de verre, à la surface de laquelle on l'applique. Dès qu'il y adhère on le découpe tout autour. Il est ainsi disposé tendu sur la lame de verre. On achève la tension par le tour de main de la demi-dessiccation; puis on place au centre de la préparation une goutte d'éosine ou de pyrosine à 1 p. 100. On lave légèrement jusqu'à disparition de la fluorescence; on tend de nouveau si la membrane s'est dérangée et l'on monte dans la glycérine saturée de sel marin. L'endothélium superficiel peut être laissé en place ou enlevé de la surface de la membrane. Dans ce dernier cas, après avoir coloré et bien tendu le ligament on traite sa surface par le pinceau, mais en ayant soin de tremper le pinceau dans l'alcool fort chargé d'une certaine quantité d'éosine. Quand l'endothélium est enlevé, ce dont on s'assure en examinant de temps en temps la préparation sous un faible grossissement, on monte dans la glycérine salée et éosinée.

interruption ; les cellules sont séparées les unes des autres. Mais nulle part, dans le sens de la longueur des faisceaux, les éléments cellulaires placés en série ne sont limités par un trait d'argent indiquant entre eux l'existence d'une ligne de ciment.

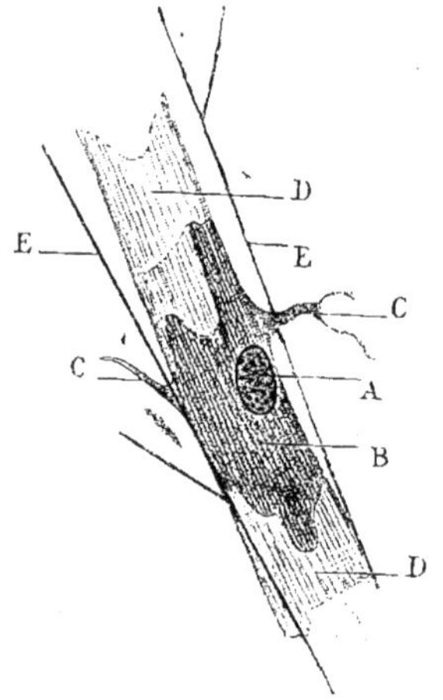

Sur le ligament falciforme bien tendu, il est impossible de se rendre compte de la façon dont se comportent les expansions latérales du protoplasma de chaque cellule. Mais lorsque les faisceaux connectifs ont subi une légère torsion, l'interligne interfasciculaire est rejeté en arrière, et un peu *sous* ou *sur* le faisceau avec la cellule qu'il contient. On voit alors que chaque cellule envoie à droite et à gauche, à la surface de chaque faisceau connectif, une expansion arborisée ou en nappe qui se modèle sur lui et tend à le recouvrir, mais sans lui former une enveloppe continue (fig. 76). Dans le ligament suspenseur, les cellules fixes sont donc ordonnées en chaînes dans les intervalles des faisceaux : et leurs expansions se moulent sur ces mêmes faisceaux en les contournant pour aller rejoindre plus ou moins régulièrement leurs similaires, émanées des parties latérales des cellules occupant les deux interlignes immédiatement voisins.

Fig. 76. — Rapports réciproques des cellules fixes, des faisceaux conjonctifs et des mailles du réseau élastique dans le ligament falciforme du foie du Lapin.

A, noyau de la cellule fixe ; — B, son corps protoplasmique ; — C, C, prolongements protoplasmiques rameux latéraux ; — D, faisceau connectif à la surface duquel repose la cellule fixe, dont la lame protoplasmique le contourne en arrière de façon à l'envelopper presque complètement ; — E, E, fibres élastiques.

Les noyaux des cellules fixes occupent ordinairement le centre de la masse protoplasmique qu'ils individualisent dans chacune d'elles ; mais de distance en distance on les trouve géminés. C'est-à-dire que le noyau de la cellule placée au-dessous occupe l'extrémité supérieure du corps protoplasmique allongé dans le sens de l'interligne ; le noyau de la cellule placée au-dessus occupe au contraire l'extrémité inférieure de ce même corps. Ce qui dans le ligament falciforme est l'exception, deviendra la règle dans les tendons.

L'étude du ligament suspenseur du foie du Lapin donne à vrai dire la clef de la constitution du tissu connectif modelé sous la forme fibreuse. Il suffit en effet de modifier, par la pensée, ce ligament d'une façon très simple, pour obtenir immédiatement des types qui répondent absolument aux principales variétés du tissu fibreux.

Schéma du tendon. — Au lieu de considérer les éléments du ligament falciforme étalés sur un plan et juxtaposés en série linéaire comme les fils parallèles de la chaîne d'une étoffe, groupons-les en faisceau tout en les maintenant parallèles. Ce qui était une chaîne d'étoffe non encore tissée redevient un écheveau de fils. Tous les faisceaux connectifs sont parallèles, mais disposés sur plusieurs plans de façon à représenter non plus une surface mais un solide; tous les interlignes existant entre ces faisceaux, au lieu d'être limités chacun par deux faisceaux, l'un à droite et l'autre à gauche, le sont au moins par trois faisceaux venus au contact. La disposition des cellules fixes n'est changée qu'en un seul point : au lieu d'envoyer leurs expansions à la surface de deux faisceaux, elles les expriment dans les intervalles de plusieurs et en prennent les empreintes (fig. 77). Enfin, le revêtement endothélial recouvre un faisceau de fibres connectives et non plus un plan formé de ces mêmes

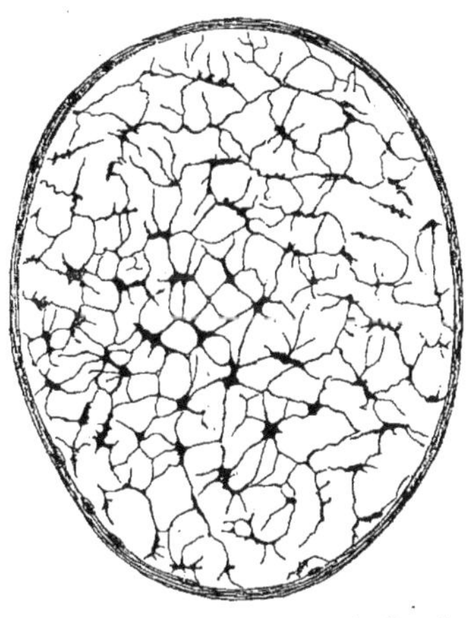

Fig. 77. — Coupe transversale d'un tendon filiforme de la queue d'un jeune Rat (objectif 3, oculaire 1 de Vérick, tube baissé), picrocarminate, glycérine neutre.

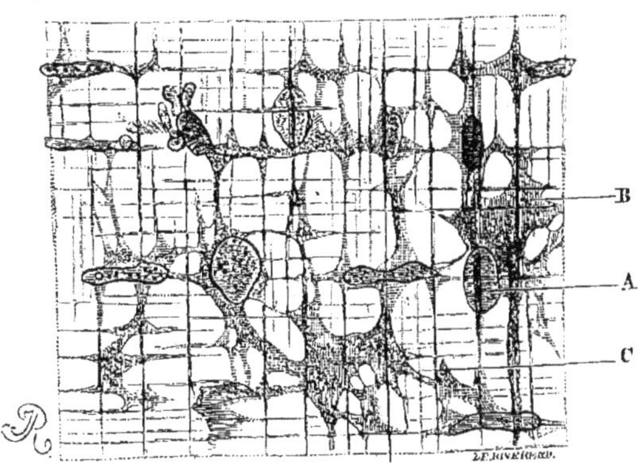

Fig. 78. — Aponévrose fémorale de la Grenouille fixée dans sa forme par l'acide osmique en solution à 1 p. 100, tendue sur la lame de verre et colorée par l'éosine hématoxylique (Conservation dans l'éosine hématoxylique affaiblie très éosinée).
Le protoplasma des cellules fixes forme un réseau communicant à mailles quadrangulaires dirigées suivant les intervalles des faisceaux.

A, noyau; — B, crêtes répondant à des lames protoplasmiques relevées vers la surface et occupant les espaces interfasciculaires; — C, espaces interfasciculaires au sein desquels les expansions protoplasmiques des cellules fixes ne se poursuivent pas. Les noyaux sont colorés en violet, le protoplasma en rose; les faisceaux conjonctifs sont restés incolores.

fibres étalées. Quand ces dispositions sont effectivement réalisées, le tissu fibreux prend la forme et la signification d'un *tendon élémentaire*, tel que celui de la queue des rongeurs.

Schéma de l'aponévrose. — Supposons maintenant que, faisant abstraction de l'endothélium, nous superposions deux ligaments falciformes de façon à croiser leurs faisceaux perpendiculairement entre eux ou à peu près. Dans un pareil objet, les espaces interfasciculaires affecteront la forme des fentes que produiraient les intervalles des doigts des deux mains superposées à angle droit l'une sur l'autre. Voyons maintenant quels changements une pareille disposition doit amener dans le système des cellules fixes? Évidemment, ces cellules ne pourront plus former des chaînes continues. Devant se modeler sur les espaces qui leur sont offerts entre les faisceaux croisés, elles se développeront en effet dans des espèces de loges quadrillées dont on obtiendrait le moule en relief en comprimant une masse de cire à modeler entre les doigts eux aussi croisés comme il a été dit plus haut (fig. 79). Suivant donc qu'elles seront placées ou non sur le point d'entrecroisement, elles se développeront d'une manière différente. Leurs expansions protoplasmiques, en se poursuivant entre les faisceaux pour rejoindre leurs similaires, dessineront des croix, des potences, des croix doubles : bref une série de figures engendrées par des intersections de deux systèmes de lignes droites parallèles situées sur deux plans différents. Il résulte de là que le corps protoplasmique de ces cellules sera tiré dans des directions très diverses pour s'étendre dans les espaces que laissent à son développement les faisceaux fibreux, et prendra une série de formes irrégulières. Les noyaux participeront à ces formes; ils deviendront festonnés, échancrés, disposés en biscuits, en reins. offriront des protubérances, uniquement pour cette

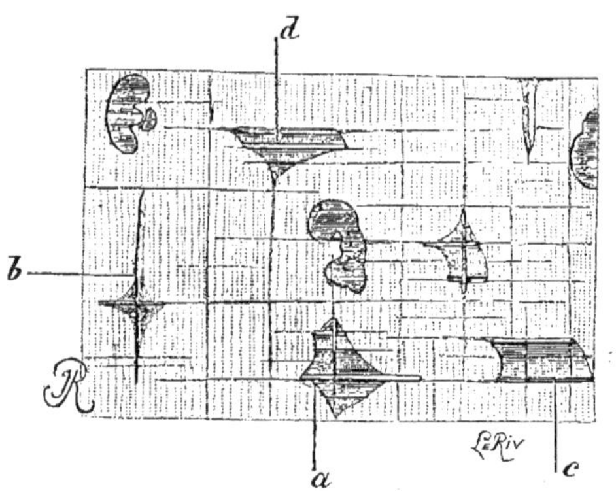

Fig. 79. — Aponévrose fémorale de la Grenouille, colorée au picrocarminate et examinée tendue dans la glycérine additionnée d'acide formique, pour montrer les crêtes d'empreinte des noyaux des cellules fixes comprises dans l'épaisseur de la membrane, entre les deux plans de faisceaux conjonctifs parallèles croisés perpendiculairement entre eux pour former l'aponévrose.

a, noyau marqué d'empreintes formant une croix à quatre branches; — *b*, noyau portant deux crêtes d'empreinte formant une croix simple; — *c*, noyau courbé en gouttière avec deux crêtes d'empreinte longitudinales sur ses bords; — *d*, noyau avec des crêtes d'empreinte dessinant des cannelures parallèles.

Les noyaux des cellules fixes de la surface de la membrane sont plats, multiformes, l'un d'eux est morcelé.

raison qu'ils se sont étirés en divers sens comme le protoplasma lui-même (fig. 79).

Quand une pareille disposition est réalisée, c'est-à-dire quand deux plans fibreux à faisceaux parallèles se superposent l'un à l'autre, le tissu fibreux prend la forme et la signification d'une *aponévrose*.

Schéma des membranes fibreuses. — Supposons enfin que plusieurs plans fibreux se disposent les uns sur les autres, chacun formant avec le précédent un angle droit ou obtus. Nous arriverons au type des *membranes fibreuses* telles que le derme (1). Et si, dans une membrane fibreuse, les faisceaux connectifs arrivent à perdre leur individualité pour n'être plus qu'une masse de fibrilles conjonctives élémentaires telles qu'on les observe au début de la période téloformative tout en restant parallèles entre elles dans chaque plan, la membrane affectera le *type cornéen*, et nous offrira un nouveau schème, réalisé dans la cornée transparente de tous les vertébrés qui possèdent cet organe à l'état différencié.

Je viens de citer ici seulement trois types principaux ; mais la série des adaptations du tissu fibreux est beaucoup plus nombreuse. Toutes cependant peuvent prendre place entre les formes qui viennent d'être énumérées. Nous allons maintenant étudier ces formes analytiquement, et faire successivement l'histoire des tendons, des aponévroses, et des principales membranes fibreuses.

§ 1. — ÉTUDE ANALYTIQUE DES TENDONS ET DES EXPANSIONS TENDINEUSES.

Les tendons relient les muscles striés aux pièces cartilagineuses ou osseuses du squelette définitif. Disposés sous forme de cordes, ils sont les intermédiaires entre les puissances musculaires et les leviers qu'elles doivent mettre en mouvement (fig. 80). Chez les vertébrés supérieurs, les tendons, en atteignant le muscle qu'ils relient au squelette, se dissocient pour l'envelopper, ou le pénètrent pour s'étaler à l'intérieur en surface d'insertion large ; ils fournissent alors les *expansions tendineuses*, qui, à quelques différences près, ont la même structure que les tendons dont elles sont l'épanouissement.

(1) Le derme est constitué de cette façon quand il n'a pas été remanié par les vaisseaux. C'est le cas chez les vertébrés inférieurs, dont la peau est sur un grand nombre de points très peu vasculaire. Si l'on fixe dans sa forme par l'alcool fort un fragment de la peau de la grande Lamproie (*Petromyzon marinus*), puis qu'on y pratique des coupes perpendiculaires à la surface après avoir achevé le durcissement par la gomme et l'alcool, on reconnaît (même sans coloration aucune, et encore mieux après coloration par le picrocarminate et la conservation dans la glycérine formiquée à 1 p. 100) que le derme tout entier est formé par des couches fibreuses régulièrement superposées, dont les faisceaux conjonctifs paraissent alternativement coupés en long et en travers.

Au point de vue de l'anatomie générale, les tendons doivent être distingués en simples et en composés. Les tendons simples, formés d'un seul faisceau tendineux ou trousseau de fibres, ont leur type dans les tendons filiformes de la queue du Rat, de la Souris, du Loir ou de la Taupe (fig. 77). Ce sont de pareils tendons qu'il faut choisir comme objets d'étude pour analyser histologiquement le tissu tendineux. Leur structure une fois connue, il suffira de les supposer groupés en grand nombre et parallèlement les uns aux autres, pour prendre une idée générale de la constitution d'un tendon complexe tel que le tendon d'Achille de l'Homme ou du Chien. Nous allons donc entreprendre d'abord l'étude analytique des tendons simples, nous exposerons ensuite les quelques détails propres aux tendons composés.

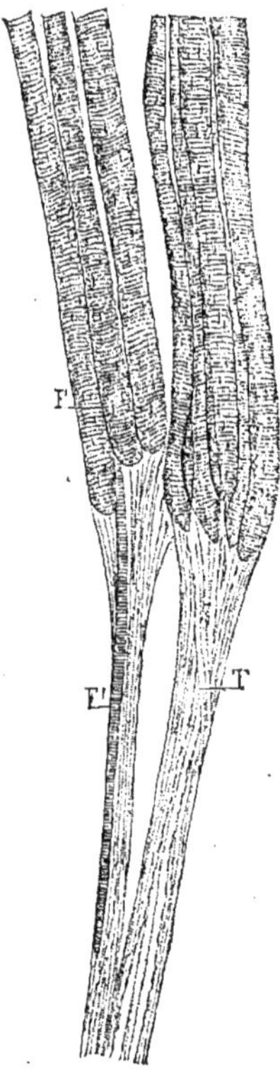

Fig. 80. — Deux faisceaux secondaires du sterno-hyoïdien de la Grenouille rousse, isolés et montrant leurs rapports avec leurs tendons (glycérine éosinée).

F, faisceau primitif; — F', fuseau musculaire; — T, tendon commun du faisceau secondaire composé de l'ensemble des petits tendons émanés des faisceaux musculaires primitifs (faible grossissement).

Tendons simples. — Un tendon filiforme de la queue du Rat jeune-adulte, extrait de sa gaine tendineuse et tendu sur une lame de verre (1) se

(1) *Préparation.* (a) *Extraction des tendons.* On coupe d'un coup de ciseaux la queue d'un Rat, d'une Souris ou d'un Loir au voisinage de son insertion au corps. On casse ensuite avec l'ongle de l'index et du pouce l'extrémité de la queue, et on tire les deux fragments en sens inverse. Les tendons filiformes sortent de leur gaine comme un paquet de fils. On en choisit rapidement un, et on le tend longitudinalement sur la lame de verre en soufflant légèrement dessus de peur qu'il ne se dessèche. On fixe ses deux extrémités avec des étiquettes gommées. Cela fait, on peut l'observer sans l'action d'aucun réactif, ou colorer son milieu au picrocarminate d'ammoniaque ou à l'éosine, le laver ensuite tendu et l'examiner dans la glycérine.

(b) *Argentation des tendons.* Les tendons extraits, on les lave rapidement à l'eau distillée, puis on les plonge dans une solution de nitrate d'argent à 1 p. 500, si l'on veut imprégner seulement l'endothélium de la surface. Si au contraire on veut imprégner les traînées de cellules fixes et leurs expansions membraneuses, on emploie une solution forte, à 1 p. 300 ou même dans quelques cas à 1 p. 100. Quand les tendons sont devenus opalescents, on les lave à l'eau distillée, on les tend sur la lame de verre et on les colore au picrocarminate ou à l'éosine. On monte dans la glycérine picrocarminée ou faiblement éosinée.

(c) *Fixation des éléments des tendons dans leur forme.* Après les avoir extraits, on plonge les tendons filiformes pendant 24 heures dans l'acide osmique à 1 p. 100. On les lave, on les tend sur la lame de verre et on les colore à l'aide du picrocarminate ou mieux de l'éosine ou de la pyrosine en solution concentrée. On lave de nouveau et l'on monte dans la glycérine salée faiblement éosinée ou pyrosinée. A la suite

montre comme un fil très fin qui possède l'éclat chatoyant de la nacre de perle. Si l'on a pratiqué préalablement une imprégnation d'argent légère et qu'on ait ensuite coloré le tendon à l'aide de l'éosine ou de la pyrosine, on voit à la surface un dessin endothélial à larges mailles polygonales dont les côtés sont limités par des lignes droites. Au-dessous de cet endothélium, sur lequel nous reviendrons plus loin, on voit le tissu connectif du tendon formé de fibres parallèles, dans les intervalles desquelles les cellules fixes se montrent sous forme de chaînes (fig. 81). Les éléments cellulaires semblent à première vue affecter la forme de petits prismes étroits soudés les uns aux autres, dans le sens de la longueur, par un ciment que l'imprégnation d'argent dessine sous forme de traits transversaux. Ce premier fait nous montre que, dans les tendons, la différenciation est plus complète que dans le ligament suspenseur du foie du Lapin : les cellules ne sont plus ici fusionnées sur leurs

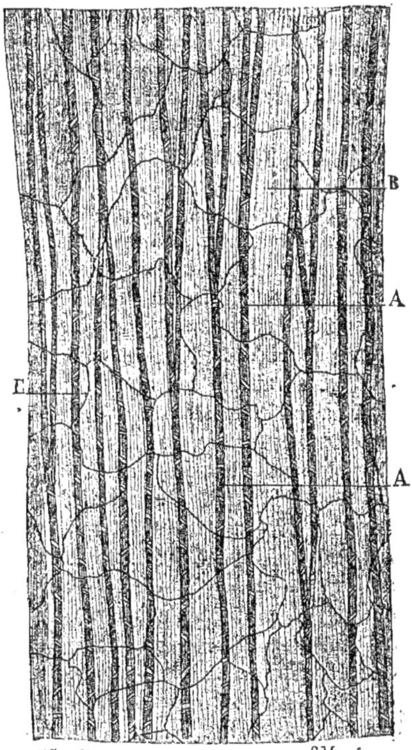

J. Garel G. Mercier

Fig. 81. — Tendon filiforme de la queue du Rat, très superficiellement imprégné par le nitrate d'argent.

A, chaînes de cellules fixes occupant les espaces interfasciculaires et soudées entre elles par un ciment qui, n'ayant pas été atteint par la solution d'argent, se montre sous forme de traits clairs ; — B, faisceaux fibreux parallèles du tendon ; — E, traits noirs répondant aux lignes de ciment de l'endothélium qui recouvre la surface du tendon (conservation dans la glycérine. — 150 diamètres).

des colorations par l'éosine, les préparations restent pendant quelques jours fluorescentes ; il convient d'attendre que cette fluorescence soit effacée pour faire de bonnes observations, autrement les détails de structure paraissent *flous* et vagues. La pyrosine n'a pas cet inconvénient, mais elle ne se fixe pas aussi énergiquement sur le protoplasma et ne teint pas en rouge les fibres élastiques.

Pour fixer les tendons à l'aide des bichromates de potasse ou d'ammoniaque, on plonge simplement la queue réséquée dans une solution à 1 p. 200. Au bout de 4 à 5 jours la fixation est effectuée. Cette méthode convient spécialement pour les dissociations.

limites ni reliées par des prolongemente protoplasmiques membraniformes. Il s'est effectué au contraire une individualisation analogue à celle qui se produit dans les cellules fixes du tissu connectif transformées en éléments endothéliaux.

Éléments anatomiques entrant dans la constitution du tissu tendineux, cellules tendineuses. — Examinons maintenant les éléments constitutifs du tendon filiforme après l'avoir légèrement dissocié sur la lame de verre (1). Dans une pareille préparation, les faisceaux conjonctifs sont presque incolores et les cellules tendineuses se montrent isolées ou reposent encore à la surface des faisceaux. Leur portion centrale, formée d'un protoplasma grenu, est colorée en rose vif; pour cette raison même, leur noyau plat, non nucléolé, ne fait aucun relief et n'est pas coloré davantage que le protoplasma par l'éosine. Cette particularité existait déjà dans les cellules du ligament suspenseur; elle est importante, car elle sépare dès à présent la cellule fixe des tendons de celle du tissu connectif lâche. Elle montre de plus que la portion centrale du corps cellulaire n'a pas subi dans les tendons la condensation que Ranvier appelle dessiccation du protoplasma. Mais dans d'autres formes du tissu fibreux, par exemple le tissu engainant de la gaine lamelleuse des nerfs, cette dessiccation se produit régulièrement (fig 82). Pour le dire immédiatement, ce phénomène est dû à la différence d'intensité des actions mécaniques exercées sur les cellules fixes par les faisceaux connectifs dont elles occupent les intervalles. Dans le tendon, il existe toujours entre les faisceaux un espace libre, dans lequel le protoplasma ne subit pas un écrasement complet; dans une gaine lamelleuse au contraire, les couches de la membrane sont si étroitement superposées que les cellules fixes ne peuvent prendre place dans les espaces interfasculaires et interlamellaires qu'en s'étendant en formations pelliculaires, et en se rapprochant par conséquent de la constitution des éléments endothéliaux. Alors leurs noyaux se montrent colorés par l'éosine et la pyrosine, tandis que le corps

(1) *Préparation.* Un tendon grêle de la queue du Rat, de la Souris ou mieux encore du Loir (*Glis vulgaris*) adultes, soit frais, soit fixé dans sa forme par l'acide osmique ou le bichromate d'ammoniaque, est tendu sur une lame de verre, et une goutte d'éosine en solution dans l'eau à 1 p. 100 est placée sur la préparation, au milieu même du trajet du fil tendineux. De la sorte, ses extrémités sèchent et concourent à fixer le tendon sur le porte-objet; son milieu seul est coloré et va être dissocié. Pour effectuer cette dissociation, quand la coloration est suffisante et que le tendon est devenu un fil rouge, on met une goutte d'eau distillée sur le point coloré, puis on enlève avec du papier buvard la matière colorante diluée et l'on sèche la lame de verre de chaque côté du tendon. Alors, avec des aiguilles, on étale le tendon à droite et à gauche. Il se répand sur le porte-objet comme un fin treillis de fibres. Ce treillis adhère à la lame de verre séchée et ne se rétracte plus. On ajoute alors la glycérine salée éosinée ou pyrosinée et l'on place la lamelle; puis on lute à la paraffine ou au baume dissous dans le chloroforme. Si l'on veut examiner les éléments dans l'eau, on met à la place de glycérine de l'eau salée à 1 p. 100 et on lute à la paraffine.

protoplasmique demeure incolore et transparent, absolument à la façon du protoplasma d'une cellule endothéliale.

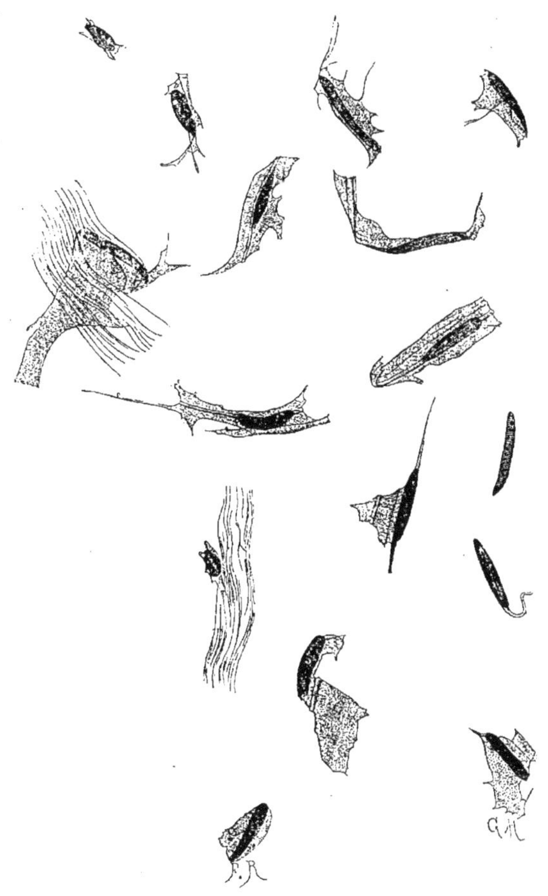

Fig. 82. — Cellules fixes de la portion tendiniforme de la gaîne lamelleuse des fascicules nerveux du nerf médian de l'Ane (fixation par l'acide osmique en solution à 1 p. 100; dissociation sur la lame de verre; coloration à l'éosine soluble dans l'eau; conservation dans la glycérine salée faiblement éosinée. — 400 diamètres). Les cellules fixes sont de forme plus irrégulières que les cellules tendineuses, elles portent des crêtes d'empreinte très accusées; leur protoplasma est pelliculaire et transparent; leurs noyaux sont colorés en rouge intense et tranchent sur le protoplasma réduit à une lame mince et coloré très faiblement en rose pâle.

La portion centrale de chaque cellule tendineuse, constituée par une masse prismatique de protoplasma, apparaît en projection sous la forme d'une plaque rectangulaire allongée. Les cellules sont soudées entre elles, et disposées en chaînes, par les petits côtés de ces rectangles. Ces caractères, indiqués par RANVIER (1), sont absolument constants dans les tendons adultes, et jamais, dans l'état normal, les cellules tendineuses n'affectent une forme globuleuse comme l'avait prétendu GUETERBOCK (2). Elles ne sont pas davantage fusiformes comme l'ont affirmé depuis LE GOFF et RAMONAT (3). Les granulations protoplasmiques qu'elles contiennent sont ordinairement rangées en séries longitudinales, de manière à dessiner une striation assez fine dans le sens de la hauteur de l'élément (fig. 83). Il semblerait ainsi que les particules du corps cellulaire aient été toutes tassées et orientées, comme par une sorte d'étirement, dans le sens de la longueur. Cette *striation protoplasmique* n'est pas due au retrait, dans le sens transversal, de la cellule tendineuse détachée des faisceaux. Outre que cette cellule a été fixée dans sa forme avant la dissociation, l'on voit très bien que les éléments restés en place, et accolés aux faisceaux connectifs, présentent une striation régulière, entièrement indépendante des *crêtes d'empreinte* dont nous devons maintenant dire un mot (4).

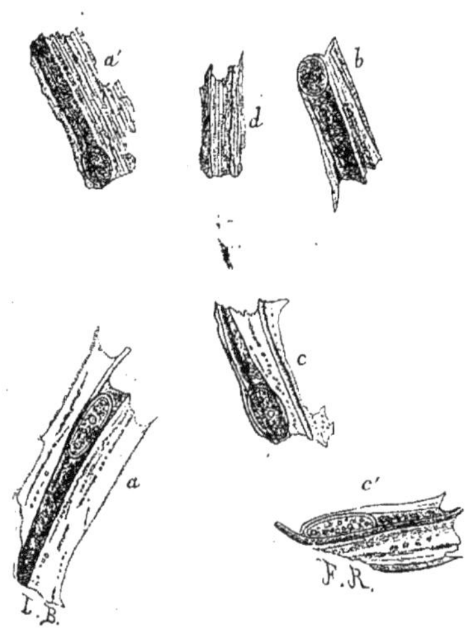

Fig. 83.

a, a', b, cellules tendineuses du Rat et du Loir offrant des expansions protoplasmiques latérales et la striation protoplasmique longitudinale ; — *c, c'*, cellules tendineuses des mêmes animaux dont l'expansion latérale offre la striation protoplasmique et des crêtes d'empreinte vraies ; — *d*, expansion protoplasmique latérale détachée de son corps cellulaire par fracture, et montrant la striation protoplasmique et des crêtes d'empreinte vraies. Dissociation par la méthode indiquée dans le texte, éosine, conservation dans la glycérine salée faiblement éosinée. — 400 diamètres).

Ces crêtes d'empreinte répondent à ce que F. BOLL (5) avait décrit le long des chaînes tendineuses sous le nom de *stries élastiques*. Leur signification a été bien établie par RANVIER ; elles sont formées par des

(1) RANVIER, Des éléments cellulaires des tendons et du tissu conjonctif lâche (*Arch. de physiologie*, juillet 1869).

(2) GUETERBOCK, Zur Lehre von den Bindegewebes Korperchen in den Sehnen (*Centralblatt*, 1869, n° 3).

(3) LE GOFF et RAMONAT, Rech. sur les éléments cellulaires qui entrent dans la composition des tendons (*Journ. de l'anatomie et de la phisiologie*, 1875, p. 23-32).

(4) RANVIER, Nouvelles recherches sur la structure et le développement des tendons (*Archives de physiologie*, 1874)

(5) F. BOLL, Untersuchungen über den Bau und die Entwicklung der Gewebe (*Arch. f. mikroscopische Anatomie*, 1871, p. 275).

relèvements du protoplasma à la surface du corps cellulaire : relèvements disposés sous forme de côtes rectilignes, brillantes quand on éloigne l'objectif, obscures quand on le rapproche, et par conséquent formant relief. Souvent une même cellule est marquée de deux crêtes d'empreinte, formant à sa surface des reliefs parallèles entre eux, et ordinairement inégaux. Les crêtes se poursuivent sur les noyaux, placés en règle générale à l'extrémité du corps cellulaire et géminés par paires de chaque côté de la ligne de ciment pour deux cellules qui se suivent. Quand la dissociation a isolé des fragments de chaînes cellulaires composés de trois ou quatre cellules restées soudées bout à bout, on voit que les crêtes rectilignes se poursuivent de cellule en cellule sans s'interrompre.

Formes des cellules tendineuses, expansions en ailes. — La masse de protoplasma quadrangulaire qui forme le corps de chaque cellule fixe est toujours courbée sur elle-même à la façon d'une tuile faîtière. Les crêtes d'empreinte sillonnent la face convexe de l'élément. Les bords de la masse protoplasmique et les crêtes principales de sa face convexe donnent insertion à des expansions membraneuses d'une délicatesse extrême qui, à une certaine distance des bords de la cellule ou de la crête qu'elles prolongent, se montrent frangées ou déchirées. Ce sont les *expansions en ailes* de GRUENHAGEN (1).

Ainsi donc, les cellules fixes des tendons ont une structure compliquée. Leur corps protoplasmique rectangulaire incurvé montre trois détails de structure tout à fait caractéristiques : 1° la striation protoplasmique; 2° les côtes saillantes rectilignes de la face convexe; 3° les expansions parties des côtés longs du corps et des principales côtes ou crêtes d'empreinte, et qui flottent en se pliant comme des étoffes à la façon de lambeaux endothéliaux.

L'expansion membraneuse est toujours colorée par l'éosine en rose pâle comme le protoplasma. La striation granuleuse protoplasmique longitudinale du corps cellulaire se poursuit à sa surface, en décroissant, du point d'attache de l'aile à sa périphérie. Parfois les expansions, lorsqu'elles ont été conservées sur une assez large étendue, sont sillonnées elles-mêmes par des crêtes d'empreintes véritables, analogues à celles du corps de la cellule.

Pour toutes ces raisons, j'ai été amené à soutenir (2) que les ailes latérales des cellules tendineuses ne sont autre chose que des prolongements du protoplasma cellulaire, et à rejeter l'opinion de GRUENHAGEN (3)

(1) GRUENHAGEN, Notiz über die Ranvier'schen Sehnenkörper (*Arch. f. mikr. Anatomie*, 1873, p. 282).

(2) J. RENAUT, Sur les cellules fixes des tendons et leurs expansions protoplasmiques latérales (*Comptes rendus de l'Acad. des sciences*, décembre 1876).

(3) GRUENHAGEN pensait que les ailes qu'il a découvertes sont un produit artificiel. Selon lui, l'expansion membraneuse formerait aux faisceaux conjonctifs une enve-

qui les considère comme des fragments de l'enveloppe propre des faisceaux connectifs, c'est-à-dire comme une formation distincte de la cellule, bien qu'elle fasse corps et soit entraînée avec elle par la dissociation.

Les cellules tendineuses, telles que je viens de les décrire, sont les seuls éléments cellulaires que mette en évidence la dissociation d'un tendon simple. A l'inverse de ce qu'on voit dans les membranes séreuses, on ne trouve entre les faisceaux du tissu connectif aucune cellule lymphatique. Les espaces interorganiques ne sont plus en effet ici des chemins de la lymphe, mais des interstices étroits où les seules cellules fixes peuvent prendre place ; à la condition toutefois de se modeler sur les espaces restreints qui leur sont offerts, et d'exprimer pour ainsi dire, dans les fentes étroites qui font communiquer ces espaces entre eux, leur protoplasma réduit à des expansions aliformes d'une minceur extrême.

Faisceaux connectifs tendineux. — Les *faisceaux connectifs* des tendons ne diffèrent de ceux du tissu cellulaire lâche que par leurs dimensions diamétrales plus considérables. Dans les dissociations bien faites, il est aisé de les réduire en fibrilles qui s'étalent à la surface de la lame de verre en un réseau d'une extrême finesse. Au sein du faisceau non dissocié, ces fibrilles sont toutes rectilignes et parallèles comme le montre la striation fine et longitudinale du faisceau. Si l'on pratique des coupes minces en travers d'un tendon de Poulet (qui à ce point de vue constitue le meilleur objet d'étude), et qu'on les examine dans l'eau, on voit, dans l'aire de section des faisceaux conjonctifs, les innombrables coupes optiques de leurs fascicules de fibrilles élémentaires, brillantes quand on éloigne l'objectif, obscures quand on le rapproche. Cet aspect rappelle absolument les champs de Cohnheim qu'on voit dans l'aire de section des faisceaux musculaires primitifs coupés en travers. Sur le bord de chaque faisceau, limitant une portion d'espace interfasciculaire disposé en figure étoilée, on voit la section de ces fascicules de fibrilles, comparables aux cylindres primitifs de Leydig des muscles, dessiner de tout petits festons (fig. 84). Nous reviendrons dans un instant sur ce fait. Les faisceaux tendineux sont donc formés de fascicules de fibrilles très petits, individualisés et séparés les uns des autres par une matière cimentante molle et demi-fluide, puisqu'elle ne résiste pas à la dissociation. RANVIER (1) a montré

loppe continue, qui, irrégulièrement déchirée par la dissociation, se montrerait alors frangée. Elle serait enfin distincte de la cellule elle-même et s'en séparerait après macération dans la pepsine additionnée d'acide chlorhydrique, c'est-à-dire dans un suc gastrique artificiel. Dans cet ordre d'idées, elle ne saurait être considérée comme un prolongement du protoplasma, mais comme une enveloppe particulière des faisceaux conjonctifs, entourant leur surface, et simplement soudée à la cellule fixe formée par une lame quadrilatère de protoplasma appliquée sur les faisceaux tendineux (Notiz über die Ranvier'schen Sehnenkörper. *Arch. f. mikr. Anatomie*, 1873, p. 282).

(1) RANVIER, *Traité technique*, p. 333-334.

de plus qu'il existe à la périphérie de chaque faisceau une couche enveloppante différenciée qui, sous l'influence de la coloration au carmin et de l'action ultérieure lente de la glycérine acidifiée par l'acide formique à 1 p. 100, se montre sous la forme d'un mince collier rouge, homogène, entourant l'aire de section des faisceaux coupés transversalement. Dans cette enveloppe qui, par ses qualités optiques et ses réactions histo-chimiques, se rapproche de la lame de Bowman et du système des fibres suturales de la cornée, partent des expansions qui pénètrent dans l'épaisseur du faisceau et le cloisonnent incomplètement. Ces expansions, colorées en rouge comme la couche périfasciculaire dont elles sont le prolongement, remontent ou descendent dans l'épaisseur du faisceau, forment avec leurs congénères parties d'autres points un système cloisonnant intrafasciculaire plus ou moins rétiforme ; enfin elles se terminent par des nappes qui marchent en s'atténuant jusqu'à devenir filiformes, dans le sens de la longueur du faisceau, parallèlement à la direction des fibrilles qui le composent. De la sorte, sur une coupe un peu épaisse, on peut voir à la surface un point rouge du réseau, et, en enfonçant l'objectif, ce point correspondant à une sorte de fibre se continuer avec une nappe cloisonnante qui devient de plus en plus large. L'éosine laisse incolore tout ce système d'enveloppes et de cloisons; sa substance a donc les réactions des fibres annulaires et spirales qui individualisent les faisceaux conjonctifs du tissu cellulaire lâche. La limitation est ici seulement encore plus parfaite ; aussi ne trouve-t-on qu'exceptionnellement des fibres annulaires et spirales dans les faisceaux des tendons. Elles sont remplacées par une formation de même nature, mais disposée en couche continue autour du faisceau, et pénétrant même dans son intérieur pour soutenir et individualiser ses fascicules constitutifs.

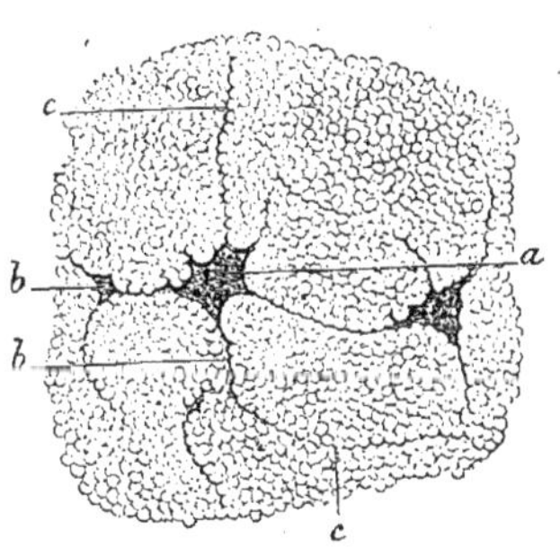

Fig. 84. — Un point d'une coupe transversale d'un tendon de la patte du Poulet (préparation indiquée dans la note 2 p. 287 ; — conservation dans l'eau faiblement éosinée).

a, corps cellulaires occupant les espaces stellaires interfasciculaires et y envoyant des expansions membraneuses communiquant de cellule à cellule ; — *b*, l'une de ces expansions renflée, occupant un tout petit espace stellaire qui ne contient pas de chaîne de Ranvier, et offrant des crêtes d'empreintes vraies ; — *c,c*, espaces interfasciculaires incolores, ne contenant pas d'expansions membraneuses.

Les lignes répondant aux espaces interfasciculaires et les bords de ces derniers sont festonnés par suite du relief des fascicules fibrillaires des faisceaux conjonctifs. La coupe des faisceaux montre les sections des fascicules fibrillaires sous forme de petits champs (450 diamètres).

Fibres élastiques des tendons. — Pour achever l'étude analytique des éléments du tissu tendineux pris en particulier et isolés les uns des autres par la dissociation, il nous reste à parler des *fibres élastiques*.

Ces dernières sont très peu abondantes ; elles forment des réseaux grêles englobés entre les faisceaux dans les gaines périfasciculaires, et offrant une direction générale parallèle à celle de ces derniers. La formation élastique prend ici peu de part à la composition de la *tela connectiva* modifiée en vue de la solidité et de la résistance. Tous les frais de la différenciation dans ce sens sont, dans le cas particulier du tendon, faits par les faisceaux connectifs, dont la structure se complique et l'individualisation devient plus parfaite, en même temps que leurs dimensions diamétrales sont de leur côté très augmentées.

Rapports des cellules fixes avec les faisceaux connectifs. — En examinant un tendon filiforme tendu, imprégné d'argent et coloré par l'éosine, nous avons constaté que les cellules fixes occupent les intervalles des faisceaux et, dans ces intervalles, sont disposées les unes au-dessus des autres, soudées par un ciment analogue à celui des endothéliums. Elles forment ainsi les traînées que nous nommerons les *chaînes de Ranvier*, afin de rappeler que cet auteur a découvert la disposition fondamentale en série longitudinale des éléments cellulaires fixes des tendons (1).

Le même histologiste a démontré que les cellules tendineuses incurvées en tuiles faîtières sont disposées à la surface de l'un des faisceaux tendineux limitant l'espace interfasciculaire dans lequel se poursuit la traînée ; chaque cellule fixe, par sa concavité, embrasse la convexité de ce faiseau et se moule sur elle comme une affiche collée sur un pilier. Les autres faisceaux s'impriment sur la face convexe et y produisent les crêtes de moulage à la manière de cylindres de bois qu'on appuierait sur une lame de cire à modeler, étalée sur la surface d'un support également cylindrique. Ce fait explique pourquoi l'on ne voit jamais de crêtes d'empreintes sur la face courbe des cellules tendineuses. Cette face répond en effet à l'insertion de l'élément sur la face convexe du faisceau tendineux suivant lequel est, pour une certaine longueur, ordonnée toute la traînée de cellules tendineuses successives. Dans les dissociations, on voit très aisément les rapports des cellules tendineuses avec les faisceaux, à la condition qu'on ait opéré avec ménagement. Alors des fragments de chaînes cellulaires se montrent à la surface d'un faisceau mis en liberté. Dans ces chaînes, les cellules tendineuses embrassent le faisceau le long duquel elles sont ordonnées, et se succèdent

(1) L. Ranvier, Des éléments cellulaires des tendons et du tissu cellulaire lâche (*Archives de physiologie*, 1869, p. 474. — *Traité technique*, p. 351). Ranvier avait d'abord cru que les cellules tendineuses étaient contenues dans une gaine élastique amorphe tapissant les espaces interfasciculaires, et qu'elles étaient elles-mêmes constituées par une plaque de protoplasma quadrangulaire enroulée en tube comme un rectangle de papier dont on joint les bords opposés. Il abandonna ensuite spontanément cette théorie en 1874 et y substitua, à quelques détails près, celle que je viens d'exposer (Nouvelles rech. sur la structure et le développement des tendons (*Arch. de physiol.* et *Trav. du laboratoire*, etc., 1874, p. 56, 65, 66).

comme le feraient une série de rectangles de carton, ployés en gouttière et disposés bout à bout sur une surface cylindrique quelconque (fig. 85).

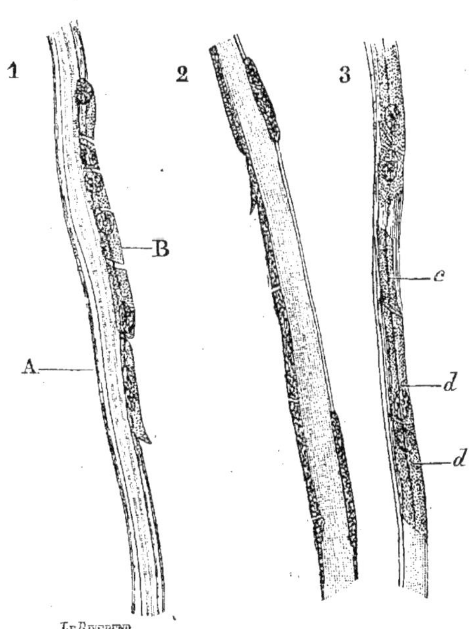

Fig. 85. — Faisceaux conjonctifs d'un tendon filiforme de la queue du Rat adulte, isolés avec les cellules tendineuses ordonnées par rapport à leur surface (préparation par le procédé indiqué dans la note 1, page 276; — conservation dans la glycérine salée légèrement éosinée).

1. Faisceau conjonctif portant une chaîne de cellules tendineuses vue de trois quarts. — A, le faisceau conjonctif vu dans sa portion non recouverte par les cellules tendineuses; il montre une striation longitudinale grossière; les traits de celle-ci dessinent à la surface du faisceau des reliefs séparés les uns des autres par des cannelures : les reliefs répondent à la saillie des fascicules de fibrilles constituant par leur ensemble le faisceau entier; — B, la chaîne de cellules fixes ordonnée par rapport au faisceau conjonctif; les cellules fixes portent des empreintes.

2. Faisceau conjonctif portant sur chacun de ses deux côtés, droit et gauche, une chaîne de cellules tendineuses vues de profil.

3. Faisceau conjonctif portant à sa surface une chaîne de cellules tendineuses vues de face et dont les noyaux sont géminés par paires aux deux extrémités en contact des paires de cellules fixes telles que d,d; — c, crête d'empreinte en relief, due à l'impression d'un espace interfasciculaire; elle se poursuit en droite ligne à la surface de la chaîne de cellules fixes (350 diamètres, projection sur la table).

Mais nous ne voyons de cette façon que la lame protoplasmique centrale de chaque cellule, celle qui répond au corps cellulaire proprement dit, qui renferme le noyau et dont les crêtes d'empreintes et les ailes protoplasmiques latérales sont les expansions très atténuées. Ces expansions sont invisibles; il est impossible de déterminer de prime abord comment elles se comportent à l'égard des faisceaux tendineux : soit par rapport à celui sur lequel la cellule est incurvée et repose, soit par rapport aux autres faisceaux qui limitent l'espace interfasciculaire renfermant la chaîne à laquelle la cellule tendineuse considérée appartient. Or, comme nous savons déjà que les expansions en ailes sont les prolongements des cellules fixes, pour délimiter ces cellules il convient de savoir exactement jusqu'où les ailes membraneuses s'étendent, et comment elles se comportent par rapport aux faisceaux tendineux.

Pour résoudre cette question, j'ai (1) employé une méthode détournée

(1) J. Renaut, Application des propriétés électives de l'éosine soluble dans l'eau à l'étude du tissu conjonctif (*Archives de physiologie*, 1877, p. 234). — Avant moi

qui consiste à combiner la coloration par l'éosine avec l'imprégnation au nitrate d'argent. L'on sait en effet que, par cette double méthode, les cellules tendineuses seront colorées à leur partie centrale, répondant à la lame protoplasmique rectangulaire renfermant le noyau, et, en outre, dessinées dans leurs contours par le sel d'argent qui réservera en blanc les minces expansions protoplasmiques en ailes (1). On obtiendra de la sorte le dessin de la cellule fixe tout entière; on pourra donc étudier la façon dont elle se comporte à l'égard des faisceaux tendineux qui la supportent, et aussi quelles sont ses relations avec les expansions des autres cellules fixes (fig. 86).

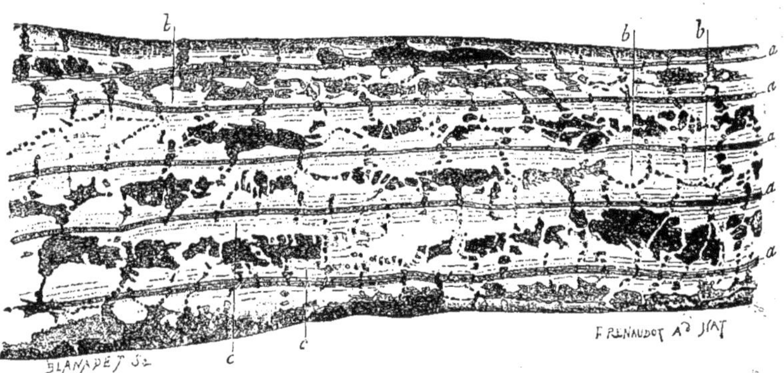

Fig. 86. — Tendon filiforme de la queue d'une très jeune Souris grise, imprégné au nitrate d'argent, puis coloré par l'éosine soluble dans l'eau (procédé indiqué dans la note 1).

a, a, a, a, chaînes cellulaires formées par la portion centrale des cellules tendineuses; — *b, b, b*, expansions membraneuses en ailes de la surface répondant chacune à une cellule tendineuse subjacente, et étalées à la surface du tendon; ces expansions communiquent entre elles par leur marge à la façon des cellules fixes du tissu conjonctif réservées en blanc par l'argent; — *c, c*, expansions en ailes montrant à leur surface la striation protoplasmique décroissante (120 diamètres, projection à la chambre claire sur la table).

Dans ces conditions, à la surface du tendon, se montre réservé en blanc, sous l'endothélium, un réseau très élégant de figures étoilées

Ditlewsen était arrivé, à l'aide du chlorure d'or, à cette conclusion que les cellules forment aux faisceaux une gaine fenêtrée, conclusion qui n'est pas tout à fait la mienne, mais qui lui est très comparable (Ditlewsen, Sur l'organisation du tissu des tendons, etc. *Nordiskt medicinskt Arch.*, vol. V, résumé français).

(1) *Préparation.* Un tendon filiforme de la queue d'une Souris jeune adulte est lavé à l'eau distillée, tendu sur une lame de verre puis imprégné d'argent fortement. Il est ensuite lavé de nouveau, traité légèrement par le pinceau qui enlève sa couche endothéliale superficielle formée de larges cellules à bords droits; puis on le colore par l'éosine à 1 p. 100. Il est ensuite lavé une dernière fois, et enfin monté dans la glycérine saturée de sel marin et faiblement chargée d'éosine, afin qu'avec le temps la préparation ne se décolore pas.

décrit par les auteurs sous le nom de *couche sous-endothéliale* (1). Ces figures sont anastomosées irrégulièrement entre elles par des prolongements fins ; elles sont disposées exactement en série linéaire à la façon des cellules tendineuses (RANVIER). Un autre point qui frappe de prime abord, c'est qu'elles n'ont pas de noyau propre apparent. Ce ne sont donc là ni des cellules endothéliales ni des cellules de tissu connectif ordinaire, puisque l'éosine colore toujours les noyaux de ces éléments.

Immédiatement au-dessous de cette couche de figures étoilées, apparaissent les traînées cellulaires colorées en rouge. Chaque segment cellulaire de ces traînées contenant un noyau au sein d'une plaquo rectangulaire de protoplasma, correspond à une figure étoilée placée au-dessus de lui, et dont il occupe la partie centrale. La ligne noire d'argent réduit qui sépare chaque segment de son voisin se prolonge à droite et à gauche comme un trait, pour séparer aussi les deux figures stellaires voisines correspondantes (fig. 86, *b*,*b*,*b*). Ceci revient à dire que les corps des cellules tendineuses et les figures stellaires sont séparés sur leurs limites par un seul et même trait de ciment. Enfin la masse centrale de protoplasma, qui correspond évidemment à une cellule tendineuse, est sillonnée de crêtes d'empreinte et présente une striation protoplasmique longitudinale. Or cette dernière se poursuit en décroissant sur la figure étoilée correspondante. Cette figure étoilée n'est en un mot rien autre chose qu'une expansion protoplasmique aliforme étalée à la surface du tendon, au-dessus du corps cellulaire qui lui a donné naissance. Celui-ci est placé plus profondément dans l'interligne de deux faisceaux connectifs accolés. L'expansion membraneuse le surmonte, et s'étend à droite et à gauche sur les faisceaux tendineux qu'elle recouvre incomplètement; puis elle va s'anastomoser, par des prolongements délicats, avec l'une de ses similaires émanée d'une des traînées voisines. Le réseau de figures étoilées, subjacent à l'endothélium des tendons filiformes de la queue des rongeurs, n'est donc pas formé, comme on l'a cru d'abord, par des cellules du tissu conjonctif ordinaire, mais bien par les expansions protoplasmiques en ailes des cellules tendineuses voisines de la surface, qui s'étalent à ce niveau et s'anastomosent entre elles dans l'intervalle de deux chaînes cellulaires consécutives.

Il est facile de voir, sur un tendon qu'on a légèrement dissocié avant de l'argenter, que la disposition observée à la surface existe aussi dans la profondeur. Des extrémités de chaque amas rectangulaire de protoplasma, formant le centre d'une cellule tendineuse, on voit partir un trait d'argent réduit qui dessine les limites d'une expansion membraneuse, moins régulièrement il est vrai qu'à la surface du tendon, mais pourtant d'une manière distincte. Chaque cellule est donc l'origine d'une

(1) RANVIER, *Traité technique d'Histologie* (2e édition), p. 290.

série d'expansions d'une minceur extrême, qui s'insinuent entre les faisceaux connectifs voisins, les contournent et vont soit se perdre dans leurs interstices, soit, ce qui est le cas le plus fréquent, s'anastomoser avec les prolongements frangés d'une de leurs similaires placés sur un plan supérieur ou inférieur. Une dernière preuve de la réalité de l'interprétation qui précède et fournie par l'examen des tendons filiformes d'animaux avancés en âge. Un tendon de la queue d'une vieille Souris est tendu, impregné d'argent et coloré par l'éosine comme il a été

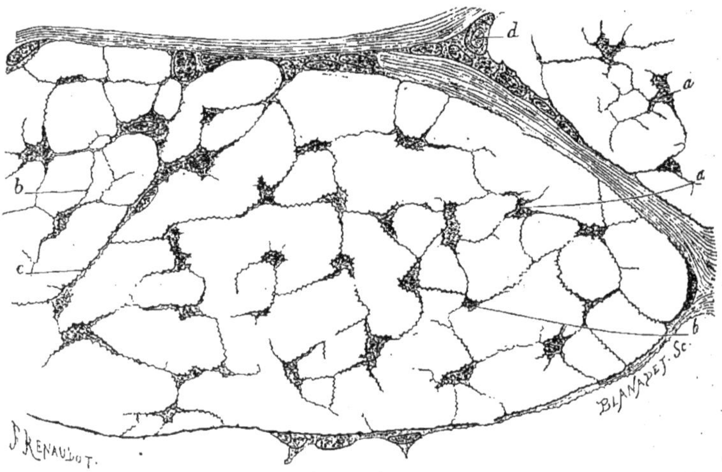

Fig. 87. — Coupe d'un tendon de la patte du Poulet, faite perpendiculairement à son axe (procédé indiqué page 287, note 2).

a, a, corps cellulaires occupant les espaces stellaires interceptés par les faisceaux connectifs du tendon; — *b*, corps cellulaires plus petits; — *c*, interstices interfasciculaires à bord festonné; — *d*, cellules fixes unissant les faisceaux primitifs du tendon, qui ici est composé: (120 diamètres, projection à la chambre claire sur la table).

dit : les chaînes de cellules tendineuses apparaissent le long du tendon comme des fils d'une finesse extrême, colorés en rouge. Au voisinage de la surface on n'en voit parfois qu'un ou deux. Ce fait résulte simplement de ce que les éléments cellulaires se sont atrophiés par les progrès de l'âge. Or, c'est toujours au niveau des rubans cellulaires subsistants qu'on voit se dessiner, par l'imprégnation d'argent, les figures stellaires. Quand le ruban s'interrompt, les figures stellaires s'interrompent également. Elles sont donc en relation directe et évidente avec les cellules tendineuses. Partout ailleurs la surface du tendon est colorée en brun par l'argent, réduit sur la substance fondamentale des faisceaux connectifs laissés à nu.

Les figures stellaires réservées en blanc par l'argent répondent donc bien aux expansions en ailes et indiquent la distribution de ces ailes à la surface des faisceaux. On reconnaît ainsi que, loin de former à ces derniers une enveloppe continue comme le prétendaient Thin (1) et Gruenhagen, elles ne font que les enserrer dans un réseau de bandelettes protoplasmiques laissant entre leurs ramifications leur surface à nu, et se poursuivant dans les espaces interfasciculaires pour rejoindre d'autres prolongements en ailes émanés de cellules tendineuses logées dans les interlignes voisins.

L'examen des coupes transversales des tendons des oiseaux (2) corrobore pleinement la conception tirée de l'étude des tendons filiformes imprégnés d'argent et colorés par l'éosine. On voit, dans les espaces stellaires compris entre les faisceaux connectifs rapprochés, les corps des cellules tendineuses colorés en rose vif par l'éosine. La substance fondamentale est au contraire restée absolument incolore. Les bords des intervalles des faisceaux se montrent comme des lignes finement festonnées (fig. 88). On sait en effet que chaque faisceau connectif d'un tendon d'oiseau est formé de fibrilles groupées en fascicules distincts; ce sont ces fibrilles de la périphérie qui apparaissent en coupe optique, le long de l'interligne de deux faisceaux adjacents entre eux, comme autant de petits grains. Lorsqu'on observe la préparation dans l'eau et à l'aide d'un objectif à grand angle d'ouverture, on constate que, dans certains espaces interfasciculaires, s'engage un prolongement de cellule reconnaissable à sa coloration rosée. Ce prolongement prend l'empreinte des très petits festons déterminés par la saillie des fibrilles sur les bords de l'interligne, et sa coupe optique apparaît

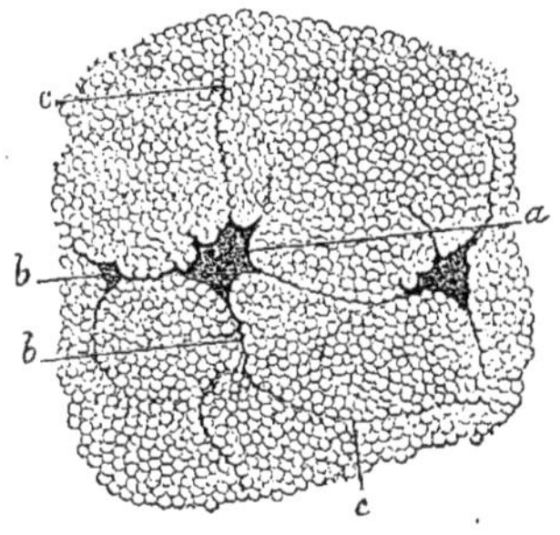

Fig. 88. — Un point d'une coupe transversale d'un tendon de la patte du Poulet (préparation indiquée dans la note 2, examen dans l'eau).

a, corps cellulaire des cellules fixes occupant les espaces interfasciculaires en forme d'étoiles et y envoyant des expansions membraneuses communiquant entre elles de cellule à cellule; — *b*, l'une de ces expansions renflée, occupant un tout petit espace stellaire qui ne contient pas de chaîne de Ranvier, et offrant des crêtes d'empreinte vraies; — *c,c*, espaces interfasciculaires incolores, ne contenant pas d'expansions membraneuses.

(1) Thin. A contribution to the anatomy of connective tissue, nerve and muscle, with special reference to their connection with the lymphatic system (*Proceedings of the Royal Society*, n° 155, 1874).

(2) *Préparation.* On fixe les tendons par le bichromate d'ammoniaque à 1 p. 200 pendant cinq à six jours. On porte ensuite successivement pendant vingt-quatre heures ces tendons dans une solution sirupeuse de gomme, puis dans l'alcool à 36° de Cartier. On fait de minces coupes transversales qu'on reçoit dans l'alcool, on les traite par l'eau, sur la lame de verre, pour qu'elles ne se désagrègent pas; on colore également sur la lamelle avec une solution très faible d'éosine 1 p. 500 et l'on conserve dans la glycérine salée. Sur de pareilles préparations, il n'y a de coloré que le protoplasma, *en rose*, et les fibres élastiques, en *rouge pourpre foncé*. *L'objet d'étude* est le tendon de Poulet.

naturellement festonnée en sens inverse. Parfois le prolongement arrive dans un petit espace stellaire, intercepté par la réunion de deux ou trois faisceaux très rapprochés, et il se forme à sa surface de véritables crêtes d'empreinte (fig. 88). Ce fait donne l'explication des côtes que l'on rencontre fréquemment sur les ailes de GRUENHAGEN, dans les dissociations de tendons quelconques.

Tous les espaces interfasciculaires observés sur une même coupe optique de la préparation, c'est-à-dire dans un même plan transversal, ne renferment pas de prolongements membraneux; la ligne interfasciculaire est souvent absolument incolore. Mais si l'on abaisse ou si l'on relève l'objectif, on peut voir que, dans un plan inférieur ou supérieur à celui primitivement considéré, l'interligne est pénétré par une lame protoplasmique mince. Cette lame s'insinue par côté, dans l'espace interfasciculaire vide plus haut et plus bas, et on l'y voit, sous forme d'une bandelette rose, se perdre ou aller rejoindre un prolongement semblable, émané d'une autre cellule et avec lequel elle se fusionne.

Ces faits sont en accord complet avec ceux révélés par les imprégnations d'argent. Ils montrent que les expansions protoplasmiques latérales, ou celles qui partent des crêtes d'empreinte des corps des cellules tendineuses, s'insinuent entre les faisceaux pour s'anastomoser ou non avec leurs similaires, mais qu'elles ne forment pas à ces faisceaux une gaine continue. La saillie des fibrilles conjonctives des faisceaux dans les interlignes, saillie qui, comme nous le verrons plus loin, est constante au début de la période téloformative et qui reste permanente chez le Poulet, nous explique en même temps jusqu'à un certain point la striation protoplasmique qui, dans cet ordre d'idées, résulterait d'*empreintes fibrillaires* ou plutôt de celles des faisceaux de fibrilles. Quoi qu'il en soit, l'enveloppe discontinue fournie aux faisceaux conjonctifs par les ailes membraneuses est exactement déterminée dans sa forme. On peut prendre pour type de cette forme le réseau de figures étoilées subjacent à l'endothélium qui recouvre, chez les rongeurs, les tendons filiformes de l'appendice caudal.

Formule histologique du tissu conjonctif modelé sous la forme tendineuse. — La conclusion générale qui se dégage de l'étude analytique que nous venons de faire est la suivante : la disposition des cellules fixes au sein du tissu conjonctif lâche et du tissu fibreux des tendons présente des analogies et des différences. La principale différence entre les deux tissus consiste en ce que les cellules tendineuses sont ordonnées entre elles et par rapport aux faisceaux, dont elles occupent par files régulières les intervalles et à la surface desquels elles s'appliquent. Elles se sont en outre éloignées considérablement du type primitif en ce qui regarde leur forme, remaniée par les actions mécaniques déterminées par l'ordonnance des faisceaux en séries parallèles, et aussi dans quelques-unes de leurs propriétés histo-chimiques. Mais, comme dans le tissu conjonctif lâche, les éléments cellulaires s'insinuent entre les faisceaux, sous forme de nappes protoplasmiques plus ou moins régulièrement anastomotiques entre elles, tendues et disposées de manière à constituer, au sein de la trame connective, de vastes surfaces d'échanges. Au fond donc, le type du réseau des cellules fixes du tissu conjonctif lâche n'a pas varié; sa distribution seule est devenue plus régulière, en même temps que sa forme générale devenait dépendante de la direction des faisceaux : simples modifications de détail nécessitées par l'adaptation du tissu à ses nouvelles fonctions.

Les tendons filiformes de la queue des rongeurs ne renferment pas de vaisseaux sanguins pénétrant dans leur intérieur. Revêtus d'un endothélium continu qui se réfléchit sur leur gaine de glissement, ils sont nourris principalement par la séreuse qui les entoure. Dans les tendons composés dont nous allons parler plus loin, les vaisseaux sanguins existent, mais sont toujours rares. C'est là une analogie avec certains tissus du squelette définitif, tels que le cartilage, et qui en outre rend compte de ce fait que les tendons, mis à nu dans une plaie, s'exfolient ordinairement à la façon des lamelles osseuses et des cartilages exposés (1).

(1) Il convient maintenant d'indiquer une méthode permettant d'obtenir des préparations du tissu tendineux dans lesquelles on puisse distinguer du premier coup par des élections tranchées, les *noyaux*, le *protoplasma* des cellules tendineuses, les *faisceaux conjonctifs* et les *fibres élastiques*, avec leurs dispositions particulières et leurs rapports généraux ou réciproques au sein du tissu. On y parviendra très aisément de la manière suivante.

(A) Les tendons filiformes de la queue du Rat ou du Loir sont enlevés, disposés et tendus sur une lame de verre, comme il a été dit plus haut, à l'aide de deux étiquettes gommées. A une petite distance des deux étiquettes qui servent à fixer ces tendons, on dépose, à l'aide du fer coudé qui sert à luter les préparations, une bande linéaire mais faisant relief de paraffine : de façon que cette bande se poursuive d'un travers à l'autre de la largeur de la lame de verre. On peut ensuite déposer, sur la portion des tendons comprise entre les deux bandes de paraffine, quelques gouttes d'acide osmique en solution à 1 p. 100. Le liquide, retenu par les deux traits de paraffine, ne gagnera pas les extrémités de la lame de verre, et ne pourra donc pas décoller les étiquettes qui maintiennent le tendon dans l'extension.

On place alors la préparation dans la chambre humide (c'est-à-dire sous une cloche renversée sur une assiette renfermant de l'eau) où elle repose sur une échelle ou sur le fond d'une soucoupe renversée. Au bout de quelques heures, la fixation par l'acide osmique est effectuée. On lave à l'eau distillée le tendon fixé, en ayant bien soin de ne pas déranger son extension; puis on substitue à l'acide osmique une goutte de solution d'éosine dans l'eau à 1 p. 100. On replace le tout dans la chambre humide. Au bout d'une demi-heure environ, la coloration est effectuée, le protoplasma des cellules tendineuses disposées en chaînes est coloré en rouge, les fines fibres élastiques le sont en pourpre foncé: les faisceaux conjonctifs sont demeurés incolores. On lave alors à l'eau distillée, puis on ajoute à la préparation une goutte d'éosine hématoxylique. On surveille la coloration sous un faible grossissement, et bientôt on voit les noyaux des cellules tendineuses se colorer en violet. On enlève l'excès du réactif; on dépose une goutte d'eau puis d'alcool fort sur la préparation; enfin on la plonge tout entière dans l'alcool éosiné (de teinte rouge clair). Au bout de quelques minutes, si l'on a opéré avec l'alcool à 36° de Cartier, la deshydratation est opérée.

On éclaircit alors avec l'essence de girofle, et l'on monte dans la résine Dammar. Les faisceaux tendineux sont incolores; les cellules tendineuses ont leur corps proto-

Développement des tendons. — Si l'on fait des coupes en travers sur un doigt de fœtus humain de dix à douze semaines, on reconnaît que les tendons fléchisseurs et extenseurs, ainsi que leurs gaines, sont déjà différenciés au sein du tissu conjonctif. Les cellules tendineuses embryonnaires offrent une coupe optique à peine polyédrique et renferment un gros noyau sphérique que le carmin et l'hématoxyline teignent énergiquement. Le protoplasma qui environne ce noyau est peu étendu et très granuleux. Dans les intervalles des cellules, on voit la substance fondamentale très peu abondante, au sein de laquelle on trouve les fibrilles connectives sous forme de fines baguettes brillantes et homogènes, dont la coupe optique est un point. Si au lieu de faire des coupes, on ouvre la gaine du tendon, et qu'après l'avoir extrait on le tende sur la lame de verre et qu'on le colore à l'aide de l'éosine ou de la pyrosine, on reconnaît que les cellules fixes y sont déjà disposées en chaînes, mais elles ne sont pas soudées par des traits de ciment dans le sens de leur longueur; elles se fusionnent les unes avec les autres par des prolongements courts en nappes. Bref, elles ont une disposition qui rappelle celle des chaînes cellulaires du ligament suspenseur du foie du Lapin.

plasmique teint en rose franc; les noyaux géminés par paires à l'extrémité des cellules consécutives sont colorés en violet.

(B) Pour avoir une dissociation avec les mêmes colorations électives, il suffit, au moment où l'on retire la préparation de l'alcool éosiné, de la débarrasser de l'excès d'alcool coloré en l'arrosant rapidement d'alcool absolu. Au moment où celui-ci commence à s'évaporer, et que la lame de verre est presque sèche, on divise le tendon avec les aiguilles de façon à l'étaler sur un point à la surface de la lame, où son étalement adhère. Puis on ajoute l'essence de girofle, et l'on monte dans la résine Dammar.

Après l'action de l'acide osmique, une telle préparation montre aussi bien les détails des éléments du tissu, les crêtes d'empreinte, etc., qu'une autre qui aurait été montée dans la glycérine. L'acide osmique accuse les détails comme le ferait une plume passant à l'encre un croquis au crayon.

(C) Pour avoir des coupes transversales, on durcit la queue tout entière dans l'alcool fort, après un séjour du fragment pendant 24 heures dans l'acide osmique en solution à 1 p. 100. Après quoi, on décalcifie par un séjour suffisamment prolongé de la pièce dans l'acide chlorhydrique à 1 p. 1000. On lave le fragment devenu souple à plusieurs eaux dans l'eau distillée; ou mieux, on l'abandonne pendant plusieurs jours dans un grand cristallisoir plein d'eau. On achève ensuite le durcissement par la gomme et l'alcool, et l'on fait des coupes transversales à main levée ou au microtome sur ce fragment de queue monté dans la moelle de sureau.

On colore ensuite les coupes à l'éosine hématoxylique; et on les conserve soit dans ce même réactif affaibli, soit montées dans la résine Dammar. Dans ce dernier cas on les déshydrate par l'alcool à 36°, puis par l'alcool absolu chargés d'éosine; l'alcool ordinaire enlèverait en effet l'éosine et ne laisserait plus que la coloration due à l'hématoxyline seule.

(D) Les préparations de tendons fixés par l'acide osmique peuvent aussi être colorées avec le carmin aluné, qui teint rapidement les noyaux en violet presque comme l'hématoxyline. En ajoutant à la préparation une goutte de glycérine picro-carminée on établit des préparations très démonstratives, aussi parfaites que celles colorées directement par le picrocarminate et qui sont si difficiles à obtenir après fixation par l'acide osmique. On peut alors les monter en préparations persistantes dans la glycérine ou la résine Dammar.

Les chaînes cellulaires tiennent une beaucoup plus grande place que la substance fondamentale muqueuse dans la constitution d'un pareil tendon. Aussi, ce dernier paraît-il formé de rubans protoplasmiques juxtaposés et séparés seulement par des intervalles linéaires, qu'on ne met en évidence qu'en comprimant légèrement le filament tendineux entre la lame et la lamelle. On voit alors que les cellules s'envoient les unes aux autres, dans le sens latéral, des expansions anastomotiques délicates.

Mais au fur et à mesure qu'on poursuit l'observation sur des tendons plus âgés, on voit l'épaisseur des bandes de substance fondamentale augmenter dans l'intervalle des chaînes cellulaires. Sur le Rat nouveau-né, les faisceaux conjonctifs des tendons filiformes de la queue sont déjà marqués par de larges bandes de substance muqueuse parcourues dans le sens longitudinal par une foule de fibrilles toutes parallèles entre elles ; cependant les faisceaux ne sont pas encore individualisés et n'ont pas de gaine propre. A ce moment, si l'on soumet le tendon à l'action successive du nitrate d'argent et de l'éosine, on détermine l'apparition de traits de ciment transversaux entre les cellules successives des chaînes ; et si l'on fait des dissociations après avoir fixé les éléments dans leur forme par le bichromate d'ammoniaque ou l'acide osmique à 1 p. 100, l'on met en évidence des cellules tendineuses montrant des crêtes d'empreinte et des expansions en ailes. Mais ce protoplasma, déjà modelé dans sa forme définitive, n'a pas subi dans ses parties latérales la dessiccation qui le rendra plus tard transparent. Les corps cellulaires, les crêtes d'empreinte et les expansions en ailes fixent énergiquement l'éosine et paraissent semés de granulations. Ces faits montrent combien la théorie des empreintes proposée par RANVIER est exacte. Ce sont d'abord les chaînes cellulaires qui apparaissent dans le tendon ; l'ordonnance en traînée est une disposition évolutive indépendante, à laquelle obéissent les éléments cellulaires bien avant que les éléments de la trame connective aient fait leur apparition. C'est ensuite dans l'intervalle de ces chaînes que les faisceaux connectifs vont se développer, orientant leurs fibres parallèlement aux traînées. En prenant place, ces faisceaux écartent d'abord les traînées cellulaires les unes des autres ; en s'accroissant ensuite de plus en plus dans l'intervalle des traînées, ils finissent par agir mécaniquement sur ces dernières et par imprimer sur elles, en creux, le modèle de leurs reliefs propres. Les cellules fixes sont de la sorte de plus en plus amincies et gaufrées par les faisceaux, qui tendent sans cesse à réduire les espaces interfasciculaires où sont logées les cellules tendineuses, et à rendre plus étroits les interstices qui font communiquer ces espaces interfasciculaires entre eux. C'est donc l'accroissement des faisceaux qui réduit les cellules fixes à de minces lames sillonnées d'empreintes ; c'est cependant à l'action même de ces cellules fixes, exercée sur eux à distance, que ces faisceaux doivent leur accroissement. Il suffit, pour démontrer ce fait, de suivre ce qui se passe dans un tendon filiforme de la queue du Rat enflammé artificiellement, résultat qu'il est aisé d'obtenir en traversant la queue avec un fil qu'on laisse à demeure. On peut aussi choisir un tendon de petit volume, dans un doigt amputé à la suite d'un panaris. Au niveau du point enflammé, le tendon a subi une augmentation de volume, il est renflé en fuseau. Si l'on pratique des coupes longitudinales dans l'axe du ce fuseau s'il s'agit d'un tendon du doigt, ou qu'on examine le renflement en entier quand il s'agit d'un tendon tout à fait filiforme, on voit qu'à l'extrémité du fuseau, là où commence l'inflammation, les cellules tendineuses augmentent de volume, refoulant les faisceaux conjonctifs de côté et d'autre pour prendre place. Un peu plus loin, ces cellules présentent deux noyaux; plus bas elles se sont divisées et à ce niveau l'espace interfasciculaire, encore plus élargi, contient deux ou trois éléments embryonnaires au contact. Enfin, là où l'inflammation est à son maximum, ce sont de véritables éléments indifférents qui gorgent les espaces interfasciculaires très agrandis. Autour de ces boyaux de cellules jeunes, les faisceaux tendineux n'ont plus leur striation normale : ils sont ramollis et présentent les réactions de la substance colloïde (1). Si l'inflammation donne lieu à un foyer purulent, les faisceaux tendineux ont disparu. Au fur et à mesure donc que les cellules tendineuses reviennent de l'état différencié à l'état indifférent, les faisceaux dont elles occupent les intervalles subissent des modifications régressives et arrivent à se détruire.

Tendons composés. — Chez la plupart des animaux, il n'existe qu'un petit nombre de tendons simples, c'est-à-dire formés d'un seul faisceau comme le sont les tendons filiformes de la queue du Rat. Le tendon du biceps, le tendon d'Achille et presque tous les tendons de l'Homme sont des tendons composés, c'est-à-dire formés d'un plus ou moins grand nombre de tendons simples, de diamétre variable, répondant chacun à un tendon filiforme, juxtaposés parallèlement entre eux dans un même organe (fig. 89).

La grandeur du tendon dépend exclusivement du nombre de ses tendons élémentaires constitutifs. A la surface de chaque faisceau tendineux élémentaire, dans un tendon composé, l'on ne trouve plus de revêtement endothélial. Chaque tendon simple est relié aux autres par un système particulier de faisceaux connectifs auquel nous donnerons le nom de *formation fibreuse cloisonnante* du tendon composé.

Il ne s'agit pas ici en effet d'un tissu comparable au tissu cellulaire lâche, mais bien d'une formation destinée à rattacher les uns aux autres

(1) Ils ont un aspect vitreux homogène quand on les examine sans coloration aucune; ils ressemblent alors à des faisceaux conjonctifs gonflés par l'acide acétique ou l'acide formique. Colorés par le carmin neutre, ces faisceaux se teignent en rose franc tout en gardant leur apparence vitreuse.

les éléments du tendon complexe pour en faire un seul et même organe homogène au point de vue de la résistance. Pour cela, on voit, sur un tendon coupé en travers, passer et repasser entre les aires de section des tendons simples des travées de tissu fibreux au sein desquelles sont disposées des cellules fixes ordonnées par rapport aux faisceaux comme celles des tendons. Ce sont là les liens fibreux transversaux. Mais dans les points où ces liens se croisent on voit la coupe d'autres faisceaux, dirigés dans le sens longitudinal, et occupant les espaces prismatiques

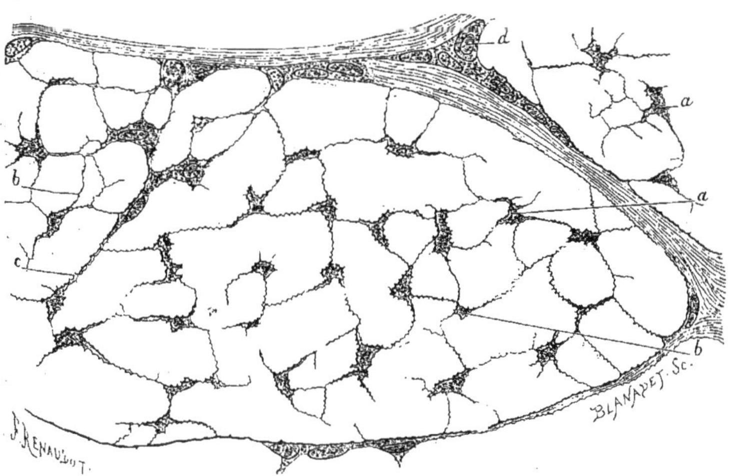

Fig. 89. — Coupe d'un tendon de la patte du Poulet, faite perpendiculairement à son axe (120 diamètres).

a, *a*, cellules fixes occupant les espaces interfasciculaires dont la section transversale est de forme stellaire; — *b*, *b*, cellules plus petites et leurs prolongements dans les intervalles des faisceaux; — *c*, interstices interfasciculaires à bord festonné.

Le tendon est ici composé. En *d*, on voit les cellules fixes de la formation cloisonnante séparant deux tendons simples placés à droite et à gauche et entrant dans la constitution du tendon composé, dont une partie seulement a été figurée.

laissés par les tendons élémentaires groupés. La formation cloisonnante est donc en réalité disposée comme une sorte de filet qui rattache en long et en large les éléments constitutifs du tendon composé. Ce dernier glisse dans une gaine spéciale, non plus simplement revêtue d'une couche endothéliale vraie, comme c'était le cas pour le tendon filiforme, mais disposée sous forme de synoviale, comparable à celle des articulations des pièces du squelette. Pour cette raison, nous n'aborderons pas ici l'étude des synoviales tendineuses, qui sera mieux placée dans le chapitre consacré à la description des articulations.

Expansions tendineuses. — Lorsqu'un tendon va former une aponévrose, soit d'enveloppe, soit d'insertion, il subit des modifications qui lui donnent une constitution intermédiaire, celle d'une expansion tendineuse. Pour plus de simplicité, il convient d'étudier celle-ci sur le tendon d'Achille de la Grenouille, au moment où il s'épanouit à la surface de la masse musculaire des gastrocnémiens. On voit alors un nouveau système d'agencement réciproque se produire entre les éléments anatomiques par le simple effet de l'adaptation du tendon à sa forme nouvelle. Les faisceaux connectifs, qui étaient parallèles entre eux, divergent en éventail; les espaces interfasciculaires s'agrandissent. Sur le plein de la masse musculaire, le parallélisme se rétablit à très peu près; mais en remontant à partir du tendon vrai jusqu'au niveau du point où l'aponévrose est complètement formée, on voit la trame connective subir une série de changements. Tout d'abord, des fibres connectives arciformes, puis devenant progressivement parallèles entre elles, apparaissent et croisent, à angles de plus en plus obtus et bientôt droits, la direction des faisceaux parallèles qui font suite à ceux du tendon.

L'aponévrose la plus simple est donc formée par deux systèmes de faisceaux fibreux tendant à devenir rectangulaires entre eux, et dont l'un répond aux faisceaux tendineux longitudinaux développés en surface, et l'autre aux éléments transversaux de la formation cloisonnante étalés de la même façon. On pourrait dire aussi qu'une aponévrose n'est autre chose que la juxtaposition à angle droit de deux tendons dont on aurait développé tous les faisceaux sur deux plans superposés: plans dont les filaments formateurs auraient deux directions générales, rectilignes et perpendiculaires entre elles.

§ 2. — APONÉVROSES.

Pour étudier avec fruit la structure des aponévroses, il convient de choisir une aponévrose simple, telle que celle qui résulterait de la superposition de deux ligaments suspenseurs du foie du Lapin soudés l'un à l'autre, et dont les faisceaux, en se croisant, feraient les uns avec les autres des angles droits. Cette disposition est réalisée dans l'aponévrose d'enveloppe de la cuisse de la Grenouille, objet d'étude qui a permis à Ranvier d'établir sa théorie des crêtes d'empreinte résultant de l'action compressive exercée par les faisceaux fibreux sur les cellules fixes qui occupent leurs intervalles (1).

Quand on enlève la peau de la cuisse d'une Grenouille, l'aponévrose d'enveloppe apparaît à nu comme une fine membrane transparente. Si l'on imprègne d'argent la surface de cette membrane, on met en évidence un endothélium continu appartenant à la paroi profonde du sac lymphatique sous-cutané. Si maintenant on enlève la membrane apo-

(1) Ranvier, *Laborat. d'histologie du Collège de France*, travaux de l'année 1874, p. 66-69.

névrotique et qu'on la tende sur une lame de verre après l'avoir colorée par l'éosine soluble dans l'eau ou par la pyrosine (1), puis qu'on la monte dans la glycérine acidifiée par l'acide formique à 1 p. 100, au bout de quelques heures on voit les noyaux colorés en rouge, le protoplasma en rose vif, tandis que les faisceaux fibreux restent à peu près incolores. On reconnaît alors que les cellules fixes occupent en majorité les intervalles des faisceaux : intervalles disposés en un système de fentes quadrillées résultant de la superposition, dans une même mem-

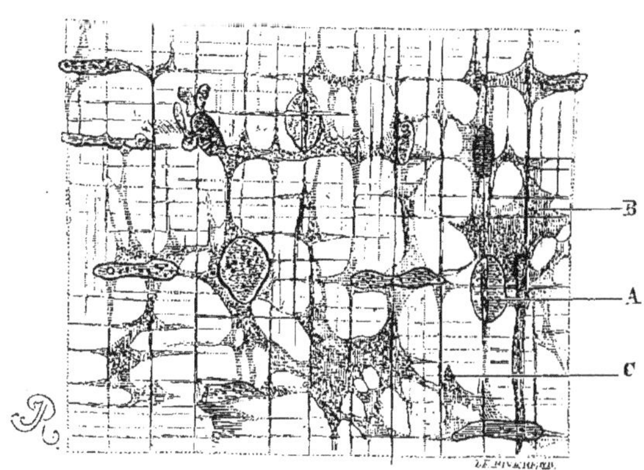

Fig. 90. — Aponévrose fémorale de la Grenouille fixée dans sa forme par les vapeurs d'acide osmique, tendue sur la lame de verre et colorée par l'éosine hématoxylique (conservation dans l'éosine hématoxylique affaiblie très éosinée).
Le protoplasma des cellules fixes forme un réseau communicant à mailles quadrangulaires dirigées suivant des intervalles des faisceaux.

A, noyau ; — B, crêtes répondant à des lames protoplasmiques relevées vers la surface et occupant des espaces interfasciculaires ; — C, espaces interfasciculaires au sein desquels les expansions protoplasmiques des cellules fixes ne se poursuivent pas.
Les noyaux sont colorés en violet, le protoplasma en rose, les faisceaux conjonctifs sont restés incolores.

brane, de deux systèmes de fibres parallèles situés dans un plan différent, et croisés rectangulairement entre eux (fig. 90).

Ces cellules sont formées d'un corps protoplasmique renfermant un

(1) *Préparation.* A l'aide d'incisions peu profondes faites avec un scalpel à tranchant convexe, on circonscrit un lambeau d'aponévrose en avant du triceps et on l'enlève avec des pinces (à mors d'ivoire si l'on a fait une imprégnation d'argent). On tend ensuite la membrane sur la lame de verre et on la colore par l'éosine ou la pyrosine, comme il a été dit pour le ligament suspenseur du foie du Lapin.

Quand on veut voir seulement les noyaux et leurs empreintes, on colore la membrane, traitée au pinceau pour enlever l'endothélium, avec du picrocarmin. On lave, on tend et l'on recouvre d'une lamelle, puis on fait pénétrer sous la lamelle fixée par 4 gouttes de paraffine une goutte d'acide formique. Quand la membrane est transparente, on substitue de la glycérine à l'acide formique (Ranvier, *Traité techn.*, p. 358).

noyau et fournissant des expansions multiples dans les deux plans de la membrane. Ces expansions contournent les faisceaux et s'unissent, après un certain trajet, à leurs similaires émanés de cellules voisines. Le système général de ces prolongements est commandé par la direction rectangulaire des intervalles des faisceaux : les expansions protoplasmiques suivent les fentes interfasciculaires quadrillées pour s'anastomoser entre elles plus ou moins loin, de manière à figurer un réseau dont les ramifications sont entées les unes sur les autres, suivant l'angle que forment les faisceaux entre eux. Il résulte de cette disposition un système anastomotique très régulier dont les préparations à l'éosine ou à l'éosine hématoxylique donnent l'image positive, et dont les imprégnations au nitrate d'argent fournissent l'image négative, réservée en blanc sur un fond brun. Sur de pareilles préparations, on peut en outre voir qu'il n'existe, entre les éléments cellulaires fixes, aucun trait de ciment comparable à ceux qui séparent les éléments successifs des chaînes cellulaires des tendons.

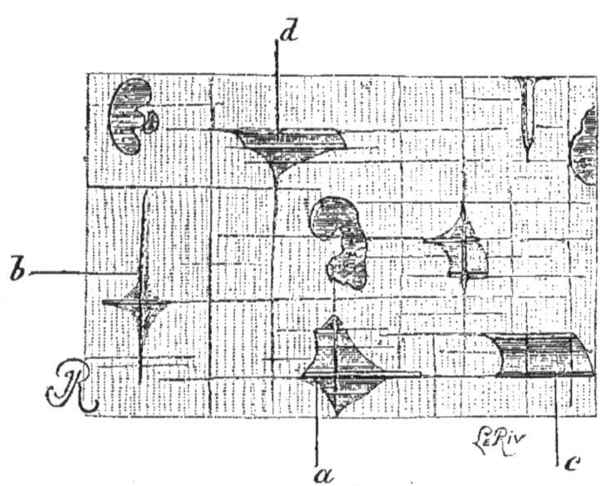

Fig. 91. — Aponévrose fémorale de la Grenouille, colorée au picrocarminate et examinée tendue dans la glycérine additionnée d'acide formique pour montrer les crêtes d'empreinte des noyaux des cellules fixes comprises dans l'épaisseur de la membrane, entre les deux plans de faisceaux conjonctifs parallèles croisés perpendiculairement entre eux pour former l'aponévrose.

a, noyau marqué d'empreintes figurant une croix à quatre branches ; — *b*, noyau portant deux crêtes d'empreinte formant une croix simple ; — *c*, noyau courbé en gouttière avec deux crêtes d'empreinte longitudinales sur ses bords ; — *d*, noyau avec des crêtes d'empreinte dessinant des cannelures parallèles.

Les noyaux des cellules fixes de la surface de la membrane sont plats, multiformes ; la substance de l'un d'eux est morcelée.

Lorsqu'on a traité successivement l'aponévrose fémorale de la Grenouille par le picrocarminate et l'acide formique, suivant le procédé de RANVIER, on peut se rendre un compte exact de la forme des noyaux des cellules fixes, et de l'influence exercée par la pression des faisceaux connectifs adjacents sur cette forme elle-même. Les noyaux se présentent alors soit de face, soit de profil, à la surface de la membrane, à sa face profonde, ou dans l'intervalle des deux plans de fibres. Ceux qui sont vus de face sont ovalaires, ou elliptiques, ou encore en forme de reins; quelques-uns sont irrégulièrement lobés. D'autres, contenus dans un espace interfasciculaire, paraissent comme des bâtonnets parce qu'ils sont vus de profil. D'autres enfin ont la forme d'une croix simple ou double, d'un T, d'une croix double, d'une croix dont le pied montre un prolongement latéral, etc. Bref, leur configuration extrêmement variée tient à ce que ces noyaux sont placés, ou dans l'intervalle de deux faisceaux d'un même plan, ou sur le point d'intersection de fibres appartenant les unes au plan supérieur, les autres au plan inférieur et croisées à angle droit (croix simples), ou enfin que ces mêmes noyaux sont assez longs pour être traversés par deux ou trois lignes successives du quadrillage. En passant sur eux, les faisceaux les dépriment excepté au niveau des lignes répondant aux espaces interfasciculaires. Dans chacun de ces espaces la substance du noyau montre une crête en relief, *crête d'empreinte* de Ranvier. En cannelant en long le mors droit d'une pince à gaufrer et en travers le mors gauche, puis en plaçant au hasard une boulette de cire à modeler entre les deux mors et en fermant ensuite la pince, on obtiendrait aisément des modèles reproduisant les formes variées des noyaux des cellules fixes d'une aponévrose fémorale de la Grenouille (fig. 91).

Naturellement, des empreintes analogues sont produites sur la masse protoplasmique périnucléaire et sur les expansions communicantes. Dans toutes ses parties, la cellule fixe subit donc l'empreinte des deux systèmes de faisceaux entre lesquels elle est prise. C'est en se développant dans les intervalles du réseau cellulaire déjà formé, et en s'accroissant progressivement dans ces intervalles jusqu'à devenir très volumineux, que les faisceaux fibreux ont exercé cette action déformante ou plutôt *modelante* sur les cellules fixes. A ce point de vue, les aponévroses et les tendons offrent le type le plus élevé et le mieux différencié du tissu connectif modelé (1).

(1) Ranvier fait remarquer avec raison que les empreintes des cellules fixes et des noyaux ne sont pas l'effet du gonflement des faisceaux par l'acide formique ou acétique. Ces acides rendent seulement plus évidente une disposition qui préexiste. Pour s'en assurer, il fixe d'abord les éléments dans leur forme par l'acide osmique à 1 p. 200. Les acides ne gonflent plus alors les faisceaux. Or, après coloration par le picrocarminate et même sans le secours de l'acide acétique, on retrouve tous les noyaux avec leurs formes et leurs empreintes ordinaires. La coloration par la purpurine effectuée sur la membrane fraîche conduit aussi au même résultat.

Mais pour voir à la fois la forme des noyaux, leurs empreintes et les expansions protoplasmiques, il convient de fixer l'aponévrose en place pendant 10 à 12 minutes par les vapeurs d'acide osmique, puis de la colorer par l'éosine et la glycérine hématoxylique, et de la monter dans la glycérine formiquée à 1 p. 300. Les noyaux sont teints en bleu, les faisceaux connectifs en gris de lin, et les expansions protoplasmiques sont colorées en rose admirable. Tous les détails de la structure sont de cette façon réunis dans la même préparation. Si l'on veut rendre cette préparation persistante, il faut enlever la lamelle, deshydrater la membrane par l'alcool fort chargé d'éosine, éclaircir avec l'essence de girofle en surveillant l'opération. Quand, sous un faible grossissement, on reconnaît que les faisceaux conjonctifs ne sont plus colorés en rose, tandis que les cellules fixes et leurs prolongements ont conservé une coloration d'un rose franc, on arrête l'action décolorante de l'essence en laissant tomber au milieu de la préparation une goutte de résine Dammar, ou de baume du Canada dissous dans le chloroforme. L'essence s'écarte autour de la goutte résineuse et

On comprend, je pense, clairement, par ce qui précède, et le mécanisme de la formation des crêtes d'empreinte, et la raison de leur apparence multiforme. Elles deviennent en effet des croix, des potences, des croix doubles, des reins ou des ovales imprimés de potences ou de croix, bref une série de figures engendrées par l'impression sur une masse molle des intersections de deux systèmes de lignes droites, rectangulaires entre eux et situés sur deux plans différents. Il suit de là que le corps protoplasmique des cellules fixes sera tiré dans des directions diverses pour s'exprimer dans les espaces que laissent à leur développement les interlignes des faisceaux fibreux, et prendra une série de formes irrégulières. Les noyaux participent à ces formes ; ils deviennent festonnés, échancrés, disposés en biscuits, en reins, offrent des protubérances, uniquement pour cette raison qu'ils sont étirés en divers sens comme le protoplasma lui-même.

Noyaux plats multiformes. —En insistant sur ce point, je veux faire remarquer que ce ne sont donc pas seulement les empreintes qui, en se marquant sur les noyaux, modifient leur configuration générale, mais que cette action est le fait du remaniement du protoplasma sous l'influence de l'étirement qu'il subit. La preuve de ce que j'avance c'est que, à la surface de la membrane, tout aussi bien à sa face profonde qu'à la superficielle, les cellules sont étalées sur un plan et ne sont pas sensiblement déformées suivant leur épaisseur par les empreintes des faisceaux. Ce sont ces cellules qui montrent le mieux les noyaux de formes bizarres, et, sur nombre de ces noyaux, aucun relief de moulage ne se poursuit de façon à expliquer la modification de leur forme. Ce caractère des noyaux des cellules fixes des aponévroses est important, et se retrouve partout où un tendon se transforme en expansion aponévrotique en s'aplatissant sur un plan. Il montre que, pour se disposer en surface, les éléments de la formation fibreuse ont subi une pression qui les a écrasés dans le plan sur lequel agit cette dernière, comme une pâte sous le rouleau. Les noyaux obéissent alors au mouvement général d'expansion et d'étalement du protoplasma, et se comportent comme le feraient des boules de cire aplaties entre deux planches. Il est facile de faire l'expérience, et de voir qu'alors ces boules prennent des formes de reins, de disques plus ou moins lobés, déterminées par une sorte d'écoulement tangentiel de leur substance demi-solide sous l'influence de la pression exercée.

Lorsque les aponévroses se renforcent, elles cessent d'être constituées par deux plans fibreux superposés et croisés à angle droit, formés de faisceaux connectifs isolés. Ces faisceaux se groupent en trousseaux de

forme une couronne, dégageant ainsi la membrane. On enlève cet excès avec du papier buvard ; on ajoute ensuite sur la lame de verre une nouvelle quantité de résine Dammar ou de baume, et on dispose enfin la lamelle couvre-objet. Les détails de la préparation et ses colorations électives sont désormais inaltérables.

fibres. De plus, au fur et à mesure que l'aponévrose se stratifie, une série de couches semblables aux deux premières se disposent les unes au-dessus des autres et donnent à la membrane une épaisseur de plus en plus grande, sa constitution fondamentale restant d'ailleurs la même.

Membranes fibreuses. — Certaines *membranes fibreuses*, telles que le derme, sont à l'origine édifiées de la même façon (1). Plus tard, l'arrangement régulier des plans fibreux est détruit en partie par la végétation des vaisseaux, la formation des glandes ou, s'il s'agit de la peau, par celle des phanères. Quoi qu'il en soit, nous voyons que les membranes fibreuses en général, soit aponévrotiques, soit disposées sous forme de derme cutané ou muqueux, ont une disposition générale commune qui est au fond réglée par celle d'une aponévrose simple à deux plans de fibres.

Nous étudierons chacune de ces membranes fibreuses à propos des organes à la constitution desquels elles prennent part; nous cesserons donc de nous en occuper ici. Actuellement il convient de terminer l'étude du tissu connectif modelé sous la forme fibreuse en donnant une idée sommaire de ses principales adaptions. Ce tissu est en effet apte à se modifier pour produire trois types secondaires du tissu connectif modelé en organes : 1° *le tissu réticulé;* 2° *le tissu engainant;* 3° enfin *le tissu cornéen*. Ce dernier fournit une transition naturelle entre le tissu fibreux et les tissus spéciaux entrant dans la constitution des pièces solides du squelette définitif.

§ 3. — MEMBRANES FIBREUSES FENÊTRÉES. — TISSU CONJONCTIF RÉTICULÉ.

Revenons un instant aux membranes séreuses dans lesquelles les trois formations qui entrent dans la constitution du tissu connectif ne sont pas encore ordonnées entre elles et ont conservé par conséquent encore le type du tissu conjonctif diffus. Considérons par exemple le mésentère de la Grenouille imprégné d'argent et coloré soit au picrocarminate d'ammoniaque, soit à la pyrosine (2). Nous allons trouver

(1) Le derme des Vertébrés inférieurs, et aussi le tissu fibreux qui supporte l'épithélium intestinal, ont la constitution des aponévroses stratifiées. Il est facile de vérifier le fait sur le derme et l'intestin d'un cyclostome en y faisant des coupes. Ces coupes montrent, surtout celles du derme, des plans fibreux formés de faisceaux alternativement coupés en long et en travers. Ultérieurement, chez les animaux à système sanguin très développé, la végétation vasculaire détruit cet arrangement régulier jusqu'à le rendre méconnaissable.

(2) *Préparation*. On imprègne, après l'avoir lavé à l'eau distillée, le mésentère de la Grenouille avec une solution de nitrate d'argent à 1 p. 500; et, conservant la portion d'intestin courbée en cercle auquel il est adhérent, on l'étale sur la lame de verre; on ajoute une goutte de picrocarminate ou de solution faible de pyrosine, et l'on recouvre la membrane d'une lamelle ronde, en laissant l'intestin en dehors de cette lamelle. L'intestin vient se disposer en couronne autour de la lamelle et la tend régulièrement.

dans cette membrane des particularités intéressantes qui sont la clef de la formation du tissu réticulé, dont le mésopéricarde fenêtré nous a déjà donné la notion schématique, mais que nous verrons se développer cette fois-ci aux dépens et par une transformation spéciale du *tissu connectif interstitiel*, sans intervention nécessaire d'un revêtement endothélial préexistant.

Mésentère de la Grenouille, — Stomates, trous réticulés. — Dans les intervalles des vaisseaux, le revêtement endothélial est continu, formé de cellules à contour festonné à la façon des endothéliums des voies lymphatiques. De place en place on voit cet endothélium présenter un arrangement particulier; ses cellules s'allongent en lames plus étroites dans un sens et se disposent autour d'un point central de manière à former des systèmes rayonnés. Les noyaux sont voisins du point central et non plus situés au milieu de l'élément qu'ils individualisent.

Enfin le point central lui-même est occupé par une ou deux cellules rondes granuleuses et beaucoup plus petites que les autres (1). A une certaine distance du centre on voit par transparence, entre les deux plans endothéliaux supérieur et inférieur, les faisceaux connectifs disposés en zones concentriques à la façon des fils d'une toile qu'on aurait écartés en y introduisant un poinçon conique, de manière à les disposer en bordure circulaire autour du trou pratiqué.

Si l'on traite la membrane par le pinceau après l'avoir colorée au picrocarminate d'ammoniaque, on reconnaît que, au niveau des systèmes rayonnés, la lame connective comprise entre les deux plans endothéliaux est percée d'un trou simple ou d'un trou cloisonné par des travées disposées exactement comme celles de l'épiploon fenêtré. Quelquefois le réticulum est compliqué de telle façon qu'il représente exactement un épiploon en miniature. Dans les mailles de ces petites formations fenêtrées habitent des cellules lymphatiques. Celles qui occupent, à la surface, le centre des systèmes rayonnés, sont des cellules intercalaires qui bouchent momentanément les orifices faisant communiquer la formation réticulée interstitielle avec la cavité péritonéale. Voici donc une adaptation du tissu connectif modelé à la forme réticulée, adaptation qui s'est faite interstitiellement dans l'épaisseur même d'une lame de ce tissu, et à la constitution de laquelle l'endothélium viscéral n'a pris aucune part.

On conserve le tout dans la chambre humide pendant vingt-quatre heures, puis on fait pénétrer lentement de la glycérine par capillarité. Pour border la préparation, on fixe d'abord deux ou trois points avec des gouttes de paraffine, puis on passe sur l'intestin, pendant 15 à 20 minutes, un pinceau imbibé d'alcool. On répète cette opération jusqu'à ce que l'intestin soit déshydraté, après quoi l'on borde soit à la paraffine et à la cire d'Espagne dissoute dans l'alcool, soit, ce qui vaut mieux, au baume du Canada en solution dans le chloroforme.

(1) Voyez la description de ces particularités dans RANVIER (*Traité technique*, p. 386-88), auquel j'emprunte exactement les détails qui vont suivre.

Trous réticulés des aponévroses du Poulet. — Examinons maintenant les aponévroses d'enveloppe des muscles abdominaux du Poulet. Ces aponévroses sont formées sur le type de celle de la cuisse de la Grenouille, par deux plans de faisceaux fibreux superposés à angle droit ou légèrement obtus. Il s'agit ici de tissu fibreux véritable. Or, de distance en distance dans ces aponévroses, nous trouvons de petits épiploons en miniature reproduisant trait pour trait ceux du mésentère de la Grenouille, sur les travées desquels sont placées des cellules fixes modelées à leur surface, et recouvrant cette dernière à la façon d'un vernis souple. Comme l'épiploon réticulé, ces formations fenêtrées sont le résultat de l'activité propre des cellules lymphatiques, ou du moins l'analogie permet de le supposer. En écartant mécaniquement les faisceaux fibreux par leurs passages incessants dans leurs intervalles, ces cellules lymphatiques les dissocient, les disposent en travées et aplatissent les cellules fixes des espaces interfasciculaires pour les transformer en une couche de revêtement des faisceaux. La fenêtration des membranes connectives est donc un fait général, que l'on retrouve aussi bien dans les plans fibreux minces que dans les feuillets séreux proprement dits.

Ce n'est pas tout : dans certaines circonstances, des membranes fibreuses stratifiées telles que le derme de la peau, celui des muqueuses, ou encore des îlots ou des nœuds de tissu fibreux néoformé tels que ceux qui s'édifient, dans la tuberculose à lente évolution, autour des granulations caractéristiques, peuvent devenir l'objet de transformations analogues. Mais ici la réticulation s'opère dans tous les plans, comme celle du mésopéricarde, et aboutit à la formation d'un solide fenêtré présentant la constitution du tissu réticulé proprement dit.

Réticulation de la marge du tubercule fibreux. — L'étude de l'évolution du tubercule fibreux est, à ce point de vue, de beaucoup la plus instructive, aussi je m'y arrêterai un instant, bien qu'un tel processus appartienne théoriquement à l'anatomie pathologique. Sur les tubercules fibreux, observés dans le poumon, Champeil (1) a constaté les faits suivants, qui d'ailleurs ne sont que l'extension de ceux déjà indiqués par Chandelux et Larroque (2) à propos du tubercule particulier au lupus vulgaire. Autour de chaque granulation ou de petit groupe de granulations, on voit d'abord s'édifier des bandes de tissu fibreux qui forment une enveloppe à la production néoplasique et tendent à l'enkyster. Il s'agit ici de tissu fibreux ordinaire, dans lequel les éléments cellulaires fixes sont nettement ordonnés à la surface des faisceaux et occupent leurs intervalles. Sur certains points de cette enveloppe on

(1) Champeil, Note sur le tissu réticulé des granulations tuberculeuses du poumon (*Archives de physiologie*, 1881).

(2) Chandelux et Larroque, Recherches sur l'anatomie et la signification pathologiques du lupus; *Thèse de Lyon*, 1880.

voit des cellules migratrices pénétrer dans les intervalles des faisceaux, s'y ranger en files, et enfin écarter les fibres connectives pour prendre place entre elles en grand nombre. Sur d'autres points elles sont déjà si nombreuses qu'elles masquent les faisceaux. Enfin, dans les points tout à fait transformés, on ne voit plus, sur les coupes colorées au picrocarminate d'ammoniaque, que des éléments lymphatiques pressés les uns contre les autres. Si alors on traite la coupe au pinceau, l'on reconnaît qu'il s'est opéré dans le tissu fibreux les modifications suivantes : ce tissu a pris d'abord un aspect rétiforme. Les faisceaux, simplement écartés les uns des autres pour loger les groupes de cellules lymphatiques, forment, par leurs écartements et leurs rapprochements successifs, un réseau grossier. Les travées de ce réseau, formées par les faisceaux isolés ou réunis par groupes, sont devenues lamelliformes, parce que l'action des cellules lymphatiques accumulées a aplati les faisceaux fibreux et les a réduits à des rubans. Mais plus loin ces rubans sont attaqués à leur tour, troués et divisés en travées minces étendues dans tous les plans, et montrant sur leurs points nodaux des cellules fixes appliquées à leur surface. Ces travées se comportent à l'égard des vaisseaux comme celles du tissu caverneux d'un ganglion (fig. 92). Le tissu fibreux, envahi par les cellules lymphatiques qui sont venues s'établir à demeure dans ses espaces interfasciculaires, a été modelé, transformé par elles, et a donné naissance à un type nouveau du tissu connectif modelé : *le tissu réticulé.*

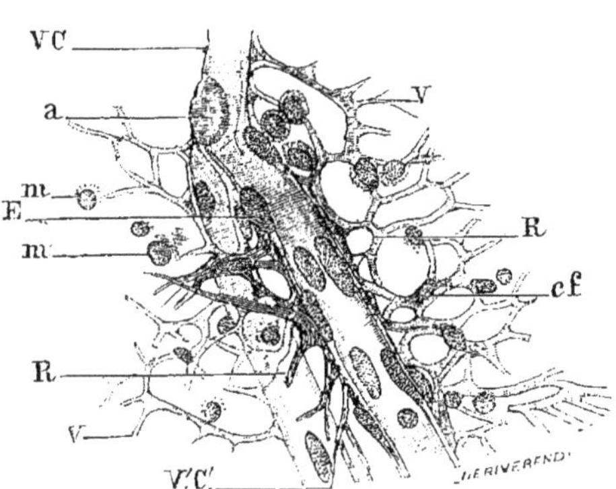

Fig. 92. — Tissu réticulé d'un bourgeon adénoïde d'extension entourant une granulation tuberculeuse du poumon à lente évolution (picrocarminate d'ammoniaque, conservation dans la glycérine picrocarminée. — 300 diamètres).

VC, capillaire sanguin ; — V'C', une des branches de ce capillaire située en dessous et l'abordant en *a* ; — E, noyaux endothéliaux des capillaires ; — R,R, grandes travées réticulées naissant de la paroi du vaisseau VC ; — *vv*, travées plus fines du tissu réticulé ; — *cf*, cellules fixes de ces travées ; — *m*,*m*, cellules migratrices.

Ces faits sont extrêmement instructifs. Non seulement ils montrent qu'un tissu nouveau, adapté à des fonctions d'ordre général nutritif, peut prendre naissance aux dépens du tissu fibreux primitivement disposé pour la limitation et la résistance, c'est-à-dire dans une pièce du squelette primordial ; mais encore on peut soupçonner que l'existence préalable du tissu connectif modelé est un préliminaire obligé de la formation du tissu adénoïde. Quelle que soit en effet l'abondance des cellules lymphatiques au sein du tissu conjonctif lâche, et quelque permanente que soit leur présence au sein de ce tissu, on ne les y voit pas édifier de tissu réticulé par leur action propre, mais seulement des dispositions rétiformes grossières qui tiennent simplement à la façon dont elles prennent place dans les mailles. Dans ces mailles, elles occupent

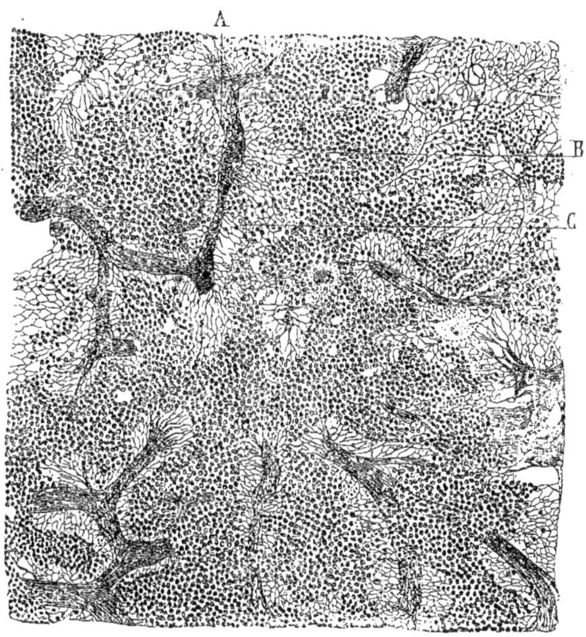

Fig. 93. — Tissu réticulé d'un ganglion préparotidien du Mouton traité incomplètement par le pinceau de façon à mettre en évidence le tissu caverneux dont toutes les cellules lymphatiques ont été chassées, et les cordons folliculaires dont le réticulum conjonctif n'a pas au contraire été dégagé (éosine hématoxylique ; conservation dans le même réactif affaibli).

A, travées fibreuses cloisonnant la substance corticale des ganglions ; — V, cordons folliculaires remplis de cellules lymphatiques ; — C, tissu caverneux à mailles larges, dégagé par l'action du pinceau. On voit du premier coup d'œil qu'ici le tissu réticulé caverneux se dégage des travées fibreuses, pénicillées en un réseau de mailles à leurs extrémités et sur leurs côtés (faible grossissement).

en effet leurs voies ordinaires; *dans le tissu fibreux leur présence est l'exception*. Et quand cette présence est définitive, elles constituent un groupe lymphatique aberrant qui, en exerçant son action modelante propre, transforme profondément le tissu formé de fibres ordonnées entre elles en un élégant réseau de mailles.

Tissu réticulé ou adénoïde. — Que l'on prenne, pour l'étudier au point de vue analytique, le tissu réticulé dans un point de tissu fibreux fenêtré par les cellules lymphatiques, dans un follicule clos intestinal ou dans un ganglion, sa constitution se montre toujours la même (fig. 92). Il est formé de mailles séparées par des travées, à la façon exacte d'un mésopéricarde que l'on supposerait devenu microscopique. Ces travées sont formées de faisceaux délicats de tissu connectif alternativement rapprochés et écartés, et montrant des points nodaux comme les travées épiploïques (1). Sur ces points nodaux sont appliquées les cellules fixes, à noyau plat, nucléolé, arrondi ou ovalaire et dont le protoplasma se moule sur la travée ou le faisceau de fibres connectives réunies en chiasma (2). Les mailles sont occupées par des cellules lymphatiques accumulées et presque au contact, mais libres cependant les unes par rapport aux autres. Enfin (et cette disposition donne, là où on la rencontre, la caractéristique du tissu adénoïde vrai), les vaisseaux sanguins toujours nombreux qui pénètrent le tissu sont le point de départ des travées réticulées. Quand les vaisseaux sont devenus des capillaires, ces travées naissent de leur membrane propre à la façon de prolongements épineux.

L'exposé sommaire que nous venons de faire nous permet seulement de donner au tissu réticulé sa place dans la série des tissus du groupe connectif, et pour établir sa parenté ou du moins ses relations avec le tissu fibreux. Nous avons vu que, là où le tissu réticulé se forme, son édification est précédée par celle du tissu connectif modelé. Dans le chapitre consacré aux ganglions lymphatiques, nous reviendrons sur l'analyse histologique de ce tissu et nous en compléterons l'étude générale, simplement ébauchée ici. Nous verrons alors que, de même que le tissu fibreux précède la formation du tissu adénoïde, ce même tissu le remplace dans les ganglions quand il est détruit par l'inflammation

(1) *Préparation.* On fixe pendant 24 heures un lambeau de l'appendice iléo-cæcal du Lapin dans l'acide picrique en solution saturée, ou on l'expose pendant cinq à six heures aux vapeurs d'une solution d'acide osmique à 1 p. 100. On fait ensuite des coupes perpendiculaires à la surface, et l'on obtient alors la section des follicules clos qui possèdent à la fois un réseau de tissu adénoïde type et contiennent de nombreux vaisseaux. On reçoit les coupes dans l'eau distillée; on les colore au picrocarminate pour mieux voir leurs détails pendant l'opération du traitement au pinceau; puis on effectue cette opération à l'aide d'un pinceau à bout carré (putois des peintres sur porcelaine). Quand on a dégagé le réticulum, on colore de nouveau par le picrocarminate ou l'éosine hématoxylique et l'on examine dans l'eau ou la glycérine. Pour bien voir la disposition des travées l'eau est préférable. En poussant très loin et patiemment le traitement au pinceau, RANVIER a dégagé, sur les pièces fixées par l'acide picrique, le réseau de travées de tout élément cellulaire : ce qui montre que les cellules fixes sont simplement appliquées à la surface.

(2) Ce fait découvert par RANVIER, et la particularité qu'il a aussi mise en lumière, à savoir qu'en traitant longtemps au pinceau une coupe de tissu adénoïde on met ses travées connectives à nu dégagées de tout élément cellulaire (*Traité technique*, p. 397) suffit à montrer la fausseté de l'opinion de KÖLLIKER qui pensait que les travées du tissu réticulé étaient formées par les prolongements anastomosés des cellules fixes, d'où le nom de *cytogène*, ou tissu formé exclusivement de cellules, donné par KÖLLIKER au tissu réticulé ou *adénoïde* de HIS.

chronique. De cette manière, nous pourrons nous convaincre que la formation du tissu réticulé est en réalité un épisode de l'évolution du tissu fibreux, et qu'il représente le retour de ce dernier à certaines fonctions d'ordre nutritif mises en train par l'envahissement de ses espaces interorganiques par les agents modificateurs et transformateurs par excellence : les éléments lymphatiques. Modifié par ces éléments, le tissu connectif modelé ne revient pas à la forme diffuse qu'il a perdue ; il ne cesse pas d'être modelé, *il se modèle en organes nouveaux :* représentés par l'*épiploon* dans les membranes séreuses, par les *trous réticulés* dans les membranes aponévrotiques, par le *tissu adénoïde vrai* dans les formations fibreuses solides ou disposées en épaisseur sur plusieurs plans.

§ 4. — LE TISSU CONNECTIF LAMELLEUX OU ENGAINANT.

Le tissu fibreux va maintenant, dans ses adaptations, non plus revenir à des types disposés pour certaines fonctions nutritives, mais se rapprocher pas à pas des tissus du squelette, tels que le cartilage, dans lesquels la trame connective tend de plus en plus à affecter une disposition de moins en moins fibrillaire; l'un des principaux tissus de transition indiquant son évolution dans ce sens est celui auquel Ranvier (1) a donné le nom de tissu lamelleux ou engaînant.

Gaîne lamelliforme des poils ordinaires. — Le tissu fibreux se dispose, autour de certains organes tels que les poils, en formations de soutien affectant la forme de gaînes qui, à l'origine, ne sont autre chose que des aponévroses stratifiées et tubulaires. Si l'on coupe la peau du menton de l'Homme dans le sens exact de la direction des poils de la barbe (2), on voit cette *gaîne fibreuse* enveloppante les suivre sur toute la longueur de leur trajet intra-dermique.

Cette gaîne est constituée de la façon suivante. Du côté du poil elle

(1) Ranvier, Recherches sur l'histologie et la physiologie des nerfs (*Archives de physiol.*, 1872, p. 429).

(2) *Préparation.* On durcit la peau par l'action successive de l'alcool, de la gomme et de l'alcool, en laissant 24 heures le fragment dans chaque réactif. Puis on cherche la direction des lignes d'implantation des poils. On dirige les coupes faites à main levée sur le plan des poils émergeant du derme en faisant suivre au rasoir la direction de la ligne d'implantation. On arrive forcément de cette façon, si l'on multiplie assez les coupes, à avoir dans l'une d'elles un poil coupé dans le sens exact de sa longueur, de son point d'émergence au point d'entrée de sa papille dans son bulbe. Au contraire, si l'on veut avoir des poils coupés en travers on dirige ses coupes perpendiculairement à la direction longitudinale des lignes d'implantation. Comme les poils pénètrent obliquement dans le derme et y deviennent ensuite presque droits, les coupes passent toujours par des points où les poils sont perpendiculaires au plan de section.

On colore les coupes au picro-carminate et on les monte dans la glycérine picro-carminée ou acidifiée par l'acide formique à 1 p. 100; ou bien on les colore par la glycérine hématoxylique et l'éosine. Avec ces deux méthodes on peut faire une étude complète de la gaine lamelleuse des poils.

est limitée par une membrane vitrée homogène et mince doublée d'une couche analogue à la couche de BOWMAN de la cornée transparente, et de laquelle partent des expansions, analogues à celles de la formation suturale cornéenne : expansions qui pénètrent entre les faisceaux de la couche subjacente. Cette seconde couche est formée de faisceaux fibreux annulairement disposés par rapport au poil et renfermant des cellules fixes occupant les espaces interfasciculaires. En dehors d'elle existe la couche longitudinale, formée de faisceaux parallèles à la direction du poil. Entre ces deux lames fibreuses, disposées à la manière de celles d'une aponévrose simple, se répandent les vaisseaux sanguins (RANVIER) (1).

Jusqu'ici rien, dans cette gaîne complexe, ne diffère des formations fibreuses ordinaires, sauf la couche de la vitrée analogue à la membrane de Bowman, à la substance des gaînes et des faisceaux fibreux, et enfin à celle des colliers spiraux ou annulaires décrits par HENLE autour des faisceaux du tissu connectif lâche. Cette formation, pénétrant dans les deux plans fibreux de l'aponévrose disposée en tube, concourt simplement à en relier les éléments entre eux et à rendre sa constitution plus homogène. Mais lorsqu'il s'agit de poils très volumineux comme les vibrisses ou poils tactiles des lèvres du Chat, du Lapin, du Cochon d'Inde ou de la Taupe, la gaîne fibreuse subit des modifications remarquables qui la transforment en un véritable squelette, extérieur au poil et lui servant de pièce solide de soutènement.

Gaîne des vibrisses. — La gaîne fibreuse des poils tactiles de la lèvre du Rat a pris, autour de la phanère qu'elle doit envelopper, des dimensions considérables. Quand on fait une coupe de la peau parallèlement l'axe des vibrisses, on voit cette gaîne disposée au sein du derme comme un sac facile à distinguer à l'œil nu et dont la surface offre un reflet nacré analogue à celui des tendons. Une coupe en travers montre que la gaîne est composée de huit ou dix lames fibreuses ayant la constitution des aponévroses, et dont les faisceaux sont pour la plupart dirigés annulairement par rapport au poil. Ces lames sont reliées les unes aux autres par des trousseaux de fibres arciformes qui établissent entre elles la communication et la solidarité. Les faisceaux conjonctifs, si on les compare à ceux du derme ambiant, ont pris d'énormes dimensions. De plus, on ne peut pas aisément distinguer leurs limites. Ils ont subi, en même temps que le gonflement, une sorte de chondrinisation qui les rend optiquement très analogues à la substance du cartilage. Les cellules fixes disposées à la surface des faisceaux, dans les lignes interlamellaires, occupent des espaces préformés, analogues à des capsules de forme stellaire, et montrant une disposition très semblable à celles des confluents lacunaires qui ren-

(1) RANVIER, *Traité technique*, p. 682 (2e édition)

ferment les cellules fixes dans le tissu cornéen. La gaîne que je viens de décrire est limitée en dedans par le sinus sanguin de la vibrisse, qui la sépare de la membrane vitrée du poil.

Voici donc une disposition du tissu connectif, modelé sous forme de gaîne, dans laquelle on voit les plans fibreux échanger des fibres qui les relient en un même organe tout en se superposant en lames concentriques. Dans cette formation, la trame connective subit déjà des modifications qui rappellent le cartilage ; les cellules fixes sont placées dans des sortes de capsules au sein desquelles elles se rétractent à la façon des éléments cartilagineux. Tous ces caractères sont des acheminements vers la disposition du tissu fibreux en tissu solide du squelette. La gaîne lamelleuse des poils tactiles de la Taupe devient du reste, par places, une véritable pièce du squelette cutané. Dans le tissu fibreux disposé en lamelles qui la forme, on voit en effet de place en place des lamelles d'os vrai, développé au sein du tissu conjonctif exactement comme dans le cas d'une ossification périostique.

Gaîne lamelleuse des nerfs. — La disposition lamellaire et la différenciation du tissu fibreux en tissu engaînant, deviennent absolument complètes dans la *gaîne lamelleuse des nerfs* (Ranvier). Quand, après avoir fixé dans sa forme un segment de nerf sciatique ou médian d'Ane ou de Cheval à l'aide d'une solution d'acide osmique à 1 p. 100, on isole les fascicules nerveux primitifs, ils se montrent comme des fils noirs à surface absolument lisse, à reflets irisés. Cet aspect tient à ce qu'ils sont enveloppés d'une pellicule mince disposée en tube autour d'eux, et qui est leur gaîne lamelleuse. Rien n'est alors plus facile que de dégager cette gaîne. On peut donner un coup de couteau à cataracte le long d'une des génératrices du faisceau nerveux qu'elle recouvre ; on déploie ensuite la gaîne lamelleuse en la détachant avec précaution, sous l'eau, avec des aiguilles mousses. Il est encore plus aisé de la saisir près de l'extrémité sectionnée du faisceau et de l'en dégager en la retournant à l'envers, comme une manche d'habit. Elle nage alors dans le liquide comme un petit tube qu'il est facile de fendre avec des ciseaux fins, d'étaler sur la lame de verre et d'observer soit dans son ensemble, soit après l'avoir dissocié.

On reconnaît alors que cette pellicule si mince est formée de lames d'une délicatesse excessive, placées les unes concentriquement aux autres comme les feuilles d'une main de papier disposée en rouleau (fig. 94). Sur les coupes transversales des nerfs colorées par la pyrosine, elle apparaît comme un cercle rouge entourant chaque faisceau, et la disposition lamellaire est accusée par une striation concentrique marquant les limites des lames successives. Dans les lignes de cette striation, la glycérine hématoxylique met en évidence des noyaux ; ce sont ceux des cellules fixes disposées, dans les espaces interlamellaires, à la surface des lamelles qui représentent ici la trame connective du tissu.

Chacune de ces lamelles, étalée à plat sur la lame de verre, apparaît formée d'une substance homogène, translucide, que le carmin, l'éosine et la pyrosine colorent à la façon de la substance fondamentale de la cornée. Dans cette substance sont noyés des réseaux de grains élastiques d'une excessive finesse, et des fibres connectives d'une minceur si grande qu'on peut les comparer aux fibrilles du tissu conjonctif en voie de développement au commencement de la période téloformative. Ici donc, la trame connective tend à cesser d'être individualisée en fibres et à constituer une fibrillation englobée dans une matière homogène et continue : conditions qui, comme on le verra bientôt, se rapprochent singulièrement de celles réalisées dans la cornée transparente, si l'on fait abstraction des réseaux élastiques qui sont ici formés de grains minuscules, isolés ou fondus en plaques, mais dont l'ensemble est très développé tandis qu'il est au contraire annulé dans le tissu cornéen.

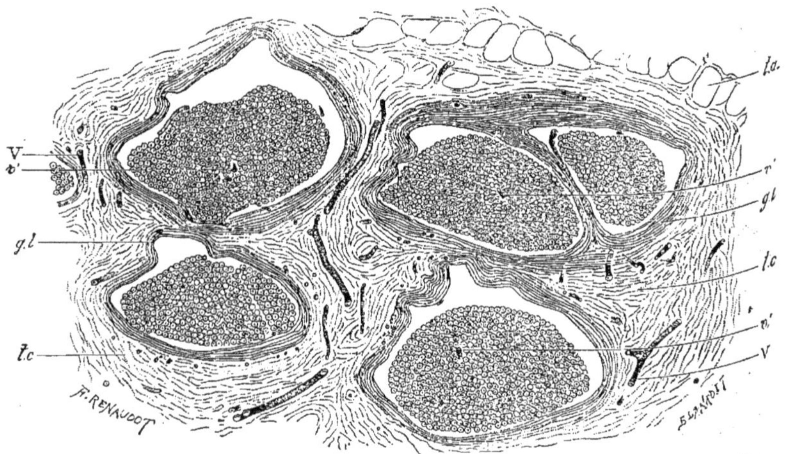

Fig. 94. — Coupe transversale de la pulpe du doigt d'un Lapin, montrant les nerfs coupés en travers, injectés avec une masse de gélatine et de bleu de Prusse (conservation dans le baume du Canada).

V, V, V, vaisseaux sanguins interfasciculaires; — v' v', v', vaisseaux sanguins intra-fasciculaires; — gl, gl, gaine lamelleuse des fascicules nerveux proprement dite; — te, gaine tendiniforme; — ta, tissu adipeux de la périphérie du nerf. (Injection des vaisseaux avec une masse de gélatine au bleu de Prusse soluble dans l'eau; conservation de la préparation non colorée dans la glycérine.)

Les coupes transversales de gaines lamelleuses dont les lamelles ont été préalablement dissociées par une injection interstitielle de gélatine argentée à 1 p. 100 faite dans le nerf, ont montré à Ranvier que ces lamelles sont non seulement superposées comme les plans d'une aponévrose, mais reliées entre elles par des lamelles obliques communes.

De plus, chaque lamelle est plus ou moins percée de trous qui font communiquer entre eux les différents espaces interlamellaires. La formation tout entière a donc la constitution d'une main de papier roulée en tube, mais dont les feuillets auraient été rendus solidaires entre eux par des collages irrégulièrement disséminés par points dans leurs intervalles. Le tissu engaînant, ainsi constitué, s'éloigne de la sorte de plus en plus du type des plans fibreux stratifiés, et tend à la constitution d'une lame à feuillets superposés et soudés les uns aux autres. Cette soudure reste ici incomplète; elle ne sera entièrement réalisée que dans la cornée transparente.

Noyaux plats multiformes. — Les cellules fixes occupant les espaces interlamellaires sont d'une excessive minceur, correspondant à la section linéaire de ces espaces mêmes. Les noyaux sont caractéristiques; leur forme est bizarre, et dessine des reins, des croissants simples ou doubles ou encore fondus par leur convexité. Certains sont même fragmentés ou munis de bourgeons finement pédiculés; bref, leur configuration, extrêmement variable, bien que reconnaissable de prime abord, défie toute description. Ces noyaux deviennent de plus en plus réguliers à mesure que la lame à laquelle ils appartiennent devient plus externe; mais dans toute l'épaisseur de la gaîne lamelleuse proprement dite, ils restent festonnés de diverses manières. Ils sont entourés d'une lame de protoplasma desséché, si mince qu'elle ne se distingue pas du stroma élastique et fibrillaire fin de la lamelle qui les supporte. L'origine de leur forme bizarre doit être, je crois, rapportée à une circonstance toute mécanique. Il s'agit ici d'*effets de pression*; les éléments cellulaires, engagés entre deux lames planes qui tendent sans cesse à se juxtaposer plus étroitement, se déforment en même temps qu'ils s'aplatissent. A la surface interne de la gaîne, placée au contact du faisceau nerveux, et dans l'espace interlamellaire immédiatement plus extérieur, la pression agissant sur les cellules fixes, pour les écraser, est telle qu'elles viennent au contact; il se forme alors des lignes de ciment sur leurs limites, et l'argentation dessine sur ces deux points un endo-

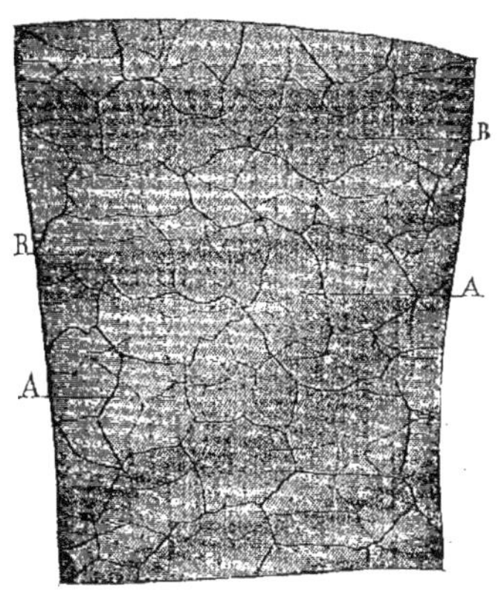

Fig. 95. — Nerf filiforme de la Grenouille commune imprégné d'argent (conservation dans la glycérine).

A, A, endothélium du plan pariétal du dernier espace interlamellaire de la gaine lamelleuse au voisinage de son contact avec le fascicule nerveux qu'elle enclôt; — BB, endothélium du plan viscéral de ce même espace. Les espaces interlamellaires extérieurs à ce même espace ne montrent point d'endothélium continu.

thélium (fig. 95), tandis que dans les autres espaces interlamellaires elle détermine seulement l'apparition de figures stellaires, répondant à la configuration des cellules fixes disposées dans ces espaces.

Région tendiniforme de la gaîne lamelleuse. — Il convient maintenant de démontrer que la gaîne lamelleuse résulte des modifications du tissu fibreux. Sur les faisceaux nerveux de petit volume engagés dans le derme et traités soit par le chlorure d'or, soit examinés sur les

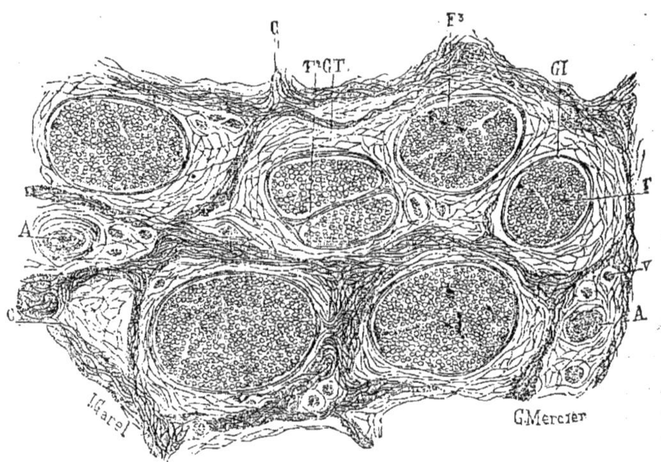

Fig. 96. — Coupe transversale du nerf sciatique de l'Ane (injection interstitielle de bleu de Prusse soluble dans l'eau pratiquée dans le tissu interfasciculaire du nerf. — Coloration à la pyrosine, conservation dans la glycérine faiblement éosinée).

F, F², F³, fascicules nerveux; — Gl, gaîne lamelleuse proprement dite; — GT, GT, gaîne tendiniforme; — A, A, artères interfasciculaires de distribution; — v, petits vaisseaux; — C, bandes de tissu conjonctif ordinaire circulant entre les fascicules nerveux et les gaînes tendiniformes qui les entourent. Ces bandes sont remplies par une injection interstitielle de bleu de Prusse soluble dans l'eau. Leur distribution indique quelle est l'étendue des voies de la nutrition par la lymphe au sein du cordon nerveux composé (faible grossissement, — coloration au picrocarminate; — glycérine).

coupes faites par les méthodes ordinaires, il est facile de reconnaître l'exactitude de l'opinion de Ranvier qui soutient que c'est en se pressant progressivement les uns contre les autres, dans une série de nappes concentriques au faisceau nerveux, jusqu'à se fondre peu à peu en lames minces, que les faisceaux fibreux arrivent à former la gaîne lamelleuse. Mais dans les nerfs de l'Ane et du Cheval tels que le médian il n'en est plus ainsi. La gaîne lamelleuse proprement dite est simplement entourée de faisceaux fibreux longitudinaux, qui, disposés sous forme de bandelettes, lui constituent une enveloppe tendiniforme (fig. 96) qu'on peut enlever filament par filament de façon à dégager la gaîne lamelleuse qui reste autour du faisceau nerveux comme un fourreau à surface extérieure lisse. Cette gaîne tendiniforme est manifestement l'analogue du plan de fibres longitudinales de la gaîne fibreuse des poils. Dans l'intervalle de ses faisceaux, les cellules fixes sont disposées en séries longitudinales, portant les empreintes des faisceaux ; leurs noyaux ont aussi des empreintes, mais n'affectent pas

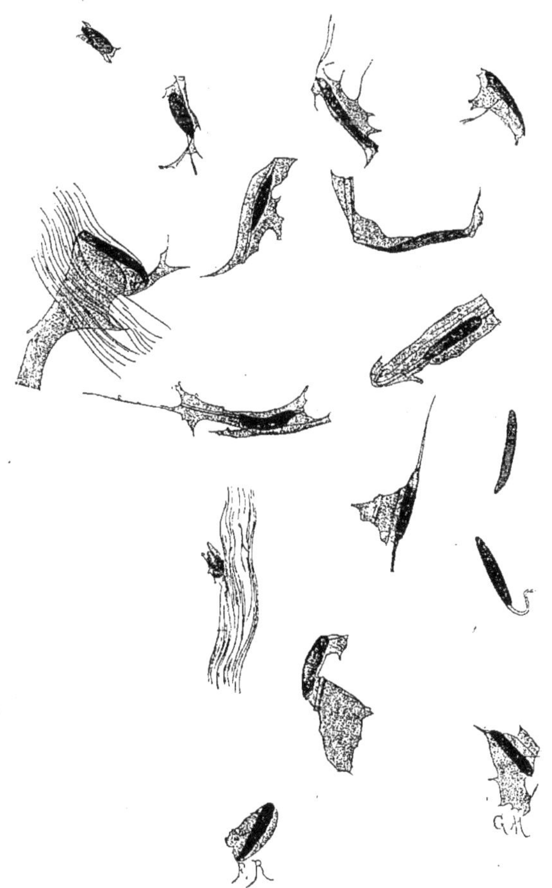

Fig. 97. — Cellules fixes de la gaîne tendiniforme d'un nerf de l'Ane ; elles portent des empreintes et leurs noyaux sont colorés par l'éosine, ce qui les distingue des cellules tendineuses ; ils ne sont pas multiformes, ce qui les distingue des noyaux de la gaine lamelleuse proprement dite.

de formes bizarres (fig. 97). La distinction fondamentale entre le plan externe et le plan adjacent à l'organe protégé est donc maintenue dans le tissu engaînant des cordons nerveux non engagés dans les membranes fibreuses telles que le derme cutané.

En résumé, le tissu connectif engaînant est constitué par des lamelles formées par une modification de la trame connective du tissu conjonctif modelé. Les éléments de cette trame s'y disposent en plans d'une minceur extrême, plans dans lesquels ils deviennent de moins en moins individualisés, comme fondus dans une substance homogène. Les cellules fixes forment des systèmes interlamellaires; les lamelles elles-mêmes tendent non seulement à se superposer de plus en plus étroitement, mais se soudent de distance en distance ou plutôt forment un système concaténé en échangeant des lamelles obliques. A propos de la structure des nerfs, nous reviendrons sur le tissu connectif engaînant. Il suffit ici d'énoncer les caractères généraux de ce tissu pour marquer sa place dans la série des formes du tissu connectif modelé, entre le tissu fibreux d'où il émane, et la cornée transparente dont il rappelle la constitution par certains détails de la sienne propre, et qui est également le résultat d'une adaptation particulière du tissu fibreux.

§ 5. — TISSU FIBRO-MUQUEUX ET TISSU CONNECTIF CORNÉEN.

L'existence de la substance fondamentale muqueuse dans les intervalles du réseau des cellules fixes, ordonnées entre elles pour former des chaînes, est transitoire dans toutes les variétés du tissu fibreux étudiées jusqu'ici. Progressivement on voit, dans les tendons, les membranes fibreuses ou les aponévroses, cette substance muqueuse se résorber et disparaître, faisant place aux faisceaux connectifs et aux réseaux élastiques développés dans son sein. Il n'en est pas ainsi dans le tissu connectif modelé pour former l'organe appelé *cordon ombilical*: formation spéciale aux vertébrés mammifères et qui se développe autour des deux artères ombilicales, de la veine du même nom, et de la vésicule ombilicale plus ou moins atrophiée. Le cordon est revêtu extérieurement d'un prolongement de la membrane amnios qui fait corps avec sa substance propre et joue à sa surface le rôle de la limitante vitrée du derme. Cette limitante supporte un épithélium analogue à celui de la peau, c'est-à-dire du type malpighien, constitué par une rangée de cellules génératrices et une couche de cellules épidermiques aplaties qui ont été considérées à tort comme appartenant à un endothélium.

Au-dessous de la limitante existe constamment une couche de tissu muqueux lâche, dont les mailles sont souvent occupées par des cellules migratrices (Lemoine). Autour des vaisseaux, au contraire, le tissu du cordon reprend les caractères du tissu conjonctif modelé. Il est formé par des couches superposées de fibres longitudinales blanches plus opaques que le reste du tissu, mais qui cependant demeurent toujours plongées dans la substance muqueuse. En retranchant avec des ciseaux un fragment de cette formation tendiniforme, et en l'écrasant ensuite sous la lamelle, on fait diffluer la substance muqueuse du fragment à son pourtour.

Sur des coupes transversales ou longitudinales du cordon, l'on peut s'assurer (1) que, dans sa portion tendiniforme, les faisceaux fibreux forment des plans superposés de fibres parallèles, reliés les uns aux autres par des faisceaux qui se dégagent, par groupes ou par nattes, d'un plan pris en particulier pour s'engager dans ceux qui lui sont

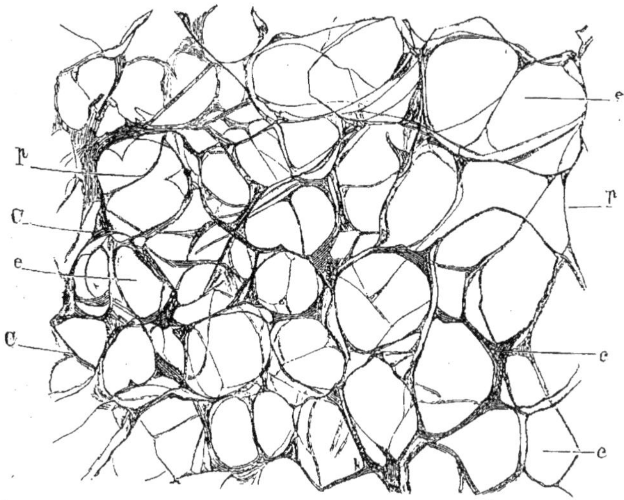

Fig. 98. — Tissu conjonctif du cordon ombilical traité par le chlorure d'or. — Réseau anastomotique des cellules fixes.

C, C, cellules conjonctives ; — p, p, leurs prolongements protoplasmiques anastomosés avec ceux des cellules voisines et formant avec elles un réseau continu dans toute l'étendue de la préparation ; — e, e, e, espaces limités par le réseau cellulaire et occupés par les faisceaux conjonctifs et les globes de mucine.

adjacents. Il s'agit donc ici d'une disposition de la trame connective comparable à celle que nous avons déjà étudiée dans la gaîne lamelleuse des poils tactiles du Rat. Les cellules fixes occupent, comme dans les autres productions fibreuses, les intervalles des faisceaux connectifs et sont ordonnées à leur surface (fig. 98). Mais tous les éléments anatomiques, cellules fixes ou faisceaux conjonctifs, sont noyés dans une

(1) *Préparation.* Le cordon est fixé dans sa forme soit par les vapeurs d'acide osmique (et alors on achève le durcissement par l'alcool fort), soit par les bichromates (et alors on achève de durcir par la gomme et l'alcool). On fait des coupes très minces qu'on reçoit dans l'eau très faiblement éosinée (4 à 5 gouttes d'éosine à 1 p. 100 pour une soucoupe d'eau distillée). Au bout de 24 heures les éléments cellulaires seuls sont colorés. Si ensuite on veut voir les noyaux on monte dans la glycérine hématoxylique.

substance muqueuse qui les unit et les sépare. Le tissu fibreux a donc ordonné ses éléments divers au sein de la mucine, et l'individualisation de ces mêmes éléments s'est poursuivie, jusqu'à acquérir le type adulte, dans le milieu muqueux et sans résorption complète de ce dernier.

Myxomes du cordon. — Dans la portion périphérique du cordon, la substance muqueuse est plus abondante qu'au centre. Sur divers points même elle s'est très largement développée entre les éléments du tissu. Cette disposition crée les nodosités transparentes que l'on appelle improprement *myxomes* du cordon, car il ne s'agit ici que d'un accident d'évolution et point du tout d'une tumeur. Au sein de ces myxomes, les faisceaux connectifs sont dissociés comme ils pourraient l'être par une injection interstitielle de gélatine, mais avec beaucoup plus de ménagement parce que leur séparation s'est faite peu à peu, au fur et à mesure que la matière muqueuse prenait place entre eux. Aussi peut-on profiter d'un myxome du cordon pour étudier la manière dont les éléments du tissu fibro-muqueux sont agencés les uns par rapport aux autres (1). On reconnaît alors que les faisceaux connectifs ne sont pas croisés dans tous les sens comme dans le tissu cellulaire lâche, mais alternativement rapprochés et écartés les uns des autres de façon à limiter des mailles analogues à celles du mésopéricarde du Chien, bien que beaucoup plus irrégulières. Outre ces faisceaux, qui semblables aux mailles d'un filet englobent la substance muqueuse dans un réseau résistant, on en voit d'autres plus minces qui traversent çà et là, comme des cordelettes très grêles, le champ de chaque maille.

Sur les préparations fixées par le sérum iodé et colorées ensuite à l'aide d'une faible solution d'éosine ou de pyrosine, ou plus simplement au picrocarminate, on constate aisément que les cellules fixes sont ordonnées par rapport aux faisceaux disposés en travées. Ces cellules sont constituées par de larges lames de protoplasma renfermant un ou plusieurs noyaux, et sont placées à la surface des faisceaux. Le revêtement qu'elles forment à ces derniers est discontinu, comme nous l'avons constaté jusqu'ici dans toutes les variétés du tissu fibreux. Quant aux faisceaux, ils ne diffèrent pas des faisceaux conjonctifs ordinaires, et sont entourés de distance en distance par des colliers annulaires ou spiraux que l'action de l'éosine laisse incolores, et que celle du carmin et de l'acide acétique fait paraître colorés en rouge de pourpre.

Lorsque je décrivis pour la première fois ces dispositions en 1870, je

(1) *Préparation.* On retranche les fragments de tissu muqueux d'un myxome comme on le fait pour une boule d'œdème artificiel; ou bien on fait des injections interstitielles de sérum iodé, de nitrate d'argent à 1 p. 1000, de gélatine ramollie par l'eau et préparée comme pour une injection, ou enfin de pyrosine à 1 p. 300 : on colore au picrocarminate les préparations à la gélatine ou au nitrate d'argent au millième, on examine dans la glycérine ou dans le sérum faiblement iodé.

devais naturellement conclure que le tissu muqueux de la périphérie du cordon ne différait du tissu conjonctif lâche que par la mucine qui distend ses mailles. Ce tissu répondait en effet exactement au schéma de RANVIER. Quant au tissu périvasculaire, formé de systèmes superposés de faisceaux parallèles unis entre eux par l'échange incessant de leurs fibres, et dans lequel les cellules fixes, appliquées à la surface des faisceaux, communiquent irrégulièrement entre elles par leurs expansions protoplasmiques, je le considérais et le considère encore actuellement comme une forme de transition entre le tissu connectif modelé et celui de la cornée transparente (1). En réalité, les points du cordon riches en substance muqueuse interposée entre les éléments de la trame connective représentent un tissu fibreux à disposition lamelliforme, c'est-à-dire modelé par excellence, mais qui a subi une véritable dissociation. Tous ses éléments sont unis entre eux par une substance homogène au sein de laquelle les faisceaux conjonctifs se sont entièrement individualisés, en même temps que les cellules fixes se sont disposées à leur surface en séries ordonnées. Le caractère principal du tissu que nous allons maintenant étudier sommairement, et qui est particulier à la cornée transparente, est de n'être pas le siége d'une individualisation des faisceaux conjonctifs au sein de la substance amorphe qui est le lieu de leur développement (2).

Tissu conjonctif modelé du type cornéen. — L'étude analytique de la cornée transparente appartient à l'histoire de l'œil et ne saurait en être dissociée sans préjudice. Je ne veux donc qu'indiquer ici simplement quels sont les caractères individuels présentés par le tissu cornéen, caractères qui le différencient des autres variétés du tissu conjonctif modelé, et qui permettent de déterminer exactement sa place dans la série des formations connectives disposées en organes.

(1) J. RENAUT, Note sur le tissu muqueux du cordon ombilical. *Soc. de biologie*, séance du 9 juillet 1870 et *Arch. de physiologie*, 1872, p. 219-222.

(2) KÖSTER (*Dissert. inaug.* Wurtzbourg, 1868) dit avoir découvert et injecté, à la partie périphérique du cordon, un système particulier de canaux du suc. D'après lui ces canaux, renflés au niveau des espaces alvéolaires, se resserrent pour passer d'un alvéole à l'autre. De là l'aspect noueux qu'il leur a trouvé. Ils suivraient également la direction des fibres conjonctives qui, tendues comme des sortes de cordelettes, leur serviraient aussi de soutien.

Je crois avoir démontré (*travail cité*, p. 225-226) que les prétendus canaux de KÖSTER ne sont que les chemins que se creusent les injections interstitielles de bleu de Prusse dans la substance muqueuse qui remplit les aréoles du tissu fibro-muqueux. De même, les prétendus stomates de l'épithélium ne sont autre chose que des figures dessinées dans l'aire des cellules épidermiques par des gouttes de mucine qui fréquemment se développent au sein du protoplasma de ces dernières.

Pour faire les injections interstitielles du cordon, il convient de se servir soit de bleu de Prusse rendu soluble dans l'eau par des hydratations successives ; soit, ce qui vaut infiniment mieux, de gélatine additionnée d'un tiers de son volume de solution de nitrate d'argent à 1 p. 100. Ce dernier mode de préparation permet de reconnaître que jamais les trajets injectés ne paraissent limités par un endothélium, et ne sont conséquemment pas des voies lymphatiques.

La cornée transparente est une adaptation de la membrane fibreuse cutanée, le *derme*, à des fonctions spéciales. Pour laisser passer librement la lumière, le tissu connectif modelé du derme prend, en avant du globe oculaire, une transparence parfaite ; pour n'être pas un milieu transparent comparable aux verres de couleur, il devient privé de

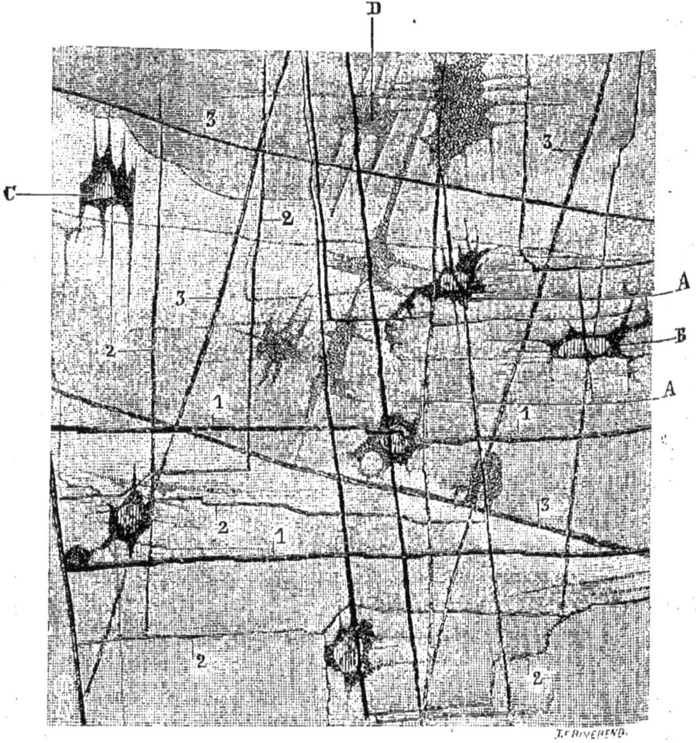

Fig. 99. — Plans successifs des fentes linéaires de la cornée de la Grenouille (chlorure d'or).

1, 1, 1, plan superficiel ; — 2, 2, 2, plan moyen ; — 3, 3, 3, plan profond ; — A, A, fente linéaire passant au-dessus d'un confluent lacunaire et devenant profonde au haut de la figure ; — B, cellule fixe croisée en avant par une fente linéaire du système 1 et en arrière par une fente du système 2 (les fentes de la lame de la voûte et de celle du plancher du confluent lacunaire ne sont pas parallèles et appartiennent à un système différent) ; — C, cellule fixe contenue dans un confluent lacunaire du système 2.

vaisseaux sanguins. Enfin, les faisceaux conjonctifs cessent d'être nettement individualisés, et se résolvent en fascicules de fibrilles élémentaires noyés dans une substance fondamentale qui possède exactement le même indice de réfraction que le leur propre : comme si le développement de la trame connective s'était arrêté tout à fait au début de la période téloformative, alors que cette trame n'est formée que de fibrilles.

La cornée des divers animaux vertébrés est divisible en lames, superposées à la façon des pages d'un livre que l'on supposerait collées ensemble, disposées concentriquement et suivant la courbure générale de la surface de la membrane considérée dans son entier. L'action de réactifs, tels que les acides faibles (formique, acétique, citrique), rend moins solide l'adhérence qui existe entre ces diverses couches et permet de les cliver. Chaque lame cornéenne est formée par deux lamelles très minces présentant une striation dessinée par des fibrilles parallèles entre elles, noyées par la substance fondamentale, et superposées à angle droit, absolument comme dans les plans aponévrotiques constitués par deux systèmes de faisceaux croisés rectangulairement. De distance en distance, dans chaque lamelle, on voit des fentes qui suivent pendant un certain trajet la direction de la striation fibrillaire, puis qui s'interrompent (fig. 99). Dans la lamelle adjacente, des fentes analogues existent et tombent sur les premières à angle droit. De la sorte, chaque lame peut être comparée à deux feuilles de papier collées l'une à l'autre, et représentant chacune une lamelle : feuilles qu'on aurait finement réglées dans deux sens rectangulaires entre eux et qu'on aurait ensuite fenêtrées de place en place suivant les deux sens de la striation. Il en résulterait un système interrompu de fentes en croix, en doubles croix, en T ou en escalier parcourant la lame. Ce sont là les fentes principales représentant, dans chaque lamelle de la cornée, le vestige de l'individualisation de la trame connective en faisceaux.

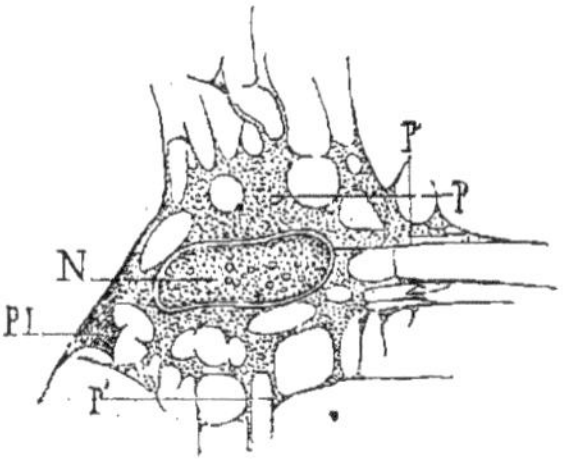

Fig. 100. — Cellule fixe de la cornée de l'Homme préparée par dissociation et colorée par l'éosine soluble dans l'eau.

N, noyau vésiculeux de la cellule ; — Pl, portion du protoplasma repliée à la façon d'un pan d'étoffe ; — *p*, prolongement protoplasmique membraniforme ; — *p'*, prolongement filiforme ; — *p'*, relief de moulage vu de face et se prolongeant légèrement sur le noyau.

Les cellules fixes (fig. 100) sont disposées, dans les intervalles des lames, en séries régulières et en quelque sorte géométriques. Ces cellules sont placées dans des espaces que laissent pour elles les éléments de la trame connective. Leurs expansions sont communicantes et, logées dans les espaces disposés en quadrillage que laissent entre eux les fascicules de fibrilles des deux plans d'une même lame, elles vont rejoindre leurs similaires émanés de cellules voisines (fig. 101).

Les lames cornéennes communiquent les unes avec les autres au moyen de lamelles de relèvement constituées par des rubans de fibrilles à disposition arciforme, de manière à constituer un système de tentes analogue à celui de la gaîne lamelleuse des nerfs : ou bien, chez certains animaux tels que la Raie commune, elles sont reliées par un système de fibres suturales émané de la lame de Bowman, qui double l'épithélium antérieur (RANVIER). Ce système, comme la couche dont il provient, possède les réactions exactes des gaines des faisceaux tendineux et des fibres annulaires ou spirales des faisceaux conjonctifs du tissu cellulaire lâche. Dans la cornée transparente donc, les éléments fibrillaires des faisceaux conjonctifs sont éparpillés à la façon des fils d'un écheveau qu'on aurait étalés sur un plan représentant celui d'une lamelle. Les limites de ces faisceaux ne sont plus marquées que de place en place par des fentes rectilignes interrompues. La substance destinée à les individualiser est rejetée sur l'un des côtés de la membrane et fournit des filaments suturaux qui percent la formation cornéenne de part en part, au lieu de former des enveloppes individuelles aux fibrilles groupées en faisceaux. Enfin, la substance intercellulaire de la cornée ne comprend plus qu'un des éléments constitutifs de la trame connective, les fibrilles élémentaires des faisceaux conjonctifs. La formation élastique a disparu. Ces modifications morphologiques sont accompagnées d'un changement profond dans la nature chimique de la substance fondamentale. Cette dernière, par la coction, donne non plus de la gélatine, mais un isomère de la chondrine, substance caractéristique du tissu le plus répandu dans le squelette définitif, et qui sur la majorité des points, forme son modèle provisoire : *le tissu cartilagineux.*

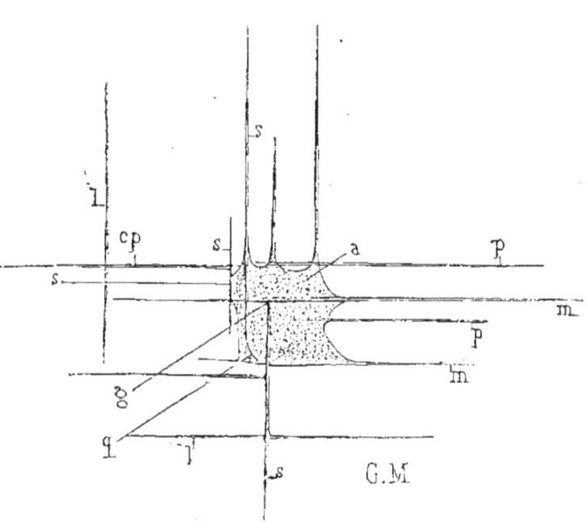

Fig. 101. — Confluent lacunaire de la cornée de la Grenouille (traitée par l'acide formique au 1/5 pendant 10 minutes, puis par le chlorure d'or à 1 p. 100 pendant 24 heures, et enfin par l'acide formique au tiers pendant aussi 24 heures. — Dissociation en lamelles, conservation dans la résine Dammar).

a, corps protoplasmique remplissant le confluent lacunaire ; — *g*, confluent linéaire en T croisant le plancher du confluent lacunaire ; — *s*, *s*, *s*, *s*, fentes linéaires abordant les festons du confluent lacunaire ; — *p*, *p*, pointes de ces fentes linéaires ; — *m*, extrémité de la fente linéaire qui limite inférieurement le confluent ; — *q*, fente linéaire superficielle passant sur le confluent et allant rejoindre au-dessous de lui les fentes profondes ; — *l*, fente linéaire sans rapport avec le confluent, et croisant en *cp* les fentes qui abordent ce dernier, qui est ici purement linéaire (ocul. 1, obj. 10 à immersion de HARTNACK, projection à la chambre claire sur la table).

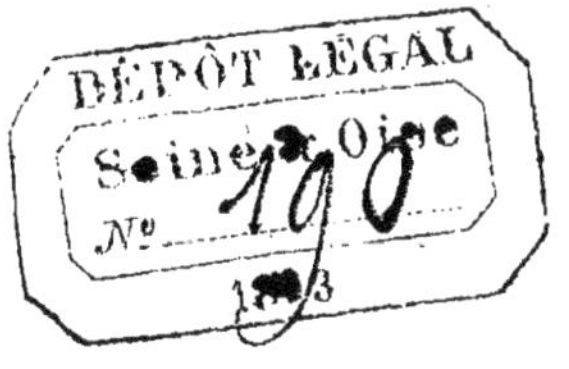

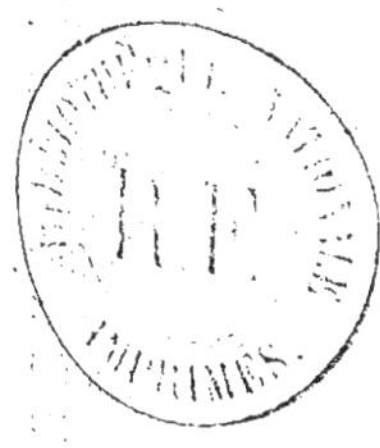

DEUXIÈME DIVISION

TISSUS DU SQUELETTE

Après avoir achevé l'étude du tissu connectif modelé, nous passons naturellement à celle des tissus du squelette, appartenant eux aussi au groupe nommé par Reichert *tissus de substance connective*. Tous ces tissus, sauf la corde dorsale, sont en réalité des adaptations du tissu fibreux.

Si l'on étudie dans la série le développement des tissus du squelette, on reconnaît que d'abord, si l'on met à part certains tests et les productions exoplastiques, le rôle de soutènement, de limitation et de cloisonnement est dévolu au tissu fibreux. C'est ce tissu seul qui forme les pièces solides intérieures des animaux qui, placés en série, conduisent à la forme vertébrale, tant que ces animaux conservent un petit volume et une vie aquatique. C'est dans son sein que se développent, par des adaptations successives et particulières de ses éléments propres, les tissus plus résistants qui formeront les pièces du squelette. En effet, quand la taille des animaux augmente, et surtout dès qu'ils doivent s'accommoder à la vie aérienne, la résistance des matériaux qui forment leur stroma doit aussi s'accroître. Pour cet objet, le tissu fibreux se modifie et engendre successivement les tissus : *fibro-hyalin*, qui forme les pièces relativement résistantes du squelette intérieur des gastéropodes tels que l'Hélix; *cartilagineux*, qui apparaît dans le squelette de la tête des céphalopodes ; enfin *osseux*, qui est absolument caractéristique des vertébrés.

Mais chez ces derniers, la forme générale du squelette soit cartilagineux et persistant, soit cartilagineux d'abord et osseux ensuite, est dirigée et commandée pour ainsi dire par une formation toute spéciale, particulière aux *chordata* et qui ne paraît pas, de prime abord avoir de rapport génétique avec les éléments du squelette définitif. Cette production est la corde dorsale (ou Notocorde de Ch. Robin). Chez la plupart des vertébrés elle n'a qu'une existence transitoire et ne constitue qu'un épisode dans la formation du squelette; mais cet épisode est d'une importance capitale. La corde est l'axe primitif de soutènement du système nerveux myélencéphalique séparé de l'ectoderme par invagination; et c'est cet axe qui dirige le processus de formation des métamères vertébraux à la façon d'une tige directrice autour de laquelle les pièces du squelette axial prennent leur forme et de là envoient, autour du névraxe et du tractus digestif, les arcs neural et hémal qui constituent le squelette définitif fondamental. Constamment ces dernières pièces, cartilagineuses ou osseuses, naissent au sein du tissu fibreux qui est venu s'édifier autour de la corde. La direction une fois donnée, le tissu connectif modelé reprend son rôle fondamental qui est de former des organes de soutien. Il conserve donc, en anatomie générale, la signification de tissu formateur du squelette ou pour mieux dire, celle de *tissu du squelette primordial*, d'où doivent sortir toutes les pièces du *squelette définitif*. Dans cette conception, la corde dorsale acquiert, chez les vertébrés pris en particulier, la valeur d'une pièce advendice d'adaptation destinée à former un squelette temporaire, sorte de *prosquelette* destiné à disparaître ou à être complété. Chez un seul chordonien en effet, l'Amphioxus, la corde forme à elle seule tout le squelette; chez les autres vertébrés elle n'est que l'axe, temporaire ou persistant, des pièces proprement dites, de ce squelette, essentielles et typiques, disposés en *vertèbres* munies de leurs deux arcs, neural et hémal.

CHAPITRE III

DE LA CORDE DORSALE OU NOTOCORDE

§ 1. — DÉVELOPPEMENT ET SIGNIFICATION MORPHOLOGIQUE DE LA CORDE DORSALE.

Au moment où, chez les divers vertébrés, l'ectoderme se déprime pour former le sillon médullaire origine du névraxe, on voit apparaître, immédiatement au-dessous de ce dernier et tout le long de lui, la corde dorsale sous la forme d'une tige formée de cellules embryonnaires, dont la section paraît bientôt arrondie, et qui se limite du côté du sillon médullaire, de l'entoderme qu'elle sépare de ce sillon, et du tissu connectif embryonnaire des lames latérales, par une ligne exoplastique continue présentant les caractères d'une formation basale. Chez les vertébrés supérieurs, tels que les mammifères et les oiseaux, les trois feuillets blastodermiques étant plus ou moins confondus dans l'axe de l'embryon, axe parcouru par le sillon médullaire et la corde dorsale naissante, il est impossible de décider si cette corde est une différenciation de l'un ou l'autre des feuillets. Comme on la voit naître entre le névraxe et l'entoderme, sur le même plan que les lames latérales du mésoderme qui fourniront ensuite les protovertèbres, on s'accordait jusqu'ici à admettre que la notocorde est une formation du feuillet moyen. Mais l'étude du développement de cet organe chez les vertébrés inférieurs a conduit récemment les embryologistes à une conclusion très différente ; ils admettent en effet pour la plupart que la corde dorsale a une origine épithéliale, et n'est qu'une différenciation particulière de l'entoderme.

Ce fait a été mis hors de doute, chez les Ascidies et l'Amphioxus, par Kowalewsky (1). Pour ne parler que des vertébrés proprement dits, la

1. A. Kowalewsky, Entwicklungsgeschichte des Amphioxus lanceolatus (*Acad. impériale des sciences de Saint-Pétersbourg*, 7e série, t. XI, 1867 ; *Arch. f. mikr. Anatomie*, Vol. XIII, 1877.

La corde dorsale de l'Amphioxus diffère absolument par sa structure de celle de

même origine entodermique de la corde peut être constatée chez les élasmobranches et chez les batraciens anoures. Chez les élasmobran-

tous les Vertébrés connus. Elle est entourée d'une gaîne propre ou vitrée, dans l'épaisseur de laquelle on ne trouve aucun élément cellulaire interstitiel. A sa périphérie, cette gaine est limitée, du côté du tissu conjonctif, par un endothélium continu, bien figuré par W. Rolph, à qui l'on doit, à ma connaissance, la meilleure étude de la corde de l'Amphioxus (Untersuchungen über den Bau des Amphioxus lanceolatus. *Morphologisches Jahrbuch*, 1876. p. 90). L'éosine laisse cette vitrée incolore, la safranine la teint en rouge vif. A sa face interne, la gaîne de la corde se montre parcourue par une foule de crêtes annulaires, toutes parallèles entre elles et dirigées perpendiculairement à la direction de la corde. L'éosine teint la substance de ces crêtes en rouge pourpre, le picrocarminate en jaune, à la façon de la substance jaune élastique.

De ces crêtes et de leurs intervalles partent des lames d'une minceur extrême, superposées par groupes, à la façon des feuillets d'un livre, comme autant de diaphragmes transversaux empilés les uns sur les autres. Ces lames sont formées de fibres parallèles, adjacentes les unes aux autres et fondues dans chaque lame en une membrane continue. Dans les espaces interlamellaires se trouvent les noyaux découverts par Marcusen (*Comptes rendus de l'Académie des sciences*, 1864. T. LVIII, p. 479 et t. LIX, p. 89). Ces noyaux, plats quand on les voit de face, linéaires quand on les observe de profil, appartiennent aux fibres des lamelles de la corde. Sur les deux pôles dorsal et ventral de celle-ci, on ne trouve plus en effet de lamelles pleines tendues d'un travers à l'autre de la corde, mais bien un réseau de fibres élégantes, à disposition rétiforme rappelant celle du tissu réticulé. Les fibres de ce réseau sont transparentes comme le verre et, sur leur côté, est appliqué, de distance en distance, un noyau entouré d'une lame mince de protoplasma. Au voisinage de la vitrée, sur le pôle dorsal de la corde confinant au névraxe, on voit le réseau de fibres se dégager d'un plan de cellules étoilées, anastomosées entre elles par leurs prolongements hyalins de façon à constituer un réseau continu : c'est le plan de cellules étoilées de W. Muller (*Jenaische Zeitschrift*, VI, p. 328, 1871). Enfin, à la surface interne de la vitrée parcourue par les crêtes annulaires, on voit des noyaux d'apparence endothéliale, et c'est de ce plan de cellules plates que paraît prendre naissance la couche de cellules étoilées, origine elle-même du réseau de fibres rétiformes d'où procèdent les lames.

Sur les Amphioxus conservés dans l'alcool, qu'on peut se procurer dans les laboratoires, ni le carmin, ni l'hématoxyline, employés par les procédés ordinaires ne parviennent à colorer les noyaux de la corde dorsale. C'est pour cette raison que j'avais été autrefois amené à en contester l'existence (sur l'organe appelé corde dorsale de l'Amphioxus lanceolatus (*Comptes rendus de l'Académie des sciences*, avril 1878). Depuis lors, j'ai repris la question et je suis parvenu à colorer régulièrement ces noyaux non seulement au niveau du plan endothéliforme qui recouvre la face interne de la vitrée de la corde, et dans le plan de cellules étoilées de W. Muller ainsi que dans le plan placé au-dessous de lui, au pôle supérieur, et qui est constitué par un réseau de fibres; mais encore j'ai pu les mettre en évidence dans toute l'étendue de la corde, dans les intervalles des lamelles et à toutes les hauteurs : c'est-à-dire précisément dans un bout où leur existence était encore contestée (voy. le travail cité de Rolph). Il suffit pour cela de faire agir sur les coupes longitudinales, sagittales et tangentielles de la corde de l'Amphioxus, une goutte d'ammoniaque du commerce pendant une demi-minute environ, puis d'ajouter une goutte de glycérine hématoxylique. La coupe devient immédiatement d'un violet foncé et opaque ; et il se forme à sa surface un précipité. Au bout de quelques minutes, on décolore la préparation par l'acide formique de façon qu'elle ne garde plus qu'une teinte d'un rouge vineux. Sous un faible grossissement, on voit alors apparaître les noyaux. On lave à l'alcool fort, puis absolu ; la préparation se recolore progressivement d'une façon ménagée. On éclaircit ensuite successivement par l'essence de girofle et l'essence de bergamote, et l'on monte dans la résine Dammar. Tous les noyaux de la corde et de l'endothélium qui recouvre en dehors sa gaine vitrée sont alors colorés en violet foncé ; et leurs rapports avec les fibres à la surface desquels ils sont placés peuvent être déterminés sans aucune difficulté.

ches, le processus a été exactement suivi par BALFOUR (1) et plus récemment chez la Torpille par A. SWAEN (2). Dans l'axe de l'embryon, au moment où le sillon médullaire commence à se former, l'ectoderme de ce sillon repose sans aucun intermédiaire sur la ligne épithéliale continue formée par l'entoderme. Cette ligne entodermique est même légèrement déprimée par le fond de la gouttière médullaire. Mais bientôt au niveau de ce point de contact entre les deux feuillets épithéliaux du blastoderme, on voit apparaître tout le long du tube neural non encore fermé et au-dessous de lui, un épaississement entodermique (BALFOUR). Cet épaississement commence à devenir sensible à l'extrémité céphalique de l'embryon, et se poursuit graduellement de là vers l'extrémité caudale. Il constitue le premier rudiment de la corde dorsale, et reste quelque temps attaché à l'entoderme qui lui a donné naissance, et à la surface externe duquel il forme un bourrelet ou godron longitudinal, décroissant de la tête à la queue. Dans l'épaisseur de ce bourrelet entodermique apparaît ensuite, au niveau de l'extrémité céphalique, une ligne de délamination. L'entoderme paraît alors formé de deux rangs superposés d'éléments cellulaires. Plus tard encore le bourrelet s'est séparé entièrement de l'entoderme. Quand on le voit coupé transversalement à son axe, il a pris une forme arrondie et est limité à sa périphérie par une ligne basale. La masse épithéliale pleine qui le constitue subit enfin une dernière transformation; une nouvelle ligne de délamination la divise en deux groupes de cellules épihéliales, et dessine une fente qui est la cavité centrale de la corde.

Cette ligne de délamination est horizontale, c'est-à-dire parallèle au plan de l'entoderme chez certains animaux tels que le *Pristiurus*, élasmobranche pris par BALFOUR pour type de sa description. Elle est au contraire verticale chez d'autres, par exemple chez certains anoures tels que le *Bombinator igneus*, si du moins on s'en rapporte à la description et aux figures données par GÖTTE de la première formation de la corde dorsale chez cet animal. Il résulte de là que la cavité notocordienne prendra suivant les cas une disposition horizontale ou au contraire verticale. Et si, comme cela arrive quelquefois, la délamination s'effectue en même temps sur un point suivant les deux directions, horizontale et transversale, dessinant par leur concours un T ou une potence, la cavité centrale de la corde affectera par suite une configuration prismatique triangulaire, et se dessinera sur les coupes en travers comme une étoile à trois branches (3).

(1) BALFOUR, Comparative Embryolog., t. II, p. 38.
(2) A. SWAEN, Études sur le développement de la Torpille (*Torpedo ocellata*). *Arch. de biologie*, t. VII, 1886, pl. XVI.
(3) Exemple, l'*Ammocetes branchialis*. Au voisinage de la tête, la cavité de la corde est stellaire; plus bas elle a la forme d'une fente horizontale; vers la queue elle est au contraire annulée, et la corde est un cordon cellulaire plein.

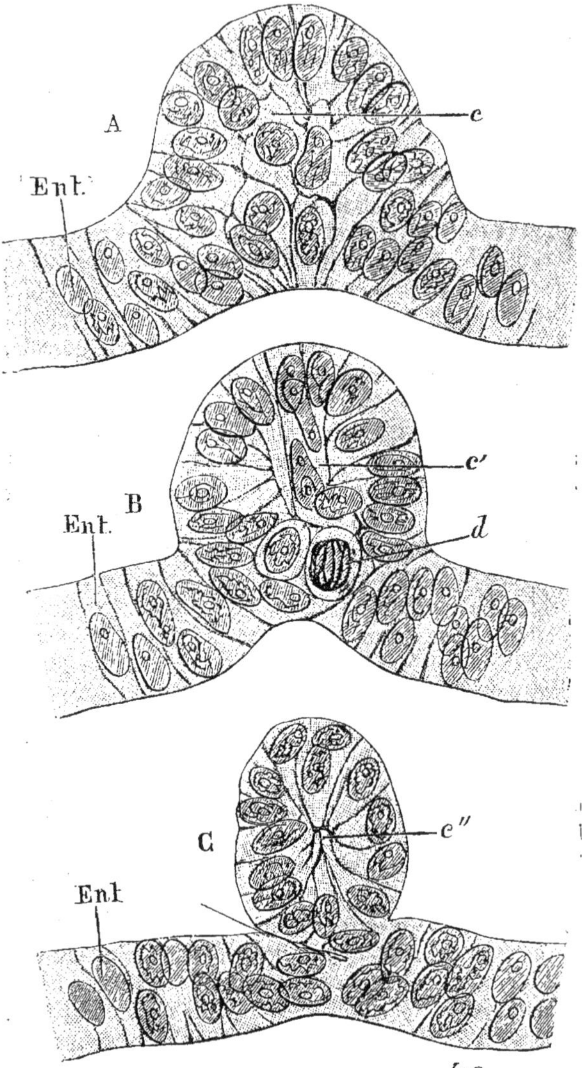

Fig. 102. — A, B, C, coupes transversales d'un embryon de Torpille (*Torpedo ocellata* montrant le développement de l'extrémité postérieure de la corle dorsale aux dépens de l'entoderme (d'après A. Swaen).

Ent, entoderme ; — *c*, bourgeon chordal primitif do l'entoderme ; — *c'*, bourgeon chordal déjà formé et commençant à se dégager de l'entoderme ; — *d*, l'une des cellules de ce cordon en voie de division indirecte ; — *c''*, corde presque entièrement dégagée de l'entoderme et dont les cellules affectent une ordonnance épithéliale autour d'un point central.

La flèche partant de S indique la direction du *coin de section*, qui sépare définitivement la corde de l'entoderme subjacent. Ce coin répond à un pli étroit de la ligne d'implantation des cellules qui, au fur et à mesure qu'il se forme, rejette à droite et à gauche de lui les cellules appartenant à la corde et celles appartenant à l'entoderme, de façon à les séparer définitivement les uns les autres.

La ligne basale qui limite la corde maintenant rejetée dans le feuillet moyen, entre les lames latérales du mésoderme, est à l'origine d'une minceur extrême. Mais à mesure que la corde grandit et que ses éléments cellulaires se multiplient en vue de cette croissance, cette ligne basale augmente aussi d'épaisseur. Elle s'accroît couche par couche, par dépôts successifs de lamelles hyalines, présentant une analogie complète avec la membrane de Descemet qui limite postérieurement la cornée transparente. En fin de compte, la corde dorsale s'entoure d'une gaîne vitrée analogue à celle des poils, des tubes contournés des glandes salivaires ou du cristallin. En se développant, la corde se comporte donc à la façon d'une formation épithéliale, et son évolution générale semble calquée sur celle du cristallin de l'œil.

Elle a du reste la même signification morphologique que ce dernier organe, dont, au point de vue du développement, elle rappelle l'origine et dont elle a aussi les fonctions chez l'embryon. Le cristallin de l'œil n'est en effet adapté que très secondairement à ses usages dioptriques ; au début il est exclusivement destiné à servir de modèle, de surface directrice et de moule pour ainsi dire, à la formation de la rétine effectuée aux dépens d'une expansion de la vésicule cérébrale antérieure.

La vésicule optique, bourgeon du névraxe primitif, vient buter contre l'ectoderme de la tête. Cet ectoderme, au niveau du point de tangence, fournit un bourgeon épithélial qui devient rapidement une sphère saillante du côté de la vésicule optique, et qui se pédiculise, puis se détache de l'ectoderme, enfin s'individualise par une ligne basale origine de la future capsule du cristallin. C'est à la surface de cette sphère que la vésicule optique va se modeler en cupule optique et prendre sa disposition rétinienne définitive. Le cristallin est donc tout d'abord le squelette temporaire qui soutient la formation nerveuse de l'œil; et ce n'est que très ultérieurement, quand la portion fondamentale de l'organe de la vision aura pris sa forme, que le squelette définitif constitué par le système cornéo-sclérotical se développera, et se disposera pour soutenir et protéger l'œil déjà constitué dans son ensemble.

La corde dorsale joue un rôle tout à fait analogue par rapport au névraxe primitif; elle lui fournit une tige de soutien temporaire, sur laquelle il s'appuie et autour de laquelle, comme sur un moule, se développeront les pièces définitives. La seule différence fondamentale qui existe entre les deux productions, c'est que l'une est formée par l'ectoderme, l'autre par l'entoderme. En réalité, pour chacune des deux formations nerveuses, rétinienne et encéphalo-médullaire, le *prosquelett* est constitué par le feuillet épithélial auquel elle est devenue directement adjacente. La vésicule optique vient buter contre l'ectoderme, qui lui fournit le cristallin. Le névraxe primitif touche au contraire l'entoderme sur la totalité de son parcours : et cet entoderme lui fournit, dans les mêmes limites, la corde dorsale pour axe directeur et tige de soutien.

§ 2. — ANALYSE HISTOLOGIQUE, ÉVOLUTION DU TISSU DE LA CORDE DORSALE ET DE SES ENVELOPPES.

Pour étudier, au point de vue histologique, la corde dorsale et ses enveloppes disposées sous forme de gaînes, il convient de choisir les animaux chez lesquels cette corde est persistante pendant toute la vie. Chez ceux-là seuls, en effet, les tissus qui entrent dans la constitution de la formation notocordienne arrivent à leur état d'entier développement. Au contraire, les cordes temporaires ou celles dont il ne subsiste que des vestiges continus, incessamment modifiées par le développement ou la croissance du squelette ambiant, présentent des tissus sans cesse en variation et dont le type évolutif normal ne peut être en conséquence clairement établi ni même dégagé. Laissant donc de côté la corde de l'Amphioxus, qui s'éloigne trop de celle des vertébrés proprement dits (c'est-à-dire des animaux pourvus de sang rouge), nous étudierons successivement en les prenant comme types, les cordes dorsales 1° d'un cylostome; 2° d'un élasmobranche tel qu'un squale; 3° la corde transitoire d'un embryon de mammifère.

1° Corde dorsale des Cyclostomes. — Il est facile d'étudier la corde dorsale de ces animaux chez les Lamproies fluviatiles ou marines et chez les Ammocètes, qui sont leurs larves. Une corde dorsale d'*Ammocœtes branchialis* fixée dans sa forme par l'acide osmique à 1 pour 100 et colorée par le picrocarminate d'ammoniaque ou l'éosine hématoxylique, se montre comme une tige arrondie dont la coupe, sauf à l'extrémité caudale et à la base du crâne, est un cercle parfait. Au pourtour de la corde existe sa gaîne propre, ne renfermant aucun élément cellulaire et formée par une épaisse *membrane vitrée*, à feuillets très minces superposés et enroulés les uns sur les autres, et que le carmin laisse incolore, tandis que l'hématoxyline la teint en gris de lin. Cette membrane est doublée en dehors par une seconde gaîne très mince, continue, que le picrocarminate colore en jaune d'or et l'éosine en rouge pourpre. C'est la *gaîne élastique externe*, formée ici de tissu jaune élastique vrai, et qui limite exactement la formation notocordienne en dehors (fig. 103).

A l'intérieur de la membrane vitrée, formation exactement comparable à la vitrée des poils et à la lame de Descemet, se trouve le tissu propre de la corde dorsale. A la surface de la vitrée, les cellules de la corde sont disposées en revêtement épithélial; elles sont polyédriques et au contact les unes des autres si on les observe de face; sur les coupes transversales elles ont l'apparence d'un épithélium prismatique bas. Chaque cellule renferme un noyau central entouré d'une couche de protoplasma granuleux; mais la périphérie de chaque cellule, sauf au niveau de sa base d'implantation sur la vitrée, s'est différenciée pour former un exoplasme. Cet exoplasme forme à l'élément une enveloppe

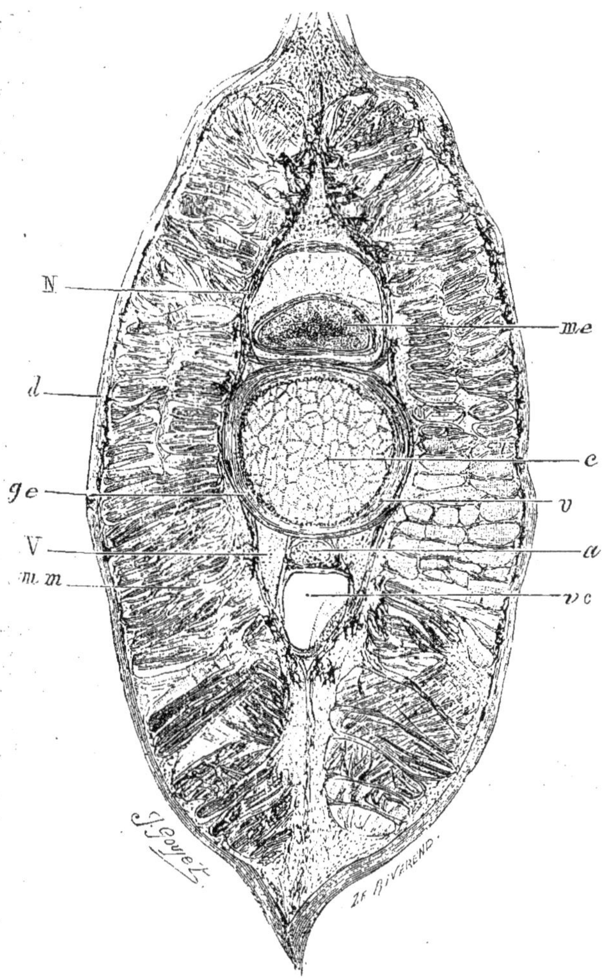

Fig 103. — Coupe transversale de la queue de l'*Ammocœtes branchialis* (fixation par le liquide de Müller; coloration à l'éosine hématoxylique; conservation dans le baume du Canada — faible grossissement).

N, arc neural du squelette; — *me*, moelle épinière; — *d*, derme; — V, arc viscéral du squelette; — *a*, aorte; — *v.c.*, veine caudale; — *m,m*, masses musculaires.
c, corde dorsale; — *v*, gaine propre ou vitrée de la corde; — *ge*, gaine élastique de la corde, placée au contact immédiat de la gaine propre ou vitrée et la doublant.

élastique, jaune et réfringente comme le tissu élastique proprement dit, se colorant comme lui par l'éosine, mais en différant pourtant très nettement. En effet, le picrocarminate d'ammoniaque le teint en rouge vif et non en jaune d'or. En réalité, il a les mêmes réactions que l'exoplasme des cellules dentelées du corps muqueux de Malpighi, et il a une signification analogue (fig. 104).

Immédiatement au-dessus de la ligne épithéliale qui vient d'être décrite, les cellules de la corde deviennent énormes et globuleuses. Leurs exoplasmes s'adossent comme ceux des cellules d'un parenchyme vé-

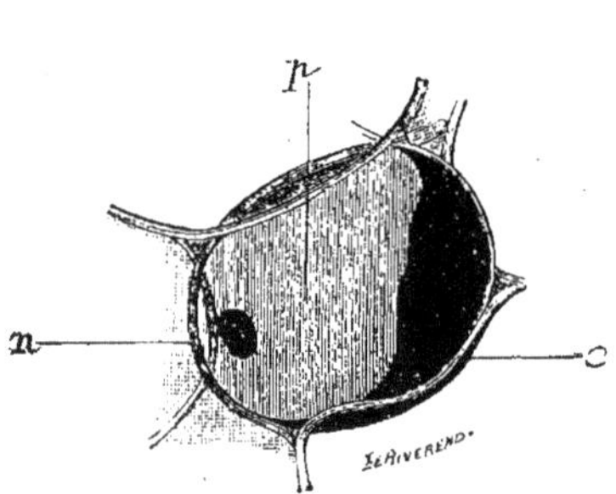

Fig. 104. — Une cellule globuleuse de la corde dorsale de l'Ammocète (fixation par les vapeurs osmiques, coupe immédiate avec le rasoir mouillé d'alcool fort; examen dans la glycérine — 400 diamètres).

p, protoplasma légèrement rétracté dans la capsule, entièrement hyalin et coloré en noir lavé d'encre de Chine par l'acide osmique; — *n*, noyau; — *c*, capsule de la cellule et son mode d'union avec les capsules voisines.

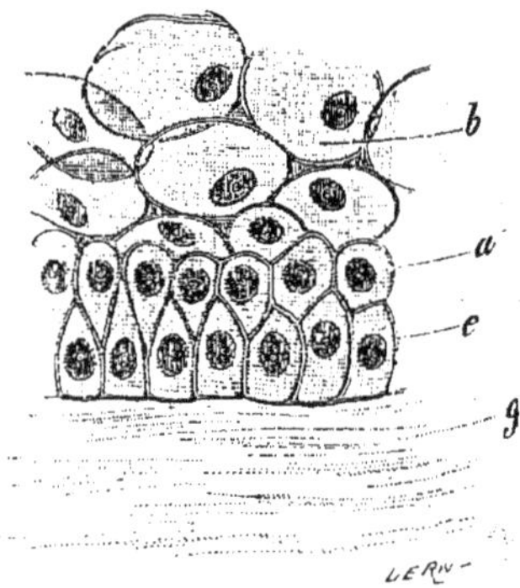

Fig. 105. — Tissu de la corde dorsale de la Lamproie adulte (*Petromyzon marinus*).

g, gaine de la corde formée de lames très minces superposées et ne renfermant aucun élément cellulaire à son intérieur (ces lames ne décrivent pas des anneaux absolument concentriques, mais tournent plusieurs fois autour de la corde à la façon de lames enroulées dont les tours successifs se recouvrent); — *e*, ligne épithéliale de la corde; — *a*, *b*, cellules globuleuses de la corde.

Fixation par les vapeurs osmiques; achèvement du durcissement par le liquide de Müller; glycérine hématoxylique (250 diamètres).

gétal, interceptant sur leurs points de concours des espaces dont la coupe optique est triangulaire ou quadrangulaire, et qui sont limités par les enveloppes exoplastiques adjacentes entre elles, et dont on voit à ce niveau le double contour (fig. 105). Ainsi donc, chaque cellule de la corde est globuleuse et entourée d'une production exoplastique capsulaire. Cette capsule est extrêmement rétractile, et, quand on fait agir l'eau ou les cristalloïdes analogues sur le tissu de la corde non fixé par l'osmium, elle se rétracte en se plissant. La corde entière diminue alors de volume; les interlignes des cellules, au lieu de former des courbes, prennent une disposition polyédrique, et le tissu dans son ensemble rappelle celui de la moelle fraîche du sureau.

Les capsules exoplastiques sont doublées par une lame de protoplasma renfermant un noyau plat, rejeté contre la capsule. Le centre de la cellule est occupé par une substance liquide qui à l'état vivant est transparente comme le verre, et qui prend sous l'action de l'acide osmique une coloration noire d'encre de Chine très légère. Cette substance renferme donc une certaine proportion de graisse analogue à la myéline, mais cette graisse est sans doute à l'état de savon, car elle ne cristallise jamais. De plus, la lame de protoplasma refoulée contre la capsule n'est qu'une portion de la masse entière, condensée seulement à la périphérie. La matière transparente gonfle le protoplasma et est diffusée partout dans sa substance. Cette matière fuit avec rapidité quand on ouvre les capsules ou qu'on place une préparation de la corde dans un liquide additionnel quelconque autre que les solutions osmiques fortes.

Ainsi se trouve réalisé le problème de la constitution d'une pièce de squelette à la fois flexible, solide et incompressible : parce qu'elle est formée d'éléments ayant la consistance de liquides emprisonnés chacun dans une capsule élastique très résistante étroitement unie à ses similaires. Les qualités physiques de la corde dorsale sont les mêmes que celles de son homologue, le cristallin; et dans les deux adaptations épithéliales la transparence est à peu près la même aussi. Mais ce ne sont pas là les seules ressemblances.

Chez l'Ammocète, la cavité de la corde affecte, dans la région des branchies, la forme d'une fente transversale remplie par un liquide identique à celui qui gonfle les cellules, mais moins concentré, car l'acide osmique le colore très faiblement en noir. Les lèvres de cette fente ont la forme de festons convexes en sens inverse l'un de l'autre. L'apparence est telle, que l'on a de suite l'impression d'une végétation des cellules, effectuée par l'élévation de deux groupes opposés, l'un parti du plancher, l'autre de la voûte de la gaine notocordienne. Sur les points où elle offre une coupe stellaire, la fente est limitée par trois groupes qui l'interceptent en venant presque au contact par leurs surfaces continues, disposées en festons convexes du côté du centre de la corde. On sait que c'est de cette façon que végète le cristallin; le plan postérieur de ses cellules forme une série de groupes végétants qui donnent ensuite naissance aux raphés étoilés de la lentille.

La corde de la Lamproie et de l'Ammocète, exactement limitée par sa gaine élastique externe, est entourée par le tissu fibreux au sein duquel, en dehors de la corde et indépendamment d'elle, se sont développés les deux arcs, neural et viscéral, du squelette définitif. Ainsi, ni la corde ni ses gaînes ne sont dans ce cas remaniées; pendant toute la vie elles restent au sein du squelette définitif et en forment seulement l'axe, mais en y gardant leur pleine individualité.

2° **Corde des Élasmobranches.** — Pour étudier cette corde, je choisirai les embyons d'*Acanthias* qu'il est facile de se procurer dans les stations maritimes. Chez l'Acanthias, le tissu propre de la corde est exactement constitué comme chez l'Ammocète et la Lamproie, sauf que le raphé répondant à la fente centrale est vertical et indique en consé-

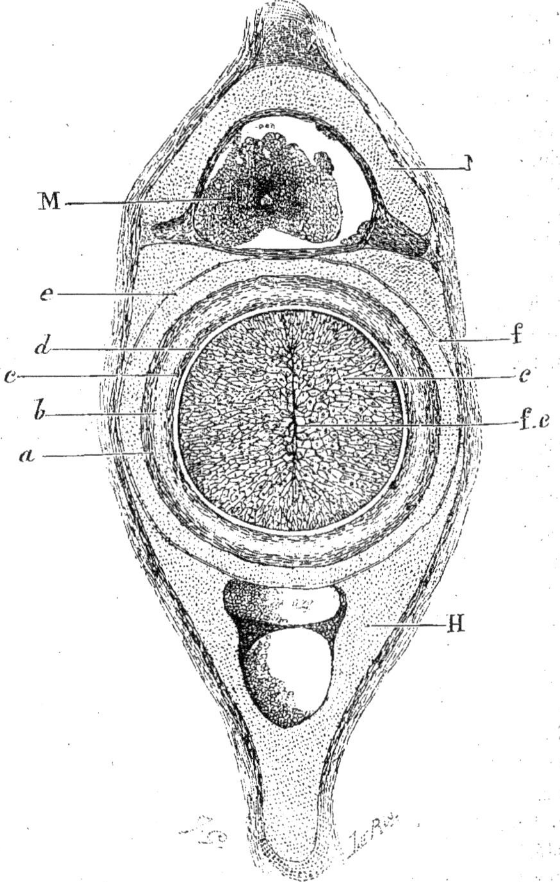

Fig. 106. — Coupe transversale du squelette d'un embryon d'Acanthias ; — N, arc neural cartilagineux ; — M, moelle épinière ; — H, arc hémal ou viscéral cartilagineux entourant les vaisseaux.

c, corde dorsale ; — *F*, *c*, fente centrale verticale de la corde ; — *d*, membrane propre ou vitrée de la corde ; — *a*, *b*, *c*, les trois zones concentriques de la gaine insegmentée de la corde ; — *e*, *f*, gaine élastique de la corde rejetée à distance, au sein du tissu cartilagineux et rompue de distance en distance (Faible grossissement).

Durcissement par l'alcool fort, picrocarminate, glycérine.

quence que très probablement, la délamination primitive qui a donné naissance aux groupes cellulaires végétant en sens inverse affectait aussi une direction verticale. Mais l'étude des gaînes de la corde est ici très instructive, et marque la transition entre les notocordes persistantes vraies et les notocordes remaniées par les tissus du squelette définitif différenciés à leur entour (fig. 106).

La couche épithéliale périphérique repose ici sur une formation basale très minces, formée de grains serrés les uns contre les autres et ayant les réactions de la lame de Bowman de la cornée transparente (fig. 107). L'éosine hématoxylique laisse incolore cette formation, qui se teint au contraire en rouge quand on fait agir successivement le carmin et la glycérine formiquée. L'absence de la basale chez l'Ammocète

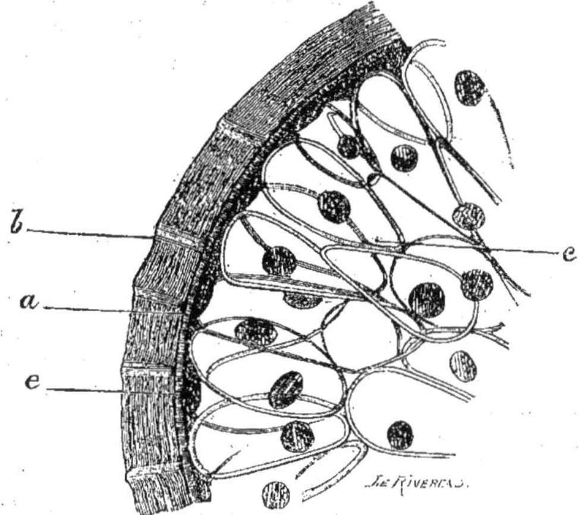

Fig. 107. — Coupe transversale de la corde dorsale de l'embryon d'Acanthias, montrant les détails du tissu de la corde et de sa gaîne propre (durcissement dans l'alcool fort, picrocarminate d'amoniaque ; conservation dans la glycérine picrocarminée).

c, cellules de la corde dorsale devenues globuleuses et entourées de leur capsule ;— e, ligne épithéliale continue des cellules de la périphérie de la corde, reposant sur la formation basale granuleuse qui les sépare de la membrane vitrée proprement dite ; — b, membrane propre ou vitrée de la corde formée de lamelles superposées et dessinant des plis. Cette gaîne ne renferme aucun élément cellulaire.

et son existence chez certains sélaciens montre bien qu'en réalité il s'agit ici d'une production surajoutée, comme la lame de Bowman, et dont la présence n'a pas une signification morphologique élevée. Plus extérieurement on trouve la membrane vitrée, mais cette dernière n'est plus, comme chez l'Ammocète, doublée immédiatement par la gaîne élastique externe ; entre la vitrée et la gaîne élastique, les éléments du tissu fibreux se sont insinués, ils tendent déjà à dissocier la formation notocordienne en la pénétrant.

Schneider (1) a démontré en effet qu'au début du développement, la

(1) Schneider, Beiträge zur vergleich. Anatomie und Entwicklung d. Virbelthiere, Berlin, 1879.

gaîne élastique est immédiatement superposée à la vitrée chez les élasmobranches, comme elle l'est d'une manière permanente chez les cyclostomes et les ganoïdes sélachioïdes tels que l'*Acipenser*, mais que les cellules du tissu connectif modelé qui entoure la corde, éventrent peu à peu cette gaîne et viennent s'interposer entre elle et la vitrée. Chez les embryons d'Acanthias j'ai constaté les vestiges de cette éventration et de la dissociation consécutive de l'élastique externe. On trouve alors cette gaîne élastique rejetée à une grande distance de la vitrée (1); elle est devenue discontinue; elle est aussi modifiée dans ses propriétés histo-chimiques. Dans les préparations traitées par le carmin et conservées dans la glycérine formiquée, elle prend une teinte rouge vif à la façon de certaines formations basales. Elle limite néanmoins le *centrum* de la future vertèbre et le sépare des lames vertébrales. Tout l'espace développé entre elle et la vitrée par son rejet à distance est alors occupé par ce qu'on nomme improprement *la gaîne cartilagineuse insegmentée* de la corde dorsale : formation de toute importance parce qu'elle est la première pièce axiale du squelette définitif, celle qui prend le moule de la corde pour lui substituer une tige directrice formée par les tissus vrais du squelette permanent.

Cette gaîne enveloppe entièrement la corde dorsale et sa vitrée; elle est formée de trois zones concentriques. La plus interne est une véritable *gaîne lamelleuse*, rappelant la constitution de la cornée transparente ou mieux la gaîne des poils tactiles de la lèvre du Rat. Elle ne renferme pas de faisceaux nettement individualisés, mais des lamelles disposées en systèmes concentriques dans les intervalles desquels sont des cellules allongées. Le picro carminate laisse la substance fondamentale de cette zone entièrement incolore, l'hématoxyline la teint en bleu pâle. Si l'on fait des coupes successives de la corde perpendiculairement à son axe, de distance en distance on voit la gaîne précitée perdre ses caractères lamelleux et prendre ceux du cartilage vrai.

En dehors de cette gaîne, existe une *zone fibreuse* qui se continue sans changer de caractères tout le long de la corde, mais qui devient très étroite au niveau des points où la zone interne a pris le type cartilagineux. Les faisceaux, très nettement individualisés, sont sur ces derniers points tassés les uns contre les autres, comme s'ils avaient été pris en masse entre deux plans solides les comprimant. Toutes les fibres de la zone fibreuse ont une direction générale annulaire par rapport à la corde dorsale; à la façon de celles du tissu fibreux vrai, elles se colorent en rouge par le picrocarminate et en bleu pâle par la glycérine hématoxylique.

Enfin, plus en dehors encore de la zone fibreuse lamelliforme, et entre

(1) C'est elle qui forme la limitante élastique de la paroi postérieure de l'aorte et qui supporte son endothélium. Le pied des arcs neural et viscéral s'appuie sur elle de chaque côté.

cette dernière et la gaîne élastique externe éventrée et devenue discontinue, se voit une *bande de cartilage* véritable. Cette bande se poursuit, sans ligne de démarcation indiquée par une disposition particulière de ses éléments, et au travers de la gaîne élastique interrompue, avec le tissu cartilagineux du pied des arcs neural et viscéral. A ce niveau, les traits discontinus de la formation élastique n'indiquent plus qu'une limite virtuelle entre la corde dorsale et la masse générale du tissu fibro-cartilagineux qui l'entoure. En réalité, les éléments de ce tissu, dès la période embryonnaire, ont franchi par effraction les limites de la gaîne élastique notocordienne, ont pris place entre cette gaîne et la vitrée, et ont achevé là de se développer suivant leur type évolutif propre. A partir de ce moment, la corde dorsale a perdu son individualisation et sa limitation extérieure au milieu des tissus; elle n'est plus qu'un modèle dont les pièces rachidiennes définitives vont prendre la forme. La substitution du squelette vrai au prosquelette est mise en train.

En effet, tout le long de la corde, un cylindre de tissu fibro-cartilagineux est venu s'insinuer entre la lame élastique et la gaîne vitrée, comme pour mieux prendre le moule de la corde en se développant entre ces deux surfaces concentriques. La véritable gaîne notocordienne est devenue de la sorte toute différente de ce qu'elle était précédemment; elle est maintenant formée par le tissu conjonctif modelé, et le tissu conjonctif, au sein duquel doit se développer l'axe rachidien du squelette définitif, a pris exactement la forme de l'axe provisoire dessiné par le prosquelette. Mais pour acquérir une disposition vraiment vertébrale, cet axe rachidien doit subir des changements. Ces changements aboutissent à la séparation des *métamères*, ou pièces du squelette axial ayant toutes la même valeur et se succédant en série longitudinale, les unes au-dessus des autres.

Pour prendre une idée de ces changements, examinons maintenant des coupes longitudinales de la corde les embryons d'Acanthias. Sur ces coupes (1), nous reconnaissons de prime abord que la constitution de la gaîne fibreuse de la corde, interposée entre la vitrée et l'élastique externe, montre des variations dans sa constitution suivant qu'on examine les étages successifs de la formation considérée dans son

(1) On fait les coupes perpendiculairement de l'axe du dos à celui du ventre ou tangentiellement à la direction de l'axe notocordien. On colore les coupes au picrocarminate ou à l'éosine hématoxylique, et l'on monte les préparations dans la glycérine picrocarminée s'il s'agit de préparations au picrocarminate, et dans la glycérine hématoxylique faible s'il s'agit de préparations à l'hématoxyline. Pour étudier les gaînes de la corde, et la gaîne insegmentée qui les entoure concentriquement et qui appartient au tissu conjonctif, il suffit de durcir les objets d'étude par un séjour convenable (2 mois environ) dans le liquide de Müller. On obtient aussi de bonnes préparations sur les embryons durcis par l'alcool fort; mais dans ces dernières le tissu propre de la corde dorsale, dont les cellules sont rétractées par l'effet du réactif coagulant dont l'action est brusque, ne peut plus être étudié analytiquement : on en voit seulement alors la disposition d'ensemble.

ensemble. La zone fibreuse proprement dite présente, en effet, tout le long de la corde des étranglements équidistants, exactement symétriques à droite et à gauche. Ces étranglements sont formés en vertu d'un mécanisme très simple.

De chaque côté de chacun d'eux, il s'est formé deux ménisques de cartilage vrai. L'un interne, occupant l'espace compris entre la zone fibreuse et la vitrée, plan convexe, a son plan adjacent à cette vitrée et son feston convexe adjacent à la zone fibreuse; l'autre, externe de même forme, a son plan adjacent à la gaine élastique et son feston convexe saillant en dedans. Dans l'intervalle de ces deux bagues cartilagineuses concentriques, la zone fibreuse prend l'aspect d'un sablier. La formation cartilagineuse fait le tour de la corde et dessine de la sorte, le long d'elle, un double anneau complet. Chacun de ces anneaux représente le rudiment du *centrum* ou *corps* d'une vertèbre; les intervalles entre les anneaux successifs représentent les disques intervertébraux futurs. La disposition métamérique définitive des pièces du squelette axial se trouve ainsi indiquée; et l'on voit que ce squelette dans son ensemble reproduit le modèle de la corde qui lui a servi de tige directrice. Mais il ne forme plus une pièce axiale insegmentée; il est constitué par une série d'anneaux cartilagineux solides reliés par des bandes annulaires de tissu fibreux restées flexibles et souples. Sur les anneaux cartilagineux, le pied des arcs neuraux et viscéraux vient s'insérer; la disposition vertébrale définitive est désormais acquise.

3° **Corde dorsale des Mammifères.** — A aucun moment de son développement, la corde dorsale des mammifères ne possède une double gaîne propre. Sa membrane vitrée, qui est constante, n'est pas doublée par une formation élastique. L'envahissement du pourtour de la corde par les tissus du squelette définitif s'effectue en conséquence rapidement et sans difficulté. La portion des protovertèbres qui doit donner naissance aux corps vertébraux se répand à l'entour de la formation notocordienne et s'organise en cartilage, étranglant la corde au niveau de l'anneau formé et l'empêchant de prendre son développement. Dans l'intervalle des anneaux cartilagineux qui représentent les corps des vertèbres, c'est une gaîne fibreuse à plans concentriques et entrecoupés qui enveloppe la corde. Cette gaîne s'oppose moins à son développement que ne le fait l'anneau cartilagineux; telle est la raison pour laquelle, si l'on coupe la colonne vertébrale d'un très jeune embryon de mammifère exactement dans l'axe de la corde, on voit cette dernière réduite à un fil dans le trajet des corps vertébraux et acquérant dans leurs intervalles, répondant aux disques intervertébraux, l'aspect d'une masse lenticulaire biconvexe. Plus tard, il ne restera aucun vestige de la corde dans l'épaisseur du corps des vertèbres; mais longtemps on en trouvera des restes au centre des ligaments intervertébraux.

Sur un embryon de Mouton long de 3 centimètres, au milieu d'un corps vertébral cartilagineux, la corde apparaît comme un petit cercle parfait. Elle est limitée par sa gaîne vitrée et par une bande de tissu translucide différenciée du cartilage hyalin ambiant, étroite, et renfermant quelques corps cellulaires allongés, incurvés parallèlement à la courbure de la vitrée : c'est le vestige de la gaîne fibreuse. En dedans de la vitrée, on voit les cellules propres de la notocorde, au nombre de cinq ou six pour chaque coupe. Ce sont des éléments volumineux, globuleux, limités par un exoplasme brillant et au contact les uns des autres. Toute disposition épithéliforme à la périphérie a disparu. La corde ne s'est donc pas édifiée ici suivant son type supérieur; son évolution a été modifiée par un processus atrophique prenant sur elle le pas. Ceci montre bien que, pour acquérir une idée juste du tissu notocordien, il convient de choisir les animaux munis de cordes persistantes, et chez lesquels les tissus particuliers à la notocorde se développent librement jusqu'à acquérir leur forme adulte et définitive.

Il résulte de l'étude précédente que le tissu notocordien, assimilé autrefois par Kölliker et la majorité des embryologistes au cartilage, ne possède aucun des caractères particuliers à ce tissu, comme Ranvier l'a déjà fait remarquer avec raison il y a plus de dix ans (1). Au contraire, il se rapproche considérablement des formations épithéliales. Comme ces dernières, il possède une membrane vitrée compliquée ou non d'une formation basale analogue à la lame de Bowman. Il semble fournir l'homologue exact du tissu cristallinien. Enfin, Balfour a constaté qu'au niveau du canal neurentérique, chez le Canard, les cellules de la corde disposées autour de la vitrée à la façon d'un épithélium, se continuent avec le canal épendymaire (2). Tous ces caractères rapprochent davantage la corde des productions du feuillet externe que de celles du feuillet interne, quand bien même les embryologistes sont à peu près tous d'accord pour lui assigner une origine entodermique. Dans cette dernière hypothèse, d'ailleurs, le tissu de la corde trouverait des similaires émanant du même feuillet. Il est aujourd'hui devenu très probable que le feuillet moyen de l'embryon n'est qu'une différenciation de l'entoderme. Dans ce feuillet moyen, le tissu fibreux, organe fondamental du système primitif de soutènement, est capable d'édifier des formations qui possèdent toutes les propriétés physiques du tissu notocordien et qui rappellent même sa structure. J'ai réuni ces formations en un tissu particulier, le tissu *fibro hyalin*, qui représente l'une des plus intéressantes différenciations du système fibreux, et probablement aussi la plus ancienne de toutes en vue de la formation des pièces du squelette intérieur.

(1) *Traité technique d'histologie*, p. 230 (2e édition).
(2) Balfour, *A Treatise of comparative embryology*, t. II.

CHAPITRE IV

SQUELETTE FIBREUX PRIMORDIAL ET SES DIVERSES PIÈCES ADVENTICES D'ADAPTATION.

Sans faire place à un tissu nouveau, et dans certains cas sans même modifier très profondément sa constitution générale, le tissu fibreux parvient, à l'acide de différenciations qui lui sont propres, à satisfaire aux nécessités quelconques du soutènement intérieur dont il est l'organe fondamental. Il y arrive en édifiant, au moyen de transformations très simples de ses éléments anatomiques, ce que j'ai proposé de désigner, dans la nomenclature des diverses parties du squelette, sous le nom de *pièces adventices d'adaptation*.

En formant ces pièces, le tissu fibreux devient apte à fournir aux organes les éléments d'une charpente présentant des conditions de solidité variable dans chaque cas déterminé, et reproduisant les qualités physiques principales soit du tissu de la corde dorsale, soit du tissu cartilagineux, soit enfin même du tissu osseux. Nous allons étudier, dans ce chapitre, ces diverses adaptations sous les titres suivants : 1° *Tissu fibro-hyalin;* 2° *tissu fibreux cartilaginiforme;* 3° enfin *tissu fibreux ossiforme*. Ce dernier tissu se confond du reste avec le tissu osseux; il n'est autre chose que le tissu osseux développé dans le tissu conjonctif modelé en dehors de l'intervention de la moelle périvasculaire.

§ 1er. — LE TISSU FIBRO-HYALIN (1).

Tissu fibro-hyalin des Gastéropodes. — Chez les mollusques gastéropodes du genre Hélice (*Helix pomatia — Helix hortensis*), tout le sque-

(1) Le terme de *tissu fibro-hyalin* est nouveau, et j'ai été amené à l'introduire dans la terminologie anatomique pour désigner une série de formations nées au sein du tissu conjonctif modelé et dont la constitution histologique et le rôle dans la formation de certains organes de soutien sont tout à fait individuels. Ce tissu particulier, qui n'est ni du tissu conjonctif modelé ordinaire, ni du tissu adipeux, ni du tissu cartilagineux, présente avec ceux-ci une série d'analogies et de différences. Il pos-

lette intérieur est formé exclusivement par du tissu fibreux ; nulle part on ne trouve de pièce solide comme l'os des Seiches ou la plume des Calmars. Mais au sein de ce tissu fibreux, partout où doit exister une pièce de soutènement à la fois élastique et résistante, se développent des cellules globuleuses de forme sphérique que les zootomistes décrivent ordinairement comme des éléments du tissu conjonctif diffus. Ces cellules sont formées d'une masse transparente comme le verre que l'acide osmique teinte à peine d'une nuance enfumée ; à leur périphérie existe une mince lame granuleuse de protoplasma renfermant un noyau plat, vésiculeux et nucléolé. En dehors du noyau existe un amas distinct, caractéristique, de granulations protoplasmiques que l'éosine teint en rose ; enfin l'élément tout entier est limité par un exoplasme capsulaire appliqué immédiatement à sa surface, ce qui le distingue de prime abord de la capsule des vésicules adipeuses. Arrivées au contact, sur certains points, ces cellules forment des bandes hyalines qui jouent le rôle d'une sorte de cartilage : mais d'un cartilage d'une délicatesse et d'une souplesse infinies, et cependant résistant à la façon exacte du tissu de la notocorde, à laquelle il peut être comparé. Bref il s'agit ici, d'une véritable pièce de squelette en rapport avec la souplesse et l'extrême variété de mouvements dont un Colimaçon et une Limace sont capables

Les bandes de ce tissu fibro-hyalin s'insinuent entre les acini du foie, les lobes de la glande hermaphrodite et maintiennent la forme de leur cavité. On les trouve dans la tunique fibreuse du tube digestif; enfin, tout autour des ganglions nerveux cérébriformes, le long des commissures et des connectifs du collier œsophagien, ces mêmes bandes se répandent de façon à soutenir, à protéger les éléments nerveux. Tout le système ganglionnaire d'un Escargot est comme immergé dans la masse hyaline. On pourrait poursuivre cette énumération, et l'on arriverait à conclure que toutes les cloisons fibreuses de refend du système viscéral présentent de distance en distance des bandelettes ou des nodules d'un tissu de soutènement formé de cellules globuleuses, à contenu semi-liquide, et constituant un vaste système analogue à celui qui, chez les vertébrés, est rassemblé en un axe unique sous la forme de corde dorsale.

sède des éléments typiques, les *cellules hyalines* qui, soit globuleuses, soit de formes variables et souvent même bizarres, sont le résultat d'une évolution particulière des cellules fixes du tissu connectif modelé sous la forme fibreuse. Le lecteur qui tiendrait à suivre plus amplement que dans un exposé didactique l'évolution de cette question, en trouvera les éléments dans une série de mémoires que j'ai publiés sur ce sujet : — Recherches sur la transformation vésiculeuse des éléments cellulaires des tendons (*Archives de physiologie*, 1872) ; — Sur les cellules godronnées et le système de soutènement intra-vaginal des nerfs des Solipèdes (*Comptes rendus de l'Acad. des sciences*, 22 mars 1880) ; — Recherches sur quelques points particuliers de l'histologie des nerfs (*Arch. de physiologie*, 1881) ; — Système hyalin de soutènement des centres nerveux et de quelques organes des sens (ibidem, 1881).

C'est là du reste le seul tissu analogue à ceux du squelette qu'on rencontre au sein du tissu fibreux qui forme la charpente des mollusques gastéropodes. Pour cette raison, l'on est amené à considérer le tissu fibro-hyalin comme représentant dans la série la première adaptation du tissu fibreux en vue de la formation de pièces différenciées du squelette : en d'autres termes, comme le tissu squelettique fondamental. Cette forme primordiale se généralise seulement chez certains invertébrés supérieurs dont la série converge vers le type vertébral. Chez les vertébrés inférieurs elle existe encore, moins abondamment répandue; d'autres différenciations mieux adaptées aux fonctions ont pris le pas. Enfin, chez les vertébrés supérieurs, le tissu fibro-hyalin ne se retrouve plus qu'exceptionnellement, dans certains points particuliers où sa réapparition est nécessitée par le fonctionnement. La forme disparue dans l'organisme y est de la sorte ramenée par la fonction; l'analyse histologique seule ne peut alors indiquer, dans un organisme pris en particulier, sa signification morphologique générale. Pour déterminer cette dernière, l'anatomiste est forcé de prendre le chemin long et détourné de l'histologie comparée.

Sans entrer dans l'histoire détaillée de la répartition du tissu fibro-hyalin dans le squelette fibreux des vertébrés, je considérerai en particulier certaines formations de ce tissu : formations qui ont leur importance et leur place dans la série des tissus, et qui, d'un autre côté, nous permettront d'étudier le développement du tissu connectif fibro-hyalin aux dépens des éléments du tissu conjonctif modelé.

(A) **Tissu hyalin de soutènement du névraxe et des organes des sens des Cyclostomes.** — Chez la Lamproie marine, la Lamproie de Planer et leurs larves Ammocètes, le canal rachidien n'est pas exactement rempli par la moelle épinière. Sur les côtés et en arrière de cette dernière (fig. 108), la cavité neurale incomplètement remplie est occupée par un tissu gélatineux sur lequel LANGERHANS a appelé l'attention. Cette masse gélatineuse a la forme d'une gouttière concave du côté de la face ventrale de l'animal; elle coiffe la moelle en arrière, et, en s'interposant entre elle et la voûte de l'arc neural, elle s'applique sur le plancher de ce dernier, adjacent à la corde dorsale. Elle l'éloigne ainsi du contact des masses musculaires situées au-dessus de la ligne latérale. Les mouvements énergiques de ces masses en divers sens ne peuvent donc ébranler l'axe nerveux qu'indirectement, c'est-à-dire après avoir traversé le coussinet gélatineux protecteur au sein duquel, comme dans une masse liquide incompressible et élastique, les actions mécaniques se répandent dans divers sens et par suite se régularisent.

La masse gélatineuse qui vient d'être décrite n'est nullement formée de tissu adipeux; l'acide osmique la laisse incolore chez les Ammocètes grands et petits. L'analyse histologique du tissu montre au contraire (1)

(1) J. RENAUT, Système hyalin de soutènement des centres nerveux, etc. (*Archives de*

que cette masse est formée par un tissu tout à fait comparable à celui des bandes hyalines qui forment le squelette intérieur d'une Hélice.

La gaîne de tissu fibreux qui enveloppe la moelle épinière est disposée sous la forme lamelleuse. Au niveau du point où cette gaîne se réfléchit de la face ventrale de la moelle à sa face dorsale, ses lamelles les plus externes se dissocient en un pinceau de fibres délicates qui

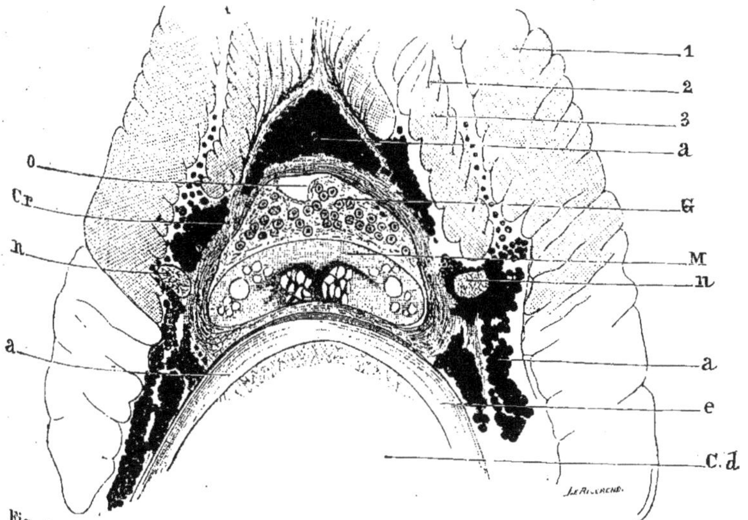

Fig. 108. — Coupe transversale de la moelle, du canal rachidien, de la corde dorsale et des masses musculaires dorsales de l'*Ammocœtes branchialis* (acide osmique à 1 p. 100, alcool, glycérine neutre).

C d, corde dorsale; — M, moelle épinière; — *n*, *n*, coupe d'une paire de nerfs rachidiens; — G, masse gélatineuse rétro-médulaire rétractée en *o* et renfermant les cellules globuleuses du tissu fibro-hyalin; — *Cr*, paroi fibreuse du canal rachidien; — *e*, *e*, gaîne propre de la corde dorsale doublée en dehors de la gaine élastique; — *a*, *a*, îlots de vésicules adipeuses rendues absolument noires par l'acide osmique; — 1, 2, 3, coupes des masses musculaires dorsales dont les détails de structure n'ont pas été indiqués.

divergent à la façon des rayons d'un éventail et qui s'épanouissent dans l'espace compris entre la face postérieure de l'axe médullaire et la voûte du canal rachidien. Du côté opposé, on remarque une dispo-

physiologie, 1881). — *Préparation :* On fixe des tronçons d'Ammocœtes branchialis par un séjour de douze heures dans les vapeurs osmiques, puis on achève le durcissement par l'alcool. On pratique ensuite des coupes transversales, bien perpendiculaires à l'axe de la moelle et comprenant la totalité du corps au-dessus de la ligne latérale, et aussi la corde dorsale tout entière. Ces coupes minces sont reçues dans l'alcool, chargées sur la lame de verre, traitées avec précaution par l'eau sur la lame, pour qu'elles ne tournoient pas, puis colorées pendant 10 à 12 minutes avec la glycérine hématoxylique. La moelle, la masse gélatineuse rétro-médullaire, les masses musculaires dorsales gardent dans ces conditions tous leurs rapports. On recouvre la préparation d'une lamelle et on observe.

sition identique; et deux systèmes, en se rejoignant au milieu de l'espace libre rétro-médullaire, forment le stroma de la masse gélatineuse qui remplit ce dernier (fig. 109).

La trame connective ainsi produite est donc une expansion d'une

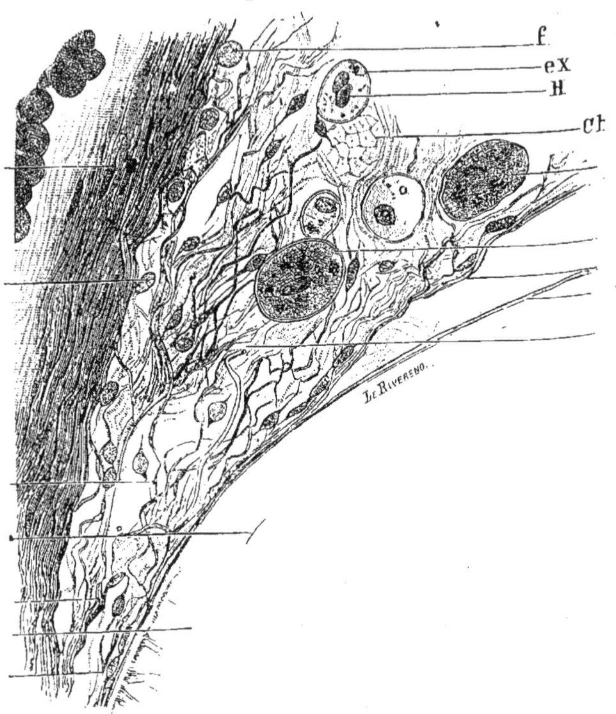

Fig. 109. — Mode de formation de la masse gélatineuse rétro-médullaire de l'*Ammocœtes branchialis* (fixation par l'acide osmique en solution à 1 p. 100; durcissement par l'alcool; coloration par la glycérine hématoxylique faible. — Obj. 7, ocul. 1 de Vérick, tube baissé, projection à la chambre claire sur la table).

M, *n*, moelle épinière coupée en travers et dont les détails de structure ne sont pas indiqués; — *m*, surface extérieure de la moelle; — *g*, *g'*, pie-mère se dissociant en *g* pour former la trame connective de la masse gélatineuse; — R, canal rachidien fibreux se dissociant en *r* et tout le long de son bord interne pour concourir aussi à former la trame connective de la masse gélatineuse; — *g'*, point où la pie-mère est soulevée avec la masse gélatineuse et s'est détachée de la moelle au cours de la préparation; — H, cellule globuleuse à deux noyaux; — H'' cellule globuleuse dont le noyau est rejeté sur la face profonde et ne se voit pas; — H' cellule globuleuse à noyau unique placé à sa surface; — *f*, *f*[1], cellules fixes ordinaires du tissu conjonctif; — *Cl*, *Ct*, faisceaux conjonctifs coupés en long et en travers.

membrane fibreuse; elle est constituée par du tissu conjonctif modelé dont les faisceaux se sont dissociés. De ces faisceaux, les uns sont des faisceaux fibreux, épais, cylindriques, droits et rigides, qui s'entrelacent les uns avec les autres de façon à déterminer par leurs concours des aires polygonales, et à la surface desquels des cellules fixes sont ordonnées en séries. Ce sont eux qui donnent au système sa résistance et sa solidité. Mais sur un certain point de leur parcours, ces faisceaux se dissocient en pinceaux de fibrilles conjonctives d'une délicatesse extrême, disposées, soit à l'extrémité du faisceau qui leur a donné naissance, soit le long de lui à la façon des barbes d'une plume. Les intervalles des faisceaux sont ainsi remplis par un tissu fibrillaire délicat, de consistance analogue à celle des faisceaux connectifs ordinaires traités par les acides faibles, et résultant en fin de compte de l'étalement des faisceaux fibreux en plans de fibres rubanés et d'une extrême minceur. Ce système est renforcé par des fibres parties de tout le pourtour de la gaîne fibreuse qui forme la voûte du canal rachidien; il est absolument dépourvu de fibres et de réseaux élastiques.

Les mailles du stroma fibreux que je viens de décrire renferment des cellules fixes offrant les caractères suivants : Au niveau des points où, de la pie-mère ou des parois du canal rachidien se détachent des faisceaux fibreux individualisés, ces cellules sont constituées comme dans le tissu fibreux ordinaire; elles sont plates, ordonnées par rapport aux faisceaux. Quand les faisceaux principaux commencent à se dissocier en fibrilles, on voit les cellules fixes se gonfler et devenir globuleuses. Cette déformation se produit parce qu'en un point de leur masse protoplasmique, s'est accumulée une grosse goutte d'une substance claire et transparente comme le verre et que l'acide osmique ne noircit jamais. Quelquefois de pareilles cellules, occupant les intervalles de faisceaux fibreux épais et restés à peu près parallèles, ne peuvent pas se développer librement et prendre une forme arrondie régulière. Leur configuration est alors commandée par celle de l'espace où elles se développent : elles présentent alors des formes bizarres parfois corolliformes reproduisant le type des cellules que j'ai nommées *godronnées* et que nous étudierons dans un instant. Mais le plus ordinairement elles se développent librement au sein des faisceaux réduits en nappes de fibrilles fines, prennent la forme sphérique, se creusent des loges dans la trame connective molle qui les entoure, refoulent cette trame autour d'elles en la feutrant et en lui donnant à leur contact l'aspect d'une fine membrane. La cellule ainsi développée est régulièrement arrondie, avec un ou deux noyaux ronds, plats, nucléolés, placés à la surface de l'élément, au sein d'une lame granuleuse de protoplasma. La portion centrale de cette cellule est claire, transparente comme une goutte de verre fondu qui serait entourée d'une pellicule grenue. Enfin l'élément tout entier est limité par un exoplasme à double contour qui n'est séparé de la pellicule protoplasmique qu'il recouvre par aucun intervalle. Bref, il s'agit ici d'un élément en tout comparable à ceux des bandes hyalines développées dans le tissu fibreux du corps de l'Hélix.

Chez l'Ammocète, les cellules globuleuses que je viens de décrire ont le volume des vésicules adipeuses du même animal; mais elles en diffèrent absolument par leur constitution. Leur masse protoplasmique est semée de granulations ambrées très fines (fig. 110), dont toujours quelques-unes forment un ou plusieurs amas distincts sur un point situé à distance du noyau et que le carmin ou l'éosine colorent en rose vif. A côté de ces granulations protoplasmiques on en trouve de graisseuses, mais toujours petites, peu nombreuses, constamment distinctes au sein de l'élément qui cependant a pris sa forme définitive régulièrement sphérique et qui s'est limité par son exoplasme. Ces caractères suffisent pleinement à distinguer les cellules hyalines des vésicules adipeuses (1).

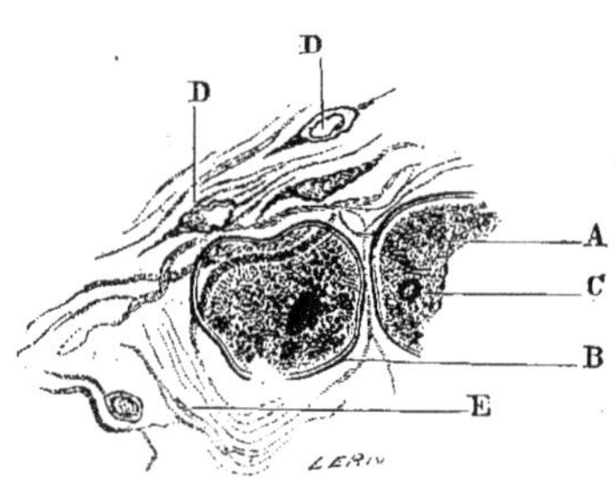

Fig. 110. — Deux cellules de la masse rétro-médullaire de l'Ammocète (fixation par la solution d'acide osmique à 1 p. 100, coloration par la glycérine hématoxylique).

A, cellule hyaline rompue sur un côté, et renfermant un protoplasma transparent semé de granulations protéiques très fines et de quelques gouttes de graisse ; — B, exoplasme des cellules ; — C, grosse granulation protoplasmique colorée en violet ; — D, D, cellules fixes de la trame connective ; — E, trame connective de la masse gélatineuse montrant l'arrangement des faisceaux conjonctifs autour des cellules hyalines.

Pas plus que la moelle épinière, l'encéphale des cyclostomes ne remplit toute la cavité du crâne cartilagineux. Sur les côtés des masses encéphaliques, au-dessus du ventricule rhomboïdal, au pourtour des expansions des plexus choroïdes, l'espace vide est occupé par une masse gélatineuse qui fait suite à la masse rétro-médullaire et qui n'en est qu'une simple modification. A mesure qu'on remonte vers le cerveau, l'on voit en effet les cellules globuleuses de cette masse devenir plus nombreuses, puis arriver au contact les unes des autres. Les cellules deviennent alors légèrement polyédriques par pression réciproque. La trame connective qui les unit se réduit progressivement en une sorte de ciment que je n'ai pu développer en faisceaux connectifs ni en fibrilles.

(1) Les granulations graisseuses toujours petites, peu nombreuses, constamment distinctes chez l'Ammocète au sein d'un élément qui a pris sa forme régulière et définitive d'ellipsoïde ou de sphère, et qui s'est limité par un exoplasme, n'ont en effet pris aucune part au développement de cet élément sous cette forme. Pour former une vésicule adipeuse, les cellules fixes du tissu conjonctif ne commencent pas par le remplir d'un liquide clair, pour ensuite se charger de graisse lorsqu'elles ont acquis la forme ronde et qu'elles se sont limitées par une capsule. C'est, au contraire, par suite de la production de grains graisseux, isolés d'abord, puis confluents, et enfin réunis en une seule et énorme goutte de graisse, que la cellule fixe du tissu connectif lâche, de membraniforme qu'elle était, devient globuleuse et arrondie. Cette petite discussion était nécessaire parce qu'on voit souvent, chez la Lamproie adulte, les cellules hyalines subir secondairement une transformation graisseuse qui les rend difficiles à distinguer des cellules adipeuses ; mais la confusion ne peut être faite un seul instant si l'on voit les éléments se développer.

ou à de minces lames au sein desquelles existent des noyaux plats. vésiculeux, appartenant à des cellules fixes non encore transformées. Dans ces traînées de substance connective on voit apparaître des chromoblastes à ramifications magnifiques, qui s'anastomosent par leurs prolongements dans les interlignes des cellules globuleuses dont la constitution n'a pas varié. Ces cellules sont en effet formées, comme au pourtour de la moelle, par une masse centrale claire, hyaline, réfringente, entourée d'une pellicule protoplasmique granuleuse renfermant un noyau plat, un amas de grains protéiques extérieur au noyau, et quelques granulations graisseuses. Ici, toute confusion avec le tissu adipeux est impossible, et la ressemblance avec le tissu du nodule sésamoïde du tendon d'Achille des batraciens anoures devient telle, qu'on est naturellement conduit à conclure que les deux productions sont de simples variétés d'un seul et même tissu (1).

B. **Tissu fibro-hyalin du nodule sésamoïde du tendon d'Achille des Grenouilles.** — Chez un grand nombre de batraciens anoures et particulièrement chez les Grenouilles, il existe, un peu au-dessus de l'insertion inférieure du tendon d'Achille, dans la substance même du tendon, un renflement lenticulaire présentant à l'œil nu l'aspect du cartilage hyalin : c'est le nodule sésamoïde du tendon d'Achille. On a considéré longtemps, à la suite du travail de Lehmann, qui donna le premier une description exacte des formes extérieures de ce corpuscule, son tissu comme formé de cartilage hyalin ordinaire (Hoyer, Güterbock, Gegenbaur). F. Boll fut amené au contraire à le regarder comme une modification pure et simple du tissu tendineux. Selon lui, à la périphérie du nodule, les faisceaux longitudinaux du tissu fibreux s'écarteraient, en se réfléchissant à angle droit vers le centre. Ils se diviseraient ensuite pour former un réseau inextricable de fibrilles dans les espaces desquelles les cellules fixes, transformées en grands éléments clairs et plats et unis entre eux par un ciment, se seraient empilées les unes sur les autres comme les feuillets d'un livre, au lieu de continuer à former des chaînes occupant les intervalles des faisceaux.

(1) Le tissu hyalin forme encore, chez les cyclostomes, une cupule de soutènement qui se comporte à l'égard de la rétine comme la cupule du gland du chêne par rapport à son fruit. Cette cupule sépare la chorio-capillaire de la sclérotique; son plein répond à l'entrée du nerf optique, son bord tranchant à l'*ora-serrata*, un peu en arrière de laquelle il est situé. Chez le Caméléon commun, le système de soutènement rétro-rétinien se réduit à un rudiment, disposé sous forme d'un anneau hyalin entourant le nerf optique au niveau de son passage à travers la sclérotique. Cette membrane, pour laisser passer le nerf, est taillée obliquement aux dépens de sa face externe; le nerf reste cylindrique; et, entre lui et la sclérotique, il existe par conséquent un espace libre qui est rempli par le tissu fibro-hyalin. Le stroma fibreux de cet anneau tire son origine à la fois de la sclérotique et de la gaine du nerf. Les faisceaux conjonctifs qui le forment partent principalement du sommet du coin formé par le concours de la sclérotique évidée et du pourtour du nerf optique. Ils se répandent ensuite d'avant en arrière dans la masse hyaline comme les rayons d'un éventail.

J'ai démontré en 1872 (1) que la constitution du tissu du nodule est tout autre. Si, dans un nodule sésamoïde enlevé sur une Grenouille encore vivante, on pratique une coupe transversale et qu'on la dissocie avec des aiguilles dans une goutte de picro-carminate d'ammoniaque, on met en liberté des cellules globuleuses, arrondies ou montrant une série d'empreintes mousses qui leur donnent une forme bizarre. Ces cellules sont formées par une masse transparente, malléable comme du verre fondu. Quand on les déprime en appuyant sur la lamelle avec la pointe d'une aiguille, elles se déforment et s'aplatissent comme le

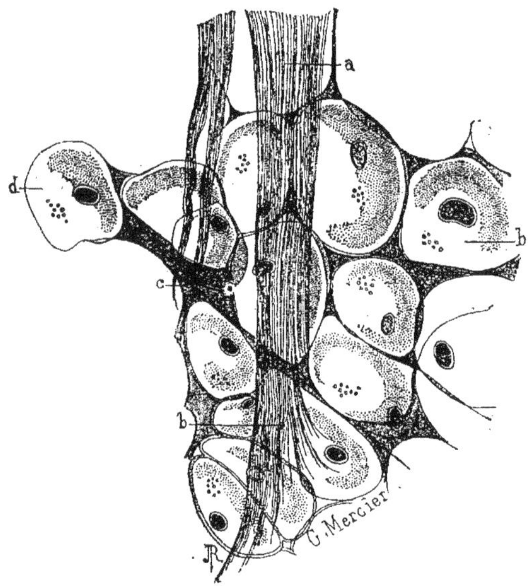

Fig. 111. — Coupe transversale du nodule sésamoïde du tendon d'Achille de la *Rana temporaria* (même mode de préparation que dans la figure 112).

a, faisceau conjonctif se terminant en pinceau à son extrémité de manière à concourir à la formation de la capsule des cellules globuleuses du nodule ; *b*, *b*, cellules claires et globuleuses du nodule ; — *c*, cloisons membraniformes séparant les cellules les unes des autres ; — *d*, amas de granulations caractéristique, situé dans chaque cellule en dehors du noyau.

ferait une goutte de substance molle comprimée entre deux plans parallèles. Telle est vraisemblablement la cause de l'erreur de Boll, qui les décrivit comme des cellules plates. Ces éléments renferment un noyau vésiculeux, nucléolé, rejeté vers la périphérie, et en dehors duquel on trouve un amas de granulations protéiques (Ranvier) identique à celui des cellules hyalines du tissu fibreux viscéral de l'Hélix ou de la calotte gélatineuse rétro-médullaire d'un Ammocète. Il ne s'agit donc

(1) J. Renaut, Recherches sur la transformation vésiculeuse des éléments cellulaires des tendons (*Archives de physiologie*, 1872, p. 285).

ici ni de cellules cartilagineuses, ni de cellules plates, mais d'éléments cellulaires fixes du tissu connectif fibro-hyalin (1).

Comme une dissociation n'est jamais assez parfaite pour séparer les les cellules une à une, on en voit souvent deux ou trois réunies en groupe par une substance unissante d'une nature toute particulière. Avec un grossissement de 400 ou 500 diamètres, on reconnaît que chaque cellule est plongée dans une sorte de cupule constituée par une membrane qui l'enveloppe en lui formant une loge transparente très finement plissée (fig. 111). Cette cupule n'est autre chose qu'un prolongement de la gaîne enveloppante des faisceaux fibreux; et la façon dont elle se forme et dont naissent les cloisons minces qui réunissent les cupules les unes aux autres, est tout à fait simple.

Voici en effet comment se développe le tissu hyalin du nodule aux dépens des éléments constitutifs du tendon. Si l'on pratique des coupes longitudinales ou transversales du tendon d'Achille et de son nodule fixés pendant quelques heures par les vapeurs d'acide osmique, et qu'on les colore ensuite à l'aide du picrocarminate d'ammoniaque, on voit que les fibres conjonctives du tendon s'écartent à la périphérie du nodule. Les espaces interfasciculaires s'agrandissent pour donner place à des traînées de cellules tendineuses disposées en chaînes, mais qui sont devenues globuleuses comme dans un tendon enflammé. Ces cellules ont repris le caractère embryonnaire (fig. 112); leur noyau est volumineux, central, entouré d'une masse protoplasmique semée de granulations protéiques indiquant que l'élément est en train de se remanier. Certaines cellules renferment deux noyaux. Progressivement, le protoplasma devient de plus en plus clair, et les granulations se rassemblent en une lame périphérique en même temps que le noyau est rejeté sur le côté. Enfin, il n'existe plus de différence entre les cellules en voie de transformation et les cellules devenues entièrement hyalines. Cette transformation s'opère de la périphérie au centre du nodule. Au pourtour de ce dernier, le tissu tendineux n'est pas modifié; un peu plus en dedans, les espaces stellaires élargis sont remplis de cellules embryonnaires qui s'entassent les unes au-dessus des autres : à mesure qu'on avance vers le centre, les espaces stellaires s'agrandissent en même temps que les cellules deviennent de plus en plus volumineuse et que leur protoplasma se montre de moins en moins granuleux. Quand la transformation est complète, ces cellules ont pris la forme de grosses

(1) L'iode ne montre pas dans ces cellules de matière glycogène; l'acide osmique les laisse absolument incolores ou les teint faiblement en brun à la façon de toutes les substances albuminoïdes; enfin elles ne se rétractent pas à la façon des cellules cartilagineuses. Ainsi donc, comme le dit RANVIER, qui a adopté à leur égard ma manière de voir, « pour tout histologiste ayant traité par la solution d'iode une coupe de cartilage hyalin, fibreux et élastique, il sera bien certain que les cellules du nodule sésamoïde ne sont pas semblables aux cellules du cartilage. » (*Traité technique*, p. 361.)

vésicules claires séparées par de minces cloisons membraniformes que le carmin colore en rose pâle.

Ces cloisons résultent de l'agrandissement progressif des espaces stellaires, et deviennent d'autant plus minces que la cellule globuleuse devient elle-même plus volumineuse. On comprend très bien comment, en vertu d'un pareil mécanisme, les éléments cellulaires sont séparés par des lames minces et non par des fibres. Ces lames minces partent

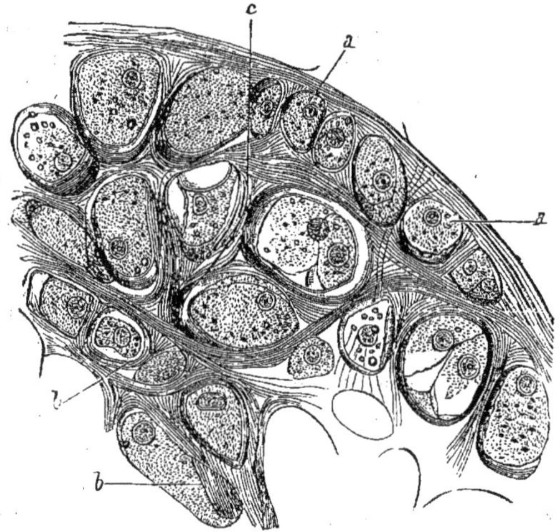

Fig. 112. — Coupe transversale du nodule sésamoïde du tendon d'Achille de la *Rana temporaria* (faite sur le nodule frais, puis colorée au picrocarminate et examinée dans l'eau phéniquée).

a, *a*, cellules tendineuses de la périphérie du nodule devenues globuleuses et dont le protoplasma est granuleux ; — *b*, *b*, cellules globuleuses de plus en plus volumineuses au fur et à mesure qu'elles s'approchent du centre du nodule ; quelques-unes se sont divisées et occupent une seule et même loge. Dans certaines de ces cellules, une zone claire apparaît au centre de la masse protoplasmique et la portion du protoplasma restée granuleuse est refoulée à la périphérie de la loge de l'élément ; — *c*, *c*, cloisons intercellulaires formant à chaque cellule du nodule une loge particulière (Obj. 7, immers. ocul. 1 de Vérick).

des faisceaux fibreux soit non modifiés, soit étalés en rubans pour s'adapter à la forme des espaces intercellulaires devenus linéaires et incurvés qu'ils parcourent. Il s'est donc formé ici, aux dépens des membranes d'enveloppe des faisceaux, constituées par une substance analogue à celle des formations basales, un système de cloisons et de loges qui enclosent, unissent et séparent les cellules fixes du tissu fibreux devenu hyalin (fig. 113). Ces cloisons se substituent ici à l'exoplasme des cellules hyalines de la masse rétro-médullaire des cyclostomes, et, formant par leur ensemble un système continu, sont un acheminement vers la forme cartilagineuse proprement dite : forme dans laquelle la substance intercellulaire constituera une masse continue avec elle-même tout en édifiant en même temps un exoplasme capsulaire autour de chaque cellule prise en particulier.

En résumé, le tissu fibro-hyalin du nodule sésamoïde est formé par les cellules fixes du tissu tendineux devenues globuleuses, transparentes et semi-fluides comme le verre fondu, analogues conséquemment à celles de la notocorde. Ces cellules sont contenues dans un système de cloisons membraniformes, résultant de l'élargissement progressif des espaces stellaires et de l'atrophie des faisceaux connectifs du tendon. La formation tout entière est exactement l'homologue du tissu des bandes hyalines de l'Hélix, de la masse gélatineuse rétro-médullaire, rétro-cérébrale et rétro-rétinienne des cyclostomes. Dans ces diverses formations, il est impossible de voir autre chose que les variétés d'un seul et même tissu émané lui-même du tissu fibreux.

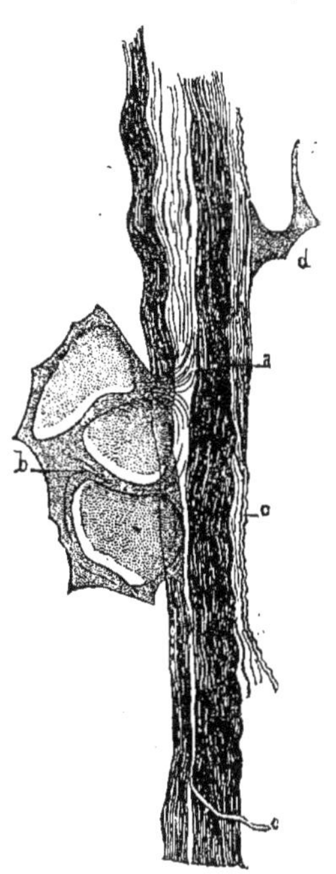

Fig. 113. — Faisceaux conjonctifs pris dans le nodule sésamoïde du tendon d'Achille de la *Rana temporaria* et dissocié dans une goutte de picrocarminate d'ammoniaque à 1 p. 100.

b, *d*, loges cellulaires membraniformes dont les cellules hyalines ont été chassées, et qui se relient à la membrane d'enveloppe *c* du faisceau conjonctif *a*, qui s'est rompue et rétractée en *c* suivant une ligne ondulée (obj. 7 à immersion de Nachet, oculaire 1 de Vérick).

3° **Tissu fibro-hyalin intra-vaginal des cordons nerveux.** — Chez les très grands mammifères, tels que le Cheval et l'Ane, les cordons nerveux dans leur trajet au sein de masses musculaires à action puissante, et dont le mouvement leur imprime nécessairement des heurts, sont protégés par une disposition intéressante que j'ai découverte en 1880, et à laquelle j'ai donné le nom de *système hyalin de soutènement intra-vaginal* (1). La description complète de ce système appartient à l'histoire de la gaîne lamelleuse des nerfs et ne saurait en être séparée; mais comme d'autre part il s'agit d'une formation du tissu fibro-hyalin, je ne saurais me dispenser d'en dire un mot ici.

Sur les points où le nerf doit être protégé contre l'action musculaire, le faisceau nerveux ne remplit plus exactement la gaîne lamelleuse ; il se produit (fig. 114) entre le faisceau et cette gaîne un espace cloisonné par des faisceaux fibreux réticulés, fournis par des relèvements de la paroi interne de la gaîne lamelleuse ou par le tissu connectif modelé,

(1) J. Renaut, Sur les cellules godronnées et le système de soutènement intra-vaginal des nerfs des solipèdes (*Comptes rendus de l'Acad. des sciences,* 22 mars 1880).

à faisceaux longitudinaux, qui limite le cordon nerveux à son pourtour. Le stroma ressemble beaucoup à celui de la masse gélatineuse rétro-médullaire des cyclostomes ; à la surface des faisceaux qui le forment par leur entre-croisement, il existe des cellules fixes disposées en revêtement

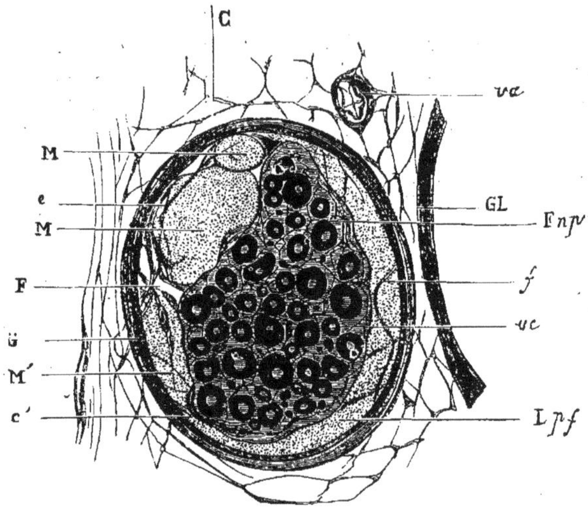

Fig. 114. — Un faisceau nerveux du facial de l'Ane, montrant les mésos fibrillaires et les loges alvéolaires du système de soutènement intra-vaginal (fixation par l'acide osmique en solution à 1 p. 100, coloration à la pyrosine, conservation dans la glycérine salée).

C, tissu connectif tendiniforme périfasciculaire ; — gaine lamelleuse proprement dite du faisceau ; — GL, gaine lamelleuse d'un faisceau voisin ; — F, mésos fibrillaires séparant les mailles alvéolaires M, M, remplies de liquide coagulé en masse granuleuse ; — M', alvéole cloisonné par des faisceaux rétiformes fins ; — *f*, mésos fins reliant le faisceau nerveux à la gaine lamelleuse au travers du liquide extra-vaginal ; — *e, e'*, endothélium des parois alvéolaires ; — *Lpf* liquide périfasciculaire.

Fnp, faisceau nerveux renfermant des fibres à myéline grosses et petites coupées en travers ; — *vc*, vaisseau capillaire sanguin intra-fasciculaire ; — *va*, artériole du tissu conjonctif périfasciculaire.

discontinu. Les mailles du stroma sont occupées par un liquide au sein duquel (fig. 115), de distance en distance, on voit contenus des corps cellulaires analogues aux cellules hyalines, mais beaucoup plus irréguliers. Ils sont formés par un noyau de forme bizarre, autour duquel une masse protoplasmique claire, transparente, sur laquelle l'acide osmique n'a pas d'action, s'étend en formant des expansions multilobées en forme de corolle ou de collerette à bouillons multiples : c'est pourquoi j'ai donné à ces éléments le nom de *cellules godronnées* (fig. 116). La formation intra-vaginale ne reste pas d'ordinaire disposée annulairement. Elle se dispose en petites tiges lenticulaires, qui suivent latéralement les faisceaux nerveux pendant un certain trajet, et dans lesquelles les cellules godronnées sont devenues très nombreuses et ne sont plus séparées, comme leur similaires du nodule sésamoïde, que par de minces cloisons

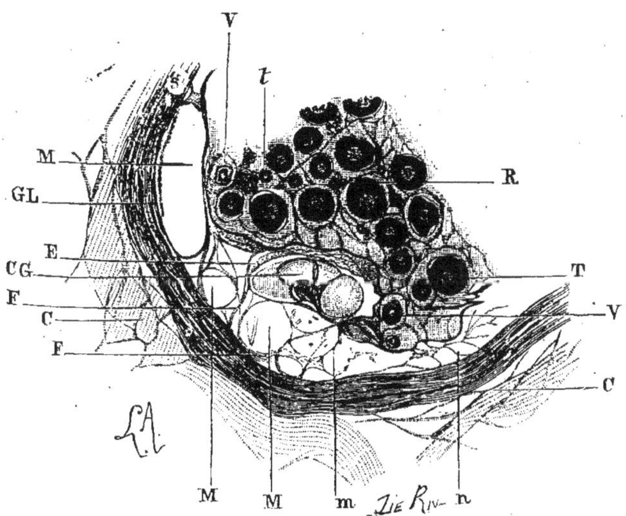

Fig. 115. — Une portion d'un grand faisceau nerveux de la portion sous-musculaire du nerf médian de l'Ane (acide osmique, picrocarminate, glycérine).

GL, gaîne lamelleuse du faisceau ; — C, tissu conjonctif périfasciculaire ; — M, M, alvéoles du tissu hyalin de soutènement intra-vaginal ; — F, faisceaux rétiformes cloisonnant les mailles alvéolaires ; — m, un de ces faisceaux fins coupé en travers ; — n, les mêmes faisceaux formant des mailles serrées entre la gaîne lamelleuse et le faisceau nerveux ;
E, enveloppe d'une cellule godronnée CG.
t, tube nerveux à moelle ; — R, ilot de fibres de Remak ; — V, vaisseaux sanguins intra-fasciculaires.

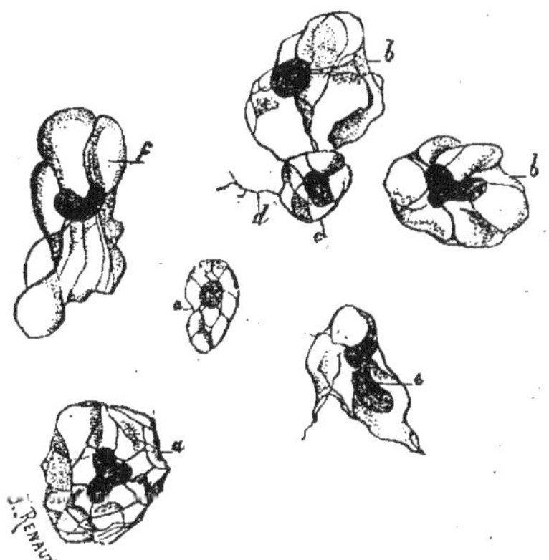

Fig. 116. — Cellules godronnées du tissu hyalin de soutènement du nerf médian de l'Ane (fixation par l'acide osmique à 1 p. 100 ; dissociation ; coloration par la solution aqueuse de pyrosine à 1 p. 300 ; conservation dans la glycérine salée).

a, a, cellules à godrons alvéoliformes ; — b, b, cellules en corolle ; — b, c, deux cellules dont les godrons s'intriquent et qui sont restées jointes ; en d, la cellule c a emporté avec elle un fragment d'une autre cellule godronnée ; — e, f, cellules godronnées à noyau contourné dans plusieurs plans et ayant acquis la configuration multiforme (400 diamètres).

constituées par les faisceaux devenus rubanés et déprimés en forme de logettes pour les recevoir. Dans ce cas, le cordon nerveux se creuse d'une gouttière qui reçoit la petite tige hyaline, souple et élastique, destinée à le soutenir et à le protéger latéralement (fig. 117).

Nous verrons plus tard que, bien que réduit chez les animaux supé-

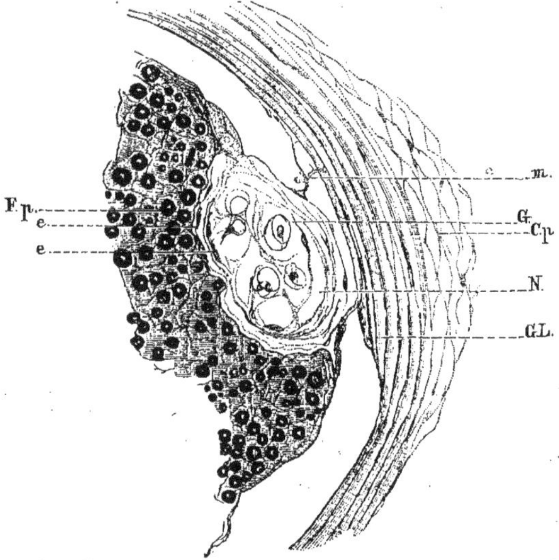

Fig. 117. — Portion d'un grand faisceau nerveux de la partie du médian de l'Ane traversant les masses musculaires du bras, et montrant la coupe transversale d'une tige hyaline intra-vaginale de soutènement (fixation par la solutien d'acide osmique à 1 p. 100, coloration par le picrocarminate, conservation dans la glycérine picrocarminée).

N, nodule répondant à la coupe en travers de la tige hyaline; ce nodule fait corps avec le faisceau nerveux *Fp* excavé en gouttière pour le recevoir; — G, l'une des cellules godronnées du centre de la tige hyaline; — *m*, méso rétiforme reliant la tige hyaline à la surface interne de la gaîne lamelleuse GL.

Cp, tissu conjonctif tendiniforme périfasciculaire; — *e*, *e*, cellules fixes des lames concentriques de la périphérie de la tige hyaline.

rieurs à des proportions rudimentaires, le tissu fibro-hyalin se retrouve non seulement le long des cordons nerveux, mais prend une part importante à la constitution de certains organes des sens, tels que les corpuscules du tact ou les poils tactiles. Quoi qu'il en soit, et dès maintenant, nous pouvons, à l'aide des notions que nous venons d'acquérir dans ce paragraphe, aborder deux questions intéressantes d'histologie générale, à savoir : quelle est la signification mophologique du tissu hyalin de soutènement, et quelle est la place qu'il convient d'assigner à ses éléments constitutifs dans la série des tissus?

Signification morphologique du tissu fibro-hyalin. — Qu'il s'agisse du système intra-vaginal de soutènement d'un nerf périphérique de

Cheval ou d'Ane, de celui qui soutient la moelle, la rétine ou l'encéphale d'un Petromyzon, ou encore du nodule sésamoïde du tendon d'Achille ou du tissu hyalin des gouttières tendineuses plantaires ou palmaires des anoures, enfin des bandes hyalines interviscérales de l'Hélix des jardins : toujours nous voyons les cellules, soit globuleuses, soit à empreintes mousses, soit encore godronnées, et aussi le stroma connectif de ces diverses productions homologues, provenir d'une simple modification des éléments cellulaires fixes du tissu fibreux.

Dans certaines circonstances donc, le tissu fibreux peut se modifier pour constituer des pièces particulières destinées à un mode de soutènement délicat, ou de protection, ou enfin au remplacement du cartilage proprement dit, sans pour cela se transformer entièrement. Il donne seulement naissance à un tissu nouveau, en passant ou non par la phase embryonnaire et en réédifiant ensuite, sur un type un peu distinct, le tissu nécessaire à la fonction. Dans ces cas, le tissu fibreux s'adapte simplement à la nécessité physiologique survenue. Les cellules godronnées du système intra-vaginal des nerfs, celles des masses gélatiniformes rétro-médullaires, celles du nodule sésamoïde et des productions tendineuses similaires, sont des éléments anatomiques homologues quand même leur forme varie dans ses détails. Toujours ces cellules sont constituées par une masse hyaline, de nature non graisseuse, transparente et malléable à la façon du verre fluide. Toujours elles sont contenues dans un stroma de fibres connectives rétiformes, plus ou moins délicat ou même tout à fait réduit, et dans la constitution duquel le tissu jaune élastique ne prend ordinairement aucune part.

Dans la série, le tissu fibro-hyalin constitué comme il vient d'être dit est la première différenciation du tissu fibreux en vue de la production des pièces du squelette. Il existe chez des animaux encore très éloignés du type des *chordata*. La corde dorsale n'est donc pas, comme on le pourrait croire, le prototype des formations squelettales de soutènement. Depuis longtemps déjà existait, dans la série des tissus émanés du feuillet moyen du blastoderme, un tissu qui peut être considéré à bon droit comme le *précurseur des tissus du squelette*, et dont la corde née de l'entoderme, lorsqu'elle apparaît dans l'organisme, ne fait que copier la structure et qu'imiter les qualités.

§ 2. — TISSU FIBREUX CARTILAGINIFORME ET TISSU FIBRO-CARTILAGINEUX.

Tissu fibreux cartilaginiforme. — Quand on examine à l'œil nu l'un des longs tendons fléchisseurs de la patte d'un oiseau, on reconnaît qu'il présente de distance en distance des renflements fusiformes opalescents (fig. 118). Au-dessus et au-dessous de ces sortes de nodules sésamoïdes, comparables à celui du tendon d'Achille de la Grenouille, le tendon parait formé de fibres parallèles, et celles-ci se terminent en pinceau au niveau du point opalescent. Là, le tendon perd son aspect nacré et sa souplesse; quand on le coupe et qu'on le laisse se rétracter, le nodule reste rigide pendant que des plis se forment au-dessus et au-dessous de lui. De même, si l'on soumet les tendons de très petits oiseaux à l'action des substances qui gonflent le tissu conjonctif (comme les acides tartrique, acétique, formique), le point cartilaginiforme conserve sa forme exacte et sa rigidité, tandis que la portion non transformée du tendon se gonfle en se rétractant.

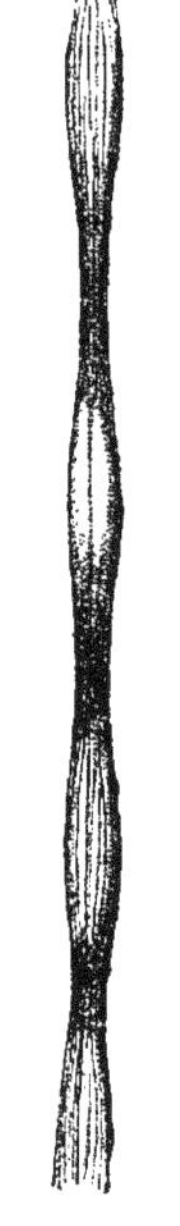

Fig. 118. — Tendon de Poulet présentant sur son trajet des nodules cartilaginiformes (grandeur naturelle).

Extérieurement, ces nodules présentent l'aspect mat, porcelanique des cartilages hyalins; mais si l'on fait une coupe longitudinale, on voit qu'ils présentent une structure nettement fibreuse; leur tissu se coupe moins facilement que le cartilage vrai. Enfin, sur de gros tendons, tels que le tendon d'Achille de la Poule et du Dindon, on reconnaît que le tissu transformé n'occupe qu'une partie de l'épaisseur du cordon tendineux et se confond insensiblement à sa périphérie avec la substance tendineuse non modifiée.

Les nodules opalescents s'observent le plus souvent sur des points où les frottements sont fréquemment répétés pendant l'action : au niveau des poulies de réflexion et des gouttières de glissement, par exemple. Celles-ci présentent elles-mêmes l'aspect cartilaginiforme. Sur de petits oiseaux, tels que le Rouge-gorge ou le Chardonneret, les nodules sésamoïdes dont nous venons de parler peuvent être examinés dans leur entier, par transparence, fixés, colorés et tendus comme les tendons filiformes ordinaires dont ils ont les dimensions. Sous un faible grossissement on reconnaît déjà qu'au niveau des points cartilaginiformes, les chaînes interfasciculaires de cellules fixes ont subi un accroissement considérable en largeur. En outre, la pénétration du réactif colorant s'est effectuée plus difficilement dans les parties modifiées, et la coloration y est moins intense et moins complète que dans le reste du tendon. Si ce dernier n'a subi qu'une extension insuffisante, les faisceaux et les chaînes cellulaires sont contournés en zigzag au-dessus et au-dessous du point cartilaginiforme; mais ce point lui-même conserve sa rectitude absolue, et les lignes qui le traversent restent parfaitement droites, parallèles entre elles et à la direction axiale du tendon.

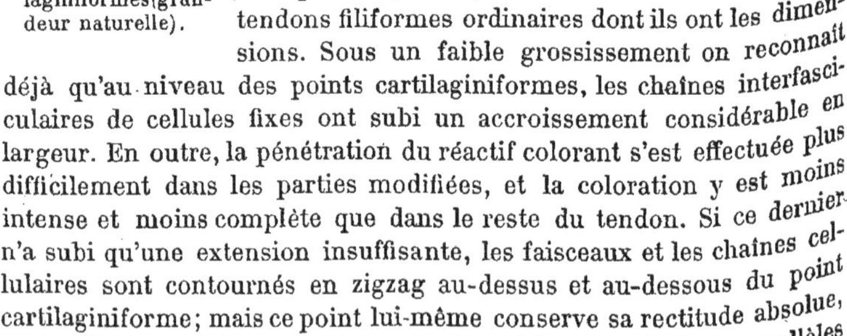

Si maintenant, sur un tendon filiforme convenablement coloré et mis dans l'extension parfaite, on examine la structure d'un des points cartilaginiformes à l'aide d'un objectif à grand angle d'ouverture, on voit qu'au-dessus et au-dessous de lui les cellules tendineuses deviennent plus volumineuses (fig. 119) ; le noyau plat redevient sphérique ; la masse protoplasmique est globuleuse, granuleuse, exactement comme dans un tendon enflammé. Enfin cette cellule, dans le trajet du nodule cartilaginiforme, subit une modification nutritive analogue à celle des cellules hyalines. Elle devient vésiculeuse, et son protoplasma est refoulé à la périphérie sous la forme d'une lame mince, enveloppant un globe central réfringent que l'acide osmique ne colore pas à la façon des graisses et qui, à l'inverse de celles-ci, pâlit sous l'influence de la glycérine acidifiée (1), se dessinant alors comme un cercle clair (fig. 120).

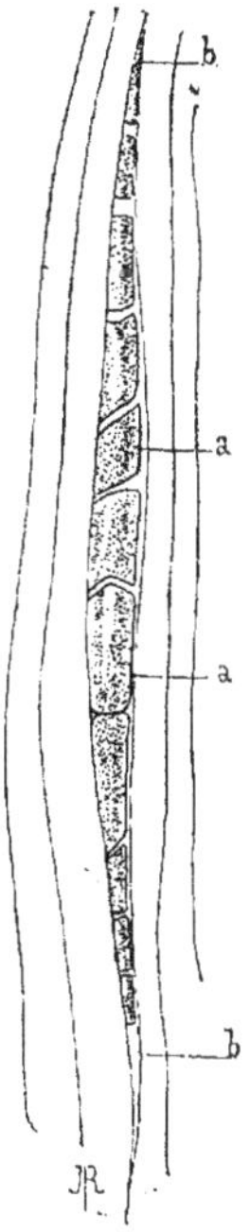

Fig. 119. — Chaîne de cellules tendineuses isolée au niveau d'un point où elle s'engage dans la portion superficielle d'un nodule cartilaginiforme d'un petit tendon (immersion dans l'acide tartrique à 2 p. 100 pendant 2 jours, dissociation avec les aiguilles, fixation définitive par l'acide osmique à 1 p. 100).

b, b, cellules tendineuses normales au-dessus et au-dessous du nodule ; — *a, a*, cellules tendineuses gonflées dans le trajet du nodule.

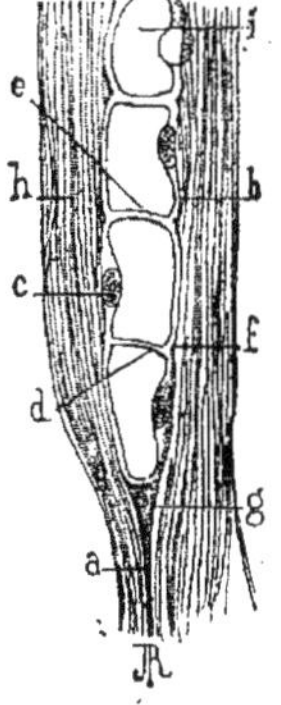

Fig. 120. — Coupe longitudinale d'un point cartilaginiforme pris sur l'un des tendons fléchisseurs de la patte du Poulet jeune-adulte (coloration au picrocarminate, examen dans l'eau).

a, chaîne cellulaire dont les cellules commencent à s'élargir ; — *b*, cellules vésiculeuses ; — *c*, noyau ; — *d, e*, lame mince de protoplasma formant en *e*, par sa réunion avec celle qui appartient à la cellule suivante, une cloison intercellulaire dont la division primitive est marquée par l'encoche *f* ; — *g*, limite de la chaîne cellulaire et des faisceaux fibreux ; — *h*, faisceau fibreux ; — *i*, contenu réfringent de la cellule tendineuse. (Objectif 7 à immersion de Nachet, tube tiré.)

(1) J. Renaut, Recherches sur la transformation vésiculeuse des éléments cellulaires des tendons (*Arch. de physiologie*, 1872, p. 277).

En même temps, les faisceaux fibreux subissent de leur côté une modification nutritive très remarquable. Ils se *chondrinisent*, c'est-à-dire prennent des qualités optiques et histochimiques semblables à celles de la substance fondamentale du cartilage hyalin. Cependant ils en diffèrent en ce qu'ils se colorent en rose pâle sous l'influence du picrocarminate d'ammoniaque et qu'à leur pourtour, à la suite de la coloration au carmin suivie de l'immersion dans la glycérine acidifiée par l'acide formique, ils paraissent environnés de leur membrane propre, colorée en rouge foncé. Il s'agit donc bien ici non de tissu cartilagineux vrai, mais d'un tissu *cartilaginiforme*, intermédiaire comme on le voit de prime abord entre le tissu fibro-hyalin du nodule sésamoïde du tendon d'Achille des Grenouilles et le fibro-cartilage proprement dit.

Ce tissu se développe à la fois sur le trajet des tendons et dans les gouttières tendineuses. Il est en résumé formé par des cellules globuleuses dépourvues de capsules et dont le protoplasma est devenu en tout ou en partie transparent et hyalin. Ces cellules sont enfermées dans les espaces interfasciculaires agrandis, mais qui restent stellaires sur les coupes transversales. Lorsque les cellules sont devenues très volumineuses, elles ont modifié les faisceaux dont elles occupent les intervalles, en les réduisant à un système de cloisons plus ou moins amincies, traversées par les éléments transversaux de la formation cloisonnante s'il s'agit d'un tendon composé. D'ordinaire, ces éléments sont atrophiés à un moindre degré que les faisceaux longitudinaux et servent ainsi de soutien à la masse du nodule entier. On conçoit comment une grande quantité de cellules réfringentes, globuleuses, plongées dans un système de fibres devenues transparentes mais qui n'ont pas le même indice de réfraction qu'elles, arrive à présenter à l'œil nu un aspect opalescent. Il se passe ici les mêmes phénomènes optiques que dans un liquide qui contient des globules quelconques à l'état de suspension (1); et l'aspect opalescent se prononcent d'autant plus que les cellules globuleuses, par une évolution qui leur est propre, arrivent à se charger de granulations graisseuses au fur et à mesure que l'animal avance en âge.

Tissu fibro-cartilagineux. — Sur les tendons du Poulet adulte, d'autre part, les cellules globuleuses se chargent peu à peu de substance glycogène; une coupe fraîche traitée par le sérum fortement iodé montre ces cellules en majorité colorées en brun d'acajou caractéristique. C'est là un caractère de la plus grande importance, car il marque la transition entre les éléments simplement globuleux du tissu cartilaginiforme et ceux du fibro-cartilage proprement dit. Sur les jeunes animaux les cel-

(1) Toute émulsion est opaque et translucide à la fois, parce qu'à la surface des globules en suspension dans un milieu qui ne possède pas la même réfringence que la leur propre, il se passe des phénomènes de réflexion totale amenant la dispersion de la lumière dans tous les sens.

lules colorées en brun par l'iode ne présentent pas de capsule; mais par les progrès de l'âge on en voit certaines se limiter, au milieu des autres, par une capsule à double contour. Sur les coupes longitudinales, on remarque alors certains espaces interfasciculaires remplis de pareilles cellules encapsulées et placées à la file les unes des autres. Le tissu fibreux du tendon a pris dans ce cas et sur ce point la constitution du *fibro-cartilage*. Nous voyons donc que par une série de transformations qui peuvent se succéder dans un même objet, le tissu fibreux est apte à former, en modifiant peu à peu ses éléments cellulaires : d'abord des cellules globuleuses analogues à celles du tissu fibro-hyalin et qui, dans un tissu fibreux dont les éléments fasciculaires se sont chondrinisés sans s'atrophier, caractérisent le *tissu fibreux cartilaginiforme*. Ensuite apparaissent des cellules encapsulées, à capsule formée de chondrine et dont le protoplasma remplit la capsule : cellules caractérisant le tissu *fibro-cartilagineux vrai*. Entre le tissu fibreux et la forme fibro-cartilagineuse, le tissu fibro-hyalin est donc bien un intermédiaire, et doit prendre sa place entre les deux dans la série des tissus du squelette émanés du tissu fibreux.

Le tissu fibro-cartilagineux vrai existe constamment au niveau des points où un tendon ou un ligament fibreux tendiniforme s'insèrent à une pièce du squelette formée de tissu cartilagineux hyalin. Jusqu'à une certaine distance du point d'insertion, dans les espaces interfasciculaires, ce sont des cellules cartilagineuses encapsulées qui tiennent la place des cellules tendineuses et sont disposées les unes au-dessus des autres en série linéaire. Puis ces cellules perdent leur capsule et deviennent simplement globuleuses; enfin la série est continuée par des cellules fixes ordinaires des tendons. En modifiant ses éléments, le tissu fibreux est donc capable de transformer ses cellules fixes en cellules de cartilage, à chondriniser ses faisceaux, et à former des pièces du squelette qui possèdent la structure des formations cartilagineuses tout en conservant en partie la flexibilité, la souplesse et la ténacité propres aux tendons et aux ligaments.

§ 3. — TISSU FIBREUX OSSIFORME ET TISSU OSTÉO-FIBREUX.

Je vais terminer ce chapitre par l'exposé sommaire des transformations que subit un tendon quand il prend non plus l'aspect d'un cartilage, mais l'apparence d'un os : soit en vertu de la calcification simple, soit en revêtant les caractères d'un os vrai. Dans le premier cas, nous dirons que le tissu fibreux est devenu *ossiforme;* dans le second, qu'il a pris la constitution du tissu *ostéo-fibreux*.

A. **Tissu fibreux ossiforme.** — Ce tissu résulte de l'envahissement des éléments constitutifs du tendon par la calcification pure et simple. Ce processus s'observe régulièrement, dans toute sa simplicité, chez la plupart des oiseaux de très petite taille et peu avancés en âge, sur les tendons de l'aile ou des pattes. La partie envahie par les sels calcaires prend alors l'apparence d'une petite tige, d'une sorte d'aiguille d'os, développée à l'intérieur de la corde tendineuse et conservant comme celle-ci une constitution fibroïde qui parfois lui donne l'apparence d'un ruban osseux.

Sur des coupes transversales, faites sur un tel tendon calcifié débarrassé de ses sels calcaires par l'acide picrique et colorées soit au picrocarminate d'ammoniaque soit à la pyrosine (1), on voit se dessiner un réseau de figures étoilées admirablement régulier. Les faisceaux fibreux non transformés à la périphérie sont restés volumineux; dans la zone intermédiaire au tissu calcifié et à celui qui ne l'est pas, ils sont représentés par des cercles plus petits; enfin dans la portion ossiforme proprement dite leur diamètre est devenu encore moins considérable. Ils s'amincissent donc tout en gardant leur configuration cylindrique ou prismatique au fur et à mesure qu'ils se transforment. Dans les espaces stellaires répondant aux intervalles des faisceaux, on voit les cellules fixes sous la forme d'un petit cercle ou d'un triangle très réguliers répondant à la coupe de ces éléments devenus globuleux ou vésiculeux comme dans un point cartilaginiforme. Les faisceaux se colorent en rose pâle par le carmin, et leur membrane enveloppante présente ses caractères ordinaires. Sur les coupes longitudinales on ne retrouve jamais de figures étoilées, mais bien des traînées cellulaires formées de cellules globuleuses plongées dans la substance des enveloppes des faisceaux fibreux chargée de sels calcaires. Quand on immerge un tendon filiforme calcifié de la patte d'un petit oiseau dans la glycérine, après l'avoir coloré par le carmin (fig. 121), l'on voit que les cellules globuleuses des chaînes se remplissent d'air et se comportent comme les corpuscules étoilés d'un os examiné dans les mêmes conditions. Mais les figures sont alors bien différentes de celles fournies

(1) On suspend le tendon ossiforme dans une solution saturée d'acide picrique. Au bout de huit à dix jours il est devenu souple comme du caoutchouc. On peut alors y pratiquer des coupes ou le dissocier. Mais pour obtenir des préparations d'ensemble régulières, il convient de le soumettre, une fois décalcifié, à l'action successive de la gomme et de l'alcool (24 heures d'immersion dans chaque réactif). On introduit ensuite le tendon dans une fente d'un morceau de moelle de sureau, et l'on fait des coupes très minces qu'on examine dans l'eau après coloration, car la glycérine efface les détails des faisceaux et rend leurs limites diffuses. Si l'on veut cependant faire sur de pareils objets des préparations persistantes, il suffit de pratiquer comme il vient d'être dit des coupes transversales, de les colorer au picrocarminate d'ammoniaque ou mieux à l'aide du carmin aluné ou de l'éosine hématoxylique; après quoi on porte les coupes pendant une heure environ dans une solution d'acide osmique à 1 p. 100. Au bout de ce temps on lave largement les coupes à l'eau distillée, puis on les monte dans la glycérine ou dans la résine Dammar après les avoir, dans ces deux derniers cas, déshydratées par l'alcool fort, puis absolu, et éclaircies par l'action successive de l'essence de girofle et de l'essence de bergamote. L'acide osmique marque nettement et accuse le contour des faisceaux, et l'observation est aussi bonne que si elle était faite dans l'eau.

par un os vrai; chaque cellule injectée d'air a la forme d'une sphère ou d'un petit parallélipipède à angles mousses, et l'on ne voit pas partir de ses bords de canalicules fins semblables aux canalicules propres des corpuscules étoilés des os. A la périphérie du tendon, se montrent des chaînes cellulaires, normales tout à fait à la surface et plus profondément formées de cellules devenues globuleuses non calcifiées. De semblables préparations fournissent des images d'une élégance extrême et

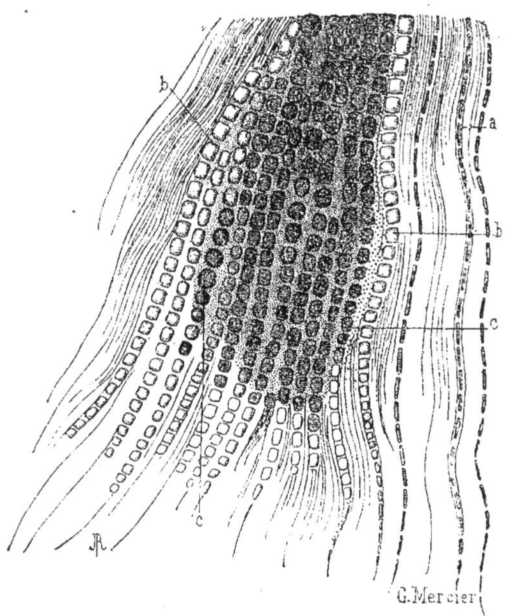

Fig. 121. — Tendon filiforme de la patte d'un petit oiseau ; ce tendon a subi à son centre la transformation ossiforme (calcification). — Examen dans la glycérine sans décalcification préalable et après coloration au carmin.

a, *a*, chaînes de cellules tendineuses n'ayant subi aucune modification et occupant la périphérie du faisceau ; — *b*, *b*, chaînes de cellules tendineuses plus internes et dont les éléments cellulaires sont devenus globuleux ; — *c*, *c*, cellules tendineuses du centre calcifié du faisceau : elles sont devenues noires par suite de l'immersion dans la glycérine tout comme des corpuscules étoilées des os, mais sont restées globuleuses, aucune d'elles ne donne naissance à des canicules osseux.

qui démontrent bien que l'opinion de Henri Müller, qui admettait que dans les tendons calcifiés le tissu tendineux se montre, après l'extraction des sels terreux, tel qu'il était auparavant, est la seule vraie. Il ne s'agit donc pas ici d'une ossification directe comme Lessing (1) et Lieberkühn l'ont soutenu (2).

(1) Lessing, *Henle's und Pfeufer's Zeitschrift*, vol. IV, p. 45.
(2) Lieberkühn, Ueber die Ossification der Sehnengewebes (*Reichert's und Dubois-Reymond's Archiv*, 1860, p. 824).

L'os ne se produit que plus tard dans le tissu calcifié, et sa production est intimement liée à l'apparition des vaisseaux. Ceux-ci, venus de la périphérie, s'introduisent ou plutôt s'insinuent entre les faisceaux du tissu conjonctif, en les écartant purement et simplement sur leur trajet; et c'est autour d'eux que, tout à fait secondairement, se forment des couches concentriques de substance osseuse disposées en systèmes de Havers. « La calcification préalable du tissu tendineux paraît avoir simplement pour but de diriger l'ossification. Son rôle physiologique est donc identique avec celui des fibres de Sharpey dans les ossifications sous-périostées. » C'est en ces termes que j'ai établi, en 1872 (1), la signification morphologique du tissu ossiforme des tendons : *elle répond à la transformation des éléments de la trame connective en fibres directrices*, et conduit à la notion d'un tissu préosseux d'origine fibreuse.

L'ensemble de la trame connective prend part à cette formation nouvelle. Tandis en effet que les faisceaux fibreux se calcifient, les fibres élastiques disposées dans leurs intervalles en réseaux à mailles longitudinales sont englobées dans le dépôt calcaire. Elles y restent sans changement, et constituent l'un des éléments du tissu ostéo-fibreux qui représente le type supérieur de l'évolution du tissu ossiforme.

B. **Tissu ostéo-fibreux des tendons.** — Chez les oiseaux de grande taille et avancés en âge, les vaisseaux pénètrent dans le tissu calcifié, et sous leur influence le tissu ossiforme prend peu à peu la constitution du tissu osseux véritable. Tout d'abord, on reconnaît que les faisceaux fibreux se colorent par le carmin lorsqu'ils ont été débarrassés de leurs sels calcaires; ils restent au contraire incolores en présence des solutions très faibles d'éosine; bref, ils ont subi une transformation chimique, et leur substance a pris les caractères histochimiques de l'*osséine*. Dans leurs intervalles, les cellules fixes ont aussi éprouvé un changement important; elles donnent naissance à des canalicules osseux qui contournent les faisceaux et se distribuent à leur surface sans jamais les pénétrer. Il est probable qu'il s'agit là d'une formation secondaire, puisque dans le stade simplement ossiforme les cellules tendineuses se montraient sous la forme seulement globuleuse, sans présenter à leur pourtour de canalicules propres comparables à ceux du tissu osseux vrai (2). Mais il ne serait pas cependant impossible que les canalicules se

(1) J. RENAUT, Recherches sur la transformation vésiculeuse des éléments cellulaires des tendons, p. 284.

(2) Pour étudier les tendons devenus ostéo-fibreux, on peut en faire à la scie des coupes longitudinales ou transversales puis qu'on use ensuite à la meule sur la pierre à aiguiser, à la façon des préparations d'os ordinaires; on les monte ensuite dans le baume de Canada. Pour étudier la disposition des corpuscules osseux, on emploie le procédé de RANVIER, l'injection par le bleu d'aniline. On fait bouillir pendant plusieurs heures la coupe dans une solution alcoolique de bleu d'aniline insoluble dans l'eau; puis on achève d'user la préparation sur ses deux faces en l'humectant d'eau. On la laisse ensuite sécher, on la traite par l'essence de girofle et l'on monte dans le baume. On reconnaît aisément sur ces préparations que jamais

soient édifiés, dans certains tendons au sein desquels la transformation s'est opérée très vite, autour des expansions communicantes des cel-

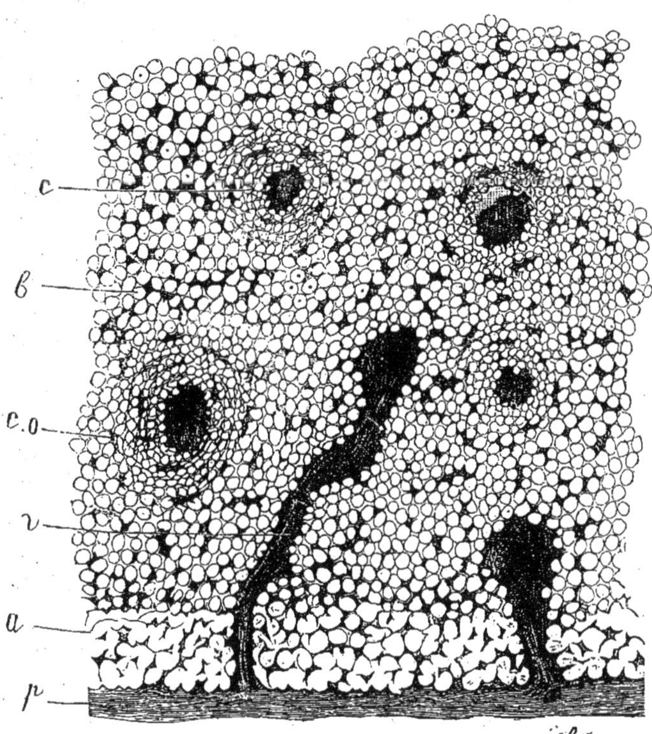

Fig. 122. — Coupe transversale d'un tendon ossifié de la patte du Dindon (décalcification par un séjour du tendon ossifié dans une solution concentrée d'acide picrique jusqu'à ce qu'il soit devenu souple; durcissement par la gomme et l'alcool; coloration au picrocarminate; examen dans l'eau).

p, couche connective de la surface du tendon; — *a*, couche non ossifiée; — *b*, couche ossifiée, constituée par les faisceaux tendineux osséinisés, chargés de sels calcaires, et comprenant dans leurs interlignes des cellules osseuses disposées en séries longitudinales, interfasciculaires (le diamètre des faisceaux tendineux modifiés et transformés en *fibres de Sharpey* s'est de beaucoup réduit); — *co*, corpuscules osseux interfasciculaires; — *v*, trajet des vaisseaux ossificateurs qui vont former plus loin des canicules de Havers; — c, canalicules de Havers coupés en travers et occupant le centre de systèmes de Havers dont les lamelles concentriques sont formées de fibres de Sharpey (250 diamètres).

lules fixes : ces dernières n'ayant pas eu alors le temps de revenir à la forme globuleuse.

les canalicules propres ne traversent un faisceau tendineux calcifié sous forme de fibre de Sharpey : *ce caractère est absolument typique dans un os fibreux quelconque.*

On peut aussi appliquer à l'étude des cellules fixes le procédé que j'ai imaginé pour la coloration des canalicules propres des os sur les préparations décalcifiées. On colore fortement à la pyrosine; on lave pour enlever l'excès de matière colorante, puis on

Tout autour des vaisseaux qui ont pénétré le tendon obliquement et qui ensuite remontent ou descendent le long de lui de telle façon que la majorité d'entre eux sont coupés en travers sur les sections transversales, se développent des systèmes comparables à ceux de Havers (fig. 122). Les lamelles osseuses de ces systèmes présentent une particularité remarquable : elles sont formées, comme dans le reste du tendon, par des faisceaux fibreux qui, sur les coupes transversales, forment chacun un cercle distinct (LIEBERKÜHN). Dans la formation ostéo-fibreuse (ou plutôt dans l'os fibreux (car c'en est là un véritable), on retrouve donc encore dans tous les points la structure générale du tendon qui lui a donné naissance.

Pour le dire immédiatement, il n'y a aucune différence entre un tendon calcifié d'abord, puis devenu ostéo-fibreux de la patte d'un oiseau, et la diaphyse du fémur du même animal. Ainsi donc, les faisceaux du tissu connectif modelé sous la forme fibreuse, recouverts de leurs cellules fixes, *peuvent se transformer directement en os* par suite de modifications morphologiques très peu considérables de leurs éléments. Ces modifications conduisent soit à la constitution ossiforme qui diffère de l'os vrai par quelques caractères secondaires (1), soit à celle de l'os fibreux qui, dans les tissus du squelette proprement dit, prend une part tout à fait prépondérante comme on le verra bientôt.

traite la préparation sur la lame de verre par l'acide formique jusqu'à ce qu'elle se soit teinte en rose brique pâle au lieu de présenter une teinte pourpre. On lave rapidement et l'on monte dans la glycérine formique à 1 p. 100. A l'aide de quelques tâtonnements, on arrive à obtenir des préparations dans lesquelles la substance osseuse est incolore, les corpuscules osseux et leurs prolongements anastomosés étant teints en rouge pourpre foncé.

(1) J'entends ici par caractères secondaires ceux en vertu desquels il y a lieu de différencier les corpuscules globuleux d'un tissu ossiforme et les corpuscules étoilés des os. Dans certaines formes rudimentaires d'ossification, telles que celle que l'on rencontre dans le squelette des plagiostomes, il existe des systèmes de Havers, à lamelles concentriques dont la substance fondamentale présente les caractères de l'osséine, et qui renferment des corpuscules osseux sans prolongements canaliculés. Il n'y a donc pas lieu de refuser absolument à un élément cellulaire la signification de cellule fixe du tissu osseux, parce qu'il n'en part pas de canalicules propres; ces canalicules sont du reste une formation *secondaire* consécutive à l'individualisation de la cellule fixe de l'os, comme nous le ferons voir en traitant du développement du tissu osseux.

CHAPITRE V

TISSU CARTILAGINEUX

Les pièces adventices d'adaptation produites au sein du tissu fibreux pour satisfaire à certaines particularités de la fonction de soutènement qui lui est dévolue en général, n'ont pas dans l'organisme une distribution fixe et systématique. Elles peuvent par exemple manquer ou se remplacer les unes les autres chez un même individu ou dans des animaux tout à fait similaires. Il n'en est plus de même des pièces du squelette proprement dit; qu'il s'agisse de celles du squelette intérieur développées autour de l'axe notocordien primitif, ou de celles de l'exosquelette formées aux dépens du tissu fibreux du derme cutané, ces pièces ont une fixité très grande dans les organismes comparables; et leur rôle est absolument aussi déterminé dans la morphologie du squelette entier.

Si l'on examine celui d'un Amphioxus, on voit que, tout autour de la corde dorsale, le tissu fibreux constitue le squelette axial en se disposant sous la forme d'arcs, neural et viscéral. Sous l'ectoderme ce même tissu fibreux forme un plan supportant l'épithélium tégumentaire qui revêt dans toute son étendue la forme adamantine. Plus tard, chez les poissons élasmobranches, l'ectoderme reprendra seulement par places le type adamantin, et ces formations adamantines deviendront chacune le modèle d'une *écaille placoïde*, pièce du squelette présentant la constitution d'une dent, mais jouant un tout autre rôle. Nous n'entrerons pas ici dans les détails de la description de l'exosquelette; il suffit de savoir que ses pièces reçoivent leur modèle primitif d'une différenciation soit adamantine, soit cornée de l'ectoderme, de même que tout le squelette intérieur dont la corde est l'axe reçoit sa direction première, qui est celle de la colonne vertébrale, d'une différenciation particulière de l'entoderme. Les deux feuillets épithéliaux fournissent donc aux productions des deux systèmes de l'exosquelette et de l'endosquelette, des appareils provisoires qui dirigent leur évolution; et leur rôle par rapport aux pièces de soutènement définitif devient de la sorte parfaitement homologue, bien que cette homologie ne saute pas aux yeux de prime abord.

Toute pièce de l'endosquelette ou de l'exosquelette est formée à l'état définitif aux dépens du tissu connectif. Si nous considérons une dent (fig. 123), production de l'exosquelette qui représente chez les vertébrés supérieurs les écailles placoïdes, nous voyons que cette dent est constituée par le concours de la formation adamantine, qui est son

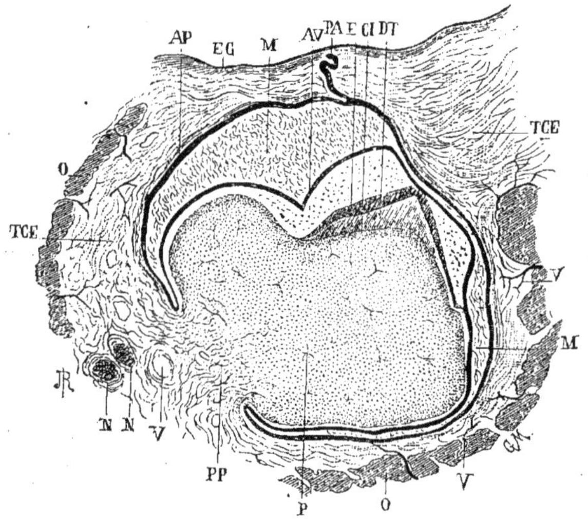

Fig. 123. — Germe d'une dent d'un fœtus humain de 4 mois, vue sous un faible grossissement (fixation par l'alcool fort; décalcification par l'acide picrique; durcissement par la gomme et l'alcool; coloration au picrocarminate; conservation dans la glycérine picrocarminée).

EG, épithélium gingival; — PA, pédicule de l'organe de l'émail; — AP, épithélium adamantin pariétal réduit à une ligne de cellules plates; — AV, épithélium adamantin viscéral, recouvrant le germe de la dent et qui a été soulevé par la préparation; — M, M, masse muqueuse ectodermique de l'organe de l'émail répondant à la portion moyenne du bourgeon adamantin primitif fourni par l'ectoderme; — E, *calotte de l'émail*, formée aux dépens de l'épithélium adamantin viscéral; — CI, *calotte de l'ivoire* formée par la surface DT de la papille dentaire P édifiée par le mésoderme; — PP, pédicule de cette papille.

TCE, TCE, tissu conjonctif fibreux formant le sac fibreux du germe de la dent; — O, O, tissu osseux de l'alvéole; — V, V, vaisseaux sanguins; — N, N, rameaux nerveux dentaires coupés en travers.

plan épithélial directeur, et d'un bourgeon du tissu fibreux du derme qui, sur ses limites tangentes à la ligne adamantine, organise d'abord un tissu particulier, l'*ivoire*, constituant le modèle de la dent. A la périphérie de ce modèle et plus ou moins régulièrement, il naît ensuite de l'os vrai au sein du tissu connectif. Sur d'autres productions exosquelettales, telles que les écailles de l'Orvet, la formation d'ivoire n'existe pas; il est remplacé par une lame osseuse dont le plan ectodermique directeur est fourni par l'ectoderme disposé en écaille cornée (fig. 124). Il peut donc y avoir des formations exosquelettales dont la forme n'est pas déterminée par la production préalable d'une masse d'ivoire et qui naissent au sein du tissu fibreux, soit au contact de l'ectoderme, soit au-dessous de lui et simplement dirigées dans leur distribution par la disposition générale du tégument, là où la fonction de soutènement rend leur édification nécessaire.

Les pièces du squelette intérieur ou endosquelette ont une fixité plus grande encore. Elles prennent leur origine dans le tissu connectif modelé qui se développe autour de la corde dorsale, et passent constam-

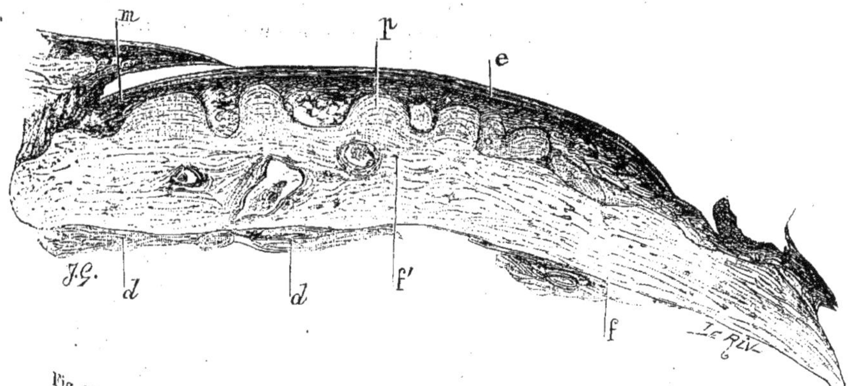

Fig. 124. — Coupe d'une écaille de la peau de l'Orvet (*Anguis fragilis*). — (Décalcification par l'acide picrique ; durcissement par la gomme et l'alcool; coloration au picrocarminate, examen dans l'eau).

e, épithélium cutané évoluant en une corne solide comparable à un ongle; — *m*, repli de l'épithélium formant la matrice de cette lame cornée; — *d*, *d*, derme; — *f*, *f'*, lame osseuse exosquelettale répondant à la lame cornée unguiforme et la doublant; — *p*, feston osseux, à lames imbriquées traversées par des rayons disposés en éventail, de la lame osseuse exosquelettale.

Cette lame est formée dans toutes ses parties et exclusivement de fibres de Sharpey entre-croisées à la façon des faisceaux fibreux du derme, avec lesquels elles se poursuivent en *d*, *d*, et au sommet ou dans l'intervalle des festons osseux *p*.

ment par une série d'états successifs qui aboutissent à l'édification d'un système de soutènement tout à fait régulier, imprimant à l'organisme entier son caractère typique d'organisme vertébré.

Période chordale. — Dans une première période, que l'on pourrait appeler *période chordale*, le squelette est réduit à son axe formé par la notocorde. Le système endosquelettique de tous les vertébrés est, en effet, représenté au début uniquement par la corde dorsale. Nous avons vu aussi que chez le plus inférieur de tous, l'Amphioxus, cette corde et le système fibreux qui l'entoure et forme les arcs neural et viscéral sont entièrement organisés, tandis que l'ectoderme n'a encore donné (et ne donnera jamais dans ce cas particulier) naissance à aucune pièce exosquelettale résultant de son concours avec le mésoderme. Le squelette intérieur formé par la notocorde a donc le pas sur l'exosquelette et sa valeur morphologique est prépondérante, comme le montrent bien d'ailleurs la fixité et la permanence absolues des pièces qui en dérivent chez les divers vertébrés.

Période chondroformative. — Dans une seconde période, au sein du tissu fibreux organisé autour de la notocorde prise comme axe, se développent les pièces définitives du squelette sous forme de *modèles cartilagineux*, représentant en petit la forme générale des parties diverses qui constituent ce squelette par leur ensemble. Dans cette période, qu'on pourrait pour cette raison nommer *chondroformative*, le cartilage se dispose en masses ayant déjà la configuration caractéristique, soit d'une vertèbre, soit d'une côte ou d'un os long par exemple. Sous cette forme, et réduites à l'état de modèle restreint, les pièces du squelette intérieur peuvent grandir en vertu de l'accroissement du tissu même qui les compose. Le tissu cartilagineux a donc la double propriété de créer des modèles des pièces du squelette, et d'être disposé pour les accroître tout en les laissant, au cours de cet accroissement, très sensiblement semblables à elles-mêmes. C'est dire en d'autres termes que le squelette cartilagineux, dans son évolution, obéit simultanément à deux tendances : 1° la tendance ou la propriété *modelante;* 2° la tendance ou propriété d'*accroissement continu.*

Période ostéoformative. — Enfin, quand le modèle cartilagineux d'une pièce du squelette a pris dans une de ses parties le degré suffisant de croissance et de développement, la *période ostéoformative* commence. Seuls les cyclostomes et les élasmobranches ont un squelette indéfiniment cartilagineux. Chez les autres vertébrés, le tissu osseux se substitue dans le modèle préformé au tissu cartilagineux qui a créé et élevé ce modèle. La pièce cartilagineuse disparaît alors. Elle se réduit à des restes dans les points où, malgré l'ossification commencée, la croissance doit encore se poursuivre, et dans ceux où la présence indéfinie du tissu cartilagineux est nécessitée par certaines fonctions.

D'ailleurs, et dans une pièce du squelette individualisée en tant qu'organe, il n'y a de persistant et de permanent que la forme générale. Ainsi que l'a fait remarquer avec raison Stieda : en dehors de là, les trois tissus qui entrent dans la constitution du squelette, à savoir les tissus *osseux*, *cartilagineux* et *fibreux*, se peuvent substituer les uns aux autres suivant que la formation doit, dans les cas spéciaux, s'adapter à un fonctionnement auquel l'un des tissus constitutifs primordiaux peut se prêter plus facilement. C'est ainsi que pour un même os tel que le fémur, suivant les circonstances, l'os et le cartilage prendront une part égale à la formation de la pièce définitive, comme c'est le cas pour le fémur des mammifères ; tandis que chez d'autres animaux, tels que les oiseaux, le modèle cartilagineux sera détruit sans presque laisser de traces, et l'os entier construit sur ce modèle aux dépens d'une ossification entièrement fibreuse.

Il est néanmoins facile de reconnaître que chez la majorité des vertébrés similaires de l'Homme, et qui doivent nous occuper avant tout puisque l'étude des tissus de l'Homme est l'objet majeur de l'anatomie générale, le squelette intérieur, sauf quelques pièces, est d'abord constitué à l'état cartilagineux. L'étude complète du cartilage, de sa structure dans ses variétés diverses, de sa manière de vivre et d'évoluer, constitue donc à ce point de vue l'introduction nécessaire à celle du squelette considéré dans sa forme définitive.

§ 1er. — DIVISION DU TISSU CARTILAGINEUX EN SES CINQ FORMES.

Un cartilage quelconque offre à l'œil nu des caractères qui le font reconnaître d'emblée au milieu des autres tissus. Il est formé d'une substance souple, mais dont l'élasticité est limitée et qui, lorsque cette limite d'élasticité a été franchie, se rompt et fournit une cassure fibroïde. Cette substance a la couleur et la translucidité de la porcelaine de Chine, et offre aussi le reflet bleuâtre particulier à cette dernière (cérulescence). Ces qualités physiques ne sont qu'en partie imitées par les tissus cartilaginiformes. Enfin en dehors des cas où une extrémité osseuse revêtue de cartilage est libre dans une articulation, tout cartilage est limité par une formation fibreuse, le *périchondre*, au sein de laquelle il est né, qui fait corps avec lui et qu'on ne peut en séparer par une surface nette de décortication.

Définition du tissu cartilagineux. — Au point de vue de l'anatomie générale, tout cartilage est caractérisé par un tissu dont les cellules fixes sont individualisées par un exoplasme capsulaire que leur masse protoplasmique remplit en entier et qui fournit les réactions chimiques et histochimiques de la *chondrine*, albuminoïde distinct à la fois de la gélatine caractéristique du tissu conjonctif lâche ou modelé, et de l'osséine qui forme la substance fondamentale, chargée de sels calcaires, du tissu osseux adulte ou en voie de formation.

Variétés du tissu cartilagineux. — Mais à part ces caractères généraux, il convient de distinguer dans le tissu cartilagineux entièrement développé et adulte cinq variétés bien distinctes, dont quatre au moins peuvent être représentées chez l'homme dans l'état normal ou pathologique.

1. Le tissu cartilagineux des cyclostomes tels que la Lamproie est exclusivement formé de cellules encapsulées toutes au contact par leurs capsules, à la façon des cellules de la corde dorsale. La substance

fondamentale proprement dite est, lorsque le développement définitif est atteint, réduite à des rudiments presque négligeables. Cette variété de cartilage mérite donc d'être considérée à part sous le nom de *cartilage à stroma capsulaire.*

II. Le tissu cartilagineux d'une côte non ossifiée ou de la tête du fémur de l'Homme et des mammifères est formé de cellules encapsulées, séparées les unes des autres par une substance hyaline qui donne de la chondrine par l'ébullition : c'est le *cartilage hyalin*, forme la plus répandue et la plus importante du tissu cartilagineux.

III. Un tissu semblable au précédent, mais dans la substance fondamentale duquel existent des cellules encapsulées rameuses, se montre dans la tête du Poulpe commun et des Calmars. Il se reproduit dans certains enchondromes chez l'Homme; *c'est le cartilage hyalin à cellules ramifiées.*

IV. Enfin, un cartilage tel que celui de l'épiglotte de l'Homme est formé de cellules encapsulées plongées dans une substance fondamentale figurée, formée elle-même de fibres et de réseaux élastiques entre-croisés : le cartilage prend alors le caractère de *cartilage à stroma élastique*, ou plus simplement de *cartilage réticulé.*

V. La substance fondamentale d'un ligament ou d'un tendon au voisinage de son insertion sur une pièce cartilagineuse, ou dans toute son étendue entre deux surfaces cartilagineuses d'insertion, comme c'est le cas du ligament rond de l'articulation coxo-fémorale, est aussi figurée; elle a la constitution de la trame d'un tendon, mais, dans les espaces interfasciculaires de cette trame connective chondrinisée, existent des files de cellules cartilagineuses encapsulées : le tissu dans ce cas répond à la définition d'un *fibro-cartilage.*

Dans les paragraphes qui vont suivre, nous allons étudier ces diverses variétés d'un même tissu. Nous dirons ensuite comment le tissu cartilagineux, considéré dans son ensemble, se développe au sein du tissu fibreux qui l'entoure, se nourrit et enfin se modifie en vue de l'ossification à laquelle il va faire place, quand cette ossification doit se produire.

§ 2. — TISSU CARTILAGINEUX A STROMA CAPSULAIRE.

Le tissu cartilagineux qui forme le squelette définitif des cyclostomes présente à l'œil nu l'apparence du tissu cartilagineux hyalin et non la transparence vitriforme du tissu de la corde dorsale des mêmes animaux. Il a cependant une structure très différente de celle du cartilage hyalin ordinaire et semble tenir le milieu entre ce dernier et certaines formations fibro-hyalines.

Dans les points où il est complètement développé, examiné sur une coupe mince et dans son propre plasma (1), il se montre constitué par des cellules dont chacune est enveloppée de tous côtés par une capsule que remplit exactement la masse protoplasmique absolument transparente, et qui renferme un ou plusieurs noyaux vésiculeux et nucléolés. Les capsules sont au contact les unes des autres, ce qui donne à l'élément pris dans son ensemble un aspect polyédrique ou en forme de ballot à angles mousses (fig. 125). Entre les capsules il n'existe pas, au centre de la pièce cartilagineuse, de vestiges de substance fondamentale. Sur les points où elles sont tangentes les unes aux autres, les capsules forment une cloison, parcourue en son milieu par une bande de refend qui limite la capsule de droite et celle de gauche. Les capsules conservent donc leur individualité en s'accolant. Quand les cellules sont groupées par trois ou par quatre, elles interceptent nécessairement une figure triangulaire ou quadrangulaire comme le feraient trois ou quatre cercles tangents entre eux. Ces figures sont limitées par les capsules qui, sur ce point, conservent leur double contour. Leur aire est occupée par une substance brillante analogue à celle des capsules. Sur quelques points cette aire est très grande et répond à une cavité intercellulaire qui se montre alors remplie d'un liquide transparent que l'acide osmique teint faiblement en noir et qui pour cette raison, comme nous l'allons voir tout à l'heure, semble n'être autre chose

(1) Les variétés du cartilage peuvent être résumées dans le tableau suivant :

Cartilage à substance intercellulaire formée par	des capsules toutes au contact			1. Tissu cartilagineux a stroma capsulaire.
	une substance fondamentale	d'apparence amorphe	à cellules rondes	2. Cartilage hyalin.
			à cellules ramifiées	3. Cartilage a cellules ramifiées.
		figurée par	une formation élastique	4. Cartilage réticulé.
			une formation conjonctive fibreuse	5. Fibro-cartilage.

Préparation : On choisit un arc costal ou le tissu de la base ou de l'enveloppe cartilagineuse du crâne ou des organes auditifs. On se sert d'un rasoir sec, et l'on pratique en divers sens des coupes qui doivent être très minces et qu'on porte sur la lame de verre, puis qu'on recouvre d'une lamelle. On observe de suite afin d'éviter les effets de la dessiccation qui ne tarde pas à se produire. Si l'on veut étudier l'action des cristalloïdes, on introduit sous la lamelle une goutte de sérum iodé ou d'eau iodée, qui montre le glycogène ; ou d'eau éosinée qui permet de suivre aisément la formation des gouttes sarcodiques et le processus de rétraction de la cellule dans sa capsule.

Pour fixer les cellules cartilagineuses dans leur forme, le meilleur moyen est d'exposer un fragment de cartilage découpé dans le squelette, et formant un cube de 2 ou 3 millimètres de côté aux vapeurs d'acide osmique, en suspendant pendant 15 à 20 minutes le fragment au-dessus de quelques centimètres cubes de la solution, dans un flacon bouché. On fait ensuite des coupes minces avec le rasoir mouillé d'alcool, et on les colore au picrocarminate, à la pyrosine ou à l'éosine hématoxylique. On peut en faire de la sorte des préparations persistantes très instructives.

qu'un produit de transsudation des éléments cellulaires adjacents, opérée au travers de leurs capsules. Ailleurs, on voit l'aire intercellulaire traversée par quelques fibrilles qui semblent une émanation de la substance capsulaire devenue à ce niveau fibrillaire avec une constitution comparable à celle des réseaux élastiques. Ces fibrilles possèdent des réactions identiques à celles des capsules, dont elles sont une production.

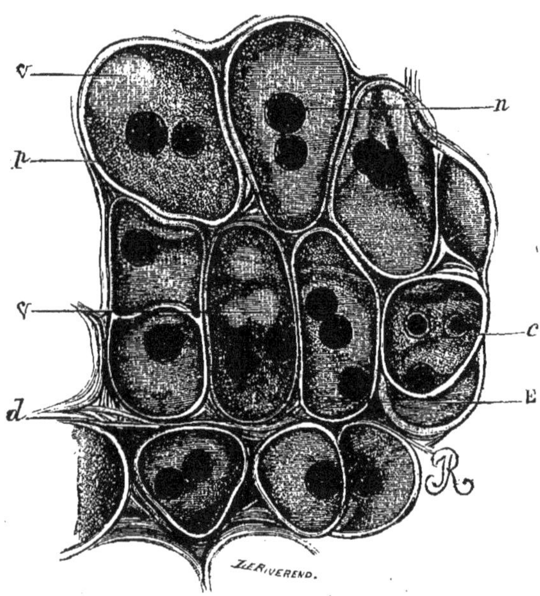

Fig. 125. — Coupe du cartilage du *Petromyzon marinus* fixé par les vapeurs d'acide osmique (coloration par la purpurine ; conservation dans la glycérine) :

c, p, parois à double contour des capsules que remplit exactement le protoplasma teint faiblement en noir lavé d'encre de Chine par l'acide osmique et renfermant des noyaux *n* ordinairement au nombre d'un ou deux ; — E, cellule renfermant trois noyaux ; — *d*, fibres se dégageant des capsules et traversant les aires intercapsulaires ; — *v*, *v*, vacuoles claires du protoplasma dues au départ de gouttes sarcodiques (350 diamètres).

Le picrocarminate d'ammoniaque teint les capsules en jaune d'or, l'éosine les colore en rouge pourpre à la façon de la substance jaune élastique. La glycérine hématoxylique, employée après les solutions chromiques, laisse ces capsules colorées en jaune paille, c'est-à-dire qu'elle n'exerce sur elles aucune action. La substance des capsules est donc sinon identique, du moins très semblable à celles du tissu jaune élastique. Comme ce dernier tissu, les capsules sont à la fois très extensibles et aussi jouissent de la propriété de se rétracter énergiquement. Quand les ouvre ou lorsque l'élément cellulaire qu'elles renferment est modifié par l'action de l'eau, elles reviennent sur elles-mêmes en se plissant, à la façon des exoplasmes des cellules de la corde dorsale.

Le corps cellulaire contenu dans les capsules est volumineux; ses dimensions dépassent celles de tout autre élément cartilagineux. Il est formé d'une masse protoplasmique transparente comme le verre quand elle est observée à l'état vivant, et qui, fixée dans sa forme par l'acide osmique en solutions ou en vapeurs, est colorée diffusément par le réactif en noir d'encre de Chine. Cette coloration n'est pas amenée par la présence de nombreuses granulations de graisse neutre, car elle s'étend à l'élément tout entier comme une teinte de lavis. Il existe donc dans les cellules cartilagineuses de cette variété de la graisse à l'état diffus, probablement combinée à la substance albuminoïde du protoplasma de façon à y être répandue suivant une répartition homogène. D'autre part le sérum iodé colore le protoplasma en brun d'acajou, indiquant de cette façon la présence de la matière glycogène. Ces deux caractères, consistant dans la réunion de la graisse de constitution et de la matière glycogène dans un seul et même élément, seront constamment retrouvés dans toute cellule cartilagineuse à quelque variété qu'elle appartienne.

L'action de l'acide osmique ou des bichromates détermine en outre l'apparition de fines granulations protéiques au sein du protoplasma. Il est donc vraisemblable que ces granulations existent dans la cellule vivante, mais alors elles sont isoréfringentes au reste de la masse protoplasmique et ne peuvent être par suite distinguées. Leur présence indique que l'élément est sans cesse en variation nutritive et évolutive, et c'est ce qui est montré pleinement par d'autres faits qui vont nous occuper dans un instant.

Quand le tissu est observé vivant dans son propre plasma, le corps protoplasmique de chaque cellule remplit exactement la capsule. Si l'on soumet le cartilage à l'action de l'eau ou des cristalloïdes analogues, ces liquides diffusent au travers des capsules avec une extrême rapidité et déterminent dans le protoplasma la formation de boules sarcodiques. Ces boules creusent le protoplasma de vacuoles et, cheminant dans sa masse, viennent s'accumuler à son pourtour, sous la capsule, à la façon d'un rang de perles. Le protoplasma n'adhère plus alors à l'exoplasme que par des ponts intermédiaires aux boules sarcodiques rangées en série à sa face interne. Au fur et à mesure que ces boules grossissent, les ponts protoplasmiques s'amincissent, puis se rompent. L'élément entier se rétracte alors sous forme d'une masse chiffonnée dans laquelle on ne distingue plus aucun détail de structure, et qui tient une place si minime dans la capsule que longtemps elle a été prise pour un noyau et qu'on décrivait par suite les cellules du cartilage comme des éléments vésiculeux.

Cette rétraction consécutive aux départs des boules sarcodiques produites, soit sous l'influence des liquides pénétrant par diffusion, soit au contraire sous celle de la dessiccation lente, est un fait général. Toutes les cellules cartilagineuses encapsulées subissent la rétraction de la même manière et par suite des mêmes causes, ainsi que j'ai eu l'occasion de le démontrer il y a plusieurs années (1); et ce n'est pas seulement quand une capsule est ouverte à la surface de la coupe que la cellule qu'elle contient, venant à éprouver l'action de la pression atmosphérique, subit le mouvement de retrait qui la détache et la rejette ensuite sur la paroi ou au centre de la cavité capsulaire (2).

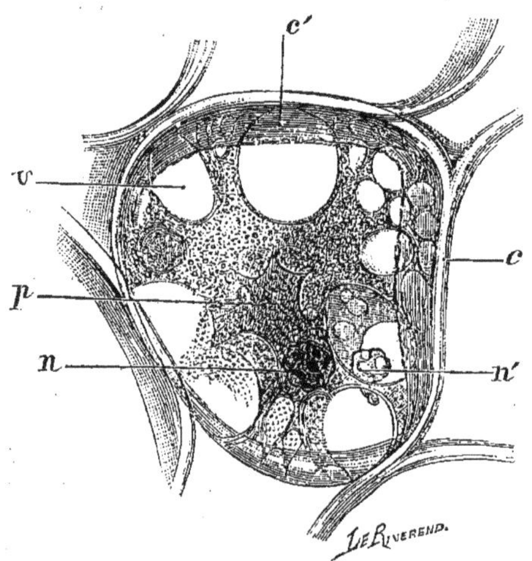

Fig. 126. — Une cellule du cartilage céphalique de la grande Lamproie (*Petromyzon marinus*) traité par l'eau : arrêt de l'action de l'eau par la solution d'acide osmique à 1 p. 100; picrocarminate d'ammoniaque; glycérine.

n, noyau; — *n'*, second noyau déformé, mobilisé et entraîné par la diffusion de l'eau au travers du protoplasma dans une vacuole; — *c*, capsule vue en coupe optique sur sa marge; — *c'* cette même capsule vue de front par transparence et montrant des stries régulières (examen à la lumière monochromatique); — *p*, protoplasma ayant pris la configuration festonnée; — *v*, *v*, vacuoles résultant de l'accumulation des gouttes sarcodiques sous la capsule, tout autour du corps cellulaire. (380 diamètres, projection sur la table de travail à la chambre claire.)

En faisant agir l'eau sur une préparation de cartilage de Lamproie, puis en arrêtant net son action en substituant à l'eau, par capillarité sous la lamelle, une solution d'acide osmique à 1 p. 100, il est aisé de fixer dans sa forme, et à ses diverses phases, le mouvement de rétrait que nous venons de décrire (fig. 126). On voit alors sur des préparations indéfiniment persistantes toutes les étapes de ce mouvement. Des gouttes sarcodiques sont développées dans la masse protoplas-

(1) J. Renaut, Application de l'éosine soluble dans l'eau à l'étude du tissu conjonctif (*Arch. de physiologie*, 1877, p. 215-216).

(2) Ranvier, *Traité technique*, p. 277.

mique sur les cellules peu altérées; sur d'autres elles se sont multipliées de façon à rendre la masse entière alvéolaire et, en diffusant à son pourtour, elles l'entourent comme d'un rang de perles. La cellule prend alors la forme d'une pomme épineuse; sa surface est festonnée, comme déprimée par une multitude de cavités arrondies dont chacune est la loge d'une boule sarcodique ou répond au vide qu'elle a laissé en émigrant à la périphérie. Toutes les boules sarcodiques sont teintes en noir lavé; elles entraînent donc la graisse diffusée. L'examen du processus à l'aide du sérum iodé montre d'autre part qu'elles entraînent aussi la matière glycogène. La portion du protoplasma qui se rétracte est au contraire incolore ou se teint en rose pur sous l'influence de l'éosine. En subissant la rétraction, l'élément cellulaire se décharge donc des matériaux diffusés dans sa substance; il cesse d'exister en tant que cellule du cartilage, ce qui revient à dire qu'il est frappé de mort.

Dans l'état normal au contraire, les cellules du cartilage à stroma capsulaire, même dans les parties centrales de la pièce considérée et qui sont arrivées à leur plein développement, montrent des indices certains d'activité formative. J'ai déjà dit que ces cellules renferment un, deux ou plusieurs noyaux; le plus ordinairement elles ont un noyau double. Très fréquemment on voit ces deux noyaux accolés l'un à l'autre comme s'ils venaient de se segmenter. Sur des cellules un peu plus volumineuses, ils se sont éloignés l'un de l'autre de façon à individualiser chacun les deux moitiés du protoplasma accru en volume. Enfin, sur des cellules encore plus grandes on voit une ligne mince de division entre ces deux moitiés. La cellule est partagée en deux renfermées dans une capsule unique.

Si l'on examine attentivement, on trouve certaines de ces cellules à double noyau et à masse protoplasmique déjà divisée, dont la capsule envoie une mince cloison de refend suivant la ligne de division interprotoplasmique. Souvent cette cloison ne divise qu'incomplètement la capsule primitive. Enfin l'on trouve des cloisons complètes, et, de chaque côté de ces cloisons, des cellules à double noyau. Bref, on peut constater que les cellules du cartilage se multiplient sans cesse par division, et, après s'être segmentées, s'entourent d'un exoplasme sur leurs lignes de contact. On a ainsi des groupes cellulaires formés de quatre éléments émanés d'un seul et que pour cette raison je nomme *groupes isogéniques*. Un fait digne de remarque, c'est qu'en se formant, ces groupes conservent une configuration sensiblement la même que celle de l'élément qui leur a donné naissance; la ligne qui les circonscrit fournit une figure semblable de ce dernier. Cette disposition est en rapport avec cette qualité du cartilage, de s'accroître sans perdre pour cela sa forme générale première; nous la retrouverons dans le cartilage hyalin, dans le cartilage ramifié, et même, à un certain degré, dans les cartilages à substance fondamentale figurée tels que le cartilage réticulé.

La constitution du cartilage à stroma capsulaire le rapproche du tissu de la corde dorsale et plus encore du tissu fibro-hyalin. Il semble n'être que l'intermédiaire entre ce dernier et le cartilage à substance fondamentale hyaline. Des cellules hyalines et de celles de la corde, il tient sa masse protoplasmique transparente chargée de matière grasse diffusée, son exoplasme capsulaire reproduisant certaines particularités de la substance qui forme les gaînes des faisceaux fibreux et de celle du tissu jaune élastique. Mais sa substance fondamentale est encore plus rare que celle du nodule sésamoïde du tendon d'Achille des anoures, substance formée, nous l'avons vu, par les membranes des faisceaux fibreux et aussi partiellement par ces derniers étalés en rubans d'une minceur extrême et chondrinisés. Les différences sont surtout sensibles lorsqu'on étudie le développement du cartilage à stroma capsulaire au sein du tissu fibreux.

Sur les coupes transversales, on voit que les pièces du cartilage à stroma capsulaire un peu volumineuses sont formées de trois zones : une centrale renfermant des éléments de grandes dimensions; une moyenne extérieure à la première et dans laquelle les cellules cartilagineuses sont plus petites; enfin une zone de transition intermédiaire entre le cartilage complètement formé et le périchondre. Dans cette zone on voit progressivement apparaître, entre les capsules, les sections arrondies ou ovalaires des faisceaux connectifs chondrinisés. En même temps les cellules s'aplatissent et l'on trouve une série de transitions entre la forme encapsulée typique et la forme stellaire. La chondrinisation des faisceaux s'arrête net à la périphérie du cartilage.

Jamais le cartilage à stroma capsulaire n'est pénétré par les vaisseaux sanguins, et l'on ne trouve jamais de cellules migratrices engagées dans son épaisseur. La nutrition du cartilage s'effectue donc par simple diffusion des cristalloïdes du sang au travers de ses exoplasmes capsulaires disposés pour former une trame intercellulaire unissante, mais dont les éléments constitutifs restent distincts et conservent leur individualité à l'inverse de ce qu'on observe dans les autres variétés de cartilage dont la description va suivre.

§ 3. — CARTILAGE HYALIN A ÉLÉMENTS CELLULAIRES NON RAMIFIÉS.

Si l'on pratique une coupe mince dans un cartilage tel que celui d'une côte, de la tête du fémur ou de la cloison des fosses nasales de l'Homme ou d'un mammifère, ou si l'on examine dans leur entier des cartilages membraniformes comme celui de la trachée d'un Lézard gris (*Lacerta muralis*), on voit de prime abord, sur les préparations examinées dans leur propre plasma et sans l'aide d'aucun réactif, que les cellules fixes du cartilage ne sont pas au contact immédiat les unes des autres. Elles sont séparées par des bandes plus ou moins épaisses d'une substance unissante qui paraît sans structure, demi-transparente comme la porcelaine, et que les solutions faibles de carmin, de picrocarminate d'ammoniaque, de purpurine, d'éosine et de pyrosine laissent à peu près incolore tandis que le nitrate d'argent se réduit sur elle en brun et que la glycérine hématoxylique la colore en bleu pâle si elle est peu concentrée, en bleu pur azuré s'il s'agit au contraire d'une solution forte. C'est cette substance qui, par la coction prolongée, se dissout et fournit une matière collagène particulière à laquelle on a donné le nom de *chondrine*.

Fixé dans sa forme exacte par les vapeurs d'acide osmique, le cartilage hyalin montre des cellules rondes, ovalaires ou elliptiques, semées dans la substance ordinairement par groupes (familles de POUCHET) coronaires ou sériés. Ces cellules sont les seules qu'on trouve dans le tissu que, dans l'état normal, les cellules migratrices n'abordent jamais. Elles sont limitées par un contour net, comme creusé au sein de la substance fondamentale amorphe. Sur leurs limites existe cependant une production capsulaire, mais dans le cartilage bien formé cette capsule ne se voit pas de prime abord. Sa marge externe a le même indice de réfraction que la substance fondamentale qui l'entoure, elle échappe ainsi à l'observation.

Elle se montre néanmoins comme une membrane à double contour quand on a fixé le tissu cartilagineux par l'acide picrique (RANVIER); mais le meilleur objet d'étude que j'aie trouvé pour la mettre en évidence est la trachée du Lézard gris, traitée par le chlorure d'or suivant la méthode de LÖWIT (1). On reconnaît alors que les cellules, colorées en violet foncé, remplissent exactement les capsules, qui se détachent une à une sur la substance fondamentale admirablement colorée en rose (fig. 127). Comme il ne s'agit pas ici d'une coupe de cartilage, mais bien d'une lame cartilagineuse vue dans son entier, en abaissant et en élevant tour à tour l'objectif, on voit tourner la capsule autour de l'élément qu'elle enclot; et l'on reconnaît qu'*elle est régulièrement limitée*

(1) PRÉPARATION : On dégage la trachée, on l'immerge dans l'acide formique en solution au tiers dans l'eau distillée; au bout de 10 à 12 minutes on la porte ensuite dans une solution de chlorure d'or à 1 p. 100. Dès qu'elle a pris une coloration jaune franc (20 à 25 minutes), on la retire de la solution d'or et on la remet dans l'acide formique au tiers. On l'y conserve à l'obscurité pendant vingt-quatre heures, après quoi l'on substitue de l'acide formique ordinaire. Au bout de vingt-quatre heures encore, on lave à l'eau distillée et l'on examine dans la glycérine saturée de sel marin. La réduction de l'or ne se poursuit pas et la préparation est ainsi persistante. Si l'on veut se servir de glycérine ordinaire, il faut arrêter la réduction de l'or par l'immersion de la trachée dans l'alcool fort; ce dernier procédé a été indiqué par RANVIER.

Pour disposer la préparation sur la lame de verre, on enlève avec des pinces les tissus qui entourent le cartilage. On fend ensuite la trachée et on l'étale à plat comme un ruban.

du côté du protoplasma et de la substance fondamentale, comme une bulle de verre soufflé qu'on aurait plongée dans une masse de gélatine.

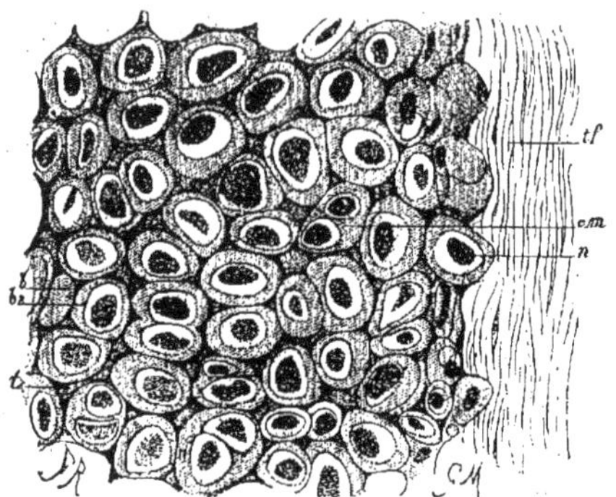

Fig. 127. — Cartilage hyalin de la trachée du Lézard gris (*Lacerta muralis*) traité par la méthode de l'or d'après le procédé de Löwit.

n, noyau de la cellule cartilagineuse; — *b, b*, sa capsule vue en coupe optique et à sa surface; — *t*, substance intercapsulaire peu abondante colorée en rose, au sein de laquelle les capsules cartilagineuses, colorées en violet foncé, se distinguent nettement, et chacune avec son individualité; — *cm*, cellule cartilagineuse mère, renfermant deux cellules filles dans une même capsule divisée en son milieu par une cloison capsulaire de refend; — *tf*, tissu fibreux périchondral.

L'imprégnation d'une coupe de cartilage à l'aide du nitrate d'argent ne montre absolument qu'un seul fait; à savoir que les cellules cartilagineuses remplissent ici, comme dans le cas précédent, exactement leurs capsules. En effet, toute la substance fondamentale et la capsule elle-même sont colorées en brun de bistre; la réduction du nitrate d'argent s'est effectuée régulièrement à leur niveau comme sur la susbtance fondamentale du tissu conjonctif de la cornée. Les cellules sont réservées en blanc (fig. 128). Si l'on traite ensuite la préparation par l'acide oxalique, on fait apparaître un noyau au centre de chaque figure blanche arrondie. Si préalablement on a laissé la coupe dans l'eau distillée pendant quelques heures, de manière à obtenir une légère teinture d'argent, les limites du protoplasma s'accusent par des grains noirs qui se poursuivent jusqu'aux lignes de contour réservées en blanc pour chaque élément cellulaire. D'autre part, les préparations fixées par les vapeurs osmiques et colorées ensuite au picro-

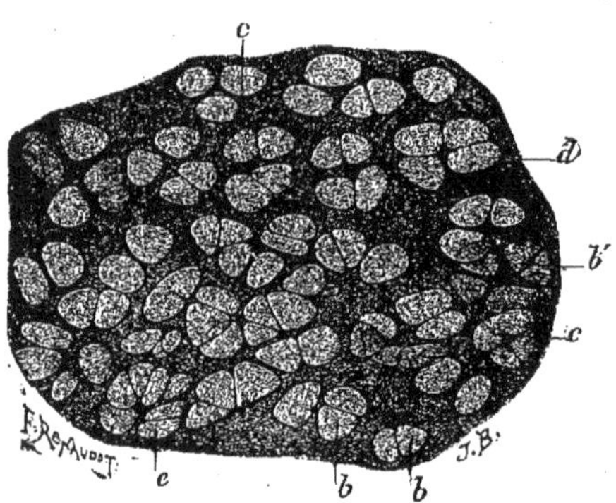

Fig. 128. — Surface articulaire du condyle fémoral de la Grenouille adulte imprégné d'argent; conservation dans la glycérine. Les cellules cartilagineuses sont réservées en blanc.

b, b, groupes de deux cellules au contact; — *c, c*, groupes de trois cellules; — *d*, groupes de quatre cellules; — *e*, groupe de cinq cellules: ces groupes (groupes isogéniques), montrent le mode de prolifération des éléments cellulaires du cartilage et sa persistance chez l'animal adulte; — *b'*, groupe de deux cellules se détachant d'un groupe isogénique à éléments multiples pour devenir lui-même l'origine d'un groupe nouveau. Faible grossissement).

carminate d'ammoniaque montrent le corps protoplasmique disposé en globe autour du noyau et occupant tout l'espace compris entre ce dernier et la ligne qui marque la terminaison de la substance fondamentale. On doit donc conclure que les cellules cartilagineuses remplissent exactement leurs capsules comme dans la forme de cartilage qui a été décrite dans le paragraphe précédent.

Cellules du cartilage hyalin. — Le corps cellulaire est toujours granuleux, moins volumineux et moins transparent que dans le cartilage à stroma capsulaire, et chargé comme celui des cellules de ce cartilage de matière glycogène et de graisse. Mais ici la graisse est ordinairement à l'état neutre, individualisée en gouttelettes distinctes que le bleu de quinoléine teint en bleu azuré magnifique et l'acide osmique en noir. Dans certains cartilages, la graisse se montre sous une forme un peu différente; elle ne se colore que peu ou pas sous l'influence de l'acide osmique, mais elle se teint en rose quand on soumet la préparation à la purpurine, et en rouge brique lumineux (exactement comme l'hémoglobine du sang) quand on emploie l'éosine soluble dans l'eau ou l'éosine primerose. La matière glycogène, la graisse neutre et la graisse à affinité éosinophile se trouvent donc fréquemment réunies dans le même élément. Ceci conduit à penser que ces trois corps procèdent les uns des autres et sont le résultat de transformations successives d'une seule et même substance emmagasinée par le protoplasma. La cellule cartilagineuse, placée à distance des vaisseaux et n'étant jamais abordée par les cellules lymphatiques, est en quelque sorte forcée de devenir l'instrument de l'élaboration de certaines substances nutritives, nécessaires à l'alimentation de la portion du tissu qu'elle individualise. Elle élabore dans ce cas les matériaux qui, dans les autres tissus, sont amenés au fur et à mesure par les éléments mobiles de la lymphe : c'est-à-dire le glycogène, les substances intermédiaires éosinophiles et enfin la graisse.

Le noyau des cellules cartilagineuses est vésiculeux et nucléolé; il est souvent double et ce fait indique alors que l'élément auquel il appartient est en voie de variation formative. L'éosine ne le colore pas avec élection; ceci montre qu'il n'a pas au sein du protoplasma une individualisation aussi parfaite que celui des cellules endothéliales ou du tissu conjonctif lâche. En dehors de là, il se teint par les réactifs ordinaires des noyaux : carmin, hématoxyline et purpurine.

Lorsqu'on ouvre une capsule de cartilage hyalin, la cellule qu'elle renferme se rétracte. Le même phénomène se produit dans les capsules non ouvertes, mais qui sont abordées par les cristalloïdes analogues à l'eau pénétrant par diffusion au travers de la substance cartilagineuse. Cette pénétration s'effectue avec une extrême rapidité, bien que la substance fondamentale soit solide. Cette substance laisse diffuser les cristalloïdes avec autant de facilité que s'il s'agissait d'une masse de gélatine ramollie par l'eau. Il suffit de quelques secondes pour qu'une trachée de lézard étalée sur la lame de verre soit teinte en bleu pur par une solution forte d'hématoxyline dans la glycérine alunée, ou en rouge vif dans une solution aqueuse et concentrée d'éosine. Les phénomènes de la rétraction de la cellule dans sa capsule sont, du reste, exactement les mêmes que ceux que j'ai décrits dans le paragraphe précédent; il n'y a conséquemment pas lieu d'y insister ici.

La substance fondamentale est donc le chemin colloïde au travers duquel se répandent pendant la vie les cristalloïdes qui doivent aborder les cellules cartilagineuses et assurer leur nutrition. Elle est de même et inversement la voie suivie par la courant de désassimilation. Sa constitution homogène se prête tout particulièrement à ce rôle de voie diffuse de la nutrition. Néanmoins les histologistes qui se sont succédé se sont efforcés de trouver dans cette substance des dispositions préformées.

Constitution intime de la substance fondamentale du cartilage hyalin. — Depuis déjà bien longtemps Max Schulze, guidé par les conceptions théoriques qui lui étaient propres au sujet des substances formées par les cellules, avait pensé que la capsule cartilagineuse était le résultat de l'activité particulière de l'élément qu'elle enclôt : il la considérait comme une sécrétion de la cellule, fait d'ailleurs parfaitement exact. Il supposait ensuite que la sécrétion péricellulaire était incessante, analogue à celle de la papille subjacente aux odontoïdes ou dents cornées de cyclostomes par exemple. Nous verrons plus loin que dans ces dents cornées, la papille crée sans cesse de nouvelles couches et que la phanère entière est formée de cornets emboîtés les uns sur les autres. A mesure qu'ils deviennent superficiels ils subissent l'usure, disparaissent, et pendant ce temps, un nouveau cône, subjacent à tous les autres, est édifié par l'épithélium cutané. Si l'on applique cette donnée au cartilage, la substance fondamentale serait formée de capsules emboîtées, rejetées à distance par l'élément, devenues d'une minceur extrême et fondues entre elles. Plusieurs histologistes et parmi eux Frey (1) adoptèrent cette opinion et annoncèrent que par la coction ou les macérations prolongées dans les réactifs, on pouvait mettre en évidence la disposition en lames concentriques de la substance fondamentale du cartilage hyalin. En répétant toutes ces expériences, j'ai simplement vu cette substance devenir granuleuse à la façon de la gélatine ramollie par l'eau, sans aucun vestige de lamellation concentrique aux capsules cartilagineuses. Je ne puis donc me ranger du côté des partisans de la théorie de Schulze.

Lorsqu'on fixe rapidement dans sa forme, à l'aide des vapeurs osmiques, une coupe mince de cartilage frais tel que celui des condyles

(1) *Traité d'histologie et d'histochimie* (1re édition française).

fémoraux ou de la trochlée rotulienne du Veau, et qu'on examine ensuite cette coupe dans l'eau ou la glycérine, la substance fondamentale se montre absolument homogène dans les intervalles des cellules. Il en est de même de toute préparation de cartilage hyalin faite par la même méthode. Les cellules cartilagineuses sont fixées net et sans rétraction. La substance fondamentale, qui paraît sans structure, se teint diffusément en violet par l'hématoxyline et en rouge par l'éosine. On ne voit dans cette substance ni fentes, ni canaux, ni bandes de substance différenciée quelconque que l'on puisse rapporter aux chemins de la nutrition, à des voies préformées que l'on soit en droit de considérer avec ALB. BUDGE, NYKAMP, SPINA, comme répondant à ce qu'on appelle encore aujourd'hui en Allemagne des *canaux du suc* ou des *espaces du suc* (*Saftbahnen*).

Mais, du fait que la substance fondamentale du cartilage hyalin, fixée net dans la forme qu'elle a pendant la vie, paraît homogène et sans structure, il n'en faudrait pas conclure que sa constitution réelle est absolument homogène aussi : comparable par exemple à celle de l'eau tenue au repos dans un vase et qui, dans tous les sens et dans tous les plans, est composée de parties absolument identiques entre elles. Il est au contraire, aisé de démontrer que la substance fondamentale du cartilage, aux diverses périodes de son évolution, c'est-à-dire durant toute la croissance, possède une constitution complexe (1).

Quand en fixe lentement, par les vapeurs osmiques et dans la chambre humide (2), l'extrémité cartilagineuse d'un os long de l'embryon humain de moins de quatre mois ou d'un embryon de mammifère quelconque à la période correspondante dans l'évolution, les cellules car-

(1) J. RENAUT, Sur la formation cloisonnante (substance trabéculaire) de la substance fondamentale du cartilage hyalin fœtal. — Sur la bande articulaire, la formation cloisonnante et la substance chondro-chromatique des cartilages diarthrodiaux. (*C. R. de l'Académie des sciences*, mai 1887.)

(2) PRÉPARATION : Un flacon bouché à l'émeri, renfermant 20 ou 30 centimètres cubes d'une solution aqueuse d'acide osmique à 1 p. 100, est abandonné deux ou trois jours sous une cloche, de façon qu'au bout de ce temps l'espace non occupé par le liquide se soit saturé de vapeur d'eau chargée d'acide osmique et réalise une chambre humide (ce que montre la présence de nombreuses gouttelettes attachées aux parois du vase et à la face inférieure du bouchon). — On suspend par un fil, au-dessus de la solution osmique, un ou plusieurs fragments de cartilage d'un centimètre au plus de côté. Le cartilage étant ainsi disposé, on place le flacon bouché dans une chambre humide ordinaire, formée par une cloche renversée sur une assiette pleine d'eau.

Le cartilage sera, dans ces conditions, fixé lentement dans une atmosphère humide en subissant le minimum de rétraction. Au bout de douze ou mieux de vingt-quatre heures, l'opération est terminée. Le cartilage est devenu noir et il est fixé dans toute son épaisseur si le fragment est assez petit. Mais il a perdu néanmoins une partie de son *eau de composition*, car ses faces de section, de planes qu'elles étaient, sont devenues légèrement voilées. En même temps que cette perte d'eau a lieu, *les parties du cartilage qui la subissent sont fixées* dans leur forme par les vapeurs ; on pourra les reconnaître alors, car l'immersion dans l'eau ne les hydratera plus et ne fera pas varier leur forme.

tilagineuses, là où le réactif a pénétré, se montrent exactement fixées dans leur forme sans rétraction. Dans leurs intervalles, la substance fondamentale reste transparente et sans aucun détail de structure. La légère perte d'eau qui a accompagné la fixation lente dans les vapeurs, n'a donc rien modifié au sein de cette substance fondamentale qui, néanmoins, a subi un léger retrait, qu'atteste une faible incurvation des surfaces de section des fragments de cartilage soumis à l'action des vapeurs osmiques. Nous en conclurons donc que, dans cette première période, la substance intercellulaire du cartilage hyalin est absolument homogène, sans structure, et nous lui donnerons le nom de *substance fondamentale hyaline* du cartilage.

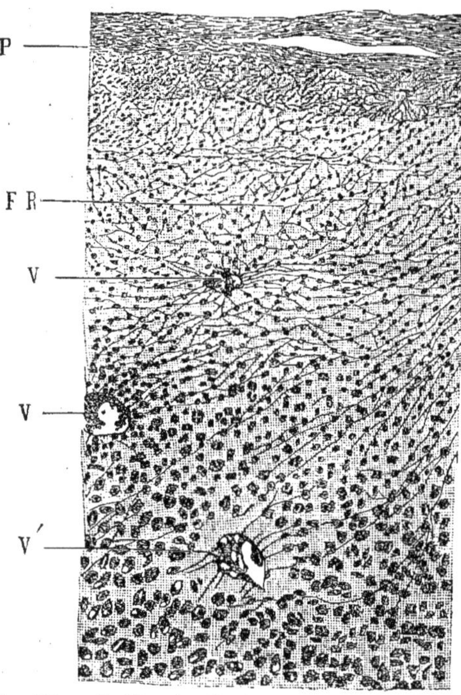

Fig. 129. — Cartilage hyalin de l'extrémité supérieure du canon d'un fœtus de Mouton (coupe transversale pratiquée parallèlement à l'axe du canon. — Fixation par les vapeurs humides d'acide osmique; coupe faite immédiatement au sortir des vapeurs ; coloration par l'éosine hématoxylique faible ; conservation dans le même réactif employé comme liquide additionnel. — (60 diamètres.)

P, périchondre ; — FR, cartilage hyalin dont la substance fondamentale est parcourue par les travées et les trabécules constituant par leur ensemble la *formation cloisonnante* du cartilage ; — VV, vaisseaux sanguins du cartilage fœtal, autour desquels les travées et les trabécules affectent une disposition rayonnante ; — V′, vaisseau plus profond, situé sur les limites de la fixation du cartilage par les vapeurs d'acide osmique : autour de lui les travées rayonnantes sont en petit nombre.

Cette figure est destinée à donner une idée de l'ensemble de la formation cloisonnante du cartilage hyalin, dans les limites de la fixation du cartilage par les vapeurs osmiques.

Si maintenant on vient à fixer de la même façon des fragments de la même extrémité cartilagineuse d'un os long chez un fœtus de Mouton plus âgé, long par exemple de 25 à 35 centimètres, une coupe du cartilage, transversale, sagittale ou oblique, ne montre plus du tout, dans les intervalles des cellules cartilagineuses fixées sans rétraction, de substance cartilagineuse homogène.

Sous un faible grossissement, on voit la substance intercellulaire parcourue par un réseau d'une netteté et d'une élégance admirables (fig. 129), qui, de prime abord, semble formé par des fibres réfringentes que l'éosine hématoxylique colore en rouge brun, le picrocarminate d'ammoniaque en rose, et qui, sans coloration aucune, dans l'eau ou la glycérine et même dans le baume du Canada, se distinguent nettement par la réfringence qui leur est propre. En se rapprochant, s'éloignant tour à tour, ou se groupant en faisceaux pour se dissocier encore, elles

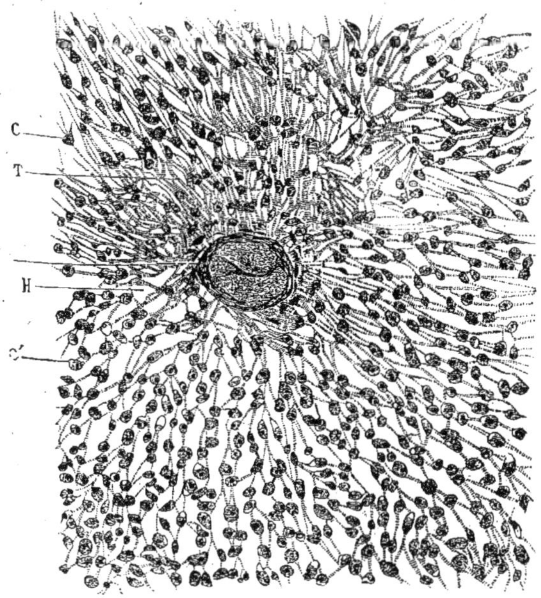

Fig. 130. — Disposition radiée et plexiforme des travées et des trabécules du cartilage hyalin autour des vaisseaux sanguins (coupe du cartilage articulaire de l'extrémité supérieure du tibia d'un fœtus de Mouton, par suite faite en un point où le cartilage n'est pas recouvert par le périchondre. Même mode de préparation que pour la fig. 129. — 210 diamètres).

V, vaisseau sanguin, autour duquel les cellules cartilagineuses forment trois rangées concentriques et sont devenues aplaties ; — C, C' cellules cartilagineuses ; — T, travées ; — H, substance hyaline du cartilage comprise dans les intervalles des travées.

dessinent des mailles comparables à celles d'un tissu réticulé de ganglion. Autour des vaisseaux coupés en travers, les mailles de ce réseau s'ordonnent en rosaces (fig. 130). Dans les intervalles des vaisseaux, les traits du réseau suivent les lignes de cellules cartilagineuses et les relient par séries, mais sans jamais pénétrer leurs capsules (1).

(1). O. Van der Stricht, dans un travail très étudié et très intéressant fait sous la direction de son maître Ch. Van Bambeke (Recherches sur le cartilage hyalin,

Au voisinage du périchondre, tout ce système croise la direction des faisceaux conjonctifs pénétrants, de façon à ne continuer jamais ceux-ci et à s'en montrer indépendant. Entre les mailles du réseau la substance fondamentale est hyaline, sans perte de substance aucune. De distance en distance on la voit former des noyaux au sein desquels le réseau ne s'engage pas, et de la périphérie desquels ses traits se dégagent à la façon de rubans ou de lames grêles. Bref, sous l'influence du modè de fixation du cartilage, sa substance fondamentale, d'hyaline et d'entièrement homogène qu'elle était, est devenue nettement et régulièrement figurée.

Sous un fort grossissement, on reconnaît de suite que les traits du réseau, certainement entrevus par A. Budge (2), Nykamp (3), et surtout par Spina (4) puis par Van der Stricht, et considérés hardiment par les trois premiers d'entre eux comme des canaux du suc, ne répondent ni à des canaux ni à des fibres, mais en réalité à un système de cloisons analogues à celles existant dans les gros faisceaux connectifs des tendons. En élevant et en abaissant l'objectif, on voit en effet se poursuivre, sous forme d'une surface continue, courbe, rectiligne ou gauche, chaque ligne pleine du réseau qui, sous un faible grossissement, simulait une fibre. Nulle part on ne trouve de section arrondie ou en courbe fermée, telle que le serait celle interceptée par la coupe optique ou effective d'une fibre vraie. Les traits du réseau sont pleins, ce ne

Archives de biologie, t. vii, 1886), est parfaitement arrivé à démontrer, par une série de préparations faites sur les cartilages de divers animaux, que la substance fondamentale de ces cartilages est en réalité le siège de figurations que certaines méthodes d'examen font régulièrement apparaître dans son sein. Mais il a considéré les travées rétiformes qui relient les cellules cartilagineuses par séries comme des prologements cellulaires comparables à ceux du cartilage de la tête des Céphalopodes, et ses études l'ont amené à conclure que : « 1° La substance fondamentale du cartilage est caractérisée par une structure lamellaire ; — 2° Les lamelles sont constituées par des fibrilles ; — 3° A côté des faisceaux intercapsulaires il y a d'autres fibrilles qui relient les lamelles ; — 4° La substance interfibrillaire et interlamellaire semblent être une seule et même matière. » (P. 80 du tirage à part.)

Le chromate neutre d'ammoniaque, employé par Van der Stricht comme réactif fixateur, appartient à la série des solutions chromiques qui modifient les tissus par une sorte de tannage et qui, par conséquent peuvent en effet modifier la réfringence de la substance trabéculaire du cartilage de façon à le mettre confusément en évidence. Mais dans ces conditions la formation trabéculaire n'est jamais assez dégagée avec assez de netteté pour qu'on puisse décider si elle est constituée par des fibres ou par des nappes d'apparence fibrillaire. J'engage Van der Stricht à reprendre la question par la méthode que j'ai fait connaître et je crois pouvoir assurer que, dans ces conditions, il arrivera à obtenir les mêmes images que moi et à leur attribuer une signification toute semblable. En dehors de là, j'estime que son travail est de beaucoup le meilleur qui ait été fait jusqu'ici sur la question.

(2) Albrecht Budge, Die Saftbahnen im hyalinen Knorpel (1877). — Weitere Mittheilung über die Saftbahnen im hyalinen Knorpel (1879). *Arch. für mikr. Anatomie.*

(3) Nykamp, Beiträg zur Kenntniss des Structur des Knorpels, *Arch. f. mikr. (Anat.*, 1877, p. 491).

(4) Spina, Ueber die Saftbahnen des hyalinen Knorpels (*Wiener Sitzungsberichte*, 1880).

sont donc point là des canaux. On n'a affaire ici qu'à des nappes d'une substance figurant en coupe optique des travées ou des trabécules : nappes cloisonnant de mille manières et dans tous les plans la substance fondamentale sans s'isoler, comme règle du moins, en des corps cylindroïdes tels que le seraient des fibres vraies. Cela revient à dire que l'ensemble des travées et des trabécules réalise, au sein de la substance fondamentale hyaline, un système de cloisonnement membraniforme et continu (1).

Substance fondamentale hyaline et substance trabéculaire. — Dans ces conditions, c'est-à-dire au sein du cartilage qui d'embryonnaire est devenu fœtal, la substance intercellulaire paraît donc s'être scindée en deux formations distinctes : 1° la *substance hyaline* demeurée amorphe ; 2° la *substance trabéculaire* dessinant au sein du cartilage une *formation cloisonnante* typique, dont les éléments ou traits sont ordonnés à la fois par rapport aux cellules fixes du cartilage, et par rapport aux nombreux vaisseaux sanguins qui le parcourent à ce moment

Quelle est maintenant la signification qu'il convient d'accorder à la formation cloisonnante ? Elle ne répond certainement pas à des canaux, pas davantage à des fibres. Elle n'est pas un simple accident de préparation puisqu'on la peut reproduire, avec ses mêmes caractères d'ordonnance par rapport aux mêmes parties de la pièce cartilagineuse et par rapport aux vaisseaux, toutes les fois qu'on fixe le cartilage dans les conditions que j'ai déterminées. D'autre part, un cartilage soumis sans fixation par les vapeurs osmiques à la dessiccation lente ne montre rien qu'un système irrégulier de fentes et de plis sans aucune ressemblance avec le réseau délicat et parfaitement comparable toujours à lui-même que je viens de décrire. Il faut donc donner une autre explication de son existence, et voici celle que j'admets.

La substance fondamentale du cartilage est formée, dès que le tissu a dépassé la phase embryonnaire, de deux substances distinctes : la *substance hyaline*, qui s'est développée en premier lieu dans les intervalles des cellules fixes, et la *substance trabéculaire* qui s'est différenciée secondairement au sein de la première. Pendant la vie, ces deux substances sont juxtaposées et unies intimement, en continuité l'une avec l'autre. Elles ont alors exactement le même indice de réfraction et les mêmes propriétés histochimiques générales. Mais la substance trabé-

(1) Les coupes de cartilage sont faites à main levée ou au microtome, directement au sortir de la chambre humide à vapeurs osmiques. On les reçoit dans l'eau et on les colore soit au picrocarminate (24 heures dans la chambre humide), soit immédiatement avec la glycérine ou l'éosine hématoxyliques. Ce dernier réactif doit être faiblement chargé d'hématoxyline, de façon à avoir à peu près exactement la coloration du malaga coupé de son volume d'eau. Les traits de la formation cloisonnante, avec l'éosine hématoxylique faible, paraissent réfringents et sont teints en rouge brun, les noyaux le sont en rose violet, le protoplasma en rose franc, la substance hyaline en rose très pâle.

culaire a la propriété de perdre plus rapidement que la substance hyaline son eau de composition quand le cartilage est soumis à une semi-dessiccation très lente. En perdant son eau elle devient plus réfringente; et, comme en même temps elle est fixée dans cet état et dans sa forme exacte par les vapeurs osmiques ainsi que tous les autres éléments du cartilage hyalin, elle apparaît alors clairement avec la disposition cloisonnante qui lui est propre. De même que le blanc d'un œuf d'oiseau est en apparence homogène, transparent, et paraît sans structure aucune au sein de l'œuf intact, mais montre après coagulation par la chaleur sa disposition réelle stratifiée hélicoïdalement autour du jaune : de même la substance intercellulaire du cartilage possède aussi une constitution complexe et régulière; seulement les deux substances qui concourent à la former ne peuvent être distinguées sans artifice. Il en serait également ainsi d'une masse de verre qu'on aurait fondue à la lampe en y entremêlant, de façon à la cloisonner : des lames de cristal exactement de même couleur et d'égal indice de réfraction. Elle paraîtrait homogène, et, pour y retrouver la disposition cloisonnante invisible mais pourtant réelle, il faudrait imaginer une méthode qui mît les cloisons de cristal en évidence au sein de la masse : par exemple en agissant sur le plomb qu'elles contiennent et en le transformant en sulfure noir.

En résumé donc, il n'y a dans la substance fondamentale du cartilage hyalin, ni fibres comparables à celles du tissu conjonctif, ni canaux du suc : mais bien une formation cloisonnante constituée par une portion différenciée de la substance fondamentale elle-même, et qui, apte à emmagasiner ou à perdre l'eau du plasma avec une égale facilité, peut être considérée à ce titre comme un agent actif de la répartition régulière des sucs nutritifs au sein du tissu cartilagineux compact (1).

(1) Les traits de la formation cloisonnante, considérés de cette façon, deviennent au sein de la substance fondamentale du cartilage les véritables voies de la nutrition. Les cristalloïdes, pour se répandre dans la pièce cartilagineuse compacte devenue d'un certain volume, prennent ce chemin facile exactement comme les liquides prennent la voie de la mèche d'une lampe pour s'y élever et s'y répandre par capillarité. Cette notion permet jusqu'à un certain point de comprendre pourquoi les histologistes, qui ont poursuivi l'étude des voies de la nutrition dans le cartilage hyalin, ont été conduits à considérer les traits de la formation cloisonnante comme des canaux ou des espaces du sac.

Ceux qui, en effet, ont entrevu les travées et les trabécules du cartilage, les ont incomplètement dégagés, soit à l'aide de réactifs exerçant lentement une action comparable au tannage (Nykamp employait la macération dans une solution à 50 p. 100 de chromate neutre d'ammoniaque; A. Budge l'acide chromique), soit à l'aide de procédés revenant en somme à une dessiccation partielle. (C'est ainsi que A. Budge employait la dessiccation lente sous la lamelle, ou le traitement d'une coupe de cartilage par l'éther et le collodion.) Dans ces conditions, la substance trabéculaire perdait son eau, et une partie de la formation cloisonnante était dégagée, mais pas assez nettement pour qu'on pût constater que ses traits ne sont pas formés par des canaux. (Voy. les mémoires cités de A. Budge et de Nykamp. — A. Budge, *Arch. f. mikrosc. Anat.*, 1879, pl. I, fig. 3, 4, 5, 6. — Nykamp, *Ibid.*, 1877, pl. XXIX, fig. 3, 4, 5).

D'autre part, Nykamp injecte dans le sac dorsal d'une grenouille 1 gramme de solu-

La formation cloisonnante se différencie au sein de la substance fondamentale du cartilage au moment où celui-ci devient le siège de mouvements nutritifs et évolutifs d'une grande activité en même temps que sa masse devient plus considérable, c'est-à-dire au moment où la croissance de la pièce cartilagineuse s'opère rapidement et s'accompagne de changements corrélatifs à l'ossification. Tout au contraire, dans le cartilage qui ne doit croître que lentement, dont le volume n'est pas soumis à des variations rapides, et qui ne doit pas s'ossifier, elle demeure absente. C'est ainsi que le cartilage de la trachée du Lézard gris (*Lacerta muralis*) ou que le cartilage sternal des Tritons, est simplement constitué par des cellules encapsulées dans les intervalles desquelles la substance fondamentale reste indéfiniment hyaline et peu abondante. De telles pièces cartilagineuses sont minces, et la nutrition du tissu peut se faire toujours facilement par simple diffusion des cristalloïdes du plasma au sein de la substance hyaline, exactement de la même façon qu'elle se faisait dans les pièces cartilagineuses de petit volume de l'embryon humain ou de celui du Mouton.

Dans le cartilage plus âgé que l'on peut considérer comme presque absolument adulte en tant que tissu, tel que celui du Veau et des autres jeunes mammifères, la formation cloisonnante persiste, mais se modifie avec les progrès de l'âge. Dans les cartilages diarthrodiaux, tels que par exemple celui des condyles fémoraux ou du plateau tibial, la substance trabéculaire affecte des dispositions intéressantes. Dans la bande superficielle du cartilage répondant à toute l'étendue de la surface articulaire, les cellules cartilagineuses sont, on le sait, lenticulaires et à grand axe parallèle à la surface de l'articulation. Cette bande, plus ou moins épaisse et biréfringente quand on l'examine à la lumière polarisée, est la *bande de Luschka* bien connue, répondant à la portion du mésochondre de HAGEN TORN qui a subi l'évolution cartilagineuse (1).

tion concentrée de carmin d'indigo; au bout d'un quart d'heure la peau est devenue bleue. L'animal est alors immergé dans l'alcool absolu pendant une demi-heure ou trois quarts d'heure, afin de fixer la matière colorante en place en la précipitant. Une coupe de cartilage examinée dans l'essence de térébenthine montre alors (fig. 5 et 6 du mémoire cité) les cellules cartilagineuses colorées en bleu et reliées par des traînées de granulations bleues, dessinant dans la substance fondamentale un réseau analogue à celui de la formation cloisonnante. L'auteur conclut que ces traînées indiquent l'existence de canaux du suc. Je les interprète autrement; et j'admets que le plasma chargé de carmin d'indigo a rapidement diffusé dans le réseau de substance trabéculaire, de façon qu'ensuite l'alcool absolu l'y a précipité en place sous forme de granulations.

Voyez aussi, au sujet de la structure du cartilage étudié par la méthode des injections : HÉNOCQUE, sur la structure des cartilages articulaires (*Gazette médicale de Paris*, 1873). HÉNOCQUE admet que la substance fondamentale du cartilage a la constitution d'un gâteau feuilleté.

(1) En parlant plus loin du développement des articulations, j'insisterai sur la valeur morphologique de la formation connue sous le nom de *mésochondre*. Voici sommairement en quoi elle consiste. Considérons par exemple le modèle primitif du squelette d'un doigt chez un fœtus humain de moins de trois mois. Les noyaux

Dans toute son étendue, la formation cloisonnante y apparaît constituée par des trabécules d'une finesse extrême rayonnant comme des étoiles des deux pôles de chaque cellule cartilagineuse, en général à peu près parallèlement à la surface articulaire dans une même coupe optique. Quand on parcourt des plans successifs en élevant et en abaissant l'objectif, les travées se poursuivent de place en place tout en demeurant continues, mais de manière à former de nouveaux systèmes croi-

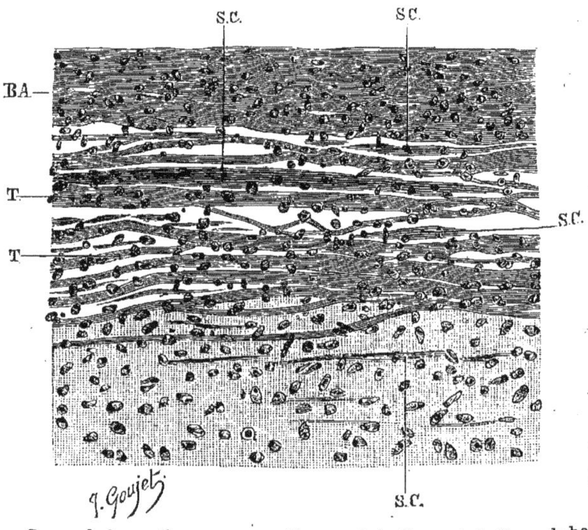

Fig. 131. — Coupe de la portion moyenne d'un condyle fémoral du Veau de boucherie, menée de la surface articulaire vers la profondeur (fixation par les vapeurs osmiques, éosine hématoxylique).

BA, Bande articulaire ; — TT, travées dont l'ensemble dessine un réseau à mailles allongées parallèlement à la surface articulaire.

Dans les intervalles des travées, la substance hyaline est tout à fait incolore, mais renferme des flaques SC, SC, de substance chondro-chromatique exprimée par le retrait des travées et colorées en violet pur. Au bas de la figure, ces flaques SC, se voient encore sur une certaine épaisseur dans la portion du cartilage incomplètement fixée par les vapeurs osmiques et où les travées ne sont pas mises en évidence (180 diamètres).

sant légèrement la direction des traits du précédent et du suivant. Il en résulte un aspect moiré tout à fait caractéristique. Au-dessous de la bande de Luschka la constitution de la substance fondamentale change brusquement. Aux trabécules fines de cette bande succèdent alors de

cartilagineux qui formeront des phalanges sont plongés dans une bande continue de tissu fibreux embryonnaire qui les entoure de toutes parts. Entre deux noyaux suc cessifs, cette bande enveloppante, de longitudinale qu'elle était sur les côtés, devien nécessairement transversale. Plus tard l'articulation se dessinera au milieu de la bande transversale ou mésochondre par une fente. De chaque côté de cette fente et dans les limites de l'articulation, le tissu fibreux embryonnaire subit l'évolution cartilagineuse et constitue la bande de Luschka.

grosses travées, interceptant des espaces intertrabéculaires allongés parallèlement à la surface du cartilage. Plus profondément, les travées et les trabécules, toujours orientées dans un sens général tangentiel à la surface articulaire, deviennent plus grêles et arrivent rapidement à figurer une disposition feuilletée, comparable à celle qu'Hénocque a depuis longtemps décrite dans le cartilage hyalin (fig. 131). Au niveau du cartilage sérié, les travées et les trabécules reprennent une ordonnance serrée, et dessinent des traits parallèles à la ligne d'ossification, unissant comme une multitude de ponts transversaux les groupes isogéniques successifs. Sous un faible grossissement, la substance fondamentale qui, une fois les capsules ouvertes par les vaisseaux, répondra aux *travées directrices*, paraît striée de traits transversaux. Là encore les travées sont plexiformes et échangent entre elles des lames, de façon à constituer un réseau dont les mailles sont plus larges que hautes.

Ainsi, sur les cartilages diarthrodiaux, la substance fondamentale présente une tout autre constitution dans la bande articulaire et dans la zone du cartilage sérié que dans le reste de la substance cartilagineuse. Dans la bande de Luschka et dans le cartilage sérié, elle a subi un étirement transversal beaucoup plus marqué qu'ailleurs ; la formation cloisonnante y est disposée en traits plus serrés, et en même temps les cellules ont une ordonnance dans un sens également prédominant. Ces différences rendent compte de la biréfringence de ces deux zones quand on les examine à la lumière polarisée. Là au contraire où le sens de l'orientation des traits de la formation cloisonnante n'est pas prédominant et où les cellules cartilagineuses sont semées sans ordre, le tissu cartilagineux reste absolument monoréfringent. Il paraît noir entre les deux bandes brillantes répondant au cartilage sérié et à la bande articulaire, quand on a disposé le microscope pour l'examen à la lumière polarisée, et qu'on a rendu le champ obscur en croisant les deux prismes de Nicol.

Substance chondrochromatique. — J'ai fait remarquer déjà qu'une coupe de cartilage hyalin, fixée rapidement par les vapeurs osmiques, puis colorée à l'aide de la glycérine hématoxylique ou de la solution d'hématoxyline de Boehmer, se teint rapidement en violet intense. Cette coloration est diffuse, et l'on sait d'autre part que dans ces conditions on ne peut reconnaître l'existence de la formation cloisonnante. Mais quand on a fixé lentement le cartilage dans la chambre humide à l'aide des vapeurs osmiques de façon à y faire apparaître le réseau de la substance trabéculaire, on reconnaît chez les animaux tels que le Veau de boucherie, que la coloration de la substance intercellulaire par la glycérine hématoxylique n'est pas du tout uniforme.

La portion du cartilage répondant à la bande articulaire reste à peu près sans coloration ou se teint seulement en bleu de lin pâle. Au-dessous d'elle, dans les intervalles des grosses travées que le réactif laisse incolores et qui se distinguent de la substance hyaline seulement par leur réfringence, on voit des bandes plus ou moins anguleuses et à bords festonnés colorées très fortement en violet. Plus profondément, là où les travées deviennent plus minces et acquièrent la disposition feuilletée signalée plus haut, la coloration violette forme des traînées intertrabéculaires étroites et également très foncées (fig. 132). Enfin, la plupart des capsules sont teintes énergiquement. Autour de la majorité d'entre elles, la coloration violette forme des cercles nets ou des

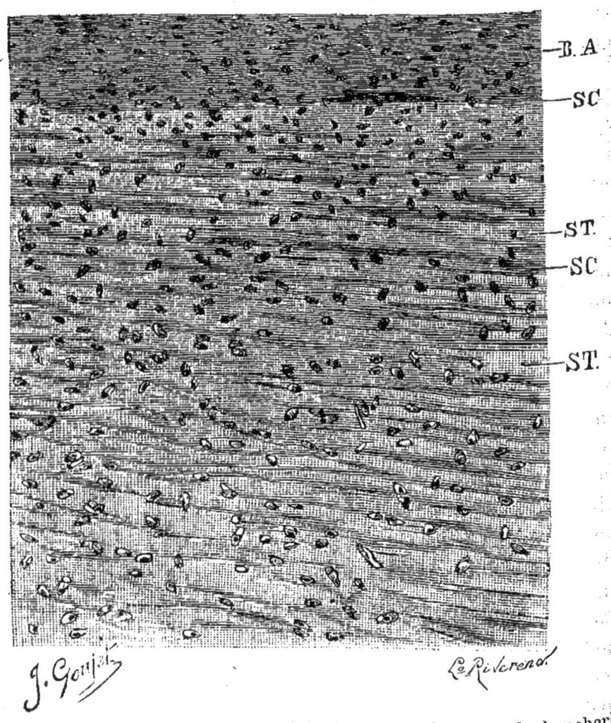

Fig. 132. — Coupe du cartilage du condyle du fémur du Veau de boucherie faite perpendiculairement à la surface articulaire (fixation par les vapeurs osmiques, éosine hématoxylique).

BA, bande articulaire dont la substance est parcourue par de très fines trabécules (A la lumière polarisée, cette bande est biréfringente) ; ST, ST, travées de substance trabéculaire dont l'ensemble offre une apparence feuilletée ; — SC, SC, substance chondro-chromatique, exprimée dans les intervalles des travées par le retrait de celles-ci (180 diamètres).

marges dégradées en auréoles. Toutes les autres parties de la substance fondamentale sont seulement teintes en bleu violacé très clair. Dans une telle préparation, les parties colorées en violet sont infiniment plus foncées que ne l'est, dans son ensemble, une coupe du même cartilage fixée fraîche par les vapeurs ou les solutions osmiques, puis colorée durant un temps égal à l'aide de la glycérine hématoxylique. Ces parties colorées constituent en effet, dans le cartilage où la formation cloisonnante a été dégagée, un ensemble de traits parallèles entre eux et à la direction générale des travées et des trabécules, et un semis de taches violettes autour de chacune des capsules du cartilage. La distribution de cette coloration est toujours identique pour un même cartilage, et on peut la considérer comme constante et caractéristique à la fois pour tous les cartilages diarthrodiaux.

Quand on examine dans l'eau une préparation colorée par cette méthode, on voit qu'à sa surface le rasoir le plus tranchant et le mieux conduit par la main laisse une série de traits comme le fait la scie à la surface d'une planche qu'elle vient de diviser. On peut ainsi voir si la coupe est plane ou voilée, si à sa surface il existe des dépressions au niveau desquelles la matière colorante ait pu stagner et se fixer par suite mieux qu'ailleurs. Il est facile, après cet examen, de se convaincre que la distribution de la coloration est absolument indépendante de l'inégalité de la surface, et qu'elle est au contraire commandée par la disposition de la formation cloisonnante d'une part, d'autre part qu'il existe une élection véritable pour les capsules et pour leur pourtour immédiat : élection que la stagnation du réactif dans les creux de la coupe du cartilage n'expliquerait en aucune façon.

Il faut donc chercher une autre interprétation et voici celle que je propose. Outre la *substance hyaline* et la *substance trabéculaire*, le cartilage renferme une troisième substance, que le carmin et la purpurine par exemple ne teignent pas, mais sur laquelle l'hématoxyline se fixe avec élection. Provisoirement, je l'appellerai *substance chondrochromatique* : dénomination suffisante pour rappeler son affinité pour certaines matières colorantes, et pour la distinguer en même temps de la substance chromatique ou nucléine des noyaux.

Cette substance est d'abord peu abondante dans le jeune cartilage, puis le devient davantage dans celui des animaux jeunes, tels que le Veau par exemple. Normalement, elle est diffusée dans toute la substance fondamentale; c'est pourquoi une coupe de cartilage frais fixée rapidement par les vapeurs ou les solutions osmiques, puis colorée par l'hématoxyline, se teint régulièrement et diffusément en violet dans les intervalles des cellules fixes. Mais, bien que la substance chondrochromatique ne paraisse jusqu'ici ni soluble, ni isolable par aucun des réactifs employés en histologie, sa répartition au sein du cartilage peut varier dans certaines conditions. En perdant son eau et en devenant réfringente et apparente, la substance trabéculaire, dans son retrait, l'exprime de façon à s'en dépouiller. Elle la chasse alors dans les espaces intertrabéculaires, où elle se concentre de telle façon que l'hématoxyline la colore d'une manière extrêmement intense. Elle y demeure donc en place ou bien ne se mobilise que soit difficilement, soit imparfaitement. Ainsi s'explique la présence, simultanée dans une même préparation, de capsules du cartilage colorées en violet, ou entourées d'auréoles violettes, ou enfin tout à fait dépourvues de coloration et d'auréole.

Quand les cartilages diarthrodiaux ont été réduits, chez les animaux adultes (1), à une mince couche entourant la tête osseuse ou l'extrémité articulaire de la pièce du squelette entièrement ossifiée, la bande articulaire garde encore sa constitution typique. On y retrouve constamment la formation cloisonnante composée de fines trabécules à direction parallèle à la surface de l'articulation, et dont l'ensemble figure une sorte de moire. Mais au-dessous d'elle la substance cartilagineuse est redevenue tout à fait homogène. L'hématoxyline la colore en violet d'une extrême intensité. On ne trouve plus de trace de la formation cloisonnante. Dans un tel cartilage entièrement en repos, qui ne doit plus varier et dont la masse s'est en même temps réduite, les chemins différenciés de la diffusion des cristalloïdes du plasma n'étaient plus nécessaires; la substance trabéculaire a par suite cessé d'exister.

Considéré de cette façon, le rôle de la formation cloisonnante devient entièrement corrélatif au plus ou moins d'activité dans la nutrition du cartilage. Cette activité augmente quand le tissu cartilagineux accroît sa masse, en même temps qu'il varie morphologiquement pour fournir des éléments à la croissance de la pièce au squelette à laquelle il appartient, et à son ossification. L'apparition, le développement prédominant chez le fœtus et les jeunes animaux, enfin l'évolution régressive de la substance trabéculaire au sein de la substance fondamentale du cartilage, constituent donc un épisode très intéressant de la période de croissance du squelette ostéocartilagineux.

Au point de vue morphologique, la signification de la formation cloisonnante est aussi très importante. En effet, son existence démontre que, même sous sa forme homogène et continue, la substance intercellulaire du cartilage est capable de différenciations comparables à celles que subit, dans le cours de son évolution, celle des autres variétés du tissu conjonctif. Au sein du tissu cartilagineux qui, pour exercer ses fonctions, doit demeurer compacte, elle représente les chemins de la lymphe, réduite il est vrai à son plasma : chemins qui, sans changement fondamental dans la constitution du tissu, sont néanmoins reproduits par un artifice dès que l'activité de la vie du cartilage l'exige, et que sa masse est devenue trop considérable pour que les échanges y puissent demeurer assurés par la simple diffusion des sucs nutritifs au sein de la substance hyaline, homogène et non parcourue par des chemins préformés.

(1) Chez le Bœuf de boucherie par exemple.

La cellule cartilagineuse, bien qu'appartenant à un tissu en apparence des plus fixes, est sans cesse en activité. Pour s'en convaincre il suffit de la considérer dans le triple état *embryonnaire*, *fœtal* et *adulte* qu'elle acquiert successivement.

A. **Cartilage hyalin embryonnaire.** — Si l'on suit le développement des centres vertébraux sur des embryons de 2 à 3 centimètres de longueur, on assiste à l'édification du tissu cartilagineux (1). Au début, toutes les cellules embryonnaires sont rondes et au contact. Plus tard, autour de la pièce cartilagineuse future, les cellules embryonnaires s'orientent en séries lamelleuses et s'allongent dans le sens de la surface qu'elles vont limiter. Ainsi se forme le périchondre embryonnaire. Entre lui et le cartilage les intermédiaires sont insensibles, caractère qui ultérieurement ne cessera jamais d'exister. Les cellules, de fusiformes, deviennent globuleuses ; enfin, à partir d'un certain point, on voit qu'elles ne sont plus au contact. Elles sont arrondies en sphères parfaites et de plus en plus volumineuses, comme des éléments qui se développent librement sans subir de pressions. Dans leurs intervalles, la substance fondamentale apparaît sous forme de bandes hyalines, que l'hématoxyline teint en bleu pâle comme la substance fondamentale adulte. Chaque élément est formé d'une masse globuleuse de protoplasma clair et transparent, chargé de glycogène, qui sous l'action de l'eau se réunit en gouttes sarcodiques vacuolant l'élément, et que l'acide osmique laisse absolument incolores. Le noyau est très volumineux, rond ou ovalaire. A ce moment il n'y a pas encore de capsule autour de la cellule, mais une ligne exoplastique nette, comme tracée à l'encre, et qui peut être considérée comme le premier vestige de l'exoplasme capsulaire futur (2).

B. **Cartilage hyalin fœtal.** — Dans le cartilage embryonnaire, les cellules cartilagineuses à deux noyaux s'observent rarement. Plus tard chez le fœtus la multiplication devient d'une activité extrême; les cellules à deux noyaux sont très nombreuses et, de plus, ces éléments ont pris des formes bizarres en figures de coins, de demi-sphères, de croissants ou de traits, etc. La capsule cartilagineuse n'est pas encore individualisée par un contour double. Dans une même préparation, toutes ces cellules semblent de prime abord disposées sans ordre; sous un faible grossissement, la substance fondamentale apparaît piquetée de points et de virgules disposés en tous sens. Une observation plus attentive permet de constater les faits suivants :

(1) On doit fixer les embryons par les vapeurs osmiques. La fixation par la solution osmique à 1 p. 100 donne aussi de bons résultats; mais l'eau de la solution agit et les cellules se rétractent et paraissent semées de gouttes sarcodiques. On achève le durcissement par l'alcool, on colore par la glycérine hématoxylique, et l'on monte dans la glycérine, le baume, ou mieux dans la résine de Dammar.

(2) Cet état est acquis chez l'embryon humain, vers la fin de la sixième semaine (Ranvier, *Traité technique*, p. 272).

Dans le désordre apparent des éléments cellulaires, on arrive à distinguer des groupements : chaque groupe est constitué par trois, quatre ou cinq cellules et même davantage. Si l'on réunit par la pensée les éléments séparés par de minces bandes de substance fondamentale, on reconnaît qu'ils représentent les segments d'un même corps plus ou moins sphéroïde qu'on aurait taillé en morceaux dans une série de plans à l'aide d'un couteau. La seule explication qui puisse ressortir de cette observation est la suivante. Dans le cartilage fœtal, la segmentation des cellules cartilagineuses est si hâtive que les lignes de segmentation se font dans une série de directions tout à fait diverses. Un élément qui vient de se diviser suivant un plan horizontal voit ses deux moitiés se partager de nouveau dans des plans obliques au premier avant qu'il ait eu le temps de revenir à la forme ronde. De là, la multiplicité des figures offerte par les jeunes cellules cartilagineuses et aussi leur configuration en coins, en calottes sphériques, en disques, etc.

La constitution si différente du cartilage embryonnaire et du cartilage fœtal répond d'ailleurs aux phénomènes dont, à ces deux stades, les pièces cartilagineuses du squelette sont le théâtre. Si l'on compare les arcs vertébraux, non fermés derrière la moelle et tout à fait rudimentaires d'un embryon de six semaines, avec les mêmes arcs chez un fœtus de trois mois, on voit qu'il s'agit de formations très différentes. Chez l'embryon très jeune l'*arc neural* était à peine ébauché; ce n'est que beaucoup plus tard que la *vertèbre* a pris sa forme, assez semblable à celle qu'elle doit conserver toujours. Le développement hâtif, en quelque sorte subintrant du cartilage à la période fœtale, est donc corrélatif à la *mise en forme* du modèle cartilagineux définitif. Jusqu'au moment où cette forme est acquise, les éléments du cartilage travaillent à l'établir en se multipliant sans relâche. A peine formés ils deviennent fertiles. Quand le modèle cartilagineux a pris à peu près sa configuration permanente, alors seulement les cellules cartilagineuses cessent d'exercer leur activité formative avec autant de hâte. Avant de devenir fertiles, elles ont le temps de se développer à l'état d'éléments adultes; elles reviennent à la forme ronde ou ovalaire et sécrètent une capsule à leur pourtour. Mais, même dans cet état, elles ne cessent pas d'obéir à leur double tendance formative et modelante; elles l'exercent seulement avec plus de lenteur, de régularité, et désormais on peut la suivre dans toutes ses phases et en découvrir la loi.

C. **Variation modelante du cartilage hyalin : groupes isogéniques coronaires.** — Nous avons vu que, dans le cartilage complètement formé, les éléments cellulaires sont ordinairement disposés par groupes (1). Chaque groupe ou famille provient évidemment de la prolifération d'un élément cellulaire initialement unique; c'est pour cette

(1) G. Pouchet, *Journal de l'anatomie et de la physiologie*, t. XI, p. 249 (1875), et Pouchet et Tourneux, *Précis d'histologie*, p. 401 (1878).

raison que j'ai proposé de lui donner le nom de *groupe isogénique*.

Si l'on suit les phénomènes d'accroissement du cartilage dans les rayons des nageoires ou dans les pièces du crâne cartilagineux de la Raie commune (*Raja batis*), on constate que la multiplication des cellules cartilagineuses s'opère constamment, mais surtout au voisinage du périchondre, de la manière suivante : une cellule se divise en deux, puis en quatre, puis en huit etc. (fig. 133) ; ensuite les jeunes cellules s'éloignent dans une direction centrifuge de façon à former un groupe qui provient uniquement des bipartitions successives de l'élément unique. Le groupe tout entier garde une forme générale concentrique à la cellule dont il provient. Les cellules forment un petit cercle ou une couronne par leur réunion. Elles se montrent sur les coupes comme des boules qu'on aurait enfilées dans un cerceau. Nous donnerons à cette disposition le nom de *groupe isogénique coronaire simple* (1).

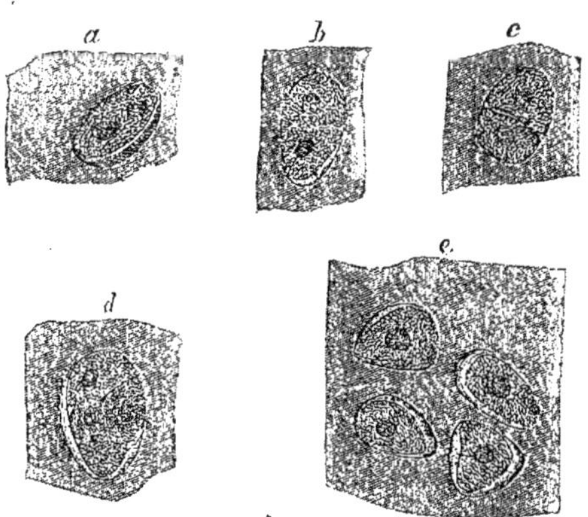

Fig. 133. — Mode de multiplication des cellules du cartilage céphalique de la Raie (*Raja batis*). — Fixation par l'alcool fort ; coloration par l'éosine soluble dans l'eau ; conservation dans la glycérine salée faiblement éosinée 210 diamètres).

a, cellule cartilagineuse à deux noyaux ; — *b*, *c*, *d*, division du corps cellulaire ; — *e*, groupe isogénique coronaire formé de quatre cellules et émanant d'une cellule cartilagineuse unique qui s'est divisée en deux cellules filles, lesquelles à leur tour se sont divisées suivant un plan de division perpendiculaire à celui de la division de la cellule unique, mère primitive du groupe.

Les cellules cartilagineuses disposées en cercles circonscrivent une aire occupée par la substance fondamentale. Cette dernière s'est évidemment produite en vertu d'un phénomène d'accroissement placé sous la dépendance de la prolifération des cellules. Cela revient à dire que les traits cartilagineux, interposés entre les éléments cellulaires segmentés, ont augmenté progressivement de volume et ont formé l'aire de substance fondamentale circonscrite par les cellules disposées en

(1) J. Renaut, Sur les groupes isogéniques des éléments cellulaires du cartilage (*Comptes rendus de l'Académie des sciences*, 1er juillet 1878).

couronne. Aucune cellule cartilagineuse n'est englobée dans cette aire, répondant à la section d'un noyau cartilagineux solide : toutes sont disposées à son pourtour. Ainsi, en même temps que les cellules cartilagineuses augmentent de nombre, elles forment des groupes arrondis et sont répandues à la périphérie d'une sphère de substance fondamentale qui s'accroît à mesure qu'elles-mêmes se divisent. Quand le groupe coronaire simple s'est agrandi au delà de certaines limites, sécrétant à son centre la substance fondamentale qui vient augmenter la masse du cartilage, chacune des cellules de la couronne devient elle-même l'origine de nouveaux groupes isogéniques entés sur le premier, et qu'on

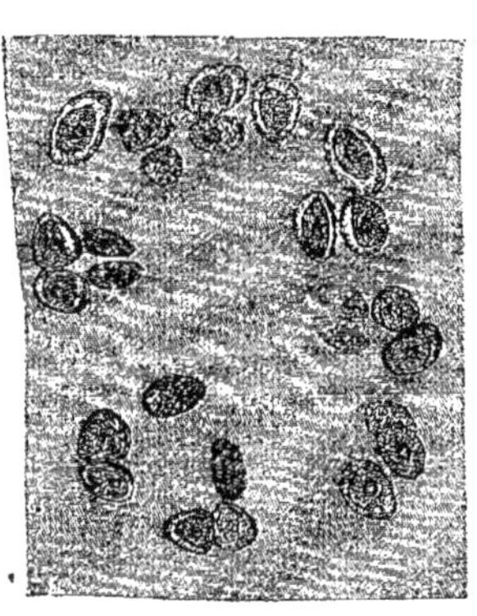

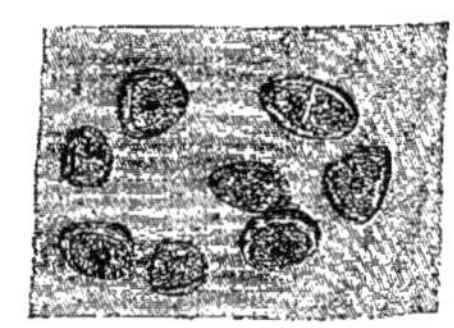

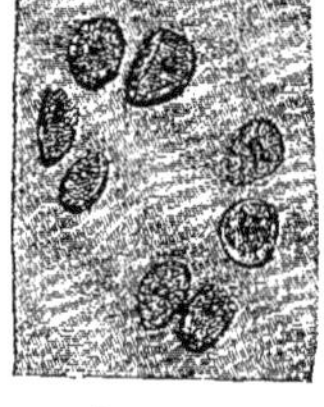

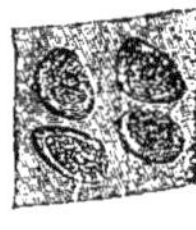

Fig. 134. — Cartilage céphalique de la Raie (même mode de préparation que dans la figure 133. — Faible grossissement).

Groupes isogéniques coronaires simples. — A gauche du lecteur, groupe isogénique coronaire composé.

voit, sur les coupes, se dessiner à la manière de festons. Ces festons sont formés par des cellules rangées en demi-cercle; chaque demi-cercle renferme un îlot de substance fondamentale hyaline qui se confond avec celle du noyau primitif qu'il concourt à augmenter. De la sorte, sur une coupe, *le groupe isogénique coronaire composé* montre un pourtour dessiné par des cellules disposées en festons, et un noyau hyalin lui-même festonné qui occupe l'aire de la courbe fermée tracée par l'ensemble des cellules. Ce n'est qu'au bout d'un certain temps que les festons du pourtour de cette courbe se ferment à leur tour, de telle sorte que chaque feston devienne un groupe isogénique séparé et poursuive comme tel son évolution ultérieure.

La disposition que je viens de décrire est tellement évidente, dans les cartilages de la Raie, que l'aspect des préparations est saisissant. Le groupement est moins régulier chez les autres vertébrés; cependant chez les batraciens, les oiseaux et les mammifères, on retrouve les groupes isogéniques très nets (fig. 135) bien que moins élégants que chez les Raies. Quand le cartilage est traversé exceptionnellement par des vaisseaux qui ne sont pas encore destinés à devenir sur leur trajet le siège de phénomènes d'ossification, la forme de ces groupes isogéniques n'est pas modifiée à leur voisinage. Nous verrons aussi que la calcification, à ses débuts dans le cartilage, laisse ces groupes entièrement intacts et les englobe simplement dans ses travées.

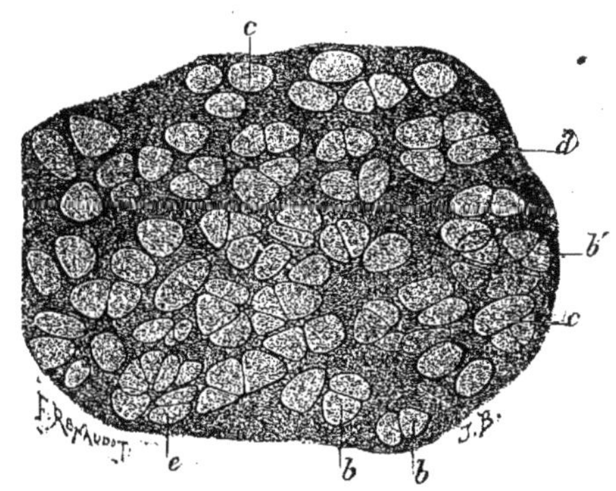

Fig. 135. — Cartilage hyalin de la tête du fémur imprégné à sa surface par une solution de nitrate d'argent à 1 p. 100; conservation dans la glycérine neutre.

Cette préparation montre l'existence des groupes isogéniques coronaires formés de deux (*b*, *b*, *b'*), — de trois (*c*, *c*), — de quatre cellules cartilagineuses (*d*) ou d'un plus grand nombre (*e*), — *e*, groupe isogénique coronaire formé de sept cellules disposées en couronne autour d'un petit noyau cartilagineux central.

La signification des groupes isogéniques coronaires apparaît maintenant d'elle-même : elle répond à l'accroissement du modèle cartilagineux dans toutes ses dimensions. En effet, chaque groupe reproduit en grand la configuration arrondie de l'élément primitivement unique qui lui a donné naissance. Une pièce cartilagineuse dans laquelle un grand nombre de groupes coronaires se développent s'accroît donc sans perdre sa forme générale, puisque les parties qui la constituent ont chacune grandi en demeurant en somme des figures semblables. Pour cette raison, je considère les groupes isogéniques coronaires comme des formations en rapport avec l'accroissement dans tous les sens de la pièce de cartilage qui est le siège de leur développement. En d'autres termes ce sont là des groupes d'*accroissement interstitiel* (1).

(1) Je ferai remarquer que cette conception doit être prise dans son sens le plus général. Il est bien évident que, pour que le modèle cartilagineux agrandi demeurât une figure exactement semblable à celle fournie par le modèle primitif, il faudrait nécessairement que dans ce dernier *toutes* les cellules cartilagineuses sans exception devinssent l'origine de groupes isogéniques, et que ces derniers fussent tous de même diamètre à la fin du développement. Les deux figures seraient exactement semblables alors comme deux dessins agrandis dans des conditions proportionnelles rigoureuses à l'aide d'un pantographe. Mais il n'en est pas ainsi. C'est qu'en effet, d'un côté il est certain qu'une pièce cartilagineuse conserve sa forme générale en s'accroissant, mais non pas tous les détails de cette forme. Bien au contraire, en grandissant la pièce cartilagineuse est remaniée. Son modèle en petit est au définitif ce qu'une ébauche de terre glaise est à la statue. Les perfectionnements de contours et de détail opérés sous les doigts du modeleur sont exécutés dans le cartilage par l'inégal développement des groupes isogéniques d'accroissement. Ces groupes pos-

Groupes isogéniques axiaux. — La disposition, si régulière et si élégante, des groupes isogéniques coronaires des rayons costaux des nageoires de la Raie, se modifie du tout au tout sur les points où le cartilage hyalin va se transformer en substance ossiforme : transformation qui s'opère toujours en quelques points de la pièce cartilagineuse. Les vaisseaux sanguins pénètrent alors dans cette pièce et la perforent en formant des canaux anastomosés en mailles rectilignes. Alors, la dis-

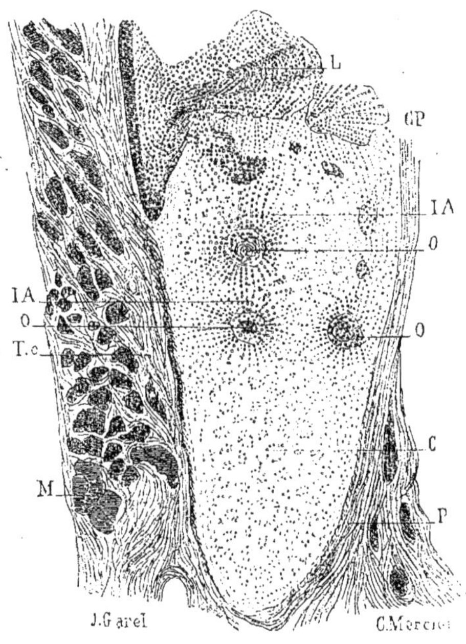

Fig. 136. — Coupe longitudinale de l'un des rayons cartilagineux de la Raie commune (*Raja batis*). — Fixation par l'alcool fort; durcissement par la gomme et l'alcool; coloration au picrocarminate; conservation dans la glycérine picrocarminée (Faible grossissement).

C, groupes isogéniques coronaires du cartilage; — O, vaisseaux ossificateurs entourés de systèmes de Havers renfermant des cellules osseuses lenticulaires dépourvues de canalicules propres des os; — IA, groupes isogéniques axiaux disposés en étoiles au pourtour des vaisseaux ossificateurs O coupés en travers; — L, ligament unissant les segments des rayons cartilagineux placés les uns à la suite des autres; — *Tc*, tissu conjonctif périchondral; — M, faisceaux musculaires primitifs coupés en travers.

position des groupes cellulaires change tout d'un coup à leur voisinage. Si l'on considère un vaisseau coupé en travers et autour duquel se forment déjà des lames concentriques chargées de sels calcaires, on les voit entourés d'une multitude de rayons semblables à ceux d'une gloire ou d'une auréole (fig. 136). Chacun de ces rayons est formé par

sèdent donc à la fois le rôle *modelant* et le rôle d'*accroissement* dont j'ai déjà si souvent parlé dans ce chapitre.

des cellules cartilagineuses placées à la file, en série rectiligne, et en voie de prolifération active (fig. 137). Les boyaux ainsi formés semblent gagner le vaisseau ossificateur par le chemin le plus court; aussi se dirigent-ils vers lui en ligne droite et l'atteignent chacun normalement à sa circonférence. A la périphérie de cette dernière, ils sont groupés comme des rayons; à une certaine distance, ils regagnent les groupes isogéniques coronaires dont ils émanent et qui paraissent s'être dissociés pour les former.

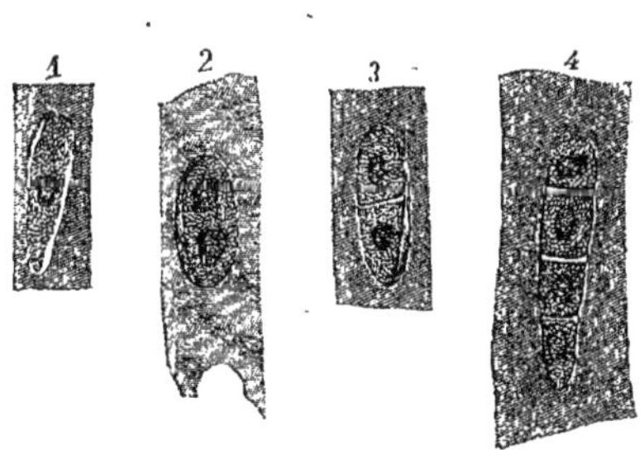

Fig. 137. — Cartilage hyalin de la Raie (même mode de préparation que pour la figure 133, — Faible grossissement).

Mode de formation des groupes isogéniques axiaux. — 1, cellule unique, allongée dans le sens de la direction future du groupe isogénique; — 2, cellule à deux noyaux occupant le voisinage des pôles de la cellule étirée en long; — 3, groupe axial de deux cellules; — 4, groupe axial de quatre cellules émanées d'une seule et séparées par des cloisons transversales de substance fondamentale cartilagineuse.

Ce fait est absolument général. Chez tous les vertébrés, en présence des vaisseaux ossificateurs, le cartilage s'accroît de la même manière. Il végète au-devant des vaisseaux et en sens inverse de la direction suivant laquelle s'effectue l'accroissement de ces derniers. Dans les os longs, au niveau du cartilage interépiphysaire, ce phénomène est bien connu et conduit à la formation du *cartilage sérié*. La sériation prend alors naissance parce que les vaisseaux ossificateurs étant tous parallèles entre eux et à l'axe de l'os, les boyaux formés par les cellules proliférées le sont tous aussi entre eux, et donnent à la région du cartilage l'apparence d'une substance fondamentale parcourue par des séries de cellules cartilagineuses placées à la file les unes des autres (fig. 138).

Pour plus de facilité dans la nomenclature, je donne aux groupes isogéniques ainsi constitués le nom de *groupes isogéniques axiaux*. Pour former ces groupes, les cellules cartilagineuses se sont toutes successivement divisées en travers et conséquemment disposées en groupes axiaux. Conséquement aussi, les bandes de substance fondamentale sécrétées dans leurs intervalles ont concouru à augmenter l'étendue du cartilage dans une direction unique, qui est celle du groupe axial tout entier. Au point de vue de la croissance, les groupes axiaux concourent donc à étirer la pièce cartilagineuse en un sens donné : ce sont des *groupes d'accroissement axial* et non plus interstitiel.

Les groupes axiaux, formés de cellules placées à la file et une à une pour constituer des traînées, ont une constitution un peu moins simple chez les mammifères. Le boyau est souvent alors formé par plusieurs rangs de cellules constituant par leur ensemble une masse qu'on pourrait comparer à un groupe coronaire disposé autour d'un noyau non plus sphéroïdal, mais très allongé. En tout cas le résultat au point de vue de la croissance est le même; le modèle cartilagineux s'allonge alors dans une direction unique, celle des traînées ou groupes isogéniques axiaux de cellules cartilagineuses. Il est de toute importance de retenir dès maintenant ce fait, car il est la clef de l'accroissement des os longs aux dépens des cartilages épiphysaires. Nous verrons même que l'accroissement en longueur commence à s'effectuer par ce mécanisme bien avant que l'individualisation de la pièce épiphysaire se soit opérée.

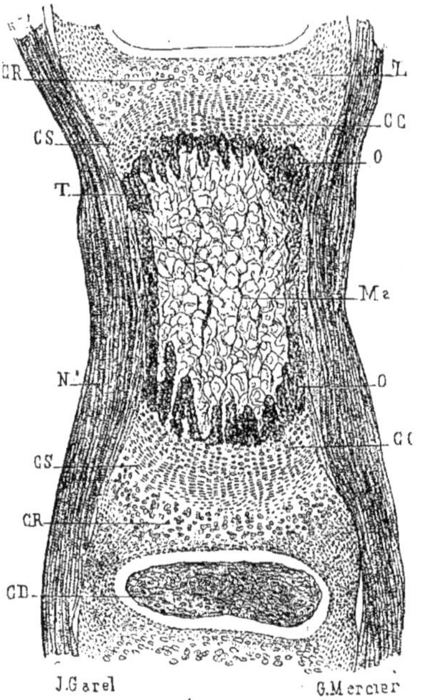

Fig. 138. — Coupe longitudinale de la queue d'un jeune rat (fixation par l'alcool fort; durcissement par la gomme et l'alcool; coloration lente dans l'eau très faiblement chargée de pyrosine; conservation dans la glycérine salée. — 35 diamètres).

OO, ligne d'ossification du corps vertébral se continuant sur les côtés de ce dernier avec l'os périostique; — CC, CC, zone calcifiée du cartilage sérié; — CS, zone du cartilage sérié dont les séries sont formées par des groupes isogéniques axiaux prenant naissance dans le cartilage CR, CR, des deux extrémités du corps vertébral, renfermant exclusivement des groupes isogéniques coronaires; — MA, moelle adipeuse du corps vertébral; — T, travées directrices cartilagineuses.

CD, noyau constitué par le vestige de la corde dorsale au milieu du disque intervertébral fibro-cartilagineux L; — N, tissu conjonctif fibreux enveloppant l'ensemble du squelette rachidien.

Mais non seulement les groupes sériés peuvent être considérés comme les agents de l'accroissement axial (*groupes isogéniques d'accroissement dans l'axe*); ils ont une autre signification. Ils se montrent quand le modèle cartilagineux doit subir un *remaniement*, soit sous l'influence de la calcification toute particulière qui constitue dans les os mixtes l'un des deux termes de ce qu'il convient de désigner sous le nom de processus de préossification; soit sous celle de l'ossification vraie dans le cartilage; soit enfin quand le cartilage est modifié par l'inflammation. Au voisinage des articulations enflammées, le cartilage donne naissance à des groupes isogéniques axiaux, disposition qui est l'origine première de ce que l'on appelle l'*état velvétique*. Dans ces groupes isogéniques nés sous l'empire de circonstances pathologiques, les cellules de nouvelle formation restent seulement à l'état embryonnaire; la traînée s'ouvre dans la cavité articulaire et y déverse ses éléments. Dans l'intervalle des groupes isogéniques, la substance fondamentale prend un aspect fibroïde, puis subit un ramollissement qui lui fait acquérir quelques-uns des caractères de la matière colloïde. Elle se colore comme cette dernière en rouge par le carmin. En fin de compte elle se détruit, comme toutes les substances fondamentales des tissus dont les cellules fixes ont perdu leur caractère d'éléments différenciés. Ici donc comme dans les autres formes du tissu conjonctif, l'intégrité de la substance fondamentale est entièrement subordonnée à celle des cellules fixes, qui l'ont édifiée dans leurs intervalles en vertu d'une action qui leur est propre dès qu'elles ont acquis l'état d'éléments différenciés, et qu'elles cessent d'exercer en revenant à l'état embryonnaire ou indifférent.

Groupes isogéniques encapsulés. — Quand le cartilage hyalin a revêtu son état adulte sans être remanié par l'ossification, et qu'il continue indéfiniment à vivre dans cet état comme c'est le cas dans les pièces de cartilage persistant, telles que la portion cartilagineuse des côtes, le cartilage des ailes du nez, etc., il ne cesse pas pour cela de présenter des signes d'activité formative et modelante. Mais alors le cartilage s'accroît lentement pour remplacer les éléments cellulaires dont l'évolution vitale est arrivée à son terme, ou pour achever de donner à la pièce constituée par lui une forme définitive adaptée à l'âge et aux circonstances variables du fonctionnement. Dans ces conditions il limite pour ainsi dire son activité formative, et pour ce but il en modifie le procédé.

Prenons pour exemple le cartilage hyalin qui forme la charpente des ailes du nez de l'Homme (1), et qui ne se calcifie ni ne s'ossifie jamais. Dans une coupe transversale, on voit la bande cartilagineuse limitée de chaque côté par le périchondre et renfermant des cellules encapsulées

(1) Il faut choisir de préférence un cadavre avancé en âge. On recueille le cartilage à l'amphithéâtre, les éléments du cartilage étant très peu altérables surtout en hiver. On fixe les fragments de l'aile du nez, pendant huit ou dix jours, par l'acide picrique ou dans une solution d'acide osmique à 1 p. 100. On colore les coupes par le carmin si l'on a employé l'acide picrique (ou mieux par le picrocarminate d'ammoniaque), ou encore par la purpurine. Avec ce dernier réactif on distingue les capsules sans difficulté, même quand on a monté dans le baume. Après l'acide osmique on fait usage de la glycérine hématoxylique très faible, et l'on monte la préparation dans ce réactif ou mieux encore dans la résine Dammar, après avoir traité successivement les coupes par l'alcool fort, l'alcool absolu, l'essence de girofle et l'essence de bergamote.

Cette manière de monter dans la résine Dammar les préparations fixées par l'acide osmique et colorés avec la glycérine ou l'éosine hématoxyliques constitue une méthode générale et excellente. La substitution de l'essence de bergamote à l'essence de girofle, quand la préparation est suffisamment éclaircie par la première des deux, a pour but de restituer aux détails histologiques toute leur netteté, en remplaçant une essence réfringente par une autre qui l'est beaucoup moins. C'est aussi parce qu'elle est bien moins réfringente que le baume du Canada que la résine Dammar doit lui être préférée pour le montage des préparations renfermant des détails de structure très délicats.

de dimensions fort variables. Parmi ces cellules il en est qui, vues sous un faible grossissement, semblent en voie de prolifération très active. Dans une même capsule colossale, ovalaire et à grand axe dirigé suivant l'épaisseur de la bande, on distingue en effet, deux, trois, quatre ou cinq noyaux ou même davantage. A l'aide d'un objectif fort on reconnaît que cette grande capsule renferme non des cellules nues, mais un groupe de cellules cartilagineuses dont chacune est encapsulée.

Les cellules cartilagineuses incluses de cette façon dans une capsule commune ont pris place à son intérieur en se déformant par action de contact réciproque. Elles sont donc allongées ou anguleuses, à la façon de segments d'une sphère taillée au couteau suivant plusieurs plans. Leurs capsules sont à double contour et très nettes. Comme ces éléments sont plus ou moins irrégulièrement arrondis, il en résulte qu'ils n'arrivent à se toucher que sur une portion de leur étendue et laissent de distance en distance des espaces ou aires au niveau desquels ils ne sont pas au contact. Ils se comportent en réalité comme des solides à contour curviligne pressés les uns contre les autres. Sur les points où ils ne se touchent pas, ou dans lesquels ils ne sont pas au contact de la capsule commune, on voit les doubles contours des capsules, et dans leurs intervalles une substance transparente qui ne se distingue pas de la substance intercellulaire du cartilage ambiant.

De cette manière, chaque groupe isogénique coronaire, au lieu de voir ses éléments diverger et sécréter entre eux un noyau central de substance fondamentale, les a conservés inclus dans la capsule qui limitait l'élément qui a donné naissance à tout le groupe, et qui s'est agrandie à mesure que se développaient et s'encapsulaient à son intérieur les nouvelles cellules cartilagineuses. Comme le développement de ces systèmes encapsulés s'effectue dans le sens de la largeur de la pièce cartilagineuse, et cela régulièrement sur tous, je suis amené à conclure que l'activité formative se réduit dans ce cas à augmenter faiblement l'épaisseur de la charpente cartilagineuse. En résumé, les *groupes isogéniques encapsulés* représentent un mode très limité de l'activité formative et modelante du cartilage. Pour arriver à ce résultat il a suffi que la capsule commune fût maintenue; les cellules néoformées, retenues par cette dernière, n'ont pu dès lors diverger et sécréter de noyau cartilagineux dans leur intervalle (1).

Il résulte de l'étude précédente que, pendant toute la durée de son

(1) On doit la connaissance de ce mode de prolifération du cartilage à L. Ranvier (*Notes du traité d'histologie et d'histochimie* de Frey, 1re édition française, 1870). Auparavant l'on n'avait sur ce sujet que des notions tout à fait fausses. Mais on voit qu'il s'agit ici d'un cas tout particulier de l'activité formative : celui d'un cartilage qui, arrivé à sa forme définitive et devant la maintenir, doit néanmoins conserver cette activité tout en la restreignant dans des limites très étroites.

évolution vitale, le tissu cartilagineux hyalin est en cours de variation formative et modelante.

1° La forme EMBRYONNAIRE répond à sa différenciation;

2° Dans la période FŒTALE, et en vertu d'une prolifération hâtive et sans ordre apparent, il construit l'ébauche de la forme générale que doit présenter la pièce du squelette qu'il représente (*mise en forme*);

3° Arrivé en tant que tissu à l'état adulte, la PÉRIODE MODELANTE proprement dite commence pour lui. Les *groupes isogéniques coronaires* ou *d'accroissement interstitiel* apparaissent alors; ils répondent à l'agrandissement progressif du modèle et au perfectionnement de sa forme. Quand cette dernière est acquise, les changements lents qui s'opèrent dans le tissu ont pour agents principaux les *groupes isogéniques encapsulés*.

4° Enfin, quand le modèle cartilagineux doit faire place à une pièce osseuse, apparaissent les *groupes isogéniques axiaux* ou de *remaniement*. Ceux-ci, à la fois, permettent à la pièce du squelette de s'accroître dans un sens axial donné, et à l'ossification de se poursuivre dans ce même sens par la raison que ce sont eux-mêmes qui la dirigent, comme nous le verrons plus loin.

§ 4. — CARTILAGE HYALIN A CELLULES RAMIFIÉES.

Si l'on fait une coupe transversale de la capsule cartilagineuse qui forme le squelette céphalique d'un jeune de Poulpe commun (*Octopus vulgaris*), on reconnaît que cette capsule est formée de plusieurs plaques cartilagineuses reliées les unes aux autres par du tissu fibreux, et présentant une disposition comparable aux pièces discontinues qui constituent le squelette d'une bronche de petit calibre. Les noyaux cartilagineux sont limités par le périchondre et présentent à considérer : 1° une substance fondamentale hyaline qui ne diffère pas de celle d'un cartilage ordinaire; 2° des cellules cartilagineuses encapsulées et dont la forme générale est arrondie ou ovalaire. Il semble donc au premier abord qu'il s'agisse simplement ici de cartilage hyalin identique à celui d'une côte ou d'un cartilage diarthrodial. Mais il n'en est rien; nous sommes ici en présence d'une forme tout à fait particulière, dérivant il est vrai du cartilage ordinaire, mais qui ultérieurement va profondément s'en écarter.

Si en effet on examine avec un objectif fort les éléments cellulaires de ce cartilage en voie de développement, on reconnaît que les cellules limitées par une capsule arrondie en forme de vésicule constituent déjà l'exception chez un petit Poulpe long de 3 centimètres (1). Sur la majorité d'entre elles, le protoplasma fournit des expansions en forme

(1) Du fond du sac viscéral à l'extrémité des bras.

de bourgeons qui tendent à pénétrer la substance fondamentale et autour desquels la capsule envoie un prolongement canaliculaire. Chaque cellule présente un ou deux bourgeons. Certains sont déjà longs et ramifiés une ou plusieurs fois. Parvenus à une certaine distance, ils deviennent filiformes et se terminent en pointe ainsi que le prolongement de la capsule qui les entoure; ou bien, changeant de direction, ils sortent du plan de la coupe dans l'épaisseur de laquelle on les voit coudés, puis ils sont sectionnés à la surface de celle-ci. Les cellules du cartilage, d'abord identiques à celles du cartilage hyalin ordinaire, tendent donc à devenir rameuses. Leurs capsules se poursuivent sur leurs ramifications et les accompagnent dans tout leur parcours. De la

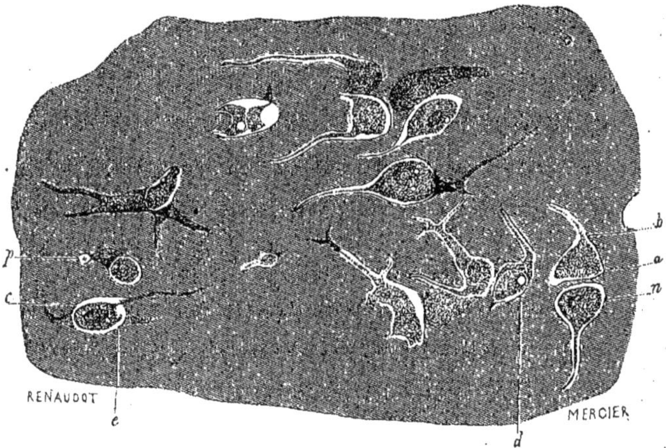

Fig. 139. — Coupe transversale d'un cartilage céphalique du Poulpe commun (préparation indiquée dans la note 3, p. 402). — 200 diamètres (projection sur le plan de la platine du microscope).

Cette figure reproduit un point de la préparation où la végétation des prolongements protoplasmiques *b*, des cellules cartilagineuses *d*, est encore peu avancée; — *a*, protoplasma; — *n*, noyau de la cellule cartilagineuse. La capsule se dessine autour du corps cellulaire et des prolongements protoplasmiques par une bordure claire; — *c*, cellule du cartilage dont on voit la capsule percée par les prolongements protoplasmiques : cette capsule forme au-dessus d'eux un pont clair *e* à double contour; — *p*, coupe en travers d'un prolongement protoplasmique entouré par un prolongement de la capsule de la cellule qui lui a donné naissance.

sorte les cellules cartilagineuses deviennent ramifiées tout en restant encapsulées (fig. 139).

Sur le cartilage céphalique du Poulpe adulte, cette disposition ramifiée existe à un haut degré. Un petit nombre d'éléments ont conservé une forme générale arrondie; la plupart constituent des cellules munies d'une série de prolongements protoplasmiques arborisés dans tous les sens et enchevêtrés les uns dans les autres. Conséquemment, entre ceux étendus dans le plan de la coupe entre les deux surfaces de section on voit un grand nombre d'expansions coupées en travers ou obliquement qui donnent à la substance fondamentale une apparence ponctuée. Beaucoup de cellules de ce cartilage ramifié ne montrent plus qu'un corps cellulaire étroit, renfermant un noyau ovalaire, et duquel partent les prolongements rameux. Mais certaines ont deux noyaux au contact; d'autres deux noyaux placés à une certaine distance l'un de l'autre dans un même boyau central d'où partent ces branches; d'autres encore montrent des noyaux engagés dans les mêmes branches. Enfin l'on voit

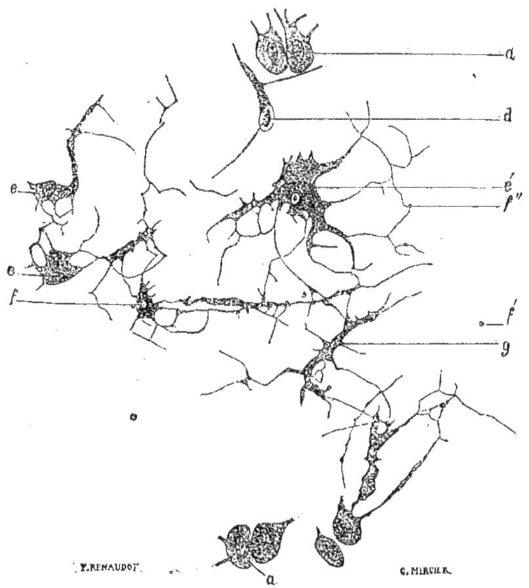

Fig. 140. — Coupe transversale du cartilage céphalique du Poulpe commun (préparation indiquée dans la note 3, p. 402. — 160 diamètres).

a, *a*, jeunes cellules cartilagineuses de forme générale globuleuse et ne possédant encore que des prolongements protoplasmiques courts ; elles sont réunies par couples ; — *d*, cellule ayant poussé d'un côté un prolongement protoplasmique épais d'où part un prolongement grêle rectiligne et non branché, et du côté opposé un second prolongement protoplasmique grêle : sa capsule est encore arrondie régulièrement dans le plan de la coupe ; — *e*, *e*, cellules rameuses dont les prolongements sont devenus anastomotiques par concours ; — *f*, cellule communiquant avec une série d'autres par ses prolongements protoplasmiques ; — *f'*, prolongement protoplasmique coupée en travers ; *f''* prolongements d'une même cellule devenus anastomotiques les uns des autres et dessinant des arcades ; — *g*, cellule rameuse, à corps protoplasmique allongé qui sous un fort grossissement montre des noyaux multiples.

un grand nombre d'éléments reliés par leurs branches protoplasmiques présenter ou non sur leur trajet des noyaux secondaires. Bref, le plus ordinairement, les éléments anastomosés ne sont que des groupes de cellules provenant de la segmentation d'un corps cellulaire primitivement unique. D'autre part on voit que les éléments cellulaires du cartilage ramifié, même au sein du tissu adulte, sont constamment en voie de végétation par bourgeonnement. De plus, par suite du transport des noyaux résultant de la division du noyau primitif le long des expansions protoplasmiques rameuses, de nouveaux corps cellulaires se produisent sur leur trajet et végètent à leur tour (fig. 140). Ceci explique quoi l'on trouve, au sein d'un même cartilage, des éléments dont les ramifications s'entremêlent seulement, tandis que d'autres sont unis par leurs expansions protoplasmiques ramifiées (1).

Dans le cartilage du très jeune Poulpe, on trouve des groupes isogéniques coronaires très nets et très nombreux; on n'en trouve qu'exceptionnellement dans le cartilage de l'adulte et l'étude de la formation de ces groupes eux-mêmes rend compte de leur rapide disparition au sein du tissu. Les groupes isogéniques se trouvent le plus ordinairement au voisinage du périchondre, là où le cartilage est surtout en variation formative. Ils sont formés par des cellules globuleuses réunies en couronne, mais dont les expansions arborescentes marchent dans tous les sens, aussi bien dans le noyau de substance fondamentale que circonscrit la couronne, qu'extérieurement à ce dernier. Cette disposition, rapprochée de cet autre fait que les branches rameuses semées de noyaux émigrés du centre peuvent devenir de nouveaux points de départ de ramifications protoplasmiques encapsulées, rend compte de l'embrouillement des éléments de cartilage ramifié chez le Poulpe. Chez le Calmar, au contraire, à la périphérie des noyaux cartilagineux, c'est-à-dire dans la zone d'accroissement sous-périchondrale, la disposition des groupes isogéniques est absolument régulière, et c'est même là qu'ils ont été distingués pour la première fois par Ranvier (2). En effet, sans attribuer à cette disposition la signification précise que je lui ai assignée plus tard, Ranvier indique et figure que : « En beaucoup de points les cellules du cartilage sont disposées par petits groupes ou îlots distincts. Les cellules qui forment un de ces petits groupes, quel que soit du reste leur nombre, envoient des prolongements ramifiés seulement par celle de leur face qui sert de limite à l'îlot. Ces prolongements sont formés par un protoplasma granuleux semblable à celui de la cellule elle-même, et ils s'anastomosent entre eux de manière à former dans le cartilage un véritable réseau ». Ce n'est (3) que

(1) Cette végétation est très comparable à celle des fragariacées, dont les rejetons sont des nœuds formés sur le trajet de filets et qui poussent des feuilles et des racines, tout en restant unis à la plante mère et constituant de nouveaux plants individualisés.

(2) Ranvier (*Traité technique*, p. 289, fig. 90).

(3) Pour préparer le cartilage ramifié du Poulpe ou du Calmar, on enlève le cartilage céphalique et on le fixe dans sa forme par les vapeurs osmiques pendant cinq à six heures. On achève le durcissement par l'alcool si l'on veut avoir de bonnes préparations du périchondre et des ligaments fibreux interchondraux. On colore ensuite les préparations, qui doivent être des coupes très minces, avec la pyrosine à 1 p. 200, on lave, on fait agir ensuite la glycérine hématoxylique jusqu'à ce que les noyaux des cellules soient teints en violet foncé. On lave de nouveau; on fait ensuite agir sur la préparation une goutte d'acide formique, jusqu'à ce que les noyaux ne soient

très secondairement que le noyau qui occupe le centre de chaque groupe isogénique est envahi par les prolongements rameux. Lorsque cet envahissement s'est opéré, on ne peut plus naturellement trouver de trace du groupement isogénique primitif; c'est ce qui arrive régulièrement au

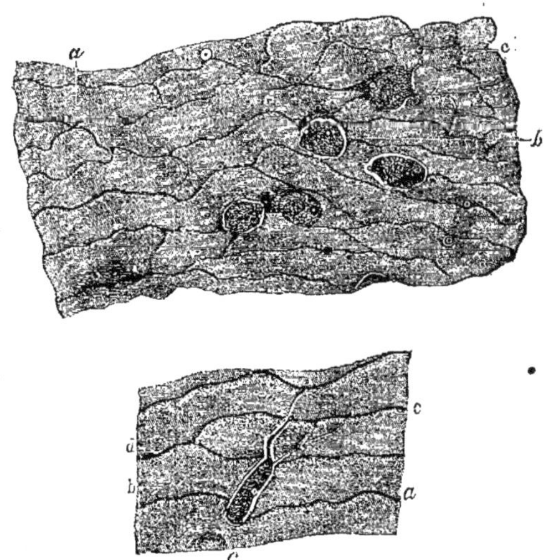

Fig. 141. — Coupe transversale et longitudinale d'un point fibro-cartilagineux du squelette céphalique du Poulpe commun (Fixation par le liquide de Müller; gomme, alcool; coloration faite avec l'éosine hématoxylique). — 200 diamètres; projection au niveau de la platine du microscope.

a, *a*, faisceaux fibreux chondrinisée, coupés en travers et en long; — *b*, cellules cartilagineuses dont les prolongements *d* percent les faisceaux conjonctifs chondrinisés : ces prolongements sont suivis dans leur marche par une expansion de la capsule qui les enveloppe; — *c*, *c*, *c*, prolongements protoplasmiques coupés en travers : ils apparaissent comme un point entouré d'un cercle clair, répondant à la coupe en travers de la gaine capsulaire du prolongement.

centre de la masse cartilagineuse, qui, chez le Calmar, prend la même apparence d'enchevêtrement que chez le Poulpe commun.

En dehors de leur forme arborescente, les cellules du cartilage à cellules

plus colorés qu'en violet très pâle et la substance fondamentale soit décolorée. On lave une dernière fois et l'on monte dans l'éosine hématoxylique diluée dans la glycérine alunée, jusqu'à ce que le liquide en mince couche ait à peine une coloration violette. Les préparations sont alors persistantes et foncent à peine.

Le cartilage ramifié de la tête des céphalopodes a été étudié par de nombreux auteurs et notamment par :

a) QUECKETT, Catalogue of the histological series in the Museum of the Royal College of Surgeons, 1850; vol. I, p. 102, pl. VI, fig. 1;

b) KÖLLIKER, *Traité d'histologie*, 2e édition française, p. 85;

c) HENSEN, Ueber das Auge einiger Cephalopodien (*Zeitschrift für wissensch Zoologie*, 1865; vol. XV, p. 169);

d) FR. BOLL, Beiträge zur vergleich. Histologie des Molluskentypus (*Arch. de Schulze*, 1869. Supplément, p. 14-15);

e) VAN DER STRICHT.

ramifiées renferment de la graisse, du glycogène, se rétractent dans leurs capsules branchues exactement à la façon des éléments cellulaires du cartilage ordinaire. Le cartilage ramifié, comme on s'en convainc par l'étude de son développement, n'est d'ailleurs qu'une adaptation et un dérivé du tissu cartilagineux ordinaire. Par ses caractères histologiques il tient une place intermédiaire entre le cartilage, le tissu osseux et le tissu muqueux permanent qui forme le tissu connectif lâche de certains animaux (Ranvier). Aussi quand il se montre chez l'Homme, constituant le tissu des enchondromes à cellules ramifiées, on le voit constamment uni au tissu muqueux et à des bandes de tissu cartilagineux hyalin ordinaire. Ces bandes se transforment en tissu cartilagineux ramifié en passant exactement par les mêmes stades de transformation que le tissu cartilagineux du squelette céphalique d'un embryon de Poulpe commun (Cornil et Ranvier).

L'existence dans les tumeurs propres à l'Homme et aux mammifères supérieurs d'une forme de tissu cartilagineux qui n'existe à l'état normal que chez les invertébrés, constitue un fait remarquable, et qui montre bien la nécessité d'étudier tous les tissus, non seulement chez les individus, mais dans la série. En procédant autrement, on reste incapable de savoir quelles sont les aptitudes évolutives du tissu considéré : c'est-à-dire que l'on ignore quelles formations il est capable d'édifier en vertu de ses adaptations diverses.

Signification morphologique du cartilage ramifié. — D'un autre côté, si l'on recherche la signification morphologique du cartilage hyalin à cellules ramifiées, on est conduit à considérer cette forme particulière du tissu cartilagineux comme une véritable transition entre l'os, l'ivoire et le cartilage. Comme dans l'os, et surtout comme dans l'ivoire des dents, les éléments du cartilage ramifié présentent des expansions canaliculaires fréquemment anastomotiques les unes des autres, et creusées dans le sein de la substance fondamentale dont elles sont séparées par une expansion capsulaire. La principale différence est qu'ici le tissu n'est jamais le siège d'une calcification nette. Disposés pour constituer des pièces de soutien très importantes, et les seules mêmes comparables à celles qui entrent dans la constitution de la charpente squelettale définitive des vertébrés, les cartilages de la tête des céphalopodes prennent la disposition générale qui assure la nutrition interstitielle rapide et facile des éléments cellulaires et de la substance fondamentale dont ces éléments règlent et maintiennent la vitalité dans leurs intervalles. Le mouvement nutritif, parti des vaisseaux tenus à distance, peut alors se propager à la fois par la diffusion rapide des cristalloïdes au travers de la substance fondamentale qui leur offre un chemin colloïde ouvert dans tous les sens; il peut aussi se transmettre le long du système compliqué et anastomotique des prolongements protoplasmiques rameux des cellules fixes, à la façon d'un liquide qui chemine par capillarité le long d'une mèche de coton, comme l'huile dans une lampe.

§ 5. — CARTILAGE RÉTICULÉ OU A SUBSTANCE FONDAMENTALE ÉLASTIQUE.

Le cartilage hyalin à cellules ramifiées, bien que n'existant à l'état normal que chez quelques invertébrés supérieurs, représente le type le plus élevé des différenciations du tissu cartilagineux, celui où ce tissu se rapproche davantage du tissu squelettal par excellence : le tissu osseux. Les variétés que nous allons maintenant étudier ramènent au contraire le cartilage vers le tissu connectif au sein duquel il a pris naissance. Dans la première, qui fait l'objet de ce paragraphe, la substance fondamentale est progressivement remplacée par une formation élastique qui donne à la pièce du squelette, à la place de sa rigidité primitive, la souplesse et l'élasticité tout en lui conservant intactes ses propriétés résistantes.

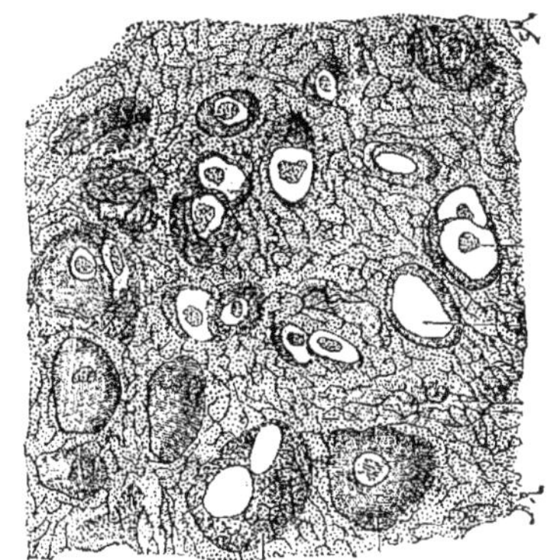

Fig. 142. — Cartilage réticulé ou à stroma élastique de l'épiglotte du Mouton (fixation par l'acide osmique ; éosine hématoxylique; — 210 diamètres). — Vue d'ensemble.

Les intervalles des capsules du cartilage colorée en bleu sont occupés par des grains élastiques formant des groupes tous au contact les uns des autres et colorés en pourpre foncé.

Parmi les *pièces souples du squelette* édifiées de cette façon, il convient de citer chez les mammifères et chez l'Homme l'épiglotte, la portion supérieure ou droite des cartilages aryténoïdes et les cartilages corniculés qui lui font suite, enfin les cartilages du pavillon de l'oreille; toutes formations squelettales dérivant du squelette branchial primitif (1). Au début, ces pièces sont constituées par une lame de cartilage à substance fondamentale hyaline. Mais au fur et à mesure que la croissance se poursuit, cette substance est remplacée par des grains, des réseaux et des fibres élastiques, devant le développement desquels elle disparaît en subissant une sorte de fonte, de manière à ne laisser en fin de compte pour ainsi dire aucune trace (fig. 142) (2).

(1) Les cartilages du pavillon représentent la pièce operculaire.

(2) Préparation : Le meilleur objet d'étude est le cartilage aryténoïde de l'Homme ou d'un mammifère tel que le Mouton. Comme la portion basilaire de ce cartilage, articulée avec le cricoïde, reste indéfiniment formée de cartilage hyalin, et qu'au contraire sa portion droite se transforme progressivement en cartilage élastique, on trouve

Si l'on suit ce changement sur les limites de la portion indéfiniment hyaline et de celle qui se transforme en cartilage réticulé dans le cartilage aryténoïde d'un jeune sujet, l'on reconnaît que tout d'abord, les éléments encapsulés du cartilage sont entourés chacun d'une sorte de couronne granuleuse du pourtour de laquelle partent des prolongements également granuleux rayonnant dans toutes les directions (RANVIER). Les granulations sont nées dans la substance fondamentale du cartilage; elles sont réfringentes, résistent inaltérées à l'action de la potasse à 40 p. 100, se colorent en jaune pur sous l'influence du picrocarminate et en pourpre foncé dans les préparations traitées par les plus faibles solutions d'éosine. Bref, elles ont les réactions de la substance jaune élastique, caractéristique de la formation connective qui porte ce nom.

Il ne s'agit pas, en effet, ici d'un tissu à proprement parler, mais d'une formation du tissu conjonctif appartenant à la classe des éléments anatomiques d'origine extra-cellulaire. Son apparition sous la forme granuleuse au sein de la substance fondamentale, dans l'intervalle d'éléments cellulaires limités exactement par des capsules closes, montre bien que la substance élastique ne provient pas d'une différenciation cellulaire partielle produite soit par l'étirement en fibre du noyau d'une cellule comme l'avait pensé d'abord HENLE (1), soit par la transformation d'un prolongement de cellule devenu filiforme, et dont la constitution aurait changé à une certaine distance du corps proto-

toujours une région où la transformation est en cours. Un objet unique permet ainsi de suivre sur une même préparation le processus entier de la transformation du cartilage hyalin rigide en un cartilage à stroma élastique et souple.

On enlève le cartilage aryténoïde avec le repli aryépiglottique qui l'enclôt, et l'on fait durcir, soit dans l'alcool, la gomme et l'alcool soit dans la solution d'acide osmique à 1 p. 100 et l'alcool fort. On pratique ensuite des coupes qui doivent être d'une extrême minceur, car rien n'est opaque comme le cartilage réticulé. On colore avec le picrocarminate, dans la chambre humide, mode de préparation long et difficile; ou bien, ce qui est très préférable, on reçoit les coupes dans une solution faible d'éosine. Quand elles ont déjà une belle couleur rouge, on les colore sur la lame de verre par l'éosine hématoxylique dont on arrête l'action dès que, sous un faible grossissement, les noyaux commencent à se colorer en bleu. On monte la pièce dans le même réactif, très affaibli par le mélange de glycérine alunée. Les noyaux sont teints en bleu pur, ainsi que la substance fondamentale et les capsules; les fibres élastiques ont une teinte rouge pourpre.

Ces préparations ont l'inconvénient de se foncer avec le temps et de devenir alors moins belles et moins démonstratives. On évitera cet inconvénient en plongeant la coupe qu'on veut indéfiniment conserver dans l'alcool fort, chargé d'éosine soluble dans l'alcool, après l'avoir colorée préalablement et d'une façon convenable avec l'éosine et l'éosine hématoxylique. Quand la préparation a été bien privée d'eau par un séjour suffisant dans l'alcool fort éosiné, on la charge sur la lame de verre et on l'arrose d'alcool absolu. En surveillant de temps en temps la marche de la décoloration par l'alcool, qui enlève l'excès d'éosine, on peut l'arrêter quand elle est devenue suffisante. On traite ensuite rapidement par l'essence de bergamote, et l'on monte la préparation dans la résine Dammar. Les noyaux sont teints en violet; les capsules sont colorées en bleu pur et se montrent comme des perles soufflées à surface externe régulière, tranchant sur le réseau élastique coloré en rouge de pourpre. La conservation de ces élections reste indéfinie.

(1) HENLE, *Traité d'anatomie générale*, traduction française, 1843, t. I, p. 437.

plasmique dont il provient, comme l'ont admis DONDERS et VIRCHOW (1). Les premiers grains de substance jaune élastique apparaissent, en effet, toujours en dehors des capsules cartilagineuses; ils ne sont donc pas le résultat de la différenciation directe du protoplasma des cellules fixes à sa surface puisqu'ils sont séparés de ce protoplasma par une capsule continue. Ils s'édifient sans doute sous l'influence directrice et vraisemblablement aussi sécrétoire de la cellule fixe, puisqu'ils apparaissent à son pourtour. Mais cette influence est exercée à distance par l'élément cellulaire, suivant la loi ordinaire de la production de toutes les substances fondamentales ; et ici le fait est particulièrement évident puisque ce corps cellulaire édificateur est limité par une formation capsulaire depuis longtemps préexistante (2).

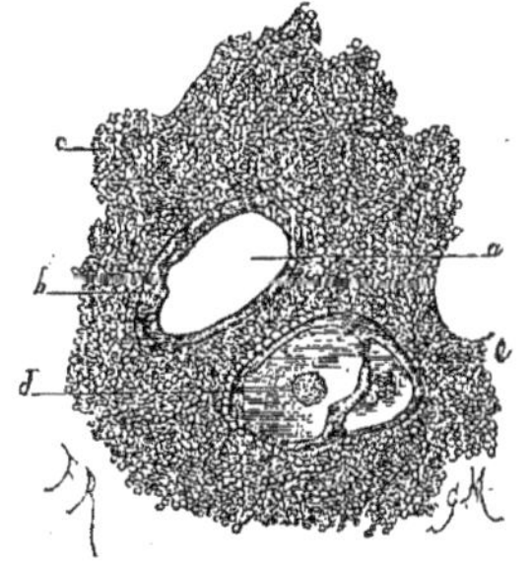

Fig. 143. — Cartilage réticulé de l'épiglotte du Mouton (fixation par les vapeurs osmiques ; coupe faite immédiatement à la sortie des vapeurs; éosine hématoxylique ; examen dans la glycérine faiblement chargée d'éosine hématoxylique). 300 diamètres ; projection à la chambre claire sur la table de travail.

a, cavité d'une capsule cartilagineuse dont la paroi b est lisse et colorée en bleu intense ; — d, noyau d'une cellule cartilagineuse renfermée avec une autre dans une grande capsule commune présentant une cloison transversale; — e, substance fondamentale envahie par les grains élastiques ; — c, formation des fibres élastiques par la mise en série des grains élastiques.

Formation élastique du cartilage réticulé. — Si l'on poursuit l'observation en remontant vers la portion transformée du cartilage, on voit le semis de grains élastiques se régulariser, former un réseau dont les traînées sont constituées par des grains plus gros que ceux qui constituent le semis général, et qui forment sur leurs points nodaux de petites plaques granuleuses (fig. 143). Il est facile de reconnaître que ces formations ne sont nullement continues avec le réseau élastique du périchondre; elles ne sauraient par suite être considérées comme une végétation de ce dernier. Elles naissent comme les grains épars isolément au sein de la substance fondamentale. On voit ensuite les grains des traînées

(1) DONDERS, *Zeitschrift für wissenschaftliche Zoologie*, III, 1851, p. 354.

(2) HENRI MÜLLER (*Würzburger Verhandl.*, vol. X, p. 139) a le premier démontré ce fait. Il a observé de plus que, sous l'influence de certains réactifs, la capsule des cellules du cartilage réticulé prend un aspect strié. Il attribuait à cette disposition une signification inexacte; il croyait que la capsule était parcourue par des canaux poreux. RANVIER (*Traité technique*, p. 412) a reconnu, sur le cartilage aryténoïde du chien fixé par les solutions osmiques, qu'il s'agit d'une rangée de grains polyédriques disposés à la face interne de la capsule cartilagineuse. Il déclare qu'il est impossible de savoir quelle relation existe entre ces grains et les grains élastiques extra-cellulaires. Je crois qu'il a grandement raison, et qu'il s'agit ici d'une modification de la substance même de la capsule; car celle des vésicules adipeuses prend un aspect identique quand on la traite successivement par l'acide osmique, l'acide formique et la glycérine.

former des fibres dont les granulations constitutives sont noyées dans une substance à peu près aussi réfringente qu'elles-mêmes, et qui les unit en les fondant en fibres élastiques présentant les caractères ordinaires. Plus loin, ces fibres élastiques forment entre les cellules un réseau inextricable, continu, et qui semble s'être à peu près entièrement substitué à la substance fondamentale hyaline. Les intervalles des cellules sont uniformément teints en rouge s'il s'agit d'une préparation colorée par l'éosine hématoxylique, en jaune d'or si l'on a employé le picrocarminate d'ammoniaque. Alors seulement les réseaux élastiques du cartilage rejoignent ceux du périchondre et se continuent avec eux; la transformation du cartilage hyalin en cartilage souple à stroma élastique est de la sorte entièrement opérée.

Après que cette transformation s'est effectuée, que reste-t-il de la disposition primitive du tissu cartilagineux? Pour résoudre ce problème il faut avoir recours à l'observation de coupes minces du cartilage fixées dans leur forme par l'acide osmique et colorées par l'éosine hématoxylique ou successivement par l'éosine et la glycérine hématoxylique, ce qui revient absolument au même. Dans ces préparations, comme je l'ai déjà dit, la substance élastique est colorée en rouge pourpre, le protoplasma des cellules cartilagineuses en rose, les capsules et la substance fondamentale du cartilage en bleu pur.

Quand la coupe a passé par un point où la transformation élastique est encore incomplète, on voit, çà et là, dans les mailles du réseau élastique coloré en rouge, des îlots irréguliers teints en bleu. Ces îlots sont formés par les restes de la substance fondamentale, découpés par sa végétation sur leur marge par des traits rectilignes ou parcourus déjà par quelques fibres élastiques. Progressivement les îlots se réduisent, et disparaissent enfin. La substitution de la formation élastique à la substance hyaline du cartilage est ainsi rendue complète; une substance remplace l'autre, et cette dernière, après avoir été morcelée, est résorbée sans laisser de traces. L'examen des parties entièrement transformées est encore plus instructif. Là, nul vestige de substance fondamentale hyaline ne subsiste; mais toujours, entre le protoplasma de chaque cellule cartilagineuse et le réseau élastique serré qui la sépare de ses similaires, on voit une magnifique capsule arrondie et ovalaire, à paroi extérieure lisse comme celle d'une boule de verre soufflée à la lampe, et colorée en bleu clair magnifique (1). Quand la surface de coupe a passé par l'une de ces capsules, elle l'a ouverte en en enlevant une calotte ; on voit alors l'élément cellulaire coloré en rose et son noyau teint en violet occuper la cavité capsulaire tout entière.

Ainsi, la formation élastique substituée à la substance hyaline ménage

(1) On fait les coupes un peu épaisses, on les déshydrate dans l'alcool éosiné et on monte dans le baume du Canada ou mieux la résine Dammar, après avoir éclairci par l'essence de girofle et celle de bergamote.

la capsule cartilagineuse et la réserve exactement sans jamais intéresser sa surface extérieure. Au point de vue morphologique, la substance capsulaire est donc absolument distincte de la substance intercapsulaire hyaline, bien qu'elle ait les mêmes réactions histochimiques. Ce fait va directement à l'encontre de l'opinion qui fait de la substance fondamentale un agrégat de capsules rejetées successivement hors des limites de la cellule cartilagineuse. Tandis en effet que cette substance fondamentale est *variable* et peut être indifféremment hyaline, élastique ou constituée par des faisceaux conjonctifs, celle qui forme la capsule ne subit, dans les diverses transformations que peut éprouver un cartilage, aucune variation appréciable. Elle reste toujours identique à elle-même, sans jamais être atteinte ou altérée, sauf dans le cas où le cartilage se détruit et perd par suite sa signification en tant que tissu. C'est donc bien elle qui, comme le dit avec raison Ranvier (1), donne au tissu cartilagineux son caractère propre.

Nous avons déjà vu que tout cartilage réticulé commence par être une pièce de cartilage hyalin; c'est sous cette forme qu'il s'accroît et prend son modèle définitif. Quand la transformation élastique s'est opérée en entourant les cellules cartilagineuses une à une, la croissance est entravée. Ici comme partout ailleurs au sein du tissu conjonctif, le stade que l'on pourrait nommer *élastico-formatif* marque le début de l'état adulte. Aussi, dans les cartilages qui doivent être transformés de bonne heure en pièces souples et s'accroître cependant ensuite, comme la portion montante des cartilages aryténoïdes, les réseaux élastiques se développent seulement au pourtour de chaque groupe isogénique coronaire. Au centre de chacun de ces groupes il se forme des noyaux de cartilage hyalin qui servent à l'accroissement interstitiel et ne seront envahis que tardivement, quand l'état adulte du système laryngien aura été acquis, chez l'Homme par exemple, après la puberté. Au contraire dans le cartilage de l'épiglotte, qui subit moins de changements, on constate que, tandis que chez ce même sujet l'aryténoïde ne montre de réseaux élastiques qu'au pourtour des groupes isogéniques, chaque élément cellulaire de la lame épiglottique est déjà pris à part, et séparé de ses similaires par la formation élastique (2).

(1) Ranvier, *Traité technique*, p. 273.

(2) L'étude de la lame cartilagineuse de l'épiglotte révèle un autre fait intéressant. Chez les petits animaux tels que le Rat, cette lame est pleine et comparable à une feuille entière. Au contraire, chez le Mouton, elle est découpée par de profondes incisures qui logent des glandes ou des expansions du tissu connectif. Par ce système d'incisures, qui, considérées sur chaque bord, sont alternantes, la lame épiglottique devient semblable à une planche qu'on aurait incisée à droite et à gauche de la même façon. La pièce de bois la plus rigide acquerrait ainsi une certaine flexibilité. De même, la flexibilité de l'épiglotte est augmentée par un artifice analogue lorsqu'elle devient une pièce volumineuse du système laryngo-glottique. Son accroissement général chez les grands animaux nécessitant un épaississement, elle ne pourrait être aussi souple que son modèle en petit existant chez un Rat si

§ 6. — LE PÉRICHONDRE, ET LE CARTILAGE A SUBSTANCE FONDAMENTALE FIBREUSE.

Toute pièce de cartilage, à quelque variété du tissu cartilagineux qu'elle appartienne, est entourée de toutes parts d'une formation de tissu fibreux à laquelle on donne le nom de *périchondre*. Il n'y a d'exception que pour les extrémités articulaires dans lesquelles la portion incluse dans la cavité de l'articulation est libre à l'intérieur de celle-ci. La portion intra-articulaire de la tête de l'humérus, et la tête du fémur par exemple, ne présentent point de périchondre du côté de l'articulation. A ce niveau leur cartilage est nu, et montre une disposition particulière. Les capsules cartilagineuses et les cellules qu'elles contiennent forment des séries d'éléments aplatis dans le sens de la surface qui limite le cartilage. Ces séries ne montrent pas la disposition en groupes isogéniques ; et la substance fondamentale, comme orientée dans une direction perpendiculaire à celle des pressions, devient anisotrope ou biréfringente quand on l'examine à la lumière polarisée (1), à la façon de la plupart des substances étirées dans une direction axiale prépondérante.

Partout ailleurs, sur les limites du cartilage, le périchondre se montre sous la forme d'une enveloppe fibreuse qui, du côté du tissu connectif lâche, se continue avec ce dernier et qui, du côté du cartilage, envoie tangentiellement une multitude de racines : de façon qu'on ne peut énucléer la pièce cartilagineuse de son périchondre autrement qu'en l'arrachant. Après cet arrachement, le périchondre a toujours emporté des fragments du cartilage ; le cartilage garde à sa surface des lambeaux de la lame fibreuse périchondrale. Une pièce cartilagineuse ne peut donc être décortiquée suivant une surface nette limitant exactement son contour, ce qui indique déjà que les deux formations, cartilagineuse et périchondrale, se pénètrent réciproquement.

Quand un tendon s'insère sur un cartilage, comme le tendon d'Achille sur le calcanéum d'un embryon de mammifère quelconque, il pénètre aussi profondément, à la façon du périchondre, dans la pièce cartilagineuse. Si l'on fait une coupe épaisse de l'insertion tendineuse, parallèlement à la direction des fibres du tendon, et qu'on la traite par la

elle n'était pas découpée. Modifiée par les incisures latérales, elle acquiert la souplesse voulue, tout en restant formée des mêmes matériaux.

(1) Lorsque la pièce cartilagineuse est disposée en lame mince, comme par exemple dans le cartilage sternal du Triton crêté, la disposition en groupes isogéniques s'efface également : comme si, soumis à des pressions déterminant leur étalement dans un plan, les éléments cellulaires s'étaient répartis uniformément dans ce dernier. Il est aisé d'examiner de telles lames fixées par les vapeurs osmiques et dans lesquelles pas une capsule n'est ouverte, puisque toutes sont dans l'épaisseur de la préparation. Régulièrement alors les cellules remplissent exactement leurs capsules.

potasse à 40 p. 100, au bout de quelques heures la substance connective du tendon est dissoute et le lieu de son insertion se marque par une échancrure à la pièce cartilagineuse. La trame connective du tendon descend donc dans le cartilage; il est facile de démontrer qu'inversement, le cartilage remonte dans le tendon jusqu'à une certaine hauteur.

Sur une coupe pratiquée dans la même direction que la précédente, mais assez mince pour qu'on en puisse bien voir les détails, et que l'on colore à l'aide du picrocarminate ou de l'éosine hématoxylique (1), on constate que les faisceaux fibreux entrent dans le cartilage jusqu'à une certaine profondeur, se pénicillent en leurs fibrilles constitutives, puis deviennent indistincts et se fondent pour ainsi dire avec la substance cartilagineuse hyaline en se continuant avec elle. D'autre part, si l'on remonte du cartilage vers le tendon, l'on voit les groupes isogéniques coronaires s'égrener pour ainsi dire, et se résoudre en files de cellules cartilagineuses disposées en traînées, qui occupent les espaces interfasciculaires des faisceaux tendineux et reproduisent jusqu'à une certaine hauteur la disposition du fibro-cartilage. Plus loin, ces cellules perdent leur capsule et restent globuleuses (zone cartilaginiforme). Plus loin encore, elles reprennent le type des cellules fixes des tendons. Le cartilage remonte donc dans le tendon sur son point d'insertion; et à ce niveau il existe un échange entre les éléments des deux tissus: la trame est connective, les éléments cellulaires sont cartilagineux (RANVIER) (2). Ce fait montre nettement que le tissu fibreux et le cartilage appartiennent bien à un même groupe de tissus, puisque les formations qui entrent dans leur composition peuvent se substituer les unes aux autres dans un seul et même organe. Les faisceaux connectifs et la substance fondamentale du cartilage sont donc aussi des éléments anatomiques homologues; les cellules fixes du tissu connectif fibreux et celles du cartilage deviennent pour la même raison équivalentes au point de vue morphologique. Fondamentalement, ce sont là des éléments de même origine, et qui n'ont acquis des traits différents qu'en vertu de leurs adaptations diverses.

L'examen à la lumière polarisée rend encore plus évidente la péné-

(1) On fixe le calcanéum d'un fœtus humain ou d'un fœtus de Lapin par l'alcool fort; on achève le durcissement par la gomme et l'alcool, et l'on fait ensuite les coupes qu'on colore à l'aide du picrocarminate d'ammoniaque. Mais, par cette méthode, les faisceaux conjonctifs sont moins distincts dans le cartilage que lorsque l'on emploie la suivante. On fixe la pièce par les vapeurs osmiques pendant huit à dix heures; on achève le durcissement par l'alcool fort; on pratique ensuite les coupes et on les colore par l'hématoxyline ou la glycérine hématoxylique et l'éosine. On examine dans la glycérine alunée. Les faisceaux connectifs sont très nettement individualisés, même au sein du cartilage; le réactif les colore en bleu pâle, le cartilage en bleu pur, les fibres élastiques en rouge foncé; le protoplasma est teint en rose et les noyaux en violet. Le montage dans le baume ne fait disparaître aucun détail.

(2) RANVIER, *Traité technique*, p. 407.

tration réciproque du cartilage et du tendon. On sait que la substance du cartilage est monoréfrigente et celle des faisceaux tendineux biréfringente. Une coupe non colorée de l'insertion du tendon d'Achille sur le calcanéum est soumise à l'examen à la lumière polarisée. Les nicols étant croisés et le champ devenu obscur, on cherche une position de la préparation qui rétablisse la lumière dans une de ses parties. Ce sont les faisceaux tendineux seuls qui deviennent alors lumineux, et on les voit, du côté du cartilage, se terminer par une extrémité frangée. Entre les franges brillantes montent des franges noires appartenant à la substance du cartilage. Ces deux ordres de franges finissent en mourant, ce qui montre bien que, du côté du tendon la substance du cartilage remonte et se fond progressivement avec celle du tissu fibreux, et que celle du tissu fibreux descend et se fond de la même façon avec celle du cartilage (Ranvier). Bref, les deux formations fondamentales sont engrenées comme les doigts des mains quand on les fait pénétrer dans l'intervalle les uns des autres.

Le *périchondre* se comporte à l'égard du cartilage d'une façon tout à fait analogue. Autour des pièces de cartilage hyalin, il n'est nullement disposé en formation lamelleuse comme autour de la corde dorsale. Les faisceaux sont entre-croisés en nattes de façon à présenter un ensemble de mailles étroites. Extérieurement, ces nattes se dissocient pour se continuer avec le tissu connectif lâche qui sépare la pièce du squelette des autres organes. Dans la portion moyenne, la formation fibreuse existe avec ses caractères propres. Là sa solidité est renforcée par une formation élastique plus ou moins développée et dont les réseaux ont une disposition générale parallèle à la direction des faisceaux fibreux nattés : *c'est la zone fibro-élastique du périchondre* (1). Intérieurement à celle-ci, existe la *zone des jets arciformes périchondraux* qui tablit la solidarité entre le périchondre et le cartilage, en pénétrant la substance fondamentale de ce dernier pour se continuer avec elle.

Les jets arciformes périchondraux sont les analogues des fibres connectives pénétrantes d'un tendon à son insertion sur le cartilage. Si l'on considère la courbe générale qui limite la pièce cartilagineuse, on reconnaît que ces jets pénétrants partent, à l'état de faisceaux isolés ou réu-

(1) Dans certaines pièces du squelette cartilagineux, parmi lesquelles il faut citer les rayons des nageoires de la Raie. La formation élastique se différencie sur certains points de l'étui fibreux : par exemple dans l'intervalle de deux pièces cartilagineuses placées bout à bout. Il se forme ainsi un ligament élastique qui est interne au périchondre et, conséquemment, adjacent au cartilage. Il renferme des éléments cellulaires dans l'intervalle de ses fibres qui sont énormes. Ces mêmes fibres élastiques, arrivées au niveau du cartilage, s'enfoncent dans son épaisseur, obliquement, comme des pieux. Dans leur trajet intra-cartilagineux, elles se résolvent latéralement en fibres élastiques fines qui en partent comme les barbes d'une plume, et forment dans le cartilage des réseaux d'une élégance extrême et qui finissent par une extrémité libre, ainsi du reste que l'extrémité de la fibre élastique principale. Il n'y a donc pas ici fusion entre les deux substances.

nis par nattes, du périchondre pour entrer dans le cartilage en suivant la tangente à la surface, puis en se recourbant pour se dissocier en fibrilles dans la substance hyaline. Ils ressemblent, si l'on considère plusieurs jets consécutifs, à des hachures courbes dirigées dans un même sens. Dans les angles curvilignes interceptés entre deux jets consécutifs (et dont le sommet est dirigé vers le périchondre, l'angle ouvert vers le cartilage), les cellules cartilagineuses s'insinuent, égrènent leurs groupes, forment des traînées mais très courtes. C'est constamment dans l'aire de ces angles qu'on trouve les groupes isogéniques en voie de formation et quon observe les intermédiaires entre les cellules fixes du tissu fibreux et celles du cartilage. Le cartilage s'accroît donc par son périchondre qui semble y verser constamment des éléments cellulaires qui prennent progressivement les caractères d'éléments cartilagineux. Ici encore, nous constatons que le tissu cartilagineux est une transformation et une adaptation particulière du tissu fibreux, élément primordial et matrice de tous les tissus du squelette sauf la corde dorsale.

C'est, du reste, le périchondre seul qui en outre alimente le tissu cartilagineux adulte par ses vaisseaux, et qui dirige sa nutrition et son activité modelante par les nerfs qu'il renferme et qui, tandis que les vaisseaux peuvent dans des circonstances déterminées pénétrer le cartilage, ne se poursuivent jamais dans son intérieur.

A l'aide des données qui précèdent, il nous est maintenant facile de nous rendre compte de la signification morphologique du fibro-cartilage ou cartilage à substance fondamentale fibreuse. Nous avons vu qu'au fond la substance fondamentale hyaline et celle des faisceaux connectifs fibreux sont des formations de même nature qui, dans certaines circonstances peuvent se substituer l'une à l'autre. Si, comme il arrive dans les disques intervertébraux, et sur toute leur étendue de la substance fondamentale qui sépare les éléments cartilagineux les uns des autres est formée par des faisceaux connectifs, l'on peut dire que cette substance fondamentale est entièrement constituée par le périchondre et que le cartilage est du type *holo-périchondral.*

Dans la plupart des cartilages au contraire, ce n'est qu'au centre de la pièce du squelette que la transformation de la trame connective en substance fondamentale hyaline s'est opérée. Le cartilage réalise alors le type *méro-périchondral.* Il n'y a donc en réalité que des différences en plus ou en moins dans la constitution des cartilages ordinaires et de ce qu'on appelle les fibro-cartilages, ou cartilages dont la substance intercellulaire est exclusivement constituée par du tissu fibreux.

Les fibro-cartilages ne sont d'ailleurs autre chose que des tendons ou des ligaments dont les éléments cellulaires ont été remplacés par les cellules cartilagineuses dans toute leur étendue, par la raison même qu'ils prennent leurs insertions extrêmes à deux pièces de cartilage voisines l'une de l'autre et qu'ils ont un court trajet. C'est le cas du ligament rond de l'articulation coxo-fémorale. Ou bien, comme les disques intervertébraux, ce sont des formations fibreuses disposées primitivement en une gaîne lamellaire dont les faisceaux se sont secondairement chondrinisés, et dont les cellules fixes ont pris secondairement aussi le type des cellules cartilagineuses et se sont encapsulées (fig. 144). Un cartilage intervertébral n'est en effet autre chose qu'une bande de la gaîne fibreuse de la notocorde; et tous ont encore conservé le type exact de cette gaîne chez le Rat jeune adulte dans les intervalles des vertèbres de la queue. Nous avons vu comment, chez les sélaciens, la gaîne insegmentée de la corde dorsale est envahie par le tissu cartilagineux. Cet

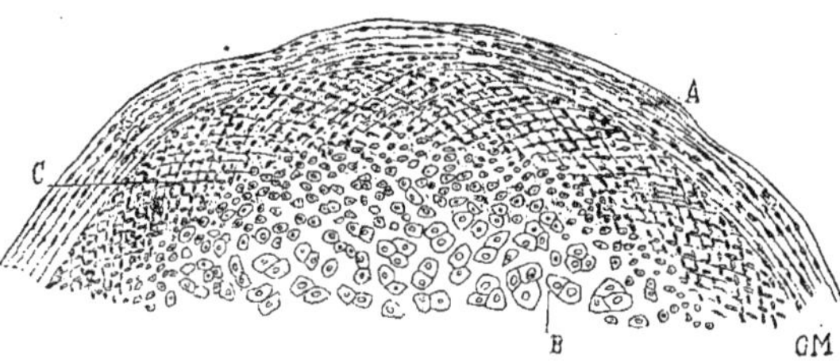

Fig. 144. — Coupe transversale et un peu oblique d'un disque intervertébral de la queue d'un jeune Rat (fixation par l'alcool fort; gomme, alcool; coloration au picrocarminate; conservation dans la glycérine picrocarminée).

A, tissu fibreux lamelliforme périchondral devenu fibro-cartilagineux, lançant dans le cartilage C ses jets arciformes; — B, centre du cartilage intervertébral avec des groupes coronaires.

Dans l'épaisseur de la coupe, les jets arciformes périchondraux forment des plans successifs dont chacun est formé par une série de jets courbes lancés les uns au-dessus des autres. Les images superposées de ces séries de jets dessinent un quadrillage comparable au dessin du dos d'une montre.

envahissement se fait rapidement d'abord, chez les mammifères, au niveau des points qui vont devenir des corps de vertèbres ; il reste nul dans les espaces intervertébraux pendant un long temps; enfin il se produit progressivement à leur niveau, mais constamment sous forme d'un fibro-cartilage, dont la constitution laisse subsister jusqu'à un certain point la disposition lamelleuse primitive de la substance intercellulaire.

Dans les disques intervertébraux, nous venons de voir une gaîne lamelleuse se transformer en cartilage tout en conservant indéfiniment son type fibreux initial. Le contraire peut avoir lieu : un cartilage formé à l'état hyalin et arrivé sous cette forme à l'état adulte peut rétrograder vers le tissu fibreux et substituer à sa substance fondamentale une formation connective. C'est ce que par exemple Ranvier (1) a

(1) Ranvier, *Traité technique*, p. 406-407. On enlève la sclérotique de la Raie, et on la plonge pendant huit à dix jours dans le liquide de Müller, puis on y fait des coupes longitudinales et transversales au voisinage du point d'entrée du nerf optique. Ces coupes sont colorées par le carmin. Entre les groupes de cellules cartilagineuses

observé dans le cartilage de la sclérotique de la Raie commune. Sur certains points de ce cartilage, on voit la substance fondamentale subir une fibrillation dont les éléments reproduisent les caractères des faisceaux connectifs pénicillés, tant au point de vue chimique qu'à celui des colorations électives produites par les réactifs. Ce phénomène s'effectue à distance du périchondre, et en vertu d'une modification nutritive et évolutive de la substance fondamentale hyaline entièrement indépendante de la pénétration des jets arciformes périchondraux. Par une rétrogradation analogue à celle qui s'opère dans les cartilages dont la substance fondamentale devient élastique, le cartilage hyalin de la sclérotique de la Raie se transforme en cartilage à substance intercellulaire fibreuse. Cette membrane est d'ailleurs l'objet le mieux choisi pour montrer que, pour former le squelette d'un même organe, la nature peut employer indifféremment les tissus fibreux, cartilagineux ou osseux. La sclérotique des mammifères est en effet constamment fibreuse; celle des batraciens anoures et des chéloniens est cartilagineuse; et cette même membrane squelettale devient en partie formée d'os vrai chez les oiseaux. Pour édifier les pièces du squelette, les tissus fibreux, cartilagineux et osseux se substituent donc constamment l'un à l'autre, ou se combinent entre eux pour prendre part à la constitution et à l'accroissement d'un organe unique. Cette loi de substitution et d'équivalence des trois tissus précités est d'ailleurs mise en évidence d'une façon complète par l'étude du processus de l'ossification qui va faire l'objet du chapitre suivant.

on voit de place en place la substance fondamentale décomposée en fibrilles d'une grande minceur, colorées en rouge par le carmin comme les fibres connectives après l'action des bichromates; tandis que la substance fondamentale non modifiée est restée à peu près incolore.

CHAPITRE VI

TISSU OSSEUX

Chez les cyclostomes seuls le squelette reste indéfiniment formé par des pièces cartilagineuses; déjà chez les élasmobranches il devient partiellement constitué par des formations ossiformes ou même osseuses; chez tous les autres vertébrés, ses pièces principales, celles qui sont émanées du système axial notocordien primitif, sont envahies par un tissu nouveau, *le tissu osseux*, qui a pour caractéristique d'être une formation essentiellement vasculaire, à l'inverse direct des formations cartilagineuses auxquelles il se substitue et qui étaient exsangues.

L'os proprement dit est en effet constitué par la réunion, dans une même pièce du squelette, d'un nombre variable de systèmes de lamelles concentriques alternativement striées et formées d'une substance homogène, et renfermant des éléments cellulaires réunis les uns aux autres dans un même système par des canalicules arborisés et communicants. La substance fondamentale de ces lamelles, imprégnée de sels calcaires, est formée par de l'*osséine*, matière albuminoïde qui diffère à la fois de la gélatine du tissu conjonctif, et de la chondrine par ses caractères chimiques, et par la manière dont elle se comporte en présence des divers réactifs usités en histologie. Chaque système de lamelles, qui porte le nom de *système de Havers*, est ordonné par rapport à un vaisseau sanguin qu'il entoure de ses feuillets concentriques à la manière d'une formation lamelleuse (fig. 145). Constamment, l'ensemble des systèmes de Havers qui constitue un os est limité par une membrane fibreuse jouant à son égard le même rôle que le périchondre remplissait dans le modèle cartilagineux. Cette membrane reçoit alors le nom de *périoste*; en entourant l'os, elle prend en même temps une part active à sa structure et à son accroissement.

Constamment aussi, l'os est le résultat de la transformation d'un modèle antérieurement préformé, soit par le tissu cartilagineux et le périchondre, soit par le tissu fibreux seul.

Dans le premier cas, qui est le plus général et qui est réalisé dans toutes les pièces osseuses émanant du système primitif développé autour de la corde dorsale, le tissu osseux se substitue à une ébauche constituée par une pièce de cartilage.

Dans le second cas, réalisé par les os dits de revêtement tels que le pariétal et le coronal, il se substitue à un modèle formé par une masse de tissu fibreux à la constitution duquel le cartilage ne prend aucune part.

Enfin, dans un troisième cas, dont l'exemple est donné par le développement des maxillaires inférieurs des mammifères, une simple ligne

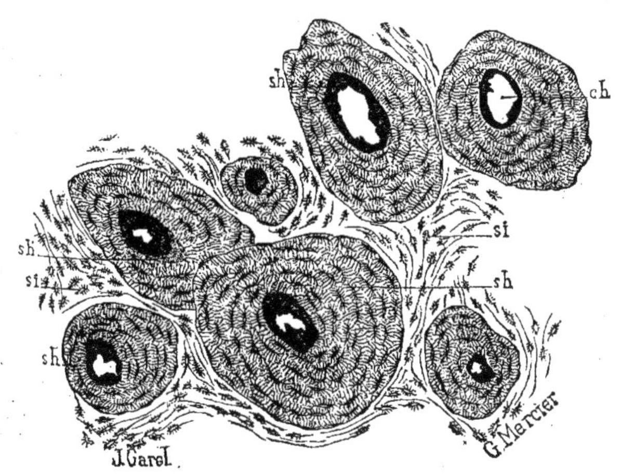

Fig. 145. — Coupe transversale d'un os long dont les corpuscules osseux ont été injectés au bleu d'aniline.

ch, ch, canaux de Havers renfermant les vaisseaux du tissu osseux ; — *sh, sh*, systèmes de Havers, formés de lamelles osseuses renfermant des corpuscules étoilés des os occupés chacun par une cellule osseuse ; — *si, si*, systèmes intermédiaires, répondant au tissu osseux formé par le périoste.

ou une surface directrices sont fournies par le tissu cartilagineux, le long et en dehors duquel l'os est formé au sein du tissu fibreux ; après quoi la pièce cartilagineuse directrice disparaît (comme par exemple le cartilage de Meckel), ou reste au dehors de l'os à l'état de pièce cartilagineuse persistante à laquelle sont ensuite dévolues d'autres fonctions (fig. 146).

Nous appellerons *os chondro-fibreux* ceux du premier type; *os fibreux* ceux du second; et enfin *os juxta-cartilagineux* ceux du troisième.

Comme on le voit, dans ces trois types de formations osseuses, le modèle préformé devient de moins en moins compliqué. Dans les os fibro-cartilagineux, deux tissus du squelette sont unis en un même organe et prennent une part égale, comme nous le verrons plus loin, à l'édification du tissu osseux. Dans les os juxta-cartilagineux, la pièce cartilagineuse sert simplement de ligne ou de surface dirigeante; elle reste extérieure à l'os qui se développe entièrement ensuite aux dépens du tissu connectif. Enfin, dans les os fibreux, le modèle est exclusivement fourni par le tissu conjonctif, modelé en formation fibreuse. Mais constamment il existe dans le modèle les éléments d'un *système directeur de l'ossification*. Le système directeur est soit chondro-fibreux, soit fibreux seulement. C'est ce système directeur qui va être chargé de

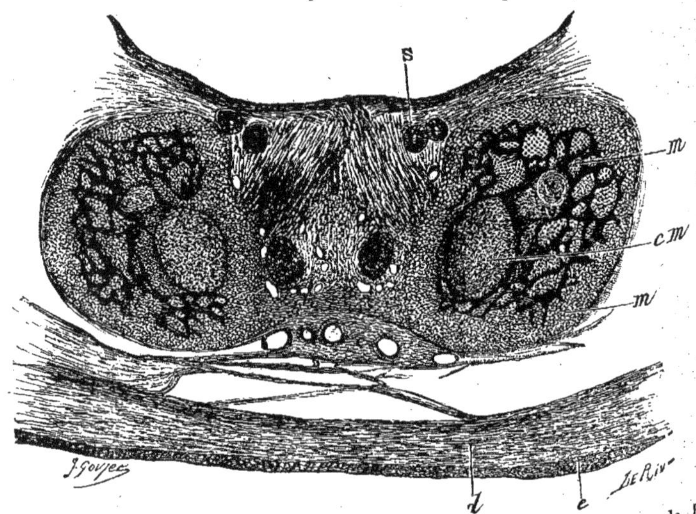

Fig. 146. — Coupe frontale de la mâchoire inférieure d'un embryon de Rat (fixation par le liquide de Müller; durcissement par la gomme et l'alcool; coloration avec l'éosine hématoxylique; conservation dans le baume du Canada). Faible grossissement.

Cette préparation montre le développement du maxillaire inférieur, qui est un os *juxta-cartilagineux*, en dehors du cartilage de Meckel, *cm*, qui lui sert de guide et d'appui sans à aucun moment concourir à sa structure.

cm, cartilage de Meckel; — *m*, *m*, l'os maxillaire inférieur dont les travées de préossification, non décalcifiées, forment une dentelle à larges mailles au sein du tissu fibreux embryonnaire où elles prennent naissance (Ces travées sont colorées par l'hématoxyline du réactif en violet foncé); — S, coupe transversale des canaux salivaires; — *d*, derme cutané de la région sus-hyoïdienne; — *e*, ectoderme tégumentaire.

fournir les guides de la substitution du tissu osseux havérien à celui du modèle. La formation de ces guides eux-mêmes répond à une étape du processus ostéoformatif qui doit être distinguée de la phase définitive constituée par l'édification des systèmes de Havers. Pour plus de clarté dans l'exposition, je désignerai cette étape importante sous le nom de stade ou phase de *préossification* (1).

(1) Considérée de cette manière, l'ostéogenèse comprend donc trois stades :

1er stade. *Phase modelante :* construction du modèle chondro-fibreux ou simplement fibreux préformé.

2e stade. *Phase de préossification :* construction du système directeur de l'ossification par une transformation particulière du tissu constituant le modèle préformé.

3e stade. *Phase d'ossification :* Construction des systèmes de Havers, dont la distribution est commandée par la végétation des vaisseaux ossificateurs dans les intervalles des guides de l'ossification

SECTION PREMIÈRE

OSTÉOGENÈSE DES PIÈCES CHONDRO-FIBREUSES DU SQUELETTE.

§ 1er. — PRÉOSSIFICATION.

De tous les os issus du développement de pièces initialement formées par l'union du tissu fibreux périchondral et du cartilage, les os longs ont la constitution la plus compliquée. Si donc nous pouvons arriver à prendre une idée nette de cette constitution, celle des os plus simples résultera d'une réduction du schéma général dans une ou plusieurs de ses parties, et se comprendra pour ainsi dire d'elle-même. Comme type de la description qui va suivre, je choisirai pour cette raison un métacarpien, une phalange ou l'humérus d'un mammifère : os qui ont sensiblement la même évolution et qu'on trouve réunis dans un même objet d'étude tel qu'un membre à des degrés de développement divers. Je décrirai en outre à grands traits le processus de préossification chez certains vertébrés inférieurs (poissons, batraciens anoures et oiseaux), toutes les fois que l'intelligence du sujet pourra être secondée par la connaissance des phénomènes particuliers à la préossification observée chez ces animaux.

Si l'on pratique une coupe longitudinale, parallèle à l'axe de l'os, dans une phalange ou une phalangine de fœtus humain de deux mois, on constate que cette pièce du squelette est encore entièrement cartilagineuse. Limitée par le périchondre sauf au niveau de la ligne articulaire de chaque extrémité, elle est constituée par du cartilage hyalin. Au voisinage de la surface articulaire, les éléments de ce cartilage sont aplatis dans le sens de la surface sur plusieurs rangées, et sous un faible grossissement ils dessinent des lignes concentriques à cette dernière (*zone juxta-articulaire*) (1). Au-dessous existe du cartilage fœtal qui, au fur

(1) Cette zone répond à la *bande articulaire de* Luschka, c'est-à-dire au périchondre qui, primitivement, entourait l'extrémité du modèle cartilagineux de l'os long. Ce périchondre (*mésochondre de* Hagen Torn) a été divisé en deux bandelettes par la fente transversale occupant son milieu et constituant le premier vestige de la cavité articulaire. Chacune de ces deux bandelettes subit ensuite au-dessus de la tête articulaire l'évolution cartilagineuse et forme la bande articulaire du cartilage, dont j'ai déjà parlé plus haut (p. 383), et dont les cellules cartilagineuses sont aplaties dans le sens transversal.

et à mesure qu'on s'avance vers le centre de la tête, montre des éléments cellulaires disposés en groupes coronaires (*zone d'accroissement interstitiel*). Enfin, dans la portion encore très courte et qui sera la diaphyse, portion qui réunit les deux extrémités de l'os renflées en forme de tête, les cellules du cartilage, un peu avant le début du processus ossificateur, se sont disposées en groupes analogues aux groupes isogéniques axiaux des cartilages de la Raie. Le développement de ces groupes dans le sens de l'axe de la diaphyse répond déjà à un phénomène de croissance en longueur (*zone d'accroissement axial ou zone sériée*). Cet accroissement en long se poursuivra constamment par l'extension progressive des deux extrémités de la zone sériée, et ne cessera de s'opérer que lorsque l'os lui-même cessera définitivement de grandir.

Telle est la pièce cartilagineuse exsangue qui va être en premier lieu enveloppée, ensuite abordée, enfin pénétrée par les vaisseaux sanguins; de telle sorte qu'à la fin du processus ostéogénétique, il n'en restera plus rien, sauf les deux cartilages d'encroûtement nécessaires au fonctionnement des deux articulations à la constitution desquelles prennent part les extrémités (1).

Émanés de diverses sources, les vaisseaux sanguins commencent par dessiner, à la périphérie du modèle cartilagineux, un réseau enveloppant très élégant qui se poursuit dans l'épaisseur du périchondre embryonnaire. Puis, vers le milieu de la diaphyse cartilagineuse, apparaissent les vaisseaux véritablement ossificateurs sous forme de fusées énormes qui, après avoir pénétré le périchondre, viennent végéter contre le tissu cartilagineux. Entre eux et ce tissu, et tout autour de la diaphyse, apparaît alors une formation qui marque le début du processus de préossification, et en dessine le point primitif en entourant le modèle cartilagineux d'une sorte de virole solide : c'est la *croûte osseuse périchondrale*, premier rudiment du tissu osseux définitif.

1° Étude du point d'encroûtement primitif; point primitif. — Cette croûte osseuse est constituée par les lames les plus internes de la formation fibreuse périchondrale, dont les cellules se multiplient et deviennent globuleuses, et dont les faisceaux, encore embryonnaires, changent leur constitution chimique et, au lieu de rester constitués par une substance donnant à la coction de la gélatine ordinaire, se chargent d'osséine et presque simultanément sont infiltrés de sels calcaires. Ils se trouvent de la sorte unis les uns avec les autres, et leurs cellules fixes, sans éprouver d'autres modifications, sont englobées chacune à leur place et comme enfouies dans la substance fondamentale interfasciculaire transformée. Si l'on décalcifie la croûte périchondrale par l'acide chromique ou l'acide picrique et qu'on colore ensuite la préparation par

(1) Préparation : Durcissement du fœtus dans le bichromate d'ammoniaque pendant au moins un an. Coupes à main levée, coloration à la purpurine ou à la pyrosine à 1 p. 1000. Conservation dans la glycérine saturée d'alun.

le carmin, cette croûte se teint en rouge; elle prend une coloration d'un violet foncé quand on emploie la glycérine hématoxylique même sans avoir opéré préalablement la décalcification; la purpurine la laisse incolore ainsi que les solutions faibles d'éosine et de pyrosine. Ce sont

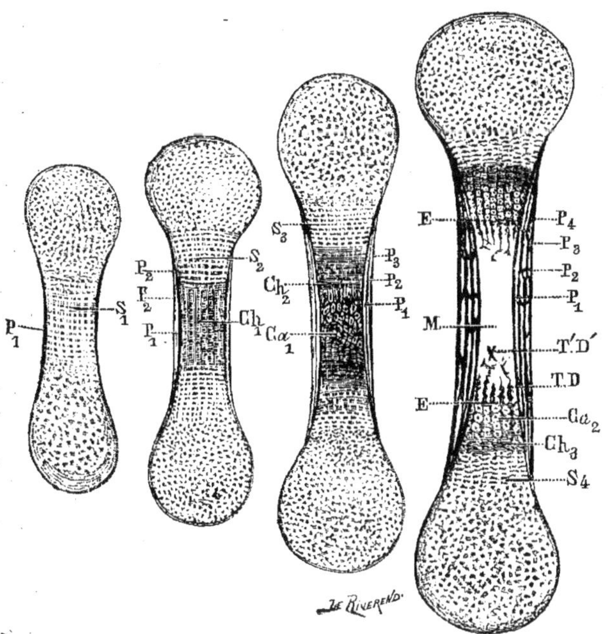

Fig. 147. — Schéma du développement d'un os long aux dépens du tissu fibreux et du cartilage, et montrant de gauche à droite les quatre premiers stades de ce développement.

P_1, croûte osseuse périchondrale; — S_1, première zone du cartilage sérié (*point primitif*).

P_1, croûte osseuse périchondrale; — P_2, P_2, seconde assise de la formation périostique; — Ch_1, première zone du cartilage dont la substance fondamentale a subi l'osséinisation entre les groupes axiaux du cartilage sérié S_1; — S_2, seconde zone du cartilage sérié (*stade d'osséinisation du cartilage sérié*).

P_1, croûte osseuse périchondrale, remontant maintenant jusqu'aux extrémités de la 3e zone du cartilage sérié S_3; — Ca_1, zone du cartilage calcifié; — Ch_2 seconde zone du cartilage sérié osséinisé développée aux dépens de S_2; — S_3, troisième zone du cartilage sérié (*stade de calcification du cartilage sérié*).

M, cavité du canal médullaire primitif; — TD, travées directrices du cartilage sérié, osséinisé puis calcifié sur la *ligne d'érosion*; — T'D', ces mêmes travées morcelées au-dessous de la ligne d'érosion; — Ca_2, seconde zone du cartilage calcifié; — Ch_3, troisième zone du cartilage sérié et osséinisé; S_4, quatrième zone du cartilage sérié; — P_1, P_2, P_3, P_4, les quatre assises correspondantes de la formation périostique, qui a remonté le long de la diaphyse parallèlement à la marche du cartilage sérié vers les extrémités (*stade de médullisation du cartilage et formation du canal médullaire primitif*).

là même les réactions histochimiques de la substance fondamentale des os. La croûte périchondrale est donc, comme l'a montré RANVIER (1), le premier rudiment de l'os vrai. L'on reconnaît en outre que le péri-

(1) *Traité technique*, p. 434.

chondre seul a formé ce rudiment en édifiant une production ostéo-fibreuse comparable à celles que nous avons étudiées dans les tendons ossiformes des oiseaux. Ainsi c'est du tissu fibreux, c'est-à-dire du tissu fondamental du squelette, que part l'ossification; il en est le *primum movens*. En second lieu, comme tout tissu osseux vrai, la croûte périchondrale est une édification vasculaire. En effet, bien qu'elle ne renferme pas de vaisseaux dans sa mince paroi, elle apparaît au contact et sur le point même d'arrivée des bourgeons vasculaires ossificateurs proprement dits. Elle est édifiée en présence et par l'action propre de ces vaisseaux.

Sur une coupe parallèle à la longueur de la pièce en voie de transformation, la croûte osseuse périchondrale apparaît comme un croissant à concavité extérieure et dont le plein répond au point d'arrivée des vaisseaux ossificateurs, tandis que les cornes, ou extrémités atténuées, atteignent, sans les dépasser, les limites supérieure et inférieure de la zone sériée du cartilage occupant le milieu de la diaphyse. *La zone sériée est donc entourée dans toute sa hauteur par la croûte osseuse* comme par une virole ou un manchon; et là où cesse le cartilage sérié cesse aussi la croûte osseuse qui devient linéaire et ensuite disparaît (fig. 147). Les deux formations histologiques sont ainsi conjuguées et satellites l'une de l'autre dans tout os en voie de développement : jamais l'une n'abandonne l'autre. La croûte osseuse périchondrale, en effet, outre qu'elle représente le rudiment premier de l'os fibreux ou périostique, n'est autre chose que la coque de soutènement provisoire, le manchon solide qui limite la portion du modèle cartilagineux qui va être brisée, détruite et disloquée, et qui conserve sa forme extérieure au modèle pendant que se poursuit son remaniement intérieur. Or, le premier indice de ce remaniement est la disposition des éléments du cartilage en séries axiales, comme nous l'avons établi dans le chapitre précédent. Il est donc naturel que la croûte périchondrale se poursuive dans toute l'étendue de la zone sériée, c'est-à-dire dans la portion du cartilage en imminence et en instance incessante de remaniement.

2° **Stade d'osséinisation de la substance fondamentale du cartilage sérié.** — Dès que la croûte périchondrale est formée, elle constitue un manchon autour du cartilage sérié, en le séparant des vaisseaux ossificateurs. On voit alors, au centre du point primitif, la substance fondamentale du cartilage se modifier et prendre progressivement les principaux caractères de la substance fondamentale des os. En d'autres termes elle *s'osséinise* exactement à la façon des faisceaux fibreux périchondraux. Entre les groupes isogéniques du cartilage sérié, se montrent alors des bandes de substance fondamentale modifiée, bandes n'intéressant pas encore les capsules, et qui en les isolant les mettent en évidence au sein du cartilage lorsqu'on a coloré ce dernier à l'aide du picrocarminate d'ammoniaque ou de la glycérine hématoxylique faible. Dans le premier cas ces bandes se colorent en rose; dans le second elles se teignent en bleu pâle, réservant les capsules en blanc. Au fur et à mesure que la transformation se poursuit au centre du point primitif, la teinte des bandes s'accuse de plus en plus et devient d'un rouge foncé ou violette, exactement comme la croûte périchondrale au même niveau. L'on peut alors reconnaître que les éléments cellulaires du cartilage ont subi sur ce point des modifications caractéristiques. Dans les groupes isogéniques qui forment le cartilage sérié, ils n'ont plus la figure de disques empilés comme des pièces de monnaie; leur volume a de beaucoup augmenté. La masse protoplasmique de chaque cellule cartilagineuse est comme étalée, globuleuse, claire, formée d'un protoplasma à peine granuleux qui subit plus difficilement la rétraction. Beaucoup de cellules n'ont pas édifié de capsule distincte à leur pourtour (1). Le noyau est développé à l'état vésiculeux et renferme un ou deux nucléoles. A ce moment, la substance fondamentale osséinisée est encore dépourvue de sels calcaires et paraît homogène (2). Mais le point primitif est déterminé dans sa forme et dans son étendue : il est devenu mûr pour la *calcification*. Alors à ses deux extrémités apparaît une bande de cartilage sérié qui augmente de sa hauteur propre la longueur de la diaphyse. La croûte périchondrale s'allonge et, se poursuivant le long du cartilage sérié, meurt à son extrémité. Voici donc une nouvelle zone transformable préparée, renfermant en son milieu la zone osséinisée dont la constitution va changer.

3° **Stade de calcification.** — On voit en effet que, sur des fœtus un peu plus âgés (fig. 148), la calcification s'est opérée au centre du point primitif et dans toute l'étendue de la tranche de cartilage sérié occupant le milieu de la diaphyse, tranche limitée précédemment en dehors par la croûte périchondrale unilamellaire de première formation. Les cellules cartilagineuses sont grandes, pâles et claires, réunies par groupes de trois, quatre ou cinq dans une même traînée axiale et souvent dans une même capsule : ce qui montre que l'individualisation des cellules filles ne s'effectue plus librement comme au sein d'une substance cartilagineuse non modifiée. Le dépôt calcaire s'opère par grains distincts, à la périphérie des bandes de substance fondamentale osséinisée. De cette façon, les lignes de calcification entourent comme autant de cercles les groupes isogéniques du cartilage sérié. Ces cercles en se rencontrant interceptent des points nodaux, comme tout sys-

(1) Ranvier, *Traité technique*, p. 433.

(2) Après fixation lente dans la chambre humide par les vapeurs osmiques, on voit apparaître dans ces bandes une élégante formation réticulaire dont les travées et les trabécules dessinent un réseau à mailles allongées, superposées les unes au-dessus des autres, et qui sous un faible grossissement semblent former une série de traits horizontaux entre les groupes isogéniques axiaux du cartilage sérié.

tème de courbes fermées devenues tangentes entre elles. Le pourtour

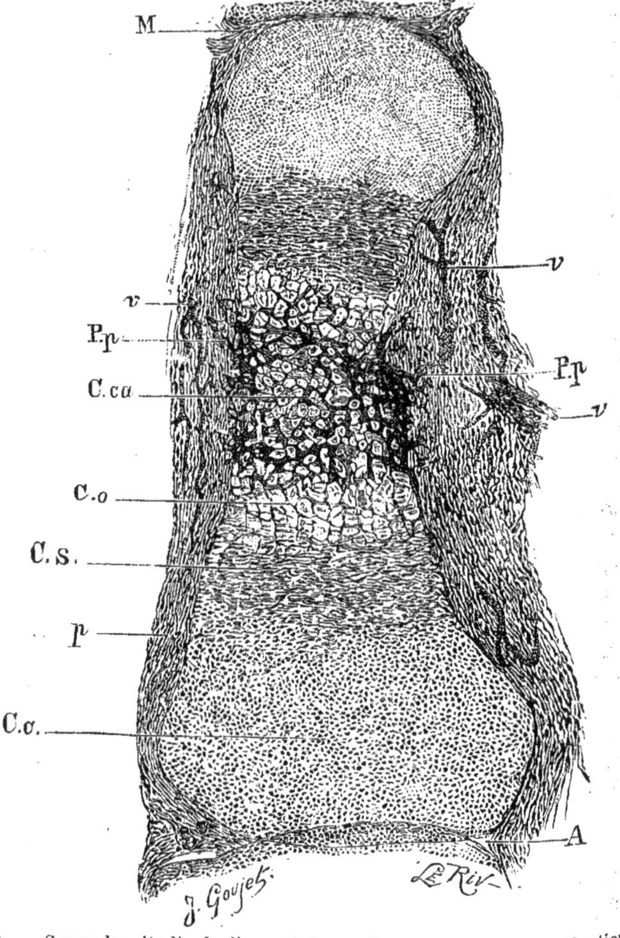

Fig. 148. — Coupe longitudinale d'une phalange d'un embryon de Rat (fixation par le liquide de Müller pendant six mois; coupes faites sans décalcification préalable; éosine hématoxylique; conservation dans le baume du Canada). — 80 diamètres.

C,c, cartilage des extrémités montrant des groupes isogéniques coronaires (*zone d'accroissement interstitiel*); — C,S, zone de cartilage sérié (*zone d'accroissement axial*); — *C,o*, zone du cartilage osséinisé; — *C,ca*, cartilage calcifié du point primitif; — *Pp*, *Pp*, travées de la formation périostique entourant sur sa marge le cartilage calcifié et l'enveloppant d'un filet de mailles solides; — *v*, *v*, *v*, vaisseaux sanguins.

p, *périchondre* qui, au niveau du point primitif, devient le *périoste*; — M, mésochondre de l'une des extrémités de l'os cartilagineux. — A, mésochondre de son extrémité opposée déjà creusé sur ses côtés de la fente articulaire.

de ces points nodaux est dessiné par une ligne de granulations calcaires; leur centre est formé par la substance fondamentale osséinisée, que le carmin colore en rouge et l'hématoxyline en violet. Ainsi donc, le dépôt calcaire s'effectue d'abord sur les limites des cellules et de la substance fondamentale osséinisée en dehors des capsules restées closes, exactement à la façon du dépôt des grains élastiques dans le cartilage réticulé, et comme par une sorte d'action sécrétoire exercée à distance par les éléments cellulaires fixes. Progressivement, les bandes de substance fondamentale sont envahies dans toute leur épaisseur, et transformées de la sorte en un réseau continu de travées calcaires que l'hématoxyline colore en violet foncé presque noir. La calcification du point primitif est opérée, différenciant dans son épaisseur une carcasse rétiforme constituée par les travées calcifiées : sorte de squelette provisoire qui assure la solidité du point, et qui va servir de guide aux vaisseaux médullisants qui pénétreront au stade suivant.

Si l'on débarrasse de ses sels calcaires, un point primitif calcifié dans un os de mammifère, la substance fondamentale dégagée se montre avec les caractères de la substance cartilagineuse osséinisée; mais cette substance n'est plus amorphe. Elle présente un piqueté irrégulier dessiné par la place de chaque grain calcaire qui, après avoir été dissous, laisse une vacuole minuscule ou plutôt un point de substance ayant un indice de réfraction différent de celui du reste de la travée et moins élevé que ce dernier. Dans les os des oiseaux, le cartilage décalcifié possède une striation régulière; ce qui montre déjà que le dépôt des sels calcaires s'est effectué suivant une certaine loi. Mais pour faire une étude complète de la substance fondamentale calcifiée du cartilage, il faut avoir recours à l'examen d'une quelconque des pièces du squelette branchial d'un plagiostome tel que la Raie.

Chez la Raie, chaque cartilage branchial est entouré d'une croûte osseuse périchondrale et envahi dans toute son étendue par la calcification. Au voisinage de la croûte périchondrale, les cellules sont constamment en voie de division. En se segmentant, elles forment par leurs bipartitions successives des groupes isogéniques coronaires. Mais ces groupes, se développant dans la substance fondamentale déjà fixée et rendue résistante par le dépôt de sels calcaires, ne se dissocient pas en éléments divergents. Ils forment des sortes de morulas entourées par une capsule commune. Au fur et à mesure que la segmentation se poursuit et multiplie le nombre des cellules dans un même groupe, on voit partir des cloisons de la capsule générale, et ces cloisons s'interposent entre des groupes de cellules jeunes de façon à donner à la formation capsulaire enveloppante l'apparence d'une cage réticulée (1).

(1) Décalcification par l'acide picrique, coloration avec la solution d'hématoxyline de Bœhmer (effectuée rapidement), lavage, déshydratation par l'alcool, éclaircissement par l'essence de girofle, montage dans le baume. La substance des capsules est teinte en bleu pur ainsi que les cloisons de refend.

Autour de ces groupes et les circonscrivant, le dépôt calcaire s'est effectué extérieurement à la capsule générale et dessine des stries granuleuses concentriques d'une élégance extrême, comparables au système de hachures curvilignes qu'on dispose, dans les cartes géographiques, autour d'une île pour indiquer la mer. Entre ces lignes de grains, la substance fondamentale restée intacte se trouve décomposée en fibrilles très fines présentant les réactions de l'osséine, c'est-à-dire se teignant en rouge à la façon d'une masse de gélatine de Paris sous l'influence du picrocarminate d'ammoniaque ou du carmin. Quand les groupes isogéniques deviennent composés, la capsule commune envoie entre les groupes secondaires d'épaisses travées qui augmentent encore progressivement de volume. A un certain moment, on voit les bandes de calcification finement striées s'engager comme des coins dans ces travées par leurs deux extrémités opposées, puis se rejoindre ensuite en leur milieu. Ces faits sont extrêmement instructifs. Ils montrent que la calcification, lorsqu'elle se poursuit régulièrement pour constituer une disposition définitive (comme c'est le cas dans un cartilage qui doit n'être jamais que calcifié), s'opère suivant une loi très précise. Les grains s'ordonnent en bandes constamment sécrétées au pourtour de la capsule et en dehors d'elle, et séparées les unes des autres chacune par une traînée de substance cartilagineuse osséinisée mince comme un fil. De plus, comme l'avait il y a déjà longtemps établi Ranvier (1) la calcification n'arrête pas la prolifération des cellules cartilagineuses; elle lui imprime seulement certains caractères et rend imparfaite l'individualisation des éléments néoformés. Les capsules secondaires sont alors représentées seulement par de simples cloisons de refend.

Bien entendu, dans le cartilage calcifié des points primitifs des os de vertébrés supérieurs, le processus de calcification s'opérant d'une manière hâtive, et la bande calcifiée se détruisant sous l'action des vaisseaux au moment où elle achève à peine de se former, la disposition régulière et d'une élégance admirable que nous venons de constater chez la Raie ne se retrouve qu'incomplètement, par exemple dans le cartilage calcifié du système de l'encoche des os longs d'oiseau. Mais la disposition des lignes de contour à la marge des travées osséinisées, telle que nous l'avons indiquée au début de la calcification chez les mammifères, montre bien qu'il s'agit ici d'une loi générale de distribution et de répartition des grains calcaires. Seulement, pour suivre le processus et en dégager la loi, il a fallu recourir à un cartilage calcifié acquérant comme tel sa constitution définitive, et non plus à une pièce du squelette en instance incessante de remaniement.

Revenons au point primitif calcifié. A ses deux extrémités, la bande de cartilage sérié qui s'était formée à la fin du stade précédent s'est

(1) Ranvier, De quelques points relatifs à la préparation et aux propriétés des cellules du cartilage (*Journal de la physiologie de Brown-Séquard*, t. VI, 1875, p. 577).

osséinisée; entre elle et la tête il s'est formé une nouvelle tranche de cartilage sérié.

La longueur de l'os s'est augmentée de la hauteur de ces deux bandes. Les travées calcifiées se poursuivent avec les travées osséinisées sans ligne de démarcation autre que la cessation de l'imprégnation calcaire. Les travées osséinisées poussent des pointes entre les groupes axiaux du cartilage sérié.

En même temps, la croûte périchondrale a remonté vers les extrémités du modèle cartilagineux, accompagnant comme un satellite le cartilage sérié produit entre le cartilage ordinaire et la bande osséinisée. Mais en dehors de cette croûte, la formation périchondrale que, dès maintenant, nous appellerons *périostique* puisqu'elle entoure une virole ostéo-fibreuse, d'unilamellaire qu'elle était est devenue composée de plusieurs lamelles, extérieures à la croûte primitive et différant de cette dernière à plusieurs point de vue.

Au moment où le cartilage se calcifie et dans les limites de la calcification, la croûte périchondrale est doublée par une lamelle déjà assez épaisse de tissu ostéo-fibreux, formé par des fibres du périchondre qui s'osséinisent et se chargent de sels calcaires en conservant leur disposition en nattes. Les cellules fixes, occupant les intervalles des faisceaux et ordonnées à leur surface comme dans tout tissu connectif modelé, deviennent de jeunes cellules osseuses à la façon de celles d'un tendon d'oiseau devenu ossiforme. La lamelle ainsi produite, épaisse en son milieu, s'atténue en se poursuivant dans le sens des extrémités, s'effile et rejoint la croûte périchondrale sur les limites du cartilage osséinisé et du cartilage sérié. De la sorte, la portion calcifiée du cartilage est doublée d'une formation périostique qui renforce la croûte périchondrale et complète la solidité du manchon entourant le point primitif cartilagineux qui va se détruire.

Cette formation périostique est, dès le moment de son apparition, percée par les vaisseaux ossificateurs qui cherchent à gagner la croûte périchondrale, l'atteignent, la longent et vont la perforer au stade suivant. Pour laisser passer ces vaisseaux, les faisceaux périostiques transformés en fibres osséinisées et calcifiées, ou *fibres de Sharpey*, s'écartent les uns des autres et se rapprochent tour à tour comme les faisceaux connectifs au pourtour des mailles d'un épiploon fenêtré. Il en résulte qu'ils prennent une disposition *arciforme* (fibres arciformes de Ranvier) rendue encore plus manifeste par leur constitution primitive en nattes dans le périchondre non encore transformé. Au fur et à mesure que la calcification s'étendra vers les deux extrémités de l'os, des lamelles semblables se superposeront en se formant, à partir de la croûte périchondrale, de dedans en dehors. De telle façon qu'à chaque tranche de cartilage qui subira la calcification correspondra un renforcement de l'étui osseux périostique : renforcement opéré par l'englobement successif de nouveaux faisceaux fibreux dans la formation osseuse, et d'autant plus considérable qu'il est plus ancien. C'est dire que l'étui osseux périostique est plus épais au centre du point calcifié et qu'il s'atténue à ses extrémités. Au niveau de chacune d'elles il meurt en rejoignant la lame périchondrale avec laquelle il se confond sur les limites du cartilage osséinisé et du cartilage sérié qui lui fait suite. Comme la première lamelle, les lamelles secondaires de la formation périostique sont perforées par les vaisseaux ossificateurs. Ces vaisseaux longent ensuite les intervalles des lamelles; puis ils redeviennent perforants et, d'espace interlamellaire en espace interlamellaire et de lamelle en lamelle, ils gagnent la croûte périchondrale contre laquelle ils viennent buter et où ils s'arrêtent. La formation cartilagineuse calcifiée est encore exsangue ; le modèle cartilagineux est jusqu'ici resté intact.

4° **Stade de médullisation du cartilage : canal médullaire primitif.** — Cependant, les *guides de l'ossification* sont dès maintenant édifiés dans les deux formations périostique et cartilagineuse. Individualisés déjà dans la formation périostique sous forme de bandes ou travées arciformes de fibres de Sharpey, ils ne le sont pas encore dans le cartilage, mais ils y possèdent leur rudiment dans les travées de substance fondamentale calcifiée. Le rôle des vaisseaux préossificateurs est maintenant de les dégager à l'état distinct dans le cartilage et en outre d'introduire dans la pièce du squelette une troisième formation : la formation *médullaire*, qui va désormais se joindre aux deux formations *périostique* et *cartilagineuse* pour compléter l'ensemble des parties essentielles de l'os.

Pour cela (fig. 149), les vaisseaux ossificateurs abordent la croûte périchondrale toujours sur un même point dans un même os long, la rompent et pénètrent ensuite le cartilage. Dans ce mouvement, ils entraînent plus ou moins avec eux les portions adjacentes de la formation périostique, qui à ce niveau s'infléchit et dessine par suite un coin rentrant. Puis les bourgeons vasculaires attaquent les capsules calcifiées, les ouvrent une à une en les érodant comme l'a bien fait voir Ranvier (1), cheminent ainsi de capsule en capsule et mettent en liberté les cellules cartilagineuses du cartilage sérié. Ces vaisseaux sont accompagnés par la moelle osseuse embryonnaire, formée d'éléments indifférents au milieu desquels est plongé le vaisseau. Alors, le long des travées individualisées par l'ouverture des capsules cartilagineuses occupant leurs intervalles, on voit s'accoler de grosses cellules à noyaux multiples (*myéloplaxes* de Ch. Robin, *ostéoclastes* de Koelliker) ou simplement des cellules rondes. Ces cellules attaquent les bandes de cartilage calcifié déjà sectionnées et morcelées par les vaisseaux, et les

(1) *Traité technique*, p. 437.

dévorent pour ainsi dire en les faisant disparaître sans en laisser de traces.

La portion moyenne du cartilage calcifié est ainsi détruite et remplacée par une cavité remplie par les vaisseaux en voie d'extension et par la moelle embryonnaire qui les entoure. Cette cavité est le *canal médullaire primitif*, canal dont la signification a une telle importance, qu'il existe dans tout os cartilagineux quelconque : même dans ceux qui, tels que les phalanges, n'auront pas plus tard de canal médullaire persistant.

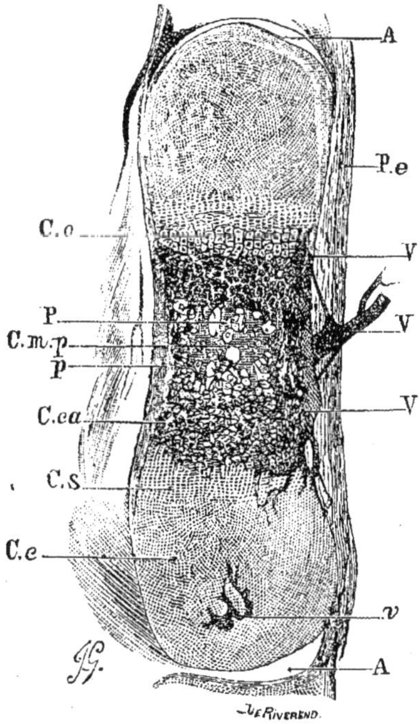

Fig. 149. — Coupe longitudinale d'un métatarsien de l'embryon de Rat (fixation par le liquide de Müller pendant six mois ; coupes faites sans décalcification préalable ; éosine hématoxylique ; conservation dans le baume du Canada). — 20 diamètres.

Cette figure met en évidence le canal médullaire primitif *Cmp*.

P, formation périostique limitant en arrière le canal médullaire primitif ; — *p*, cette même formation périostique sur les côtés du canal médullaire primitif ; — V, V, V, gros vaisseaux sanguins médullisants ; — *v*, vaisseaux de la tête cartilagineuse du métatarsien ; — *Pe*, périoste.

C. Ca, zone du cartilage calcifié ; — *Co*, zone du cartilage sérié-osséinisé ; — CS, zone du cartilage sérié ; — *Cc*, cartilage en voie de croissance des extrémités, renfermant des groupes isogéniques coronaires.

A, A, fente articulaire.

Lorsque la cavité médullaire est entièrement formée, le cartilage calcifié est aussi entièrement détruit dans les limites de celle-ci ; le modèle ne garde sa forme extérieure, et le tissu vasculo-médullaire du canal primitif n'est soutenu que par suite de la présence, à la périphérie, de l'étui ostéo-fibreux périostique (fig. 150), formé par l'ensemble des lames concaténées constituées chacune par un treillis fenêtré de fibres de Sharpey (1). Par les mailles de ces lames fenêtrées, les vaisseaux pénètrent alors librement dans l'intérieur du point médullisé. Dans ce mouvement, ils entraînent sur leur trajet les lames périostiques pendant un certain parcours et les infléchissent du côté du canal médullaire. D'ailleurs à ce niveau, le modèle cartilagineux de l'os n'existant plus, et

(1) PRÉPARATION : Sur un embryon de mammifère, de Rat par exemple, on fait des coupes du pied et de la main, exactement dans l'axe, après durcissement de l'embryon dans le bichromate d'ammoniaque. On arrive, en multipliant les coupes, à en obtenir qui montrent la section longitudinale des métacarpiens, des métatarsiens ou

au contraire le périchondre restant tendu entre les extrémités ou têtes comme une bande solide et rectiligne, les lames de la formation périostique tendent à se développer en s'infléchissant du côté où leur extension éprouve une résistance moindre : c'est-à-dire du côté du canal médullaire primitif. Les lames périostiques les plus internes subissent ce mouvement d'une façon plus marquée que les moyennes, et les plus externes restent parallèles à l'axe de la diaphyse : c'est-à-dire à la direction des faisceaux du périchondre tendus entre les deux extrémités du modèle fibro-cartilagineux. Il en résulte qu'à la portion moyenne, répondant au milieu du point d'ossification médullisé, la formation périostique entière dessine sur les coupes longitudinales un feston convexe en dedans et dont le sommet tend à rentrer dans le canal médullaire. Ce renflement existe de chaque côté de la coupe, symétriquement à son axe, ce qui revient à dire qu'il se poursuit en réalité tout autour de la pièce du squelette. De cette manière l'os cartilagineux prend à l'intérieur de la formation périostique la configuration d'un sablier (Ranvier) (1) qu'on aurait introduit dans un cylindre droit. L'espace compris entre les parois de ce sablier et celles du cylindre enveloppant est rempli par la préossification périostique, et en indique la forme mieux que ne le ferait toute autre explication.

Examinons maintenant ce qui se passe, non plus sur les côtés latéraux du canal médullaire primitif, c'est-à-dire du côté de l'étui ostéofibreux périostique, mais à ses deux extrémités : c'est-à-dire du côté du cartilage calcifié qui se reproduit constamment par transformation de la zone osséinisée. Les vaisseaux ossificateurs, après avoir formé le canal médullaire, s'étendent en présentant une série de bourgeons vasculaires qui se dirigent vers les deux extrémités de l'os, en marchant en sens inverse les uns des autres (fig. 151). Ces bourgeons deviennent de la sorte tous parallèles entre eux et à l'axe de l'os. Chacun d'eux végète dans la direction de la tête cartilagineuse et attaque une bande de cartilage sérié. C'est-à-dire que chaque bourgeon s'avance à l'encontre d'un groupe isogénique axial calcifié, car jamais un vaisseau en marche dans un cartilage n'attaque ce dernier par les bandes de substance fondamentale. Par sa végétation, ce bourgeon érode successivement les capsules cartilagineuses disposées les unes au-dessus des autres en série axiale, les ouvre, pénètre dans chaque capsule ouverte et la rem-

de phalanges. On choisit celles de ces coupes qui, passant par un point d'ossification médullisé, ont seulement coupé la phalange dans son épaisseur, laissant intacte la surface extérieure dans l'épaisseur de la coupe. On agite ces coupes dans l'eau, très doucement, pour chasser la moelle du canal primitif ; et l'on oriente la coupe de façon que le canal médullaire soit ouvert à la surface de la préparation. On place pendant quelques heures celle-ci dans l'alcool éosiné à 1 p. 500, et l'on achève de monter dans le baume. On voit alors sur les bords la coupe de l'étui osseux périostique et, en abaissant l'objectif, la cage formée au point médullisé par les fibres arciformes.

(1) *Traité technique*, p. 431, 1re édition.

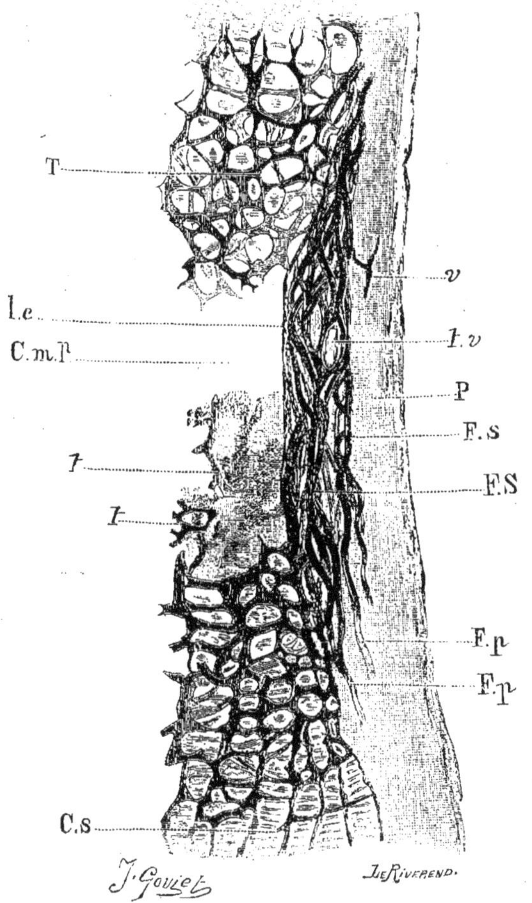

Fig. 150. — Portion latérale d'une coupe du métacarpien de l'embryon de Rat (fig. 149) observée avec un grossissement de 220 diamètres.

Cette figure montre l'état du cartilage au-dessus et au-dessous du canal médullaire primitif, ainsi que la formation périostique édifiée tout autour du point d'ossification primitif.

C. m. p, canal médullaire primitif dont le contenu a été enlevé par l'agitation dans l'eau ; — T, travées rétiformes de la zone de calcification du cartilage disloquée un peu au-dessous (C, *m*, *p*), par les vaisseaux médullisants ; — *t*,*t*, ces mêmes travées morcelées par la moelle et les vaisseaux, et formant au sein de la moelle rouge des îlots isolés rétiformes ; — C. *s*, zone de cartilage sérié dont les travées ont subi l'osséinisation dans les intervalles des groupes isogéniques axiaux.

P, périoste, dont les faisceaux fibreux, noyés dans le baume du Canada, ne se distinguent plus ; — F.S, F.S, fibres de Sharpey colorées en violet sombre, constituant par leur ensemble la formation périostique ; — F.*p*, F.*p*, fibres de Sharpey plus jeunes, non encore colorées en violet et simplement osséinisées, se dégageant du périoste au sein duquel elles se poursuivent sous forme de faisceaux fibreux ordinaires ; — *l.c*, limite nette du canal médullaire primitif et de la formation périostique ; — *l.v*, points où les fibres de Sharpey s'écartent et dessinent des mailles pour laisser passer les vaisseaux médullisants.

plit ; accompagné toujours par la moelle embryonnaire formée d'élé-

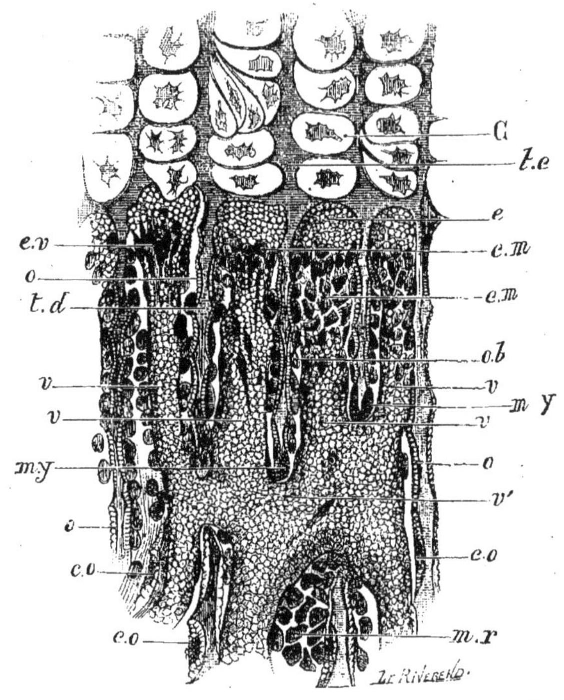

Fig. 151. — Coupe de la ligne d'érosion (et ici en même temps d'ossification) faite parallèlement à la diaphyse du canon d'un fœtus de Mouton de 35 centimètres (membre pelvien, extrémité inférieure du canon). — Fixation par l'alcool fort; gomme, alcool; coloration successive par le carmin aluné et la glycérine hématoxylique ; conservation dans la glycérine hématoxylique affaiblie (180 diamètres).

C, cellules du cartilage sérié qui a subi la calcification ; — *t.c*, travées de substance fondamentale du cartilage calcifié ; — *e*, ligne d'érosion formée par les extrémités des vaisseaux ossificateurs ascendants *v*, *v*, *v* ; — *e.v*, disposition en bouquet de l'endothélium des capillaires sanguins ossificateurs ascendants immédiatement au-dessous de leurs extrémités renflées, occupant les dernières capsules ouvertes du cartilage et dessinant par leur ensemble la ligne d'érosion ; — *c.m*, *c.m*, cellules médullaires renfermées à l'intérieur, puis disposées à la surface des capillaires ossificateurs ; — *t.d*, travées directrices ; — *o*, *o*, *o*, premier dépôt de substance osseuse le long des travées : il ne renferme dans son épaisseur aucun élément cellulaire ; — *o.b*, ostéoblastes rangées en série le long des travées directrices cartilagineuses.

v,*v*,*v*, vaisseaux capillaires, ossificateurs et ascendants ; — *v'*, leurs anastomoses transversales au-dessous de la ligne d'érosion et de première ossification. Tous ces vaisseaux sont remplis de globules sanguins.

m.y, *m.y*, myéloplaxes rongeant les travées directrices ; — *m.r*, moelle rouge embryonnaire ; — *c.o*, *c.o*, *c.o*, corpuscules osseux fœtaux constitués par des ostéoblastes à demi ou complètement engagés dans le dépôt de substance osseuse formé à la surface des travées directrices cartilagineuses. Au bas de la figure, au-dessous des vaisseaux transversaux *v'*, ce dépôt est devenu beaucoup plus épais qu'au-dessous immédiat de la ligne d'érosion.

ments indifférents qui, à ce moment, n'affectent à son pourtour aucune disposition spéciale. Mais cette moelle n'est répandue que sur ses côtés.

L'extrémité terminale du vaisseau courbée en anse n'en est pas entourée; elle remplit la capsule cartilagineuse qui vient d'être ouverte et arrive buter contre celle qu'elle va ouvrir. Puis elle attaque à son tour cette dernière comme le ferait une tarière, la détruit et s'introduit dans une nouvelle capsule.

Dans un même os long où la préossification s'effectue, quel qu'il soit, tous les vaisseaux sanguins qui attaquent le cartilage sérié-calcifié ont leur extrémité libre à un même niveau, sur une même ligne transversale que j'appellerai pour plus de simplicité *ligne d'érosion*. Ce sont de gros capillaires sanguins embryonnaires, à paroi d'une minceur extrême et absolument distendus par les globules rouges; ce qui montre que l'activité circulatoire est ici très grande et qu'il existe sur la ligne d'érosion un état congestif permanent. Dans les intervalles de ces capillaires parallèles, et les guidant pour ainsi dire dans leur ascension rectiligne, se trouvent des travées calcifiées découpées sur leurs bords en festons concaves. Ces travées répondent aux bandes de substance fondamentale calcifiée interposées entre deux groupes isogéniques axiaux voisins. Elles sont découpées sur leurs bords parce qu'elles dessinaient en creux, entre les bandes sériées du cartilage intact, les reliefs latéraux des cellules cartilagineuses placées les unes au-dessus des autres. Les capillaires, ouvrant les capsules par leur fond pour les remplir d'abord et en sortir ensuite par leur voûte, en coupant la bande cartilagineuse intermédiaire et ainsi de suite pour chaque cellule cartilagineuse, ont nécessairement isolé ou plutôt découpé les travées de cette façon. Ces travées répondent donc aux bandes calcifiées qui séparaient les séries de cellules cartilagineuses disposées en piles de monnaie; elles vont devenir des guides de l'ossification d'un second genre : *les travées directrices cartilagineuses.*

Après avoir dégagé les travées directrices en les découpant, les vaisseaux poursuivent leur marche ascendante en les laissant derrière eux : de telle sorte qu'elles-mêmes semblent descendre vers le canal médullaire primitif. En réalité c'est la cavité médullaire qui monte, et qui, atteignant les travées mises en liberté à la façon d'une ligne de pieux ou de tuteurs intervasculaires, détruit incessamment leur extrémité libre. De la sorte, s'accroissant sans cesse au niveau de la ligne d'érosion où les vaisseaux les découpent en avançant de capsule en capsule, se détruisant d'autre part à leur extrémité plongeant dans la moelle, les travées directrices paraissent toujours conserver la même longueur. De même, à mesure que monte la ligne d'érosion, la zone de calcification monte devant elle, avec la zone d'osséinisation qui lui fait suite et le cartilage sérié. Celui-ci se reforme sans cesse entre la zone osséinisée et le cartilage ordinaire, dont les éléments s'égrènent et s'ordonnent en piles pour le reconstituer par sa partie supérieure à mesure que l'inférieure est envahie par l'osséinisation.

Tout ce mouvement a pour résultat l'extension du canal médullaire primitif vers les extrémités. Dans les limites de ce canal, le cartilage calcifié, représenté maintenant par les travées directrices, est entièrement détruit puisque ces travées sont résorbées au fur et à mesure que la moelle monte. La formation périostique seule, devenant de moins en moins épaisse, donne au modèle évidé de la sorte sa solidité et lui conserve sa configuration. Cette formation se poursuit latéralement au-dessus de la ligne d'érosion, en s'amincissant de manière à n'être plus représentée le long de la zone sériée terminale que par la croûte périchondrale. On conçoit aisément qu'il résulte de ce qui précède que l'os croît en longueur au fur et à mesure que la ligne d'érosion remonte vers sa tête. Quand cette ligne atteint le niveau de l'union du corps et de la tête demeurée entièrement cartilagineuse, apparaît une formation nouvelle, et de toute importance parce qu'elle marque l'arrêt du processus préossificateur de la diaphyse ; c'est l'*encoche périostique d'ossification* découverte par Ranvier (1).

5° **Stade de l'encoche.** — La ligne d'érosion a atteint le voisinage de la tête cartilagineuse. Reculant devant elle, toutes les couches du cartilage ont monté en se reformant sans cesse et en gardant leurs distances. La formation périostique les a suivies : la croûte périchondrale s'arrête à la limite du cartilage sérié et du cartilage ordinaire.

Mais alors, la bande sériée, toujours placée à distance de la ligne d'érosion, se trouve amenée dans la tête cartilagineuse; elle est maintenant formée aux dépens du tissu cartilagineux de cette tête qui a pris la disposition en groupes axiaux. Pour accompagner le tissu cartilagineux sérié, la formation périchondrale a dû végéter droit sur ses côtés et pénétrer dans l'extrémité renflée du modèle. En dehors de la croûte périchondrale les vaisseaux ossificateurs périostiques se sont étendus en bourgeonnant.

D'un autre côté, pour obéir à la loi de la conservation de la forme, le cartilage de la tête se multiplie en édifiant des groupes coronaires ou d'accroissement, tout aussi bien au-dessus de la croûte périchondrale et du cartilage sérié qu'en dehors de cette croûte et sur ses côtés latéraux. De ce triple fait : 1° ascension de la croûte périchondrale; 2° extension des vaisseaux ossificateurs sur ses côtés; 3° continuation de la croissance générale de la tête cartilagineuse, il résulte qu'au bout d'un certain temps l'étui périostique atténué paraît avoir pénétré dans la tête comme un emporte-pièce cylindrique que l'on enfoncerait dans une sphère. C'est cette disposition qui détermine la formation de l'*encoche périostique* à l'état distinct (fig. 152).

L'encoche périostique est donc le résultat de l'extension, dans la tête ou plus généralement dans l'extrémité qui doit rester cartilagineuse

(1) Ranvier. *Comptes rendus de l'Académie des sciences*, séance du 10 nov. 1873.

pour devenir articulaire, de la formation vasculaire et périostique dont elle constitue le point terminal. Quand l'encoche est développée, elle est le lieu de cette formation où l'on trouve les lamelles périostiques

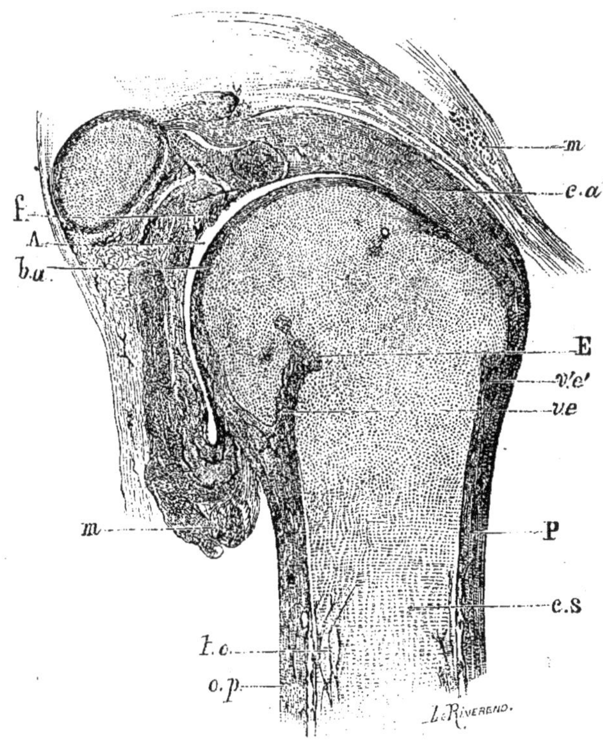

Fig. 152. — Coupe axiale de l'extrémité supérieure d'un fœtus humain de trois mois (11 centimètres); fixation par le liquide de Müller, durcissement par la gomme et l'alcool; coloration par l'éosine hématoxylique très faible; conservation dans la glycérine salée faiblement éosinée (faible grossissement).

E, premier dessin de l'encoche, produit par les vaisseaux *v.e*, du périoste, lesquels végètent contre la tête cartilagineuse en suivant la direction de l'axe longitudinal de l'os, et de cette façon pénètrent le cartilage; — *v'.e'*, vaisseaux de l'encoche du côté externe, à peine indiquée encore tandis que celle du côté opposé est déjà bien marquée (*les deux encoches sont purement fibro-vasculaires. La formation perichondrale o.p. est encore à une grande distance:* il est aisé de voir qu'elle ne jaillit pas de l'encoche, mais qu'en continuant sa marche ascendante elle atteindra l'encoche par son extrémité).

P, périoste; — C.S, cartilage sérié et calcifié au-dessus de la ligne d'érosion; — *t.o*, travées osséinisées du cartilage sérié; — *b.a*, bande articulaire de la tête cartilagineuse de l'os; — A, cavité articulaire; — F, franges synoviales; — *c.a*, capsule de l'articulation; — *m.m*, muscles coupés en travers (faible grossissement).

les plus minces, et d'où semblent jaillir en éventail les systèmes superposés de fibres arciformes pour se diriger de là vers le milieu de la diaphyse (fig. 153). En ce milieu, les deux systèmes périostiques abou-

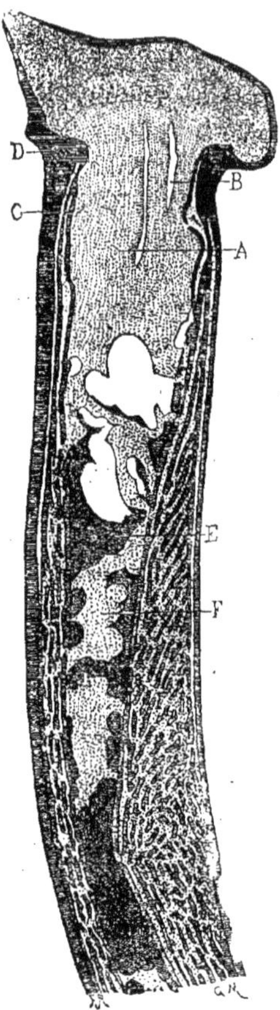

Fig. 153. — Coupe axiale du tibia d'un embryon de Poulet au vingtième jour de l'incubation (fixation par l'alcool; durcissement par la gomme et l'alcool; picrocarminate; examen dans la glycérine picrocarminée; faible grossissement).

A, cartilage de l'extrémité supérieure de la diaphyse, coiffé en haut d'une zone cartilagineuse continue avec lui, mais en réalité répondant à la bande articulaire; — D, encoche d'ossification; — O, os périostique, plus bas en forme de sablier, et dont les travées arciformes semblent jaillir de l'encoche D; — E, moelle rouge vasculaire, morcelant et disloquant le modèle cartilagineux primitif de l'os; — F, blocs irréguliers, érodés sur leurs bords et en voie de résorption complète, résultant du morcellement du cartilage primitif; — B, vaisseaux sanguins, pénétrant le cartilage encore compact de l'extrémité supérieure de l'os.

tissant aux deux encoches opposées se réunissent en formant autour de l'os comme le moule d'un sablier. Mais en réalité, c'est de ce milieu diaphysaire lui-même que se sont élevées une à une les lames de l'étui osseux périostique : lames diminuant à la fois en nombre et en épaisseur au fur et à mesure que la formation périostique s'élève vers les parties où elle est moins ancienne, c'est-à-dire vers les extrémités de l'os et conséquemment vers les encoches. Les fibres arciformes ne sortent donc pas de l'encoche comme d'une source; elles y arrivent comme à l'extrémité d'un trajet que la plupart d'entre elles n'atteignent pas.

Mais le système de l'encoche est, dans les os dont les extrémités possèdent des épiphyses, l'origine d'une formation extrêmement importante. C'est de ses vaisseaux que partent en effet les bourgeons vasculaires préossificateurs des points épiphysaires. Ces vaisseaux, nés du voisinage du sommet de l'encoche, dépassent la croûte périchondrale; puis, cheminant de capsule en capsule sans modifier le cartilage autour d'eux, ils marchent vers les points d'ossification primitifs des épiphyses.

Dans ce mouvement, ils sont suivis par le tissu connectif du périoste qui s'élève le long d'eux pendant un certain temps. L'encoche grandit alors; la formation des points épiphysaires concourt donc à son extension. Aussi l'encoche est-elle surtout marquée, haute et étendue, dans les os qui possèdent des épiphyses : elle reste par contre rudimentaire ou même est à peine indiquée dans ceux qui en sont dépourvus (fig. 154).

Le point épiphysaire primitif passe par tous les stades déjà étudiés de la préossification, seulement son extension se fait suivant une courbe fermée; il est donc entouré d'une zone radiée de cartilage sérié. Lorsque les vaisseaux ossificateurs partis de l'encoche, qui représente sa croûte périchondrale maintenue à distance, l'ont abordé, il se médullise et s'agrandit par une ligne d'érosion de façon à acquérir toute son étendue. Entre la marge de ce point et la ligne d'érosion de la diaphyse, subsiste une bande de cartilage ordinaire; puis vient la succession des zones comprises entre le canal médullaire primitif et la limite extrême de l'encoche. Cette bande a dans l'histoire de l'os long une importance capitale, elle représente en effet dès lors le *cartilage de conjugaison*.

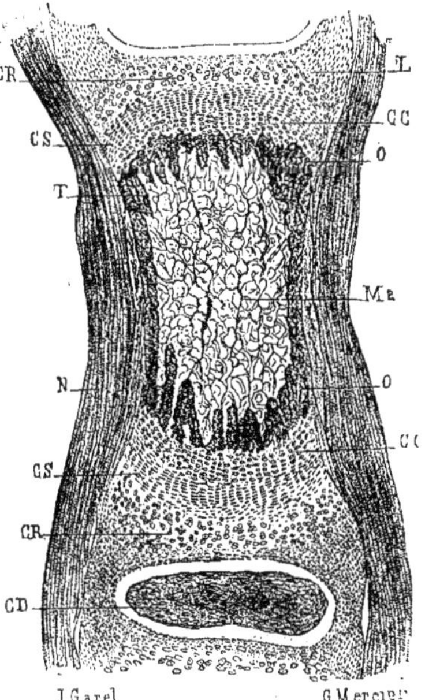

Fig. 154. — Coupe longitudinale de la queue d'un jeune Rat (fixation par l'alcool fort; durcissement par la gomme et l'alcool; coloration lente dans l'eau très faiblement chargée de pyrosine; conservation dans la glycérine salée. — 35 diamètres).

O,O, ligne d'ossification du corps vertébral se continuant sur les côtés de ce dernier avec l'os périostique; — C.C, C.C, zone calcifiée du cartilage sérié; — C.S, zone du cartilage sérié dont les séries sont formées par des groupes isogéniques axiaux prenant naissance dans le cartilage, C.R, C.R, des deux extrémités du corps vertébral, renfermant exclusivement des groupes isogéniques coronaires; — M.a, moelle adipeuse du corps vertébral; — T, travées directrices cartilagineuses.

C.D, noyau constitué par le vestige de la corde dorsale au milieu du disque intervertébral fibro-cartilagineux L; — N, tissu conjonctif fibreux.

C'est dans ce cartilage et seulement à ses dépens que va maintenant se former l'os cartilagineux diaphysaire tout entier. La *ligne d'érosion* va devenir la *ligne d'ossification* véritable. Là, dans le modèle fenêtré et vascularisé créé par la préossification, se développeront des systèmes de Havers entre les vaisseaux ascendants et les travées directrices qui, cessant d'être de simples guides de la croissance vasculaire et d'avoir une existence éphémère, vont désormais servir de guides et d'appuis permanents à l'ossification vraie.

La phase de préossification est terminée; elle a substitué à un modèle exsangue une formation éminemment vasculaire. Elle a en même temps conservé la forme de ce modèle et, par la calcification, elle lui a assuré une solidité provisoire. Ainsi ferait un sculpteur qui, pour conserver une ébauche d'argile à laquelle on devrait substituer pièce à pièce d'autres matériaux, l'aurait évidée en tous sens à la gouge et durcie ensuite au four, afin qu'elle ne s'affaisse pas en attendant que ses vides soient remplis.

§ 2. — OSSIFICATION DANS LE CARTILAGE ET LA MOELLE.

Quand, dans un os chondrofibreux tel que le fémur d'un mammifère, la préossification est achevée, le modèle primitif, au lieu d'être simplement formé par l'union de la pièce cartilagineuse qui lui donne sa figure et du périchondre qui le limite à son pourtour, est constitué par trois formations distinctes unies dans un même objet. Ces trois formations sont : 1° la *formation cartilagineuse*, comprise entre la bande articulaire et la ligne d'érosion ; 2° la *formation périostique*, répondant à l'écorce solide de la diaphyse et aboutissant au sommet des deux encoches, supérieure et inférieure ; 3° enfin la *formation médullaire*, qui répond au canal médullaire primitif ou système d'évidement central et axial du modèle. Dans ces trois formations, préossifiées chacune à sa manière, l'ossification vraie, effectuée par l'intermédiaire des vaisseaux et donnant naissance aux canaux de Havers et aux systèmes de lamelles osseuses qui les entourent un à un, va maintenant se produire et édifier le tissu définitif de la pièce du squelette. Un os long quelconque deviendra de la sorte un organe composite formé en réalité par la réunion de trois os d'origine distincte : l'*os cartilagineux*, l'*os médullaire*, et l'*os périostique* ou formé aux dépens du tissu fibreux périchondral devenu le périoste.

L'ossification différant très peu, dans le système périostique préossifié d'un os chondrofibreux, de celle qui s'effectue dans un modèle purement fibreux tel que la lame ostéogène des os du crâne, il convient d'en reporter l'étude détaillée au paragraphe suivant, où il sera traité du développement des os fibreux. Je ne m'occuperai donc ici que de l'ossification produite par les vaisseaux pénétrants du système d'érosion et d'évidement qui ont transformé la pièce pleine de cartilage en une sorte de cage fenêtrée, au centre de laquelle s'est développée une cavité anfractueuse : le canal médullaire primitif. L'os cartilagineux construit au niveau de l'ancienne ligne d'érosion, et l'os médullaire édifié autour du canal médullaire primitif ou dans son intérieur, sont en effet deux produits homologues, et au fond assez peu différents l'un de l'autre, de l'activité ostéoformative des vaisseaux médullisants.

Lorsque la *ligne d'érosion* devient, dans l'os préossifié mûr pour la formation du tissu osseux, *une ligne d'ossification* proprement dite (fig. 155), rien ne change dans le mode d'ascension des vaisseaux ossificateurs. Après avoir ouvert les capsules, ils se répandent dans leur intérieur et les remplissent exactement : de telle sorte que, sous un faible

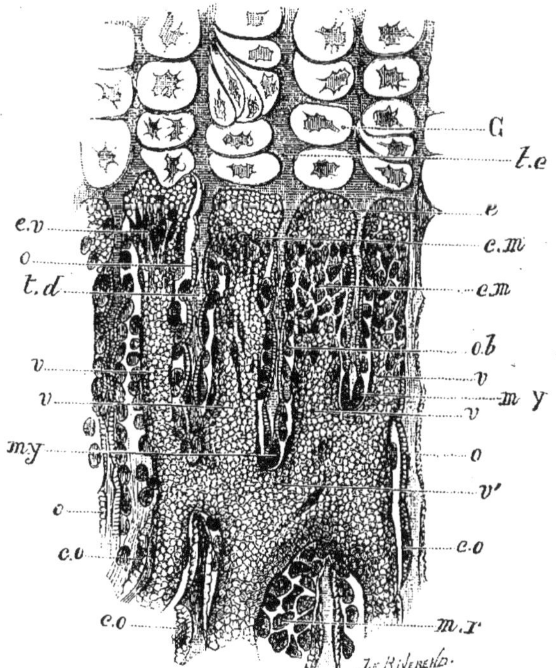

Fig. 155. — Coupe de la ligne d'érosion (et ici en même temps d'ossification) faite parallèlement à la diaphyse du canon d'un fœtus de Mouton de 35 centimètres (membre pelvien, extrémité inférieure du canon). — Fixation par l'alcool fort ; gomme, alcool ; coloration successive par le carmin aluné et la glycérine hématoxylique affaiblie (180 diamètres).

C, cellules du cartilage sérié qui a subi la calcification ; — *t.c*, travées de substance fondamentale du cartilage calcifié ; — *e*, ligne d'érosion formée par les extrémités des vaisseaux ossificateurs ascendants *v*, *v*, *v* ; — *e.v*, disposition en bouquet de l'endothélium des capillaires sanguins ossificateurs ascendants immédiatement au-dessous de leurs extrémités renflées, occupant les dernières capsules ouvertes du cartilage et dessinant par leur ensemble la ligne d'érosion ; — *c.m*, *c.m*, cellules médullaires renfermées à l'intérieur, puis disposées à la surface des capillaires ossificateurs ; — *t.d*, travées directrices ; — *o*,*o*,*o*, premier dépôt de substance osseuse le long des travées : il ne renferme dans son épaisseur aucun élément cellulaire ; — *o.b*, ostéoblastes rangées en série le long des travées directrices cartilagineuses.

v,*v*,*v*, vaisseaux capillaires, ossificateurs et ascendants ; — *v'*, leurs anastomoses transversales au-dessous de la ligne d'érosion et de première ossification. Tous ces vaisseaux sont remplis de globules sanguins.

m.y, *m.y*, myéloplaxes rongeant les travées directrices ; — *m.r*, moelle rouge embryonnaire ; — *c.o*,*c.o*,*c.o* corpuscules osseux fœtaux constitués par des ostéoblastes à demi ou complètement engagés dans le dépôt de substance osseuse formé à la surface des travées directrices cartilagineuses. Au bas de la figure, au-dessous des vaisseaux transversaux *v'*, ce dépôt est devenu beaucoup plus épais qu'au-dessous immédiat de la ligne d'érosion.

grossissement, la ligne d'érosion prend l'aspect d'une bande transversale hémorrhagique. Mais cependant on peut reconnaître, au pourtour de l'îlot de globules sanguins qui occupe la capsule ouverte, une ligne d'éléments cellulaires plats qui vraisemblablement représentent la paroi embryonnaire du vaisseau. Cette paroi double exactement la capsule; néanmoins, même au niveau du plafond de la capsule ouverte qui va être érodé bientôt, on distingue (RANVIER) (1) une mince bordure d'une substance fondamentale présentant les réactions de la substance osseuse : Le carmin la colore en rouge vif, la purpurine la laisse incolore. Cette mince bande se poursuit en descendant le long de la travée directrice et tend à combler le feston concave qu'elle forme du côté du vaisseau; car elle augmente d'épaisseur au fur et à mesure qu'elle s'avance vers l'extrémité libre de la travée. Sous un fort grossissement, RANVIER a vu cette substance finement striée normalement à son épaisseur : de telle sorte que, du côté du vaisseau, elle paraît terminée par une série de petits festons microscopiques limitant des lacunes en entonnoir, et dont la pointe s'effile en se poursuivant vers la travée qui soutient la lame osseuse. Cette lame ne contient encore dans son épaisseur aucun élément cellulaire : c'est donc là une formation de substance fondamentale sur la nature et la signification de laquelle je reviendrai plus loin.

La substance fondamentale osseuse ainsi formée est nettement stratifiée et se dépose par couches. Quand on examine une ligne d'ossification dont l'évolution est déjà un peu avancée, c'est-à-dire quand déjà dix ou douze capsules ont été ouvertes après que le stade de préossification a pris fin, l'on peut constater, surtout après l'action de l'acide osmique, que la couche osseuse qui revêt les travées, unilamellaire au niveau de la capsule dernière ouverte, devient multilamellaire un peu au-dessous. Le bourgeon vasculaire ossificateur est de la sorte entouré à distance par des lamelles osseuses plus nombreuses à mesure que l'on se rapproche de l'extrémité profonde des travées directrices. Cette extrémité ellemême n'est plus nue dans la moelle vasculaire de l'extrémité du canal médullaire primitif : elle est revêtue d'une enveloppe osseuse dont la travée directrice forme l'axe de soutien, et dès lors elle ne sera plus détruite par la moelle fœtale. Le premier rudiment de la formation osseuse définitive, *du système de Havers*, est ainsi formé; et entre chaque système, sur la ligne d'ossification, existe une travée directrice qui le soutient latéralement et le sépare de son voisin.

Entre la paroi du vaisseau ascendant et la travée directrice, durant le stade de préossification, les éléments de la moelle périvasculaire étaient formés par des cellules médullaires rondes ou par des cellules à noyaux multiples parfois géantes et jouant un rôle actif dans la résorption des travées (*ostéoclastes* de KŒLLIKER) (2), mais toutes ces cellules étaient dis-

(1) RANVIER. *Traité technique*, p. 437.
(2) KŒLLIKER. Verbreitung und Bedeutung der vielkernigen Zellen der Knochen und Zähne (Würtzburg, 1872).

posées sans ordre. Dès que l'ossification a commencé, elles s'ordonnent au contraire entre le vaisseau et la lame de substance osseuse disposée à la surface de la travée directrice. A ce niveau, elles se différencient en des éléments polyédriques, placés au contact les uns des autres et affectant une apparence épithélioïde : si bien qu'on les a décrits autrefois comme un épithélium des os (R. MAIER) (1). Ce sont là les *ostéoblastes* de GEGENBAUR (2), dont certains vont donner au tissu osseux son caractère typique en devenant des cellules fixes du tissu osseux des systèmes de Havers.

Les ostéoblastes sont de grosses cellules polyédriques à noyau volumineux, vésiculeux, muni d'un ou deux nucléoles, et qui prennent l'empreinte les unes des autres, sur leurs lignes de contact, à la surface du croissant osseux déjà formé. Leur corps protoplasmique est anguleux et envoie des prolongements dans la moelle périvasculaire. D'autres prolongements ou excroissances, parfois minces comme des fils, semblent tendre à pénétrer dans le croissant osseux lui-même en suivant la voie de sa striation. De distance en distance, on voit des ostéoblastes sortir de la ligne générale et se montrer à demi ou aux trois quarts enfoncés dans la substance osseuse. D'autres enfin sont entièrement englobés, mais communiquent avec leurs similaires restés dans la ligne épithélioïde des ostéoblastes par une expansion protoplasmique plus ou moins déliée (3). Enfin certains ostéoblastes, déjà enfouis dans la substance osseuse, communiquent également avec d'autres englobés comme eux complètement. Mais la disposition radiée définitive des corpuscules osseux si élégante plus tard n'est pas encore acquise. Il s'agit ici de *cellules osseuses fœtales*; et leurs ramifications ultérieures me paraissent, conformément à l'opinion ancienne de la majorité des histologistes, n'être que le résultat d'une végétation secondaire : bien que mon maître RANVIER ait combattu cette manière de voir avec l'autorité qui s'attache à toutes ses conceptions.

Il résulte de ce qui précède que, bien certainement, toutes les cellules osseuses prennent leur origine dans des ostéoblastes captés pour ainsi dire par la substance fondamentale de nouvelle formation; mais

(1) R. MAIER. Das Wachsthum der Knochen nach der Dicke. (Freiburg, 1856.)

(2) GEGENBAUR. Ueber die Bildung des Knochengewebes (*Jenaische Zeitschrift für Medicin*, 1864, t. I, p. 343).

(3) PRÉPARATION : La tête osseuse est décalcifiée par l'acide picrique, après avoir été fixée par l'alcool. On achève le durcissement par la gomme et l'alcool, et l'on fait des coupes dans l'axe de l'os. On colore fortement à l'éosine, et ensuite on abandonne les préparations dans l'eau distillée, jusqu'à ce que les coupes soient seulement d'un rose pâle. On peut aussi décolorer rapidement par l'acide formique, et l'on examine dans la glycérine éosinée. Les prolongements des ostéoblastes se voient alors très nettement; la substance osseuse est incolore, les travées directrices sont roses. Ces mêmes coupes sont colorées à la glycérine hématoxylique très faible ou au carmin aluné pour voir les noyaux des cellules et des ostéoblastes. On peut aussi colorer au picro-carmin ou à la purpurine; mais cette dernière ne colore que les noyaux, et le picrocarminate efface la striation de la substance osseuse.

que par contre tous les ostéoblastes sont loin de devenir des cellules osseuses. Les ostéoblastes se reforment constamment, probablement par division ou par bourgeonnement, à la façon des autres cellules de la moelle osseuse, à la surface des lames de substance fondamentale, entre celles-ci et le vaisseau qui occupe l'axe de chaque espace compris sur une coupe longitudinale dans l'intervalle de deux travées directrices, et sur une coupe transversale entre plusieurs de ces mêmes travées. C'est ce vaisseau qui forme le centre du *système de Havers primitif*.

Les lames osseuses constituées comme il vient d'être dit devenant de plus en plus nombreuses en même temps que l'ossification se poursuit, il arrive un moment où l'intervalle existant au début entre la travée directrice et la paroi vasculaire est comblé par les lamelles osseuses. Les ostéoblastes disparaissent alors ; et le *système de Havers*, répondant à l'os vasculaire élémentaire, est édifié dans son ensemble.

Deux facteurs ont contribué à sa formation : le vaisseau central et la moelle périvasculaire qui l'entoure. La substance fondamentale paraît formée à distance par l'action vasculaire : car elle commence à apparaître dans la capsule dernière ouverte, exactement remplie par le vaisseau et ne renfermant pas de moelle ni d'ostéoblastes. L'opinion de Waldeyer (1), qui pense que cette substance résulte de la transformation de la périphérie du protoplasma des ostéoblastes, ne satisfait pas en effet à cette dernière condition. Du reste, comme l'a fait remarquer Ranvier (2), les ostéoblastes à demi englobés dans la substance osseuse n'ayant subi aucune diminution de volume, ce n'est que syllogistiquement qu'on pourrait soutenir l'existence d'une transformation de la périphérie du corps cellulaire exactement concomitante à une reformation constante et parallèle de sa masse. Ce que nous savons d'ailleurs aujourd'hui sur les formations exoplastiques et leur distinction avec les substances fondamentales intercellulaires a détruit la théorie générale de Max Schultze, qui pensait que toute substance non cellulaire provient d'une transformation directe et immédiate du protoplasma. En revanche, les cellules osseuses sont le résultat d'une transformation particulière, d'une flexion morphologique des ostéoblastes. Le nom imposé à ces éléments par Gegenbaur mérite donc d'être conservé. Ce sont bien là les éléments formateurs de l'os : puisqu'un tissu n'est typique que par ses cellules fixes, et que les ostéoblastes donnent les siennes au tissu osseux.

Inversement, ainsi que l'a montré Henri Müller (3), les cellules fixes

(1) Waldeyer. Ueber den Ossificationsprocess (*Arch f. microsc. Anat.*, t. I, 1865, p. 354).

(2) *Traité technique*, p. 348, 2e édition.

(3) H. Müller. Ueber die Entwickelung der Knochensubstanz, etc. (*Zeitschrift für wissenschaft. Zoologie*, t. IX, 1858, p. 148).

du cartilage n'entrent pour rien dans la constitution de l'os vrai. Il n'y a point, comme on l'a cru, d'ossification directe ou métaplastique du cartilage : en tant que jamais on ne voit une cellule cartilagineuse, demeurant telle, être englobée dans une lame osseuse, s'étioler et donner naissance à une cellule fixe du tissu osseux. Lorsqu'une capsule cartilagineuse est ouverte, son ou ses éléments cellulaires mis en liberté viennent seulement se mêler aux cellules de la moelle périvasculaire, concourir à la formation de cette dernière (Ranvier) (1) et par suite, mais alors par un chemin détourné, peuvent ou non prendre part à la constitution du tissu osseux en se transformant en ostéoblastes. Mais il faut reconnaître qu'il serait difficile de donner la preuve absolue d'un pareil fait (2).

L'ossification du cartilage préossifié se poursuit vers l'extrémité de l'os en remontant avec la ligne d'érosion devenue ligne d'ossification. Quand le point d'ossification épiphysaire existe dans la tête osseuse, qu'il s'est médullisé et qu'en s'étendant dans la tête il a individualisé entre sa ligne d'érosion propre et celle de la diaphyse le cartilage de conjugaison, c'est ce cartilage seul qui, en se reformant sans cesse avec toutes ses zones en avant des vaisseaux ascendants, devient à la fois l'instrument de la croissance de l'os en longueur et fournit les éléments de l'os cartilagineux. Comme constamment la croûte chondrale recule vers la tête avec le cartilage sérié, prolongeant la ligne limitante de la formation périostique (c'est-à-dire en continuant à dessiner un cône à petit angle à son sommet répondant à la diaphyse et ouvert vers la tête), il en résulte que l'os cartilagineux prend la forme d'un double cône ou d'un sablier si on le considère dans l'os entier. Mais les deux pointes du cône ne se réunissent pas au centre de la diaphyse; elles restent séparées par le canal médullaire primitif. Et (fig. 153) les deux sommets du cône ne se rejoignent que lorsque la moelle a formé, dans les limites du canal primitif d'érosion, des trabécules osseuses qui se résorberont plus tard comme nous l'allons voir tout à l'heure.

Bien que le cartilage de conjugaison se reforme constamment, son existence, et conséquemment la croissance de l'os en longueur, n'a qu'une durée limitée. Le cartilage de conjugaison se reforme en effet librement pendant très longtemps parce que l'ossification du point épi-

(1) Ranvier. *Traité technique*, p. 347, 2e édition.

(2) Tout récemment Masquelin (Rech. sur le développement du maxillaire inférieur chez l'Homme, *Bullet. de l'Acad. Roy. de Belgique*. 2e série, t. XLV, n° 4) a fait dans le laboratoire de Swaen des recherches sur le développement du maxillaire inférieur, desquelles il résulterait que le cartilage de Meckel par certaines de ses portions, et les deux cartilages de la symphyse, donneraient du tissu osseux par transformation directe. Cet auteur s'est évidemment abusé. Il résulte du travail de vérification que j'ai entrepris pour élucider la question, que les cartilages précités subissent la préossification, c'est-à-dire se calcifient, mais ensuite se médullisent et sont fragmentés par les vaisseaux, sans donner naissance à aucune formation osseuse permanente, c'est-à-dire Havérienne.

physaire retarde considérablement sur celle de l'extrémité de la diaphyse. A un moment donné pourtant, cette ossification se fait activement au pourtour du point, dans le cartilage de la tête et suivant une courbe continue. Il arrive donc un moment où la portion de cette ligne d'ossification qui est située au-dessus du cartilage de conjugaison et qui marche en sens inverse de celle placée au-dessous de ce dernier cartilage, vient à confondre sa zone sériée avec celle de l'ossification diaphysaire. Le cartilage sérié s'osséinise et se calcifie alors. Consécutivement les deux lignes d'ossification se réunissent et la croissance de l'os en longueur est de la sorte définitivement arrêtée. La pièce du squelette cesse de grandir, l'état adulte est atteint. Le modèle cartilagineux primitif a entièrement fait place au tissu osseux d'origine vasculaire; et il ne reste plus du cartilage initial que la bande articulaire, dont le maintien est nécessité par le jeu de l'articulation à laquelle confine l'os.

Il existe des os dont le modèle cartilagineux primitif est ou à très peu près, ou entièrement détruit par le processus d'évidement central qui forme le canal médullaire. Dans les uns une zone très restreinte du cartilage subit seule l'ossification : ce sont les os des oiseaux. Dans les autres l'ossification par le cartilage n'existe pas : ce sont les os des batraciens anoures tels que la Grenouille, au sein desquels l'os cartilagineux est véritablement annulé.

Os longs des oiseaux. — Les os longs des oiseaux n'ont point d'épiphyses. Leur cartilage se calcifie exactement comme celui des os des mammifères en s'accroissant aux deux extrémités par la production incessante d'une zone sériée qui se reforme à mesure que la calcification se poursuit. Ce cartilage est limité latéralement par une croûte chondrale en dehors de laquelle on trouve l'os périostique terminé par les encoches qui sont ici hautes et s'enfoncent comme des traits rectilignes dans le cartilage de la tête jusqu'au voisinage de sa surface. Dans le métatarsien ou le tibia d'un Poulet au vingtième jour (1) de l'incubation, le sablier formé par le cartilage calcifié à l'intérieur de l'os périostique est en pleine médullisation. Mais ici les vaisseaux médullisateurs ne prennent pas un chemin ascendant régulier suivant des files de capsules : ils végètent dans tous les sens en coupant le cartilage en morceaux. Le modèle cartilagineux est de la sorte fragmenté en une série de pièces (fig. 156) qui tour à tour sont attaquées par les bourgeons vasculaires. Ceux-ci végètent contre chaque bloc cartilagineux; ils l'érodent en le creusant sur sa marge qui devient festonnée, chaque feston répondant à la végétation d'un vaisseau. Bref, un immense canal médullaire primitif s'étend d'une extrémité de l'os à l'autre. Lorsque la

(1) Cet os paraît avoir une épiphyse inférieure, mais c'est là une apparence. En réalité ce pseudo-point épiphysaire est l'astragale, qui se soude au tibia pour former une pièce unique.

croissance est terminée, le cartilage sérié cesse de reculer; il subit alors un découpage en travées directrices irrégulières autour desquelles se déposent de minces couches lamelleuses d'os vrai. Le tissu spongieux voisin de la bande cartilagineuse articulaire, réduite elle-même à une véritable feuille enveloppant l'extrémité, est ainsi le seul formé aux dépens du cartilage : l'os cartilagineux est donc ici extrêmement réduit (1).

Mais autour de l'immense canal médullaire primitif, rempli de vaisseaux et de moelle fœtale intervasculaire, en dedans de la croûte périchondrale qui limite ici le canal médullaire central, on voit apparaître une formation osseuse constituée par une série de lamelles, concentriques les unes aux autres et au canal médullaire entier. C'est l'os *médullaire* qui, ici, est dégagé de toute connexion avec une formation osseuse émanée du cartilage, et se montre avec une constitution simple et reconnaissable de prime abord (fig. 157). Sur une coupe transversale de la diaphyse, cet os médullaire forme une série de cercles autour du canal central. Extérieurement à lui existe l'os périostique primitif limité lui-même par une lamelle osseuse circulaire. Enfin tout à fait en dehors, on voit l'étui osseux fibro-élastique incomplètement ossifié et constituant la formation osseuse périostique secon-

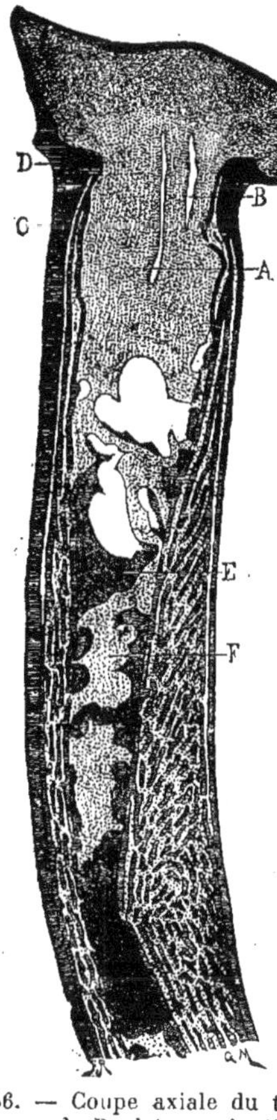

Fig. 156. — Coupe axiale du tibia d'un embryon de Poulet au vingtième jour de l'incubation (fixation par l'alcool; durcissement par la gomme et l'alcool; picrocarminate; examen dans la glycérine picro-carminée; faible grossissement).

A, cartilage non encore morcelé de l'extrémité supérieure de l'os; — B, vaisseaux sanguins pénétrant ce cartilage; — O, os périostique; — D, encoche; — E, moelle rouge vasculaire, morcelant en blocs irréguliers F le cartilage de la diaphyse (faible grossissement).

(1) Ce mode d'attaque et de morcellement du cartilage par les vaisseaux sanguins dans les os d'oiseau où il ne doit point exister de ligne d'ossification ni conséquemment d'os définitif d'origine cartilagineuse, se reproduit dans les os des enfants rachitiques à peu près trait pour trait. Là aussi, l'os Havérien ne se forme plus aux dépens du cartilage sérié et calcifié des extrémités de l'os; et ce cartilage est morcelé par blocs irréguliers.

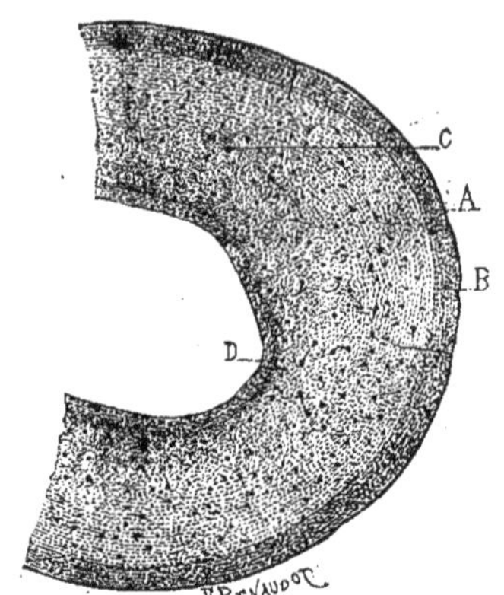

Fig. 157. — Coupe transversale d'une phalange de Dindon (faible grossissement).

A, étui fibro-élastique ; — B, sa couche limitante ; — C, os périostique proprement dit ; — D, os médullaire.

daire. Dans un instant nous verrons quelle est la signification de ces diverses parties de l'os édifiées par le périoste.

Os longs des Batraciens anoures. — Si maintenant nous examinons, sur des coupes longitudinales et transversales, un os long quelconque du squelette de la Grenouille : par exemple le fémur arrivé à l'état adulte, nous reconnaîtrons, avec Ranvier, qu'il n'existe là rien qui rappelle l'existence de l'os cartilagineux complet des os de mammifères ni même celle de l'os cartilagineux incomplet des os des oiseaux. Le cartilage calcifié a été détruit comme un moule qu'on brise après avoir coulé autour une enveloppe solide. Un énorme canal médullaire occupe l'axe de l'os et ne cesse

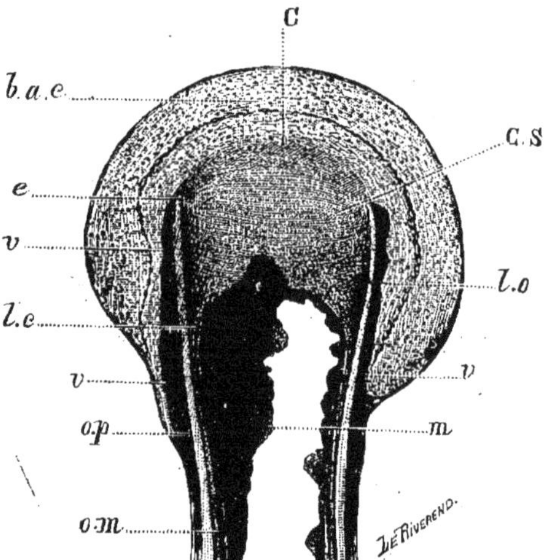

Fig. 158. — Coupe longitudinale de la tête du fémur de la Grenouille (*Rana esculenta*). Fixation par l'alcool ; décalcification par l'acide picrique ; gomme, alcool, picrocarminate ; examen dans la glycérine picro-carminée (10 diamètres).

e, encoche d'ossification ; — *l.o*, lame osseuse contenue dans l'encoche ; — *v, v, v*, vaisseaux sanguins du prolongement du périoste qui double l'encoche en dehors ; — C.S, cartilage de la tête cartilagineuse, sérié entre les deux encoches ; — C, le reste du cartilage de la tête ; — *b.a.c*, bande articulaire, limitée profondément par une ligne de calcification ; — *l.c*, lame cartilagineuse de l'encoche : elle se prolonge dans la diaphyse entre l'os périostique *o.p*, prolongé par la lame osseuse de l'encoche *l.o*, et l'os médullaire *o.m* ; — *m*, moelle du canal médullaire.

d'exister du côté de la tête qu'à une faible distance de l'extrémité de l'encoche. Le long de cette dernière, et dans toute son étendue, c'est-à-dire d'une encoche à l'autre, la portion du cartilage adhérente à la façon d'une mince lamelle à la croûte chondrale se poursuit en dedans de celle-ci, constituant le seul vestige, mais le vestige persistant, du modèle cartilagineux primitif. En dedans d'elle un os médullaire s'est édifié, et a disposé autour du canal central des lamelles osseuses concentriques, réalisant un système de Havers unique et géant dont l'axe est formé par l'ensemble des vaisseaux médullaires. A part la tête articulaire, la pièce du squelette consiste donc en un os réduit à deux formations : l'une périostique ou os fibreux; l'autre vasculaire ou os médullaire (fig. 158). Le modèle cartilagineux primitif a disparu. Son rôle indicateur de la forme étant terminé, il a été détruit par fragmentation comme un moule qu'on brise (1). Autour de lui et s'appuyant à sa surface extérieure, s'est édifié l'os fibreux; sur sa ligne d'évidement et à la surface de la lame périchondrale qui la dessine, s'est formé l'os vasculaire. De semblables os établissent une transition naturelle entre les formations squelettales dont la figure est déterminée par un cartilage préexistant, et celles dont l'ébauche est seulement constituée par une masse de tissu conjonctif modelé sous la forme fibreuse. Nous allons maintenant étudier le développement de ces derniers os, dont le type doit être pris dans les pièces de la voûte du crâne. La préossification et l'ossification proprement dite de ces os donnent la clef des processus homologues dans la formation périostique des os quelconques du type chondro-fibreux.

(1) L. Ranvier (*Traité technique d'histologie*, 2e édition, p. 342). Si, sur un os de Grenouille décalcifié, puis durci par la gomme et l'alcool, on sectionne la diaphyse en travers, on voit concentriquement superposés, de dehors en dedans, l'os périostique et l'os médullaire séparés par une lamelle continue de cartillage calcifié. La formation cartilagineuse est donc, dans un pareil os, réduite à un système intermédiaire cartilagineux unique, séparant dans toute son étendue l'os médullaire disposé en un système des Havers aussi unique, de l'os périostique.

SECTION DEUXIÈME

OSTÉOGÉNÈSE DES PIÈCES OSSEUSES DU SQUELETTE A MODÈLE PRIMITIF FIBREUX

---

§ 1. — PRÉOSSIFICATION.

Le tissu fibreux est un milieu d'ossification à un titre plus important que le cartilage. Ce dernier n'est, en effet, très souvent, qu'un tissu de transition destiné à édifier un modèle temporaire quand la pièce du squelette possède une complication et une configuration déterminées auxquelles une formation fibreuse ne peut satisfaire. C'est ainsi que les os longs des batraciens, une fois constitués, ne conservent plus, pour ainsi dire, de trace de leur organisation cartilagineuse préalable. Ils se réduisent à la juxtaposition d'une formation fibreuse et d'une formation médullaire. Les os de la voûte du crâne des mammifères supérieurs et des oiseaux sont encore plus simples ; ils n'ont pour modèle préformé qu'une simple lame de tissu connectif (fig. 159) disposée en membrane et aux dépens de laquelle ils se préossifient tout entiers sans intervention aucune du tissu cartilagineux.

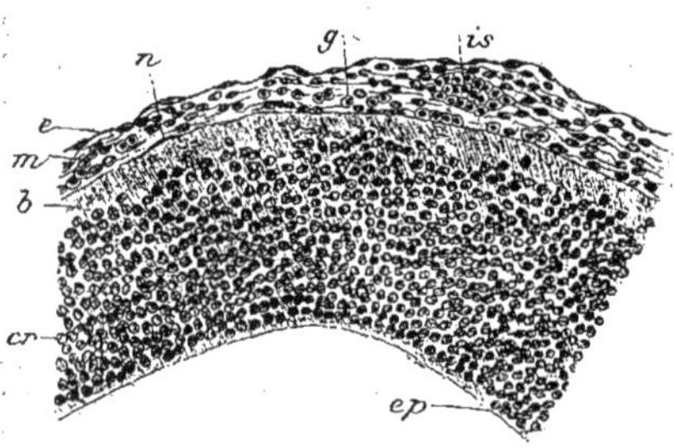

Fig. 159 (extraite du mémoire de CHAMPEIL). — Embryon de Mouton de 16 millimètres de long : coupe transversale de la voûte du crâne et de la paroi de la vésicule cérébrale antérieure. — Acide osmique. Inclusion dans le Collodion. Éosine hématoxylique.

e, ectoderme ; — *m*, mésoderme ; — *is*, ilot sanguin ; — *g*, globule rouge nucléé : on en voit plusieurs autres sur la préparation, isolés ou réunis en ilots ; — *n*, noyau très aplati du mésoderme ; — *b*, zone périphérique de la substance blanche du névraxe encéphalique ; — *cr*, chaînes radiales de prolifération ; — *ep*, ligne limitante ou cuticule de l'épendyme. — 190 diamètres.

C'est cette *membrane fibreuse ostéogène* dont l'évolution doit servir de type à toute préossification d'ordre périostique ; car le périchondre, et le périoste dans lequel il se transforme en changeant seulement de nom à un certain stade, en reproduisent la disposition fondamentale avec de simples variations de détail (1).

Membrane fibreuse ostéogène de la voûte du crâne. — Sur un embryon de Mouton de 28 millimètres (2), la voûte primordiale membraneuse du crâne a cessé d'être constituée par de simples assises de cellules jeunes du tissu connectif, superposées les unes au-dessus des autres autour du névraxe encéphalique pour former une membrane fibreuse homogène dans toutes ses parties. Elle s'est scindée (fig. 160) en une série de couches distinctes. La pie-mère primordiale s'est différenciée : elle peut être isolée de la voûte du crâne sous forme d'une membrane extrêmement mince, parcourue par un réseau admirable de

(1) A l'origine du développement, la partie céphalique du névraxe renflée en vésicules cérébrales confine à l'ectoderme presque directement par toutes les parties qui ne répondent pas au squelette cartilagineux développé autour de la corde dorsale. Cette même disposition existe aussi pour la moelle épinière. La partie postérieure de celle-ci n'est séparée de l'ectoderme pour ainsi dire par rien ; les deux branches de la vertèbre future forment un croissant concave en arrière et embrassant les parties antérieures du névraxe seulement. Elles ne se rejoignent pas d'abord, et ne se ferment en arrière que relativement tard.

Pour l'encéphale, cette clôture ne s'opère jamais. L'arc cartilagineux, issu du squelette de la base du crâne entourant la corde, ne se poursuit pas chez les mammifères de façon que ses branches ou plutôt ses lames arrivent par la croissance à se rejoindre autour du névraxe et à l'envelopper tout entier. La clôture est opérée dans ce cas par une lame mésodermique qui constitue la *voûte membraneuse primordiale du crâne*. Cette voûte s'élève des parois latérales du squelette de la base crânienne sous forme d'une membrane de tissu conjonctif modelé, d'abord indivise et au sein de laquelle se différencieront plus tard le *derme cutané*, le tissu conjonctif sous-cutané et les muscles ; c'est la *membrane ostéogène* et la *pie-mère*.

Dans une première période, ou *période embryonnaire*, il n'existe encore aucune différenciation dans la membrane qui forme la voûte du crâne. A ce stade, qui peut être étudié avec avantage sur les embryons de Mouton d'une longueur totale de 16 millimètres, il n'existe aucune distinction entre le derme, le tissu cellulaire sous-cutané, la couche ostéogène et la pie-mère. Le crâne membraneux est alors constitué par une bande étroite de cellules mésodermiques disposées par assises. Ce sont des cellules plates, qui sur les coupes apparaissent comme de longs fuseaux disposés les uns au-dessus des autres, de manière à donner à la membrane une apparence feuilletée. Ce sont les lames protoplasmiques des cellules conjonctives, étalées par l'expansion de l'encéphale subjacent, qui dessinent les lames des feuillets superposés. Ces lames sont d'autant moins nombreuses qu'on se rapproche du sommet du crâne et de la ligne médiane sur les coupes frontales. Là, on ne retrouve parfois que trois rangs de cellules connectives entre la vitrée de l'ectoderme et la vitrée du névraxe. — Dès le début, il existe au sein de la voûte membraneuse primordiale des vaisseaux embryonnaires, d'abord disséminés sans ordre. Puis, le système vasculaire enveloppant du névraxe, destiné à former la pie-mère primitive, végète à partir de la base du crâne vers la voûte, épousant les contours des vésicules cérébrales. Dès que cette ligne de vaisseaux enveloppants est devenue continue sur les limites de l'encéphale et de la voûte membraneuse, la pie-mère est différenciée et la période embryonnaire est close.

(2) Fixation par le liquide de Müller, coloration par l'éosine hématoxylique, examen dans le même réactif affaibli. — On peut aussi monter ces préparations dans la résine Dammar, en les faisant passer, au préalable, successivement dans l'alcool éosiné, l'essence de bergamote, l'essence de girofles et enfin dans le Dammar. La double élection est alors conservée et ne subit plus aucune variation.

vaisseaux sanguins. Au-dessus d'elle, le tissu conjonctif de la voûte est continu jusqu'à la vitrée de l'ectoderme; mais il se subdivise nettement en deux formations tout à fait distinctes. L'une d'elles, répondant au tiers profond de la voûte membraneuse (du moins dans la portion large et étalée de celle-ci), est dense et présente la résistance et l'aspect d'une feuille de parchemin mouillé : c'est la *lame fibreuse ostéogène*. La seconde formation, concentrique à la lame ostéogène et occupant tout l'espace compris entre la surface externe de celle-ci et la vitrée de l'ectoderme, répond aux deux tiers externes de l'épaisseur du crâne membraneux : c'est la formation ou *lame muqueuse* du crâne constituée par du tissu conjonctif muqueux ordinaire, dont les cellules sont anastomosées entre elles avec une apparence stratifiée vague, il est vrai, mais nullement lamelleuse.

Il en est tout autrement de la lame ostéogène, constituée par des assises parallèles et étroitement superposées de cellules conjonctives. Ces cellules sont placées dans chaque assise à la suite les unes des autres, de façon à former des plans successifs et concentriques à la courbure de la surface du cerveau. Sur les préparations bien fixées par l'acide osmique (1), ces feuillets cellulaires sont d'une netteté et d'une continuité admirables (fig. 160-4). Sur les préparations faites après fixation par le liquide de Müller, l'action légèrement dissociante de l'eau du réactif a brouillé un peu cette ordonnance régulière. Les plans s'agencent alors entre eux comme sur la tranche d'un gâteau feuilleté.

Sur les côtés de la voûte du crâne, là où elle se continue avec les masses épaisses du mésoderme latéral, la disposition feuilletée est moins serrée. Sur leurs limites, la formation muqueuse et la formation lamelleuse ou lame ostéogène passent de l'une à l'autre par transitions insensibles. Mais sur le plein de la voûte du crâne, il n'en est plus ainsi. Les dernières cellules de la formation muqueuse anastomosent, il est vrai, leurs prolongements avec d'autres, partis des cellules de l'assise la plus superficielle de la formation lamelleuse. La continuité organique est ainsi produite entre les deux; mais la ligne de démarcation est en dehors de là très nette.

Il est facile de pratiquer, avec des aiguilles, la délamellation de la membrane ostéogène. Cette opération conduit facilement à cette notion: qu'il s'agit ici de plans endothéliaux superposés, séparés par des lignes de substance fondamentale du tissu connectif étroites et tenaces. En second lieu, on peut reconnaître que les plans endothéliaux passent fréquemment les uns dans les autres, de manière à constituer en fin de compte ce qu'on appelle un *système de tentes*.

Lamelles endothéliales de la lame ostéogène. — Les lamelles, qui par leur superposition, forment la lame au sein de laquelle se dévelop-

(1) Solution à 1 p. 100 pendant vingt-quatre heures. — Éosine hématoxylique faible.

peront un peu plus tard les os de revêtement, apparaissent, quand on

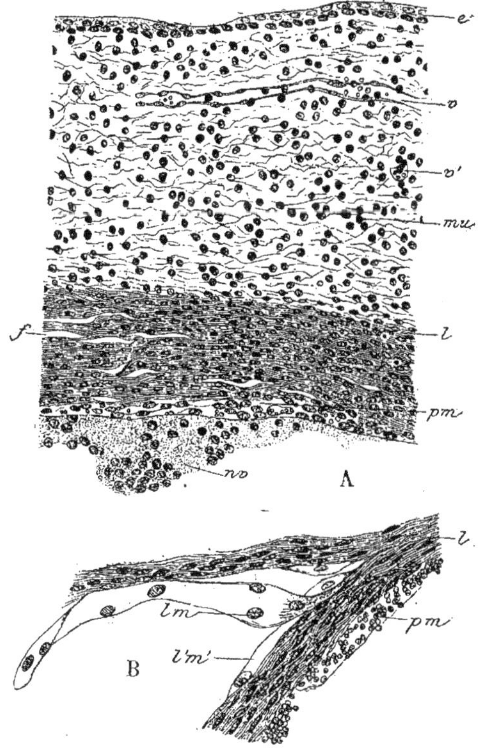

Fig. 160 (extraite du mémoire de CHAMPEIL).

Fig. A. — Embryon de Mouton de 28 millimètres de long : coupe transversale de la voûte du crâne au niveau de la région frontale. (Liquide de Müller; alcool, éosine hématoxylique.)

e, ectoderme ; — mu, formation muqueuse ; — v, vaisseau sanguin vu en long ; — v' coupe d'un vaisseau sanguin en travers ; — l, formation lamelleuse ; — f, fente produite dans cette formation par l'action du liquide fixateur ; — pm, pie-mère ; — nv, lambeau du névraxe resté adhérent à la voûte (190 diamètres).

Fig. B. — Coupe tranversale de la formation lamelleuse de la voûte du crâne au niveau de la région frontale, chez un embryon de Mouton de 34 millimètres de long. — Fixation par l'acide osmique ; achèvement du durcissement par l'alcool fort; Eosine hématoxylique (190 diamètres).

l, formation lamelleuse. Elle s'est fendue ; et dans la fente on voit une lamelle lm, qui s'est renversée et étalée à plat. — l',m', une autre lamelle qui s'est seulement soulevée ; — pm, pie-mère.

les a isolées par la dissociation, chacune comme constituée par des cellules connectives toutes placées sur le même plan. Après coloration par l'éosine hématoxylique, les noyaux de ces cellules se montrent colorés en violet pur, et semés à plat avec une ordonnance rappelant immédiatement celle des plans endothéliaux. Dans l'intervalle des noyaux, on voit un protoplasma *continu*, granuleux, coloré en rose, et ne présentant pas d'expansions arborisées comme celles du protoplasma des cellules du tissu muqueux. Sur les préparations fixées par l'acide osmique, les lames de protoplasma sont à peine semées de petites vacuoles. Dans les intervalles des noyaux, elles forment un plan granuleux continu. Les noyaux sont plats, étalés en surface, dépourvus de crêtes d'empreinte, régulièrement ovalaires. Si l'on isole ces cellules, elles se montrent exactement comparables aux cellules endothéliales de l'épiploon ou du mésentère. Ce sont des lames de protoplasma d'une minceur extrême, à contour polygonal, à noyau plat, central, et se ployant de mille manières, comme des étoffes (1).

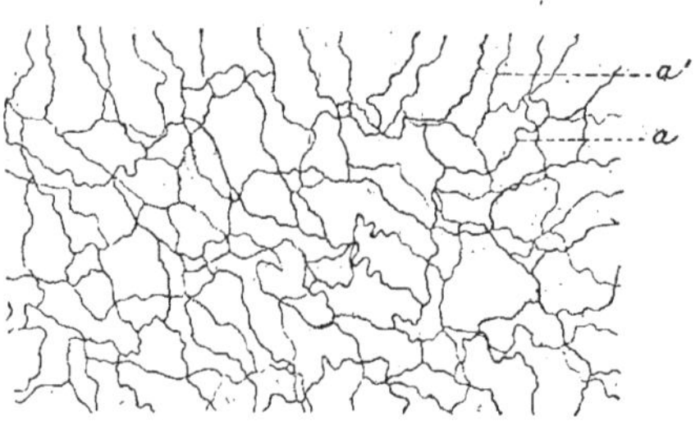

Fig. 161 (extraite du mémoire de CHAMPEIL). — Embryon de Mouton de 34 millimètres de long, (jumeau de celui qui a fourni la figure 4, et répondant par suite à un même stade constitutif de la formation lamelleuse). — Imprégnation de la formation lamelleuse à l'aide d'une solution de nitrate d'argent à 1 p. 400. (On imprègne la surface; puis sous l'eau distillée on sépare la couche imprégnée, qui est devenue opalescente, des couches subjacentes demeurées incolores. On imprègne celles-ci, et on les sépare de la même façon. De la sorte, on parvient à diviser la voûte du crâne en une série de couches imprégnées, dont la dernière répond à la couche lamelleuse.)

a, un plan de l'endothélium ; — *a'*, un plan sous-jacent dont les lignes de ciment se voient par transparence sous la forme d'un réseau de traits noirs moins foncés. Pour ne pas compliquer la figure, on a représenté seulement ces deux plans d'endothélium ; mais il y en avait une série sur la préparation. — 360 diamètres.

D'ailleurs, si, sur un embryon de Mouton de 34 millimètres (2), on imprègne la lame ostéogène à l'aide du nitrate d'argent, la constitution endothéliale vraie des plans cellulaires superposés qui la constituent devient évidente (fig. 161). On peut compter dans l'épaisseur de la membrane de cinq à sept plans superposés d'endothélium continu. Chacun de ces

(1) J. CHAMPEIL. *Recherches histologiques sur la voûte du crâne membraneux primordial* (Journal de l'Anat. et de la Physiol., 1889, p. 641-670).

(2) L'ossification débute parfois chez les embryons de Mouton de cette taille, au sein de la lame ostéogène lamelleuse. Il convient de choisir alors les points de la membrane ostéogène où celle-ci n'a pas encore pénétré pour effectuer l'imprégnation d'argent. On opère celle-ci exactement comme si on voulait imprégner un épiploon, après toutefois avoir enlevé, sous l'eau distillée, rapidement la pie-mère à l'aide du pinceau, et la formation muqueuse en raclant avec un scalpel mousse la face convexe de la voûte.

plans endothéliaux est constitué par un pavé de larges cellules polygonales. Les bords des cellules sont les uns rectilignes, les autres festonnés irrégulièrement. Les deux formes des bords de la cellule sont réunies souvent dans un même élément. Cette disposition suffit pour distinguer l'endothélium de la formation lamelleuse ostéogène, de l'endothélium du type lymphatique qui est sinueux sur tout le pourtour de chaque cellule.

De plus, en élevant ou en abaissant l'objectif, on voit que, de distance en distance et sur des points en somme très rapprochés, les plans endothéliaux passent de l'un à l'autre. La lame ostéogène est donc bien formée de lamelles endothéliales communiquant entre elles aux différents étages de la membrane : c'est-à-dire disposées en systèmes de tentes à la façon de celles de la gaîne lamelleuse des nerfs.

Si l'on examine attentivement les imprégnations, on voit qu'elles ne sont parfaites et pures que dans les parties de la voûte crânienne répondant à la formation lamelleuse proprement dite. Sur les limites de celle-ci et de la bande de tissu muqueux qui la recouvre en la séparant de l'ectoderme, les plans endothéliaux perdent progressivement leur régularité. Ils sont formés de cellules de moins en moins larges, puis anguleuses, et enfin ne se touchant plus régulièrement par des interlignes étroits, mais s'envoyant en contraire des expansions communicantes à travers des bandes de substance fondamentale de plus en plus larges. Bref, on a ici affaire à un *faux endothélium*. Plus superficiellement encore, l'imprégnation devient tout à fait irrégulière; elle reproduit les figures bien connues des cellules du tissu conjonctif étalé en membrane, et imprégné par le nitrate d'argent.

La réduction à l'état endothélial des cellules fixes de la formation lamelleuse est d'autant plus parfaite que la lame que l'on considère est plus rapprochée du cerveau. De fait, il s'agit ici d'un endothélium dont la formation est déterminée par la force expansive des vésicules cérébrales subjacentes. C'est cette force qui oblige tous les éléments constitutifs de la lame ostéogène à s'étaler dans le sens tangentiel, en prenant leur ordonnance et leur développement majeur là où il y a le plus de place pour eux. Ceci revient à dire que le développement s'opère dans les lignes de moindre résistance : si bien qu'en apparence tout semble se passer comme si l'expansion de l'encéphale agissait sur le crâne membraneux pour étaler ses éléments constitutifs à sa surface, de même qu'un ballon élastique qu'on insuffle étale sa membrane. En réalité, les éléments de la couche ostéogène étant forcés de s'accommoder, à chaque instant de la croissance, aux dimensions des vésicules cérébrales qu'ils recouvrent et qui sont sans cesse en voie d'extension, chaque cellule du tissu conjonctif prolifère forcément dans le sens tangentiel et étale son protoplasma également dans ce sens, même jusqu'à la réduction à l'état endothélial du plan entier de cellules fixes.

Ces considérations donnent à la fois la clef de la constitution lamelleuse de la membrane ostéogène, de l'apparition de plans endothéliaux, puis endothéliformes dans son sein, et enfin du peu de place que prend la substance fondamentale du tissu conjonctif dans les interlignes des plans de cellules fixes. Les délamellations méthodiques montrent en effet que cette substance est réduite à l'état d'une sorte de ciment homogène, ne renfermant d'abord ni fibres ni même de fibrilles du tissu conjonctif (1). Il en résulte une membrane à assises multiples, étroitement superposées et soudées entre elles par la substance fondamentale muqueuse. Bien que ces assises soient formées chacune d'un feuillet endothélial d'une grande délicatesse, doublé d'une mince lame de substance fondamentale muqueuse, leur ensemble est à la fois très solide et d'une telle homogénéité, qu'à l'œil nu le crâne membraneux prend toute l'apparence d'un cartilage souple, et a même été fort longtemps regardé comme tel.

Sur des embryons de Mouton de 24 à 34 millimètres, on peut constater que la lame ostéogène (2) primitivement exsangue, commence à devenir le siège de la formation des vaisseaux. Elle renferme un certain nombre de cellules vaso-formatives occupant les espaces interlamellaires. Leur corps protoplasmique est allongé, rameux. Souvent, deux de ces cellules communiquent par leurs expansions protoplasmiques pleines disposées en pointes. Leurs noyaux subissent la division indirecte; puis on voit apparaître dans certaines d'entre elles des globules rouges primordiaux nucléés, et enfin des globules définitifs dépourvus de noyau.

Les cellules vaso-formatives sont d'abord semées sans règle dans l'épaisseur de la membrane ostéogène; mais en même temps apparaît un plan de vaisseaux en son milieu exact, c'est-à-dire à égale distance

(1) Embryons de Mouton de 24 à 34 millimètres. — Quand on opère la délamellation avec des aiguilles, ou mieux en raclant avec un scalpel à tranchant convexe des fragments de la lame ostéogène dégagés par la dissection, fixés par le liquide de Müller, lavés à fond puis colorés à la glycérine hématoxylique en masse, — on met en évidence des lames minces qui se plissent, se reploient les unes sur les autres comme des étoffes, et se montrent à peu près constamment, par quelqu'une de leurs parties, jointes encore à d'autres à la façon de feuillets collés qu'on essayerait de dégager les uns des autres sous l'eau. Sur les points où deux plans de cellules ont été séparés et rejetés à droite et à gauche, l'un étant le plus souvent replié sur l'autre, on ne voit que des noyaux, des nuages protoplasmiques, et une série de cellules formant une assise planiforme, semée de noyaux plats et régulièrement espacés. Il n'existe absolument aucun trou dans ces lames. Entre elles, la dissociation ne dégage jamais de faisceaux ou de fibrilles conjonctives. Les apparences de faisceaux et de fibrilles qu'on observe parfois sous un faible grossissement, sont dues à des plis. Ici donc la substance fondamentale interlamellaire est exclusivement muqueuse.

(2) Fixation par la solution aqueuse d'acide osmique à 1 p. 200, puis séjour de quelques heures dans le liquide de Müller. Lavage. Délamellation sous l'eau. Coloration par l'éosine hématoxylique et examen dans le même réactif. — Pour avoir des préparations persistantes, il convient de traiter les lamelles par l'eau légèrement éosinée, ensuite, par l'alcool éosiné, l'essence de girofle, puis de bergamote. On monte enfin soit dans le baume du Canada dissous dans le choloroforme ou le xylol, soit dans la résine Dammar ce qui est encore préférable.

de sa face supérieure et de sa face inférieure. Dans le plan même de ces vaisseaux, qui divise la formation lamelleuse en deux étages de même hauteur, celle-ci subit une modification essentielle. Sur les coupes faites après fixation par l'acide osmique, on constate qu'à ce niveau les lamelles deviennent granuleuses, comme fondues en une substance homogène, cassante. Les traits parallèles, indicateurs des assises de la formation lamelleuse, ne sont plus occupés par une ligne brillante répondant à chaque couche mince de substance fondamentale muqueuse interlamellaire. Les noyaux apparaissent comme enserrés dans des loges étroites à la façon de ceux des corpuscules osseux fœtaux. Cette bande n'est autre chose que la *lame homogène de préossification*.

Lame homogène de préossification. — La première lame homogène de préossification, homologue exact de la croûte osseuse périchondrale des os longs, est comme celle-ci une formation tout à fait transitoire, destinée à être morcelée par les vaisseaux ossificateurs dès qu'elle est constituée. Comme on le verra un peu plus loin, les vaisseaux l'érodent, la réduisent à l'état d'une dentelle dont ils occupent les mailles en s'entourant d'éléments médullaires; tandis que le long des travées qui subsistent, se rangent des ostéoblastes sous l'influence desquels s'édifient des lamelles osseuses. Mais au-dessus et au-dessous de cette zone d'ossification, il se reforme de chaque côté une lame homogène de préossification aux dépens des assises de la formation lamelleuse les plus voisines. Ces nouvelles lames de préossification sont abordées à leur tour par les vaisseaux ossificateurs; et alors en dehors d'elles, des lames homogènes de préossification de troisième venue se reforment par l'évolution préosseuse de deux nouveaux étages de la formation lamelleuse. Ainsi de suite pendant toute la durée de la préossification, puis de l'ossification, enfin de la période entière de croissance de l'os. Il résulte de là qu'il est toujours possible de dégager, à la surface d'un os de revêtement du crâne en cours d'ossification, une série de lamelles de la couche ostéogène présentant, d'étage en étage, tous les stades intermédiaires entre l'état initial (celui de simple lamelle endothéliale), et l'état répondant à la lame homogène de préossification.

Pour étudier cette dernière analytiquement et avec fruit, il me paraît avantageux de choisir l'embryon de Rat de préférence à celui du Mouton, où la lame homogène de préossification n'a qu'une durée tout à fait éphémère. Au contraire, chez le Rat, le stade de la lame homogène et les intermédiaires entre ce stade et l'état initial, ont une plus grande durée et en conséquence une certaine fixité. On peut donc étudier à loisir les différentes phases du procesuss sur des lames successives, entièrement formées à l'état caractéristique de leurs stades respectifs, et dégager ainsi beaucoup plus facilement la formule de leur structure.

Fibres de Sharpey primordiales. — Si l'on pratique, sur le crâne membraneux d'un embryon de Rat long de 18 à 20 millimètres (1), des délamellations méthodiques en marchant de la surface externe ou interne vers la partie moyenne en voie de préossification, l'on dégage d'abord une série de lamelles qui ont conservé leur disposition en systèmes de tentes et leurs plans endothéliaux. Ce sont là les parties de la formation lamelleuse ayant désormais la signification du périoste, bien qu'elles aient une constitution particulière amenée par les circonstances du développement. Mais dès qu'on arrive au voisinage du plan d'ossification, l'on constate la présence, au sein de la substance fondamentale muqueuse occupant les espaces interlamellaires, d'un treillis de fibres conjonctives d'une délicatesse admirable. Presque immédiatement au-dessous, les deux premiers phénomènes caractéristiques de la préossification s'opèrent : 1° les fibres conjonctives grêles interlamellaires, de souples qu'elles étaient dans les deux ou trois lamelles précédentes, deviennent rigides. Elles apparaissent droites comme des baguettes, colorées en jaune brunâtre, refringentes et brillantes quand la fixation a été opérée par le liquide de Müller ou le bichromate d'ammoniaque à 2 p. 100. Elles sont parallèles par séries, ou forment des pinceaux divergents, en se croisant avec d'autres séries disposées de la même façon. 2° La surface de la lamelle à laquelle appartiennent les fibres est semée d'une multitude de petites granulations solides, que les réactifs de l'osséine colorent avec élection (2). En même temps, le plan de cellules fixes correspondant à la lamelle ainsi modifiée et devenue rigide, montre des noyaux qui se colorent moins énergiquement que ceux des lamelles souples. La lame de protoplasma correspondant à chacun d'eux est excessivement mince, semée de vacuoles, faiblement colorée par l'éosine. Ce sont là des caractères tout à fait comparables à ceux des éléments cellulaires du cartilage hyalin, calcifié au niveau d'un point d'ossification primitif. Ils ont vraisemblablement la même signification. La lamelle ainsi modifiée est devenue très mince; elle est aussi très étroitement soudée à celles qui sont au-dessus et au-dessous. La déla-

(1) Fixation, par le liquide de Müller, de l'embryon en masse ou seulement de la tête retranchée d'un coup de ciseaux. — On lave à fond avant d'opérer les délamellations. Pour que les lamelles soient bien visibles après qu'elles sont détachées, il convient, après avoir enlevé la calotte crânienne d'un coup de rasoir et l'avoir débarrassée de la pie-mère primordiale et des couches de tissu conjoncti. qui doublent l'ectoderme, de la colorer d'abord avec l'éosine soluble dans l'eau. Quand le crâne membraneux est devenu rouge, ce qui a lieu au bout de quelques instants, on le lave rapidement; puis on opère les délamellations sous l'eau distillée, en rayant la surface de la formation lamelleuse avec un scalpel à tranchant convexe, puis en râclant ensuite légèrement de manière à détacher des lamelles minces, qui flottent dans l'eau comme des pellicules roses. Au fur et à mesure, on les recueille sur la lame de verre et l'on colore à l'éosine hématoxylique ou à la purpurine.

(2) Je dirai plus loin, en étudiant analytiquement la substance fondamentale des os, quelle signification il convient d'attribuer à ces granulations, que l'acide nitrique dilué, et même l'acide formique, font disparaître à la façon des granulations calcaires. Ici, leur présence marque le début de la période de dépôt des sels calcaires dans la pièce du squelette.

mellation est dès lors rendue très difficile : car l'assise formée par cette série de lamelles rigides soudées entre elles est devenue fragile comme une lame osseuse et casse net.

Bientôt, un grand changement survient dans la constitution des lamelles rigides. Au fur et à mesure qu'on poursuit la délamellation de le surface vers la profondeur du crâne membraneux, on dégage des lamelles dont les cellules fixes se multiplient par division indirecte et forment des nids de cellules globuleuses (fig. 162), rassemblant dans les intervalles de ces nids les fibrilles connectives rigides osséinisées

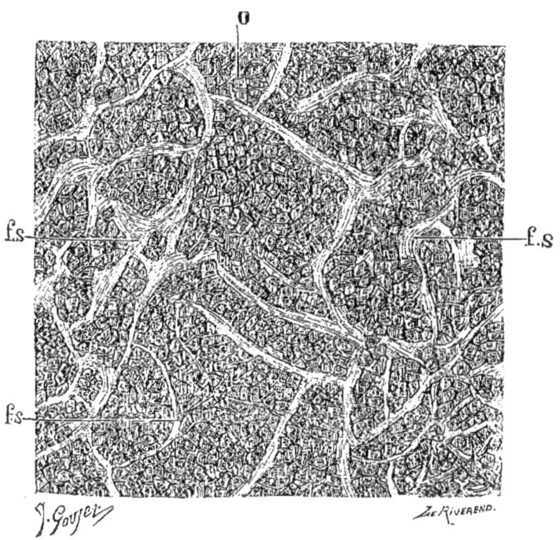

Fig. 162. — Lame ostéogène des os de la voûte du crâne de l'embryon de Rat. — Préparation indiquée dans le texte.

fs, fs, fs, faisceaux ou travées formés par les fibres de Sharpey de première venue; — O, cellules embryonnaires (ostéoblastes primordiaux) résultant de la prolifération des cellules fixes de la formation lamelleuse, et ayant rassemblé en travées les fibres de Sharpey dans les intervalles de leurs nids de prolifération. — Obj. 6, oculaire 1 de Vérick, projection au niveau de la platine.

qui, auparavant, formaient un simple treillis à la surface des lamelles. Désormais, ces fibrilles rassemblées en faisceaux prennent la signification de *fibres de Sharpey primordiales*. Si à ce moment, on vient à chasser au pinceau les cellules globuleuses, granuleuses, absolument comparables aux ostéoblastes, qui forment des amas dans les intervalles de ces fibres de Sharpey de première venue, on dégage une membrane fenêtrée comparable à l'épiploon, dont les travées sont constituées par les fibres osséinisées et devenues rigides, et dont les mailles sont occupées par les cellules globuleuses nées directement des cellules fixes des plans endothéliaux de la formation lamelleuse. En effet, dans les lamelles ainsi modifiées, les vaisseaux ossificateurs n'ont pas encore pénétré.

Dans les assises suivantes, ou dans les plans obliques qui font communiquer celles-ci avec les précédentes pour les relier en système de tentes, on constate que les mailles interceptées entre les fibres de Sharpey et occupées par les cellules globuleuses tendent à se cloisonner. Entre les cellules granuleuses naissent de nouvelles fibres rigides, puis qui s'osséinisent. Le réseau des fibres de Sharpey primordiales limite donc maintenant des mailles à réticulation plus fine. Une telle disposition, déjà très facile à constater chez les embryons de mammifères, devient de toute évidence dans la lame ostéogène du crâne du Poulet (vingtième jour de l'incubation) traitée par le pinceau. Cette réticulation prend d'abord par groupes, puis deux à deux, puis enfin une à une les grosses cellules alvéolaires. Les travées de fibres de Sharpey qui la dessinent s'accroissent progressivement en épaisseur, en englobant quelques éléments cellulaires : de manière à isoler les cellules les unes des autres et à simuler grossièrement la substance fondamentale d'une lame de cartilage. Ceci explique l'opinion des histologistes qui ont autrefois admis un stade chondroformatif dans l'évolution des os de revêtement du squelette crânien.

Lame ostéo-fibreuse. — Quand les travées intercellulaires ont acquis environ l'épaisseur d'une cellule et qu'elles l'ont dépassée : sur une même ligne de préossification répondant à un même étage de la membrane ostéogène, la bande préossifiée a acquis, sauf sur quelques points où subsistent des espaces alvéolaires, l'apparence d'une lame pleine, semée de cellules fixes logées dans les espaces arrondis ou ovalaires qui répondent aux intervalles des travées, mais différant absolument des cellules cartilagineuses en ce qu'elles n'ont pas de capsule à leur pourtour, et qu'elles ne sont pas rétractiles dans la cavité qui les contient.

Ce sont de gros éléments ovalaires, arrondis ou anguleux, à noyau volumineux. Les travées qui les séparent présentent les réactions de l'osséine et ne tardent pas à se calcifier. Cette calcification paraît s'opérer par points discontinus (1). Le fait est facile à mettre en évidence chez les oiseaux (fig. 163) : de telle façon qu'un même faisceau de fibres de Sharpey peut entrer dans un point de calcification, redevenir libre et rentrer dans un nouveau point (2). Quand l'imprégnation calcaire s'est opérée dans la majeure partie de la lame et qu'on en a extrait les sels calcaires par l'action de l'acide nitrique dilué (3), l'on voit que les travées séparant les cellules fixes les unes des autres sont formées de faisceaux croisés dans tous les sens, plus volumineux que dans les

(1) RANVIER. *Traité technique*, p. 360 (2e édition).
(2) J. RENAUT. Sur le tissu élastique des os (*Arch. de physiologie*, 1875, p. 159-160.
(3) Acide dilué à 5 p. 100, lavage, saturation de l'acide resté libre par une goutte d'ammoniaque, lavage, coloration à la pyrosine (Voûte du crâne de l'embryon de Rat).

fibres de Sharpey au début de leur formation comme s'ils s'étaient tuméfiés en se noyant dans la substance fondamentale formée d'osséine. Enfin, autour de certaines cellules, la substance des travées paraît, sous de forts grossissements, parcourue par des canalicules d'une finesse extrême partant du pourtour de la loge du corps cellulaire. Ce sont des canalicules propres des os au début de leur formation, et nous sommes ici en présence d'une lame mince de tissu osseux fœtal dont la substance fondamentale noie des fibres de Sharpey, et dont les cellules fixes représentent des corpuscules osseux fœtaux, c'est-à-dire déjà différenciés, mais dont la constitution n'est pas achevée dans ses détails.

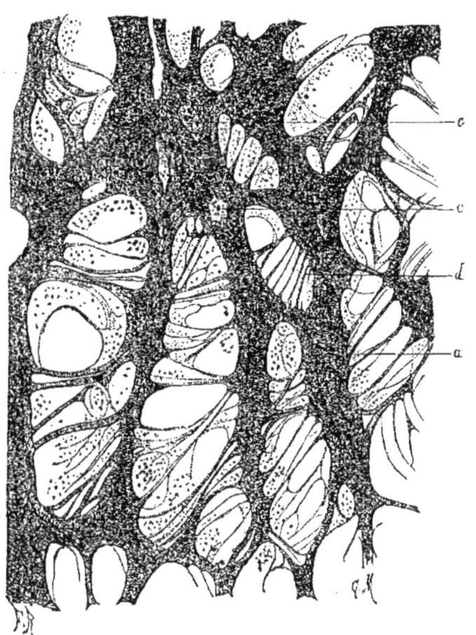

Fig. 163. — Membrane ostéogène du crâne du Poulet au vingtième jour de l'incubation (vue d'ensemble, faible grossissement). — Injection d'alcool absolu sous la voûte crânienne à l'aide de la seringue de Pravaz; dégagement de la membrane ostéogène sous l'alcool; traitement au pinceau de la membrane tendue sur la lame de verre; picrocarminate, glycérine picrocarminée.

a, travées principales ; — *b*, mailles occupées par des trabécules ; — *c*, points calcifiés isolés.

Dans le cas particulier des os du crâne, nous savons exactement d'où proviennent ces éléments cellulaires. Ils émanent des cellules fixes du tissu fibreux de la lame ostéogène, modifiées à distance des vaisseaux ossificateurs qui, à ce stade, n'ont pas encore abordé la formation ostéo-fibreuse en voie d'édification. Comme autour de ces vaisseaux on ne voit pas d'éléments lymphatiques en voie de migration, et qu'ils ne sont pas accompagnés non plus de moelle péri-vasculaire, on ne peut accepter avec Lovén (1), que les cellules fixes de la lame ostéo-fibreuse aient une origine médullaire. L'opinion de Stieda (2) qui attribue avec Ollier aux cellules fixes du périoste, la faculté de se transformer en éléments cellulaires des os, est, au contraire, ici seule applicable. En réalité, dans chaque lamelle ostéo-fibreuse, les corpuscules osseux fœtaux proviennent chacun d'un élément cellulaire émané des bipartitions d'une

(1) Lovén. *Quain's Anatomy*, p. CX.
(2) Stieda. Die Bildung des Knochengewebes. Leipzig, 1872.

cellule fixe du tissu conjonctif : élément qui a pris la figure et les fonctions ostéo-formatives d'un ostéoblaste.

L'assise disposée en forme de lame ostéo-fibreuse que je viens de décrire n'est pas davantage que la précédente abordée par les vaisseaux : elle constitue une formation exsangue analogue au cartilage calcifié, homologue aussi de la croûte osseuse périchondrale des os à modèle cartilagineux, au moment où elle va être trouée par les bourgeons

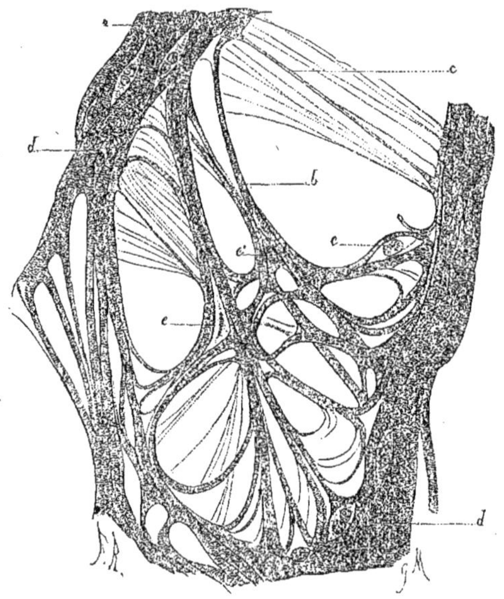

Fig. 164. — L'une des mailles de la membrane ostéogène du crâne du Poulet au vingtième jour de l'incubation. Elle répond à un point non calcifié, et montre la disposition des fibres de Sharpey (400 diamètres).

a, travée répondant à une portion à peu près mûre pour la calcification et renfermant des corpuscules osseux fœtaux ; — *b*, fibres de Sharpey interceptant des points nodaux occupés par des cellules fixes *ee'* ; — *d*, cellules fixes dont les noyaux se divisent ; — *c*, fibres de Sharpey très fines cloisonnant délicatement la maille, qui est occupée par de la moelle rouge.

vasculaires végétant à l'encontre du cartilage calcifié du point primitif. Exactement ici de la même façon, l'arrivée des vaisseaux modifie cette constitution et découpe des travées directrices d'origine ostéo-fibreuse.

Formation des travées directrices ostéo-fibreuses. — Si l'on fait une coupe en travers du crâne membraneux d'un embryon de Mouton de 24 millimètres, en ayant soin d'y comprendre en entier un point d'ossification, on reconnaît qu'en dehors de ce point, on n'observe que la formation lamelleuse disposée en système de tentes. Plus près du point, on voit apparaître, à égale distance des deux surfaces supérieure et inférieure de cette formation, une assise rigide, brillante, répondant à la bande homogène de préossification. Plus près encore, les lamelles de la bande homogène ne sont plus distinctes ; elles se sont fondues en une lame ostéo-fibreuse pleine, exsangue.

Dans les limites enfin du point d'ossification en voie d'extension, les vaisseaux ont pénétré ; et la lame ostéo-fibreuse dont je viens de parler n'est plus continue. Elle est morcelée en îlots arrondis, ovalaires ou

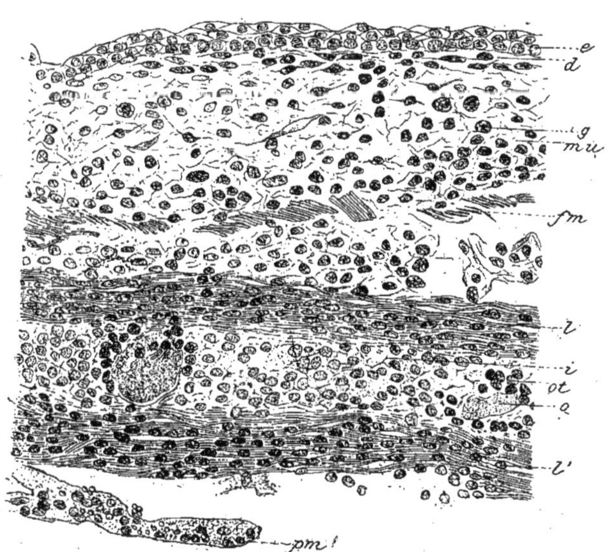

Fig. 165 (extraite du mémoire de Champeil). — Coupe antéro-postérieure de la voûte du crâne d'un embryon de Mouton de 45 centimètres de long ; région frontale, (durcissement dans le liquide de Müller, alcool, éosine hématoxylique (190 diamètres).

e, ectoderme ; — *mu*, formation muqueuse, répondant au tissu conjonctif compris entre la voûte du crâne et le derme ; — *d*, derme qui commence à se différencier ; — *fm*, plan de fibres musculaires en voie de développement, dont l'ordonnance a été un peu dérangée par le rasoir au moment où la coupe a été pratiquée ; — *g*, globule rouge à noyau, mesurant 12 μ ; — *l*, portion ou table externe, demeurée lamelleuse, de la lame ostéogène ; — *l'*, portion ou table interne de la lame ostéogène, également restée lamelleuse ; — *i*, étage intermédiaire ou médian, où se forme le tissu osseux ; — *o*, coupe d'une travée osseuse de préossification ; — *ot*, ostéoblastes ; — *vm*, lambeau de la pie-mère.

anguleux, dont les sections transversales ou obliques des vaisseaux ossificateurs occupent les intervalles. Entre ces îlots et les vaisseaux, on trouve des éléments cellulaires du tissu conjonctif mêlés à ceux de la moelle rouge embryonnaire (fig. 165). Les îlots découpés par les vaisseaux ossificateurs dans la lame ostéo-fibreuse jouent donc ici le rôle de guides de l'ossification, de *travées directrices*. Des ostéoblastes viendront plus tard prendre appui sur ces travées directrices d'un nouveau genre, pour édifier des systèmes de lamelles concentriques aux vaisseaux ossificateurs et construire de la sorte l'os havérien. Mais pendant que ce mouvement s'opère dans l'assise médiane de la formation lamelleuse, au-dessus et au-dessous de cette assise il se reforme une lame ostéo-fibreuse pleine, qu'une bande homogène de préossification sépare des lamelles non encore modifiées par la préossification et qui représentent ici la formation périostique.

Si l'on isole par délamellation une de ces lames ostéo-fibreuses qui limitent, à la façon de tables interne et externe, l'os en voie de formation et d'extension à la fois, et qu'on l'examine à plat, on peut se faire une bonne idée de la façon dont se comportent les vaisseaux sanguins ossificateurs pour la réduire en un treillis de travées directrices. Ces vaisseaux, partis du péricrâne ou de la dure mère, entrent sous forme de bourgeons accompagnés d'une large bande de tissu conjonctif embryonnaire dans l'épaisseur de la lame ostéo-fibreuse. Ils l'évident et la trouent. Ils déterminent chacun au niveau de leur passage des pertes de substance à section arrondie ou ovalaire qui, lorsqu'elles sont suffisamment rapprochées, donnent à la lame primitivement homogène l'apparence d'un épiploon grossièrement fenêtré. En découpant des travées de substance ostéofibreuse dans leurs intervalles, ces vaisseaux créent donc en majeure partie le système des travées arciformes, constituées par des fibres de Sharpey enserrant dans leur treillis des corpuscules osseux fœtaux. Ces travées dont l'individualisation transforme l'ensemble des lames homogènes concaténées en un système de bandes entées les unes dans les autres à la façon d'arcades, vont devenir, dans l'os formé au sein du tissu fibreux, les guides de l'ossification définitive, en servant d'appui aux systèmes de Havers exactement à la façon des travées directrices du cartilage.

Mais au moment où elles sont découpées par les vaisseaux dans les lames pleines, et individualisées de cette façon, il n'existe sur leur bord aucun vestige d'ossification définitive. Le vaisseau occupe le centre du trou d'érosion; entre lui et la travée directrice prend place une assez large bande de tissu connectif embryonnaire. La surface de la travée n'est nullement revêtue d'emblée d'une ligne continue d'ostéoblastes. Quand les vaisseaux arrivent à la lame ostéo-fibreuse pleine, ils la perforent de haut en bas ou de bas en haut, ou bien ils l'attaquent tangentiellement. Dans les points où des alvéoles remplis d'ostéoblastes ont subsisté, les vaisseaux pénètrent librement par ces alvéoles. Là où la lame est pleine, ils la trouent en ouvrant les loges des corpuscules osseux fœtaux, c'est-à-dire en procédant comme les vaisseaux médullisants à l'égard d'un cartilage calcifié. Ils pénètrent de loge en loge, découpant des travées épaisses, et n'amènent à leur suite que du tissu connectif embryonnaire. Les corpuscules osseux fœtaux mis en liberté par le découpage des travées, ou les ostéoblastes des alvéoles envahis, se flétrissent alors et disparaissent momentanément. Ils reparaîtront plus tard à la surface des travées; mais pour le moment, les intervalles de ces dernières ne sont occupés que par des vaisseaux entourés d'une épaisse bande de tissu muqueux renfermant un petit nombre de cellules migratrices. Tout maintenant est préparé pour l'ossification havérienne ou périvasculaire proprement dite; le stade de préossification fibreuse est terminé (1).

La préossification de la formation périostique des os chondro-fibreux longs ou courts passe exactement par les mêmes étapes, et nous pouvons maintenant revenir sur elle et assigner aux divers éléments qui la composent leur signification exacte.

1° La croûte osseuse périchondrale, qui est toujours la portion la plus jeune de la formation périostique, se montre, sur les coupes tangentielles pratiquées sur les os longs de très jeunes embryons de mammifères, formée d'une couche de cellules polyédriques, d'ostéoblastes séparés par des travées très minces de substance fondamentale incolore. A mesure qu'on se rapproche du point primitif d'ossification, entre ces cellules paraissent de véritables fibres de Sharpey.

2° Plus près encore du point primitif, on voit les fibres de Sharpey se continuer avec un système de travées dont les vaisseaux ossificateurs occupent les intervalles, et qui sont formées de nattes de fibres de Sharpey osséinisées et calcifiées englobant des corpuscules osseux fœtaux. Mais il existe ici une différence avec ce qui se passe dans les os fibreux tels que le pariétal, ou juxta-cartilagineux tels que le maxillaire inférieur. L'évolution est plus hâtive, et dès le début la surface des travées est revêtue d'une rangée d'ostéoblastes. L'intervalle entre la préossification et l'ossification havérienne est abrégé.

3° En arrière de la lame périostique juxta-cartilagineuse ainsi formée, il s'en développe une série d'autres entées en systèmes de tentes les unes sur les autres, et d'une manière générale disposées en cercles concentriques successivement rompus par les bourgeons ossificateurs vasculaires latéraux. Conséquemment, ces lames vues à plat constituent un système d'arcades, une formation fenêtrée. En s'atténuant à leurs extrémités, c'est-à-dire du côté de la tête de l'os, ces lames vont rejoindre la croûte périchondrale juxta-cartilagineuse et, de la sorte, cessent toutes d'exister au niveau de l'encoche. Il en résulte que le système entier de la formation périostique semble jaillir de cette dernière, tandis qu'il ne fait en réalité qu'y aboutir pour s'y terminer (fig. 100). Cependant, comme l'a fait voir Ranvier, le tissu fibreux de l'encoche se comporte,

(1) Les deux lames homogènes formées en dernier lieu, sous le péricrâne et la dure-mère, demeurent moins attaquées que les autres par les vaisseaux et forment les deux tables de l'os; celles qui sont intermédiaires sont, au contraire, bien morcelées et forment le diploé. Aussi, dans le tissu compacte du pariétal ou du coronal adultes, les systèmes intermédiaires, représentant le plein les lames homogènes, sont énormes et ceux de Havers au contraire très petits.

à son insertion sur le cartilage, comme le ferait le tendon d'Achille à son point d'attache sur le calcanéum cartilagineux. Les faisceaux fibreux se continuent avec la substance cartilagineuse et s'y noient après un certain trajet. Entre ces faisceaux, les cellules cartilagineuses se mettent en files; puis elles perdent leurs capsules et se réduisent à des cellules indifférentes qui concourent ultérieurement à former les ostéoblastes rangés à la surface des travées directrices osseuses périostiques (1). Mais ceci devient vrai seulement quand la formation périostique préossifiée atteint la tête cartilagineuse : phénomène terminal, et nullement initial, de la préossification du tissu fibreux périostique (2).

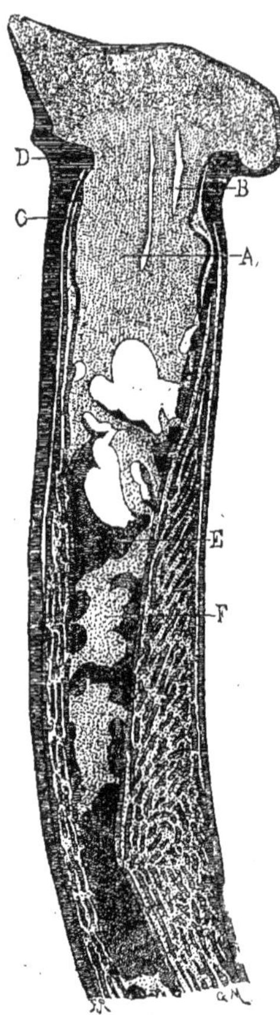

Fig. 166. — Coupe longitudinale du tibia de l'embryon de Poulet (20e jour de l'incubation).

A, — cartilage primitif; — B, trous percés dans le cartilage par les vaisseaux ascendants; — C, encoche périostique, aboutissant des fibres arciformes de l'os périostique primitif; — D,D, périoste, — E, moelle embryonnaire détruisant, pour former le canal médullaire primitif, le cartilage qu'elle coupe en fragments festonnés sur leur bord F.

(1) RANVIER. *Traité technique*, p. 454 (1re édition).

(2) De prime abord, il semble qu'il y ait de grandes différences entre la préossification périostique des os longs, précédés d'un modèle cartilagineux, et la préossification des os de la voûte du crâne. Mais les différences proviennent surtout de circonstances secondaires, qu'il faut envisager sous leur véritable jour pour établir l'homologie parfaite entre les deux processus.

Tout d'abord, les vaisseaux ossificateurs ne se comportent pas, dans un os précédé de cartilage, comme ils le font dans la lame ostéogène des os du crâne. Ils poussent constamment dans un même sens, c'est-à-dire du dehors pour gagner le cartilage central. Ils doivent donc trouer, au fur et à mesure de leur formation, toutes les assises successives de la préossification périostique et la réduire en un système de travées arciformes dans toute son épaisseur, et non pas seulement dans son milieu comme il arrive pour les os de la voûte du crâne. Mais en somme ici, la grande différence est que l'os périostique d'un fémur ou d'un humérus effectue sa préossification *à la surface* du modèle cartilagineux, tandis que celui d'un pariétal ou d'un coronal naît *dans le plan moyen* de la membrane ostéogène pour s'y accroître ensuite interstitiellement. C'est donc dans ce plan moyen de la formation périostique que s'engagent les vaisseaux ossificateurs, pour bourgeonner ensuite et éroder les assises de nouvelle formation au fur et à mesure de leur apparition au-dessus et au-dessous de ce plan moyen. Il en résulte que l'os en voie de formation est limité par des tables pleines à tous les stades de sa préossification; tandis que dans un os long il n'y a qu'une seule assise qui ne soit pas trouée par les vaisseaux ossificateurs : la croûte osseuse périostique répondant à la bande dernière formée du cartilage sérié.

En second lieu, dans les os cartilagineux, la formation périostique n'est jamais

Quand cette dernière s'est effectuée, l'*os périostique primitif*, constitué par l'ensemble des travées directrices osseuses entées les unes sur les autres à la façon d'arcades qui laissent passer les vaisseaux, est dessiné entre la croûte périchondrale (qui le limite du côté de l'os cartilagineux) et le périoste resté fibreux. Cette portion non transformée du périoste est l'étui fibro-élastique qui va devenir l'origine de l'*os périostique secondaire*, ou d'accroissement.

§ 2. — OSSIFICATION HAVÉRIENNE DE L'OS PÉRIOSTIQUE PRIMITIF. OS PÉRIOSTIQUE SECONDAIRE.

Le système périostique arciforme qui aboutit aux encoches, et qui une fois formé semble en jaillir, est donc constitué par des travées d'os vrai à l'inverse des travées directrices de l'os cartilagineux. En poursuivant leur évolution, ces travées osseuses, dont la substance fondamentale est uniquement constituée par des fibres de Sharpey nattées et noyées dans l'osséine, joueront le rôle de guides de l'ossification havérienne. Entre leur marge et les vaisseaux, s'édifieront des systèmes de Havers qui achèveront de donner à l'os sa compacité en comblant par des formations solides la sorte de dentelle construite par la préossification. Dès que ce processus d'achèvement de l'os commence à s'opérer, une rangée de magnifiques ostéoblastes couvre la surface. Puis, apparaissent des lamelles osseuses concentriques exactement comme le long des travées directrices découpées par les vaisseaux dans un cartilage préossifié.

Chez les mammifères, ces lamelles ne diffèrent pas de celles de l'os

disposée en une formation lamelleuse comparable à la gaîne lamelleuse des nerfs, avec des plans endothéliaux superposés et disposés en systèmes de tentes. La raison n'en est pas, comme on pourrait le supposer et même le soutenir avec des arguments, *que la lame ostéogène des os du crâne soit d'abord la gaîne lamelleuse du névraxe encéphalique*, laquelle subirait ensuite l'ossification. Le véritable motif, c'est que la réduction à l'état endothélial des plans de cellules fixes de la lame ostéogène des os du crâne, a pour raison d'être et pour condition l'expansion continue de l'encéphale qui est au-dessous. Or, non seulement cette condition manque au niveau de la virole périostique entourant les points d'ossification des os précédés de cartilage, mais elle est précisément renversée. Le canal médullaire primitif se formant à la place du cartilage calcifié, et cela d'autant plus largement que le processus d'érosion du cartilage est plus avancé, le système des lames périostiques réduites en une dentelle préosseuse par l'action érosive des vaisseaux de l'ossification, peut se développer librement et projeter ses expansions vers le centre de la pièce osseuse d'autant mieux que le canal médullaire est plus développé, et que l'os cartilagineux en voie de morcellement lui oppose moins d'obstacles par sa résistance. Cela arrive surtout au centre de la diaphyse, et à partir de là de moins en moins à mesure qu'on remonte vers les deux extrémités de l'os. — Ceci est la véritable raison pour laquelle l'os périostique dessine, sur les coupes axiales de la diaphyse d'un os long, les deux triangles opposés par leur sommet répondant au milieu de la diaphyse, et qui interceptent le moule d'un sablier qui sera rempli par l'os cartilagineux et le canal médullaire définitif.

cartilagineux; chez les oiseaux (fig. 167), elles présentent ceci de particulier que, comme dans l'os formé par les travées arciformes, leur substance fondamentale est constituée par des fibres très fines toutes parallèles à la direction longitudinale du système et du vaisseau qui en occupe le centre (Lieberkuehn). Or, j'ai observé que, constamment, pendant le stade de préossification, les vaisseaux sont séparés des travées arciformes par du tissu connectif embryonnaire très abondant, et arrivant même très nettement au stade téloformatif avant l'apparition

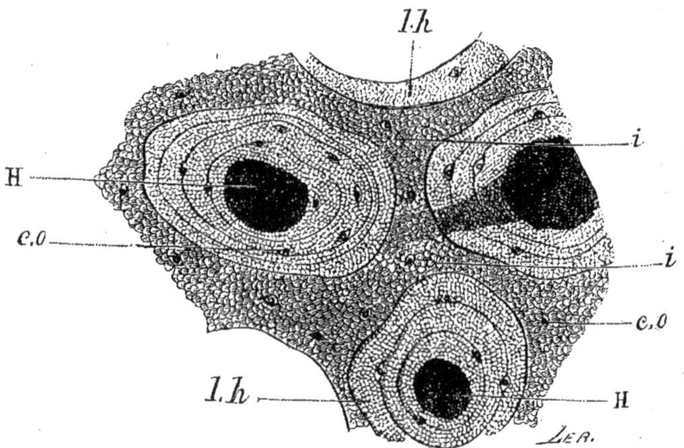

Fig. 167. — Coupe transversale de la diaphyse du tibia de Poulet (fixation par l'alcool fort; décalcification par l'acide picrique; durcissement par la gomme et l'alcool. Coloration par la purpurine; examen dans l'eau).

H, H, canaux de Havers, qui ont été injectés avec une masse à injection au bleu de Prusse rendu soluble par l'hydratation et à la gélatine; — *lh*, *lh*, lamelles concentriques des systèmes de Havers. Elles sont exclusivement formées de fibres de Sharpey de plus petit diamètre que celles des systèmes intermédiaires *i*, *i*; — *co*, *co*, corpuscules osseux des lamelles havériennes et des systèmes intermédiaires. La substance fondamentale est ici partout constituée par des fibres de Sharpey, qui apparaissent comme une multitude de cercles juxtaposés, parce qu'elles sont toutes coupées en travers. — 300 diamètres.

des ostéoblastes à la surface des travées. Il est donc possible que les faisceaux embryonnaires de ce tissu soient englobés tout formés dans la substance osseuse périvasculaire. Mais la même disposition existe chez les mammifères, sans que pour cela la sustance osseuse des systèmes de Havers soit fibrillaire autrement que d'une façon vague, comme l'a constaté Ebner (1). La différence pourrait d'ailleurs tenir à ce que le tissu connectif entourant le vaisseau est arrivé à un moindre état de développement que chez les oiseaux lorsque les ostéoblastes apparaissent le long des travées, et que l'ossification havérienne commence.

Lorsque celle-ci est achevée, à la fois dans l'os cartilagineux et dans

(1) V. von Ebner. Ueber den feineren Bau der Knochensubstanz (*Wiener Sitzungsber.*, III Abth., Juli 1875). Tirage à part; Wien, 1875, in-8°.

l'os périostique primitif, la pièce du squelette est constituée dans son état permanent en tant que tissu, mais elle n'a pas pour cela acquis ses dimensions définitives; elle ne présente encore que le modèle réduit de l'os adulte. Or, nous savons déjà qu'elle croît en longueur par le cartilage de conjugaison qui incessamment se reforme par une de ses extrémités tandis qu'il s'ossifie par l'autre, et semble ainsi fuir devant l'ossification en préparant le matériel propre à la reproduire. Mais, une fois que l'os périostique primitif a été le siège du développement des canaux de Havers et que comme tel il a acquis une largeur donnée, comment croît-il en épaisseur?

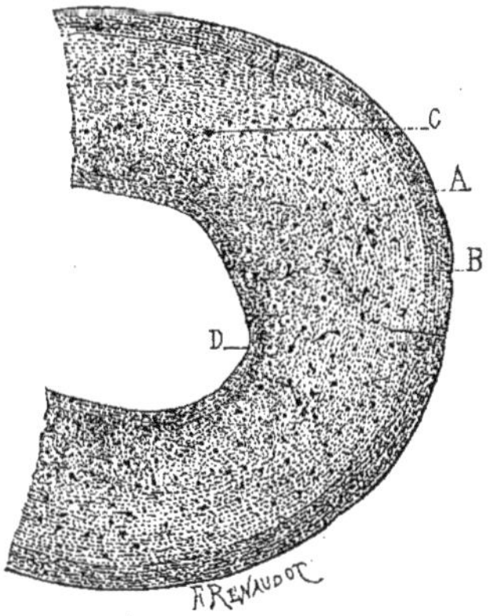

Fig. 168. — Coupe transversale d'une phalange de Dindon, faite après fixation par l'alcool; décalcification par l'acide picrique; durcissement par la gomme et l'alcool. Picrocarminate; examen dans la glycérine picrocarminée (faible grossissement).

A, os périostique secondaire (portion fibro-élastique); — B, zone limitant l'étui fibro-élastique du côté de l'os périostique primitif; — C, os périostique primitif; — D, os médullaire.

Un premier mode de croissance dans ce sens est assuré par l'ascension constante du système de l'encoche au fur et à mesure que l'os croît en longueur. De nouvelles lames ostéofibreuses se forment alors à la périphérie de l'os, mais maintenant aux dépens d'un périoste entièrement développé. C'est-à-dire que ce périoste n'est plus seulement formé de tissu fibreux embryonnaire, dont les éléments, trame connective et cellules fixes, ont à peine acquis leur premier développement qu'ils commencent à subir déjà la transformation osseuse. Au contraire, le périoste est constitué alors par un tissu fibreux adulte qui dessine autour de l'os entier une formation enveloppante : l'*étui fibro-élastique périostal* (fig. 168).

Même chez le fœtus humain dans les dernières périodes de la gestation, cet étui est formé, comme le sera plus tard le périoste adulte, par de puissants faisceaux fibreux et des cellules fixes ordonnées dans leurs intervalles et à leur surface. Ce sont maintenant ces éléments qui doivent se transformer pour déterminer l'accroissement de l'os dans le sens de son épaisseur. On voit alors, sur la ligne de contact du périoste et de l'os formé, apparaître, dans les os coupés perpendiculairement à leur longueur, une zone festonnée. Cette zone est constituée par une bande de faisceaux fibreux qui ont subi la transformation osseuse, et sont devenus des fibres de Sharpey colossales, dont les unes sont déjà englobées dans la formation osseuse avec les cellules qui occupaient leurs intervalles et qui se sont transformées en corpuscules osseux fœtaux, et dont les autres sont seulement engagées dans l'os à demi ou aux trois quarts. Plus en dehors on voit des faisceaux fibreux libres, devenus seulement rigides et osséinisés. Entre ces faisceaux, existent des fibres élastiques satellites (fig. 169) qui sont englobées dans l'os avec eux. Telle est l'origine et la signification morphologique du tissu élastique de la périphérie des os, formation dont j'ai fait connaître l'existence il y a déjà plusieurs années (1874-1875)(1).

Sur la limite du périoste et de l'os périostique secondaire ou d'accroissement ainsi formé, il existe, chez les jeunes sujets, mais chez eux seulement, une couche d'éléments analogues à ceux qui occupent les mailles interceptées par les fibres de Sharpey dans les os du crâne, à la périphérie des points primitifs. C'est la *couche ostéogène* sous-périostique

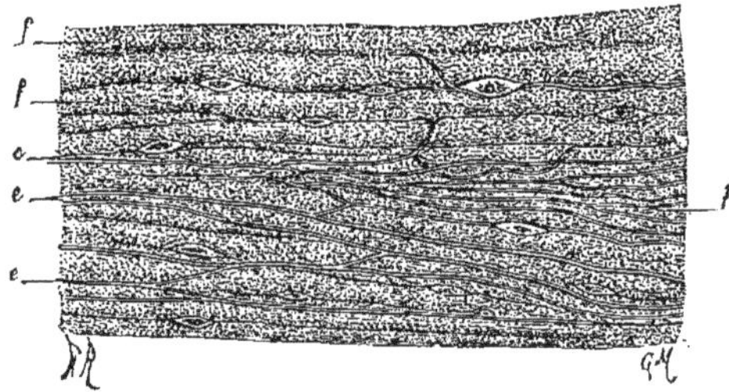

Fig. 169. — Coupe longitudinale d'une phalange de Dindon adulte, montrant les rapports des fibres élastiques *b b*, avec les fibres de Sharpey *a a* et les corpuscules osseux *c* (350 diamètres).

Fixation par l'alcool fort pendant 24 heures ; décalcification par l'acide picrique ; durcissement par la gomme et l'alcool ; coloration au picrocarminate et examen dans la glycérine picrocarminée.

d'Ollier. Elle renferme aussi des myéloplaxes ou cellules à noyaux multiples, comme la moelle périvasculaire du cartilage préossifié dont les travées directrices se résorbent. Ce sont là, comme nous en donnerons la preuve plus tard, des éléments dont la présence est liée au remaniement que subit l'os sur sa ligne marginale, et qu'on rencontre à la fois partout où le tissu osseux se construit, se modifie ou se détruit.

Les fibres de Sharpey qui, parties du périoste, atteignent l'os et s'enfoncent dans son épaisseur, ont une direction tangentielle par rapport à sa surface. Sur les coupes longitudinales, elles apparaissent donc comme une série de denticulations pectinées qui s'étendent du périoste à la marge du tissu osseux. Leur englobement dans la substance osseuse, s'opérant par une série de plans concentriques et de plus en plus extérieurs, dessine donc à la périphérie de l'os un système enveloppant, entièrement formé de grandes fibres de Sharpey. Mais il arrive un moment où les vaisseaux ossificateurs pénètrent cette enve-

(1) J. Renaut. Note sur le tissu élastique des os (*Gazette médic. de Paris*, 1874 ; octobre).

loppe et construisent autour d'eux, dans ses parties les plus internes, des systèmes de Havers. Quand ceux-ci sont formés, les bandes concentriques émanées du périoste répondent à des systèmes intermédiaires, au sein desquels la substance fondamentale est exclusivement formée de fibres de Sharpey de grand diamètre. Quant aux fibres élastiques, elles disparaissent par résorption au fur et à mesure que l'os havérien définitif se développe. De même, sur un os adulte, la limite de l'os périostique secondaire et du périoste proprement dit n'est plus marquée par une bande ostéogène formée d'ostéoblastes émanés de la prolifération

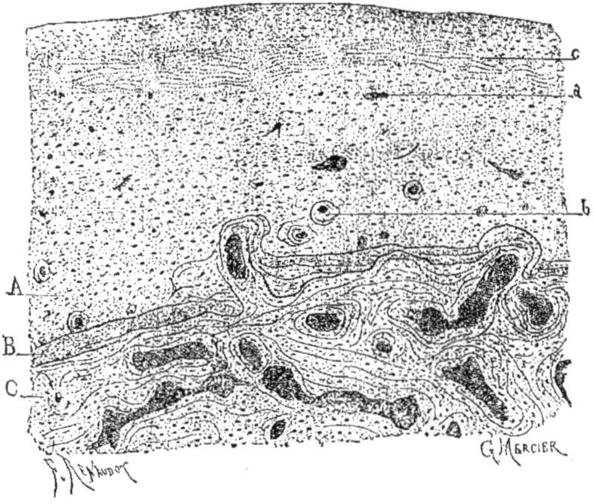

Fig. 170. — Coupe transversale d'un tibia de Poulet, faite après fixation par l'alcool, décalcification par l'acide picrique, durcissement par la gomme et l'alcool. Picrocarminate; examen dans la glycérine picrocarminée (faible grossissement).

A, os périostique secondaire; — B, lame osseuse séparant l'os périostique secondaire de l'os périostique primitif; — C, os périostique primitif provenant du système des fibres arciformes qui aboutit à l'encoche; — *a*, canaux vasculaires creusés dans les intervalles des fibres de Sharpey; — *b*, canaux vasculaires entourés de systèmes de Havers, occupant la région la plus profonde de l'os périostique secondaire.

tion des cellules fixes du tissu fibreux, et de cellules à noyaux multiples. L'os périostique secondaire se continue avec le périoste sans intermédiaire, comme à toute époque ou à peu près dans les os des oiseaux.

Dans les os des oiseaux en effet, où l'ossification par le périoste tient une si large place, la couche ostéogène périostique n'existe pas. Tout autour de l'os périostique primitif, limité extérieurement d'une façon très nette par les lames les plus excentriques du système arciforme, incomplètement fenêtrées par les vaisseaux et dessinant une ligne de contour presque continue, on trouve un étui fibro-élastique à faisceaux tous parallèles, ossifié à la façon d'un tendon et ne possédant pas de canaux de Havers (fig. 170). Dans cet étui, les fibres élastiques forment des rangées régulières, interrompues de distance en distance par le passage des vaisseaux qui marchent entre les fibres de Sharpey simplement écartées comme dans un tendon ossifié. L'os périotique primitif, intérieur à cette formation, renferme seul des systèmes de Havers, d'autant plus complets qu'ils sont plus internes. Enfin, tout à fait en dedans, l'os médullaire constitue un canal de Havers unique et colossal circonscrivant la moelle osseuse. Dans ces trois os, la substance osseuse, même celle des systèmes de Havers, est formée de fibres longitudinales qui diffèrent seulement entre elles par leur diamètre, très grand dans l'os périostique secondaire, moindre dans les systèmes intermédiaires de l'os périostique primitif, extrêmement réduit dans les lamelles des systèmes de Havers et de l'os médullaire. On peut donc dire que dans les os longs des oiseaux, au sein desquels l'os cartilagineux est presque totalement annulé, la substance osseuse fondamentale est entièrement constituée par des fibres de Sharpey noyées dans une formation d'osséine sans avoir pour cela perdu leur individualité (fig. 167).

Ainsi, les os croissent en longueur par le cartilage, en épaisseur par la formation osseuse émanée de l'étui fibro-élastique et qui constitue l'os périostique secondaire. Mais en outre, ils présentent un troisième mode d'accroissement qui modifie leur forme et crée les éminences, les reliefs et les crêtes d'insertion. Ces formations osseuses accessoires se développent au niveau des insertions tendineuses et ligamenteuses, par exemple au point d'attache des tendons des grands muscles ou des ligaments interosseux.

Nous avons vu qu'à leur insertion sur une pièce cartilagineuse, les tendons et les ligaments s'enfoncent dans le cartilage et y pénicillent leurs fibres tandis que le cartilage remonte dans le tendon. Quand la pièce devient osseuse, au point d'insertion de la corde ou de la bande fibreuse, le périoste n'existe pas (Ranvier). Mais le cartilage qui remontait dans le tendon ne s'ossifie pas à la façon d'un os cartilagineux; il se comporte comme celui du voisinage d'une encoche, et fournit les éléments de la couche ostéogène constituée ici comme dans l'épaisseur d'un os du crâne, s'il s'agit d'un fœtus ou d'un jeune sujet. Dans les os plus avancés en âge, le tendon ou le ligament, à son point d'insertion, s'ossifie à la façon de l'étui fibro-élastique. Il envoie dans l'os des fibres de Sharpey formées par des faisceaux fibreux adultes et qui, s'engageant dans son épaisseur, y dessinent un système de fibres perforantes. Ces fibres s'osséinisent, puis se chargent de sels calcaires jusqu'à une certaine hauteur en remontant le long du tendon. Dans leurs intervalles, se développent des cellules osseuses aux dépens des files de cellules cartilagineuses qui s'y poursuivaient, et qui préalablement ont perdu leur capsule et sont redevenues des éléments indifférents. Tandis donc que, sur le très jeune fœtus, l'insertion du tendon d'Achille au calcanéum se marquait par un trou, et celle du ligament interosseux par une gouttière sur le tibia et le péroné, dans ces mêmes os adultes elles se marquent par une éminence osseuse et des crêtes en relief. Ainsi se forment des pièces adventices d'extension qui s'accroissent avec l'âge et modifient parfois profondément la configuration extérieure de l'os. Ce sont là aussi des formations osseuses connectives, des annexes de l'os périostique secondaire ou d'accroissement. Quand elles prennent un certain volume, elles peuvent être elles aussi pénétrées par les vaisseaux ossificateurs et devenir le siège de la formation de systèmes de Havers, dont les fibres de Sharpey nées des faisceaux fibreux du ligament ou du tendon, servent à édifier les systèmes intermédiaires.

§ 3. — PARTICULARITÉS PRÉSENTÉES PAR LE DÉVELOPPEMENT DES OS JUXTA-CARTILAGINEUX.

Les os qui entrent dans la constitution du squelette naso-buccal, c'est-à-dire la plupart des os de la face, diffèrent à la fois chez les mammifères et chez l'Homme, de ceux de la voûte crânienne et de ceux des membres et du tronc par un caractère essentiel de développement. Comme les premiers, ils s'édifient exclusivement aux dépens du tissu connectif, sans aucune participation du cartilage à l'ossification. Comme les seconds cependant, ils ont pour précurseur un système de pièces cartilagineuses : le squelette facial temporaire, formé par la cloison, prolongement du *rostrum* du sphénoïde, la voûte cartilagineuse et les cartilages latéraux des fosses nasales, prolongements de l'ethmoïde cartilagineux, enfin la cartilage de Meckel ou arc mandibulaire primordial. Mais ici, le cartilage n'est pas divisé en une série de pièces présentant chacune la forme générale d'un os futur; il est continu et, de distance en distance il fournit simplement à chaque os une *surface dirigeante* sur laquelle s'appuie la première ligne d'ossification, rudiment de l'os tout entier. Cette surface dirigeante n'est autre que la couche la plus excentrique du périchondre, c'est-à-dire celle qui confine au tissu conjonctif sous-cutané ou sous-muqueux.

La première ligne d'ossification s'établit ainsi à distance du cartilage dont elle est séparée par le périchondre; elle est *juxta-cartilagineuse* au lieu d'être au contact direct du tissu cartilagineux comme la croûte périchondrale de la diaphyse d'un os long. Cette ligne une fois formée, le développement de l'os se poursuit au-dessus d'elle, et la manière dont l'ossification se dirige, à partir de ce moment, détermine seule la forme de l'os auquel le cartilage n'a ainsi fourni qu'un appui : après quoi il se détruit ou subsiste comme cartilage (1).

Le squelette cartilagineux des fosses nasales est, chez un fœtus humain de huit à dix semaines, formé par une pièce d'une seule coulée

(1) KŒLLIKER appelle ces os, « os de revêtement du squelette cartilagineux de la face » (*Embryologie*, trad. française, p. 487).

présentant sur les coupes frontales la figure d'une arcade séparée en deux arches secondaires par la cloison. A l'extrémité libre de cette dernière, mais ne se continuant pas avec elle, on voit de chaque côté les capsules cartilagineuses de l'organe de Jacobson dont la section figure deux croissants à concavité supéro-interne. L'arc maxillaire inférieur est soutenu par les cartilages de Meckel fusionnés à leur extrémité antérieure. Au voisinage de cette extrémité, de chaque côté du cartilage de Meckel et à son contact, mais séparés cependant de lui par une enveloppe périchondrale distincte, se développent un peu plus tard les deux cartilages de la symphyse.

La portion horizontale ou mandibulaire du maxillaire inférieur se développe le long du cartilage de Meckel et en dehors de lui. Entre le cartilage et les germes dentaires, les premiers rudiments de l'os apparaissent au sein du tissu connectif dans une nappe de ce tissu exactement déterminée dans sa forme, et prenant son appui sur la face externe de l'enveloppe périchondrale de l'arc cartilagineux. Sur les coupes frontales (1) on voit le cartilage de Meckel, unique et médian un peu en arrière de la symphyse, présenter la figure d'un cœur de carte à jouer à sommet supérieur. Il est environné d'un périchondre, épais surtout au-dessus et au-dessous de lui. Latéralement, entre ce périchondre et les germes dentaires, on voit apparaître au sein du tissu connectif une zone disposée de chaque côté du cartilage à la façon d'une aile ou d'un croissant. Ce croissant embrasse à distance le germe dentaire par sa concavité; par sa convexité il se confond avec le périchondre du cartilage de Meckel, ou des noyaux cartilagineux de la symphyse quand la coupe frontale passe par ces derniers. En réalité, le croissant répond à une demi-gouttière appuyée sur le cartilage de Meckel et ouverte du côté de la ligne générale des germes dentaires. Cette gouttière est formée de tissu fibreux embryonnaire dont les faisceaux se dirigent parallèlement à la marche de l'arc maxillaire, c'est-à-dire aussi parallèlement à la face externe du cartilage de Meckel.

Au sein du tissu fibreux, disposé de la sorte en une lame ostéogène comparable à celle de la voûte crânienne, on voit se former, par la multiplication des cellules fixes du tissu connectif modelé, des traînées, puis des îlots de gros éléments cellulaires ayant tous les caractères des ostéoblastes. A ce moment, c'est à peine si les vaisseaux embryonnaires ossificateurs ont commencé à bourgeonner à la périphérie de la gouttière fibreuse; cependant son centre a pris déjà la disposition alvéolaire, les faisceaux fibreux embryonnaires grêles s'étant écartés de place en place pour loger les gros ostéoblastes néoformés. Il est de la sorte facile de se convaincre que les ostéoblastes ne sont pas tous amenés

(1) Préparation : Durcissement au bichromate d'ammoniaque à 2 p. 100, coupes successives d'arrière en avant, faites sans décalcification préalable; coloration à l'éosine hématoxylique très faible; montage dans le baume.

dans la lame ostéogène par les vaisseaux de l'ossification. Ils prennent naissance il est vrai *en présence*, mais aussi dans certains cas *à distance* de ces derniers, dans le tissu connectif préexistant dont on voit les cellules fixes montrer des signes d'activité formative. A partir d'un certain stade, variable chez les divers mammifères, la préossification commence par l'osséinisation des faisceaux fibreux qui sont interposés aux divers groupes d'ostéoblastes. Sur les coupes parallèles à la direction de l'arc maxillaire, on voit ces faisceaux, osséinisés et transformés en

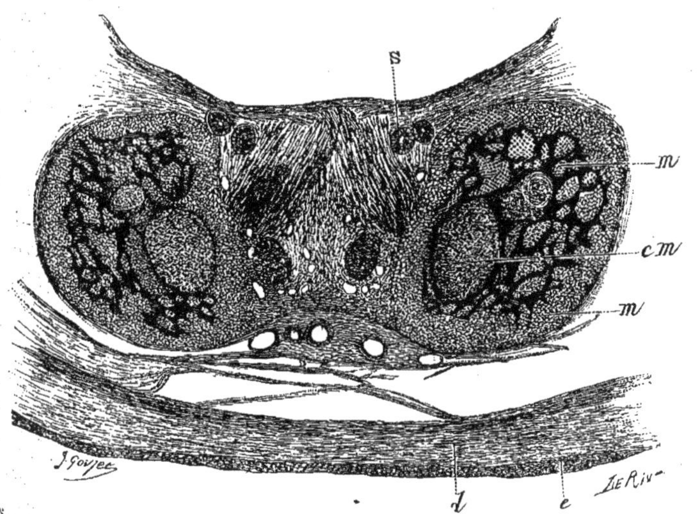

Fig. 171. — Coupe frontale de la mâchoire inférieure d'un embryon de Rat (fixation par le liquide de Müller; gomme, alcool. Coloration par l'éosine-hématoxylique. Conservation dans le baume du Canada). Faible grossissement.

cm, cartilage de Meckel ; — *m*, *m*, l'os maxillaire inférieur dont les travées de préossification, formées exclusivement encore de fibres de Sharpey, n'ont pas été décalcifiées et ont été colorées par l'hématoxyline du réactif en violet foncé. Elles forment une dentelle à larges mailles ; — *d*, derme cutané de la région sus-hyoïdienne ; — *e*, ectoderme tégumentaire ; — S, coupe des canaux salivaires.

fibres de Sharpey, former un système de traînées limitant des alvéoles allongés remplis d'ostéoblastes. Sur les coupes frontales (fig. 171), les alvéoles précités sont sectionnés en travers, et la ligne d'ossification primitive apparait comme formée de petits cercles arrondis, enserrant chacun un amas d'ostéoblastes pressés les uns contre les autres. Ces cercles sont tangents entre eux de façon à constituer par leur ensemble un système alvéolaire.

Bientôt, la ligne d'ossification envahit peu à peu le périchondre du cartilage de Meckel; et, immédiatement en arrière du cartilage de la symphyse, elle s'appuie en fin de compte sur le cartilage en prenant à l'égard de ce dernier la disposition d'une croûte osseuse périchondrale.

Mais ici le processus est absolument inverse de celui qu'on observe dans les os chondro-fibreux. La croûte périchondrale est une formation secondaire, résultant de l'envahissement du périchondre de dehors en dedans, et non plus une formation initiale de sa surface adjacente au cartilage. En même temps, le long du sac dentaire, une ligne nette d'ossification se dessine sous forme d'une bande continue. Elle limite la formation osseuse à la façon de la lame ostéofibreuse homogène qui constitue les deux tables limitant les os de la voûte crânienne des embryons de Mouton du côté du péricrâne et de la dure-mère.

Les vaisseaux ossificateurs vont maintenant attaquer ce système de travées directrices osseuses, formées par des fibres de Sharpey englobant déjà quelques ostéoblastes et circonscrivant des alvéoles pleins de ces mêmes éléments. Ils pénètrent de toutes parts, mais principalement par les parties supérieure et inférieure, contournant le cartilage de Meckel et ouvrant les alvéoles dont ils occupent ensuite la portion centrale. On voit alors se passer le même phénomène que dans les os du crâne. Les vaisseaux amènent avec eux le tissu connectif muqueux; ce tissu se développe autour d'eux, et les ostéoblastes disparaissent devant lui pour lui laisser prendre place. Dans un alvéole récemment pénétré par les vaisseaux de l'ossification, et coupé en travers, le capillaire sanguin occupe le centre, entouré seulement de quelques cellules conjonctives et de globules blancs émigrés par diapédèse. Entre la travée directrice osseuse et ce vaisseau, l'on voit une ou deux rangées d'ostéoblastes. Cette disposition existe constamment sur la marge de l'os, c'est-à-dire dans les parties le plus récemment formées; mais plus au centre on voit autour des capillaires sanguins de larges bandes de tissu muqueux et, le long des travées osseuses, des lignes interrompues d'ostéoblastes. Sur de larges surfaces, ces derniers sont réduits à des cellules plates, appliquées sur la travée, ou même ils ont disparu. En même temps la marche des vaisseaux modifie l'aspect alvéolaire primitif. Les bourgeons sanguins érodent et coupent les travées. On voit alors sur les bords sectionnés de ces dernières apparaître de grandes cellules à noyaux multiples ou myéloplaxes, dont le rôle consiste à achever de les résorber. Du moins cette hypothèse paraît la plus probable, car elles sont disposées par rapport aux travées comme on les voit dans une ostéite raréfiante. Au bout de peu de temps, de la sorte, on ne trouve plus dans la formation osseuse d'alvéoles arrondis qu'à la périphérie, où l'accroissement se poursuit d'une manière active. Au centre, le système des travées osseuses directrices est formé de bandes entées les unes sur les autres à la façon de la charpente d'une éponge; et entre ces bandes circulent les vaisseaux ossificateurs marchant dans tous les sens.

Sur les fœtus un peu plus avancés en âge, dans ce tissu caverneux, sorte de dentelle osseuse qui constitue une préossification véritable puisqu'elle va servir de guide à l'ossification havérienne, les ostéoblastes, au lieu de n'exister que par places, se montrent de nouveau à la surface des travées et se disposent en rangées absolument régulières et continues. C'est là même qu'il convient de les observer et d'étudier le rôle qu'ils jouent dans l'ossification, car le maxillaire se prête mieux que toute autre formation ostéo-fibreuse à ce point d'analyse histologique (fig. 172). Les espaces intertrabéculaires sont en effet

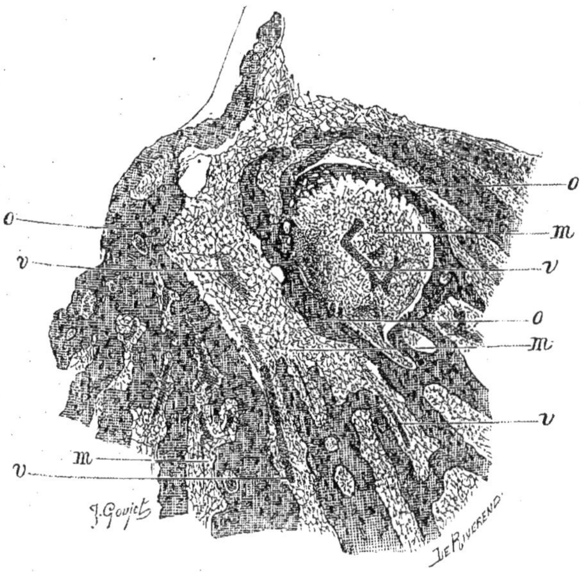

Fig. 172. — Coupe transversale du maxillaire inférieur d'un embryon humain de 11 centimètres. — Fixation par l'alcool fort; décalcification par l'acide picrique; durcissement par la gomme et l'alcool. — Coloration avec la solution aqueuse d'éosine à 1 p. 100. — Conservation dans la glycérine salée faiblement éosinée.

o, o, o, travées directrices osseuses, formées exclusivement de fibres de Sharpey ; — *m, m, m*, espaces intertrabéculaires occupés par de la moelle muqueuse ; — *v, v, v*, vaisseaux sanguins ossificateurs, qui à ce stade de la préossification, occupent le milieu des espaces médullaires, et sont séparés des travées directrices osseuses par une épaisseur considérable de moelle muqueuse. Les ostéoblastes forment, à distance des vaisseaux, une rangée continue à la surface des travées. (40 diam.).

énormes, et les travées osseuses directrices présentent tous les degrés de développement depuis leur naissance à la périphérie, dans les zones d'extension de l'os, jusqu'au centre de ce dernier où l'ossification havérienne ou périvasculaire a déjà commencé. Sur les os décalcifiés, puis colorés à l'éosine faible, les travées directrices de la marge sont incolores et montrent, dans les coupes frontales, la section des fibres de Sharpey dans l'intervalle desquelles sont inclus de gros ostéoblastes commençant à présenter les caractères de corpuscules osseux fœtaux.

Ces corpuscules ont des expansions, en forme de traînées indivises ou rameuses, qui contournent les fibres de Sharpey incomplètement noyées dans l'osséine, et vont rejoindre leurs similaires émanés de corpuscules fœtaux semblables ou de la rangée d'ostéoblastes non encore inclus. Au fur et à mesure qu'on s'avance vers le centre de l'os, la substance fondamentale interposée entre ces corpuscules osseux fœtaux prend son accroissement, et les corpuscules ont un volume réduit au centre de la travée. Ce sont alors des cellules anguleuses, à prolongements anastomotiques rares et grêles, et qui poussent par la marge de leur corps protoplasmique de petites excroissances qui commencent à s'engager dans des canalicules osseux.

Sur le bord des travées, on voit ces canalicules propres en voie de formation. Leur direction est perpendiculaire à la direction générale de la travée, et ils sont remplis par des prolongements protoplasmiques en forme de cils qui partent des ostéoblastes disposés en couche de revêtement. Ces cils filent droit ou se branchent, et vont rejoindre les expansions des corpuscules osseux fœtaux déjà inclus, plus volumineux que ceux du centre de la travée qui ont subi une sorte de dessiccation de leur protoplasma et deviennent progressivement tout à fait semblables aux cellules fixes des os adultes : à cela près que chez aucun fœtus on ne peut démontrer l'existence, à leur périphérie, du réseau de canalicules propres arborisés, que l'imprégnation de bleu d'aniline ou la coloration par la pyrosine et le traitement ultérieur par l'acide formique mettent en évidence dans le tissu osseux adulte, comme on le verra un peu plus loin.

La manière dont la gouttière osseuse alvéolaire se complète et prend sa configuration définitive ne saurait nous occuper ici ; c'est là en effet un point de développement qui ressortit à l'anatomie descriptive. Mais que devient le cartilage de Meckel, cette sorte de guide latéral de l'ossification extérieur à l'os ? S'ossifie-t-il, sinon dans toute son étendue du moins dans quelques-unes de ses parties, comme l'ont soutenu Stieda (1), ensuite Masquelin (2) et en dernier lieu Kœlliker (3) ? S'atrophie-t-il purement et simplement comme l'ont admis au contraire la majorité des histologistes, et parmi eux Semmer (4), Robin et Magitot (5),

(1) Stieda. Ungleichmässiger Wachsthum als formbildender Princip des Knochen (*Arch. für micr. Anatomie*, Bd XII).

(2) H. Masquelin. Recherches sur le développement du maxillaire inférieur (*Bullet. de l'Acad. de Belgique*, 2e série, t. XLV, n° 4 ; avril 1878, p. 43 du tirage à part).

(3) Kœlliker. *Embryologie*, trad. française, p. 486.

(4) Semmer. Untersuchungen über die Entwickelung des Meckelschen Knorpels und seiner Nachtbargebilder ; 1872.

(5) Robin et Magitot. Mémoire sur un organe transitoire de la vie fœtale, désigné sous le nom de cartilage de Meckel (*Annales des sciences naturelles*, t. XVIII).

GEGENBAUR (1), STRELZOFF (2) est enfin BROCK (3)? C'est là une question très contestée et qu'il m'a paru intéressant d'élucider.

J'ai étudié ce point particulier sur le fœtus humain et dans l'embryon de Rat; et j'ai pu constater qu'à sa partie antérieure, située immédiatement derrière la symphyse, là où il est encore unique et médian, et aussi plus en dehors, sur les points où il existe un cartilage de MECKEL pour chaque branche du maxillaire, ce cartilage subit une série de modifications qui aboutissent à sa complète destruction. Situé en dedans et en arrière de chaque arc osseux maxillaire, il fournit à l'os en voie de formation un point d'appui. Dans sa moitié antérieure, adjacente à l'os, il est revêtu d'une croûte osseuse périchondrale et subit ensuite la calcification à la façon d'un cartilage qui va s'ossifier. Cette calcification s'opère exclusivement dans la concavité de l'arc embrassé en dehors par la croûte périchondrale. Bientôt les vaisseaux, partis de l'os, bourgeonnent contre cette croûte, végètent vers le cartilage de MECKEL et l'attaquent par sa face externe. Puis ils pénètrent dans le cartilage calcifié et le médullisent. La calcification recule alors vers le centre du cartilage et, en avant d'elle, il se forme une bande sériée dont les groupes isogéniques axiaux sont horizontaux. Il semble donc que le cartilage aille s'ossifier; car les vaisseaux, attaquant le cartilage calcifié, y découpent des travées directrices. Mais les bourgeons vasculaires ne forment là rien autre chose qu'une ligne d'érosion; et cette ligne atteint le bord opposé du cartilage, c'est-à-dire le médullise tout entier, sans qu'une seule lamelle osseuse se soit déposée sur les travées directrices, Celles-ci restent ainsi nues, et la moelle périvasculaire les fractionne et les résorbe comme dans un canal médullaire primitif creusé dans un modèle cartilagineux. Quand cette médullisation est opérée, tout le cartilage est épuisé, et la ligne d'érosion partie du bord externe couvert par la croûte chondrale a traversé le cartilage bord pour bord et est venue buter contre le périchondre de la face interne. Il suit de là que la pièce entière subit un sort analogue à celui de la diaphyse cartilagineuse d'un os d'oiseau. Elle donne simplement naissance à une cavité remplie par la moelle et les vaisseaux sans jamais produire aucune ossification par le cartilage. Le même processus se poursuit tout le long du cartilage de MECKEL, jusqu'au point où il abandonne l'os pour se continuer sous la forme de ligament stylo-maxillaire.

Du reste, sauf au niveau du condyle et de l'apophyse coronoïde, pièces qui n'appartiennent pas en propre à la mandibule et représentent morphologiquement un os distinct, le maxillaire inférieur ne présente nulle

(1) GEGENBAUR. Grundriss der vergleicheuden Anatomie; 1878.
(2) STRELZOFF. Ueber die Histogenese des Knochens (*Travaux de l'institut pathologique de Zurich*).
(3) BROCK. Ueber die Entwickelung des Unterkiefers der Säugethiere (*Zeitschrift f. wissensch. Zoologie*, Bd LXVII).

part de points cartilagineux. Ceux que Masquelin a indiqués sur le rebord alvéolaire, répondent simplement à des portions de la lame ostéogène qui ont pris un aspect comparable au cartilage, comme on l'observe au niveau des lames ostéo-fibreuses homogènes des os de la voûte crânienne. Mais entre les gros éléments cellulaires qui simulent grossièrement des cellules cartilagineuses, la substance fondamentale est formée de fibres de Sharpey. Cette substance fondamentale ne se colore pas en bleu caractéristique par l'hématoxyline, ni par le bleu d'aniline ou de quinoléine. Et le seul fait d'avoir constaté la transformation de ces éléments cellulaires, soi-disant cartilagineux, en corpuscules osseux fœtaux, montre bien qu'il ne s'agit nullement ici de cartilage : puisqu'il est actuellement démontré que le cartilage n'est jamais apte à subir, à la façon du tissu fibreux, l'ossification directe ou métaplastique. Pour ces raisons, je ne saurais donc adopter l'opinion que Masquelin a défendue dans son consciencieux travail.

Les autres os juxta-cartilagineux de la face, c'est-à-dire les os propres du nez, les cornets supérieurs qui sont des os de recouvrement des cartilages latéraux, les cornets inférieurs et les palatins, qui sont des *os muqueux* en ce sens qu'ils se développent entre le cartilage alaire et la membrane de Schneider (1), enfin le vomer, les intermaxillaires et l'apophyse palatine du maxillaire supérieur, se développent d'une manière tout à fait analogue au maxillaire inférieur. Seulement, les cartilages qui leur servent d'appui ne se détruisent pas tous à la façon de celui de Meckel. Il en est qui subsistent soit en partie, soit dans leur entier : ce sont, d'après Kölliker, les cartilages latéraux dans leur portion inférieure, le cartilage de la cloison que le vomer reçoit comme dans une rainure, et les deux cartilages de Jacobson. D'autres se détruisent au contraire à la manière du cartilage de Meckel ; ce sont les cartilages des sinus maxillaires et frontaux, et une partie de ceux des cornets. De cette manière, le squelette cartilagineux primitif de la face est réduit à des rudiments disposés en pièces séparées, tandis qu'à l'origine il formait un tout continu, et comme développé d'une seule coulée, suivant l'expression exacte et pittoresque de Kölliker (1).

(1) Kölliker. *Embryologie* (traduction française de P. Schneider, p. 480, fig. 287).

SECTION TROISIÈME

ÉTUDE DU TISSU OSSEUX ET DE L'OS ADULTES.

Considérons un os long de l'Homme ou d'un mammifère adultes, tel que le fémur par exemple. Cet os est un organe complexe résultant de la réunion dans un même objet de quatre formations distinctes. 1° La *formation osseuse*, constituée par du tissu osseux proprement dit et qui donne son caractère propre à la pièce du squelette; 2° la *formation périostique*, constituée par du tissu conjonctif modelé sous la forme fibreuse et qui entoure l'os latéralement; 3° la *formation médullaire* ou moelle osseuse, qui en occupe l'axe; 4° enfin la formation *cartilagineuse articulaire* ou cartilage d'encroûtement. Cette dernière appartient surtout aux articulations à la constitution desquelles l'os prend part à ses deux extrémités, et doit être étudiée avec elles. Nous ne nous occuperons donc ici que des trois premières, et nous décrirons successivement : le *tissu osseux*, le *périoste* et la *moelle osseuse*, tissus qui appartiennent seuls en propre aux os, puisque certains d'entre eux, tels ceux de la voûte du crâne et bon nombre de ceux de la face, ne possèdent pas de cartilages d'encroûtement.

§ 1. — TISSU OSSEUX.

Je vais prendre pour type de ma description le tissu compact de la diaphyse des os longs, par la seule raison que, sur ce point, la disposition des parties qui entrent dans la constitution du tissu osseux offre une régularité plus grande que partout ailleurs. Si sur un métacarpien de l'Homme adulte, convenablement préparé à l'état sec, on pratique une coupe transversale du milieu de la diaphyse, et qu'on l'examine montée dans le baume du Canada sec, fondu et ensuite rapidement refroidi sur une table de marbre, tous les corpuscules propres de l'os apparaissent en noir parce qu'ils sont remplis d'air; les lamelles osseuses sont nettement dessinées par des lignes minces; et les canaux de Havers, qui renfermaient les vaisseaux sanguins sur l'os frais, sont indiqués par des cercles arrondis où elliptiques, comme découpés à l'emporte-pièce dans la lame osseuse, parce qu'ils sont tous ou presque tous sectionnés perpendiculairement à leur direction axiale.

Sur une coupe parallèle à la longueur de l'os, en effet, on voit ces canaux de diamètre variable, cylindriques mais présentant de distance en distance des élargissements ampullaires sur lesquels avait déjà insisté Havers (1), s'ouvrir latéralement sur les faces périostique ou médullaire de l'os et, dans son intérieur, former un réseau de mailles allongées dans le sens de l'axe de la diaphyse. Ces mailles sont interceptées par des anastomoses que les canaux de Havers s'envoient latéralement les uns aux autres et sous des angles variés ; elles prennent de cette manière une figure trapézoïde ou losangique.

Systèmes de Havers. — Revenons maintenant à la coupe transversale d'un os long. Elle a la figure d'un disque arrondi, évidé à son centre, répondant au canal médullaire. Tout autour de ce canal existe une bande plus ou moins épaisse, formée de lamelles continues, c'est-à-dire dont chacune décrit une courbe fermée parallèle au contour du canal. C'est le système périmédullaire ou *os médullaire*, représentant, autour de la moelle centrale, un système de Havers unique et géant. De même, les couches externes de l'anneau osseux sont formées de lamelles concentriques disposées en système enveloppant ; mais ces lamelles ne sont pas continues, elles sont imbriquées à la façon d'arcs de cercle de grand rayon entés les uns sur les autres suivant des angles très aigus. Cette formation lamelleuse enveloppante périphérique répond à l'*os périostique secondaire* ou d'accroissement. Entre elle et le système périmédullaire, on voit la substance osseuse semée de *systèmes de Havers* coupés transversalement, et figurant par suite des cercles ou des ellipses formés chacun d'une série de lamelles concentriques ordonnées autour d'un canal vasculaire de Havers. Dans les intervalles de ces systèmes, qui ne peuvent se toucher qu'à la façon des courbes fermées, c'est-à-dire en laissant des aires intercalaires à leurs points de contact, le vide est comblé par du tissu osseux dont les lamelles ne sont ordonnées concentriquement à aucun vaisseau : ce sont les *systèmes intermédiaires*.

Au voisinage de la surface extérieure de l'os, les systèmes intermédiaires sont constitués par les couches les plus internes de la formation lamelleuse périphérique, c'est-à-dire par des portions de l'os périostique d'accroissement que les systèmes de Havers les plus excentriques ont dissociées et écartées pour prendre place. Dans ces *systèmes intermédiaires périostiques*, on voit les lamelles se courber en arcs sur le plein des systèmes de Havers, puis reprendre une ordonnance générale parallèle dans leurs intervalles.

Plus en dedans, la constitution des systèmes intermédiaires est tout

(1) Havers, New observations of the bones and parts belonging to them, 1691.

autre. Les lamelles parallèles les unes aux autres qui les forment (1), sont courbées en arcs de cercle de rayon beaucoup plus grand que celui des systèmes de Havers dont elles occupent les intervalles. Ce sont là

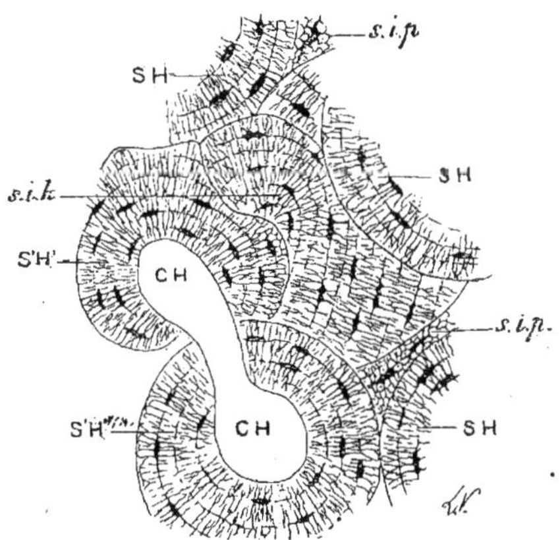

Fig. 173. — Systèmes intermédiaires. — Coupe transversale de la diaphyse du fémur de l'Homme, imprégnation par le bleu d'aniline soluble; baume du Canada.

SH, SH, SH, systèmes de Havers périvasculaires complets; — S'H', S'H', système de Havers développé autour d'un canal de Havers, CH, CH, qui s'incurve.
sip, sip, Systèmes intermédiaires périostiques; — *sih*, système intermédiaire havérien, formé de lamelles concentriques à un canal de Havers qui a disparu (Obj. 5, oculaire de Reichert, chambre claire; — la figure a été ensuite réduite d'un tiers).

évidemment des fragments de systèmes de Havers préexistants primitivement ordonnés concentriquement à un centre commun qui a disparu; et l'on peut reconnaître sur certains points qu'il s'agit, en réalité, de systèmes de Havers remaniés par une nouvelle végétation vasculaire, ostéo-formative à son pourtour. En effet, on voit sur certains

(1) Pour bien voir les systèmes intermédiaires, il faut employer plusieurs méthodes. Si l'on observe une coupe en travers d'un os dont les corpuscules osseux et les canalicules propres ont été imprégnés de bleu d'aniline (voy. p. 486, note 2), on voit très bien la forme des corpuscules étoilés et la disposition des canalicules propres qui partent de chacun d'eux pour s'anastomoser les uns avec les autres. On reconnaît d'emblée la différence existant entre les corpuscules et les canalicules osseux des systèmes de Havers, et ceux des systèmes intermédiaires périostiques. Les corpuscules des systèmes intermédiaires périostiques sont beaucoup plus gros que ceux des systèmes de Havers, et les canalicules osseux qui en partent dessinent constamment entre eux des *anastomoses curvilignes* (fig. 173, *s.i.p*, *s.i.p*).

Cette disposition est due à ce que les canalicules contournent, sans jamais les traverser, les fibres de Sharpey entrant dans la constitution de la substance fondamentale de l'os périostique. Au contraire, les canalicules propres partis des corpuscules osseux des systèmes de Havers ou des systèmes intermédiaires havériens s'anastomosent sans règle, et sans que leur marche soit influencée par les lamelles concentriques alternativement homogènes et striées.

points deux systèmes de Havers chevaucher l'un sur l'autre ; un seul des deux est complet, et semble avoir érodé le second, pour prendre place, jusqu'au milieu du canal de Havers dont le contour n'est plus circulaire, mais offre la forme d'une arcade appuyée sur la lamelle la plus périphérique du système érodant. Ailleurs le canal de Havers est effacé, et le système érodé coiffe le système érodant comme le ferait une calotte. Sur d'autres points enfin, les systèmes intermédiaires à un groupe de systèmes de Havers complets appartiennent manifestement à un seul et même ensemble de lames concentriques, si l'on réunit par la pensée leurs lamelles interrompues. De semblables systèmes méritent donc d'être distingués sous le nom de *systèmes intermédiaires havériens* (fig. 173).

Si au lieu de passer par le milieu de la diaphyse, la coupe transversale est pratiquée au voisinage d'une des extrémités de l'os, dans toute la région qui répond à l'os cartilagineux les systèmes intermédiaires sont formés d'une autre façon : ou bien ils se réduisent à la coupe d'une travée cartilagineuse directrice, ou bien ils sont constitués par des systèmes intermédiaires havériens, enveloppant une travée directrice calcifiée. Ce sont là les *systèmes intermédiaires cartilagineux*, répondant à la formation osseuse issue du cartilage de conjugaison. Les systèmes intermédiaires comprennent comme on le voit deux variétés : la première répond à la disposition de l'os cartilagineux telle qu'elle est établie par l'ossification initiale; la seconde indique que cet os, une fois formé, a subi un remaniement analogue à celui qui détermine l'apparition des systèmes intermédiaires havériens.

L'étude analytique du tissu osseux peut donc se réduire : 1° à celle d'un système de Havers qui représente l'os élémentaire définitif, étude qui donne la clef de la constitution du tissu osseux dans le sens général; et 2° à celle des systèmes intermédiaires du type (A) *Périostique*, (B) *Havérien*, (C) *Cartilagineux*. Cette dernière étude est intimement liée, comme on le verra plus loin, à celle de l'évolution de l'os à partir de l'apparition de ses premiers systèmes de Havers, jusques et au delà du moment où il a pris sa constitution définitive chez l'adulte.

Étude des systèmes de Havers. — A moins qu'ils n'aient un très grand diamètre, les canaux de Havers de la substance compacte des os adultes ne renferment qu'un seul vaisseau autour duquel s'ordonne le système de Havers. Ce vaisseau est dépourvu de couche musculaire. Ou bien il remplit le canal tout entier, ou bien il en est séparé par une bande de tissu connectif lâche très fin, conservant les caractères embryonnaires. La bande connective est limitée constamment, du côté du tissu osseux, par une ligne de cellules aplaties, mais dont le protoplasma reste toujours granuleux. Cette ligne répond à la dernière couche d'ostéoblastes, dont les éléments cellulaires se sont atrophiés dès que le mouvement ostéo-formatif s'est arrêté. Lorsque, sur une coupe transversale de la diaphyse d'un os long décalcifié, l'on a chassé des canaux de Havers les capillaires qui les occupent en traitant la préparation au pinceau, l'on voit ordinairement ces cellules plates rester accolées à la surface de la lamelle la plus interne du système et former corps avec elle, comme si elles lui étaient unies par un ciment.

En dehors de la ligne des ostéoblastes atrophiés, se montrent les lamelles osseuses concentriques. Ces lamelles sont, dans les divers systèmes de Havers, plus ou moins nombreuses et décrivent des courbes parallèles à la façon d'anneaux emboîtés les uns dans les autres. Cependant, à mesure qu'on s'éloigne du centre, on voit certaines d'entre elles présenter une épaisseur plus grande sur l'un des côtés du système, et dessiner dans ce sens un ventre ou un plein. Ordinairement, cette disposition se remarque sur une série de lamelles dont les pleins se superposent. Puis le lieu des pleins varie un peu plus loin ; de telle sorte que l'ensemble du système paraît formé par des cercles et des croissants fermés concentriques d'une manière générale, mais se succédant de dedans en dehors par séries. Il résulte de là que beaucoup de systèmes de Havers commandés par un canal vasculaire arrondi, prennent en fin de compte une configuration elliptique ou même lobée, et aussi que souvent le canal vasculaire n'occupe pas exactement le centre du système.

Examinées dans une coupe transversale d'os sec (1) montée dans le baume du Canada également sec et fondu sur la lampe, les lamelles osseuses se montrent alternativement homogènes et striées dans le sens des rayons du système auquel elles appartiennent. Les *lamelles homogènes*, plus larges, paraissent brillantes quand on élève l'objectif au delà du point, obscures quand on le rapproche. Les *lamelles striées*, ordinairement plus minces, se comportent d'une manière exactement inverse (fig. 174). Leur striation est due à ce qu'elles sont formées de deux substances, dont l'une ne possède pas la même réfringence que celle des lamelles homogènes, et dont l'autre a précisément une réfringence identique à celle de ces dernières, ou plutôt en est le prolongement en forme de pont minuscule. Ce pont va rejoindre la lamelle homogène la plus voisine au travers d'une lamelle intermédiaire non isoréfringente, et qui acquiert de la sorte un aspect strié. Comme cet aspect existe aussi bien sur les coupes longitudinales de l'os que sur les transversales, RANVIER (2) conclut qu'il s'agit bien là de ponticules rendant toutes les lamelles homogènes solidaires entre elles dans un même système, et non point de la coupe de lames osseuses alternativement annulaires et longitudinales. Ces ponts donnent aux systèmes de lamelles l'apparence d'une étoffe tissée. Examinées à la lumière polarisée, sous un très fort grossissement, les lamelles homogènes

(1) PRÉPARATION, p. 481.
(2) *Traité technique*, p. 260-262, 2e édition.

m'ont paru anisotropes ou biréfringentes, tandis que les lamelles striées ne rétablissaient pas la lumière quand les nicols étaient croisés et le champ de la préparation rendu obscur. Ces lamelles sont donc monoréfringentes, et l'on reconnaît de la sorte simplement que la substance osseuse des lamelles homogènes et des lamelles striées se trouve dans un état d'orientation moléculaire différent: C'est-à-dire que

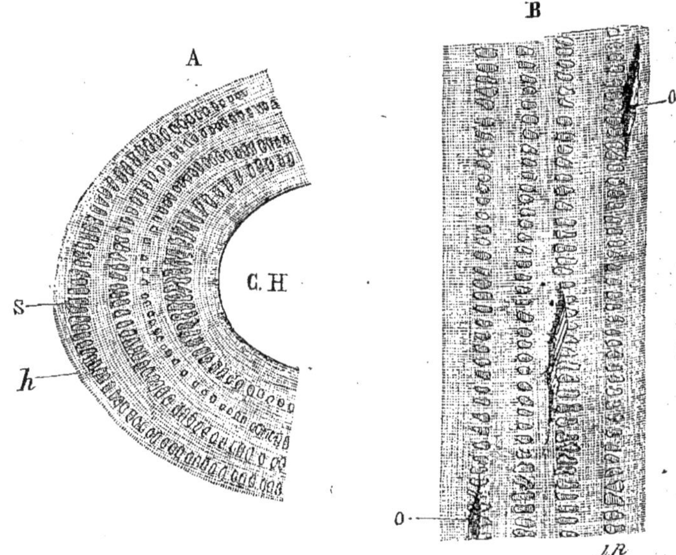

Fig. 174. — Coupes de la diaphyse du fémur de l'Homme, faites sur l'os sec et montées dans le baume du Canada sec, maintenu fondu jusqu'à sa complète pénétration dans les canalicules primitifs.

A. Coupe transversale d'un système de Havers. — CH, canal de Havers; — S, lamelles striées; — *h*, lamelles homogènes.

B. Coupe longitudinale d'un système de Havers. — O, O, corpuscule osseux (550 diam. projection à la chambre claire sur la table de travail).

la constitution physique de cette substance varie de lamelle en lamelle, tout en restant identique pour toutes les lamelles paires et pour toutes les lamelles impaires.

Sharpey (1) est allé plus loin, et a complètement assimilé la texture de la substance osseuse à celle d'une étoffe tissée; car il considère cette substance comme formée de fibres entre-croisées à la façon de la chaîne et de la trame d'une toile. Plus récemment, von Ebner (2) a

(1) *Quain's Anatomy*, 1867, vol. I, p. 98, fig. 45 (Décalcification des os par l'acide chlorhydrique).

(2) Von Ebner, Ueber den feineren Bau des Knochengewebes (*Sitzungberichte d. k. Akad. d. Wissensch.* 1875).

soutenu la même opinion à la suite de ses observations faites sur des os fixés dans leur forme par l'acide osmique, puis ensuite soumis à la décalcification. Comme d'autre part il est certain que la substance osseuse est bien formée de fibres tant dans l'os périostique primitif que dans celui d'accroissement, on comprend l'importance extrême de la conception de Sharpey. Si en effet, cette conception est exacte dans sa généralité, c'est-à-dire, si les lamelles osseuses de l'os havérien sont aussi bien formées de fibres que celles de l'os périostique, le processus ostéo-formatif devient le même dans tous les cas, et dans tous les cas aussi l'os est le résultat d'une adaptation particulière du tissu connectif modelé. Mais il est à peu près impossible de résoudre le problème ainsi posé par l'examen de la substance propre des systèmes de Havers des os adultes. Pour cette raison, je dois en rejeter la discussion un peu plus loin.

La communication de toutes les lamelles homogènes entre elles au moyen de ponts qui les strient, qui n'ont pas leur réfringence et les relient les unes aux autres, donne au système entier une solidité et une homogénéité parfaites, telles qu'on les pourrait obtenir dans un système de tubes de tôle et de bois alternativement emboîtés les uns dans les autres et qu'on aurait traversés à très petits intervalles par des chevilles ou des rivets. Aussi, aucun réactif ne dissocie-t-il les systèmes de Havers en leurs lamelles. Sur les coupes transversales d'os décalcifiés puis soumis pendant longtemps à l'action des acides, (acétique ou formique par exemple), il se produit seulement une série de plis, dus au gonflement qui s'opère irrégulièrement dans les diverses parties du système, et qui est plus marqué notamment là où existent des séries de ventres dans plusieurs lamelles consécutives.

Corpuscules osseux et canalicules primitifs. — La substance osseuse formée de lamelles concentriques et toutes au contact, paraît homogène, à la façon de celle d'un cartilage hyalin, lorsqu'on a enlevé à l'os ses sels calcaires au moyen des acides, aussi bien que lorsqu'on l'observe sur une préparation d'os sec usée à la meule et sur la pierre à aiguiser. Mais elle est parcourue par un système de canaux et de cavités microscopiques dont Serres et Doyère (1) ont les premiers reconnu la nature, tandis qu'auparavant on les considérait comme des corps solides ou des cavités pleines de carbonates pulvérulents (J. Mueller) interceptant la lumière à la façon des substances entièrement opaques.

Sur une coupe d'os sec, montée dans le baume sec fondu et immédiatement refroidi, les corpuscules osseux apparaissent en effet, à la façon de bulles d'air, noirs comme de l'encre ainsi que les canalicules ramifiés qui en partent et les anastomosent entre eux (fig. 175). Si l'on

(1) Serres et Doyère. *Comptes rendus de l'Académie des sciences*, Paris, 1842, t. XIV, p. 296-297, et *Annales des sciences naturelles*, 1842, t. XVII, p. 159-160.

monte la préparation dans la glycérine, ils sont encore plus nets et mieux dessinés. Dans le premier cas ils sont en effet injectés d'air, dans le second la substance fondamentale devenant transparente, le système rempli par l'air est encore plus visible. Enfin, une coupe d'os frais plongée dans la glycérine montre également le réseau des canalicules et les corpuscules osseux colorés en noir, parce que dans les premiers moments de l'imbibition il se dégage un gaz qui le remplit (Ch. Robin) (1). Mais le lendemain la glycérine a pénétré partout, et la disposition en réseau disparaît d'une façon absolument complète.

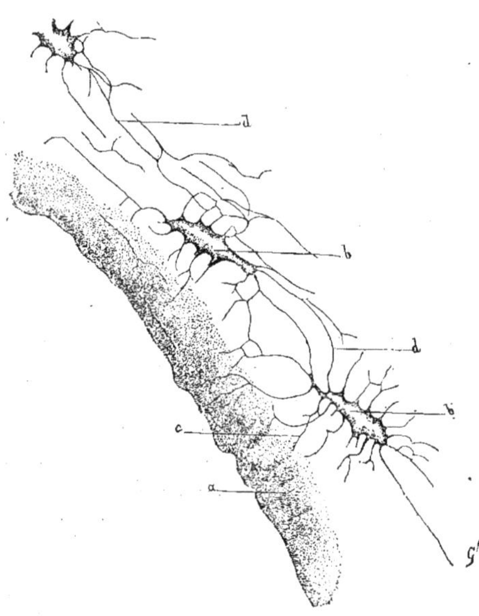

Fig. 175. — Marge d'un canal de Havers de l'humérus de l'Homme. — Baume du Canada sec (400 diamètres).

a. Paroi du canal de Havers; — *b,b*, corpuscules osseux; — *c*, canalicule osseux primitif venant s'ouvrir dans la cavité du canal de Havers; — *d, d*, canalicules osseux, anastomotiques les uns des autres.

(Os convenablement macéré et desséché. Usure des coupes sur la pierre ponce et la pierre à aiguiser. Montage dans le baume du Canada sec, ramolli par la chaleur et brusquement refroidi par l'agitation dans l'air et le dépôt sur une table de marbre.)

Ranvier a le premier donné une bonne méthode pour observer les corpuscules et les canalicules propres des os sur des préparations persistantes, en injectant le système entier sur l'os sec à l'aide du bleu d'aniline soluble dans l'alcool et insoluble dans l'eau (2). C'est sur ces préparations seulement qu'il est pos-

(1) Ch. Robin. Sur les cavités caractéristiques des os (*Comptes rendus et mémoires de la Société de biologie*, Paris, 1856, p. 181).

(2) Ranvier. (*Traité technique*, p. 255, 2e édition.) On polit par le procédé ordinaire, sur la pierre ponce, des coupes transversales et longitudinales d'os sec; puis on racle leurs deux faces avec un scalpel bien tranchant pour les affranchir et ouvrir net les canalicules propres, qui sans cela seraient obstrués par la poussière résultant du polissage et formant une sorte de pâte avec l'eau à l'aide de laquelle on a humecté la coupe pendant celui-ci. Cela fait, on porte la coupe dans une solution alcoolique saturée de bleu d'aniline insoluble dans l'eau; on l'y abandonne une ou deux heures, puis on évapore très lentement au bain-marie jusqu'à dessiccation complète. On reprend la coupe restée au fond du tube ou de la capsule, et on achève de la polir sur la pierre à rasoirs mouillée d'eau salée à 2 p. 100. Elle est ensuite bien lavée dans cette solution, puis montée dans une solution saturée de sel marin, dans la glycérine, ou dans le baume après qu'on l'a laissée sécher à l'air sans la faire passer par l'alcool.

sible d'étudier la répartition des corpuscules osseux dans les systèmes de Havers et dans les systèmes intermédiaires, et de prendre en même temps une idée exacte de leur forme et de leurs rapports réciproques.

Dans une pareille préparation, les corpuscules osseux se montrent rangés, au sein de la substance osseuse développée autour du canal de Havers, de façon à dessiner des séries, concentriques, comme les lamelles osseuses elles-mêmes, au vaisseau central (fig. 176). Ils occupent soit les lignes courbes qui marquent les limites des lamelles, soit au contraire, le plein de ces dernières. Il n'existe pas d'ailleurs de différences sensibles entre les corpuscules interlamellaires et les corpuscules intralamellaires. Les corpuscules ont donc été formés indépendamment : c'est-à-dire que leur distribution n'a pas été influencée par la marche du dépôt de la substance osseuse, sauf que, comme cette dernière, elle s'est opérée concentriquement aux vaisseaux ossificateurs. Ces corpuscules ont en général la forme d'une amande ou d'une lentille biconvexe plus ou moins allongée, et dont les faces sont parallèles à la direction du canal de Havers. Sur les coupes transversales, ils affectent par suite une configuration en nacelle; sur les longitudinales on les voit de face, et ils paraissent ovalaires, plus ou moins allongés dans le sens longitudinal ou transversal. Mais certains d'entre eux ont une figure plus compliquée; quelques-uns sont recourbés et comme tordus sur eux-mêmes, présentant des pointes ou des expansions en forme de bandelettes dont la marge est découpée en festons rentrants. De leur périphérie partent les canalicules propres comme des filaments colorés en bleu, et qui prennent naissance sur les festons de la marge avec lesquels ils se continuent. La plupart de ces canalicules émanent des deux faces convexes; les bords tranchants du ménisque en émettent un moins grand nombre que ces dernières.

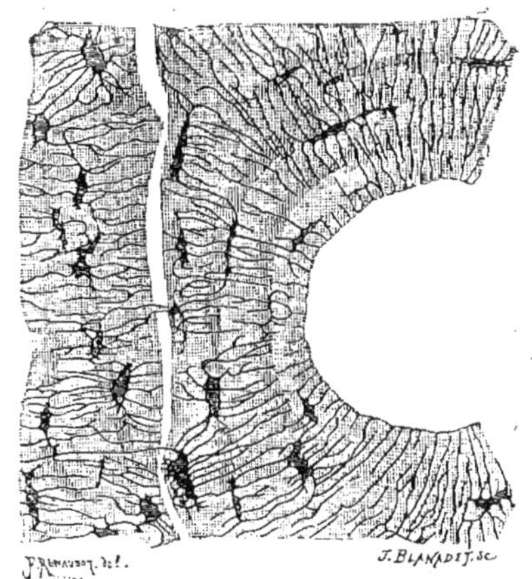

Fig. 176. — Coupe transversale de la diaphyse du fémur de l'Homme. — Imbibition des corpuscules et des canalicules osseux par le bleu d'aniline. — Préparation conservée dans le baume du Canada. — On voit aisément l'ouverture des canalicules osseux dans le canal de Havers, les canalicules récurrents à la marge du système, et l'anastomose quelques corpuscules osseux avec le réseau des canalicules primitifs d'un système voisin (320 diamètres).

Ainsi constitués, les canalicules propres ou primitifs marchent au travers de la substance osseuse dans trois directions: 1° suivant les rayons du système de Havers, 2° suivant ses cercles ou ses courbes concentriques, et 3° enfin parallèlement au canal de Havers. Sur leur trajet, ils s'arborisent un grand nombre de fois et s'anastomosent avec leurs similaires émanés d'un corpuscule situé dans le même plan, ou dans un plan supérieur, inférieur ou latéral. De leur concours résulte un réseau, continu dans toute l'épaisseur et toute la hauteur, en un mot dans toute l'étendue du système de Havers considéré.

La disposition lamellaire de la substance fondamentale n'influence nullement la marche des canalicules propres qui la traversent. Ces canaux filent droit en coupant les lamelles osseuses sous des angles divers et en présentant leurs bifurcations soit au milieu, soit sur les interlignes des lamelles. Sur les coupes transversales, la majorité d'entre eux se dirige vers le canal central, d'où, sous un faible grossissement, la disposition rayonnée autour de ce canal que prend leur ensemble. Les canalicules appartenant à ce système rayonnant traversent enfin la lamelle la plus interne, celle qui limite le système du côté du canal de Havers, puis viennent s'ouvrir dans ce canal tous normalement à la courbe qui en dessine le contour. A leur point d'abouchement dans le canal de Havers, ils s'élargissent en une sorte d'entonnoir; de telle sorte que le bord libre de la dernière lamelle qu'ils traversent apparaît comme formé de petits festons, saillants vers le canal central et interceptés par leur intervalles.

A la périphérie du système de Havers, les canalicules propres montrent, dans l'os adulte, une autre particularité intéressante indiquée par Ranvier. Partis des derniers corpuscules osseux du système, ceux qui marchent dans le plan de la coupe vers le canal central se comportent comme ceux qui forment le système radié. Ceux qui marchent vers la périphérie du système, au moment où ils vont atteindre cette dernière, se recourbent en anse tous ou presque tous. Par un trajet récurrent, ils vont s'anastomoser avec leurs similaires dans l'intérieur du système, dont ils ne dépassent pas de la sorte la limite extérieure (fig. 177). Quelques-uns, cependant, s'anastomosent avec les canalicules émanés des corpuscules osseux des systèmes intermédiaires. Mais cette disposition est l'exception; tandis que la précédente est la règle, du moins dans les os qui ont acquis leur entier développement.

Il résulte de là que chaque système de Havers représente au sein de l'os, ainsi que le fait remarquer Ranvier, une individualité presque parfaite. Un système de Havers n'est autre chose en effet qu'une formation vasculaire distincte : *un os élémentaire* homologue du fémur entier de la Grenouille, par exemple, qu'on peut prendre à juste titre pour type de l'os simple. Si, comme nous le montrerons plus loin, le réseau des corpuscules et des canalicules osseux joue un rôle prépondérant dans la nutrition du tissu, l'on voit aussi que la circulation des sucs nutritifs doit se faire, par suite de l'existence des canalicules récurrents, d'une façon tout individuelle dans chacun des systèmes de Havers entrant dans la constitution d'un seul et même os. C'est là du reste ce que montrent bien les injections incomplètes de bleu d'aniline. Quand on n'a maintenu la coupe que pendant peu de temps dans la solution colorante, cette dernière n'a pénétré que là où les

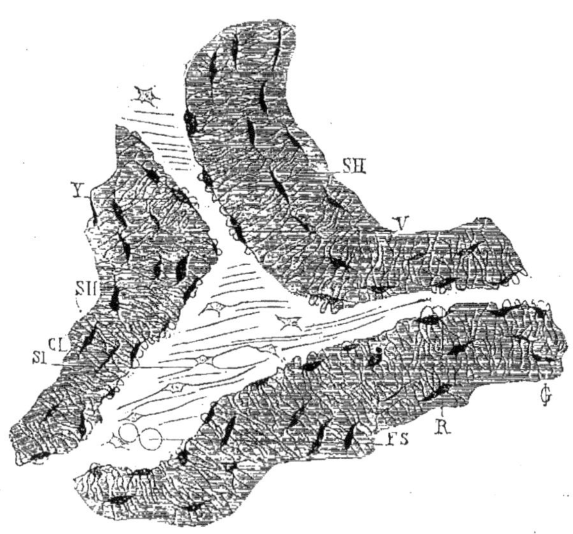

Fig. 177. — Coupe en travers de la diaphyse du fémur de l'Homme (Imbibition des corpuscules et des canalicules osseux par le bleu d'aniline; conservation dans le baume de Canada). — L'imbibition est incomplète et faite telle à dessein.

SH, SH, systèmes de Havers; — FS, fibres de Sharpey contenues dans un système intermédiaire périostique que l'imbibition par le bleu d'aniline n'a pas atteint.

En V, Y, et d'ailleurs sur toute la marge des trois systèmes de Havers figurés, on voit les corpuscules osseux émettre des canalicules récurrents. Ceux-ci font même une courte excursion dans la substance fondamentale du système intermédiaire ; puis ils reviennent vers le système de Havers auquel appartient le corpuscule osseux qui les a émis. Dans ce trajet ils contournent les fibres de Sharpey du système intermédiaire ; et c'est là pourquoi ils se courbent en anses.

Cl, confluents lacunaires ; — R, canalicules récurrents (320 diamètres ; chambre claire, projection sur la table de travail).

voies sont largement libres. On voit alors les systèmes de Havers entièrement injectés et isolés (fig. 178); le système des canalicules récurrents limite l'injection exactement à leur marge, et les systèmes intermédiaires restent absolument incolores. Cette observation offre un grand intérêt ; car elle montre que, durant la vie, le mouvement nutritif doit présenter son maximum d'activité dans les systèmes de Havers, et au contraire son minimum dans les systèmes intermédiaires.

Les corpuscules osseux sont les points d'origine ou, si l'on veut renverser la proposition, les *confluents* des canalicules primitifs. Dans un même système, ces corpuscules sont de dimensions et, avons-nous vu, de formes variables; mais de plus, il existe des confluents autour desquels viennent converger un grand nombre de canalicules, disposés à leur égard comme autour des corpuscules osseux de dimension ordinaire, et qui sont réduits à une simple fente apparaissant sur les coupes comme une ligne ou un trait. Ce sont les *confluents linéaires* de RANVIER, auxquels il a attribué la signification de corpuscules osseux en voie d'atrophie ou complètement atrophiés.

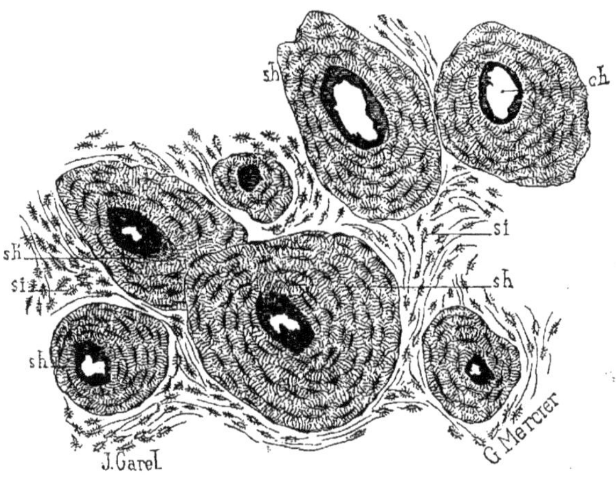

Fig. 178. — Coupe transversale de la diaphyse du fémur de l'Homme adulte. — Imbibition par le bleu d'aniline limitée sur ce point de la préparation aux systèmes de Havers, qui dès lors paraissent seuls avec leurs corpuscules et leurs canalicules osseux injectés en bleu, et se montrent ainsi sous forme de petits os périvasculaires autonomes au sein de l'os tout entier.

ch, canaux de Havers; — *sh*, systèmes de Havers; — *si*, systèmes intermédiaires périostiques. (40 diam. projection sur la table de travail).

L'injection des corpuscules et des canalicules osseux par l'air ou la solution d'aniline, d'autre part leur disparition sur les coupes d'os immergées dans la glycérine ou dans le baume du Canada dissous dans le chloroforme, montrent qu'il s'agit ici d'un *système de cavités* parcourant la substance fondamentale en tous sens. Il convient actuellement de rechercher quel est le contenu de ce système de cavités.

Eléments cellulaires caractéristiques du tissu : Cellules osseuses. — Il renferme les cellules osseuses découvertes par R. VIRCHOW (1), et

(1) VIRCHOW. *Verhandlungen der physico-medicalisch. Gesellsch. zu Würtzburg*, 1850, p. 193, et même recueil, 1851, p. 156. Avant lui, SCHWANN, DONDERS et KŒLLIKER avaient admis, comme lui, la nature cellulaire des corpuscules osseux, mais sans donner de leur opinion une démonstration absolue. Virchow a fait cette découverte

dont la présence caractérise le tissu osseux en lui donnant son type.

La substance fondamentale, chargée de sels calcaires, représente dans les intervalles de ces cellules, une formation intercellulaire également caractéristique, analogue à celle du cartilage et qui, comme cette dernière, a ceci de particulier que les éléments figurés de la lymphe (ou cellules migratrices) n'arrivent jamais à la pénétrer.

Sur des coupes transversales d'os fixé par l'alcool, puis décalcifié par l'acide chromique ou picrique et dont on a achevé le durcissement par la gomme et l'alcool, le picrocarminate d'ammoniaque décèle, au milieu de chaque corpuscule osseux, un noyau coloré en rouge; chacun de ces corpuscules renferme donc un corps cellulaire. Sur les pièces fixées par le liquide de Müller ou l'alcool fort et ensuite décalcifiées par l'acide chromique, la double coloration par l'éosine et la glycérine hématoxylique permet de constater en outre un détail intéressant. La substance osseuse est colorée en bleu pâle, les noyaux des cellules osseuses en violet pur (1). Autour de chaque noyau, l'on voit une masse de protoplasma colorée en rouge, remplissant l'aire anguleuse dessinée par le contour du corpuscule osseux étoilé. Chaque corpuscule osseux est donc un moule en creux dans lequel la masse protoplasmique des cellules osseuses est en quelque sorte coulée, et dont cette masse reproduit exactement la forme en relief (fig. 179). De distance en distance, cependant, on constate que le corps cellulaire a subi un retrait dans la cavité qu'il occupe. Sur les coupes transversales, il se montre alors sous la forme d'une lame tendue d'un bord tranchant du ménisque corpusculaire au bord opposé, ou appliquée sur l'une des faces convexes de ce même ménisque. C'est cette disposition qui a conduit Ranvier (2) à considérer la cellule osseuse comme une cellule plate.

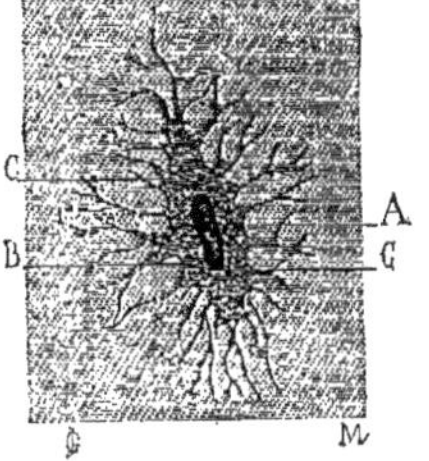

Fig. 179. — Cellule osseuse d'un os décalcifié, traité par le carmin acétique, et prise dans un système intermédiaire périostique.

B, corps cellulaire renfermant un noyau; — C,C, prolongements protoplasmiques remplissant les canalicules osseux et nés sans discontinuité du corps cellulaire; — A, ramification des prolongements protoplasmiques (400 diam.).

Mais, si l'on a traité l'os frais ou même l'os fixé par l'alcool et décal-

sur une pièce pathologique (fracture consolidée) dont il avait enlevé des lamelles qu'il décalcifiait ensuite par l'acide chlorhydrique. La pièce était depuis longtemps conservée dans l'alcool et les éléments cellulaires étaient par suite fixés dans leur forme.

(1) Les confluents linéaires sont simplement colorés en rouge, c'est-à-dire qu'ils sont occupés par une masse de protoplasma dépourvue de noyau. Ce fait semble bien indiquer que la conception de Ranvier à leur égard est exacte, et qu'ils renferment des éléments cellulaires en voie d'atrophie, dont le noyau a disparu comme dans toute cellule qui va se détruire.

(2) *Traité technique*, p. 257 (2e édition).

cifié ensuite, par les vapeurs ou une solution d'acide osmique avant de le colorer, cette rétraction n'existe plus qu'à l'état tout à fait exceptionnel. Si l'on colore de pareilles préparations par la pyrosine ou l'éosine, puis qu'on les traite par l'acide formique et qu'on les examine dans la glycérine acidifiée à 1 p. 1000 par l'acide azotique pur, on voit que les cellules osseuses remplissent, à peu près sans exception, exactement les corpuscules osseux. Au centre ou à l'une des extrémités de la masse protoplasmique, on distingue un noyau petit, ovalaire ou arrondi, le plus ordinairement unique. Le protoplasma coloré en rouge brique s'étend autour de ce noyau dans toute l'aire du corpuscule. En élevant ou en abaissant l'objectif, on voit qu'il occupe la cavité tout entière de ce dernier, et qu'il envoie des expansions dans les canalicules osseux prolongeant les festons suivant lesquels est découpé son bord. Ces expansions sont bien des prolongements du protoplasma; car au point de vue optique et histochimique, elles ne peuvent être distinguées de la masse protoplasmique centrale avec laquelle elle se continuent et qui est disposée autour du noyau cellulaire.

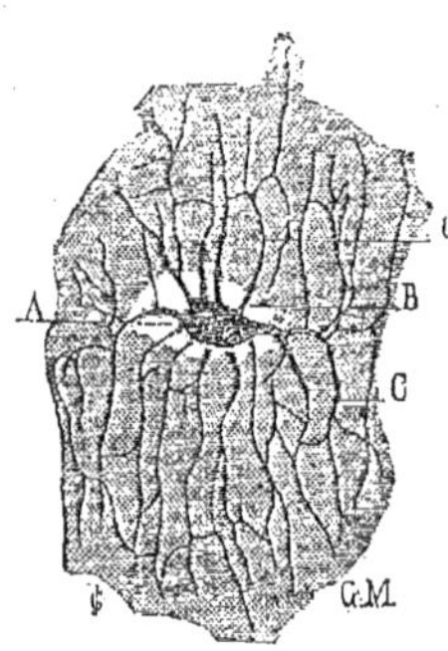

Fig. 180. — Cellule osseuse d'un os décalcifié, traité par le carmin acétique, prise dans un système de Havers.

A, corps cellulaire coloré par le carmin ; — B, prolongement protoplasmique né du corps cellulaire et se poursuivant sous forme de filaments C,C, remplissant exactement les canalicules osseux dont la paroi n'existe plus ici, puisqu'il s'agit d'un os décalcifié complètement (400 diam.).

J'insiste ici à dessein sur la méthode, parce qu'elle permet de résoudre un problème jusqu'à présent resté en suspens. La question de savoir si les cellules osseuses envoient ou non des prolongements protoplasmiques dans les canalicules propres, n'a jamais été à ma connaissance entièrement vidée. Frey (1) se contente de la signaler, Ranvier (2) inclinerait à la résoudre par la négative. Gegenbaur (3), au contraire, a depuis longtemps soutenu que les cellules osseuses envoient dans les canalicules propres des prolongements aussi fins que des cils et qui vont, en suivant les canalicules, se relier à ceux émanés des cellules voisines. Dans cette conception, l'os est parcouru par un fin réseau de filaments protoplasmiques dont chacun des points nodaux est représenté par une cellule osseuse. Mon élève Chevassu (4) a aussi soutenu la même opinion. Quant à Ch. Robin (5), il a récemment admis une disposition qui concilie les assertions les plus opposées. Il conclut en

(1) *Traité d'histologie et d'histo-chimie*, 2e édition française, p. 272.
(2) *Traité technique*, p. 257, 2e édition.
(3) Gegenbaur, *loco citato*.
(4) Chevassu, *Arch. de physiologie*, 2e série, t. VIII, p. 194; 1881.
(5) Ch. Robin, *Dict. encycl. des sciences médicales*, série II, t. XVIII, p. 18.

effet que les cellules osseuses envoient des prolongements dans les canalicules primitifs, mais que ces cellules et leurs expansions sont elles-mêmes creuses et forment un réseau canaliculé; ce qui constitue un véritable système plasmatique suivant la conception ancienne de VIRCHOW.

Après avoir moi-même repris la question, j'ai dû reconaître qu'à l'exception de toutes les autres, l'opinion de GEGENBAUR est la seule exacte (fig. 180). Sur des os fixés par les vapeurs osmiques ou par l'alcool, puis ensuite décalcifiés par l'acide chromique ou picrique, je pratique des coupes longitudinales et transversales bien égales et d'une extrême minceur. Ces coupes sont lavées à l'eau distillée, puis colorées à l'aide d'une solution concentrée d'éosine ou de pyrosine dans l'eau. Elles sont lavées de nouveau, puis traitées par l'acide formique qui décolore la substance osseuse et laisse les cellules et leurs expansions colorées en rouge de pourpre (1). Il est facile de voir alors, que non seulement les corps cellulaires envoient des expansions pénétrant dans les canalicules primitifs, mais encore que le réseau de ces canalicules est rempli dans toute son étendue par des filaments protoplasmiques anastomotiques les uns des autres, et qui se dessinent aussi exactement qu'on le voit sur un os sec injecté de bleu d'aniline suivant la méthode de RANVIER (fig. 181). De plus, dans les jeunes os, où les cellules osseuses offrent des dimensions et surtout une masse protoplasmique plus grande que chez l'adulte, on voit que ces prolongements se continuent sans ligne aucune de démarcation avec les expansions festonnées du protoplasma des cellules osseuses. Un examen pratiqué avec un objectif à immersion homogène montre d'ailleurs qu'il ne s'agit pas ici d'un dépôt de grains. Les fils protoplasmiques sont transparents, à peine granuleux, colorés exactement comme le protoplasma qui occupe la cavité du corpuscule osseux et qui forme le corps cellulaire autour du noyau. Sur les quelques cellules qui ont été incomplètement fixées et qui se sont rétractées, on voit toujours quelques-uns de ces fils atteindre la marge du corpuscule, traverser dans l'aire de ce dernier l'espace clair dû à la rétraction du corps cellulaire, et, au

(1) L'éosine et la pyrosine sont des réactifs du protoplasma qu'on peut employer dans ce cas indifféremment; cependant la pyrosine, qui n'est pas fluorescente et dont la teinte est rouge de carmin, doit être préférée. Pour conserver les préparations, il convient, lorsque l'acide formique leur a donné une teinte *rouge brique clair*, de faire pénétrer avec une extrême lenteur, sous la lamelle, de la glycérine d'abord formiquée à parties égales, puis de la glycérine formiquée au quart, au cinquième, etc., et enfin de la glycérine saturée d'alun dans laquelle l'éosine ou la pyrosine acides sont très peu ou même à peine solubles. Cependant, si les coupes sont un peu épaisses, la substance osseuse se recolore en rose, et, bien que les cellules et leurs expansions soient marquées en rouge différent, la netteté des images diminue et elles pourraient alors prêter à contestation. Pour éviter cet inconvénient, on plonge le bout d'une *aiguille* de verre dans l'acide nitrique, on la secoue de façon que l'aiguille soit simplement humectée d'acide, puis on agite cette aiguille dans une goutte de glycérine déposée près de la lamelle, et qu'on fait pénétrer ensuite par capillarité. L'élection se conserve dans ce milieu acide avec toute sa beauté.

travers de lui, gagner ce corps rétracté. D'autres cellules osseuses ont seulement en partie la forme d'une amande ; elles envoient latéralement une lame protoptasmique triangulaire ou quadrangulaire parfois courbée dans un autre plan, festonnée sur ses bords et dont les

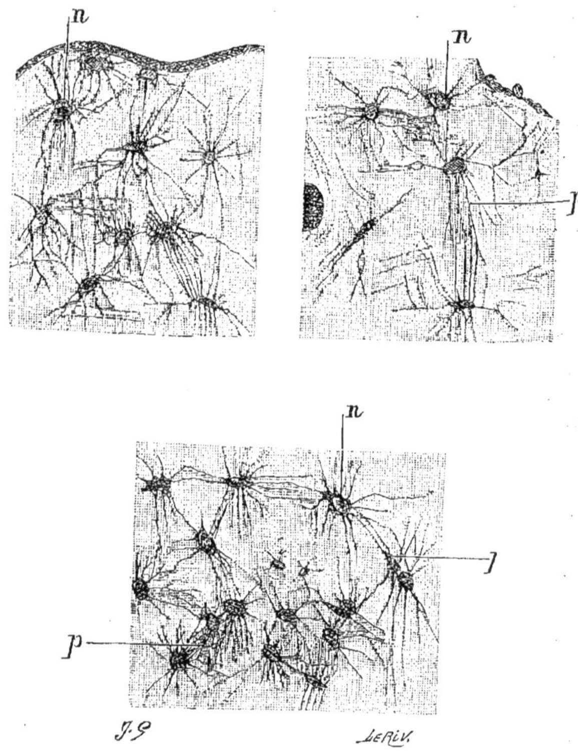

Fig. 181. — Diverses formes des cellules osseuses prises dans une coupe transversale de la diaphyse du radius d'un enfant d'un an. — Décalcification de l'os fixé par l'alcool faite à l'aide de l'acide picrique. — Gomme, alcool, coloration forte à l'éosine soluble dans l'eau, puis à l'éosine hématoxylique. — Décoloration par l'acide formique. — Conservation dans la glycérine formiquée à 1 p. 100.

n, *n*, noyaux des cellules colorés en violet ; — *p*,*p*, prolongements protoplasmiques engagés dans les canalicules osseux et reproduisant exactement le réseau anastomotique de ces derniers (qui n'existent plus puisque l'os a subi la décalcification) ; — (Objectif 6, oculaire 1 de Vérick, tube levé, projection à la chambre claire).

pointes se prolongent sous forme d'expansions intra-canaliculaires ; d'autres enfin, ont la figure d'une pomme épineuse émettant comme un chevelu des filaments colorés en rouge magnifique, et qui, se poursuivant dans les canalicules primitifs, entrent dans la constitution du réseau dessiné par ces derniers.

Sur de pareilles préparations, les canalicules primitifs coupés obliquement ou en travers se montrent comme des points rouges absolument pleins. Il n'y a donc pas lieu de supposer que, comme le veut Ch. Robin, les expansions protoplasmiques intra-canaliculaires soient creuses et ne forment qu'un vernis protoplasmique à la surface interne des canalicules primitifs en leur laissant une lumière minuscule, mais libre, pour la pénétration du plasma ou la progression des gaz (1).

Il me paraît donc établi par la méthode précédente, que dans les os ayant dépassé la période de formation ou période fœtale, toutes les cellules fixes d'un même système de Havers sont unies les unes aux autres par un immense réseau de filaments anastomotiques, qui les relient en remplissant la cavité des canalicules primitifs dont elles occupent les confluents. Il est en outre facile de constater, sur les os de jeunes sujets tels que ceux d'un enfant d'un an, que ceux de ces filaments qui traversent la lamelle osseuse la plus interne, celle qui limite le canal de Havers, viennent rejoindre la ligne d'ostéoblastes aplatis disposés à la surface de cette lamelle, et se continuent avec la masse protoplasmique des ostéoblastes.

Cellules osseuses de l'opercule des Cyprins. — Pour étudier maintenant de très près et analytiquement les cellules osseuses, il faut changer d'objet et choisir non plus un os complexe, mais une formation osseuse lamellaire, telle que l'opercule ou le pré-opercule des Cyprins de petite taille. Vers son extrémité libre ou périphérique, chacune des trois pièces osseuses qui composent l'opercule présente une zone dépourvue de corpuscules étoilés des os, ou n'en renfermant qu'un petit nombre placés à une grande distance les uns des autres. Si, après avoir dégagé l'opercule de ses parties molles et des cristaux chez une Ablette longue de quelques centimètres, on l'examine dans la glycérine, on voit que les corpuscules osseux solitaires, se détachant en noir sur le fond incolore de la préparation, donnent naissance à des canalicules osseux primitifs qui se branchent comme des rameaux. Mais ces rameaux se terminent librement en cul-de-sac effilé après un certain parcours, sans rejoindre ceux partis des autres corpuscules osseux. Sur le trajet des canalicules ainsi ramifiés, on voit des ramuscules courts, ou même, de distance en distance, de tout petits bourgeons semblables à ceux que portent les branches d'un arbre. Plus près du centre de l'os, on remarque des corpuscules osseux plus rapprochés. Ils envoient dans la direction les uns des autres des canalicules osseux, dont les uns se sont rejoints et se sont déjà mis en continuité, et dont beaucoup d'autres

(1) Ch. Robin (article *Os*, cité p. 17) admet surtout cette disposition canaliculaire, parce qu'elle lui explique la progression des gaz développés dans une lamelle de tissu osseux frais ou fixé par l'alcool, sous l'influence de l'immersion dans la glycérine. Mais c'est là une vue absolument théorique; la force d'expansion des gaz peut très bien déplacer simplement les fils protoplasmiques et créer une cavité artificielle, le protoplasma étant de consistance semi-liquide et en conséquence peu résistant.

ne se rejoignent pas encore. Cette observation est des plus instructives. Elle montre que les canalicules osseux se développent, à la périphérie des corpuscules osseux, en vertu d'un processus de végétation secondaire, et que leur communication anastomotique est acquise aussi secondairement. Les corpuscules osseux en forme de nacelle ou de figure stellaire ne sont donc pas à proprement parler les *confluents* des canalicules qu'on appelle primitifs; ils sont le point de départ de ces canalicules, qui se creusent à leur périphérie et s'étendent au loin en s'arborisant, jusqu'à ce qu'ils rencontrent leurs similaires et s'anastomosent avec eux.

Du reste, on voit sur la marge extrême de l'opercule ou du préopercule du Goujon et de l'Ablette, des corpuscules osseux tout à fait arrondis et globuleux, d'où partent des canalicules osseux encore peu richement ramifiés qui leur donnent l'apparence de pommes épineuses. La végétation excentrique des canalicules saute aux yeux dans ce cas particulier, qui répond, comme nous l'indiquerons plus loin, à l'état fœtal de la celulle osseuse renfermée dans le corpuscule en train de se ramifier et de devenir au corpuscule étoilé des os tout à fait typique et adulte (fig. 183, C. p. 501).

Cellules osseuses. — Pour les bien voir, il convient de fixer un opercule ou un pré-opercule par l'alcool fort, puis de le décalcifier avec soin par l'action combinée de l'acide formique et de l'acide nitrique extrêmement dilué, de façon à pouvoir en opérer la délamellation (1). Quand on a

(1) Préparation. — Sur un Goujon ou une Ablette de très petite taille, on retranche l'opercule tout entier d'un coup de ciseaux, et on le fait tomber dans une soucoupe remplie d'alcool à 90° centésimaux. Sous la loupe montée sur pied et dans l'alcool, on enlève les parties molles en grattant avec un scalpel sur les deux faces: on dégage ainsi l'opercule, le pré-opercule et le mince croissant osseux qui limite l'opercule entier sur son bord libre. On porte ensuite ces minces os, débarrassés soigneusement des cristaux bien connus qui les recouvrent chez l'Ablette, dans de l'alcool éosiné. Au bout de vingt-quatre ou quarante-huit heures, l'os entier est à la fois fixé et devenu rose; par cela même il est très visible et facile à manipuler sous l'alcool ou sous l'eau.

On le charge sur la lame de verre et l'on dépose à sa surface une goutte d'un mélange décalcifiant, constitué par une goutte d'acide nitrique du commerce mélangée avec la quantité d'eau distillée nécessaire pour remplir un verre de montre ordinaire. Dès que l'éosine pâlit, on lave à l'eau distillée. Dès que la coloration rosée reparaît, on charge de nouveau sur la lame de verre, on ajoute une nouvelle goutte du mélange décalcifiant : et ainsi de suite trois ou quatre fois. Les lames superficielles de l'opercule ou du pré-opercule sont dès lors rapidement décalcifiées et l'on peut en opérer la délamellation.

Délamellation. — On charge l'opercule, décalcifié à sa surface, sur la lame de verre. Puis, opérant sur le photophore et avec l'aide de la loupe sur pied, après avoir ajouté à la préparation une toute petite goutte de glycérine, on racle très doucement avec un scalpel convexe la surface de l'os. On voit alors aisément, sous la loupe, se cliver une série de lamelles, dont les unes sont minces et les autres épaisses. Quand le scalpel mené doucement ne détache plus rien, c'est qu'on a atteint la région centrale non décalcifiée. On retourne l'opercule et l'on recommence la délamellation sur la face opposée.

L'opération terminée, on enlève ce qui reste de l'opercule. La goutte de glycérine

réussi à dégager entièrement quelques-unes des lamelles, ce qui arrive à peu près constamment dans une préparation faite avec soin, on peut observer, après coloration par l'éosine hématoxylique, les cellules osseuses qui sont comprises dans la lamelle, et aussi celles qui répondaient à l'espace intermellaire (fig. 182).

Les cellules comprises dans l'épaisseur de la lamelle sont les seules qui n'aient pas subi de vulnération par l'opération de la délamellation. Elles se montrent sous la forme de masses de protoplasma colorées en rose magnifique et reproduisant exactement la figure des divers corpuscules osseux, qu'elles remplissent exactement comme les cellules du cartilage ramifié de la tête du Poulpe remplissent leurs capsules arborisées. Le protoplasma paraît granuleux après fixation par l'alcool fort. Il renferme alors des vacuoles brillantes qui souvent se poursuivent sur la racine des prolongements protoplasmiques. Ceux-ci, continus exactement avec la masse protoplasmique générale, se poursuivent au loin, en s'arborisant à la façon de ceux d'une cellule du tissu conjonctif. Quand les diverses cellules osseuses comprises dans la lamelle sont suffisamment rapprochées les unes des autres, on voit leurs prolongements protoplasmiques se rejoindre et devenir continus entre eux. D'autres prolongements se terminent par une extrémité libre et effilée. Sur le trajet de ces ramifications protoplasmiques, on voit de distance en distance de petits bourgeons, répondant aux bourgeons creux des canalicules. Dref, la figuro arborisée des cellules osseuses, et celle des corpuscules osseux, remplis d'air, des préparations d'os sec montées

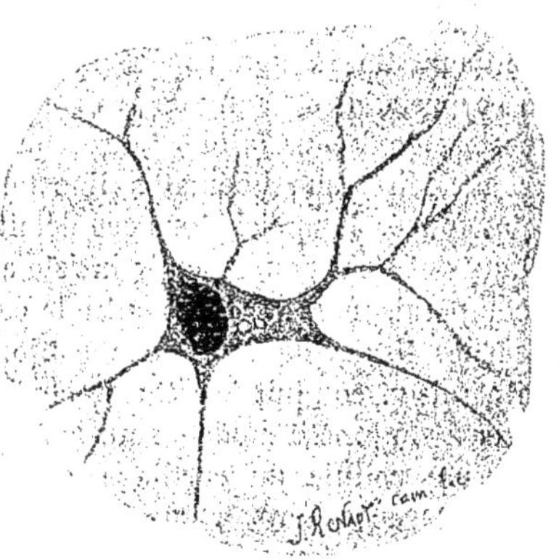

Fig. 182. — Cellule osseuse de l'opercule du Goujon (fixation par l'alcool; délamellation de l'os décalcifié; éosine-hématoxylique.) — Le protoplasma, semé de vacuoles, renferme un noyau et se poursuit dans les canalicules osseux sous forme de prolongements rameux. — (Objectif 8 de Reichert, oculaire 3, tube demi-tiré. — Chambre claire, projection sur la table de travail).

est parsemée de lamelles minces, parmi lesquelles, plus tard, on recherchera sous un faible grossissement celles qui sont bonnes pour l'observation. — On ajoute une goutte d'éosine hématoxylique et, au bout d'une demi-heure environ, on recouvre la préparation d'une lamelle. On enlève l'excès du réactif. Au bout d'un ou deux jours, quand la coloration est bien fixée, on substitue par capillarité de l'éosine hématoxylique très faible ; on borde à la paraffine et la préparation est persistante.

Après fixation par l'acide osmique à 1 p. 300, on peut opérer de la même façon la délamellation, mais il est dès lors difficile de colorer les préparations. On les observe donc simplement dans la glycérine éosinée saturée de sel marin.

dans le baume, se superposent ici de toute évidence comme un moule en creux et son contenu. Le protoplasma de la cellule osseuse s'arborise donc bien à la périphérie, et se poursuit aussi loin que les canalicules osseux en les remplissant exactement.

Le *noyau*, qui était très difficile à voir sur les préparations d'os complexes, tels que le radius de l'enfant, se montre ici avec tous ses détails de structure. Il est arrondi, ovalaire ou en figure de rein, et situé ordinairement non pas au milieu exact de la masse de protoplasma, mais vers l'une de ses extrémités. L'hématoxyline du réactif le colore vivement en violet. Sous un très fort grossissement, on voit qu'il est constitué par un réseau de chromatine dont les points nodaux sont globuleux. De là son aspect mûriforme, rappelant celui du noyau des corpuscules du sang de la Grenouille, quand on l'observe sous un grossissement plus faible. Le réseau chromatique est plongé dans un suc nucléaire que l'hématoxyline teint en bleu clair, et non plus en violet foncé. Jusqu'ici, tous ces détails n'avaient pas été suffisamment indiqués et c'est pourquoi j'y insiste avec soin ; ils permettent d'établir la comparaison de très près entre la cellule osseuse et les autres cellules fixes des tissus de substance conjonctive. Il me semble que cette comparaison conduit à cette conclusion : à savoir qu'entre une cellule du tissu conjonctif modelé sous la forme fibreuse, une cellule de la cornée, une cellule du cartilage ramifié de la tête du Poulpe et une cellule osseuse, il n'y a que des différences d'ordre absolument secondaire.

Dans la cellule osseuse, comme dans toutes les autres cellules fixes du groupe connectif, nous avons à considérer un élément cellulaire formé d'une masse de protoplasma et d'un noyau. Le protoplasma de cette cellule possède la propriété d'émettre des prolongements qui s'arborisent, et qui secondairement vont rejoindre des prolongements issus de cellules voisines et se fusionner avec eux, de manière à établir en fin de compte l'union des différentes cellules du tissu par l'intermédiaire d'un réseau protoplasmique plus ou moins complet.

Quand on a fixé l'opercule par une solution aqueuse d'acide osmique à 1 pour 300 pendant douze heures environ, et qu'on opère la délamellation après avoir traité la préparation pendant quelques instants sur la lame de verre par l'acide formique, on peut dégager, mais avec plus de difficulté, des lamelles superficielles renfermant des corpuscules osseux non décalcifiés et dont cependant les cellules sont parfaitement visibles. Sur ceux qui n'ont pas été ouverts et dont la cellule est bien conservée, on peut voir cette dernière sous la forme d'une masse de protoplasma colorée en noir d'encre de Chine clair, homogène ou renfermant quelques vacuoles ou granulations peu nombreuses rassemblées autour du noyau. Les prolongements protoplasmiques engagés dans les canalicules se voient également bien, et sont colorés en noir comme le corps protoplasmique renfermant le noyau. Le noyau paraît homogène, avec un éclat gras particulier. Le réseau chromatique noueux ne se voit pas. Ce réseau possède pendant la vie, et garde après la fixation par l'acide osmique, le même indice de réfraction que le suc nucléaire au sein duquel il est plongé : de là, l'impossibilité d'en distinguer la forme tant sur les préparations fixées par l'acide osmique que sur les cellules osseuses d'un opercule très mince, simplement recouvert d'une lamelle et observé vivant, quand on vient de le retrancher et de le dégager rapidement de ses parties molles.

Les cellules osseuses vivantes ont, chez l'Ablette un éclat gras particulier et une coloration rose pâle. Si l'on examine la préparation avec le condensateur Abbe en pleine ouverture, les corpuscules osseux et l'ensemble de leurs prolongements se détachent en rose clair sur le fond incolore de la préparation, sans aucune discontinuité de ces prolongements avec les corps cellulaires. La cavité arborisée du corpuscule entier apparaît ainsi remplie d'une seule et même substance homogène, rosée, qui n'est autre que le protoplasma qu'elle enveloppe comme une capsule de cartilage ramifié enveloppe sa cellule et les prolongements de celle-ci.

L'éclat gras et la coloration rosée du protoplasma des cellules osseuses tiennent à ce que ces dernières renferment une graisse de composition particulière, colorée, répandue diffusément dans toute l'étendue du corps cellulaire. C'est aussi pourquoi ce dernier se teint avec élection en noir, quand on a fixé l'opercule par une solution d'acide osmique. Mais les préparations à l'acide osmique révèlent un autre fait très intéressant. C'est à savoir qu'autour de la cellule oseuse et de ses prolongements, marqués en noir par la réduction de l'osmium à l'état métallique, il existe une pénombre noire, se poursuivant assez loin en se dégradant comme une teinte de lavis sur la substance fondamentale. La réduction de l'acide osmique a donc dépassé les limites de chaque corpuscule osseux sur toute sa périphérie. Dans cette zone, la substance osseuse est en conséquence imprégnée de la même substance grasse qui existe à l'état de diffusion dans le protoplasma de la cellule osseuse correspondante. Ceci revient à dire que cette cellule exerce, jusqu'à une certaine distance, une action directrice sur les échanges nutritifs dont la substance fondamentale est le théâtre. L'observation histologique nous permet même de mesurer le champ de cette action pour les substances grasses. Les limites du champ d'action sont en effet celles de la pénombre elle même.

Ici une question se présente : sur les coupes d'os décalcifié colorées par les solutions très faibles d'éosine ou de pyrosine (1) et examinées

(1) Telles que celles, par exemple, d'éosine primerose insoluble dans l'eau et qu'on prépare en faisant bouillir plusieurs jours l'éosine primerose dans l'eau distillée, de façon à obtenir un liquide qui, filtré et refroidi, est très faiblement coloré en rose.

dans l'eau, les canalicules primitifs se distinguent parfaitement, et aussi bien que dans une préparation colorée à la purpurine suivant la méthode de Ranvier (1); mais, tandis que les cellules occupant les corpuscules osseux sont teintes en rose vif, ces canalicules primitifs demeurent incolores dans toute leur étendue. La substance osseuse proprement dite est également dépourvue de toute coloration. Ce n'est que dans les préparations traitées par une solution assez concentrée pour que cette substance fondamentale soit teinte en rouge, que l'action de l'acide formique, en décolorant la substance osseuse, dégage le réseau des canalicules à l'état coloré. Ce fait est, je crois, facile à expliquer si l'on admet que les expansions protoplasmiques intra-canaliculaires ont, à la façon des portions différenciées du protoplasma, subi des modifications particulières, consistant en une sorte de condensation ou de dessiccation analogue à celle éprouvée par le protoplasma réduit à une lame mince dans les cellules endothéliales. Elles ne peuvent plus dès lors se colorer que sous l'influence de solutions fortes d'éosine ou de pyrosine. Comme ces solutions sont également capables de colorer la substance fondamentale, les expansions protoplasmiques cessent dès lors d'être distinctes; mais elles le redeviennent dès que, sous l'influence de l'acide formique, la substance fondamentale est de son côté redevenue incolore.

Capsules osseuses. — Les cellules osseuses sont limitées du côté de la substance fondamentale par une formation capsulaire que Neumann (2) a mise en évidence en traitant d'abord par l'acide chlorhydrique, puis par une solution faible de soude, des os macérés et qui par conséquent ne pouvaient plus contenir d'éléments cellulaires. Il a isolé, de cette façon, des corps étoilés desquels partaient des canalicules propres, et qui ne renfermaient aucun noyau. Ces corps répondent manifestement à des capsules arborisées (fig. 183), analogues à celles du cartilage hyalin ramifié de la tête du Poulpe ou du Calmar, et qui se sont développées à la surface des cellules osseuses et de leurs prolongements protoplasmiques. Mais ici, la formation capsulaire est composée d'osséine et chargée de sels calcaires, tandis qu'elle est constituée par de la chondrine dans le cartilage. En somme, les deux productions sont exactement homologues l'une de l'autre, puisque dans les deux cas elles ont la même composition que la substance fondamentale intercellulaire (3).

(1) *Traité technique*, p. 258, 2e édition.

(2) Beiträge zur Kenntniss des normalen Zahnbein- und Knochengewebes (Kœnigsberg, 1863).

(3) La méthode employé par Neumann pour mettre les capsules osseuses en évidence est à la fois longue, laborieuse et jusqu'à un certain point incertaine. Elle ne permet pas non plus de voir les capsules en place dans les préparations de tissu osseux. J'ai donc essayé d'en trouver une meilleure, et j'y suis parvenu en combinant l'imprégnation des corpuscules étoilés des os par l'acide osmique avec l'action du bichlo-

Elles se développent également de la même façon. Nous avons vu que, dans le cartilage à cellules ramifiées de la tête du Poulpe et aussi

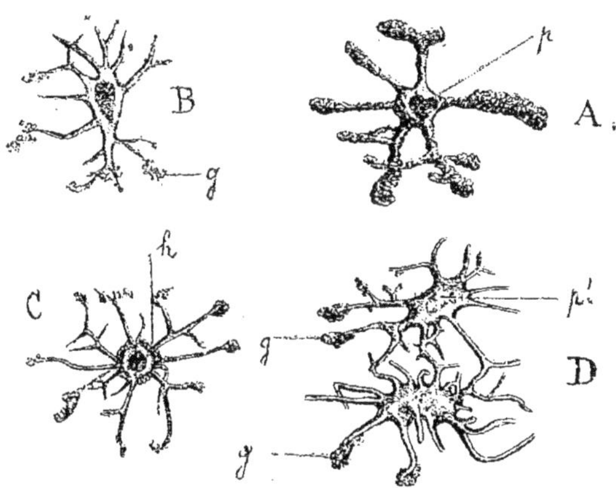

Fig. 183. — Capsules des cellules osseuses. — Corpuscules étoilés des os de l'opercule de l'Ablette fixé par l'acide osmique et abandonné dans l'eau additionnée de quelques gouttes d'une solution de sublimé à 1 p. 100 (obj. 7. ocul. 1. Vérick — chambre claire).

A, cellule osseuse encapsulée, avec un dépôt granuleux de givre cristallin à la surface de sa capsule ; — B,C, deux capsules ramifiées dessinées par le réactif et débarrassées du givre. Elles répondent à des éléments jeunes dont les canalicules osseux ne sont pas encore devenus anastomotiques ; — D, deux autres corpuscules osseux dont la capsule est imprégnée et qui sont reliés entre eux ; — *p*,*p'*, cellule osseuse rétractée dans la capsule ; — *g*,*g*,*g*, grains du givre.

dans celui des enchondromes, la cellule fixe du cartilage est à l'origine entourée d'une capsule close, et se ramifie après coup ainsi que la cap-

rure de mercure. Si l'on abandonne un opercule d'Ablette fixé pendant douze heures par une solution d'acide osmique à 1 p. 300, dans quelques centimètres cubes d'eau distillée additionnés de 5 à 6 gouttes d'une solution hydro-alcoolique de bichlorure de mercure à 1 p. 100, on trouve au bout de quarante-huit heures l'os tout entier recouvert d'une couche de cristaux ambrés. Si l'on racle ces cristaux à l'aide d'un scalpel mousse ou d'une brosse de peintre, on dégage la surface de la préparation du dépôt cristallin résultant de l'action du bichlorure sur l'osmium réduit. On voit alors apparaître des figures tout à fait singulières.

La plupart des corpuscules osseux sont couverts d'une sorte de givre granuleux, qui suit en les engaînant grossièrement toutes leurs ramifications. Si celles-ci se terminent librement, le givre cristallin les coiffe comme d'un manchon et leur donne, à leur extrémité, la figure de massues. Ce givre est formé d'une poussière cristalline ayant la même réfringence et la même couleur que les cristaux épars à la surface et développés interstitiellement dans la préparation par suite de l'action du bichlorure de mercure sur l'osmium réduit. Il s'est déposé dans la limite des pénombres entourant les corpuscules et les canalicules osseux, c'est-à-dire dans la zone de substance fondamentale embue de graisse à la périphérie de chaque corpuscule étoilé.

Mais çà et là, on voit des corpuscules osseux, répondant probablement à ceux qui n'ont cédé que peu ou point de graisse à la substance fondamentale ambiante, et qui ne sont masqués par le dépôt de givre que dans quelques-unes de leurs parties ou

sule qui l'enveloppe. De la sorte, les anastomoses, engendrées par le concours des expansions protoplasmiques et des prolongements creux de la capsule qui se poursuit à leur surface, s'effectuent secondairement et ne rendent les éléments cellulaires solidaires entre eux qu'au terme de leur développement. Il en est de même dans le tissu osseux. Les corpuscules osseux fœtaux, traités par la pyrosine et l'acide formique, montrent en effet ou un contour tout à fait circulaire, ou de simples incisures, enfin des traînées anastomotiques rares qui les relient les uns aux autres (1). Ce n'est que dans l'os dont le tissu a pris son type définitif qu'on observe des prolongements anastomotiques régulièrement arborisés.

Systèmes intermédiaires périostiques. — La substance fondamentale osseuse de ces systèmes intermédiaires est entièrement formée de fibres de Sharpey qui en majorité sont parallèles à la direction axiale de l'os, et dont quelques-unes seulement sont obliques ou perpendiculaires à cette même direction. Ce sont ces dernières qui sont le plus visibles dans les coupes transversales, parce qu'elles paraissent perforer la substance osseuse du périoste vers la portion centrale,

même point du tout. La réaction complexe qui a abouti ailleurs à la précipitation grossière du givre à la surface du corpuscule et des canalicules, est ici remplacée par une imprégnation magnifique, en bistre clair, de la capsule rameuse des cellules osseuses. Les capsules et les canalicules osseux constituant leur ramification se voient alors avec autant de netteté que les capsules cartilagineuses de la trachée du Lézard gris traitée par la méthode de l'or. Ces capsules offrent aux yeux des figures concentriques aux images positives du protoplasma ramifié des cellules osseuses. Elles se présentent avec toutes les réactions optiques de corps creux, dont la portion centrale et les canaux qui en partent sont limités par une paroi lisse, brillante, rappelant l'aspect d'une ampoule rameuse en verre soufflé. Au centre de ce corps creux, on voit, en abaissant l'objectif, le protoplasma ratatiné de la celluse osseuse, coloré sur certains points en noir d'ébène parce que l'action secondaire du bichlorure de mercure sur l'osmium réduit ne s'est pas poursuivie jusqu'au centre, et s'est arrêtée à la surface de la capsule pour en dessiner exactement le contour au sein de la substance fondamentale (fig. 183, p. 501).

(1) Ainsi, de même qu'il existe une forme arrondie des éléments cellulaires du cartilage et aussi une forme ramifiée de ces mêmes éléments (cartilages céphaliques du Poulpe et du Calmar), de même les cellules fixes du tissu osseux se montrent sous deux formes : l'une fœtale, dans laquelle l'élément n'a point de prolongements; l'autre adulte, dans laquelle il en possède. L'ossification toujours incomplète des cartilages hyalins des Raies et de la plupart des autres plagiostomes est caractérisée par la formation de corpuscules osseux sans prolongements, disposés dans des systèmes de lamelles, qui, débarrassées de leurs sels calcaires par la décalcification, montrent les caractères de l'osséine. Ici, les cellules osseuses gardent indéfiniment leur caractère initial ou fœtal qui les rapproche des éléments du cartilage ordinaire. Chez les vertébrés à squelette osseux, la forme initiale arrondie fait place à la forme ramifiée définitive, exactement comme on l'observe dans le cartilage céphalique du Poulpe, c'est-à-dire par une végétation secondaire aboutissant à la formation d'un réseau de prolongements protoplasmiques plus ou moins régulièrement anastomotiques les uns des autres. Si l'on remarque que les cellules fixes du tissu connectif primitivement arrondies et isolées les unes des autres, prennent aussi une forme arborisée et s'anastomosent entre elles par les progrès de leur développement, l'on arrive à conclure que le groupe des tissus de substance connective de Reichert tissu connectif, cartilage, os) a bien une existence propre.

et restent plus colorées (1) que celles coupées en travers, qui se montrent seulement comme des cercles blancs (fig. 184) présentant dans leur aire quelques points brillants (2). Dans les systèmes intermédiaires des animaux jeunes, on voit ces fibres de Sharpey former des portions de mailles arciformes ou même des mailles entières, fasciculant en groupes les fibres coupées perpendiculairement à leur direction. Ceci revient à dire que la constitution du périoste est conservée ; et l'on peut

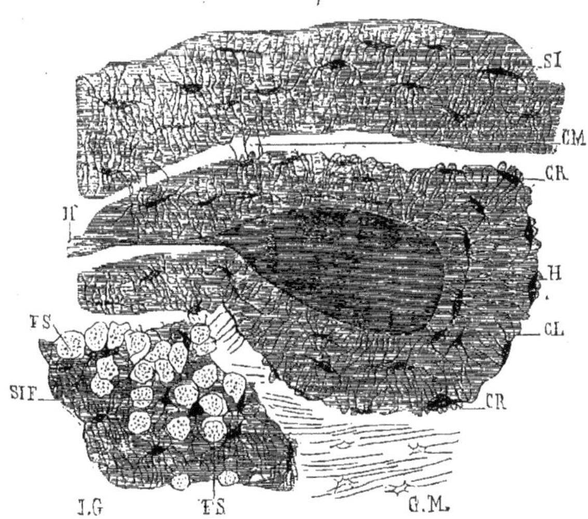

Fig. 184. — Coupe transversale de la diaphyse d'un os long (fémur de l'Homme). — Imbibition par le bleu d'aniline. — Conservation dans le baume du Canada.

H, H, canal de Havers, qui a été sectionné au niveau d'une inflexion ; — SI, système intermédiaire formé de lamelles (Havérien) ; — CM, communication du système intermédiaire havérien avec le système de Havers au moyen de longs canalicules osseux, provenant de la végétation de cellules osseuses très éloignées, appartenant au système intermédiaire havérien ; — SIF, système intermédiaire périostique, (d'origine fibreuse) ; — FS, FS, quelques unes de ses fibres de Sharpey coupées en travers et montrant un champ grenu, indicateur des fascicules conjonctifs entrant dans la constitution des fibres de Sharpey ; — CL, confluent lacunaire marginal ; — CR, CR, canalicules récurrents. — (300 diam.).

se convaincre qu'il en est bien ainsi en pratiquant des coupes suivant la longueur de l'os. Sur de pareilles coupes, les canaux de Havers sont bordés par des bandes formées de lamelles longitudinales qui se recour-

(1) Dans les préparations d'os décalcifié traitées successivement par la pyrosine et l'acide formique, et même sur celles conservées dans la glycérine acidifiée par l'acide nitrique à 1 p. 100.

(2) Ces points brillants, analogues d'aspect à des fibres élastiques coupées en travers, mais qui n'offrent pas les réactions de ces fibres, se montrent aussi au beau milieu des faisceaux fibreux sectionnés en travers dans les préparations traitées par la méthode de l'or. Je ne suis pas fixé sur leur signification ; peut-être répondent-ils aux cloisons interceptées dans l'épaisseur du faisceau par sa gaine propre, qui, comme on sait, se terminent par des sortes de fibres.

bent le long de leurs anastomoses transversales, les suivent, et vont se continuer avec les bandes satellites des canaux de Havers voisins sectionnés dans le même plan. Il résulte de là que ces lamelles encadrent tout un îlot d'os édifié aux dépens du périoste, et formé de faisceaux fibreux disposés comme dans cette membrane, mais ayant subi l'ossification directe. Pour prendre une idée exacte des systèmes intermédiaires périostiques, il est donc nécessaire de les examiner successivement sur des coupes transversales et longitudinales de l'os, qui donnent chacune un élément pour déterminer leur forme en établissant leurs deux projections, horizontale et verticale. Les systèmes intermédiaires, déterminés de cette façon, prennent alors la signification de segments de cylindres, découpés dans la formation osseuse périostique d'accroissement par la végétation des vaisseaux renfermés dans les canaux de Havers. Ces segments de cylindre ont pour bases les intervalles des systèmes de Havers, c'est-à-dire des triangles curvilignes à côtés excavés, et pour hauteur la distance qui sépare les anastomoses transversales des canaux de Havers situées dans un même plan.

Les systèmes intermédiaires périostiques constitués de cette façon ne sont point formés de lamelles osseuses alternativement homogènes et striées. Dans les os adultes, on observe seulement sur la marge extérieure de l'os une série de bandes résultant de l'englobement successif des plans fibreux périostiques les plus internes, disposition à laquelle on a improprement donné le nom de lamelles périphériques. Chez les enfants de moins de dix ans, ces bandes continues n'existent pas; sur tout son pourtour l'os présente des encoches dues à la pénétration de vaisseaux (Ranvier) (1). C'est seulement à partir de cet âge que le système enveloppant juxta-périostique commence à s'édifier sous forme de bandes formées de très grosses fibres de Sharpey qui ne sont plus rompues que par de rares vaisseaux pénétrants. Ce changement est corrélatif à la clôture du mouvement incessant de remaniement opéré dans la pièce osseuse, à partir du moment où, l'ossification primitive étant achevée, cette pièce entre dans la phase de croissance active dont le terme est la soudure des épiphyses.

Les bandes périphériques précitées, au fur et à mesure qu'il s'en développe de nouvelles en dehors d'elles, sous le périoste, deviennent de plus en plus internes et sont dès lors attaquées par les vaisseaux, autour desquels se forment des systèmes de Havers. C'est pourquoi les systèmes intermédiaires les plus voisins du périoste présentent l'apparence de bandes régulières, érodées ou écornées par les systèmes de Havers dont elles occupent les intervalles.

Les cellules osseuses des systèmes intermédiaires périostiques se distinguent de prime abord de celles des systèmes de Havers, surtout

(1) Cours particulier d'histologie professé en 1867 (*Notes inédites*).

dans les os d'enfant qui constituent à cet égard le meilleur objet d'étude. Elles occupent constamment les intervalles des fibres de Sharpey à la façon des cellules osseuses des os des oiseaux (fig. 185). Sur les coupes longitudinales, on les voit de place en place former des séries continues suivant les interlignes de ces fibres, comme dans un tendon d'oiseau calcifié. Mais le caractère exceptionnel de cette disposition montre bien que l'ossification, en se produisant dans le tissu du périoste, a entraîné des remaniements profonds dans la constitution du système de ses cellules fixes. Cependant, ces cellules ont retenu de leur origine, connective un caractère important : elles sont toujours placées dans les intervalles des faisceaux, et les canalicules propres qui en partent ne traversent jamais les fibres de Sharpey qui représentent ces derniers ; ils ne font que les contourner (Ranvier). Il résulte de là un aspect tout différent du réseau des canalicules osseux primitifs dans les systèmes de Havers et dans les systèmes intermédiaires périostiques.

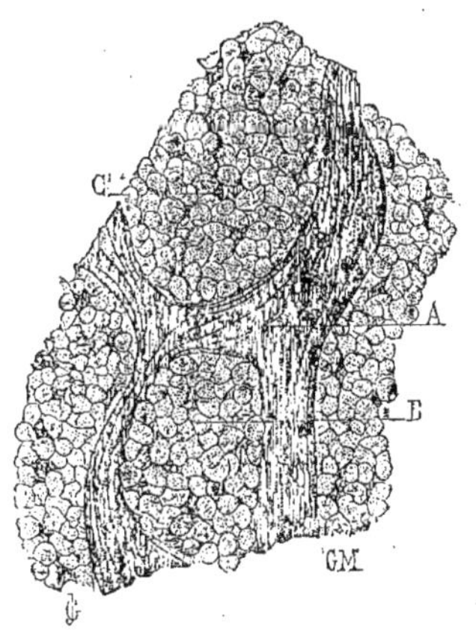

Fig. 185. — Tibia de Dindon jeune adulte. — Coupe longitudinale de l'os sec ; imbibition des corpuscules et des canalicules primitifs par bleu d'aniline. — Conservation dans le baume du Canada (260 diamètres).

A, canaux de Havers ; — B, fibres de Sharpey aux dépens desquelles est exclusivement composée la substance fondamentale de l'os ; — C, corpuscules osseux et leurs canalicules. Ces derniers interceptent un réseau de mailles curvilignes, contournant les fibres de Sharpey sans jamais les traverser.

La forme des cellules osseuses est aussi très différente. Au lieu de représenter des fuseaux allongés parallèlement à la direction des canaux de Havers, elles sont irrégulières et de configuration variable. Les unes sont globuleuses, et émettent dans tous les sens des expansions protoplasmiques qui leur donnent l'apparence de pommes épineuses. D'autres sont polyédriques, avec des expansions membraniformes qui changent de plan en s'insinuant entre les fibres de Sharpey, et s'élargissent et se rétrécissent plusieurs fois en donnant, sur leur bord, naissance à des fils protoplasmiques qui s'engagent dans les canalicules primitifs. On en voit enfin un petit nombre qui ont conservé la forme et les dimensions des cellules fixes du tissu connectif. Ces cellules sont énormes (fig. 186), à larges expansions protoplasmiques granuleuses souvent communicantes entres elles sans passer par l'intermédiaire de canalicules primitifs. D'une manière générale, le volume de toutes les cellules osseuses des systèmes périostiques est d'ailleurs très supérieur à celui de leurs similaires des systèmes de Havers. Dans ces derniers cependant, les cellules osseuses qui confinent aux systèmes intermédiaires ont, chez les jeunes enfants, des dimensions supérieures aux autres et se rapprochent ainsi des cellules des systèmes intermédiaires comme par une sorte de transition. Je ferai observer à ce propos que, sur ce même point, nombre de canalicules propres du système de Havers se continuant avec ceux des systèmes intermédiaires au lieu de prendre un trajet récurrent, il est difficile d'admettre avec Ranvier que ces canalicules constituent une formation indépendante des cellules. Ce n'est en effet qu'en végétant systématiquement en sens inverse les uns des autres, qu'ils peuvent arriver à se rejoindre et à former un réseau régulier d'anastomoses.

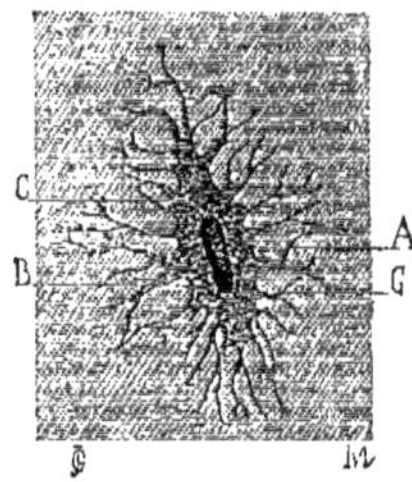

Fig 186. — Cellule osseuse prise dans un système intermédiaire périostique (décalcification, carmin acétique, glycérine).

Systèmes intermédiaires havériens. — Au début de ce paragraphe, j'ai indiqué la nature et le mode de formation de ces systèmes; il ne me reste donc plus à donner que des détails complémentaires sur leur constitution histologique.

Tout système intermédiaire formé de lamelles concentriques entre elles, alternativement homogènes et striées, et dont les cellules osseuses sont disposées régulièrement comme dans un segment de système de Havers, est un système intermédiaire havérien. On le reconnaît de prime abord à ce qu'il offre la constitution exacte d'un segment de système de Havers, comme découpé par la végétation de nouveaux systèmes dans l'os déjà formé.

C'est dans la région interne de l'os, limitée en dedans par les grandes lames concentriques au canal médullaire, que l'on rencontre, sur les os longs adultes, la majorité des systèmes havériens. Ces systèmes se forment dans la période de croissance active, entre le moment où l'ossification primitive est achevée et celui où l'accroissement général de l'os est terminé, chez l'enfant âgé de dix ou onze ans. Sur des os tels que le fémur ou le radius de l'enfant d'un an, l'on assiste à leur formation. De plus, l'étude de l'os à ce moment est extrêmement instructive, parce qu'elle peut seule donner la clef du processus de remaniement que Hunter a désigné sous le nom d'*absorption modelante* (1).

Sur les coupes transversales de la diaphyse (2) on voit l'os, principalement constitué par la formation périostique secondaire, traversé par des canaux de Havers entourés de systèmes de lamelles. Ces canaux sont d'autant plus nombreux qu'on s'approche davantage de la cavité médul-

(1) Hunter. Experiments and observations on the growth of bones, published by Everard Home (*Transactions of Society of med. and chirurg. Knowledge*, t. II, p. 277; 1800).

(2) Décalcification, coupes au microtome ou à main levée, coloration à la pyrosine, conservation dans la glycérine formique à 1 p. 100.

laire centrale. A partir de la période terminale de l'ossification primitive, c'est-à-dire de celle où les systèmes de Havers se sont développés dans tous les intervalles des travées directrices osseuses périostiques, le tissu osseux a donc déjà subi, à cette époque, un remaniement complet. En effet, tous ses systèmes intermédiaires sont formés, sans exception, de grosses fibres de Sharpey représentant non des fibres connectives embryonnaires, mais des faisceaux fibreux adultes. De plus, aucune cellule osseuse n'a conservé les caractères fœtaux : toutes ont des prolongements disposés en réseau régulier. L'os émané de l'édification primitive a donc disparu. Il a été remplacé par un autre dont le système directeur est fourni par la formation périostique d'accroissement ; mais ce nouvel os est lui-même en voie de destruction. Sur la marge de nombre de systèmes de Havers, ou dans un point quelconque de l'aire de ces systèmes, on voit des trous comme découpés à l'emporte-pièce, arrondis, et logeant un vaisseau sanguin qui les remplit d'abord exactement. Ce trou est la coupe d'un nouveau canal de Havers qui, bourgeonnant des canaux préexistants à la façon des rameaux grêles qui poussent sur les grosses branches d'un arbre, a pris une direction ascendante ou descendante en droite ligne en érodant sur son chemin les systèmes de Havers déjà formés. Sur les coupes longitudinales, on voit de tels canaux se détacher latéralement des grands canaux, de Havers et présenter des bifurcations successives au sein de la substance osseuse qu'ils perforent pour prendre place.

Voici donc un système de Havers perforé comme par un trou de mèche, et dont les lamelles sont coupées au pourtour du nouveau vaisseau. A la périphérie de ce dernier, la résorption du tissu osseux se continue suivant un cercle ou une ellipse ; le canal de Havers néoformé s'agrandit. Entre sa paroi et le vaisseau, l'on voit alors apparaître un anneau de moelle osseuse qui se limite, au contact de la substance de l'os, par une bande de tissu connectif formé de faisceaux embryonnaires à direction générale parallèle à la marche du canal de Havers et du vaisseau qu'il contient. Dans les intervalles de ces faisceaux se logent des ostéoblastes, et sur certains points même des myéloplaxes bourgeonnants. Lorsque le travail a été poussé assez loin pour faire un vide suffisant, on voit se développer dans ce vide un système de Havers nouveau dont la lamelle la plus externe s'appuie sur la ligne d'érosion, c'est-à-dire sur la substance osseuse des systèmes de Havers ou des systèmes intermédiaires périostiques qui viennent d'être évidés comme à la gouge. Cette ligne sert de guide à la nouvelle formation osseuse comme l'avaient fait précédemment les travées cartilagineuses ou les travées préosseuses de l'os périostique ; et le nombre des lamelles s'accroît de dehors en dedans autour du nouveau canal vasculaire jusqu'à ce qu'un système de Havers soit formé. Quand ce travail de remaniement s'effectue sur un certain nombre de points voisins les uns des autres, on conçoit aisément (et du reste on peut suivre) la manière dont le processus s'exécute et aboutit à la production d'un type tout particulier de systèmes intermédiaires, formés par les fragments diversement découpés des anciens systèmes de Havers (1).

Dans l'os en voie de remaniement et durant toute la période de croissance, on trouve toujours des systèmes de Havers incomplètement formés et l'on peut étudier très aisément à leur niveau le processus de l'ossification havérienne. Les canaux de Havers, souvent énormes, renferment deux ou trois vaisseaux entourés de moelle périvasculaire. Cette dernière est formée d'une substance muqueuse parcourue par des fibres grêles et renfermant des cellules fixes identiques à celles du tissu connectif au début de la période téloformative. De plus, la substance fondamentale presque liquide diffère de la matière muqueuse ordinaire en ce qu'elle laisse déposer, sous l'influence des réactifs coagulants tels que l'alcool, de magnifiques réseaux de fibrine. Elle se rapproche donc de la lymphe par sa constitution. Elle renferme enfin les éléments ordinaires de la moelle en plus ou moins grand nombre (cellules lymphatiques, cellules granuleuses, cellules rouges bourgeonnantes et cellules à noyaux multiples).

Sur la limite de la moelle et de la substance osseuse existe, comme je l'ai dit déjà, un rang continu d'ostéoblastes enfonçant dans les canalicules primitifs ouverts dans le canal de Havers leurs expansions en forme de cils. Au-dessous de cette ligne ostéoblastique, se voit la bande de tissu connectif embryonnaire, qui limite la moelle et dont les faisceaux longitudinaux sont coupés en travers. Mais si, sur une coupe un peu épaisse, on dérange l'ordonnance de ces faisceaux en traitant la préparation par le pinceau, on les étale en majorité à plat dans l'aire du canal de Havers. On voit alors que les faisceaux grêles s'enfoncent à diverses hauteurs dans la substance osseuse et, à son contact immédiat, acquièrent l'aspect homogène et brillant, et aussi la rigidité des faisceaux connectifs osséinisés. Ce sont donc là en réalité des fibres de Sharpey minuscules qui, englobées les unes après les autres et noyées dans l'osséine, concourent à former la substance osseuse des lamelles concentriques (2).

Quand on a chassé entièrement la moelle par le pinceau, l'on voit

(1) Outre les principales formes de ces systèmes intermédiaires, énumérées plus haut, page 480, j'en signalerai une dernière. Il se peut qu'entre les systèmes de Havers de nouvelle formation, les bandes intermédiaires soient formées partie par un segment de système de Havers découpé, partie par une portion d'un des systèmes intermédiaires périostiques qui, avant le remaniement, le séparaient de ses voisins. Il se produit ainsi des systèmes intermédiaires mixtes, dont une région est formée de lamelles et une autre de fibres de Sharpey. Ces fibres de Sharpey ont un volume d'autant plus grand que le système intermédiaire détruit auquel elles appartenaient était lui-même de formation plus récente, c'est-à-dire constitué par des fibres de Sharpey provenant de faisceaux conjonctifs plus adultes et d'autant plus volumineux.

(2) Dans les préparations d'os décalcifié traitées par la pyrosine et l'acide formique,

ces fibres de Sharpey d'une extrême minceur sortir de la substance osseuse et se montrer brisées net à une courte distance, comme des bâtonnets de verre. La présence de ces bâtonnets à demi englobés dans la substance osseuse donne à la surface interne des canaux de Havers l'aspect d'un chagrin (1) à grains petits, serrés, brillants quand on éloigne l'objectif au delà du point, obscurs quand on le rapproche et répondant conséquemment à des saillies. Sur les coupes obliques à la direction des canaux de Havers, et qui montrent leur surface interne de face dans une certaine étendue, on peut constater en outre que les petites fibres osséinisées se continuent directement avec la couche de tissu conjonctif qui limite la bande de moelle périvasculaire. Ainsi donc, par cette seule observation, un point capital de l'ostéogenèse est déterminé. Tout aussi bien sous le périoste qu'à la périphérie des canaux de Havers, la substance osseuse se forme par un mécanisme identique. Elle est constituée par des faisceaux connectifs osséinisés et noyés ensuite dans une substance fondamentale également formée par de l'osséine. Toute la différence consiste en ce que, dans les systèmes de Havers des mammifères, les fibres de Sharpey sont d'une extrême petitesse et demeurent invisibles au sein de la substance osseuse dès qu'elle est formée, tandis que dans l'os périostique elles sont assez grosses pour pouvoir être encore distinguées après que l'ossification s'est produite. Ainsi donc la conception ancienne de Bichat, qui considérait le tissu osseux comme formé de fibres plus ou moins rapprochées les unes des autres, se trouve vérifiée par l'analyse histologique. L'opinion de Sharpey et celle de von Ebner, qui attribuent autissu osseux une structure partout fibreuse, doit donc être adoptée : avec cette réserve que la substance fondamentale de l'os est constituée non pas exclusivement par des faisceaux connectifs au contact, mais par ces mêmes faisceaux plongés au sein d'une masse d'osséine plus ou moins abondante.

Mais la notion la plus importante qu'on puisse déduire des observations qui précèdent, c'est qu'*il n'existe qu'un mode unique d'ossification pour tous les os*. Que ces os aient été précédés ou non d'un modèle cartilagineux de forme analogue, ou simplement guidés à distance par une formation cartilagineuse extérieure, le tissu osseux vrai s'y développe

puis conservées dans la glycérine acidifiée, on voit très aisément, surtout au moment même où l'acide commence à agir, la pénétration des expansions protoplasmiques des ostéoblastes dans les canalicules primitifs. C'est cette pénétration qui fait que la ligne d'ostéoblastes aplatis tient solidement à la lamelle osseuse qu'elle double. De plus, sur ces mêmes préparations, on voit les dernières lamelles formées différer des autres en ce qu'elles sont colorées en rose ou en rouge, tandis que les plus anciennes sont devenues incolores. Cette apparence répond à une constitution encore incomplète de la substance osseuse; elle existe à la fois sur la marge de la formation osseuse périvasculaire qui s'édifie et de celle qui se détruit. Le fait est bien connu pour l'ostéite raréfiante, où la bande plus colorée répond à la zone de désintégration de l'os.

(1) Voy. page 486, fig. 175, *a*.

de la même façon, c'est-à-dire aux dépens des éléments propres au tissu connectif modelé : cellules conjonctives et faisceaux conjonctifs (1).

Pendant toute la période de croissance active, l'os est incessamment remanié par des végétations successives de vaisseaux ossificateurs partis soit du système sanguin périostique, soit de celui de la moelle centrale, et qui poussent dans l'os déjà formé, au travers des systèmes de Havers, pour les réduire en des systèmes intermédiaires, et construire de nouveaux systèmes de Havers qui éprouveront plus tard le même sort que les premiers en présence d'une végétation vasculaire ostéoformative ultérieure. La plus large destruction s'opère dans les portions de l'os adjacentes à la moelle centrale. Cette dernière envoie des bourgeons érodants dans l'os périostique, et le détruit en même temps qu'il se reforme continuellement sous le périoste : elle n'est pas à ce moment encore limitée par le système de Havers géant que représentent les lamelles internes ou *os médullaire,* mais par des bandes entées les unes sur les autres et répondant, soit à des arcs de systèmes de Havers de grande dimension, formés sur une partie du pourtour des grands bourgeons médullaires, soit à des lames découpées dans l'os ancien et sur lesquelles on rencontre des fragments de systèmes de Havers, sectionnés dans un sens quelconque par la végétation médullaire, et interceptant entre leurs points d'adossement des systèmes intermédiaires périostiques. Non seulement donc la moelle osseuse remanie l'os, mais elle le détruit systématiquement au pourtour du canal central en même temps que le périoste le reforme sans relâche à la périphérie. Ce fait explique l'expérience classique de Duhamel, qui entourant d'une bague métallique un os long en voie de croissance, retrouva plus tard cette bague parvenue et tombée dans le canal médullaire central. Lorsque la croissance est terminée, la moelle se limite par l'os médullaire ; et le remaniement de la pièce osseuse ne s'effectue plus désormais que d'une manière insensible, en vertu du double mouvement d'assimilation et de désassimilation.

Dans les os plats et courts, et d'une manière générale partout où existe la *substance spongieuse*, le tissu osseux est constitué comme il l'est dans les os longs en voie de croissance au contact de la moelle

(1) On pourrait objecter à cette manière de voir que, dans l'os cartilagineux, au niveau de la ligne d'ossification, il est impossible de distinguer des fibres au contact de la lamelle osseuse qui se forme entre la travée directrice et les ostéoblastes. Mais il s'agit ici d'une évolution embryonnaire rapide dont toutes les phases se confondent de manière qu'on n'en puisse aisément dégager aucune. C'est dans cet ordre d'idées que Ranvier conseille avec raison d'étudier le développement des tissus, non pas chez l'embryon, mais dans les parties déjà formées et en voie d'accroissement. Les systèmes de Havers des os de l'enfant de 12 à 15 mois sont dans ce cas ; et de plus, ils ne diffèrent pas essentiellement de ceux des adultes. Il n'y a donc pas lieu de supposer que ceux-ci se forment autrement que ceux-là, et qu'il existe en outre un troisième mode de développement pour une formation identique : c'est-à-dire pour les systèmes de Havers de la ligne d'ossification du cartilage de conjugaison.

centrale. Ceci revient à dire que chaque maille du tissu spongieux représente un système de Havers énorme et paucilamellaire, commandé non plus par un, deux ou trois vaisseaux sanguins, mais par un bourgeon médullaire considérable renfermant un grand nombre de vaisseaux. Ces systèmes de Havers géants sont adossés les uns aux autres de manière à figurer les mailles d'une éponge; souvent entre eux on voit des fragments de systèmes de Havers, c'est-à-dire des systèmes inter-

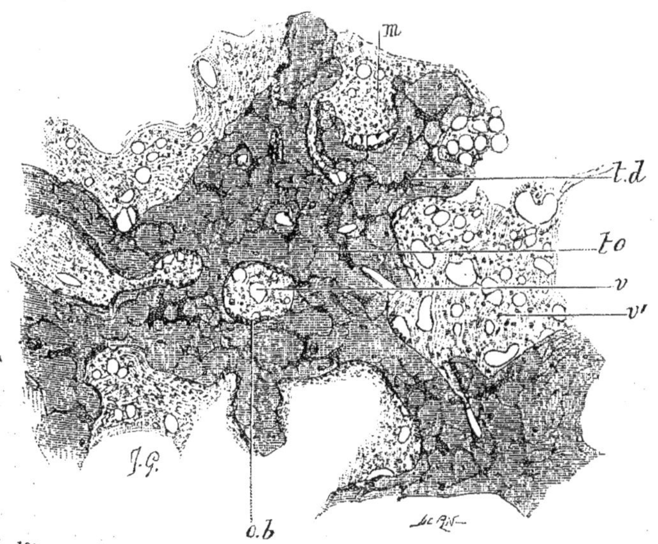

Fig. 187. — Coupe du tissu spongieux voisin de la ligne d'ossification par le cartilage et faite parallèlement à cette ligne : Astragale du fœtus de Mouton de 30 centimètres. — Fixation par les vapeurs osmiques pendant 12 heures; — décalcification par l'acide picrique; — l'éosine hématoxylique; alcool éosiné; essence de girofles puis de bergamote; conservation dans le baume du Canada.

m, moelle muqueuse; — *v*, *v'*, vaisseaux sanguins des espaces médullaires; — *td*, travées directrices du cartilage. Elles sont ici très foncées, parce que l'hématoxyline du réactif les a teintes en violet intense; — *to*, travées osseuses renfermant à leur intérieur les travées directrices du cartilage, dont on voit le mode de continuité au sein des travées osseuses (50 diamètres).

médiaires havériens, qui sont les vestiges d'une disposition antérieure du tissu spongieux. Bien que, en effet, la disposition des trabécules du tissu spongieux affecte dans la plupart des os une certaine régularité systématique (H. von Meyer) (1), ce tissu subit pendant toute la vie des remaniements plus ou moins actifs. Aussi trouve-t-on toujours à la surface des lames qui le forment les éléments qui, comme nous le verrons plus loin, président toujours aux changements qui s'opèrent

(1) Beiträge zur Biologie, Zurich, 1862.

dans la constitution du tissu osseux, c'est-à-dire les cellules à noyaux multiples.

Systèmes intermédiaires cartilagineux. — Dans toute l'étendue de l'os formé aux dépens du cartilage, les premiers systèmes de Havers sont séparés les uns des autres par les travées cartilagineuses calcifiées directrices de l'ossification. Sur les coupes d'os décalcifié, puis traitées par le bleu de quinoléine, ces travées sont colorées en bleu pur et sont reconnaissables de prime abord. Elles constituent les systèmes intermédiaires de l'os cartilagineux primitif, systèmes qui, on le voit, sont exclusivement formés par des îlots festonnés de cartilage calcifié ayant conservé ses caractères propres, et n'appartenant conséquemment pas au tissu osseux. C'est sous cette forme qu'on les rencontre au voisinage immédiat de la ligne d'ossification (fig. 187). Plus bas, il existe une autre disposition des systèmes intermédiaires. Comme pendant la période de croissance, l'os cartilagineux est aussi bien remanié que l'os périostique, on rencontre fréquemment dans son domaine des systèmes intermédiaires du type havérien renfermant eux-mêmes des travées directrices cartilagineuses calcifiées. Ces systèmes répondent manifestement à l'os cartilagineux primitif qui a été morcelé par une nouvelle végétation de vaisseaux ossificateurs, et non pas à une lamellation des travées directrices par envahissement progressif du tissu osseux, comme on pourrait le croire si l'on ignorait les phénomènes dont est le siège l'os tout entier pendant le stade post-embryonnaire de croissance active. On voit donc que l'étude de ces phénomènes, indispensable pour saisir la signification des diverses variétés de systèmes intermédiaires, était à sa place dans le paragraphe consacré à ces derniers, bien qu'en réalité il s'agisse là d'un processus ressortissant surtout à l'histoire générale de la nutrition du tissu osseux.

§ 2. — PÉRIOSTE.

Le *périoste* est la membrane fibreuse qui limite les pièces osseuses du squelette à leur périphérie, sauf dans les points revêtus par les cartilages articulaires. Partout en effet où le tissu osseux n'est pas continu avec un cartilage, il est limité par le tissu fibreux, qui le sépare des autres tissus. Lorsque la pièce osseuse est encroûtée de cartilage au voisinage des articulations, le périoste se continue à la surface de ce dernier pour former le périchondre ; et le périchondre se poursuit d'une extrémité cartilagineuse à l'autre en formant la capsule de l'articulation des deux os. Le squelette entier est donc plongé dans le tissu fibreux, et ce dernier, dans les limites exactes de toute ossification, prend la signification de périoste et montre une structure et des propriétés analogues, qu'il s'agisse d'un os développé dans un modèle cartilagineux, ou à la surface d'un cartilage, ou enfin dans une lame ostéogène à la constitution de laquelle le tissu cartilagineux n'a pris aucune part.

Comme le fait remarquer Ranvier (1), le périoste disposé de cette façon joue donc par rapport à l'os qu'il entoure un rôle comparable à celui d'une aponévrose d'enveloppe à l'égard d'un muscle. Sur nombre de points d'ailleurs, il constitue à proprement parler, pour certains muscles, des surfaces aponévrotiques d'insertion. Il se continue avec les ligaments interosseux, qui ne sont autre chose que des aponévroses, et par exemple au niveau de la ligne âpre du fémur, avec des plans aponévrotiques proprement dits. Enfin, il envoie à l'intérieur de l'os des prolongements, sous forme de fibres de Sharpey, comme les aponévroses le font dans l'épaisseur des muscles pour les diviser en faisceaux. Il convient, à ce propos, de faire observer qu'à ce dernier égard le périoste est encore mieux comparable au périchondre. Les fibres de Sharpey qu'il engage dans l'os sont tout à fait les homologues de ce que nous avons décrit sous le nom de *jets arciformes* périchondraux.

Bien que le périoste soit intimement lié à l'os par les fibres ou jets arciformes qu'il engage constamment dans les portions périphériques du tissu osseux, il peut en être sans grande difficulté séparé par décortication. Mais ce fait ne tient pas à l'existence d'une limite nette entre les deux tissus ; il a sa raison d'être dans la grande résistance du tissu osseux comparée à celle des jets arciformes qui le relient au périoste. En réalité, le périoste se comporte à l'égard de l'os comme le périchondre par rapport au cartilage. Quand on l'arrache, on laisse une partie de ses éléments propres engagés dans l'os : ce sont les faisceaux fibreux rompus sur les limites de l'ossification, qui les transforme en fibres de Sharpey.

L'adhérence du périoste à l'os subjacent est moindre au milieu de la diaphyse des os longs qu'au voisinage des extrémités. Cela tient à ce que, dans les têtes osseuses, le périoste s'enfonce profondément dans la rigole annulaire qui répond à l'encoche d'ossification. De même, au niveau des insertions tendineuses et ligamenteuses le périoste est intimement uni à l'os (quand ce dernier est adulte), parce que jusqu'à une certaine distance de leur implantation sur le levier osseux, ces insertions ont subi elles-mêmes la transformation osseuse. En d'autres termes, sur ces points, le tissu osseux *remonte* dans le ligament ou le tendon ; tandis que dans la pièce du squelette non encore ossifiée et formée de cartilage, le tissu fibreux des ligaments et des tendons *descendait* dans le modèle cartilagineux. De cette manière, l'insertion sur le cartilage se marquait par une dépression chez le fœtus ou l'animal jeune, alors qu'elle est indiquée par un relief osseux sur l'os adulte.

Sur certains points de la face (voûte palatine, cavités nasales, cavités

(1) *Traité technique*, p. 262, 2e édition.

alvéolaires, etc.), et en général là où les os, appartenant au système de l'exosquelette, sont immédiatement recouverts par des membranes muqueuses dont l'épithélium dérive de l'ectoderme primitif, le périoste est intimement confondu avec le derme de la muqueuse. Si bien qu'il est impossible de séparer ces deux membranes l'une de l'autre et qu'elles constituent un seul et unique revêtement, soit très épais (voûte palatine), soit au contraire d'une extrême minceur (comme dans les sinus des fosses nasales et la cavité tympanique par exemple). Cette disposition est le vestige d'un autre plus général, et qui existe dans tous les os appartenant au squelette cutané quand il est développé largement à l'état d'exosquelette. Je reviendrai d'ailleurs sur ces faits en parlant de la peau. Je ferai seulement remarquer ici, que c'est dans les productions exosquelettales que l'on peut prendre surtout une idée exacte de la signification morphologique du périoste par rapport à l'os, et, réciproquement, de celle de l'os par rapport au périoste.

On sait que chez les animaux munis de poils ou vibrisses tactiles, les poils à sinus sanguin sont entourés d'une gaîne aponévrotique puissante, qui les limite du côté du derme et qui a la forme d'un fourreau. Cette gaîne, dont j'ai déjà parlé plus haut, présente une structure analogue à celle des aponévroses et, chez la majorité des mammifères, elle est constituée exclusivement par du tissu fibreux. Mais chez la Taupe, les gros poils tactiles placés sur la tête, à la racine du groin, sont entourés par une gaîne fibreuse qui, de distance, en distance, a subi l'ossification. Au milieu du tissu fibreux on voit des bractées osseuses irrégulières, formées de fibres de Sharpey et renfermant des corpuscules étoilés des os qui émettent un magnifique réseau de canalicules primitifs. Ces bractées sont tout à fait comparables, quant à leur forme, aux plaques cartilagineuses des bronches de petit calibre. Elles sont noyées dans la gaîne fibreuse, et tout ce qui, dans cette gaîne, n'a pas subi l'ossification, constitue le périoste de la portion ossifiée. Ici donc, il est évident que la formation fibreuse est l'élément primitif de la pièce du squelette, et que le tissu osseux est le simple résultat de son adaptation par places à la fonction de soutènement, nécessitant l'existence d'un tissu plus solide que ne l'est le tissu fibreux.

Considéré de cette manière, le périoste cesse d'être une simple portion accessoire de l'os ; il en est morphologiquement l'origine. Il n'y a du reste pas lieu d'insister sur ce point, démontré à la fois par l'étude de l'ostéogenèse et par les expériences des physiologistes qui se sont succédé depuis Duhamel jusqu'à Ollier.

Le périoste des os du fœtus, c'est-à-dire de ceux qui sont le siège de l'ossification primordiale, est formé par des faisceaux groupés comme ceux des tendons simples et reliés les uns aux autres par des faisceaux connectifs disposés en formation fibreuse cloisonnante. L'os contenu dans ce périoste semble, par suite, enfermé dans un tendon composé que l'on aurait creusé à son centre pour le recevoir. Sur les coupes longitudinales, on voit les faisceaux fibreux du périoste envoyer dans l'os de nombreux jets arciformes. Ceux-ci, au moment où ils s'engagent dans le tissu osseux, s'osséinissent, puis se chargent de sels calcaires et deviennent des fibres de Sharpey. Mais, entre le périoste et la surface de l'os périostique, il existe un espace rempli par des éléments cellulaires. Ces éléments cellulaires sont des ostéoblastes, et des cellules à noyaux multiples dont l'existence indique que la substance osseuse sous-périostique est en état de constante évolution. L'ensemble forme ce que L. Ollier a proposé de nommer la *couche ostéogène*.

Dans les os adultes ou simplement en voie de croissance, tels que par exemple ceux d'un enfant d'un an, cette couche ostéogène n'existe plus. Le périoste est alors formé de deux couches (1) concentriques l'une à l'autre. Nous appellerons la plus externe *gaîne tendiniforme*, et la plus interne *étui fibro-élastique* du périoste.

La gaîne tendiniforme reproduit exactement le type d'un tendon composé qu'on aurait creusé à son centre pour le rendre tubulaire. Les fibres des fascicules tendineux sont grosses, toutes parallèles les unes aux autres. Sur les coupes transversales, elles montrent une large section. Dans les intervalles des fascicules tendineux on voit des réseaux élastiques longitudinaux, très sensiblement plus nombreux que dans un tendon, ainsi que les vaisseaux et les nerfs du périoste proprement dit.

Au fur et à mesure qu'on s'avance vers l'os, les faisceaux fibreux de la gaîne tendiniforme diminuent de volume, tandis que les réseaux de fibres élastiques deviennent plus abondants. De cette façon se constitue, à la surface de l'os, la couche que nous avons nommée étui fibro-élastique. Elle est formée de fibres longitudinales groupées en fascicules par d'autres fibres disposées en formation cloisonnante. Dans leurs

(1) Préparation : On enlève un os long et son périoste sur un Rat ou un Lapin qu'on vient de sacrifier, après avoir injecté ses vaisseaux sanguins à l'aide d'une masse au bleu de Prusse ou mieux au carmin. On le laisse séjourner vingt-quatre heures dans une grande quantité d'alcool fort; puis on décalcifie l'os entier dans l'acide picrique, et l'on fait des coupes longitudinales et transversales de l'os décalcifié et durci par la gomme et l'alcool, en ayant soin de comprendre à la fois dans la coupe l'os et son périoste. On colore à l'aide du picrocarminate d'ammoniaque, et l'on examine dans la glycérine. On traite d'autres coupes par la pyrosine et l'acide formique, ou par l'éosine hématoxylique, puis par l'acide formique. Dans ce dernier cas, on lave la préparation dans l'eau distillée, après avoir fait agir l'acide formique, jusqu'à ce que le tissu soit devenu rouge vineux. La coloration violette se régénère faiblement; et la préparation, conservée dans l'éosine hématoxylique très faible, montre la substance osseuse colorée en bleu pâle, le réseau des cellules osseuses en rouge, les fibres élastiques en pourpre vif, et tous les noyaux teints en violet. Les faisceaux conjonctifs sont presque incolores.

On peut aussi fixer l'os par les vapeurs osmiques pendant quatre à cinq heures. Quand le cartilage est noir dans toute son épaisseur, on porte l'os dans l'alcool, puis on le décalcifie par l'acide chlorhydrique à 1 p. 200. La décalcification est rapide, et, comme les éléments sont absolument fixés, cette décalcification ne les altère pas. On achève de durcir par la gomme et l'alcool; on fait les coupes et on les colore avec l'éosine hématoxylique faible.

intervalles se trouvent les fibres élastiques, enfin les cellules fixes ordonnées à la surface des faisceaux fibreux. C'est de cette couche que partent les jets arciformes périostiques qui s'engagent dans l'os à toutes les hauteurs en le pénétrant obliquement. Entre l'étui fibro-élastique et la surface de l'os, on ne trouve rien qui représente la couche ostéogène d'Ollier, mais bien une ligne de cellules fixes répondant au dernier plan de faisceaux fibreux englobés par l'os et devenus des fibres de Sharpey. Ce sont des éléments formés d'une masse de protoplasma renfermant un noyau, et disposés à la surface de chaque fibre de Sharpey du côté où elle regarde le périoste. Sur les préparations colorées à la pyrosine puis traitées par l'acide formique, certaines de ces cellules montrent une particularité du plus grand intérêt : elles envoient dans les intervalles des faisceaux fibreux périostiques des expansions en forme d'ailes, à la façon des cellules tendineuses, tandis que du côté de l'os elles émettent des prolongements qui se poursuivent dans les canalicules osseux primitifs. Ces cellules nous montrent qu'un seul et même élément cellulaire peut appartenir par une de ses moitiés au tissu fibreux, et par l'autre au tissu osseux. Leur existence est à vrai dire la meilleure preuve de la transformation directe du tissu fibreux en tissu osseux sans l'intermédiaire obligé des ostéoblastes.

Dans les os en voie de croissance, l'étui fibro-élastique est parcouru par les vaisseaux qui vont aborder l'os et édifier autour d'eux les systèmes de Havers. De distance en distance, ces vaisseaux rompent la continuité de l'os périostique d'accroissement, incessamment formé sous le périoste par l'englobement dans l'os des éléments constitutifs de l'étui fibro-élastique. Sur les points où ces vaisseaux pénétrants sont un peu éloignés les uns des autres, la formation osseuse périostique dessine une bande au sein de laquelle on retrouve la disposition générale du périoste, c'est-à-dire des faisceaux de fibres de Sharpey séparés les uns des autres par des cloisons transversales, répondant à la formation fibreuse cloisonnante, et d'énormes fibres perforantes, courbées en arcs ascendants ou descendants, et qui ne sont autre chose que les jets arciformes périostiques. Ces jets se distinguent des autres fibres de Sharpey, dans les préparations traitées par la pyrosine et l'acide formique, en ce qu'ils conservent une coloration rouge au milieu de la substance osseuse formée de fibres de Sharpey ordinaires, lesquelles sont devenues à peu près incolores. Les cellules osseuses de l'os périostique d'accroissement ainsi constitué sont ordonnées par rapport aux faisceaux fibreux. Elles émettent des expansions larges souvent incurvées, munies de crêtes d'empreinte, et se terminant par des filaments protoplasmiques grêles qui se poursuivent dans les canalicules osseux primitifs. Ces derniers forment un réseau dont les branches, contournant les fibres de Sharpey sans les traverser, sont principalement dirigées dans le sens perpendiculaire à l'axe de l'os. De la sorte, sur les coupes transversales, ils affectent une disposition rayonnée par rapport au canal médullaire central. Quant aux fibres élastiques, après s'être engagées dans l'os, elles ne tardent pas à disparaître.

§ 3. — LA MOELLE DES OS.

La moelle des os occupe autour des vaisseaux la ligne d'érosion, celle d'ossification, les espaces du tissu spongieux et le canal médullaire, quand il existe. Là seulement elle forme des masses ayant les caractères d'un tissu distinct, et c'est aussi là qu'il convient de l'étudier analytiquement (1).

Elle se présente sous deux formes : tantôt sous celle d'une pulpe rouge comme celle de la rate, c'est la *moelle rouge*; tantôt sous celle d'un tissu d'apparence adipeuse, c'est la *moelle jaune*. La moelle jaune est d'ailleurs le produit d'une évolution particulière de la moelle rouge, qui au début existe toujours seule et à l'exclusion de la jaune dans tous les os de squelette.

Ultérieurement la moelle de certains os, par exemple chez l'Homme celle des os longs du bras et de l'avant-bras, de la cuisse et de la jambe, subit l'évolution adipeuse et devient jaune, tandis que celle des côtes, des os du crâne, des corps vertébraux reste rouge indéfiniment. Mais c'est là un simple accident d'évolution. La moelle des corps vertébraux de la queue du Rat devient rapidement adipeuse, même pendant la croissance, jusqu'au voisinage immédiat de la ligne d'ossification.

Moelle rouge. — La MOELLE ROUGE, répondant à la formation médullaire initiale et non modifiée, doit être conséquemment prise pour type du tissu et étudiée en premier lieu. Il importe d'abord de connaître les éléments anatomiques dont elle se compose; puis d'étudier ensuite les rapports de ces éléments entre eux, avec la substance osseuse et avec les vaisseaux, dans les diverses régions que l'on peut, au point de vue de l'anatomie générale, distinguer dans la moelle d'un seul et même os.

a) La moelle rouge (2) renferme toujours un nombre plus ou moins

(1) Dans les canaux de Havers de la substance compacte des os, et dans certaines conditions particulières sous le périoste, la moelle est représentée par quelques-uns seulement de ses éléments : les ostéoblastes et les cellules à noyaux multiples ou bourgeonnants, mais non pas par un véritable tissu médullaire. Ce dernier ne reparaît autour des vaisseaux de la substance compacte des os que sous l'influence de l'irritation formative, dont le type le plus élevé est l'*inflammation*.

(2) Pour examiner les éléments anatomiques de la moelle des os, il convient d'employer le procédé de MALASSEZ. « Un fragment de moelle franchement coupée est amené à toucher doucement et bien perpendiculairement la lame de verre porte-objet. Ce contact laisse sur le porte-objet une tache qui est comme une sorte d'impression typographique des éléments médullaires. Aussitôt la tache faite, on expose la préparation aux vapeurs d'acide osmique, sur l'orifice d'un flacon rodé renfermant une solution d'acide osmique concentrée. » Au bout d'une demi-minute à 2 minutes, on agite la préparation à l'air pour la débarrasser de l'excédent des vapeurs, en ayant

considérable de globules blancs, analogues à ceux de la lymphe et du sang et possédant comme ces derniers des mouvements amiboïdes. Dans la moelle du fémur ou de l'humérus de la Grenouille, ces mouvements amiboïdes sont faciles à constater lorsqu'on dissocie le petit cylindre médullaire, extrait de l'os entre deux cassures, dans une goutte de sérum du sang de l'animal. Au début de l'observation toutes les cellules lymphatiques sont rondes; puis, au bout d'un certain temps, le contact de l'air réveille leur activité pseudopodique. Chez les mammifères, les globules blancs de la moelle osseuse reprennent leurs mouvements sur la platine chauffante, à la façon de ceux de la lymphe et du sang. De ces globules blancs médullaires, les uns sont hyalins, les autres renferment des granulations éosinophiles, et d'autres enfin des granulations brunâtres, pigmentaires, ou des grains de graisse neutre que l'acide osmique teint en noir de bistre. On peut donc distinguer, dans le tissu de la moelle rouge des os, tous les termes de la *série des éléments lymphatiques.*

b) A côté d'eux, on rencontre des éléments cellulaires libres comme les premiers, mais appartenant à une série toute différente qu'on pourrait nommer la *série hémoglobique* (fig. 188). Ce sont les *cellules rouges*, dont le protoplasma est plus ou moins coloré par de l'hémoglobine, qui paraît identique à celle du sang. Ces cellules, découvertes en 1868 par E. Neumann (1) et par Bizzozero (2), ont avec les cellules lymphatiques de la moelle osseuse de grandes ressemblances; mais elles en diffèrent néanmoins par un certain nombre de caractères que l'on peut considérer comme majeurs. La masse protoplasmique des cellules rouges est homogène, analogue au stroma des globules rouges de la Grenouille, et chargée comme lui d'hémoglobine que l'eau dissout et que chassent la plupart des réactifs ou des agents physiques, comme s'il s'agissait véritablement d'un globule rouge à noyau. Le noyau n'a pas de membrane, il a une consistance liquide ou sirupeuse, et il est logé dans les mailles reticulées du protoplasma (Malassez). Enfin, le protoplasma porte fréquemment des bourgeons plus ou moins pédiculés analogues comme forme, et égaux exactement comme dimensions dans chaque espèce, aux jeunes globules rouges du sang. C'est pourquoi Malassez a aussi nommé ces éléments *cellules globuligènes*, pour

soin de ne pas dépasser la demi-dessiccation. Ou bien au contraire, on la porte dans chambre humide afin que la dessiccation ne s'opère en aucune façon. On la colore ensuite, soit au picrocarminate d'ammoniaque, soit avec l'éosine hématoxylique faible, et l'on monte par les procédés ordinaires dans la glycérine ou dans le baume du Canada. Cette dernière méthode de montage exige, pour les préparations colorées à l'éosine hématoxylique, que la déshydratation par l'alcool soit faite avec un alcool assez fortement éosiné et donnant une teinte rose rouge (presque sans fluorescence à la lumière réfléchie).

(1) Neumann. *Centralblatt f. Medicin.* 1868 (octobre), p. 689.

(2) Bizzozero. Sulla funzione ematopoetica del midollo delle osse (*Gaz. medica Italiana-Lombarda*, novembre 1860).

rappeler leur fonction sanguiformative sur laquelle j'ai assez insisté en parlant du développement du sang pour n'y pas revenir ici.

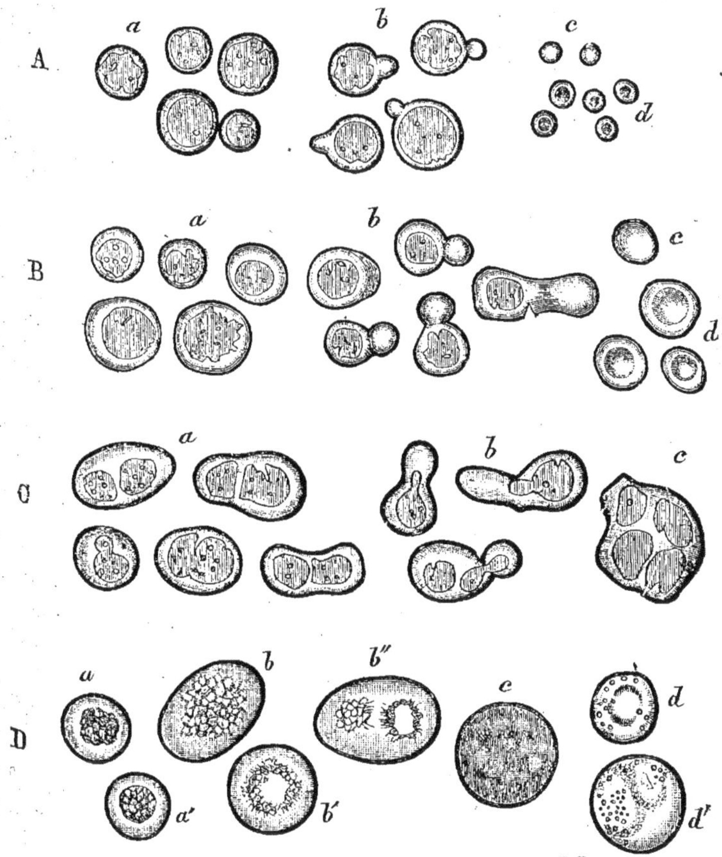

Fig. 188. — Éléments cellulaires de la moelle rouge des os (série hémoglobique), d'après Malassez.

A, chez le Chevreau ; — B, chez le Lapin ; *a*, cellules hémoglobiques sans bourgeons globuligènes ; — *b*, cellules hémoglobiques bourgeonnantes ; — *c*, globules rouges sphériques ; — *d*, globules rouges discoïdes typiques. — C, cellules globuligènes, en voie de prolifération ; — *a* et *b*, chez le Chat nouveau-né ; — *c*, chez le Chevreau. — D, *a*, *a'*, cellules hémoglobiques types du Lapin ; — *b*,*b'b"*, cellules hémoglobiques à noyau réticulé ; — *c*, cellule hémoglobique primitive à noyau diffus ; — *d*,*d'*, cellules incolores à granulatious éosinophiles.

Les cellules rouges ou globuligènes semblent provenir d'une évolution particulière de certains éléments de la moelle, que Robin avait déjà depuis longtemps distingués des cellules lymphatiques ou *leucocytes* sous le nom de *médullocelles*. Ce sont de gros éléments arrondis (1), dont le noyau est à peine colorable par l'hématoxyline et paraît comme diffusé dans la masse protoplasmiqne tout entière. Sur d'autres cellules, le protoplasma se différencie un peu mieux du noyau, qui demeure énorme et remplit l'élément presque tout entier. L'hématoxyline teint ce noyau en violet rosé, tranchant à peine sur le protoplasma, lequel est granuleux, teint en rose pur. D'autres cellules enfin ont un noyau sans membrane, liquide, arborisé (*noyau coralliforme*); et le protoplasma, après l'action de l'éosine, paraît comme lavé de rouge brique pâle. Entre ces cellules et les cellules rouges proprement dites, on trouve tous les intermédiaires. Le noyau se différencie de plus en plus au sein du protoplasma, il est souvent double ou étiré en biscuit: Ceci fait penser que les cellules arrivées à ce stade intermédiaire se multiplient par division dans la moelle. La masse protoplasmique devient ainsi de plus en plus chargée d'hémoglobine, pauvre en granulations. Elle est cassante quand elle est coagulée, souple et ductile dans l'état frais, à la façon exacte de la substance d'un globule rouge.

Mais toutes les cellules à noyau diffus et réticulé n'ont pas cette évolution ascendante. Il en est dont le noyau, restant à peine colorable, prend des formes bizarres, tandis que le protoplasma se charge de nombreuses granulations éosinophiles. Ce sont là les *cellules incolores* de Malassez. Elles ne renferment nullement de l'hémoglobine granuleuse: car les grains éosinophiles sont ici, comme partout ailleurs, entièrement insolubles dans l'eau. Ils représentant vraisemblablement un stade intermédiaire entre les granulations protéiques et les granulations graisseuses, comme je l'ai indiqué pour les globules blancs à granulations éosinophiles de la lymphe et du sang. Très probablement aussi, ces cellules incolores répondent à des éléments de la série hémoglobique évoluant dans un sens rétrograde.

c) Enfin, mélangés aux éléments lymphatiques et aux cellules rouges ou incolores, on trouve les éléments d'une dernière série que j'appellerai la *série médullaire* proprement dite (fig. 189) parce qu'en effet ce sont là les cellules types du tissu. Ce sont eux aussi qui le représentent à eux seuls, soit sous le périoste, soit dans les canaux de Havers, où ils reparaissent toutes les fois que la substance osseuse adjacente doit subir un remaniement, dans le sens formatif ou dans le sens inverse. Ce sont les *ostéoblastes*, d'une part, de l'autre *les cellules à noyau bourgeonnant* de Bizzozero et les cellules médullaires géantes, ou *myéloplaxes* de Robin : éléments qui nous sont déjà connus et sur lesquels il n'y a plus maintenant que peu de chose à dire. Je ferai seulement remarquer que, suivant toute probabilité, les cellules à noyau bourgeonnant

(1) Leur diamètre oscille entre 13 et 16 μ chez le Lapin (Malassez, mémoire cité, p. 32).

de Bizzozero (1) ne sont autre chose que des cellules géantes au début

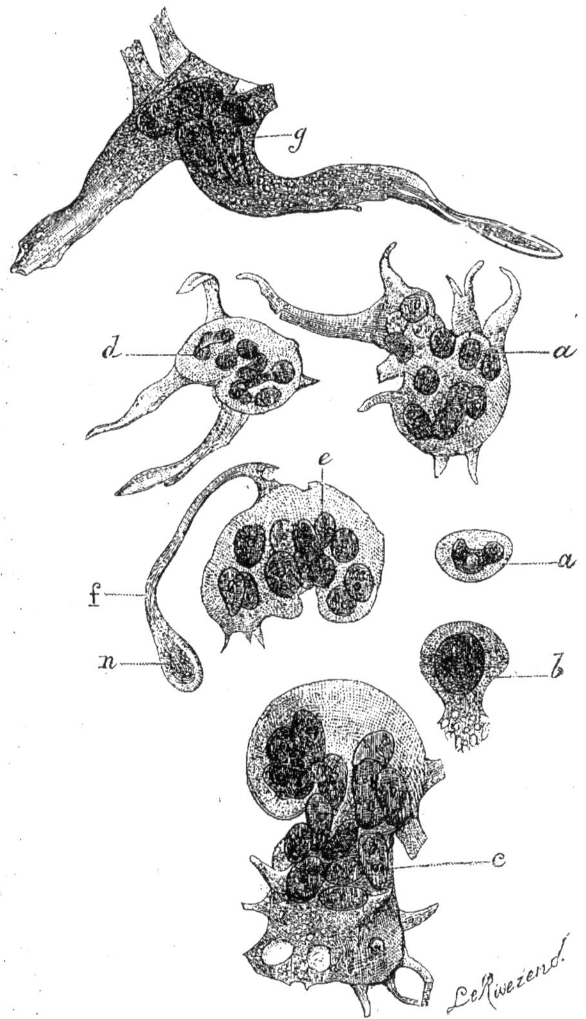

Fig. 189. — Cellules à noyaux multiples (myéloplaxes) de la moelle des os, extraites d'un sarcome myéloïde de l'extrémité supérieure de l'humérus. — Liquide de Muller, picrocarminate.

a, cellule à noyau bourgeonnant; — b, cellule analogue aux ostéoblastes; — a', c, d, e, cellules géantes à noyaux multiples (myéloplaxes) : le myéloplaxe figuré en e porte un long bourgeon dont l'extrémité est renflée en massue, et renferme un noyau n; — g, un bras d'un myéloplaxe géant renfermant à sa base quatre noyaux accolés (400 diam.).

(1) Récemment Ch. Van Bambeke et son élève O. Van der Stricht (*Caryomitose et*

de leur formation. Ce sont des éléments volumineux et ordinairement arrondis, dont le protoplasma prend une coloration orangée sous l'influence du picrocarminate d'ammoniaque, et présente des granulations disposées régulièrement en séries concentriques. Le noyau est, soit simplement bosselé ou bourgeonnant, soit divisé en plusieurs boudins infléchis dans divers plans et reliés par des ponts grêles les uns avec les autres. Enfin, certaines de ces cellules présentent plusieurs noyaux entièrement isolés par des lames de protoplasma : elles établissent donc la transition entre les cellules à noyau bourgeonnant et les cellules géantes à noyaux multiples.

Ces dernières, ou myéloplaxes de Ch. Robin, sont souvent très analogues aux cellules géantes du tubercule vrai ou faux. Ce sont des éléments de dimensions colossales. Le protoplasma, formé d'une masse granuleuse dont les grains ont le plus souvent, comme dans la variété précédente, une ordonnance tout à fait régulière, est semé de noyaux souvent très nombreux et qui quelquefois sont disposés en couronne sur la marge du corps cellulaire. Ce dernier est le plus ordinairement rameux, surtout dans les tumeurs osseuses à myéloplaxes (sarcomes médullaires) où les cellules à noyaux multiples sont en état de prolifération incessante. On voit alors que la périphérie de ces grandes cellules porte des bourgeons terminés par des renflements en forme de larmes, renfermant un ou plusieurs noyaux et devenant l'origine de nouvelles cellules à noyaux multiples. Ces bourgeons ne sont pas sans présenter une grande analogie avec les cellules épithélioïdes du tubercule, qui, on le sait, peuvent être rattachées du moins en partie à la cellule géante qui occupe le centre du follicule tuberculeux. J'insiste ici à dessein sur ces analogies à cause du rôle tout particulier joué par les myéloplaxes dans le remaniement de l'os déjà formé. Ce rôle a été déjà indiqué plus haut et j'y reviendrai brièvement dans un instant.

division directe des cellules à noyau bourgeonnant, Gand, 1891), ont fait connaître des faits très intéressants. Van der Stricht avait déjà montré (*Arch. de biologie*, t. XI, fasc. I), que les cellules à noyau bourgeonnant unique décrites par Bizzozero et qu'on trouve aussi dans le foie embryonnaire, ont pour origine les globules blancs de la lymphe et du sang (leucoblastes). Avec Ch. Van Bambeke, il est arrivé à cette conclusion que les cellules géantes (*mégacaryocytes* de Howell), doivent leur origine à des globules blancs entrant en division indirecte, laquelle aboutit, non pas à la formation de deux ou plusieurs cellules lymphatiques nouvelles, mais à la production d'un élément cellulaire unique, à noyau très volumineux, bourgeonnant, *dû à la fusion de plusieurs noyaux-filles au sein du protoplasma resté indivis*. Ces cellules à noyau bourgeonnant entrent ensuite en division multiple, en passant par les divers stades de la division indirecte, pour engendrer des cellules semblables à elles-mêmes, mais à noyau beaucoup plus volumineux, résultant aussi de la fusion d'un grand nombre de noyaux-filles, sans que le protoplasma présente la moindre trace de division. — Les cellules géantes subissent également la division directe : 1° par simple étranglement du noyau bourgeonnant et du protoplasma, de manière à donner naissance à une ou plusieurs cellules nouvelles ; 2° par formation de bourgeons, séparés du reste par une plaque cellulaire gagnant toute l'épaisseur du corps protoplasmique et du noyau bourgeonnant plus ou moins étiré à ce niveau.

Pas plus que les cellules à noyau bourgeonnant, les cellules à noyaux multiples ne possèdent l'activité amiboïde (1). Leur mode de prolifération paraît aussi très différent de celui qui est la règle dans les éléments lymphatiques. On sait que Ranvier a montré que, chez l'Axolotl, les noyaux des cellules lymphatiques sont divisés par l'activité du protoplasma, et directement en vertu de l'action mécanique exercée par les mouvements amiboïdes de ce dernier. Ce mode de division direct serait même, si l'on en croit Lœwe, le seul qu'observe dans les éléments lymphatiques, où l'on peut dire au moins qu'il y constitue la règle. Les cellules médullaires à noyaux bourgeonnants ou multiples subiraient au contraire la segmentation indirecte, d'après Julius Arnold (2), Ch. van Bambeke et van der Stricht, à la façon de la plupart des cellules fixes des divers tissus.

Les dissociations de la moelle rouge des os mettent en outre en évidence des cellules fixes du tissu connectif, et souvent quelques vésicules adipeuses entourées de leur capsule. Chez les très jeunes Grenouilles et même sur les Grenouilles adultes, on peut constater un fait intéressant. Au milieu des éléments cellulaires de la moelle on trouve de véritables cellules adipeuses, renfermant un globe de graisse unique et très volumineux. Mais ce globe est plongé dans une masse de protoplasma ramifié, à sa périphérie, à la façon de celui des cellules fixes ordinaires du tissu conjonctif. Ce fait démontre à lui seul que la capsule des vésicules adipeuses a la signification morphologique d'une formation surajoutée.

Les rapports des éléments anatomiques prenant part à la constitution de la moelle des os entre eux, avec le tissu osseux et les vaisseaux médullaires, varient considérablement suivant qu'on les étudie dans les diverses régions d'une même pièce osseuse (3).

Dans l'os formé aux dépens du cartilage, au niveau de la ligne d'é-

(1) Il est facile de s'en assurer sur les myéloplaxes de la Grenouille. Tandis que les cellules lymphatiques conservent leur activité amiboïde pendant six à huit jours dans la chambre humide et à air, on n'en constate aucune dans les myéloplaxes.

(2) Julius Arnold. Weitere Beobachtungen über die Theilungsvorgänge, etc. (*Arch. für Path., Anat. und Physiol.*, Bd XCVII, Heft 1, p. 107).

(3) Pour faire une bonne étude de la moelle d'un os en voie de croissance, il convient de fixer, par les vapeurs osmiques, pendant quelques heures, dans la chambre humide, les segments de la pièce osseuse divisée au *couteau* et au *maillet*, de manière à obtenir des sections nettes. On porte les segments fixés à la surface dans une chambre humide ordinaire, de grande dimension, où ils se débarrassent des vapeurs osmiques, puis de là dans l'alcool fort. On décalcifie ensuite à l'aide de l'acide picrique; on durcit par la gomme et l'alcool, et l'on fait enfin des coupes longitudinales et transversales que l'on colore avec l'éosine hématoxylique très faible. On a ainsi en place les divers éléments de la moelle osseuse, et ceux qui renferment de l'hémoglobine montrent la coloration rouge brique caractéristique. Pour étudier les vaisseaux et leur distribution générale, on colore seulement à la glycérine hématoxylique et l'on monte dans le baume. Les préparations à double coloration sont au contraire montées dans la glycérine hématoxylique affaiblie par le mélange de glycérine saturée d'alun, bordées à la paraffine et à la cire d'Espagne dissoute dans l'alcool.

rosion, les vaisseaux sanguins ossificateurs remplissent les capsules du cartilage sérié au fur et à mesure qu'ils les ont ouvertes. Il n'y a point là de moelle périvasculaire : la mince paroi du vaisseau sanguin se moule exactement sur la paroi de la cavité qui vient d'être envahie. Un peu au-dessous de la ligne d'érosion, les capillaires sanguins ossificateurs, bien qu'encore très larges, paraissent néanmoins entourés d'éléments cellulaires appartenant à la moelle. Ce sont des cellules rouges, des globules blancs, un grand nombre de globules rouges et des éléments polyédriques qui répondent manifestement à des ostéoblastes. Mais ces ostéoblastes ne forment pas encore une rangée régulière et continue le long de chaque travée directrice. Avec les autres éléments de la moelle, ils occupent, en dehors des vaisseaux, l'espace compris entre ces derniers et les travées directrices. Cet espace est tantôt annulaire autour du vaisseau qui en fait le centre, tantôt le vaisseau est rejeté sur le côté de l'espace intertrabéculaire, et les éléments de la moelle lui constituent, au lieu d'un anneau, une sorte de manteau latéral. Ils sont répandus dans un plasma liquide que les vapeurs osmiques coagulent à la façon de celui de la lymphe. A l'intérieur des vaisseaux, des cellules semblables à celles qui sont au dehors sont fixées en place. On en peut conclure que ce sont les vaisseaux ossificateurs qui apportent, dans la pièce du squelette en voie de formation, les éléments de la moelle elle-même : ou du moins des éléments cellulaires aptes à se transformer rapidement, après leur issue hors des vaisseaux, en cellules de la moelle osseuse.

Au-dessous de la ligne d'ossification, marquée par le dépôt d'une bordure osseuse unilamellaire le long des travées directrices festonnées émanées du cartilage sérié, la continuité des travées, dans l'axe de l'os, est rompue par la végétation transversale et anastomotique des vaisseaux ossificateurs. Ces derniers, au lieu de monter entre les travées directrices à l'encontre du cartilage sérié, s'envoient latéralement des pointes d'accroissement qui confluent, puis se creusent et établissent une série de communications entre les branches vasculaires ascendantes. Pour ce faire, les pointes d'accroissement érodent, puis perforent les travées directrices déjà doublées d'un dépôt osseux. Ainsi, le système des travées émanées du cartilage et toutes parallèles entre elles, se trouve morcelé en une série d'îlots osseux renfermant à leur centre chacun un fragment de travée directrice. C'est là le tissu spongieux d'origine cartilagineuse, celui qui forme le demi-sablier de substance osseuse décrit par Ranvier au-desous du cartilage de conjugaison dans les os longs. Dans les os courts, tels que l'astragale, il forme une couronne subjacente et concentrique à la ligne de première ossification aux dépens du cartilage. Cette couronne fait tout le tour de l'os. Dans cette bande annulaire, la moelle rouge prend les caractères d'un véritable tissu. Elle est formée de tissu muqueux, au sein duquel commencent à se différencier des faisceaux connectifs très grêles, et que parcourent les vaisseaux médullaires. Ceux-ci comprennent des artérioles, dont la tunique musculaire est très développée, et des capillaires proprement dits extrêmement larges, auxquels font suite des capillaires veineux de calibre encore plus considérable. L'endothélium de ces capillaires et de ces veinules est découpé en feuilles de chêne ou en pièces de jeu de patience, ainsi que l'a fait voir Morat (1). Les vaisseaux portent latéralement des pointes d'accroissement soit pleines, soit à demi canalisées. Autour d'eux, dans le tissu connectif embryonnaire, sont répandus par groupes ou mêlés entre eux les éléments cellulaires de la moelle (globules blancs, cellules incolores, cellules rouges), toujours accompagnés de globules rouges du sang extérieurs aux vaisseaux, comme l'a le premier indiqué Morat. Au sein de cette moelle sont plongées les travées osseuses, isolées ou irrégulièrement réunies à leurs similaires et bordées d'un rang d'ostéoblastes régulier. En dehors du rang d'ostéoblastes, le tissu connectif de la moelle montre, comme je l'ai dit plus haut, des faisceaux connectifs grêles jouant le rôle de minuscules fibres de Sharpey. Celles-ci, au fur et à mesure que les lamelles osseuses s'accroissent, sont engagées et incorporées dans le tissu osseux néoformé. Sur les points où les travées osseuses sont remaniées, arrondies après leur section par les vaisseaux, ou en voie de disparition, on voit, à la place des ostéoblastes, des cellules à noyau bourgeonnant ou de gros myéloplaxes. Ces myéloplaxes sont, soit accolés latéralement aux travées, qui à leur niveau présentent une encoche ronde dans laquelle ils rentrent, soit placés au bout d'une travée qui s'arrondit. Ils embrassent son extrémité sur laquelle ils se moulent exactement. Nous avons déjà vu que c'est ainsi que les premières formations osseuses sont remaniées, érodées, pour disparaître totalement sur certains points et devenir, sur d'autres, les origines et les points d'appui de nouvelles édifications osseuses, ordonnées autrement que les premières et par rapport à d'autres vaisseaux. Les myéloplaxes communiquent fréquemment entre eux par des branches protoplasmiques. Souvent aussi, ces branches se terminent par une extrémité renflée renfermant un ou plusieurs noyaux. Leurs ramifications rappellent alors à la fois la disposition des cellules vasoformatives (*Capillargefasszellen*), comme l'a bien indiqué Leboucq (2), et aussi celle des cellules géantes ou des grosses cellules caractéristiques de l'inflammation tuberculeuse intercalaire aux granulations (3). Bien que les rapports de ces ébauches de réseaux avec les vaisseaux sanguins et leurs pointes d'accroissement n'aient été observés qu'exceptionnelle-

(1) Morat. Contribution à l'étude de la moelle des os (Thèse de Paris, 1873).
(2) Leboucq, Recherches sur le développement des vaisseaux et des globules sanguins dans les tissus normaux et pathologiques. Gand, 1876.
(3) Renaut, *in* Thèse d'agrégation de Chandelux (Synovites fongueuses, articulaires et tendineuses). Paris, 1883, p. 67.

ment et toujours dans les cas pathologiques (tumeurs à myéloplaxes : MALASSEZ et MONOD) (1), le fait que les myéloplaxes des sarcomes myéloïdes renferment souvent des amas de globules rouges du sang non altérés dans des cavités creusées à leur intérieur, ne laisse guère de doute sur leur signification vasculaire. Seulement, il s'agit ici de formations dans lesquelles il s'est produit un arrêt de développement. La cellule vasoformative posséderait, dans cette conception, la propriété de végéter, de perforer et d'éroder les substances osseuse et cartilagineuse, à la manière des vaisseaux sanguins embryonnaires. Mais elle aboutirait en somme à produire un vaisseau particulier, dont la fonction vasculaire aurait avorté pour faire place à une autre, consistant dans la répartition, à l'entrée et à l'issue, de certains matériaux de la substance osseuse, probablement des granulations calcaires (2). En fait, la fonction la plus haute des îlots vasoformatifs, la formation des globules rouges du sang, reparaît dans les myéloplaxes des sarcomes angioplastiques. Les pointes d'accroissement des vaisseaux de la moelle osseuse et fœtale ont souvent, à leurs points nodaux ou terminaux, des formes rappelant les myéloplaxes d'une manière frappante. L'hypothèse de la nature vasculaire des cellules géantes à noyaux multiples est, pour toutes ces raisons, probablement la meilleure qu'on puisse proposer, comme l'ont fait HERTZMANN (3) d'abord, puis ensuite LEBOUCQ et MALASSEZ, dans l'état actuel de la science.

Dans le tissu spongieux plus large du centre des os courts tels que l'astragale, ou dans le canal médullaire des os longs à moelle rouge, le tissu connectif qui forme le stroma de cette dernière, resté muqueux autour des vaisseaux, est limité du côté des travées osseuses par une formation de très fins faisceaux connectifs qui, dans les intervalles des

(1) MALASSEZ et MONOD. Sur les tumeurs à myéloplaxes (Sarcomes angioplastiques). *Arch. de physiol.*, 1878, p. 375-405).

(2) Mon élève et collaborateur CHANDELUX (Société des sciences médicales de Lyon) a fait à ce sujet une observation des plus intéressantes. Il a constaté que lorsque certaines loupes subissent la calcification, transformation qui, on le sait, n'a rien de commun avec l'ossification en dehors du mouvement d'apport des matériaux calcaires, on voit des cellules géantes nombreuses, identiques aux myéloplaxes de la moelle des os, se montrer au contact de la masse épithéliale qui va se calcifier. Ce fait semble bien indiquer que les myéloplaxes sont l'intermédiaire entre les voies d'apport des matériaux calcaires et les tissus qui doivent s'en imprégner. Il se pourrait aussi très bien que ce fût là la clef de l'analogie de forme existant entre les myéloplaxes et les cellules géantes du tubercule vrai ou faux. Dans le tubercule, c'est le corps étranger, bacille, zooglæa ou particule inerte, qui, en créant dans l'élément qui le contient une irritation subaiguë d'un mode tout particulier, le fait multiplier ses noyaux et pousser des prolongements. Il se pourrait très bien qu'une action analogue, exercée par les particules calcaires sur certains éléments de la moelle, les incitât à peu près suivant le mode du bacille, de la zooglée ou de la minuscule gouttelette d'huile de croton, pour les faire végéter sous une forme sinon identique, du moins très semblable dans les deux cas.

(3) C. HERTZMANN. Studien am Knochen und Knorpel (*Wien. med. Jahrb.*, 1872, p. 339-366). — Ueber die Rück- und Neubildung von Blutgefässen im Knochen und Knorpel (*Ibid.*, 1873, p. 179-194).

ostéoblastes, s'engagent dans la substance osseuse ainsi qu'il a été dit plus haut. Les cellules lymphatiques, les cellules rouges, les cellules incolores sont diversement répandues dans les mailles de ce tissu connectif. Autour des artères de distribution, des petites artères et des artérioles, les faisceaux conjonctifs sont également groupés en plus grand nombre et constituent aux vaisseaux sanguins, sur certains

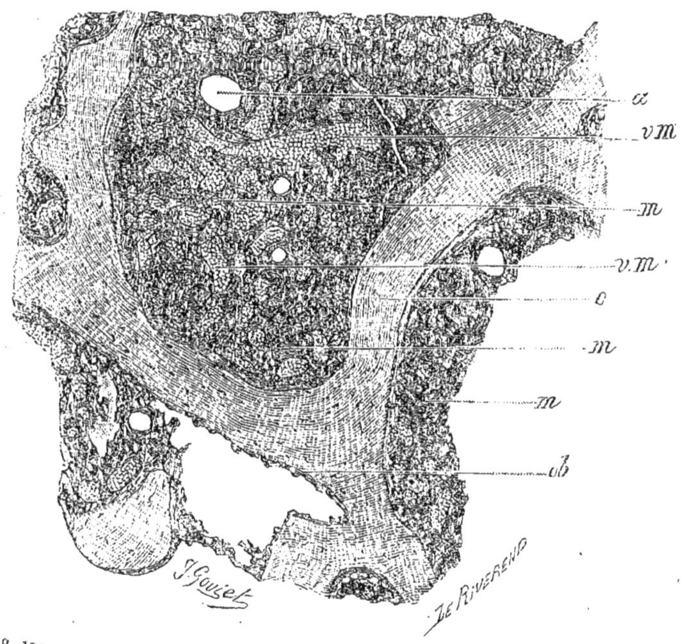

Fig. 190. — Coupe transversale du radius d'un enfant d'un an au niveau du tissu spongieux formé par la moelle rouge.

a, coupe d'une artériole de la moelle osseuse ; — *vm*, *vm*, veines de la moelle ; — *m*, *m*, *m*, moelle rouge, au sein de laquelle les cellules de la moelle osseuse sont réunies en très grand nombre, de manière à masquer le stroma muqueux ; — *o*, travées osseuses, formant autour de l'espace médullaire commandé par l'artère *a*, un système de Havers pauci-lamellaire et géant ; — *ob*, ostéoblastes disposés à la surface des lamelles osseuses (60 diam.). — Décalcification par les méthodes ordinaires ; éosine hématoxylique faible.

points, des sortes de gaines tendiniformes. Enfin l'on voit, çà et là, chez quelques animaux (Mouton), même pendant la durée de l'évolution fœtale, des vésicules adipeuses se former aux dépens des cellules fixes du tissu conjonctif dans le voisinage des vaisseaux. Ce sont des vésicules jeunes, dont le corps protoplasmique renferme le plus souvent deux, trois, quatre noyaux, ou même une série de noyaux disposés en couronne autour du globe graisseux central. Lorsque ce processus s'est généralisé, la moelle entière prend l'apparence du tissu adipeux.

D'autres fois, et c'est le cas dans le rachitisme, la moelle devient au contraire fibro-muqueuse ou même fibreuse partout. A l'œil nu, elle offre alors une apparence gélatineuse caractéristique.

La disposition des vaisseaux sanguins dans la moelle est très différente suivant que celle-ci est rouge, fibreuse ou adipeuse. Dans la moelle rouge, les vaisseaux portent toujours des pointes d'accroissement; ils répondent en effet à une végétation vasculaire permanente. Dans la moelle fibreuse ils restent larges comme dans le cas précédent, mais ne portent que peu ou pas de pointes d'accroissement. Leurs tuniques sont épaisses, et doublées en dehors d'une rangée régulière de cellules du tissu conjonctif ordonnées en couche périthéliale. Dans la moelle adipeuse, ils ressemblent presque de tout point à ceux du pannicule adipeux sous-cutané. Les vaisseaux sanguins médullaires sont commandés par des artères, qui dans les os longs suivent une direction parallèle à l'axe du canal central, et se divisent dichotomiquement en rameaux rectilignes, naissant de chaque tronc principal sous des angles très aigus. Ces troncs vasculaires supportent un certain nombre de tubes nerveux réunis en faisceaux, et dont la terminaison est encore inconnue. L'existence des veines dans la moelle osseuse a été niée à tort par HOYER et par NEUMANN : par le premier parce qu'il nie l'existence de toute membrane vasculaire à la périphérie des espaces de la moelle contenant du sang noir, et qu'il admet que celui-ci circule dans de simples lacunes; par le second à cause de la minceur extrême des parois des vaisseaux renfermant le sang veineux, qu'il assimile pour cette raison à des capillaires vrais. Ces vaisseaux, dans la majorité desquels on peut aisément introduire une tête d'épingle, ont été au contraire considérés avec juste raison comme des veines par MORAT. L'on sait du reste que certaines veinules autres que celles de la moelle, tout en continuant à présenter simplement la structure des capillaires comme c'est la règle, peuvent acquérir des dimensions considérables. Suivant MORAT, le système lymphatique serait annulé dans la moelle osseuse, les veines jouant à la fois le rôle de voies de retour pour le sang noir et pour les éléments de la lymphe répandus dans les espaces du tissu connectif. Dans cette conception, le cycle des éléments lymphatiques serait ici abrégé d'une façon toute spéciale. Sortis par diapédèse des vaisseaux capillaires de l'ossification, ils rentreraient dans les veines de la moelle après un court trajet dans les espaces interorganiques. De là peut-être, et pour les besoins de la fonction, la minceur extrême des parois des veinules. Ces parois, en réalité, n'offrent pour ainsi dire aucun obstacle à des cellules douées de l'activité amiboïde. Elles pourraient être aussi aisément franchies, de dehors en dedans, que le sont partout ailleurs les parois des capillaires lymphatiques.

La moelle rouge est en résumé une formation satellite des vaisseaux ossificateurs. Elle est de ce chef en rapport direct avec l'activité ostéoformative. Le tissu osseux en voie de formation a toujours cette moelle pour milieu; il en est de même de celui qui se remanie ou se détruit dans l'ostéite. Lorsque le mouvement ossificateur, comprenant la série de remaniements particuliers à la période de croissance, est terminé la moelle subit la transformation adipeuse. Le fait est surtout frappant dans les corps vertébraux de la queue du Rat. Chez l'animal nouveau-né, ces corps vertébraux s'accroissent, comme les autres pièces du squelette, à la fois par le périoste et par le cartilage qui revêt chacune de leurs extrémités. Sous ce cartilage, on trouve une ligne d'ossification dont les espaces sont remplis par les vaisseaux ossificateurs et la moelle rouge. Brusquement, au-dessous de cette ligne d'ossification, la moelle devient adipeuse. Ainsi donc dans ce cas, au fur et à mesure qu'une bande osseuse est formée définitivement, sa moelle devient inactive.

Au point de vue spécial de l'ossification, la moelle joue un rôle tout particulier qui peut être maintenant déduit de l'étude détaillée de l'ostéogenèse que nous avons faite plus haut. Elle est l'agent exclusif de l'édification de l'os havérien, qu'elle dépose sur les formations directrices fournies soit par le périoste (fibres de Sharpey), soit par le cartilage calcifié (travées directrices du cartilage), soit enfin par l'os déjà formé, puis remanié et morcelé préalablement par elle-même, et réduit à des îlots ou des segments de forme diverse en vue des changements nécessités par la croissance de la pièce osseuse. Sur toutes ces parties, et en s'en servant comme de guides et de points d'appui, la moelle dépose des systèmes de Havers. Toute moelle osseuse rouge d'un os encore en voie d'accroissement renferme en plus ou moins grand nombre, des vestiges du tissu osseux remanié par la croissance : vestiges qui ont été réduits au rôle de formations directrices. Ce sont ces formations, et non pas des ostéoblastes hypothétiquement émigrés du périoste comme l'a prétendu Maas (1), qui, transplantés avec les fragments de tissu médullaire qui les renferme, sont le point de départ du tissu osseux qu'on observe quelquefois, mais pas toujours, au sein des greffes faites avec la moelle rouge sous la peau, entre les muscles (Goujon (2), Baikow (3), Bruns) (4), ou dans la crête des coqs (Vincent) (5). Là seulement où existent des fragments de tissu osseux, la moelle rouge renferme des ostéoblastes disposés à leur surface, c'est-à-dire les éléments anatomi-

(1) Maas. Ueber das Wachsthum und die Regeneration der Rœhrenknochen mit besonderer Berucksichtigung der Callus-bildung. (*Arch. f. kl. Chirurg.*, Bd XX, 1877, p. 708.)

(2) Goujon. Recherches expérimentales sur les propriétés physiologiques de la moelle (*Journal de l'anatomie et de la physiologie*, 1869, p. 339).

(3) Baikow. *Centralblatt f. med. Wiss.*, 1870, n° 24.

(4) Bruns. Ueber Transplantation von Knochenmark (*Arch. f. klin. Chirurg.*, 1881, Bd XXVI, p. 665).

(5) Vincent. Recherches expérimentales sur le pouvoir ostéogène de la moelle des os (*Revue de chirurgie*, novembre 1884, p. 886-888).

ques capables de construire de l'os nouveau. Ces ostéoblastes continuent à vivre dans la moelle transplantée, exactement comme si cette dernière était demeurée en place, puisqu'ils sont nourris par les vaisseaux médullaires soudés aux vaisseaux sanguins généraux sur les limites du transplant, mais conservant dans son intérieur leur disposition propre. Or cette disposition est telle que la diapédèse spéciale à la moelle, et que la reprise des éléments lymphatiques extravasés, peuvent continuer avec les élections particulières qui jouent, dans le processus de l'ossification par la moelle, le rôle prépondérant. L'os se forme donc dans la greffe médullaire; mais, ainsi que l'a montré Ollier (1), il n'a ensuite qu'une existence tout à fait éphémère. La moelle, en effet, après l'avoir formé, le détruit comme elle le fait, dans un os normal, du tissu osseux incessamment fourni par le cartilage et le périoste. Comme dans les greffes elle ne reçoit rien de ces deux sources qui manquent, et qu'elle ne subit pas d'autre part la transformation adipeuse, elle finit par détruire, à force de le remanier, le tissu osseux qu'elle a formé; puis elle disparait le plus souvent elle-même par résorption (2). Pour qu'une formation osseuse, faite par la moelle suivant le type Havérien, devienne en effet permanente, il faut en résumé que la moelle active soit annulée à son contact. Cette condition est réalisée, soit par l'augmentation du nombre des lamelles osseuses poursuivie jusqu'à occuper toute l'aire du système jusqu'à la paroi du vaisseau sanguin qui en occupe le centre, soit par le passage progressif de la moelle entière à l'état adipeux. Ceci revient à dire que les os à moelle rouge persistante subissent un remaniement incessant, bien que réduit dans son activité lorsque la croissance est terminée. Ce remaniement semble commandé par la persistance du processus sanguiformateur au sein des pièces du squelette dont la moelle ne passe pas à l'état adipeux.

(1) Ollier. *Op. cit.*, t. I, p. 434.

(2) Les faits que je viens d'exposer permettent de comprendre pourquoi, à l'inverse du périoste, dont le pouvoir ostéogène démontré définitivement par Ollier est constant, celui de la moelle osseuse reste au contraire soumis à une multitude de variations, et demeure tellement incertain qu'on a discuté son existence jusqu'à ces derniers temps. Il suffit, en effet, que le transplant de moelle extrait d'un os et inséré dans un autre tissu, ne possède pas par hasard de formations directrices revêtues d'ostéoblastes au sein de son tissu propre, ou n'en possède pas assez, pour que la greffe reste stérile au point de vue de l'ossification. On comprend ainsi pourquoi, comme, l'a montré Bidder (de Manheim) (*Arch. f. klin. Chirurg.*, Bd XX, p. 160), la moelle du tissu spongieux et des épiphyses des os des jeunes animaux possède le pouvoir ostéogène le plus actif : c'est en effet celle qui possède aussi dans son sein le plus de formations directrices. La moelle des animaux adultes, en tout ou en partie adipeuse, est au contraire inapte à s'ossifier, à moins qu'on ne lui ait restitué l'activité en la ramenant à l'état embryonnaire par des irritations expérimentales.

§ 4. — CONSIDÉRATIONS PHYSIOLOGIQUES ET PATHOLOGIQUES SUR LE TISSU OSSEUX.

Le tissu osseux représente, au point de vue de l'anatomie générale, la différenciation la plus élevée que puisse éprouver le tissu connectif modelé. Un tendon ossiforme de la patte d'un oiseau, une lame ostéogène de l'un des os fibreux de la voûte du crâne alors qu'elle est encore exclusivement formée de fibres de Sharpey, fournissent l'une et l'autre des exemples de la transformation directe du tissu connectif, modelé sous la forme fibreuse, en os vrai d'origine également fibreuse ou, comme on a l'habitude de le dire, exclusivement périostique. Mais l'os émané de cette origine et construit en vertu d'une adaptation aussi simple n'a le plus souvent qu'une existence transitoire, et ne constitue qu'un pur modèle pour l'ossification définitive. Ses travées osseuses déjà formées fournissent seulement des guides et des appuis à l'ossification du mode Havérien. Pour cette raison, j'ai cru devoir réunir sous un même terme, celui de *préossification*, les deux processus en vertu desquels le tissu fibreux et le cartilage fournissent à l'ossification Havérienne leurs travées directrices : bien que dans le premier cas ces travées soient déjà vraiment osseuses, tandis qu'elles ne sont dans l'autre que formées par le cartilage calcifié.

L'ossification par les vaisseaux, celle qui édifie des systèmes de lamelles concentriques au pourtour de chacun d'eux, transforme le modèle préossifié en une véritable colonie d'os Havériens. Chaque os havérien représente, dans un seul et même organe, un os élémentaire et jusqu'à un certain point autonome. Mais je crois avoir montré d'autre part que les lamelles des systèmes de Havers, dans les os en voie de croissance où ces systèmes se détruisent et se reforment incessamment, sont toujours édifiés au contact d'une moelle périvasculaire. Cette moelle est constamment limitée du côté de l'os par une mince bande de tissu fibreux fœtal, dont les faisceaux, très grêles et parallèles à la direction du vaisseau ossificateur, sont successivement englobés dans les lamelles qui se forment. Ce sont donc là des fibres de Sharpey véritables, bien que tout à fait réduites dans leurs dimensions. Ainsi partout, et aussi bien dans les systèmes de Havers que dans les édifications périostiques, le tissu osseux est formé par des fibres connectives osséinisées, calcifiées ensuite, et noyées dans une substance fondamentale également formée d'osséine envahie par les sels calcaires (1).

(1) Je dois revenir ici sur la substance fondamentale des os, et signaler un certain nombre de faits qui, je crois, permettront d'en éclairer la constitution intime, jusqu'ici très controversée.

Si l'on examine dans l'eau des coupes, longitudinales ou transversales, d'un os décalcifié quelconque d'oiseau, ou d'un saurien tel que l'Orvet, il est aisé de constater, ainsi que je l'ai déjà fait remarquer plus haut, que la substance fondamentale

Fondamentalement donc : *il n'existe pour tous les os et toutes les parties des os qu'un seul et même mode d'ossification*, c'est l'ossification

des os est ici tout entière formée de fibres, noyées dans une masse amorphe d'osséine qui les réunit étroitement. Mais la question se complique singulièrement chez les poissons et les mammifères. Chez ces derniers surtout, l'existence de lamelles osseuses alternativement homogènes et striées dans les systèmes de Havers, amène à se demander s'il n'y a pas un type de substance fondamentale des os constitué par l'alternance de lamelles répondant simplement chacune à une assise d'osséine amorphe, avec d'autres lamelles formées de fibres de Sharpey. On pourrait supposer que c'est en envoyant des fibres à leurs congénères à travers les lamelles homogènes, que les lamelles formées de fibres de Sharpey déterminent la striation des lamelles osseuses, sur laquelle j'ai insisté plus haut.

Si l'on opère la délamellation d'une des gouttières osseuses qui, accolées par leurs bords, forment le tube osseux qui sert de squelette aux rayons des nageoires des alevins de cyprins, ou du Goujon et de l'Ablette de petite taille, on voit que ces gouttières sont en réalité formées de lamelles osseuses superposées comme les feuillets d'une main de papier courbée en gouttière. Les plus internes et les plus externes de ces lamelles sont doublées d'un rang de fibres de Sharpey colossales, qui sortent au pourtour du tube osseux et se projettent librement au-delà de son extrémité terminale pour venir pointer sous l'épiderme, à la façon des soies d'un pinceau. En examinant dans l'eau des lamelles osseuses de récente formation après coloration par l'éosine, on les trouve aussi souvent parcourues par des fibres droites parallèles entre elles, noyées dans la substance fondamentale. Si l'on ajoute de la glycérine, ces lames redeviennent homogènes. Mais d'autres lames, et en particulier celles qui sont doublées d'un rang de fibres de Sharpey non encore englobées dans une substance fondamentale continue, paraissent homogènes même après l'action de l'éosine, quand on les observe sous l'eau. Il est donc possible qu'il y ait alternativement formation de lamelles homogènes, répondant à un dépôt amorphe d'osséine, et de lamelles formées de fibres de Sharpey noyées dans l'osséine, c'est-à-dire striées.

Un autre fait que révèle l'étude des rayons des nageoires, c'est que sur les très petits cyprins, les gouttières osseuses, observées sans décalcification préalable, sont constituées au voisinage de leur extrémité et parfois sur une assez grande longueur, *par un os souple*, formé de lamelles superposées ayant à très peu près la constitution des lamelles d'un os havérien décalcifié. Le nitrate d'argent se réduit à leur niveau en noir sous forme de grains rangés en séries admirablement régulières.

Si l'on décalcifie rapidement, même simplement à l'aide de l'addition d'une goutte d'acide formique ou acétique sur la lamelle, un opercule de Goujon ou d'Ablette fixé dans sa forme, (ce qui suffit parfaitement tant le dépôt de sels calcaires est peu considérable et peu fixe sur de pareils os), on voit reparaître les grains réguliers, qui forment un granité d'une élégance extrême surtout au voisinage de l'extrémité des os. Là, il n'y a souvent point de cellules osseuses. Cependant en tant que substance osseuse fondamentale, le tissu osseux a pris ses caractères parfaitement typiques. Les cellules osseuses n'apparaissent d'ailleurs qu'à la racine des gouttières osseuses des rayons des nageoires. On arrive ainsi à se convaincre qu'il peut exister des pièces osseuses longtemps dépourvues de corpuscules étoilés des os.

En effet, chez les cyprins de petite taille, l'os creux formé au sein des rayons des nageoires, par le concours des deux gouttières osseuses accolées par leurs bords, se scinde en une série de segments consécutifs, séparés par une sorte d'articulation. De pareils segments de la gouttière osseuse ont dès lors une vie individuelle ; ils la poursuivent sans le secours d'aucun corpuscule osseux pendant une longue période de la croissance.

Néanmoins, les cellules osseuses finissent par faire leur apparition. Désormais, elles semblent tenir sous leur dépendance le mouvement nutritif de la substance fondamentale jusqu'à une certaine distance à leur entour. Elles paraissent notamment fixer les sels calcaires à leur voisinage ; car c'est à ce niveau que l'extraction de ces sels par les acides s'opère en dernier lieu, probablement à cause de l'infiltration d'une certaine quantité de graisse à la périphérie de chaque corpuscule osseux.

effectuée sous l'influence des ostéoblastes et au sein du tissu connectif. Les cellules fixes du tissu osseux ainsi formé demeurent, comme l'étaient celles du tissu connectif modelé, ordonnées par rapport aux éléments de la trame représentés par les fibres de Sharpey. Leur protoplasma émet secondairement, comme aussi dans le tissu connectif, des expansions anastomotiques : de manière à constituer un réseau, qui devient continu quand le développement s'est poursuivi jusqu'au stade correspondant à l'état adulte du tissu osseux.

Ce tissu, parcouru dans tout les sens par les vaisseaux qui forment chacun l'axe d'un système de Havers, est, comme le cartilage vascularisé, inaccessible aux éléments migrateurs, c'est-à-dire aux cellules lymphatiques. La densité du tissu s'oppose à leur pénétration dans la substance fondamentale. Les canalicules primitifs, remplis d'ailleurs par les expansions protoplasmiques des cellules fixes, sont aussi trop étroits pour servir de voie à leur progression. D'un autre côté, sur l'os non privé de sels calcaires, la diffusion des cristalloïdes ne s'effectue pas, dans la substance fondamentale, avec la même rapidité que dans celle du cartilage. Bien que la possibilité de la nutrition par imbibition soit mise hors de doute, sur l'os vivant, par la coloration qu'il prend sous l'influence de l'alimentation par la garance, ou plus simplement par ce fait que la glycérine hématoxylique, par exemple, colore en bleu noir, et en quelques minutes, une mince lamelle d'os arrachée du tissu spongieux vivant, on est cependant en droit de poser le problème suivant : Quels sont les rapports existant entre la structure du tissu osseux et le mécanisme probable de sa nutrition? En d'autres termes, quelles sont les inductions que peut nous fournir l'histologie du tissu osseux relativement à la manière dont il peut satisfaire aux actions nutritives, sans être pénétré par les éléments mobiles de la lymphe, et sans être abordé autrement qu'à distance par les vaisseaux capillaires sanguins?

Nous avons vu que le réseau formé par les canalicules osseux primitifs est partout continu dans un même système de Havers, et que les cellules osseuses en occupent les confluents ou points nodaux. L'étude des injections de ce réseau, faites avec le bleu d'aniline sur l'os macéré, nous a démontré qu'un liquide peut aisément pénétrer par capillarité dans tout le système, l'emplir, et même passer de là dans les systèmes intermédiaires périostiques. Si donc, ce système de canaux était libre et perméable dans l'os vivant, il constituerait un véritable système plasmatique, dont les branches serviraient à la circulation du liquide nutritif en excluant seulement la pénétration de ses éléments cellulaires. Par ce moyen, les cellules osseuses pourraient vivre, le plasma les baignant et leur fournissant un milieu intérieur convenable. Mais il n'en est pas ainsi : nous avons vu que le réseau des canalicules primitifs est en réalité formé par les capsules ramifiées des cellules osseuses. Il est rempli exactement par ces cellules et leurs prolongements anastomotiques, tout comme dans un cartilage céphalique de Poulpe que l'on supposerait calcifié. Il ne peut donc exister dans un pareil système une circulation de plasma fluide telle qu'elle s'effectuerait dans un réseau capillaire.

Mais, tous les canalicules primitifs s'ouvrant dans le canal de Havers, et conséquemment toutes les expansions protoplasmiques qu'ils contiennent y venant aboutir, il s'ensuit qu'en réalité le réseau des canalicules primitifs est occupé par une arborisation protoplasmique continue, offrant un chemin colloïde facile aux cristalloïdes émanés du sang. Ces cristalloïdes, qui diffusent avec une grande rapidité dans le protoplasma, peuvent filer le long des expansions protoplasmiques et se répandre dans le réseau entier en toute liberté. Ils peuvent de la sorte nourrir les cellules fixes, et en même temps distribuer les éléments de la nutrition dans la totalité du système de Havers ; puis pénétrer de là dans les systèmes intermédiaires, non plus comme un liquide qui circule dans des canaux capillaires, mais comme l'alcool ou l'huile montant dans la mèche d'une lampe. En un mot, le système canaliculé creusé dans la substance fondamentale des os est occupé par un *dialyseur colloïde ramifié*, éminemment propre à la rapide diffusion des cristalloïdes salins, matériaux par excellence de la nutrition de l'os, et aussi de toutes les autres substances diffusibles amenées par le liquide sanguin, ou qui au contraire, rejetées par le tissu osseux, font partie du courant de désassimilation.

Dès que l'état adulte est atteint, la formation médullaire intermédiaire au vaisseau Havérien et à la lamelle osseuse la plus interne disparaît. La paroi vasculaire semble être directement accolée à cette lamelle, et les canalicules primitifs tomber aussi directement sur la membrane du vaisseau. En réalité, cette paroi est séparée de l'os par un rang d'ostéoblastes réduits à de minces cellules plates. Cette disposition paraît avoir sa raison d'être dans ce que, le système de Havers étant achevé, et tout mouvement ossificateur étant arrêté par suite, le vaisseau qui commande le système ne joue plus de rôle que dans la nutrition du tissu, complètement formé et maintenu à l'état de repos. Et comme il ne s'effectue pas de diapédèse autour de ce vaisseau, puisque les globules blancs n'en doivent pas sortir pour aborder le tissu ambiant, un espace connectif libre n'est plus ici nécessaire. Il est donc annulé. La transsudation s'opère simplement sur les limites du tissu osseux et de la membrane vasculaire, et ses produits suivent immédiatement le chemin colloïde qui leur est offert par les expansions protoplasmiques intra-canaliculaires plongeant dans le canal de Havers. Cette absence de tissu connectif et de vaisseaux lymphatiques montre aussi que le tissu osseux, édification vasculaire sanguine par excellence, est placé sous la dépendance exclusive du vaisseau sanguin quant à sa nutrition,

Aussi, quand ce vaisseau est oblitéré, soit par des réactifs coagulants, soit par le mécanisme de l'ostéite condensante, le mouvement nutritif est arrêté dans le système de Havers correspondant. Dans les limites de ce dernier, un point de nécrose se produit. Cette nécrose ne s'effectue pas, il est vrai, quand, pendant la période de croissance, les systèmes de Havers sont détruits et deviennent des systèmes intermédiaires. La raison en est que constamment, on constate que le réseau des cellules fixes des systèmes intermédiaires Havériens communique largement avec celui des nouveaux systèmes de Havers, et que ces derniers ne présentent pas sur leur marge la disposition découverte par Ranvier dans les systèmes de Havers développés au sein des os périostiques : c'est-à-dire les canalicules récurrents.

Quel est maintenant le rôle des cellules osseuses dans la nutrition de la substance fondamentale? Il parait être nettement en rapport avec le mantien de l'intégrité et de la vitalité de cette dernière (1). Ranvier admet en effet que, dans la carie, la dégénération graisseuse des cellules osseuses entraîne la mortification de la substance propre de l'os. Mais les cellules fixes ne semblent pas jouer un rôle actif dans l'accroissement de la matière intercellulaire (2). Elles ne présentent pour ainsi

(1) Si l'on fixe un opercule de Goujon ou d'Ablette par la solution d'acide osmique à 1 p. 300 pendant douze heures, puis qu'on décalcifie sur la lamelle avec l'acide azotique dilué (2 gouttes dans un verre de montre d'eau), et qu'au bout d'une minute on arrête l'opération de la décalcification en lavant rapidement à l'eau distillée légèrement ammoniacale, on voit qu'au sein de la substance fondamentale il s'est développé une foule de granulations. Ces granulations sont colorées en noir, et elles sont semées en ordre régulier dans la substance fondamentale. Elles répondent à des points de celle-ci qui commencent à se décalcifier.

Or, on voit d'emblée que le semis de grains, et conséquemment la décalcification dont il est l'indice, s'arrête net et circulairement à distance de chaque corpuscule étoilé des os, ou de deux corpuscules s'ils sont très voisins. Chaque cellule osseuse est donc entourée d'une zone de substance fondamentale plus résistante, où les sels calcaires sont mieux et plus solidement fixés sur l'osséine. Ceci semble bien indiquer que la cellule possède une influence trophique sur la substance fondamentale qui l'entoure immédiatement.

(2) Cette assertion peut sembler paradoxale de prime abord; mais il suffit pour la mettre hors de doute d'examiner avec un peu d'attention le petit cylindre osseux, formé de deux gouttières accolées pour intercepter un tube par leur rapprochement, et qui constitue le rayon des nageoires de l'alevin des cyprins ou même du Goujon de petite taille. On voit alors que dans toute sa partie périphérique, et parfois sur une longueur de six à huit millimètres, la substance fondamentale des os ne renferme aucune cellule ni aucun corpuscule étoilé des os. Ceux-ci n'apparaissent qu'au voisinage du pied du rayon, et parfois on n'en trouve là que cinq ou six. — Si, avec des aiguilles et sous la loupe, on fend longitudinalement les rayons des nageoires, on peut dégager et observer à plat chaque demi gouttière osseuse. Il est même facile de montrer, par une dissociation ménagée, qu'elle est formée de lamelles osseuses superposées entre elles et concentriques, comme celles d'un demi-système de Havers. Dans l'épaisseur d'aucune de ces lamelles isolées ainsi, non plus que dans leurs intervalles, on ne met en évidence aucune cellule osseuse dans la portion périphérique du rayon. Sur les deux surfaces, convexe et concave, de la gouttière osseuse, il existe seulement une couche d'ostéoblastes aplatis, endothéliformes. Ce sont eux sans doute qui président aux actions trophiques dont la substance osseuse encore dépourvue de cellules fixes est le théâtre.

dire jamais de signes de multiplication. On ne les voit point non plus former de groupes isogéniques d'accroissement comme le font celles du cartilage. Les cellules osseuses à deux noyaux peuvent même être, tant elles sont rares, considérées comme des formes très probablement tératologiques.

C'est la moelle périvasculaire, et elle seule qui, de même qu'elle a édifié le tissu osseux, devient dans certaines circonstances l'agent de sa destruction. Ici, il faut entendre par destruction non pas la mort sur place de l'os, soit par coagulation du sang dans les vaisseaux de Havers, soit par celle du réseau des cellules fixes dans l'os dénudé et touché par l'alcool ou une solution osmique par exemple, ou encore exposé à l'air et ainsi desséché ; mais bien la disparition du tissu osseux formé : disparition s'opérant en vertu d'un processus organique réactionnel. L'inflammation de l'os, ou *ostéite*, réalise au plus haut degré les conditions de ce processus. A ce point de vue voici, très sommairement, ce qui se passe dans une ostéite destructive :

Ostéite. — Tandis que, dans un os normal, tous les vaisseaux de l'organe et en particulier ceux du tissu osseux sont ordonnés, entre eux et relativement au modèle général de l'os, pour former un ensemble vasculaire de type particulier et défini, on voit partir de ces vaisseaux, dès le début du processus de l'ostéite, des bourgeons d'accroissement qui n'ont plus aucun rapport avec le système ancien et qui sont disposés sous forme d'excroissances autonomes. C'est dire que ces bourgeons végètent dans un sens quelconque, commandé par le siège du corps irritant au sein du tissu osseux. Un très grand nombre partent de la moelle du canal central ou de celle du tissu spongieux. Cette moelle, entourant à la façon d'un manchon les vaisseaux qui végètent, reprend les caractères embryonnaires là ou elle était passée à l'état adipeux. Le tissu osseux qui va se détruire est de la sorte attaqué par la moelle rouge et les vaisseaux, qui l'érodent comme à la gouge en le découpant droit devant eux. Sur les limites des bourgeons vasculo-médullaires végétants et du tissu osseux, on voit alors se former une ou plusieurs rangées d'ostéoblastes et de cellules à noyaux multiples. Au contact de ces éléments, le tissu osseux se détruit par une sorte de ramollissement progressif. Chaque îlot osseux, découpé par la végétation des vaisseaux et de la moelle, présente alors sur sa marge une bande de désintégration que, sur l'os décalcifié, le picrocarminate d'ammoniaque et la pyrosine teignent en rouge intense, à la façon de la substance colloïde. Dans cette bande de désintégration, les cellules osseuses sont revenues à l'état fœtal. Elles ont perdu leurs expansions protoplasmiques intra-canaliculaires; mais le plus ordinairement elles ne montrent aucune tendance à se multiplier par division de leurs noyaux. Elles restent inertes en présence du processus destructif à la façon de tous les éléments anatomiques très hautement différenciés. Elles ne réagissent pas : elles meurent, ou, mises en liberté sous forme de cellules indifférentes par la fonte progressive de la substance fondamentale, elles tombent dans les espaces médullaires qui s'agrandissent sans cesse autour des vaisseaux.

Ces espaces, limités du côté de l'os par les ostéoblastes et les cellules à noyaux multiples, sont occupés par de la moelle embryonnaire ou muqueuse. Dans ce dernier cas, la bande médullaire qui touche aux ostéoblastes est bordée par une bandelette formée de faisceaux fibreux fœtaux, exactement comme dans un os en voie de croissance et dans lequel se forment des systèmes intermédiaires Havériens. Ces faisceaux connectifs atteignent la bande de désintégration et s'engagent dans son épaisseur, en lui donnant un aspect fibroïde. En réalité, comme l'a montré Morisani (1) la décomposition de la bande de désintégration en fibres qui vont se continuer avec les faisceaux conjonctifs de la moelle périvasculaire, répond au dégagement des fibres de Sharpey minuscules noyées dans la substance fondamentale de l'os (fibres *glutineuses* d'Ebner) au moment ou ce dernier s'édifiait autour des vaisseaux Havériens. Ces fibres redeviennent libres par suite de la fonte de la matière intercellulaire qui les avait englobées. Lorsque le processus d'ostéite destructive est actif, on voit alors la région envahie formée par une nappe de moelle rouge parcourue par des vaisseaux végétant dans tous les sens. Au sein de cette nappe, sont semés des fragments de tissu osseux diversement découpés comme à l'emporte-pièce et entourés d'ostéoblastes volumineux. Sur les angles coupés net de ces fragments, on constate souvent la présence d'immenses cellules à noyaux multiples, globuleuses ou poussant à la surface de l'os des bourgeons en forme de traînée ou de massue. Sous ces énormes éléments, la disposition anguleuse des bords des îlots osseux s'émousse comme si les cellules à noyaux multiples les polissaient en les érodant lentement. Ainsi donc, les ostéoblastes et les myéloplaxes, existant à la fois sur les limites de la moelle et du tissu osseux qui se forme ou qui se détruit, prennent la signification fonctionnelle d'éléments actifs du *remaniement* de ce même tissu. Ils président aussi bien à son édification qu'à sa destruction. Ils sont donc les agents nécessaires de l'évolution de l'os, que cette évolution s'opère dans le sens de la formation, ou au contraire dans celui de la destruction. En d'autres termes, ces cellules sont présentes toutes les fois que le tissu connectif doit s'adapter à la fonction de soutènement en prenant la forme d'os Havérien ou vasculaire, et toutes les fois aussi que le tissu osseux tend à se détruire en faisant place au tissu médullaire, satellite des vaisseaux ossificateurs modifiés par l'inflammation. Dans cette manière de voir les noms qui leur ont été imposés par Gegenbaur (*ostéoblastes*) et par Kölliker (*ostéoclastes*,

(1) D. Morisani. Contribution à l'étude de l'ostéite destructive. *Recueil des travaux du laboratoire d'histologie du Collège de France*, année 1881, p. 261-263.

ostéophages) n'indiquent donc chacun qu'une seule de leurs aptitudes fonctionnelles, et constituent par suite des dénominations qu'il conviendrait de rejeter si l'usage ne les avait pas consacrées.

Le processus de l'ostéite destructive, aboutissant au remplacement du tissu osseux, dans les limites de l'inflammation, par une nappe de moelle embryonnaire ou gélatineuse, est donc marqué par la disparition, brutale pour ainsi dire, de l'édification osseuse si régulière et si compliquée. Les vaisseaux néoformés et végétants coupent le tissu osseux dans tous les sens; puis, après l'avoir morcelé, ils l'érodent. Voilà pourquoi les îlots osseux ont des bords droits ou limités pas des festons concaves de manière à recevoir les bourgeons vasculaires coiffés de calottes de moelle active à leurs extrémités. Mais au fond, et à l'intensité près, ce processus est le même que celui qu'éprouve lentement l'os tandis qu'il se remanie durant toute sa période de croissance majeure, comprise chez l'Homme entre la naissance et la puberté. L'analogie est encore plus grande quand, au lieu d'une inflammation intense et poussée jusqu'à l'entière destruction, il s'agit d'une ostéite subaiguë.

Dans cette dernière forme, on voit d'abord les canaux de Havers s'élargir, ou, dans l'intervalle de ces derniers, de nouveaux canaux de Havers se former. Les lamelles les plus internes de l'os Havérien disparaissent; la moelle active se reproduit au contraire autour du vaisseau. Puis, continuant à s'étendre, elle attaque successivement les lamelles venues à son contact par la fonte des autres : C'est cette phase qu'on a désignée sous le nom particulier d'*ostéite raréfiante*. Quand elle a pris fin, de nouvelles lamelles se reforment : c'est la phase de restauration, celle de l'*ostéite condensante*. Autour de chaque vaisseau se reconstitue alors un os Havérien, mais souvent la restauration est trop complète; les lamelles osseuses s'édifient en trop grand nombre et de manière à étrangler le vaisseau central, ou même à l'effacer complètement. Le tissu osseux prend par suite l'aspect compact de l'ivoire. Si un trop grand nombre de vaisseaux de Havers ont été de la sorte atténués ou obtitérés, le tissu osseux reformé ne peut plus vivre et l'ostéite condensante aboutit à la nécrose.

On a vivement discuté la question de savoir quelle est, dans l'ostéite, la raison de la désintégration et de la fonte du tissu osseux au contact de la moelle périvasculaire. Kölliker admettait que cette fonte était le résultat de l'action particulière des cellules à noyaux multiples, appelées par lui pour cette raison ostéoclastes ou ostéophages. Mais nous venons de voir quel est en réalité le rôle de ces éléments, aussi bien présents dans un os qui se forme que dans un os qui se détruit. Leur analogie avec les cellules géantes des tubercules, vrais ou faux, me fait croire qu'en réalité les myéloplaxes sont constitués par des cellules médullaires renfermant au sein de leur protoplasma des particules étrangères. Ces particules existent, on le sait, dans les cellules à noyaux multiples des nodosités tuberculeuses vraies (bacilles, Zooglœas) et dans celles du tubercule faux (granules de poivre de Cayenne — gouttelettes d'huile de croton : H. MARTIN). Ce qui corrobore cette manière de voir, c'est l'existence des cellules à noyaux multiples absolument semblables aux myéloplaxes des os, dans la paroi des loupes en voie de calcification (CHANDELUX), c'est-à-dire dans des néoformations qui n'ont absolument rien de commun que la calcification avec le tissu osseux. Dans cette conception, l'existence des ostéoblastes et des myéloplaxes sur la marge d'un os qui s'édifie ou qui se détruit s'expliquerait également bien, puisque ces éléments seraient les simples *distributeurs* ou *répartiteurs* des particules calcaires. Leur présence serait en effet aussi nécessaire pour céder ces particules à un os qui se forme, que pour les reprendre à un os qui se détruit. Quant à la théorie de VOLKMANN, qui admet que la disparition du tissu osseux est due à la pression mécanique des cellules migratrices sur les parois des canaux de Havers, elle ne me semble guère admissible. Car en aucun cas on ne voit les cellules lymphatiques attaquer la substance propre des os pour la remanier; et en somme jamais, dans l'ostéite, on ne rencontre d'éléments migrateurs engagés même dans les bandes molles de désintégration qui forment la marge des îlots osseux découpés par les vaisseaux. Enfin, invoquer, comme l'a fait MORISANI, la modification du plasma émané des vaisseaux et devenu impropre au maintien du mouvement nutritif régulier dans la substance osseuse, c'est faire une hypothèse qui ne conduit nullement à la solution du problème. Car, de ce que le plasma sorti des vaisseaux enflammés ne pourrait plus, au contact de la substance osseuse, lui céder l'osséine et les sels calcaires, on ne peut pas déduire le morcellement et la disparition rapide du tissu osseux.

En réalité, je pense, l'inflammation exerce sur l'os la même influence que sur les autres tissus du groupe connectif. Elle amène la fonte rapide de la substance fondamentale osseuse comme elle détermine le ramollissement, puis la disparition des faisceaux conjonctifs et des réseaux élastiques dans le tissu conjonctif enflammé. Et l'inflammation n'est d'autre part que l'exagération du mouvement normal de remaniement de l'os : mouvement que nous avons étudié en détail dans la période de croissance et en vertu duquel, sous l'influence de la végétation incessante des vaisseaux, les systèmes de Havers se forment, sont attaqués, font place à d'autres, deviennent intermédiaires, etc. Tout ceci s'effectue tandis que certaines portions du tissu osseux sont séparées du reste, rejetées dans la moelle centrale, attaquées par leur marge, et en fin de compte résorbées : exactement à la façon des îlots osseux découpés par une ostéite destructive, puis rongés et détruits au sein du tissu médullaire qui les entoure.

Dans le mouvement normal de remaniement, comme aux deux périodes extrêmes de l'ostéite, on observe donc une double tendance, dont les effets s'exercent simultanément sur un même os dont la taille et dont la constitution doivent changer pour qu'en définitive l'accroissement ait lieu. Le tissu osseux déjà existant est peu à peu détruit et un tissu osseux nouveau se réédifie. Les deux processus marchent d'un pas égal. La continuité même de leur évolution parallèle fait que les phénomènes de remaniement ne se traduisent au dehors que par la croissance générale de l'os et les changements de son modelé, qui, à la simple inspection, le font reconnaître comme celui d'un sujet de tel ou tel âge. Mais si à un moment donné le processus de résorption l'emporte sur celui de reconstitution, et si surtout ce dernier demeure imparfait, on se trouve en présence d'un cas nouveau et tout à fait particulier qui est celui du *Rachitisme*.

Rachitisme. — Je ne veux parler ici que très brièvement de cette affection des os, liée intimement à la période de la croissance, pour dire en quoi elle consiste au point de vue purement histologique (1).

Le rachitisme modifie d'une manière toute particulière l'*os cartilagineux*, l'*os périostique*, l'*os médullaire* : étudions ces modifications sur un os long, tel que le Radius ou le Tibia.

(A). Sur une coupe du cartilage de conjugaison intéressant à la fois, dans l'axe de l'os, ce cartilage entier d'un bord à l'autre et la zone d'ossification placée au dessous de lui, on constate que l'étendue du cartilage sérié est considérable. Les groupes isogéniques axiaux sont régulièrement formés et dessinent des séries allongées, mais disposées en paquets séparés par des sortes de cloisons formées par des bandes de substances fondamentale cartilagineuse et qui ne renferment pas de cellules. Entre ces paquets montent les vaisseaux qui tiennent la place des vaisseaux ossificateurs ordinaires (2). Ces vaisseaux sont seulement au nombre de deux, trois ou quatre dans une même coupe et non plus

(1) La description qui suit résulte de l'examen d'un grand nombre d'os rachitiques fait par Colrat et moi dans les premiers mois de l'année 1884 (*Société nationale de médecine de Lyon*, 1884, 1er semestre); et je dois dire ici que c'est à Colrat que revient le mérite de cette revision des lésions histologiques du rachitisme, qui deviennent, de très obscures qu'elles étaient auparavant, absolument claires si l'on applique à leur étude les notions exposées plus haut sur le développement du tissu osseux.

(2) Ces vaisseaux représentent exactement ceux qui, sur un embryon de Mouton de 25 à 30 centimètres (du vertex à la racine de la queue), montent dans le cartilage épiphysaire encore dépourvu de point d'ossification, comme est celui de l'extrémité inférieure du tibia. Sur un tel os on voit en effet une ligne régulière d'érosion et d'ossification, suivant laquelle les vaisseaux ossificateurs vrais découpent les travées directrices, en ouvrant les groupes isogéniques axiaux du cartilage sérié. Mais de distance en distance la ligne est rompue par d'énormes vaisseaux ascendants, entourés de moelle muqueuse, qui n'ossifient rien sur leur passage et gagnent le cartilage en repos de la tête cartilagineuse pour s'y distribuer.

Ce sont ces vaisseaux seuls qui subsistent dans les têtes des os longs rachitiques. La ligne d'érosion, celle qui est vraiment ossificatrice suivant le mode havérien, a disparu totalement. On peut donc dire que, dans ce cas, la formation vasculaire ossificatrice du cartilage épiphysaire s'est annulée par avortement, ne laissant subsister que les vaisseaux qui n'ont point de rôle ostéoformateur direct.

en nombre égal aux groupes isogéniques du cartilage sérié. Au lieu de végéter contre eux et d'ouvrir les capsules une à une, en découpant dans leurs intervalles des travées directrices, ils montent droit à travers le cartilage sérié, et, arrivés sur les limites de ce cartilage et du cartilage fœtal de la tête de l'os, ils s'infléchissent horizontalement et tendent à communiquer entre eux. Ni sur leur trajet, ni à leur extrémité, ces vaisseaux ne donnent naissance à l'os havérien ; ils sont entourés d'un espace large renfermant de la moelle embryonnaire ou muqueuse. Le cartilage sérié, parcouru de la sorte par de rares vaisseaux sanguins ascendants qui ne sont pas ossificateurs, répond à la *zone chondroïde* de BROCA.

Au dessous de cette zone, on voit celle que GUÉRIN à décrite comme formée de tissu *spongoïde*, et qui tient la place du tissu osseux formé aux dépens du cartilage dans les os normaux. La zone spongoïde répond à la zone chondroïde amenée, par le fait de la croissance de l'os en longueur, sur un plan profond. Les larges bandes de cartilage sérié et ensuite calcifié comprises entre les vaisseaux ascendants, sont réduites sur ce point en une série de blocs irréguliers, parce que ces vaisseaux, continuant à émettre des rameaux horizontaux qui les font communiquer les uns avec les autres, ont morcelé le cartilage sérié en le réduisant en îlots qui occupent leurs intervalles. Nous avons déjà observé ce fait dans les os longs des oiseaux où l'ossification par le cartilage est annulée. Mais le processus s'arrête ici en chemin. Les blocs de cartilage découpés par les vaisseaux anastomosés entre eux ne sont pas résorbés en entier : probablement parce que la moelle péri-vasculaire, au lieu de rester embryonnaire et active, devient rapidement muqueuse puis fibreuse à la périphérie de chaque espace, ne demeurant jeune et active qu'au pourtour immédiat des vaisseaux. On voit alors, sur le bord des îlots cartilagineux, la substance du cartilage devenir fibrillaire comme au voisinage du périchondre. De la moelle conjonctive partent des fibres de Sharpey pénétrant dans le cartilage. — Enfin, ce dernier est envahi par un tissu fibreux jeune qui subit ensuite la préossification, et dont les cellules fixes prennent le caractère de jeunes cellules osseuses, exactement comparables à celles des travées de préossification des os du crâne ou du maxillaire inférieur. De là, dans le tissu spongoïde, l'existence d'îlots renfermant à leur centre des bandes ou des nodules de tissu cartilagineux calcifié, et à leur périphérie un tissu préosseux jeune, entièrement formé de fibres de Sharpey et de corpuscules osseux ne présentant que de rares prolongements.

Au fur et à mesure qu'on s'éloigne du cartilage de conjugaison, les espaces vasculaires deviennent plus larges, les restes du cartilage plus réduits et des travées osseuses plus parfaites. On distingue alors dans ces dernières une constitution lamelleuse irrégulière, et les corpuscules osseux donnent naissance à des canalicules osseux primitifs.

Mais en réalité, il n'y a point là de systèmes complets et réguliers de Havers. *Dans l'os cartilagineux Rachitique, l'ossification Havérienne n'existe plus* (1), elle a fait place à la préossification s'opérant aux dépens du tissu conjonctif, sur la marge des espaces vasculaires interceptés entre les blocs du cartilage, sérié et calcifié, découpés par les anastomoses des vaisseaux.

(B). L'os périostique n'est pas moins modifié. Sur les points altérés par le rachitisme, la diaphyse se renfle pour former un fuseau dans les limites duquel l'épaisseur de l'os éprouve un accroissement souvent énorme. La surface de la pièce osseuse subit alors une déformation : elle fait saillie. Sur une coupe axiale et dans les même limites, le canal médullaire est retréci et parfois semble annulé dans la portion médiane du fuseau, qui dessine ainsi un ventre en dedans et en dehors. Sur l'os décalcifié, les coupes en travers montrent que, dans toute l'étendue du renflement fusiforme, partent du périoste une série de travées rayonnant vers le centre de l'os à la manière des capillaires sanguins d'un lobule hépatique injecté. Ces travées sont formées de fibres de Sharpey renfermant dans leurs intervalles de jeunes cellules osseuses et, au voisinage du périoste, des fibres élastiques. Elles sont séparées par des bandes larges de moelle muqueuse ou fibreuse dont le centre est occupé par un vaisseau, et dont la marge, adjacente à la travée, montre une rangée d'ostéoblastes. La constitution de ce tissu, appelé par Virchow *tissu ostéoïde*, est exactement celle du tissu osseux du maxillaire inférieur d'un embryon humain de dix à onze centimètres; *l'identité est même histologiquement absolue*. Dans les intervalles des travées, il ne se forme pas un seul système de Havers. Le processus ostéoformateur s'arrête à la préossification : *l'os vasculaire, ne se forme pas dans l'intervalle des travées directrices osseuses*.

(C). Quant à l'os médullaire, il continue à se former comme dans un os en voie de croissance aux extrémités du fuseau. A sa portion moyenne il est réduit à de minces lames annulaires concentriques, reliées à larges intervalles par des ponts, et édifiées par la marge de la moelle centrale, devenue fibreuse, tandis que le centre demeure constitué par un axe réduit de substance médullaire rouge. Dans les intervalles des lames osseuses d'origine médullaire, existent de larges espaces vascu-

(1) En parlant ainsi, je ne veux pas affirmer que, dans un os rachitique, on ne puisse plus rencontrer *aucun* système de Havers. Il est bien évident que le processus rachitique n'est pas complet sur tous les points d'un même os. D'autre part, ce même processus tend constamment à la guérison. Çà et là, pour cette double raison, on pourra donc trouver quelques systèmes de Havers qui n'ont pas encore disparu, ou bien qui sont en train de se réédifier en vertu d'un début du mouvement curatif. Mais en somme, la pièce osseuse intéressée a perdu dans son ensemble sa formation osseuse Havérienne, tout comme un individu a perdu sa fortune encore bien que quelques pièces d'argent demeurent en sa possession. Je réponds ici surtout à une objection philosophique qui m'a été faite par certains anatomo-pathologistes transcendants.

laires au pourtour desquels on voit se disposer des lamelles concentriques, dessinant des rudiments de systèmes de Havers. L'ensemble de l'os médullaire ainsi formé consiste en un tissu osseux véritable et non plus arrêté au stade embryonnaire. Les corpuscules osseux ont des expansions protoplasmiques régulières, contenues dans des canalicules osseux primitifs anastomotiques entre eux suivant un réseau continu.

L'os médullaire d'une pièce rachitique est donc la seule formation osseuse qui ait conservé en tant que tissu son caractère normal. Comme, là ou les lésions sont à leur maximum, cette formation est réduite au point de disparaître, on peut définir le Rachitisme par l'arrêt, dans une pièce osseuse, de la formation de l'os vasculaire ou Havérien tandis que les phénomènes de préossification subsistent seuls, et marquent l'étape ultime du processus ostéoformateur au lieu de n'en être qu'un simple prolégomène.

Les auteurs (1) qui nient l'existence du tissu osseux dans le tissu spongoïde et dans le tissu ostéoïde des os rachitiques ont donc à la fois tort et raison. En effet, dans ces deux zones, il n'y a pas trace d'ossification Havérienne et à peine des traces de tissu osseux adulte, tel qu'il est formé par le tissu fibreux et amené à l'état parfait à partir de cette origine. Mais, dans le tissu spongoïde et surtout dans le tissu ostéoïde, on est en présence de la première période de l'ossification du tissu fibreux, et non pas d'un tissu étranger, ou même distinct du tissu osseux. L'identité complète du tissu ostéoïde avec celui du maxillaire inférieur au début de sa formation, ne permet pas de soutenir une autre interprétation. L'infiltration incomplète par les sels calcaires, la mollesse de l'os, ses inflexions etc., s'expliquent ainsi d'elles-mêmes par le fait qu'à l'ossification régulière de la période de croissance, s'est substituée la préossification pure et simple. Le maxillaire ou le crâne d'un embryon de trois mois se coupent et se malaxent sous le doigt exactement comme le font les os modifiés par le rachistime.

Ostéoporose sénile. — En regard du Rachitisme, nous devons enfin placer l'*ostéoporose sénile*. Durant toute la vie, le processus de remaniement subsiste dans les os, mais d'une façon atténuée de telle sorte qu'il n'est pas sensible. Avec les progrès de l'âge on voit souvent la désassimilation prendre le pas, au sein du tissu osseux, sur le mouvement de reconstitution. Il en résulte que les espaces périvasculaires se reproduisent, comme dans une ostéite tout à fait subaiguë, au centre des systèmes de Havers, et que le nombre des lamelles de ces systèmes diminue. En même temps, celles qui subsistent perdent en partie leurs sels calcaires et ne les récupèrent pas en vertu du mouvement de recomposition. La moelle occupant les espaces périvasculaires est tantôt rouge, comme la moelle fœtale, tantôt au contraire devient rapide-

(1) Cornil et Ranvier. *Manuel d'histologie pathologique*, p. 393 et suivantes (1re éd.).

ment adipeuse. Dans ces conditions, les pièces du squelette (principalement les corps vertébraux et les côtes) subissent des déformations analogues à celles du rachitisme ou de l'ostéomalacie, et même se rompent. Contrairement à ce qui arrive dans les os rachitiques qui n'ont qu'un cal préosseux formé par le tissu ostéoïde de Virchow, les fractures se consolident régulièrement par un cal osseux dans l'ostéoporose sénile. Cette modification de l'os, qui est moins un phénomène pathologique qu'un accident terminal de son évolution, marque sa sénilité en tant que tissu. Elle doit pour cette raison clore son histoire comme l'étude de la préossification l'avait précédée.

§ 5. — LES ARTICULATIONS.

L'étude des articulations fait naturellement suite à celle des tissus qui entrent dans la composition du squelette. Elle établit une transition naturelle aussi entre la description des agents du soutènement et de ceux du mouvement, c'est-à-dire les muscles.

Nous avons vu que, dans la série, le tissu fibreux doit être considéré comme l'origine et la matrice générale du squelette intérieur. Au sein de ce tissu se développent les pièces cartilagineuses. Chez les vertébrés les plus inférieurs, les cyclostomes, les pièces cartilagineuses sont permanentes, environnées de toutes parts de tissu fibreux qui, à leur entour, devient leur périchondre et, dans leurs intervalles, joue, en vertu de la flexibilité qui lui est propre, le rôle d'articulation. Cette disposition très simple est conservée, chez les mammifères et chez l'Homme, seulement en quelques points particuliers du squelette : dans l'arbre trachéo-bronchique par exemple, et jusqu'à un certain point dans la portion axiale de la colonne vertébrale comme nous le verrons plus loin. Mais partout ailleurs les pièces du squelette, nées à distance les unes des autres au sein du tissu fibreux et ensuite rapprochées par la croissance, sont, ou mobiles les unes sur les autres (*diarthroses*) au moyen de formations particulières du tissu fibreux que Bonn (1) a désignées il y a plus d'un siècle sous le nom de *synoviales* ; ou bien elles sont soudées entre elles dans une position fixe (*amphiarthroses*).

Diarthroses. — Les diverses pièces du squelette intérieur et des membres naissent au sein du tissu fibreux embryonnaire par points discontinus. Ce sont des noyaux de cartilage fœtal reproduisant vaguement la forme générale de chacun des os futurs. Chez le fœtus humain et avant la deuxième semaine (2), les modèles cartilagineux des os de la main et du pied, plongés dans le périchondre fœtal, arrivent par leurs extrémités au voisinage les uns des autres. Ils sont séparés et reliés

(1) Bonn. *De Continuationibus membranarum.* Amstelodami, 1763.

(2) G. Variot. Développement des cavités et des moyens d'union des articulations (Thèse d'agrégation, 1883, p. 8).

à la fois par des bandes de tissu fibreux embryonnaire à la façon de sésamoïdes successifs. Ces bandes, qui séparent transversalement les différentes pièces cartilagineuses, ont reçu de HAGEN TORN (1) le nom de *mésochondres* que je crois devoir leur conserver. Elles constituent à proprement parler les organes formateurs des diarthroses.

Contrairement à l'opinion de VARIOT, qui voit dans le mésonchondre une formation purement cartilagineuse, il convient de le considérer, avec HAGEN TORN, comme un simple prolongement transversal du périchondre latéral au noyau cartilagineux origine de l'os (2). Au contact immédiat du cartilage, il est vrai, ses éléments constitutifs prennent progressivement le caractère de cellules cartilagineuses; mais la même transition s'observe latéralement entre le cartilage et le périchondre qui l'entoure. En son milieu, la bande mésochondrale offre la structure exacte du tissu fibreux fœtal sur laquelle je n'ai pas à revenir. Il résulte de là qu'à cette période, les jointures des pièces du squelette sont exactement établies sur le modèle qui demeure permanent chez les cyclostomes. Mais cet état est tout à fait transitoire.

En effet, un peu à près la dixième semaine, dans les doigts et les os du carpe et du métacarpe de l'Homme, et à la période correspondante chez les divers animaux, on voit, au milieu de la bande mésochondrale primitivement homogène, se dessiner une zone claire, exactement dirigée suivant l'interligne articulaire futur, et dont l'apparition se fait ordinairement sur les côtés (SCHULIN) (3). C'est la *ligne de fissuration*, qui gagne ensuite des parties latérales vers le centre en restant toujours plus large sur les côtés, lieu de développement maximum de toute cavité synoviale.

Bandelettes articulaires. — Voici comment se forme cette ligne, dont le développement a donné lieu à des interprétations très différentes (4). De chaque côté de l'interligne, le mésochondre prend de plus

(1) O. HAGEN TORN. Entwickelung und Bau der Synovialmembranen (*Arch. für mikroscopische Anatomie*, octobre 1883, t. XXI, p. 591).

(2) Le moyen de trancher cette question consiste à effectuer, après fixation par le bichromate d'ammoniaque ou le liquide de Müller, la double coloration des coupes de la jointure en voie de développement avec l'hématoxyline et l'éosine. Pour cela, on laissera se colorer ces coupes dans l'eau faiblement éosinée; puis on fera agir la glycérine hématoxylique, ou mieux encore l'éosine hématoxylique. Le cartilage se colore alors en bleu, et le tissu fibreux du périchondre en rose. Le mésochondre se comporte absolument comme le périchondre. Il est vrai que si l'on prend des embryons de toute petite taille, au sein desquels la différenciation des tissus ne s'est encore opérée que par le groupement des cellules embryonnaires, ces différences ne s'observent plus; mais elles sont au contraire très nettes par exemple sur les jointures des doigts du fœtus humain de 10 à 11 centimètres. A cet âge, les tissus sont en effet déjà différenciés et reconnaissables à leurs caractères propres et à leurs réactions histochimiques.

(3) SCHULIN. Ueber die Entwickelung und weitere Ausbildung der Gelenk. des menschl. Körpers (*Arch. für Anat. und Physiol.*, 1879).

(4) BRUCH (Beiträge zur Entwickelungsgeschichte der Knochensystems, *Neue Denkschrift der Schweizer Gesellschaft*, Bd XII, 1852) admet une simple fissuration. Lus-

en plus la constitution cartilagineuse et se divise conséquemment en deux bandelettes qui font corps avec l'extrémité du modèle cartilagineux adjacent : Je les appellerai *bandelettes articulaires*, parce que ce sont elles qui modèlent l'extrémité articulaire de la pièce du squelette, et qu'elles garderont toujours une entière autonomie. Elles ne s'ossifieront jamais et formeront, dans l'os adulte, le cartilage d'encroûtement dont les cellules auront toujours une ordonnance transversale par rapport à la jointure, dont la substance fondamentale montrera de fines trabécules, et qui en outre constituera une zone biréfringente.

Entre les deux bandelettes articulaires coiffant les têtes cartilagineuses et adaptant leurs reliefs en sens inverse, la portion moyenne du mésochondre, qui n'est jamais pénétrée par les vaisseaux sanguins, cesse de se développer à l'état de tissu fibreux. A la place de la trame connective du tissu conjonctif modelé, une substance transparente muqueuse prend place entre les corps cellulaires. Puis, ces derniers subissent une atrophie progressive et sont refoulés à la surface des deux bandelettes articulaires, où ils dessinent une rangée de cellules plates, tandis que, dans la ligne de fissuration, une cavité apparaît : C'est la cavité synoviale qui s'étend ensuite sur les côtés, limitée par le périchondre fœtal unissant les os et formant la capsule de l'articulation. Il faut voir dans ce processus un phénomène d'évolution auquel ne concourent que très secondairement les actions mécaniques, celles des muscles en particulier invoquées par Henke et Reyher (1). Car, à moins d'admettre que les mouvements actifs du fœtus, qui au contraire sont désordonnés, agissent systématiquement sur les interlignes articulaires en voie de formation, on ne conçoit pas que les cavités synoviales se développent toujours de la même façon pour une même articulation, et de manière à créer des dispositions identiques.

Dans certaines articulations, telles que celles des genoux, les temporo-maxillaires, etc., la ligne de fissuration est double dans toute son étendue ou sur une ou plusieurs portions de son trajet. Cette double ligne intercepte alors des segments du mésochondre primitif qui continuent à se développer, dans la cavité articulaire, sous forme de fibro-cartilages interposés et qui sont reliés aux bandelettes articulaires par des ligaments fibreux ou fibro-cartilagineux. Telle est l'origine générale et la signification des diverses ménisques inter-articulaires.

En même temps que la cavité articulaire se forme comme il vient d'être dit, le périchondre qui passe d'un os à l'autre latéralement à la

chka, Schulin et Hagen Torn (Mémoires cités) un processus particulier de liquéfaction des cellules de la portion moyenne du mésochondre, qui se détruiraient en donnant naissance à des boules sarcodiques.

(1) Henke et Reyher. Studien über die Entwicklung der Extremitäten des Menschen (*Acad. des sciences de Vienne*, t. LXX, 1874).

Reyher. On the Cartilage and Synovial-membranes of the joints (*Journal of Anat. and Physiol.*, t. VIII, p. 261).

jointure s'organise pour former la capsule de l'articulation. En dehors de cette capsule les ligaments se forment aussi en affectant la structure, et en général l'évolution tout entière du tissu tendineux. Du côté de la cavité articulaire, et sur tous les points de la jointure qui ne répond pas à une surface de cartilage, la capsule et ses expansions ont une apparence lisse et polie, analogue à celle des véritables séreuses. De distance en distance, cependant, la synoviale subit des relèvements sous forme de franges qui font saillie, dans la cavité de l'articulation, à la façon des papilles de la peau. Ces *franges synoviales* sont des édifications vasculaires (1). Leur axe est occupé par des vaisseaux sanguins de petit calibre, artériels et veineux, donnant naissance à un réseau de capillaires extrêmement riche et de configuration variable suivant la forme même de la frange. Inversement, de distance en distance, existent de petites dépressions. Ce sont les cryptes synoviaux. On retrouve même ces cryptes sur la bande articulaire devenue entièrement cartilagineuse de l'articulation du genou du Veau. La surface articulaire, interceptée par la fissuration du mésochondre de HAGEN TORN, tend donc, une fois formée, à se multiplier par le double mode des bourgeonnements endogènes et exogènes à la façon d'une surface muqueuse.

Le développement des articulations est précoce chez l'Homme et les mammifères. Ainsi que le fait remarquer avec juste raison VARIOT, les jointures ne sont que très transitoirement des ébauches. Elles arrivent entre deux mois et demi et trois mois et demi à constituer chez l'Homme des diminutifs purs et simples des jointures adultes, dont elles reproduisent en réduction tous les détails.

Surfaces articulaires. — C'est aussi à ce moment (ou à un stade correspondant chez les animaux) qu'il convient d'étudier la constitution histologique des surfaces articulaires et des synoviales proprement dites. Alors, bien qu'achevées entièrement au point de vue de l'évolution des tissus qui les composent, elles conservent toute leur intégrité,

(1) Ces franges sont formées d'un axe de tissu conjonctif lâche renfermant souvent des vésicules adipeuses, satellites des vaisseaux capillaires, disposés eux-mêmes suivant le type des réseaux limbiformes spéciaux au tissu connectif diffus. Elles sont souvent multifides ; et certains de leurs prolongements, qui alors sont exsangues, renferment quelques cellules de cartilage encapsulées. Elles se montrent chez le fœtus humain vers le sixième mois, au moment où les mouvements actifs deviennent étendus. VARIOT conclut de là qu'elles sont le résultat de plissements de la synoviale consécutifs à la mise en jeu de l'articulation. HAGEN TORN fait intervenir la succion produite par la pression négative existant dans l'article, et en outre l'atrophie des vaisseaux sur certaines portions de la synoviale d'abord richement vascularisée. Les vaisseaux subsistants formeront les franges. HUETER et TILLMANNS voient dans les franges des productions pathologiques, ce qui ne peut être sérieusement discuté.

En réalité, les franges sont des formations analogues aux papilles et qui apparaissent quand la synovie doit être sécrétée largement : parce qu'alors la synoviale, afin de suffire à la sécrétion, doit multiplier ses surfaces. La poussée vasculaire corrélative à ce perfectionnement n'a pas plus de causes mécaniques que celle qui s'opère dans l'épiploon, par exemple.

parce qu'elles n'ont pu encore être modifiées par les actes réitérés de la locomotion ni surtout par les pressions.

Si l'on ouvre l'articulation scapulo-humérale d'un fœtus humain de quatre mois et demi ou d'un fœtus de Mouton de 30 centimètres, on constate que la jointure renferme une quantité à peine appréciable de

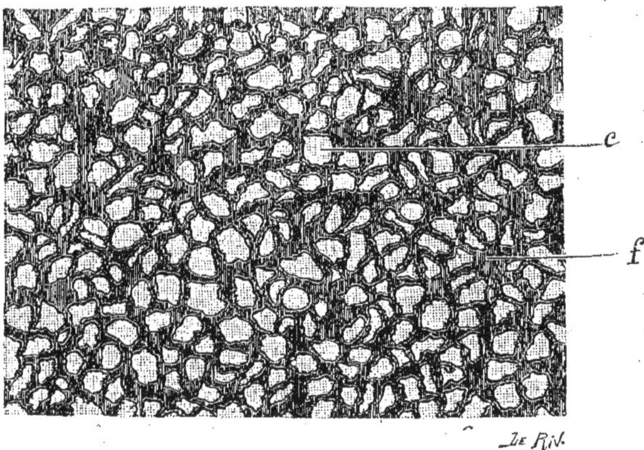

Fig. 191. — Couche superficielle de la bande articulaire de l'articulation scapulo-humérale du fœtus de Mouton long de 30 centimètres. — Imprégnation d'argent d'après la méthode indiquée dans le texte; conservation dans le baume du Canada.

f. Substance fondamentale intercellulaire, sur laquelle l'argent s'est réduit; — *c*, cellules cartilagineuses superficielles réservées en blanc. La préparation répond au voisinage de l'insertion de la capsule synoviale; les éléments cellulaires du cartilage commencent à prendre une configuration irrégulière (300 diam. projection sur la table de travail).

synovie. Les surfaces articulaires et synoviales, rapidement lavées à l'eau distillée, puis traitées par le nitrate d'argent à 1 p. 500, et ensuite largement lavées de nouveau, s'imprègnent avec une régularité et une délicatesse admirables (1) (fig. 191).

Dans toute leur portion centrale, les cartilages articulaires sont limités par une couche mince, molle comme un vernis de gélatine, et qui se détache avec facilité du cartilage subjacent au bout de quelques minutes d'immersion dans l'eau. Cette couche est purement cartilagineuse : elle renferme des groupes isogéniques de deux, quatre cellules ou davantage. Souvent les cellules ont deux noyaux. Elles sont toujours

(1) On plonge l'articulation argentée dans un grand cristallisoir rempli d'eau distillée. Au bout d'une heure on la retire, et, avec un scalpel, on racle la portion centrale des cartilages. On enlève ainsi une pellicule d'une minceur extrême, molle et délicate comme une lame de gélatine, et qui s'étale lorsqu'on la fait flotter dans l'eau. On la charge sur une lame de verre, on colore avec l'éosine hématoxylique ou la purpurine, et l'on examine dans la glycérine. Les portions latérales des cartilages articulaires et les capsules sont durcies par l'alcool fort, et on en fait l'examen sur des coupes vingt-quatre heures après.

entourées d'une capsule cartilagineuse. Tout à fait superficiellement, on trouve des capsules vides. Les groupes isogéniques sont le plus souvent très rapprochés les uns des autres, mais jamais de manière à simuler un endothélium sur les préparations imprégnées d'argent. Au contraire, sur les coupes normales à la surface cartilagineuse, la couche qui vient d'être décrite, prise entre le cartilage ordinaire et la synovie coagulée, figure un rang de cellules plates (1). En réalité cette couche, formée d'une assise distincte où le cartilage prolifère, puis se détruit incessamment, appartient bien à la synoviale, mais elle ne ressortit

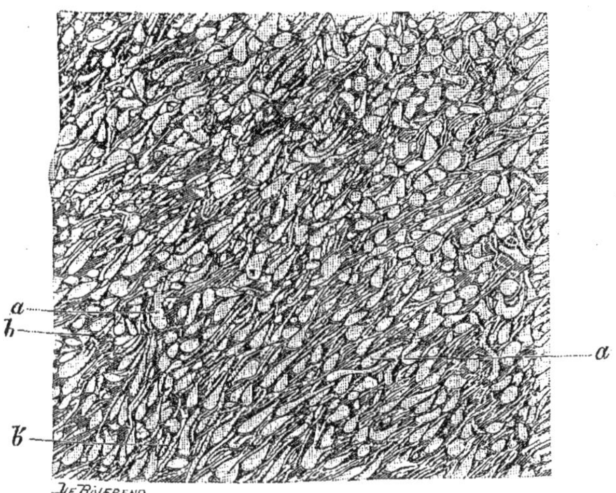

Fig 192. — Couche superficielle de la bande articulaire de l'articulation scapulo-humérale du fœtus de Mouton long de 30 centimètres (voisinage immédiat de la synoviale).

a, a, cellules de la bande articulaire ayant la forme de grenades ; — b,b', prolongements de cellules semblables situées au-dessous du plan de l'imprégnation et dont on ne voit pas le corps (300 diamètres).

nullement à l'ordre des formations épithéliales. On doit au contraire la considérer comme le simple prolongement de la bandelette articulaire résultant de la fissuration de mésochondre primitif.

En effet, sur les côtés de la tête de l'humérus, au voisinage et en dedans du col anatomique, on voit les cellules cartilagineuses se modifier progressivement (fig. 192). Sur les bords des capsules qui, sous

(1) La raison en est que les capsules de cartilage sont plates dans la bande précitée, bien décrite dès 1855 par Luschka (*Zur Entwickelungsgeschichte der Gelenke* Müller's Archiv, 1855), et très larges. Si bien que, sous l'imprégnation d'argent, le cartilage de la tête paraît formé comparativement d'éléments tout petits quand on fait l'examen sur une coupe tangentielle. Cette disposition explique l'erreur de Tillmanns (*Beiträge zur Histologie der Gelenke*. Arch. de Schultze, 1874), qui se servait de méthodes d'isolation et crut à l'existence d'un endothélium sur les cartilages diarthrodiaux du fœtus.

un faible grossissement paraissent arrondies, on voit se dessiner des prolongements rameux réservés en blanc. Dans une zone particulière qui établit surtout la transition d'une manière nette, l'imprégnation des cellules du cartilage, répondant à leur image négative dessinée en blanc, détermine des figures en forme de grenades tout à fait comparables à celles qu'on trouve dans le cartilage céphalique du Calmar. Enfin, à un millimètre environ du col anatomique, on obtient des figures stellaires caractéristiques des cellules du tissu conjonctif. Ce sont des cellules plates, venues presque au contact sur tous leurs points, mais

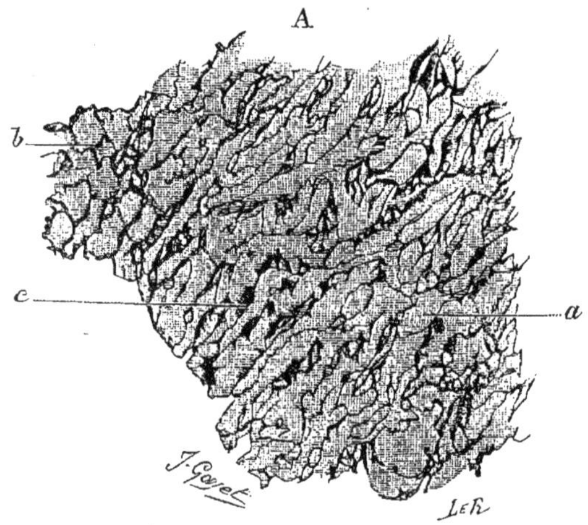

Fig. 193. — Faux endothélium de la synoviale de l'articulation scapulo-humérale du fœtus de Mouton de 30 centimètres. — Imprégnation de la face interne de la capsule articulaire par le nitrate d'argent comme il est indiqué dans le texte.

a, *b*, cellules endothéliformes réservées en blanc ; — *c*, substance fondamentale où la réduction s'est opérée. A désigne le côté de la préparation le plus éloigné de l'insertion de la capsule articulaire au cartilage de l'articulation (300 diamètres).

qui se distinguent de tout épithélium par leur configuration rameuse (1). Sur la synoviale proprement dite, l'argent réserve en blanc un système tout à fait identique à celui décrit par Malassez à la surface des kystes ovariques, c'est-à-dire un faux endothélium, résultant de l'étalement des cellules fixes du tissu connectif par des actions agissant normalement à la surface libre de ce tissu. Le faux endothélium est disposé sur plusieurs assises. Dans les intervalles des figures stellaires, la substance fondamentale du tissu conjonctif a réduit l'argent en brun. Sur certains points, il est vrai, les cellules sont limitées par des lignes

(1) L'aspect est exactement celui de la couche la plus superficielle de la cornée de Grenouille imprégnée d'argent, sauf que les noyaux ne sont pas multiformes mais arrondis.

courbes et sont toutes au contact suivant ces lignes. Mais on voit que les interlignes cellulaires chevauchent les uns sur les autres (fig. 193). Il en est de même sur les franges synoviales où, néanmoins, comme l'a fait voir Soubbotine (1), la disposition épithélioïde est plus régulière.

Sur ces franges, en effet, les cellules les plus superficielles du faux épithélium subissent la transformation muqueuse de manière à reproduire quelquefois l'apparence presque exacte des cellules caliciformes, et à acquérir ainsi une sorte de fonction glandulaire. Mais en dehors de là cesse l'analogie avec les épithéliums. Il n'y a en effet, dans le revêtement cellulaire des synoviales, ni arrangement absolument régulier des cellules suivant l'un des types épithéliaux connus (prismatique, stratifié ou endothélial) ni surface de revêtement *continue*. La substance fondamentale reste toujours exposée par bandes entre les cellules ; enfin il n'y a pas de membrane vitrée limitant le tissu connectif. En réalité, le revêtement épithélioïde des synoviales répond à une assise de cellules du tissu connectif qui, arrivées à la surface, se gonflent, subissent l'évolution muqueuse, se rompent et enfin se détruisent pour former l'un des éléments de la synovie, exactement à la façon de la couche molle de substance cartilagineuse qui limite les cartilages diarthrodiaux. Toutes les parties de la surface articulaire, dans cette conception, participent donc à la formation du liquide synovial, produit de leur évolution propre et de la transsudation de vaisseaux.

Amphiarthroses. — Les amphiarthroses sont des jointures entre pièces du squelette, mais qui ne présentent pas de cavité synoviale. La constitution de pareilles articulations se comprend facilement quand on a fait l'étude du développement et de la structure des jointures mobiles. Dans les amphiarthroses, en effet, le mésochondre de Hagen Torn ne subit pas la fissuration. Il reste fibreux, ou fibro-cartilagineux, ou enfin il se transforme totalement en une lame de cartilage intermédiaire aux deux os joints. C'est par exemple le cas réalisé dans la symphyse du pubis. On donne à de telles articulations le nom de *synchondroses*. Souvent, dans les synchondroses, il se forme secondairement, au sein de la lame cartilagineuse unissante, des sortes de fissures au niveau desquelles le tissu cartilagineux a subi un ramollissement ou même s'est résorbé (synchondrose sacro-iliaque : Zaglas) de telle sorte que la jointure acquiert une certaine mobilité : c'est là ce que Luschka nomme

(1) Je rappellerai ici que Herrmann et Tourneux (Contribution à l'étude des membranes synoviales, *Société de biologie*, 1880) attribuent au revêtement des synoviales la signification cartilagineuse. Il est certain que, chez les oiseaux, la plupart des gouttières de glissement des articulations, qui représentent les synoviales des mammifères, sont formées de tissu cartilaginiforme ou même cartilagineux. Mais cette généralisation appliquée aux mammifères me paraît inexacte, du moins en ce qu'elle a pris d'exclusif dans le travail de Variot sur le développement des articulations (*Loc. cit.*, p. 40).

des *demi-articulations*. En réalité donc, les amphiarthroses sont des articulations dont la cavité synoviale ne se développe pas.

Les articulations des corps vertébraux les uns avec les autres sont (1) des Amphiarthroses d'un type particulier, et qui doivent ce type à la présence d'un vestige de la corde dorsale. Nous avons vu que celle-ci, à l'origine, traverse tous les centres vertébraux en les enfilant comme les grains d'un collier. Entre chaque corps ou *centrum*, et celui qui lui fait suite, la gaîne insegmentée de la corde dorsale dessine un renflement fusiforme; tandis qu'elle s'atténue en un mince filament, puis disparaît dans l'étendue de chacun des corps de vertèbre dont elle formait primitivement l'axe. Ce renflement fusiforme de la corde, au lieu de s'atrophier, se développe au contraire pendant un certain temps et devient l'origine de ce qu'on appelle le *noyau gélatineux* du disque intervertébral.

Ce disque est formé par des faisceaux de tissu fibreux ayant, dans la queue du jeune Rat qui doit être prise pour objet d'étude parce que les vertèbres y sont à peu près réduites à leur corps, la structure exacte des tendons ordinaires. Sur les coupes longitudinales passant exactement par l'axe d'une série des vertèbres caudales, la direction des faisceaux tendineux est aussi longitudinale, prolongeant celle des faisceaux du périoste du corps vertébral. Le noyau gélatineux est entièrement formé par le tissu de la corde dorsale, qui sur ce point a continué à s'accroître. Mais la gaîne vitrée de la corde n'est plus distincte. Le tissu fibreux du disque intervertébral dessine autour du noyau notocordien une loge elliptique. Sur les coupes transversales, on voit que sur les bords de cette loge les faisceaux connectifs prennent une disposition en tourbillon comme pour pénétrer le tissu de la corde, dont les cellules dessinent des traînées radiées (2). Le noyau gélatineux des disques intervertébraux n'a donc aucunement la signification morphologique d'une cavité synoviale. Mais inversement chacun de ces disques a la valeur d'une bande mésochondrale, puisqu'il est constitué par le reste du tissu fibreux au sein duquel se sont développés les modèles cartilagineux des corps vertébraux.

Dans les autres vertèbres que les caudales, et chez les animaux adultes, les disques intervertébraux deviennent plus ou moins fibro-cartilagineux avec l'âge. Le noyau notocordien se réduit, et dans la masse muqueuse centrale on trouve des éléments de cartilage sous forme le plus souvent de groupes isogéniques encapsulés. Les mouvements de l'amphiarthrose deviennent ainsi de plus en plus limités.

(1) Chez les mammifères et chez l'Homme.

(2) Lebouco (Recherches sur le mode de disparition de la corde dorsale chez les vertébrés supérieurs, *Arch. de biologie*, t. 1, 1880) admet même que les cellules de la corde se transforment sur les limites du noyau gélatineux en cellules du tissu conjonctif.

Symphyses. — Un mot maintenant des *symphyses vraies*. J'entends par là les jointures, dépourvues de toute fonction articulaire, qui unissent entre eux des os formés exclusivement aux dépens du tissu fibreux, comme les os du crâne et les arcs mandibulaires du maxillaire inférieur. Pour les former, l'ossification par le tissu conjonctif se poursuit purement et simplement dans l'intervalle des pièces osseuses, jusqu'à ce que les pièces du squelette, primitivement distinctes, arrivent au contact les unes des autres et enfin se fusionnent. Les lignes fibreuses intersuturales ne doivent donc en aucun cas recevoir le nom de cartilages intersuturaux ; elles ne revêtent jamais la disposition du mésochondre, dont les faisceaux fibreux sont toujours plus ou moins parallèles à l'interligne articulaire futur. Elles ne sont point non plus fibro-cartilagineuses, mais bien formées par des fibres de Sharpey parties des pièces osseuses en marche l'une vers l'autre. Ce ne sont donc là que des soudures ou des jointures, mais non point des articulations sur lesquelles les agents de la contractilité, c'est-à-dire les muscles, exerceront leur action plus ou moins marquée.

DEUXIÈME PARTIE

DES AGENTS DU MOUVEMENT

MOTRICITÉ

LIVRE TROISIÈME

DES TISSUS ET DES ORGANES ENTRANT DANS LA CONSTITUTION DU SYSTÈME MOTEUR

CHAPITRE PREMIER

ÉPITHÉLIUMS CONTRACTILES

Après l'étude des milieux nutritifs et des agents du soutènement général, vient naturellement se placer celle des organes du mouvement. Ces derniers agissent en effet sur la charpente intérieure ou extérieure de l'organisme pour la mobiliser. Ils ne satisfont d'autre part à cette fonction qu'en transformant les forces vives chimiques engendrées par la nutrition en force vives cinétiques, donnant de ce chef un rendement appréciable à la façon des machines.

Le protoplasma de toute cellule vivante est sans cesse en mouvement, et, quand ce dernier est enrayé par l'action d'un réactif coagulant quelconque, la vie s'arrête avec le mouvement, — la cellule est morte. Quand l'élément cellulaire doit se diviser pour se multiplier, les mouvements obscurs en relation avec les phénomènes nutritifs sont dès lors effacés par l'éclat de mouvements nouveaux, ceux par exemple qui produisent la karyokinèse et les asters. Progressivement, au fur et à mesure que les cellules subissent une différenciation plus exacte, les différents ordres de mouvements cessent d'être confondus et d'avoir pour origine et agent un seul et même protoplasma sans structure définie. Au globule blanc de la lymphe et du sang qui, comme un organisme unicellulaire d'Amibe, poussait des pieds temporaires, étranglait et divisait ensuite son noyau dans le phénomène de la division directe, exerçait enfin des actions digestives répondant à un mouvement chimique glandulaire intérieur, succèdent des éléments anatomiques de plus en plus différenciés en vue du mouvement, organisés pour le produire et ne produire en quelque sorte que lui seul : si du moins on réserve les mouvements d'ordre nutritif, qui, encore qu'ils s'atténuent, subsistent pourtant à l'état larvé dans toute cellule à moins qu'elle ne cesse de vivre.

Les premiers éléments ainsi spécialisés pour le mouvement apparaissent au sein des revêtements épithéliaux : ce sont d'abord les *cellules épithéliales à cils vibratiles*, répondant aux mouvements qui s'exécutent *sur des surfaces*. Elles sont munies, pour cet objet, de bâtonnets contractiles faisant saillie sur leur pôle libre, et de la sorte exposés au dehors. Ces bâtonnets, tous semblables entre eux, hyalins et sans structure, constituent les organes du mouvement ciliaire, les *cils moteurs*. C'est ainsi que l'ovule fécondé de certaines éponges (genre *Olynthus* : Haeckel), après s'être montré d'abord mobile et doué de mouvements amiboïdes, donne en premier lieu, par ses bipartitions successives, naissance à une morula, puis se dispose en une gastrula dont le feuillet externe, l'ectoderme, est formé de cellules épithéliales ciliées. Le petit organisme ainsi constitué n'a point d'autres organes du mouvement que des cils vibratiles, insérés sur les pôles libres de ses cellules ectodermiques.

Chez les animaux plus élevés dans la série, tels que les Actinies et les Polypes hydraires, concurremment avec les cellules épithéliales à cils vibratiles, agents du mouvement s'exécutant sur les surfaces de revêtement, apparaissent des cellules motrices d'un tout autre ordre et d'une tout autre signification. Elles appartiennent aussi aux épithéliums des surfaces, mais ici leur différenciation a pour but de créer des agents du mouvement non plus superficiel, mais bien *interstitiel*. Ce sont les cellules *myo-épithéliales*. Dans les cellules myo-épithéliales, les bâtonnets contractiles forment des expansions du corps cellulaire nées du pôle adhérent et non plus du pôle superficiel. Ces expansions se disposent tangentiellement *au-dessous* de le ligne épithéliale dont elles proviennent. Puis, continuant d'ailleurs à faire corps avec la cellule épithéliale qui les a émises, elles produisent, en se contractant, les mouvements généraux et intérieurs de l'animal.

Enfin, l'on voit apparaître les *cellules musculaires* proprement dites, lisses ou striées, n'ayant plus aucune relation apparente avec les épithéliums et siégeant dans le feuillet blastodermique qui leur est intermédiaire. Chez tous les vertébrés, ce sont ces cellules musculaires qui, par leur ensemble, forment le système moteur général du corps, celui du tractus intestinal, et qui constituent les muscles des cœurs et des vaisseaux, sanguins et lymphatiques. Dans ces cellules musculaires, l'agent de la contractilité est encore ici disposé sous la forme d'une série de bâtonnets parallèles entre eux. Mais ces bâtonnets, au lieu de se projeter librement sur le pôle superficiel de la cellule contractile, comme le font les cils vibratiles, ou de constituer une expansion basale en forme de pied d'une cellule épithéliale comme c'est le cas dans les cellules myo-épithéliales, sont plongés au sein du protoplasma et font dès lors partie du corps cellulaire, dont le plus ordinairement ils commandent la forme.

Dans le présent livre, je vais passer en revue la série des éléments cellulaires contractiles que je viens d'énumérer (1). Je me propose de les décrire analytiquement, puis d'essayer d'établir la filiation qui permet de les réunir dans un groupe commun malgré les différences que, de prime abord, ils semblent présenter dans leur forme et parfois même dans leur constitution essentielle.

§ 1. — CELLULES ÉPITHÉLIALES A CILS VIBRATILES.

Les cellules à cils vibratiles forment des revêtements épithéliaux présentant cette particularité que le pôle libre de chaque cellule est muni d'une formation cuticulaire, le *plateau*, qui dessine une ligne nette de surface en se poursuivant d'une manière continue au-dessus de toutes les cellules successives placées en série. Ces cellules sont soudées entre elles, au niveau de leurs plateaux, par un ciment que l'imprégnation d'argent dessine régulièrement en noir. Les plateaux eux-mêmes portent les cils vibratiles, organes et agents actifs du mouvement ciliaire. Sur la ligne des plateaux, les cils sont implantés comme une série de bâtonnets plus ou moins allongés, à la façon des poils d'une brosse. Ils vibrent incessamment, en produisant à la surface de l'épithélium des courants très nets dont la direction est constante et entraîne les particules étrangères toujours dans un même sens, qui indique la direction du courant (fig. 194).

Lorsqu'on a isolé les unes des autres les cellules à cils vibratiles d'un épithélium par un réactif qui les dissocie en même temps qu'il les fixe dans leur forme (sérum iodé — alcool dilué au tiers, par exemple), on reconnaît qu'elles peuvent appartenir à trois types principaux. Certaines ne portent qu'un seul cil, elles sont *unicilièes* : c'est le cas des cellules de l'épithélium des tubes contournés du rein de la Lamproie au niveau de leur ouverture dans la cavité du glomérule. De telles cellules à cil unique ne se rencontrent fréquemment que chez les animaux inférieurs. Une seconde variété, renfermant la majorité des cellules à cils vibratiles qu'on peut étudier chez les animaux, est constituée par des cellules prismatiques ou cylindriques portant un très grand nombre de cils sur leur plateau, ce sont les *cellules multiciliées*. Telles sont, par exemple, les cellules cylindriques de la muqueuse respiratoire apparte-

(1) Les trois types de différenciation : cellules à cils vibratiles, cellules myo-épithéliales, cellules musculaires proprement dites, appartiennent aussi bien à l'organisme de l'Homme qu'à celui des animaux inférieurs. Ils sont tous représentés chez lui, comme on le verra plus loin.

nant à l'épithélium cylindrique stratifié né de l'ectoderme, celles de l'intestin de la Lamproie, nées de l'entoderme, celles de la muqueuse des oviductes, nées de l'épithélium de l'éminence germinale et par conséquent du cœlome. On voit donc bien que chez les animaux triploblastiques, les épithéliums appartenant aux trois feuillets du blastoderme peuvent se différencier de la même façon pour la motricité du type ciliaire. Dans cette forme, les cils sont libres et indépendants entre eux.

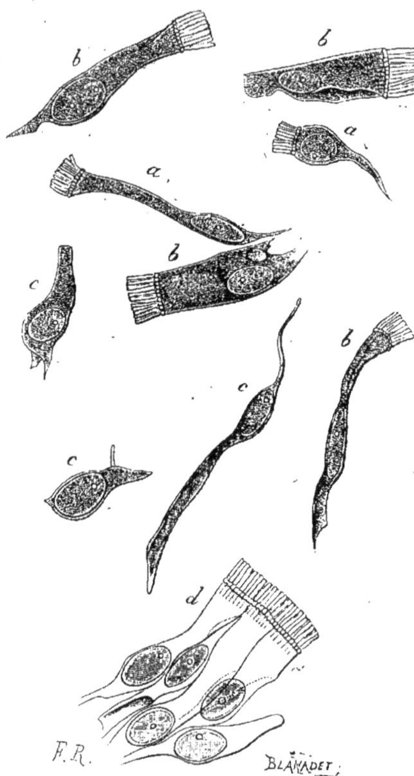

Fig. 194. — Cellules épithéliales à cils vibratiles de la trachée du Lapin, isolées après l'action de l'alcool dilué au tiers; bleu d'aniline soluble.

a, *a*, cellules épithéliales présentant les formes les plus ordinaires ; — *b*, *b*, *b*, cellule dont le corps protoplasmique porte des empreintes de cellules voisines ; — *c*, *c*, *c*, jeunes cellules, que le mouvement d'élévation n'a pas encore amenées à la surface et sur lesquelles manque le plateau cilié : l'une d'elles répond à une cellule de la couche génératrice et porte le pied effilé d'une des cellules superficielles à plateau cilié ; — *d*, un groupe de cellules avec leurs rapports réciproques 600 diamètres, project. sur la table).

Enfin, considérons l'épithélium vibratile qui revêt, dans les intervalles des crêtes acoustiques, la majeure partie de la surface des canaux semi-circulaires de la grande Lamproie. Nous trouverons cet épithélium formé de cellules portant un plateau à la surface duquel émergent des cils vibratiles d'abord distincts, mais qui ne tardent pas à se rejoindre et à s'accoler, à la façon des poils d'une moustache qu'on a effilée avec de la cire. Ces cils, devenus solidaires les uns des autres, dessinent un crochet élégamment recourbé en forme de faucille ou d'hameçon. J'appellerai de pareilles cellules *cellules à cils fasciculés*, et j'en ferai le troisième type des cellules à cils vibratiles. Bien que cette forme soit très exceptionnelle, à ma connaissance du moins, elle est d'une extrême importance. Elle établit la transition entre les cellules à cils vibratiles et les cellules myo-épithéliales, c'est-à-dire les premières cellules du type musculaire vrai. (Voy. fig. 6, p. 24).

Les cellules uniciliées de l'origine des tubes contournés du rein de la Lamproie sont des cellules cylindriques, munies sur leur pôle inférieur d'un épais plateau basal ayant la forme d'une cupule analogue à celle d'un gland. Cette cupule se colore en rouge homogène sous l'influence du picrocarminate d'ammoniaque. Au-dessus de la cupule basale, le corps protoplasmique est cylindrique. Il renferme un noyau vésiculeux et nucléolé, puis se termine par un plateau en forme de tronc de cône de la pointe duquel se dégage le cil unique, hyalin et sans structure. Comme il n'y aurait aucun avantage à étudier les cils vibratiles et les mouvements ciliaires sur un tel objet, j'insisterai dès maintenant sur la seconde forme de cellules à cils vibratiles, répondant au type ordinaire, celui dans lequel les cils sont à la fois nombreux et indépendants les uns des autres.

Le corps protoplasmique des cellules à cils vibratiles a le plus souvent la forme prismatique ou cylindrique. Plus exactement, il dessine une pyramide à quatre, cinq ou six pans. Les faces latérales sont dues à la pression réciproque exercée par les éléments rangés en série continue les uns sur les autres. La base de la pyramide répond à la surface libre et porte le plateau cilié; la pointe répond au pôle d'insertion. Cette pointe est effilée ou mousse quand il s'agit d'un épithélium cylindrique simple, comme l'épithélium cilié de l'intestin entodermique tout entier de la Lamproie ou des Ammocètes. Elle est au contraire le plus souvent ou coupée en siffet, ou bifide, trifide, etc., dans les épithéliums cylindriques stratifiés, d'origine tégumentaire, comme celui par exemple des fosses nasales ou du pharynx de l'Homme. Cette disposition répond d'une part à l'existence de cellules génératrices dans la partie profonde de l'épithélium, de l'autre à celle des thèques, ou espaces creusés dans les intervalles des cellules épithéliales par les cellules migratrices en voie d'issue à travers l'épithélium.

De son insertion jusqu'au plateau, le corps de la cellule est formé par une masse de protoplasma nue (Ranvier) c'est-à-dire sans membrane propre ni exoplasme latéral. Le protoplasma est transparent pendant la vie, ou dans d'autres cas parcouru par une très fine striation granuleuse parallèle à la hauteur de l'élément et se poursuivant jusqu'au plateau. Le noyau occupe la portion moyenne dans les cellules se rapprochant de la forme cylindrique. Il n'en est plus de même alors que les corps cellulaires sont à la fois très étroits et très allongés, comme c'est par exemple le cas dans les cellules à cils vibratiles limitant le canal de l'épendyme. Alors en effet, chaque noyau formant un renflement plus large que le corps cellulaire au-dessus et au-dessous de lui, et d'autre part les corps cellulaires devant, pour satisfaire à la disposition épithéliale, tous se toucher entre eux et dans toute leur hauteur, il en résulte que les noyaux se placent non plus sur une ligne continue et tous au même niveau, mais bien à des hauteurs variables. Ils semblent par suite, alors, placés les uns au-dessus des autres. Ces noyaux sont toujours vésiculeux, munis d'un ou deux nucléoles vrais, et montrent un réseau chromatique très net.

Le plateau forme, sur la face libre de chaque cellule, une bordure réfringente à double contour. Sur les cellules successives, tous les plateaux sont exactement au même niveau, et, dans les relèvements et les festonnements de la ligne épithéliale, ils dessinent une série de courbes continues. La soudure des cellules se fait surtout au niveau de ces plateaux. Imprégnée d'argent et observée à plat, la surface épithéliale montre les plateaux sous forme d'aires polygonales régulières, séparées les unes des autres par de larges traits de ciment dessinés en noir. La substance du plateau est très différente de celle du protoplasma, aussi bien au point de vue histochimique qu'au point de vue optique. C'est ainsi que le picrocarminate, qui colore le protoplasma en rose orangé, laisse le plateau absolument incolore. Le bleu d'aniline soluble dans l'eau et employé en solution concentrée, saisit pour ainsi dire le plateau et le teint énergiquement avant d'avoir commencé à se fixer sur aucune autre partie de la cellule. Chez le Cochon d'Inde, cette réaction, appliquée aux cellules à cils vibratiles de la trachée, a montré à Ranvier un autre fait intéressant : Le plateau se teint en bleu intense, les cils vibratiles restent incolores, et on les voit se poursuivre dans le plateau pour se terminer chacun en un nodule ou grain réfringent occupant toute l'épaisseur de cet exoplasme cuticulaire. Il résulte de là que les cils traversent au moins le plateau. Ils sont donc en contact, par leur base renflée, avec le protoplasma cellulaire (1).

Ces cils ne peuvent être observés nettement sur une cellule vivante, à cause de leur mouvement incessant. De plus, dès que la cellule est morte, les mouvements s'arrêtent. Tandis que pendant la vie les cils étaient disposés obliquement par rapport à l'axe de la cellule, ils se montrent, après la mort, implantés perpendiculairement à la surface libre et parallèlement à la hauteur de l'élément. On les voit faire saillie au dehors comme les poils d'une brosse. Le picrocarminate d'ammoniaque les teint en jaune, le bleu d'aniline finit par les colorer en bleu, exactement à la façon du protoplasma dont ils possèdent les propriétés histochimiques générales. Mais ils en diffèrent au point de vue optique; ils ont un éclat gras et homogène qui les rapproche des cylindres primitifs de la substance musculaire des muscles lisses. Aucun réactif connu ne dessine en eux le moindre détail de structure, caractère que reproduit également la substance contractile des cylindres primitifs des muscles lisses.

Les rapports des cils vibratiles avec le protoplasma subjacent au plateau a vivement préoccupé les histologistes. Beaucoup d'entre eux

(1) Ranvier, *Leçons sur le syst. musculaire*, p. 436.

pensent qu'ils ne sont qu'un prolongement du protoplasma cellulaire. VALENTIN est le premier qui ait exprimé cette opinion. Depuis lors, EBERTH et surtout son élève MARCHI l'ont reprise et soutenue. D'après MARCHI, l'on pourrait voir, sur les cellules ciliées des branchies de l'Anodonte, les cils vibratiles pénétrer et se continuer à travers le protoplasma granuleux jusqu'au noyau. L'observation de RANVIER est plus facile à reproduire et d'autre part plus instructive. Il a constaté que dans le coryza un certain nombre de cellules à cils vibratiles reviennent à un état voisin de l'état indifférent. Leur plateau disparaît en vertu d'une sorte de fonte, à la façon, du reste, des formations exoplastiques consécutivement aux irritations qui ramènent l'élément épithélial, quel qu'il soit, à l'état jeune. Mais les cils subsistent et se montrent alors comme des prolongements directs du protoplasma, avec lequel ils se continuent par une base élargie en forme de cône, modification du grain brillant qui, dans l'état normal, pénètre dans l'épaisseur du plateau. En observant de pareilles cellules, on croirait avoir sous les yeux des globules blancs porteurs de cils vibratiles (1). Ainsi donc on doit considérer les cils comme des formations du protoplasma, faisant corps avec la masse protoplasmique de la cellule. Envisagé de cette manière, le cil vibratile va prendre une signification morphologique très voisine de celle qui convient au cylindre musculaire primitif.

De même que les cylindres primitifs et les fibrilles musculaires, les cils vibratiles n'ont point d'existence indépendante de la cellule dont ils font partie, et dont ils constituent des sortes de prolongements contractiles exposés. Tant que les cils tiennent à la cellule et que celle-ci garde sa vitalité, ils vibrent. Quand ils ont été séparés du corps cellulaire, ils perdent leur mouvement et flottent dans le liquide additionnel comme des corps inertes. Aucun excitant ne réveille plus dès lors leur contractilité. De même, les faisceaux ou bâtonnets musculaires ne gardent aucune activité quand on les a séparés de la cellule qui leur a donné naissance. Les muscles moteurs de l'aile des insectes, qui semblent de prime abord formés d'un réseau de cylindres de Leydig absolument nus, sont en réalité composés de ces éléments plongés dans une masse protoplasmique granuleuse semée de noyaux.

Dans les cellules ciliées ordinaires, les mouvements des cils vibratiles sont tous dirigés dans le même sens. Les cils se contractent non pas simultanément, mais successivement les uns après les autres et d'une extrémité du plateau à l'autre. Pour se contracter ils passent par trois stades : « 1° Pendant le repos le cil est incliné sur l'axe de l'élément et forme avec ce dernier un angle aigu, dont l'ouverture est dirigée dans le sens du mouvement. 2° Pendant l'action, le cil se recourbe à sa partie moyenne, s'infléchissant comme un fouet qui vibre et se cam-

(1) RANVIER, *Traité technique*, p. 243.

brant à la façon d'un homme qui s'arc-boute contre un plan résistant pour le pousser. 3° En revenant au repos, le cil reprend sa position angulaire première et la conserve jusqu'au retour d'un nouveau mouvement (1). » L'influence de l'oxygène sur le maintien du mouvement ciliaire a été mise hors de doute également par les expériences de Ranvier. Si l'on a renfermé les cellules ciliées de l'œsophage de la Grenouille dans le porte-objet chambre humide, « les cellules les plus voisines de la rigole d'air ont, au bout de 24 heures, conservé leurs mouvements; celles de la zone moyenne sont immobiles, celles de la zone centrale montrent leurs noyaux distincts, ce qui signifie qu'elles sont mortes. Le fait qui ressort clairement de ces expériences est que l'oxygène est nécessaire au fonctionnement de la cellule ciliée, comme il est nécessaire à celui du muscle (2). » L'acide carbonique arrête net le mouvement des cils, de même du reste que tous les acides faibles, par une action toxique particulière et que ne reproduisent ni l'azote, ni l'hydrogène, ni aucun des gaz inertes. Cet empoisonnement n'est pas définitif, car le mouvement des cils arrêtés par l'acide carbonique peut être aisément régénéré par l'action de substances faiblement alcalines.

La chaleur (Calliburcès. — Ranvier) exagère l'activité du mouvement des cils vibratiles de la même façon qu'elle augmente la contractilité des muscles. Elle l'arrête et tue les cils chez la Grenouille à 43°. A cette même température, les muscles de cet animal deviennent rigides et meurent. L'électricité agit sur les mouvements ciliaires d'une façon analogue à celle dont elle agit sur le muscle cardiaque. « La secousse arrête net le mouvement des cils; puis ces derniers se remettent à vibrer avec une activité beaucoup plus considérable qu'auparavant. Cette action n'est pas sans analogie avec celle qui se produit dans les mêmes conditions sur le myocarde excité par l'électricité. Le rhythme est supprimé; la tonicité s'exagère, l'amplitude des secousses diminue, l'arrêt définitif a lieu. Les excitations électriques réitérées amènent aussi l'arrêt définitif des mouvements ciliaires, et cet arrêt est la mort, au dire de tous les auteurs (3). »

Tous ces faits rapprochent considérablement la substance contractile des cils de celle des muscles. Au point de vue morphologique, l'étude des *cellules à cils fasciculés* est encore plus instructive. Si sur une Lamproie on enlève avec des pinces le labyrinthe membraneux de l'oreille interne, réduite à deux canaux semi-circulaires, et qu'on l'étale soit dans son propre plasma, soit dans une solution de nitrate d'argent à 1 p. 1000, on constate aisément, sur les points où la membrane est repliée et où l'épithélium s'y montre de profil, le mouvement des crochets vibratiles. Ce mouvement se fait toujours dans un même sens, celui de la con-

(1) Ranvier, *Syst. musculaire*, p 442-443.
(2) Ranvier, *Ibid.*, p. 445-446.
(3) Ranvier, *Ibid.*, p. 452.

cavité du crochet. Ce dernier s'abaisse, se relève et s'abaisse de nouveau, rhythmiquement, à la façon d'une faucille mue par des mouvements successifs d'abaissement et de redressement du poignet, le bras demeurant immobile. Ce fait suffit pour montrer que le mouvement se passe à la base du crochet, sur son point d'implantation à la cellule (1).

Les cellules à crochets vibratiles sont constituées par un corps protoplasmique en forme de pyramide dont la pointe est très effilée. Le noyau occupe la portion large du corps cellulaire, au-dessous du plateau. Le protoplasma présente une striation granuleuse le long de laquelle existent des grains brillants, de nature graisseuse particulière. Le plateau n'est pas ordinairement muni de cils sur toute son étendue, mais seulement souvent dans la partie répondant à la concavité du crochet. Dans sa portion ciliée, ce plateau renferme des grains, en nombre égal à celui des cils, qui émergent isolément sous forme de bâtonnets réfringents. Mais après un court trajet, ces cils se rejoignent et s'accolent, deux par deux, trois par trois, et un peu plus haut tous ensemble pour se recourber ensuite en un crochet formé par tous les cils unis parallèlement les uns aux autres, comme les cylindres primitifs de Leydig dans une cellule musculaire lisse. En regardant vibrer une telle cellule vivante alors que son mouvement commence à s'affaiblir, j'ai constaté que seule la portion des cils voisine du plateau, celle où ils sont distincts les uns des autres, se contracte pour effectuer le mouvement du crochet. Celui-ci, au-dessus du point d'union des cils en faisceau, se meut tout d'une pièce comme la faucille que j'ai supposée actionnée par les seuls mouvements du poignet.

Dans un tel élément, il s'est fait une différenciation dans le sens de la motricité, aboutissant à la formation d'une expansion contractile de la cellule sur son pôle libre, au travers de son plateau : expansion dont les baguettes ciliaires, au lieu de demeurer indépendantes, isolées, et de vibrer successivement, se sont réunies en un faisceau cylindrique infléchi en crochet. On pourrait appeler celui-ci *cylindre ciliaire*, car sa constitution est analogue à celle du cylindre musculaire de Leydig, et établit nettement la transition entre les cellules à cils vibratiles et les cellules myo-épithéliales, ou neuro-musculaires de KLEINENBERG.

§ 2. — CELLULES MYO ÉPITHÉLIALES.

Chez tous les cœlentérés, excepté chez les cténophores, les éléments contractiles de la paroi du corps, interposée entre l'entoderme et l'ectoderme, consistent dans des prolongements des cellules ectodermiques disposés en une couche fibreuse. Les cellules munies de ces prolonge-

(1) Voy. p. 24, fig. 6, la représentation d'une cellule à cils fasciculés du labyrinthe membraneux du *Petromyzon marinus*.

ments ont été découvertes par Kleinenberg chez l'Hydre d'eau douce (1). Il les nomma d'abord cellules *neuromusculaires*; le terme de cellules *myo-épithéliales* a été ensuite proposé pour les désigner et il a prévalu.

Chez l'Hydre d'eau douce, les corps cellulaires des éléments myo-épithéliaux font partie du revêtement ectodermique. Ce sont des cellules épithéliales vraies, à protoplasma granuleux renfermant un noyau, et soudées à leurs similaires par un ciment continu pour former une surface de revêtement. Mais par leur base au pôle d'insertion, ces cellules émettent une série de prolongements horizontaux en forme de fibres, et qui ont l'éclat gras, l'homogénéité et la contractilité des cylindres de Leydig des muscles lisses (fig. 195). Les prolongements

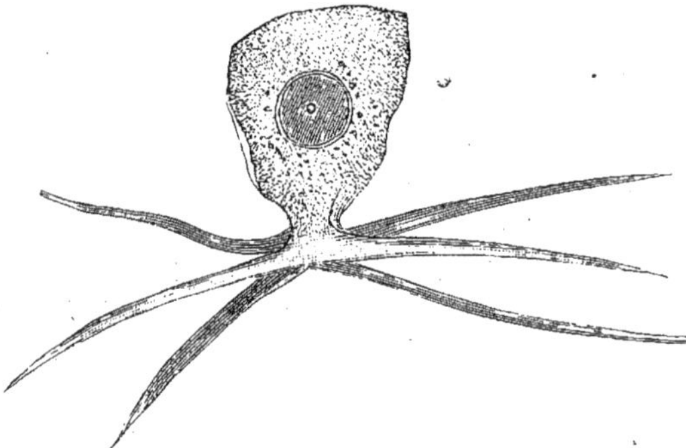

Fig. 195. — Une cellule neuro-musculaire de l'Hydre d'eau douce, isolée par la méthode indiquée dans le texte de la note (2).

contractiles ne renferment jamais le noyau, qui reste toujours dans la portion épithéliale de la cellule. Ils sont émis en nombre variable, rayonnant, dans le sens horizontal, à partir d'un point commun d'insertion de façon à ressembler, quand on observe la cellule reposant à plat sur son pôle libre, à une couronne de tentacules qu'émettrait sa base. Il est aisé d'isoler ces cellules myo-épithéliales sur l'Hydre conservée pendant vingt-quatre heures dans du sérum faiblement iodé (2), et de constater qu'à eux seuls les prolongements contractiles constituent la couche interposée entre l'ectoderme et l'entoderme.

Chez d'autres animaux, tels par exemple que la *Lizzia Kölliker*i (O. et R. Hertwig) les prolongements des cellules myo-épithéliales

(1) N. Kleinenberg. *Hydra, eine anatomisch-entwicklungsgeschichtliche Untersuchung.* Leipzig, 1872.

(2) Ranvier. *Leçons sur le système musculaire.* Paris, 1880, p. 227. L'animal est capté à l'aide d'un tube de verre et déposé dans un flacon renfermant le réactif. Au bout de vingt-quatre heures, en agitant ce flacon, l'entoderme se sépare de l'ectoderme. Ce dernier est alors dissocié soigneusement avec des aiguilles. Les cellules myo-épithéliales sont de cette façon isolées, on peut les colorer par le picrocarminate et les conserver dans la glycérine introduite très lentement sous la lamelle.

sont striés en travers, à la façon des cylindres primitifs des muscles ordinaires à contraction brusque.

Enfin, dans d'autres termes de la série, l'on assiste à une modification très importante qui ramène la cellule myo-épithéliale, progressivement, au type bien connu des cellules musculaires ordinaires. La portion épithéliale de la cellule rétrograde ou avorte de façon à disparaître. Il ne reste plus du corps cellulaire que le noyau, disposé latéralement à la surface du pied contractile au sein d'une masse réduite de protoplasma. Dans ce cas, les fibres musculaires nées de cette évolution d'une cellule épithéliale reposent à la surface de la vitrée supportant l'ectoderme, et non pas au-dessous d'elle comme les muscles nés des lames musculaires des protovertèbres. De cette manière, s'édifie une couche musculaire immédiatement adjacente à l'épithélium, c'est-à-dire occupant la partie profonde de la ligne épithéliale. Tel est le cas chez l'*Aurelia aurita* et la plupart des Méduses acraspèdes (Schæfer) (fig. 196).

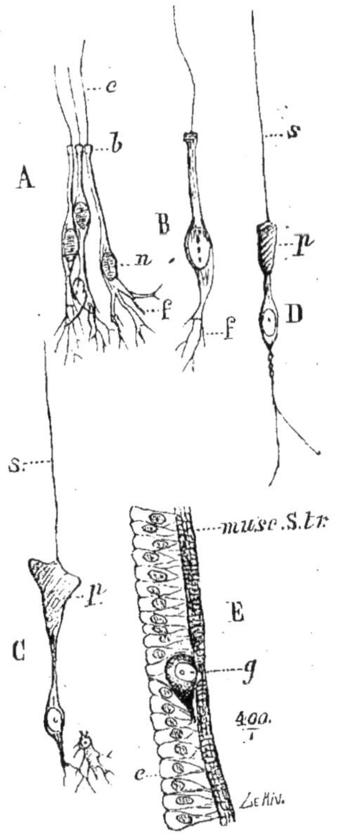

Fig. 196. — Neuro-épithéliums e[t] cellules myo-épithéliales de l'*Aurelia aurita* (d'après Schæfer).

A, B, épithélium de la fossette nerveuse supérieure ; — *c*, cil ; — *b*, plateau ; — *n*, noyau ; — *f*, filaments protoplasmiques rameux.

C, D, cellules de la plaque pigmentaire de la portion interne du lithocyste ; — *s*, soie ou bâtonnet ; — *p*, région pigmentée.

E, coupe de l'ectoderme couvrant la face inférieure de l'ombrelle de la *Chrysaora Hyoscella* ; — *e*, ectoderme ; — *Musc, str.*, une cellule myo-épithéliale striée extérieure à la membrane vitrée ; — *g*, cellule neuro-épithéliale du type ganglionnaire.

Chez les mammifères et chez l'Homme, c'est cette forme de cellule myo-épithéliale qui est seule représentée dans l'organisme. Elle est d'ailleurs très abondamment répandue dans le tégument, car les fibres musculaires lisses des glomérules des glandes sudoripares ne sont autre chose que des cellules myo-épithéliales de ce dernier type. Ces fibres sont légèrement obliques par rapport à l'axe du tube sécréteur autour duquel elles décrivent des spires très allongées. Elles sont comprises entre la membrane propre ou vitrée, très épaisse, et l'épithélium glandulaire réduit à une seule couche de cellules prismatiques. Elles sont intimement unies à la membrane propre au moyen de crêtes longitudinales qu'elles envoient dans son épaisseur, et qui, sur des coupes transversales, donnent des images comparables à celles des dents par lesquelles les cellules de la première rangée du corps muqueux s'insèrent sur la vitrée du derme. En dehors de là, elles présentent une constitution comparable à celle des fibres lisses ordinaires. Mais leur évolution à la face profonde de l'épithélium, leur mode d'implantation à la façon des éléments de la couche génératrice, enfin le fait qu'on les voit se développer aux dépens de l'assise inférieure de l'ectoderme du bourgeon épithélial de la glande tandis que l'assise interne évolue sous forme d'un épithélium glandulaire, montrent qu'il s'agit bien ici d'éléments purement myo-épithéliaux, absolument homologues de ceux des Polypes hydraires, des Actinies et des Méduses.

Ainsi, tandis que les cellules épithéliales à cils et à crochets vibratiles, pour devenir des agents du mouvement ciliaire, émettent par leur pôle libre des expansions contractiles d'abord uniques, puis multiples, et enfin réunies en un faisceau, les cellules myo-épithéliales émettent par leur pôle opposé des prolongements comparables aux cils contractiles, lisses d'abord, puis striés et satisfaisant au fonctionnement musculaire du mode brusque. Enfin, le corps épithélial avorte chez les cellules myo-épithéliales, et l'élément contractile est constitué désormais à l'état de fibre musculaire, de cellule contractile du type ordinaire. Mais on voit qu'en fin de compte les organes du mouvement ciliaire et du mouvement musculaire sont homologues entre eux, Ils ne diffèrent, au point de vue de la morphologie générale, qu'en ce que la différenciation dont ils sont l'objet s'effectue dans le premier cas sur le pôle libre, dans le second cas sur le pôle adhérent, de la cellule destinée à se spécialiser en vue du mouvement.

§ 3. — ORIGINE ÉPITHÉLIALE DES MASSES MUSCULAIRES DU CORPS. — MUSCLES LAMELLAIRES, FASCICULÉS ET RÉTIFORMES.

L'origine myo-épithéliale des premières masses musculaires qui apparaissent dans le corps des vertébrés, ne fait plus aucun doute pour les morphologistes de l'école actuelle. « Les éléments musculaires des *chordata* procèdent certainement du type myo-épithélial, » dit BALFOUR (1). Les cellules musculaires embryonnaires sont, dans cette conception, de simples cellules épithéliales ordinaires, on plutôt, homologues de celles aptes à se différencier en éléments myo-épithéliaux (fig. 197).

Voici les faits sur lesquels les embryologistes modernes se fondent pour adopter cette manière de voir. Chez les vertébrés inférieurs (Amphioxus, Cyclostomes, Élasmobranches, Urodèles), dans chaque protovertèbre existe une cavité centrale, simple département de la

(1) BALFOUR, A treatise of comparative embryology, t. II, p. 551.

cavité pleuro-péritonéale. Cette cavité est tapissée par l'épithélium viscéral. Ce dernier est cylindrique et allongé sur toute la face de la protovertèbre qui est adjacente au névraxe embryonnaire et à la corde : c'est la *couche myogène*. Il est prismatique sur la couche opposée improprement appelée par les frères Hertwig *couche dermique*. Les cellules de la couche myogène sont d'autant plus hautes qu'elles sont plus rapprochées de la région moyenne de la protovertèbre (1). Elles s'allongent de plus en plus, perpendiculairement à leur surface d'implantation, puis

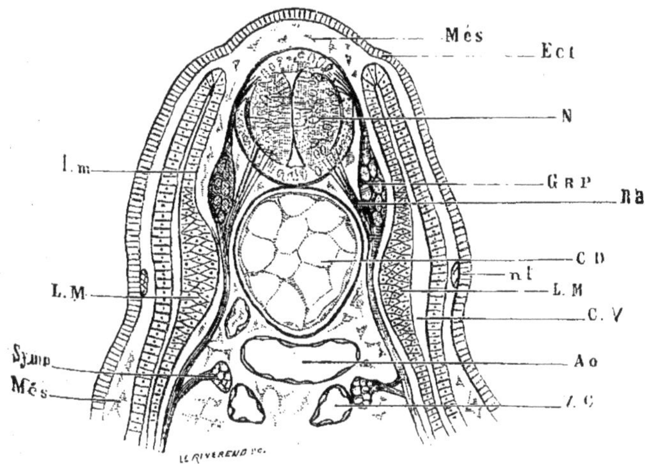

Fig. 197. — Coupe en travers d'un embryon de Scyllium, pour montrer le développement des lames musculaires (d'après Balfour).

Ect, ectoderme ; — Més, mésoderme ; — N, névraxe ; — GRP, ganglion des racines postérieures ; — RA, racine antérieure des nerfs rachidiens ; — CD, corde dorsale ; — AO, aorte ; — VC, veines cardinales ; — Symp, rudiment du sympathique, né d'un bourgeonnement des nerfs rachidiens ; — nl, nerf latéral. LM, lame musculaire ; — l,m, continuation de l'épithélium des lames musculaires avec le revêtement épithélial du cœlome, limitant la cavité viscérale CV prolongée jusqu'au delà des lames musculaires dans la vertèbre primitive.

elles prennent, en fin de compte, la forme de lames renfermant chacune un noyau unique. Chacune de ces lames, qui elle-même a la signification morphologique essentielle d'une cellule épithéliale, constitue un

(1) Aux deux extrémités opposées, c'est-à-dire supérieure et inférieure, de chaque somite, l'épithélium de la couche myogène se réfléchit pour se continuer avec l'épithélium de la couche dite dermique, sans ligne aucune de démarcation. Sur ces points de réflexion, les cellules épithéliales qui revêtent la cavité du somite subissent une multiplication active au fur et à mesure de la croissance de l'organisme. Il existe donc là deux zones de prolifération : zone de prolifération dorsale, zone de prolifération ventrale. C'est précisément sur ces points sans cesse en instance de formation qu'on peut étudier les formes intermédiaires entre la cellule épithéliale indifférente et la cellule épithéliale devenue musculaire. C'est Schneider et les frères Hertwig qui, à ma connaissance, ont le mérite d'avoir fait le mieux cette étude.

myoblaste (fig. 198). C'est à ses dépens que se formeront les faisceaux musculaires primitifs, répondant chacun à une cellule musculaire parfaite.

Chez la larve du *Petromyzon Planeri*, neuf jours après la fécondation (1), toutes les cellules épithéliales de la couche myogène et de la couche dermique sont encore remplies de granulations vitellines; mais la formation des fibrilles contractiles a commencé à s'effectuer, à la périphérie des myoblastes, de chaque côté de la ligne de ciment qui les unit les uns aux autres dans le sens latéral. Au quinzième jour, les granulations vitellines ont disparu ; les fibrilles musculaires, au contraire, se sont multipliées. Elles forment, de chaque côté de la ligne de ciment, un *feuillet* continu de la base de chaque myoblaste à son sommet. Dans ce feuillet, elles sont toutes parallèles entre elles, perpendiculaires à la direction de la corde et du névraxe épithélial. Vers la sixième semaine, la formation des fibrilles s'est étendue; elle a contourné le pôle libre et le pôle adhérent du myoblaste. Ce dernier est, de ce chef, transformé en une cellule entourée d'une écorce de filaments contractiles qui l'enveloppe à la façon d'un sac (*sac musculaire* de SCHNEIDER). Nous retrouverons plus loin cette disposition, ici purement transitoire, fixée et devenue définitive dans les cellules musculaires sous-endocardiques bien connues sous le nom de *cellules de Purkinje* (fig. 199). Intérieurement, la formation des fibrilles contractiles se poursuit, au sein du protoplasma, de cette écorce vers le noyau, qui en même temps se divise. De cette façon, le myoblaste devient une cellule à noyaux multiples. Enfin, les lignes de ciment interépithélial, qui séparaient primitivement les myoblastes successifs les uns des autres, s'épaississent progressivement. Elles constituent des cloisons au sein desquelles apparaissent d'abord des cellules migratrices, puis des vaisseaux sanguins. A partir de ce moment, la formation musculaire a perdu sans retour son caractère

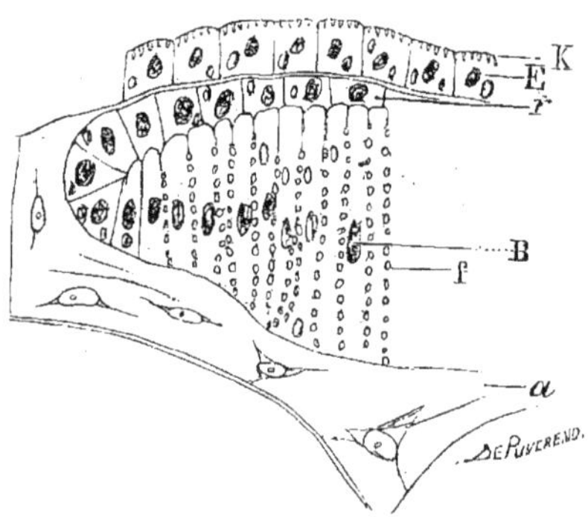

Fig. 198. — Développement des myoblastes dans les lamelles musculaires d'après les frères HERTWIG (*Cœlomthéorie*).

E, cellules de l'ectoderme ; — K, la ligne de leurs plateaux ; — B, cellules épithéliales de la lamelle musculaire à la périphérie desquelles se forment les feuillets musculaires ; — *f*, fibrilles contractiles de ces feuillets coupées en travers ; — *v*, couche des cellules épithéliales improprement appelée couche dermique ; — *a*, charpente conjonctive du somite.

(1) O et R. HERTWIG, *Cœlomthéorie*. Vertébrés; et Pl. III. fig. 12, 13, 14, 15 et 16.

épithélial primitif. Elle représente dès lors un épithélium contractile remanié, pénétré par les vaisseaux sanguins. En un mot, elle est devenue une formation *para-épithéliale*.

Mais tandis que ces changements s'opèrent dans la portion moyenne de la couche myogène, à ses deux extrémités, dorsale et ventrale, là où la couche épithéliale myoblastique se réfléchit pour se continuer avec

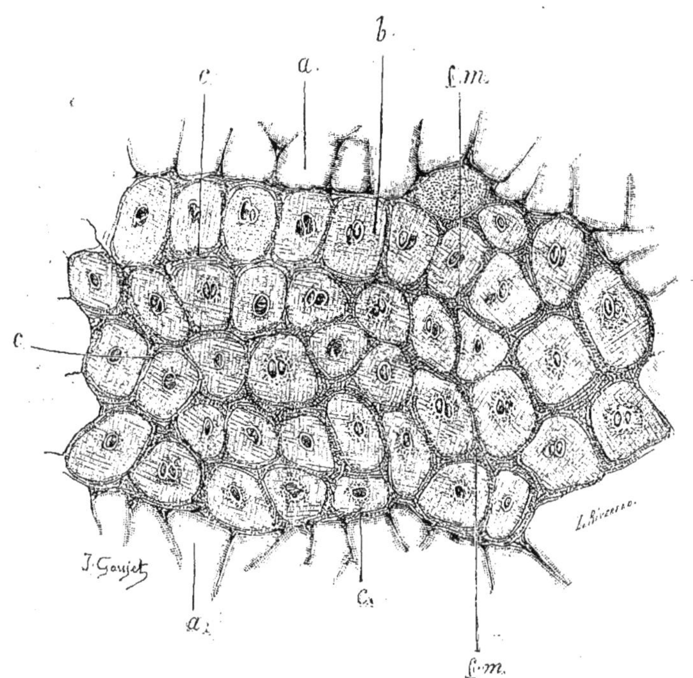

Fig. 199. — Réseau des fibres de PURKINJE du cœur du Mouton.

a, *a*, cellules adipeuses entourant la travée formée de cellules musculaires ; — *b*, cellule de Purkinje renfermant deux noyaux ; — *c*, *c*, *c*, enveloppement des cellules par leur écorce contractile ; — *f.m*, *f.m*, feuillets musculaires résultant de l'accolement de ces écorces contractiles (100 diamètres).

la couche dite dermique, on trouve pendant longtemps encore la marque de la nature épithéliale des éléments cellulaires contractiles. Sur ces deux points, en effet, la couche myogène continue à s'accroître, et l'on passe aisément des cellules musculaires entièrement développées à d'autres, simplement entourées d'une écorce de filaments contractiles (*sacs musculaires*). Puis, on arrive à d'autres encore ne présentant de fibrilles contractiles que sur leurs faces latérales, de chaque côté de la ligne de ciment qui les unit (*feuillets musculaires*). Enfin, l'on passe à des cellules purement épithéliales, cubiques, et qui se continuent par une série de transitions avec les cellules de la couche dermique, devenues très aplaties par suite de la végétation des cellules musculaires à leur encontre, mais conservant encore à ce stade leur disposition en couche épithéliale absolument continue.

Un mode de développement tout à fait analogue quant aux faits fondamentaux a été constaté, pour les masses musculaires du corps, chez nombre de vertébrés autres que les cyclostomes (1). Nous sommes de la sorte conduits à admettre qu'en général, l'origine des premières cellules musculaires de ces animaux et de l'Homme doit être ramenée à une différenciation particulière d'éléments qui, à l'origine, avaient leur place au sein des épithéliums. Le terme initial de ce mouvement de différenciation doit être pris dans la cellule myo-épithéliale de Kleinenberg. Le terme ultime répond à la cellule musculaire à noyaux multiples et entourée par une formation capsulaire spéciale, le sarcolemme, telle qu'on la trouve dans un muscle strié quelconque de mammifère, par exemple dans le biceps. Existe-t-il maintenant, en réalité, une homologie parfaite et continue entre ces deux termes extrêmes; et, dans le cas où elle existerait, comment convient-il de la formuler?

Lorsque Kleinenberg découvrit les cellules contractiles qui portent son nom, il ne les nomma pas *cellules myo-épithéliales*, mais bien *cellules neuro-musculaires*. Il entendait exprimer ainsi une propriété fondamentale de l'élément cellulaire entrant dans la constitution de l'ectoderme des polypes hydraires : celle de posséder, à l'état diffus et indistinct quant au point de vue morphologique, la double potentialité musculaire et nerveuse. Dans la cellule neuro-musculaire, un pas s'est effectué dans le sens de la différenciation. La partie demeurée épithéliale de la cellule, apte à recevoir les impressions du dehors, et à les réfléchir, en vertu d'une sorte de jugement qui lui est propre, sur le pied contractile de manière à commander sa mise en jeu, est devenue le siège exclusif de la neurilité. Le pied contractile, au contraire, n'est plus apte qu'à agir comme organe moteur soumis aux ordres directs de la portion de l'élément demeurée sensible et douée en outre du pouvoir excito-moteur. Ainsi, dans un seul et même élément, se trouvent de la sorte réunis tous les attributs du système nerveux et du système musculaire. La cellule neuro-musculaire peut donc être considérée, avec Kleinenberg, comme représentant l'élément anatomique *sensitif-moteur-contractile* fondamental des métazoaires. Il n'est pas indifférent de faire remarquer ici que cet élément fondamental, résumant en lui seul toute la vie de relation, appartient à l'origine exclusivement à l'ecto-

(1) Voy. Balfour, opus. cit., p. 551-560, t. II. — Balfour a de plus démontré que chez les Elasmobranches (et chez l'*Accipenser*) les cellules de la couche dite dermique donnent tout aussi bien naissance à des cellules musculaires que le fait la couche myogène.

derme. Les cellules entodermiques des hydraires prennent rarement la forme myo-épithéliale. Quand, après l'action du sérum faiblement iodé, on dissocie une Hydre d'eau douce en ses feuillets par le procédé de RANVIER, l'ectoderme se sépare et flotte dans le liquide sous forme d'une membrane se plissant comme une étoffe. Cette membrane est constituée par des cellules épithéliales ordinaires, reposant sur une vitrée qui, lorsque l'entoderme est séparé de l'ectoderme, se rétracte sur lui par son élasticité et l'enveloppe comme d'un mouchoir.

C'est seulement chez des animaux plus élevés qu'on voit les cellules épithéliales, au lieu de former des cellules neuro-musculaires, diriger leur différenciation soit dans le sens de la contractilité, soit dans le sens de la neurilité, et non plus réunir ces deux propriétés cardinales dans un seul et même élément. Les cellules myo-épithéliales dont le corps cellulaire a avorté, et qui occupent la partie profonde des revêtements épithéliaux au sein desquels elles ont pris naissance, puis les myoblastes aboutissant à la formation des cellules musculaires proprement dites, sans rapport apparent avec les revêtements épithéliaux, représentent les stades extrêmes de cette évolution de la cellule épithéliale en vue de sa complète différenciation sous forme d'élément contractile. La différenciation opérée en vue de spécialiser la cellule épithéliale dans le sens de la neurilité exclusive aboutit à de tout autres formes, dont la cellule *neuro-épithéliale*, la cellule sensorielle, constitue le terme originaire et la *cellule ganglionnaire* des centres nerveux le terme le plus éloigné et le plus élevé. Le plus souvent, à l'origine, c'est-à-dire dans la cellule ectodermique devenue neuro-épithéliale, on trouve cependant encore, comme dans la cellule neuro-musculaire, une portion de l'élément différenciée pour le mouvement. Mais ici l'organe moteur de la cellule n'est plus un pied contractile, c'est toujours et exclusivement un cil développé sur le pôle libre du corps cellulaire (1).

Ainsi, dans l'organisme des animaux supérieurs, les éléments neuro-musculaires font place à deux ordres d'éléments distincts : cellules *nerveuses* et cellules *musculaires* proprement dites. Mais ces éléments n'ont été séparés que pour un moment, et uniquement parce que l'édification d'un organisme complexe ne permettait plus la réunion de la neurilité et de la motricité dans une même cellule. En fin de compte, la cellule musculaire et la cellule nerveuse se remettent en relation l'une

(1) La cellule sensorielle olfactive porte sur son pôle libre un bâtonnet muni d'un ou plusieurs cils destinés à brasser les particules odorantes. La cellule gustative porte des cils ou bâtonnets gustatifs, immobiles il est vrai, mais qui peut-être ne sont pas privés de mouvement dans toute la série. Le neuro-épithélium épendymaire et les cellules des crêtes acoustiques présentent aussi sur leur pôle libre des cils ou soies, vibratiles d'une extrême délicatesse. Enfin, les bâtonnets et les cônes représentent dans la rétine exactement les cils de l'épendyme. Bien qu'ils n'exécutent pas de mouvements, ils apparaissent, de même que les bâtonnets gustatifs, comme les homologues exacts des cils vibratiles des autres cellules neuro-épithéliales (si du moins on se place au point de vue morphologique, c'est-à-dire à celui de l'anatomie générale).

avec l'autre. Mais dès lors, c'est l'élément nerveux qui, par une végétation qui lui est propre (celle de son expansion cylindre-axile), va retrouver l'élément musculaire et reproduire de la sorte la continuité entre les deux, pour ainsi dire telle qu'elle existait à l'origine dans la cellule neuro-musculaire de KLEINENBERG (1).

Pourquoi, maintenant, les masses musculaires du corps et des membres, ont-elles chez les vertébrés perdu à jamais leur constitution et leur signification épithéliales ? La raison que l'on peut donner de ce changement est la même et la seule qu'on puisse invoquer toutes les fois qu'il s'agit de se rendre compte de la substitution d'une formation para-épithéliale à une formation épithéliale vraie. Les masses musculaires des vertébrés occupent dans l'organisme de ces derniers une place considérable. Exactement comme le neuro-épithélium du névraxe myélencéphalique, les éléments musculaires destinés à un fonctionnement élevé, actif, rapide, tel que celui qui résulte de la vie par le sang, ne peuvent plus être entretenus à distance par ce liquide comme le continuent d'être les minces revêtements épithéliaux des surfaces. Les contacts des cellules contractiles avec le sang doivent être multipliés sous peine de mort ou d'alanguissement fonctionnel incompatible avec leur rôle dans le jeu d'ensemble. Dès lors, la végétation vasculaire ne respecte plus les limites toutes morphologiques des formations épithéliales. Elle les franchit, se distribue dans les intervalles des éléments, et assure ainsi leur existence. Ce qui arrive pour le névraxe, pour le foie, se produit également pour les muscles du corps, dont la masse s'accroît chez les vertébrés dans des proportions énormes. L'introduction du tissu connectif et des vaisseaux dans les intervalles des cellules contractiles, sans changer leur essence, les modifie pourtant alors au point qu'il devient impossible de reconnaître en elles des éléments d'origine épithéliale, sauf sur quelques points singuliers où subsistent des vestiges de la disposition première, maintenue là sans doute parce que le mode particulier de la fonction musculaire commande ce maintien. — Ainsi pourrait s'expliquer la soudure des cellules musculaires cardiaques par des traits de ciment identiques à celui qui unit entre elles les cellules des épithéliums vrais. Avant tout, comme le font remarquer avec raison les frères HERTWIG, c'est l'ordonnance régulière en assises parallèles de la plupart des cellules musculaires

(1) Voici comment KLEINENBERG comprend la différenciation des cellules nerveuses et musculaires à l'origine de la série des Métazoaires. Chaque cellule neuro-musculaire possédant la double potentialité neurale et contractile, d'une part, et d'autre part les pieds contractiles de ces cellules, enchevêtrés entre l'ectoderme et l'entoderme, arrivant fréquemment à se fusionner sur leurs limites respectives, il arriverait aussi que l'une des cellules ainsi conjuguées par la fusion des pieds contractiles verrait se développer davantage sa potentialité nerveuse et à ce point de vue dominerait les autres. Le corps protoplasmique de ces dernières verrait de ce chef s'affaiblir ses propriétés nerveuses, quitterait la ligne épithéliale, se reportant ainsi dans la profondeur des tissus. De la sorte, se constitueraient des cellules purement musculaires, liées à d'autres devenues purement nerveuses.

qui, dans le majorité des muscles du corps, constitue la véritable trace du dispositif régulièrement épithélial des premiers muscles qui sont apparus chez les vertébrés, et qui sont nés des myoblastes primordiaux au

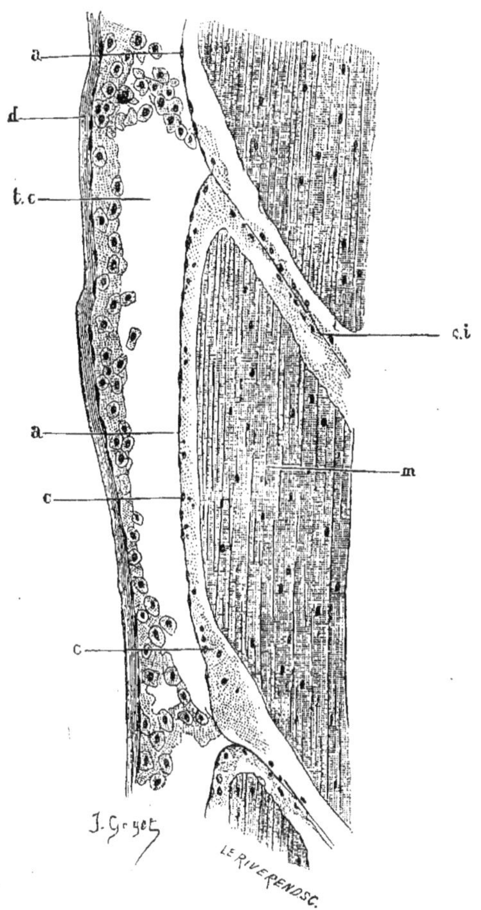

Fig. 200. — Coupe longitudinale des muscles lammellaires de l'*Ammocœtes branchialis*.

m, muscle lamellaire, formé par une masse contractile non divisée en faisceaux primitifs ; — *a*, *a*, paroi de la loge musculaire ; — *cb*, son prolongement entre les masses musculaires successives ; — *c*, *c*, protoplasma renfermant des noyaux intermédiaires à la paroi de la loge musculaire et à la substance contractile du lamellaire ; *d*, derme ; — *t*, *c*, tissu conjonctif sous-cutané semé de vésicules adipeuses 40 diamètres, projection sur la table).

sein des plaques ou lamelles musculaires des protovertèbres (fig. 200).

Si l'on met à part les muscles lisses, dont l'origine n'est pas aujourd'hui exactement connue, ou plutôt qu'on voit naître en une série de points du feuillet moyen du blastoderme sans pouvoir déterminer leur centre de formation primitif ni même savoir s'il en existe un unique, on peut reconnaître que, chez les vertébrés, les muscles doués de la contractilité du mode brusque et striés en long et en travers, peuvent être catégorisés sous trois chefs.

1° Les uns sont nés directement de la couche myogène des protovertèbres et constituent ce que Remak avait appelé les *feuillets musculaires*; leur origine et leur filiation épithéliale sont aujourd'hui certaines. Ils

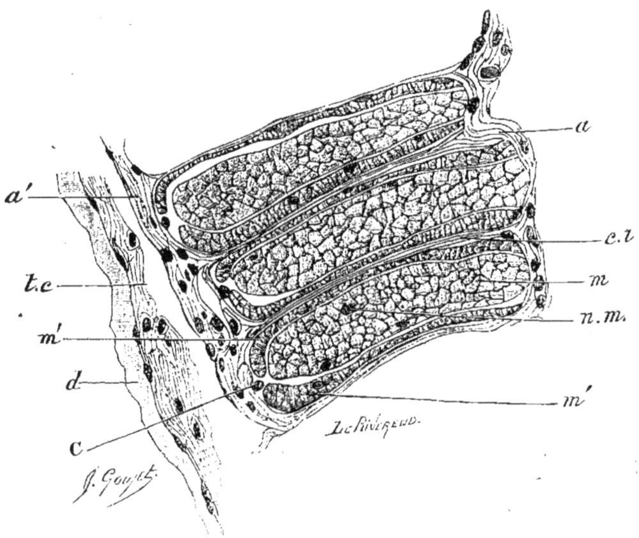

Fig. 201. — Coupe transversale des muscles lamellaires de l'*Ammocœtes branchialis* (Même préparation que dans la figure précédente).

n, m, noyaux musculaires; — *m*, masse principale du muscle, formée par la réunion d'énormes cylindres primitifs de Leydig parallèles entre eux, mais échangeant des fibres sur leur trajet; — *m'*, masses latérales du muscle. Ent e elles il y a toujours un noyau C, et parfois deux; *a, a'*, enveloppe fibreuse de la loge musculaire; — *d*, derme; — *t, c*, tissu conjonctif sous-cutané (109 diamètres).

forment le groupe désigné par Huxley sous le nom de *muscles épisquelettaux*. Ce sont des muscles courts, divisibles en lamelles ou en feuillets placés de champ (voy. fig. 200 et fig. 201), perpendiculairement à la surface de la peau, au-dessous d'elle et au sein d'une série de cases qu'ils remplissent exactement. Les lamelles musculaires s'insèrent chacune directement, sans l'intermédiaire de tendons, en avant à la paroi fibreuse antérieure de chaque loge, en arrière à la paroi fibreuse postérieure de cette même loge. Si l'on considère leur succession d'avant en arrière, on voit ces muscles placés les uns à la suite des autres de la tête à la queue de l'animal, et dessinant ainsi une série de masses musculaires polygastriques divisibles en deux séries (fig. 202)

La première de ces séries va de la ligne latérale droite à la ligne latérale gauche, en doublant la peau et en contournant le névraxe : c'est le système des muscles *dorso-latéraux*. La seconde série va de la même façon de la ligne latérale droite à la ligne latérale gauche, en contournant le ventre et en formant le système des muscles *ventro-latéraux*.

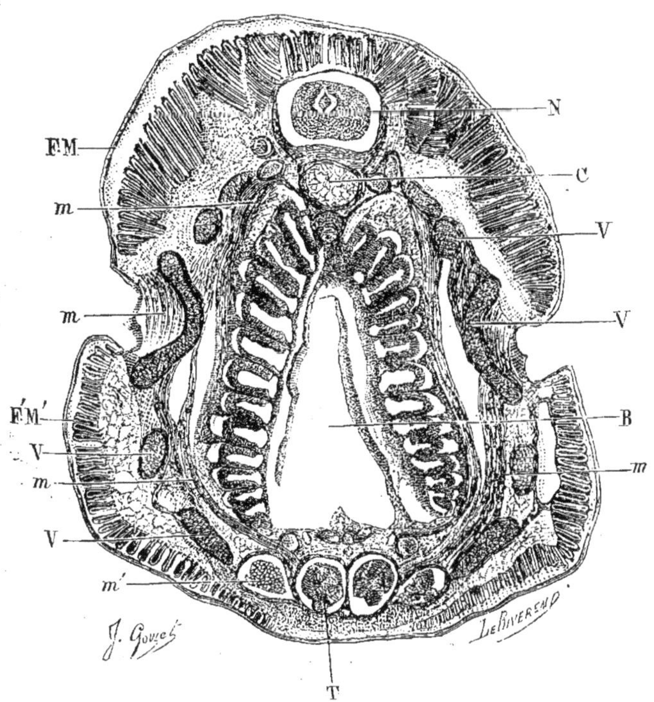

Fig. 202. — Coupe transversale de l'*Ammocœtes branchialis* (région pharyngienne). — Liquide de Müller ; coloration en masse au carmin aluné ; inclusion dans la paraffine ; coupe en série. — Conservation dans la résine Dammar.

FM, F'M', feuillets musculaires dorsaux et ventraux ; — *m*, *m*, *m*, muscles branchiaux fasciculés dans l'intervalle des muscles lamellaires et profondément au-dessous d'eux autour du pharynx ; — *m'*, petit muscle ordinaire en voie de développement de chaque côté du corps thyroïde T.
N, névraxe ; — C, corde ; — V, V, V, V, vaisseaux sanguins ; — B, cavité bucco-pharyngienne. Très faible grossissement (ocul. 1. Obj. 00 de Verick, projection à la chambre claire sur la table de travail).

Chaque segment musculaire, ou *myotome*, répond à une pièce de la série métamérique et forme la musculature d'un somite (fig. 202).

Un tel système de muscles n'existe à l'état définitif et ne conserve pendant toute la vie sa forme typique que chez les poissons seuls ; mais il est par contre toujours représenté pendant le développement chez les autres vertébrés. Nous donnerons aux muscles qui le constituent chez les cyclostomes le nom de MUSCLES LAMELLAIRES, et nous ferons connaître leur constitution histologique dans le paragraphe consacré à l'étude de l'histogenèse des muscles striés. En effet, leur connaissance est indispensable à l'interprétation de certaines formes du tissu musculaire qui, de prime abord, paraissent au point de vue de leur mode d'évolution tout à fait différentes des autres, et dont la signification morphologique devient, au contraire, évidente quand les muscles lamellaires ont été bien étudiés.

2° A côté des muscles lamellaires ou souvent même par une simple transformation ultérieure de ceux-ci, apparaissent chez les divers vertébrés les muscles ordinaires, constitués histologiquement d'une manière toute différente, et parmi eux les muscles des membres, que Kleinenberg et Balfour considèrent comme de simples bourgeonnements des muscles protovertébraux nés des myoblastes épithéliaux des protovertèbres; mais en réalité leur filiation demeure jusqu'à présent entourée d'incertitudes. Chez les cyclostomes, ils se montrent à l'état embryonnaire alors que tous les muscles lamellaires ont déjà depuis longtemps achevé leur évolution et acquis leur forme typique. Dans ces muscles, les éléments contractiles ont pour jamais perdu la disposition lamelleuse; ils sont constitués par des cellules à noyaux multiples étirées en fibres, les *faisceaux musculaires* primitifs. Les faisceaux musculaires primitifs sont placés parallèlement les uns aux autres pour former la masse du muscle entier; leur ensemble rappelle donc un faisceau de javelots. Pour cette raison nous les appellerons MUSCLES FASCICULÉS (fig. 202, *m*, *m*). Au sein de la masse musculaire, les faisceaux primitifs sont toujours séparés les uns des autres par le tissu conjonctif lâche et par les vaisseaux sanguins. Chacun d'eux, par ses chefs extrêmes, s'insère à un tendon minuscule. L'ensemble de tous ces petits tendons constitue, à chacune des extrémités du muscle, le tendon général de ce dernier.

3° Enfin, à l'origine du système vasculaire sanguin et sur certains points du trajet des voies lymphatiques, se développent, chez les vertébrés, des muscles creux, des réservoirs contractiles qu'on appelle les *cœurs*. Ces muscles sont formés essentiellement de fibres striées, anastomosées les unes avec les autres, de façon à réaliser des sortes de filets contractiles disposés tout autour de la cavité remplie de liquide dont ils constituent la paroi. Ce sont les MUSCLES RÉTIFORMES, dont le type est absolument particulier. Ils sont aussi différents, au point de vue de l'anatomie générale, des MUSCLES FASCICULÉS que ces derniers le sont eux-mêmes des MUSCLES LAMELLAIRES.

CHAPITRE II

TISSU MUSCULAIRE A CONTRACTION LENTE, MUSCLES LISSES.

§ 1. — LA CELLULE MUSCULAIRE INTERSTITIELLE ET LA CELLULE NERVEUSE.

Les *cellules musculaires*, qui ont pris leur origine dans les lamelles musculaires des vertèbres primitives ou dans des myoblastes provenant de la prolifération des éléments cellulaires de ces lamelles, constituent les muscles du corps si on les considère dans leur ensemble. Partout où elles existent, la contractilité peut être mise en jeu. Mais en prenant place au sein du tissu conjonctif, qui désormais les sépare les unes des autres, elles ont perdu toute relation avec les surfaces épithéliales, qui sont le siège même des impressions.

La cellule musculaire ne pourra par suite plus fonctionner à la façon de la cellule myo-épithéliale ou neuro-musculaire de Kleinenberg. Dans la cellule myo-épithéliale existait en effet, si on la considère au même point de vue que Kleinenberg, une double potentialité. L'élément, *contractile* par son pied musculaire, était *impressionnable* par son corps cellulaire épithélial, faisant partie du revêtement d'une surface. Après avoir reçu une impression du dehors, ce corps cellulaire la réfléchissait sur le pied contractile sous forme d'incitation motrice. La cellule était donc à la fois sensitive, excito-motrice et contractile. Ce qu'on appelle l'arc diastaltique se trouvait de la sorte réuni dans un seul et même élément, véritablement par suite à la fois nerveux et musculaire, *neuro-musculaire* comme le disait Kleinenberg.

Or, pas plus qu'un cil vibratile ne peut se mouvoir s'il est séparé du corps cellulaire qui lui donne son incitation motrice, la portion contractile d'une cellule myo-épithéliale ou de toute cellule musculaire ne peut entrer en action si ce n'est par suite d'une impression reçue par son corps protoplasmique, et transformée par lui aussi en incitation motrice. Comme les cellules musculaires interstitielles ont perdu toute relation avec les surfaces épithéliales, et en particulier chez tous les vertébrés avec le neuro-épithélium des centres nerveux, leur corps protoplasmique ne reçoit plus aucune impression qu'il puisse réfléchir sous forme de mouvement. L'arc diastaltique est interrompu. Il n'y a plus continuité entre les surfaces épithéliales *réceptives*, les éléments *sensitifs* et *excito-moteurs* du neuro-épithélium (séparé de la surface générale dans le névraxe), et enfin les éléments *contractiles* isolés au sein du feuillet moyen dans le tissu conjonctif.

Dans ces conditions, on voit les éléments cellulaires du neuro-épithélium neuraxial, nés de l'ectoderme primitif, entrer en prolifération active. De ces éléments épithéliaux en naissent une série d'autres, qui entrent en communication les uns avec les autres par de nombreux prolongements, de façon à former un réseau continu dans toute l'étendue du névraxe. C'est la *masse neuro-névroglique* que nous étudierons plus loin en détail. Dans cette masse, certains élements cellulaires se développent dans le sens exclusif de la neurilité, et forment les *cellules nerveuses ganglionnaires*. Les autres subissent une différenciation moins complète et deviennent les *cellules de la névroglie*. Enfin, les cellules nerveuses émettent un prolongement fibrillaire particulier, d'abord indivis, puis qui végète en se divisant en un plus ou moins grand nombre de branches. Ce filament est le prolongement *cylindre d'axe*, portion essentielle de tout cordon nerveux.

Le cylindre d'axe de certaines cellules végète vers les surfaces épithéliales réceptives des impressions, et se termine soit librement dans les intervalles des cellules épithéliales, soit dans certaines cellules devenues neuro-épithéliales au sein des surfaces de revêtement (*cellules sensorielles*), soit enfin au voisinage des épithéliums dans des organes particuliers du tact. Certaines cellules ganglionnaires sont ainsi mises en relation avec la périphérie, et peuvent en recevoir les incitations sensitives et sensorielles, qu'elles transforment en sensations : ce sont les *cellules sensitives*.

Le névraxe renferme d'autres cellules nerveuses dont le prolongement cylindre d'axe, au lieu de végéter vers la périphérie limitée par les surfaces épithéliales, se dirige vers les masses musculaires interstitielles. Le cylindre d'axe, long prolongement d'une de ces cellules ganglionnaires non plus sensitives ni sensorielles, mais bien *excito-motrices*, vient aborder chaque cellule musculaire et se terminer au niveau de sa masse protoplasmique. Comme dans le névraxe toutes les cellules ganglionnaires, sensitives et motrices, sont en continuité organique les unes avec les autres, l'impression reçue à la périphérie suit une marche centripète le long du prolongement cylindre d'axe des cellules sensitives, gagne ces cellules, et y est transformé en sensation perçue. De là, la sensation est réfléchie sur les cellules motrices et engendre dans ces dernières le mouvement nerveux excito-moteur. Ce dernier, à marche centrifuge, suit à son tour la voie du cylindre d'axe émis par chaque cellule motrice, et arrive en fin de compte à la cellule musculaire qui, sous son influence, entre en jeu. L'arc diastaltique sensitivo-moteur se trouve de la sorte rétabli. Il redevient continu, tel qu'il existait à l'origine dans une seule et même cellule neuro-musculaire.

Ainsi, l'élément récepteur de l'impression extérieure, la cellule sensitive, la cellule excito-motrice et la cellule musculaire, c'est-à-dire les quatre chaînons de la chaîne motrice, sont primitivement discontinus. La continuité est rétablie secondairement entre eux, d'abord pas la végétation anastomotique des éléments cellulaires du névraxe les uns à l'encontre des autres; puis par la végétation encore plus tardive des prolongements cylindre-axes des cellules sensitives vers les surfaces impressionnables; enfin par celle des prolongements des cellules motrices vers les éléments cellulaires organes de la contractilité du type interstitiel, c'est-à-dire musculaire. Cette manière d'envisager l'édification de la chaîne motrice est au fond celle indiquée par Kleinenberg, et c'est la seule qui puisse être établie d'après des faits positivement observés. La théorie dite de l'*étirement*, proposée par Hensen, il y a déjà plusieurs années, est tout à fait différente. Hensen suppose qu'à l'origine, les éléments cellulaires dans lesquels doit se développer la potentialité nerveuse, sont en continuité organique avec ceux destinés à devenir des cellules musculaires. Il admet que le pont protoplasmique qui les unit s'étire à l'infini quand ces deux éléments changent de place dans l'organisme, l'un pour aller faire partie du neuro-épithélium du névraxe, l'autre pour entrer dans la constitution des masses musculaires. De la même façon, les cellules qui doivent devenir des cellules ganglionnaires seraient unies aux cellules sensorielles de la périphérie. Au travers des immenses changements subis par les feuillets du blastoderme et de l'incessante multiplication de leurs cellules constituées à l'origine, la continuité serait donc perpétuellement maintenue. Mais tout démontre que la théorie de Hensen est une hypothèse purement philosophique. Je devais l'indiquer ici parce qu'elle a eu cours dans la science; j'y reviendrai même plus loin à propos du système nerveux. Mais elle doit être rejetée comme toute théorie à laquelle il faut ployer artificiellement les faits, au lieu d'expliquer par elle d'emblée ceux dont on constate chaque jour l'existence.

Définition générale du tissu musculaire. — Chez tous les animaux qui possèdent un feuillet moyen, les mouvements qui se passent interstitiellement dans le corps au sein de ce feuillet ont pour agents les MUSCLES, c'est-à-dire des organes complexes à la constitution desquels le tissu conjonctif prend toujours part, mais qui doivent essentiellement leurs propriétés motrices aux *cellules musculaires*.

Ces cellules appartiennent elles-mêmes à plusieurs variétés, mais toutes ont des caractères généraux communs. Elles sont contractiles par elles-mêmes. Chacune d'elles est mise en relation avec le filament axile d'un cordon nerveux, et en conséquence commandée par une ou plusieurs cellules nerveuses ganglionnaires. Aucune d'elles ne fait plus jamais partie d'un revêtement épithélial vrai. En outre, chez les vertébrés, les vaisseaux sanguins pénètrent toujours dans les intervalles des cellules musculaires pour se distribuer en réseaux de capillaires à leur entour. L'ensemble des cellules musculaires de toutes les variétés constitue un tissu défini par ces caractères généraux, c'est le TISSU MUSCULAIRE.

Cellules musculaires lisses et cellules musculaires striées. — BICHAT divisa les muscles en deux grandes classes, les *muscles de la vie organique* et les *muscles de la vie animale.* Il considéra les premiers comme toujours involontaires et les seconds comme seuls soumis à l'influence de la volonté. On sait aujourd'hui que les muscles de la vie organique de BICHAT sont constitués essentiellement par des cellules contractiles dépourvues de toute striation transversale, les *cellules musculaires lisses*, et que les muscles de la vie animale sont des cellules musculaires *striées en travers.* Mais la dichotomie proposée par BICHAT n'est pas exacte, comme l'a judicieusement fait remarquer RANVIER (1). Tous les muscles d'un Poulpe ou d'un Escargot, par exemple, sont constitués par des cellules musculaires lisses, et parmi ces muscles il en est d'involontaires et de volontaires. Le muscle moteur de l'intestin d'une Tanche, absolument soustrait à l'influence de la volonté, et le cœur sanguin de tous les vertébrés dont la contractilité n'est pas davantage volontaire, sont formés de cellules musculaires striées. Ainsi, de ce qu'un muscle est ou non soumis à la volonté, on ne peut donc conclure qu'il est formé de cellules musculaires lisses ou striées, et il faut chercher une caractéristique tout autre.

Cette caractéristique doit-être prise dans le mode même de contraction des cellules musculaires des deux ordres. Toute fibre musculaire lisse, c'est-à-dire dépourvue de striation transversale, se contracte avec lenteur et d'une façon soutenue. Si l'on prend le tracé de la contraction d'un muscle formé exclusivement par de telles fibres, sans aucune exception il a la forme d'une courbe continue, lente à s'élever au-dessus de l'abscisse, lente à regagner cette abscisse au moment de la décontraction. Au contraire, le tracé de la contraction d'un muscle formé de cellules striées a la forme d'une *secousse* plus ou moins brève. Le début de la contraction est brusque, et la décontraction s'opère aussi brusquement. Et anatomiquement nous constaterons toujours la présence de l'une ou l'autre cellule musculaire là où physiologiquement nous aurons constaté l'existence de l'un ou l'autre mode de contraction. Sur ces données, nous devons distinguer et décrire successivement :

(1) *Leçons sur le système musculaire*, rédigées par J. RENAUT, p. 376-377.

1° Les *cellules musculaires lisses*, ou à contraction lente et soutenue;
2° Les *cellules musculaires striées*, ou à contraction brusque.

§ 2. — CELLULES MUSCULAIRES LISSES. — TISSU MUSCULAIRE A CONTRACTION LENTE ET SOUTENUE.

On savait, depuis les travaux de BICHAT, qu'il existait deux systèmes généraux de muscles, les uns soumis à l'influence de la volonté, les autres soustraits à cette influence. BICHAT considérait le système des muscles dits de la vie organique comme concentré, chez les animaux et chez l'Homme, « 1° dans la poitrine, où le cœur et l'œsophage lui appartiennent; 2° dans le bas-ventre, où l'estomac et les intestins sont en partie formés par lui; 3° dans le bassin, où il concourt à former la vessie et même la matrice » (1). Ce système, pour le fondateur de l'Anatomie générale, restait étranger aux membres et à la tête. Depuis lors, on reconnut que le cœur et une partie des muscles de l'œsophage n'ont point la même structure que les muscles de l'intestin, des bronches et de l'utérus. Mais HENLE considérait encore les muscles lisses comme des rubans de substance homogène parsemés de noyaux; et il attribuait la contractilité à certaines variétés de tissu conjonctif (*tissu conjonctif contractile ou dartoïque*), lorsque KÖLLIKER, en 1847, isola et mit en évidence les cellules musculaires lisses, ou *fibres-cellules* musculaires (2).

KÖLLIKER montra, 1° que les masses des muscles lisses se résolvent en cellules présentant une forme caractéristique; 2° que ces mêmes cellules caractéristiques se retrouvent dans toutes les variétés de tissu conjonctif que l'on considérait comme doué de contractilité. Depuis lors, on a retrouvé ces mêmes cellules dans une infinité de points : dans la paroi des artères, des artérioles et des veines, dans la majorité des canaux excréteurs, dans le derme, autour des poils dont elles forment les muscles arrecteurs, etc. Le système musculaire à contraction lente et involontaire, à l'encontre de ce que croyait BICHAT, pénètre donc partout dans l'organisme. Il s'étend là où viennent se distribuer les vaisseaux sanguins, au sein desquels sa présence est constante sauf au niveau des capillaires,

Cellules musculaires lisses fusiformes : fibres cellules (3). — Lors-

(1) BICHAT. *Anatomie générale*. Édition Maingault. T. II. p. 400.

(2) Pour isoler les fibres musculaires lisses par le procédé de KÖLLIKER, on place pendant vingt-quatre heures un petit fragment de la tunique musculaire de l'intestin, de celle de la vessie ou des parois utérines, dans une solution aqueuse d'acide nitrique à 20 p. 100. Au bout de ce temps le fragment est lavé à l'eau distillée, puis dissocié avec des aiguilles. Il se divise alors avec la plus grande facilité en ses éléments constitutifs.

(3) Pour isoler les fibres-cellules des muscles lisses, le procédé par excellence est celui de MOLESCHOTT (potasse à 35 ou 40 p. 100). Au bout de quelques minutes, un fragment de muscle lisse se résout alors de lui-même en ses éléments constitutifs, et les fibres-cellules nagent librement dans le réactif. Mais on ne peut ensuite ni colorer leurs noyaux, ni les conserver en préparations persistantes.

On arrive encore à isoler les cellules musculaires lisses en faisant macérer pendant

qu'à l'aide du procédé de KÖLLIKER (acide nitrique à 20 p. 100) ou de celui de MOLESCHOTT (potasse à 40 p. 100), on isole les cellules musculaires de l'intestin du Lapin (fig. 203), d'une artère de petit calibre ou des bras d'un Poulpe commun, on reconnaît que ces éléments sont pour la plupart fusiformes, c'est-à-dire comparables à un cylindre plus ou moins allongé, atténué en cône à ses deux extrémités qui finissent en pointe effilée. Chacune de ces sortes de fibres constitue un élément cellulaire, car elle possède un noyau en son milieu à peu près exact. Dans l'artériole, la cellule musculaire affecte la forme d'un fuseau court; dans le muscle (intestinal) elle est un peu plus allongée; dans le muscle du Poulpe elle a la forme d'un large et long ruban terminé en pointe à ses deux chefs opposés. A cause de ses dimensions, je choisirai pour type de ma description la fibre musculaire du Poulpe, parce que dans cet objet des détails qui, dans les autres cellules musculaires, sont peu accusés ou difficiles à observer, deviennent évidents et sautent aux yeux.

Une telle cellule musculaire, isolée dans une dissociation faite après fixation convenable (1), ne se montre jamais sous la forme d'un long fuseau rectiligne. La cellule est plissée légèrement à la façon

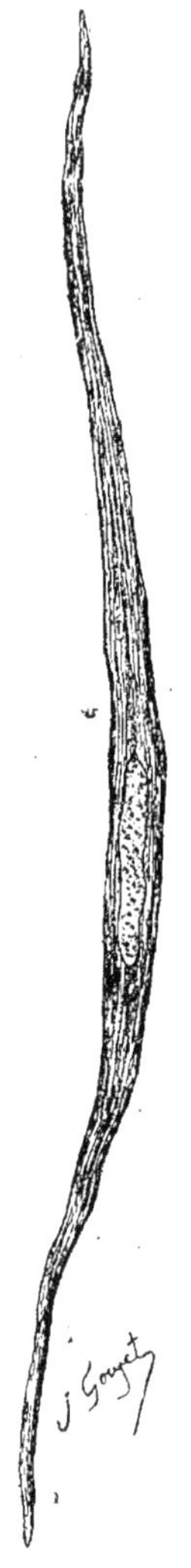

Fig. 203. — Cellule musculaire lisse de l'intestin du Lapin, isolée après macération dans l'acide azotique (procédé de KÖLLIKER. — 380 diamètres).

huit à dix jours de très petits fragments de muscles lisses soit dans le sérum fortement iodé, soit dans les solutions faibles d'acide chromique ou de bichromate d'ammoniaque (1 p. 1000). Enfin, lorsqu'on veut colorer les noyaux au picrocarminate, on emploie pendant le même temps la macération dans l'alcool dilué au tiers (RANVIER). Après l'emploi des solutions chromiques, il convient de choisir comme matière colorante la purpurine, la glycérine hématoxylique ou la solution aqueuse légèrement acidifiée de vert de méthyle. Les noyaux sont alors bien colorés en rouge, en violet foncé ou en vert.

Les plus belles préparations de fibres-cellules sont obtenues à l'aide des muscles des bras du Poulpe commun (*Octopus vulgaris*). On fixe des fragments de ces bras par le liquide de Müller, les fragments sont ensuite divisés en segments longitudinaux qu'on lave légèrement et qu'on abandonne ensuite dans l'eau distillée, pendant trois ou quatre jours, dans une étuve à 60° — 65°. La dissociation s'opère ensuite avec une admirable facilité.

(1) Par le liquide de Müller ou le bichromate d'ammoniaque à 2 p. 100 pendant douze jours environ. On divise un bras de Poulpe en segments de 3 centimètres par des sections transversales, puis on les suspend dans le liquide. Ceux de ces segments destinés à faire des coupes sont durcis par la gomme et l'alcool, les autres servent aux dissociations. La coloration par le carmin est difficile. On emploie alors avec avantage le carmin aluné.

d'une banderole (fig. 204). Les plis donnent à l'élément un aspect onduleux, certains forment comme des nouures réfringentes au niveau desquelles la striation longitudinale a disparu, comme si sur ce point la substance contractile, en revenant sur elle-même, s'était écrasée et fondue en une masse homogène. Si, au lieu d'observer les cellules mus-

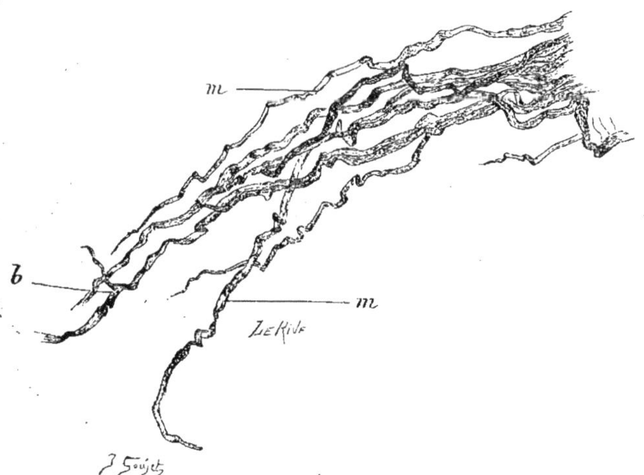

Fig. 204. — Fibres musculaires lisses du bras d'un Poulpe commun dégagées par le procédé indiqué dans la note (3) page 583, et plissées en banderole (faible grossissement).

m, *m*, fibres cellules musculaires; — *b*, bifurcation en Y de l'une d'elles au voisinage de son extrémité.

culaires à l'état de dissociation, on les regarde sur des coupes faites parallèlement à leur longueur, on ne peut plus, il est vrai, les voir dans toute leur étendue; mais on constate que les segments de cellules qu'on a sous les yeux ne présentent, en aucun point de leur continuité, de plicatures transversales (fig. 205).

La cellule musculaire lisse, même fixée dans sa forme à l'état rectiligne et tendu, puis isolée, obéit donc à sa rétractilité dès qu'elle est détachée de ses insertions et devenue libre. Elle revient alors sur elle-même, non pas en vertu de la contractilité qui a cessé d'exister avec la vie, mais à cause de sa très grande élasticité. La cellule musculaire est donc à la fois très élastique, et, même quand elle est au repos, elle est tendue entre ses deux insertions extrêmes avec une certaine force. Elle est translucide; au travers d'une cellule on distingue nettement les détails d'une autre qui passe par-dessous. Elle possède enfin, sous un faible grossissement, un éclat gras caractéristique et une coloration d'un gris rosé devenant jaune brun sous l'influence du liquide de Müller et des bichromates, un peu à la façon de l'hémoglobine des globules rouges du sang, mais d'une teinte beaucoup plus faible. Sa forme générale est celle d'un fuseau très allongé, terminé par deux pointes très effilées, et souvent aussi celle d'un ruban aplati, s'atténuant lui aussi en deux longues pointes à ses deux extrémités. Une telle cellule musculaire

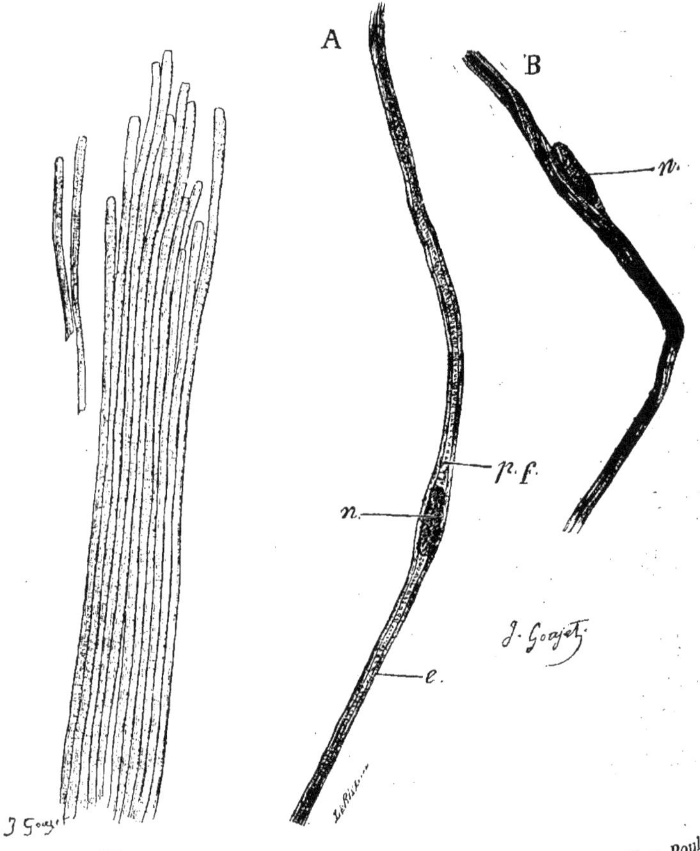

Fig. 205. — Fibres-musculaires lisses du bras du Poulpe non plissées en banderole, préparation indiquée dans le texte (faible grossissement).

Fig. 206. — Deux fibres-cellules du bras d'un Poulpe commun (même préparation que dans la figure 208).

A, portion centrale d'une très longue cellule, montrant nettement le fuseau protoplasmique ou plutôt le cylindre protoplasmique axial *pf*; — *n*, noyau; — *e*, écorce musculaire.

B, portion centrale d'une autre cellule dans laquelle le noyau *n*, fait saillie sur l'une des faces au lieu d'être situé axialement (650 diam.).

lisse, étirée en une sorte de longue fibre, reçoit souvent le nom de *fibre-cellule*, qui lui a été donné par Kölliker.

Dans l'axe exact de chacune de ces fibres-cellules, qui sur les coupes d'un muscle apparaissent comme des prismes à quatre, cinq ou six pans et non comme des fuseaux à surface régulièrement arrondie, existe une traînée centrale de protoplasma granuleux qui en parcourt toute l'étendue, d'une pointe à l'autre. Cette traînée, effilée dans les extrémités, se renfle dans le ventre de la cellule fusiforme : c'est le *fuseau protoplasmique axial* (fig. 206). Au sein du ventre de ce fuseau est placé le noyau de la cellule, qui y occupe une position ordinairement un peu excentrique. Ce noyau est allongé, de forme elliptique, et renferme de nombreuses granulations qui masquent les nucléoles découverts par Piso-Borme. Ceux-ci ne se montrent avec évidence que dans les cellules musculaires traitées par l'alcool au tiers, et dont par ce moyen les noyaux sont développés. C'est dans leur intérieur que Julius Arnold (1) faisait terminer les nerfs des muscles lisses ; nous verrons plus loin quelle est la véritable terminaison de ces nerfs.

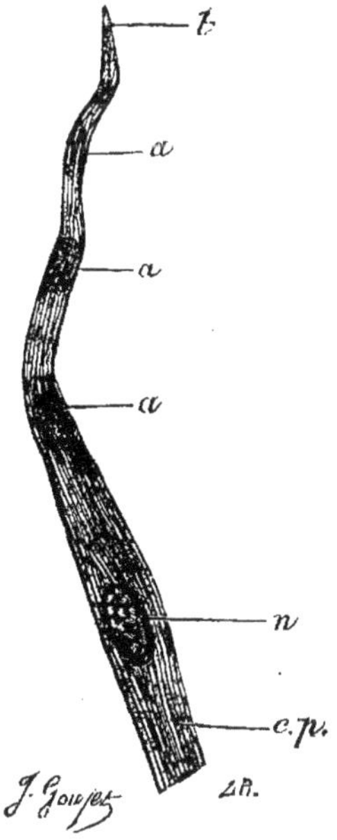

Le noyau se colore en rouge par le carmin, le picrocarminate, la purpurine. L'hématoxyline le colore en violet foncé (fig. 207). Quand la cellule est revenue sur elle-même et surtout quand on l'a traitée par les acides, dans les cellules musculaires lisses du Poulpe aussi bien que dans celles de tous les autres animaux, la substance contractile et élastique de la cellule se gonfle, revient sur le noyau et l'exprime en une sorte de bâtonnet linéaire souvent sinueux. Mais cet aspect est artificiel. Cependant, quand on a fortement tendu, par le procédé de la demi-dessiccation, une membrane musculaire telle que celle de la vessie de la Grenouille, les noyaux des fibres-cellules suivent le mouvement d'extension, s'étirent et deviennent très étroits. L'hématoxyline les colore vivement et ils prennent l'aspect d'un ellipsoïde très allongé formé de grains violets placés à la file. Ceci montre que la substance du noyau est élastique et ductile. Elle suit dans son étirement la cellule, et ses granulations se disposent en série dans le sens de l'extension.

Fig 207. — Une moitié de fibre lisse du bras du Poulpe commun (préparation indiquée dans la figure 208).

n, noyau formé d'un réseau de chromatine assez lâche, avec une écorce de chromatine épaisse et dense ; — *a*, *a*, plis de la fibre cellule ; — *b*, sa terminaison en pointe effilée ; — *cp*, cylindres primitifs (800 diamètres).

Tout autour du fuseau protoplasmique axial jusqu'à la périphérie de l'élément, on voit la substance contractile avec son éclat gras caracté-

(1) *Manuel* de Stricker, édit. anglaise de New-York, p. 147-48, fig. 50 et 51.

ristique. Cette substance est donc disposée tout autour du corps cellulaire comme une écorce, et l'enveloppe de toutes parts. Elle est parcourue par une striation longitudinale magnifique, à traits tous parallèles entre eux, à la longueur de l'élément, et équidistants. Cette striation est le résultat de la présence, au sein du protoplasma, de nombreuses baguettes rectilignes de substance contractile ou *cylindres musculaires*, donnant à le cellule sa caractéristique majeure.

En effet, sur les coupes transversales très minces (1), on constate, au sein de l'aire polygonale dessinée par la cellule musculaire coupée en travers, l'existence du fuseau protoplasmique axial qui en occupe le centre. Ce fuseau, contenant ou non le noyau suivant que la coupe a passé à son niveau, au-dessus ou au-dessous, n'est pas borné en dehors par un contour circulaire; sa section transverse est anguleuse et offre un aspect étoilé. Chaque point de l'étoile se poursuit comme un trait vers la périphérie de la cellule, en se divisant pour rejoindre d'autres traits semblables de façon à former un système de mailles d'une extrême minceur, grisâtres et mates. Dans l'aire de ces mailles, on voit la coupe des cylindres musculaires former une multitude de petits champs brillants. Si l'on abaisse l'objectif et si on l'élève, on voit que ces champs se continuent avec les lignes de la striation longitudinale sur les points où la coupe est un peu épaisse. La figure ainsi obtenue est identique à celle des *Champs de Cohnheim* bien connue.

Dans les cellules musculaires lisses du Poulpe, le système de mailles formées par le protoplasma condensé et homogène dans les intervalles des cylindres musculaires, se poursuit vers la périphérie et forme à la surface de la fibre une mince ligne brillante continue. Dans d'autres muscles lisses, les cylindres musculaires marginaux font au contraire saillie à la surface de l'élément sous forme de longues crêtes (2). Mais en aucun cas il n'existe, sur les limites de la cellule musculaire, d'enveloppe distincte comparable au sarcolemme des cellules musculaires striées. La cellule musculaire lisse est une cellule nue.

Jamais, au sein de la substance contractile divisée en cylindres musculaires parallèles entre eux, on ne trouve aucune trace de striation transversale comme W. Krause l'a prétendu. Sur les cellules du Poulpe solées par dissociation, et de ce chef plissées en banderoles, on peut il est vrai observer facilement, au voisinage des nœuds brillants de rétraction, une striation oblique. Mais il est aisé de reconnaître que

(1) Ces coupes, faites sur les bras du Poulpe durcis par la gomme et l'alcool après fixation par le liquide de Müller, doivent être d'une minceur extrême. On les colore soit par le carmin aluné, soit avec l'éosine hématoxylique. On les examine ensuite dans l'eau ou la glycérine neutre. Les coupes du muscle moteur de l'intestin de l'Ane, du Chien, du Lapin, tout en étant beaucoup moins démonstratives, peuvent également être choisies comme objets d'étude.

(2) Dans les muscles lisses plats et serrés (intestin) il existe aussi des crêtes d'empreinte et des denticulations sur les bords.

cette striation est simplement due au mouvement de torsion de la fibre au voisinage du nœud. Une mèche de cheveux est de même formée de fils parallèles, et là où on la tord elle montre une intrication oblique (fig. 208).

La substance contractile des cylindres musculaires se colore en rouge

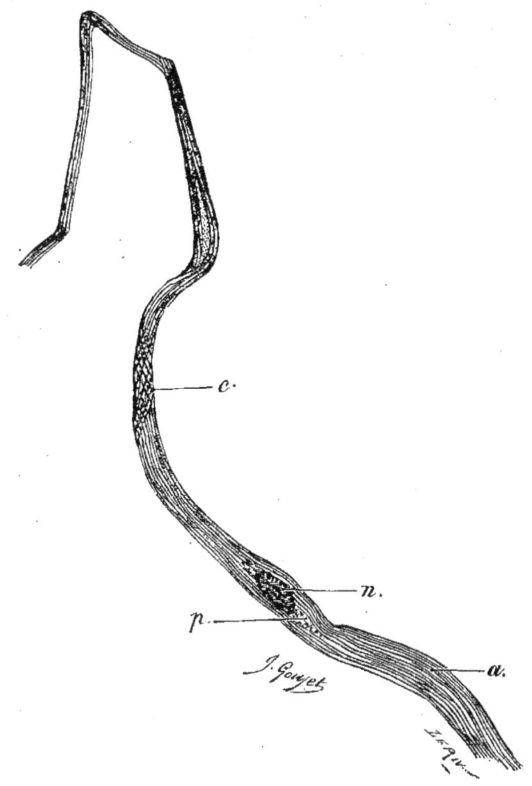

Fig. 208. — Une partie d'une grande cellule musculaire lisse des bras du Poulpe commun. — Fixation par l'alcool fort, coloration à l'éosine hématoxylique après l'action d'une solution faiblement ammoniacale ; acide formique ; conservation dans la glycérine formiquée à 1. p. 100.

n, noyau ; — *p*, protoplasma ; — *a*, cylindres primitifs séparés les uns des autres par le protoplasma condensé, homogène et clair ; *c*, point où la fibre se tord, et où la superposition de ses cylindres primitifs simule une espèce de striation transversale (800 diamètres).

brun par le picro-carminate d'ammoniaque, en rouge légèrement teinté de brique par l'éosine, comme s'il existait dans cette substance des traces d'hémoglobine. Elle se teint rapidement par les couleurs d'aniline à peu près de la même façon, mais d'une manière moins intense, que la substance biréfringente des cellules musculaires striées.

La cellule musculaire qui vient d'être décrite reproduit le type de la cellule musculaire fusiforme, *fibre-cellule* de KÖLLIKER. C'est un corps cellulaire dont la masse protoplasmique est axiale, et qui renferme dans la portion marginale de son protoplasma, réduit à des cloisons dessé-

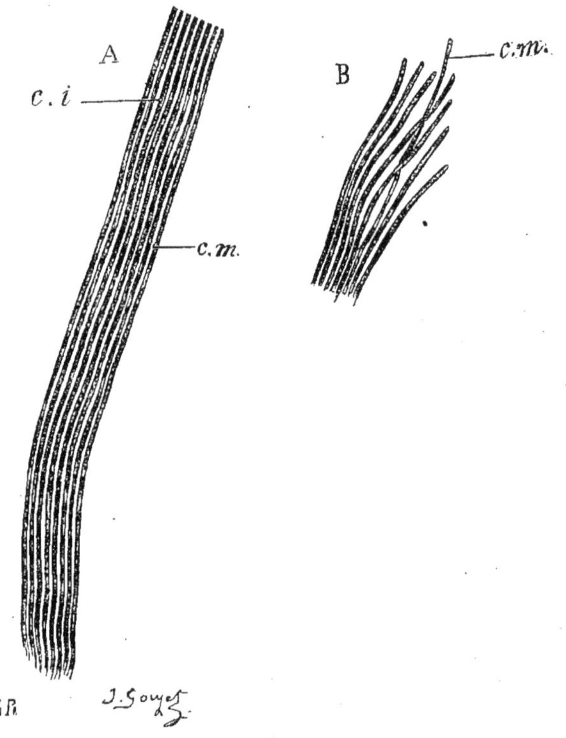

Fig. 209. — Ruban de substance contractile d'une fibre-cellule du bras du Poulpe commun, vue sous un très fort grossissement après coloration par l'éosine soluble dans l'eau. — Conservation dans la glycérine salée faiblement éosinée.

A. — *cm*, cylindres primitifs; — *ci*, ciment intermédiaire aux cylindres primitifs de substance musculaire.

B. — Extrémité d'un ruban de substance contractile au niveau duquel les cylindres primitifs se sont dégagés du ciment et paraissent à l'état d'isolement et d'entière individualité.

(Rubans obtenus en dissociant une coupe un peu épaisse et transversale par le va-et-vient de la lamelle couvre-objet.)

chées, une multitude de baguettes de substance contractile enveloppant de toutes parts le protoplasma central comme d'une écorce. La cellule est nue. Elle reproduit donc, sauf la striation transversale, les *sacs musculaires de Schneider*.

Les bâtonnets ou cylindres musculaires, parallèles entre eux comme les traits d'un faisceau de javelots, et séparés les uns des autres par les cloisons de protoplasma condensé, forment une masse très difficile à dissocier. On ne peut arriver à séparer les cylindres musculaires les uns des autres que chez les fibres lisses colossales des bras du Poulpe commun. On n'y parvient que sur des segments très courts de la fibre. Les cylindres musculaires se montrent réunis alors entre eux par une substance hyaline tenace, qui n'est autre chose que le protoplasma condensé dans leurs intervalles. Sur les points où ils se dégagent, ils apparaissent sous forme de minces fils prismatiques se colorant en rouge par l'éosine et dont la surface est parfaitement lisse et régulière (fig. 209).

Ciment intercellulaire. — Lorsque les cellules musculaires lisses sont groupées en faisceaux, leurs intervalles sont occupés par un ciment particulier, analogue à celui que unit et sépare les. cellules des épithéliums, et qui comme lui réduit en noir et avec élection le nitrate d'argent. Si l'on imprègne d'argent ce ciment intercellulaire, il se montre donc dans les intervalles des fibres-cellules sous forme de traits minces et noirs dessinant les mailles allongées dans lesquelles les cellules musculaires prennent place (1). Si ensuite on fait agir la purpurine sur la préparation, on voit au centre de chacune de ces mailles le noyau de la cellule musculaire correspondante. Cette méthode, qui circonscrit d'un trait d'argent chaque fibre-cellule, permet donc de déterminer exactement la forme qu'elle affecte en place, ainsi que ses rapports avec les autres fibres-cellules dans un même plan musculaire.

On voit alors que les cellules musculaires lisses sont disposées les unes par rapport aux autres, de façon à rendre le plan musculaire continu dans tous les sens. Leurs chefs ne se rejoignent pas bout pour bout, mais viennent se placer le long des ventres des cellules voisines. C'est là du reste le seul moyen qu'aient des figures en fuseaux de prendre place les unes à côté des autres de façon à former un tout continu;

(1) On injecte une solution de nitrate d'argent à 5 p. 1000 dans les artères commandant la distribution du sang dans une anse d'intestin comprise entre deux ligatures (Lapin) après avoir fait d'abord passer une certaine quantité d'eau distillée dans les vaisseaux pour les laver rapidement. On maintient l'injection de nitrate d'argent sous forte pression pendant quelques minutes; puis on enlève l'anse intestinale et on l'abandonne pendant une heure environ dans l'eau distillée. Au bout de ce temps elle est fendue, puis étalée sur la lame de verre. L'épithélium est chassé avec le pinceau, et ensuite on achève la préparation en la plongeant dans l'alcool, puis dans l'essence de girofle et en la montant dans le baume du Canada (Ranvier. *Leç. sur le syst. musculaire*, p. 393). Ce même procédé peut être appliqué aux artères du rein (Renaut et Hortolès). On pousse l'injection de nitrate d'argent sous forte pression et on achève cette injection après avoir lié la veine émulgente. On arrose alors d'alcool la surface du rein, de façon à la saisir et à la transformer en une coque dure; puis on plonge le rein tout entier dans une grande quantité d'alcool fort. De cette façon, le durcissement a lieu sans que le rein puisse revenir sur lui-même, et les vaisseaux paraissent comme insufflés sur les coupes épaisses. On voit alors leurs cellules musculaires lisses fixées tendues, et leur forme est nettement déterminée par les traits d'argentation.

toute autre disposition laisserait entre les éléments cellulaires de larges intervalles.

Dans les muscles des bras du Poulpe, le ciment intercellulaire est mou. Il est facile de le dissocier et de mettre les cellules en liberté avec des aiguilles, après un séjour de quelques semaines dans le bichromate d'ammoniaque à 2 p. 100. Dans une dissociation faite en plein muscle, on ne trouve point de tissu conjonctif dans les intervalles des cellules. Les vaisseaux capillaires hémolymphatiques pénètrent dans le ciment et s'y distribuent entre les faisceaux de cellules musculaires Il en est

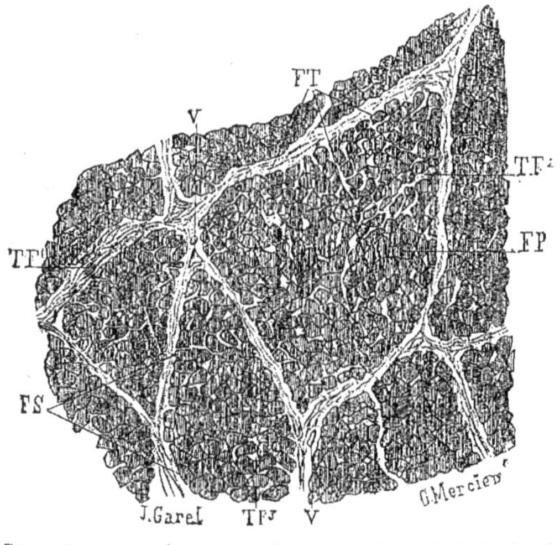

Fig. 210. — Coupe transversale du muscle moteur intestinal du Lapin. — Liquide de Müller, gomme, alcool ; coloration à l'éosine.

FT, fibres coupées en travers unies par le ciment, et formant par leur union des faisceaux secondaires ; — TF, tissu conjonctif fasciculant ; — FS, festons dessinés sur la marge des faisceaux secondaires par le relief des fibres-cellules V, V, vaisseaux compris dans les bandes de tissu conjonctif. (300 diamètres).

de même dans le muscle lisse moteur de l'intestin du Lapin ; mais ici le ciment intercellulaire est plus tenace (fig. 210). Sur des coupes minces (1) perpendiculaires à la direction des fibres-cellules, traitées ensuite par le pinceau, on peut dégager sur une certaine étendue la substance cimentante. Elle se montre sous la forme d'une lame percée de trous à contour polygonal ; dans chaque trou une cellule musculaire prenait place et l'occupait exactement.

Comme les ciments interépithéliaux, le ciment intermusculaire ne se colore point par le picro-carminate d'ammoniaque. Il est formé d'une substance réfringente, qui paraît comme une étroite ligne brillante entre

(1) Fixation par le bichromate d'ammoniaque ou l'alcool fort ; durcissement pendant 48 heures dans la gomme et l'alcool, coloration au picro-carminate.

les cellules musculaires observées dans leur longueur. On peut aisément démontrer ce fait sur le muscle moteur de la vessie de la Grenouille, étalé et tendu sur une lame de verre, et coloré par l'hématoxyline (1) qui teint les noyaux en violet, les cylindres musculaires en bleu pâle, et laisse incolores les lignes de ciment.

Le ciment interposé aux cellules paraît absolument sans structure. Même quand il est dense comme dans le muscle moteur de l'intestin du Lapin, il peut servir de chemin aux cellules migratrices. Celles-ci sont assez nombreuses, à l'état tout à fait normal, dans le ciment des muscles lisses des bras du Poulpe, qui est plus mou que celui du muscle intestinal. Enfin, dans la paroi musculaire des artères, les globules blancs de la lymphe et du sang peuvent cheminer, ainsi que l'a fait voir Bubnoff. Au sein de ce ciment, les cellules musculaires prennent place et insertion par leurs chefs extrêmes. Quand elles sont parcourues par des crêtes formées par la saillie de leurs cylindres musculaires à la surface, ces crêtes s'engrènent avec le ciment en pénétrant dans de petits sillons dont celui-ci est creusé. L'union des cellules et du ciment est donc solide; mais en dehors de là on ne sait rien de certain sur le détail des rapports du ciment et des cellules musculaires lisses. On sait seulement que, dans leurs rapports normaux avec le ciment, et fixées au repos dans leur forme dans cette situation, elles sont tendues. Au contraire, elles reviennent sur elles-mêmes et se plissent en banderoles quand leur union avec le ciment a été rompue.

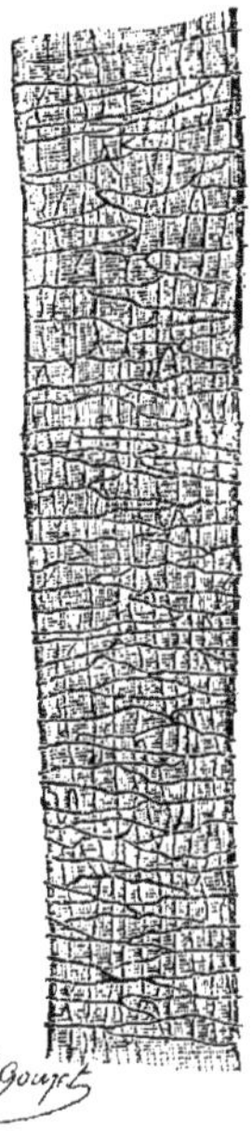

Fig. 211. — Artériole de la substance corticale du rein du Lapin imprégnée par le nitrate d'argent (100 diam.). — Injection d'au distillée suivie rapidement d'une injection de nitrate d'argent à 1 p. 500 dans l'artère émulgente, la veine étant liée. — Fixation immédiate de la surface du rein par l'arrosage avec l'alcool fort. — Les vaisseaux sont fixés, développés et semblent insufflés. — On voit ici nettement l'arrangement des chefs des cellules musculaires. — Les traits longitudinaux répondent à l'endothélium.

L'imprégnation des plans musculaires ou des muscles des artérioles nous apprend en outre que les cellules musculaires lisses fusiformes, ou fibres-cellules de Kölliker, présentent le plus souvent deux variétés réunies dans la même formation musculaire. Les unes ont la forme de véritables fuseaux, effilés en une pointe d'une extrême finesse à chaque extrémité; les autres présentent l'une de leurs

(1) Glycérine hématoxylique fortement colorée.

extrémités, ou toutes les deux bifurquées. Les deux pointes résultant de cet écartement s'ouvrent alors pour recevoir l'extrémité unifide d'une autre cellule, comme le feraient deux doigts pour recevoir entre eux un seul doigt de l'autre main. Entre ces deux cellules, le trait de ciment intermusculaire n'est plus alors taillé en sifflet, mais affecte la forme d'un V (fig. 211).

Groupement des cellules musculaires dans les muscles lisses. — Chaque cellule musculaire d'un muscle lisse constitue un élément individuel et premier de ce dernier. Les cellules musculaires sont reliées d'abord par petits groupes pour former des faisceaux secondaires, dont la réunion les uns avec les autres forme des faisceaux tertiaires, puis de quatrième ordre. Dans ce groupement, la cellule musculaire constitue donc le faisceau primitif; elle est comparable au faisceau primitif d'un muscle strié, formé d'ailleurs comme elle par une seule cellule, mais qui est à noyaux multiples.

Dans les muscles tels que le moteur de l'intestin, il n'existe point de tendons. Les cellules musculaires prennent leur point d'appui sur le ciment, qui lui-même prend le sien sur le tissu fibreux des parties à mouvoir. Il existe aussi des muscles lisses fasciculés, tels que les muscles lisses redresseurs des poils. Ces muscles rubanés ont un ventre, et des chefs atténués. Dans l'épaisseur du corps du muscle, les fibres-cellules sont unies et tenues à l'état de tension tonique par le ciment. Mais tout autour du muscle le tissu jaune élastique entre en jeu; il dessine un réseau de fibres à mailles allongées, sorte de panier disposé à la surface du corps musculaire à la façon d'un filet. Au niveau des deux chefs extrêmes, ces fibres élastiques se groupent en un faisceau, puis divergent pour aller rejoindre les réseaux élastiques du derme. Les muscles arrecteurs des poils sont donc les types des muscles lisses s'insérant par des *tendons élastiques*, bien différents des tendons ordinaires des muscles striés.

Les cellules musculaires lisses typiques, ou fibres-cellules que nous venons de décrire, ne sont pas les seules formes que peuvent revêtir les éléments cellulaires des muscles lisses. De plus, l'arrangement des cellules musculaires lisses varie avec le type et la fonction des organes au sein desquels elles sont les agents de la motricité lente et soutenue. A ce double point de vue donc, quelques détails sont nécessaires.

(A). *Type musculaire des canaux propulseurs tubulés.* Chez les vertébrés, les muscles lisses des *canaux propulseurs* disposés en forme de tubes sont le plus souvent formés par des plans *continus* de fibres-cellules, fusiformes ou à chefs divisés. Dans ces canaux, les cellules musculaires sont en outre *ordonnées régulièrement les unes par rapport aux autres.* On en trouve l'exemple à la fois le plus simple et le plus frappant dans la musculature des artérioles (fig. 211).

Les cellules musculaires des artérioles sont disposées concentriquement à l'axe du tube artériel sur une seule rangée. Chacune d'elles entoure l'artériole comme le ferait un anneau. Sur toute son étendue, l'artériole est revêtue de cellules musculaires sans aucun intervalle : le sphincter musculaire est continu. Pour réaliser cette disposition, il est nécessaire que le ventre des cellules fusiformes qui embrassent le vaisseau se déplace constamment le long de l'axe de ce dernier. Il s'ensuit que le noyau, pris pour point de repère de la position de la cellule par rapport à cet axe, se déplace également, et qu'une ligne qui relierait les noyaux des cellules musculaires successives doit décrire une hélice autour du tube artériel. En effet, il est aisé de reconnaître que pour couvrir sans discontinuité une colonne avec des affiches fusiformes, on ne pourrait adopter une autre méthode. Aussi voit-on (1) la série des noyaux, quand on les a colorés, se déplacer dans une direction héliçoïde. Ils occupent d'abord la face antérieure de l'artériole, puis son bord droit, par exemple, ensuite sa face postérieure, son bord gauche, etc. Sur les imprégnations d'argent, on voit la même disposition héliçoïde, marquée par les lignes de ciment.

On constate aussi que les cellules musculaires ne se rejoignent pas toujours en superposant leurs chefs de façon à intercepter sur leur point d'union des traits de ciment obliques ou en sifflet, mais que quelques-unes se rejoignent chef pour chef au niveau de leurs extrémités opposées. Parfois aussi l'un des chefs est bifurqué, et reçoit le chef opposé, ou celui d'une autre cellule musculaire, dans l'angle de cette bifurcation. Dans le muscle moteur de l'intestin de l'Homme, du Lapin, etc., qui est aussi un muscle propulseur tubulaire, mais stratifié et présentant deux plans de fibres à directions perpendiculairement croisées, on observe beaucoup plus souvent encore ce mode d'union. Les cellules à chefs bifurqués y sont bien plus nombreuses que dans les artérioles.

La disposition héliçoïde que nous venons de décrire dans les artérioles répond à la fois à la nécessité de rendre leur couche musculaire continue à l'aide d'un revêtement simple de cellules musculaires fusiformes, et au mode suivant lequel doit s'exécuter le fonctionnement du muscle vasculaire lui-même. Les muscles des artérioles, commandés par les nerfs vaso-moteurs, règlent le régime circulatoire des réseaux de vaisseaux capillaires qui leur font suite et qui sont absolument dépourvus de muscles. Quand leur contractilité est mise en jeu, le mouvement s'effectue de façon à opérer une sorte de torsion du petit vaisseau sur son axe. Ce mouvement de torsion, joint au raccourcissement de la cellule musculaire, concourt puissamment à amener la lumière de l'artériole à la dimension voulue par le commandement

(1) Artérioles par exemple de la pie-mère. Fixation par l'alcool fort, tension sur la lame de verre par le procédé de la demi-dessiccation; dépôt d'une goutte d'eau, puis d'une goutte de picro-carminate au milieu de la membrane tendue ; conservation dans la glycérine neutre ou formiquée à 1 p. 100.

des nerfs. On diminue en effet beaucoup plus vite le calibre d'un tube de caoutchouc en l'étirant et en le tordant à la fois sur son axe, que par l'étirement pur et simple.

Dans les petites artères, qui elles aussi sont des canaux propulseurs, le muscle lisse est constitué par des couches stratifiées de fibres-cellules annulaires. Mais ces fibres, formant au vaisseau un revêtement musculaire continu comme celui des artérioles, sont groupées en fascicules dans des loges formées par des réseaux de fibres élastiques, disposés parallèlement à la direction des cellules musculaires et les enveloppant comme le feraient les mailles d'un filet.

(B). *Type musculaire des réservoirs contractiles.* — Les muscles lisses des organes creux ne sont pas tous destinés à exercer sur le contenu une propulsion dans un sens axial toujours le même. Certains, tels que la vessie, l'utérus, etc., sont de véritables *réservoirs contractiles.* Dans ce cas, l'action musculaire doit être mise en jeu d'une façon homogène à l'encontre de la force qui tend à distendre le réservoir. Ce dernier, en se contractant, doit en outre revenir sur lui-même dans tous les points de sa surface en conservant sa forme générale ou en ne la modifiant que légèrement. Quand on veut s'opposer à la distension excessive d'une boule de caoutchouc, par exemple, le meilleur moyen est de l'entourer d'un filet de mailles élastiques, qui forcent la boule à revenir régulièrement sur elle-même. Les muscles lisses des réservoirs contractiles, pour arriver au même but, s'organisent eux aussi de manière à réaliser des dispositions en réseau ; ce sont des *muscles rétiformes.*

Pour arriver à cette disposition la nature emploie deux moyens : ou bien les cellules musculaires, conservant la forme de fibres-cellules, prennent à la place de leur arrangement ordinaire parallèle une ordonnance *rétiforme* (fig. 212). Ou bien ces cellules modifient leur configuration ; elles deviennent *rameuses* et non plus seulement accidentellement bifurquées sur leurs extrémités.

On peut aisément reconnaître l'existence de la première modification au niveau des renflements supra-valvulaires des vaisseaux lymphatiques tels que les chylifères (1). Quand un de ces vaisseaux, ou tout autre tronc lymphatique muni de valvules, a été imprégné d'argent et qu'on l'observe à l'état de distension (2), on voit qu'extérieurement à

(1) Ranvier. *Traité technique*, p. 493. Mésentère du Chat (2e édition).

(2) On pique avec une grosse seringue de Pravaz chargée d'eau distillée la surface externe du cæcum du Lapin, par exemple, en introduisant obliquement et très superficiellement la canule-trocart sous le péritoine. On pousse lentement l'injection d'eau pour laver les lymphatiques ; puis, laissant la canule en place, on injecte de la même façon une solution de nitrate d'argent à 1 p. 500. On arrive ainsi à distendre quelques-uns des chylifères qui se développent sous forme de trajets opalescents et noueux. On maintient alors l'injection sous pression et un aide arrose en même temps le mésentère avec de l'alcool à 36° de Cartier. Les lymphatiques sont ainsi fixés-distendus. On monte ensuite la portion du mesentère qui les contient dans le baume du Canada. Les lymphatiques paraissent comme insufflés.

sa couche d'endothélium festonné en jeu de patience, le nitrate d'argent a imprégné les lignes de ciment des cellules musculaires lisses. Ces cellules sont disposées à peu près régulièrement et annulairement dans les portions cylindriques du vaisseau qui précèdent et qui suivent le renflement supra-valvulaire. Mais au niveau de ce renflement, qui doit agir sur son contenu, après la fermeture des valvules, à la façon

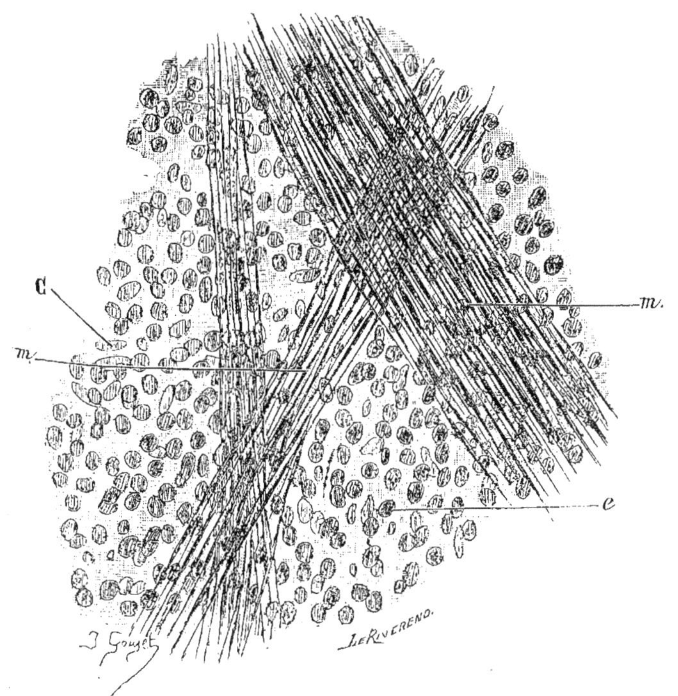

Fig. 212. — Muscles lisses de la vessie de la Grenouille dans les points où il n'existe que de grosses travées. La disposition n'est pas ici en réseau, mais simplement rétiforme.

m, m, travées musculaires, formées de fibres-cellules parallèles ; ces travées s'entre-croisent en tous sens ; — e, noyaux de l'endothélium péritonéal vus par transparence ; — C, noyau d'une cellule du tissu conjonctif.

d'une poche contractile ou d'un petit cœur, l'ordonnance des fibres-cellules n'est plus annulaire autour du vaisseau. Ces fibres dessinent à la surface un lacis rétiforme comparable à l'emmêlement des fils d'un peloton roulé en boule à la main, ou mieux encore à l'entrelacement des fibres musculaires cardiaques. Dans l'utérus, le même résultat est obtenu, mais non plus par l'enlacement de cellules musculaires isolées. Les fibres musculaires forment des plans distincts, séparés par des lames de tissu conjonctif et entre-croisés dans toutes sortes de directions, de manière à réaliser un empelotonnement, non plus de fibres isolées, mais de muscles lisses rubanés disposés par étages. Cette nouvelle disposition est commandée par le volume de l'organe et l'énergie de ses contractions; mais le résultat fonctionnel est le même que dans le renflement supra-valvulaire du lymphatique.

Cellules musculaires lisses rameuses. — Les grosses artères, telles que la pulmonaire et l'aorte, ne constituent plus des organes propulseurs du sang dans un sens donné, mais bien des sortes de réservoirs contractiles dont les muscles ont pour seule fonction de concourir, avec le système compliqué de leurs lames élastiques fenêtrées, à la résistance du vaisseau contre l'effort qu'exerce sur sa paroi le sang lancé sous pression par le cœur. Si l'on isole (1), par la dissociation de la tunique moyenne de l'aorte saine ou de la pulmonaire, les cellules musculaires qui, sur les coupes, présentent une direction sensiblement perpendiculaire à l'axe du vaisseau, on reconnaît qu'elles ne ressemblent plus en rien aux fibres-cellules. Ce sont des cellules musculaires affectant des formes bizarres. Leur surface est sillonnée de crêtes d'empreinte, résultant de l'impression à leur niveau des lames élastiques dans les intervalles desquelles elles sont contenues. Enfin elles sont *rameuses*, c'est-à-dire munies de prolongements plus ou moins longs ou hérissées de pointes. Elles renferment *un ou deux noyaux*, au sein d'un fuseau de protoplasma qui dessine leur axe. Ce qui est typique, c'est que la cellule, si irrégulière qu'elle soit, présente une striation délicate, répondant à ses cylindres musculaires et dont les traits sont toujours parallèles à sa direction axiale (2). A la striation transversale près, ce sont donc là des cellules musculaires comparables à celles du cœur des Tortues et des Grenouilles; cellules qui sont rameuses de la même façon et possèdent également deux noyaux (3).

Les cellules musculaires rameuses des grosses artères ne sont pas soudées les unes aux autres comme dans le cœur sanguin pour former des chaînes. Elles prennent leur insertion dans le ciment des espaces interlamellaires de la membrane moyenne du vaisseau. Les imprégnations de la membrane moyenne à l'aide du nitrate d'argent, montrent

(1) Un fragment de la tunique moyenne de l'aorte est suspendu pendant quelques jours dans l'alcool au tiers. Puis il est dissocié en lamelles dans un verre de montre. On met ensuite le liquide de la dissociation et les lamelles dans un tube d'essai; on ajoute de l'eau distillée et au bout de deux ou trois jours on agite fortement le tube pendant quelques minutes. On ajoute du picro-carminate et, le lendemain, un centimètre cube d'acide osmique. Au bout de quelques heures on prend une goutte du sédiment déposé au fond du tube. Il contient de nombreuses cellules musculaires fixées dans leur forme et colorées.

(2 RANVIER, *Leçons sur le système musculaire*, rédigées par J. RENAUT, p. 390.

(3) Nous constatons ici une première tendance de l'élément cellulaire à devenir une cellule à noyaux multiples. Cette tendance deviendra la règle dans les cellules striées des muscles à contraction brusque.

cependant, de distance en distance, des cellules affectant la disposition suivante : Une cellule émet un prolongement qui se divise en V; dans l'angle de ce V un prolongement indivis d'une cellule voisine entre, et l'interligne des deux cellules musculaires est marqué sur ce point par un mince trait angulaire. Il y a donc dans nombre de points une véritable tendance à la formation d'un réseau continu de cellules soudées, comparable à celui que nous décrirons plus loin dans le myocarde.

Cellules musculaires lisses anastomotiques : réseaux musculaires lisses. — La vessie de la Grenouille est une sorte de sphère constituée par un épithélium stratifié qui forme son revêtement interne, par un plan musculaire disposé en réseau au sein du tissu conjonctif, et par le péritoine qui double en dehors ce plan musculaire. Quand on a fixé dans sa forme le muscle moteur à l'état de tension parfaite, et qu'on l'observe étalé à plat après l'avoir coloré par l'éosine hématoxylique (1), on peut distinguer une forme intéressante de cellules musculaires signalée pour la première fois par Julius Arnold (2). A la surface de la vessie, les fibres-cellules musculaires sont disposées en faisceaux qui en s'écartant, se rapprochant tour à tour et s'entre-croisant en même temps, dessinent un réseau de mailles à peu près régulières. Les travées musculaires sont plus ou moins larges, et sont constituées par des cellules fusiformes parallèles les unes aux autres. Dans leurs interlignes, le ciment affecte la forme de traits brillants, ou noirs si l'on a imprégné le muscle avec le nitrate d'argent. Mais de ces travées se détachent des cellules musculaires qui viennent cloisonner les espaces compris entre leurs entre-croisements. Ces cellules forment dans les intervalles des travées, en se groupant en minces rubans ou en s'éloignant et se rapprochant tour à tour, un délicat entre-croisement plexiforme (fig. 213).

On voit alors que nombre de ces fibres envoient, dans les intervalles

(1) Sur une Grenouille immobilisée par la destruction de la moelle ou par un coup sur la tête, on ouvre l'abdomen et l'on met la vessie à nu. Avec une seringue de Pravaz, on pénètre dans la vessie par ponction du ventre, on aspire l'urine et on la remplace, jusqu'à distension complète de la vessie, par une injection d'eau distillée. On introduit ensuite environ une demi-seringue d'une solution de nitrate d'argent à 1 p. 300, puis on lie la vessie sur son pédicule et on l'abandonne dans cet état pendant un quart d'heure ou vingt minutes dans la chambre humide ordinaire. Au bout de ce temps, l'imprégnation des fibres musculaires est complète et l'épithélium vésical commence à se détacher. On arrose alors pendant quatre à cinq minutes, et jusqu'à ce qu'elle soit opaque et rigide, la vessie avec de l'alcool fort. Puis on l'enlève, on la fend avec des ciseaux, on en excise des fragments que l'on tend sur la lame de verre et qu'on colore ensuite à l'éosine hématoxylique après avoir déposé une goutte d'eau distillée sur le centre. Les noyaux des cellules musculaires sont colorés en violet foncé, les cylindres musculaires en rouge. L'épithélium est aisément chassé par l'action du pinceau trempé dans l'alcool quand la membrane a été tendue sur la face péritonéale.

Si l'on ne veut pas avoir les interlignes des cellules imprégnés d'argent, on se contente d'arroser largement la vessie distendue d'alcool avec de l'alcool fort. On achève la préparation de la même manière que précédemment.

(2) *Manuel* de Stricker, édition anglaise de New-York, p. 148.

des travées musculaires principales, des prolongements formés de cylindres musculaires. Ceux-ci, après un certain trajet, vont dessiner des points nodaux avec des prolongements similaires, émis par d'autres cellules et réunis trois par trois ou quatre par quatre. Au centre de chaque point nodal est une masse de protoplasma non plus fusiforme,

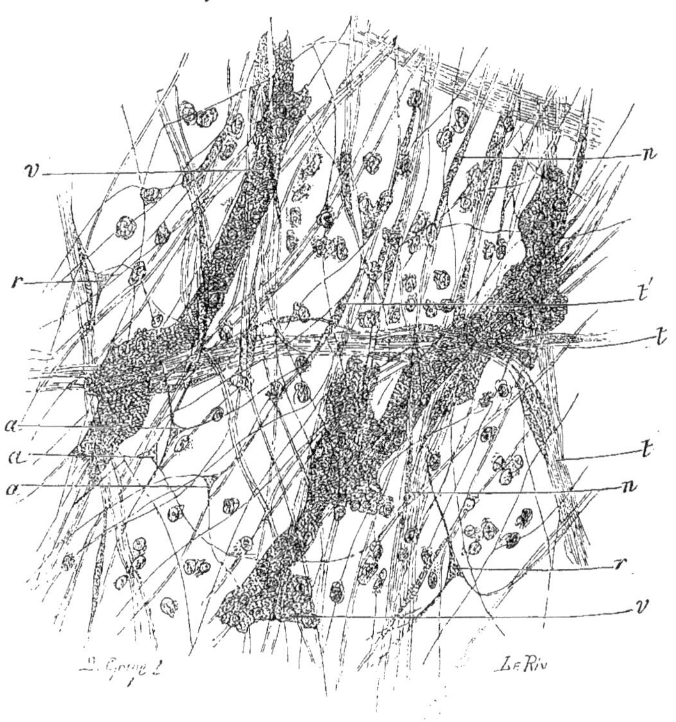

Fig. 213. — Réseau musculaire lisse intérieur aux grandes mailles musculaires du muscle moteur de la vessie de la Grenouille (préparation indiquée dans la note (1) (p. 599).

a, a, a, points nodaux des fibres lisses grêles disposées en réseau ; ils sont occupés par des noyaux et une masse de protoplasma de forme stellaire ; — *n, n*, fibres musculaires grêles, mais droits et à noyaux axiaux, donnant naissance aux précédentes ; — *r, r*, réseau de fibrilles musculaires autour des noyaux ; — *t, t'* travées droites d'où se dégage le réseau ; — *v, v*, vaisseaux sanguins.

mais de figure stellaire, au sein de laquelle se trouve un noyau. Ce corps protoplasmique et ce noyau individualisent de la sorte une cellule musculaire anastomotique d'autres cellules semblables, ou allant rejoindre par l'un de ses prolongements une travée de fibres-cellules ordinaires. Les cylindres musculaires, en se rapprochant en points nodaux et en divergeant tour à tour, viennent donc prendre appui de distance en distance sur des corps cellulaires. La formation musculaire, dans les limites de ce mouvement, devient par suite une cellule musculaire à noyaux multiples ; elle est constituée par des *cellules musculaires lisses anastomotiques les unes des autres*, et interceptant un *réseau musculaire* continu. Dans un tel réseau, la contraction musculaire lente et soutenue s'effectue sur tous les points de la surface progressivement, et aussi avec une régularité et une homogénéité parfaites.

Les divers types de cellules musculaires lisses que nous venons de décrire peuvent être mis en parallèle avec des cellules musculaires striées qui, au point de vue morphologique, sont leurs homologues directs. On peut en effet comparer, comme nous le verrons un peu plus loin, la fibre-cellule à la fibre musculaire ordinaire ou faisceau primitif. La cellule musculeire lisse rameuse, de son côté, est tout à fait comparable à la cellule musculaire striée du myocarde. Enfin, les fibres musculaires de tous les cœurs lymphatiques sont disposées un réseau également continu, à la façon de celles découvertes par ARNOLD dans la vessie de la Grenouille.

La cellule musculaire lisse, destinée à produire une contraction lente et soutenue, est aussi anatomiquement disposée pour satisfaire à ce mode de contractibilité, et à lui seul. Nous verrons plus loin que la contraction musculaire s'accompagne d'échanges actifs dont la substance contractile est le théâtre. Dans la cellule musculaire lisse, les surfaces par lesquelles peuvent s'accomplir ces échanges se réduisent à celles des cylindres musculaires. Dans la cellule musculaire striée, ces surfaces consistent dans celles des innombrables fibrilles musculaires cylindriques dont la substance contractile est composée, augmentées de toutes les surfaces de section en travers des portions contractiles (disques épais) de ces mêmes fibrilles. Les échanges peuvent donc s'opérer infiniment plus vite au niveau des surfaces extrêmement multipliées qu'offre la substance contractile des muscles striés, et la contraction peut s'y effectuer suivant le mode brusque. Au contraire, dans les cellules musculaires lisses, la contraction doit s'établir et disparaître aussi très lentement, puisque les surfaces d'échanges de la substance contractile y sont infiniment plus restreintes.

Nous avons vu que les cellules musculaires lisses, détachées de leurs insertions sur le ciment même après qu'elles ont été fixées dans leur forme, reviennent sur elles-mêmes avec énergie, de façon à se plisser en banderole et à s'écraser par points sous leur propre rétractilité. Cette élasticité, qui dans tout appareil mécanique tend à transformer un mouvement brusque en un mouvement progressif et continu, vient encore en aide à la fonction, qui est ici la contractilité du mode lent.

On peut déduire enfin de tout ceci que les cellules musculaires lisses, en outre du *noyau* qui les individualise et du *protoplasma* qui les fait vivre en tant qu'éléments cellulaires, comprennent dans leur constitution : 1° des parties contractiles, qui sont les *cylindres musculaires*, et 2° des parties purement *élastiques*. Les cylindres musculaires nous sont connus. Quant aux parties élastiques, elles sont problablement formées par le protoplasma condensé, qui sépare longitudinalement les cylindres musculaires les uns des autres. En tout cas, l'élasticité des cellules, musculaires lisses n'est point une propriété vitale de ces éléments; elle est au contraire une qualité purement physique, puisqu'elle résiste à la

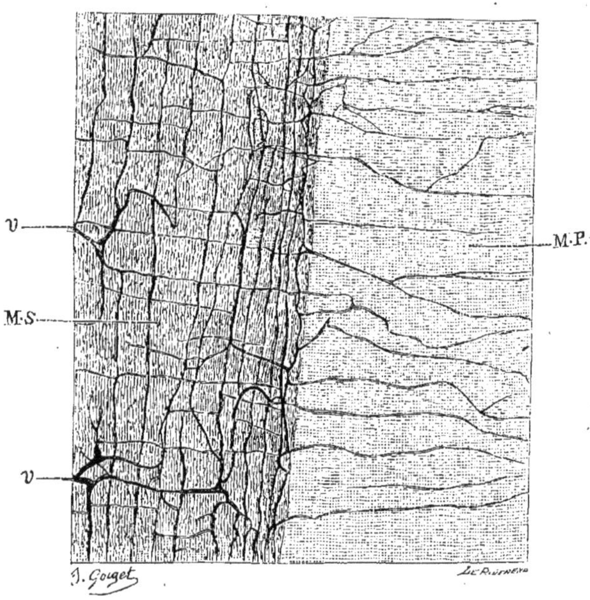

Fig. 214. — Vaisseaux sanguins du muscle moteur intestinal au Rat, injectés avec une masse au carmin. — Baume du Canada.

MS, plan musculaire superficiel répondant à la couche de fibres annulaires (l'intestin reposant sur sa face péritonéale, la muqueuse enlevée) ; — MP, plan profond ; — *v*, *v*, vaisseaux sanguins ; les vaisseaux des deux plans communiquent entre eux par des anastomoses nombreuses (faible grossissement).

fixation de l'élément saisi et tué tout entier en place par les réactifs coagulants ou exerçant une action progressive analogue à celle produite par le tannage.

Vaisseaux sanguins et lymphatiques des muscles lisses. — Les vaisseaux capillaires sanguins des muscles lisses sont contenus dans le tissu conjonctif interfasciculaire. Ils décrivent des mailles allongées, disposées en U très longs et contrariés, sortes de paniers vasculaires qui circonscrivent les groupes de cellules et sont parallèles à leur direction. Les vaisseaux de distribution, artères et veines, filent entre les divers plans de fibres musculaires lisses. Quand ces plans sont entrecroisés, comme il arrive dans le muscle moteur de l'intestin (fig. 214), la direction des vaisseaux de l'un des plans fait avec l'autre le même angle que la direction générale des cellules musculaires dans les deux plans superposés. Dans les artérioles et les petites veines lymphatiques, le plan unique de cellules musculaires qui forme le muscle moteur ne possède pas de vaisseaux propres. C'est le sang qui circule dans le vaisseau qui nourrit ces cellules musculaires par imbition.

Dans certains points de l'intestin du Lapin et dans bon nombre d'autres muscles lisses, les capillaires présentent, au voisinage de leur union avec les veinules efférentes, un très léger élargissement en forme de sinus. Cette disposition est le rudiment de celle que Ranvier a indiquée dans les muscles striés à contraction brusque mais soutenue (muscles rouges). Elle ressortit à la même fonction, qui est d'emmagasiner le sang dans les muscles, pendant la durée de leur contraction, pour leur fournir l'oxygène nécessaire au maintien de cette dernière quand elle doit durer un peu longtemps.

Les *vaisseaux lymphatiques* des muscles lisses ont été surtout bien étudiés dans le muscle moteur de l'instestin et dans l'utérus. Ils forment, dans les intervalles des plans de fibres, un système de trajets, de confluents et de lacunes contenus ou plutôt simplement creusés au sein du tissu conjonctif. Pour passer d'un plan musculaire dans un autre ils prennent la voie du tissu connectif interfasciculaire.

CHAPITRE III

TISSU MUSCULAIRE A CONTRACTION BRUSQUE, MUSCLES FASCICULÉS

§ 1. — ÉLÉMENTS CELLULAIRES STRIÉS DES MUSCLES A CONTRACTION BRUQUES.

Partout où, dans l'organisme, on constate l'existence de la contractilité musculaire du mode brusque, on trouve les muscles essentiellement formés par des éléments cellulaires, dans le protoplasma desquels s'est développée une substance contractile striée en long et en travers.

Cette substance contractile est divisible en faisceaux suivant les lignes, toutes parallèles entre elles, de la striation longitudinale. Ces faisceaux, les *cylindres primitifs de Leydig*, sont eux-mêmes formés d'un nombre variable de *fibrilles élémentaires* parallèles les unes aux autres. Dans un même cylindre primitif de Leydig, les traits alternativement sombres et clairs de la striation transversale sont aussi tous parallèles entre eux, et situés à la même hauteur dans les fibrilles consécutives. Ces mêmes traits transversaux sont également tous à la même hauteur dans les cylindres primitifs, placés les uns à côté des autres comme un faisceau de javelots. Il suit de là que la striation transversale se poursuit en ligne droite de fibrille en fibrille et de cylindre primitif en cylindre primitif, d'un travers à l'autre de l'élément musculaire tout entier, aussi bien dans son épaisseur qu'à sa surface. Les stries transversales répondent donc à des disques, sombres ou clairs.

Quand on examine un élément musculaire strié à la lumière polarisée comme l'a fait Brucke, on reconnaît que les traits sombres de la striation en travers rétablissent la lumière quand le champ de la préparation a été rendu obscur par le croisement des deux nicols ; ils sont donc biréfringents ou *anisotropes*. Au contraire, les bandes transversales qui paraissent claires à la lumière ordinaire sont devenues maintenant obscures; elles sont donc monoréfringentes ou *isotropes*. La succession des bandes transversales anisotropes et isotropes s'observe dans toute cellule musculaire striée, quelle que soit d'ailleurs sa configuration générale. Elle est donc caractéristique de la substance contractile destinée à développer la contraction brusque.

Au sein de tout élément musculaire strié, on observe au moins un noyau, ce qui est le cas le plus rare, et le plus souvent plusieurs plongés au sein d'une masse de protoplasma. Ces éléments sont donc des corps cellulaires, comme il a été dit plus haut. Dans le cas le plus général, celui où ces corps cellulaires possèdent plusieurs noyaux, ce sont des cellules à noyaux multiples. Cette disposition, qui était exceptionnelle dans les cellules musculaires lisses, devient ainsi au contraire la règle dans celles des muscles striés.

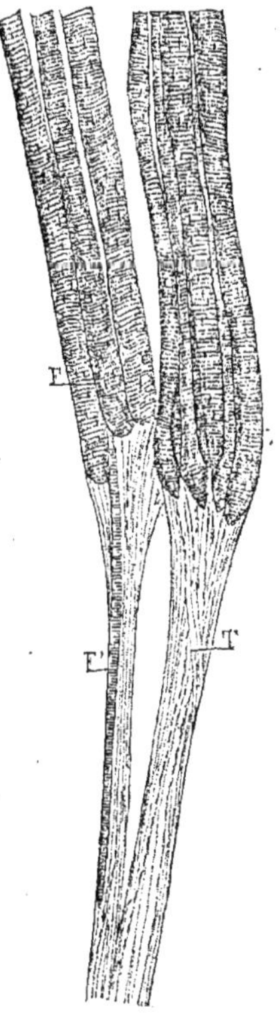

Fig. 215. — Deux faisceaux secondaires du sterno-hyoïdien de la Grenouille, isolés et montrant leurs rapports avec leurs tendons (glycérine éosinée).

F, faisceau primitif; — F', fuseau musculaire; — T, tendon commun du faisceau secondaire, composé de l'ensemble des petits tendons émanés des faisceaux musculaires primitifs (faible grossissement).

Muscles fasciculés. — Les cellules musculaires striées sont de formes variables. Celles qui entrent dans la constitution des *muscles fasciculés*, c'est-à-dire des muscles du corps et des membres tels par exemple que le biceps huméral, sont très allongées et disposées en forme de fibres. Elles ont des noyaux multiples disposés soit dans la cellule musculaire au sein d'un cylindre de protoplasma (1), soit rejetés tout à fait à la périphérie de l'élément et situés sous sa capsule ou *sarcolemme* (2), soit enfin occupant à la fois cette situation excentrique et différentes positions dans l'intérieur de la fibre, entre les cylindres de substance contractile formés de fibrilles (3). On donne ordinairement à de semblables cellules musculaires à noyaux multiples le nom de faisceaux *primitifs des muscles* (fig. 215) : parce qu'elles sont le dernier élément individualisé et vivant comme tel, dans lequel on puisse résoudre une masse musculaire fasciculée; et parce que les faisceaux secondaires de cette dernière, ceux que seuls on peut isoler par la dissection, sont formés d'un plus ou moins grand nombre d'entre elles disposées parallèlement les unes aux autres. Les faisceaux primitifs des muscles sont entourés de

(1) Fibres musculaires des Cyclostomes, — fibres musculaires des Cicindèles.
(2) Fibres musculaires des muscles blancs du Lapin, — fibres du biceps de l'Homme.
(3) Fibres musculaires des muscles rouges du Lapin (ex. le soléaire).

tous côtés par le tissu conjonctif, qui est répandu à leur entour sous forme de tissu conjonctif lâche, et qui s'attache à chacune de leurs deux extrémités opposées sous forme d'un petit tendon minuscule.

Les faisceaux primitifs sont les homologues directs des fibres-cellules des muscles lisses. Dans les muscles ordinaires, ils prennent aussi par séries une ordonnance qui les rend parallèles entre eux. Quand ils appartiennent à des canaux propulseurs, tels que l'intestin de la Tanche, ils se disposent annulairement autour d'eux. Ils affectent aussi une disposition rétiforme résultant de l'entre-croisement de leurs faisceaux secondaires, lorsque l'organe creux doit jouer un rôle comparable à celui des réservoirs contractiles.

Muscles rétiformes. — Dans le cœur sanguin, type par excellence de ces réservoirs contractiles, les cellules musculaires striées n'affectent

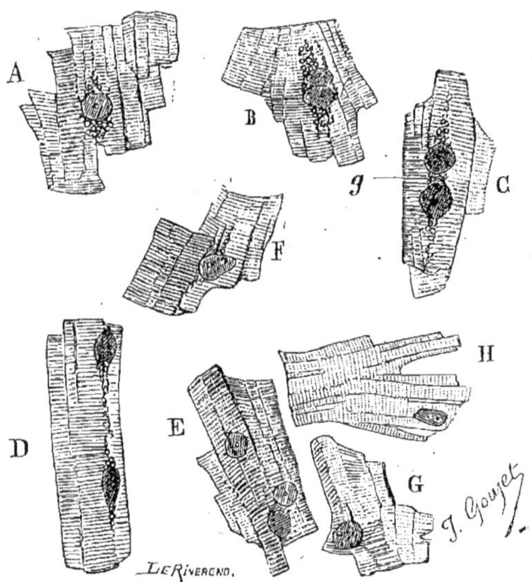

Fig. 216. — Cellules musculaires du myocarde de l'Homme atteint de myocardite segmentaire. — Isolement par agitation du fragment musculaire dans une goutte de picro-carminate d'ammoniaque.

A, B, , D, E, F, G, H, cellules musculaires cardiaque de diverses formes ; — *g*, granulations ambrées remplissant le fuseau de protoplasma axial qui contient le ou les noyaux (Ocul. 1. Objectif 7 de Verick, projection sur la table de travail).

plus la forme de fibres ou faisceaux primitifs ordinaires. Ce sont alors des cellules plus ou moins rameuses (fig. 216), très comparables à celles de la tunique moyenne de l'aorte et de l'artère pulmonaire, mais striées en travers et renfermant un ou deux noyaux au sein d'un fuseau de protoplasma qui dessine leur axe central. Ces cellules ne prennent point insertion sur des tendons par leurs extrémités. Elles sont soudées les unes aux autres bout à bout, par des traits de ciment analogue à celui des épithéliums, pour former des chaînes ramifiées. De la sorte, tous les éléments musculaires du cœur entier sont rendus solidaires les uns des autres (fig. 217).

Enfin, dans les cœurs lymphatiques des invertébrés (1) ou des vertébrés (2), les éléments contractiles sont à la fois ramifiés et continus

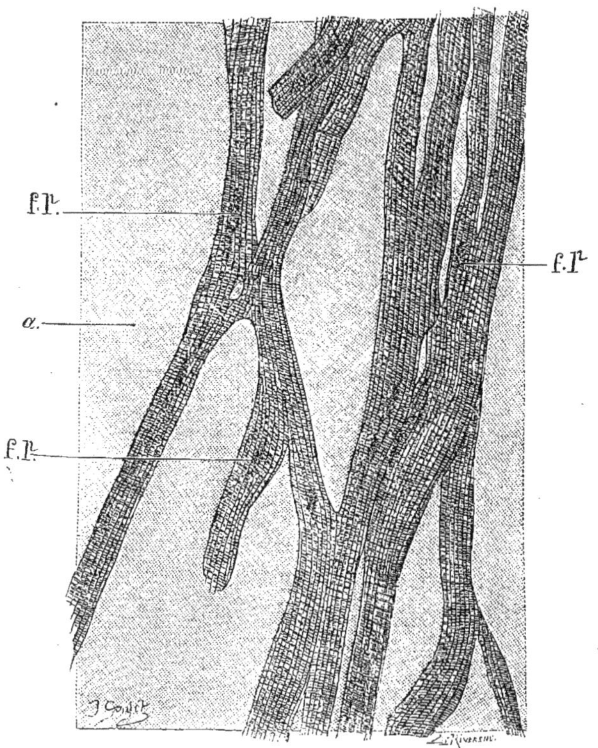

Fig. 217 — Faisceaux musculaires rétiformes du cœur de l'Homme, étalés en réseau sous l'endocarde (fixation par l'acide osmique à 1 p. 300, glycérine neutre).

fp, fp, fp, fuseaux protoplasmiques occupant l'axe de chaque fibre, et dont le renflement correspond aux noyaux d'une cellule cardiaque (faible grossissement).

entre eux sans présenter sur leur parcours de divisions nettes par des lignes transversales de ciment. Le protoplasma semé de noyaux est rejeté sur le côté du faisceau primitif, dont la substance contractile se poursuit, formée de cylindres de Leydig et de fibrilles de toute longueur,

(1) Exemples : le cœur lymphatique de l'Écrevisse, de l'Hélix.
(2) Exemples : les cœurs lymphatiques des Grenouilles, le cœur lymphatique caudal de l'Anguille.

pour entrer dans la constitution de chiasmas et de points nodaux. Le muscle affecte en conséquence la disposition d'un *réseau musculaire* parfait, ininterrompu dans toute l'étendue du réservoir contractile. Cette disposition, si l'on excepte la position des noyaux musculaires, rappelle directement celle des cellules musculaires lisses anastomotiques d'Arnold dans le muscle moteur de la vessie de la Grenouille. Les réseaux musculaires striés sont donc aussi les homologues des réseaux musculaires lisses, formés par l'anastomose en chiasmas de leurs cylindres contractiles devenus de toute longueur.

Je vais étudier successivement : 1° les *faisceaux musculaires primitifs*, ou cellules à noyaux multiples des muscles striés ordinaires ou fasciculés ; 2° les *cellules musculaires rameuses* des cœurs sanguins; 3° enfin les *réseaux musculaires* des cœurs lymphatiques. Comme dans tous ces divers éléments musculaires, la constitution de la substance contractile striée est fondamentalement la même, je ferai l'étude de celle-ci et j'exposerai les diverses théories de la contraction musculaire du mode brusque à propos de la description des faisceaux primitifs des muscles striés ordinaires. L'étude des muscles striés *rétiformes* des réservoirs contractiles, c'est-à-dire des cœurs, fera ensuite l'objet d'un chapitre distinct.

§ 2. — FAISCEAUX MUSCULAIRES PRIMITIFS DES MUSCLES FASCICULÉS.

Dans les muscles fasciculés, les faisceaux primitifs (fig. 218) sont toujours ordonnés entre eux parallèlement et par larges séries. Il en résulte pour le muscle entier une apparence fibrillaire qui avait frappé tous les anatomistes anciens. Bichat n'admettait pourtant l'existence de la fibre musculaire que par hypothèse. Cette fibre, disait-il, « toujours réunie à d'autres fibres de même nature qu'elle, facile par cette réunion à être distinguée à l'œil nu, se dérobe même aux recherches microscopiques lorsqu'on veut l'examiner d'une manière isolée, tant est grande sa ténuité » (1). Rien n'est cependant plus facile que de la mettre en évidence sur un muscle bouilli. On isole alors par la simple dissociation dans l'eau de longs faisceaux striés en travers, qui paraissent cylindriques et qui sont terminés par des extrémités brusquement atténuées en un cône court plus ou moins régulier. Ce sont les *faisceaux musculaires primitifs*, fibres musculaires striées des auteurs classiques. Leur longueur est variable ; leur épaisseur oscille entre 10 et 80 μ. Parfois même cette épaisseur est si considérable (par exemple chez les Plagiostomes), qu'elle s'oppose à toute analyse précise du faisceau musculaire demeuré entier. La ténuité de la fibre musculaire n'est donc

(1) X. Bichat. *Anatomie générale*, t. II, 1818, édition Maingault, p. 315.

point telle que Bichat se l'était figurée. Cette ténuité infinie doit être aujourd'hui reportée à la *fibrille élémentaire*, partie fondamentale de la substance contractile striée en travers que l'on n'est jamais absolument sûr d'avoir exactement dégagée et d'avoir seule sous les yeux, même dans une dissociation faite par les meilleures méthodes aujourd'hui connues.

Examinons un muscle court et plat, tel que le sterno-hyoïdien de la Grenouille, après l'avoir dégagé dans son ensemble du tissu conjonctif qui l'entoure, et avoir rendu ce dernier transparent dans l'intervalle des faisceaux primitifs (1). Nous reconnaissons d'abord que les faisceaux primitifs se poursuivent dans toute la longueur du muscle. Sur chacun de ses deux chefs opposés, ils se terminent suivant une courbe continue qui est celle de l'insertion sur le tendon. Les faisceaux primitifs se terminant sur cette ligne d'insertion sont sensiblement tous de même diamètre : ce sont les *faisceaux primitifs proprement dits*. Mais dans les intervalles de ces faisceaux on en voit deux ou trois de diamètre beaucoup plus petit, parfois minces comme des fils, et qui, au lieu de se terminer sur la ligne d'insertion, la dépassent à la fois sur le chef supérieur et sur le chef inférieur, puis se poursuivent le long du tendon, dans le

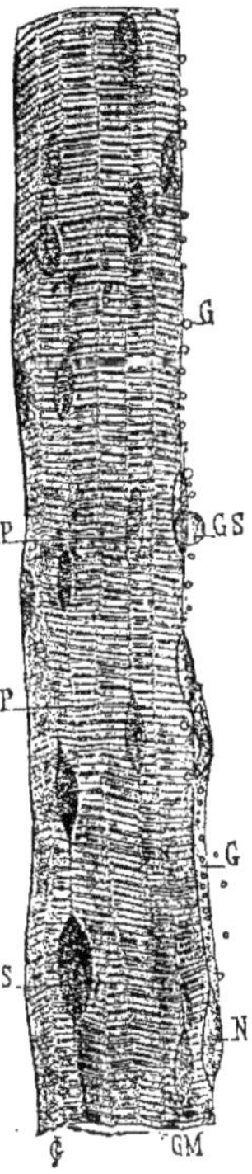

Fig. 218. — Faisceau musculaire primitif du soléaire du Lapin, montrant la striation longitudinale et transversale (130 diamètres). — Fixation par injection d'alcool fort dans le muscle vivant et tendu. — Éosine hématoxylique faible.

CP, cylindres primitifs de Leydig ; — NS, noyaux superficiels placés sous le sarcolemme et colorés en violet intense ; — NP, noyaux profonds, engagés dans la substance musculaire ; — N, noyau superficiel vu de profil ; — G, G, granulations exprimées sous le sarcolemme par le muscle revenant sur lui-même ; — GS, goutte sarcodique. — On voit partout le disque mince dans les intervalles des disques épais.

(1) Si l'on plonge une Grenouille vivante dans l'eau chauffée à 55°, elle entre immédiatement en convulsion, se roidit tétaniquement et meurt. Au bout de quelques minutes, le tissu conjonctif se ramollit, les tendons se détachent des faisceaux musculaires ; et l'on peut aisément isoler ces derniers par la dissociation et les observer dans toute leur longueur (Ranvier. *Leçons sur le système musculaire*, p. 50).

On peut aussi enlever le muscle sterno-hyoïdien tout entier en le dégageant du tissu conjonctif qui l'enveloppe, avec ses deux tendons plats extrêmes qui, ainsi que le tissu conjonctif interfasciculaire, deviennent transparents comme de la gélatine ramollie. Il est alors aisé d'observer, sur un pareil objet monté dans la glycérine, les détails indiqués dans le texte courant.

Pour dissocier les muscles striés en leurs faisceaux primitifs, on peut aussi employer la potasse à 40 p. 100 ou l'acide nitrique à 20 p. 100, mais les éléments sont alors beaucoup plus altérés que par la méthode de l'eau à 55°.

tissu conjonctif duquel ils s'engagent pour se terminer plus loin. Ce sont les *fuseaux musculaires* (voy. fig. 215) dont l'existence a été découverte dans les muscles des lacertiens et des serpents par Kühne, mais qui existent aussi bien dans les muscles de l'Homme (Babinski) (1). Pour le moment, nous laisserons les fuseaux musculaires de côté, nous y reviendrons en parlant des terminaisons nerveuses dans les muscles. Nous nous occuperons seulement ici des faisceaux primitifs ordinaires.

Faisceaux primitifs. — Les faisceaux primitifs, après avoir conservé pendant presque toute leur longueur la forme générale d'un cylindre, se

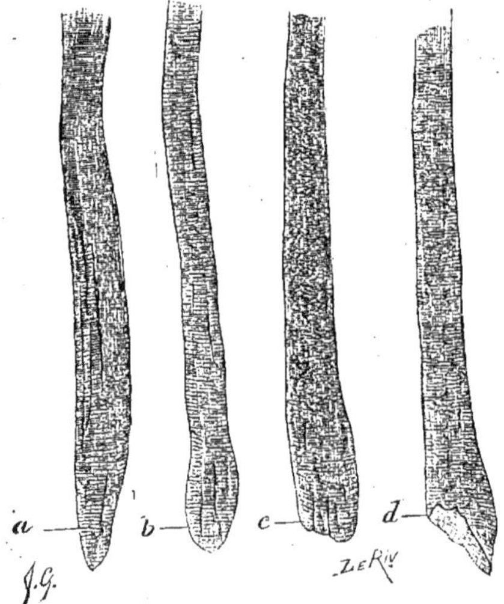

Fig. 219. — Muscle sterno-hyoïdien de la Grenouille traité par l'eau à + 55°.

a, b, c, d, principaux types de la configuration des faisceaux musculaires striés à leur extrémité répondant à l'insertion tendineuse (faible grossissement).

Coloration à l'éosine soluble dans l'eau ; conservation dans la glycérine salée faiblement éosinée.

terminent en pointe ou en cône court. Ce sont donc là des fibres cylindro-coniques et non plus des fuseaux vrais à ventre renflé comme les fibres lisses. Fréquemment l'extrémité du faisceau, au lieu d'être conique et mousse, est dentelée (2). Tantôt alors, cette extrémité res-

(1) Babinski et Onanoff, Gaz. Médic. de Paris, n° 8, 25 février 1888, p. 87.

(2) Préparation et isolement du muscle dans son entier par la méthode de l'eau chaude à 55°, puis fixation par les vapeurs d'acide osmique. La préparation, disposée sur la lame de verre, est placée la face en bas sur un flacon à large ouverture renfermant une solution d'acide osmique à 1 p. 100. Au bout de dix minutes la fixation est opérée. On peut colorer avec l'éosine, laver, puis monter dans la glycérine formiquée à 1 p. 100. Par cette méthode, les faisceaux primitifs colorés se détachent avec leurs reliefs ; le tissu conjonctif est, au bout de un à deux jours, devenu transparent comme le verre et ne gêne plus l'observation.

semble à celle d'un cône de cire molle marquée d'une fossette telle qu'on pourrait la déterminer par l'impression du doigt; tantôt elle a la forme d'une gouttière creusée sur un côté de la pointe tandis que l'autre côté reste conique ; tantôt enfin elle est bifide ou multifide (fig. 219). Les arborisations des extrémités sont souvent comparables à des doigts de la main écartés les uns des autres dans des attitudes différentes (RANVIER). Dans la langue de la Grenouille, ces arborisations se divisent à leur tour et l'extrémité de la fibre est véritablement devenue rameuse; elle s'insère à la face profonde de la muqueuse par ses ramifications, et de la sorte elle multiplie sur ce point ses insertions.

Dans le muscle sterno-hyoïdien de la Grenouille, on peut constater que certains faisceaux sont régulièrement coniques sur leurs deux extrémités, et que certains autres sont ramifiés sur ces mêmes extrémités. Enfin, certaines fibres sont mousses à une extrémité et ramifiées ou creusées d'une gouttière latérale sur l'autre. Dans un même muscle strié, de même que dans un même muscle lisse, les éléments contractiles sont donc ramifiés ou non à leurs extrémités, et les deux ordres de cellules contractiles sont morphologiquement équivalentes.

La véritable forme des faisceaux primitifs ne peut être déterminée que sur des coupes pratiquées perpendiculairement à leur longueur (1), c'est-à-dire à leur axe de figure. Sur de telles coupes, on reconnaît que la section transversale de chaque faisceau primitif n'est pas un cercle, mais bien un polygone irrégulier à côtés rectilignes. La forme générale du faisceau est donc celle d'un *prisme* et non celle d'un *cylindre*. Cette forme prismatique est due à la pression réciproque qu'exercent les uns sur les autres les faisceaux musculaires adjacents entre eux et ordonnés parallèlement les uns aux autres (fig. 220).

La substance contractile, dont sont en majeure partie formés les faisceaux primitifs, est en effet molle et ductile, d'une souplesse extrême et telle que KUHNE (2) l'a considérée un instant comme consistant en un liquide vrai. Elle peut donc se déformer aisément sous l'influence des pressions, de sorte que le faisceau primitif prend dès lors la figure d'un prisme allongé. Mais si l'on met en liberté une fibre musculaire striée de

(1) On *fixe dans leur forme* les faisceaux primitifs d'un muscle de petit volume ou d'un fragment de muscle délicatement divisé en long, et enlevé après avoir été tendu sur une allumette puis lié sur elle par deux anses de fil. Pour cela, on le porte dans une solution d'acide osmique à 1 p. 100 pendant 24 heures, puis on le lave, on le place dans le liquide de Müller pendant quatre à cinq jours, et on achève le durcissement par la gomme et l'alcool (séjour de 24 heures successivement dans la gomme et l'alcool). On monte ensuite ce fragment dans la moelle de sureau ou de Ferdinanda et l'on y pratique des coupes transversales très minces, faites *à main levée* afin de pouvoir corriger la direction des coupes si elles ne sont pas reconnues bien transversales. On lave ces coupes dans l'eau, on les colore soit au picro-carminate, soit à l'éosine, et on monte ensuite dans la glycérine ou dans le baume.

(2) KÜHNE. Eine lebende Nematode in einer lebender Muskelfaser beobachtet (*Arch. de Virchow*, Bd. XXVI, p. 222, 1858. — Untersuchungen über Bewegungen und Veränderungen der contractilen Substanzen ; Arch. de Müller, p. 564-642 et p. 748-835, 1859).

la patte d'un Hydrophile, et qu'on l'examine dans l'albumine de l'œuf, on peut constater à la fois qu'elle est revenue à la forme d'un cylindre vrai atténué en cône à ses deux extrémités, et reconnaître par la façon dont se forme et court le long du faisceau l'*onde* d'Aeby, combien est grande la souplesse de la substance musculaire, et combien aisément elle change de forme à la façon d'une massse semi-liquide.

Cette substance des faisceaux est transparente. Quand deux d'entre eux sont entrecroisés dans une dissociation, on voit nettement au travers du faisceau qui occupe le plan supérieur les détails de la striation du faisceau situé sur le plan profond. Les diverses colorations électives de la substance contractile diminuent, mais n'annulent pas cette transparence à moins qu'elles ne soient tout à fait trop intenses. Observés dans

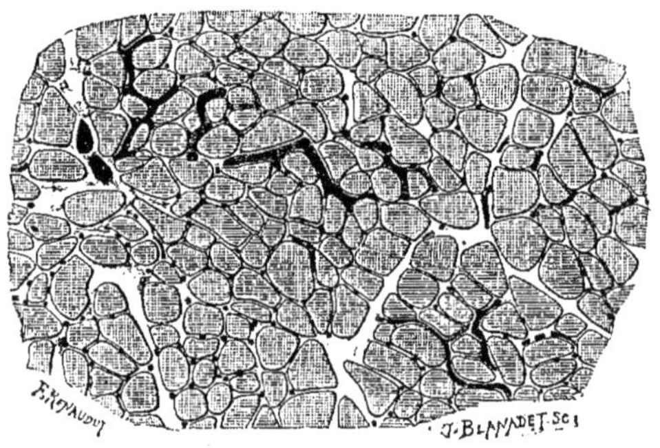

Fig. 220. — Coupe tranversale d'un muscle adducteur du Lapin pour montrer la forme prismatique des faisceaux primitifs. Les muscles ont été injectés par une masse au bleu de Prusse (faible grossissement).

leur propre plasma, les faisceaux musculaires primitifs ont un aspect caractéristique. Ils sont de teinte grisâtre (1), et très réfringents à peu près à la façon des globules du sang. L'aspect gris opalin est ici dû à la division de la substance contractile, qui remplit le faisceau, en une multitude de particules de réfringence différente. L'éclat gras caractéristique paraît dû aux phénomènes de réfraction que produit le lumière en traversant cette même substance (2).

L'analyse histologique des faisceaux musculaires primitifs constitue

(1) Les muscles blancs du Lapin ont surtout cette teinte grisâtre. Les muscles rouges du même animal ont des faisceaux primitifs présentant une teinte d'un gris rosé, comme lavée d'hémogobine : nous verrons plus loin qu'elle est la raison de ce fait.

Les muscles de certains poissons ont une coloration orangée, due à une matière grasse particulière que Fremy a nommée *acide salmonique*. D'autres sont colorés en brun par d'autres matières grasses particulières. D'autres enfin (par ex. le Squale Griset) sont d'un blanc mat. Cette coloration paraît encore due à une substance graisseuse (H. Milne-Edwards. *Leç. sur la Physiol.* et l'Anat. comparées, t. X, p. 444).

(2) Ranvier. *Leçons sur le système musculaire*, p. 61.

un problème difficile, car leur constitution est complexe. Un faisceau musculaire complètement développé et muni de toutes ses parties, tel que peut l'être celui d'un des muscles blancs du Lapin, d'un muscle quelconque de la Grenouille, ou d'un muscle des pattes de l'Hydrophile, présente à considérer : (1) une enveloppe extérieure, le *sarcolemme ;* (2) des *noyaux* renfermés dans (3) le protoplasma; (4) enfin la substance contractile proprement dite.

I. **Sarcolemme.** — Le sarcolemme est l'enveloppe extérieure du faisceau primitif; il l'entoure de tous côtés comme le fait la capsule d'une vésicule adipeuse à l'égard de la cellule qu'elle enclôt. Et de fait, le sarcolemme est une capsule, disposée autour de la cellule à noyaux multiples constituant le faisceau strié. De même en effet que beaucoup de formations capsulaires dont l'existence est adventice, il peut manquer complètement. Aucun des faisceaux primitifs des muscles des cyclostomes ne possède de sarcolemme; il en est de même des muscles moteurs des ailes des insectes. Il suffit au contraire d'isoler (1) les faisceaux primitifs des muscles des pattes de l'un quelconque de ces derniers animaux pour reconnaître autour d'eux l'existence d'une membrane enveloppante. Quand les faisceaux musculaires ont été fixés dans leur forme en état de demi-contraction, alors qu'ils étaient un peu revenus sur eux-mêmes, le sarcolemme se montre sur les côtés du faisceau sous forme d'une membrane à double contour, transparente comme du verre et sans structure aucune. Cette membrane forme en effet une série de festons le long de la fibre striée; et ces festons, au niveau de leur plein, montrent d'emblée le double contour caractéristique d'une membrane. Si ensuite on fend avec une aiguille courbe et tranchante un faisceau primitif suivant sa longueur, on peut arriver aisément à isoler le sarcolemme sur une certaine étendue. On peut alors l'observer à plat. Les festons rentrants du sarcolemme se montrent comme des stries transversales qui semblent avoir emporté des grains en se détachant de la substance contractile. Nous verrons plus loin qu'en effet à ce niveau le sarcolemme est adhérent à la substance striée du faisceau, et que les grains emportés par ses festons rentrants appartiennent en réalité à cette substance (2).

Il est beaucoup moins facile de mettre en évidence le sarcolemme des muscles blancs du Lapin, de l'Homme ou de la Grenouille (fig. 221). En aucun cas il ne se marque, le long du faisceau primitif intact, par un

(1) On arrache l'une des pattes d'un gros coléoptère, d'un Hydrophile ou d'un Lucane-Cerf, par exemple. On introduit dans le tarse la canule trocart d'une seringue de Pravaz métallique et remplie d'alcool. On pousse l'injection. Le muscle excité se contracte et les deux articles extrêmes de la patte reviennent sur eux-mêmes. Les faisceaux musculaires sont de la sorte fixés en état de moyenne contraction. On plonge la patte dans l'alcool au tiers et, au bout de quelques heures, on dissocie le muscle dans l'eau. Le sarcolemme se voit d'emblée sur tous les faisceaux.

(2) Ce sont les disques minces de la périphérie du faisceau.

double contour. L'indice de réfraction du sarcolemme et de la substance contractile sont en effet absolument identiques. La lumière traverse donc la substance du faisceau et la membrane qui l'enveloppe comme un milieu iso-réfringent, c'est-à-dire qu'elle ne dessine entre eux aucune ligne de démarcation. Le sarcolemme n'apparaît, dans les dissociations, que sur les points où la substance contractile du faisceau musculaire a été rompue sans que cette membrane d'enveloppe, qui est

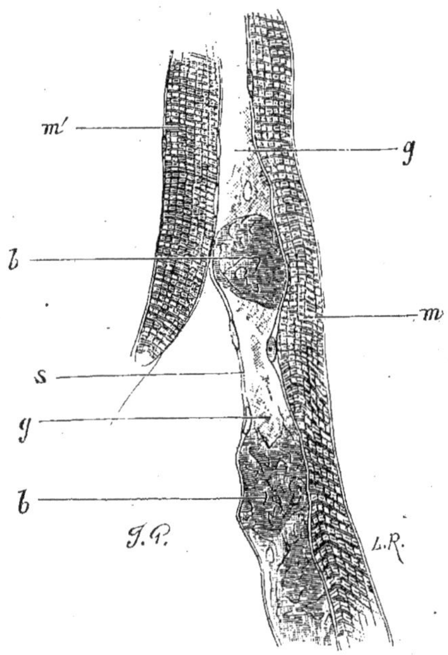

Fig. 221. — Faisceaux primitifs d'un muscle de l'Homme atteint de dégénérescence cireuse de Zenker (Picro-carminate ; conservation dans la glycérine picro-carminée).

m, *m'*, faisceaux primitifs ; — *b*, *b*, boules de substance musculaire ayant subi la dégénérescence cireuse, ce qui a amené la rupture du faisceau ; — *s*, sarcolemme devenu visible entre les boules cireuses ; — *g*, *g*, granulations du plasma musculaire répandu dans la gaîne vide et coagulé.

plus élastique, l'ait été en même temps au même niveau. Entre les fragments de la substance du faisceau qui, après la rupture, est revenue sur elle-même et s'est rétractée au-dessus et au-dessous du point de fracture, on voit la gaîne sarcolemmique isolée, transparente, présentant un double contour dont la ligne extérieure est plus marquée que l'intérieure. Cette gaîne revient sur elle-même et forme des plis longitudinaux surtout marqués au milieu de l'espace libre entre les deux fragments rétractés de substance musculaire. Quand, ce qui arrive souvent, cette dernière s'est rompue parce que le faisceau primitif a été tordu sur son axe pendant les manœuvres de dissociation, la gaîne du sarcolemme est tordue également sur elle-même comme une manche vide entre les deux fragments rétractés. Elle a la forme d'un sablier, et les plis qu'elle forme affectent alors la figure d'un tourbillon (1).

Enfin, sur les muscles de la Grenouille traités par la méthode de l'eau chauffée à 55°, on voit que la majorité des faisceaux primitifs se sont détachés de leur insertion à la cupule tendineuse qui embrasse leurs deux extrémités, et se sont rétractés dans la gaîne sarcolemmique, qui au contraire est restée adhérente à cette cupule. Le sarcolemme est alors dégagé, souvent sur une grande étendue, entre la cupule tendineuse d'insertion et l'extrémité du faisceau rétracté. Il se montre sous la forme d'un manchon cylindroïde, à parois formées d'une membrane sans structure, transparente comme le verre, ne montrant point d'empreintes granuleuses transversales comme le sarcolemme des faisceaux primitifs des muscles des pattes des insectes. Dans l'intérieur du manchon est un liquide légèrement granuleux, qui n'est autre chose que le plasma musculaire, exprimé par le retrait de la substance contractile détachée de son insertion au tendon.

Le sarcolemme est une membrane d'une grande élasticité, mais sa substance n'est nullement comparable à celle du tissu jaune élastique. On sait que la solution de potasse à 40 p. 100 ne dissout aucunement les fibres, les grains et les lames élastiques. Cette solution dissout au contraire le sarcolemme très rapidement. Au niveau des points où la substance contractile du faisceau a été rompue, on voit, après l'action de la potasse, un manchon de substance granuleuse coagulée entre les deux fragments. Mais ce manchon n'est point le sarcolemme : à sa périphérie on ne trouve plus le double contour de ce dernier. Le cylindre granuleux répond au plasma musculaire coagulé par la potasse avant que le sarcolemme ait été dissous (2). En outre, le sarcolemme n'offre aucune des réactions histochimiques de la substance élastique. L'acide picrique ne le teint pas en jaune d'or, l'éosine ne le colore pas en rouge pourpre comme ils le font de la substance élastique, quelle que soit sa forme. Le sarcolemme n'est donc pas une formation élastique.

Il n'offre non plus aucune des réactions de la substance fondamentale du tissu conjonctif. Les acides faibles ne le gonflent pas comme cette dernière : il est respecté par l'ébullition, qui transforme en gélatine les faisceaux conjonctifs. Ce n'est qu'à la longue que, sous l'influence de la

(1) On peut aussi mettre le sarcolemme en évidence en traitant une dissociation de muscles blancs du Lapin, de muscles de Grenouille, etc., par l'acide acétique à 1 p. 100 ou l'acide chlorhydrique à 1 p. 1000. La substance musculaire est gonflée en effet par les acides faibles. Sur les faisceaux primitifs rompus en travers, elle fait hernie sur le point rompu comme une sorte de champignon. Ce champignon grossit au fur et à mesure que l'acide agit. Au niveau de l'union de cette excroissance avec la continuité du faisceau primitif, le sarcolemme se rétracte et se plisse en travers comme la manche retroussée d'un vêtement.

(2) Ranvier. *Leçons sur le système musculaire*, p. 66, 67.

coction, la sarcolemme est dissous. Dans ces conditions, il disparaît au moment où les cellules cylindriques à cils vibratiles ne sont pas encore attaquées, et où leurs plateaux notamment sont intacts. En somme, il se comporte sensiblement à l'égard de tous les réactifs à la façon de la capsule des vésicules adipeuses. Pour ces raisons nous admettrons que le sarcolemme est une capsule : c'est-à-dire non pas une membrane de cellule, mais une formation secondaire du protoplasma faite à sa périphérie quand la cellule contractile à noyaux multiples a acquis son entier développement et sa forme supérieure. Plus en effet le faisceau musculaire est développé, plus sa substance contractile est devenue compliquée et fonctionne davantage d'après le mode rapide et le plus actif de la contraction brusque, plus le sarcolemme est aussi lui développé et épais. C'est le cas par exemple dans les faisceaux primitifs des muscles des pattes des arthropodes, qui sont aussi les éléments musculaires à contraction brusque les plus élevés en fonctionnement, et anatomiquement aussi les plus parfaits.

II. **Noyaux des faisceaux primitifs.** — Si l'on traite par le carmin aluné un fragment d'un muscle strié quelconque, puis qu'après l'avoir lavé à l'eau distillée on le dissocie et qu'on examine ensuite les préparations dans la glycérine ou mieux dans le baume du Canada (1), on reconnaît que la substance musculaire des faisceaux est colorée en rose très pâle, tandis que les noyaux sont teints en rouge violet magnifique. On peut donc les compter dans chaque faisceau. On constate alors que, sans aucune exception, les faisceaux musculaires des muscles des membres de tous les vertébrés possèdent chacun plusieurs noyaux; ce sont donc là des cellules à noyaux multiples.

Pour prendre une bonne idée de ces noyaux, et de leurs rapports avec le sarcolemme et la substance contractile des faisceaux, il convient de les examiner d'une part sur des faisceaux primitifs dissociés, et d'autre part sur des coupes très minces sectionnées d'un muscle dont les faisceaux primitifs ont été sectionnés en travers (2).

(1) On fixe un fragment de muscle du diamètre d'une plume de Corbeau et long de quelques centimètres sur un fragment d'allumette par deux ligatures. On plonge le tout dans l'acide picrique en solution concentrée dans l'eau. Au bout de 24 heures les faisceaux sont fixés-tendus. On lave à l'eau distillée le fragment de muscle jusqu'à décoloration complète ; puis on le porte pendant 24 heures dans le carmin aluné. Au bout de ce temps on lave de nouveau, et on dissocie soigneusement le fragment de muscle sur la lame de verre, dans la glycérine.

(2) On procède comme précédemment, mais, après avoir coloré en masse le fragment de muscle par le carmin aluné, on le fait passer pendant 24 heures par une solution sirupeuse de gomme arabique, puis pendant 48 heures dans l'alcool à 36° de Cartier. On monte le fragment durci dans la moelle de sureau; puis on pratique à main levée des coupes transversales qu'on doit faire excessivement minces et régulières. On les reçoit dans l'eau ; on les y laisse se dégommer quelques heures; puis on les monte dans la glycérine neutre en ayant soin de mettre un cadre de papier à cigarettes sous la lamelle, afin que la pression de cette dernière ne dérange pas les cylindres de Leydig coupés en travers.

Mais le procédé qui donne certainement les meilleures résultats pour les coupes

On reconnaît alors que la situation des noyaux dans le faisceau primitif est variable.

a. Noyaux axiaux. — S'il s'agit de faisceaux appartenant aux muscles des cyclostomes ou à ceux des pattes d'une Cicindèle, on voit que les noyaux sont situés au centre exact et dans l'axe du faisceau, plongés au sein d'un cylindre axial de protoplasma qui s'élargit au niveau de chaque noyau pour l'entourer et qui se rétrécit dans l'intervalle des noyaux. Le protoplasma central se continue sous forme de cloisons mates, interceptant un réseau très élégant, dans l'intervalle des cylindres de substance musculaire. Ceux-ci forment par leur ensemble une sorte de *sac contractile* à la périphérie du corps cellulaire, sac entourant de toutes parts l'axe protoplasmique semé de noyaux. Cette forme répond à la forme larvaire indiquée par SCHNEIDER dans les myoblastes des lamelles musculaires des protovertèbres. De tels faisceaux primitifs sont en effet restés à l'état de *sacs musculaires de Schneider*; bien que certains d'entre eux (ceux des muscles des pattes des Cicindèles), soient d'ailleurs très développés au point de vue de la substance contractile et possèdent un sarcolemme.

b. Noyaux marginaux. — Dans tous les muscles du Lapin qui présentent une coloration blanche ou à peine rosée (fig. 222), les noyaux sont au contraire tous disposés sur la marge des faisceaux primitifs, immédiatement

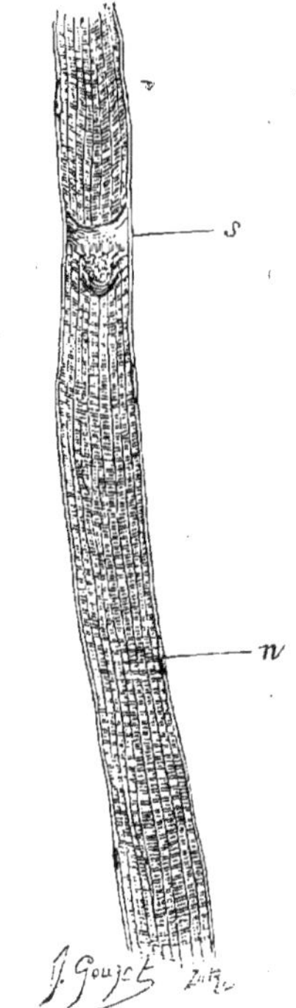

Fig 222. — Faisceau primitif du muscle grand adducteur de la cuisse du Lapin (muscle blanc). — Fixation sur le vivant, du muscle tendu, faite par une injection interstitielle d'alcool fort. — Picro-carminate. — Conservation dans la glycérine picro-carminée.

n, noyau placé sous le sarcolemme; — s, sarcolemme, accusé par un double contour, du niveau d'un point de rupture de la substance musculaire (200 diamètres).

transversales des muscles, c'est l'inclusion dans la paraffine après fixation convenable, coloration en masse par le carmin aluné et durcissement pendant vingt-quatre ou quarante-huit heures dans l'alcool du fragment de muscle, lavé à l'eau distillée avant de le faire passer par l'alcool. L'inclusion dans la paraffine étant faite de façon à bien pouvoir orienter l'axe du muscle perpendiculairement au rasoir, on fait des coupes en série qu'en monte exactement comme les coupes en série ordinaires, dans la résine Dammar. — Pour bien voir les cylindres primitifs coupés en travers, il est avantageux, après avoir dissous la paraffine à l'aide du xylol, de traiter successivement les coupes par l'essence de girofles et l'essence de bergamote. La précision des détails histologiques devient, grâce à cette précaution, aussi parfaite que si l'on avait affaire à une préparation montée dans la glycérine ou même dans l'eau.

sous le sarcolemme. Vus de face ils paraissent ovalaires, vus de profil ils paraissent fusiformes; ils ont donc la forme d'une lentille biconvexe très aplatie. Chacun d'eux est plongé dans une logette cupuliforme creusée à la surface de la substance contractile. Chacun d'eux aussi est entouré d'une petite masse de protoplasma. Ce sont là des noyaux marginaux. Cette forme est de toutes la plus répandue; tous les muscles striés présentent chez l'Homme des faisceaux musculaires à noyaux marginaux (1).

c. *Noyaux intérieurs.* — Si à la place d'un muscle blanc du Lapin, on a pris pour objet d'étude un muscle rouge tel que le soléaire, on voit que les noyaux ne sont pas tous placés sous le sarcolemme. Outre les noyaux marginaux, qui sont aplatis et qui paraissent lenticulaires, on en voit d'autres qui paraissent plus gros et à la surface desquels passent des cylindres de Leydig striés en travers. Sur les coupes transversales des faisceaux musculaires, on reconnaît que ces derniers noyaux sont placés dans l'intérieur du faisceau, au sein de la substance contractile, mais non plus à la file dans l'axe exact de la fibre musculaire. Les noyaux intérieurs occupent

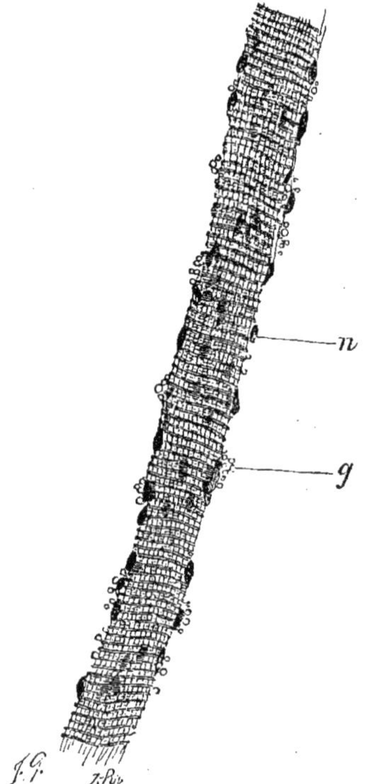

Fig. 223. — Faisceau primitif du soléaire du Lapin (muscle rouge). — Fixation sur le vivant du muscle tendu par une injection interstitielle d'alcool fort. — Picro-carminate; conservation dans la glycérine picro-carminée.

Les noyaux sont beaucoup plus nombreux que dans le muscle blanc pour une même étendue du faisceau. — *n*, noyau; — *g*, granulations exprimées par la contraction du muscle au moment où le réactif a agi; elles sont venues former de distance en distance de petits amas sous le sarcolemme (200 diamètres).

(1) Pour mettre en évidence les noyaux des faisceaux primitifs, on peut employer tous les réactifs des noyaux. Le picro-carminate d'ammoniaque les colore en rouge de carmin, et la substance contractile en rouge orangé. La purpurine les colore en rouge vif, et la substance contractile en rose. L'éosine hématoxylique les teint en violet et la substance contractile en rouge foncé.

Quand on ne veut colorer absolument que les noyaux musculaires, on dissocie un fragment de muscle fixé par l'alcool, et l'on expose la dissociation pendant quelques minutes aux vapeurs d'acide osmique à 1 p. 100 en renversant la préparation sur un flacon à large goulot renfermant la solution osmique. Puis on colore fortement à la glycérine hématoxylique, on lave à l'eau distillée, et l'on arrose ensuite la préparation d'acide formique. Quand les noyaux restent seuls colorés, on lave largement à l'alcool, on ajoute une goutte d'essence de girofle et on monte dans le baume du Canada.

çà et là les intervalles des cylindres de substance contractile. Quand on les rencontre, et que le muscle considéré soit ou non de couleur différente de ses congénères, on peut affirmer qu'on est en présence d'un *muscle rouge*, c'est-à-dire d'un muscle à contraction brusque mais soutenue (fig. 223). Par exemple chez le Rat, tous les muscles ont une même coloration foncée. Les muscles qui déterminent l'érection des poils tactiles à sinus sanguin des moustaches sont néanmoins formés de faisceaux primitifs dont les uns ont des noyaux exclusivement marginaux, tandis que d'autres possèdent des noyaux intérieurs. Ces derniers sont des faisceaux musculaires à contraction brusque et soutenue, destinés à maintenir longtemps l'érection que les premiers mettent en train.

Cependant chez la Grenouille, les faisceaux musculaires possèdent des noyaux intérieurs. Mais ceux-ci, au lieu d'être volumineux comme les noyaux intérieurs des faisceaux primitifs des muscles rouges, s'en distinguent de prime abord parce qu'ils sont aplatis par la pression des cylindres primitifs de substance musculaire dont ils occupent les intervalles. En passant à leur surface, ces cylindres primitifs les marquent de crêtes d'empreinte longitudinales. Aussi, sur les coupes transversales ils apparaissent comme autant de figures stellaires. De tels noyaux ne sont entourés d'aucune masse de protoplasma visible (E. Weber) autrement que lorsqu'on met en évidence le protoplasma qui occupe les intervalles des cylindres primitifs à l'aide de la méthode de l'or.

III. **Protoplasma des faisceaux primitifs.** — Si l'on considère une coupe transversale d'un muscle rouge, tel que le soléaire du Lapin, du Chat, etc., on voit que chacun des noyaux intérieurs est entouré d'une petite quantité de protoplasma granuleux. Du pourtour de chaque noyau, ce protoplasma se poursuit sous forme de minces lignes radiées, qui se divisent et se subdivisent sous forme de travées minces, anastomotiques les unes des autres, interceptant par leurs concours un réseau continu dans toute la coupe transversale du faisceau primitif. Ces travées sont formées par le protoplasma condensé. Elles se montrent sous forme de lignes d'un gris mat dans les coupes en travers des muscles durcis par l'alcool ou le liquide de Müller, puis ensuite traités par la gomme et l'alcool. Mais dans les muscles traités par la méthode de l'or (1) elles prennent l'aspect d'un réseau granuleux teint en violet

(1) On prend un fragment de muscle court, tel que les intercostaux du Rat ou de la Souris, ou mieux encore d'un muscle rouge tel que le soléaire du Lapin. Ce fragment doit être petit, de deux ou trois millimètres au plus de large. On le met 10 minutes dans le jus de citron filtré. Quand il est devenu transparent, on le porte dans un verre de montre renfermant quelques centimètres cubes d'une solution de chlorure d'or à 1 p. 100. Au bout de 20 minutes on l'enlève, on le lave rapidement à l'eau distillée, puis on le porte dans 50 centimètres cubes d'eau distillée additionnée de deux ou trois gouttes d'acide acétique. On laisse ensuite le fragment contenu dans l'eau distillée acidulée pendant cinq à six jours à la lumière diffuse, puis on le lave à l'eau distillée et on le dissocie ensuite dans la glycérine neutre avec des aiguilles (Méthode de l'or réglée par Ranvier).

foncé tandis que la substance contractile est colorée en rose clair. Ce réseau, le *réseau de* GERLACH, est continu sans aucune démarcation avec les petits amas de protoplasma entourant les noyaux intérieurs. Sur les coupes transversales un peu épaisses, on voit que les travées granuleuses se poursuivent longitudinalement dans les intervalles des cylindres primitifs. Sur les faisceaux traités par la méthode de l'or et simplement dissociés, le même réseau de GERLACH marque la striation longitudinale dans toute la longueur et toute l'épaisseur du faisceau primitif. Les traits longitudinaux du réseau granuleux ou protoplasmique se rejoignent, et forment des points nodaux autour des noyaux. Ceux-ci sont réservés en blanc, et apparaissent au lieu de concours des traînées protoplasmiques, même dans les faisceaux primitifs des muscles de la Grenouille : ce qui montre bien que MAX SCHULTZE avait raison de considérer chacun d'eux comme entouré d'une minime atmosphère de protoplasma.

On reconnaît alors que la substance contractile, formée de cylindres primitifs de Leydig parallèles entre eux au sein du faisceau primitif, est entièrement plongée au sein du protoplasma de la cellule musculaire à noyaux multiples. Pour recevoir les cylindres de Leydig, le protoplasma se creuse d'une série de canaux parallèles, qui se poursuivent dans toute la longueur du faisceau primitif (1). Dans les coupes transversales des faisceaux musculaires, le réseau de substance protoplasmique intercepte une série de petits champs, dont chacun est occupé par

(1) G. RETZIUS (Zur Kenntniss der quergestreiften Muskelfaser ; Biologische Untersuchungen von Retzius, p. 1-26, 1881), a décrit, sur les muscles du Dytique étudiés par la méthode de l'or, un réseau beaucoup plus compliqué que celui que nous indiquons en le rapportant au protoplasma intercontractile. Il admet que ce réseau est formé par une série de fines membranes, dirigées non seulement dans le sens longitudinal, entre les cylindres de substance contractile, mais cloisonnant aussi ces derniers, 1° au niveau du disque mince ou intermédiaire d'AMICI, 2° au niveau de la strie intermédiaire de HENSEN. La substance contractile serait de la sorte divisée en une multitude de cases. Aucune fibre musculaire, traitée régulièrement par la méthode de l'or telle qu'elle a été réglée par RANVIER, ne m'a permis de vérifier la description de G. RETZIUS.

A. VAN GEHUCHTEN (*La Cellule*, t. II, p. 448), admet l'existence d'un réseau analogue, formé de *plastine*, résistant à l'action de la potasse et de l'acide chlorhydrique dilué, extensible et élastique. Il répond aux espaces interfibrillaires et aux disques minces. Dans les cases interceptées par les mailles de ce réseau sous forme de petits prismes, la myosine existerait à l'état d'*enchylème* ou liquide musculaire. La division de la substance contractile en cylindres primitifs et en fibrilles serait tout artificielle; et ce ne serait pas la substance des disques épais (représentant ici l'enchylème myosique), mais bien le réseau plastinien à mailles quadrangulaires qui serait contractile.

Bien que le travail de VAN GEHUCHTEN, exclusivement fondé sur des théories et des idées à priori, ne me paraisse pas bien sérieux, je prendrai la peine de montrer plus loin que, pour supposer que c'est la substance interfibrillaire et celle des disques mince qui est contractile, il faut faire abstraction des faits les mieux établis et les mieux observés. Si l'on joint à cela que l'auteur n'apporte rien de probant à l'appui de sa conception théorique, on prendra une idée de sa manière spéciale de traiter les questions histologiques les plus difficiles, et de les résoudre par des raisonnements philosophiques.

un cylindre de substance contractile coupé en travers; ce sont les champs bien connus de COHNHEIM (fig. 224). Les cylindres primitifs occupant ces champs font, à la périphérie du faisceau, saillie à sa surface sous la forme de petits festons. Si la coupe est un peu épaisse, on voit que les rentrants de ces festons se continuent avec les lignes marquant la striation longitudinale grossière du faisceau. Il en est de même des travées séparant les champs dans l'intérieur de la coupe. Les cylindres primitifs de substance contractile sont donc bien disposés comme des

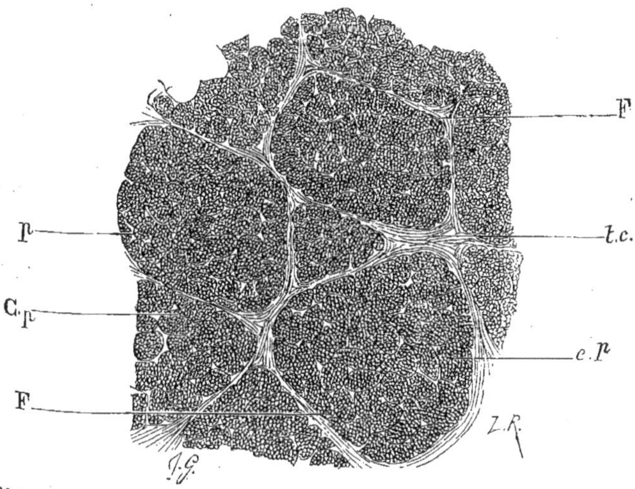

Fig. 224. — Coupe transversale très mince d'un muscle blanc du Lapin pour montrer les *Champs de Cohnheim* et la distribution du protoplasma au sein du faisceau primitif. — Coloration forte par le violet de méthyle; décoloration progressive sous la lamelle par la glycérine salée; conservation dans ce même liquide additionnel.

F, F, faisceaux primitifs coupés en travers; — *tc*, travées de tissu conjonctif qui les unissent et les séparent; — CP, cylindres primitifs de Leydig, séparés par des espaces occupés par le protoplasma hyalien et incolore; — *p*, espaces protoplasmiques et confluente protoplasmique de figure stellaire; — *ep*, cercles minuscules répondant à la section en travers des faisceaux fibrillaires (400 diamètres).

baguettes parallèles au sein du protoplasma de la fibre, ou tels que le seraient une série d'aiguilles réunies en faisceau par une masse de colle, masse représentant dans un tel schéma la substance protoplasmique.

Si maintenant on examine, avec un bon objectif à immersion homogène, une coupe excessivement mince faite en travers d'un muscle blanc du Lapin et colorée à l'aide du violet de méthyle (1), on ne reconnaît pas

(1) Durcissement dans le liquide de Müller, la gomme et l'alcool; lavage à l'eau distillée fait rapidement. Coloration avec une solution de violet de méthyle dans l'eau (de façon que le dichroïsme ne se produise pas et que la solution reste transparente); conservation dans la glycérine salée à 1 p. 100 légèrement colorée par le violet de méthyle.

seulement qu'entre les sections transversales des cylindres primitifs, il existe des bandes de protoplasma condensé et transparent. Dans l'aire de section de chaque cylindre primitif pris en particulier, on voit en outre des détails très intéressants. Tout cylindre primitif coupé en travers offre une apparence granuleuse. La section paraît composée d'une multitude de petits cercles brillants qui se touchent tous, mais dont néanmoins les interlignes sont visibles, parce qu'ils sont occupés par une substance n'ayant pas une égale réfringence. Chaque petit cercle répond à la coupe en travers d'un certain nombre de fibrilles musculaires. Les cylindres primitifs de Leydig sont donc eux-mêmes constitués par des groupes de fibrilles unis longitudinalement, et distincts dans ce sens les uns des autres au sein d'un ciment particulier qui les unit et les sépare.

Nous nous avons vu que dans les muscles de certains insectes de la tribu des Carabiques, tels que les Cicindèles, et aussi dans ceux du Dytique, les noyaux musculaires sont situés dans l'axe du faisceau primitif, au sein d'un cylindre de protoplasma granuleux. De la marge de ce cylindre, partent les cloisons protoplasmiques dessinant les champs de Cohnheim. Au contraire, dans les faisceaux primitifs des muscles de la nageoire dorsale de l'Hippocampe, la substance contractile, formée de gros cylindres de Leydig, est entourée d'un manchon de protoplasma semé de noyaux excepté au niveau de ses deux extrémités insérées sur les tendons (1). Sur les coupes transversales ce manchon dessine, sous le sarcolemme, un anneau épais et continu. De cet anneau partent les cloisons dessinant les champs de Cohnheim au sein de la substance contractile. Dans les muscles rouges il n'y a point de masse distincte de protoplasma, mais les cloisons protoplasmiques intercontractiles sont granuleuses même à une certaine distance des noyaux intérieurs. Enfin, dans les muscles de la Grenouille, le protoplasma est devenu tenace et homogène comme un ciment. Il forme des travées et des cloisons absolument transparentes dans les intervalles des cylindres primitifs de substance contractile.

Ces faits montrent que la répartition du protoplasma au sein des divers faisceaux primitifs est éminemment variable. Jusqu'ici cependant, nous l'avons vu souder intimement entre eux les cylindres primitifs constituant par leur ensemble la substance contractile de chaque faisceau. Mais dans les muscles moteurs des ailes des insectes, il n'en est plus de même.

Muscles des ailes des insectes. — Si sur un Hydrophile, un Xylocope des jardins, une Mouche domestique ou insecte ailé quelconque, on ouvre la carapace formant l'enveloppe du thorax, on tombe sur la masse opaque et jaunâtre des *muscles jaunes* moteurs des ailes. Si l'on

(1) Ranvier. Leçons sur la substance musculaire, p. 242.

excise ensuite un fragment de cette masse et qu'on l'agite dans une goutte d'eau, il se résout de lui-même en ses faisceaux primitifs. Chacun d'eux répond à un certain nombre de cylindres de substance contractile réunis entre eux par les ramifications d'une trachée. Sous un plus fort grossissement, on voit que la striation longitudinale est très apparente dans un tel faisceau; mais que la striation transversale est obscurcie au contraire par une quantité considérable de granulations réfringentes de nature graisseuse, semées dans un protoplasma délicat au sein duquel on trouve de nombreux noyaux. Ce protoplasma très peu résistant unit et sépare les cylindres de substance contractile. Il suffit d'attaquer un faisceau primitif avec des aiguilles pour mettre les cylindres musculaires en liberté : opération qui ne réussirait nullement dans les muscles des pattes de l'animal, ni dans ceux du Lapin ou d'un autre vertébré quelconque. Le faisceau dans son entier n'est en effet formé que par la juxtaposition des filaments de substance contractile dans une masse de protoplasma semée de noyaux et de granulations graisseuses, comblant les intervalles de ces filaments sans les souder entre eux. C'est donc dans les faisceaux primitifs des muscles moteurs des ailes qu'il faut isoler d'abord les éléments de la substance contractile, et en étudier la constitution intime.

§ 3. — SUBSTANCE CONTRACTILE DES MUSCLES DES AILES DES INSECTES.

Striation longitudinale : cylindres primitifs anastomosés. — Quand on a dissocié avec des aiguilles, dans son propre plasma, un faisceau primitif des muscles des ailes de l'Hydrophile ou mieux du Xylocope des jardins, on le résout immédiatement en une série d'éléments longitudinaux à peu près tous de même volume, qui sont les cylindres primitifs (1). Si la dissociation a été bien ménagée, on voit que sur certains points la substance des cylindres primitifs se divise, et donne naissance à un filament musculaire beaucoup plus mince, qui par un trajet oblique va rejoindre un cylindre primitif voisin auquel il

(1) On enlève avec des ciseaux la carapace chitineuse du thorax d'un insecte ailé quelconque au niveau de l'insertion des ailes. On tombe alors sur une masse d'un jaune de soufre et mate : c'est le *muscle jaune* moteur des ailes.

On retranche délicatement à l'aide de fins ciseaux un fragment de cette masse et on le porte sur la lame de verre. Avec des aiguilles on dissocie légèrement. Sous un faible grossissement on distingue les faisceaux primitifs réunis par leurs trachées. On en isole quelques-uns, puis on les attaque successivement avec des aiguilles en ayant soin d'écarter les filaments dans lesquels ils se résolvent, doucement les uns des autres, de façon à tendre entre eux un certain nombre de cylindres primitifs. On s'assure qu'il en est bien ainsi en observant la préparation sous un faible grossissement. Alors on fixe cette préparation soit par les vapeurs osmiques, soit avec une goutte d'alcool fort. Elle ne se rétractera plus. On restitue lentement de l'eau, et l'on colore ensuite au picro-carminate ou à la glycérine hématoxylique sous la lamelle, et on monte dans la glycérine ou dans le baume.

s'accole, et avec lequel ensuite il se confond. Ces filaments secondaires, d'une finesse extrême, ont un diamètre souvent dix fois moindre que les cylindres primitifs ordinaires, qu'ils réunissent deux par deux ou trois par trois en formant une sorte de réseau. Là où on a pris soin, ou plutôt, là où on est parvenu à ne pas rompre leurs anastomoses, on voit que les divers cylindres primitifs d'un même faisceau sont ainsi

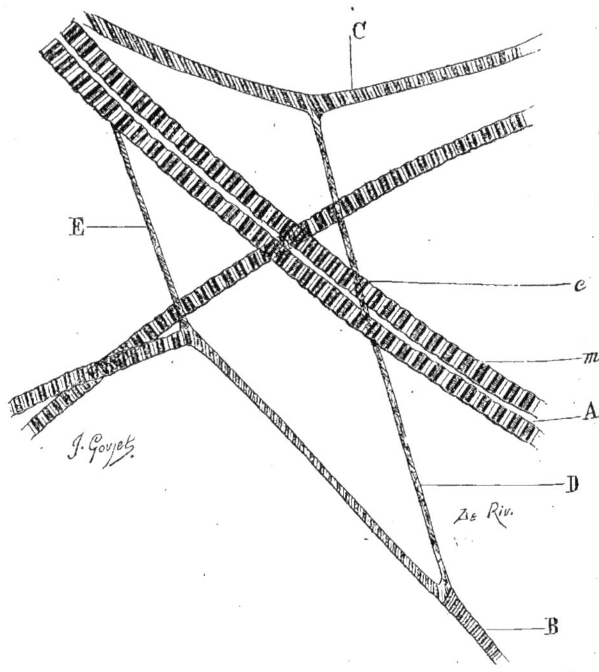

Fig. 225. — Fibres (cylindres primitifs) du muscle moteur des ailes du Xylocope (préparation indiquée dans le texte).

A, cylindres primitifs sans anastomoses ; — *e*, disque épais ; — *m*, disque mince.
BC, cylindres primitifs anastomosés en D, et donnant en E une autre anastomose qu'on ne peut suivre dans la préparation.
(Objectif 7 de Verick, oculaire 3, tube levé, chambre claire, projection sur la table.)

rendus solidaires entre eux par des prolongements de leur substance contractile. Pour effectuer ces anastomoses, chaque cylindre primitif donne de distance en distance, et sur son trajet, naissance à une fibrille de substance contractile, qui va rejoindre plus haut ou plus bas un cylindre primitif voisin et se confondre avec lui. Quand le réseau anastomotique a été conservé sur un point, et déployé par la dissociation, le cylindre primitif se montre, au niveau de la naissance de chaque filament anastomotique, avec la figure d'un Y. Dans cet Y, le filament anastomotique répond toujours à la branche grêle de division, et la striation transversale se poursuit avec une entière régularité sur les deux branches (fig. 225).

Ainsi donc, dans les muscles des ailes des insectes, la division de la substance contractile en cylindres primitifs parallèles entre eux et séparés les uns des autres par des lames de protoplasma, ne peut être mise en discussion. Mais ici, comme le protoplasma intercontractile est d'une extrême délicatesse et peu solide, l'homogénéité de la contraction dans le faisceau est assurée par des anastomoses entre les divers cylindres primitifs. En dehors de là, chaque cylindre primitif ne présente aucune trace de fine striation longitudinale intérieure. Ceci revient à dire que le cylindre primitif d'un muscle de l'aile, est chez l'insecte à la fois l'homologue des cylindres de Leydig des muscles ordinaires, et celui des fibrilles élémentaires des cylindres de Leydig de ces mêmes muscles. En d'autres termes, le cylindre primitif est réduit ici à une seule et colossale fibrille ; il est *unifibrillaire*.

Ranvier a proposé une autre hypothèse : Il admet (1) que les filaments anastomotiques sont les homologues des fibrilles élémentaires des muscles ordinaires, et que le cylindre primitif dont ils se dégagent est lui-même composé, bien qu'il ne soit pas possible de démontrer sa nature fibrillaire par les méthodes aujourd'hui connues. Avant lui, les cylindres primitifs des muscles des ailes des insectes étaient d'ailleurs regardés comme des fibrilles; en 1876 il les a ramenés à leur véritable signification morphologique. Ce sont bien là en effet des cylindres primitifs, car ils sont entourés de tous côtés par le protoplasma semé de noyaux de la cellule musculaire. Le fait qu'ils échangent des anastomoses, mis en lumière par Ranvier chez l'Hydrophile et par moi-même chez le Xylocope (2), a en outre une grande portée morphologique. Il est en effet possible que cette même disposition existe dans les faisceaux primitifs des muscles ordinaires, bien qu'elle n'ait pu être mise en évidence jusqu'ici. Dans de tels faisceaux primitifs, en effet, les cylindres de Leydig sont unis les uns aux autres par un ciment protoplasmique extrêmement tenace. On ne peut par suite les dégager les uns des autres sans rompre leurs anastomoses latérales, si tant est qu'il en existe.

Striation transversale. — Quand on examine à la lumière polarisée les cylindres primitifs des muscles des ailes des insectes, en ayant soin de choisir dans une dissociation ceux qui sont exactement tendus (3), on reconnaît qu'ils sont striés en travers par une série de bandes, parallèles entre elles et alternativement *anisotropes* ou biréfringentes, et *isotropes* ou monoréfringentes.

(1) *Leçons sur le système musculaire*, p. 96 et suiv.
(2) Ranvier. *Leçons sur le système musculaire*, p. 97.
(3) Dissociation ménagée du faisceau dans son propre plasma; fixation rapide par les vapeurs d'acide osmique ; examen dans la glycérine neutre.

Avec un bon objectif sec et à la lumière ordinaire, on constate d'autre part que la striation transversale consiste en une succession de bandes alternativement sombres et claires. Les bandes sombres sont celles qui, à l'examen fait avec la lumière polarisée, se montrent biréfringentes ou anisotropes. Les bandes claires répondent au contraire aux bandes monoréfringentes ou isotropes. A cause de leur réfringence particulière et de leur apparence foncée, les bandes sombres donnent l'impression de *disques* obscurs échelonnés le long du cylindre primitif au sein de la substance transparente des bandes claires. C'est pourquoi nous leur donnerons, avec la plupart des histologistes, le nom de DISQUES SOMBRES, réservant aux parties anisotropes de la substance contractile le nom de BANDES CLAIRES.

Si maintenant on colore la préparation soit avec le picro-carminate d'ammoniaque ou l'hématoxyline, soit avec le violet de méthyle ou toute autre couleur d'aniline soluble dans l'eau, on constate que, pourvu que la coloration soit ménagée, le réactif se fixe avec élection sur les disques sombres en laissant incolores toutes les bandes claires. La substance anisotrope est donc douée d'une affinité remarquable pour les matières colorantes. Elle possède une affinité semblable pour le chlorure d'or, et se teint en violet foncé sous l'influence de la fixation du cylindre primitif par une solution à 1 p. 100 de ce sel, réduit ensuite à la manière ordinaire, c'est-à-dire lentement à la lumière diffuse, dans l'eau distillée légèrement acidulée par l'acide acétique.

Sur de pareilles préparations colorées, et examinées dans la glycérine ou mieux dans l'eau, on reconnaît aisément que tous les disques sombres n'ont pas une égale épaisseur. Les uns sont minces comme des traits, nous les appellerons *disques minces*. Les autres sont beaucoup plus hauts que larges, nous les appellerons *disques épais*. De chaque côté du disque épais, est une bande claire qui le sépare du disque mince. Le disque épais, observé sur un cylindre primitif moyennement tendu, se montre avec l'apparence d'un bâtonnet homogène et plein. Mais en réalité il est formé de deux segments de substance anisotrope d'égale hauteur, et entre lesquels existe une bande claire transversale très mince, une *strie* de substance isotrope. Sur les cylindres primitifs fortement et exactement tendus, cette strie apparaît au milieu du disque épais, qu'elle divise en ses deux segments. Pour cette raison on lui donne le nom de *strie intermédiaire* ou de *strie de Hensen*, parce que c'est HENSEN qui l'a découverte.

Par la tension parfaite, la striation transversale peut donc être vue avec toute netteté, et pour ainsi dire *déployée*. Si alors on prend pour points de repère deux disques minces consécutifs, on peut aisément donner la formule de la striation. Dans ces limites, constituant ce que nous appellerons pour plus de clarté un *segment contractile*, on voit se succéder :

1° Le *disque mince;*
2° Une bande claire;
3° Le DEMI-DISQUE ÉPAIS;
4° La strie intermédiaire;
5° Le DEMI-DISQUE ÉPAIS;
6° Une bande claire;
7° Le *disque mince* (1).

Et retour de la série indéfiniment dans toute la longueur du cylindre primitif de Leydig, qui est de la sorte constitué par des segments contractiles successifs, placés à la suite les uns des autres et tous semblables entre eux. Dans ces segments contractiles consécutifs, le disque mince qui commence un segment considéré est aussi celui qui termine le segment précédent. Celui qui termine le segment considéré commence le segment suivant : et ainsi de suite toute la longueur du cylindre primitif formé, comme nous le verrons plus loin, d'un nombre constamment entier de segments contractiles.

Dans les cylindres primitifs même tout à fait exactement tendus, le disque mince est disposé comme un trait. Mais le disque épais considéré dans son ensemble, c'est-à-dire comme un prisme de substance anisotrope traversé par la strie claire de Hensen, n'a pas exactement la forme d'un cylindre. Il est renflé en son milieu traversé par la strie intermédiaire; conséquemment, sur ce point il dessine un ventre. Le cylindre primitif est donc très légèrement moniliforme, alternativement un peu renflé au niveau des disques épais et légèrement rétréci au niveau des bandes claires traversées par le disque mince. Si le cylindre primitif est moins tendu, les ventres des disques épais s'accusent et l'apparence moniliforme s'exagère. Alors on ne voit plus la strie claire de Hensen au milieu du disque épais, et la largeur des bandes claires striées de chaque côté du disque mince diminue. Enfin, si la tension est faible ou nulle, la striation paraît simple : c'est-à-dire formée par la succession de bandes sombres plus larges et de bandes claires étroites. De plus, si la tension a été faite de telle façon que la traction dans un sens ait plus agi sur un des bords du cylindre primitif tandis que celle sens inverse a agi sur le bord opposé, la striation transversale paraît oblique. On comprend aisément cette déformation toute mécanique d'un objet à la fois très délicat, et formé d'une substance molle et ductile.

Il ne faudrait pas conclure des diverses apparences présentées par les cylindres primitifs diversement tendus ou tendus autrement que par une extension faite dans leur axe exact, que la striation transversale des muscles des ailes des insectes soit variable dans les cylindres pri-

(1) Je ferai remarquer que, par un artifice typographique, je cherche ici à figurer aux yeux, comme par une image, la striation musculaire. Les parties contractiles sont indiquées en petites capitales, la substance anisotrope en caractères ordinaires, et les parties biréfringentes élastiques (disques minces) en italiques.

mitifs d'un même faisceau musculaire. Si en effet, on circonscrit sur un Hydrophile ou un Xylocope une portion de la carapace du thorax entre trois incisions, puis qu'on la soulève, elle entraîne avec elle un certain nombre de faisceaux primitifs plus ou moins tendus suivant que le lambeau est plus ou moins écarté du corps. Si maintenant on laisse tomber sur de tels faisceaux tendus quelques gouttes d'une solution d'acide osmique à 1 p. 100 qui les fixe net dans leur forme, puis qu'on les dissocie sur la lame de verre, ils se résolvent en des cylindres primitifs montrant une striation tout à fait identique, et d'autant plus détaillée qu'ils ont été fixés à l'état de plus parfaite extension (1).

Dans l'état d'extension parfaite, la striation musculaire est donc *déployée*: toutes ses pièces successives deviennent évidentes et distinctes les unes des autres. Ce fait est très important, car il indique nettement que, pour étudier la striation dans un muscle quelconque, il faut l'observer fixé-tendu. Dans l'état de tension imparfaite, au contraire, les détails de la striation disparaissent, parce que les disques épais et les bandes claires sont revenus sur eux-mêmes et masquent certains détails par leur retrait. De plus, on voit que dans ce mouvement les disques épais, dont les ventres s'exagèrent au point de donner au disque entier une apparence globuleuse, tendent en revenant sur eux-mêmes à prendre la forme sphérique. Enfin, dans les cylindres primitifs qui n'ont subi aucune tension, il semble n'y avoir plus de striation du tout. Ce fait doit être soigneusement retenu, car il nous servira plus loin à comprendre ce qui se passe quand un faisceau musculaire primitif est brusquement rompu en son milieu ou est de la même façon détaché soit de l'une de ses insertions, soit des deux à la fois.

Quand on a coloré au picro-carminate d'ammoniaque une préparation des muscles des ailes de l'Hydrophile, les disques épais sont teints en rouge franc, et les disques minces paraissent sous forme de traits sombres. Les bandes claires, ainsi que la strie intermédiaire de Hensen, demeurent incolores. Quand on a constaté ces faits sur un cylindre primitif bien tendu, et qu'ensuite on fait pénétrer sous la lamelle, par capillarité, de la glycérine formiquée à 1 p. 100, au bout de quelques heures on ne retrouve plus, sur ce même cylindre primitif, la striation transversale telle qu'on l'avait observée d'abord. Les disques épais ont disparu sous l'influence de l'acide faible, et les disques minces apparaissent seuls comme des traits étroits, cette fois-ci d'un rouge vif. On acquiert par cette petite expérience une notion nouvelle et très importante : c'est à savoir que le disque épais et le disque mince, analogues entre eux par leurs propriétés optiques et par leur biréfringence, ne sont nullement formés par une substance identique. Tous les réactifs

(1) L. Ranvier, *Leçons sur le système musculaire*, p. 99-101.

tels que l'acide formique, l'acide acétique, l'acide chlorhydrique très dilué, le suc gastrique, etc., qui sont les dissolvants ordinaires de la *myosine*, font disparaître le disque épais en le dissolvant. Par contre, ils n'ont sur le disque mince d'autre action que de fixer mieux sur lui certaines matières colorantes telles que le carmin. Le disque épais et le disque mince sont donc deux formations absolument distinctes, quand bien même ils sont constitués par une substance qui dans chacun d'eux est anisotrope, sombre à la lumière ordinaire, et fixant à peu près de la même façon l'hématoxyline et la plupart des couleurs d'aniline solubles dans l'eau.

W. Krause avait été amené par l'étude des cylindres primitifs des muscles moteurs des ailes des insectes à comprendre la constitution de la substance contractile de la manière suivante : Pour lui, ce que nous appelons un segment contractile était une *case musculaire*. Chaque case musculaire était séparée de la suivante par le disque mince (*Grundmembran*), constituant un diaphragme cloisonnant le cylindre creux formé par la substance isotrope de la fibrille contractile, et ceci à intervalles équidistants (1). Au sein de chaque case, et séparé de ses parois par un liquide particulier monoréfringent (*le suc musculaire*), était suspendu un prisme de substance anisotrope (*prisme musculaire*) répondant au disque épais. Mais la découverte de la strie intermédiaire, faite par Hensen, vint ruiner du coup cette conception théorique. Merkel admit alors que cette strie représente un nouveau diaphragme transversal, décomposant la case musculaire de Krause en deux demi-cases. Pas plus que la précédente, cette manière de voir n'est soutenable. Car, si l'on admet que les bandes claires répondent à des parties occupées par le plasma musculaire monoréfringent, on ne peut considérer comme un diaphragme plein, comparable au disque mince anisotrope, la strie intermédiaire de Hensen qui est une bandelette claire à la lumière ordinaire, et à la lumière polarisée une bandelette monoréfringente.

Rouget comprenait tout autrement la constitution de l'élément contractile : pour lui, la substance anisotrope était disposée en un filament spiral, dont les tours rapprochés à des intervalles réguliers formaient le disque épais, tandis que des tours moins nombreux, également équidistants, répondaient aux disques minces. Le cylindre primitif des muscles des ailes, et par hypothèse la fibrille élémentaire des autres muscles, étaient ainsi ramenés au type exact d'un ressort à boudin. Cette conception repose surtout sur l'examen incomplet des cylindres primitifs tendus par l'extension en sens inverse de leurs bords opposés, et dont la striation est par suite devenue oblique. Mais sur de tels

(1) On obtiendrait un bon schéma de cette conception en disposant les uns au-dessus des autres des verres à boire cylindriques de même diamètre. Dans ce schéma, chaque verre devient une case musculaire; et le fond de chaque verre représente le diaphragme formé par le disque mince séparant les cases musculaires successives.

objets, qui pourtant sont parfaitement transparents, on ne voit jamais entre les disques obliques successifs, au sein des bandes claires, de trait oblique en sens inverse marquant le *pas* de l'hélice. Il faut donc aussi rejeter cette conception. Comme celle de KRAUSE et de MERKEL, elle n'avait d'ailleurs été produite que pour servir d'appui à une théorie particulière de la contraction musculaire.

§ 4. — SUBSTANCE CONTRACTILE DES MUSCLES STRIÉS ORDINAIRES.

Chez les insectes les muscles striés du corps et des membres, chez les autres animaux tous les muscles striés composés par la réunion de faisceaux primitifs, ont une constitution absolument différente de ceux des muscles des ailes des insectes. Les cylindres primitifs qui forment leur substance contractile sont solidement soudés entre eux, dans le sens longitudinal, par le protoplasma condensé qui les unit et les sépare. Pour isoler ces cylindres primitifs les uns des autres, il faut donc employer des artifices de technique.

Dans tous les faisceaux primitifs qui ont été fixés bien tendus, on peut observer aisément les deux ordres de striation, longitudinale et transversale. On voit alors que, dans tous les cylindres primitifs considérés à un niveau quelconque de la hauteur du faisceau primitif, la striation transversale se poursuit de la façon suivante : Si l'on a mis, sur un cylindre primitif pris au hasard, l'objectif au point sur un disque mince, tous les disques minces des autres cylindres primitifs sont, dans toute l'étendue du plan transversal correspondant du faisceau, à la même hauteur que ce même disque mince. Il en est ainsi de toutes les bandes claires et de tous les disques épais. Ceci démontre donc un premier fait : c'est que la striation transversale se poursuit, de cylindre primitif en cylindre primitif, dans tout le travers du faisceau musculaire. Dans ce travers, les segments contractiles sont tous à la même hauteur. Par conséquent tous les disques épais, tous les disques minces, toutes les bandes claires sont situés, en un point quelconque de la hauteur du faisceau, dans une même tranche horizontale perpendiculaire à l'axe de la cellule musculaire.

Striation longitudinale. — Sur un muscle quelconque (fig. 226) qui a été fixé-tendu par une injection interstitielle d'acide osmique à 1 p. 100 ou même d'alcool fort, la striation longitudinale se montre très nettement accusée. On voit les cylindres primitifs de Leydig comme autant de baguettes rectilignes séparées par des interlignes minces. Sous un fort grossissement on peut alors reconnaître qu'outre cette striation grossière interceptant les cylindres primitifs, il en existe une autre également longitudinale et beaucoup plus fine à l'intérieur de chaque cylindre de Leydig. Le cylindre primitif de Leydig n'est donc plus, comme il l'était dans le muscle moteur des ailes, l'élément longitudinal irréductible de la substance contractile. Il répond au contraire à un grand nombre de *fibrilles élémentaires*.

Cette constitution complexe du cylindre primitif devient évidente sur le couturier de la Grenouille, quand, au lieu de le fixer simplement tendu, on le fixe *tendu-contracté* par de la méthode RANVIER (1), à l'aide d'une injection interstitielle d'acide osmique. Dans chaque faisceau primitif, la striation longitudinale et la striation transversale apparaissent alors *déployées* au maximum. Après coloration forte par l'hématoxyline, ou sans coloration par l'examen à la lumière polarisée, on se convaint que chaque cylindre primitif est composé de fibrilles d'une extrême ténuité, en nombre variable dans chaque faisceau, toutes parallèles entre elles. Dans les fibrilles consécutives d'un même cylindre primitif, et dans toute son épaisseur, les disques minces se montrent comme des grains tous à la même hauteur. Il en est de même des

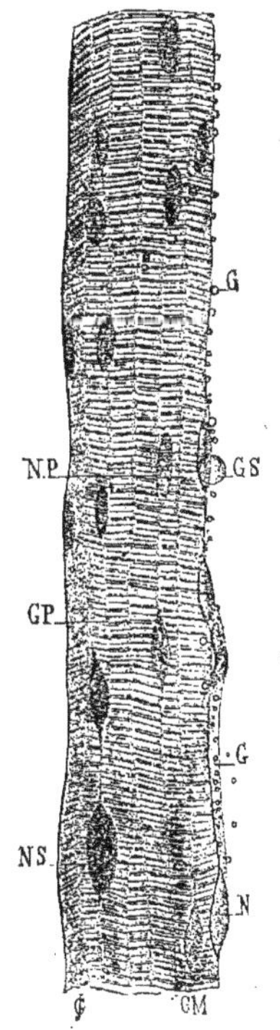

Fig. 226. — Faisceau musculaire primitif du soléaire du Lapin, montrant la striation longitudinale et transversale (130 diamètres). — Fixation par injection d'alcool fort dans le muscle vivant et tendu. — Éosine hématoxylique faible.

CP, cylindres primitifs de Leydig; — NS, noyaux superficiels placés sous le sarcolemme et colorés en violet intense; — NP, noyaux profonds, engagés dans la substance musculaire; — N, noyau superficiel vu de profil; — G, G, granulations exprimées sous le sarcolemme par le muscle revenant sur lui-même; — GS, goutte sarcodique. — On voit partout le disque mince dans les intervalles des disques épais.

(1) RANVIER (*Leçons sur le système musculaire*, p. 171) découvre sur une Grenouille vivante les deux muscles couturiers droit et gauche. L'animal est maintenu de façon que les deux muscles sur lesquels on va agir soient exactement et fortement tendus. Ensuite il introduit, dans la masse du couturier *droit*, par exemple, un fil métallique allant au pôle positif d'un appareil d'induction donnant de 40 à 50 interruptions par minute. L'autre électrode est fixé à la canule d'or d'une seringue de Pravaz, remplie d'une solution d'acide osmique à 1 p. 200, et tenue à la main.

Au moment où l'expérimentateur enfonce la canule dans la masse musculaire, le muscle reçoit aussitôt des excitations fréquemment renouvelées. Il se contracte d'abord; puis, au bout de peu d'instants, il est tétanisé sans cesser d'être tendu, et conséquemment sans pouvoir revenir sur lui-même. On pousse alors l'injection interstitielle. Le liquide se répand tout autour de chaque faisceau primitif à la fois tendu et tétanisé; et l'acide osmique le fixe dans la forme exacte qu'il a pris dans cet état.

Sur le couturier *gauche*, simplement tendu, on pousse une injection interstitielle semblable avec la seringue de Pravaz dégagée de ses connexions avec l'appareil d'induction. Les faisceaux primitifs sont alors simplement fixés-tendus.

(On lave les muscles ainsi traités à l'eau distillée; puis on les dissocie et on les observe soit sans coloration, dans la glycérine ou dans l'eau, soit après coloration par l'éosine ou la glycérine hématoxyliques).

disques épais qui ont la forme de bâtonnets étroits, légèrement renflés de chaque côté de la strie de Hensen qui les traverse. Longitudinalement, les fibrilles élémentaires, en nombre variable dans chaque cylindre primitif, sont séparées les unes des autres par une substance claire, brillante : C'est le *ciment interfibrillaire.*

L'expérience du muscle *fixé-tétanisé-tendu* ne démontre pas que ce simple fait. Comme la solution d'acide osmique n'a pas surpris tous les cylindres primitifs d'un même faisceau au même moment précis, il existe dans ce faisceau des différences d'état de ses cylindres primitifs. Les lignes des disques minces, des disques épais et des bandes claires, ne sont plus alors exactement continues dans chaque tranche transversale du faisceau, et ne figurent plus des bandes parfaitement parallèles. Ceci montre qu'au sein du faisceau primitif, les cylindres de Leydig ont une parfaite individualité bien que normalement leurs stries transversales soient toutes à la même hauteur. La conception de Carnoy et de ses élèves, suppose la substance contractile formée d'une série de cases interceptées dans toute l'étendue de la cellule musculaire par des cloisons de *plastine* rectangulaires entre elles, et nie l'existence des cylindres de Leydig et des fibrilles. Elle ne peut tenir contre ce fait : à savoir que, dans un même faisceau primitif excité par des secousses d'induction, les divers cylindres primitifs se contractent à des degrés un peu divers, en glissant légèrement les uns sur les autres.

Fibrilles élémentaires. — Nous avons imaginé, Debove et moi, une méthode très simple d'isoler et de mettre en liberté soit les cylindres primitifs des muscles des vertébrés quelconques, soit leurs fibrilles élémentaires. Cette méthode repose sur le fait que, sur un muscle fixé-tendu par l'acide picrique, la chaleur d'une étuve à 70 degrés suffit pour dissoudre, au bout de 24 heures, le sarcolemme et le protoplasma condensé qui unit et sépare les cylindres primitifs de Leydig (1).

Si l'on prolonge le séjour à l'étuve du muscle fixé-tendu, les cylindres primitifs se résolvent d'eux-mêmes, par la dissociation avec les aiguilles

(1) On met, par une attitude forcée convenable, les muscles en état de tension; puis on lie, sur un fragment d'allumette, un certain nombre de faisceaux secondaires solés soigneusement dans le sens longitudinal. La ligature de ces sortes de rubans musculaires est faite en place, sur les deux chefs de la portion qu'on veut enlever. Le muscle est ainsi enlevé tendu.

On l'immerge immédiatement dans une solution aqueuse concentrée d'acide picrique, puis au bout de 12 heures on le transporte dans l'eau distillée; ensuite on le place dans une étuve à température constante de 70°. Au bout de 24 heures le muscle est enlevé, détaché de ses ligatures par un trait franc de rasoir, lavé de façon à enlever la coloration jaune par l'acide picrique.

Si alors on le dissocie sur la lame de verre avec des aiguilles, chaque faisceau primitif touché se résout de lui-même en ses cylindres primitifs comme le ferait un muscle de l'aile d'un insecte.

En prolongeant jusqu'à 48 heures le séjour à l'étuve, on obtient avec la plus grande facilité, la division des cylindres primitifs en faisceaux de fibrilles élémentaires d'où se dégagent un certain nombre de fibrilles si fines qu'on peut les considérer comme les fibrilles élémentaires mises en liberté.

ou même la simple agitation dans l'eau, en faisceaux de fibrilles d'où se dégagent de distance en distance des fibrilles élémentaires isolées. Les dimensions transversales de ces fibrilles sont tellement peu considérables, qu'il est presque impossible de les mesurer. Néanmoins, colorées par l'éosine ou le violet de méthyle, ou encore par le chlorure

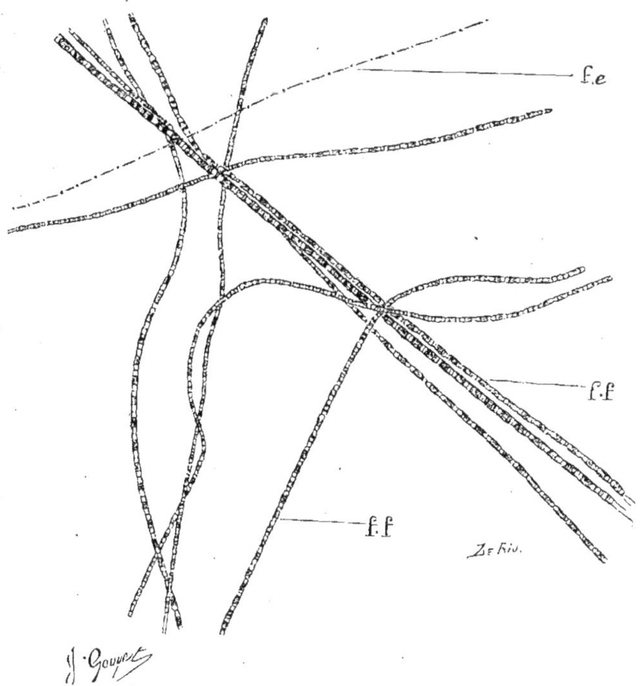

Fig. 227. — Dissociation d'un muscle blanc du Lapin par le procédé indiqué dans la note 1, p. 632. — Coloration au violet de méthyle; conservation dans la glycérine salée faiblement chargée de violet de méthyle.

ff, ff, faisceaux fibrillaires, montrant nettement les disques minces et épais et la configuration du disque épais; — *fé*, une fibrille élémentaire dégagée, et montrant aussi les disques épais et les disques minces (Objectif 7 de Verick, oculaire 3, tube levé. Chambre claire; projection sur la table).

d'or, ces fibrilles si fines montrent une striation transversale aussi nette et aussi instructive que celle des cylindres de Leydig unifibrillaires des muscles moteurs des ailes des insectes (1). Elle est cependant

(1) Nous avons, Debove et moi, isolé les fibrilles élémentaires des muscles blancs et rouges du Lapin, des muscles de la Grenouille, et des muscles de l'éminence thénar de l'Homme (qui soit dit en passant ont une substance contractile disposée suivant le type de celle des muscles rouges du Chat, du Lapin, etc.).

La dissociation avec les aiguilles doit être faite après coloration en masse de petits rubans musculaires isolés par les aiguilles. Pour bien marquer les détails de la stria-

composée de pièces sombres et claires incomparablement plus petites (fig. 227).

La séparation nette des fibrilles élémentaires, au sein du muscle fixé-contracté, par des lignes claires qui deviennent de plus en plus marquées au fur et à mesure que le muscle est plus contracté et mieux tendu, l'indépendance relative des effets de la contraction dans les divers cylindres primitifs de ce même muscle, enfin la possibilité de dissoudre les deux espèces de ciment qui unissent longitudinalement les cylindres primitifs et les fibrilles élémentaires, concourent, avec les images déjà connues que nous donnent les champs de Cohnheim dans un muscle coupé en travers, à faire conclure que la substance contractile est bien en réalité composée de fibrilles très fines. Ces fibrilles forment d'abord des faisceaux, les cylindres de Leydig, au sein desquels elles sont unies les unes aux autres et séparées les unes des autres par un ciment, le *ciment interfibrillaire*, qui se dissout, sous l'influence de la chaleur, dans l'eau après qu'il a été coagulé par une solution concentrée d'acide picrique. Les cylindres primitifs de Leydig, ou groupes de fibrilles élémentaires, sont de leur côté soudés entre eux, au sein du faisceau primitif, par le protoplasma condensé qui les sépare les uns des autres. Ce ciment protoplasmique est soluble dans l'eau à 70° beaucoup plus rapidement que le ciment interfibrillaire. La substance contractile est donc en somme constituée par des fibrilles existant pendant la vie à l'état individuel, et groupées en faisceaux longitudinaux qui sont les cylindres primitifs. Je ne reviendrai plus désormais sur cette disposition qui n'est plus contestée aujourd'hui par aucun histologiste ayant l'habitude de l'analyse.

Striation transversale. — Les muscles des pattes des insectes offrent le type de striation transversale à la fois le plus net et le plus complexe. Ils doivent donc être pris, pour l'étude analytique de la striation musculaire, en même temps comme objets d'étude et comme termes de comparaison.

Si l'on examine les faisceaux primitifs des muscles des pattes de

tion transversale, il convient d'adopter une coloration teignant d'une façon intense la substance anisotrope. Le violet de méthyle 5B en solution d'un violet foncé mais encore transparent, est préférable à l'éosine et même à l'hématoxyline. On lave légèrement les faisceaux primitifs, grossièrement dissociés sur la lame de verre, avec de l'eau distillée; puis on ajoute une goutte de glycérine salée légèrement, rendue violette par un peu de violet de méthyle. Quand les faisceaux primitifs sont bien imbibés de glycérine salée et colorée, on enlève l'excédent, et, ne laissant plus qu'une couche très mince de glycérine sur la lame de verre, de façon que les produits de la dissociation ne *flottent* pas dans le liquide additionnel. On attaque les faisceaux primitifs sous la loupe de Brucke avec de très fines aiguilles. On s'attache surtout à diviser ces faisceaux en long et à les écarter doucement quand ils sont fendus. De cette façon, dans l'intervalle des rubans peu dissociés résultant de la sorte de clivage en long qu'on détermine, on trouve soit des cylindres primitifs, soit des groupes de fibrilles, soit enfin des fibrilles isolées et tendues exactement. On place ensuite la lamelle, à la face inférieure de laquelle on a mis une goutte de glycérine salée et colorée, et qu'on laisse tomber d'un coup sur la dissociation afin de ne pas déranger les éléments tendus. On clôt à la paraffine, puis ensuite à la circ d'Espagne.

l'Hydrophile (1) fixés-tendus par l'alcool fort puis colorés par exemple par la glycérine hématoxylique, on reconnaît qu'au sein des cylindres primitifs, les disques épais, parallèles les uns aux autres, se montrent comme de longs bâtonnets étroits colorés en violet intense. Au milieu des bandes claires, chaque disque mince a la forme non plus d'un trait, comme dans les muscles des ailes, mais bien d'un *grain* foncé et réfringent. D'un travers à l'autre du faisceau primitif, la ligne des disques minces paraît donc comme un rang transversal de grains tous au contact sur leurs côtés. Enfin, si l'on a pratiqué la dissociation sur la lame de verre en se servant d'une goutte d'eau comme liquide additionnel, on voit que le faisceau primitif prend, sous un faible grossissement, une apparence légèrement moniliforme. Avec un objectif plus fort, on reconnaît que cette apparence est due à ce que, entre tous les disques minces consécutifs (c'est-à-dire dans les limites de chaque segment contractile), la substance du faisceau a subi un gonflement qui fait relever le sarcolemme en un feston convexe en dehors, le détachant de la substance contractile de la surface dont les cylindres primitifs demeurent rectilignes. Mais au niveau de chaque disque mince, le sarcolemme ne se soulève pas. Il reste attaché au grain constituant ce disque : d'où la production de renflements d'égale hauteur, laquelle est précisément celle de chaque segment contractile. Cette disposition a été découverte par Amici (2), qui donna la première figure exacte du disque mince figurant un grain : c'est pourquoi on donne souvent à ce disque le nom de *strie intermédiaire d'Amici*. Le disque mince avait cependant été déjà vu et figuré par Dobie (3) ; mais c'est bien à Amici seul qu'on doit la connaissance de sa véritable configuration chez les insectes, et de son adhérence au sarcolemme à la périphérie des faisceaux primitifs chez ces mêmes animaux.

Cette adhérence est très importante à noter, car elle constitue le pre-

(1) *Préparation.* On coupe l'une des pattes de l'animal au ras du thorax et on la pique sur une lame de liège à l'aide de trois épingles, de façon que les muscles du tarse soient bien tendus. On abandonne pendant une heure environ le membre ainsi disposé dans la chambre humide ; les muscles meurent dans l'état de tension sans que les réactifs coagulants, agissant sur la substance musculaire vivante, viennent l'exciter et y déterminer des ondes d'Aëby. On ouvre alors la carapace chitineuse avec des ciseaux fins, et l'on plonge le tout dans l'alcool fort. Au bout de 24 heures, on achève d'ouvrir la carapace et l'on isole soigneusement les muscles qu'elle contient. On les porte ensuite sur la lame de verre et on les dissocie sous l'eau en leurs faisceaux primitifs. Puis on substitue à l'eau de la glycérine hématoxylique. Quand on constate que les noyaux musculaires se sont colorés en violet, en observant la préparation sous un faible grossissement, on enlève l'excès du réactif colorant avec du papier buvard. On ajoute de la glycérine neutre ; puis on recouvre d'une lamelle et on observe. Ou bien on déshydrate par l'alcool, et l'on monte dans la résine Dammar après avoir éclairci la préparation par l'essence de girofle.

(2) Amici, Ueber die Muskelfaser (traduit de l'italien par Lambl), *Arch. de Virchow*, Bd. XXVI, p. 414, 1858.

(3) Dobie, On the minute structure and mode of contraction of voluntary muscular fibre (Annals of natural history. Février 1848).

mier fait pouvant donner une idée de la signification du disque mince au sein du segment contractile. Si l'on arrive à fendre en long le sarcolemme d'un faisceau primitif d'un muscle des pattes de l'Hydrophile, et à le dégager de son contenu, on voit en effet en travers de ce sarcolemme étalé à plat une série de lignes granuleuses répondant aux adhérences des disques minces à la gaine ou *capsule* de la cellule musculaire à contraction brusque. Comme cette gaîne sarcolemmique constitue la charpente extérieure du faisceau primitif, les connexions qu'ont avec elle les disques minces de la surface du faisceau semblent déjà indiquer que ces disques sont aussi eux des pièces de charpente.

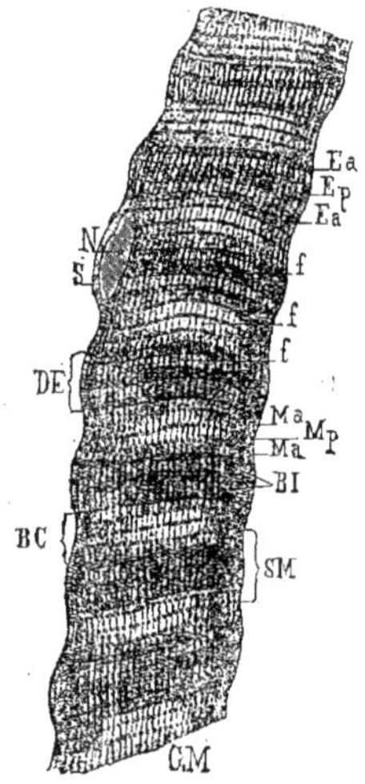

Fig. 228. — Faisceau primitif d'un muscle des pattes de Lucane-cerf (préparation indiquée dans la note (1) p. 657).

N, noyau ; — S, sarcolemme. DE, disque épais ; — *Ep*, disque épais principal ; — *Ea*, *Ea*, disques épais accessoires ; — HI, double strie intermédiaire de Hensen ; — BC, bande claire traversée par le disque mince principal, *Mp* ; — *Ma*, *Ma*, disques minces accessoires. SM, segment contractile, compris entre deux disques minces principaux consécutifs (350 diamètres).

Disques accessoires de Brücke. — Si l'on examine à la lumière polarisée, comme l'a fait Brücke, les faisceaux primitifs des muscles des pattes des insectes fixés bien tendus, on reconnaît aisément que leur striation transversale n'est pas aussi simple qu'elle le semble de prime abord. Entre deux disques minces consécutifs, reconnaissables à leur forme de grain, il existe en effet non pas un seul disque épais traversé par la strie intermédiaire de Hensen, mais souvent tout une série de bandes transversales anisotropes séparées par des bandes isotropes étroites, c'est-à-dire par des bandelettes claires. Ce sont là les *disques accessoires* de Brücke, dont on a ignoré très longtemps la signification précise (fig. 228).

Toutes les bandes sombres transversales de la striation musculaire étant anisotropes, l'examen à la lumière polarisée ne permet en effet d'établir entre elles aucune différence. D'ailleurs, on a considéré fort longtemps tous les disques anisotropes comme contractiles, et dans cet ordre d'idées, il était indifférent de rattacher les disques accessoires aux disques épais ou aux disques minces. Mais nous avons déjà vu que le disque mince insoluble dans les acides faibles à l'inverse des disques épais, paraît en outre devoir jouer le rôle d'une pièce contractile par son adhérence au sarcolemme à la périphérie du faisceau primitif. Plus loin, nous établirons que cette conception, formulée d'abord par Ranvier, répond absolument à la vérité. Il devient donc de tout intérêt de savoir si, parmi les disques accessoires, il en est qui doivent être rattachés au disque mince, pièce de charpente du segment contractile, et s'il en est d'autres qui doivent être rapportés au disque épais, pièce qui seule, dans le segment contractile, se modifie pendant l'acte de la contraction de façon à pouvoir être considérée comme douée de la propriété de se contracter *activement*.

Pour résoudre ce problème, j'ai eu recours à un artifice de technique permettant de fixer *tendu et contracté*, un muscle de la patte d'un insecte à l'aide de l'alcool fort et non plus de l'acide osmique, qui empêche certains réactifs colorants, et tout spécialement le picro-carminate d'ammoniaque, de mettre en jeu leurs propriétés électives d'une manière satisfaisante (1). J'ai pu alors comparer, chez un insecte dont les faisceaux primitifs présentent de nombreux disques accessoires, le *Lucane-cerf*, d'une part ces faisceaux pris dans un muscle simplement *fixé-tendu*, d'autre part les faisceaux du muscle opposé *fixés-tendus-contractés*. J'ai pu ainsi apprécier les différences qu'ils présentent dans ces deux états après l'action du picro-carminate d'ammoniaque.

Dans les faisceaux musculaires simplement fixés-tendus, les disques épais ont, comme nous l'avons dit plus haut, l'apparence de longs bâtonnets parallèles entre eux dans une même bande transversale de la striation; mais de plus ils sont colorés en rouge. Au contraire, chaque bande transversale de la striation répondant à un disque mince est formées de grains brillants et colorés en *jaune d'or* ou en jaune faiblement orangé.

Si donc on parvient à déployer la striation de façon à dégager les disques accessoires, on rattachera naturellement au disque épais et au

(1) L'une des pattes d'un Lucane-cerf un peu volumineux est arrachée sur l'animal vivant. A l'aide d'une seringue métallique, munie d'une canule trocart introduite dans le segment thoracique de la patte, je pratique, sous forte pression, une injection interstitielle d'alcool absolu. L'alcool, en pénétrant, excite directement le muscle qui fournit d'abord une série de contractions, comme il le ferait sous l'influence d'un courant interrompu. Mais au bout de peu d'instants, ce muscle entre en contraction tétanique, en vertu de laquelle les segments périphériques de la patte s'inclinent sur le segment thoracique par un mouvement continu. Je saisis alors le tarse et *je l'étends en m'opposant au mouvement de flexion*. Je le maintiens tendu jusqu'à ce que la substance musculaire soit fixée dans sa forme par le réactif coagulant, et pour cela je continue pendant ce temps à soutenir l'injection d'alcool. Chaque faisceau est de la sorte fixé-tétanisé-tendu. Il présente, dans l'état de contraction, son maximum de développement. Tous ses disques superposés sont écartés les uns des autres et comme étalés; il peut, de plus, être soumis aux colorations électives que la fixation par l'alcool n'empêche pas de s'opérer.

Dans cet état, le muscle est enlevé de sa carapace chitineuse, dissocié, coloré lentement sur la lamelle par le picro-carminate d'ammoniaque et examiné dans la glycérine parfaitement neutre, où on le monte en préparation persistante. On conserve d'autres préparations simplement recouvertes d'une lamelle fixée aux coins par quatre gouttes de paraffine pour y faire pénétrer ultérieurement, par capillarité, un mélange de glycérine et d'acide acétique ou formique à 2 p. 100. Ces préparations serviront à montrer la dissolution des disques épais principal et accessoires, et le transport de la coloration rouge des disques épais aux disques minces.

(J. Renaut. Note sur les disques accessoires des disques minces dans les muscles striés. *Comptes rend. de l'Acad. des sciences*, 19. novembre 1877).

disque mince ceux des disques accessoires se colorant comme eux sous l'influence du picro-carminate d'ammoniaque.

Or, dans le muscle fixé-tendu-contracté on voit de prime abord, au-dessus et au-dessous de chaque disque mince, un disque accessoire formé comme lui de grains brillants quand on éloigne l'objectif, obscurs quand on le rapproche, et colorés en jaune aussi comme lui et comme la bande claire qui les renferme tous les trois. Le carmin les laisse au contraire incolores comme le disque mince lui-même. Donc, dans chaque segment contractile d'un pareil muscle, il existe *deux disques accessoires du disque mince* principal, et situés, au sein de la substance anisotrope, entre ce même disque mince et le disque épais.

Ce qui le démontre encore mieux, et ce qui fait voir jusqu'à l'évidence que les deux disques accessoires non colorés par le carmin sont bien de véritables disques minces surnuméraires, c'est qu'ils possèdent d'autres réactions histochimiques caractéristiques du disque mince. On sait que si l'on introduit, dans une préparation de muscle colorée au picro-carminate, de la glycérine mélangée de 1 p. 200 d'acide formique ou d'acide acétique, les disques épais se décolorent progressivement et deviennent transparents, tandis que les disques minces persistent et se teignent en rouge : c'est-à-dire que l'élection est entièrement intervertie. Or dans ces conditions, sur le muscle du Lucane-cerf tétanisé-tendu, les deux disques accessoires voisins du disque mince et le disque mince se colorent simultanément en rouge franc, et absolument de la même façon les uns que les autres. Ces disques accessoires doivent donc bien être rattachés au disque mince, dont ils sont les doublures et les satellites.

De plus, si l'on poursuit les progrès de la décoloration dans le disque épais disposé sous forme d'un long et étroit bâtonnet, on peut constater avec la plus grande netteté (1) que chaque bâtonnet est en réalité formé de trois pièces. L'une de ces pièces, centrale, forme la majeure partie du bâtonnet; et à chacune de ses extrémités on voit un grain anisotrope qui en est séparé par une mince bande claire. La strie de Hensen est donc ici double, et détache du disque épais principal deux *disques épais accessoires*.

Si maintenant on examine à la lumière polarisée le muscle du Lucane fixé-tendu-contracté, on constate qu'en effet il renferme, pour chaque segment contractile, *sept bandes anisotropes*. Parmi ces bandes, deux sont accessoires des disques minces limitant le segment, et deux le sont du disque épais. Un tel segment contractile est le plus compliqué que j'aie jamais observé. Je le prendrai donc pour type du *segment contractile complexe*, dont voici la formule histologique comparée à celle donnée plus haut du *segment contractile simple :*

(1) J. Renaut, Thèse inaugurale de Durand (Lyon, 1879), p. 29.

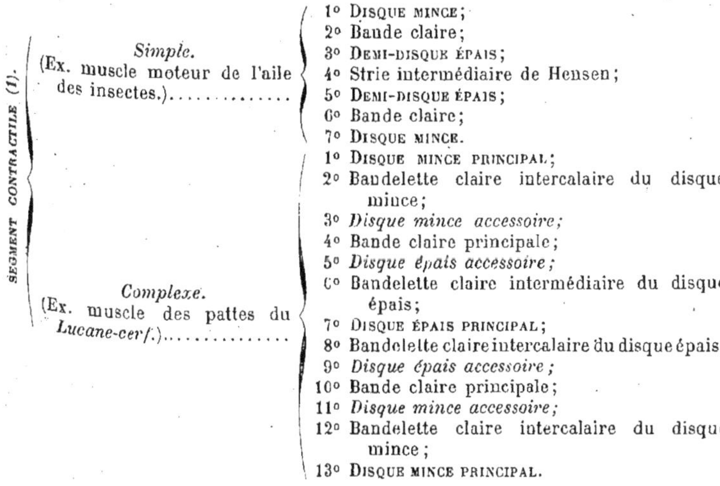

SEGMENT CONTRACTILE (1).

Simple. (Ex. muscle moteur de l'aile des insectes.)..............
1° DISQUE MINCE;
2° Bande claire;
3° DEMI-DISQUE ÉPAIS;
4° Strie intermédiaire de Hensen;
5° DEMI-DISQUE ÉPAIS;
6° Bande claire;
7° DISQUE MINCE.

Complexe. (Ex. muscle des pattes du *Lucane-cerf*.)..............
1° DISQUE MINCE PRINCIPAL;
2° Bandelette claire intercalaire du disque mince;
3° *Disque mince accessoire;*
4° Bande claire principale;
5° *Disque épais accessoire;*
6° Bandelette claire intermédiaire du disque épais;
7° DISQUE ÉPAIS PRINCIPAL;
8° Bandelette claire intercalaire du disque épais;
9° *Disque épais accessoire;*
10° Bande claire principale;
11° *Disque mince accessoire;*
12° Bandelette claire intercalaire du disque mince;
13° DISQUE MINCE PRINCIPAL.

Ainsi donc, dans le faisceau musculaire à striation transversale complexe, chaque disque épais est formé de trois pièces, une principale et deux accessoires, et non plus de deux pièces seulement. Dans ce même muscle, chaque disque mince est accompagné de deux disques minces accessoires, situés l'un au-dessus, l'autre au-dessous de lui. Toutes ces parties anisotropes sont séparées par la substance isotrope formant des *bandes* quand l'intervalle occupé par elle est large, et des *bandelettes* quand ce même intervalle est étroit. Je propose ici cette distinction entre les bandes et les bandelettes de substance isotrope pour établir une parfaite netteté dans la nomenclature des parties constitutives des segments contractiles complexes. On voit que, si on l'adoptait entièrement, il faudrait appeler la strie intermédiaire de Hensen *bandelette de Hensen*, dans le dispositif simple du disque épais. Je lui conserverai cependant alors le nom de strie, parce qu'il est consacré par l'usage.

La striation transversale complexe n'a été jusqu'ici observée dans tout son développement, à ma connaissance du moins, que dans les muscles des arthropodes. Mais entre elle et la striation simple il existe des intermédiaires, comme nous allons le voir dans un instant.

Striation des muscles des vertébrés : Muscles blancs et muscles rouges. — On sait depuis les recherches de RANVIER (2) que chez certains animaux : poissons, oiseaux et mammifères, il existe deux sortes de

(1) Pour parler aux yeux j'ai fait imprimer dans ces deux formules les disques principaux en lettres capitales, les disques accessoires en italiques. De cette façon les bandes transversales anisotropes se distinguent de prime abord des bandes isotropes, imprimées en caractères ordinaires.

(2) L. RANVIER. De quelques faits relatifs à l'Histologie et à la Physiologie des muscles striés. *Archives de Physiologie*, 1874.

muscles à contraction brusque. Les uns, tels par exemple que le droit antérieur, le vaste interne, le vaste externe, le grand adducteur, les jumeaux du Lapin, offrent une coloration pâle ou à peine rosée. Les autres, tels que le demi-tendineux, le crural, le petit adducteur, le carré crural et le soléaire du même animal, sont d'un rouge marqué : même après qu'on a enlevé le sang qu'ils contenaient dans leurs vaisseaux propres, en y poussant une injection de sérum artificiel jusqu'à ce qu'elle ressorte par les veines claire et ne renfermant plus un seul globule rouge. On trouverait des différences toutes semblables entre certains muscles d'une même région chez le Chat, le Poulet, les Raies et les Torpilles. Au contraire chez le Rat, le Mouton, le Bœuf et chez l'Homme par exemple, tous les muscles striés possèdent une seule et même coloration foncée.

Chez les animaux où les deux espèces de muscles, blancs et rouges, existent les uns à côté des autres et parfois pour former chacun des chefs différents d'un même muscle (Ex. triceps huméral du Lapin), il est facile de constater que la constitution histologique de leurs faisceaux primitifs n'est point du tout identique, et en même temps que leurs propriétés physiologiques sont très différentes.

Les faisceaux primitifs des muscles pâles, fixés-tendus par l'alcool fort, montrent une striation transversale très nette et une striation longitudinale qui l'est beaucoup moins. Pour voir nettement cette striation longitudinale il convient de les observer fixés-tendus-contractés. Sur les coupes en travers du muscle, on reconnaît aisément que, dans tous les faisceaux, les noyaux sont sans exception *extérieurs* à la substance contractile, marginaux et appliqués à la surface du faisceau, immédiatement sous le sarcolemme. Au point de vue physiologique, Ranvier a démontré que ce sont là les muscles à contraction brusque par excellence. Le temps perdu du muscle est extrêmement court, la contraction se produit sous la forme d'une secousse rapide suivie d'une décontraction rapide aussi. Les muscles blancs sont donc « des muscles d'action par excellence » (Ranvier), et de rapide mise en jeu.

Les faisceaux primitifs des muscles rouges montrent au contraire une striation longitunale plus nette que la transversale qui, au lieu de former des bandes rectilignes d'un bord à l'autre du faisceau, dessine dans ce trajet des lignes légèrement brisées. La netteté de la striation longitudinale tient à ce que les lignes de cette striation, marquant les intervalles des cylindres primitifs de Leydig, sont occupées par un protoplasma non plus transparent, mais granuleux. Quand on fixe dans sa forme, sur un Lapin qu'on vient de tuer par section du bulbe, les faisceaux d'un muscle rouge par une injection interstitielle d'alcool fort, ces faisceaux, avant d'être fixés par le réactif, son fortement excités d'abord et reviennent sur eux-mêmes par une série de contractions incomplètes. On les voit alors palpiter avant de blanchir et de rester rigides et fixés. Si alors on les dissocie et qu'on les examine après coloration par le picro-carminate d'ammoniaque, on reconnaît que la striation longitudinale granuleuse s'est encore exagérée. Les lignes de cette striation sont occupées par des granulations placées en série parmi lesquelles on voit de grosses gouttes brillantes, réfringentes, colorées en jaune orangé (fig. 229). En même temps, un certain nombre de ces gouttes sont venues se rassembler sous le sarcolemme. Le protoplasma qui, dans les muscles rouges du Lapin, unit et sépare les cylindres primitifs de Leydig, n'est donc plus condensé comme dans le muscle blanc. Il est actif, granuleux, et le muscle en revenant sur lui-même l'exprime sous forme de gouttelettes sarcodiques. Dans les coupes en travers du muscle rouge, on constate que les noyaux musculaires occupent aussi bien les espaces interceptés, au sein du faisceau, par les cylindres primitifs de Leydig, que la périphérie du faisceau sous le sarcolemme. *Le muscle rouge possède donc des noyaux intérieurs.* De plus, dans un faisceau primitif d'un muscle rouge de longueur et de diamètre égalant ceux d'un faisceau de muscle blanc pris pour terme de comparaison, les noyaux musculaires sont beaucoup plus nombreux. Enfin, les faisceaux musculaires primitifs des muscles rouges des Raies, des Torpilles et surtout de l'Hippocampe (nageoire dorsale) présentent en outre, entre la surface du faisceau et le sarcolemme, un anneau de protoplasma granuleux semé de noyaux.

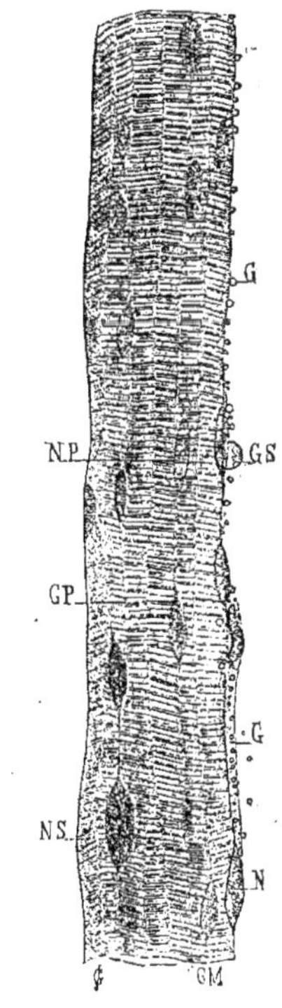

Fig. 229. — Faisceau musculaire primitif du soléaire du Lapin, montrant la striation longitudinale et transversale (130 diamètres). — Fixation par injection d'alcool fort dans le muscle vivant et tendu. — Éosine hématoxylique faible.

CP, cylindres primitifs de Leydig; — NS, noyaux superficiels placés sous le sarcolemme et colorés en violet intense; — NP, noyaux profonds engagés dans la substance musculaire; — N, noyau superficiel vu de profil. — G, G, granulations exprimées sous le sarcolemme par le muscle revenant sur lui-même; — GS, goutte sarcodique. — On voit partout le disque mince dans les intervalles des disques épais.

Au point de vue physiologique, les muscles rouges occupent une place intermédiaire entre les muscles blancs et les muscles lisses. En effet le temps perdu, c'est-à-dire celui qui s'écoule entre le moment d'une excitation faradique et le début de la contraction, est chez eux considérable. La contraction, lente à s'établir, est progressive, soutenue, et suivie d'une décontraction également lente et progressive. Mêlés aux muscles blancs au sein des masses musculaires d'une même région, et parfois y constituant une partie d'un muscle à plusieurs chefs, les muscles rouges, chez les animaux où la distinction en muscles rouges et blancs existe, semblent donc jouer, par leur contraction plus lente et plus persistante, le rôle d'agents de l'équilibre, de la régulation et du soutien de la contraction musculaire du mode brusque (1).

Chez les animaux tels que le Rat, le Mouton, et chez l'Homme, où les muscles ont tous une même coloration d'un rouge foncé, la distinction des muscles striés à contraction brusque et rapide, répondant aux muscles blancs du Lapin, et des muscles à contraction lente et soutenue répondant aux muscles rouges du même animal, ne peut être faite de prime abord. Mais la constitution histologique des muscles rouges est, nous venons de le voir, typique. Ils ont une striation longitudinale granuleuse et des noyaux musculaires intérieurs à la substance contractile, c'est-à-dire plongés dans l'épaisseur même du faisceau entre les cylindres de Leydig, et non plus rejetés sur sa marge. On peut donc encore les reconnaître sur les coupes en long et surtout sur celles en travers.

C'est ainsi que j'ai pu constater que les muscles moteurs des poils tactiles du Rat renferment deux ordres de fibres : les unes répondant à des faisceaux musculaires de muscles pâles, et à noyaux placés sous le sarcolemme, les autres renfermant des noyaux intérieurs et répondant à des faisceaux primitifs de muscles rouges (2). Les premiers faisceaux servent, dans un tel muscle mixte, à mettre brusquement en jeu l'érection de la vibrisse ; les seconds servent à soutenir, à régulariser cette contraction de début, et à prolonger ainsi l'érection du poil.

Striation longitudinale et transversale des muscles blancs. — Les muscles blancs du Lapin, dissociés par l'action de la chaleur à 75° après fixation par l'acide picrique, montrent, quand ils ont été fixés bien tendus, des détails extrêmement intéressants de leur striation longitudinale et transversale. La dissociation met toujours en liberté des cylindres primitifs, des groupes de fibrilles et des fibrilles élémentaires isolées, enfin des rubans très minces de substance musculaire qui s'étalent à plat et équivalent à une coupe longitudinale du faisceau, coupe qui aurait une finesse extrême et qui, de plus, ne présente qu'un seul plan de la striation. Sur ces rubans aplatis, le picro-carminate et surtout le violet de méthyle donnent lieu à une réaction colorée qui permet de distinguer de prime abord les trois substances constituant par leur ensemble la striation transversale. Avec le picro-carminate, les disques épais sont d'un rouge orangé foncé, les bandes claires sont jaunes, les disques minces forment des traits noirs réfringents. Avec le violet de méthyle, les disques épais sont colorés en violet

(1) Ranvier. *Comptes rendus de l'Acad. des sciences*, 3 novembre 1873.
(2) J. Renaut. Article Système nerveux du Dict. encyclopédique, p. 489.

pur, les bandes claires en violet vineux ou amarante (1), et les disques minces sont comme précédemment réfringents et noirs. On voit alors que les cylindres primitifs sont formés d'une rangée de disques épais allongés en bâtonnets étroits, très minces à leurs extrémités, renflés légèrement en leur milieu où la strie de Hensen est peu visible. A ces bâtonnets succède une large bande claire traversée en son milieu par un disque mince en forme de trait. Tous les disques épais sont séparés les uns des autres par une ligne de ciment interfibrillaire. Au contraire, tous les disques minces d'une même bande transversale se touchent par leurs extrémités.

Dans les parties dissociées en groupes de fibrilles et en fibrilles si minces qu'on puisse les considérer comme des fibrilles élémentaires, on reconnaît nettement que les disques épais sont reliés entre eux, dans le sens longitudinal, par un fil de substance claire d'une ténuité extrême. Sur les fibrilles très tendues, ce fil isotrope s'étire en s'excavant légèrement dans son milieu entre deux disques minces consécutifs. En ce milieu même, le fil isotrope est traversé par le trait sombre et réfringent du disque mince : trait renflé en fuseau et figurant de la sorte un grain à pointes latérales. L'épaisseur de la bande isotrope qui sépare deux disques épais successifs n'a pas la hauteur d'un de ces disques. Au-dessus et au-dessous de chaque disque mince *toujours unique*, il y a donc une bande isotrope un peu moins haute que chaque demi-disque épais.

Les faisceaux de fibrilles se dissocient souvent soit sur leurs côtés, soit en pinceau à leur extrémité. Les fibrilles élémentaires, quand elles sont groupées deux par deux ou trois par trois, ne montrent plus de striation longitudinale entre elles. Mais de distance en distance on voit partir d'un semblable fascicule de fibrilles, qui paraît simple, des filaments d'une telle ténuité que je n'ai pu mesurer leur travers, et qui se poursuivent en montrant une striation parfaitement régulière. Ce sont là les fibrilles élémentaires véritables, ou du moins des fibrilles d'une telle minceur qu'on ne peut plus guère en supposer de plus petites, à moins d'admettre que la substance striée soit divisible à l'infini dans le sens longitudinal. Dans un faisceau musculaire de Grenouille, on trouve exactement ces mêmes fibrilles, car les muscles de la Grenouille ont, au point de vue de la striation transversale, la constitution des muscles blancs du Lapin. Si on les compare aux éléments longitudinaux que met en évidence la méthode de fixation du muscle tendu-contracté par l'acide osmique, on reconnaît qu'elles sont infiniment plus petites que ces

(1) Le meilleur mode d'examen avec cette méthode consiste à observer la striation sur les préparations conservées dans la glycérine saturée de sel marin et légèrement chargée de violet de méthyle (pour que la décoloration ne se produise pas), avec un objectif à immersion homogène et l'éclairage Abbe à la lumière d'une lampe à gaz munie de verres bleus ou à la lampe à l'albo-carbon.

derniers. Les fibrilles séparées par des traits longitudinaux clairs dans le muscle fixé-tendu-contracté ne sont donc pas des fibrilles élémentaires, mais bien des groupes de fibrilles élémentaires.

Il y a par suite, dans les cylindres de Leydig, des fibrilles de deux ordres, ou plutôt, ces cylindres sont constitués par des *faisceaux fibrillaires* (fig. 230) entre lesquels existe un ciment, développable et qu'on peut rendre apparent en fixant le muscle tendu ou mieux tendu-contracté. Chaque faisceau fibrillaire est lui-même formé de *fibrilles élémentaires*, étroitement soudées entre elles par un ciment qui est si peu

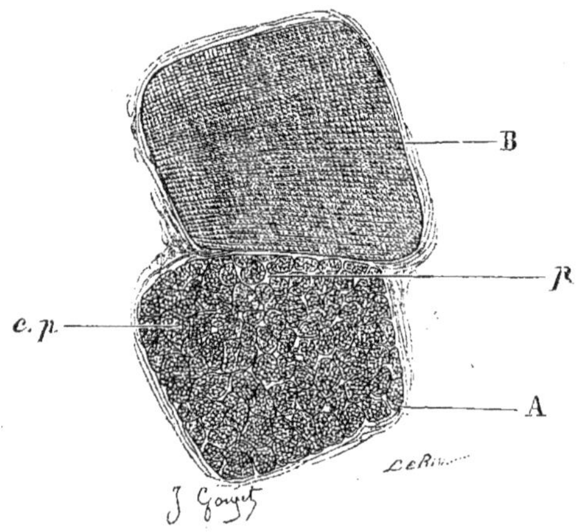

Fig. 230. — Deux faisceaux primitifs d'un muscle blanc du Lapin, coupés en travers (violet de méthyle, glycérine salée).

A, faisceau primitif sectionné nettement en travers ; — *c.p*, cylindres primitifs, montrant à leur intérieur la coupe en travers des faisceaux fibrillaires ; — *p*, espaces stellaires minuscules compris entre les cylindres primitifs, et occupés par le protoplasma condensé.

B, faisceau primitif coupé en travers et dont la substance contractile a chaviré, ne montrant plus qu'un simple quadrillage (400 diamètres).

abondant, qu'on ne peut le développer par aucune méthode. Quand une fibrille s'écarte d'un faisceau fibrillaire, elle se montre absolument régulière et parfaitement individualisée. Mais dès qu'elle le rejoint, elle fait corps avec les autres fibrilles du faisceau, et n'en est distincte par aucun trait transversal : le faisceau paraît homogène.

Il importe de remarquer que les fibrilles élémentaires, mises en liberté par la dissociation sur une partie de leur parcours, rejoignent le faisceau fibrillaire et font corps avec lui *constamment au niveau d'un disque mince*. De même, les faisceaux fibrillaires d'un même cylindre de Leydig, séparés les uns des autres, se rejoignent toujours au niveau d'un disque mince. Le disque mince paraît donc bien, comme l'a affirmé Ranvier, être une pièce de la striation assurant la soudure des fibrilles et des groupes de fibrilles dans le sens transversal (1).

Il résulte de ce que je viens de dire que, dans le muscle blanc, organe de la mise en jeu très rapide de la contraction du mode brusque, la substance contractile est divisée et subdivisée à l'infini en éléments fibrillaires, et que les disques épais l'emportent en volume sur les bandes claires. Même revenus sur eux-mêmes dans les muscles qui étaient peu tendus quand on les a fixés, et présentant l'apparence globuleuse due à leur retour sur eux-mêmes, ils ont encore à peu près la hauteur des bandes claires, traversées par le disque mince, qui les séparent les uns des autres. En d'autres termes, pour un même volume total dans le faisceau primitif, la substance des disques épais est morcelée en un nombre de bâtonnets *maximum* et présentant aussi, par suite de ce morcellement, le *maximum* de surfaces d'échanges.

Ici donc, la substance contractile se complique, non plus par l'augmentation du nombre des pièces transversales, mais bien par la multiplication des filaments contractiles. Et tandis qu'un muscle moteur des ailes des insectes était constitué par des cylindres primitifs unifibrillaires plongés au sein du corps protoplasmique de la cellule musculaire, le faisceau primitif du muscle blanc répond, quant à sa striation longitudinale, à une formule deux fois plus compliquée.

Dans un tel faisceau de muscle blanc, les *cylindres primitifs* de Leydig, plongés au sein du protoplasma condensé, sont eux-mêmes formés de *faisceaux fibrillaires,* séparés les uns des autres par un ciment particulier développable. Les faisceaux fibrillaires sont, de leur côté, constitués par un nombre variable de *fibrilles élémentaires,* toutes au contact et soudées entre elles par un ciment invisible et non développable.

Striation longitudinale et transversale des muscles rouges. — Les muscles rouges du Lapin, dissociés par la même méthode que les muscles blancs en leurs cylindres primitifs et en leurs fibrilles, montrent avec ces derniers des différences saisissables au premier coup d'œil. La constitution de la substance contractile, au point de vue de la striation longitudinale, est en général la même. Mais on remarque immédiatement que les faisceaux fibrillaires et les fibrilles élémentaires qu'on est parvenu à isoler ont un diamètre transversal au moins double de celui de leurs homologues considérés dans les muscles blancs. Comme d'ailleurs, dans les faisceaux primitifs des muscles rouges, les cylindres de Leydig ont à peu près le même diamètre transversal que dans les blancs, cela revient à dire que le nombre des faisceaux fibrillaires et des fibrilles élémentaires y est aussi plus restreint. La substance contractile, dans les muscles rouges, est donc formée d'éléments longitudinaux plus massifs.

(1) On peut remarquer aussi que, dans de tels faisceaux musculaires, tout l'intérieur du faisceau est occupé par la substance musculaire. — Les noyaux n'y tiennent plus aucune place, ils sont rejetés à la périphérie, sous le sarcolemme.

Par conséquent ces éléments offrent aussi un moins grand nombre de surfaces d'échanges.

Ranvier a montré (1), que dans un muscle rouge fixé-tétanisé-tendu, les disques épais sont séparés les uns des autres, dans le sens latéral, par de larges bandes longitudinales, et que de plus ils ont tellement diminué de hauteur, que cette dernière devient sensiblement égale à celle du disque mince. Sur les dissociations en faisceaux fibrillaires et en fibrilles, quand la tension est parfaite dans le préparation et que le muscle a été fixé bien tendu, on constate que le disque épais n'a plus en coupe optique la forme d'un long bâtonnet, mais celle d'un rectangle si peu allongé dans le sens de la hauteur, qu'il paraît de prime abord n'être qu'un carré. De plus, la strie de Hensen est beaucoup plus visible que dans le muscle blanc (2). Ici donc le disque épais, de forme cuboïde, présente à son entour une moindre surface d'échange que dans le muscle blanc. La bande claire dépasse pourtant encore sa hauteur amoindrie. Enfin, sur les fibrilles isolées et sur les groupes minces de fibrilles, le disque mince se montre *très épais*. Sur la fibrille tendue, il dépasse largement, à droite et à gauche, le fil de substance isotrope réunissant les disques épais successifs. Il est brillant, réfringent, en forme de ménisque à longues pointes transversales qui touchent leurs similaires appartenant aux faisceaux fibrillaires de la même rangée et y sont adhérentes. Un dernier détail extrêmement important, c'est que ce disque mince est accompagné de deux disques minces accessoires.

Les disques minces accessoires consistent en deux étroites bandes sombres transversales, qui ne se colorent point comme le disque épais par l'éosine ni le violet de méthyle, par exemple, et qui occupent dans les bandes claires à peu près le milieu de l'espace qui sépare le disque mince principal du disque épais. Les muscles rouges du Lapin tiennent donc une place intermédiaire entre les muscles blancs (à striation simple), et les muscles des pattes des insectes (à striation complexe). Ce qui se complique chez eux, c'est le seul système du disque mince : c'est-à-dire de la pièce de la striation qui semble destinée (Amici, Ranvier) à l'union en travers des fibrilles et des faisceaux de fibrilles élémentaires séparés, on le sait, dans les muscles rouges, par des lignes longitudinales de ciment plus larges qu'elles ne le sont dans les muscles blancs.

Division transversale de la substance contractile : disques de Bowman. — Si l'on plonge un fragment de muscle frais dans quelques centimètres cubes de suc gastrique, naturel ou artificiel, ou qu'on le soumette à l'action prolongée d'un mélange réfringérant de glace et de

(1) L. Ranvier. *Leçons sur le système musculaire*, p. 175.

(2) Muscles rouges quelconques du Lapin, dissociation par l'eau à 75° pendant quarante-huit heures, coloration à l'éosine soluble dans l'eau, conservation dans la glycérine salée faiblement éosinée.

sel marin (1), on obtient aisément une décomposition de la substance musculaire non plus en fibrilles et en faisceaux de fibrilles, mais en disques transversaux. Ce sont là les disques de BOWMAN. Ces disques sont souvent, le long des faisceaux primitifs, placés les uns au-dessus des autres, écartés par un de leurs bords, et réunis par l'autre de façon à figurer un éventail entr'ouvert. Chaque disque vu à plat montre des champs de Cohnheim. J'ai pu constater que chacune de ses faces répond à la ligne d'un disque mince. L'épaisseur d'un disque de Bowman est variable, et peut comprendre plusieurs segments contractiles. Mais la ligne transversale de clivage s'effectue constamment suivant celle des disques minces dans tout le travers du faisceau, comme il est facile de s'en assurer sur les faisceaux primitifs dissociés en disques sur un seul côté et offrant la disposition en éventail qui les laisse adhérents du côté opposé.

BOWMAN, rapprochant le fait de la décomposition en disques transversaux de celui de la décomposition en fibrilles longitudinales, arriva à une conception toute particulière de la constitution de la substance contractile des muscles striés. Il admit qu'elle est composée de prismes de substance contractile, les *sarcous elements*, reliés dans le sens longitudinal par un ciment particulier, que dissolvent certains réactifs; tandis que dans le sens transversal les prismes sont unis par un ciment de nature différente, que le froid, le suc gastrique, etc., dissolvent. Ceci revient à dire que, pour BOWMAN, la substance contractile affecterait la forme de prismes (qui sont nos disques épais) séparés les uns des autres, et déterminés dans leur figure par deux systèmes de plans rectangulaires entre eux. L'un de ces plans répondrait à la striation longitudinale du faisceau primitif, l'autre à sa striation transversale. La conception de CARNOY et de ses élèves est encore aujourd'hui peu différente : le système de plans rectangulaires entre eux serait seulement pour eux formé par une seule et même substance, la *plastine*. Les prismes de Bowman, ou *sarcous elements*, répondraient à un enchylème myosique et, de plus, *inerte* au point de vue de la contractilité.

Cette dernière opinion, fruit mal mûr d'études dirigées par des conceptions *à priori* purement philosophiques, ne doit même pas être mise aujourd'hui en ligne de compte, parce qu'elle est ruinée d'avance par des faits expérimentaux de premier ordre, dont il faut maintenant parler.

Spectres des muscles striés, *leur continuité pendant la contraction du muscle vivant.* — RANVIER a démontré dès 1874 que les stries transver-

(1) Au bout de quinze à vingt minutes le fragment de muscle, monté sur une longue tige de sureau, est devenu complètement dur. On peut y pratiquer des coupes avec un rasoir refroidi par un jet de chlorure de méthyle ou par le mélange de glace et de sel marin. On pratique de préférence les coupes dans le sens longitudinal, puis on les dissocie dans une goutte de picro-carminate d'ammoniaque.

sales des faisceaux musculaires à contraction brusque agissent sur la lumière blanche pour produire des spectres, exactement à la façon de ce qu'on appelle en optique un *réseau* (1) : c'est-à-dire un système de raies parallèles alternativement opaques et transparentes, très rapprochées et équidistantes (2).

On sait que si l'on regarde, au travers d'un réseau, une fente lumineuse parallèle à la direction des stries du réseau lui-même, on voit se produire à droite et à gauche de cette fente une série de spectres d'intensité décroissante : ce sont les *spectres de diffraction*. De tous ces spectres, le plus brillant est celui qui est le plus voisin de la fente lumineuse, dont il est séparé par une bande obscure. Des bandes obscures séparent également les uns des autres les spectres successifs, de plus en plus étalés et de moins en moins lumineux au fur et à mesure qu'ils sont placés plus loin de la fente. La largeur des spectres, et celle de la bande obscure qui sépare le premier d'entre eux des bords de la fente, est d'autant grande que les stries du réseau sont plus rapprochées les unes des autres. Si donc dans un réseau donné les intervalles des traits parallèles qui le composent venaient à diminuer d'étendue tout à coup, le spectre *s'agrandirait*, et en même temps *s'éloignerait* de la fente lumineuse (3).

Cela posé, examinons une fente lumineuse au travers d'un muscle rubané, transparent et à fibres toutes parallèles les unes aux autres, tel que le muscle couturier de la Grenouille enlevé vivant, puis tendu à plat sur une lame de verre parallèlement à la direction des grands côtés de celle-ci (4). Si la fente est bien parallèle à la striation muscu-

(1) RANVIER. *Comptes rendus de l'Académie des sciences*, 1er juin 1874.

(2) Les réseaux des physiciens consistent en des lames de verre sur lesquelles on trace, à la pointe de diamant, des stries fines et parallèles. Les opticiens savent construire ces réseaux de façon à en rapprocher tellement les stries qu'il est ensuite difficile de les résoudre, même avec les plus puissants objectifs.

(3) Soient, pour deux réseaux donnés et par rapport à l'observateur α et α' les angles au sommet des cônes lumineux interceptés par chacun des spectres correspondants et le point de vision exacte ; le nombre n et n' des stries contenues dans l'unité de longueur de chaque réseau s'exprime en fonction de α et α' par la formule $\frac{n}{n'} = \frac{\sin \alpha}{\sin \alpha'}$. C'est dire en d'autres termes que si le nombre des stries s'accroît dans l'unité de longueur, l'étendue du spectre augmente.

(4) On isole soigneusement le muscle de ses voisins en prenant bien garde de ne le point léser ; on le détache de ses deux insertions extrêmes sans blesser ni couper ses fibres, puis on le dispose à plat sur la lame de verre. On fixe un de ses chefs avec une goutte de paraffine, puis on tend convenablement le ruban musculaire, et l'on fixe son second chef de la même façon. On recouvre la surface du muscle non adhérente à la lame de verre avec une lamelle porte-objet afin de le préserver de l'évaporation et de rendre ses deux faces bien planes. On fixe cette lamelle avec deux gouttes de paraffine.

Plaçant alors la lame de verre (et par conséquent le muscle) horizontalement très près de l'œil, puis observant au travers de lui une fente lumineuse verticale (et par conséquent parallèle à la striation transversale du muscle), on voit les spectres de diffraction paraître à droite et à gauche de cette fente. La fente lumineuse peut être pratiquée soit au volet d'une chambre noire, soit dans un écran. L'écran le plus

laire, c'est-à-dire si l'on tient exactement en croix devant elle le muscle tendu, il apparaît de chaque côté de cette fente un spectre assez pur, auquel font suite deux ou trois autres à la fois moins éclatants et moins bien définis. Comme une fois cette expérience faite, il est aisé d'enlever le couturier de dessus la lame de verre, de le tendre entre deux bornes électriques et de l'exciter par des secousses d'induction qui le font aisément se contracter à la clôture et à la rupture, nous savons maintenant deux choses : 1° que, conformément aux prévisions de la théorie, la striation transversale des muscles intercepte un réseau optique; 2° que cette striation existe bien pendant la vie, puisque le muscle vivant donne des spectres de diffraction.

Il est en outre aisé de se convaincre qu'en tendant plus ou moins un muscle vivant, on fait varier l'étendue de ces spectres de diffraction. Plus l'extension augmente, plus les spectres deviennent étroits et se rapprochent de la fente lumineuse. Si au contraire on diminue l'extension, au fur et à mesure que le muscle revient sur lui-même son spectre de diffraction augmente d'étendue et en même temps s'éloigne de la fente. Les traits du réseau formé par la striation transversale d'un muscle s'éloignent donc les uns des autres quand on le tend, et au contraire se rapprochent de plus en plus quand on le laisse revenir sur lui-même.

Des préparations du couturier de la Grenouille ou de tout autre muscle strié, faites après fixation par l'alcool, le bichromate d'ammoniaque, les solutions ou les vapeurs osmiques, etc., et montées soit dans la glycérine soit dans le baume, montrent également les mêmes spectres de diffraction, brillants et larges, éloignés de la fente lumineuse, quand les muscles ont été fixés peu tendus; étroits et plus pâles, rapprochés de la fente, quand au contraire les muscles ont été fixés à l'état de tension.

Mais si, après avoir, par exemple, fait une préparation de muscle couturier de la Grenouille fixé par l'alcool, on la monte dans la glycérine neutre, et qu'après avoir constaté qu'elle donne bien dans cet état les spectres ordinaires de diffraction on substitue par capillarité, sous la lamelle, de la glycérine formiquée ou acétifiée à 1 p. 100 à la glycérine neutre : au bout de quelques heures on constate que la préparation ne donne plus de spectres. Si on l'examine au microscope, on constate que, comme il a été dit plus haut, les disques épais ont été dissous et ont disparu. Les disques minces seuls subsistent et la striation transversale paraît dès lors simple. Il résulte de là que, dans un muscle strié, ce ne sont pas les lignes transversales répondant aux

simple est ici l'une des mains de l'observateur, et la fente y est représentée par l'intervalle de deux doigts très légèrement écartés.

L'expérience faite, on enlève le muscle, on le tend entre deux bornes et on l'excite par des secousses d'induction. Il se contracte et l'on a ainsi la preuve qu'il a donné ses spectres, étant bien vivant. (Ranvier. *Syst. musculaire*, p. 132 et suiv.).

disques minces qui forment un réseau d'optique. *Ce qui forme ce réseau, c'est l'ensemble des lignes transversales répondant aux disques épais.* On peut aussi tirer de là ce corollaire : que ce qui, dans un muscle plus ou moins tendu, fait varier la largeur, l'éclat des spectres et leur position par rapport à la fente lumineuse observée au travers d'eux, ce sont les variations des intervalles des disques épais les uns par rapport aux autres.

Si maintenant on enlève le couturier sur une Grenouille vivante, et qu'on le tende légèrement de champ entre deux bornes électriques échancrées à leur partie supérieure et communiquant l'une avec le pôle positif, l'autre avec le pôle négatif d'un appareil à courants interrompus (1), il est facile d'observer au travers de lui une fente lumineuse et de se rendre compte des variations subies par les spectres avant, pendant et après la contraction, qu'une seule secousse d'induction suffit à produire. A ce moment on voit le spectre s'élargir et s'éloigner de la fente. Le spectre musculaire existait avant le moment de la contraction; il existe pendant la durée très courte de cette dernière; il subsiste encore après que le muscle est revenu au repos. Donc, dans la succession des trois actes : repos, contraction, repos, le spectre musculaire de diffraction est *continu*. En aucun moment il n'a cessé d'être visible, son étendue seule et son éclat se sont modifiés.

Cette expérience, imaginée et exécutée par Ranvier, montre que, quand un muscle se contracte de façon à pouvoir obéir à la contraction, c'est-à-dire à se raccourcir, les disques épais, qui seuls parmi les éléments de la striation transversale interceptent un réseau capable de donner des spectres de diffraction, *se rapprochent les uns des autres*, mais gardent dans ce mouvement leur disposition en bandes parallèles séparées par des intervalles. Bref, ils subsistent en tant que disques épais avant, *pendant* et après l'acte de la contraction.

Quand au contraire, le muscle est tellement bien tendu entre les deux bornes électriques, qu'il ne peut plus revenir sur lui-même au moment de la contraction, on peut constater un fait du plus haut intérêt : avant, pendant et après la contraction, l'étendue du spectre de diffraction reste absolument la même et son éclat ne varie pas. Dans cette contraction sans mouvement effectif, la striation transversale n'a donc subi aucune modification appréciable. C'est dire encore que l'acte de la contraction (qui dans un tel muscle s'est parfaitement effectué bien qu'il n'ait pu raccourcir le muscle maintenu tendu par une force supérieure), ne s'accompagne d'aucun changement fondamental dans la constitution de la striation en travers.

Mais nous avons vu qu'au contraire un changement important s'est produit alors dans la striation longitudinale. Les espaces interfibrillaires

(1) L. Ranvier. *Leçons sur le système musculaire*, p. 134-138.

se sont agrandis, comme si la substance claire et parfaitement homogène du ciment qui répond à ces intervalles s'était subitement gonflée à la façon d'une lame de gélatine qui se développe quand on la plonge dans l'eau. Ces données acquises, nous pouvons dès maintenant attaquer le problème de la théorie anatomique de la contraction musculaire du mode brusque, car elles renferment en germe la seule solution qu'on en puisse actuellement donner.

§ 5. — THÉORIES ANATOMIQUES DE LA CONTRACTION MUSCULAIRE.

Tous les histologistes qui se sont succédé depuis Bowman ont cherché dans la structure du faisceau primitif le secret de la contraction musculaire du mode brusque. Presque tous ont donné de cette contraction une théorie particulière ayant pour base la structure de la substance contractile telle qu'ils pensaient l'avoir déterminée définitivement. Pour cette même raison, au fur et à mesure que des détails nouveaux de la striation longitudinale et transversale ont été découverts, les théories de la contraction antérieures à cette découverte ont dû être successivement rejetées, parce qu'elles cessaient d'être d'accord avec la *formule anatomique* de plus en plus parfaite et aussi de plus en plus compliquée de la substance contractile.

L'historique des théories anatomiques de la contraction musculaire offre néanmoins un grand intérêt. Il peut d'abord servir à faire toucher du doigt le danger qu'il y a d'édifier des théories physiologiques en prenant pour base des notions anatomiques incomplètes. Par contre, il montre la nécessité de soumettre les éléments des tissus dont on a fait préalablement l'analyse histologique, à une seconde analyse histologique et expérimentale à la fois avant d'essayer d'expliquer le jeu de leurs parties. S'appliquer d'abord à bien connaître ces parties dans tous leurs détails, puis fixer la connaissance des variations de ces détails dans les divers stades de l'action physiologique, c'est le seul moyen de se mettre à même de comparer avec fruit l'état de repos avec celui d'activité, de se faire une idée des changements de forme produits par la mise en jeu, et d'assigner à ceux-ci une valeur en tant que *signes anatomiques de l'action*. Quant au mécanisme essentiel de cette dernière, je crois bien qu'il doit demeurer à jamais caché à l'anatomiste, surtout lorsqu'il s'agit d'une propriété physiologique d'un ordre aussi général que la contractilité.

Ce que je viens de dire montre déjà que je n'ai point l'intention de grossir la liste des théories de la contraction musculaire. Après avoir exposé les principales, je me contenterai de montrer quels sont les changements, saisissables par les méthodes actuelles, qu'éprouve la substance contractile d'un muscle strié en passant du repos à l'activité et de l'activité au repos. J'aurai ainsi mis en lumière, non pas le mécanisme intime de la contraction, qui nous échappe aussi bien quand il s'opère dans un disque épais de muscle strié que quand il s'effectue dans un cil vibratile, mais bien l'état qui, comparativement constaté dans la substance contractile d'un muscle au repos et dans celle d'un muscle fixé dans l'activité, constitue le signe anatomique de l'une et de l'autre, et permet de la sorte de passer avec certitude de la notion de la forme à celle de la fonction.

Théorie de Bowman. — Nous avons vu que Bowman considérait la substance contractile, décomposable d'une part en disques transversaux et de l'autre en fibres longitudinales, comme constituée essentiellement par des prismes de substance active, les *sarcous elements*, déterminés dans leur figure par le concours des deux systèmes de plans longitudinaux et transversaux répondant aux deux sortes de ciment unissant ces *sarcous elements* respectivement en long et en travers. Les *sarcous elements*, répondant aux bandes sombres de la striation, en revenant tous à un même moment sur eux-mêmes en vertu de leur activité propre, comparable à celle qui fait agir les cils vibratiles, détermineraient le raccourcissement du faisceau musculaire tout entier par la somme de leurs propres raccourcissements. Cette théorie très simple a longtemps régné dans la science; mais il fallut la modifier quand intervint la notion du disque mince, introduite par Dobie (1) et Amici. Cette pièce nouvelle de la striation transversale n'avait en effet aucune place à prendre dans la conception de Bowman, et il fallait cependant expliquer son rôle (fig. 231).

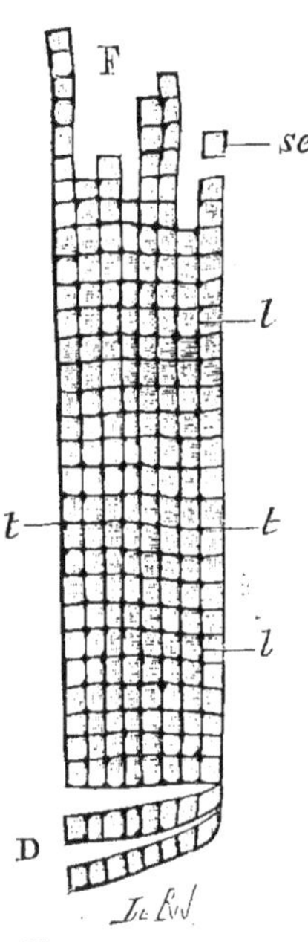

Fig 231. — Schéma de Bowman.

F, fibrilles dégagées par la dissolution du ciment longitudinal *l*; — D, disques dégagés par la dissolution du ciment transversal *t*, *t*; — *se*, *sarcous element*.

Théorie d'Amici. — Amici, étudiant au microscope les muscles de la patte de la Mouche domestique afin d'en exécuter le modèle en cire pour le musée de Florence, constata que la striation transversale de ces muscles est loin d'être simple. Il vit que, d'un travers à l'autre du faisceau primitif, elle est constituée par des rangées de bâtonnets étroits (répondant à ce que nous appelons maintenant les disques épais), séparées par des bandes claires au milieu desquelles existent des *grains*, rangés en série linéaire également d'un

(1) Dobie. On the minute structure and mode of contraction of voluntary muscular fibre. *Annals of natural history*. Février 1848.

travers à l'autre du faisceau. Ces grains sont les disques minces, ou *disques intermédiaires d'Amici*. Sur la marge du faisceau, le sarcolemme dessine un feston rentrant au niveau de chaque ligne de disques minces; il adhère sur tout son pourtour au grain le plus superficiel de cette ligne. Cela posé, AMICI admet que, dans le muscle au repos, tous les bâtonnets et les grains sont placés en série rectiligne et dessinent par leur ensemble l'image ordinaire de la striation

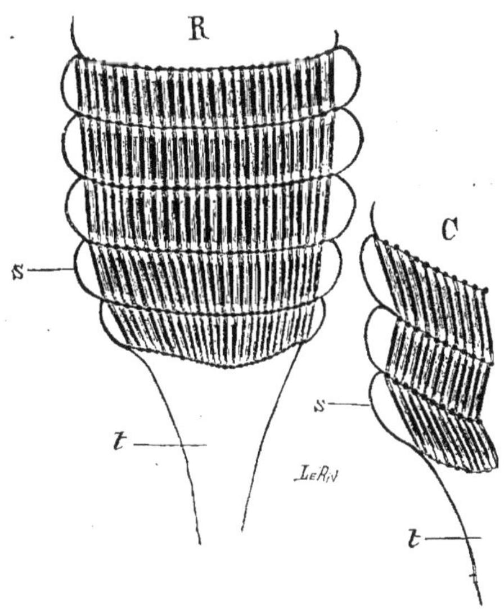

Fig. 232. — Schéma d'AMICI.

R, repos C, contraction — *s*, sarcolemme formant des festons dans l'intervalle des disques minces — *t*, tendon.

longitudinale. Sur le muscle contracté, les bâtonnets s'inclinent en zigzag les uns sur les autres, alternativement à droite dans une bande transversale et à gauche dans celle qui suit : exactement à la façon des segments d'un mètre de poche qu'on veut reployer. Les grains, répondant aux disques minces, ne subissent dans ce mouvement aucune modification ni de situation ni de forme. Ils se comportent comme les rivets du mètre de poche auquel je viens de faire allusion, et autour desquels se meuvent les segments ployés en zig zag (1) (fig. 232).

(1) AMICI. Ueber die Muskelfaser (traduit de l'italien par LAMBI). *Archives de Virchow*, Bd. XXVI, p. 414, 1858.

L'inspection des figures du mémoire d'Amici montre en outre qu'il a constaté qu'au niveau de l'extrémité du faisceau primitif, c'est-à-dire à son point d'insertion au tendon, la substance musculaire finit toujours non par un rang de bâtonnets, c'est-à-dire par un disque épais, mais bien par une ligne de grains, c'est-à-dire par un disque mince. Si l'on joint cette observation au fait de l'adhérence du disque mince au

Théorie de Brücke. — Déjà la découverte du disque mince avait introduit dans la striation transversale un nouvel élément; l'étude des muscles à la lumière polarisée, faite pour la première fois par Brücke, montra que cette striation est encore plus complexe. Nous avons vu en effet que Brücke a découvert, dans les muscles des pattes des insectes, des pièces anisotropes distinctes du disque épais et du disque mince, transversales comme ces derniers, et qu'on a depuis lors nommées *disques accessoires*. Il ne pouvait plus, dès lors, être uniquement question de *sarcous elements*. Brücke ne distinguait pas, d'autre part, parmi les disques accessoires, ceux qui sont satellites du disque épais de ceux qui sont satellites du disque mince. Pour lui, dans la substance musculaire, tout ce qui était anisotrope était également doué de contractilité, à l'exclusion de la substance isotrope qui était inerte. L'hypothèse de Bartholin attribuait la propriété de la double réfraction, dans le spath d'Islande où il l'avait découverte, à de petits cristaux rhomboédriques comme le cristal entier qu'ils formeraient par leur agglomération, mais capables de prendre un mouvement particulier au sein de ce dernier et de déterminer ainsi sa biréfringence (*disdiaclastes*). Brücke supposa aussi que les parties biréfringentes de la substance musculaire sont formées de disdiaclastes, et pour cette raison sont biréfringentes. Pendant le repos, ces disdiaclastes, au sein des disques épais, des disques minces et des disques accessoires, seraient disposés *en colonne*, comme une troupe en marche; tandis que pendant la contraction, ils changeraient d'ordonnance et se présenteraient de file, « absolument comme des soldats exécutant une manœuvre militaire ». (Brücke.) Tout ceci aurait lieu en vertu d'un mouvement moléculaire d'ailleurs *invisible* (1).

Une telle théorie devait être mentionnée ici, parce qu'elle a pour point de départ deux faits importants : la distinction des parties isotropes et anisotropes de la substance musculaire, et la découverte des disques accessoires. Mais en dehors de là elle ne repose que sur une hypothèse : c'est-à-dire sur l'existence même des disdiaclastes, tout aussi difficile à vérifier et peut-être tout aussi gratuite dans la substance musculaire que dans le spath d'Islande. Ni Bartholin ni Brücke n'ont jamais vu les disdiaclastes dont ils admettent l'existence; et l'anatomie générale n'a pas à s'occuper de purs êtres de raison Il est à peine besoin d'ajouter que Brücke, n'ayant pas vu ces mêmes disdiaclastes, ne peut aucunement préjuger la façon dont ils manœuvrent au sein de la substance muscu-

sarcolemme sur tout le pourtour du faisceau, et à l'absence de modification des grains de ce même disque sur le muscle contracté, on est amené à supposer qu'Amici le considérait plutôt comme une pièce de charpente que comme une pièce contractile.

(1) Brücke. Untersuchungen über den Bau der Muskelfasern mit Hülfe des polarisirten Lichte sangestellt (*Académie des sciences de Vienne*. Bd. XV, p. 69, 1858). — Muskelfasern im polarisirten Licht (Handbuch der Lehre von den Geweben des Menschen und der Thiere von Stricker. Bd. I, ch. vi, p. 170-176, 1871).

laire, ni déterminer aucunement les circonstances dans lesquelles ils s'y présentent de front ou de flanc.

Théorie de Krause, case musculaire. — La théorie dont nous allons maintenant parler a une valeur bien différente; elle repose sur une connaissance, incomplète il est vrai, de la constitution de la substance musculaire, mais elle a du moins pour point de départ des faits positifs : ceux découverts par Dobie et par Amici. Il s'agit de la théorie proposée en 1868 par Krause et qui porte le nom de *théorie de la case musculaire*. Ici, pour la première fois, nous voyons un anatomiste essayer de passer, de la notion de la *forme* de l'élément musculaire considéré par lui comme irréductible, la fibrille, à la *fonction* ou mise en jeu de ce même élément (fig. 233).

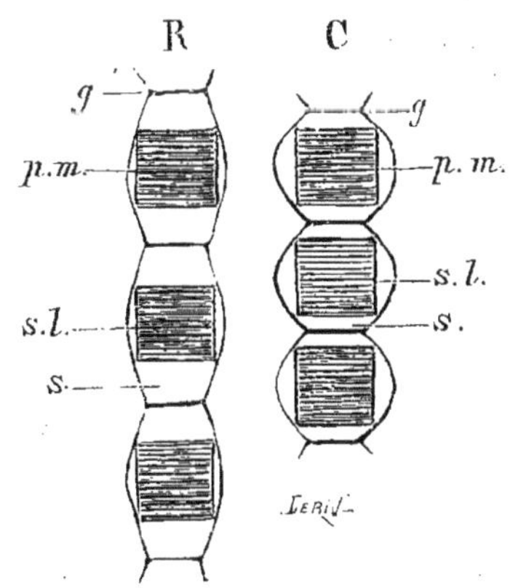

Fig. 233. — Schéma de Krause, ou de la *case musculaire*.

R, repos ; — C, contraction.
g, disque mince (*Grundmembran*) ; — *p. m.* prisme musculaire ; — *s*, suc musculaire occupant les extrémités de la case ; — *sl*, suc musculaire occupant ses parties latérales.

J'ai exposé plus haut la façon dont W. Krause comprend la constitution d'une fibrille musculaire, ou plutôt d'un cylindre primitif de muscle moteur des ailes des insectes qui était son objet d'étude. Cette fibrille est creuse, limitée par une membrane divisée en *cases* d'égale hauteur par des cloisons équidistantes répondant chacune à un disque mince (*Grundmembran*). Autrement dit, cette charpente de la fibrille est comparable à la disposition cloisonnée existant dans un roseau. Chacune des cases renferme un prisme de substance molle anisotrope, très réfringente, le *prisme musculaire* répondant au disque épais. Mais le prisme musculaire ne remplit pas toute la case. Entre lui et la paroi latérale répondant à la paroi de la fibrille, et entre ses deux extrémités et les deux disques minces limitant chaque case, il existe un liquide clair, le *liquide musculaire* ou *suc musculaire*, fluide et isotrope (1).

Dans la théorie de Krause, c'est ce liquide musculaire qui joue le rôle

(1) W. Krause. Ueber den Bau der quergestreiften Muskelfaser (Art. I : *Göttinger Nachrichten*, n° 17, p. 367-74. — *Zeitschr. f. rat. Med.*, 3e R., Bd. 33, p. 256, 1868). — *Ibidem*. Artikel II. Bd. 34, p. 110-112, 1869. — Die motorische Endplatten der quergestreiften Muskelfasern. Hannover, 1869. — Die Querliniën der Muskelfasern in physiologischer Hinsicht ; *Zeitschrift f. Biologie*, Bd. V, p. 411-450, 1869. — *Ibidem*, Nachträgliche Bemerkungen. Bd. VI, p. 453-455, 1870. — Notiz zu dem Aufsatz über die Querliniën der Muskelfaser; *ibidem*, Bd. VII, p. 104, 1871. — Die Contraction der Muskelfaser ; *Pflüger's Archiv*, Bd. VII, p. 508-514, 1873.

important. Au repos, il est plus abondant aux deux extrémités du prisme musculaire, entre lui et le disque mince, que sur les côtés de ce même prisme, entre lui et la membrane de la fibrille. On a alors l'image bien connue du muscle fixé moyennement tendu : prisme musculaire (disque épais) — large bande claire traversée par le disque mince (liquide musculaire abondant aux extrémités du prisme) — de nouveau prisme musculaire, etc.

Dans l'état de contraction, au contraire, le liquide musculaire change sa répartition. Il quitte les extrémités du prisme musculaire et s'accumule sur ses côtés. La bande claire traversée par le disque mince diminue donc de hauteur; et avec elle celle de la case entière devient moindre, tandis que sa largeur s'accroît. La somme des raccourcissements totaux de chaque case entrant dans la constitution de la fibrille mesure le raccourcissement total de cette dernière. Et comme, dans un faisceau primitif, toutes les cases se raccourcissent en même temps et d'égale façon dans toutes les fibrilles, le raccourcissement du faisceau tout entier s'explique de lui-même.

L'image bien connue du muscle contracté s'explique aussi très aisément. On sait qu'alors les disques épais se rapprochent et que les bandes claires diminuent de hauteur. Il est jusqu'ici très plausible d'admettre que ce raccourcissement des bandes claires soit consécutif à l'émigration d'une portion de la substance qui les forme sur les côtés du disque épais, répondant au prisme musculaire. Mais tout ceci suppose que, dans la case musculaire, il n'y a rien autre chose que ce qu'Amici et Krause y ont vu : à savoir la membrane cloisonnante (disque mince), le prisme musculaire (disque épais) et enfin la substance isotrope claire, répondant à la conception du liquide musculaire.

Or, on ne tarda pas à découvrir que la constitution d'une fibrille musculaire est de beaucoup plus complexe. Ce fut tout d'abord l'existence de la strie intermédiaire de Hensen en travers du disque épais qui vint compliquer la question, et montrer que la théorie dite de la *case musculaire* était insuffisante pour expliquer les phénomènes intimes de la contraction du muscle strié. Merkel modifia dès lors la conception première de Krause et proposa une nouvelle théorie.

Théorie de Merkel, ou de l'inversion. — Il admit d'abord, comme Krause, l'existence du liquide musculaire monoréfringent et de la substance biréfringente du prisme musculaire. De plus, il considéra la strie intermédiaire comme constituant, en travers de la fibrille musculaire, un diaphragme membraniforme comparable à celui qui serait formé par le disque mince dans la théorie de Krause. La strie de Hensen diviserait donc la case musculaire, répondant à l'intervalle de deux disques minces consécutifs, en deux *demi-cases* musculaires d'égale capacité et de même hauteur. Il admet que l'une est située au-dessus de la strie intermédiaire et limitée par le disque mince qui termine le segment contractile en haut, par exemple, et que l'autre est située au-dessous de la strie intermédiaire et limitée par le disque mince qui termine le segment contractile en bas (fig. 234).

Chaque demi-case renferme, d'après MERKEL, un prisme musculaire et du liquide musculaire répartis, pendant le repos et dans l'état de contraction, d'une façon absolument *inverse* par rapport au disque mince et à la strie intermédiaire.

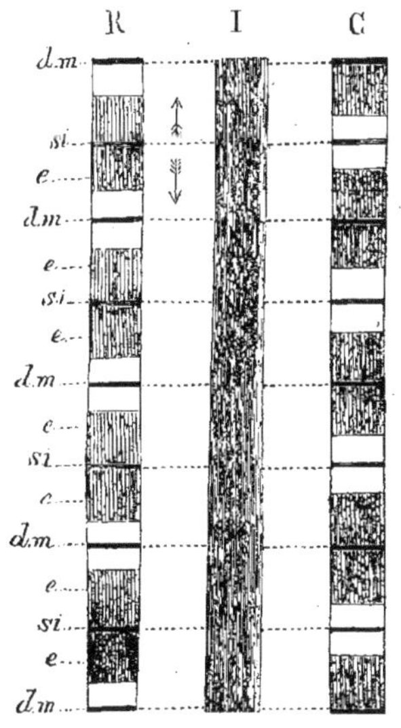

Fig. 234. — Schéma de MERKEL (théorie de l'inversion).

R, repos ; — C, contraction ; — I, stade intermédiaire.
dm, disque mince ; — *si*, strie intermédiaire de Hensen ; — *e*, demi-disque épais.

1° Dans l'état de *repos*, les prismes musculaires des deux demi-cases du segment contractile sont placés de chaque côté de la strie intermédiaire qu'ils masquent légèrement par leur rapprochement. Ils donnent l'image bien connue du disque épais, formé de deux moitiés ou demi-disques séparés par la strie de Hensen.

Le liquide musculaire occupe au contraire le voisinage du disque mince, et forme dans deux demi-cases extrêmes consécutives (c'est-à-dire appartenant à deux segments contractiles consécutifs), l'espace clair traversé par le disque mince.

Autrement dit : pendant le repos, la substance anisotrope des disques épais (prismes musculaires) occupe dans chaque demi-case le voisinage de la strie intermédiaire. La substance isotrope (liquide musculaire), est accumulée au voisinage du disque mince limitant cette même demi-case. Cette répartition donne lieu à l'image de la striation bien connue : *disque mince*, *bande claire*, *demi-disque épais*, *strie intermédiaire*, *demi-disque épais*, *bande claire*, *disque mince*, etc. »

2° Dans le stade *intermédiaire* à l'état de repos et à l'état de contraction, la répartition de la substance musculaire et du liquide musculaire dans chaque demi-case change du tout au tout. La substance musculaire des prismes quitte le voisinage de la strie de Hensen *pour se porter au voisinage immédiat du disque mince* (1). Inversement, le liquide musculaire quitte le voisinage du disque mince *pour se porter au voisinage de la strie de Hensen*. En opérant cette translation, les deux substances formant le contenu de chaque demi-case, en se déplaçant en sens inverse,

(1) J'ai figuré par des flèches (fig. 234) la direction du transfert des prismes musculaires adjacents à la strie de Hensen vers le disque mince.

se mélangent intimement et *toute striation transversale disparaît alors.*

3° Très rapidement le mouvement de transfert s'arrête; l'équilibre est rétabli, et la fibrille musculaire prend la constitution répondant à l'état de *contraction*. Alors, les prismes musculaires (demi-disques épais) sont devenus voisins des disques minces, qu'ils voilent légèrement par leur rapprochement. Au contraire la strie de Hensen, dégagée par le départ des prismes musculaires, apparaît nette au milieu d'une bande claire répondant au liquide musculaire accumulé dans son voisinage. Cette répartition donne lieu à une image de la striation qui semble identique à celle observée pendant le repos, mais qui cependant est absolument inverse : les disques minces y occupant la place des stries intermédiaires, et les stries intermédiaires celle des disques minces.

Il y a donc bien, d'après MERKEL, *inversion* de la striation transversale du muscle au moment où il passe de l'état de repos à l'état d'activité. Dans ce mouvement inversif, comment se raccourcit-il ? — C'est ce que MERKEL ne dit pas.

La théorie de l'inversion ne peut pas plus être acceptée que la théorie de la case musculaire dont elle constitue une modification pure et simple. Elle repose en effet tout entière sur deux faits que MERKEL considérait comme démontrés, et qui, au contraire, sont aujourd'hui absolument controuvés.

Le premier fait admis par MERKEL, c'est que la strie intermédiaire et le disque mince sont deux formations absolument équivalentes, puisqu'elles se substituent l'une à l'autre : l'une jouant le même rôle dans la striation du muscle au repos que l'autre dans celle du muscle contracté. Dans la striation inversée, la strie de Hensen, démasquée par le départ à droite et à gauche des prismes musculaires qui au repos lui étaient adjacents, paraîtrait comme un trait dans la bande claire, tenant la place du disque mince. Pour mieux dire elle deviendrait le disque mince dans le nouveau dispositif de striation créé par la mise en jeu de la contraction musculaire. Mais il ne peut en être ainsi, et le disque mince et la strie intermédiaire ne peuvent ni s'équivaloir ni se remplacer. La strie de Hensen étant *une bande claire, isotrope*, le disque mince étant *une bande sombre, anisotrope*, l'un ne peut jouer le rôle de l'autre dans le muscle contracté. Si la théorie de l'inversion était vraie, le muscle contracté donnerait une image toute différente de celle admise par MERKEL : cette image serait constituée par une succession de larges bandes sombres et de larges bandes claires. En effet, alors, les deux prismes musculaires ayant émigré vers le disque mince anisotrope et lui étant devenus adjacents, l'ensemble de ces trois éléments de la striation rapprochés au contact fournirait une large bande sombre. D'autre part, le liquide musculaire isotrope s'étant accumulé à droite et à gauche de la strie intermédiaire claire et isotrope aussi, il en résulterait une large bande claire, et non plus une bande claire traversée par une ligne sombre comme on l'observe en réalité dans l'intervalle des disques épais consécutifs (fig. 236).

Remarquons, en outre, qu'on ne peut plus appliquer aujourd'hui la notion de la demi-case musculaire au segment contractile complexe, dont chaque disque épais et chaque disque mince sont formés de trois pièces, une principale et deux accessoires. Si en effet on tient compte de la différence essentielle présentée par les bandelettes claires et les disques minces, il devient même impossible de construire, dans un tel segment contractile, les cases nécessaires à la théorie, et d'imaginer le groupement nouveau des disques épais répondant à l'inversion.

Le second fait admis par MERKEL est l'existence, entre l'état de repos et l'état de contraction, d'un stade particulier, le *stade intermédiaire*, pendant lequel toute striation transversale disparaît, par suite du mélange momentané de la substance des prismes musculaires gagnant les disques minces, avec le liquide musculaire en voie d'émigration vers les stries intermédiaires, démasquées par le départ des prismes musculaires. Cela revient à dire que la striation transversale, régulière dans l'état de repos, cesserait d'exister au moment de la mise en jeu du muscle pour reparaître inversée dès que la contraction se serait établie. RANVIER a démontré la fausseté de cette assertion de deux manières : 1° par l'étude du spectre de diffraction du muscle observé vivant avant, pendant et après sa contraction ; 2° par l'étude directe de l'onde d'AEBY fixée dans sa forme (1).

Nous avons vu qu'un muscle de Grenouille, moyennement tendu entre deux bornes électriques, c'est-à-dire placé de façon à pouvoir revenir sur lui-même, et à obéir à la contraction, donne un spectre *continu*. C'est dire que ce spectre ne cesse d'exister à aucun moment des trois stades consécutifs : repos, contraction, retour à l'état de repos. Or, nous savons que ce qui engendre le spectre de diffraction d'un muscle : c'est le réseau intercepté par l'alternance des bandes sombres constituées par les disques épais, et des bandes claires occupant leurs intervalles.

Le spectre musculaire demeurant continu à tous les stades de la contraction, *il en résulte que la striation transversale qui l'engendre ne cesse d'exister à aucun de ces stades*, et que la phase intermédiaire, pendant laquelle la striation disparaîtrait puisque la substance des disques épais (prismes musculaires) serait mélangée intimement avec celle des bandes claires (liquide musculaire), n'existe pas en réalité autre part que dans l'esprit de MERKEL.

Onde musculaire d'Aeby. — Quand on détache les faisceaux musculaires des pattes des insectes de leurs insertions, et qu'on les examine vivants soit dans leur propre plasma, soit et mieux dans l'albumine de l'œuf (MERKEL), on peut observer le phénomène connu depuis les travaux d'AEBY sous le nom d'*onde musculaire*. L'onde est une sorte de contraction qui, à son point de formation, renfle le faisceau musculaire

(1) *Leçons sur le système musculaire*, p. 114.

en dessinant un ventre fusiforme sur tout son pourtour. Ce mouvement débute ordinairement à l'une des extrémités du faisceau, puis se poursuit jusqu'à son autre extrémité en vertu d'une espèce de translation. Le ventre de contraction, qui dessine l'onde, passe de la sorte sous les yeux en renflant successivement chacun des points du faisceau l'un après l'autre, comme le ferait une bille poussée par un courant d'un bout à l'autre d'un tube de caoutchouc de diamètre un peu moindre qu'elle, et extensible sur son passage.

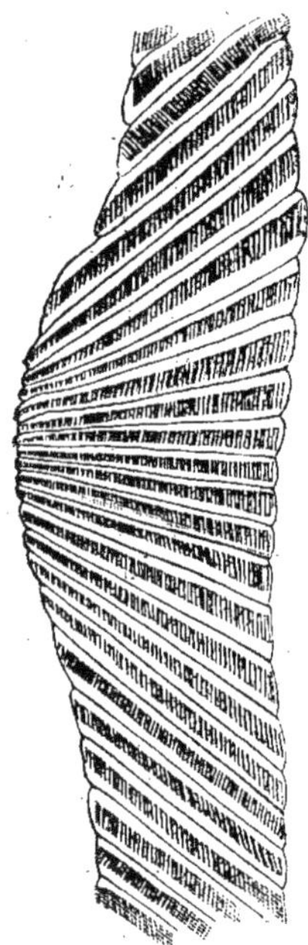

Fig. 235. — Schéma d'une onde latérale d'Aeby.

Dans l'albumine de l'œuf, les faisceaux musculaires subissent une sorte d'excitation, et les ondes musculaires dont ils sont le siège marchent et se reproduisent avec une grande rapidité. Au bout d'un certain temps elles se ralentissent, et l'on peut voir alors (Ranvier) qu'au sein du ventre de contraction qui passe sous les yeux comme par un mouvement vermiculaire, la striation transversale n'a disparu en aucun point. Les disques minces, accusés dans le travers de la fibre par des lignes de grains réfringents, se rapprochent simplement les uns des autres. Par conséquent, les disques épais qui occupent leurs intervalles ont diminué de hauteur. En même temps, en deçà et au delà du ventre de contraction, les bâtonnets répondant aux disques épais des fibrilles s'inclinent en zigzag, à cause des tiraillements résultant du voisinage du ventre de l'onde qui, s'il a la forme générale d'un fuseau, n'est pas néanmoins absolument symétrique par rapport à l'axe du faisceau primitif.

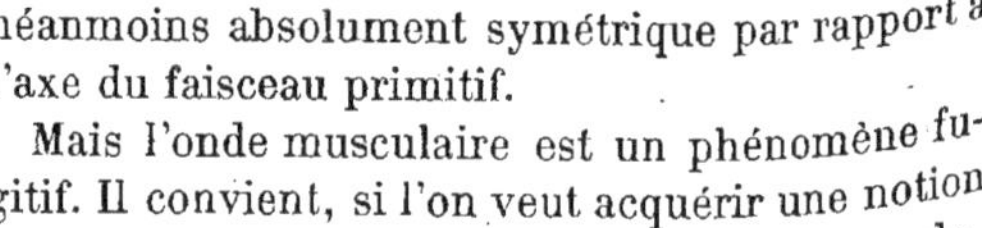

Mais l'onde musculaire est un phénomène fugitif. Il convient, si l'on veut acquérir une notion sûre des changements opérés par elle dans la striation transversale, de la fixer au moment même où elle se produit afin d'en observer les détails à loisir. On y parvient en faisant naître et en fixant en même temps par l'alcool absolu une série d'ondes dans le muscle penniforme de la patte d'une Hydrophile ou d'un Lucane-cerf, patte que l'on plonge dans le réactif après avoir fendu la carapace largement, de façon à détacher un grand nombre de faisceaux primitifs de l'une de leurs insertions. Au bout de quelques minutes, en dissociant de tels faisceaux, on en voit un grand nombre sur le trajet desquels existe une *onde totale*, à ventre fusiforme dessinant un nœud sur la fibre. D'autres montrent des *ondes latérales* (Ranvier), c'est-à-dire consistant en un demi-ventre de contraction, existant sur un seul côté du faisceau.

Celui-ci est donc, au niveau d'une semblable onde partielle, au repos sur une de ses faces et en contraction sur la face opposée. A ce niveau, dans le travers du muscle, existent par suite tous les stades intermédiaires entre la contraction et le repos. On peut donc aisément les suivre (fig. 235).

Considérons le faisceau musculaire de son bord rectiligne, où il est au repos, à son bord dessinant le ventre de l'onde et où il est contracté. Sur le bord rectiligne, nous verrons la succession des pièces bien connues de la striation transversale : *disque mince*, *bande claire*, *disquè épais*, *bande claire*, *disque mince*, etc. Les festons du sarcolemme viennent insérer leurs pointes rentrantes au dernier grain du disque mince. A partir de là jusqu'au côté opposé, siège du ventre de contraction, on peut suivre ce même disque mince accompagné de sa double bande claire qui se rétrécit. Sur le ventre de contraction, le sarcolemme dessine un tout petit feston entre deux disques minces consécutifs. A partir du sommet du ventre de l'onde jusqu'à sa terminaison, les disques minces divergent donc comme les rayons d'un éventail entr'ouvert; mais on peut les suivre d'un travers à l'autre de la fibre.

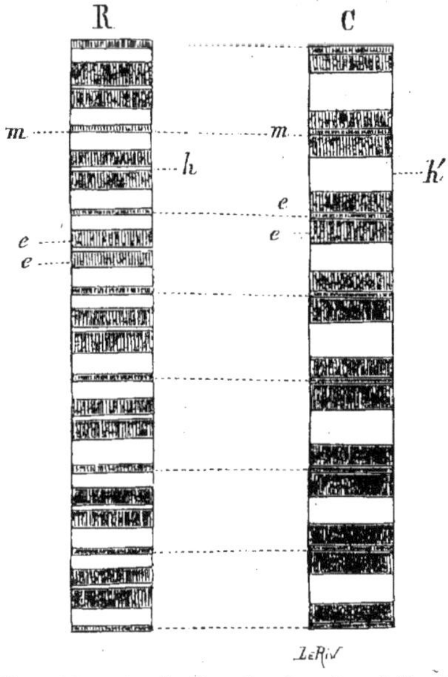

Fig. 236. — Application des données réelles à la théorie de MERKEL : La strie intermédiaire étant supposée une *bande claire* et non pas un *disque solide* identique au disque mince.

R, repos; — C, contraction.
m, disque mince ; — e, e, les deux demi-disques épais ; — h, la strie intermédiaire, figurée par une bande claire comme elle l'est réellement.
En h', on voit qu'il ne peut rien y avoir à la place de la strie intermédiaire. *Il n'y aurait plus de disque mince sur le faisceau contracté.*

Quant aux disques épais, ils sont formés de hauts bâtonnets sur le bord au repos. A mesure que l'on marche de là vers le ventre de l'onde, la hauteur de ces bâtonnets rangés en série pour former le disque épais décroît progressivement jusqu'à devenir très petite. Les bâtonnets du disque épais, entre deux festons consécutifs du sarcolemme, sont, sur le côté contracté, réduits à des points.

Ainsi donc, dans le travers de l'onde latérale, c'est-à-dire dans tous les stades du passage progressif de la substance musculaire de l'état de repos parfait à celui de contraction, la striation transversale ne disparaît en aucun point. La ligne des disques minces subsiste d'un bord à l'autre. Les bandes claires et les disques minces diminuent de hauteur jusqu'à devenir très réduits, mais sans s'effacer jamais. Il n'y a donc point de stade intermédiaire ni de stade d'inversion dans l'onde musculaire. Comme, d'autre part, la continuité du spectre musculaire de diffraction montre que la striation en travers ne s'efface pas au moment où un muscle se contracte suivant son mode ordinaire, c'est-à-dire simultanément dans toutes ses parties (1), la théorie de Merkel n'est par suite applicable ni au phénomène de la contraction normale du muscle strié ni au phénomène anormal de sa contraction sous formes d'ondes d'Aeby : elle doit donc être rejetée (fig. 236).

Théorie d'Engelmann. — Engelmann (2) a eu le mérite, le premier je crois, de tenter l'explication du phénomène de la contraction du muscle strié autrement qu'en attribuant à l'élément contractile, la fibrille, une constitution intime imaginée de toutes pièces, pour cadrer à la fois

(1) L'onde musculaire d'Aeby est un phénomène absolument anormal, et il est le résultat de l'irritation directe des faisceaux primitifs *détachés de leurs insertions* et continuant à vivre dans cet état. Un muscle vivant et inséré à ses deux tendons extrêmes se contracte toujours d'un seul coup. Chaque faisceau primitif subit le mouvement de contraction au même moment et dans toute son étendue. On peut s'en convaincre en regardant se contracter les muscles des Cyclopes, des larves transparentes de la plupart des Diptères, etc. Dans ces conditions, il est même aisé de constater qu'au moment de la contraction, la striation transversale *se resserre*, mais ne disparaît pas. Quand l'animal reste quelques instants au repos, on peut en outre voir que ses muscles ont, dans l'état vivant, une striation en travers admirablement régulière. Je n'insisterais pas sur ce fait connu de tous si, dans ces derniers temps, certains cytologistes n'avaient cru devoir soutenir que le muscle vivant n'est pas strié en travers.

L'excitation directe celle du muscle biceps pris entre les doigts de façon à le faire vibrer comme une corde), produit un phénomène analogue à l'onde dans certaines conditions. Dans le travers du ventre du muscle, on voit alors paraître un ventre de contraction, le *nœud musculaire*, qui diffère de l'onde d'Aeby en ce qu'il ne se propage pas, mais dure et se maintient en place, un certain temps, puis ensuite s'affaisse lentement. Le nœud musculaire est facile à déterminer sur le biceps des fébricitants, surtout chez les typhiques. Chez l'homme décapité, il se produit plus facilement encore pendant une ou deux heures après la décollation. J'ai fixé le nœud musculaire, chez des suppliciés, à l'aide d'une injection interstitielle d'alcool à 90° (centésim.) faite avec la seringue de Pravaz. Il est ensuite facile d'étudier l'état des faisceaux primitifs. On retranche par des incisions nettes un fragment du nœud musculaire dans les limites de l'injection interstitielle, puis on le suspend dans quelques centimètres cubes d'alcool au tiers. Au bout de vingt-quatre heures, l'isolement des faisceaux primitifs s'opère à l'aide des aiguilles, et avec la plus grande facilité. On peut ensuite les soumettre à telle coloration élective qu'on choisit, et en faire des préparations persistantes.

(2) Th. Engelmann. Over den bow der dwarsgestreepte Spiervezelen (*Acad. Roy. des sciences d'Amsterdam*, n° 6, 1871-1872. — Over de Structurveraudering der dwarsgestreepte spiervezels bij contractie (*Ibidem*, n° 7, 1871-1872). — Mikroscopische Untersuchungen über die quergestreifte Muskelsubstanz (*Pflüger's Archiv*, Bd. VII, p. 33-71, 1873). — Contractilität und Doppelbrechung (*Ibidem*, Bd. XI, p 432-464, 1875). — Neue Untersuchungen über mikroscopische Vorgänge bei Muskelcontraction (*Ibidem*, Bd. XVIII, p. 1-25, 1878. — Micrometrische Untersuchungen an contrahirten Muskelfasern (*Ibidem*, Bd. XXIII, p. 571-590, 1880. — Ueber den Bau der quergestreiften Substanz an den Enden der Muskelfasern ; einem Aufsatz von F. Merkel « über die Contraction der quergestreiften Muskelfaser » (*Ibidem*, Bd. XXVI, p. 501-515, 1881).

avec ce que, au moment donné, on connaît de sa structure, et avec l'hypothèse elle-même qui sert à expliquer sa mise en jeu. La théorie d'ENGELMANN repose sur l'étude de l'onde musculaire spontanée et totale, fixée au passage par une goutte de solution d'acide osmique, puis photographiée ensuite sous un fort grossissement. Il reconnut aisément qu'au moment de la contraction par le mode de l'onde, il ne se produit pas d'inversion de la striation musculaire. De plus il constata que, dans le ventre de l'onde, les bandes claires deviennent d'autant plus étroites que la contraction est plus parfaite, tandis que d'un autre côté il pensa voir que les disques épais et les disques minces augmentaient de volume. Il proposa alors son hypothèse, en vertu de laquelle l'augmentation de volume des pièces anisotropes de la striation en travers (pièces qu'à priori il considère comme seules et également contractiles), serait due à l'absorption d'une partie de l'eau du plasma musculaire qui, pendant le repos du muscle, gonflerait les espaces clairs.

De cette façon, les *bâtonnets* formant par leur ensemble le disque épais, tout aussi bien que les *grains* du disque mince, en absorbant l'eau des bandes claires deviendraient à la fois plus larges et plus courts, comme le feraient des cylindres de gélatine qu'on placerait dans l'eau. Ils se raccourciraient par suite de façon à expliquer le raccourcissement du faisceau primitif entier par la somme de leurs diminutions de hauteur dans chacun des disques anisotropes successifs.

La théorie d'ENGELMANN ne s'appuie sur aucune hypothèse de structure : elle s'applique aussi bien au segment contractile simple qu'au segment contractile complexe ; elle constitue donc un progrès véritable sur celles qui l'avaient précédée. En dehors de là, elle repose sur un fait observable : le gonflement des disques anisotropes au moment de la contraction, et sur deux hypothèses : 1° le départ de l'eau quittant les bandes claires pour gagner les disques anisotropes ; 2° la propriété qu'auraient les disques épais et les disques minces d'être également doués de contractilité. Parlons d'abord du fait d'observation, nous en viendrons ensuite aux hypothèses.

Le fait d'observation n'est pas aussi simple à déterminer qu'on pourrait le croire, et c'est cela même qui explique l'erreur d'ENGELMANN à son endroit. Dans une onde totale fixée par l'acide osmique, les traits de la striation sont si rapprochés que la distinction entre les disques épais et les disques minces n'est rien moins que facile à faire. Il n'en est plus ainsi dans l'onde latérale fixée par l'alcool absolu. Dans une telle onde, on a pour point de repère le côté du faisceau resté au repos. En suivant à partir de là un disque épais, une bande claire ou un disque mince, on voit comment ils se modifient dans la partie contractée, puisque, pour chaque pièce de la striation transversale, d'un travers à l'autre du faisceau on a sous les yeux toutes les phases intermédiaires entre le repos et la contraction parfaite. Or, dans un tel objet, on constate il est vrai qu'au fur et à mesure que la contraction s'accuse, les bandes claires diminuent de hauteur; mais inversement on ne constate pas du tout que les éléments des bandes anisotropes, s'élargissant, augmentent de volume. Bien au contraire, considéré dans son ensemble, chaque disque épais a la forme d'un coin dont la base répond au côté du faisceau resté au repos, et dont le sommet répond au contact du sarcolemme sur le côté contracté. Sous un fort grossissement, on constate que les bâtonnets de ce disque épais diminuent de hauteur progressivement du bord au repos au bord contracté. Si bien, qu'au niveau du ventre de contraction ils se réduisent à des grains de volume beaucoup plus petit que celui du long bâtonnet au repos.

Les éléments du disque épais, en revenant sur eux-mêmes et en se raccourcissant dans le ventre de contraction, loin de gagner en épaisseur diminuent donc de volume. Les grains des disques minces, au contraire, ne subissent à peu près point de modification appréciable. Le fait observable sur lequel s'appuie la théorie d'Engelmann n'étant pas vérifié, cette théorie court d'ores et déjà le danger de n'être pas exacte, car ce fait en est le véritable point de départ fondamental et comme le pivot.

Les faits dont nous allons maintenant aborder l'étude vont, de leur côté, rendre possible la critique des deux hypothèses d'Engelmann et par suite celle de sa théorie tout entière.

Étude expérimentale et histologique de la contraction musculaire : Théorie de Ranvier. — Nous avons vu que la substance musculaire striée est composée de cylindres primitifs de Leydig plongés au sein du protoplasma condensé de la cellule répondant au faisceau primitif du muscle strié. Le cylindre de Leydig constitue donc l'élément premier de la substance contractile, et c'est à son niveau qu'il importe d'étudier les changements de forme corrélatifs à la mise en jeu de la contractilité du mode brusque (1).

La substance musculaire des cylindres de Leydig est composée de fibrilles ou de groupes de fibrilles séparés par le ciment interfibrillaire. Ces fibrilles sont composées de pièces se succédant en série, — disques épais, bandes claires, disques minces, — qui diffèrent entre elles par une série de propriétés physiques ou histochimiques permettant de les différencier. Ceci amène à supposer (et c'est là l'unique hypothèse de la théorie) que parmi ces pièces les unes possèdent la *contractilité* engendrant la force motrice de l'élément contractile du muscle, tandis que les autres sont de simples *organes* comme ceux des machines destinés à transmettre et à utiliser la force motrice dégagée.

(1) Le cylindre de Leydig est bien l'agent de la contraction. Si en effet on dissocie les cylindres de Leydig (improprement désignés sous le nom de fibrilles) du muscle moteur des ailes d'un insecte dans l'albumine de l'œuf, ces cylindres primitifs, mis en liberté, séparés du protoplasma semé de noyaux qui représentant la partie active de la cellule musculaire qui les unit et les sépare, deviennent le siège de mouvements comparables aux ondes d'Aeby.

Cela posé, il convient tout d'abord de rechercher expérimentalement quelles sont, parmi les pièces de la striation transversale, celles qui sont douées de la propriété de se contracter, c'est-à-dire de revenir sur elles-mêmes en se raccourcissant. Pour résoudre ce problème, RANVIER a, le 2 mars 1876 (1), mis au jour une méthode d'une rigueur et d'une élégance remarquables.

On sait qu'il est possible, même par volonté, de roidir, c'est-à-dire de mettre en contraction parfaite, un muscle tout en l'empêchant, à l'aide d'une force supérieure agissant en sens inverse (qui peut être celle de ses antagonistes), d'obéir à la contraction en produisant un mouvement. Si l'on excite par un appareil d'induction un muscle quelconque en le maintenant tendu, le résultat est le même. Si enfin l'on fixe net dans sa forme, au moment précis où se produit sa contraction, un muscle maintenu tendu, il est *fixé-tétanisé-tendu* (2). Cela revient à dire que, dans un tel muscle, il ne pourra y avoir de changé que l'état de la *pièce contractile* de la striation musculaire, tandis que les pièces constituant de simples *organes* de transmission de la force développée n'auront subi aucun changement, puisqu'elles n'auront pu lui obéir.

Comparons la striation en travers des cylindres primitifs d'un tel muscle *fixé-tétanisé-tendu* (un muscle rouge du Lapin, par exemple) à ceux du même muscle du côté opposé simplement *fixé-tendu*. Dans le muscle tétanisé-tendu, le premier fait qui frappe l'observateur est la *diminution de hauteur des disques épais* qui est devenue sensiblement égale à celle des disques minces, assez larges, il est vrai, dans les muscles rouges, mais dont la hauteur est loin d'atteindre celle des disques épais dans le muscle au repos, simplement fixé-tendu.

De plus, dans le muscle *fixé-tendu*, les disques épais forment des bandes sombres homogènes d'un travers à l'autre du cylindre primitif. Dans le muscle *fixé-tétanisé-tendu*, et dans les mêmes limites, chaque disque épais paraît maintenant scindé en une série de prismes courts, comparables aux bâtonnets formant le disque épais des muscles des pattes des insectes. Les *lignes de ciment interfibrillaire sont considérablement élargies*; elles apparaissent comme des traits brillants, continus, décomposant le cylindre primitif en fibrilles d'une façon incontestable. Par suite du raccourcissement des disques épais, les bandes claires paraissent agrandies. Le disque mince n'a subi aucune modification. Dans certains muscles il a seulement déployé ses disques accessoires; mais ses grains constitutifs sont de même volume que dans le muscle simplement fixé-tendu.

Le premier terme du problème est donc résolu par l'expérience de RANVIER. Nous savons maintenant que, dans un muscle strié, la pièce de la striation modifiée par la contraction dégagée de ses effets secon-

(1) *Leçons sur le système musculaire*, p. 170.
(2) Voyez plus haut page 631 (note 1) les détails de cette expérience de Ranvier.

daires, c'est le DISQUE ÉPAIS et lui seulement. Le disque épais, au moment de la mise en jeu du muscle, se *raccourcit* en revenant sur lui-même. Un examen attentif montre qu'il le fait en prenant la forme d'un grain allongé : c'est-à-dire en revenant autant qu'il est possible à la forme sphérique, qui tasse le maximum de volume sous le minimum de surface. Quand on dissocie un muscle tendu-contracté fixé par l'acide osmique, de façon à le résoudre en ses fibrilles élémentaires, celles-ci sont devenues franchement moniliformes, chaque grain du chapelet étant représenté par le disque épais (1). *Le disque épais, anisotrope, chargé de myosine chez les vertébrés, est la pièce contractile de la striation en travers.* Il est en effet la seule pièce de la striation qui change de orme et qui diminue de volume au moment où la contraction s'opère.

D'autre part, on sait aujourd'hui d'une façon précise que le muscle, au moment de sa contraction, ne perd rien de son poids ni de son volume totaux (2). Les dimensions des disques épais diminuant au contraire à ce même moment dans tous les sens, de façon à ramener ces disques, primitivement disposés en longs bâtonnets, à la forme presque sphérique de grains allongés, il faut donc nécessairement qu'il soit sorti quelque chose des disques épais. RANVIER a supposé « qu'il s'agissait du départ d'un liquide qui, exprimé de la substance contractile, se répand dans son voisinage, et dont, conséquemment, la répartition seule est modifiée au sein du faisceau musculaire primitif » (3). Ce liquide est constitué par le plasma musculaire, fluide pendant la vie et qui, sur le muscle fixé-tendu-contracté, vient occuper les espaces interfibrillaires et les élargir de façon à isoler les fibrilles les unes des autres mieux qu'on ne peut jamais le faire par aucun procédé de dissociation. Dans l'état de repos au contraire, le plasma musculaire rentre en partie dans les disques épais et les gonfle. La striation longitudinale devient dès lors infiniment moins accusée que pendant la contraction : les espaces interfibrillaires n'étant plus distendus par le plasma, et ne formant plus de lignes longitudinales claires entre les fibrilles.

Comme on le voit, les observations de RANVIER et ses expériences mettent hors de conteste deux faits : 1° la contractilité de la seule substance des disques épais, et leur retour à la forme ellipsoïdale avec retrait énergique dans tous les sens au moment où la contraction s'opère (les disques épais sont donc les parties contractiles du muscle strié). 2° Elles montrent qu'au moment de la contraction, les espaces

(1) Séjour de cinq ou six jours à l'étuve à 67° après un lavage prolongé enlevant tout l'acide osmique. La dissociation en fibrilles est moins facile qu'après la fixation par l'acide picrique, mais elle est cependant possible avec un peu de patience et de soin.

(2) RANVIER. *Leçons sur le système musculaire*, p. 169.

(3) RANVIER, *Ibidem*, p. 179.

interfibrillaires augmentent d'étendue, et apparaissent remplis par une substance claire. Celle-ci ne peut guère être considérée comme venant d'ailleurs que des disques épais qui l'auraient exprimée entre les fibrilles : puisque, dans un muscle qui se contracte, le poids ni le volume ne changent pas. Or, ainsi que l'ont montré depuis déjà longtemps les expériences de KÜHNE, la substance fluide contenue dans les faisceaux primitifs est homogène et constitue le plasma musculaire. Les faits de tous ordres semblent donc corroborer jusqu'ici la conception de RANVIER.

Pièces de charpente élastiques du muscle : bandes claires. — Quant au rôle des disques minces et des bandes claires (y compris la strie intermédiaire de Hensen), il paraît bien être tel que l'a admis RANVIER, celui de pièces élastiques de charpente. Ce rôle est tout à fait évident pour les bandes claires, que la tension du faisceau primitif ou du cylindre primitif développe proportionnellement à son intensité, en déployant les pièces anisotropes de la striation d'une façon variable, et qui apparaît plus parfaite à mesure que la tension le devient davantage. Ces pièces, disques épais et disques minces, se montrent de plus en plus distinctes et de plus en plus séparées les unes des autres au fur et à mesure que le muscle est plus tendu. Si le muscle est à striation complexe, il arrive un moment où sa tension dégage les uns des autres et met en évidence les disques accessoires épais ou minces. Si au contraire on relâche la tension, la substance anisotrope revient sur elle-même et les détails de la striation transversale perdent leur netteté. Bref, tout se passe comme si la fibrille élémentaire était constituée par une série de bâtonnets et de grains solides disposés en série alternante au sein d'un cylindre élastique à la façon du caoutchouc. En tendant ce cylindre (dont la substance représenterait la substance isotrope), on déploierait les pièces solides et l'on pourrait saisir d'un coup d'œil leur disposition et leur ordre de succession ; tandis que si on le laissait revenir sur lui-même, les pièces solides se succédant le long de son axe deviendraient tellement rapprochées qu'il pourrait devenir impossible de déterminer leur ordonnance.

Nature et signification morphologique des disques minces. — Les disques minces sont certainement aussi des pièces de charpente, non contractiles et élastiques, bien qu'ils soient doués de la propriété de double réfraction. Ils suivent dans tous leurs mouvements les bandes claires au sein desquelles ils sont plongés. Ils ne changent pas de volume au moment de la contraction ; dans les muscles rouges ils sont plus volumineux et souvent doublés de disques minces accessoires. Nous verrons dans un instant quelle est l'importance de cette donnée. Enfin, j'ai fait voir (1) que leurs propriétés histochimiques les séparent

(1) J. RENAUT. Note sur les disques accessoires des disques minces dans les muscles striés. *Comptes rendus de l'Acad. des sciences*, 19 novembre 1877.

absolument des disques épais. Ils se colorent en jaune par le picro-carminate d'ammoniaque, en rouge vif comme les enveloppes des faisceaux conjonctifs et les lames suturales de la cornée transparente par l'action successive du picro-carminate d'ammoniaque et de la glycérine additionnée d'acide acétique. Dans ces dernières conditions au contraire, les disques épais, formés en majeure partie de myosine, se décolorent et se dissolvent. C'est par un rang de disques minces que le faisceau primitif se termine à ses deux extrémités au niveau de son tendon. Au contact du sarcolemme, les disques minces, comme nous l'avons vu, sont soudés à cette membrane capsulaire et font corps avec elle. Enfin, dans les dissociations faites par le procédé que Debove et moi avons fait connaître, le point où une fibrille ou un faisceau de fibrilles, mécaniquement séparés par les aiguilles, divergent pour se porter à droite et à gauche en cessant d'être parallèles, est toujours un disque mince. Il convient donc d'adopter ici encore l'opinion de d'Amici et de Ranvier, et d'admettre que les disques minces sont des pièces de charpente destinées surtout à relier les fibrilles élémentaires dans le sens transversal : et ceci non seulement au sein des cylindres primitifs de Leydig, mais encore dans toute l'épaisseur du faisceau primitif.

Rôle des pièces élastiques dans la contraction. — La fonction des pièces de charpente élastiques joue d'ailleurs, dans le mécanisme de la contractilité du mode brusque, un rôle considérable. Nous pouvons actuellement nous figurer la fibrille élémentaire d'un muscle strié comme formée d'une substance claire, isotrope, d'une élasticité parfaite, au sein de laquelle sont plongés, rapprochés presque jusqu'au contact, les bâtonnets anisotropes contractiles. Entre les systèmes successifs formés par ces bâtonnets rapprochés deux par deux (1) ou trois par trois (2), et à égale distance de chacun d'eux, existe le grain du disque mince, doublé ou non de disques accessoires, qui unit les fibrilles dans le sens transversal en se soudant à ses congénères placés latéralement à son contact. L'interposition de ces parties élastiques aux parties contractiles, transforme la force de courte durée développée par la contraction des disques épais en une force *continue*. Elle permet d'utiliser la force produite, en l'emmagasinant pour la restituer ensuite d'une manière régulière et progressive. L'action instantanée de la contraction musculaire ne vient plus dès lors se perdre dans les masses à mouvoir dont les moments d'inertie l'épuiseraient en une série de chocs sans effet utile. Le rendement du système entier formé par le muscle en action est ainsi augmenté. La force vive, développée au moment où la contraction brusque prend naissance, commence par s'emmagasiner dans les parties élastiques qu'elle est obligée de traverser

(1) Striation simple : cylindres primitifs des muscles moteurs des ailes des oiseaux, couturier de la Grenouille.

(2) Striation complexe : muscles des pattes du Lucane-Cerf, de l'Hydrophile.

pour se propager. Elle distend les bandes claires. Ces dernières la restituent sous forme de force continue agissant par degrés sur les résistances, de manière à les vaincre et à produire un effet utile maximum (1).

Sur ces données, il est facile de prévoir que, plus un muscle strié sera riche en pièces de charpente élastiques, plus sa contraction sera lente, prolongée et soutenue; plus aussi son *temps perdu* (retard du mouvement sur l'excitation) deviendra considérable. C'est là précisément ce qui se réalise dans les muscles striés que Ranvier (2) a distingués des muscles ordinaires sous le nom de *muscles rouges*. En même temps qu'on constate expérimentalement que leur temps perdu est prolongé et que leur contraction est lente et soutenue, on observe aussi chez eux un développement majeur des bandes claires et des disques minces, souvent accompagnés chacun de deux disques accessoires.

§ 6. — SQUELETTE FIBREUX DES MUSCLES STRIÉS ORDINAIRES OU FASCICULÉS.

Chez les vertébrés et chez l'Homme, les muscles ordinaires sont disposés en organes distincts et sont constitués par l'union des faisceaux musculaires primitifs avec des pièces du squelette fibreux, qui sont les tendons et les aponévroses. L'organe musculaire est lui-même pénétré par le tissu conjonctif lâche, par les vaisseaux sanguins et lymphatiques, enfin par les nerfs qui lui donnent le mouvement et la sensibilité musculaire.

Rapports des faisceaux musculaires primitifs avec les tendons. — Dans les muscles fasciculés, chaque faisceau primitif se continue isolément avec un petit tendon minuscule, prolongement du tendon général sur les muscles à deux chefs terminés par un tendon funiculaire, et de l'aponévrose d'insertion s'il s'agit d'un muscle penniforme (3). Il existe un petit tendon aux deux extrémités opposées du faisceau, et ce tendon embrasse la cellule musculaire par une cupule concave, la *cupule d'insertion*, que l'action de la potasse à 40 p. 100 met en évidence en la détachant du faisceau primitif. La cupule d'insertion, ainsi dégagée par

(1) Ranvier. *Leçons sur le système musculaire*, p. 182-184.

(2) Ranvier. *Ibidem*, p. 205.

(3) Exemple : le gastrocnémien de la Grenouille commune. Une expansion du tendon d'Achille l'embrasse en arrière et reçoit ses fibres courtes et obliques. Pour mettre en évidence les tendons filiformes destinés à chaque faisceau musculaire primitif, on étend le muscle entier sur une lame de verre en l'y faisant reposer par son expansion tendineuse reconnaissable à son éclat nacré. Ensuite, on retranche avec des ciseaux courbes la majeure partie de la masse musculaire. Quand il ne reste plus sur la lame de verre que le tendon membraniforme garni d'une mince couche de muscles, on tend exactement la membrane; puis à l'aide d'une aiguille courbe on trace à sa surface une raie qui rejette les faisceaux primitifs et leurs petits tendons d'insertion à droite et à gauche. On recouvre d'une lamelle et on introduit par capillarité une goutte de solution de potasse dans l'eau à 40 p. 100 (Ranvier, loc. cit. p. 269).

le procédé que Weissmann a fait connaître, embrasse l'extrémité du faisceau musculaire en épousant exactement ses contours disposés soit en courbe continue plus ou moins encochée (Grenouille) (fig. 237), soit offrant une apparence pénicillée due à des dentelures formées par les cylindres primitifs de Leydig rapprochés deux à deux, trois à trois, ou même complètement isolés comme Ranvier l'a observé chez le Lapin (1). Avec un très fort grossissement, sur des muscles blancs ou rouges du Lapin préparés par le procédé de dissociation que Debove et moi avons fait connaître, on peut aisément se convaincre que, du côté du tendon, la substance musculaire se termine toujours par une ligne de disques minces, comme Amici l'avait figuré chez les insectes (2). Quant au sarcolemme, il est plus difficile de savoir s'il se poursuit ou non sur la cupule tendineuse. Weissmann avait admis comme démontré le fait du prolongement

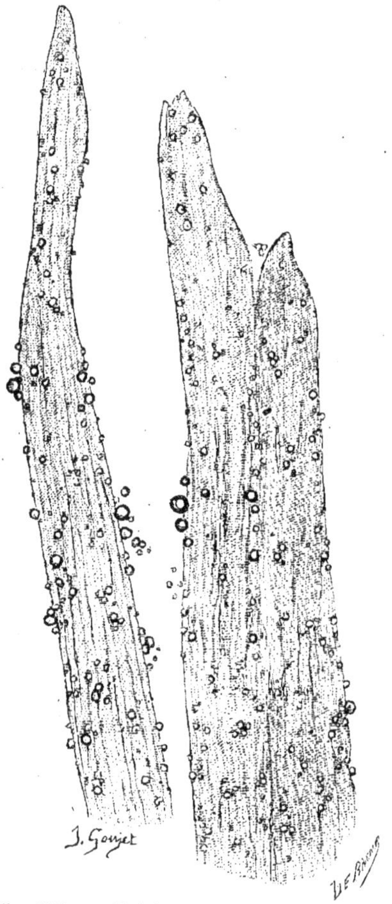

Fig. 237. — Extrémités de deux faisceaux primitifs du sterno-hyoïdien de la Grenouille, isolés après l'action de la chaleur. — On ne voit plus nettement que la striation longitudinale. En outre le muscle, en s'écrasant pour ainsi dire dans son retrait, a exprimé une partie de son plasma musculaire sous forme de gouttes réfringentes, qui viennent s'accumuler à la surface. — (150 diamètres).

(1) Ranvier. *Leçons sur le système musculaire*, p. 228.

(2) Les muscles sont préparés comme si on voulait les dissocier en fibrilles (Voy. plus haut la note de la page 632). Mais au lieu de les dissocier à la manière ordinaire, on fait agir les aiguilles sur le tendon qui termine le muscle à l'un de ses chefs et on divise ce tendon, sous un faible grossissement ou à la loupe de Brücke sur le photophore à glace, pour ainsi dire, fibre à fibre. On arrive ainsi à enlever, à l'extrémité des fibres tendineuses, de véritables rubans plats de substance musculaire. On recherche ceux qui sont bien tendus; on colore la préparation, rendue adhérente à la lame de verre par demi-dessiccation, avec l'éosine ou la glycérine hématoxylique, et l'on peut suivre sans difficulté la striation jusqu'à sa terminaison par une rangée de disques minces.

de cette membrane sur l'extrémité du faisceau. Mais la méthode d'isolement par la potasse, dont il faisait usage, n'est nullement propre à la solution d'un pareil problème : car nous avons vu que si ce réactif isole les faisceaux musculaires de leurs tendons, il le fait en dissolvant le sarcolemme.

Ranvier, se fondant surtout sur le double contour qui se poursuit du sarcolemme latéral sur la cupule d'insertion tendineuse, en formant à l'union du muscle et de celle-ci une courbe continue (nageoire dorsale de l'Hippocampe), a donné une meilleure preuve de la continuité du sarcolemme à l'extrémité des faisceaux primitifs. Au point de vue morphologique d'ailleurs, le sarcolemme étant une enveloppe de cellule, une *formation capsulaire* de la surface du faisceau primitif, on doit jusqu'à preuve contraire le considérer comme se poursuivant sur toute la périphérie de la cellule musculaire qui lui a donné naissance, aussi bien au niveau de ses deux chefs extrêmes que sur ses parties latérales.

L'adhérence du sarcolemme à la cupule tendineuse est beaucoup plus solide que celle de la substance contractile au sarcolemme lui-même. Chez la Grenouille, l'action de l'eau chauffée à + 55° détermine le détachement des chefs des faisceaux primitifs, et leur retrait dans le manchon de sarcolemme sans jamais détacher celui-ci du tendon. Si l'on ajoute à la préparation une goutte de sérum fortement iodé, le contenu de la gaîne de sarcolemme se colore, entre la cupule tendineuse et l'extrémité du faisceau rétracté, en brun d'acajou faible; tandis que la surface interne de cette membrane se dessine sous forme d'une ligne granuleuse d'un brun foncé. Cette ligne se continue sur toute la surface de la cupule d'insertion, et sa présence à ce niveau fournit un argument de plus en faveur de l'enveloppement des extrémités du faisceau primitif par le sarcolemme. En somme, le ciment particulier qui unit l'extrémité des faisceaux primitifs et le sarcolemme qui la double à la cupule tendineuse d'insertion, est si solide, qu'il n'y a de capables de le détruire que les réactifs qui, comme la potasse à 40 p. 100 ou les solutions de soude caustique au même titre, agissent en dissolvant le sarcolemme lui-même. La rupture de la substance musculaire au niveau de la ligne de disques minces qui la soude au sarcolemme doublant la cupule, et aussi celle du tendon, s'est opérée sous l'influence des efforts mécaniques bien avant que l'union du sarcolemme et du tendon vienne à céder. Et c'est une condition acquise extrêmement favorable aux fonctions des fibres musculaires, que cette union à proprement parler indissoluble, de l'élément anatomique moteur avec l'organe qui transmet la force développée par lui dans le sens exact et direct de son mouvement même.

Squelette fibreux aponévrotique des muscles (1). — Dans tout mus-

(1) Pour prendre une bonne idée du squelette fibreux aponévrotique des muscles, il convient d'isoler un muscle à faisceaux tous parallèles, tel que le couturier du Co-

cle fasciculé, les cellules musculaires, individualisées par leur sarcolemme, constituent chacune le *faisceau primitif*, l'élément vivant irréductible du muscle. Ces faisceaux primitifs sont, par séries, ordonnés parallèlement les uns aux autres pour former des *faisceaux secondaires*. Chaque faisceau secondaire est séparé de son voisin par des lames de tissu fibreux, émanations de l'aponévrose d'enveloppe du muscle entier, qui portent communément le nom de *périmysium*. Plusieurs faisceaux secondaires sont unis soit parallèlement, soit à angle plus ou moins aigu s'il s'agit de muscles pennés, par d'autres lames fibreuses : *cloisons aponévrotiques intra-musculaires*. Enfin, le muscle tout entier est individualisé dans sa forme par son *aponévrose d'enveloppe*, qui le plus souvent n'est que l'épanouissement d'un ou des deux tendons d'insertion reliant ses chefs aux pièces cartilagineuses ou osseuses, qu'il doit mouvoir.

Si l'on n'avait égard qu'aux coupes transversales d'un muscle tel que le couturier ou que le demi-tendineux du Lapin, on pourrait croire que son squelette fibreux est constitué, comme le croyait BICHAT (1) et après lui W. FLEMMING et L. LŒWE, par « une série d'enveloppes successivement décroissantes ». Mais il n'en est rien. L'aponévrose générale d'enveloppe est à peu près la seule formation fibreuse continue existant à l'entour du muscle. Les expansions qu'elle émet pour constituer les aponévroses intra-musculaires et les lames du périmysium individualisant les faisceaux musculaires de second ordre, sont en réalité des lames transversales non continues d'un chef à l'autre du muscle, mais dirigées dans des sens variables et suivant le chemin des vaisseaux de distribution et des nerfs qu'elles accompagnent et soutiennent, pour s'épuiser ensuite de diverses manières. Elles ne constituent donc pas des systèmes de gaînes concentriques emboîtées les unes dans les autres (LŒWE), mais bien une *formation fasciculante* à direction géné-

chon d'Inde ou du Rat, en ayant soin de bien ménager son aponévrose d'enveloppe. On fait ensuite durcir ce muscle (tendu par ses deux chefs sur un morceau de moëlle de sureau fendu, de façon qu'on puisse l'étaler sur un plan), à l'aide de l'alcool, de la gomme et de l'alcool. Puis on en fait des coupes longitudinales ou transversales que l'on colore avec l'éosine hématoxylique fortement chargée d'hématoxyline, afin de teindre le tissu fibreux énergiquement en bleu violacé. On monte dans la glycérine ou dans la résine dammar par les procédés ordinaires.

Pour distinguer de la charpente aponévrotique le tissu conjonctif lâche d'un tel muscle, on enlève le muscle avec soin comme il vient d'être dit; puis quand il a été fixé-tendu sur le morceau de moelle de sureau, on y pratique une injection interstitielle de gélatine, à l'aide d'une seringue de Pravaz. On le plonge ensuite dans l'alcool fort. Au bout de vingt-quatre heures, on y pratique des coupes en long et en travers. On colore au picrocarminate les coupes des deux ordres après les avoir reçues dans l'eau et les y avoir laissées quelques instants. La gélatine se gonfle, et, là où l'injection a pénétré, elle apparaît colorée en rose marquant les limites du tissu conjonctif lâche interfasciculaire. On voit ainsi que les faisceaux primitifs sont entourés de toutes parts de tissu conjonctif lâche qui sert de voie aux vaisseaux sanguins.

(1) X. BICHAT. Anatomie générale (édition Maingault), p. 525.

rale transversale, dont les lames sont diversement entre-croisées dans l'épaisseur du muscle, et interceptent des espaces allongés dans le sens des fibres musculaires. Ces espaces renferment les faisceaux primitifs, plongés dans le tissu conjonctif lâche qui les sépare des vaisseaux et des cloisons solides formées par le squelette fibreux.

C'est la formation fasciculante qui, dans un muscle, détermine sa configuration générale et la forme qu'il présente à l'œil nu. Elle se développe, ou du moins s'accroît indépendamment de l'élément actif du muscle lui-même. On aura la preuve de ce fait en apparence paradoxal en examinant les muscles des sujets frappés très jeunes de paralysie infantile. Parvenus à un âge avancé, ils sont porteurs de muscles dont la forme et le volume sont sensiblement ceux des mêmes muscles chez les individus ordinaires. Dans ces muscles, les faisceaux primitifs ont disparu et sont remplacés par du tissu adipeux. Mais le squelette fibreux des muscles frappés dans leur élément contractile a subsisté ; il s'est développé avec régularité, montrant ses cloisons intra-musculaires de tous les ordres. La croissance s'est donc poursuivie chez lui, quand bien même il n'avait plus d'autre fonction que de maintenir la forme d'un organe devenu purement représentatif.

Chez les batraciens anoures, la disposition du tissu conjonctif des muscles est beaucoup plus simple. Le muscle forme une masse homogène, limitée à sa périphérie par les expansions aponévrotiques des tendons d'insertion. De ces expansions, partent des faisceaux connectifs cloisonnant la masse musculaire et dirigés dans un sens à peu près unique, parallèlement aux faisceaux musculaires primitifs dont ils occupent les intervalles. Si maintenant on pique le muscle avec une seringue de Pravaz chargée de gélatine ramollie dans l'eau, on l'injecte dans son entier. Les coupes transversales montrent les faisceaux primitifs isolés les uns des autres par la masse à injection, qui sépare les faisceaux primitifs des vaisseaux sanguins (1). Cela revient à dire qu'ici le muscle tout entier est réduit à un seul faisceau secondaire, au sein duquel le tissu connectif lâche ou de la nutrition existe seul. La Grenouille et les anoures ont donc des muscles unifasciculaires, comme ils ont des os longs réduits à un seul système de Havers. D'autre part, ce même fait montre qu'un muscle, considéré en tant qu'organe individualisé, peut être réduit à un seul faisceau secondaire tout en conservant sa signification morphologique entière. De ce chef, nous sommes autorisés à étudier le tissu connectif lâche et les vaisseaux des muscles dans les seuls faisceaux secondaires, et à considérer les dispositions qu'ils y prennent comme caractéristiques au point de vue de l'anatomie générale.

(1) L. Ranvier. Leçons sur le système musculaire, p. 249.

§ 7. — TISSU CONJONCTIF LACHE ET VAISSEAUX DES MUSCLES ORDINAIRES OU FASCICULÉS.

Tissu conjonctif lâche intra-musculaire. — Quand on a développé convenablement, à l'aide d'une injection interstitielle d'acide osmique (1), les espaces qui séparent les faisceaux primitifs les uns des autres au sein des faisceaux secondaires, on reconnait que ces espaces sont occupés par du tissu conjonctif lâche au sein duquel sont contenus les vaisseaux sanguins et les nerfs musculaires. Ici, comme partout ailleurs, le tissu conjonctif lâche est constitué par des faisceaux entre-croisés de diverses manières à la façon des fils d'un feutrage peu serré. Ces faisceaux sont tout petits, et entre eux on ne rencontre que peu ou point de réseaux élastiques. Les fibres élastiques, quand elles existent, sont excessivement grêles. L'absence presque complète du tissu jaune élastique semble alors motivée par la très grande élasticité des faisceaux contractiles, et par la présence du système squelettal intra-musculaire qui est fourni par le tissu fibreux. Bien qu'elles soient entre-croisées dans tous les sens et dans tous les plans, les fibres conjonctives ont néanmoins une direction prépondérante parallèle à celle des faisceaux musculaires primitifs. Quant au réseau des cellules fixes, il est lui aussi orienté dans le sens général de la marche des faisceaux du muscle; mais en dehors de là, il n'est point ordonné par rapport aux faisceaux conjonctifs. Il s'agit donc bien ici du tissu connectif lâche ou de la nutrition, et non pas de l'une quelconque des variétés du tissu conjonctif modelé. Outre les cellules fixes, on trouve du reste au sein du tissu conjonctif lâche intra-musculaire des cellules lymphatiques en plus ou moins grand nombre, exactement comme dans le tissu cellulaire lâche sous-cutané.

(1) Pour étudier le tissu conjonctif lâche intra-musculaire, on découvre un muscle, tel que le couturier, chez un Chien ou un Lapin qu'on vient de sacrifier par la section du bulbe. On pique la masse musculaire avec une seringue de Pravaz chargée d'une solution d'acide osmique à 1 p. 200. L'injection ne fait pas apparaître de boule d'œdème; elle file entre les faisceaux musculaires dans la direction de l'axe du muscle en écartant les faisceaux primitifs les uns des autres et en développant ainsi les espaces du tissu conjonctif lâche qui les unissent et les séparent. (Ranvier. *Leç. sur le syst. musculaire*, p. 247.)

On achève de fixer dans sa forme le point du muscle qui a été le siège de l'injection, en ayant soin de le retrancher après l'avoir fixé-tendu avec des épingles sur une lame de liège; puis on le porte dans le liquide de Müller. Au bout de quatre à cinq jours, on lave à l'eau distillée, puis on enlève avec des pinces le tissu musculaire couche par couche jusqu'à ce qu'on soit parvenu au point injecté d'acide osmique, qui est reconnaissable à sa coloration d'un brun noir. A ce niveau, les faisceaux primitifs sont largement séparés les uns des autres, dans le centre du moins du point injecté. On les enlève soigneusement par minces rubans, qu'on dépose sur la lamelle, puis qu'on achève de dissocier avec les aiguilles. On colore à l'éosine hématoxylique et on monte dans la glycérine ou mieux dans le baume au xylol. Dans ce dernier cas, on a soin de faire passer la préparation par l'alcool éosiné, puis successivement par l'essence de girofles et l'essence de bergamote.

Vaisseaux sanguins des muscles striés (1). — Les vaisseaux de distribution des muscles émanent d'artères très diverses et aboutissent à des veines d'origine diverse aussi pour un seul et même muscle. Ils abordent transversalement d'abord la masse musculaire, puis la pénètrent en suivant les expansions fibreuses de la formation fasciculante intramusculaire. Ils s'insinuent ainsi entre les faisceaux quaternaires, ternaires et secondaires ; et enfin ils se résolvent dans ces derniers en un réseau de capillaires dont la forme est absolument typique.

Ces capillaires ne pénètrent jamais au sein des faisceaux musculaires primitifs; ils restent toujours extérieurs au sarcolemme, plongés au sein du tissu

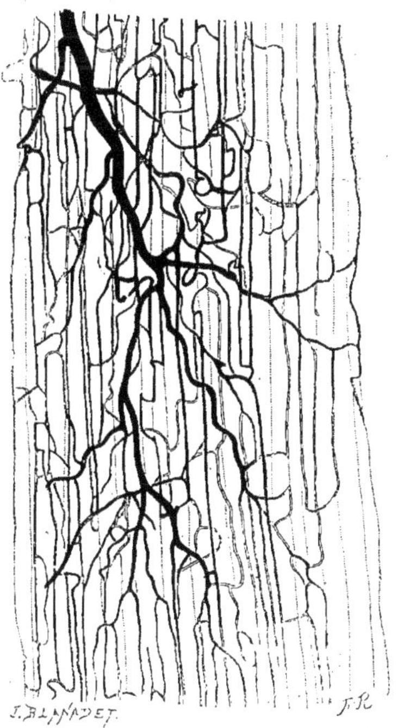

Fig. 238. — Vaisseaux sanguins d'un muscle blanc du Lapin (adducteur). — Injection d'une masse de gélatine au carmin; baume du Canada.

(1) Pour étudier convenablement les vaisseaux sanguins des muscles, il convient de les injecter d'abord. S'il s'agit d'une Grenouille, on commence par l'immobiliser en introduisant dans le sac sous-cutané dorsal quatre à cinq gouttes d'une solution aqueuse de curare à 1 p. 100. Au bout d'une heure, l'animal est entièrement paralysé, et de plus tous ses muscles moteurs vasculaires étant aussi frappés d'inertie, l'injection pourra pénétrer librement dans tous les réseaux capillaires des masses musculaires par les artérioles dilatées au maximum, et devenues incapables de se fermer sous l'influence de l'irritation directe amenée par le contact de la masse à injection. On pousse alors une masse au carmin et à la gélatine dans le bulbe aortique, après que le système vasculaire sanguin de l'animal a été vidé par l'excision de la pointe du cœur. S'il s'agit d'un Cochon d'Inde ou d'un Lapin, on pousse la masse par la carotide, jusqu'à ce que la peau des membres dont on veut examiner les muscles soit bien tendue sur eux et devenue entièrement rouge. On serre alors la ligature d'attente placée au-dessous de la canule, et l'on refroidit rapidement l'animal en l'immergeant dans l'eau froide. Au bout de deux ou trois heures, les muscles qu'on veut examiner sont enlevés avec soin et plongés dans l'alcool fort. Le lendemain, on peut y pratiquer des coupes longitudinales ou transversales, et enlever avec des pinces des rubans musculaires minces que l'on monte dans le baume du Canada ou la résine dammar par les procédés ordinaires. Il est bon de faire une série de coupes et de délamellations, les unes épaisses, les autres au contraire très minces, et de les comparer. Les coupes minces exactement transversales sont très instructives; on les colore avec la glycérine ou l'éosine hématoxyliques, puis on les monte dans la glycérine faiblement chargée de la même matière colorante ou dans la résine dammar. Elles servent à montrer les rapports des faisceaux musculaires entre eux, avec le tissu connectif coloré en bleu pâle, et avec les vaisseaux que l'injection marque en rouge de carmin.

conjonctif lâche des faisceaux secondaires du muscle. Les branches longitudinales des capillaires sont parallèles à la direction des faisceaux primitifs. Elles communiquent les unes avec les autres, de distance en distance, par des branches transversales beaucoup plus courtes, qui croisent, en les contournant, les faisceaux musculaires et sont contenues dans un plan perpendiculaire à l'axe de ces faisceaux. En enjambant ces derniers, les branches transversales dessinent des trajets curvilignes. La forme générale du réseau capillaire est donc celle d'un *filet de mailles rectangulaires allongées* enveloppant chaque faisceau primitif, et communiquant avec les systèmes voisins par des traits transversaux. De cette façon s'établit la continuité du réseau vasculaire dans toute l'épaisseur des faisceaux secondaires et même du muscle entier, s'il n'est pas divisé en chefs distincts. Quand le muscle est tendu,

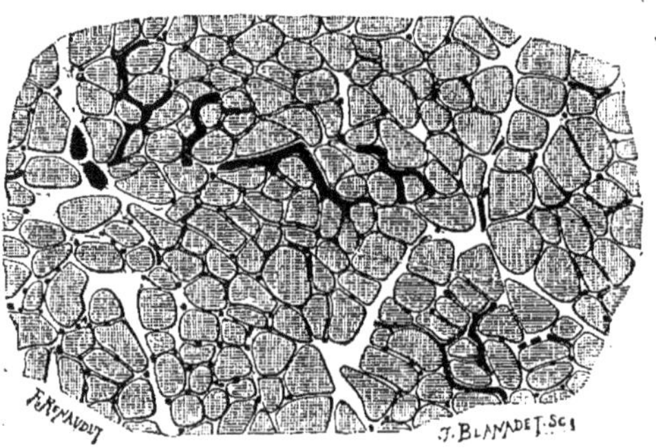

Fig. 239. — Coupe transversale d'un muscle adducteur du Lapin dont les vaisseaux ont été injectés par une masse au bleu de Prusse (faible grossissement).

Cette figure montre la manière dont les vaisseaux capillaires se comportent par rapport aux faisceaux musculaires primitifs.

les branches capillaires longitudinales sont rectilignes ; quand au contraire il est contracté ou revenu sur lui-même, ces mêmes branches suivent le mouvement et prennent une apparence hélicine. Dans ce même cas, les branches transversales ne subissent point de modification, et sont au contraire tendues et rendues un peu plus curvilignes par le renflement des faisceaux primitifs rétractés. On reconnaît par ces variations que les branches capillaires, bien qu'occupant les espaces interfasciculaires du tissu conjonctif, ne sont pas à l'état normal séparées de ceux-ci par une épaisseur appréciable de ce tissu. Elles ne font, il est vrai, point corps avec les faisceaux musculaires et ne pénètrent pas à leur intérieur ; mais elles leur sont accolées et se moulent à leur surface, dont elles épousent le contour quand elles les croisent transversalement (fig. 239). Dans son entier, le filet de vaisseaux à mailles rectangulaires que je viens de décrire est constitué par des *capillaires vrais*. Les artérioles et les petites veines efférentes, situées dans les intervalles des faisceaux secondaires et de troisième ordre, présentent seules une tunique contractile formée de muscles lisses qui, ici, ne sont pas plus abondants qu'ailleurs (1).

Les vaisseaux des muscles rouges (2), tels que le demi-tendineux ou

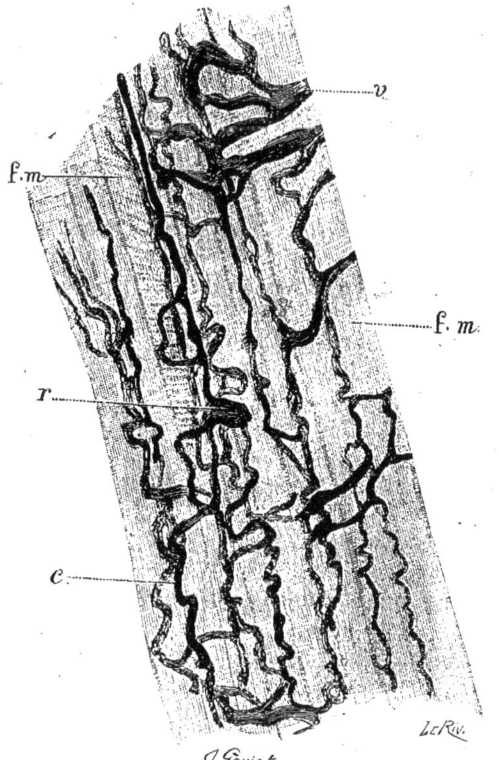

Fig. 240. — Vaisseaux sanguins du demi-tendineux du Lapin (*muscle rouge*). — Injection d'une masse de gélatine au carmin. — Conservation dans le baume du Canada.

f. m, *f. m*, faisceaux musculaires primitifs ; — *v*, origine d'une veinule précédée de dilatations des capillaires veineux ; — *r*, dilatation en forme de réservoir sur le trajet d'un capillaire, et servant de confluent à plusieurs d'entre eux ; — *c*, branches longitudinales hélicines des vaisseaux capillaires

le soléaire du Chat ou du Lapin, offrent des dispositions toutes particulières. Le réseau de capillaires est formé de vaisseaux d'un calibre supérieur, les anastomoses transversales sont plus multipliées que dans les muscles ordinaires. Le réseau constitue donc un *filet de mailles sensi-*

(1) Ranvier. *Leç. sur le syst. musculaire*, p. 254.
(2) Ranvier. *Ibidem*, p. 255.

blement quadrilatères, et non plus un filet de mailles rectangulaires allongées. L'élasticité du muscle est telle, qu'on a beau le tendre exactement avant de l'injecter, il revient sur lui-même et les branches longitudinales du réseau capillaire se montrent toujours hélicines. Enfin, RANVIER a découvert, sur les branches transversales et à l'origine des veinules, des *dilatations fusiformes* très nombreuses, surtout considérables au niveau des capillaires veineux, et qui constituent de petits réservoirs dans lesquels le sang s'accumule pendant la contraction prolongée, afin de lui mieux fournir l'aliment même de son soutien, qui est l'oxygène du sang (fig. 240). Les muscles rouges, par l'augmentation du calibre de leurs vaisseaux capillaires, par la multiplication des traits d'anastomose tranversaux, enfin par la présence des dilatations ampullaires que je viens de décrire, apparaissent donc comme des organes contractiles très favorisés au point de vue de la vie par le sang. Cette particularité, jointe à la richesse de leur substance contractile en pièces de charpente élastiques, concourt à rendre très bien compte du mode progressif et soutenu de contraction qui leur est propre.

Lymphatiques des muscles. — Quand on injecte, à l'aide d'une seringue de Pravaz, une solution de bleu de Prusse (1) dans le gastrocnémien de la Grenouille, l'injection interstitielle se répand, avons-nous vu, autour de tous les faisceaux musculaires primitifs constituant par leur ensemble la masse du muscle entier. Quand ensuite on poursuit l'injection, celle-ci ne devient pas le point de départ de traînées noueuses indiquant l'existence de lymphatiques canaliculés prenant leur origine au sein du muscle; mais à la partie antérieure de celui-ci, et d'autre part au niveau de ses chefs supérieurs, elle passe dans le sac lymphatique sous-cutané de la jambe et finit par le remplir. La façon dont s'effectue ce passage de l'injection des espaces conjonctifs intra-musculaires dans une cavité lymphatique revêtue d'un endothélium sinueux caractéristique est encore inconnue (2) : car, dans les points où cet endothélium recouvre la surface du muscle, on ne retrouve pas de stomates comparables à ceux qui font communiquer la grande citerne rétro-péritonéale avec la cavité du péritoine, ni aucune disposition analogue qui puisse rendre compte de la propagation de l'injection au sac séreux sous-cutané. Mais, en revanche, on peut constater de la sorte que le muscle entier est plongé dans une cavité lymphatique, avec laquelle communiquent effectivement les espaces intra-musculaires du tissu conjonctif qui constituent le milieu intérieur de ses éléments cellulaires contractiles. Ces espaces, au sein desquels aucun vaisseau ni trajet lymphatique

(1) Rendu soluble dans l'eau par des hydratations successives, et non pas dissous à l'aide de l'acide oxalique ajouté à l'eau. Dans ce dernier cas en effet la solution bleue est diffusible à travers les membranes organiques, et l'injection cesse d'être instructive, parce qu'on ne peut tirer de sa marche ni de sa propagation aucune conclusion positive.

(2) RANVIER. Leçons sur le système musculaire, p. 262.

différencié ne prennent naissance, forment en réalité une sorte d'éponge lymphatique exprimant la lymphe et les produits excrémentitiels qu'elle contient dans la poche séreuse sous-cutanée comme dans un égout. Nous retrouverons bientôt la même disposition dans le myocarde des mammifères, chez lequel les espaces inter-musculaires du tissu conjonctif ne donnent non plus naissance à aucun vaisseau ni trajet lymphatique, et qui rejette les éléments de la lymphe dont il est baigné dans le réseau lymphatique sous-péricardique, et de là probablement dans le péricarde, par des trajets particuliers auxquels j'ai donné le nom de *points poreux* (1).

Il en est de même dans les muscles fasciculés des mammifères. Quelques grands muscles seulement, tels que le grand pectoral, le grand adducteur de la cuisse et le grand et le moyen fessier de l'Homme, en renferment au sein de leurs aponévroses inter-musculaires (Sappey). Le système lymphatique des muscles est disposé, sous la forme de ruisseaux lymphatiques d'où partent des lymphatiques valvulés, entièrement à la surface des expansions tendineuses qui les continuent ou les limitent. C'est ainsi qu'entre les fibres tendineuses radiées du centre phrénique, existent de nombreux canaux lymphatiques en forme de fentes, communiquant d'une part avec la cavité péritonéale par les *puits lymphatiques* décrits par Ranvier (2), et de l'autre avec les vaisseaux lympathiques de la convexité, placés sous la plèvre. L'expansion tendineuse rotulienne du triceps du Chien est aussi recouverte d'un filet de mailles lymphatiques qui, parvenues au voisinage du muscle, suivent toujours la direction des fibres tendineuses et gagnent à travers le muscle les réseaux profonds (3).

(1) J. Renaut. *In* thèse de Durand (*Recherches sur le segment cellulaire contractile et le tissu connectif du muscle cardiaque*. Thèse de Lyon, 1879, p. 77, et *Cours d'anat. générale de la Faculté de Lyon*, leçon du 2 mars 1878).

(2) L. Ranvier. Traité technique d'histologie, p. 395.

(3) L. Ranvier. Leçons sur le système musculaire, p. 261.

CHAPITRE IV

MUSCLES STRIÉS RÉTIFORMES : CŒURS

Les muscles *fasciculés* qui viennent d'être décrits constituent les organes moteurs des pièces du squelette jouant le rôle de leviers ordinaires des divers genres ; les muscles striés *rétiformes* sont destinés à donner la contractilité du mode brusque à des réservoirs contractiles dont ils forment la paroi active. Cette paroi prend son point d'appui à la fois sur des pièces fibreuses constituant son squelette propre, et sur le liquide contenu dans le réservoir : liquide qui représente en outre le levier même sur lequel doit agir le muscle. Comme ce liquide doit être expulsé progressivement au fur et à mesure que la contraction se poursuit, et qu'en même temps son volume se réduit sans cesse, le muscle qui l'embrasse et prend appui sur lui pour le mettre en mouvement affecte, afin de satisfaire à sa fonction, la disposition la plus favorable. Cette disposition est celle d'un réseau dont toutes les mailles sont continues et solidaires entre elles à la façon de celles d'un filet. L'action musculaire devient de ce chef homogène, régulière, des plus propres à mouvoir le liquide incompressible dont le muscle ne cesse de presser la surface à aucun moment pendant toute la durée de sa contraction. En cas d'obstacle à l'écoulement du contenu, la paroi musculaire oppose aussi, par suite de sa constitution rétiforme, une résistance à l'effort latéral plus considérable et plus parfaite que celle qui pourrait résulter de toute autre disposition (1).

Les CŒURS, sanguin et lymphatiques, des divers vertébrés réalisent le type des muscles rétiformes. Les cellules musculaires striées entrant dans la constitution de ces réservoirs contractiles ont leur caractère propre et distinct, il est vrai, dans les deux ordres de cœurs : toujours le

(1) Les filets de mailles élastiques, dont on entoure les poires à insufflation afin d'augmenter leur résistance à la rupture par excès de pression intérieure, sont un exemple de l'application du principe de mécanique auquel je fais allusion ici. Dans tous les réservoirs contractiles dont la paroi est constituée par un muscle rétiforme, ce muscle se trouve par suite disposé de façon à devenir un auxiliaire de la résistance de la paroi contre les efforts intérieurs.

même pour le cœur sanguin et toujours le même aussi pour les cœurs lymphatiques. Mais dans l'un et l'autre cas elles sont disposées de manière à constituer un filet musculaire *continu*, concentrique à la cavité limitée par le muscle creux, et non plus une série de faisceaux séparés, parallèles entre eux par séries et plus ou moins entre-croisés par plans, tels qu'on les rencontrait dans les muscles ordinaires ou fasciculés.

Je décrirai successivement les éléments musculaires et le tissu conjonctif du *cœur sanguin*, unique et constant chez tous les vertébrés. J'étudierai ensuite sommairement les muscles des *cœurs lymphatiques* souvent multiples, dont l'existence n'est pas constante chez les vertébrés : car on ne les retrouve ni chez l'Homme, ni dans aucun mammifère.

§ 1. — CELLULES MUSCULAIRES STRIÉES DU CŒUR SANGUIN.

On sait, depuis les premiers travaux d'Érasistrate et de Galien, que le cœur, situé à l'origine de toutes les artères et constituant l'aboutissant de toutes les veines, est une poche contractile qui renferme du sang. Harvey montra de plus que cette poche est l'agent actif de l'impulsion qui conduit le sang dans les canaux de distribution et détermine la circulation. Leuwenhœk fit voir ensuite que non seulement la poche cardiaque est contractile, mais encore qu'elle est formée par des fibres striées à la façon de celles des muscles du corps et des membres : ces fibres différant néanmoins des premières en ce qu'elles sont arborisées.

Leuwenhœk indiqua de la sorte la différence capitale existant entre les fibres musculaires d'un muscle ordinaire tel que le couturier, par exemple, et celles du muscle cardiaque. Les premières sont réunies en faisceau comme les fils parallèles d'un écheveau non pelotonné. Les secondes sont disposées à la manière des fils d'un réseau : alternativement séparées, rapprochées, elles s'anastomosent sur leurs points nodaux pour se bifurquer encore et se rejoindre de nouveau, etc. (fig. 241).

Les anatomistes du siècle dernier, Richard Lower et Sénac, entre autres, firent voir en outre que les fibres cardiaques, ainsi anastomosées, forment des plans superposés et séparables les uns des autres par la coction dans l'eau bouillante. Les intervalles des plans ainsi séparés artificiellement étaient remplis par une substance gélatineuse au sein de laquelle se distribuaient de nombreux vaisseaux sanguins. On sait aujourd'hui qu'ils répondent à des espaces du tissu conjonctif parcourus par des vaisseaux et des nerfs. Lorsqu'on veut étudier le cœur sanguin, deux questions principales se proposent donc tout d'abord à l'esprit : 1° Le cœur est un muscle formé de fibres striées : quelle est la signification morphologique et la caractéristique anatomique de ces fibres ? 2° Le cœur est formé par des réseaux musculaires disposés en plans séparés par une charpente de nature conjonctive :

quelle est la constitution de cette charpente ; comment celle-ci est-elle constituée au double point de vue du soutien des parties et de leur nutrition intime ?

Réseau musculaire cardiaque. — Si l'on examine dans son ensemble la cloison inter-auriculaire du cœur de la Grenouille après l'avoir fixée

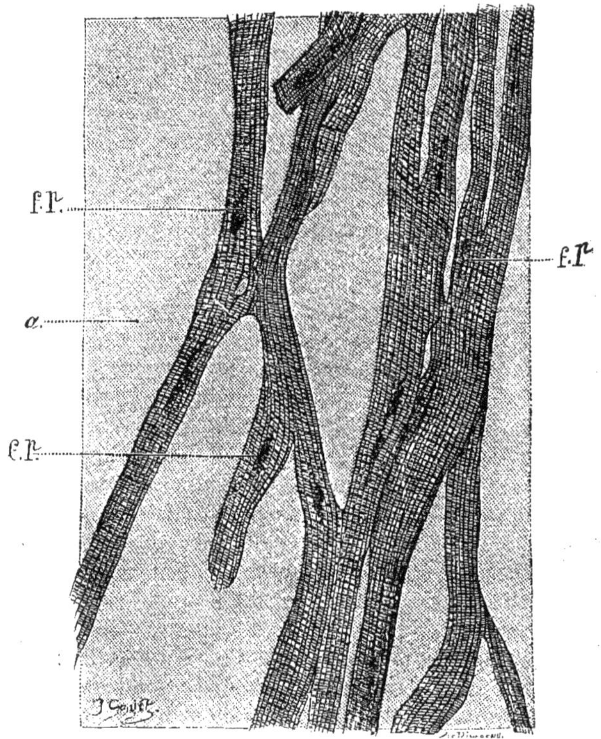

Fig. 241. — Faisceaux musculaires rétiformes du cœur de l'Homme, étalés en réseau sous l'endocarde (fixation par l'acide osmique à 1 p. 300, glycérine neutre).

fp, fp, fp, fuseaux protoplasmiques occupant l'axe de chaque fibre, et dont le renflement correspond aux noyaux d'une cellule cardiaque (faible grossissement).

dans sa forme par l'acide osmique, on reconnaît sans peine que, comme l'avait indiqué Leuwenhoek, la portion musculaire de cette paroi consiste en un élégant réseau de fibres striées et anastomosées. Ces fibres s'entre-croisent de mille manières et leurs points nodaux forment des chiasmas. La structure rétiforme du cœur est ainsi mise en évidence d'une manière absolument complète. Il en est de même quand on observe des fragments du myocarde de l'Homme enlevés avec le péricarde ou l'endocarde après fixation de la surface par l'acide osmique (fig. 241) (1). Enfin, si l'on dissocie avec des aiguilles un fragment quelconque du myocarde d'un mammifère, d'un oiseau, d'un poisson ou de l'Homme, on met également en évidence des fibres striées, anastomosées entre elles dans une série de directions et interceptant un réseau.

Segments de Weissmann. — D'autre part, WEISSMANN, en 1871, a démontré que les fibres musculaires du cœur de tous les vertébrés soumises à l'action d'une solution concentrée de potasse (à 40 p. 100) se résolvent en une série de segments assez réguliers contenant dans

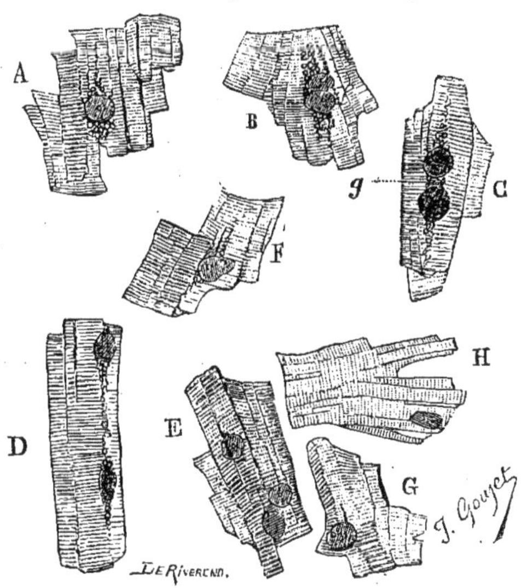

Fig. 242. — Cellules musculaires du myocarde de l'Homme atteint de myocardite segmentaire. — Isolement par agitation du fragment musculaire dans une goutte de picrocarminate d'ammoniaque.

A, B, C D, E, F, G, H, cellules musculaires cardiaques de diverses formes ; — *g*, granulations ambrées remplissant le fuseau de protoplasma axial qui contient le ou les noyaux (Ocul. 1. Objectif 7 de Verick, projection sur la table de travail).

leur milieu un ou deux noyaux. Ces segments répondent donc chacun à une cellule musculaire. Ils ne sont pas soudés de manière à suivre une seule et même direction. Ils forment, au contraire, fréquemment des branchements en Y, qui sont situés tantôt dans un même plan, tantôt dans des plans différents. Si l'on considère un segment isolé pris dans le myocarde du Mouton ou de l'Homme, par exemple (fig. 242), on voit que la ligne qui le termine à ses deux extrémités n'est pas régulière,

(1) Solution d'acide osmique à 1 p. 100. On plonge un fragment de la paroi interne du cœur dans la solution osmique. Au bout d'une heure environ, la fixation est opérée. On fait alors, avec un scalpel à lame convexe, quatre incisions superficielles se coupant entre elles sur l'endocarde. On enlève celui-ci avec des pinces, on le tend sur la lame de verre, et l'on monte dans la glycérine ou dans le baume du Canada.

mais rappelle un escalier. Lorsqu'on essaye, à l'aide d'aiguilles, d'obtenir des segments de Weissmann isolés en dissociant un fragment du cœur frais et sain n'ayant subi l'action d'aucun réactif, on n'y parvient pas. On s'aperçoit bien vite que ces segments sont unis les uns aux autres d'une manière si intime qu'il est impossible de les séparer. La potasse à 40 p. 100 dissout donc un ciment particulier qui unit les segments de Weissmann, c'est-à-dire les cellules musculaires, bout à bout dans le sens de la longueur des fibres cardiaques. Et ce ciment forme, à des intervalles sensiblement équidistants, des traînées dirigées par le travers des fibres du cœur. Ces traits soudent entre elles les cellules cardiaques, et, sur les points de la chaîne où une cellule musculaire se divise en Y, chacune des divisions donne insertion à une chaîne nouvelle de cellules semblables. Les fibres du cœur deviennent de cette façon arborisées, et disposées en un réseau continu qui se poursuit dans toute l'étendue du myocarde.

Ainsi donc, les éléments musculaires du cœur, au lieu d'être formés comme dans les muscles striés ordinaires par des cellules à noyaux multiples, fusiformes et tendues droit entre leurs deux insertions extrêmes, consistent en des chaînes de cellules contractiles placées en séries les unes à la suite des autres pour constituer un réseau dont les segments cellulaires sont soudés les uns aux autres par des traits de ciment comparables, nous le verrons plus loin, à ceux unissant entre elles les cellules des épithéliums. Quand, de prime abord, on étudie analytiquement de pareilles cellules musculaires, si différentes de celles qu'on a l'habitude d'observer, il est à peu près impossible de dégager leur signification morphologique. Il devient facile au contraire de déterminer cette dernière quand on a fait l'étude préalable d'un réseau musculaire particulier, celui des *fibres de Purkinje*, qui, chez un grand nombre d'animaux (1), est disposé immédiatement sous l'endocarde. Je décrirai donc ce réseau avant d'aborder l'analyse histologique des cellules musculaires cardiaques, ou *segments de Weissmann*.

Fibres de Purkinje. — Dans le cœur du Mouton et du Bœuf, par exemple, on trouve sous l'endocarde un réseau de fibres que Purkinje (1845) prit d'abord pour un plexus nerveux. Des recherches ultérieures faites par Purkinje lui-même, et depuis par un grand nombre d'histologistes, ont démontré la nature musculaire de ces fibres qui sont bien connues aujourd'hui. Lorsqu'on examine le réseau qu'elles forment sous l'endocarde, il se montre sous l'apparence de filaments délicats, translucides

(1) Le *réseau de Purkinje* existe sous l'endocarde du Mouton, du Bœuf, du Cheval, du Chat, du Porc (Purkinje). On le retrouve aussi chez le Chien, le Chat, le Porc-Épic, la Martre, la Chèvre (Ranvier), les Gallinacés tels que la Poule (Aeby) et aussi chez le Pigeon (Obermeier) et les oiseaux du genre alector (Milne-Edwards). C'est donc une formation musculaire très répandue, bien qu'elle ne soit pas constante et n'existe pas notamment chez l'Homme. (Durand. *Étude analomique sur le segment cellulaire contractile et le tissu connectif du muscle cardiaque*. Thèse de Lyon, 1879, p. 57.)

et d'un gris perlé, bordés à droite et à gauche par une traînée de vésicules adipeuses, et dessinant un filet à mailles larges qui ressemble assez bien à un plexus nerveux. Ce filet de mailles est appliqué à la face interne de l'endocarde ventriculaire. Il est surtout apparent, chez le Mouton, sur la cloison interventriculaire et sur les muscles papillaires des valvules : parce que sur ces points le tissu adipeux qui l'accompagne comme un satellite est plus développé (fig. 243). Mais on le retrouve partout et, de plus, il envoie des expansions dans les cordages tendineux allant

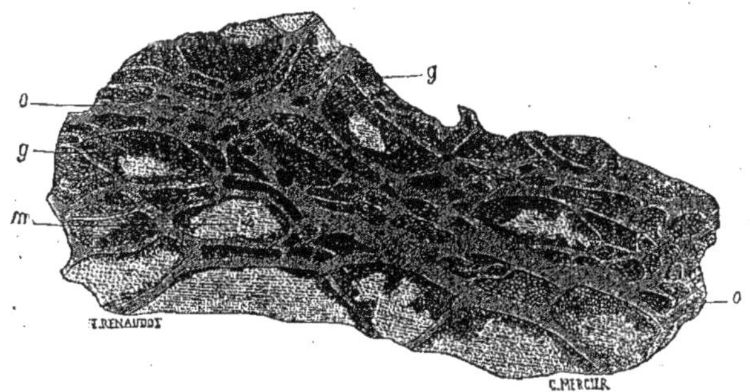

Fig. 243. — Portion du réseau de Purkinje du cœur du Mouton prise sous l'endocarde ventriculaire (très faible grossissement).

o, o, travées du réseau, formées par les cellules de Purkinje qu'on ne distingue pas individuellement; — m, mailles du réseau, comprises entre les points de concours des travées; — g, g, traînées adipeuses accompagnant les travées. Fixation par l'acide osmique à 1 p. 300. Les travées ont été colorées en rose par une solution très faible d'éosine dans l'alcool. Baume du Canada.

d'une paroi ventriculaire à l'autre (Schweigger-Seidel). Ces expansions se bifurquent souvent elles-mêmes comme les cordages tendiniformes à l'intérieur desquels elles sont contenues (Durand). Enfin, quand on enlève l'endocarde par simple arrachement, le réseau de Purkinje se détache avec lui de la surface interne du myocarde. Sous un faible grossissement, on peut alors facilement reconnaître que, sur certains points, les fibres grises qui forment les mailles du réseau de Purkinje se continuent directement avec les fibres arborisées du tissu musculaire cardiaque proprement dit (1).

(1) *Préparation des fibres de Purkinje.* — Le cœur du Mouton constitue le meilleur objet d'étude. On ouvre le ventricule gauche et l'on voit à l'œil nu, ou mieux à la loupe, le filet formé par les fibres de Purkinje s'étaler, vers la pointe du cœur, sur la cloison interventriculaire et à la surface des muscles papillaires moteurs de la valvule mitrale. Plus haut, vers l'insertion des valves de la mitrale aux parois du cœur, le réseau est moins visible parce que le tissu adipeux est moins abondant autour des fibres de Purkinje. Le cœur ouvert est plongé dans un grand cristallisoir renfermant du liquide de Müller ou une solution de bichromate d'ammoniaque à 2 p. 100. Au bout de quarante-huit heures, la fixation du réseau de Purkinje est devenue parfaite. On lave à l'eau distillée; puis, dans les points où l'on reconnaît à la loupe la présence des fibres de Purkinje, on les enlève avec l'endocarde et une mince couche du myocarde subjacent. Pour cela, on circonscrit le point à enlever par

Éléments cellulaires des fibres de Purkinje. — Les fibres de Purkinje sont formées de cellules dont les dimensions sont à peu près celles des vésicules adipeuses, et qui sont soudées les unes aux autres de façon à acquérir une ordonnance épithéliforme. Leurs interlignes sont des traits droits dans tout le travers de chaque travée; mais sur les bords les cellules dessinent chacune un ventre, de façon que la marge de la travée paraît festonnée : chaque feston saillant en dehors correspondant au ventre d'une cellule marginale. Les travées cellulaires ainsi constituées sont plus ou moins larges. Certaines se montrent sous forme de rubans d'un bord à l'autre desquels on compte de 5 à 10 cellules ou même davantage quand on les observe étalées à plat (fig. 244); d'autres ne comprennent que quatre, trois, ou deux cellules. Enfin, les plus fines travées sont constituées par des cellules placées bout à bout, les unes à la suite des autres : ce sont celles-là mêmes qui se continuent avec les fibres musculaires cardiaques ainsi que l'a montré pour la première fois VON HESSLING (1). De distance en distance, les travées de Purkinje se bifurquent en Y sous un angle variable, donnant naissance soit à des branches conservant à peu près le même volume, soit à des rameaux de dimensions plus petites qui circonscrivent des aires larges et, en rejoignant d'autres travées pour se continuer avec elles, dessinent le réseau de fibres grises que l'on peut distinguer à la loupe ou à l'œil nu. Souvent, le long d'une grosse travée, on en voit courir une plus grêle qui finit par la rejoindre à ses deux extrémités sous un angle très aigu.

quatre incisions superficielles faites avec un scalpel à lame convexe et bien tranchant. Puis on enlève l'endocarde et la mince couche de myocarde qui le double, à l'aide de pinces, ou mieux en décollant la couche musculaire avec la lame du scalpel.

Le fragment ainsi isolé est plongé dans une soucoupe renfermant de l'eau distillée. On renouvelle cette dernière jusqu'à ce qu'elle ne soit plus colorée par le bichromate. Ensuite, on enlève fibre à fibre, à l'aide de pinces fines et avec précaution, le tissu musculaire cardiaque qui double l'endocarde. Cet enlèvement se fait facilement. Les fibres musculaires du cœur sont encore fortement colorées en brun et elles peuvent être enlevées, quand on y met la patience et le temps voulu, jusqu'à la dernière, pourvu qu'on s'assure de temps en temps du progrès du dégagement de l'endocarde à l'aide d'un objectif tel que le 00 de Vérick dévissé et employé comme loupe. L'endocarde isolé se montre comme un lambeau parcouru par un réseau lâche de tractus d'un gris opaque : ce sont les fibres de Purkinje.

On colore alors la préparation sur la lamelle avec une goutte de carmin aluné. Au bout de 10 à 15 minutes, la coloration est suffisante. On monte soit dans la glycérine neutre, soit dans la résine dammar après avoir traité l'endocarde sur la lame de verre successivement par l'alcool ordinaire, l'alcool absolu et l'essence de bergamote. Si l'on veut obtenir des fragments isolés de traînées de Purkinje, on les détache soigneusement, avec des aiguilles, de l'endocarde à la surface duquel elles sont étalées, et on les monte dans la glycérine ou la résine dammar. Elles apparaissent alors dégagées de toute connexion avec l'endocarde et avec le myocarde subjacent. Si ensuite on les conserve dans la glycérine salée faiblement éosinée, la portion musculaire de chaque cellule se montre colorée en rose et les détails de la striation sont plus évidents; mais, pour bien étudier cette dernière, il est préférable d'employer la méthode de l'argent, que je décrirai un peu plus loin.

(1) VON HESSLING. Histologische Mittheilungen (*Zeitschrift für wissenschaftliche Zoologie*, 1854, p. 189).

Ordinairement, dans les préparations bien tendues à la surface de la lame de verre, on rencontre des travées qui se sont rompues net sur leur trajet et dont on peut voir la coupe optique. Celle-ci est ovalaire allongée, régulièrement limitée sur son pourtour par une courbe elliptique, et parcourue par des lignes de refend répondant à des interlignes de cellules. Les travées de Purkinje sont donc des cordons

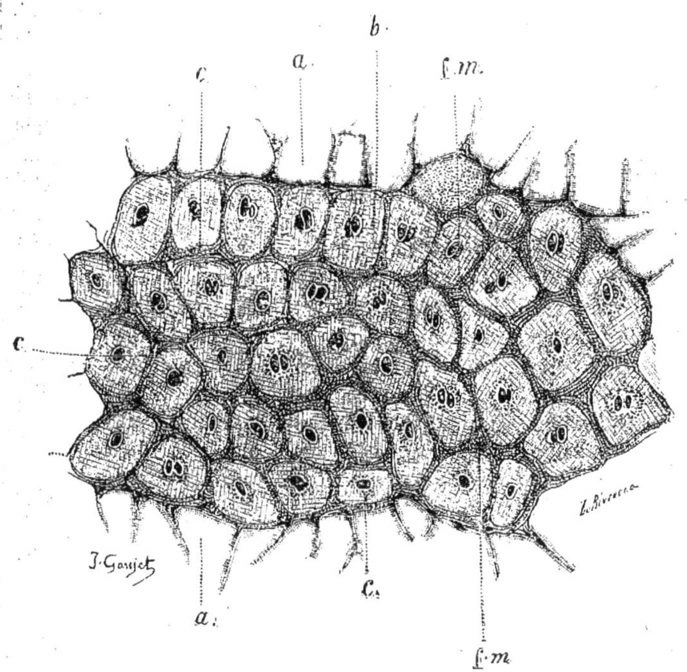

Fig. 244. — Réseau des fibres de PURKINJE du cœur du Mouton.

a, a, cellules adipeuses entourant la travée formée de cellules musculaires ; — b, cellule de Purkinje renfermant deux noyaux ; — c, c, c, enveloppement des cellules par leur écorce contractile ; — f.m, f.m feuillets musculaires résultant de l'accolement de ces écorces contractiles (100 diamètres).

solides formés de cellules soudées entre elles et non pas de simples rubans de cellules disposées les unes à côté des autres sur une seule rangée, comme on pourrait le croire si l'on se contentait de les observer à plat.

Si l'on imprègne fortement de nitrate d'argent la surface interne du ventricule, et qu'après un séjour de quelques heures dans l'eau distillée, on enlève l'endothélium de l'endocarde à l'aide du pinceau (1), les cel-

(1) Solution de nitrate d'argent à 1 p. 100. Le ventricule est lavé à l'eau distillée avant l'imprégnation, qu'on n'arrête que quand l'opalescence de la surface est très

lules des travées de Purkinje subjacentes apparaissent séparées les unes des autres par des traits rectilignes de ciment au niveau desquels l'argent s'est réduit en noir, tout comme s'il s'agissait de lignes de ciment inter-épithéliales. Sur les travées larges, comprenant trois, quatre ou cinq rangs de cellules d'un travers à l'autre, ces lignes de ciment prennent alors l'apparence de celles qui unissent entre elles les pièces polygonales d'une traînée de dalles. Sur les plus petites travées du réseau, constituées par une seule chaîne de cellules soudées bout à bout, le ciment forme des traits transversaux perpendiculaires à l'axe de la travée.

D'autre part, l'action de la potasse à 40 p. 100, prolongée pendant quelques minutes, détermine la résolution des travées de Purkinje en une série de grains, répondant chacun à une cellule plus ou moins globuleuse, munie d'un ou plus souvent encore de deux noyaux, et dont la périphérie se montre délicatement striée en long et en travers, tout comme le faisceau primitif d'un muscle strié ordinaire. Il s'agit donc bien ici de *cellules musculaires*. Mais ces cellules, au lieu d'être séparées les unes des autres par le tissu conjonctif et les vaisseaux, sont unies entre elles par un ciment identique à celui des épithéliums, soluble dans le réactif de MOLESCHOTT et capable de réduire en noir et avec élection les sels d'argent. En d'autres termes, le tissu musculaire dont sont formées les travées du réseau de Purkinje, reproduit trait pour trait la disposition de l'épithélium myogène des lames musculaires des protovertèbres au début de sa différenciation chez l'embryon. Les cellules de Purkinje sont donc des *sacs musculaires*, interceptant suivant leurs interlignes des bandes de substance contractile striée en long et en travers ou *feuillets musculaires*. Dans l'interligne de deux cellules de Purkinje adjacentes entre elles, une moitié du feuillet musculaire occupant cet interligne répond à la cellule de droite, une autre moitié à la cellule de gauche : et la démarcation entre ces deux moitiés du feuillet est marquée par le trait de ciment unissant l'une à l'autre chacune des deux cellules considérées.

Les cellules de Purkinje possèdent un ou deux noyaux; et celles qui possèdent deux noyaux sont en plus grand nombre que celles au sein desquelles on n'en trouve qu'un. Quand il est unique, le noyau est central, ovalaire ou arrondi, muni d'un ou de deux nucléoles. Quand il y a deux noyaux, ils sont le plus ordinairement rapprochés l'un de l'autre par leurs plats comme les deux moitiés d'une pêche qu'on vient de diviser. Autour du noyau unique ou des noyaux géminés, on voit une

nette. On lave de nouveau, puis on abandonne le cœur ouvert dans un cristallisoir plein d'eau distillée. Au bout de deux heures environ, l'endothélium s'enlève comme un doigt de gant sur les colonnes charnues. On arrose alors d'alcool fort pour coaguler la surface du myocarde sous-endocardique. On prépare enfin les réseaux de Purkinje comme il a été dit plus haut, et l'on monte dans le baume du Canada ou la résine dammar.

masse sphérique ou elliptique de protoplasma granuleux, au sein de laquelle existent fréquemment des granulations pigmentaires brunes ou d'un jaune ambré. Cette masse protoplasmique est liquide ou semi-liquide. Sur les préparations fixées par la liqueur de Müller, colorées par le carmin aluné, puis traitées par l'alcool absolu, l'essence de girofles et montées dans la résine dammar, elle apparaît nettement limitée à sa périphérie où les granulations forment une nappe serrée. Autour des noyaux légèrement contractés se montre alors un espace clair, qui n'est autre que celui qu'ils occupaient dans leur état de plein développement.

Le globe central de protoplasma n'occupe, sur une coupe optique de la cellule, qu'un tiers environ du diamètre de celle-ci. Il est entouré par une épaisse écorce musculaire striée en long et en travers, décomposable en cylindres de Leydig d'une grande minceur, et d'autant plus accusés et nettement séparés les uns des autres qu'on s'approche de la périphérie, surtout là où celle-ci répond à l'interligne de deux cellules. Cette écorce contractile des cellules de Purkinje est colorée en rose franc par le carmin aluné, en violet foncé par l'éosine hématoxylique, tandis que le globe protoplasmique central est teint en rose et les noyaux en violet pur. De cette façon, la travée de Purkinje tranche net et se distingue du premier coup des deux bandes de vésicules adipeuses qui l'accompagnent à droite et à gauche. La constitution de la partie contractile des cellules musculaires est d'ailleurs complexe et mérite de nous arrêter un instant.

Écorce contractile des cellules de Purkinje. — Considérons une travée de Purkinje bien exactement tendue, étalée à plat et comprenant de trois à quatre cellules dans son travers. Les interlignes des cellules formant le plein de la travée sont occupés par les bandes de substance contractile constituant par leur ensemble le feuillet musculaire proprement dit. Au sein de ces bandes, les cylindres primitifs, très grêles, sont placés d'une manière générale parallèlement les uns aux autres et à l'axe de la travée quand il s'agit d'un interligne longitudinal. Pour passer des interlignes longitudinaux aux transversaux, les cylindres primitifs s'infléchissent et souvent s'entre-croisent, mais sans se bifurquer jamais. Ils viennent ainsi former par leur ensemble un feuillet musculaire transversal entre deux cellules consécutives (une moitié du feuillet appartenant à l'une de ces cellules et une moitié à la suivante) de chaque côté du trait de ciment qui les unit et les sépare. Si l'on observe ce feuillet en mettant l'objectif au point sur le ventre d'une cellule, on le voit dessiner à sa surface des mailles élégantes.

Telle est la disposition de la portion la plus périphérique de l'écorce musculaire des cellules de Purkinje. Mais, comme je viens de le faire remarquer, cette écorce musculaire est épaisse; et, au-dessous des faisceaux de cylindres primitifs occupant les interlignes et reconnaissables de prime abord (par la netteté de leur striation longitudinale et transversale et par leur apparence foncée), il existe une striation très fine, longitudinale et transversale elle aussi, et régnant dans toute l'épaisseur de l'écorce. Cette striation profonde est dessinée par des cylindres de Leydig extrêmement délicats, noyés dans une substance translucide et réfringente que le carmin aluné colore en rose pâle. Dans les prépa-

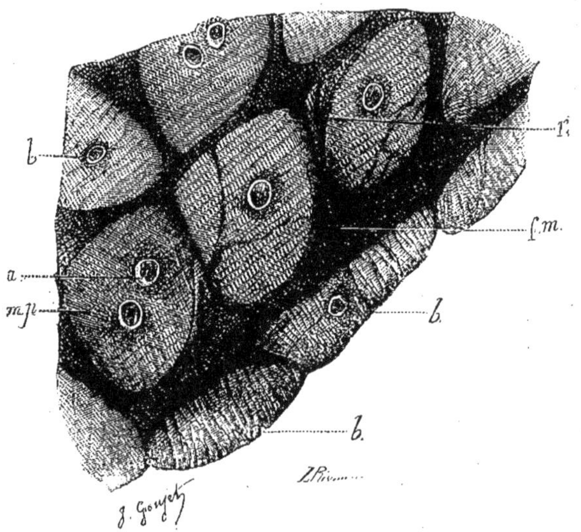

Fig. 245. — Portion d'une travée de cellules de Purkinje préparées par le procédé de la teinture d'argent. Conservation dans la résine dammar (320 diamètres).

a_1 noyau ; — *mp*, masse protoplasmique granuleuse disposée autour du noyau ; — *f.m*, feuillets musculaires ; — *v*, réseau superficiel formé par le feuillet musculaire à la surface des cellules de Purkinje ; — *b*, striation profonde parallèle sur toutes les cellules à l'axe de la travée.

b, *b*, sur le bord de la travée, montrent au contraire le réseau superficiel enveloppant chaque cellule et contournant son bord libre pour passer de l'autre côté et rejoindre en arrière le feuillet musculaire.

rations traitées par ce réactif ou mieux encore par la teinture d'argent (1), on reconnaît aisément que tous les cylindres de Leydig entrant

(1) *Préparation des fibres de Purkinje à l'aide de la teinture d'argent.* — On imprègne, avec une solution de nitrate d'argent à 1 p. 300, la surface interne du ventricule après l'avoir soigneusement lavée à l'eau distillée. On évite de faire une imprégnation forte et, pour cela, dès que l'endocarde blanchit et prend un aspect laiteux, on substitue au courant de nitrate d'argent un courant d'eau distillée. On lave très largement et longtemps, de façon à bien enlever tout le nitrate d'argent non fixé sur l'endocarde. Puis, on abandonne les fragments imprégnés dans un cristallisoir d'eau distillée qu'on renouvelle deux ou trois fois dans la première heure qui suit l'imprégnation. On recouvre le cristallisoir d'une cloche et l'on abandonne le tout pendant un ou deux jours à la lumière diffuse. Au bout de ce temps, on enlève l'endothélium de l'endocarde à l'aide du pinceau, et l'on porte les fragments du cœur dans l'alcool fort. Ces fragments sont devenus d'un brun bistre au-dessous des points imprégnés d'argent. Au bout de vingt-quatre heures, on enlève ceux des fragments qu'on veut observer entre quatre incisions comprenant une faible épaisseur de myocarde. On les dispose dans une soucoupe, l'endocarde tourné en bas, et l'on enlève fibre à

dans la constitution des parties profondes de l'écorce, subjacentes aux feuillets musculaires des interlignes, sont *parallèles entre eux et à l'axe de la travée de Purkinje* (fig. 245).

Ce fait est important. Il montre en effet que, au point de vue de la contractilité, les cellules des fibres de Purkinje possèdent une double action. Quand entrent en jeu les feuillets superficiels de substance musculaire, occupant les interlignes des cellules et enveloppant chacune d'elles comme d'un filet, toutes les cellules reviennent sur elles-mêmes concentriquement. La travée devient ainsi rigide et en état de tension dans les limites où la contraction s'est opérée. Si maintenant la contraction se poursuit, le système longitudinal des cylindres primitifs profonds entre en jeu à son tour. La tension préalable de la travée fournit à sa contraction un appui solide, et le raccourcissement du système formé par l'ensemble des cellules de Purkinje peut s'opérer suivant l'axe même de la travée, exactement comme s'il s'agissait d'un faisceau primitif de muscle fasciculé : mais à cette différence près qu'ici nous avons affaire à un réseau, et non plus à une fibre musculaire tendue droit entre ses deux insertions.

Les feuillets musculaires superficiels concourent du reste aussi, et très puissamment, à ce raccourcissement dans le sens axial : car ceux qui occupent les interlignes cellulaires longitudinaux sont plus puissants que ceux engagés dans les interlignes transversaux, et les cylindres primitifs de Leydig y affectent en majeure partie une direction longitudinale, parallèle à l'axe lui-même de la travée. On peut s'en convaincre non seulement par l'examen des travées disposées à plat sur la lame de verre, mais encore et surtout par l'examen des coupes transversales.

Les coupes transversales les plus instructives à ce point de vue ne sont pas celles qu'on peut faire sur des fragments durcis (1), mais bien celles qu'on rencontre toujours toutes faites dans les préparations obtenues à l'aide du procédé de la teinture d'argent. Dans ces préparations, l'impré-

fibre le tissu musculaire du cœur. Quand l'endocarde est dégagé avec les fibres de Purkinje qui le doublent, on le tend sur la lame de verre; on l'arrose d'alcool absolu, puis d'essence de girofles, d'essence de bergamote et l'on monte dans la résine dammar. On obtient ainsi d'admirables préparations au point de vue de la substance musculaire, et préférables à toutes les autres.

(1) Pour obtenir des coupes transversales des fibres de Purkinje, on peut se servir de fragments de la paroi ventriculaire fixés par le liquide de Müller, lavés dans l'eau distillée, colorés ensuite en masse par un séjour de quelques heures dans le carmin aluné, lavés de nouveau et ensuite durcis par la gomme et l'alcool. On fait alors les coupes à main levée, ou dans le microtome ordinaire en calant la pièce avec la moelle de sureau. On reçoit ces coupes dans l'alcool; on les traite ensuite avec précaution par l'eau distillée sur la lamelle afin de les dégommer; et on les examine dans la glycérine ou dans la résine dammar après les avoir traitées par l'alcool absolu et éclaircies par l'essence de bergamote. Mais le meilleur procédé consiste à les traiter, une fois la coloration en masse obtenue, par l'alcool fort, l'alcool absolu, puis à les inclure dans la paraffine. On fait ensuite les coupes avec le microtome Rivet, et on les monte comme on a l'habitude de faire pour les préparations en série.

gnation de l'endocarde amène une coagulation brusque des fibres de Purkinje subjacentes, qui se rompent ensuite aisément et net par leur travers. Très fréquemment alors elles se relèvent, et ramènent leur section transversale dans le plan de la lamelle. Sur de pareilles coupes optiques, plus parfaites et plus délicates qu'aucune de celles qu'on puisse obtenir avec les microtomes ou les rasoirs, on constate de prime abord la distribution du feuillet musculaire à la surface des cellules de Purkinje (fig. 246). Les cylindres primitifs de ce feuillet sont en effet colorés par l'argent en bistre foncé, tandis que ceux appartenant aux parties profondes de l'écorce musculaire, noyés dans la substance réfringente qui les unit et les sépare, sont demeurés à peu près incolores. Sur toute la portion de chaque cellule de Purkinje répondant à la périphérie de la travée, les cylindres de Leydig du feuillet se montrent très peu nombreux et dirigés de diverses manières le long des interlignes intérieurs à la travée, qui sont ici des interlignes longitudinaux sectionnés en travers. Ils forment à droite et à gauche de ceux-ci une assise puissante. Tous ces cylindres de Leydig sont marqués par un point noir réfringent : ils sont donc tous longitudinaux. De plus, comme la coupe optique se continue avec une travée de Purkinje qui au delà s'étale à plat, on peut voir que les grains des interlignes intérieurs, répondant à la section des cylindres de Leydig, se continuent en effet avec la substance musculaire qui occupe les intervalles longitudinaux des cellules de Purkinje; et l'on en voit se détacher latéralement, à la façon des barbes d'une plume, les cylindres de Leydig qui concourent à former les feuillets superficiels des interlignes transversaux.

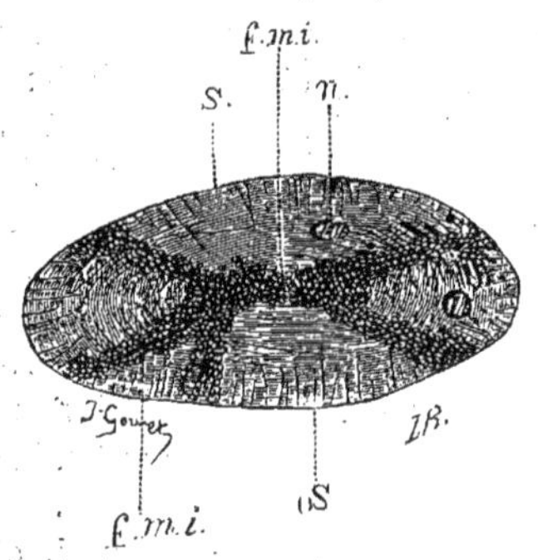

Fig. 246. — Coupe optique d'une travée du réseau de Purkinje rompue et montrant sa rupture de face (procédé de la teinture d'argent ; 400 diamètres).

n, n, noyau de deux des cellules de Purkinje : sur les trois autres le plan de rupture a passé en dehors des noyaux ; — S, S, surface de la travée ; — f.m.i, f.m.i, feuillets musculaires intérieurs à la travée et dont les cylindres primitifs, rompus en travers, se montrent comme une série de petits cercles ou de grains.

Lorsque les fibres de Purkinje deviennent minces et ne comptent plus par leur travers que deux cellules, le feuillet de l'interligne longitudinal qui les sépare apparaît de plus en plus nettement formé de cylindres de Leydig longitudinaux. A droite et à gauche de ce feuillet, un certain nombre de cylindres primitifs prennent en écharpe le plein de chaque cellule musculaire à la façon d'une série de lacs. Ils contournent le bord libre de la cellule qui saillit comme un ventre sur la marge de la travée, et ils y impriment des encoches comme le ferait une corde serrant un ballon gonflé. Telle est la raison d'être des plis des cellules à la surface des fibres de Purkinje. Dans les interlignes transversaux, les cylindres primitifs, au lieu d'être éparpillés en réseau, sont rassemblés les uns à côté des autres pour former le feuillet transversal. Celui-ci devient de moins en moins épais au fur et à mesure que la fibre de Purkinje devient plus mince. Au contraire, la fibrillation longitudinale des parties profondes de l'écorce musculaire des cellules se montre dès lors plus accusée et plus nette. Quand on disloque ces travées grêles, composées de deux ou même d'une seule cellule de Purkinje, de manière à mettre leurs éléments cellulaires en liberté, ceux-ci ne s'isolent plus à la façon des cellules des grosses travées. Les cellules ne montrent plus sur leurs lignes de contact une bande lisse et continue de substance musculaire qui les entoure comme un ruban strié en long et en travers et disposé à plat sur tout leur pourtour. Elles se détachent sur leurs interlignes transversaux en emportant avec elles, au delà de l'interligne, un court pinceau de cylindres primitifs de Leydig répondant à la prolongation de leur fibrillation longitudinale propre à la surface et dans l'épaisseur de l'écorce contractile de la cellule suivante.

Il résulte de là que, au fur et à mesure que les travées de Purkinje se simplifient et tendent à n'être plus formées que de cellules placées bout à bout, leur fibrillation superficielle, répondant au système des feuillets musculaires intercellulaires ou système rétiforme enveloppant, tend à disparaître tandis que se développe de plus en plus la fibrillation profonde, parallèle à l'axe de la travée. Si donc on met à part la disposition des fibres de Purkinje en réseau, elles deviendront alors de tous points comparables aux faisceaux musculaires primitifs des muscles ordinaires, tels par exemple que ceux des pattes des Cicindèles. Ceux-ci sont formés d'une masse protoplasmique semée de noyaux, entourée d'une écorce contractile dont tous les cylindres primitifs sont longitudinaux. La fibre de Purkinje consistant en une file unique de cellules présente la même disposition, sauf qu'au lieu d'être une cellule à noyaux multiples elle est constituée par des éléments cellulaires distincts, soudés par des traits de ciment sur leurs interlignes au travers desquels la fibrillation longitudinale se poursuit sans changer de direction. Tout est donc ici arrangé de façon à imprimer uniquement au sens de la contraction musculaire celui de l'axe général de la travée, exactement comme dans un faisceau primitif de muscle fasciculé.

En effet, on voit alors rapidement disparaître, à droite et à gauche des traits de ciment, les dernières traces du feuillet musculaire occupant les interlignes transversaux. La cellule de Purkinje s'allonge en même temps ; son globe protoplasmique central prend la forme d'un fuseau renfermant un ou deux noyaux, comme l'a indiqué Von Hessling ; elle présente dès lors tous les caractères d'une cellule musculaire cardiaque.

Très souvent, un peu plus loin, reparaissent des cellules de Purkinje types; puis de nouveau des cellules cardiaques. Enfin, la travée de Purkinje se poursuit définitivement sous forme d'une chaîne de cellules répondant toutes au type des cellules musculaires du myocarde, et entrant dans la constitution régulière de ce dernier.

Signification morphologique des cellules de Purkinje. — Si maintenant on se reporte au premier développement des muscles du corps, tel qu'il a été décrit plus haut chez les vertébrés inférieurs au niveau de l'épithélium myogène des protovertèbres, la signification des cellules de Purkinje et des fibres ramifiées qu'elles forment par leur ensemble apparaît d'elle-même. Toute la différence entre l'épithélium myogène des vertèbres primitives et les fibres de Purkinje consiste en ce que, au lieu de s'ordonner en une ligne de cellules soudées entre elles pour former une surface de revêtement comme les myoblastes protovertébraux, les cellules de Purkinje sont disposées sous forme de cordons pleins, analogues à ceux qui constituent les bourgeons épithéliaux des glandes cutanées.

D'autre part, les relations entre les cellules musculaires du type ordinaire et les cellules myogènes du type protovertébral sont vivement éclairées par l'étude analytique des cellules de Purkinje, telle que nous venons de la faire ici pour la première fois. Les cellules de Purkinje, soudées entre elles par un ciment dans toute l'épaisseur et dans toute la longueur de la travée qu'elles constituent par leur ensemble, satisfont de ce chef aux conditions majeures de la définition des épithéliums. D'autre part, si elles ne forment pas à vrai dire le revêtement d'une surface, elles ont encore cet autre caractère commun avec les épithéliums : à savoir qu'aucun vaisseau sanguin ni lymphatique ne pénètre leurs interlignes. Autour de leur globe de protoplasma central individualisé par un ou deux noyaux, règne une écorce contractile formée de deux assises superposées. A la périphérie de chaque cellule, l'assise de substance contractile la plus extérieure forme un réseau qui, au niveau des interlignes de contact des cellules les unes avec les autres, dessine les traits du *feuillet musculaire* parallèles entre eux et au contour de la cellule. Cette assise répond exactement au feuillet musculaire d'un myoblaste protovertébral; et tant que la fibre de Purkinje constitue une travée épaisse et solide, elle demeure très largement développée et prépondérante. Mais au-dessous de cette assise superficielle existe, dans toutes les cellules de Purkinje, la seconde assise profonde de substance contractile. Là, tous les cylindres primitifs sont longitudinaux, parallèles à l'axe de la travée. Ils se poursuivent de cellule en cellule sans autre discontinuité que le trait de ciment intercellulaire. Ce système profond, indépendant de celui des feuillets superficiels qu'il traverse en les croisant sur les interlignes transversaux, affecte sur les grosses travées de Purkinje des caractères embryonnaires. Il devient au contraire prépondérant dans les travées paucicellulaires ; puis il s'accuse encore et enfin persiste seul dans les travées grêles formées de cellules de Purkinje placées bout à bout. C'est à ce niveau qu'on saisit immédiatement la transition entre les cellules de Purkinje et les cellules cardiaques : la cellule cardiaque s'y montrant comme *une cellule de Purkinje dans laquelle la formation de substance contractile répondant à l'assise des feuillets s'est annulée et a disparu.*

Tissu conjonctif et vaisseaux des fibres de Purkinje. — Si l'on pratique une série de coupes perpendiculaires à la surface de l'endocarde, comprenant à la fois cette membrane et le tissu musculaire du cœur dans un point où existent des fibres de Purkinje (1), on arrive à constater facilement l'existence, autour de chaque fibre, de la gaîne de tissu conjonctif décrite pour la première fois par Ranvier. Cette gaîne entoure complètement les fibres de Purkinje grosses et petites. Elle est formée par des lames de tissu conjonctif lâche concentriques à la travée enveloppée, mais simplement entées les unes sur les autres à la façon de celles constituant l'atmosphère cellulaire du rein ou d'un ganglion lymphatique, et non point soudées en lames continues comme celles de la gaîne lamelleuse d'un nerf. L'enveloppe des fibres de Purkinje est donc fenêtrée, en ce sens que les faisceaux conjonctifs qui la composent peuvent être aisément écartés les uns des autres. Pour aborder les cellules musculaires qu'elle renferme, les cellules migratrices trouvent un chemin facile et toujours ouvert (fig. 247).

Les cellules fixes du tissu conjonctif disposé en lames concentriques qui forme la gaîne des fibres de Purkinje occupent les espaces interlamellaires. Elles sont d'une minceur extrême, étalées en surface, et se montrent sur les coupes avec l'apparence d'éléments endothéliaux. Le noyau est situé au milieu de la lame mince et très étendue de protoplasma, et il fait relief à la surface de celle-ci. Mais les imprégnations de nitrate d'argent (2) montrent que ces cellules, étalées concentriquement à la surface de la travée et formant deux ou trois assises superposées, n'arrivent nulle part à prendre la constitution d'une for-

(1) *Préparation.* — On choisit des points de la surface ventriculaire convenables sur un cœur de Mouton fixé par le liquide de Müller, on les enlève avec une portion du myocarde subjacent entre quatre incisions ; on lave complètement à l'eau distillée jusqu'à décoloration parfaite des tissus. On colore ensuite en masse les fragments en les plongeant pendant douze, vingt-quatre heures dans le carmin aluné ; on lave de nouveau ; puis on traite les fragments par l'alcool ordinaire, l'alcool fort, et enfin on les inclut dans la paraffine. On fait les coupes au microtome Rivet, et on les monte dans la résine dammar par le procédé bien connu usité pour les coupes en série.

(2) On imprègne fortement l'endocarde de nitrate d'argent, avec une solution à 1 p. 300, sur la face interne du ventricule gauche du cœur du Mouton au-dessus des fibres de Purkinje. On lave largement à l'eau distillée, puis on traite le fragment de la paroi cardiaque, enlevé entre quatre incisions, par l'alcool fort. Au bout d'une heure environ il est fixé dans sa forme. On débarrasse fibre à fibre l'endocarde du muscle cardiaque qui le double. On traite par l'alcool absolu, l'essence de girofles, l'essence de bergamote, et l'on monte dans la résine dammar.

mation endothéliale continue. Elles possèdent des prolongements nombreux et très étendus, aussi minces que les expansions en ailes des cellules fixes des tendons. Ces prolongements les font communiquer les unes avec les autres dans un même espace interlamellaire, ou

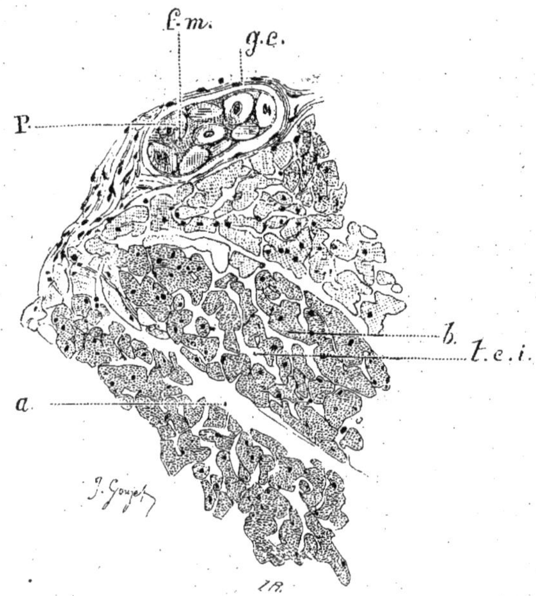

Fig. 247. — Coupe transversale d'une travée de Purkinje et du tissu musculaire cardiaque qui lui est subjacent (cœur du Mouton, préparation indiquée dans la note 1, page 695).

P, cellules de Purkinje; — *f. m*, feuillets musculaires; — *g.c*, gaine conjonctive de la travée. *a*, espaces du tissu conjonctif du myocarde entre les faisceaux secondaires de fibres musculaires cardiaques; — *b*, fibres musculaires cardiaques coupées en travers et montrant des noyaux intérieurs là où la coupe a passé au niveau de ceux-ci; — *t, c, i*, tissu conjonctif intra-fasciculaire du myocarde (150 diamètres).

d'espace interlamellaire à espace interlamellaire. De la sorte, la travée de cellules de Purkinje est environnée d'un réseau protoplasmique qui l'enveloppe comme le ferait un filet, mais qui ne devient nulle part un endothélium continu.

Sur aucune fibre de Purkinje, l'on ne peut constater la pénétration du tissu conjonctif ni des vaisseaux dans l'intérieur de la travée formée par les cellules musculaires soudées entre elles. Mais quand la fibre de Purkinje se divise, ou qu'il se détache latéralement d'elle une fibre de Purkinje plus mince qui la suit parallèlement pour ensuite la rejoindre plus loin et de nouveau se confondre avec elle, la gaîne de tissu conjonctif se divise aussi et forme une gaîne spéciale à la nouvelle fibre de Purkinje. De plus, si l'on considère les fibres de Purkinje les plus larges, on voit qu'elles ne présentent pas partout la disposition régulière, qui est celle d'un cordon cylindrique de cellules à surface extérieure continue et à section elliptique. De distance en distance, et surtout sur un certain parcours avant de se bifurquer ou de donner naissance à une fibre grêle parallèle, elles prennent l'apparence bien connue d'un canon de fusil double ou triple. Leur surface est alors parcourue par des cannelures parallèles dans chacune desquelles s'enfonce un feston rentrant de la gaîne de tissu conjonctif. Les cannelures sont parcourues par des capillaires sanguins qui suivent parallèlement la traînée de cellules musculaires; et de distance en distance ces capillaires se recourbent en anse, prennent un trajet rétrograde, et vont ensuite rejoindre un autre vaisseau capillaire soit engagé dans une autre cannelure de la surface de la fibre, soit superficiel et compris dans l'épaisseur de la gaîne propre. Il en résulte un réseau vasculaire individuel, à mailles irrégulières et très lâches, qui entoure la fibre de Purkinje à distance et sans jamais pénétrer les interlignes de ses cellules musculaires. Les imprégnations d'argent ne révèlent, par contre, nulle part l'existence de trajets lymphatiques à endothélium caractéristique, découpé en feuilles de chêne. Le milieu intérieur des cellules musculaires est donc ici réduit à un espace cloisonné de tissu conjonctif, disposé en forme de gaîne d'apparence lamelleuse, mais ayant à part cela conservé le caractère d'une formation de tissu connectif lâche, ou de la nutrition.

L'étude de la gaîne de tissu conjonctif qui forme l'enveloppe des fibres de Purkinje est très importante à faire analytiquement, si l'on veut se bien rendre compte des dispositions du tissu conjonctif au sein du tissu musculaire cardiaque. En effet, cette gaîne se prolonge sans changer de caractère sur les petites fibres de Purkinje composées de trois cellules formant un cordon solide; puis au delà sur les fibres de Purkinje encore plus grêles constituées simplement par des cellules de Purkinje soudées bout à bout; et enfin sur les fibres cardiaques vraies qui font constamment suite à ces dernières. On voit ainsi que la gaîne unique qui enveloppait les plus grosses travées de cellules de Purkinje se subdivise à ses extrémités pour fasciculer leurs éléments cellulaires constitutifs dissociés. Quand ceux-ci se poursuivent sous forme de cellules cardiaques, elle continue à les envelopper par groupes, constituant à la périphérie de chaque groupe une formation dont le caractère reste intermédiaire au tissu conjonctif lâche et au tissu conjonctif modelé. Cette formation constitue le *système fasciculant* du myocarde, dont nous parlerons en détail un peu plus loin.

Cellules musculaires du myocarde (segments de Weissmann). — Quand on soumet à l'action de la potasse à 40 p. 100 ou mieux encore à celle de l'alcool au tiers, un fragment quelconque du myocarde d'un vertébré quel qu'il soit, on isole avec facilité les cellules musculaires cardiaques. Les fibres musculaires rameuses se résolvent en une série de segments répondant chacun à un corps cellulaire renfermant un, deux et plus exceptionnellement trois noyaux. Ce sont les segments mis pour la première fois en évidence et en liberté par Weissmann.

Chez tous les animaux possédant un cœur sanguin, ces segments,

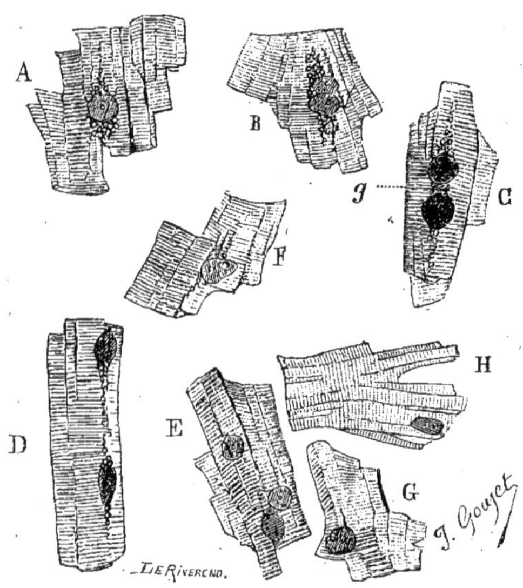

Fig. 248. — Cellules musculaires du myocarde de l'Homme atteint de myocardite segmentaire. — Isolement par agitation du fragment musculaire dans une goutte de picrocarminate d'ammoniaque. Conservation dans la glycérine picrocarminée.

A, cellule à noyau unique pouvant servir de type à la terminaison des extrémités par une ligne en escalier; — B, F, G, diverses formes de cellules musculaires cardiaques; — H, cellule présentant sur une de ses extrémités une bifurcation en fourche répondant à une division de la fibre au point correspondant; — C, D, cellules renfermant deux noyaux : en C, ils sont rapprochés et la cellule est courte (cette cellule renferme un prolongement C sur un plan transversal à sa direction). En D, les deux noyaux sont distants l'un de l'autre et la cellule est très allongée; — E, cellule renfermant trois noyaux.
g, granulations pigmentaires du fuseau protoplasmique axial.

répondant à une cellule musculaire cardiaque, sont constitués fondamentalement de la même manière. Ils sont formés d'une masse de protoplasma dont la portion centrale, renfermant le noyau unique ou les deux noyaux, est seule demeurée granuleuse et dessine un fuseau dans l'axe de chaque cellule. La substance contractile, striée en travers comme celle des muscles fasciculés et des cellules de Purkinje, forme autour du fuseau central une écorce continue. Cette substance contractile est ici divisée en cylindres de Leydig comme dans les muscles striés ordinaires. Les cylindres primitifs sont en général parallèles à l'axe du fuseau protoplasmique qui renferme les noyaux, et à la direction de la fibre musculaire rameuse dont le segment de Weissmann considéré fait partie intégrante. Sur tout son pourtour et dans sa continuité, chaque cellule musculaire cardiaque montre donc avec une grande régularité la striation musculaire longitudinale et sa surface est lisse. Sur ses extrémités, cette même cellule se termine au contraire par un trait en forme d'escalier plus ou moins compliqué, aux rentrants et aux saillants duquel s'adaptent exactement les saillants et les rentrants du trait en escalier de la cellule musculaire suivante. C'est le trait *scalariforme d'Eberth*, dû à ce que, au niveau de la ligne de ciment unissant deux cellules cardiaques consécutives, les cylindres primitifs de substance contractile ne se terminent pas tous à la même hauteur (fig. 248, A).

Les segments de Weissmann affectent en général la figure de petits prismes courts, dans l'axe et au milieu desquels on voit les noyaux. Mais ils n'ont pas tous cette forme simple ; certains d'entre eux semblent, sur l'une de leurs extrémités, encochés à la façon de deux rameaux qu'on veut enter. D'autres, répondant aux points où la fibre cardiaque rameuse dont ils font partie se bifurque, se présentent avec la forme grossière d'un cœur, ou d'un Y à branches inégales. Enfin, il est un certain nombre de cellules musculaires dont la configuration est plus compliquée : elles émettent des sortes de prolongements transversaux, au sein desquels la substance contractile apparaît formée de cylindres primitifs de Leydig dont la direction croise celle des cylindres primitifs de la portion principale. Ce sont là des cellules répondant aux anastomoses des fibres rameuses non plus dans un même plan, mais dans le sens de l'épaisseur du myocarde. Les prolongements dont la striation longitudinale est oblique ou transversale à celle du corps principal de la cellule, ne sont autre chose que la continuation de celle-ci avec une fibre arborisée occupant un autre plan, et dont la contraction doit s'opérer dans un sens également différent.

Sur certaines cellules musculaires cardiaques, en particulier sur celles des Tortues (*Cistudo europæa*, *Emys caspica*) on voit parfois un long prolongement, formé d'un ou plusieurs cylindres primitifs, dépasser la ligne en escalier qui termine l'une des extrémités de la cellule. Ces *prolongements musculaires*, qu'il ne faut pas confondre avec les prolongements de nature probablement nerveuse découverts par P. LANGERHANS (1), répondent à des points de jonction des cellules suivant un trait scalariforme ayant la figure d'une encoche très accusée, tout à fait comparable à celle de deux branches d'un arbre entées l'une sur l'autre.

Quand on a fixé et dissocié par l'alcool au tiers les cellules musculaires du cœur d'une Grenouille, puis qu'on les examine dans une goutte de

(1) P. LANGERHANS. *Zur Histologie der Herzens* (Archives de Virchow, t. VIII, p. 65, 1873).

picrocarminate ou d'éosine hématoxylique faible, en ayant soin de caler la lamelle couvre-objet avec deux tasseaux minces de moelle de sureau, on reconnaît que les segments de Weissmann sont presque tous fusiformes, et rappellent par leur configuration les fibres musculaires lisses. Chaque cellule possède un noyau unique, axial, occupant son milieu et plongé au sein d'un fuseau protoplasmique, lequel est entouré par les cylindres primitifs striés en travers (1). Ce n'est que lorsqu'on enlève les cales et qu'on réduit la quantité du liquide additionnel sous la lamelle, qu'on voit ces cellules changer de forme et prendre l'appa-

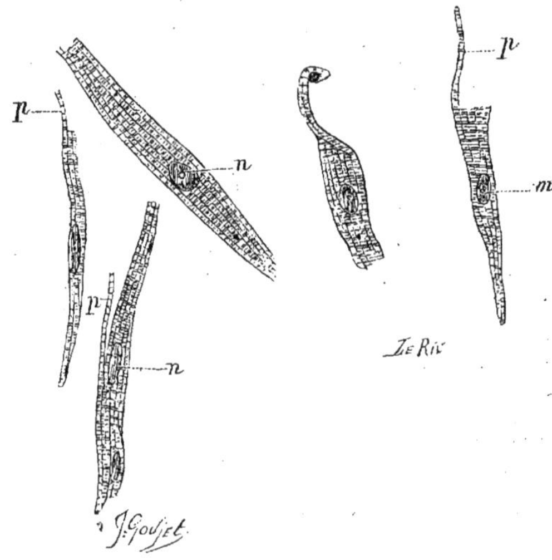

Fig. 249. — Cellules musculaires cardiaques du ventricule de la Cistude d'Europe, isolées après l'action de l'alcool au tiers. Coloration par le picrocarminate d'ammoniaque ; glycérine picrocarminée.

n, *n*, noyaux ; — *m*, noyau unique d'une cellule à long prolongement grêle ; — *p*, *p*, *p*, longs prolongements grêles.

rence de rubans, parce qu'elles sont molles et délicates et que le poids de la lamelle suffit pour les déformer. Chez les Tortues, on trouve encore un certain nombre de ces cellules fusiformes; mais pour la plupart elles émettent par l'une ou l'autre de leurs extrémités, ou par toutes les deux, de longs et grêles prolongements musculaires (fig. 249). En même temps, bon nombre d'entre elles renferment deux noyaux. De même donc qu'il y a des cellules musculaires lisses rappelant les cellules cardiaques par leur forme rameuse (cellules de la tunique moyenne de l'aorte et de la pulmonaire), de même il existe des cellules musculaires cardiaques (celles de la Grenouille), rappelant par leur

(1) Ranvier. *Traité technique d'histologie*, p. 417 (2e édition).

configuration les fibres cellules fusiformes des muscles lisses. Étudions actuellement les cellules musculaires du cœur au point de vue analytique.

1. *Noyaux des cellules musculaires cardiaques.* — Quand on examine des cellules musculaires cardiaques isolées, provenant de la dissociation d'un fragment de myocarde immergé d'abord pendant quelques jours dans l'alcool au tiers, puis coloré en masse par le carmin aluné et ensuite lavé (1), on ne voit aucun noyau à la surface. Ils sont tous compris dans l'épaisseur de la substance contractile, qui passe au-dessus, au-dessous d'eux et les contourne, comme il est facile de s'en rendre compte par le passage des traits de la striation transversale au-dessus et au-dessous du noyau. Ici, il n'y a pas davantage de noyaux marginaux que de sarcolemme. Tous *les noyaux sont axiaux* (fig. 250). On voit aisément qu'ils sont compris dans l'épaisseur d'une traînée de protoplasma occupant sensiblement l'axe de chaque cellule musculaire. Chez l'Homme déjà un peu avancé en âge, cette traînée protoplasmique est semée de granulations ambrées qu'il ne faut pas confondre, comme le font la plupart des médecins, avec des granulations graisseuses (attendu qu'elles ne se colorent pas en noir sous l'influence de l'acide osmique). Quand le noyau est unique, il occupe le plus souvent, mais pas toujours, le milieu de la hauteur de la cellule qui alors est courte. Le fuseau protoplasmique dessine par suite un ventre à son niveau. Quand il y a deux noyaux, ils sont ou rapprochés jusqu'au contact, ou très peu distants l'un de l'autre au sein d'un renflement unique du protoplasma. Cette disposition répond à des cellules un peu plus allongées que celles possédant un noyau unique. Sur d'autres cellules, de longueur encore plus considérable, les deux noyaux sont très éloignés l'un de l'autre. Entre eux, le fuseau protoplasmique se continue dans l'axe de la cellule, et il dessine au niveau de chaque noyau un ventre distinct (2). Quand

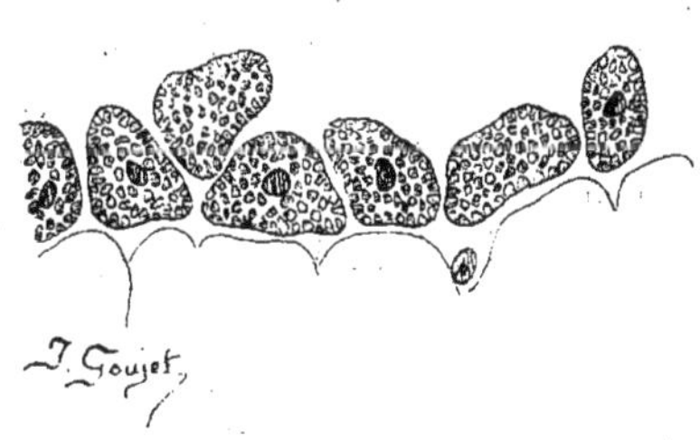

Fig. 250. — Coupe transversale des cellules musculaires du cœur du Mouton (fixation par le liquide de Müller ; carmin aluné ; — inclusion dans la paraffine et coupes en série). — Tous les noyaux sont intérieurs. Les cylindres primitifs de Leydig se montrent comme des cercles au sein d'un protoplasma intercontractile très abondant et se poursuivant jusqu'à la surface (350 diamètres).

(1) On monte dans la glycérine ou dans la résine dammar, après action successive de l'alcool fort, de l'essence de girofles et de celle de bergamote. Cette coloration par le carmin aluné est bien préférable à celle par le picrocarminate, parce qu'elle teint à peine en rose vineux la substance contractile, et laisse aux faisceaux primitifs toute leur transparence.

(2) L. Ranvier. Leçons sur le système musculaire, p. 314.

il y a trois noyaux, ce qui constitue une disposition d'ailleurs rare que j'ai néanmoins observée nettement chez l'Homme, le troisième noyau n'occupe plus la ligne du fuseau axial, mais bien une position légèrement excentrique (fig. 248, — E).

Tout se passe donc ici à la façon de ce qu'on observe dans les cellules de Purkinje. Un noyau unique paraît suffire à la direction des actions vitales dans une cellule musculaire cardiaque de dimensions restreintes et surtout de peu de longueur. Quand l'étendue de l'élément cellulaire s'accroît au delà de certaines limites, deux et même trois noyaux peuvent devenir nécessaires. La disposition des noyaux d'abord rapprochés au contact, puis de plus en plus distants, enfin très éloignés l'un de l'autre, semble aussi indiquer que les deux noyaux qu'on observe si fréquemment dans un même segment de Weissmann, proviennent de la division d'un noyau unique. De fait, dans les cellules musculaires cardiaques des fœtus de mammifères, il est aisé d'observer, en effet, des figures de division du noyau par le mode indirect au sein d'un même segment de Weissmann qui demeure ensuite indivis.

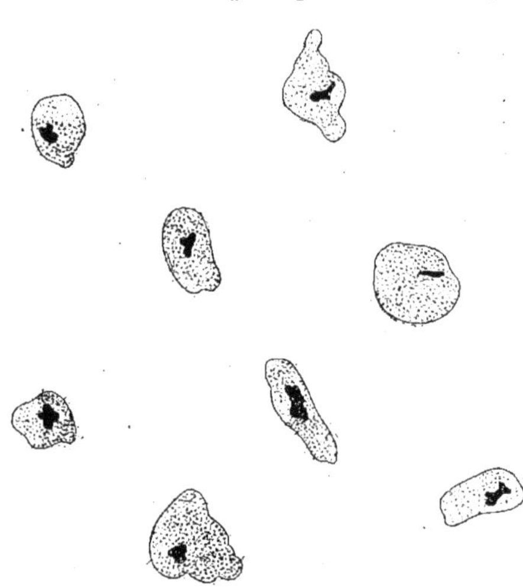

Fig. 251. — Coupes tranversales de cellules musculaires cardiaques prises sur un myocarde atteint de dissociation segmentaire, et montrant la forme bizarre des noyaux, due aux empreintes des cylindres primitifs à leur surface. — Fixation par le liquide de Müller, gomme, alcool, carmin aluné. Conservation dans la résine dammar après passage dans l'alcool éosiné, l'essence de girofles et l'essence de bergamote (350 diamètres).

Dans les cellules musculaires du cœur de la Grenouille, du Chien ou du Lapin adultes, les noyaux sont vésiculeux, nucléolés, arrondis, ovalaires ou elliptiques, et parfois aussi en forme de rein ou légèrement lobés. Dans le cœur de l'Homme avancé en âge, surtout quand le myocarde présente la lésion si fréquente durant la vieillesse à laquelle j'ai donné le nom de *dissociation segmentaire*, les noyaux des cellules musculaires présentent des dimensions très considérables et une configuration toute particulière. Ils sont parfois énormes et pour ainsi dire colossaux. Leur forme devient aussi extrêmement variable (fig. 251). Ils montrent à leur surface des expansions en une série de sens, et des reliefs longitudinaux comparables à des empreintes (fig. 252). Ces reliefs font saillie à la surface du noyau; leurs intervalles, creusés en gouttières, sont occupés par des groupes de cylindres primitifs de Leydig dessinant, le long du segment de Weissmann, une striation longitudinale grossière. Ce sont là des *noyaux multiformes*, comme ceux des cellules fixes de l'aponévrose fémorale de la Grenouille, par exemple. Ils se colorent par la glycérine et l'éosine hématoxyliques d'une façon beaucoup plus intense que les autres noyaux. Après fixation par l'acide osmique, ou par les réactifs tels que l'alcool absolu, les noyaux des cellules musculaires cardiaques se montrent avec une constitution très semblable à celle des noyaux des grandes fibres-cellules musculaires du Poulpe. Ils sont formés par un réseau de chromatine à réticulation noueuse, et par une couche marginale de chromatine continue, à la façon d'une écorce, sur tout le pourtour du noyau. Le peloton de chromatine est placé au sein d'un suc nucléaire assez abondant, que l'hématoxyline en solution dans la glycérine alunée teint en bleu de lin excessivement pâle. Dans les deux variétés de cellules musculaires, lisses et cardiaques, la constitution du noyau montre donc de très grandes ressemblances.

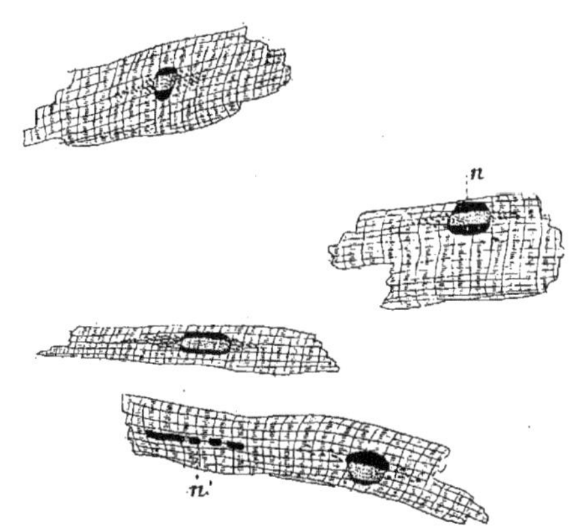

Fig. 252. — Cellules musculaires du myocarde de l'Homme atteint de dissociation segmentaire.

Les noyaux *n*, sont énormes et présentent des crêtes d'empreinte; — *n'*, noyau ayant subi la transformation homogène et l'égrènement de sa substance chromatique. (350 diam.)

Quand on coupe en travers un fragment du tissu musculaire cardiaque, de façon à avoir une série de fibres rameuses sectionnées perpendiculairement à leur direction générale et à leur axe (1), puis qu'on

(1) On fixe un muscle papillaire, ou un fragment découpé nettement à la surface externe ou interne du cœur d'un Mouton, de l'Homme ou d'un vertébré quelconque, d'abord par le liquide de Müller. Au bout de quelques jours, on lave ce fragment fixé dans l'eau distillée, de manière à le débarrasser complètement du bichromate en excès. Quand il est devenu aussi incolore que possible, on le dépose pendant vingt-quatre heures dans un petit cristallisoir ou dans un godet renfermant quelques centimètres cubes de carmin aluné. On fait ensuite passer ce fragment coloré en masse par l'alcool ordinaire, puis par l'alcool fort; enfin on l'inclut dans la paraffine et l'on en fait des coupes en série extrêmement minces. Quand celles-ci se sont fixées à la couche de vernis adhésif dont on a enduit la lame de verre, comme il est d'usage pour les préparations embryologiques, si elles y ont été posées bien à plat et que la section soit à la fois nette et bien perpendiculaire à la direction des fibres cardiaques, on aura des coupes en travers montrant d'une manière admirable celles des cylindres primitifs, qui ne chavireront plus. On peut, du reste, colorer les coupes, sur

les examine après l'action du carmin aluné ou de l'éosine hématoxylique, on reconnaît aisément la position exacte des noyaux au sein du corps cellulaire. Tous sont intérieurs, et placés, soit dans l'axe exact de la cellule, soit excentriquement en dehors de cet axe; mais toujours ils sont entourés de tous côtés par les cylindres primitifs de substance contractile. Quand il s'agit de noyaux arrondis ou ovalaires, c'est-à-dire de noyaux dont la forme est régulière, les cylindres primitifs s'arrêtent à une certaine distance du noyau, lequel est librement plongé dans la petite masse de protoplasma plus ou moins granuleux répondant à la coupe en travers du fuseau. Quand, au contraire, il s'agit de noyaux multiformes, comme il arrive pour un grand nombre de cellules musculaires du cœur du vieillard, les noyaux se montrent sous la forme d'étoiles dont les branches sont limitées du côté de la substance contractile par des surfaces courbes. On voit aussi certains noyaux émettre des expansions en forme de lames entre les cylindres primitifs, et d'autres affecter des configurations encore plus bizarres, résultant des empreintes des cylindres primitifs à la surface du noyau, et y dessinant des sortes de gouttières (fig. 252).

Dans une même coupe transversale, toutes les fibres musculaires cardiaques sectionnées en travers ne renferment pas de noyau. Pour en montrer un, il faut naturellement que la coupe ait passé par le niveau exact du noyau intérieur. Au-dessus et au-dessous de lui, on ne voit dans l'axe de chaque cellule qu'un petit point granuleux, répondant à la section en travers du fuseau protosplamique. Puis, viennent en dehors de ce point, les coupes transversales des cylindres primitifs de Leydig, fournissant la figure maintenant bien connue des *champs de Cohnheim*.

II. *Protoplasma des cellules musculaires cardiaques.* — Nous avons vu que le protoplasma des cellules cardiaques dessine d'une extrémité à l'autre de chaque cellule un fuseau granuleux présentant un renflement ou ventre au niveau du noyau, s'il y en a un seul, et deux renflements au niveau de chacun des deux noyaux, si ceux-ci sont placés dans l'axe du fuseau à une certaine distance l'un de l'autre. Entre les deux noyaux, le fuseau se réduit à une traînée. Au delà des noyaux, le fuseau s'effile vers les extrémités de la cellule et finit en pointe au niveau du trait scalariforme qui la termine, en tombant droit sur la ligne en escalier qui dessine ce trait dans les cellules musculaires du cœur du Chien, du Mouton ou de l'Homme, et au contraire en s'effilant comme l'extrémité de la cellule elle-même s'il s'agit d'une cellule musculaire du cœur de la Grenouille, par exemple. Chez le vieillard, ce protoplasma axial est semé ordinairement de granulations ambrées, réfringentes comme des gouttes de graisse et comme elles aussi devenant plus brillantes sous

la lame de verre où elles ont adhéré, par l'éosine hématoxylique qui teint les cylindres primitifs en rouge magnifique et les noyaux en violet intense. On se rend dès lors un compte très exact de la position des noyaux dans la cellule.

l'influence de l'acide acétique ou de l'acide formique. Mais l'acide osmique ne les teint pas en noir comme il le fait des graisses neutres. Les grains ambrés sont donc indicateurs du protoplasma, et permettent dès lors de voir quelle est sa distribution dans la cellule musculaire en dehors du fuseau central. Sur certaines cellules isolées par la dissociation, et observées après coloration par le carmin aluné dans la glycérine légèrement chargée d'acide picrique, on voit des traînées de grains ambrés non seulement au niveau du fuseau et autour des noyaux, mais encore en dehors de là dans les intervalles des cylindres primitifs (fig. 248, B). Comme dans les muscles rouges ordinaires, le protoplasma se répand donc entre les cylindres de Leydig. Les coupes transversales du myocarde des individus avancés en âge mettent encore mieux ce fait en évidence. Les granulations ambrées pénètrent du pourtour du renflement du protoplasma entourant le noyau, souvent jusqu'à une certaine distance dans les lignes incolores (1) qui séparent les cylindres primitifs les uns des autres. Ces lignes, répondant au ciment qui unit et sépare les cylindres primitifs parallèles entre eux, rayonnent du fuseau central vers la périphérie extrême de l'élément en devenant d'autant plus étroites qu'elles s'approchent plus de la marge, tandis qu'elles sont larges et granuleuses au voisinage du fuseau et des noyaux. Exactement comme dans les fibres lisses des muscles du Poulpe, elles répondent ici à des prolongements du protoplasma, lequel s'est condensé et est devenu homogène dans les intervalles des cylindres primitifs. Le protoplasma des cellules cardiaques n'existe donc pas seulement sous forme de fuseau dans l'axe de celles-ci. Il se répand entre les cylindres primitifs jusqu'à la surface : de façon que, de même que dans les muscles fasciculés rouges et blancs, la substance contractile soit plongée tout entière au sein du protoplasma de la cellule dont elle fait partie.

III. *Substance contractile des cellules musculaires cardiaques.* — Les cylindres primitifs de Leydig sont très nettement individualisés au sein du protoplasma condensé, homogène et tenace qui les unit et les sépare. Sur les coupes transversales colorées à l'éosine hématoxylique, ils apparaissent comme des cercles tangents entre eux et non pas comme des prismes juxtaposés par leurs faces. En cela, la substance contractile du cœur ressemble beaucoup à celle des muscles rouges du Lapin. Le protoplasma est abondant entre les fascicules de substance contractile.

(1) Coupes en travers, faites d'après les procédés indiqués dans la note 1, p. 703. — Coloration par le carmin aluné : les cylindres primitifs, coupés en travers, se montrent comme des cercles tout petits, colorés en rose vineux. Ils sont séparés par des cloisons ramifiées incolores, rayonnant dans leurs intervalles jusqu'à la périphérie, en devenant de plus en plus étroites au fur et à mesure qu'elles se rapprochent de la marge de la cellule, marge occupée par un rang circulaire de cylindres primitifs tous tangents entre eux. Les noyaux sont teints en rouge violacé. Si l'on colore à l'éosine hématoxylique, les noyaux sont teints en violet, les coupes des cylindres primitifs le sont en rouge pourpre, et les cloisons, auparavant incolores, se teignent en bleu de lin très pâle. Les grains ambrés sont colorés en jaune d'or.

Ceux-ci sont d'ailleurs assez souvent groupés en faisceaux plus considérables, de façon à déterminer, à la surface des cellules cardiaques isolées par la dissociation, une striation longitudinale très grossière, dont les traits sont intermédiaires à plusieurs cylindres de Leydig rapprochés les uns des autres, et sont occupés dans le cœur du vieillard par du protoplasma granuleux semé de grains ambrés. Quand la cellule cardiaque appartient à la continuité d'une fibre, c'est-à-dire répond à un point où celle-ci ne s'arborise pas, les cylindres primitifs s'étendent droit autour du fuseau protoplasmique et des noyaux, d'un trait scalariforme à l'autre, tous parallèles entre eux comme un faisceau de javelots. Au delà du trait scalariforme, ils sont continués cylindre primitif pour cylindre primitif, par d'autres de même dimension et de même direction. Sur les confins des deux cellules, le trait de ciment les soude en tenant la place d'un disque mince. Dans les cellules musculaires affectant la forme d'un Y et répondant à des bifurcations des fibres cardiaques, les cylindres primitifs divergent suivant les branches de l'Y, à la façon des brins d'une javelle qu'on divise. Enfin, comme je l'ai déjà dit, certaines cellules, répondant à des anastomoses dans le sens de l'épaisseur, montrent des expansions irrégulières renfermant des plans de substance musculaire dont les cylindres primitifs se croisent à angles divers et parfois même rectangulairement avec la direction générale de ceux occupant le corps de la cellule.

La striation transversale des cellules cardiaques est absolument comparable à celle des muscles striés ordinaires. Elle présente la succession bien connue des disques épais, et des bandes claires traversées en leur milieu par le disque intermédiaire d'Amici (disque mince). Si maintenant on examine cette striation d'un peu plus près, on reconnaît que, comme l'a fait voir pour la première fois Ranvier (1), le disque épais est divisé en trois pièces : un disque épais principal formant une bande étroite et deux disques épais accessoires, au contraire de plus grande hauteur que la bande médiane. Quant au disque mince, A. Durand, l'un de mes élèves, a démontré qu'il est formé d'une pièce unique dans les cellules musculaires du cœur du Rat blanc (2).

(1) Ranvier (*Leçons sur le système musculaire*, p. 316-318). — Il fixe des fragments du muscle cardiaque du Cochon d'Inde ou du Rat par l'alcool au tiers. Puis il les dissocie sur la lame de verre et y maintient les fibres cardiaques tendues par le tour de main de la demi-dessiccation. Il verse alors à leur surface quelques gouttes de la solution d'hématoxyline préparée selon la formule de Boehmer. Il monte ensuite dans le baume du Canada après avoir fait passer la préparation par l'alcool et l'essence de girofle. Les deux striations, longitudinale et transversale, se voient alors admirablement. Les disques épais sont dédoublés en trois bandes ; l'une médiane, étroite, et les deux autres séparant la première de la bande claire à droite et à gauche, sensiblement plus épaisses. Ces trois bandes sont colorées en violet intense. Les deux bandes extrêmes sont séparées de la bande médiane par deux bandelettes claires. Il y a donc là, comme dans le muscle moteur des pattes du Lucane-Cerf, deux stries intermédiaires de Hensen.

(2) Durand (*Étude sur le segment cellulaire contractile et le tissu connectif du mus-*

Comme on le voit, la cellule musculaire cardiaque présente avec les autres cellules musculaires étudiées jusqu'ici des analogies et des différences. Outre qu'elle semble n'être en définitive qu'une cellule de Purkinje dont le feuillet musculaire aurait avorté, on voit que, par sa striation et la distribution du protoplasma au sein de la substance contractile, elle tient une place intermédiaire entre les muscles rouges et les muscles blancs. Comme dans les muscles rouges, le protoplasma de la cellule musculaire cardiaque se répand largement entre les cylindres primitifs de Leydig. Comme dans les muscles très contractiles, tels que les muscles des pattes des insectes, qui sont des muscles blancs par excellence, le disque épais, c'est-à-dire la formation contractile essentielle du segment contractile, se clive en trois pièces. Il possède deux disques accessoires de chaque côté du disque principal, et augmente de la sorte sa puissance d'action et la rapidité de ses échanges à la fois.

Ciment intercellulaire : traits scalariformes d'Eberth. — Quand on examine les fibres du cœur qui doublent l'endocarde de l'Homme (après avoir fixé cette membrane par l'acide osmique, puis l'avoir enlevée entre quatre incisions nettes faites au scalpel convexe et l'avoir tendue sur la lame de verre), on voit qu'elles forment un réseau à mailles larges, d'une grande régularité et d'une grande élégance. Dans leur travers, à distance égale des noyaux isolés au sein du fuseau axial ou réunis par couples, on ne voit aucun trait de ciment. Si alors on ajoute à la préparation, sous la lamelle, une goutte de solution de potasse à 40 p. 100, on voit, au bout de quelques minutes, se dessiner des traits transversaux. Si l'on mobilise la lamelle, chaque fibre du réseau se résout en une série de segments de Weissmann. Il y a donc, de distance en distance, des traits de soudure entre ces segments successifs qui, par leur réunion, constituent la fibre musculaire rameuse. Au niveau de chacun de ces traits transversaux, le réactif de Moleschott a dissous un ciment particulier.

Eberth a, le premier, imprégné ces traits de ciment à l'aide de la mé-

cle cardiaque. Thèse de Lyon, 1879, p. 42) a montré de la façon la plus nette que, dans le cœur du Rat, le disque mince est unique, et que conséquemment les disques accessoires découverts par Ranvier appartiennent bien au disque épais et à lui seul. Avec Durand, j'ai procédé comme suit, pour faire cette démonstration : Sur un Rat blanc chloroformé, tous les vaisseaux formant le pédicule du cœur étant liés moins l'aorte, puis enfin l'aorte étant liée après deux ou trois contractions qui vident le cœur, celui-ci est ponctionné à l'aide de la canule-trocart d'une seringue de Pravaz chargée d'alcool à 90° centésimaux. Le cœur s'emplit d'alcool, et pendant ce temps on arrose sa surface d'alcool fort. Il est ainsi *fixé distendu et contracté*. On dissocie alors les fibres du cœur, on les tend sur la lame de verre; puis on fait agir pendant vingt minutes, sous la lamelle, une solution aussi forte que possible de picrocarminate d'ammoniaque. La préparation est ensuite montée dans la glycérine formiquée. Au bout de quelques jours, tous les disques minces apparaissent, sur les fibres les mieux tendues, comme un trait rouge *unique*. Les disques accessoires n'appartiennent donc pas ici au disque mince.

thode de l'argent (1). Il a vu de plus que chaque trait de ciment, comparable absolument à celui qui unit les cellules d'un endothélium ou d'un épithélium vrai (fig. 253), répond aux limites des cellules musculaires cardiaques soudées entre elles pour former chaque fibre rameuse. En

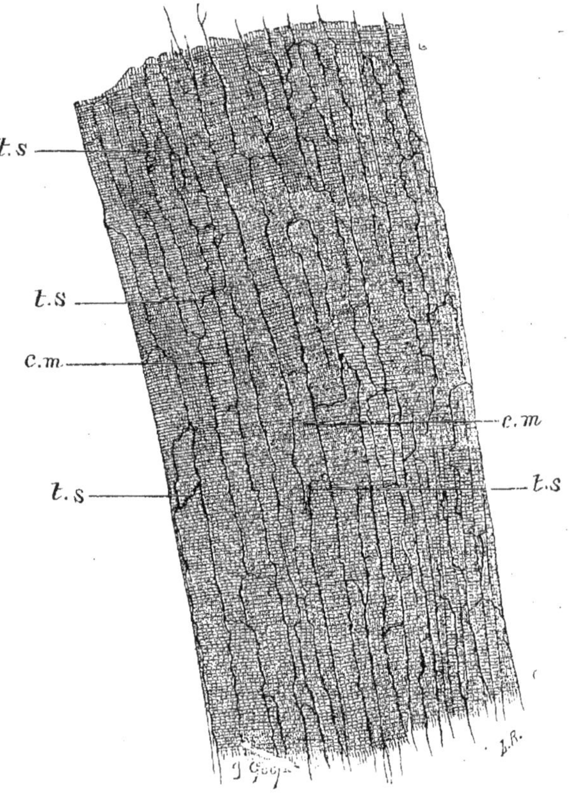

Fig. 253. — Surface d'un muscle papillaire du ventricule gauche du cœur du Mouton. Imprégnation de nitrate d'argent pour mettre en évidence les *traits scalariformes d'Eberth* (Baume du Canada ; — 300 diamètres).

t.s, *t.s*, *t.s*, traits scalariformes ; — *c.m*, *c.m*, cellules musculaires cardiaques.

faisant agir une solution de potasse à 40 p. 100 sur les fibres imprégnées d'argent, il est en effet très facile de reconnaître que la ligne de séparation des cellules musculaires suit exactement le trait noir dessiné par le travers des fibres.

Ce trait n'est presque jamais exactement transversal. La direction générale de la soudure, entre les deux cellules musculaires au contact,

(1) Eberth. *Die Elemente der quergest. Muskeln.* (Arch. de Virchow, 1866, t. XXXVII, p. 100.)

est ordinairement analogue à celle du trait d'une fracture en bec de flûte opérée sur un os long. En outre, le trait de ciment, qui se poursuit dans toute l'épaisseur de la fibre, affecte une disposition en escalier dont les marches inégales montent et descendent de manières variées. Chaque marche présente à considérer un pas et un palier. Le palier répond à la soudure d'un cylindre primitif d'une cellule à l'autre. Il suit la ligne du disque mince. Le pas mesure la hauteur différente des cylindres primitifs entre leurs points de soudure transversaux. Sur les limites de deux cellules, les cylindres primitifs se poursuivent donc sans dévier de leur direction, et en droite ligne. Mais ils ne le font pas tous à la même hauteur, soit à la surface, soit dans l'épaisseur de l'interligne considéré. De là vient l'aspect scalariforme du trait, lequel aspect varie au fur et à mesure qu'on déplace l'objectif et qu'on le met au point à diverses hauteurs de l'épaisseur de l'interligne. La soudure de la substance contractile des deux cellules jointes s'effectue de la sorte à diverses hauteurs, toujours par le travers de chaque cylindre primitif au niveau d'un disque mince. Il en résulte à la fois une union solide due à l'engrènement des cylindres primitifs et à la dispersion de leurs traits d'union sur plusieurs plans, et aussi la continuité du sens de la contraction d'une cellule à l'autre : puisque les cylindres primitifs se soudent bout à bout sans dévier de leur direction par rapport à celle de la fibre elle-même.

Sans le secours de l'imprégnation par le nitrate d'argent, il est impossible d'observer facilement le trait scalariforme d'Eberth (1) sur le cœur sain des animaux adultes. Mais sur le myocarde du vieillard dont le cœur est devenu arhythmique sans lésion valvulaire, et dans tous les myocardes qu'on peut observer après une période prolongée d'asthénie cardiaque ayant abouti à l'asystolie, la simple dissociation dans une goutte de picrocarminate d'ammoniaque met en liberté un grand nombre de cellules musculaires, dont les extrémités dessinent un escalier. En outre, sur le travers des fibres rameuses qui n'ont pas été résolues en leurs segments de Weissmann, on voit les traits scalariformes très nets, présentant l'aspect et la réfringence des lignes de ciment intercellulaires des épithéliums ordinaires. Dans ces conditions particulières, répondant

(1) Léon Frédéricq (*Génération et structure du tissu musculaire*, Bruxelles, 1875) a vu les traits de soudure des cellules cardiaques sur les fibres des muscles papillaires de la valvule mitrale du cœur de l'enfant, simplement dilacérés dans une solution de chlorure de sodium à 1 1/2 p. 100.

Ranvier (*Leçons sur le système musculaire*, p. 306) a donné une bonne méthode pour mettre en évidence le trait scalariforme sans imprégnation du myocarde par le nitrate d'argent. Il place pendant vingt-quatre heures un petit fragment du myocarde du Chien dans l'acide chromique à 1 p. 1000. Il le colore en masse pendant quelques heures par le picrocarminate; puis il le dissocie dans la glycérine formiquée à 1 p. 100. Les traits paraissent alors sous forme de lignes brillantes en escalier, à double contour, suivant la ligne de la striation transversale, qui alors est réduite à celle des disques minces, comme on l'a déjà vu plus haut, page 629.

à un état pathologique aboutissant rapidement à l'asthénie cardiaque, le ciment intercellulaire est comme gonflé et devient plus apparent. En outre, il a subi un ramollissement considérable et cède aux moindres tractions. Le retrait brusque des segments musculaires, sous l'influence de la fixation par l'alcool fort, determine alors le détachement des cellules cardiaques. Sur les coupes, on les voit isolées les unes des autres par de larges espaces; et l'on pourrait croire que, pendant la vie, leur union n'existait plus (1).

L'action plus ou moins prolongée de l'alcool au tiers, détermine aussi en premier lieu le gonflement du ciment des traits scalariformes, puis la dissolution et la mise en liberté des cellules musculaires cardiaques. Ce ciment a donc bien tous les caractères du ciment intercellulaire des divers épithéliums, auquel on l'a comparé.

Tissu conjonctif du myocarde. — A. *Formation fasciculante.* — Nous avons vu que le tissu conjonctif qui forme la gaîne des grosses travées de cellules de Purkinje n'est pas du tissu conjonctif lâche, mais bien une formation de tissu connectif modelé. Quand la travée de Purkinje se transforme à son extrémité en un réseau ordinaire de fibres musculaires cardiaques, les cellules musculaires se séparent les unes des autres. Elles ne sont plus adjacentes sur leurs faces de contact et soudées suivant ces dernières par des traits de ciment; il se développe entre elles des intervalles. La gaîne de la travée de Purkinje s'écarte alors à la manière d'un entonnoir. En divergeant, les faisceaux conjonctifs qui la composent rendent plus larges les espaces interfasciculaires. Les cellules fixes deviennent aussi moins rapprochées les unes des autres, tout en demeurant ordonnées à la surface des faisceaux dissociés. Ainsi trois par trois, cinq par cinq, etc., les cellules cardiaques, disposées maintenant bout à bout pour former des fibres rameuses, sont enveloppées par un filet de tissu connectif modelé qui constitue leur *formation fasciculante.*

Sur les coupes du myocarde faites dans une direction exactement perpendiculaire à celle des axes des fibres cardiaques au point donné, l'on voit la coupe des enveloppes de tissu connectif fasciculant former des cercles autour des groupes de fibres cardiaques qu'ils enveloppent. Ces gaînes s'adossent deux par deux, trois par trois, etc., pour former des espaces au centre desquels on voit se poursuivre les vaisseaux de distribution. Ces espaces sont les *fentes de Henle*, bien connues. On les considère ordinairément, mais à tort selon moi, comme des espaces lymphatiques.

Les lacunes ou fentes de Henle sont de formes variées, mais, le plus ordinairement, elles affectent sur les coupes transversales une configuration étoilée. Quel que soit le point du myocarde où on les examine,

(1) J. Renaut et L. Landouzy. *Note sur les altérations du myocarde accompagnant l'inertie cardiaque* (Société de biologie et Gazette médic. de Paris, 1877).

on voit que, contrairement à ce qu'on observe dans les muscles fasciculés, le tissu connectif entrant dans leur constitution ne présente nulle part l'apparence d'une lame fibreuse mince, telle que le périmysium qui est une expansion de l'aponévrose d'enveloppe du muscle entier. Les lames de tissu conjonctif adossées pour intercepter les fentes par leurs concours, sont composées de faisceaux fibreux minces, dirigés dans le sens de la marche des fibres musculaires, mais libres les uns par rapport aux autres et non pas fondus en membrane. Elles ne présentent point non plus à leur surface le revêtement endothélial caractéristique des espaces lymphatiques.

En effet, quand on fait une injection interstitielle de nitrate d'argent par piqûre du myocarde (1), on développe les fentes de Henle, et la solution imprègne l'endothélium des vaisseaux qui les traversent. Cet endothélium affecte les caractères bien connus de celui des vaisseaux sanguins, et il n'apparaît jamais festonné comme celui des lymphatiques. Les fentes de Henle ne renferment donc point de vaisseaux lymphatiques compris dans l'écartement de leurs parois.

Ces parois elles-mêmes ne sont pas non plus des surfaces lymphatiques. Si l'on a soin de fixer les fentes de Henle à l'état de développement maximum après avoir poussé l'injection de nitrate d'argent dans le myocarde, on voit en leur milieu des vaisseaux sanguins béants et dont l'endothélium est imprégné d'argent avec une régularité parfaite. Puis, à distance d'eux, on peut observer les parois de la fente, répondant aux plans de tissu conjonctif fasciculant qui l'interceptent par leur concours. Chacune des parois montre bien alors un dessin grossièrement endothéliforme, mais ce dessin répond à tout autre chose qu'à l'imprégnation d'un plan d'endothélium lymphatique. Il résulte de ce que la solution de nitrate d'argent a diffusé et a imprégné, tout autour de la fente de Henle, les plans musculaires cardiaques formés de fibres au contact et étalées en nappe au pourtour de cette dernière. Sur ce plan de fibres musculaires, les traits scalariformes d'Eberth se marquent de distance en distance, et donnent lieu à l'apparition d'un système de lignes entrecoupées qui, à première vue, peut en imposer pour un endothélium. De là vient sans doute l'erreur d'EBERTH ; mais un examen un

(1) Cœur du Mouton qu'on vient de sacrifier. — On charge la seringue de Pravaz d'une solution de nitrate ou mieux de lactate d'argent à 1 p. 500. Cette seringue doit être de grand modèle, de façon que l'injection interstitielle puisse développer un assez grand nombre de fentes.

On pique le myocarde superficiellement sous le péricarde ; on pousse l'injection et on la soutient. On voit une nappe de tuméfaction se dessiner, dans les limites de sa pénétration, à la surface du cœur. Alors, soutenant toujours l'injection interstitielle, on fait arroser la surface du cœur d'alcool fort jusqu'à ce qu'il blanchisse. Puis on ouvre la pointe du ventricule et on remplit les cavités cardiaques d'alcool fort. On immerge enfin le cœur dans une grande quantité d'alcool à 90°. — Au bout de vingt-quatre heures, si l'on fait des coupes, on trouve les fentes de Henle *fixées développées* dans les limites de l'injection interstitielle.

peu attentif permettra de l'éviter très aisément. On remarquera maintenant que, les vaisseaux sanguins ayant leur endothélium imprégné au centre de la fente de Henle, et les plans musculaires doublant les parois de cette même fente montrant les traits scalariformes de leurs fibres également imprégnés d'argent, il ne peut pas y avoir entre ces deux imprégnations régulières un endothélium lymphatique; car dans ce cas il n'aurait pas échappé à l'action du nitrate d'argent.

Nous admettrons donc, dès à présent, que les fentes de Henle sont de simples espaces conjonctifs interceptés par les lames du tissu fasciculant, et que leurs parois sont dépourvues du revêtement endothélial continu caractéristique des voies lymphatiques. Mais cela ne veut pas dire que les fentes de Henle ne sont pas des voies de la lymphe. Elles renferment du tissu conjonctif lâche plus ou moins abondant, répandu autour des vaisseaux sanguins qui les parcourent : c'est-à-dire un chemin de la lymphe.

B. *Tissu connectif lâche.* — Examinons maintenant la façon dont se comporte le tissu conjonctif dans les faisceaux secondaires du myocarde, enveloppés et individualisés par les gaînes fasciculantes que nous venons de décrire.

Sur une coupe pratiquée en travers de la marche des fibres musculaires, il est aisé de voir que les coupes de ces fibres sont séparées les unes des autres par des espaces plus ou moins grands. Ces espaces sont occupés par des faisceaux conjonctifs entre-croisés dans toutes les directions, bien que leur marche générale soit sensiblement parallèle à celle des fibres musculaires. De plus, on y voit des cellules fixes du tissu conjonctif lâche, avec leurs prolongements protoplasmiques. Ceux-ci vont rejoindre d'autres prolongements protoplasmiques similaires, et interceptent dans les intervalles des fibres musculaires cardiaques un réseau plus ou moins régulier.

Quand, à l'aide des aiguilles, on dissocie sur la lame de verre un fragment du myocarde, soit frais dans son propre plasma, soit après fixation par l'alcool au tiers, dans une goutte de picrocarminate d'ammoniaque, on reconnaît aussi que les intervalles des fibres musculaires rameuses sont occupés par des faisceaux connectifs entre-croisés dans tous les sens. On met en même temps en liberté des cellules fixes du tissu conjonctif sous la forme de lames granuleuses se plissant comme des étoffes. Enfin, on voit que dans les mailles de ce tissu conjonctif très délicat, il existe également des cellules lymphatiques. Si donc les fentes de Henle ne sont pas des fentes lymphatiques, les éléments de la lymphe peuvent pénétrer néanmoins jusqu'au voisinage immédiat des cellules musculaires cardiaques et les aborder librement.

Les fibres musculaires du cœur peuvent même être considérées comme plongées, ainsi que les vaisseaux et les nerfs qui les animent, dans un véritable bain de lymphe qui les entoure de toutes parts. Seulement, cette lymphe n'est ni celle des capillaires, ni celle d'espaces ou de sacs lymphatiques tels que ceux que je décrirai plus loin autour des lobules pulmonaires composés: c'est celle des espaces du tissu conjonctif lâche. Schweigger-Seidel, puis Ranvier (1), ont, il est vrai, démontré que si l'on pique le myocarde en un point quelconque avec une seringue de Pravaz chargée de bleu de Prusse soluble, puis qu'on pousse l'injection avec ménagement, on remplit les grands boyaux lymphatiques du péricarde. Entre le point où l'on a piqué le myocarde avec la canule-trocart et la surface où les boyaux lymphatiques apparaissent injectés de bleu, toutes les fentes de Henle sont remplies par la matière à injection. Mais ces faits ne démontrent pas qu'il y a continuité entre les fentes de Henle et les trajets lymphatiques revêtus par l'endothélium continu découpé en jeu de patience. Ils prouvent simplement que, de même que dans le tissu conjonctif lâche, la communication entre les espaces interorganiques et les voies lymphatiques s'effectue facilement au travers de barrières endothéliales dont la résistance aux actions de force est extrêmement faible.

Si maintenant, comme je l'ai fait avec mon élève Durand (2), on injecte interstitiellement, dans le myocarde d'un Mouton qu'on vient de sacrifier, une solution tiède de gélatine de Paris, puis qu'on fixe immédiatement le cœur dans sa forme par l'immersion dans l'alcool fort dès que la gélatine a fait apparaître à la surface les lymphatiques du péricarde sous forme de cordons noueux ramifiés (3), on peut constater ensuite,

(1) Ranvier. *Leçons sur le système musculaire*, p. 321-322.

(2) Durand. *Opus citat.*, p. 69.

(3) Après avoir rempli une grande seringue de Pravaz avec une solution tiède de gélatine de Paris, nous piquons la paroi ventriculaire du cœur d'un Mouton qui vient d'être sacrifié. L'injection est ensuite poussée très lentement. Pour que cette dernière n'éprouve dans le myocarde que le minimum de résistance à l'encontre de sa pénétration, le cœur est maintenu plongé dans l'eau à + 38°. De cette façon les espaces conjonctifs intermusculaires se développent rapidement; et les lymphatiques du péricarde apparaissent bientôt sous forme de petits cordons noueux ramifiés, brillants et rendus ainsi très visibles, quoiqu'ils demeurent incolores. A ce moment, le cœur est plongé en masse dans une grande quantité d'alcool fort. Il y est laissé quelques heures pour permettre au tissu musculaire de se fixer et à la gélatine de se solidifier. Ceci fait, des fragments du myocarde, mesurant environ un centimètre de côté, sont découpés par des sections nettes dans la région injectée: puis on achève de les durcir par la gomme et l'alcool. On fait ensuite des coupes à main levée, en s'assurant qu'on les conduit bien, soit perpendiculairement, soit parallèlement à la marche générale des fibres musculaires dans le point donné. On recueille ces coupes dans l'alcool, on les charge sur la lame de verre; et alors seulement on les traite par une goutte d'eau, déposée à la surface de chaque coupe avec précaution, de manière à éviter le tournoiement de celle-ci. De la sorte, avec un peu de précaution on ne dérange rien, et les coupes montrent bien les espaces du tissu conjonctif tels qu'ils sont en réalité occupés et développés par l'injection interstitielle. — On colore ces préparations au picrocarminate sur la lame de verre; on recouvre d'une lamelle et on fait ensuite pénétrer sous celle-ci, par capillarité, de la glycérine picrocarminée. On borde à la paraffine, puis à la cire d'Espagne, et la préparation est persistante. La gélatine est colorée en rose homogène, et réfringente. Cette coloration permet de suivre l'injection dans toute l'étendue des espaces où elle se répand, et de déterminer aisément la limite exacte de sa pénétration.

sur les coupes examinées après coloration par le picrocarminate d'ammoniaque, que les fentes de Henle sont entièrement remplies par l'injection. Elles sont distendues par une masse rose, répondant à la gélatine colorée par le carmin du réactif. Cette masse enveloppe les vaisseaux et les nerfs contenus dans la fente; elle est traversée par des faisceaux conjonctifs incolores croisés dans tous les sens et entre lesquels on distingue les noyaux des cellules conjonctives colorés en rouge. Puis, à travers la paroi conjonctive de la fente de Henle, la gélatine se poursuit dans les faisceaux secondaires des fibres musculaires, développe pour prendre place les espaces du tissu conjonctif lâche, et se répand entre les fibres cardiaques en les isolant complètement les unes des autres. Sous l'endocarde, au niveau des points où il existe un peu de graisse, les vésicules adipeuses sont également séparées les unes des autres par des traînées de gélatine colorée en rose homogène.

Ces faits démontrent : 1° que les cloisons de tissu fasciculant, qui interceptent par leurs concours les fentes de Henle, ne sont pas continues comme des membranes aponévrotiques, mais bien poreuses et capables de se laisser franchir aisément par les liquides même colloïdes; 2° qu'il n'est pas, en conséquence, un seul point du myocarde que les liquides exsudés des vaisseaux, et conséquemment les sérosités et la lymphe, ne puissent aborder facilement.

Vaisseaux sanguins du muscle cardiaque. — Chez les mammifères et chez l'Homme, le myocarde renferme un grand nombre de vaisseaux sanguins (artères, capillaires et veines), tandis qu'il en est absolument dépourvu chez la Grenouille, par exemple. Chez ce dernier animal, une masse à injection, poussée par l'aorte et distendant le cœur au maximum, se répand dans les intervalles des colonnes charnues intriquées les unes dans les autres, et se poursuit entre elles jusqu'au péricarde viscéral qui la limite en dehors (1). Un vestige de cette disposition, qui d'ailleurs répond à un certain stade de l'évolution du muscle cardiaque chez les animaux supérieurs, consiste dans la présence, chez l'Homme en particulier, d'expansions rameuses de la cavité endocardique pénétrant souvent très loin entre les faisceaux musculaires des parois du cœur (Lannelongue).

Les vaisseaux sanguins offrent, dans le cœur des divers mammifères et de l'Homme, des dispositions étudiées il y a déjà longtemps par Hyrtl, et tout à fait comparables à celles qu'ils affectent dans les muscles fascicules ordinaires, bien qu'ici au contraire les fibres musculaires soient ramifiées. Les capillaires décrivent des mailles parallèles à la direction des fibres rameuses, et réunies entre elles par des anastomoses transversales. L'écartement des mailles, qui dessinent des parallélogrammes ou des trapèzes, est ici moindre que dans les muscles

(1) L. Ranvier. *Leçons sur le système musculaire*, p. 320.

ordinaires. Chaque cellule cardiaque est en effet enfermée individuellement, pour ainsi dire, dans un panier de capillaires sanguins. Les artérioles et les veinules pénètrent dans chaque fascicule de fibres rameuses perpendiculairement à la direction de ces fibres. Puis les artérioles s'épanouissent, brusquement, en un bouquet de capillaires coudés presque à angle droit et se dirigeant, en sens opposé, vers les extrémités du faisceau de fibres. D'une manière générale, le réseau capillaire cardiaque, n'était la petitesse de ses mailles, pourrait être comparé à celui d'un muscle rouge ordinaire; mais on ne trouve plus ici de dilatations ampullaires. Le cœur, du reste, se contractant d'une manière instantanée et rhythmique, n'a que faire des réservoirs propres aux vaisseaux des muscles rouges et destinés à soutenir pendant très longtemps leur contraction.

Quand, après l'avoir injecté par les méthodes ordinaires, on laisse le cœur revenir sur lui-même dans l'eau pendant que l'injection se refroidit dans les vaisseaux, on trouve aisément la disposition hélicine des branches vasculaires signalée par Ranvier (1). Mais quand on a soin de le plonger en masse, immédiatement après l'injection des vaisseaux sanguins, dans une grande quantité d'alcool fort, les fibres musculaires sont fixées net à l'état de repos et les branches des mailles vasculaires qui les enveloppent sont absolument rectilignes (2). La disposition hélicine répond donc ici, non pas à un état particulier et persistant des vaisseaux capillaires, mais à leur reploiement sur eux-mêmes dans les intervalles des fibres au moment où le muscle revient aussi sur lui-même.

Vaisseaux lymphatiques du muscle cardiaque. — Chez les mammifères et chez l'Homme, les seuls vaisseaux lymphatiques proprement dits que contienne le myocarde sont situés à la surface, sous le péricarde viscéral. Les fentes de Henle, n'étant point tapissées par l'endothélium caractéristique, ne sauraient en effet être considérées comme des voies lymphatiques si ce n'est au seul titre d'espaces du tissu connectif.

Chez les petits animaux tels que le Cochon d'Inde, l'imprégnation par le nitrate d'argent met en évidence, sous le péricarde, un système excessivement riche et régulier de ruisseaux ou trajets lymphatiques. Ces trajets sont larges, revêtus par l'endothélium découpé en jeu de patience. Ils occupent les espaces angulaires séparant les reliefs des faisceaux secondaires du cœur du côté de la surface. Ils comblent ainsi des sortes de gouttières dont la voûte est uniquement formée par le feuillet viscéral du péricarde, et dont le plancher, revêtu par l'endothélium lymphatique, repose sur un plan de fibres musculaires montrant leurs traits scalariformes magnifiquement imprégnés. De distance en distance, on voit cependant un mince plan musculaire passer au-dessus d'eux. Mais, par contre, on ne voit jamais s'en détacher des boyaux profonds

(1) L. Ranvier. *Leçons sur le système musculaire*, p. 321.
(2) Durand, Thèse citée, p. 72.

s'enfonçant dans l'épaisseur du myocarde. Ce sont là de simples trajets ou ruisseaux lymphatiques sans parois propres, des capillaires en quelque sorte géants décrivant à la surface du myocarde une série de mailles irrégulièrement quadrangulaires. Proportionnellement, ces trajets ont un diamètre beaucoup plus grand que ne l'est celui des trajets lymphatiques sous-péricardiques des grands animaux.

Chez ceux-ci, et en particulier chez le Mouton (fig. 254), les ruisseaux lymphatiques apparaissent sous le péricarde viscéral, dans les préparations faites par piqûres superficielles et injection de bleu de Prusse so-

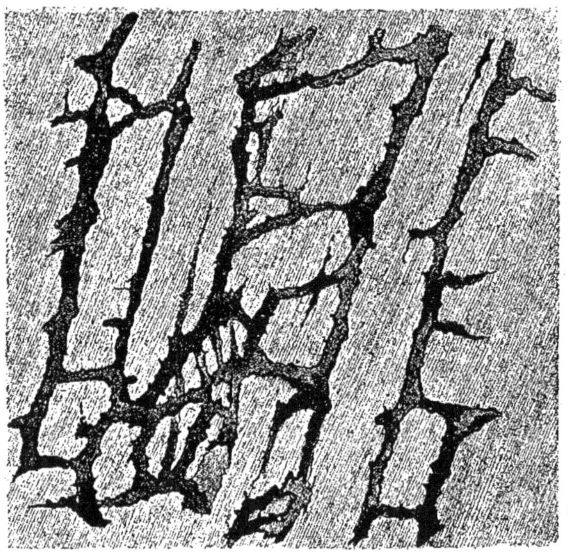

Fig. 254. — Lymphatiques du péricarde viscéral du Mouton, injectés par une masse de gélatine au bleu de Prusse. (Faible grossissement. — Résine dammar.)

La figure montre la disposition générale des mailles du réseau formé par les trajets lymphatiques. Les hachures du fond indiquent le sens de la marche des faisceaux musculaires cardiaques superficiels voisins du péricarde.

luble, sous la forme d'un lacis de mailles véritablement admirable. Ces mailles suivent les interlignes des faisceaux secondaires voisins de la surface quant à leurs branches principales. Puis, des branches plus courtes les réunissent transversalement, en passant par-dessus les reliefs des faisceaux musculaires. Il en résulte un réseau de mailles grossièrement quadrangulaires, continu sur toute la surface du cœur, mais moins riche et moins régulier sur les oreillettes et les auricules. La richesse du réseau paraît donc proportionnelle à l'épaisseur du muscle sous-jacent.

On peut décrire, dans le dispositif que nous venons d'exposer sommairement, deux éléments distincts. Le premier est constitué par de larges mailles superficielles, formées par des boyaux lymphatiques énormes. Si l'on a fait l'injection avec une masse de gélatine colorée en bleu, ces lymphatiques apparaissent développés, bosselés. Ainsi se trouve constitué un premier système de mailles larges, sorte de cadre d'où partent des boyaux un peu plus profonds et plus grêles. Ceux-ci, compris dans un plan légèrement inférieur et après avoir suivi parfois eux-mêmes les interlignes musculaires, se terminent par des branches fermées, disposées en ampoules arrondies ou effilées, ou bien montrant la disposition dite en anneau de clef. Mais constamment ces

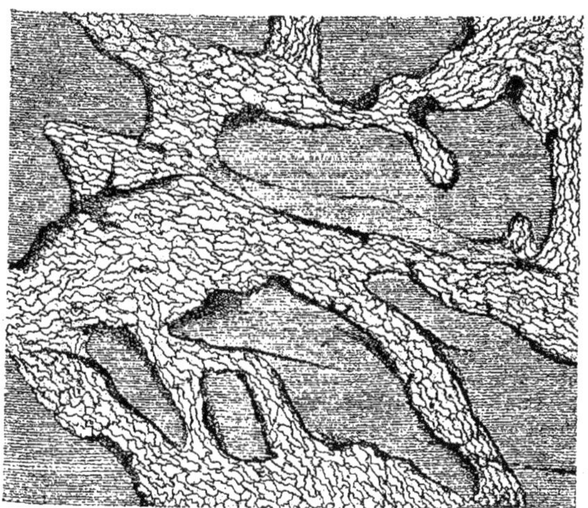

Fig. 255. — Portion du réseau des grands trajets lymphatiques du péricarde viscéral du Mouton imprégnés de nitrate d'argent par le procédé indiqué dans le texte. Conservation dans la résine dammar (ocul. 1, obj. 0 de Vérick, tube levé; projection à la chambre claire sur la table de travail).

boyaux intérieurs aux grandes mailles se terminent par des culs-de-sac fermés.

En résumé, les trajets lymphatiques commencent par des extrémités libres disposées en forme de bourgeons effilés, ampulliformes ou claviformes (*bourgeons initiaux*). Ces bourgeons creux s'ouvrent dans un réseau de mailles grossièrement quadrangulaires (*mailles lymphatiques principales*), auxquelles font suite des *lymphatiques collecteurs*, recevant d'ailleurs sur leur trajet la lymphe des mailles principales situées tout le long d'eux.

Si maintenant on développe, à l'aide d'une injection interstitielle de nitrate d'argent, les trajets lymphatiques précités, et qu'on les fixe déployés par l'alcool fort, on obtient des images absolument superposables à celles fournies par les injections au bleu de Prusse (fig. 255). On peut dès lors constater que, chez les grands animaux tout comme chez le Cobaye, les lymphatiques sous-péricardiques sont de simples trajets, sans parois propres ni valvules, limités par un endothélium continu magnifiquement festonné. On retrouve ici les gros boyaux collecteurs, les mailles principales, les bourgeons initiaux. Ceux-ci se terminent toujours par des extrémités closes; on ne les voit jamais se poursuivre sous forme d'entonnoirs ou de nappes au loin dans l'épaisseur du myocarde. Si l'on joint à cela que l'étude des coupes montre constamment, au-dessous du plan des boyaux lymphatiques, les fentes de Henle avec l'imprégnation pure et simple des traits scalariformes sur leurs parois, on est bien obligé de conclure qu'elles ne sont pas une prolongation des trajets lymphatiques.

Quand on pratique des coupes perpendiculaires à la surface du péricarde, après avoir injecté au bleu ou imprégné d'argent les voies lymphatiques, on reconnaît aisément que celles-ci sont bien sous-péricardiques et non pas comprises dans l'épaisseur même du péricarde. Elles occupent le tissu conjonctif lâche sous-péricardique.

Clos de toutes parts, le réseau lymphatique sous-péricardique est cependant l'aboutissant principal de la lymphe des espaces interfasciculaires du myocarde. Tout d'abord, le plasma liquide peut diffuser très aisément à travers la paroi des lymphatiques réduite à un simple plan endothélial. De leur côté, on sait que les cellules migratrices se jouent absolument des barrières soit endothéliales, soit épithéliales. Il y a plus : les éléments de la lymphe peuvent passer directement des espaces interorganiques du myocarde dans la cavité péricardique, au niveau d'une multitude de points auxquels j'ai donné il y a déjà longtemps le nom de *points poreux*.

Points poreux intrapéricardiques. — Considérons une coupe faite normalement à la surface du péricarde préalablement imprégnée d'argent. Du côté de la séreuse, une ligne noire d'imprégnation marque l'endothélium. Au-dessous de lui on voit la membrane fibreuse du péricarde, dont les faisceaux connectifs, nattés de diverses manières, se présentent en sections longitudinales, obliques ou transversales. Le tissu conjonctif de la membrane fibreuse se dissocie pour fournir les éléments du tissu fasciculant du myocarde au point considéré. Sur toute la surface du point poreux (qui peut mesurer de un quart de millimètre à un demi-millimètre), on voit les intervalles des faisceaux connectifs occupés par une multitude de cellules lymphatiques, qui, se plaçant à la file ou par groupes (fig. 256), dessinent une série ascendante très nette. Cette série atteint le voisinage immédiat de la ligne noire répondant à l'endothélium imprégné d'argent : obstacle sans importance et sans valeur au point de vue de la migration des éléments voyageurs de la lymphe. Au-dessus de ces points poreux occupés par des séries de cellules lymphatiques en voie d'ascension, l'endothélium du péricarde présente d'ailleurs une disposition particulière. De même que celui de l'épiploon non fenêtré au niveau des plaques laiteuses, il affecte un arrangement facile à reconnaître et parfois régulièrement figuré. Il est en même temps formé de toutes petites cellules endothé-

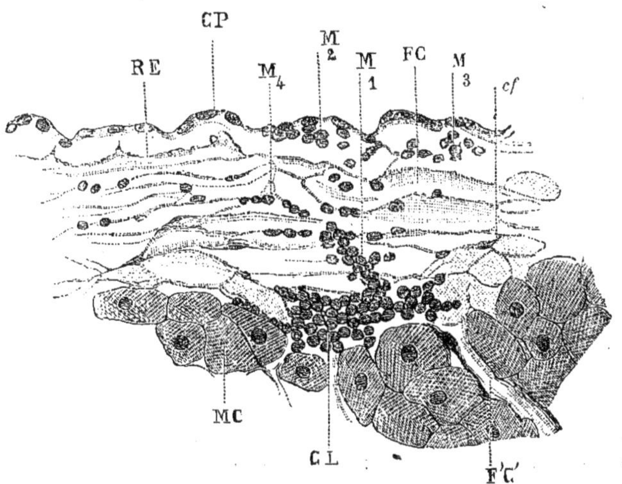

Fig. 256. — Point poreux du péricarde du cœur du Mouton (fixation par l'alcool, gomme, coloration au picrocarminate, glycérine picrocarminée).

CL, confluent lymphatique sous-péricardique, rempli de cellules lymphatiques; — M_1, cellules migratrices s'insinuant dans l'écartement des faisceaux connectifs du péricarde viscéral pour gagner la surface; — M_2, accumulation des cellules lymphatiques qui ont traversé en droite ligne et qui atteignent la surface de la séreuse; — M_3, M_4, M_5, cellules lymphatiques en voie de progression au sein du point poreux en dehors de la série ascendante principale.

CP, cellules de l'assise pseudocornéenne du péricarde; — FC, faisceaux conjonctifs; — *cf*, cellules fixes du tissu conjonctif; — RE, réseaux élastiques; — MC, cellules musculaires cardiaques: — F'C', faisceaux conjonctifs intermusculaires (350 diam.).

liales, qui ici comme dans l'épiploon, semblent être le résultat du remaniement amené par la pénétration habituelle des cellules de la lymphe à travers l'endothélium. Il est donc probable que la grande majorité des cellules lymphatiques qu'on trouve dans le liquide péricardique provient des espaces interfasciculaires du myocarde par la voie des points poreux.

§ 2. — PÉRICARDE.

On sait que le péricarde, considéré en tant que cavité séreuse, n'est autre chose qu'un département de la grande *cavité pleuro-péritonéale* ou *cœlome*. Mais son endothélium n'est pas pour cela identique à celui de la plèvre ou de la cavité pleuro-péritonéale, lorsque celle-ci est restée indivise. Il en est au contraire très différent comme forme. Il n'est pas non plus semblable à lui-même dans le péricarde des différents animaux qu'on peut observer dans les laboratoires d'anatomie générale (1). Enfin, chez certains d'entre eux, la forme des cellules endothéliales varie de grandeur, de configuration et d'ordonnance sur les différents points d'un même feuillet péricardique.

A. *Endothélium péricardique de la Grenouille : cellules amplexiformes.* — On sait que le péricarde de la Grenouille présente à l'œil nu une disposition toute particulière (2). Sur la face externe de la membrane péricardique, celle qui répond à la cavité du sac séreux circumpéricardique et aussi sur les *mésos* en forme de lames qui partent de la face externe du péricarde vrai pour aller rejoindre la face interne du sac, l'endothélium imprégné d'argent se montre légèrement sinueux comme celui qui tapisse le reste de la cavité viscérale. Au contraire, sur la face séreuse proprement dite du péricarde tant pariétal que viscéral, les cellules endothéliales affectent une forme compliquée et dont de prime abord l'individualité saute aux yeux (fig. 257).

Elles ressemblent grossièrement aux cellules endothéliales découpées en jeu de patience des vaisseaux lymphatiques, mais elles en diffèrent par un caractère tout à fait particulier. Pour s'enchevêtrer, elles émettent des expansions souvent très longues, en formes de pieds, de têtes ou de queues qui finissent toujours par affecter une disposition en *crosse* ou en *volute* : courbe enveloppante embrassant une

(1) L'étude de l'endothélium du péricarde a été faite avec beaucoup de soin par mon élève E. Lacroix, dans son mémoire intitulé : *Contribution à l'histologie normale et pathologique du péricarde* (Thèse de Lyon, 1891).

(2) Lorsqu'on a ouvert avec précaution l'abdomen d'une Grenouille (immobilisée par exemple au moyen de la destruction de la moelle épinière) on constate qu'un voile membraneux très mince, disposé sous forme de sac pyramidal, sépare le cœur des organes voisins. Ce n'est point là le *sac péricardique*, mais bien la paroi du *sac séreux circumpéricardique*. Par sa pointe, ce sac s'insère au milieu environ de la face supérieure du foie ; par sa base il adhère au squelette (côtes et sternum) en avant, et aux gros vaisseaux en arrière. Il faut donc inciser ce sac pour arriver sur la séreuse péricardique. Cette dernière est intimement reliée au sac circumpéricardique par deux *mésos* tendus verticalement et perpendiculairement entre la surface latérale interne du sac circumpéricardique et la surface latérale externe respective du feuillet latéral externe du péricarde.

Une erreur facile à commettre est celle qui consiste à injecter une solution de nitrate d'argent dans le sac circumpéricardique sans avoir préalablement ouvert le péricarde. Dans ce cas, le feuillet pariétal de ce dernier, refoulé par le liquide de l'injection, s'applique exactement à la surface du cœur et peut passer inaperçu. Au contraire, quand le péricarde est ouvert, le liquide injecté le distend, et il apparaît dès lors avec la plus grande netteté. (Lacroix. *opus cit.*, p. 52.)

Comme liquide à injection, il convient de choisir une solution faible, à 1 p. 500 par exemple, de nitrate d'argent dans l'eau distillée. On en charge une seringue de Pravaz ; puis on pique le sac péricardique et l'on injecte. Quand le péricarde devient opalescent, on lave largement à l'eau distillée. On retranche enfin des lambeaux du péricarde pariétal avec des ciseaux, on les lave rapidement à l'eau distillée, et on les tend par demi-dessiccation sur la lame de verre. On les monte ensuite dans la glycérine ou dans la résine dammar. Quant au feuillet viscéral, on l'étudie sur des coupes tangentielles du cœur durci dans l'alcool fort après un lavage complet à l'eau distillée. On monte aussi dans la glycérine ou la résine dammar.

courbe semblable, mais enroulée en sens inverse, formée par l'expansion d'une cellule voisine. Il semble donc que la loi de l'emmêlement de ces cellules endothéliales rameuses, profondément découpées et multiformes, soit que leurs expansions vont s'embrasser les unes les autres, et, tantôt grandes, tantôt petites, tendent à déterminer partout sur leurs contacts des éléments d'enroulement. C'est pour cette raison que je les appelle avec LACROIX *cellules amplexiformes*. Sur certains points, l'em-

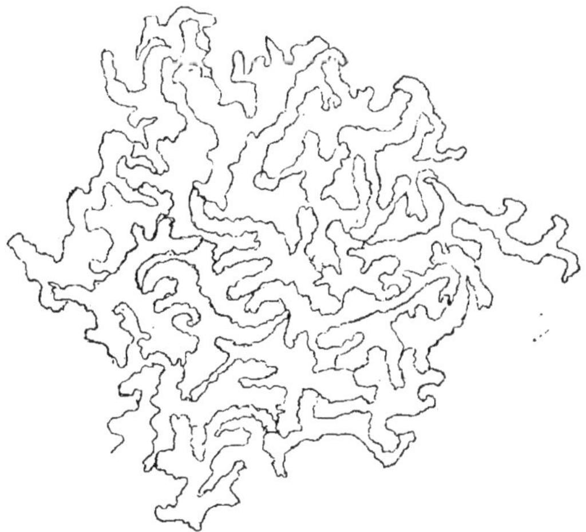

Fig. 257. — Péricarde pariétal de la Grenouille. Cellules amplexiformes.

brassement réciproque des cellules est extrêmement marqué. On a alors des îlots qui, sous un faible grossissement, paraissent comme le résultat de volutes se pénétrant les unes les autres en se contrariant. La totalité du péricarde pariétal et viscéral est revêtue de cet endothélium à cellules amplexiformes. Sur le feuillet pariétal, où il n'existe que de rares chromoblastes, la beauté du dessin endothélial est alors d'une grande pureté et typique partout (1).

Au niveau des points où, par sa face opposée, le péricarde envoie les *mésos* cloisonnant la cavité du sac séreux circumpéricardique, les cellules amplexiformes ne subissent aucune modification. Mais, fait singulier, au niveau de l'insertion du *méso*, bien que ce dernier parte de la face opposée du feuillet pariétal du péricarde et appartienne au sac circumpéricardique, on retrouve également un endothélium à cellules

(1) RANVIER (*Traité technique d'histologie*, 2e édition, p. 225) signale brièvement les caractères si particuliers de l'endothélium péricardique de la Grenouille. « Le feuillet viscéral possède un revêtement endothélial dont les cellules fort irrégulières ont de grands prolongements arrondis qui pénètrent dans des échancrures correspondantes des cellules voisines, de sorte que l'ensemble de toutes ces cellules, après l'imprégnation d'argent, rappelle les découpures des jeux de patience. »

amplexiformes. Dans le reste du sac séreux circumpéricardique, la forme ordinaire de l'endothélium reparaît progressivement au fur et à mesure qu'on s'éloigne du pied du *méso*.

B. *Endothélium fenêtré du péricarde du Rat; points à cellules semi-amplexiformes.* — Chez le Rat (*Mus decumanus*) le feuillet pariétal du péricarde est incomplètement fenêtré à la façon de l'épiploon du Lapin. Il

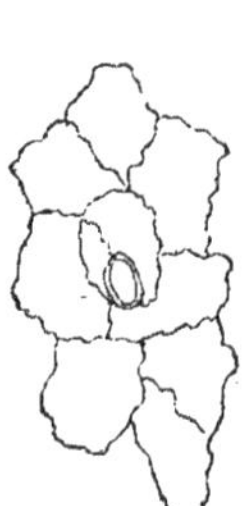

Fig. 258. — Péricarde pariétal du Rat. Stomates.

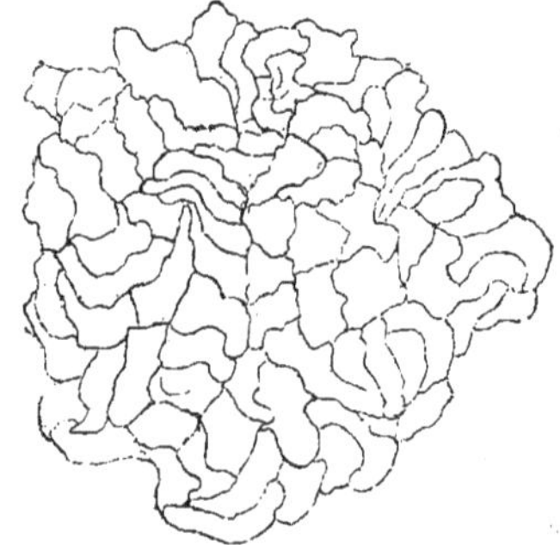

Fig. 259. — Péricarde viscéral du Rat. Cellules semi-amplexiformes.

peut donc devenir la voie de l'émigration des cellules lymphatiques vers la cavité pleurale. Là où la fenêtration ne s'est pas opérée, l'endothélium diffère peu de celui de la plèvre; il est formé de cellules polygonales larges, à bords très légèrement sinueux (fig. 258).

Le péricarde viscéral est revêtu d'un endothélium à peu près semblable; mais de distance en distance, et à intervalles d'ailleurs rapprochés, on rencontre des îlots particuliers. Ces îlots sont formés de cellules à configuration générale curviligne, munies de prolongements courbes aussi. Elles tendent manifestement à s'envelopper les unes les autres. Les plus étroites présentent souvent des courbures doubles en sens inverse qui leur donnent la forme de petites clavicules. D'autres affectent la forme de croissants entiers, ou par leur juxtaposition dessinent un croissant dont le plein serait coupé par un trait de ciment séparant les deux cellules. Bref, isolées ou réunies pour se disposer en croissants, en faucilles, en éléments de volute, etc., ces cellules endothéliales, beaucoup plus petites et plus irrégulières que les autres, s'agencent entre elles de manière à rappeler le dessin des cellules amplexiformes de la Grenouille. Mais ce dessin est ici considérablement simplifié, et ne garde que la tendance à l'embrassement réciproque des contours des cellules, lequel d'ailleurs saute aux yeux, bien qu'il soit incomplet. Pour cette raison, je dirai que nous avons affaire ici à des cellules endothéliales *semi-amplexiformes* (fig. 259).

C. *Endothélium péricardique du Cochon d'Inde; points en rosettes* (fig. 260).

— L'endothélium péricardique du Cobaye ne diffère pas essentiellement de celui du Rat, mais il présente des particularités nouvelles. Il est, comme celui du Rat, parsemé d'îlots de cellules endothéliales reconnaissables de prime abord. Dans ces îlots, les dimensions des cellules endothéliales sont agrandies, triples ou même quadruples de ce qu'elles sont en dehors d'eux. Ces cellules ont des formes rappelant celle des cellules semi-amplexiformes du Rat. En outre, sur l'endothélium pariétal, lequel est régulier et à petites cellules dont les bords sont rectilignes, on trouve des *points en rosette* disséminés sur toute l'étendue du revêtement endothélial. Au niveau des points en rosette, les cellules endothéliales sont ordonnées comme les pétales d'une fleur radiée autour d'un point central tout petit, marqué en noir par le nitrate d'argent, ou plus souvent encore autour d'un trou borgne (1). Cette disposition semble être en rapport avec des passages fréquents de cellules migratrices à travers l'endothélium, mais n'ayant pas encore déterminé de trous analogues à ceux de l'épiploon fenêtré. L'observation de Lacroix (2), faite sur un Mouton adulte dont le cœur était monstrueux, et dont tout l'endothélium du feuillet péricardique pariétal était formé de points en rosettes à centres presque toujours occupés par des trous borgnes (fig. 262), milite d'ailleurs d'une façon presque décisive en faveur de cette manière de voir.

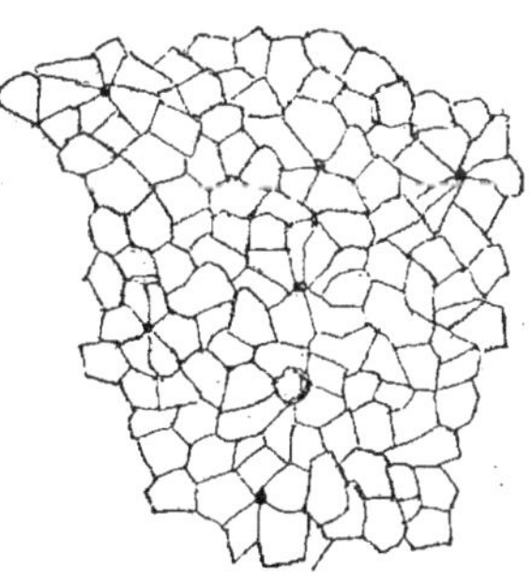

Fig. 260. — Péricarde pariétal du Cobaye. Points en rosette.

D. *Endothélium péricardique du Bœuf; îlots mûriformes.* — L'endothélium du péricarde du Bœuf est formé de petites cellules, en général polygonales. Sur le péricarde pariétal, on remarque une multitude de *points mûriformes* (Lacroix). Sur ces points, les cellules endothéliales forment, en effet, un îlot arrondi au sein duquel elles sont régulièrement polyédriques par pression réciproque et tassées les unes contre les autres, étroitement, de manière à rappeler assez par leur ensemble le croquis

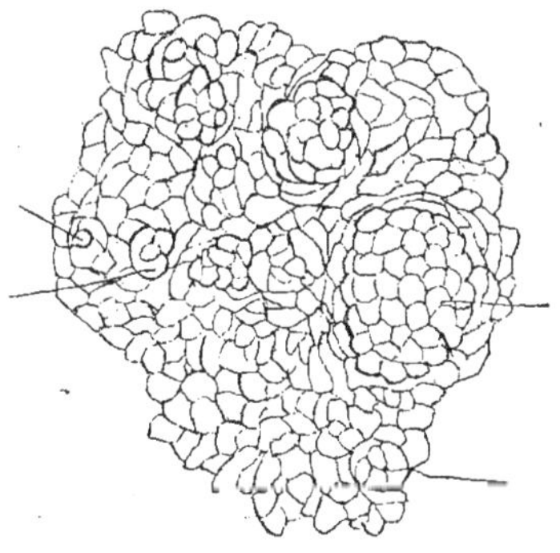

Fig. 261. — Péricarde pariétal du Bœuf. Points mûriformes.

(1) Voyez p. 250, la description et la signification des trous borgnes.
(2) Lacroix, mémoire cité, p. 61.

d'un fruit du Mûrier. La figure est, du reste, individualisée nettement au sein de l'endothélium par une sorte de cadre de cellules endothéliales curvilignes, dont la disposition rappelle celle des cellules du corps de Malpighi à la périphérie d'un bourgeon du goût. Cette disposition rappelle également celle de l'endothélium de l'épiploon du jeune Lapin au pourtour et au niveau des taches laiteuses secondaires. Mais ici l'imprégnation d'argent n'est pas mouvante et irrégulière (fig. 261).

Dans son travail, Lacroix n'a étudié que quelques types de l'endothélium péricardique; mais il est probable qu'il en existe beaucoup d'autres. Ce qu'on peut affirmer actuellement, c'est que cet endothélium présente à considérer des éléments qui, devenant souvent typiques pour une espèce donnée, sont chez d'autres espèces de formes et de dimensions différentes. L'endothélium du péricarde est donc *variable*; de plus, à sa surface on trouve des *îlots figurés*.

Chez l'Homme, l'endothélium péricardique, tant pariétal que viscéral, est constitué par de petites cellules polygonales régulières, parmi lesquelles, de distance en distance, on en trouve de plus grandes dimensions; ceci existe aussi bien chez le fœtus à terme que chez le vieillard. Sur le feuillet pariétal, Lacroix a rencontré un grand nombre d'îlots figurés, au sein desquels existent des dispositions rappelant celles en rosette. Mais c'est surtout par la dimension que les cellules des îlots figurés diffèrent de celles entrant dans la constitution du reste de l'endothélium (1). Tout ceci indique que l'endothélium péricardique n'a pas une fixité morphologique comparable à celle de l'endothélium pleural ou péritonéal. On peut mettre en regard des dispositions variables, surtout dans l'endothélium du feuillet pariétal, et de l'abondance plus grande des îlots figurés sur ce même feuillet, l'absence presque complète de trajets lymphatiques canaliculés dans l'épaisseur de cette membrane. On sait que la cavité du péricarde renferme toujours une certaine quantité de lymphe. Les cellules lymphatiques, pour sortir par la voie pariétale, ne peuvent agir autrement qu'en attaquant le revêtement endothélial, pour gagner le tissu conjonctif lâche et rentrer par son intermédiaire dans les voies de la lymphe. Elles le font, très probablement, au niveau des îlots figurés : exactement comme dans l'épiploon non fenêtré, dans la paroi du mésentère de la Grenouille, et au niveau de la paroi antérieure de la citerne lymphatique rétro-péritonéale du même animal où l'on trouve aussi des stomates vrais et des dispositions en rosette.

A part leur forme variable, les cellules endothéliales du péricarde ont la même constitution que celle de toutes les autres cellules endothéliales de la cavité pleuro-péritonéale. Chaque cellule renferme un noyau

(1) Certaines de ces cellules ont été mesurées par Lacroix (Mém. cité, p. 64). Projetées à la chambre claire sur la table de travail, elles lui donnèrent des polygones dont la diagonale mesurait 10, 12 et même 19 millimètres, tandis que les mêmes diagonales projetées dans les mêmes conditions ne mesuraient que 4 et même 3 millimètres sur les cellules ordinaires.

plat, nucléolé. La situation de ce noyau varie dans les différentes cellules que Lacroix et moi-même avons pu observer.

Chez l'Homme, ce noyau est central et assez volumineux. Quand les cellules sont très petites, le diamètre de leur noyau représente à peu près le tiers de leur travers. Chez le Cochon d'Inde, les noyaux sont souvent géminés de chaque côté d'une ligne de ciment. Cette gémination se poursuit même sur une série de cellules, comme si les noyaux provenaient d'une multiplication de ces cellules opérée par série. Une seconde disposition est la suivante : trois cellules présentent leurs noyaux groupés autour du point d'intersection des trois lignes de ciment, comme si les trois noyaux provenaient d'une division indirecte par figure ypsiliforme.

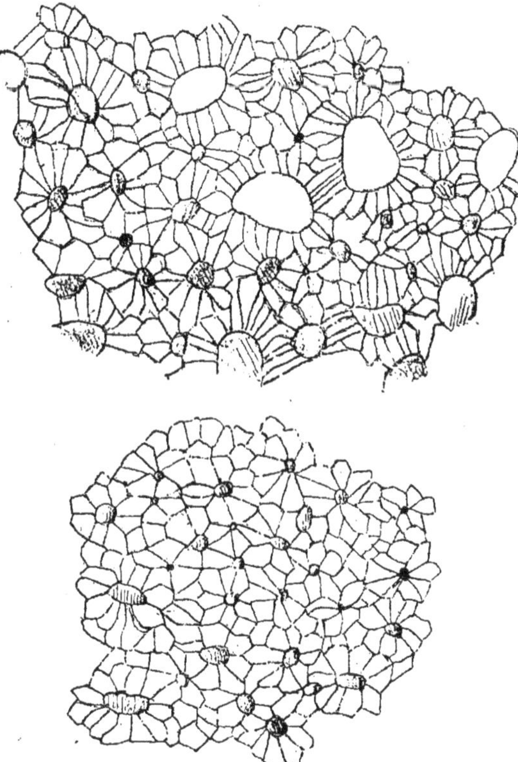

Fig. 262. — Péricarde pariétal d'un Mouton dont le cœur était monstrueux; points en rosettes, trous borgnes.

Chez le Rat, la disposition géminée des noyaux à droite et à gauche d'une même ligne de ciment est aussi très fréquente, mais ne se produit plus par série. Dans les cellules amplexiformes de la Grenouille, les noyaux occupent au contraire une situation très variable; on les trouve aussi bien dans une région étroite ou tournée en volute qu'au centre de figure du corps cellulaire. Ces noyaux ne sont pas toujours réguliers, quelques-uns ont la forme de rein ou de croissant. Un fait singulier, c'est que chez le Mouton, tous les noyaux endothéliaux du feuillet pariétal du péricarde sont multiformes, absolument comme ceux de l'endothélium de la gaîne lamelleuse des nerfs de l'Ane et du Cheval. Au-dessous de l'endothélium et dans toute l'épaisseur du feuillet pariétal, les noyaux des cellules du tissu conjonctif sont également multiformes, mais, cette fois-ci, à la façon de ceux de l'aponévrose fémorale de la Grenouille. Je ne puis donner de cette disposition aucune explication plausible. L'Homme, par exemple, a en effet un péricarde pariétal dont la constitution est très comparable à celle existant chez le Mouton, où les noyaux des cellules conjonctives du péricarde ne sont nullement multiformes.

Chez l'Homme avancé en âge, le péricarde viscéral n'est pas toujours revêtu d'un endothélium formé de cellules plates et sans épaisseur notable; celles-ci sont parfois cubiques avec un aspect tout à fait semblable à l'endothélium de Descemet. (Lacroix.) Dans une série de circonstances pathologiques, le même retour de l'endothélium viscéral à la forme cubique s'opère d'ailleurs en règle, contrairement à ce qu'on observe dans le péritoine et dans la plèvre. C'est ainsi que, dans tous les cas de symphyse cardiaque observés par Lacroix, l'endothélium s'est montré avec la forme cubique dans l'intervalle des néo-membranes cloisonnantes passées à l'état de feuillets pleins ou fenêtrés de tissu connectif, c'est-à-dire d'adhérences vraies.

Lames conjonctives péricardiques. — L'endothélium péricardique, tant pariétal que viscéral, repose sur une membrane de tissu conjonctif. Il suffit d'examiner à l'œil nu le péricarde pariétal de l'Homme ou du Mouton pour reconnaître qu'il s'agit d'une membrane fibreuse, c'est-à-dire d'une formation de tissu connectif modelé. Pour le feuillet viscéral, la question est un peu plus complexe. Ce feuillet est transparent, ne présentant pas l'aspect nacré des expansions tendineuses et des aponévroses.

Si l'on considère le feuillet pariétal du péricarde chez les différents mammifères, on peut reconnaître que cette membrane répond à deux types parfaitement distincts.

Chez la Souris, le Rat, le Cochon d'Inde, le feuillet pariétal consiste dans une lame séreuse ayant la pure constitution du mésentère ou de l'épiploon non fenêtré. Cette lame est limitée sur ses deux plans opposés par des réseaux élastiques ; elle est revêtue sur ces deux mêmes plans par un vernis endothélial, l'un péricardique proprement dit, l'autre pleural. En somme, il y a homologie complète entre le péricarde de ce type et les autres lames tendues du cœlome. Lacroix en a donné une preuve complète chez le Rat en montrant que son péricarde pariétal est une membrane partiellement fenêtrée tout comme le grand épiploon du Lapin (fig. 263). Cette fenêtration du péricarde du Rat ne s'observe que dans des points limités, paraissant constamment les mêmes : une injection ménagée de bleu de Prusse soluble dans le péricarde du Rat le remplit mais ne le distend pas sous pression. Le bleu sourd à travers les points fenêtrés et pénètre dans la plèvre, surtout à droite. Les points fenêtrés siègent principalement à la partie postérieure des faces latérales, au voisinage des coussinets adipeux qu'on rencontre dans cette région. Chez les animaux de plus grande taille, déjà chez le Lapin, mais surtout chez le Mouton et chez l'Homme, le péricarde pariétal est formé par la superposition d'une lame séreuse doublée extérieurement par un sac fibreux pseudo-aponévrotique. Cependant, la question de taille ne constitue pas une raison déterminante de cette disposition, car elle existe aussi chez la Grenouille dont le cœur est de moindre volume que celui du Rat.

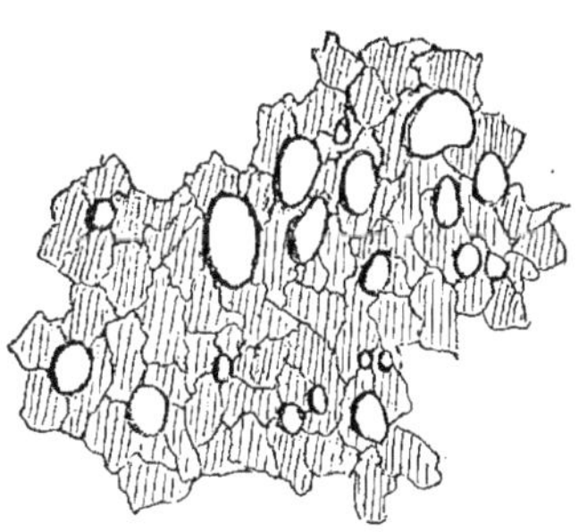

Fig. 263. — Péricarde pariétal du Rat. Point fenêtré.

Chez le Mouton (1), le feuillet séreux qui supporte l'endothélium est constitué par une assise plexiforme de faisceaux de tissu conjonctif. Ces

(1) Nous prenons un large lambeau du péricarde pariétal, dans un point où il est dépourvu de tissu adipeux sous-séreux et, par suite, à peu près transparent. Nous maintenons ce lambeau fortement tendu sur une lame de verre, la face séreuse tournée vers l'observateur, jusqu'à ce que, par la demi-dessiccation, il conserve un degré de tension convenable. Ce résultat obtenu, nous fixons la membrane par l'alcool fort, et nous chassons l'endothélium à l'aide d'une brosse dure. Plusieurs méthodes sont convenables pour observer la marche des faisceaux conjonctifs : ou bien on peut se contenter de monter dans l'air la membrane desséchée lentement; ou bien on la soumet à l'action du carmin ammoniacal pendant une heure environ, on la déshydrate et on la monte dans la résine dammar après l'action successive de l'essence de girofle et de l'essence de bergamote. Dans le premier cas, les faisceaux conjonctifs apparaissent comme des baguettes de verre, réfringents et plus ou moins rectilignes. Avec la seconde méthode, ils ont une teinte rouge vif, qui se détache assez bien sur le fond rose pâle de la membrane. Si l'on désire étudier spécialement les cellules fixes de la trame fibreuse, on place au centre de la membrane, à demi desséchée et bien tendue, une goutte d'une solution forte d'hématoxyline ou de carmin aluné ; au bout d'une demi-heure, la coloration est suffisante. On lave rapidement à l'eau distillée, on déshydrate et on monte la membrane au baume ou à la résine dammar. Pour éviter que la membrane ne se détende au moment du lavage à l'eau distillée, il est nécessaire de fixer ses bords par un cadre de paraffine. Le procédé employé pour mettre en évidence les réseaux élastiques sera exposé plus loin.

Nous avons mis en usage la même technique pour l'étude du péricarde mince des petits animaux, aussi nous n'y reviendrons pas. Faisons remarquer cependant que, en raison de la délicatesse de cette membrane, il est nécessaire de procéder avec une grande précaution pour ne pas créer des perforations artificielles qui pourraient en imposer à un observateur peu exercé.

faisceaux forment sur des trajets plus ou moins longs des séries parallèles qui marchent droit d'abord, puis qui, après un certain trajet, divergent pour former des pénicilles qui s'écartent en Y, filent isolément plus loin, ou bien vont s'accoler à d'autres faisceaux connectifs émanés de l'éparpillement d'un pinceau pour en constituer un autre, etc. Il en résulte une sorte de rêts de fibres dans lequel les points de concours sont effectués par des entre-croisements et des accolements successifs, mais non plus par des chiasmas à bords curvilignes comme dans les épiploons fenêtrés. Il y a donc ici un filet de faisceaux conjonctifs qui n'est pas un réseau vrai. Mais de la sorte se trouve établie une poche connective dont les parois sont formés par les concours de faisceaux, non plus croisés dans une direction quelconque comme des fils, mais nattés entre eux comme des cordelettes entremêlées elles-mêmes de différentes façons.

Il résulte de là encore que nous avons ici une poche disposée pour la résistance à l'augmentation brusque du volume de son contenu, et ne consistant plus en une toile de fils, mais en une toile de cordes.

Extérieurement se trouve la couche *pseudo-aponévrotique*. Elle est composée de faisceaux conjonctifs étalés les uns à côté des autres sur un plan; la direction générale des trousseaux fibreux est constamment dirigée dans le sens du poids du cœur. Sur des coupes en travers faites après fixation par les vapeurs osmiques, la couche interne ou plexiforme, et la couche externe, pseudo-aponévrotique, se montrent sensiblement d'égale épaisseur. Chacune d'elles est constituée par trois ou quatre assises secondaires. Dans toute l'étendue de la membrane, les espaces interfasciculaires sont extrêmement étroits. Tous les noyaux des cellules fixes sont multiformes et sillonnés de crêtes d'empreinte.

Enfin, fait d'une importance considérable, dans toute l'étendue de la membrane, il existe une ligne de clivage nette entre l'assise plexiforme et l'asssise aponévrotique. De distance en distance, cette ligne de clivage est occupée par une traînée de vésicules adipeuses qui se renflent par points de manière à figurer sur les coupes la section d'un lobule de tissu adipeux très aplati. Il est donc évident que nous avons affaire ici à deux formations de tissu conjonctif distinctes, bien que réunies en un même organe. La plus interne, la formation plexiforme, répond à la charpente conjonctive de la séreuse, modelée pour la résistance à l'expansion en tous les sens d'un contenu intérieur de volume variable. L'assise externe, séparée de la première par un plan de tissu conjonctif lâche sous-séreux réduit jusqu'à devenir larvé, mais dont l'existence s'accuse par la présence du tissu adipeux, n'est qu'un organe ajouté de soutien et de suspension. C'est le *sac fibreux* péricardique des anatomistes, celui qui, à sa partie supérieure, se dissocie en une série de ligaments soigneusement catégorisés en anatomie descriptive (1).

(1) Pour la description de ces ligaments nous renvoyons le lecteur aux traités classiques d'anatomie descriptive; nous nous contentons de les énumérer:

Le tissu jaune élastique offre à considérer un dispositif d'une fixité remarquable au sein du feuillet pariétal du péricarde. Dans le péricarde du type séreux, tel que celui du Rat et du Cochon d'Inde, il forme deux réseaux tout à fait comparables à ceux du mésentère du Lapin. Le réseau subjacent à l'endothélium péricardique dessine des mailles élégantes, allongées et ovalaires, qui ne sont pas traversées par des fibres élastiques et dont les points nodaux sont occupés par de petites membranes de tissu élastique sans structure. Le réseau répondant à la face pleurale est beaucoup plus délicat. Les fibres élastiques, très grêles, à points nodaux très petits, décrivent de larges mailles rectilignes. Entre les deux membranes élastiques, des fibres obliques servent de pont et s'anastomosent en traversant l'épaisseur de la membrane.

Chez le Lapin, où le péricarde séreux est doublé d'un sac fibreux, on trouve aussi, sur chaque face de la membrane, deux réseaux élastiques à mailles ovalaires comme celles du réseau sous-endothélial du péricarde du Rat. Entre les deux, les mailles grêles suivent la direction des trousseaux semi-parallèles de l'assise aponévrotique.

Chez les grands mammifères, tels que le Bœuf, le Mouton, le tissu élastique du feuillet pariétal offre une complexité comparable à celle de la trame fibreuse. Si l'on examine le feuillet pariétal étalé à plat et traité par la méthode de BALZER (1), on voit, à une faible distance de la surface endothéliale, un premier réseau élastique décrivant des mailles ovalaires. Ce réseau, le volume de fibres élastiques composantes étant mis à part, reproduit assez bien le dispositif que nous venons de décrire chez le Lapin. En abaissant progressivement l'objectif, on trouve, au-

a) Ligament péricardo-sternal supérieur ;
b) Ligament péricardo-sternal inférieur ;
c) Ligament péricardo-costal ;
d) Ligament péricardo-vertébral ou ligament suspenseur du péricarde de BÉRARD ;
e) Ligament péricardo-trachéal.

(1) Cette méthode repose sur les deux réactions suivantes : 1° le tissu élastique fixe énergiquement l'éosine en pourpre vif; 2° le tissu élastique résiste longtemps à l'action dissolvante de la potasse, à l'inverse du tissu conjonctif qui se gonfle et se résout en nuages très pâles.

Elle est applicable aussi bien à l'étude des membranes tendues qu'à celle des coupes. Pour ces dernières, il est bon de les dessécher lentement sur une lame de verre avant de les soumettre à l'action de l'éosine et de la potasse. Pour observer le péricarde pariétal, nous tendons le feuillet séreux sur une lame de verre, comme dans le procédé indiqué plus haut, et nous le maintenons tendu par un cadre de paraffine. Nous plaçons au centre de ce cadre fixateur une goutte d'une solution forte d'éosine dans l'eau, et, au bout d'une heure, lorsque la coloration est suffisante, nous lui substituons une goutte d'une solution de potasse à 40 p. 100. Il faut alors luter la préparation afin d'éviter l'évaporation. Suivant l'épaisseur de la membrane, un temps plus ou moins long est nécessaire pour que les réseaux élastiques apparaissent avec netteté : c'est ainsi qu'au bout de quatre ou cinq heures, un péricarde de Rat fournit de bonnes images ; un péricarde pariétal de Mouton demande au contraire un séjour de vingt-quatre heures dans la potasse pour permettre une observation fructueuse. Ces préparations très élégantes ont le défaut de n'être pas persistantes. Au bout de trois ou quatre jours, le tissu élastique lui-même est attaqué par la potasse et les réseaux se résolvent en une série de boules colorées en pourpre vif.

dessous de cette première membrane élastique, une série de réseaux à mailles plus larges, correspondant aux assises de la couche plexiforme. Enfin, plus profondément, on voit que brusquement les réseaux élastiques allongent leur mailles toutes dans le même sens, qui est précisément celui des réseaux conjonctifs de la lame pseudo-aponévrotique ou sac fibreux. Sur les coupes transversales, ces trois formations élastiques apparaissent également avec la plus grande netteté. A une faible distance de la surface, la membrane élastique forme une ligne à peu près continue. Au-dessous, on voit les fibres élastiques de la couche plexiforme coupées irrégulièrement comme les faisceaux conjonctifs qu'elles enlacent. Dans le sac fibreux, les fibres élastiques deviennent plus puissantes ; elles dessinent une série de lignes parallèles d'autant plus accusées et plus rapprochées qu'on s'avance vers la face externe du feuillet fibreux. Cette prépondérance du tissu élastique dans la lame externe du péricarde est frappante, bien qu'elle ait échappé presque complètement aux observateurs qui ont précédé LACROIX. Ce que nous venons de dire du péricarde du Mouton s'applique, à des différences insignifiantes près, à celui de l'Homme et des grands mammifères (1).

Le *feuillet viscéral* du péricarde diffère fondamentalement du feuillet pariétal en ce que partout il est soutenu par le myocarde sous-jacent. A l'origine, sur le cœur du fœtus, c'est une membrane très mince, portant l'endothélium viscéral, et à la face profonde de laquelle saillissent, en faisant corps avec elle, les colonnes charnues qui, à cette époque, constituent une sorte d'éponge musculaire. Cet état fœtal du péricarde et du myocarde subsiste, comme on sait, chez la Grenouille adulte. Chez tous les mammifères adultes, il en est autrement. La masse du myocarde est devenue sous le péricarde un corps musculaire compact et continu, simplement cloisonné par des formations de tissu conjonctif qui, de distance en distance, partent de la face profonde du feuillet péricardique et constituent le tissu fasciculant du muscle cardiaque.

(1) BIZZOZERO et SALVIOLI distinguent dans le péricarde pariétal les couches suivantes :

1° Au-dessous de l'endothélium la *membranella* répondant vraisemblablement à la vitrée.

2° Le strate de soutènement (*strato di sostegno*), formé de fibres connectives parallèles à la surface de la séreuse et étroitement unies à la membranella.

3° Le corps de la séreuse, constitué par un gros strate de faisceaux conjonctifs dont les superficiels sont parallèles entre eux dans une direction et les profonds perpendiculaires aux premiers.

Notons tout d'abord que ces deux auteurs ne parlent pas de la formation élastique qui a cependant, comme nous l'avons vu, une importance considérable.

Pour l'instant, nous nous contenterons de discuter la nomenclature adoptée par BIZZOZERO et SALVIOLI pour la trame conjonctive du péricarde pariétal, laissant de côté la question de la membranella sur laquelle nous aurons l'occasion de revenir plus loin.

Le strate de soutènement correspond évidemment à cette couche mince formée de faisceaux conjonctifs très fins, noyés dans une substance amorphe que nous

Chez les petits animaux, tels que le Rat, le péricarde viscéral dégagé des faisceaux musculaires qui le doublent et examiné tendu à plat sur la lame de verre (1), se montre comme une membrane de tissu conjonctif dont les faisceaux sont croisés dans tous les sens. La formation élastique est disposée en un réseau de fibres lâches, non pas immédiatement sous l'endothélium, mais plus profondément, à une petite distance de lui dans l'épaisseur de la membrane. L'endothélium repose sur une couche connective très mince, d'aspect homogène, que nous allons retrouver plus développée dans le péricarde viscéral des grands mammifères.

Chez ceux-ci, et par exemple chez l'Homme et chez le Mouton, la constitution du péricarde viscéral est, en effet, bien plus complexe. Sur la membrane tendue à plat et colorée au carmin ammoniacal, on voit se succéder, au-dessous de l'endothélium : 1° l'*assise pseudocornéenne* ; elle est formée de deux plans, superposés à angle très aigu, de faisceaux connectifs, rigides et d'une extrême finesse. Cette formation ressemble absolument aux lamelles adjacentes à l'épithélium cutané de la membrane nyctitante de la Grenouille. Viennent ensuite : 2° une *limitante élastique*, qu'on ne peut mieux comparer qu'à celles des artères, ne donnant aucun relèvement vers la couche pseudocornéenne; 3° le *feuillet fibreux* proprement dit du péricarde viscéral; 4° enfin, le *tissu conjonctif lâche* sous-péricardique.

Le feuillet fibreux constitue une assise mixte, dans laquelle on trouve un feutrage de gros faisceaux connectifs, à la surface desquels des cellules fixes du tissu conjonctif s'ordonnent par séries. Dans les intervalles de ces gros faisceaux, circulent dans tous les sens et dans tous les plans des faisceaux connectifs infiniment plus grêles, affectant les uns par rapport aux autres et à l'égard des cellules fixes, tendues sans règle dans leurs interstices, des dispositions peu différentes de celles qu'on

avons décrite au-dessus de notre assise plexiforme. Son individualité est bien nette; mais on ne comprend pas pourquoi Bizzozero et Salvioli la décrivent sous un nom spécial, alors qu'ils font rentrer, comme nous le verrons plus loin, cette même couche dans le *corpo della sierose*, quand ils l'étudient sous le péricarde viscéral.

Pour le corps de la séreuse, ces deux auteurs ont bien vu qu'il était composé de deux assises de faisceaux conjonctifs à direction différente, mais ils n'ont pas su en dégager la signification précise. L'ordonnance exacte des faisceaux conjonctifs dans chacun des deux strates composants, l'existence d'un plan de clivage au milieu de la membrane, la présence de vésicules adipeuses dans le plan de clivage sont autant de faits qui leur ont échappé. Le terme de *corpo della sierose* appliqué à l'ensemble des couches plexiformes et pseudo-aponévrotiques nous parait d'ailleurs inexact: car la couche pseudo-aponévrotique n'est qu'une formation surajoutée de soutien et de suspension, disparaissant lorsque la séreuse repose sur un plan solide comme le muscle cardiaque. (Bizzozero et Salvioli, Studi sulla strutura e sui linfatici delle sierose umane, *Archivio per le scienzi mediche*, parte I, 1876, parte II, 1878.)

(1) On procède exactement comme pour dégager l'endocarde doublé de son réseau de Purkinje chez le Mouton (voy. plus haut page 685, note 1). On colore ensuite à l'éosine hématoxylique ou au picrocarminate d'ammoniaque, et l'on monte dans la glycérine ou mieux dans la résine dammar, après avoir fait agir l'essence de bergamote.

rencontre dans le tissu conjonctif lâche. Tout à fait profondément, enfin, on voit, de distance en distance, des travées fibreuses énormes : sortes de trousseaux de renforcement qui, après un certain trajet, éparpillent leurs faisceaux connectifs, lesquels rentrent alors dans le feutrage général des gros faisceaux. Les faisceaux de renforcement s'observent le plus souvent à la base des travées de tissu conjonctif qui, se détachant du péricarde, s'enfoncent dans le tissu musculaire cardiaque pour y devenir l'origine du système fibreux fasciculant. Sur les coupes, la même succession des couches s'observe avec facilité. Au-dessous de l'endothélium, on voit la couche pseudocornéenne fibrillaire semée de cellules plates peu nombreuses. Plus profondément, apparaît la limitante élastique linéaire et colorée en pourpre vif ou en jaune d'or, suivant qu'on a coloré la préparation avec l'éosine hématoxylique ou avec le picrocarminate d'ammoniaque. Enfin, vient la couche fibreuse ou assise mixte, avec ses paniers de fibres élastiques parallèles à la direction des trousseaux de fibres et des faisceaux de renforcement. C'est au sein de cette couche qu'on trouve les points poreux décrits un peu plus haut (1).

Vitrée péricardique. — L'endothélium du péricarde ne repose pas directement sur la couche pseudocornéenne du feuillet viscéral, ni sur la mince couche de faisceaux connectifs grêles qui lui correspond dans le feuillet pariétal. Il s'insère sur une membrane basale proprement dite, la *membrane vitrée péricardique*, plus épaisse sur le feuillet viscéral

(1) Bizzozero et Salvioli (*loco citato*) décrivent dans le péricarde viscéral les couches suivantes :

1° La *membranella* qui serait percée de trous ;

2° Le *corps de la séreuse* composé comme suit :

a) Strate superficiel formé de fines fibrilles connectives avec des cellules plates bien visibles ; cette couche se présente sous la forme d'une lame compacte, homogène, facilement isolable, au sein de laquelle existent quelques fibres élastiques parallèles à la surface.

b) Plan de fibres élastiques anastomosées en réseau serré formant une membrane mince.

c) *Strate fondamental* se continuant avec le tissu de revêtement du muscle, formé de gros faisceaux connectifs entourés de nombreuses fibres élastiques ; c'est dans cette couche que se déposerait la graisse et que circuleraient les gros vaisseaux sanguins.

Cette description se rapproche beaucoup de celle que nous avons donnée, mais elle renferme plusieurs inexactitudes. C'est ainsi que nous n'avons jamais pu déceler le tissu élastique, soit sous forme de grains, soit sous forme de fibres, dans ce strate superficiel qui représente ce que nous avons appelé la *lame pseudo-cornéenne*.

Nous répéterons encore à ce propos que, dans la nomenclature générale admise par Bizzozero et Salvioli pour les séreuses, cette couche devrait porter le nom de couche de soutènement et ne pas faire partie du corps de la séreuse.

Ce plan de fibres élastiques (*b*) correspond à la membrane que nous avons appelée *limitante élastique*.

Quant au strate fondamental qui répond à notre *couche mixte*, il n'est jamais le siège des formations adipeuses, ni la voie des gros vaisseaux. Sur ce point Bizzozero et Salvioli paraissent avoir identifié cette couche de tissu conjonctif modelé avec le tissu conjonctif lâche sous-séreux.

que sur le pariétal, et qui a été bien étudiée par LACROIX, l'un de mes meilleurs élèves.

Quand on traite par la potasse à 40 p. 100, sous la lamelle, une coupe transversale du péricarde viscéral préalablement colorée fortement à l'éosine, au bout de peu d'instants tous les réseaux élastiques sont devenues nets et offrent une coloration d'un pourpre vif. La limitante élastique s'accuse par une ligne mince, exactement parallèle à la surface libre de la membrane. Au-dessus d'elle, la couche pseudocornéenne apparaît teinte en rose orangé. Elle est surmontée d'une bordure claire, continue, à double contour et absolument incolore. Au fur et à mesure que la potasse agit, cette bordure claire, qui était parfaitement invisible sur les préparations fixées à l'acide osmique puis colorées par l'éosine hématoxylique ou le carmin aluné, s'accuse de plus en plus. Si enfin l'on prolonge l'observation, elle se détache par places de l'assise pseudocornéenne, en formant un feston saillant du côté de la surface libre de la membrane. On voit alors courir tout le long de celle-ci une petite banderole claire, à double contour, à bords parallèles et rappelant absolument la membrane de Descemet de la cornée transparente. Il n'existe aucun élément cellulaire au sein de la membrane vitrée péricardique mise de la sorte en évidence par LACROIX, et qui paraît toute différente de la formation fenêtrée décrite par BIZZOZERO et SALVIOLI sous le nom de *membrane limitante* du péricarde (1).

§ 3. — ENDOCARDE.

Toute la surface interne du cœur, oreillettes et ventricules, est revêtue par l'ENDOCARDE. Cette membrane se poursuit sans aucune ligne de démarcation avec l'*endartère* et avec l'*endoveine* des vaisseaux sanguins qui partent du cœur ou qui viennent y aboutir. L'endocarde est donc une paroi vasculaire sanguine et non plus, comme le péricarde, un simple département du cœlome.

Endothélium. — Dans toute son étendue, l'endocarde est revêtu d'un endothélium continu, tout à fait comparable à celui des vaisseaux san-

(1) En 1845, TODD et BOWMANN (*Physiological Anatomy*, t. I, p. 129, fig. 34) décrivirent et figurèrent pour la première fois une *basement membran* au-dessous de l'endothélium des séreuses. Après eux, cette importante formation a été le sujet de beaucoup de contestations entre les histologistes.

BIZZOZERO et SALVIOLI (*Studi stulla struttura* et *sui linfatici delle sierose umane*, — *Archivio per le sienze mediche*, parte II, 1878) décrivent sous l'endothélium une *limitante* percée de trous, qu'ils prétendent avoir isolée à l'aide des pinces, après avoir coloré, par l'éosine, la membrane préalablement durcie dans le liquide de Müller.

Il est peu probable que les tout petits lambeaux de la membrane sans structure et percée de trous que BIZZOZERO et SALVIOLI ont isolée ainsi appartiennent bien à la limitante véritable. En effet, après fixation par le liquide de Müller, la limitante ne fait aucun relief à la surface de l'assise pseudocornéenne. Mais, comme cette dernière assise est d'apparence homogène, elle a bien pu être isolée avec les pinces et en imposer pour la vitrée proprement dite.

guins, et qu'on peut mettre en évidence par les imprégnations de nitrate d'argent. Chez la plupart des animaux, de même que chez l'Homme, cet endothélium est constitué par des cellules polygonales plates, renfermant chacûne un noyau. Il s'étend à la facon d'un vernis sur toutes les anfractuosités et toutes les saillies des quatre cavités cardiaques, sur les valvules et sur leurs cordons tenseurs. Il se poursuit dans les vaisseaux sanguins sous forme d'endothélium vasculaire. Pour l'isoler à l'état de membrane, il suffit d'imprégner d'argent la surface interne du cœur après l'avoir soigneusement lavée, de laver de nouveau à l'eau distillée et d'abandonner ensuite, pendant quelques heures, le cœur ouvert dans un grand cristallisoir plein d'eau. Au bout de ce temps on peut enlever, à l'aide du pinceau, de larges lambeaux qui se détachent presque d'eux-mêmes. Si on les recueille et qu'on les étale sur la lame de verre, on reconnaît qu'ils sont formés de cellules endothéliales d'une minceur extrême, soudées entre elles suivant des traits de ciment rectilignes et marqués en noir. Si l'on ajoute à la préparation une goutte de picrocarminate d'ammoniaque, on voit apparaître dans chaque cellule un noyau arrondi, nucléolé, coloré en rouge vif.

Feuillet connectif de l'endocarde. — Examiné à plat sur la lame de verre, après avoir été détaché et isolé comme nous l'avons indiqué pour la préparation des réseaux de Purkinje, l'endocarde se montre comme une membrane mince de tissu conjonctif à la surface de laquelle s'étend, sous l'endothélium, un réseau très délicat et à mailles serrées de fibres élastiques. L'étude des coupes transversales est de beaucoup plus instructive (1). On reconnaît alors que l'endocarde est plus épais dans les ventricules que dans les oreillettes, et que les cellules musculaires lisses, qu'il renferme partout dans son épaisseur, sont beaucoup plus abondantes dans le cœur gauche que dans le cœur droit : exactement comme elles sont plus puissantes et plus répandues dans la paroi des artères que dans celle des veines.

Le corps de la membrane est constitué par une couche de tissu conjonctif serré, semée de cellules aplaties parallèlement à la surface et traversée de fins réseaux de fibres élastiques. Le réseau élastique, qu'on

(1) On peut étudier l'endocarde, par la méthode des coupes, sur des fragments préparés comme les artères, par dessiccation pure et simple. Mais il est de beaucoup préférable d'opérer sur des fragments du cœur enlevés avec l'endocarde, fixés dans leur forme par le liquide de Müller ou par l'alcool fort, et ensuite durcis par la gomme et l'alcool. On les colore soit par l'éosine hématoxylique, soit par le carmin aluné si la fixation a été faite avec le liquide de Müller, et par le picrocarminate si l'on a employé l'alcool fort comme agent de fixation. On conserve les préparations faites après dessiccation dans la glycérine formiquée à 1 p. 100, après les avoir colorées au picrocarminate. Les préparations provenant de fragments durcis par la gomme et l'alcool seront montées avec avantage dans la résine dammar, après traitement par l'alcool éosiné si l'on a coloré avec l'éosine hématoxylique, et par l'alcool additionné d'un peu d'acide picrique s'il s'agit de préparations colorées au picrocarminate. On fait toujours passer par l'essence de girofle et de bergamote avant de monter dans la résine dammar.

voit sur l'endocarde étalé et tendu à plat, se distribue donc en réalité à toute l'épaisseur de cette assise, comparable à la couche la plus superficielle de l'endartère des artères du type musculaire, celle qui supporte l'endothélium. On y rencontre également des fibres musculaires lisses, dirigées dans des sens divers et jouant ici le rôle de tenseurs actifs de l'endocarde qui, dans certains cœurs, sont, comme nous l'avons vu, complétés par l'action des réseaux de cellules de Purkinje.

Plus profondément, vient le tissu conjonctif lâche sous-endocardique, dans lequel se distribuent les vaisseaux sanguins et les nerfs, et qui au delà se continue avec le tissu conjonctif intermusculaire du myocarde.

Endocarde valvulaire. — Les valvules cardiaques, tout aussi bien les auriculo-ventriculaires que les artérielles, peuvent être considérées comme des replis de l'endocarde. Sur chacune de leurs faces on voit (fig. 264), au-dessous de l'endothélium, une couche de tissu connectif

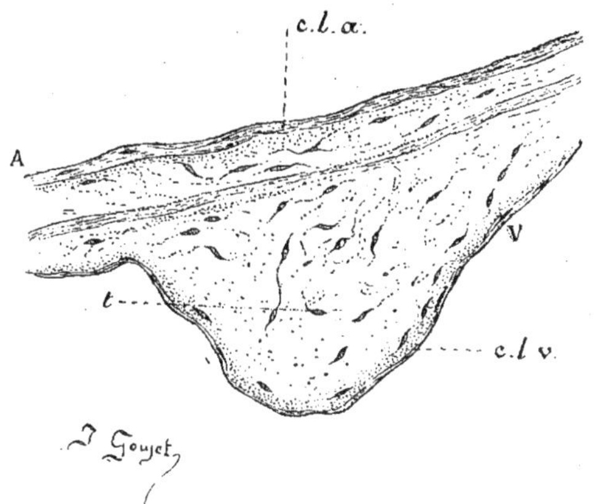

Fig. 264. — Coupe transversale de la valvule tricuspide de l'Homme, faite parallèlement au plan de l'orifice auriculo-ventriculaire. — (Dessiccation, coloration au picrocarminate : conservation dans la glycérine formiquée à 4 p. 100.) — (100 diamètres).

A, surface auriculaire de la valvule ; — V, surface ventriculaire ; — *cla*, couche lamelleuse de la face auriculaire ; — *clv*, couche lamelleuse de la face ventriculaire ; — *t*, coupe transversale d'un cordage tendineux faisant saillie en demi-relief sur la face ventriculaire de la tricuspide.

lamelleux renforcée par un réseau de fibres élastiques et comparable à la couche interne de l'endartère des grosses artères. Cette couche contourne le bord libre des valvules, doublant la région moyenne ou charpente fibreuse de celles-ci, composée de faisceaux conjonctifs de dimension plus considérable entre-croisés en divers sens.

La couche sous-endothéliale lamelleuse est beaucoup plus épaisse sur la face auriculaire de la mitrale et de la tricuspide que sur leur face ventriculaire, et sur la face ventriculaire des sigmoïdes aortiques et pulmonaires que sur leur face artérielle (1). En d'autres termes, comme l'ont déjà depuis longtemps fait remarquer Ranvier et Cornil (2), l'endocarde présente sa plus grande épaisseur là où il subit au maximum le *frottement* du sang lancé sous pression des oreillettes dans les ventricules et des ventricules dans les orifices artériels. C'est aussi là qu'il est le plus vulnérable et que siègent avec prédilection les lésions de l'endocardite valvulaire. On pourrait admettre qu'il en est ainsi parce que les faces des valvules le plus exposées au frottement, sont par suite maintenues dans un état léger, mais continuel, d'incitation formative : circonstance favorable à l'insertion des microorganismes pathogènes charriés par le sang dans les états morbides qui s'accompagnent, le cas échéant, d'endocardites.

Les cordages tenseurs des valvules auriculo-ventriculaires s'insèrent sur celles-ci, on le sait, en faisant saillie sur la face ventriculaire, laquelle, examinée à l'œil nu, montre seule leurs reliefs. Après avoir de la sorte pénétré dans l'épaisseur de la valvule, ils vont éparpiller leurs faisceaux connectifs dans la couche fibreuse moyenne, et se continuer, en fin de compte, avec cette dernière.

Dans leur portion libre, c'est-à-dire entre le bord inférieur de la valvule et l'extrémité du muscle papillaire, les cordages tenseurs valvulaires ont une constitution tout à fait comparable à celle d'un tendon. De même, sur des points souvent nombreux de la paroi des ventricules, chez l'Homme et chez le Mouton, on voit des cordages tout semblables aux cordages tenseurs se dégager de la paroi et traverser la cavité du cœur. Les uns et les autres peuvent renfermer des fibres musculaires formées de cellules cardiaques soudées bout à bout en série axiale, ou même chez le Mouton des traînées de cellules de Purkinje, comme l'a montré pour la première fois mon élève Durand (3). Quand le cordage tendineux se bifurque, la traînée de Purkinje ou la fibre musculaire cardiaque qu'il renferme subit aussi une bifurcation en Y.

De tels faits sont intéressants ; ils montrent en effet que, dans l'épaisseur même de l'endocarde qui au niveau du cœur représente morphologiquement la prolongation de la partie essentielle des vaisseaux, il existe comme dans ces derniers tout un système parfois compliqué de muscles actifs et autonomes.

Chez les animaux adultes, l'endocarde ne renferme pas de vaisseaux sanguins. Chez les très jeunes animaux, on en trouve, il est vrai, quelques-uns cheminant au sein du feuillet moyen, ou fibreux, des valvules auriculo-ventriculaires et sigmoïdes. Ces vaisseaux ne tardent pas à s'atrophier complètement; ils ne reparaissent que sous l'influence de l'irri-

(1) Ranvier. Traité technique d'histologie, p. 424-425 (2e édition).
(2) Manuel d'histologie pathologique, p. 520 (1re édition, 1869).
(3) Durand. *Étude anatomique sur le segment cellulaire contractile et le tissu connectif du muscle cardiaque*. Thèse de Lyon, 1879, p. 64.

tation formative accompagnant les endocardites végétantes. A l'état normal, et dans toutes ses parties, l'endocarde des mammifères et de l'Homme adultes est donc une formation de tissu conjonctif tout à fait exsangue, telle que le sont aussi l'endartère et l'endoveine des vaisseaux sanguins.

§ 4. — MUSCLES DES CŒURS LYMPHATIQUES.

Les batraciens, les reptiles, quelques poissons et certains oiseaux, possèdent, sur le trajet des voies de la lymphe, des réservoirs contractiles animés de battements rythmiques absolument indépendants de ceux du cœur sanguin et aussi les uns des autres, lorsque ces réservoirs sont multiples chez un même animal. Ce sont les CŒURS LYMPHATIQUES, découverts en 1832 chez la Grenouille par J. MÜLLER (1), et étudiés en 1833 plus complètement chez les batraciens anoures et chez les reptiles par PANIZZA (2), qui en a donné une description qu'on peut considérer comme définitive.

Je ne m'occuperai pas ici de l'anatomie comparée des cœurs lymphatiques considérés dans la série (3). Je me bornerai pour le moment à dégager le type histologique des éléments anatomiques tout particuliers auxquels ils doivent leur contractilité.

Les batraciens possèdent quatre cœurs lymphatiques, placés chacun à la racine d'un des quatre membres. Les postérieurs battent d'une façon souvent très visible (c'est le cas chez l'*Hyla arborea*) sous la peau, de chaque côté du muscle ilio-coccygien, un peu en avant de l'anus. Comme les canaux lymphatiques eux-mêmes, ils sont creusés au sein du tissu conjonctif ambiant, et non point revêtus d'une membrane séreuse comparable au péricarde. Leur paroi fait corps avec le tissu cellulaire dense de la région. Si l'on injecte leur cavité avec du bleu de Prusse rendu soluble dans l'eau ou avec une masse à la gélatine et au carmin, le liquide injecté passe immédiatement dans les veines. Les cœurs lymphatiques ont donc pour fonction de faire passer la lymphe qu'ils reçoivent dans le système sanguin, au point d'abouchement des voies lymphatiques dans le système veineux. Si, à l'aide d'une seringue de Pravaz chargée d'une solution tiède de gélatine argentée à 1 p. 300, on pique le cœur lymphatique postérieur d'une *Hyla arborea* et qu'on l'injecte, la gélatine se prend au contact des tissus de l'animal à sang froid et distend le cœur lymphatique sans filer plus loin. On peut alors disséquer et enlever le cœur tout entier à l'aide de la pince et des ciseaux, étudier sa conformation intérieure, et dissocier ensuite les fibres musculaires de sa

(1) J. MÜLLER. *Annales de Poggendorf*, 1832.
(2) PANIZZA. *Sopra il sistema linfatico dei rettili*, 1833.
(3) Voyez à ce sujet l'excellente description de RANVIER : *Traité technique d'histologie*, p. 533, 2e édition.

paroi (1). On reconnaît aussi d'emblée que cette dernière est tapissée par un endothélium continu, à cellules découpées en jeu de patience et caractéristiques des voies de la lymphe (Ranvier).

En dehors de cet endothélium, qui repose sur une mince membrane de tissu conjonctif comparable à l'endocarde des très petits mammifères, on voit un réseau compliqué de fibres musculaires striées, se croisant dans une multitude de sens. La potasse à 40 p. 100 ne résout nullement ces fibres en segments répondant chacun à une cellule comme les segments de Weissmann d'un cœur sanguin. Le nitrate d'argent n'a point non plus imprégné de traits scalariformes en travers des fibres. Isolées à l'aide des aiguilles (2), ces fibres musculaires se montrent sous forme de faisceaux primitifs rameux, entourés par un sarcolemme très net (Ranvier) (3). Tous les noyaux sont ici marginaux, plongés dans des sortes de monticules de protoplasma granuleux et souvent rassemblés deux par deux ou trois par trois. Le protoplasma forme donc une sorte de manteau, renflé au niveau des noyaux, à la surface des faisceaux primitifs (fig. 265).

La substance contractile ne diffère en rien de celle des muscles striés ordinaires. Elle est formée de cylindres primitifs le long desquels on voit se succéder régulièrement les disques épais et les bandes claires traversées par le disque mince en leur milieu. Les cylindres primitifs se poursuivent sans discontinuité sur les branchements des faisceaux muscu-

(1) Le cœur lymphatique postérieur d'une Rainette ou d'une Grenouille étant bien reconnu, on fait l'injection de la gélatine argentée par piqûre, à l'aide de la canule-trocart de la seringue de Pravaz. Si la gélatine est à peine tiède, le contact des tissus de l'animal à sang froid ne tarde pas à la faire prendre en masse. Cela arrive ordinairement peu après le moment où le liquide injecté commençait à filer dans les vaisseaux afférents et efférents. Il s'y coagule et les bouche. Si ensuite on poursuit l'injection, la cavité du cœur lymphatique se développe comme si ses vaisseaux efférents et afférents avaient été liés.

Le cœur est enlevé à l'aide de la pince et des ciseaux quand la gélatine est bien solidifiée. On le plonge ensuite dans l'eau distillée ; on retranche toutes les parties accessoires ou étrangères et l'on fait ensuite une petite fenêtre à la paroi. Si la gélatine ne peut être enlevée en bloc, on ajoute à l'eau distillée un peu d'eau chaude, de façon à amener le mélange à 36°. Le nitrate d'argent ayant fixé la paroi, celle-ci ne revient plus sur elle-même quand on a liquéfié ainsi la gélatine.

Le cœur lymphatique postérieur, préparé de cette façon, présente la forme d'une fève. La cavité est rendue aréolaire par des cloisons incomplètes extrêmement minces répondant à de petits sphincters disposés sous forme de valvules. Le cœur lymphatique antérieur montre au contraire une paroi lisse. (L. Ranvier. *Leçons sur le système musculaire*, recueillies par J. Renaut, p. 441.)

(2) *Préparation.* — On injecte dans le cœur lymphatique, à l'aide d'une seringue de Pravaz et par piqûre, une solution aqueuse d'acide osmique à 2 p. 100. Cette injection ne produit qu'une distension légère de la cavité du cœur, puisque le liquide s'échappe et fuit dans le système veineux ; mais en revanche les fibres musculaires sont fixées net dans leur forme. On enlève ensuite le cœur ; puis il est porté dans l'eau distillée, bien lavé et dissocié dans l'eau. On dégage ainsi un certain nombre de fibres rameuses qu'on peut colorer avec l'éosine hématoxylique et monter dans le baume au xylol, après déshydratation dans l'alcool éosiné et traitement par l'essence de girofles et l'essence de bergamote.

(3) *Leçons sur le système musculaire*, p. 348.

laires, soit en divergeant comme des brins de javelle qu'on écarte, soit en opérant des croisements variables superposés à angles divers. De cette manière, il n'y a aucune discontinuité de la substance contractile dans toute l'étendue du réseau. Autrement dit, les cylindres primitifs sont ici de toute longueur et les faisceaux musculaires en échangent un certain nombre au niveau de leurs croisements.

Le réseau ainsi constitué devient de la sorte l'homologue exact des

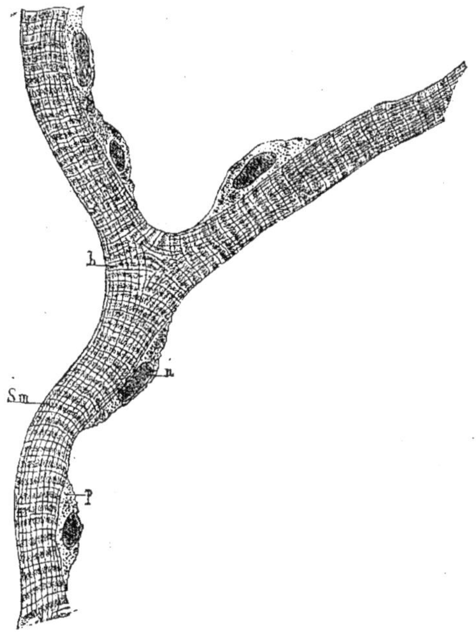

Fig. 265. — Faisceau musculaire primitif ramifié d'un cœur lymphatique de l'*Hyla arborea*.

n, noyaux du manteau protoplasmique; — *p*, protoplasma; — *sm*, substance contractile; — *b*, point où le faisceau musculaire se bifurque. (Figure dessinée par l'auteur sur une préparation de Ranvier.)

réseaux musculaires lisses décrits plus haut (voy. p. 599). Il est absolument caractéristique de la musculature des cœurs lymphatiques (1). Chez le Homard, l'Écrevisse fluviatile et tous les autres crustacés que j'ai pu étudier à ce point de vue, le cœur, qui ici est l'organe propulseur d'un liquide nourricier non point constitué par du *sang vrai*, mais bien

(1) Ranvier (*Traité technique d'histologie*, 2e édit., p. 539) indique que chez les serpents, en général, les fibres musculaires des cœurs lymphatiques sont plus volumineuses que chez la Grenouille, et qu'ils possèdent des noyaux intérieurs, à la façon des muscles fasciculés. Les éminences protoplasmiques renfermant les noyaux sont aussi moins accusées. Mais, de même que chez la Grenouille, ils s'anastomosent en réseau par croisement de leurs cylindres primitifs sur leurs points nodaux.

par de l'*hémolymphe*, devait être, *a priori*, considéré comme un cœur lymphatique. Il en est bien ainsi; les faisceaux musculaires entrant dans sa constitution sont de tous points comparables à ceux des cœurs lymphatiques des divers anoures et des poissons. Ils sont ramifiés exactement d'après le même mode, et possèdent des noyaux rejetés à la surface au sein d'éminences granuleuses qui sont les renflements d'un manteau marginal de protoplasma. Comme, d'autre part, le cœur lymphatique de l'Écrevisse et du Homard est beaucoup plus volumineux et plus aisément accessible que ceux des batraciens, j'ai pris depuis longtemps l'habitude de m'en servir dans mon laboratoire comme objet d'étude des cœurs lymphatiques.

Chez les Grenouilles, le réseau de faisceaux musculaires primitifs qui forme la paroi active des cœurs lymphatiques fait corps, avons-nous dit, avec le tissu conjonctif circonvoisin. Si l'on examine un lambeau de cette paroi (1) étalée à plat sur la lame de verre, on constate que, dans les espaces interceptés par les entre-croisements des fibres musculaires, parfois relevées comme les colonnes charnues de troisième ordre d'un cœur sanguin, il existe des faisceaux et des cellules fixes du tissu conjonctif. Ces mêmes espaces sont parcourus par de nombreux vaisseaux capillaires sanguins, ordinairement remplis de globules rouges, mais dessinant des mailles irrégulières qui ne sont nullement comparables à celles des vaisseaux des muscles. Ces capillaires se distribuent sur différents plans dans toute l'épaisseur du cœur lymphatique. On sait qu'au contraire il n'existe aucun vaisseau dans l'épaisseur du myocarde de la Grenouille. Les cœurs lymphatiques sont donc, chez cet animal, mieux partagés que le cœur sanguin. Ranvier fait observer avec raison qu'une irrigation sanguine interstitielle était ici nécessaire : le réseau musculaire étant plongé dans la lymphe au sein de laquelle l'oxygène, indispensable à sa contraction, fait à peu près totalement défaut.

En effet, non seulement la cavité du cœur lymphatique est remplie de lymphe, mais sa paroi en est pénétrée. De distance en distance, sur le cœur lymphatique étalé à plat, on peut voir que cette paroi est fenêtrée, dans les intervalles des faisceaux musculaires, par des ouvertures latérales limitées par de véritables sphincters. Ce sont là des *pores lymphatiques* (Ranvier), qui se continuent par des trajets lymphatiques engagés obliquement dans l'épaisseur du cœur.

C'est par ces trajets que la lymphe pénètre dans la cavité du cœur

(1) On gonfle un cœur lymphatique par une injection de gélatine tiède. Quand la gélatine est prise en entier, on fixe la surface du cœur soit avec de l'alcool fort, qu'on laisse tomber goutte à goutte, soit en l'exposant dans la chambre humide aux vapeurs d'acide osmique après l'avoir dégagé et enlevé. On le coupe en deux morceaux; puis, après l'avoir convenablement incisé pour le rendre plan, comme une cornée de Grenouille qu'on veut étaler, on le charge sur la lame de verre et on le colore par le carmin aluné, dans la chambre humide. On lave, et on examine dans la glycérine.

lymphatique; elle en sort par l'orifice veineux. La veine qui fait suite à cet orifice est munie de deux valvules en nid de pigeon, disposées de telle sorte qu'en s'abaissant elles laissent la lymphe pénétrer dans la veine, et qu'en se relevant ensuite elles empêchent la lymphe et le sang de la veine de rétrograder dans le cœur lymphatique.

Lorsque celui-ci se contracte, il chasse son contenu dans la veine efférente. Car les pores lymphatiques étant munis de sphincters, et les trajets qui leur font suite étant compris dans l'épaisseur de la paroi musculaire, toute voie de retour de la lymphe demeure fermée de ce côté pendant la durée de la systole, laquelle clôt les orifices des pores et efface la lumière des trajets. La diastole qui fait suite à la systole est purement passive. Le cœur lymphatique, faisant corps avec le tissu conjonctif ambiant, reprend immédiatement sa forme dès que ses muscles reviennent au repos, absolument comme une poire de caoutchouc qu'on cesse de comprimer. La lymphe est, de ce chef, aspirée par les pores lymphatiques largement ouverts et vient de nouveau remplir la cavité du réservoir contractile.

CHAPITRE V

DÉVELOPPEMENT ET ACCROISSEMENT DES MUSCLES STRIÉS

En étudiant plus haut (voy. p. 568 et suiv.) la première origine des masses musculaires du corps, nous sommes arrivés à distinguer les muscles striés en trois catégories : muscles *lamellaires*, muscles *fasciculés* et muscles *rétiformes*. Actuellement, sans davantage nous occuper de la filiation des diverses cellules musculaires à contraction brusque, ni de leur tout premier développement qui nous est déjà connu (pour quelques-unes du moins), il convient d'étudier leur constitution ultérieure aux différents stades de l'accroissement. Nous dirons aussi quelques mots sur leur mode intime de vivre en tant qu'éléments cellulaires parvenus à l'état adulte.

§ 1. — MUSCLES LAMELLAIRES.

Nés chacun d'une des cellules épithéliales de la couche myogène des protovertèbres devenues des myoblastes, les muscles lamellaires conservent chez les Ammocètes leur disposition primitive, et développent pour ainsi dire sans perturbation l'évolutilité qui leur est propre en tant qu'éléments musculaires directement issus d'un épithélium. Avant d'arriver à l'état parfait, c'est-à-dire à celui de Petromyzon, les Ammocètes vivent en effet à l'état de larve pendant de longues périodes, durant lesquelles leurs muscles lamellaires fonctionnent comme le font en somme des muscles adultes. Chez ces animaux, on peut donc les étudier à l'état de plein développement; tandis que chez les autres vertébrés, pour constants qu'ils soient à l'origine du développement du système musculaire, ils subissent très vite des modifications qui changent leur type du tout au tout, et ne tardent pas à les rendre absolument différents de ce qu'ils étaient à l'origine.

Manteau protoplasmique latéral et feuillets musculaires. — Chez l'*Ammocœtes branchialis*, les muscles lamellaires occupent chacun une case close de toutes parts et dont les parois sont formées par du tissu fibreux. Ce sont des parallépipèdes plats (1), très réguliers, placés de

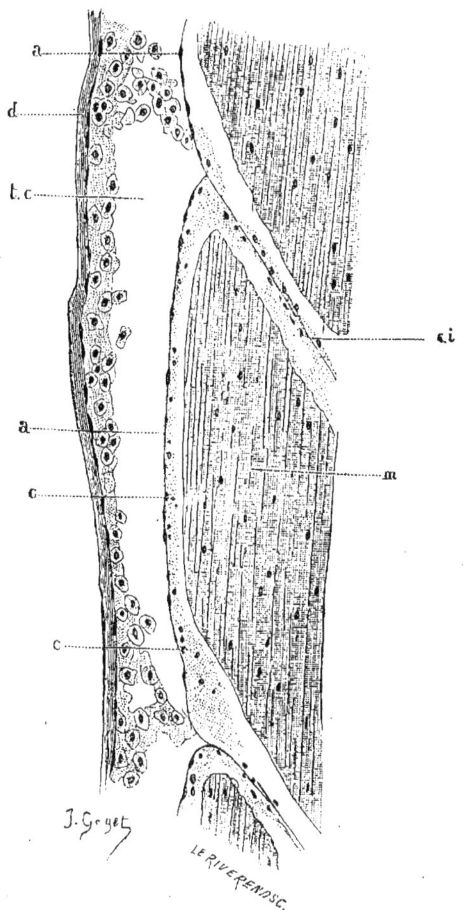

Fig. 266. — Coupe longitudinale des muscles lamellaires de l'*Ammocœtes branchialis.*

m, muscle lamellaire, formé par une masse contractile non divisée en faisceaux primitifs; — *a*, *a*, paroi de la loge musculaire; — *ci*, son prolongement entre les masses musculaires successives; — *c*, *c*, protoplasma renfermant des noyaux intermédiaires à la paroi de la loge musculaire et à la substance contractile du muscle lamellaire; — *d*, derme; — *t. c*, tissu conjonctif sous-cutané semé de vésicules adipeuses (40 diamètres, projection sur la table).

champ tout autour du corps, et affectant une sorte d'ordonnance radiée par rapport à l'axe de ce dernier (fig. 266). De la tête à la queue, les

(1) *Plaques musculaires* des auteurs allemands.

muscles lamellaires se succèdent en série. Sur les coupes longitudinales, ils se montrent sous la figure de parallélogrammes successifs, à bords parfaitement parallèles deux à deux, sauf que le côté du muscle confinant au tissu cellulaire sous-cutané dessine un feston légèrement convexe vers la surface tégumentaire. De ce même côté, le corps du muscle est séparé de la paroi superficielle de la loge musculaire par une mince bande de protoplasma semée de noyaux. Sur les coupes en travers, on reconnaît que ces noyaux occupent chacun isolément, ou réunis deux à deux, une situation parfaitement définie par rapport à la substance contractile.

Celle-ci, en effet, apparaît ordinairement scindée, sur les coupes transversales, en une série de feuillets plus ou moins nombreux formant par

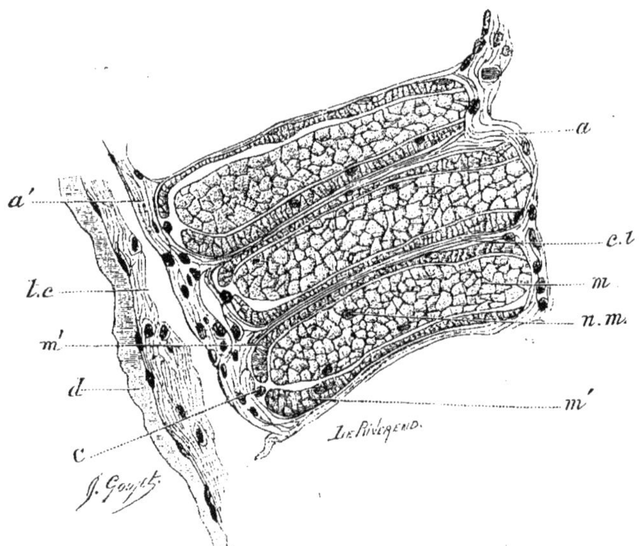

Fig. 267. — Coupe transversale des muscles lamellaires de l'*Ammocœtes branchialis*. (Même mode de préparation que dans la figure précédente.)

n. m, noyaux musculaires; — m, feuillet principal du muscle formé par la réunion d'énormes cylindres primitifs de Leydig parallèles entre eux: — m'. feuillets latéraux du muscle. Entre eux il y a toujours un noyau C, et parfois deux; — a, a', enveloppe fibreuse de la loge musculaire; — d, derme; — t. c, tissu conjonctif sous-cutané (100 diamètres).

leur réunion l'épaisseur du muscle. Dans le cas le plus simple, ces feuillets sont au nombre de trois. L'un, médian, est enveloppé par les deux autres ordinairement plus minces, incurvés souvent sur ses deux extrémités superficielle et profonde, et constamment sur la première des deux, à la façon des moitiés d'une coquille bivalve. Au niveau du point de rapprochement des deux feuillets latéraux sur le bord superficiel du feuillet médian (confinant à la peau), et dans le petit intervalle séparant ces feuillets courbés l'un vers l'autre, on trouve toujours un noyau, ou parfois même deux noyaux voisins l'un de l'autre et formant un couple (fig. 267).

Il existe donc, en dehors du muscle lamellaire, et sur le bord superficiel subjacent à la peau de ce muscle plat, un amas de protoplasma granuleux. C'est le *manteau protoplasmique latéral* semé de noyaux. Ces noyaux occupent une position fixe par rapport aux feuillets dans lesquels on peut décomposer le corps musculaire : ils forment pour ainsi dire le nœud ou la clef du système de convergence de ces feuillets sur le bord superficiel du muscle. La présence de la bande de protoplasma qui recouvre à ce niveau la substance contractile comme d'un manteau, est la cause de la légère voussure de la paroi fibreuse superficielle de la loge musculaire. Son existence est caractéristique des muscles lamellaires, et permet de les reconnaître alors même que leur forme typique a déjà été modifiée.

La substance contractile des muscles lamellaires est formée de fibrilles striées en travers, absolument à la façon de celle des muscles fasciculés et des cellules musculaires cardiaques. Par leur réunion, ces fibrilles constituent des cylindres primitifs très épais, donnant des champs de Cohnheim colossaux en coupe transversale. Dans les intervalles des cylindres primitifs, on voit un grand nombre de noyaux musculaires, portant les empreintes des cylindres primitifs adjacents, et allongés dans le sens de la longueur du muscle. Les noyaux intérieurs sont très différents de ceux du manteau protoplasmique latéral; le carmin aluné et l'hématoxyline les colorent avec plus de difficulté et d'une manière moins intense. D'autre part, les cylindres primitifs sont beaucoup plus volumineux dans les feuillets enveloppés que dans les feuillets enveloppants d'un même muscle lamellaire.

Loge fibreuse des muscles lamellaires. — Les muscles lamellaires n'ont point de tendons. Sur leurs extrémités, quand par l'effet de la fixation, ils se sont détachés de la paroi fibreuse qui les sépare transversalement les uns des autres, ils montrent la suite de leurs cylindres primitifs terminés, soit par une ligne nette et continue, soit par une ligne légèrement irrégulière, parce qu'alors en se rétractant, les cylindres primitifs se sont inégalement raccourcis et ont été fixés dans cet état. Si l'on a employé l'acide osmique pour fixer le muscle, il se termine exactement sur la paroi de la loge fibreuse comme un faisceau primitif de muscle ordinaire sur sa cupule tendineuse.

La loge fibreuse dans laquelle le muscle est, de la sorte, enfermé, est entièrement remplie par la substance contractile : sauf sur le bord superficiel revêtu par le mince manteau protoplasmique latéral semé de noyaux. Elle est formée par une membrane aussi très mince de tissu conjonctif modelé, renfermant des noyaux comparables à ceux des endothéliums et contournant le muscle plat sur tout son pourtour. Au niveau des points où elle contourne les bords, superficiel et profond, de ce même muscle, elle est doublée d'une sorte de surtout fibreux d'une certaine épaisseur, formé d'assises parallèles de faisceaux conjonctifs, et passant de muscle en muscle à la façon d'une aponévrose d'enveloppe qui limite, superficiellement et profondément, le système entier des muscles lamellaires au pourtour du corps. C'est au sein de cette charpente fibreuse que se distribuent les vaisseaux sanguins. Les plus volumineux apparaissent, béants, sur les coupes en travers, au niveau du pied des cloisons de refend qui séparent les muscles les uns des autres. Chez l'Ammocète de grande taille, ces vaisseaux vont un peu plus loin, et s'engagent dans toute l'étendue des cloisons intermusculaires. Chaque muscle prend, de la sorte, la signification d'une cellule contractile entourée individuellement par une formation de tissu conjonctif renfermant des vaisseaux (1).

Formule histologique du muscle du type lamellaire. — Il résulte de cette description qu'en résumé, les muscles lamellaires (les seuls dont nous connaissions exactement l'origine et la signification paraépithéliale), sont essentiellement constitués comme suit : Leur substance contractile est formée de feuillets superposés, enveloppés et enveloppants. Dans chaque feuillet, les cylindres primitifs, très volumineux, s'étendent d'un bout à l'autre de la cellule musculaire. Dans les intervalles des cylindres primitifs, sont logés les noyaux musculaires. Enfin, sur la tranche superficielle, confinant à la peau, du corps musculaire, s'étend le manteau protoplasmique latéral, dont les noyaux sont ordonnés par rapport au point de concours des feuillets enveloppants de la substance contractile. Une telle cellule musculaire ne ressemble à

(1) Chez la Lamproie adulte (*Petromyzon marinus*) le système des muscles lamellaires a subi des modifications considérables, bien qu'infiniment moins profondes que celles éprouvées par ce même système chez tous les autres vertébrés. La substance contractile des muscles qui occupent la place des muscles lamellaires s'est scindée en faisceaux primitifs dépourvus de sarcolemme, et renfermant des noyaux intérieurs, au lieu d'être formée comme auparavant de cylindres primitifs grossiers logeant dans leurs intervalles les noyaux musculaires. Ces faisceaux primitifs n'ont point de tendons, et s'insèrent directement sur les parois antérieure et postérieure de la loge fibreuse, qui limitait l'ancien muscle lamellaire et qui a subsisté. Mais transversalement, entre les muscles plats successifs, les cloisons fibreuses se sont élargies et logent des faisceaux musculaires primitifs ordinaires, répondant à de petits muscles fasciculés. Sur les coupes transversales de la queue de la Lamproie marine dont les vaisseaux ont été injectés avec une masse au carmin, on voit ces petits muscles fasciculés s'engager, comme des rayons, entre chacun des muscles plats pour aller s'insérer sur l'aponévrose commune superficielle qui les unit entre eux sous la peau. Les faisceaux primitifs de ces nouveaux muscles sont enveloppés par un réseau de capillaires sanguins d'une extrême élégance ; tandis que les muscles plats occupant les loges fibreuses et provenant d'une modification pure et simple des muscles lamellaires nés des myoblastes primordiaux, ne sont pénétrés par aucun vaisseau. Ces muscles donc, là où j'ai pu obtenir de bonnes injections pénétrantes (queue du *P. marinus*), ont gardé de leur origine épithéliale ce caractère important autant qu'il semble de prime abord exceptionnel : c'est celui de demeurer exsangues, non pénétrés par les vaisseaux sanguins pendant toute la vie, et de fonctionner ainsi nourris à distance par le sang.

aucune de celles que nous connaissions déjà. Pas plus d'ailleurs que le faisceau primitif des muscles fasciculés dont elle est l'homologue, elle n'est pénétrée par les vaisseaux sanguins.

Muscles lamellaires de la lame natatoire des têtards d'anoures. — De chaque côté de la corde dorsale, chez tous les têtards des batraciens anoures, on voit de petits muscles insérés à la façon des barbes d'une plume et se succédant en série dans toute la longueur de la lame natatoire. Si, sur un têtard de la Grenouille rousse âgé de cinq à six semaines, on isole ces muscles par l'alcool au tiers (1), on reconnaît qu'ils sont formés de segments courts réunis par un cordon de substance conjonctive ressemblant à un tendon très délicat : de telle sorte que le muscle entier prend une apparence polygastrique. Chaque segment court est formé d'un corps musculaire aplati, sensiblement quadrangulaire quand le muscle est encore en place dans l'expansion caudale, légèrement renflé en son milieu quand le muscle a été isolé par dissociation. Ce corps musculaire est constitué par la réunion d'un petit nombre de cylindres primitifs volumineux, régulièrement striés en travers. Sur celui de ses côtés qui confinait à la peau, on voit une zone granuleuse de protoplasma semée de noyaux, formant un feston convexe sur son bord libre et répondant manifestement au manteau protoplasmique latéral, infiniment plus réduit, des muscles lamellaires des Ammocètes. Les intervalles des cylindres primitifs sont occupés par des noyaux musculaires. Bref, on est ici en présence de muscles lamellaires, seulement différents de ceux que nous avons décrits plus haut par l'état rudimentaire de leurs loges fibreuses et le peu de complication de leur feuillet musculaire (fig. 268).

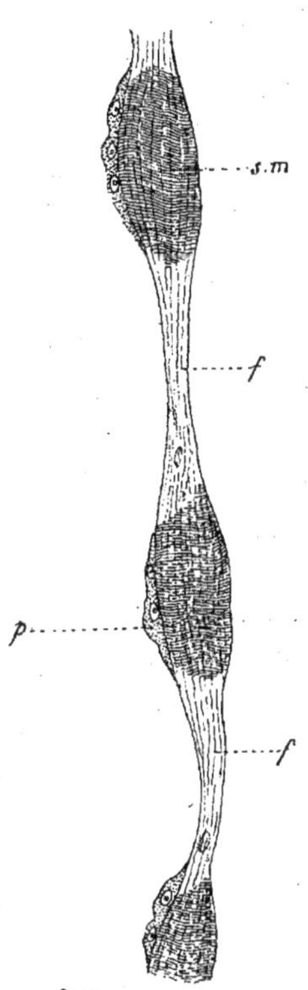

Fig. 268. — Muscles de la queue d'un têtard de vingt-cinq jours (*Rana temporaria*), isolés après l'action de l'acide osmique à 1 p. 300. — Coloration avec le carmin aluné, conservation dans la glycérine (140 diamètres).

p, manteau protoplasmique latéral semé de noyaux ; — *m*, substance contractile divisée en cylindres primitifs ; — *f*, *f*, rubans fibreux tendiniformes réunissant entre eux les petits muscles lamellaires successifs.

(1) Ranvier. *Leçons sur le système musculaire*, p. 266. On plonge la larve entière dans l'alcool au tiers. Au bout de quarante-huit heures, l'épiderme s'enlève aisément au pinceau comme un doigt du gant. Les muscles sont ainsi mis à nu, et il est facile de les isoler avec les aiguilles et de les examiner après coloration par le picrocarminate d'ammoniaque ou la purpurine.

Le développement et l'accroissement de ces petits muscles lamellaires ont été étudiés très soigneusement par RANVIER (1) sur les têtards de la Grenouille rousse. Chez les très jeunes larves non encore dégagées de l'enveloppe gélatineuse de l'œuf, les cellules musculaires apparaissent d'abord sous forme de lames ou de rubans étroits, irrégulièrement rectangulaires, sur l'un des grands côtés desquels apparaît la substance contractile. Celle-ci affecte tout d'abord la forme d'un mince feuillet, occupant toujours le côté de la cellule qui regarde la corde dorsale. La substance contractile est, dès l'origine, régulièrement striée en travers; elle ne renferme aucune des nombreuses granulations vitellines dont la masse protoplasmique du myoblaste est parsemée. Ce fait est très important. Il a conduit RANVIER à considérer la substance contractile non pas comme une *transformation* directe du protoplasma, ainsi que le prétendait MAX SCHULTZE, mais bien comme une *édification* du protoplasma : sorte d'élaboration particulière qui se fait dans son sein bien plus qu'à ses dépens.

L'accroissement des muscles lamellaires de la queue des têtards s'effectue régulièrement, à partir du début, de la partie profonde du myoblaste vers la superficielle, par dépôts successifs superposés déterminant des assises parallèles entre elles. C'est là, en somme, la disposition de la substance contractile en feuillets. Progressivement, le manteau protoplasmique latéral diminue d'étendue; ses noyaux deviennent moins nombreux et prennent une forme allongée. Ils ont paru à RANVIER être l'origine des noyaux musculaires; mais il y aurait néanmoins lieu de reprendre ce point particulier d'histogenèse et de le fixer plus précisément.

En tout cas, il n'y a plus lieu de prendre le développement des muscles lamellaires pour type de celui de tous les autres, et de ramener forcément à ce type l'histogenèse des muscles ordinaires ou fasciculés, dont je vais maintenant dire un mot (2).

§ 2. — DÉVELOPPEMENT ET ACCROISSEMENT DES MUSCLES FASCICULÉS.

KÖLLIKER a démontré que les cellules musculaires qui, par leur réunion, forment les rudiments des muscles fasciculés des membres,

(1) L. RANVIER. *Leçons sur le système musculaire*, p. 228-273.

(2) Chez les batraciens anoures, les muscles lamellaires de la queue ont une existence éphémère, qui est celle même de l'expansion natatoire caudale. C'est là probablement pourquoi ils ne poursuivent pas, comme chez les Ammocètes, leur développement jusqu'à l'acquisition de leur état parfait en tant que muscles de leur type propre. Douze à quinze jours après l'éclosion de la larve, les myoblastes ne renferment plus de granulations vitellines au sein du manteau protoplasmique latéral. Mais alors apparaissent, dans ce même manteau, des granulations graisseuses vraies, que les solutions d'acide osmique teignent en noir. La période d'atrophie commence, et se poursuit jusqu'au moment où l'expansion caudale a entièrement disparu.

consistent à l'origine en des rubans de protoplasma transparent et gélatineux, renfermant en leur milieu un noyau unique. Tels sont les myoblastes ou cellules musculo-formatives des muscles du pied d'un embryon humain de deux mois. Si des muscles du pied on remonte vers ceux de la cuisse, on reconnaît que les noyaux des cellules musculo-formatives deviennent de plus en plus nombreux dans chaque myoblaste. On en trouve d'abord deux, puis quatre et jusqu'à dix ou douze dans un même élément (1). C'est dire en d'autres termes que plus la cellule musculaire est avancée en âge et en développement, plus ses noyaux sont nombreux. Les myoblastes, dont chacun est l'origine d'un faisceau musculaire primitif, commencent donc par être des cellules à noyau unique. Puis ils deviennent des cellules à noyaux multiples, exactement comme les myoblastes des lamelles musculaires des protovertèbres destinés à former chacun un muscle lamellaire.

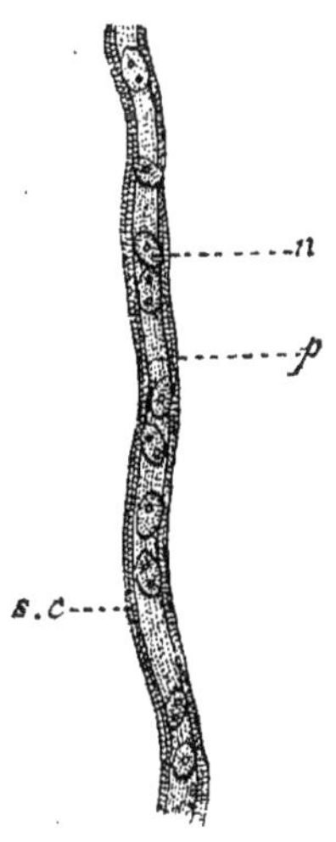

Fig. 269. — Faisceau primitif du biceps d'un fœtus humain de 11 centimètres, isolé par dissociation. (Carmin aluné et éosine, conservation dans la résine dammar.) — 230 diamètres. La figure reproduit la *coupe optique* du faisceau.

p, protoplasma axial; — *n*, noyau; — *c*, écorce de substance contractile.

C'est dans le courant du troisième mois qu'apparaît, dans les cellules musculaires de l'embryon humain, la substance contractile striée en travers. Chaque cellule musculaire a, dès lors, pris la configuration générale cylindrique d'un faisceau primitif. Mais ce faisceau primitif n'est pas plein comme ceux des muscles fasciculés adultes; il a la forme d'un tube (2) constitué par un cylindre central de protoplasma semé de gros noyaux, et entouré à sa périphérie par une écorce mince de substance contractile striée en long et en travers. De tels faisceaux primitifs ont, à ce stade de leur évolution, la constitution exacte des faisceaux primitifs adultes des muscles des pattes des Cicindèles (fig. 269). Le sérum iodé colore en brun d'acajou, surtout au voisinage des noyaux, le cylindre central de protoplasma; c'est donc l'axe protoplasmique des faisceaux primitifs des muscles embryonnaires qui est le siège de la substance glycogène, découverte dans ces mêmes muscles par Cl. Bernard. Les noyaux musculaires, d'abord tous centraux, sont elliptiques, allongés légèrement dans l'axe du cylindre protoplasmique, souvent juxtaposés les uns aux

(1) Ranvier. *Leçons sur le système musculaire*, p. 273.
(2) Fixation de la masse musculaire par l'acide osmique en solution à 1 p. 100. Dissociation avec les aiguilles. Examen dans l'eau, le picrocarminate ou le sérum fortement iodé.

autres de façon à paraître couplés. Ils présentent souvent des figures de division indirecte. Ceux qui sont sur le point de se diviser sont plus volumineux que ceux au repos ; mais tous remplissent entièrement le cylindre protoplasmique axial et déterminent à leur niveau un léger renflement de la fibre, qui prend par suite une apparence moniliforme.

Sur les coupes transversales (1) d'un muscle quelconque du bras ou de la cuisse d'un fœtus humain de trois mois, faites après fixation par l'acide osmique et colorées par l'éosine hématoxylique, on voit aisé-

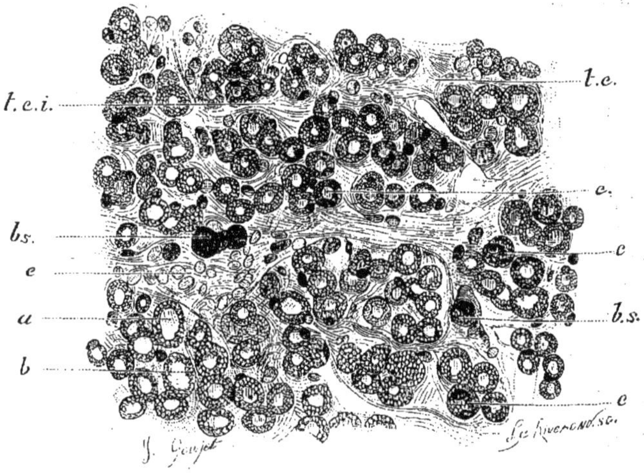

Fig. 270. — Coupe transversale du muscle biceps huméral d'un fœtus humain de 11 centimètres (3 mois). — Fixation par le liquide de Müller. Gomme, alcool, coloration par l'éosine hématoxylique. Conservation dans la glycérine additionnée de 1 p. 10 d'éosine hématoxylique (350 diamètres).

a, cylindre protoplasmique axial d'un faisceau primitif coupé en travers au niveau d'un point où le protoplasma ne renferme pas de noyaux ; — *b*, écorce de substance contractile entourant le cylindre protoplasmique axial ; — *c*, *c*, *c*, noyaux axiaux. Au bas et à droite de la figure, le noyau appartient à un faisceau primitif plus avancé dans son évolution et dont la substance contractile a déjà envahi une partie du cylindre protoplasmique.

tci, tissu conjonctif interfasciculaire ; — *tc*, tissu conjonctif muqueux intermédiaire aux enveloppes des faisceaux secondaires formées par le tissu conjonctif modelé ; — *bs*, *bs*, bourgeons des vaisseaux sanguins ; — *e*, cellules migratrices.

ment que la substance contractile forme, au pourtour de chaque faisceau primitif embryonnaire, un anneau parfait et entièrement continu sur tout son pourtour (fig. 270). Cet anneau est coloré en rouge vif,

(1) *Préparation.* — On fixe la masse musculaire en place, si elle n'est pas trop volumineuse, par les vapeurs osmiques, sinon, on emploie le liquide de Müller. Après l'action des vapeurs osmiques, on peut faire les coupes à main levée sans achever le durcissement ; la consistance est ordinairement suffisante. Après le liquide de Müller, le procédé le plus avantageux consiste dans la coloration en masse, après lavage exact à l'eau distillée, par le carmin aluné. On inclut ensuite dans la paraffine, on fait les coupes au microtome et on les monte comme les préparations en série.

tandis que le protoplasma axial est teint légèrement en rose et les noyaux en violet pur.

Si l'on a choisi, comme objet d'étude, une coupe transversale de l'un des deux petits muscles fasciculés qu'on trouve chez l'*Ammocœtes branchialis* de chaque côté du corps thyroïde, après fixation par l'acide osmique ou même simplement par le liquide de Müller, on reconnaît en outre que l'écorce contractile de chacun des faisceaux primitifs, qui ici sont très volumineux, est constituée dès l'origine par un simple rang annulaire de bâtonnets contractiles ou cylindres primitifs. Ils sont rangés les uns à côté des autres à la périphérie du protoplasma. Celui-ci renferme les noyaux, et un petit nombre de granulations graisseuses d'une finesse extrême. La coupe des cylindres primitifs se dessine comme la série des grains d'un collier fermé (fig. 271). Sur d'autres faisceaux primitifs plus avancés dans leur évolution, le rang de grains est double. Sur certains enfin, il y a trois ou quatre rangées concentriques. L'écorce musculaire s'accroît donc par formation successive de rangées annulaires.

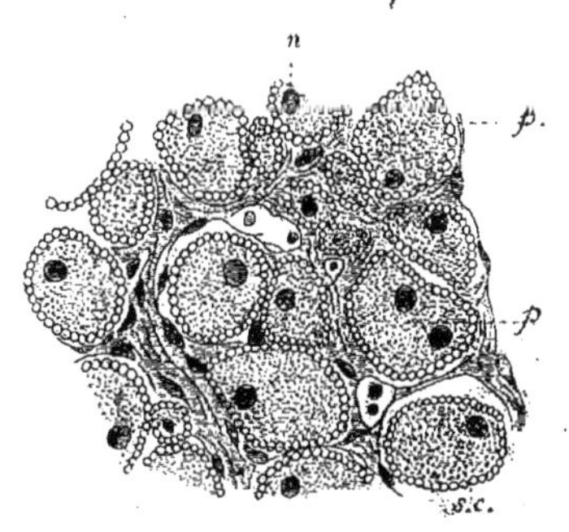

Fig. 271. — Coupe transversale du muscle adjacent au corps thyroïde de l'*Ammocœtes branchialis*. — Fixation par l'acide osmique ; coloration par l'éosine hématoxylique ; conservation dans la résine dammar après passage successif dans l'alcool éosiné, l'essence de girofles et l'essence de bergamote (350 diamètres).

pp, cylindre axial de protoplasma granuleux entouré d'une écorce contractile formée d'un seul rang annulaire et complet de cylindres primitifs. Ces cylindres primitifs coupés en travers apparaissent comme autant de petits cercles tous tangents entre eux ; — *n*, noyau musculaire. Ici les noyaux ne remplissent pas le cylindre protoplasmique axial.

La première rangée se différencie à la surface du protoplasma, qui à ce niveau devient homogène et prend les caractères d'un ciment dans les intervalles des cylindres primitifs, qu'il unit en cercle. La seconde assise s'édifie sur la ligne de contact du protoplasma granuleux et de la première rangée, et ainsi de suite. Dans ce mouvement, les noyaux restent centraux, même au sein des faisceaux primitifs renfermant deux ou trois rangées concentriques de cylindres de Leydig. Cette simple observation suffit pour trancher une opinion controversée. On sait que pour certains auteurs (Margó, Moritz, Calberla, Kunckel d'Herculais), chaque cylindre primitif ou bâtonnet de substance contractile aurait pour origine une cellule, qu'il représenterait histologiquement et dont le noyau deviendrait l'un des noyaux musculaires. Il ne peut en être ainsi, puisqu'on voit les noyaux demeurer absolument étrangers à la formation de la substance contractile, et rester en dehors et à distance d'elle au sein du protoplasma, tandis qu'elle s'édifie et semble se déposer, par un mécanisme analogue à celui de la cristallisation, sur l'extrême périphérie de ce dernier. Avec LÉON FRÉDÉRICQ et RANVIER, il faut donc admettre que la substance contractile est une édification du protoplasma des cellules musculo-formatives; et que ni les fibrilles élémentaires de cette substance, ni les cylindres de Leydig qui sont des groupes de fibrilles ou de faisceaux de fibrilles, n'ont d'équivalent cellulaire.

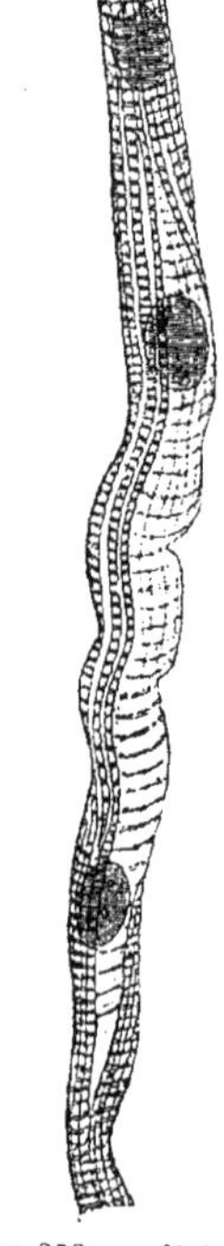

Fig. 272. — Faisceau musculaire primitif du biceps huméral d'un fœtus humain de 11 centimètres (3 mois). — Fixation par le liquide de Müller, coloration par l'éosine hématoxylique; conservation dans la glycérine mélangée de 1 p. 10 d'éosine hématoxylique. — Le cylindre creux s'est fendu suivant une génératrice, montrant les noyaux intérieurs et la division de l'écorce contractile en cylindres primitifs.

Dès le début de leur formation, les cylindres primitifs constituant par leur réunion l'écorce contractile des jeunes cellules musculaires, montrent leur striation transversale régulière, telle que constamment ensuite elle doit demeurer (fig. 272). Au fur et à mesure que les rangées concentriques de cylindres primitifs parallèles entre eux s'édifient au pourtour du cylindre protoplasmique central, celui-ci se trouve progressivement restreint dans ses dimensions. Je viens de dire que, dans les espaces séparant les cylindres primitifs les uns des autres, le protoplasma se condense et devient homogène, dépourvu de toute enclave, de granulations protéiques et graisseuses, et aussi de glycogène. Sur les préparations, fixées par l'acide osmique, du petit muscle voisin du corps thyroïde chez l'Ammocète, dont j'ai parlé plus haut, les coupes en travers montrent que le protoplasma central et granuleux est parfaitement continu avec le protoplasma hyalin condensé entre les bâtonnets ou cylindres primitifs de substance contractile. Mais la consistance est toute différente. Quand on a fixé le muscle par le liquide de Müller et qu'on en fait des coupes en série après inclusion dans la paraffine, le protoplasma central délicat qui renferme les noyaux a presque partout disparu; il s'est vacuolé en donnant des gouttes sarcodiques. Les noyaux, qui sont ici petits, entraînés par ce mouvement, n'occupent plus exactement le centre du cercle clair répondant à l'axe protoplasmique de la cellule. Au contraire, le protoplasma condensé entre les cylindres de substance contractile a été fixé sans déformation, et l'écorce musculaire garde sa forme exacte. En même temps donc qu'il édifie la substance contractile, le protoplasma des cellules musculaires subit un changement d'état dans les intervalles des éléments constitutifs de cette dernière, qu'il relie entre eux et dont il constitue le milieu nutritif et le lien d'union tout à la fois. C'est le *protoplasma intercontractile*.

Peu à peu, dans les muscles fasciculés ordinaires, l'axe protoplasmique central est envahi par la substance contractile, et enfin épuisé. Le faisceau primitif est dès lors devenu plein et a acquis sa constitution définitive. Mais tous les faisceaux primitifs n'obéissent pas à cette évolution. Chez un même animal, par exemple chez le *Petromyzon marinus*, on peut voir la majorité des muscles fasciculés se développer comme il vient d'être dit, tandis que d'autres se comportent d'une manière toute différente. C'est le cas des muscles moteurs du globe oculaire. Ces muscles sont à peu près complètement constitués, chez l'animal adulte, par des faisceaux primitifs comparables à ceux en voie de développement chez la larve. Ils sont formés, comme l'a reconnu Stieda, d'un axe central de protoplasma granuleux renfermant des noyaux, et d'une écorce musculaire consistant en une seule rangée de cylindres primitifs disposés en anneau. Mais de cet anneau cortical partent des rubans de substance contractile, qui cloisonnent plus ou moins complètement le protoplasma granuleux central. Cette disposition est encore plus accusée dans les faisceaux primitifs des muscles de la nageoire dorsale de l'Hippocampe. Alex. Rollett a en effet montré (1) que non seulement le protoplasma y forme autour de la substance contractile, sous le sarcolemme, l'anneau complet décrit par Ranvier (2), mais encore que cette substance est formée de rubans diversement contournés, plongés au sein d'un protoplasma granuleux semé de noyaux. Ces faits sont surtout intéressants parce qu'ils ont une portée physiologique. Comme de tels muscles vivent et fonctionnent régulièrement, ils constituent pour ainsi dire des schémas éclairant d'une vive lumière le rôle du protoplasma à l'égard de la substance contractile, et démontrant qu'il en est le véritable milieu formatif, évolutif et nutritif à la fois.

Dans les coupes longitudinales ou transversales des muscles d'un embryon humain de trois mois, on peut constater que déjà, entre les faisceaux primitifs encore tubulaires, il existe du tissu conjonctif et des vaisseaux. Ces derniers sont en cours de végétation active, et l'on voit leurs pointes d'accroissement, souvent épaisses, granuleuses et semblables à des cellules à noyaux multiples, prendre place dans les intervalles des faisceaux primitifs. Mais pour savoir dans quel ordre a lieu la pénétration respective des vaisseaux et du tissu conjonctif dans la masse musculaire, il faut revenir au muscle dont j'ai déjà étudié le déve-

(1) Alex. Rollett. Ueber die Flossenmuskeln des Seepferdchens (*Hippocampus antiquorum*), und über Muskelstructur im Allgemeinen (*Archiv. für mikroscopische Anat.*, t. XXXII, p. 232-265).

(2) Ranvier. Note sur les muscles de la nageoire dorsale de l'Hippocampe. (*Arch. de physiologie*, 1874.)

loppement chez l'Ammocète, et qui est disposé de chaque côté du corps thyroïde (fig. 273). Ce petit muscle, composé à un certain niveau de deux faisceaux secondaires réunis dans une gaîne commune où ils glissent, fonctionne à l'état embryonnaire et son développement est très lent.

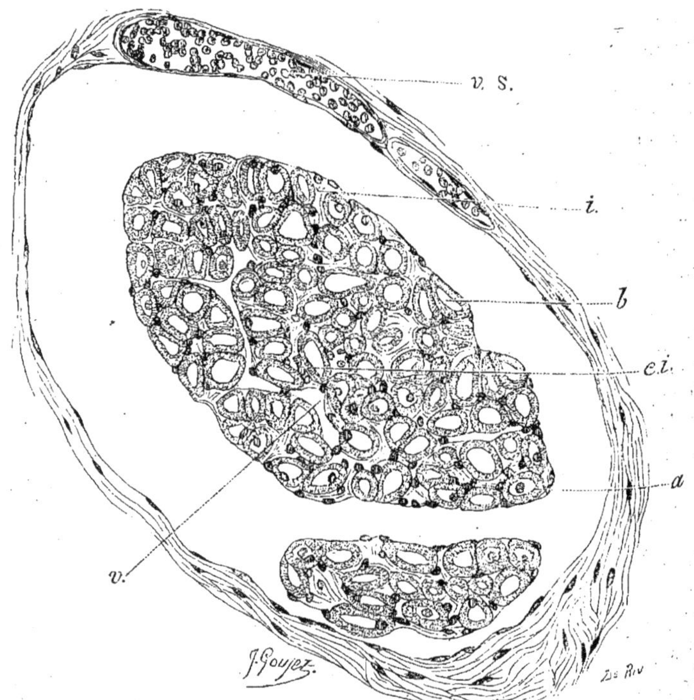

Fig. 273. — Coupe transversale du muscle voisin du corps thyroïde de l'*Ammocœtes branchialis* et de sa gaîne de glissement. — Fixation par le liquide de Müller; coloration par le carmin aluné; inclusion dans la paraffine, coupes en série (150 diamètres).

a, faisceau primitif coupé en travers, écorce contractile marginale ; — *b*, un autre de ces faisceaux, protoplasma axial ; — *v*, vaisseaux capillaires sanguins occupant seuls les espaces interfasciculaires ; — *ci*, noyaux de la paroi de ces capillaires en voie de multiplication ; — *vs*, vaisseau sanguin de la gaîne de glissement.

i, gaîne mince, endothéliforme, du tissu conjonctif périmusculaire, formant en ce point un feston qui tend à pénétrer dans l'intérieur du petit muscle, pour former le tissu conjonctif intrafasciculaire en prenant place secondairement dans les espaces interfasciculaires déjà occupés par les capillaires sanguins.

Les stades évolutifs s'y fixent pour ainsi dire. Or, on peut aisément reconnaître que dans l'épaisseur du muscle, *entre les faisceaux primitifs il n'y a absolument que des vaisseaux*. Ceux-ci occupent tous les intervalles des fibres et ce sont des vaisseaux capillaires, provenant d'une petite artère et se jetant dans une veinule très large occupant l'intérieur du muscle. Le tissu conjonctif n'est représenté qu'à la périphérie du faisceau secondaire, par une mince membrane revêtue d'une rangée de cellules plates endothéliformes, membrane d'où partent des coins rentrants très courts dans lesquels il faut vraisemblablement voir l'origine du tissu conjonctif intra-fasciculaire. Il est donc probable que, dans la constitution des muscles fasciculés, les vaisseaux sanguins prennent le pas sur le tissu conjonctif lâche, et pénètrent les premiers dans les intervalles des faisceaux primitifs.

La dernière étape du développement de ces derniers est l'apparition du sarcolemme à leur entour. Mais cette formation peut manquer indéfiniment, comme c'est le cas dans les muscles fasciculés des cyclostomes. Les noyaux musculaires restent alors intérieurs. Ils n'ont plus une situation axiale exacte, mais sont disséminés irrégulièrement dans l'épaisseur du faisceau primitif et prennent les empreintes des cylindres primitifs qui les avoisinent. Cette même disposition est aussi réalisée chez la Grenouille, bien qu'il existe un sarcolemne à la périphérie des faisceaux. Dans les muscles rouges, on voit comme je l'ai dit plus haut des noyaux intérieurs et des noyaux marginaux, c'est-à-dire placés sous le sarcolemme. Les faisceaux primitifs des muscles blancs et de tous les muscles de l'Homme, du Chien, du Mouton, etc., n'ont que des noyaux marginaux. Il y a donc eu dans ce cas, par les progrès de la croissance, une sorte de mobilisation des noyaux, primitivement axiaux, vers la périphérie des faisceaux primitifs ; mais le procédé exact suivant lequel elle s'effectue n'a pas encore été élucidé d'une manière satisfaisante (1).

(1) Ranvier (*Leçons sur le système musculaire*, p. 280) fait à ce sujet une hypothèse. Il suppose que le dépôt progressif de cylindres primitifs comprime les noyaux et les fait filer dans les fentes du protoplasma, de façon à les expulser sous le sarcolemme et à donner le maximum d'étendue à la substance contractile. Dans cette manière de voir, le muscle serait d'autant plus parfait comme agent de contractilité du mode brusque, qu'il se serait davantage débarrassé de ses noyaux en les reportant sur la marge des faisceaux. A l'appui de cette manière de voir, vient ce fait que les muscles rouges, dont la contraction est lente à s'établir, sont composés de faisceaux primitifs à noyaux intérieurs ; tandis que les muscles blancs, dont la contraction est brusque et très puissante, ont des noyaux marginaux. Mais ce que j'ai dit plus haut au sujet de la consistance si différente du protoplasma central, renfermant initialement les noyaux, et du protoplasma condensé dans les intervalles des cylindres primitifs de la substance contractile, dans les faisceaux primitifs en cours de développement, ne milite pas en faveur de l'hypothèse de Ranvier. Il est clair que le glissement d'un corps est arrêté par son arrivée aux confins d'un milieu plus homogène et plus résistant. Ce point d'histogenèse appelle donc de nouvelles recherches, et d'autant plus qu'il est difficile de faire intervenir, dans des phénomènes de développement réguliers et constants, les actions mécaniques pures, qui sont toujours jusqu'à un certain point contingentes et en tous cas irrégulières. Il faut aussi bien remarquer que, tandis qu'un faisceau musculaire s'accroît, ses noyaux continuent à se multiplier sur certains points, tandis que sur d'autres ils s'atrophient et disparaissent. Ceci, joint au grand changement opéré en vertu d'un dépôt incessant de substance contractile qui cesse à un certain stade de s'effectuer exactement par couches concentriques, peut en thèse générale expliquer le rejet des noyaux sur la marge, ou leur maintien dans l'intérieur du faisceau. Il y aurait également lieu de voir si les muscles à noyaux marginaux se développent histogénétiquement tout à fait à la manière des muscles à noyaux intérieurs. Jusqu'ici, une telle étude différentielle n'a pas été faite, à ma connaissance du moins.

§ 3. — MODE INTIME DE NUTRITION DES MUSCLES STRIÉS.

Substance contractile et protoplasma intercontractile. — Dans un faisceau primitif de muscle strié, la substance contractile formée de fibrilles réunies en fascicules, lesquels constituent eux-mêmes par leur réunion les cylindres primitifs de Leydig, est tout entière plongée au sein du protoplasma de la cellule musculaire. Ce protoplasma, dans l'état de complet développement du faisceau primitif, est devenu homogène, dépourvu de granulations, tenace comme un ciment dont il

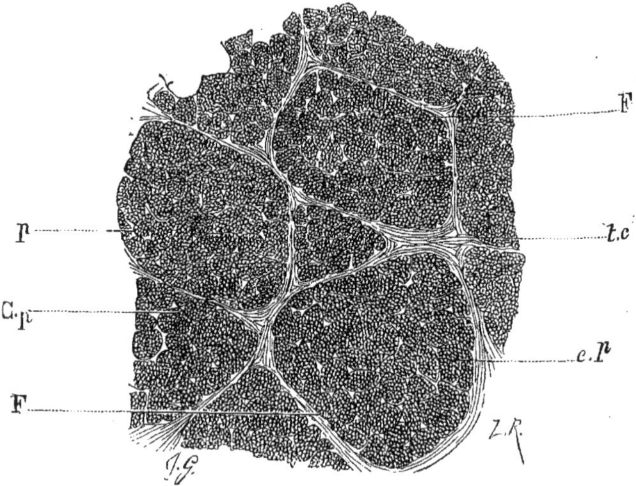

Fig. 274. — Coupe transversale très mince d'un muscle blanc du Lapin pour montrer les *champs de Cohnheim* et la distribution du protoplasma au sein du faisceau primitif. — Coloration forte par le violet de méthyle; décoloration progressive sous la lamelle par la glycérine salée; conservation dans ce même liquide additionnel.

F, F, faisceaux primitifs coupés en travers; — *tc*, travées du tissu conjonctif qui les unissent et les séparent; — *Cp*, cylindres primitifs de Leydig, séparés par des espaces occupés par le protoplasma hyalin et incolore; — *p*, espaces protoplasmiques et confluents protoplasmiques de figure stellaire; — *cp*, cercles minuscules répondant à la section en travers des faisceaux fibrillaires (400 diamètres).

joue le rôle par rapport aux cylindres primitifs entre lesquels il se répand. Il répond, dans les coupes en travers des faisceaux primitifs, au réseau de lignes claires et brillantes séparant les coupes transversales ou *champs* de section des cylindres primitifs de substance contractile. Entre ces cylindres primitifs et du centre à la surface, le protoplasma condensé intercepte en coupe optique un réseau de mailles, et en réalité un système de cloisons continues entre elles dans toute l'étendue de la substance contractile (fig. 274). A la surface, ce même protoplasma s'étend comme un vernis, de manière à déterminer la configuration de la fibre musculaire sur sa périphérie. En effet, les faisceaux primitifs des muscles des cyclostomes, qui n'ont point de sarcolemme, ont une individualité pourtant parfaite et peuvent être isolés sans vulnération par une dissociation ménagée. Le protoplasma condensé, *intercontractile*, c'est-à-dire interposé aux éléments de la substance striée qui sont les instruments directs de la contractilité, est donc bien le véritable milieu propre et ambiant de la substance musculaire divisible en fibrilles striées en travers.

Le protoplasma intercontractile constitue le chemin colloïde que suivent, dans le double mouvement d'assimilation et de désassimilation, les cristalloïdes qui doivent aborder la substance musculaire striée et ceux qu'elle rejette comme des *excreta*. Ce protoplasma condensé, hyalin et tenace, se gonfle en effet par l'eau comme on peut s'en assurer par une expérience très simple.

Si l'on pratique des coupes en travers très minces d'un muscle congelé (1), puis qu'on les charge avec précaution sur la lame de verre, on voit les champs de section des cylindres primitifs, très réguliers, séparés par les traînées brillantes de protoplasma intercontractile : c'est la figure classique des *champs de Cohnheim*. Si maintenant on abandonne une telle coupe pendant plusieurs jours dans la chambre humide, au sein d'une goutte d'eau sans la recouvrir d'une lamelle, on reconnaît que les traits du réseau intercontractile se sont gonflés, élargis, et qu'en se gonflant ils ont fait chavirer les cylindres primitifs, qui ne se montrent plus de front, mais obliquement. En même temps, la coupe a cessé d'être plane et a légèrement voilé en s'incurvant sur une de ses faces. L'eau et les cristalloïdes analogues pénètrent donc le protoplasma et le gonflent, comme ils le font d'un milieu colloïde (2).

Le protoplasma intercontractile est l'intermédiaire obligé entre la substance musculaire striée et le sang et la lymphe, qui n'abordent jamais directement le faisceau primitif dans la majorité des muscles, où le sarcolemme existe au pourtour des faisceaux. De même, les cellules lymphatiques ne pénètrent jamais un faisceau primitif de muscle.

(1) On fend un court cylindre de moelle de sureau à la scie d'horloger, et, à l'aide du manche d'une aiguille à dissocier, on refoule un peu la moelle dans l'axe du cylindre et sur ses deux moitiés, de façon à pouvoir loger exactement un muscle couturier de Grenouille, qu'on détache avec précaution, et qu'on dispose dans la petite gouttière. Après quoi on rejoint les deux moitiés du cylindre de moelle, on les tient jointes en les perçant de part en part avec deux longues épingles à insecte, sans traverser le muscle. Puis on tend les deux chefs du muscle aux deux bouts du cylindre de moelle de sureau, et on les y fixe avec des épingles. On lance alors un jet de chlorure de méthyle ou même d'éthyle sur la moelle de sureau. Bientôt le muscle est congelé sans avoir été touché par le liquide réfrigérant, et on peut en faire des coupes minces avec un rasoir refroidi.

(2) Sur les muscles séparés de l'organisme et maintenus longtemps dans des conditions parfaitement aseptiques, l'eau de composition, *l'eau protoplasmique* comme l'appellent Arm. Gautier et Landi, ne disparaît pas comme il arrive quand le muscle subit des modifications sous l'influence des ferments bactériens. C'est donc bien là une eau de constitution, fixe tant dans le protoplasma intercontractile que dans le ciment interfibrillaire, les bandes claires, etc. (Voy. *C. R. de l'Acad. des Sciences*, 7 juin 1892.)

Cependant, les échanges nutritifs sont intenses et rapides au sein du faisceau, puisque le sang artériel, qui traversait un muscle au repos presque sans changer de couleur, en sort noir et veineux immédiatement après que ce muscle vient de se contracter. La mise en jeu de la contractilité dans un muscle strié réduit donc instantanément, pour ainsi dire, l'hémoglobine oxygénée du sang de ses vaisseaux capillaires.

Hémoglobine musculaire. — L'oxygène est alors soustrait à l'hémoglobine du sang artériel au profit de l'hémoglobine du muscle. La coloration rouge ou rosée des muscles, tels que ceux de l'Homme, des mammifères et des oiseaux, n'est pas due en effet au sang des vaisseaux sanguins qui le traversent. BICHAT avait déjà reconnu que le sang « colore le tissu musculaire, mais non, comme il le semble d'abord, en circulant dans ce tissu. La portion circulante ou libre n'y concourt que peu. C'est la portion combinée avec le tissu musculaire, celle qui concourt à sa nutrition, qui lui donne sa couleur (1). » De nos jours KÜHNE démontra d'abord qu'un muscle, dont le sang a été entièrement expulsé au moyen d'un lavage de ses vaisseaux par une solution faible de chlorure de sodium qui ne dissout pas l'hémoglobine, conserve encore jusqu'à un certain point sa coloration alors que sa masse entière ne renferme plus un seul globule rouge. Le produit filtré de la macération de ce muscle haché en morceaux dans l'eau distillée, examiné au spectroscope, donne cependant la double bande caractéristique de l'hémoglobine oxygénée. L'addition d'un corps réducteur, tel que le sulfhydrate d'ammoniaque, fait ensuite apparaître la bande unique de l'hémoglobine réduite. Enfin, si l'on agite la solution d'hémoglobine musculaire réduite avec l'air dans un tube d'essai, on voit reparaître la double bande de l'hémoglobine oxygénée (2). La substance propre du faisceau primitif renferme donc de l'hémoglobine comparable à celle du sang circulant; seulement, KÜHNE n'a pu l'obtenir à l'état cristallin sinon sous forme d'un de ses dérivés, l'*hémine* ou chlorhydrate d'hématine (3).

RANVIER, en examinant au spectroscope des faisceaux primitifs de muscles du Bœuf pris sur l'animal qu'on vient de sacrifier, c'est-à-dire vivants encore et simplement dissociés dans leur propre plasma sur la lame de verre, a constaté l'existence de la double bande de l'hémoglobine oxygénée. Au bout de quelques minutes, la préparation bordée à la paraffine, examinée de nouveau, ne donne plus que la bande unique de l'hémoglobine réduite dans les portions où les faisceaux primitifs dissociés sont éloignés des bulles d'air que le montage à sec a

(1) X. BICHAT. *Anatomie générale*, édition Maingault, p. 327.

(2) RANVIER, *Leçons sur le système musculaire*, p. 146.

(3) On chauffe le liquide de macération musculaire avec du sel marin, puis on le traite par l'acide acétique glacial (cristallisable). On obtient ainsi des cristaux losangiques et noirs d'hémine, caractéristiques de la présence d'une des variétés de l'hémoglobine dans le liquide ainsi traité.

inévitablement laissé s'engager entre la lame de verre et la lamelle. Au voisinage de ces bulles, au contraire, les faisceaux musculaires donnent pendant un certain temps, c'est-à-dire jusqu'à ce que l'oxygène des bulles d'air incluses ait été épuisé, la double raie de l'hémoglobine oxygénée. La substance musculaire respire donc; elle prend l'oxygène

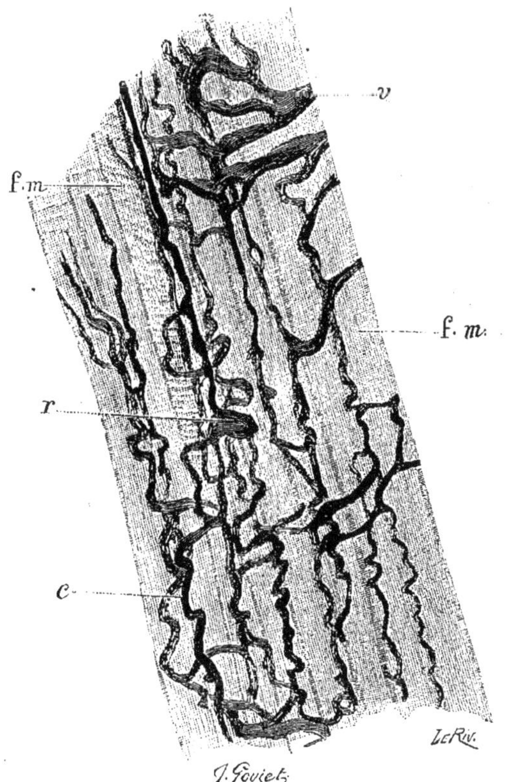

Fig. 275. — Vaisseaux sanguins d'un muscle rouge du Lapin, injectés par une masse à la gélatine et au carmin. — Conservation dans le baume du Canada (faible grossissement).

f, m, faisceaux musculaires primitifs; — *c*, capillaires interfasciculaires hélicins; — *r*, petits réservoirs ampullaires disposés sur le trajet des capillaires; — *v*, veinule.

ambiant pour le fixer sur son hémoglobine de constitution. La contraction musculaire réduit cette hémoglobine, et, pour la réoxygéner, le muscle soustrait l'oxygène du sang des vaisseaux qui le parcourent et transforme ce sang en sang veineux après chacune de ses contractions en masse. Comme, pendant la contraction d'un muscle ordinaire, les veines sont effacées mécaniquement de façon à interrompre momentanément la circulation sanguine, la contraction ne peut être durable puisque dès le début elle a dépensé la réserve d'oxygène fixée sur l'hémoglobine musculaire des faisceaux primitifs. Elle est donc brusque et de courte durée. Dans les muscles rouges, au contraire, la présence des petits réservoirs sanguins, disposés sur les capillaires et à l'origine des veinules (fig. 275), constitue une réserve de sang inclus dans la masse musculaire, qui dès lors peut devenir le siège d'une contraction plus durable et soutenue pendant un certain temps (1).

Plasma musculaire. — On sait qu'à l'état vivant, les faisceaux primitifs sont d'une transparence parfaite, souples et ductiles comme s'ils étaient formés d'une substance semi-liquide. Ils doivent ces propriétés au *plasma musculaire* ou suc propre des muscles, distingué pour la première fois par Liebig, et plus complètement étudié depuis par Kühne.

Le plasma, ou portion liquide des muscles, se coagule à une température relativement peu élevée (+ 45° environ). Sa coagulation rend alors la fibre musculaire légèrement opaque et en même temps rigide. La cellule musculaire est morte, et dans un état tout à fait comparable à celui qu'elle acquiert spontanément sur le cadavre après un temps plus ou moins long, variable chez les diverses espèces animales. C'est la rigidité cadavérique. Chez certains animaux à sang froid, tels que la Grenouille, la coagulation du plasma musculaire peut s'opérer sous l'influence d'un froid intense (— 6° ou — 7°), et de telle façon que le muscle devient dur, rigide et solide, sans que pour cela la cellule musculaire ait été frappée de mort. Le muscle dégelé, puis excité, donne en effet des contractions. Cette circonstance a permis à Kühne d'extraire à la presse, sur des muscles de Grenouille congelés, puis divisés en tranches minces, le plasma musculaire en réalité vivant, puisqu'il appartient à des faisceaux musculaires qui, dégelés, seraient capables encore de se contracter. Ce plasma vivant s'écoule des muscles sous forme d'un liquide légèrement gommeux, filtré à 0°, et abandonné ensuite à lui-même ne tarde pas à se coaguler à peu près comme le plasma sanguin. Il se divise alors en un caillot, formé de fibrine musculaire ou *myosine* (Kühne), et en un *sérum musculaire* qui demeure liquide à la température ordinaire et qui donne, comme le sérum sanguin, les réactions générales des albumines.

La myosine est très peu différente de la fibrine; seulement, elle ne prend jamais l'aspect fibrillaire. Elle est insoluble dans l'eau distillée,

(1) On comprend par ce qui précède l'influence énorme de l'ictère sur le système musculaire. Les acides biliaires étant des poisons très actifs de l'hémoglobine, celle des muscles est nécessairement attaquée dans de certaines proportions chez les sujets ictériques. D'où la faiblesse musculaire énorme et, du côté du cœur, des phénomènes d'asthénie temporaire qui se traduisent assez fréquemment par un souffle systolique médiocardiaque, lequel indique une faiblesse relative des muscles papillaires tenseurs des valvules, et qui a été décrit il y a déjà nombre d'années par Clément et Gangolphe.

soluble dans l'eau chargée de 10 p. 100 de chlorure de sodium. Les acides étendus la transforment en *syntonine*, insoluble dans les solutions de sel marin.

Le sérum musculaire, neutre à 0°, devient acide au fur et à mesure que la température s'accroît (1). Il renferme d'après Kühne deux albumines. L'une, coagulable à + 70°, est comparable à celle du sérum du sang; l'autre, coagulable dès + 45°, rend, par sa présence au sein du plasma musculaire, très bien compte de la sensibilité des muscles striés aux températures élevées. C'est sa solidification qui tue la fibre au voisinage de + 45°. Non seulement donc, chez les vertébrés supérieurs, les hautes températures fébriles sont dangereuses parce qu'elles agissent sur les globules rouges du sang et qu'elles arrêtent les mouvements amiboïdes des globules blancs, mais encore parce qu'elles font courir aux muscles striés le danger de mort immédiate. Plongés brusquement dans la solution physiologique de sel marin à + 45°, les muscles du Lapin prennent un état particulier que j'ai appelé l'*état moiré*. Ils deviennent rigides, et, quand on en opère la dissociation, on voit que leur striation transversale forme des bandes irrégulières en zigzag, dont l'ensemble rappelle assez la moire d'un ruban. En même temps, toute la fibre musculaire, de transparente qu'elle était, est devenue légèrement opaque, semée d'une innombrable quantité de granulations d'une excessive petitesse, dues à la coagulation de l'albuminoïde solidifiable à + 45°. Sur les sujets morts à la suite d'états hyperpyrétiques avec une température rectale au voisinage ou au-dessus de 42°, j'ai fréquemment retrouvé l'état moiré sur de nombreux faisceaux primitifs des grands muscles (biceps, grand pectoral, muscles abdominaux).

Outre les albumines précitées, albumines solubles ou myoalbumines, le sérum musculaire renferme encore une série de matières protéiques; puis de la créatine, de la créatinine, de l'hypoxanthine, de l'urée et de l'inosite, etc. Les cendres contiennent une certaine proportion de sels de potasse. Enfin, la substance musculaire renferme du glycose, et Ranvier a pu déceler l'existence du glycogène dans le suc musculaire exprimé par les faisceaux primitifs des muscles de Grenouille détachés de leur tendon et rétractés dans leur gaîne de sarcolemme par l'immersion de l'animal vivant dans l'eau chauffée à + 55°. Si on ajoute

(1) La viande fraîche, refroidie à 0°, immédiatement après avoir été retranchée de l'animal, est absolument neutre. Conservée pendant quatre-vingt-treize jours de + 2° à + 25°, elle est arrivée, dans les expériences de Gautier et Landi, à saturer pour 100 grammes, 0 gr. 112 de soude. Elle a saturé 0 gr. 527 de soude après un séjour de onze jours à l'étuve de 38° à 49°. L'acidité se produit donc et augmente dans le muscle à mesure que croît la température, sans dépasser les limites de celle qui est propre à l'animal. Elle n'est pas due, comme nous le dirons plus loin, à la production croissante de l'acide sarcolactique; car, à la fin des expériences, Gautier et Landi n'ont pas trouvé plus de 0 gr. 001 d'acide lactique libre ou combiné dans les muscles qui saturaient les quantités relativement considérables de soude précitées. (Gautier et Landi. *C. R. de l'Académie des Sciences*, 7 juin 1892.)

à une préparation de tels faisceaux musculaires dissociés une goutte de sérum fortement iodé, on voit le suc musculaire, coagulé entre la cupule tendineuse et l'extrémité du faisceau rétracté, prendre la coloration brun acajou caractéristique de la substance glycogène (1).

Rigidité cadavérique. — Très peu de temps après la mort, chez les animaux à sang chaud, et au bout d'un temps beaucoup plus long, surtout si la température est basse, chez les animaux à sang froid, les masses musculaires, de souples qu'elles étaient, deviennent rigides. C'est le phénomène de la raideur ou rigidité cadavérique. Si l'on dissocie les faisceaux primitifs d'un tel muscle rigide, on reconnaît qu'ils ne sont plus souples et qu'ils sont devenus légèrement opaques. Ce nouvel état est la conséquence de la coagulation spontanée du plasma musculaire, et du passage à l'état solide de la myosine du faisceau primitif. Mais au bout de quelques heures l'opacité disparaît, et avec elle, la rigidité. Cela tient à ce que la substance des muscles, neutre à l'état vivant, devient d'abord légèrement, puis de plus en plus acide après la mort, exactement comme le fait le plasma musculaire extrait par la méthode de Kühne, et ensuite abandonné à lui-même.

Les acides faibles mis en liberté redissolvent alors la myosine, et en même temps, rendent aux faisceaux primitifs leur souplesse et leur transparence.

Cette acidification est certainement, non pas le résultat d'une série de dédoublements *post-mortem*, mais bien une fonction même de la cellule musculaire, laquelle continue de vivre pendant longtemps encore en tant qu'élément anatomique après la mort générale de l'organisme. On en a la preuve par une expérience très simple (2). Sur une Grenouille vivante, on lave exactement les vaisseaux d'un membre en y faisant passer une injection de sérum artificiel de Malassez. Le muscle lavé donne au papier de tournesol une réaction absolument neutre. Si maintenant on l'excite par l'électricité d'une façon prolongée, de manière à déterminer expérimentalement en lui les phénomènes bien connus de la fatigue musculaire, et qu'on réitère l'épreuve au papier de tournesol, on trouve le muscle nettement acide. Généralement jusqu'ici, on avait attribué l'acidité survenue dans ces conditions à la production et à l'accumulation dans la fibre musculaire d'un acide particulier, l'*acide sarcolactique*, dont, soit après la mort générale, soit quand se produit la fatigue, elle ne peut se débarrasser au fur et à mesure de sa production. En effet, dans le premier cas, après la mort, la circulation qui enlève les produits excrémentitiels du muscle n'existe plus; dans le second cas, celui de la fatigue, les contractions se succèdent à intervalles trop brefs pour que l'écoulement de ces mêmes produits soit suffisamment complet. Dans les deux cas ils s'accumulent donc dans le muscle.

(1) Ranvier. Leçons sur le système musculaire, p. 152.
(2) Ranvier. *Ibidem*, p. 154.

Tout récemment, ARM. GAUTIER et L. LANDI (1) ont démontré que l'acidification progressive des muscles, séparés de l'organisme et maintenus dans des conditions aseptiques, est un phénomène complexe résultant en effet de ce que la cellule continue à exercer dans ces conditions une série de fonctions d'ordre vital aboutissant au dédoublement des lécithines et du protagon de la substance musculaire en névrine, acide phosphorique et phosphoglycérique, et en acides gras. D'autre part, sous l'influence de ses ferments propres, la cellule musculaire forme aux dépens de ses albuminoïdes constitutifs une certaine quantité de peptones acides et un peu de nucléine qui l'est également. L'acide sarcolactique intervient donc ici d'une manière en somme négligeable.

En même temps, et toujours en vertu de ce fait même que la cellule musculaire agit comme un ferment, elle excrète, entre + 20° et + 35°, sous forme d'un liquide épais qui exsude des faisceaux primitifs, deux substances qu'on ne rencontrait pas dans le muscle vivant (c'est-à-dire se dépurant à chaque instant de ses sécrétions intérieures), la *caséine du lait* et la *nucléo-albumine*. Du même pas, les albuminoïdes solubles diminuent progressivement, tandis que la teneur en alcaloïdes toxiques et basiques, les *leucomaïnes*, identiques d'ailleurs à celles existant dans le muscle pendant la vie, augmente en des proportions considérables.

Tous ces faits ont une énorme portée. Ils jettent un jour nouveau sur le rôle que joue la musculature du corps dans une série de phénomènes étrangers en somme à ceux du mouvement, dont les muscles semblaient jusqu'ici les instruments exclusifs. Ils nous font envisager la cellule musculaire striée comme un élément anatomique dont le protoplasma, en apparence réduit au rôle de ciment intercontractile et de voie de progression des cristalloïdes diffusibles, a conservé comme ferment une activité considérable. Dans la cellule musculaire, pendant la vie normale, on ne voit en apparence que le mouvement, qui prime les autres opérations intérieures par son intensité et son éclat. La production des acides, des peptones, des toxines incessamment formés, passe inaperçue grâce à l'incessante dépuration exercée par les vaisseaux. J'ai montré plus haut qu'une contraction brusque et extrêmement énergique d'un faisceau musculaire arrive même à exprimer visiblement une portion du suc musculaire : source sans doute importante d'issue des matériaux de déssasimilation. Mais, si le surmenage musculaire fait monter la proportion de ces mêmes matériaux, si les oxydations sont enrayées, si la circulation ou la respiration languissent, les substances toxiques s'accumuleront dans les faisceaux primitifs. Elles rendront la

(1) ARM. GAUTIER et L. LANDI. *Sur les produits de la vie résiduelle des tissus, en particulier du tissu musculaire séparé de l'être vivant.* (C. Rendus de l'Acad. des Sciences, 7 juin 1892.)

chair musculaire toxique si elle est destinée à l'alimentation (chair des animaux surmenés ou fiévreux). Elles en feront, sur le sujet vecteur, une source d'auto-intoxications.

Lésions élémentaires des cellules musculaires striées. — Nous venons de voir que non seulement le protoplasma musculaire constitue le milieu propre et trophique de la substance contractile, mais encore qu'il possède toutes les propriétés des ferments vivants. Il est donc pour la cellule musculaire en général, et pour la substance contractile en particulier, l'agent indispensable et aussi l'intermédiaire obligé de toutes les opérations organiques qui s'effectuent au sein du faisceau primitif. En premier lieu, il préside au maintien et à l'entretien de la substance contractile striée en travers.

La preuve en est donnée par ce qui se passe dans la *myosite parenchymateuse*, dont la myosite saturnine peut fournir le type (1). Sous l'influence de l'incitation formative suscitée par l'intoxication plombique, le protoplasma entourant les noyaux revient à l'état d'activité et les noyaux eux-mêmes se divisent. Peu à peu, le retour à l'état granuleux gagne du protoplasma circumnucléaire au protoplasma intercontractile. Des masses nombreuses de protoplasma actif apparaissent par suite en une série de points de la continuité du faisceau primitif, sous le sarcolemme. Chaque masse protoplasmique granuleuse mord sur la substance contractile, qui à ce niveau est détruite par érosion, et en définitive sectionnée par blocs, puis dévorée par le protoplasma. En définitive, quand le mouvement destructif est achevé, le faisceau primitif n'est plus représenté que par un cylindre de protoplasma semé de noyaux, contenu dans le sarcolemme, et renfermant quelques débris de la substance contractile morcelée, ou des granulations jaunes ou pigmentaires résultant de sa destruction, et qui doivent leur coloration à l'hémoglobine musculaire, transformée en pigment jaune et brun par l'action digestive du protoplasma. La myosite parenchymateuse et destructive, tout à fait comparable à la névrite dégénérative du segment périphérique des cordons nerveux coupés en travers, ramène donc la cellule musculaire à un état très comparable à celui qu'elle affectait à l'origine du développement, quand elle n'était autre chose qu'un myoblaste, une cellule à noyaux multiples au sein de laquelle la substance contractile faisait encore complètement défaut.

Lorsque le processus réactionnel de la cellule musculaire à l'encontre de l'agent pathogène demeure modéré, on est en présence de la *myosite subaiguë*. Celle-ci ramène purement et simplement le faisceau musculaire à l'état où il était vers le troisième mois de la vie intra-utérine. Au centre du faisceau primitif, on voit reparaître un cylindre axial de protoplasma

(1) Debove et Renaut, *Note sur les lésions des faisceaux primitifs des muscles volontaires dans l'atrophie musculaire progressive et dans la paralysie saturnine* (Progrès médical, n° 9, 1876).

semé de noyaux. La substance contractile, détruite concentriquement et avec ménagement, n'existe plus qu'à la périphérie du protoplasma, sous forme annulaire, comme dans le faisceau primitif à la période fœtale. C'est surtout dans le myocarde, au niveau des plans de fibres adjacents aux séreuses légèrement et chroniquement enflammées, qu'on observe la myosite subaiguë de cette forme. Sa réalisation est ici plus facile, à cause de l'existence permanente d'un cylindre axial de protoplasma renfermant un ou deux noyaux; mais j'ai pu également l'observer dans les muscles fasciculés.

Enfin, dans l'*atrophie musculaire*, tout aussi bien dans les cas où elle est produite sous l'influence de lésions du système nerveux central (comme dans l'atrophie musculaire progressive), que dans ceux où elle est le simple résultat de l'inaction des masses musculaires (ainsi qu'il arrive dans un membre fracturé et longtemps immobilisé), le faisceau primitif n'éprouve aucun autre changement que la diminution de son volume. La fibre musculaire conserve son sarcolemme, ses noyaux. La lésion consiste dans la résorption graduelle, lente et continue jusqu'à disparition totale, des cylindres primitifs de Leydig, qui se détruisent un à un pour ainsi dire moléculairement.

Ainsi, la végétation tumultueuse du protoplasma morcelle et détruit la substance contractile. La réapparition du protoplasma granuleux au centre de la fibre s'accompagne d'une destruction de la substance contractile s'opérant d'une manière régulière, du centre à la périphérie, de façon à ramener le faisceau primitif à l'état fœtal. Au contraire, les mutations restent lentes et se bornent à des variations insensibles de la substance contractile, toutes les fois que le protoplasma de la cellule musculaire ne revient pas à l'état actif et granuleux, et que les noyaux ne se multiplient pas dans son sein. Dans l'*hypertrophie fonctionnelle* des muscles, tout aussi bien que dans les *atrophies musculaires* soit myopathiques soit d'origine nerveuse, le protoplasma intercontractile ne redevient jamais granuleux. Les variations survenues dans la quantité de la substance contractile sont alors le résultat de simples variations de nutrition. Le protoplasma intercontractile est le véritable *milieu trophique* de la substance contractile striée en travers. Dès qu'elle s'édifie, il a revêtu dans les intervalles des cylindres primitifs sa constitution hyaline, typique et parfaite.

La *surcharge graisseuse du protoplasma* constitue un phénomène tout à fait particulier qui a été confondu à tort avec l'inflammation proprement dite du tissu musculaire, surtout dans le myocarde où on la considère comme fréquente depuis les travaux de Stokes. Les faisceaux musculaires renferment à l'état normal une certaine proportion de graisses de constitution. Ce sont tout d'abord des graisses phosphorées, lécithine et protagon, que par son action propre et en agissant comme ferment, la cellule musculaire tend incessamment à transformer en graisses neutres et en acides gras volatils, butyrique et acétique. Une certaine proportion des acides engendrés par le tissu musculaire retranché de l'organisme et abandonné à lui-même prennent là leur origine (Gautier et Landi). Chez la Grenouille d'hiver, tandis que le mouvement vital est réduit et que la circulation languit, on voit des granulations de graisse neutre très nombreuses remplir les intervalles des cylindres primitifs (1). Les muscles du Chien bien portant renferment aussi très souvent des granulations graisseuses. Les cellules musculaires du cœur de l'Homme et des mammifères sont presque toujours dans le même cas. Mais il faut se garder de prendre pour des granulations graisseuses les *grains pigmentaires*, arrondis ou anguleux, colorés en brun plus ou moins foncé ou même en jaune d'or, qu'on rencontre toujours au sein du fuseau protoplasmique axial et dans le protoplasma intercontractile des cellules musculaires cardiaques du myocarde même le plus sain, et dont le nombre augmente considérablement dans celui des vieillards et des individus dont, pour une cause ou pour une autre, le muscle cardiaque est devenu asthénique. Ces grains pigmentaires, dont l'origine paraît devoir être attribuée à l'hémoglobine musculaire, ne se colorent nullement en noir par les solutions d'acide osmique : ce ne sont donc point là des granulations graisseuses.

La *dégénération graisseuse* a de tout autres caractères. Dans l'intoxication phosphorée, ou à un moindre degré dans celle par l'oxyde de carbone, elle se montre avec les caractéres de la *stéatose*, c'est-à-dire d'une transformation graisseuse de la cellule musculaire dans toutes ses parties. On ne retrouve plus alors ni substance contractile, ni protoplasma intercontractile distincts. Le faisceau primitif est semé d'une innombrable quantité de tout petits grains graisseux, d'une finesse extrême et rapprochés jusqu'au contact. Quand on fait agir l'acide osmique, la fibre entière se colore en noir homogène. La *dégénérescence granulo-graisseuse* est un peu différente, et constitue un type de lésion élémentaire plus commun. On l'observe à peu près régulièrement dans les plans du myocarde adjacents au péricarde ou à l'endocarde vivement enflammés, concurremment à la dissociation segmentaire qui ne manque jamais en pareil cas. Après fixation par l'acide osmique en solution à 1 p. 200, et dissociation ménagée, on reconnaît d'abord que, contrairement à ce qu'on observe dans les faisceaux primitifs de la Grenouille d'hiver, les granulations graisseuses sont distinctes, volumineuses même, et qu'elles n'occupent pas les intervalles des cylindres primitifs. Elles sont rangées en séries longitudinales régulières, répondant aux cylindres primitifs eux-mêmes, et apparaissent sous forme de grains

(1) Fixation des muscles par l'acide osmique à 1 p. 200, dissociation avec des aiguilles, observation dans la glycérine. On voit alors les granulations graisseuses colorées en noir occuper les lignes de la striation longitudinale. (Ranvier. *Leçons sur le système musculaire*, p. 292.)

noirs à peu près alternativement gros et petits. Les gros grains semblent répondre aux disques épais et les petits aux disques minces. Si l'on fait soigneusement des coupes en travers des fibres cardiaques ainsi altérées, et qu'on les colore à l'éosine hématoxylique, on voit les lignes de protoplasma intercontractile, teintes en rose, former leur réseau régulier entre les grains noirs, répondant chacun à la section transversale d'un cylindre primitif dégénéré. Il s'agit donc ici surtout d'une transformation graisseuse de la substance musculaire striée, ou pour mieux dire de ses parties anisotropes.

En effet, si l'on examine les cellules cardiaques dissociées, à la lumière polarisée et sous les nicols croisés, elles restent obscures en totalité. La graisse neutre étant monoréfringente, les bandes claires l'étant également, l'expérience montre ainsi que la *fibre musculaire ne renferme plus aucune partie anisotrope*. Ce sont donc bien les disques épais et les disques minces qui, après avoir été frappés de mort, ont subi la transformation graisseuse; et ceci en totalité, puisqu'on ne trouve plus, à la lumière polarisée, aucune ligne de la striation transversale demeurée lumineuse, lorsque les prismes ont été croisés de façon à rendre le champ de la préparation obscur (1).

Quant aux lignes de protoplasma intercontractile, elles sont alors le plus souvent semées d'un petit nombre de granulations graisseuses fines, mais n'ayant ni l'ordonnance régulière, ni l'importance de celles qui, au sein des cylindres primitifs, ont pris la place des disques anisotropes.

Il faut bien se garder de confondre avec les diverses variétés de transformation graisseuse, l'*adipose* qui n'est autre chose que l'évolution adipeuse des cellules fixes du tissu conjonctif intrafasciculaire des muscles. Ces cellules deviennent des vésicules adipeuses, et, tout aussi bien en prenant place entre les faisceaux musculaires de façon à les comprimer mécaniquement, qu'en confisquant, au profit de leur globe graisseux, une série de capillaires dont les fonctions font désormais défaut au muscle surchargé, elles en amènent l'inertie d'abord, puis l'atrophie plus ou moins complète (paralysie pseudo-hypertrophique, paralysie infantile).

En résumé, les différents modes d'envahissement des cellules musculaires par la graisse ont chacun leur origine et leur signification distinctes. La surcharge graisseuse du protoplasma paraît indiquer que le faisceau primitif est le siège d'une vie fonctionnelle et d'une nutrition peu actives. La stéatose s'observe dans les cas où l'oxygène a fait défaut à la fibre musculaire tout entière. La dégénérescence granulo-graisseuse répond avant tout à la mort de la substance contractile.

Très complexe dans son édification anatomique et dans ses fonctions

(1) Thèse citée de A.-P. Durand, p. 85-87.

cellulaires, spécialisée pour le mouvement comme la cellule nerveuse l'est pour la neurilité, la cellule musculaire est un élément des plus vulnérables. Aux incitations d'ordre pathologique dépassant une certaine limite par leur intensité, elle ne répond plus par un processus réactionnel de défense. Elle meurt purement et simplement, soit en totalité, soit par la substance contractile qui passe en bloc à l'état granulo-graisseux. Pour susciter le mouvement qui ramène son protoplasma à l'état actif, c'est-à-dire celui de la myosite, il faut que l'irritation soit faible, soutenue, et laisse au protoplasma intercontractile le temps même de reprendre ses antiques propriétés perdues : à savoir, celle de s'accroître par un mode de nutrition qui lui est propre, et aussi de récupérer, avec l'état granuleux, la propriété du mouvement qui effectue le transport des noyaux néoformés et même joue un rôle actif dans le phénomène de la multiplication de ces derniers.

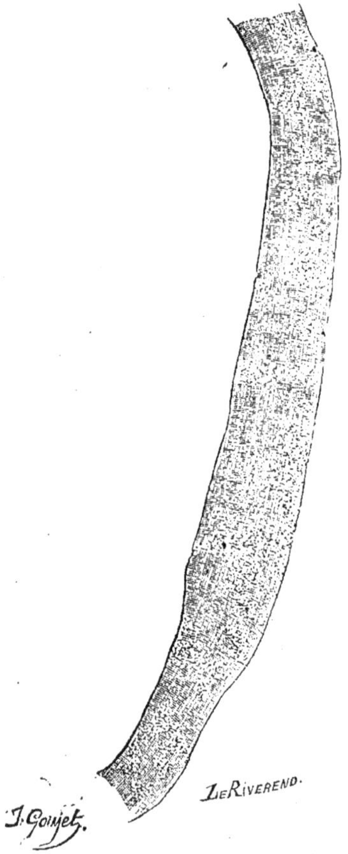

Fig. 276. — Faisceau musculaire primitif modifié par l'action de la chaleur et montrant l'*état moiré* (100 diamètres).

Considérée au point de vue de l'anatomie générale, l'histologie pathologique des cellules musculaires striées semble se réduire à un petit nombre de lésions en somme monotones. Les unes ramènent plus ou moins rapidement et directement la cellule à son état embryonnaire initial, celui de *myoblaste* ou de masse de protoplasma à noyaux multiples : ce sont les myosites. Les autres sont le produit d'une série d'actions pathogènes d'ordre anoxémique : ce sont les transformations ou dégénérations graisseuses ou pigmentaires. Dans celles-ci, c'est principalement la substance contractile qui se trouve atteinte.

Enfin, toute cause de coagulation du plasma musculaire ou de la myosine frappe aussi le faisceau primitif de mort soit primitive, soit à brève échéance. Qu'il s'agisse comme cause pathogène de la chaleur, ou de toute autre cause aboutissant à la coagulation, on voit d'abord se produire l'*état moiré* (fig. 276), sur lequel j'ai déjà insisté, et consécutivement à lui la rupture du faisceau primitif dans sa continuité. Celle-ci tient à ce que, ou bien la coagulation ne s'est produite que sur un point de la fibre qui, en continuant à se contracter dans les points respectés, se brise au point lésé devenu cassant ; ou bien l'excitation qui a précédé d'un instant la coagulation, a amené une secousse ultime, qui rompt le faisceau comme il arrive chez la Grenouille chauffée à + 55°. Dans les deux cas, la substance contractile fragmentée en blocs ne tarde pas à

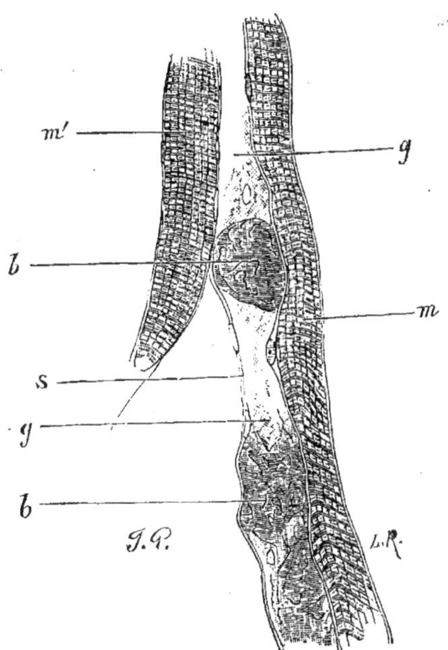

Fig. 277. — Faisceaux primitifs d'un muscle de l'Homme, atteints de dégénérescence cireuse de Zenker. — (Picrocarminate ; conservation dans la glycérine picrocarminée.)

m, m', faisceaux primitifs ; — *b, b*, boules de substance musculaire ayant subi la dégénérescence cireuse, ce qui a amené la rupture du faisceau ; — *s*, sarcolemme devenu visible entre les boules cireuses ; — *g, g*, granulations du plasma musculaire répandu dans la gaine vide et coagulé.

prendre un aspect cireux (Zenker) et à subir la transformation colloïde. On reconnaît celle-ci à l'apparence brillante et réfringente des parties dégénérées du faisceau, et à la coloration rose particulière que prend sous l'influence d'une solution neutre de carmin la substance des blocs, cassottés et fendillés à l'intérieur du sarcolemme. C'est dans les maladies fébriles à haute température, telle que la fièvre typhoïde abandonnée à son évolution et en dehors du traitement spécifique par les bains froids, qu'on rencontre sur le cadavre la dégénérescence de Zenker, mêlée à l'état trouble ou moiré d'un grand nombre de faisceaux musculaires primitifs (fig. 277).

§ 4. — DÉVELOPPEMENT DU MYOCARDE.

On sait qu'à l'origine, le cœur est essentiellement constitué par une cavité tubuliforme prenant naissance dans le dédoublement de la paroi antérieure du pharynx. Les parois de cette cavité elle-même sont formées de deux feuillets. L'externe, plus épais, affecte d'abord la forme d'une gouttière ouverte sur sa face dorsale et donnera naissance au myocarde. L'interne consiste en un mince revêtement de cellules plates, origine de l'endothélium de l'endocarde (1).

Je n'ai pas à exposer ici l'histoire entière du développement embryologique du cœur, mais à dire un mot de la façon dont se constitue le tissu musculaire du myocarde aux dépens du feuillet externe du cœur tubulaire primordial. Au sein de ce feuillet, Kölliker (2) a mis en évidence, chez l'embryon de Lapin du neuvième jour, les cellules musculaires sous forme d'éléments fusiformes, ou déjà bifurqués en V à l'une de leurs extrémités, ou même rameux. Chaque cellule renferme un noyau nucléolé à sa partie centrale. Ce noyau est entouré de granulations disposées en séries linéaires dans le sens de la longueur de la cellule. Dès le dixième jour, Kölliker a vu la substance musculaire apparaître avec sa striation transversale. Il est facile de vérifier les faits précédents en enlevant le cœur sur un embryon de Poulet vers le troisième ou quatrième jour à partir du début de l'incubation, ou sur celui du Mouton de 12 à 15 millimètres. Après quelques heures de séjour dans l'alcool au tiers, on met en évidence, au sein du feuillet musculaire du cœur, des cellules tout à fait semblables à celles figurées par Kölliker, et renfermant soit un, soit deux noyaux, tandis qu'à la périphérie s'est déjà développée une écorce de substance contractile, régulièrement striée en long et en travers.

Jusqu'à la moitié du deuxième mois, chez l'Homme, et chez le Mouton au stade correspondant de l'évolution intra-utérine, la paroi musculaire des ventricules présente une structure spongieuse, absolument comparable à celle du myocarde de la Grenouille adulte (fig. 278). Cette paroi, très épaisse, est formée par l'intrication d'une foule de travées musculaires s'entre-croisant et s'anastomosant dans une multitude de sens. Les travées sont de dimensions variables, limitées à leur surface par le revêtement endothélial qui représente ici l'endocarde, et qui se moule à leur surface comme un mince vernis. Elles sont formées de cellules musculaires soudées entre elles par un ciment, d'une façon très semblable à celles des travées de Purkinje. Sur des coupes parallèles à leur direction, elles se montrent comme des rubans, dont la striation longitudinale de la substance contractile suit la marche, les bifurcations et

(1) Balfour, *Comparative embryology*. T. II, p. 520.
(2) Kölliker, *Embryologie*, trad. française de P. Schneider, p. 952, fig. 559.

les points nodaux, sous forme de traits minces parallèles entre eux et

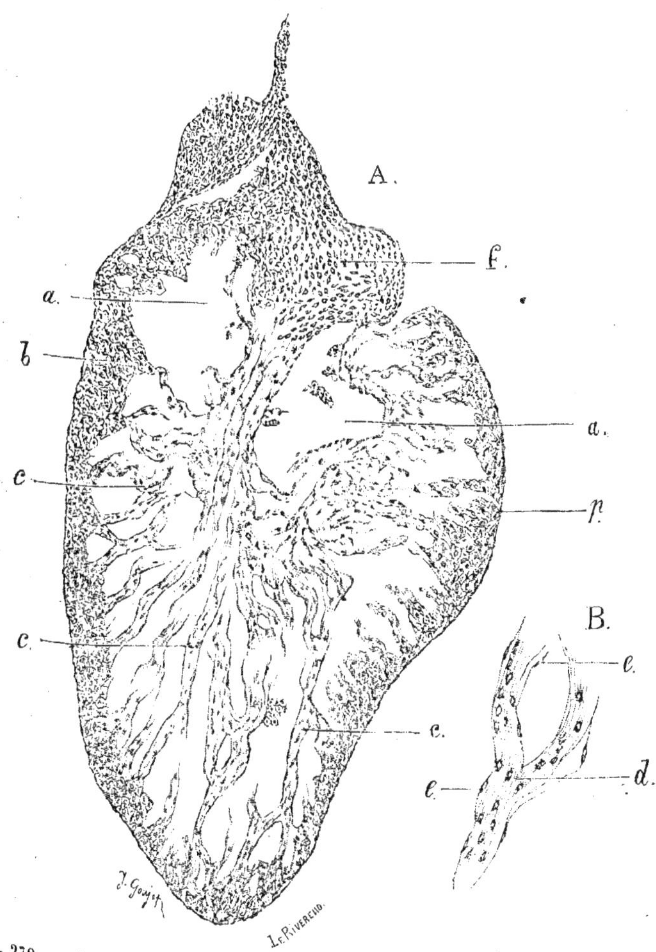

Fig. 278. — Coupe du cœur d'un embryon de Mouton de 12 millimètres, pour montrer la structure spongieuse du ventricule. — Fixation par le liquide de Müller ; coloration par le carmin aluné ; inclusion dans la paraffine ; coupes en série.

A, *a*, *a*, rudiment de la cavité ventriculaire ; — *b*, paroi du ventricule formée de fibres cardiaques toutes au contact ; — *p*, endothélium du péricarde viscéral ; — *c*, *c*, travées musculaires de la partie spongieuse du myocarde ; — *f*, anneau fibreux déjà formé par du tissu conjonctif modelé et renfermant des réseaux élastiques.

B, travées de la partie spongieuse du myocarde, formées de cellules soudées entre elles comme dans les travées du réseau de Purkinje ; — *d*, travées de cellules musculaires ; — *e*, *e*, endothélium endocardique revêtant les travées musculaires.

se divisant par groupes également parallèles. Les noyaux sont semés plus ou moins irrégulièrement dans l'aire des rubans. Quand les coupes (qui doivent être très minces et faites en série après inclusion dans la paraffine), ont sectionné la travée musculaire en travers, on voit qu'elle est bien formée, à la façon d'une travée de Purkinje (1), par trois, quatre, cinq cellules ou même davantage présentant un axe protoplasmique central renfermant le noyau, et une écorce contractile composée de cylindres primitifs coupés eux aussi en travers, et unis par un protoplasma intercontractile déjà dépourvu de granulations. A la surface de la travée, l'endothélium endocardique forme un revêtement continu, mince, réduit à la ligne des cellules endothéliales dont les noyaux plats se teignent plus vivement que les noyaux musculaires par le carmin ou l'hématoxyline. Entre les travées ainsi constituées, prennent place les globules sanguins primordiaux ou à noyau, puis définitifs sans noyau.

La réticulation du myocarde se poursuit jusqu'au voisinage du péricarde viscéral, que l'on reconnaît sur les coupes à une simple ligne de cellules endothéliales. Au-dessous de cet endothélium péricardique, chez l'embryon de Mouton de 12 millimètres, les cellules musculaires deviennent rapprochées au contact, sur deux ou trois rangs en épaisseur au niveau de la pointe du cœur et au niveau des points de la paroi ventriculaire qui ne donnent pas naissance à de grosses travées. Elles forment de plus nombreuses rangées au niveau du pied des travées de la réticulation spongieuse. Cette ligne marginale de tissu musculaire compact est l'origine même de la paroi ventriculaire proprement dite, c'est-à-dire de celle qui, dans le cœur adulte, constitue la partie puissante et réellement active du myocarde. La réticulation spongieuse répond au contraire aux colonnes charnues des divers ordres qui, dans le cœur adulte, reproduisent seules un rudiment de la disposition trabéculaire initiale du myocarde entier.

Pendant toute la durée de ce stade de l'évolution, le sang des ventricules est donc contenu dans un système très compliqué de travées musculaires, à la surface desquelles le feuillet endothélial de l'endocarde se poursuit et demeure continu. La cavité centrale de chaque ventricule est extrêmement réduite, ou pour mieux dire, elle n'est que le confluent, au-dessous et au voisinage des orifices auriculo-ventriculaires, du système convergent des travées musculaires rétiformes. A partir du troisième mois chez l'Homme, cet état se modifie; à la fin du quatrième mois la paroi devient de plus en plus dense et la cavité centrale se dessine de plus en plus. Mais au moment même de la naissance cette paroi est encore, chez l'Homme et les grands mammifères, plus ou moins réticulée et cloisonnée par des tractus délicats.

A l'inverse de celle des ventricules, la paroi des oreillettes, sauf au niveau des auricules, reste à peu près dépourvue de réticulation. Elle est formée, au stade où le ventricule est spongieux au maximum, par

(1) Coloration en masse au carmin aluné; coupes en série; examen dans la résine dammar après traitement par le xylol.

une mince membrane musculaire au sein de laquelle les cellules myocardiques se touchent toutes, parfois sur un seul rang d'épaisseur. Aussi, dans les coupes d'embryons d'Homme et de Mouton, la cavité de l'oreillette se présente toujours développée en forme de sac régulier (fig. 279). Elle est injectée de sang, tandis que dans les intervalles des

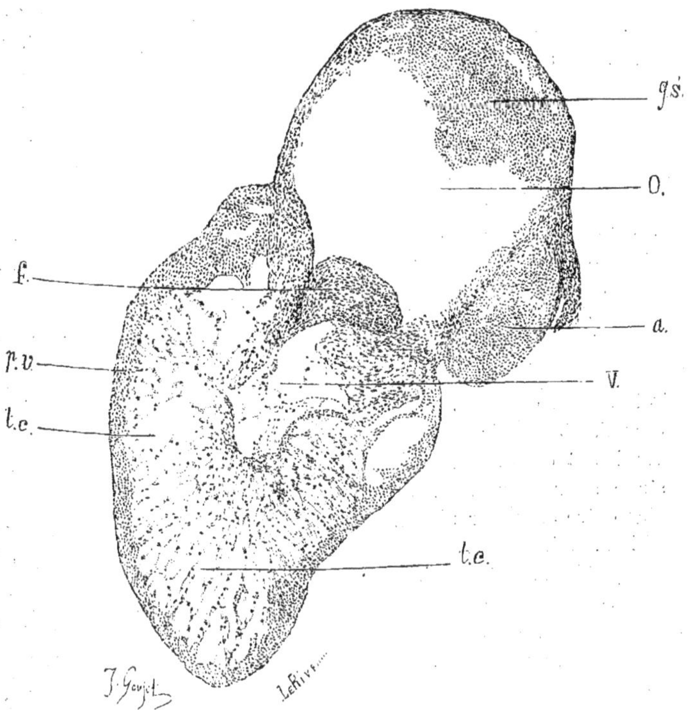

Fig. 279. — Coupe sagittale du cœur d'un embryon de Mouton de 12 millimètres pour montrer l'ensemble de la constitution du cœur. — (Carmin aluné, coupe de l'embryon en série.)

O, oreillette renfermant des globules du sang *gs*; — *a*, auricule; — *f*, anneau fibreux disposé autour de l'orifice auriculo-ventriculaire; — V, ventricule spongieux partout sauf au voisinage immédiat de l'orifice auriculo-ventriculaire; — *tc*, *tc*, travées musculaires formant un réseau et cloisonnant le ventricule; — *pv*, paroi ventriculaire.

travées musculaires du ventricule on ne trouve que quelques globules rouges. Le myocarde à l'état spongieux divise en effet le sang qu'il contient. Il l'exprime énergiquement dans sa contraction ultime de façon à le chasser presque tout entier dans l'aorte, qu'on trouve pleine de sang. La paroi musculaire de l'oreillette, plus faible, n'a qu'une contraction insuffisante pour expulser son contenu.

On ne trouve point de vaisseaux sanguins engagés dans les travées du myocarde spongieux, non plus que dans les travées homologues du myocarde des anoures adultes. Le tissu conjonctif, au contraire, a fait déjà son apparition au niveau de l'*anneau fibreux*, siège de l'insertion et origine des valvules auriculo-ventriculaires.

Il forme là d'emblée une pièce de charpente puissante, alors que partout ailleurs il n'est parvenu qu'aux tout premiers stades de son développement. Chez l'embryon de Mouton de 12 millimètres, j'ai de plus constaté, avec L. VIALLETON, que l'anneau fibreux renferme un nombre considérable de fibres élastiques, alors que dans tout l'organisme on n'en rencontre pas une seule et que même elles n'apparaîtront que beaucoup plus tard là où elles doivent être le plus abondantes (1).

Une fois formées, les cellules musculaires cardiaques subissent un accroissement rapide en même temps que certaines d'entre elles se multiplient, principalement vers le milieu de la vie intra-utérine chez l'Homme (KÖLLIKER). Cette croissance n'a pas cessé de s'effectuer à la naissance. MALASSEZ et RANVIER ont en effet démontré que les éléments cellulaires des oreillettes et des ventricules du Lapin font plus que doubler de dimension, tant en long qu'en large, si on les compare chez l'animal âgé de huit jours et chez l'adulte (2).

Dès le début, comme l'a montré WEISSMANN en les réduisant en cellules par l'action de la potasse à 40 p. 100, les parois musculaires des ventricules et des oreillettes, et les travées du myocarde ventriculaire au stade spongieux, sont constituées par des cellules musculaires soudées entre elles par un ciment à la façon de celles des bourgeons épithéliaux pleins de certaines glandes. On sait aussi que cette disposition persiste partiellement dans l'état adulte. Suivant son axe de marche et de direction, chaque fibre rameuse du myocarde demeure indéfiniment composée de cellules soudées à la file et constituant par leur ensemble une formation très analogue à un ruban épithélial. Les traits d'Eberth, séparant les cellules consécutives, ont tous les caractères des traits de ciment interépithéliaux. Entre les myoblastes nés de l'épithélium d'un prolongement du cœlome engagé dans les protovertèbres, puis développés à l'état de cellules à plusieurs noyaux, ayant enfin édifié sur leur pour-

(1) Ce fait méritait d'être noté parce qu'il est à la fois nouveau et très instructif. Il montre jusqu'à l'évidence combien il serait périlleux d'établir *a priori* une échelle chronologique de l'apparition des tissus dans l'organisme. La vérité est qu'ils se forment dès le moment où la fonction survient et exige leur présence pour son accomplissement régulier. En tout cas, le rudiment d'anneau fibreux des orifices auriculo-ventriculaires est le lieu d'origine première du tissu jaune élastique chez le Mouton, et probablement aussi chez d'autres animaux.

(2) RANVIER (*Leçons sur le système musculaire*, p. 334), indique les chiffres suivants :

		Lapin de 8 jours	Lapin adulte
Oreillette	longueur	46 μ	100 μ.
	largeur	6 μ	12 μ.
Ventricule	longueur	26 μ	70 μ.
	largeur	12 μ	40 μ.

tour une écorce musculaire striée, et les cellules musculaires du cœur sanguin, il n'y a pour ainsi dire aucune différence appréciable au point de vue de l'anatomie générale. Les réseaux de Purkinje, qui ne sont que des travées de cellules cardiaques ayant achevé leur évolution sur le type larvaire primordial, ont conservé la constitution tout entière de bourgeons épithéliaux pleins, anastomotiques et rameux, non encore pénétrés par les vaisseaux. Nulle part donc ailleurs mieux que dans le cœur, si l'on excepte les muscles lamellaires, on ne retrouve des traces plus évidentes de l'origine épithéliale, puis de la transformation para-épithéliale des cellules musculaires à contraction brusque.

Mais, cela constaté, il ne faut pas aller plus loin. Personne encore aujourd'hui ne sait comment, au point de vue de la filiation génésique, la musculature du cœur se rattache à celle du corps. On ignore même si, en quelque façon, les cellules musculaires cardiaques et celles des autres muscles striés ont une origine commune, telle qu'on puisse rattacher les premières aux secondes. La signification des cavités cardiaques et de l'endothélium de l'endocarde qui les tapisse et les limite, ne saurait prêter par contre à aucune contestation : ce sont là des *formations vasculaires ;* et à ce nouveau titre, le cœur doit être considéré comme un simple point particulier et un département du système vasculaire sanguin.

LIVRE QUATRIÈME

SYSTÈME VASCULAIRE

CHAPITRE PREMIER

SIGNIFICATION MORPHOLOGIQUE GÉNÉRALE ET PREMIER DÉVELOPPEMENT DU SYSTÈME VASCULAIRE SANGUIN

Le SYSTÈME VASCULAIRE est celui de l'irrigation générale ; il est formé par l'ensemble des *vaisseaux*, c'est-à-dire des organes renfermant le liquide nourricier, sang ou lymphe. Les vaisseaux sont des tubes membraneux ramifiés un grand nombre de fois, dont la cavité ou lumière est en connexion avec celle du cœur chez les vertébrés. Les vaisseaux lymphatiques proprement dits, c'est-à-dire canaliculés, s'ouvrent en effet dans les veines par leurs canaux collecteurs ; l'endothélium sinueux qui limite leur paroi se continue avec celui de l'endoveine ; l'endoveine se poursuit dans le cœur sous forme d'endocarde ; et l'endocarde, prolongé dans les vaisseaux artériels, donne naissance à l'endartère. Il y a donc continuité parfaite entre toutes les cavités du système vasculaire renfermant le liquide nourricier.

On sait depuis les immortels travaux d'HARVEY (1) que le sang circule dans les vaisseaux sous l'impulsion du cœur, c'est-à-dire d'un muscle. La découverte des fibres musculaires lisses par KÖLLIKER nous a appris en outre que les artères sans aucune exception sont munies d'une couche

(1) *Exercitatio anatomica de motu cordis et sanguinis in animalibus*, in-4°, Francofurti, 1628.

continue de cellules musculaires à contraction lente et soutenue, disposées annulairement au pourtour du tube membraneux qui renferme le sang. De même, toutes les veines, sauf les veinules, possèdent des muscles lisses soit longitudinaux, soit annulaires. Les troncs lymphatiques proprement dits, c'est-à-dire munis de valvules, en possèdent aussi. Ces vaisseaux sont donc des canaux contractiles, des organes du mouvement. Seuls les vaisseaux capillaires sanguins et lymphatiques, constituant les grands territoires d'échange entre le liquide nourricier et les éléments anatomiques des tissus, sont dépourvus de toute musculature. Ces considérations justifient la place que prend le système vasculaire à la suite du système musculaire et de l'étude du muscle cardiaque. Je décrirai donc successivement, dans le présent livre, les *vaisseaux sanguins*, puis les *vaisseaux* et les *organes lymphatiques*.

§ 1. — SIGNIFICATION MORPHOLOGIQUE GÉNÉRALE DU SYSTÈME VASCULAIRE SANGUIN.

Le système vasculaire sanguin, comme le sang lui-même, est absolument caractéristique des vertébrés vrais. Eux seuls possèdent un cœur dont le myocarde est formé de fibres rameuses, résolubles en cellules musculaires striées, soudées bout à bout pour former les fibres musculaires partout continues entre elles dans toute l'épaisseur du muscle entier. Chez les invertébrés dont le liquide nourricier joue à la fois le rôle de lymphe et de sang (par exemple les crustacés) le cœur est constitué sur le type des cœurs lymphatiques alors même qu'il est formé de fibres musculaires striées. Les vaisseaux de ces mêmes animaux reproduisent aussi les traits principaux des vaisseaux lymphatiques. L'entière et absolue continuité de toutes les lumières vasculaires avec les cavités du cœur, la clôture exacte du système vasculaire dans toutes ses parties, lesquelles affectent invariablement la forme de tubes parfaits et fermés, sont, avec la propriété de renfermer et de maintenir à l'état fluide le sang chargé de globules rouges, les caractères majeurs qui distinguent l'ensemble des vaisseaux sanguins des vertébrés, des vaisseaux hémolymphatiques des invertébrés les plus supérieurs.

En dehors du cœur, le système vasculaire sanguin des vertébrés et de l'Homme comprend trois ordres de vaisseaux : 1° les *artères*, qui partent des ventricules cardiaques et distribuent excentriquement à partir de là le sang à la périphérie ; ce sont des vaisseaux invariablement et exclusivement munis de muscles lisses annulaires ; 2° les *vaisseaux capillaires*, découverts par Malpighi (1) et Leuwenhoek (2), qui reçoivent le sang des artères et ne possèdent point de muscles ; 3° les *veines*, dans lesquelles

(1) Malpighi. De pulmonibus epistola II (*Opera omnia*. T. II, p. 14).

(2) Leuwenhoek. Letter concerning the circulation of the blood in tadpoles (*Philosophical Transactions*, 1700. T. XXII, p. 447).

s'écoule le sang des capillaires et qui le ramènent aux oreillettes du cœur : ces vaisseaux collecteurs sont musclés d'une manière variable et fréquemment discontinue.

La paroi interne des vaisseaux des trois ordres que je viens d'énumérer est constamment limitée par un endothélium continu (fig. 280), dont les cellules plates, d'une minceur extrême et limitées par des bords polygonaux, ont une configuration générale allongée dans le sens de l'axe du vaisseau. Sans discontinuité aucune, l'endothélium se poursuit de l'endocarde dans les artères, des plus petites artères (artérioles) dans les capillaires, de ceux-ci dans les veines et des veines sur l'endocarde des oreillettes. Cette formation endothéliale limite donc une immense cavité rameuse et close, dont la capacité se mesure par celle du système vasculaire sanguin tout entier. *C'est elle qui, morphologiquement, caractérise le vaisseau sanguin.*

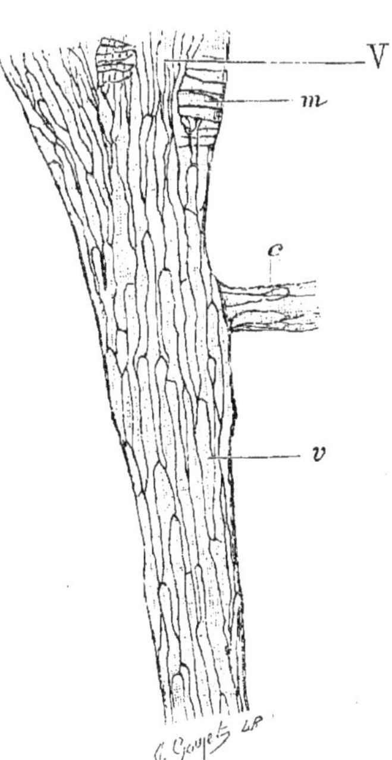

Fig. 280. — Imprégnation de l'endothélium d'une veinule, d'un capillaire vrai et d'une petite veine de la substance corticale du rein du Lapin, les vaisseaux ayant été imprégnés par une injection de nitrate d'argent à 1 p. 500, puis fixés distendus. — L'endothélium a été dessiné seulement sur l'une des faces des vaisseaux pour ne pas compliquer la figure (320 diamètres).

V, petite veine ; — *m*, traits transversaux d'imprégnation répondant aux fibres musculaires lisses de la veine ; — *v*, veinule ; — *c*, capillaire vrai.

En effet, là où les vaisseaux arrivent à leur état de plus grande simplicité, c'est-à-dire dans les vaisseaux capillaires, en tant qu'organes, ceux-ci se réduisent à un tube endothélial, doublé d'une paroi propre si mince que son existence a été et demeure contestée, et qui dans tous les cas, entièrement amorphe, ne doit être considérée que comme une édification basale, une *vitrée* de l'endothélium vasculaire. Dans l'état de leur première formation, d'autre part, les vaisseaux les plus volumineux et les plus complexes de tout le système vasculaire, les aortes primitivement doubles chez l'embryon, consistent dans une paroi exclusivement formée d'un seul plan cellulaire, indivis encore et que ne double aucune membrane connective ni musculaire (fig. 281). Le tissu connectif de la lamelle fibro-intestinale ne vient que plus tard entourer le vaisseau, et lui fournir un blastème de cellules mésodermiques au sein duquel se différencieront beaucoup plus tard le tissu connectif de l'endartère, les muscles lisses, les réseaux et la membrane limitante élastiques. Également à ce même moment, l'entoderme, origine et matrice de toutes les

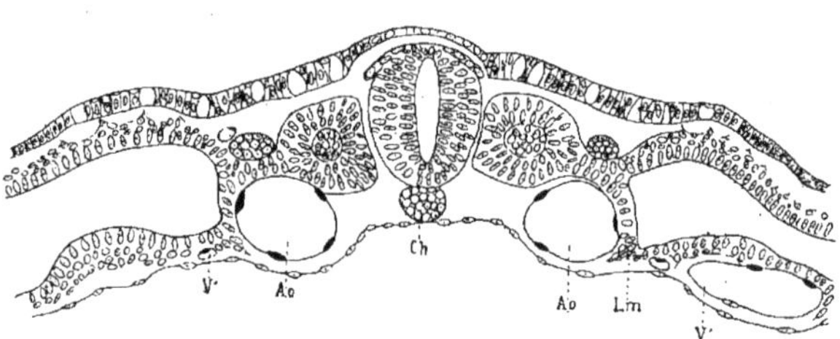

Fig. 281. — Coupe transversale d'un embryon de Poulet âgé de quarante-huit heures (préparation de L. Vialleton).

Ch, corde dorsale ; — *Ao*, *Ao*, les aortes. On voit que dans leur portion interne et inférieure, elles se réduisent à leur paroi endothéliale née de la différenciation pariétale des germes vasculaires, absolument dégagée de toute connexion avec le mésoderme.

Celui-ci les a déjà doublées sur le côté supéro-externe, et pousse un prolongement en forme de coin, la lame mésentérique *Lm*, pour les contourner par-dessous ; — V, V', vaisseaux sanguins.

formations épithéliales et actives de l'intestin, se réduit à une simple ligne épithéliale, à distance de laquelle se tient le mésoderme, qui lui fournira bientôt sa charpente conjonctive et sa musculature.

Uskow (1) a montré d'abord 1° que les germes vasculaires (lesquels se résolvent exclusivement dans : (*a*) le sang primordial, et (*b*) la paroi cellulaire du vaisseau constituant son endothélium ultérieur), prennent naissance dans l'entoderme de l'aire opaque, 2° que les premiers germes vasculaires sont indépendants du mésoderme. Vialleton (2) a ensuite étendu ces données aux vaisseaux propres du corps (aortes). Leurs travaux ont permis de dégager la signification morphologique des vaisseaux sanguins. Nous pouvons affirmer désormais que la portion essentielle d'un vaisseau quelconque, celle qu'il importe de considérer exclusivement comme constituant le *tissu vasculaire*, c'est le revêtement endothélial, différenciation de l'entoderme du bourrelet germinatif de l'embryon (*Keimwall*). Toutes les autres parties sont contingentes et constituent de simples annexes, des acquisitions mésodermiques.

Ainsi l'entoderme, feuillet nourricier par excellence dès l'origine, et d'où sortiront plus tard les épithéliums dévolus à la préparation et à l'absorption des nutriments, fournit aussi à l'organisme les germes à la fois de son sang primordial et de la portion essentielle et typique de ses vaisseaux sanguins. Le système vasculaire tout entier n'est originairement autre chose qu'une série de bourgeons détachés de la surface entodermique.

(1) Uskow. *Die Blutgefässkeime und deren Entiwck. bei einem Hünerei* (Mémoires de l'Acad. Impér. des Sciences de Saint-Pétersbourg. Série VII. T. XXXV).

(2) L. Vialleton. *Développement des aortes dans l'embryon de Poulet.* (Journal de l'Anat. et de la Physiol. T. XXVIII, 1892, janvier-février.)

En effet, dans une première poussée vasculaire, *poussée embryonnaire* répondant à l'apparition des premiers vaisseaux, le système sanguin se développe par points discontinus. Ici comme pour la formation du sang, c'est la poussée de l'aire vasculaire, se poursuivant bientôt au sein du corps de l'embryon. Plus tard, quand les vaisseaux seront formés et déjà sur un grand nombre de points devenus reconnaissables en tant que vaisseaux des trois ordres, ils ne cesseront pas de s'accroître et le système vasculaire de s'étendre ainsi. Ils le feront en présence et à certains points de vue par l'intermédiaire du tissu connectif, également par points discontinus. Mais alors, aux germes vasculaires primordiaux et d'origine entodermique certaine, les *îlots de* WOLFF *et de* PANDER, en succéderont d'autres, les *cellules vaso-formatives* de RANVIER nées au sein des taches laiteuses. Nous étudierons la première poussée, embryonnaire ou de l'aire vasculaire, avant d'engager la description analytique des vaisseaux. Nous rejetterons au contraire l'étude de la poussée par les cellules vaso-formatives (ou *poussée du tissu connectif*) tout à fait à la fin, parce qu'elle se rattache étroitement non plus au développement proprement dit, mais bien à la *croissance* des vaisseaux.

§ 2. — PREMIER DÉVELOPPEMENT DES VAISSEAUX SANGUINS (1).

Le développement des vaisseaux sanguins est très complexe ; il se fait dans des points très divers des feuillets embryonnaires ou du corps de l'animal, et à différentes époques de la vie, si bien que certaines phases de ce développement qui n'ont lieu qu'au moment de la naissance ou même après cette dernière, comme l'apparition des cellules vaso-formatives, sont bien plutôt du domaine de l'histologie pure que de celui de l'embryologie. Il importe donc de distinguer dès le début dans le développement des vaisseaux deux phases successives : 1° la phase primaire, qui s'effectue dans les embryons d'amniotes au niveau des îlots de WOLFF ; 2° la phase secondaire caractérisée par l'apparition des cellules vaso-formatives, et des pointes d'accroissement dans les vaisseaux déjà formés.

Nous ne nous occuperons ici que de la première phase. Ainsi limitée, la question reste encore fort embrouillée si l'on essaie de grouper dans un résumé général tout ce que l'on sait sur le développement des vaisseaux chez les vertébrés. Il paraît même clair, d'après les résultats en partie contradictoires fournis par l'étude des poissons et celle des oiseaux, qu'il est impossible de donner une formule générale de ce développement. Mais si l'on s'adresse à un animal pris en particulier, tel que le Poulet, dont le développement nous intéresse au plus haut point à cause de ses relations étroites avec celui des mammifères, on

(1) Ce paragraphe est dû à la collaboration de L. VIALLETON.

voit qu'on peut déjà obtenir à l'heure qu'il est un résultat assez satisfaisant. Nous exposerons rapidement ce développement en ne retenant que les faits essentiels qui ont été donnés par différents auteurs et vérifiés sur nombre de préparations, renvoyant pour plus de détails à l'excellent livre de Kölliker, qui, à part la question de la première origine des îlots de Wolff sur laquelle nous reviendrons, donne l'exposé le plus explicite et le meilleur du sujet.

Ilots de Wolff. — Les îlots de Wolff apparaissent en dehors de l'embryon, dans l'aire opaque. Bien qu'ils aient un rôle essentiellement vaso-formateur, il importe de les distinguer des cellules vaso-formatives de Ranvier, dont ils diffèrent à de nombreux points de vue. Ils apparaissent dès la seconde moitié du premier jour de l'incubation chez le Poulet sous la forme de petites masses irrégulières visibles à l'œil nu, et qui deviennent bientôt de plus en plus faciles à reconnaître par l'apparition dans leur sein de la matière colorante du sang, de l'hémoglobine, qui les teint d'abord très faiblement, puis de plus en plus jusqu'au moment où ils offrent à peu près la coloration du sang lui-même. Dans les préparations colorées au carmin ou à l'hématoxyline, ces îlots se reconnaissent très bien parce qu'ils absorbent beaucoup plus vivement que les tissus voisins les matières colorantes. Cette intensité de coloration fournit même un précieux moyen pour distinguer les premiers germes des îlots de Wolff au début de leur apparition, alors même qu'ils ne possèdent encore ni la situation par rapport aux feuillets blastodermiques, ni la disposition qui les rendront si faciles à reconnaître plus tard à première vue. Sous un faible grossissement, ils se montrent composés d'un grand nombre de noyaux englobés dans une petite quantité de protoplasma et étroitement serrés les uns contre les autres, de manière à former des amas de taille et de configuration variées. Les plus gros îlots se trouvent à la périphérie, là où sera plus tard le sinus terminal, et dans la moitié postérieure de l'aire vasculaire, c'est-à-dire dans la portion de cette surface qui entoure la région postérieure, non encore segmentée de l'embryon. Les plus petits occupent de préférence la région de l'aire vasculaire qui entoure la tête. Tous ces îlots sont reliés entre eux par des cordons solides, présentant les caractères de prolongements purs et simples des îlots eux-mêmes, et formant avec eux un réseau très irrégulier, dont les travées sont d'épaisseur inégale et les points nodaux de taille variable. Les cordons anastomotiques des îlots de Wolff sont, comme ces derniers, de dimensions plus considérables; dans la moitié postérieure de l'aire vasculaire. Ils sont plus minces, et comme filiformes au contraire autour de la tête de l'embryon.

Très net en dehors de l'embryon, le réseau vasculaire devient plus difficile à suivre au voisinage du corps, et dans le corps lui-même. Ainsi que His (1868) l'avait admis d'abord, et contrairement à l'opinion de quelques auteurs récents qui repoussent les données de cet embryologiste,

VIALLETON a montré que les cordons pleins de l'aire vasculaire abordent l'embryon par deux points principaux, de chaque côté : 1° Au niveau du cœur, où plusieurs cordons filiformes passent de l'aire embryonnaire dans l'embryon lui-même, en suivant le trajet de ce qui sera plus tard la veine omphalo-mésentérique ; 2° tout le long des flancs, en arrière de l'orifice pharyngo-ombilical, où de nombreux cordons venus de l'aire vasculaire se placent au devant des protovertèbres, puis se réunissent finalement en un tronc longitudinal, placé de chaque côté un peu en dehors de la corde dorsale et qui deviendra plus tard l'aorte.

Les premiers vaisseaux du corps, les aortes, aussi bien que les vaisseaux extra-embryonnaires, se forment donc aux dépens d'une ébauche commune et par un processus identique.

Le premier état sous lequel se présente à nous le système vasculaire est celui d'un réseau, étendu à la fois sur une large surface extra-embryonnaire (aire vasculaire) et sur une portion du corps de l'embryon lui-même (VIALLETON). Ce réseau, lorsqu'il est entièrement développé, est situé tout entier dans l'épaisseur de la lame viscérale du feuillet moyen. Mais est-ce là une preuve qu'il est né au sein même de ce feuillet par simple différenciation, ou faut-il chercher ailleurs son origine ?

Origine entodermique des germes vasculaires dans le bourrelet germinatif. — Pour beaucoup d'auteurs, REMAK, AFANASSIEW, KLEIN, BALFOUR, WOLFF, R. VIRCHOW, et surtout KÖLLIKER, le réseau vasculaire naît dans le feuillet moyen. KÖLLIKER, qui en a donné une excellente description, admet qu'il apparaît au sein même du mésoderme, sous la forme de cordons constitués par des cellules ovales ou arrondies, pressées les unes contre les autres, et groupées en boyaux ou en îlots irréguliers. Mais (et KÖLLIKER insiste sur ce point), ce seraient là en somme de simples cellules du mésoderme, ayant subi une différenciation spéciale et obéissant à un mode de groupement particulier.

D'autres embryologistes, à la tête desquels il convient de placer HIS, ont regardé les vaisseaux et le sang comme prenant naissance indépendamment du mésoderme, au niveau du rempart ou bourrelet germinatif (*Keimwall*), dans cette région périphérique du germe où le feuillet interne, l'entoderme, se mélange plus ou moins intimement au jaune et forme avec lui un ensemble dont il est fort difficile de débrouiller histologiquement les éléments constitutifs. GÖTTE, DISSE, GASSER, KOLLMANN, WALDEYER, O. HERTWIG, se sont rangés à cette opinion ; mais leurs données en partie contradictoires étaient assez difficiles à synthétiser clairement, lorsque le travail d'USKOW a fait faire à la question un pas décisif. Il est facile de vérifier les assertions de ce dernier auteur, soit sur des embryons traités par sa méthode (fixation à la liqueur de Flemming), soit même sur des embryons fixés par un autre procédé, avec la liqueur de Kleinenberg par exemple, ce qui milite encore en faveur de ses conclusions.

D'après Uskow, le bourrelet germinatif ou rempart du germe, est constitué par une masse de protoplasma non segmentée en cellules, semée de noyaux multiples, et remplie par une infinité de grains vitellins. C'est là en somme un *plasmodium* chargé d'enclaves vitellines. Le vitellus masque quelquefois presque entièrement le protoplasma, qu'on aperçoit seulement en petite quantité autour des noyaux, lesquels sont semés eux-mêmes sans ordre et très irrégulièrement. Ce protoplasma est en somme disposé sous forme de travées lamellaires plus ou moins dentelées sur leurs bords. Du côté de l'embryon, le rempart du germe passe insensiblement à la forme épithéliale de l'entoderme, en suivant des transitions ménagées par les grandes cellules entodermiques cylindriques, bourrées de grains vitellins, que chacun connaît bien aujourd'hui. Du côté du feuillet externe, le rempart germinatif est limité par une ligne droite sur les coupes transversales de l'embryon et con-

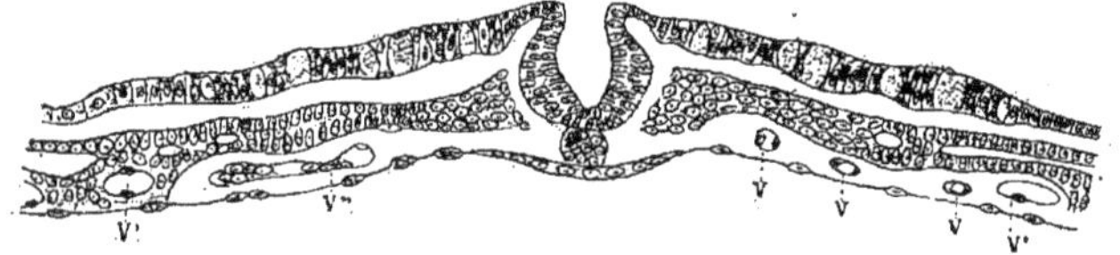

Fig. 282. — Coupe transversale d'un embryon de Poulet à dix protovertèbres (préparation de L. Vialleton). — Ocul. 3, obj. 4 de Reichert.

V, V', V'', vaisseaux réduits à leur paroi endothéliale. Aucun élément mésodermique n'occupe les espaces intervasculaires.

A la gauche de l'observateur, un seul vaisseau, V', commence à être entouré par le mésoderme qui s'avance autour de lui par une végétation secondaire, laquelle aboutira à l'enveloppement du tube endothélial.

Au-dessus de tous les autres vaisseaux, le mésoderme passe droit et à distance sans s'infléchir.

fine directement à l'ectoderme au début; car à ce moment le mésoderme n'est pas encore formé, et les deux feuillets primaires, entoderme et ectoderme, sont encore au contact entre eux.

On voit naître alors dans le rempart du germe, par une modification de ses éléments histologiques constitutifs, deux sortes de formations cellulaires qui vont prendre place entre l'ectoderme et l'entoderme. Ce sont : 1° des *cellules du mésoderme*; 2° des *germes vasculaires.*

Les cellules mésodermiques naissent çà et là sur la limite supérieure du rempart germinatif, et ne tardent pas à se réunir à la portion du mésoderme qui est née de la ligne primitive, et qui, se développant rapidement vers la périphérie, arrive bientôt jusqu'à la région du bourrelet germinatif.

Les germes vasculaires nés au sein de ce bourrelet, côte à côte avec les cellules du mésoderme dont nous venons de parler, se distinguent très aisément de ces dernières. Ce sont des amas protoplasmiques multinucléés qui ne se divisent pas en cellules distinctes, mais qui conservent, au moins encore pendant un certain temps, la forme d'un véritable plasmodium. Leur protoplasma se colore très vivement par les réactifs, ce qui permet de les distinguer de très bonne heure. De plus, ils ne se mêlent point avec les cellules du mésoderme; mais ils restent toujours disposés au-dessous de ce dernier, et sont situés finalement entre la lame viscérale du feuillet moyen et l'entoderme qui s'est différencié peu à peu du rempart germinatif (1).

Indépendance originelle et réunion consécutive des germes vasculaires. — Les germes vasculaires naissent indépendamment les uns des autres; mais ils ne tardent pas à se réunir grâce à leur accroissement propre, qui est surabondamment démontré par la présence dans leur sein de nombreuses figures de karyokinèse, indicatrices des divisions indirectes très fréquentes de leurs noyaux.

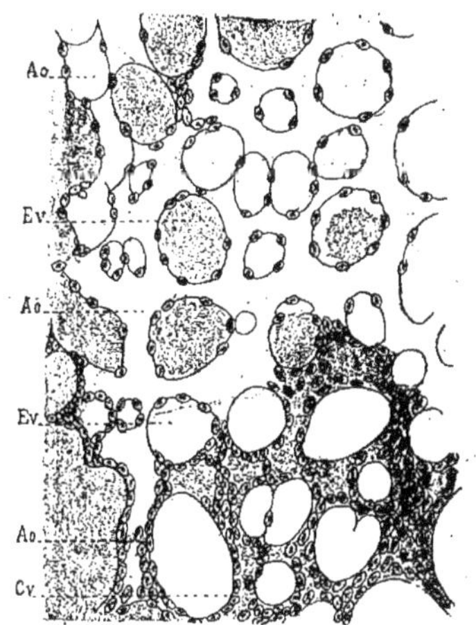

Fig. 283. — Portion du réseau vasculaire d'un embryon de Poulet muni de huit protovertèbres; pour montrer la continuité des vaisseaux canalisés avec les cordons vasculaires pleins (Ocul. 1, object. 6, Reichert) : préparation de L. VIALLATON.

Ao, Ao, Ao, portion du réseau répondant à l'aorte; — Ev, Ev, Ev, espaces intervasculaires. En bas et à la droite de l'observateur, les cordons vasculaires sont des plasmodiums formés d'une masse pleine de protoplasma semée de noyaux.

Ils se placent d'abord, comme il a été dit, entre le mésoderme et l'entoderme et demeurent assez longtemps absolument indépendants du mésoderme. Ce feuillet passe simplement au-dessus d'eux (fig. 282), sans leur fournir aucune gaîne propre, sans les englober en un mot, ainsi que cela aura lieu plus tard. Cette indépendance persiste assez longtemps, puisque chacun sait que les aortes d'un embryon de trente-six heures et même plus, sont encore constituées par un simple tube endothélial sans aucune enveloppe mésodermique. Mais USKOW seul a suf-

(1) Comme récemment encore on a affirmé que les îlots de Wolff naissent au sein du mésoderme (O. VAN DER STRICHT, *Nouvelles recherches sur la genèse des globules rouges*, etc. Archives de Biologie, t. XII, 1892), il me semble utile de rapporter ici une observation importante de VIALLETON (*Sur l'origine des germes vasculaires*, etc. Anat. Anzeiger, n° 19 et 20, 1892), qui vient à l'appui de la nature entodermique de ces formations admise par USKOW. Dans un embryon de Poulet âgé de trente heures, VIALLETON a observé en dehors du sinus terminal, et par conséquent tout à fait en dehors du mésoderme, qui, on le sait, ne dépasse jamais le sinus, un germe vasculaire jeune, de forme sphérique, situé au sein du bourrelet germinatif, au-dessous de l'ectoderme. J'ai vu moi-même le fait annoncé par VIALLETON sur ses préparations, et il ne m'a pas paru susceptible d'une autre interprétation que celle qu'il a lui-même donnée dans sa communication citée plus haut. Je crois donc qu'il faut interpréter cette observation comme une preuve de la formation des premiers germes vasculaires au sein de l'entoderme.

fisamment insisté sur cette disposition dont on verra bientôt l'importance. Au fur et à mesure que le développement progresse, le mésoderme prolifère entre les cordons vasculaires, les entoure, passe en dessous d'eux en les séparant de l'entoderme, et finit par les englober entièrement. A ce moment ils sont bien situés comme le décrivait Kölliker en plein mésoderme ; mais ce n'est là qu'une disposition acquise secondairement. Il n'y a donc pas lieu de distinguer dans le mésoderme, comme on a voulu le faire quelquefois, des îlots sanguins et des îlots de substance conjonctive qui ne seraient autre chose que deux différenciations simultanées et corrélatives entre elles de la substance primitive du mésoderme. Les *îlots de substance* sont des formations secondaires, ce sont des masses de remplissage que le mésoderme dispose dans les mailles du réseau vasculaire postérieurement à la constitution de ce dernier. La figure de Disse reproduite par Hertwig dans son livre classique et qui représente des îlots de substance entourés de canaux sanguins, se rapporte à un stade déjà avancé du développement. Au début il n'y a rien entre les germes vasculaires qu'une substance amorphe (fig. 283).

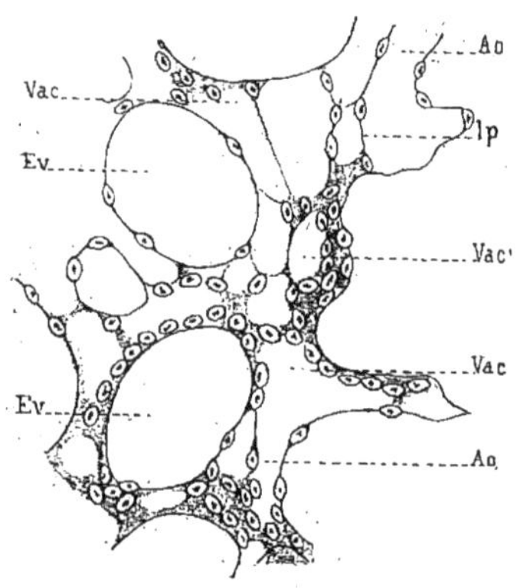

Fig. 284. — Portion du réseau vasculaire, y compris l'aorte *Ao*, pour montrer le développement de la lumière des vaisseaux. Embryon de Poulet muni de huit protovertèbres (Ocul. 3, object. 6, de Reichert) : préparation de L. Vialleton.

Ao, Ao, aorte ; — *Vac*, grandes vacuoles ; — *Vac'*, vacuoles plus petites ; — *lp*, lames protoplasmiques ; — *Ev*, espaces intervasculaires.

Transformation des germes vasculaires en vaisseaux. — Les germes vasculaires se transforment en vaisseaux de la manière suivante : On voit d'abord une fente étroite apparaître dans le protoplasma, non pas au milieu même de la masse protoplasmique, mais plus près d'un de ses bords, de manière à isoler d'un côté une mince lame de protoplasma pourvue ou non de noyaux, tout en laissant de l'autre côté la masse principale du germe vasculaire encore indivise (fig. 284). Bientôt, cette fente se prolonge sur les côtés en donnant naissance à une paroi mince formée par la périphérie du protoplasma, et entourant une cavité plus ou moins vaste, résultant de l'agrandissement de la fente primitive, au sein de laquelle fait saillie le reste du protoplasma insegmenté, attaché à la paroi par une sorte de pied plus ou moins étendu. Le germe vasculaire possède encore à ce moment la structure compacte d'un plasmodium ; mais bientôt la masse du protoplasma répondant à la future lumière du vaisseau, se fendille et se divise en autant de cellules qu'elle renferme de noyaux. Ces cellules se séparent peu à peu les unes des autres et tombent une à une dans la lumière vasculaire constituée par la fente primitive élargie et remplie maintenant d'un liquide clair, qui n'est autre chose que le plasma sanguin primitif. Ce sont là les premiers globules rouges, ils sont munis chacun d'un noyau.

Le germe vasculaire s'est ainsi divisé en deux parties, l'une qui forme la paroi du vaisseau, l'autre qui fournit les éléments figurés du sang. Étant donné que les germes vasculaires sont au début de vraies plasmodies, on comprend bien comment le nitrate d'argent ne dessine pas dans les capillaires embryonnaires des figures endothéliales distinctes; car la paroi de ces vaisseaux est encore une simple lame protoplasmique parfaitement continue et indivise. Les amas cellulaires qui font saillie dans la lumière vasculaire persistent assez longtemps après que le vaisseau est devenu perméable. On les voit aisément dans des embryons de quarante-huit heures dont la circulation est parfaitement établie. Ce sont les *berceaux des globules sanguins* de KÖLLIKER.

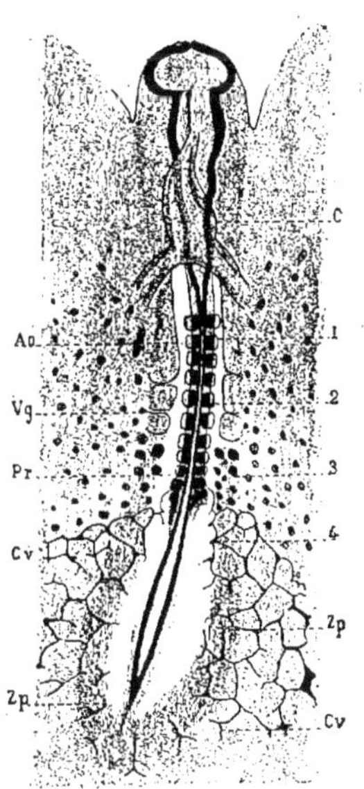

Fig. 285. — Embryon de Poulet muni de dix protovertèbres vu par la face ventrale. Préparation de VIALLETON (ocul. 1, object. 0, de Verick).

C, cœur; — *Ao*, aorte; — *Vg*, vaisseaux grêles faisant communiquer l'aorte avec les vaisseaux de l'aire vasculaire; — *Pr*, protovertèbres; — *Cv*, cordons vasculaires pleins; — *Zp*, zone pariétale.

1, 2, 3, 4, première, deuxième, troisième et quatrième régions de l'aorte.

Les cordons vasculaires filiformes, qu'on trouve dans l'aire vasculaire autour de la tête de l'embryon, ne présentent jamais dans leur intérieur de berceaux des globules sanguins. Ces derniers se rencontrent surtout au niveau des îlots larges occupant la moitié postérieure de l'aire vasculaire. On n'en voit pas non plus dans les vaisseaux intra-embryonnaires (VIALLETON).

Il arrive souvent que dans un même cordon vasculaire plein, deux ou plusieurs fentes se forment simultanément au sein du protoplasma et très près les unes des autres. La lumière du vaisseau est alors constituée par plusieurs cavités séparées les unes des autres par des lames minces de protoplasma, pourvues ou non de noyaux, et qui sont les restes de la substance du germe vasculaire comprise entre deux fentes voisines. Ce cloisonnement des vaisseaux par des lames protoplasmiques longitudinales, obliques ou transversales par rapport à l'axe vasculaire, est porté à un haut degré dans les aortes primitives au début de leur formation. Mais il ne tarde pas à disparaître par suite de la résorption des cloisons. Cette résorption de parties, quelquefois même très étendues, du système vasculaire primitif, se produit d'ailleurs un grand nombre de fois pendant le cours des transformations que subit ce système pendant sa croissance. Il suffira de citer par exemple la disparition de la cloison médiane qui résulte de l'accolement des deux aortes primitives, dont les deux lumières, disposées d'abord comme celles du canon d'un fusil double, n'en forment plus qu'une seule lorsque cette disparition s'est effectuée (1).

Formation des troncs vasculaires : Aortes primitives (fig. 285). — On sait qu'à l'origine il y a dans l'embryon de Poulet non pas une seule, mais deux aortes. Situées de chaque côté de la corde dorsale et longeant la face inféro-externe des protovertèbres, elles se développent progressivement à partir du cœur vers l'extrémité caudale. L'étude analytique du développement de ces aortes, faite récemment par Vialleton (2), a jeté une vive lumière sur le phénomène de la formation des troncs vasculaires proprement dits. Il a montré en effet que, de même que les parties du système vasculaire sanguin disposées en réseaux, les aortes se forment par points discontinus, et non pas exclusivement par une extension progressive du vaisseau préexistant, s'effectuant par étirement comme la poussée des rameaux d'un arbre.

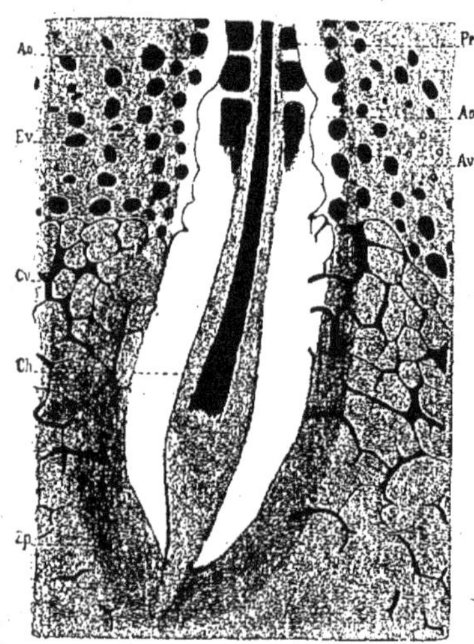

Fig. 286. — Partie postérieure d'un embryon de Poulet pourvu de dix protovertèbres.

Préparation de Vialleton.

Ao, Ao, aortes ; — Av, aire vasculaire ; — Ev, espaces intervasculaires ; — Cv, cordons vasculaires pleins ; — Pr, protovertèbres ; — Ch, corde dorsale.

Sur les embryons de Poulet à huit protovertèbres, Vialleton a constaté la première apparition des aortes sous forme de vaisseaux déjà canalisés, creux et pourvus d'une lumière, lesquels, chez l'embryon possédant dix protovertèbres, s'éten-

(1) Les résorptions dont nous venons de parler répondent à une sorte de variation modelante, qui dès le début de leur croissance jusqu'au terme de celle-ci, modifie profondément la configuration initiale des vaisseaux sanguins. Elles débutent, il est important de le bien spécifier, à un stade du développement où les globules blancs du sang n'ont pas encore fait leur apparition (Vialleton); on ne saurait donc invoquer l'action de ces derniers dans le mouvement de remaniement des vaisseaux amené par les résorptions de certaines de leurs parties; et il faut voir dans celles-ci des phénomènes d'évolution pure et simple.

(2) L. Vialleton. *Développement des aortes dans l'embryon de Poulet.* Journal de l'Anat. et de la Physiol. T. XXVIII (janvier-février 1892).

dent depuis la première protovertèbre en avant jusqu'à la dernière. Au niveau de celle-ci, ils s'effilent et disparaissent (fig. 285). Ces vaisseaux offrent à considérer, d'avant en arrière, quatre régions bien distinctes.

Dans la première, située immédiatement en arrière du cœur, l'aorte est constituée par un vaisseau simple (1) n'émettant aucune branche collatérale. Dans la seconde région, répondant à la région moyenne de la série des protovertèbres (4ᵉ à 7ᵉ), il part du bord externe de chaque aorte des canaux grêles qui vont se jeter, en dehors de la zone pariétale, dans le réseau des vaisseaux de l'aire vasculaire. Dans la troisième région, l'aorte communique au contraire avec l'aire vasculaire par une série de troncs courts et larges « et cette communication est si franche et si naturelle qu'on peut considérer l'aire vasculaire comme empiétant sur l'embryon, où elle se terminerait par un tronc longitudinal droit, l'aorte, comparable au tronc qui la limite en dehors, le sinus terminal » (Vialleton).

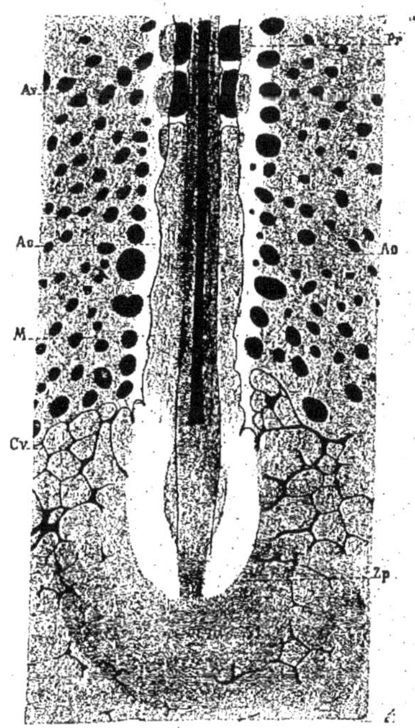

Fig. 287. — Partie postérieure d'un embryon de Poulet pourvu de dix-huit protovertèbres, face ventrale. — Préparation de L. Vialleton (Ocul. 5, obj. 3 de Reichert).

Pr, protovertèbres; — Ao, Ao, aortes; — M, tube médullaire; — Zp, zone pariétale.

Cv, cordons vasculaires pleins; les aortes se terminent par ces cordons.

Enfin, sur sa pointe extrême (fig. 286), l'aorte se continue par un cordon plein, qui lui-même fait partie d'une ligne de germes vasculaires s'étendant, de chaque côté, tout le long de la partie non encore segmentée du corps. Ces germes, résultant de la mise en communication entre eux d'une série d'îlots de Wolff échelonnés en hauteur mais qui étaient primitivement distincts, engagent une série de cordons secondaires dans le corps de l'embryon en pénétrant la zone pariétale, et d'autre part communiquent en nombre de points avec les germes vasculaires pleins de l'aire vasculaire. Ils forment une ligne brisée et discontinue sur le prolongement de l'aorte vers l'extrémité caudale.

(1) A la quarante-huitième heure, l'aorte, dans la région canalisée, est constituée par un simple tube endothélial, qu'aucune formation de tissu mésodermique ne double encore (Vialleton).

En étudiant successivement les progrès du développement des aortes sur des embryons de dix à vingt-quatre protovertèbres (fig. 285 à 288), il devient facile de voir que chacune d'elles s'accroît en canalisant, d'avant en arrière, des portions des cordons ou germes vasculaires pleins situés dans son prolongement direct. Comme ces germes étaient primitivement discontinus, il s'ensuit donc que l'aorte, qu'on peut prendre pour type des gros troncs vasculaires, s'accroît d'abord, non par une poussée d'extension continue, mais en s'appropriant les uns après les autres, sur sa ligne de croissance, de simples segments du réseau généra de l'aire vasculaire. L'aorte est donc en somme le résultat de la fusion en un vaisseau unique de certaines portions de germes vasculaires successifs, discontinus primitivement entre eux. Ce fait important, découvert par VIALLETON, nous permettra de donner un peu plus loin la formule générale de la croissance des troncs artériels.

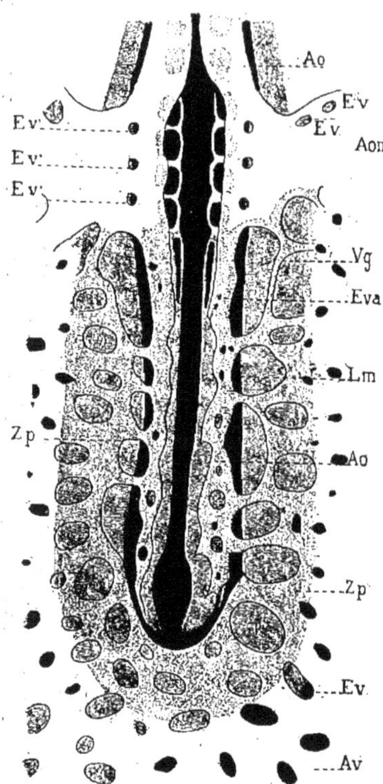

Fig. 288. — Partie postérieure d'un embryon de Poulet pourvu de vingt-quatre protovertèbres, face ventrale. Préparation de L. VIALLETON (Ocul. 1, object. 2, de Vérick).

Ao, aorte ; — *Aom*, artère omphalo-mésentérique ; — *Ev*, *Ev'*, espaces intervasculaires ; — *Eva* espaces intervasculaires en voie d'atrophie ; — *Vg*, vaisseaux grêles faisant communiquer l'aorte avec les vaisseaux de l'aire vasculaire *Av* ; — *Zp*, zone pariétale ; — *Lm*, lame mésentérique du mésoderme.

En résumé, le premier développement du système vasculaire consiste d'abord dans l'apparition, au sein d'une formation entodermique (le bourrelet germinatif), d'une série de cellules à noyaux multiples qui sont les îlots de Wolff ou germes vasculaires. Chez les embryons de Poulet ne possédant que quatre ou cinq protovertèbres, ces germes sont discontinus. Ils forment des éléments de réseau plus ou moins compliqués, mais à mailles marginales ouvertes, et d'ailleurs indépendants les uns des autres. Nés isolément dans l'entoderme de l'aire opaque à un moment où elle était toute voisine de l'embryon, et aussi dans la portion du feuillet interne formant le passage entre le bourrelet germinatif et l'entoderme à cellules plates existant au niveau du corps, ils ont pu atteindre ce dernier et s'y répandre par l'accroissement qui leur est propre (VIALLETON). D'autre part, ils se multiplient largement dans l'aire vasculaire. Fusionnés ensuite en un réseau continu, par un processus secondaire entièrement comparable à celui qui met en communication les cellules du tissu conjonctif, ils finissent par former un vaste feuillet vasculaire, continu au sein de l'embryon et en dehors de lui dans l'aire vasculaire. Ce feuillet, du moins dans sa portion postérieure, peut donc être considéré comme formé de deux moitiés figurant chacune un demi-cercle limité sur sa circonférence par le sinus terminal, et en dedans par l'aorte correspondante qui en représente la corde. Bientôt l'aorte, contournée en-dessous par le mésoderme de la splanchnopleure, tend à s'isoler du reste du réseau vasculaire. Le mouvement de séparation est achevé par l'intervention de la lame mésodermique qui formera la suture mésentérique. Ainsi l'aorte, au troisième jour, ayant ainsi perdu toutes ses connexions avec les éléments de l'aire vasculaire qui ont concouru à la former pièce à pièce, devient un tronc continu, indépendant, dévolu exclusivement au service de l'embryon et renfermé étroitement dans le corps de ce dernier (1).

(1) VIALLETON. *Loco citat.*, p. 17 du tirage à part.

CHAPITRE II

ÉTUDE ANALYTIQUE DES VAISSEAUX SANGUINS

Les vaisseaux sanguins peuvent se diviser en deux grands groupes : 1° Les uns portent le sang du cœur vers la périphérie ou de la périphérie le ramènent au cœur, constituant ainsi des *voies de distribution* pour l'apport ou le retour du liquide nourricier. Dans ce trajet il ne s'effectue point d'échanges entre le sang et les tissus, mais un simple transport. Les vaisseaux de distribution sont les ARTÈRES et les VEINES.

2° Le second groupe de vaisseaux répond à l'ensemble des CAPILLAIRES vrais, absolument dépourvus de muscles. Disposés en réseaux de forme variable avec les organes et les tissus, si bien qu'on peut reconnaître l'un d'eux à la simple inspection de son injection vasculaire, les vaisseaux capillaires constituent les *voies des échanges* entre les éléments anatomiques et le sang. Une portion importante de ces échanges est d'ordre respiratoire; c'est au niveau des capillaires que les globules rouges cèdent aux tissus l'oxygène dont ils sont chargés. En examinant au microspectroscope le réseau capillaire en pleine circulation de la patte d'une Grenouille vivante, on voit en effet une raie mouvante, tantôt double et répondant à celle de l'hémoglobine oxygénée, tantôt simple et répondant à celle de l'hémoglobine réduite. Ces deux raies se changent incessamment l'une dans l'autre; et ainsi l'on acquiert la preuve que c'est bien au niveau des capillaires vrais que le sang artériel se change en sang veineux.

Les territoires vasculaires où s'opèrent ce changement reçoivent, sur la majorité des points du système vasculaire, le sang afférent par une petite artère toute particulière et très contractile, l'*artériole*, et ils versent le sang devenu veineux dans un large vaisseau d'abord non muni de muscles, la *veinule*, qui le conduit aux veines. Si l'on considère le vaisseau afférent d'un réseau de capillaires, et le vaisseau efférent comme deux pôles de ce réseau, l'ensemble peut recevoir le nom de *réseau bipolaire artério-veineux*.

Si, au contraire le réseau de capillaires présente, à son pôle afférent comme à son pôle efférent, deux vaisseaux de même nom, soit deux artères, soit deux veines, on l'appelle *réseau bipolaire artériel* dans le premier cas (réalisé dans le glomérule du rein), et *réseau bipolaire veineux* dans le second (réalisé dans le lobule hépatique). Ces dispositions exceptionnelles avaient suscité l'étonnement des anciens anatomistes qui, pour cette raison, leur avaient donné le nom de *réseaux admirables*. Dans ce cas particulier, les vaisseaux capillaires ont une structure parfois différente de celle qu'on observe dans ceux des réseaux ordinaires, c'est-à-dire artério-veineux; on doit donc les distinguer soigneusement dès le début de toute description histologique des vaisseaux sanguins.

Dans ce chapitre, je m'occuperai successivement des vaisseaux entrant dans la constitution des réseaux fonctionnellement les plus importants, c'est-à-dire des *capillaires vrais*, des *artérioles* et des *veinules*, constituant par leur ensemble les territoires d'échange entre le sang et les tissus. Je décrirai ensuite les vaisseaux de distribution, *artères* et *veines*.

§ 1. — LE VAISSEAU CAPILLAIRE, L'ARTÉRIOLE ET LA VEINULE.

Au point de vue purement histologique, les vaisseaux capillaires appartenant aux réseaux ordinaires, ou artério-veineux, ne présentent pour ainsi dire aucune différence de constitution, qu'on les examine chez un vertébré inférieur quelconque ou chez un mammifère. Le calibre et la façon dont les capillaires s'arrangent entre eux dans le réseau, varient seuls avec les animaux, le tissu ou l'organe pris pour objet d'étude. Je choisirai pour type de ma description les capillaires d'une membrane mince et pleine de tissu connectif, telle que le mésocôlon transverse du Cochon d'Inde adulte ou du Lapin, que chacun peut aisément se procurer dans les laboratoires (1).

(1) *Préparation.* — Sur l'animal qu'on vient de sacrifier, on cherche le mésocôlon transverse qui apparaît comme une membrane absolument transparente, parcourue par un nombre peu considérable de fusées vasculaires ayant, comme tous les réseaux sanguins du tissu conjonctif dégagés et observés dans leur ensemble, la disposition limbiforme. C'est-à-dire que l'artère et la veine filent parallèlement sur un long trajet, tandis qu'à droite et à gauche, puis sur l'extrémité du système, sont de petits réseaux capillaires distincts, disposés le long des vaisseaux de distribution comme des folioles sur le pétiole commun d'une feuille composée, et commandés chacun par une artériole et une veinule comparables à des pétiolules. Dans leur ensemble, ces systèmes vasculaires sont visibles à l'œil nu. On fait choix de l'un d'eux et on l'enlève comme suit, avec la portion de la membrane qu'il parcourt :

Dans un bouchon un peu épais, on a évidé un anneau à la queue-de-rat. Dans un autre bouchon de diamètre supérieur, ou dans une lame de liège, on en a évidé un autre de telle façon que le premier bouchon, évidé à son centre, puisse entrer à frottement doux dans l'anneau pratiqué sur le second. On passe le premier bouchon sous la membrane, de façon que la partie qu'on en veut enlever se tende sur lui comme la peau d'un tambour. Cela fait, on prend le second anneau de liège et on en coiffe le premier. La membrane est dès lors montée et tendue, sur le petit système

Quand on a chassé l'endothélium péritonéal des deux faces, et coloré la membrane au picrocarminate ou à l'éosine hématoxylique, on reconnaît les capillaires à ce qu'ils décrivent des anses plus ou moins compliquées et élégantes en s'anastomosant entre eux, et à ce qu'il n'existe pas sur leur trajet des séries de noyaux allongés disposés en travers. Ce sont des tubes à parois incolores très régulières, lesquelles possèdent un double contour absolument net. Sur ces parois, de distance en distance, on voit des noyaux fusiformes, faisant un léger relief et répondant à la coupe optique de noyaux ovalaires. Sur le plein du tube, on voit ces mêmes noyaux de face et à plat, les uns occupant la paroi supérieure, les autres la paroi inférieure. Tous sont elliptiques, à contours réguliers sauf au niveau des points où le vaisseau subit un branchement; et leur grand diamètre est légèrement allongé dans l'axe du vaisseau.

Sur les préparations de capillaires imprégnés de nitrate d'argent puis colorés au picrocarminate ou à la purpurine, on reconnaît d'emblée qu'il s'agit là de noyaux endothéliaux. Chaque noyau répond à une cellule dessinée sur ses bords par des traits rectilignes interceptant un polygone allongé dans le sens de l'axe du vaisseau. Ce sont là des faits aujourd'hui connus de tous les histologistes depuis les recherches de Hoyer (1) et celles d'Eberth (2). Çà et là, dans les imprégnations d'argent les mieux réussies, on trouve cependant de petites aires limitées par des traits de ciment rectilignes et ne renfermant pas de noyau, toutes

des deux disques de liège, effectivement comme la peau d'un tambour l'est sur la charpente de cet instrument. On retranche tout autour avec des ciseaux le reste du mésocôlon, et on l'enlève ainsi tendu sans l'avoir touché ni avoir altéré sa structure.

(A) On porte la membrane ainsi retranchée dans l'alcool au tiers. Au bout de vingt-quatre ou quarante-huit heures, on l'enlève et on la traite par le pinceau, pour chasser sur ses deux faces l'endothélium péritonéal. Cela fait, on peut la colorer en masse par le carmin aluné; ou bien on la tend sur la lame de verre par le procédé de la demi-dessiccation, et on la colore au picrocarminate ou à l'éosine hématoxylique. On peut même, après avoir enlevé l'endothélium sur les deux faces, colorer la membrane, ajouter une goutte de picrocarminate mélangé à de la glycérine, puis de la glycérine neutre, disposer par-dessus une lamelle, et observer les capillaires sans avoir dégagé la membrane de son double anneau.

(B) La membrane retranchée est lavée à l'eau distillée sur le double anneau, soigneusement en dessus et en dessous, et très rapidement. On verse alors avec une pipette une solution de nitrate d'argent à 1 p. 500 sur les deux faces de la membrane. Dès qu'elle louchit, on relave à l'eau distillée, et on abandonne ensuite l'anneau tenant toujours sa membrane dans l'eau distillée, en ayant soin de le maintenir à fond par des balles de plomb ou tout autre moyen. Au bout d'une ou deux heures, on traite les deux faces au pinceau; l'endothélium se lève en masse comme une pellicule plus ou moins brunâtre, dégageant la membrane incolore. On lave de nouveau à l'eau distillée, on s'assure que les capillaires ont été imprégnés d'argent à travers l'endothélium. On colore au picrocarminate, ou à l'éosine hématoxylique, ou à la purpurine; et l'on monte la préparation dans la glycérine ou dans la résine dammar après l'avoir fait passer par l'alcool, l'essence de girofles et l'essence de bergamote.

(1) Hoyer. *Ein Beitrag zur Histologie bindegewebiger Gebilde* (Arch. f. Anat. und Physiologie, 1865, p. 244).

(2) Eberth. *Ueber der feineren Bau des Blutcapillären bei Wirbelthieren* (Centralblatt, 1865, p. 196).

semblables à celles que Auerbach (1) a décrites dans l'endothélium des lymphatiques. Ces *fragments intercalaires* (*Schaltplatten*) ont une certaine importance morphologique. Leur présence paraît due à ce que la lame de protoplasma, d'abord indivise et semée de noyaux, qui formait la paroi du capillaire embryonnaire, en se scindant en corps cellulaires autour de chaque noyau, a laissé de distance en distance des fragments indépendants.

En effet, pas plus que les germes vasculaires, nés directement des îlots vasoformatifs de Wolff et de Pander et déjà arrivés à l'état de tubes possédant une lumière libre et une paroi protoplasmique renfermant des noyaux, les capillaires développés nouvellement, à un moment quelconque de la croissance des vaisseaux, ne possèdent d'emblée un endothélium qu'on puisse imprégner de nitrate d'argent et résoudre de la sorte en cellules distinctes. Par aucune méthode d'imprégnation, on ne peut montrer de dessin endothélial dans les capillaires les plus nouvellement formés de la lame natatoire des têtards de Grenouille, ni dans ceux de la peau d'un embryon d'Homme ou de Mouton de 15 à 40 millimètres qui viennent de se former, non plus que dans les plus fins capillaires néoformés d'un hématome de la dure-mère, par exemple. La division de la lame protoplasmique en cellules distinctes, répondant chacune à un noyau, est un phénomène secondaire. Ce phénomène ne se produit jamais dans les réseaux bipolaires artériels du rein de l'Homme et des mammifères, comme je l'ai démontré avec Hortolès (2) il y a quelques années. On ne l'observe pas davantage dans le réseau bipolaire veineux du foie des vertébrés supérieurs (3). Dans les deux cas la paroi du capillaire garde ses caractères embryonnaires, et demeure indéfiniment une lame de protoplasma indivise et semée de noyaux. Si l'on fait passer rapidement un courant d'eau distillée dans les vaisseaux sanguins du rein d'un Lapin adulte, puis qu'on lui substitue un courant d'une solution de nitrate d'argent à 1 p. 400, la solution détermine l'imprégnation régulière de tous les vaisseaux du parenchyme, y compris l'artériole afférente et l'artériole efférente de chaque glomérule. Elle dessine même l'endothélium pariétal de la capsule de Bowman qui enclôt les capillaires glomérulaires; mais ceux-ci, colorés uniformément en brun tandis que leurs noyaux sont réservés en blanc, ne montrent à leur surface interne aucun dessin endothélial. On ne parvient pas davantage à imprégner d'argent les vaisseaux capillaires du lobule hépatique des mammifères; et quand on cherche à les isoler par la dissociation, on n'y arrive pas. Les cellules hépatiques occupant leurs intervalles emportent avec elles

(1) Auerbach. *Untersuchungen ueber Lymph und Blutgefässe* (Virchow's Arch. t. XXXIII, p. 383).

(2) Ch. Hortolès. *Étude du processus histologique des néphrites*, Paris, 1881, p. 37.

(3) Eberth. *Manuel de* Stricker, édition de New-York, p. 208.

chacune un fragment de leur paroi, composée simplement d'une lame de protoplasma renfermant des noyaux.

De tels vaisseaux capillaires, réduits à un tube protoplasmique qui n'est que la différenciation du protoplasma marginal des germes ou des bourgeons vasculaires qui leur ont donné naissance, sont extrêmement friables et dépourvus de toute solidité. C'est la raison de la quasi impossibilité d'obtenir, chez un embryon humain de trois mois, et même plus âgé, de bonnes injections avec une masse à la gélatine et au carmin. Partout, au niveau des réseaux capillaires, il se produit des ruptures. En revanche, une paroi vasculaire réduite à une lame de protoplasma indivise et semée de noyaux, paraît disposée pour favoriser les actes de diffusion et le passage des cristalloïdes au travers d'elle. La constitution indéfiniment embryonnaire des capillaires du glomérule rénal semble ainsi maintenue comme à dessein pour favoriser sa fonction essentielle, qui consiste à séparer du sang l'eau chargée de produits excrémentitiels, en majeure partie formés de cristalloïdes diffusibles.

Dans l'état adulte, non seulement la paroi présente un endothélium régulier, qui se poursuit sans modification ni interruption sur la surface interne des artères et des veines, mais cet endothélium paraît bien reposer sur une paroi propre, mince et sans structure, dont la coupe optique s'accuse par un double contour régulier. L'existence de cette paroi propre a cependant été contestée. Eberth (1), notamment, admet que le capillaire est uniquement formé d'un tube endothélial. Chrzonszczewski (2) a tiré une conclusion opposée de ce fait que des injections de gélatine argentée, après avoir imprégné l'endothélium des capillaires, emportent parfois cet endothélium par lambeaux sans que pour cela le tube vasculaire perde rien de sa régularité ni de sa continuité, et enfin sans qu'il se produise de fuite en dehors au niveau du point desquamé. Il admet donc l'existence d'une paroi propre. Ranvier considère aussi comme probable l'existence d'une paroi distincte de l'endothélium, en se fondant surtout sur la pureté et la continuité du double contour du vaisseau. Mais la question n'est pas tranchée. Je crois cependant qu'il faut admettre l'existence d'une paroi propre ayant les caractères et la signification d'une membrane vitrée. Si, après avoir fait passer dans les vaisseaux un courant d'eau salée à 1 p. 1000 afin d'en chasser le sang sans altérer l'endothélium, on y

(1) Eberth. *Manuel de* Stricker, édit. de New-York, p. 207.

(2) Chrzonszczewski. *Ueber die feinere Structur der Blutcapillären* (Arch. de Virchow, 1866, t. XXXV, p. 169). Il fait une masse de gélatine composée comme suit : 15 grammes de gélatine de Paris est dissoute dans 120 grammes d'eau distillée. Il ajoute à cette masse 1gr,50 de nitrate d'argent dissous dans 37gr,07 d'eau distillée. Il fait l'injection entre + 30° et + 40°. Quand l'injection est refroidie, elle distend les vaisseaux à plein calibre et a imprégné le réseau endothélial de leurs parois sous forme d'un dessin à éléments polygonaux allongés. Les traits noirs marquent les interlignes des cellules et sont rectilignes ou très légèrement sinueux.

pousse une injection consistant en un mélange de 2/3 de solution de nitrate d'argent à 1 p. 100 et de 1/3 d'acide osmique à 1 p. 100, les capillaires sont fixés, imprégnés et développés (1). Dans les préparations colorées à l'éosine hématoxylique, vus de face, ils se montrent comme des tubes insufflés, et en coupe transversale comme des cercles béants. On peut reconnaître aussi que l'éosine du réactif a teint en rose l'endothélium, qui dessine un anneau coloré distinct, renfermant les noyaux teints en violet, s'il s'agit d'une section du vaisseau en travers. D'autre part, s'il s'agit d'un capillaire observé à plat, l'éosine dessine une bande rose occupant la partie interne de la coupe optique de la paroi vasculaire. En dehors de cet anneau ou de cette bande rose, on voit un petit cercle hyalin ou une bande linéaire incolores. Le protoplasma est donc bien doublé d'un tube de substance amorphe, qui le supporte et le limite en dehors. Je rapporte cette formation à la membrane propre, ou vitrée de l'endothélium du capillaire. Évidemment, il s'agit ici d'une formation secondaire, liée à l'évolution de l'endothélium vasculaire. C'est parce qu'elle manque dans les vaisseaux embryonnaires que ceux-ci ont une faible solidité, et qu'il est difficile de les isoler par la dissociation même la plus ménagée.

L'endothélium des capillaires est tout à fait clair et transparent pendant la vie. Les réactifs coagulants tels que l'alcool le fixent en faisant apparaître seulement quelques granulations ou vacuoles autour du noyau de chaque cellule. Fixé par une injection d'acide osmique, il est homogène et transparent comme le verre, et formé de cellules aplaties, au sein desquelles le noyau dessine un léger renflement pour prendre place. Le sérum sanguin, l'eau salée en solution physiologique, le sérum artificiel de Malassez ne modifient pas cette configuration. En revanche, les cellules endothéliales de tous les vaisseaux se gonflent rapidement sous l'influence de l'eau en demeurant claires et transparentes, comme le ferait une substance colloïde telle que la gomme adragante qui se développe en s'hydratant. Si, en effet, l'on fixe lentement par l'acide osmique à 1 p. 100 un fragment de peau ou de nerf excisés sur le vivant, ceux des capillaires dont le sang s'est complètement écoulé subissent l'action de l'eau du réactif, et leurs cellules épithéliales se gonflent d'abord. L'acide osmique les fixe ensuite à l'état de dévelop-

(1) J'ai récemment constaté que ce mélange imprègne les endothéliums et les fixe en même temps déployés avec une netteté et une régularité admirables. Il présente tout avantage sur les autres méthodes alors qu'on veut à la fois imprégner les endothéliums et faire en même temps l'étude analytique des corps cellulaires correspondants et des autres éléments anatomiques du tissu que les épithéliums concourent à former. Le même procédé est applicable à l'étude des membranes minces revêtues d'endothélium sur leurs deux faces, telles que l'épiploon. Loin de rendre l'imprégnation par le nitrate d'argent incomplète et laborieuse, l'acide osmique lui donne une netteté et une pureté absolues. Ce serait donc là un procédé de choix, s'il n'avait l'inconvénient de toute manipulation des solutions osmiques, qui, comme on le sait, sont très toxiques et dangereuses à respirer.

pement, et elles apparaissent comme une rangée de cellules prismatiques claires empiétant sur la lumière du vaisseau (1). Ce fait doit être retenu au même titre que l'action destructive de l'eau sur les globules sanguins. Il doit également concourir à faire définitivement rejeter les infusions médicamenteuses d'eau dans les vaisseaux : puisque non seulement celles-ci détruisent les éléments actifs du liquide sanguin, mais encore altèrent l'endothélium, qui se gonfle alors de façon à diminuer, et peut-être même à obstruer parfois la lumière vasculaire.

Le ciment qui réunit les cellules endothéliales est un albuminate fluide qui se coagule par l'action des sels d'argent. Quand, pour opérer l'imprégnation de la paroi des vaisseaux, on s'est servi de solutions d'argent dans les sels organiques, comme l'a recommandé S. Alferow (2), on obtient des préparations d'une pureté admirable et nulle part on ne trouve de pores ni de lacunes dans la paroi, au niveau des lignes intercellulaires. Ce n'est que sur les capillaires qui viennent incessamment d'être le siège d'une abondante diapédèse, que l'on rencontre des pertes de substance arrondies, comparables à ce que Julius Arnold (3) a décrit sous le nom de stigmates et de stomates des vaisseaux. Ces trous sont de diamètre variable, semés irrégulièrement dans la paroi vasculaire; ils résultent du passage des cellules migratrices et n'ont qu'une existence temporaire. Le meilleur moyen de les voir consiste à exposer le mésentère d'une Grenouille ou d'un batracien quelconque à l'action de l'air, dans les conditions connues de l'expérience de Cohnheim. Quand on s'est assuré que la diapédèse est bien en train, on expose le mésentère pendant quelques instants à l'action des vapeurs osmiques dans la chambre humide. Les capillaires ne tardent pas à noircir légèrement, et quand on a monté la membrane en préparation

(1) En découvrant ce fait singulier, je m'étais demandé si, en vertu d'une sorte de propriété d'expansion et de retrait, les cellules endothéliales n'étaient pas capables de *régler leur lumière* par les variations de leur hauteur. Mais j'ai reconnu ultérieurement qu'il s'agissait ici d'une simple vulnération de l'endothélium par l'eau, quand celle-ci agit lorsque le vaisseau est vide et que le plasma sanguin ne protège plus son revêtement contre l'action du liquide étranger.

(2) S. Alferow. *Nouveaux procédés pour les imprégnations à l'argent* (Arch. de physiologie, 1874, p. 694).

Alferow a employé le picrate, le lactate, l'acétate et le citrate d'argent, en solution à 1 p. 800 dans l'eau distillée. Il a de plus remarqué que les solutions contenant un léger excès d'acide libre donnent des imprégnations plus pures : ce qui l'a conduit à ajouter à ses solutions de 10 à 15 gouttes d'une solution concentrée de l'acide du sel par 800 centim. cubes de la solution de sel d'argent. Le rôle de l'acide peut s'expliquer facilement. Le sel d'argent agit non seulement sur les albuminates, mais encore sur les autres substances qui se trouvent dans les tissus (chlorures, carbonates, etc.) : — d'où autant d'espèces de granulations différentes qui, disposées sans ordre, viennent salir la préparation. Or, par suite de la présence de l'acide libre, la plupart de ces combinaisons se décomposent et reconstituent le sel d'argent ; et de toutes les précipitations il ne persiste plus que l'albuminate et le chlorure d'argent, qui sont des combinaisons plus résistantes.

(3) J. Arnold. *Ueber die Beziehung der Blut und Lymphgefässe zu den Saftkanaelchen* (Virchow's Archiv, 1874, t. 62, p. 157).

persistante, dans la glycérine ou la résine dammar, on voit sur les parois des vaisseaux les stomates disséminés çà et là, comme une série de petits trous clairs (1). Ces trous intéressent manifestement à la fois le revêtement endothélial et la paroi propre ou vitrée du capillaire, lesquels, dans les capillaires complètement développés, font corps l'un avec l'autre et constituent deux éléments d'une seule et même formation.

Couche rameuse périvasculaire : périthélium d'Eberth. — En dehors de la membrane du capillaire, nous ne trouverons plus d'éléments appartenant à proprement parler au tissu vasculaire. Le tissu vasculaire est en effet essentiellement représenté par le tube endothélial doublé par sa vitrée ou membrane limitante propre. Au delà, commence le domaine du tissu conjonctif qui, suivant la remarque ancienne de Bichat, accompagne comme un satellite les vaisseaux sanguins dans tout leur parcours. Sur les capillaires, les artérioles et les veinules, il

(1) Cette question des stomates a donné lieu à beaucoup de controverses. Il est certain que, comme l'a fait bien voir Alferow, un grand nombre de figures résultant de la réduction du nitrate d'argent au niveau d'impuretés, de grains albumineux, etc., ont été prises pour des stomates. Pour s'en convaincre, il suffit d'imprégner par les méthodes ordinaires une partie d'un épiploon du Lapin qu'on n'a pas lavée à l'eau distillée, et une autre partie qu'on a nettoyée soigneusement. La première est pleine de stomates, ceux-ci peuvent entièrement manquer sur la partie bien lavée. Les petits cercles signalés par Thoma (*a*) sur la paroi des lymphatiques et considérés par lui comme les portes d'entrée des globules blancs dans les voies de la lymphe, me semblent être les premiers stomates temporaires vrais qu'on ait observés. Cohnheim (*b*) n'avait fait qu'affirmer que les globules blancs, dans la diapédèse, sortent par des trous situés dans le ciment interendothélial, mais il ne l'avait pas démontré. Quant aux stigmates de J. Arnold (*c*) qui se montrent après les imprégnations d'argent sous la forme de *petites taches noires*, ce sont des résultats d'opérations faites sans nettoyage exact des surfaces endothéliales. Purves (*d*), en s'appuyant sur une étude expérimentale de la diapédèse, est arrivé du reste à cette conclusion que l'émigration des cellules lymphatiques se fait dans les lignes de ciment, fluides comme des bandes de gélatine ramollie, et où n'existent pas de trous préformés. Quiconque a vu une cellule migratrice cheminer dans la substance fondamentale muqueuse, et de consistance comparable au ciment interépithélial, de la lame natatoire d'un têtard de Grenouille, se rendra parfaitement compte de la façon dont l'émigration des globules blancs peut s'opérer à travers la paroi d'un capillaire, sans plus avoir besoin d'un orifice préformé pour passer qu'une aiguille à travers une lame de gélatine ramollie par l'eau, et sans laisser davantage de trou persistant derrière elle après son passage. Il faut donc admettre que les stomates n'ont qu'une existence éphémère, et, pour les voir, il faut les saisir et les fixer comme je l'ai indiqué dans le texte. A cela près, l'observation de J. Arnold (*e*) est très exacte; et après une diapédèse abondante, le nombre des trous qu'on peut observer dans la paroi des capillaires est souvent assez considérable.

(*a*) Thoma. *Die Ueberwanderung farbloser Blutkörperchen von dem Blut in das Lymphgefässystem* (Heidelberg, 1873).

(*b*) Cohnheim. *Ueber venöse Stauung* (Virchow's Archiv. Bd. LI, 1867). — *Ueber Entzündung u. Eiterung* (Ibidem, Bd. L. 1867). — *Neue Untersuch. ueber Entzundung* (Berlin, 1873).

(*c*) Arnold (J.). *Ueber Diapedesis* (Virchow's Arch. Bd. LXVIII).

(*d*) Purves. *Centralblatt*, n° 41, 1874.

(*e*) Arnold (J.). *Ueber des Verhalten der Wandungen der Blutgefässe bei der Emigration weisser Blutkörper* (Virchow's Arch. 1875, n° de février).

est représenté par un revêtement discontinu de cellules fixes, ordonnées par rapport au vaisseau et allongées dans le sens de sa marche. C'est la *couche rameuse périvasculaire* (fig. 289) décrite d'abord par Eberth et Iwanoff (1) sur les capillaires de la membrane hyaloïde de la Grenouille. Les cellules connectives reposent sur la membrane propre qui double l'endothélium vasculaire; elles entourent le petit vaisseau du réseau de leurs prolongements, plus ou moins serrés et ordinairement très délicats (2). Par d'autres prolongements, elles s'anastomosent avec les

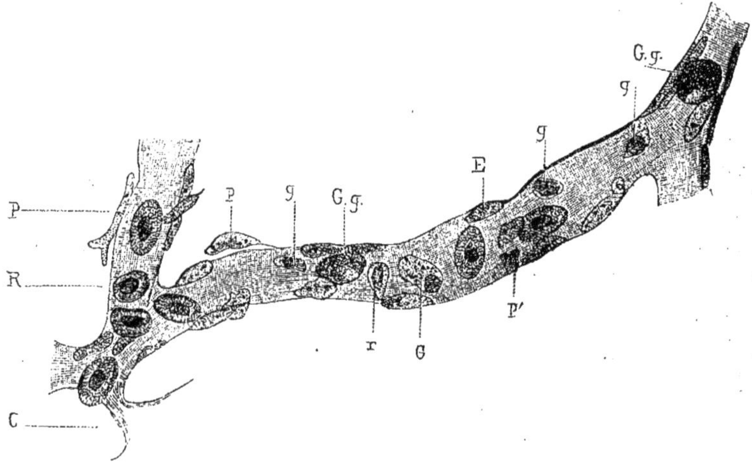

Fig. 289. — Un capillaire sanguin de la chorio capillaire de l'Espadon. Fixation par les vapeurs d'acide osmique, coloration et conservation dans l'éosine hématoxylique faiblement chargée d'hématoxyline (350 diamètres).

C, capillaire centre du tourbillon; — R, globules rouges ordinaires; — *r*, petit globule rouge dont le disque est à peine coloré; — *g*, *g*, globules blancs ordinaires; — G, globule blanc géant chargé de granulations protéiques; — G*g*, G*g*, globules blancs géants à granulations graisseuses; — *p*, *p*, *p'*, cellules périvasculaires; — E, noyau des cellules endothéliales du capillaire.

cellules du tissu conjonctif lâche circonvoisin. On désigne assez ordinairement la couche rameuse sous le nom de *périthélium*, que lui a imposé Eberth parce qu'il pensait, conformément aux vues d'Iwanoff, que cette formation répondait à une gaîne lymphatique : tout en faisant

(1) Iwanoff. *Centralblatt*, n° 9, 1868.
Eberth. *Manuel de* Stricker (édition anglaise de New-York, p. 206-208).

(2) Pour bien voir la couche rameuse périvasculaire, il suffit de traiter une membrane de tissu conjonctif renfermant des vaisseaux et des réseaux de capillaires par la méthode indiquée p. 201. La préparation devient tout à fait démonstrative quand après l'avoir colorée à l'éosine, lavée et recouverte d'une lamelle, on fait ensuite pénétrer, par capillarité, une goutte d'acide acétique ou d'acide formique. Rapidement, les faisceaux conjonctifs se décolorent, ne laissant colorées en rouge que les fibres élastiques et les cellules fixes du tissu conjonctif. On voit alors les cellules de la couche périvasculaire entourer les capillaires de leurs expansions rameuses et les envelopper comme d'un filet.

remarquer que, par l'imprégnation de nitrate d'argent, il lui avait été impossible d'y démontrer l'existence d'un endothélium continu. Il est donc allé trop loin en proposant, comme synonyme de périthélium, le nom d'*épithélium vasculaire externe*.

La couche rameuse suit constamment dans leur parcours les petits vaisseaux du tissu conjonctif lâche. Le long des artérioles, elle repose sur la couche des fibres musculaires et non plus sur la membrane propre. Dans le tissu fibreux, elle devient très régulière. Les cellules conjonctives reposent alors à la périphérie du vaisseau en formant un anneau très régulier sur les coupes en travers; elles embrassent sa convexité comme les cellules tendineuses le font à l'égard des faisceaux connectifs. Mais dans le tissu réticulé, on observe une disposition toute particulière. Les travées rétiformes semblent naître directement de la membrane propre du vaisseau, dont la surface externe apparaît hérissée de pointes, quand on l'a isolé par dissociation. Le vernis endothélial qui se moule sur les travées, se poursuit, sur la paroi propre, dans les intervalles des pieds de ces mêmes travées. Ces faits sont très instructifs. Outre qu'ils permettent de caractériser les capillaires du tissu réticulé, ils montrent que, de même que la vitrée de l'ectoderme des embryons des vertébrés constitue le point d'origine et d'insertion des faisceaux connectifs sous-jacents, la membrane propre des capillaires se comporte de la même façon par rapport aux éléments de la trame connective du tissu réticulé. Cette membrane propre affecte donc bien les caractères essentiels d'une *membrane basale* ou *vitrée* proprement dite, tant par rapport à l'endothélium vasculaire qui la revêt intérieurement, qu'à l'égard des faisceaux du tissu conjonctif insérés extérieurement sur elle.

Pointes d'accroissement des capillaires. — Sauf le cas où les espaces intervasculaires ont été distendus par le développement des pelotons adipeux, on remarque toujours, dans les réseaux capillaires du tissu conjonctif qu'on peut observer dans leur ensemble, des prolongements en forme de cône ou de pointe effilée, pleins, granuleux, renfermant ou non des noyaux, et partant de certains points de la paroi des vaisseaux pour se terminer librement un peu plus loin. On les trouve le plus souvent à la périphérie des réseaux, là où les capillaires se recourbent en boucles. Ils partent alors de la convexité des boucles par un pied conique qui fait corps avec la paroi, et se poursuivent plus ou moins loin au delà du vaisseau, au sein du tissu conjonctif. D'autres prolongements semblables marchent à la rencontre les uns des autres, dans le tissu conjonctif circonscrit par les mailles vasculaires fermées du réseau; et même sur certains points ils se rejoignent. Ce sont là les *pointes d'accroissement*, représentant des parties restées embryonnaires des cellules vasculaires qui ont formé le réseau de capillaires, comme nous le verrons un peu plus loin. Les pointes d'accroissement sont constituées par des cônes ou des cordons pleins et plus ou moins grêles de protoplasma; leurs noyaux sont des équivalents de ceux des cellules vasoformatives. La présence de ces pointes dans les réseaux de capillaires adultes, tels que ceux du mésocôlon transverse du Cochon d'Inde et des lames du tissu connectif lâche du Lapin, indique que les capillaires du tissu conjonctif ont conservé, à l'état permanent, des parties embryonnaires dont l'évolutilité n'est pas épuisée, mais au contraire demeure prête à se poursuivre si elle est réveillée par une cause quelconque amenant dans le tissu un mouvement d'incitation formative. Dans la grande majorité des processus réactionnels, en effet, le tissu conjonctif entre en jeu par ses vaisseaux; et la disposition que je viens de signaler ici rend parfaitement compte de la facilité avec laquelle il devient, dans de larges proportions, l'origine de néoformations vasculaires dès qu'il subit des excitations vives ou soutenues pendant un certain temps.

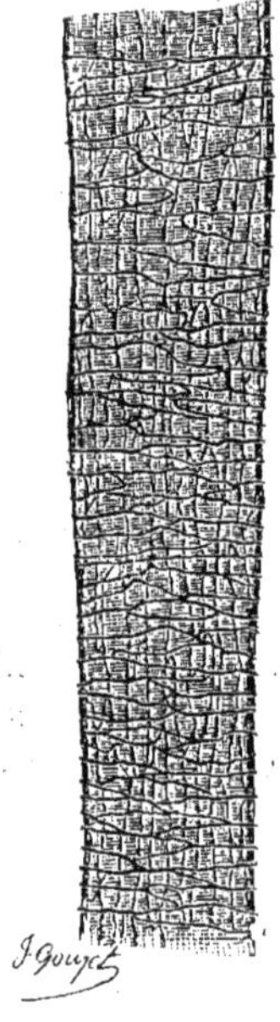

Fig. 290. — Artériole de la substance corticale du rein du Lapin imprégnée par le nitrate d'argent (100 diamètres). — Injection d'eau distillée suivie rapidement d'un injection de nitrate d'argent à 1 p. 500 dans l'artère émulgente, la veine étant liée. — Fixation immédiate de la surface du rein par l'arrosage avec l'alcool fort. — Les vaisseaux sont fixés développés, et semblent insufflés. — On voit ici nettement l'arrangement des chefs des cellules musculaires. — Les traits longitudinaux répondent à l'endothélium.

Artérioles. — Les réseaux ordinaires de capillaires sont reliés aux vaisseaux de distribution par une ou plusieurs *artérioles*, dont à vrai dire ils semblent n'être dans leur ensemble qu'une arborisation terminale. Pour se continuer avec l'artériole, les capillaires ne subissent ordinairement que peu ou point de modifications dans leur calibre. Sur les préparations renfermant des vaisseaux bien imprégnés par le nitrate ou mieux le lactate d'argent, puis colorés ensuite par le picrocarminate d'ammoniaque, on voit le revêtement endothélial du capillaire se continuer sans aucune modification sur l'artériole. Mais, là où celle-ci commence d'exister et où finit le capillaire vrai, on voit apparaître des traits transversaux ou légèrement obliques d'argentation, barrant le vaisseau par le travers, et se succédant sans aucune discontinuité le long de l'artériole jusqu'au point où celle-ci gagne la petite artère dont elle est une branche. Ces traits répondent aux lignes de ciment unissant entre elles les fibres musculaires, disposées en couche simple et continue sur tout le pourtour du petit vaisseau artériel (fig. 290).

Dans les intervalles des traits successifs, sous un fort grossissement, et après l'action du picrocarminate d'ammoniaque, on distingue aisément les cylindres primitifs de substance contractile dans chaque cellule musculaire, et au centre de chacune d'elles aussi, une ligne mince, granuleuse, de protoplasma répondant au fuseau protoplasmique axial. Comme les cellules musculaires des artérioles, mises en liberté par l'action de la potasse à 40 p. 100, apparaissent toujours régulièrement fusiformes, et que d'un autre côté elles constituent au petit vaisseau, quand elles sont en place, un revêtement continu, il en résulte que les ventres des fuseaux successifs représentés par ces cellules ne peuvent être superposés sur la même génératrice du cylindre que figure le vaisseau. Au-dessus d'une cellule dont, par exemple, le ventre occupe le plein de l'artériole, on en trouve une autre dont le ventre est un peu latéral. Puis le ventre devient marginal dans la cellule suivante, et enfin occupe la face opposée de la paroi. Sur une même génératrice de celle-ci, on voit donc se succéder des ventres, des parties déjà effilées, puis des chefs de cellules musculaires, se rejoignant bout à bout ou superposés comme les extrémités d'un anneau brisé, ou soit encore bifides de façon à recevoir l'extrémité indivise du chef opposé, etc. Les noyaux musculaires, occupant les ventres de chaque cellule, se déplacent aussi forcément comme ceux-ci. Donc, si l'on réunit par la pensée les noyaux successifs, on voit qu'ils occupent les divers points d'une hélice tournant autour du vaisseau. Telle est en effet la véritable disposition des cellules musculaires au pourtour d'une artériole (Henri Müller). Il en résulte que, dès que la couche musculaire entre en jeu, la lumière vasculaire se rétrécit par un mouvement de véritable torsion sur l'axe.

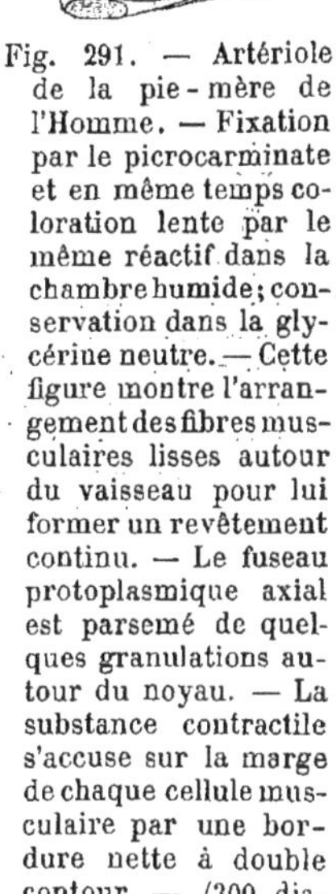

Fig. 291. — Artériole de la pie-mère de l'Homme. — Fixation par le picrocarminate et en même temps coloration lente par le même réactif dans la chambre humide; conservation dans la glycérine neutre. — Cette figure montre l'arrangement des fibres musculaires lisses autour du vaisseau pour lui former un revêtement continu. — Le fuseau protoplasmique axial est parsemé de quelques granulations autour du noyau. — La substance contractile s'accuse sur la marge de chaque cellule musculaire par une bordure nette à double contour — (300 diamètres).

L'ordre de succession en hélice des cellules musculaires le long des artérioles se voit également très bien sur les préparations non imprégnées d'argent, et simplement colorées par le picrocarminate ou mieux par l'éosine hématoxylique. Les noyaux endothéliaux sont ovalaires, colorés en rose ou en violet plus pâle que ceux des cellules musculaires, qui sont étroits et allongés transversalement (fig. 291).

Le déplacement hélicoïdal de ces derniers est facile à constater. De plus, si, comme le fait remarquer Ranvier (1), on observe attentivement les bords de l'artériole, on y voit se succéder les coupes optiques des cellules musculaires dans lesquelles on distingue les cylindres primitifs colorés en rouge, entourant l'axe protoplasmique ou le noyau central. Les ventres des cellules et les noyaux apparaissent par séries alternatives sur le bord droit par exemple, puis sur le bord gauche du vaisseau et ainsi de suite : les coupes optiques de moindre diamètre terminant chaque série à ses deux extrémités (fig. 292).

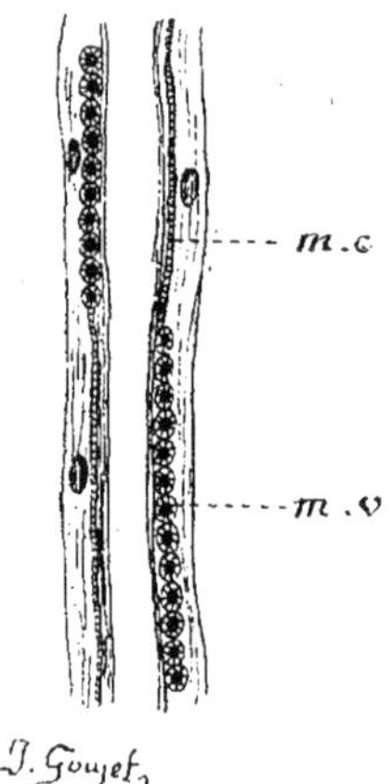

Fig. 292. — Artériole du grand épiploon du Lapin. — Fixation par l'acide osmique à 1 p. 100 ; coloration par l'éosine hématoxylique faible (220 diamètres). — Le dessin représente la coupe optique des parois du vaisseau.

m.v, série des ventres des cellules musculaires ; — *m.c*, série des chefs ou portions effilées de ces mêmes cellules. Les ventres et les chefs forment des séries alternatives à droite et à gauche de l'artériole.

En dehors de la couche musculaire de l'artériole, se montre la couche rameuse périvasculaire. Elle fait suite à celle des capillaires vrais sans changement. Seulement, sur les préparations bien fixées par l'acide osmique, on voit le long du vaisseau des fibres de Remak, sous forme de longs filaments colorés en rouge homogène et brillant quand on a coloré par l'éosine hématoxylique, et présentant de distance en distance leurs noyaux axiaux caractéristiques, aux extrémités desquels on trouve fréquemment deux ou trois granulations colorées en noir d'encre de Chine, comme la myéline des fibres nerveuses ordinaires. Ce sont là des nerfs moteurs vasculaires, qui vont de distance en distance se terminer dans la couche musculaire de l'artériole, et qui président aux variations de son calibre et par suite de son débit.

Veinules. — Inversement à ce que nous venons d'indiquer pour les artérioles, aucun changement essentiel ne se montre dans la constitution d'un capillaire appartenant aux réseaux tels que ceux du rein (fig. 293), du mésocôlon transverse, de l'épiploon non fenêtré du Lapin, ou d'une lame mince de tissu conjonctif, alors qu'il se continue avec une veinule. L'endothélium vasculaire, la paroi propre et la couche rameuse périvasculaire, se poursuivent dans la veinule sans aucune modification. Seulement, brusquement au point où cesse le capillaire et où commence la veinule, la lumière du vaisseau subit un élargissement parfois énorme.

L'*artériole*, au point de vue de l'anatomie générale, peut donc être ramenée à un capillaire dont la paroi s'est doublée d'une couche unique,

(1) Ranvier. *Traité technique d'histologie*, 2e édition, p. 426.

continue et hélicoïdale de cellules musculaires lisses. La *veinule* possède la constitution d'un capillaire vrai simplement élargi. Ces données acquises, nous pouvons maintenant aborder l'étude sommaire des principaux types de réseaux capillaires.

§ 2. — RÉSEAUX CAPILLAIRES.

Les anatomistes répètent volontiers cette affirmation de RUYSCH : qu'à la seule inspection des réseaux vasculaires, il est possible de reconnaître le tissu ou l'organe dont ils font partie. C'est dire que ces réseaux varient considérablement d'un tissu ou d'un organe à l'autre, et qu'en tout cas dans chacun d'eux ils prennent des dispositions particulières qu'on peut considérer comme typiques. En anatomie générale néanmoins, si l'on fait abstraction de certains détails secondaires, on peut ramener les réseaux vasculaires à un petit nombre de formes. Je vais en indiquer quelques-unes dans ce paragraphe, renvoyant d'ailleurs à l'étude particulière de chaque organe ou de chaque tissu, pour les dispositions de détail (1).

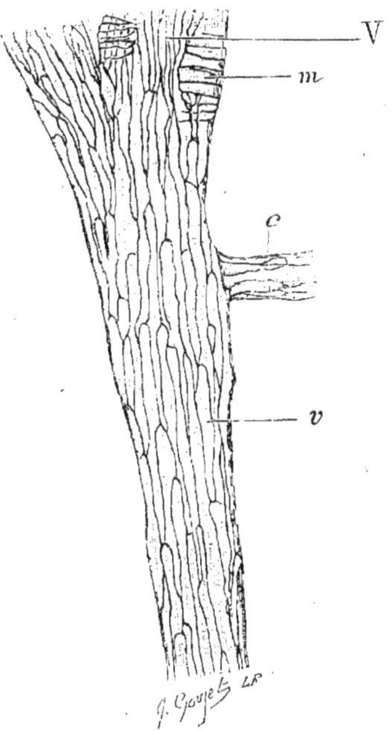

Fig. 293. — Union des capillaires aux veinules et de celles-ci aux petites veines. — La figure a été dessinée sur un rein de Lapin dont les vaisseaux sanguins ont été imprégnés de nitrate d'argent, puis fixés distendus. — Conservation dans le baume du Canada (320 diamètres).

V, petite veine; — *m*, traits d'imprégnation mettant en évidence le revêtement discontinu de fibres musculaires lisses du vaisseau; — *v*, veinule dont l'endothélium a été dessiné seulement sur l'une des faces; — *c*, capillaire vrai.

(1) TECHNIQUE DES INJECTIONS VASCULAIRES. — Pour mettre en évidence les réseaux capillaires sanguins des tissus ou des organes, il est nécessaire de les remplir et de les distendre par une injection solidifiable qui doit être *transparente*, *colorée*, *pénétrante*. Il faut donc tout d'abord préparer avec soin une masse à injection qui remplisse ces différentes conditions.

Préparation de la masse à injection. — La formule de cette masse à injection est la suivante :

Eau distillée	200 grammes.
Gélatine	20 —
Carmin n° 40	10 —

Après avoir enlevé, à l'aide des ciseaux, les bords des plaques de gélatine qui peuvent contenir des impuretés, on en pèse exactement 20 gr. qu'on lave soigneusement dans de l'eau distillée. Puis, au moyen d'une éprouvette graduée, on mesure exactement 200 centimètres cubes d'eau distillée dont on verse une petite quantité dans un mortier de porcelaine qui renferme les 10 gr. de carmin n° 40. On ajoute

Réseaux du tissu conjonctif lâche, ou limbiformes. — J'ai déjà dit (p. 230) que dans certains points du tissu conjonctif lâche où doivent

une légère proportion d'ammoniaque; ensuite on broie le carmin à l'aide du pilon et bientôt la dissolution de la matière colorante s'effectue. On verse cette dissolution dans un vase de verre cylindrique à bec, enchâssé dans un cadre de liège épais, destiné à lui servir de flotteur. Puis avec la quantité restante des 200 centimètres cubes d'eau distillée, on lave à différentes reprises le mortier, en employant chaque fois une partie seulement du liquide de l'éprouvette. L'eau, chargée de la matière colorante, est versée à son tour après chaque lavage dans le vase cylindrique où la première partie de la solution a été déposée.

Ceci fait, le vase cylindrique muni de son flotteur est porté dans un bain-marie, généralement formé au moyen d'une grande capsule en fonte émaillée remplie d'eau et placée au-dessus d'un bec de Bunsen permettant de porter cette eau à l'ébullition. Bientôt le liquide coloré du vase cylindrique arrive à une température élevée. A ce moment, on y ajoute les 20 gr. de gélatine qui se dissolvent en quelques secondes.

De la sorte, on a obtenu un liquide solidifiable par le refroidissement et fortement coloré en rouge par le carmin. Mais il s'agit d'une solution très ammoniacale qui, injectée en cet état dans les vaisseaux capillaires, diffuserait au sein des tissus et ne mettrait point en évidence ces vaisseaux avec une netteté suffisante. Pour parer à cet inconvénient, il est indispensable de neutraliser l'ammoniaque de façon à obtenir une solution à son point limite, c'est-à-dire au point précis où l'addition d'une très faible quantité d'acide amènerait la précipitation du carmin.

La meilleure méthode pour arriver à ce résultat consiste à opérer de la façon suivante :

Dans un tiers de la masse à injection ammoniacale, mesurée à l'aide d'une éprouvette graduée et recueillie dans un verre à expérience, on verse avec précaution, au moyen d'une seconde éprouvette graduée, une dilution à parties égales d'eau distillée et d'acide acétique, en ayant soin, à l'aide d'un agitateur en verre, de bien favoriser le mélange des deux liquides. On l'arrête au moment précis où l'on voit un trouble apparaître par la précipitation. On note alors la quantité employée de la dilution à parties égales d'eau distillée et d'acide acétique: et il suffira d'en ajouter à peu près le double aux deux tiers restant dans l'éprouvette du liquide gélatiné-carminé-ammoniacal, pour avoir la solution remplissant les conditions requises, c'est-à-dire se trouvant maintenue liquide par une très faible quantité d'ammoniaque. Il suffit maintenant de faire passer la solution à travers une flanelle neuve et de tissu serré, afin de la débarrasser des corps étrangers qu'elle pourrait contenir, pour qu'elle se trouve dans les conditions à pouvoir être utilement injectée. On la maintient jusqu'au moment de s'en servir à une température de 70 degrés environ.

1° Injection de la grenouille. — On a proposé, pour injecter les animaux à sang-froid, de les plonger au préalable dans l'eau chaude de manière à élever leur température et à empêcher la solidification de la masse à injection au moment où elle est poussée avec la seringue. Cette précaution est plus nuisible qu'utile ; car elle amène une sorte de constriction des tissus peu favorable à la pénétration du liquide. Il est préférable de ne pas y avoir recours; et il suffira de faire pénétrer l'injection avec une certaine force, dès le début, pour que la progression rapide du liquide lui permette de parvenir jusque dans les plus fins réseaux capillaires avant que la solidification se soit produite.

La Grenouille est fixée sur une plaque de liège, le ventre en l'air, au moyen d'épingles implantées dans la membrane interdigitale de chaque patte, amenée au maximum d'écartement du corps. Puis, à l'aide de ciseaux, on sectionne les téguments sur les bords et l'extrémité inférieure du sternum, de manière à libérer celui-ci jusqu'à sa base. On le luxe alors en le relevant, et à l'aide d'un fil de soie on le lie fortement au niveau du point où la luxation s'est produite. De cette façon, on ferme les vaisseaux qui auraient pu se trouver ouverts en ce point, et l'on évite l'issue de l'injection hors du système vasculaire. Le péricarde apparaît. On l'incise et l'on se trouve sur le cœur et le bulbe aortique. On incise longitudinalement ce dernier dans une petite étendue à l'aide de fins ciseaux; puis on laisse écouler par cette ouverture le

se développer des pelotons adipeux, et dès avant l'apparition de la graisse dans les cellules particulières qui deviennent l'origine des vésicules adipeuses autour des vaisseaux, les réseaux de capillaires commencent à s'individualiser sous forme de petits disques plats ovalaires, appendus chacun par une artériole et une veinule aux vaisseaux de distribution. Dans cet état, du moins chez le Lapin adulte, ils sont séparables par la dissection et prennent chacun l'apparence du limbe d'une

sang de l'animal, en favorisant son issue au moyen de pressions faites sur les membres et le tronc, avec les doigts, de la périphérie au centre. L'exsanguification obtenue, on glisse sous le bulbe aortique, au-dessus de la limite supérieure de l'incision, une anse de fil dont les chefs ressortent de chaque côté; puis on introduit dans l'incision une petite canule de la seringue à injection de Ranvier. Cette seringue étant remplie du liquide chaud de la masse à injection, on adapte sa douille au pavillon de la canule. Entre le pouce et l'index, on comprime sur la canule les parois du bulbe aortique et l'injection est alors poussée avec vigueur d'abord, puis ensuite avec une force soutenue. Lorsque l'injection a pénétré jusque dans les membranes interdigitales, l'opération est terminée. Il suffit de nouer solidement l'anse de fil placée sur le bulbe, en ayant soin de retirer légèrement la canule pour ne point la saisir dans le nœud. Le système circulatoire se trouve ainsi complètement fermé et le liquide injecté ne peut plus s'échapper. La Grenouille est alors placée dans un récipient contenant de l'eau froide additionnée d'une certaine quantité d'acide acétique ou chlorhydrique. Au bout d'un quart d'heure environ, l'injection est complètement solidifiée et la Grenouille est déposée dans un bocal rempli d'alcool à 92 degrés, où elle est laissée jusqu'au moment où l'on voudra procéder à l'examen des réseaux capillaires, soit par étalement des membranes, soit par durcissement et coupes des organes. Il est préférable de pratiquer l'injection de la Grenouille sur le pouce comme il vient d'être dit : car si l'on veut lier le bulbe aortique sur la canule, on voit très fréquemment les parois de ce bulbe, en raison de leur friabilité, se déchirer sous la constriction du fil.

2° Injection des mammifères. — Lorsqu'on veut injecter un Cobaye, un Lapin ou un Rat blanc, on commence tout d'abord par le tuer en le plaçant sous une cloche de verre où l'on a, au préalable, déposé une éponge ou une compresse imprégnée d'une assez grande quantité de chloroforme. Rapidement l'animal cesse de s'agiter et bientôt la respiration s'arrête. Immédiatement on le retire et on fait sur le côté gauche du cou une incision longitudinale mettant la carotide à découvert. Cette artère est complètement coupée dans le sens transversal et comme le cœur continue encore à battre, le sang s'échappe en abondance par cette ouverture. En tenant l'animal par les pattes de derrière, la tête en bas, on favorise par des pressions l'issue du sang, et en peu de temps le système vasculaire est complètement vidé de son contenu. On ferme alors par une ligature le bout périphérique de la carotide, puis sous le bout central on introduit deux anses de fil, dont les chefs ressortent de chaque côté. Dans ce bout central, on introduit la canule. Sur cette dernière, l'un des deux fils, le supérieur, vient fixer et lier solidement au moyen d'un double nœud les parois de l'artère. La seringue à injection, remplie du liquide chaud de la masse, est insinuée dans la canule. Puis on procède comme pour la Grenouille, en poussant vivement l'injection tout d'abord, ensuite en maintenant sa pénétration ultérieure par une pression forte et soutenue. Plusieurs seringues sont nécessaires lorsqu'il s'agit du Lapin. Quand la langue, les conjonctives, puis les membres inférieurs de l'animal, jusqu'à leur extrémité, prennent la coloration rouge indicatrice de l'injection du réseau capillaire par le liquide, on peut considérer l'opération comme terminée. On serre alors le second fil laissé en place sur la carotide, en ayant soin de lier le vaisseau au-dessous de l'extrémité de la canule. Ensuite on plonge l'animal pendant deux ou trois heures dans de l'eau froide pour coaguler l'injection; et enfin on le place dans un grand bocal rempli d'alcool à 92 degrés, additionné d'acide chlorhydrique ou acétique. On l'y conserve jusqu'au moment où l'on voudra faire durcir suivant la méthode ordinaire ses organes ou ses tissus pour y pratiquer des coupes.

foliole de feuille composée (fig. 294). C'est pourquoi je les ai nommés *réseaux limbiformes*. Mais en somme, cette disposition est générale. Dans les lames minces du tissu conjonctif non chargé de graisse de la fosse iliaque de l'Homme, du pli de l'aine du Lapin, etc., et aussi dans les membranes du tissu conjonctif, telles que le mésocôlon transverse ou l'épiploon non fenêtré (fig. 295), les réseaux capillaires sont disposés aussi, latéralement à l'artère et à la veine de distribution de chaque système pris en particulier, comme des folioles sur le pétiole commun d'une feuille composée, représenté ici par le double trait de l'artère et de la veine. Celles-ci filent droit et après un certain nombre de branchements, elles se terminent à leur extrémité par un réseau de capillaires occupant la situation d'une foliole terminale.

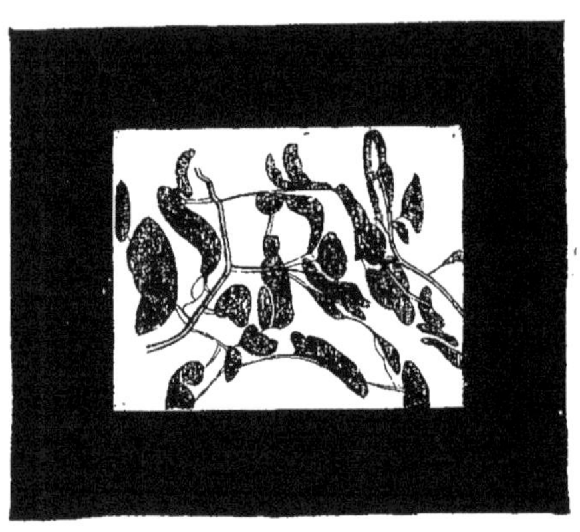

Fig. 294. — Réseaux limbiformes du tissu conjonctif lâche sous-cutané non adipeux du Lapin adulte. — (Tension de la lame de tissu conjonctif sur le porte-objet; coloration à l'éosine soluble dans l'eau; conservation dans la glycérine saturée de sel marin.) — Loupe de Brücke. — Les réseaux de capillaires sont appendus comme des folioles aux vaisseaux de distribution artériels et veineux.

Considérons d'abord ce réseau capillaire de l'extrémité du système. Il est facile de reconnaître que l'artère se termine par une artériole, qui s'engage dans le réseau et s'y poursuit pendant un certain trajet, pour se continuer ensuite à plein canal, à son extrémité, avec une série de capillaires vrais. Mais avant cet épanouissement ultime, elle a émis latéralement un certain nombre de capillaires, qui vont plus loin communiquer avec ceux de l'épanouissement après avoir longé l'artériole sur un certain parcours. Quelquefois les capillaires occupant cette situation *décurrente* le long du petit vaisseau artériel, le rejoignent avant sa résolution terminale en capillaires vrais (fig. 295, — *d*). Quand, par les progrès de la croissance, l'artériole terminale aura végété plus loin et sera devenue sur le point considéré une petite artère, l'artériole étant rejetée plus en avant dans le sens de la végétation des vaisseaux, le petit système décurrent pourra n'avoir communiqué avec aucune veine, et constituer un réseau bipolaire artériel (Ranvier), parfois réduit à une seule anse capillaire. D'autres fois, et c'est ce qui arrive le plus souvent, le réseau décurrent est mis en communication avec une veinule et rentre dans le type ordinaire des réseaux artério-veineux.

Le réseau capillaire de l'extrémité est formé par un nombre variable de capillaires vrais, interceptant entre eux des mailles de configuration variable et plus ou moins nombreuses. Les intervalles de ces mailles sont occupés par des cellules du tissu conjonctif, et, comme je l'ai dit

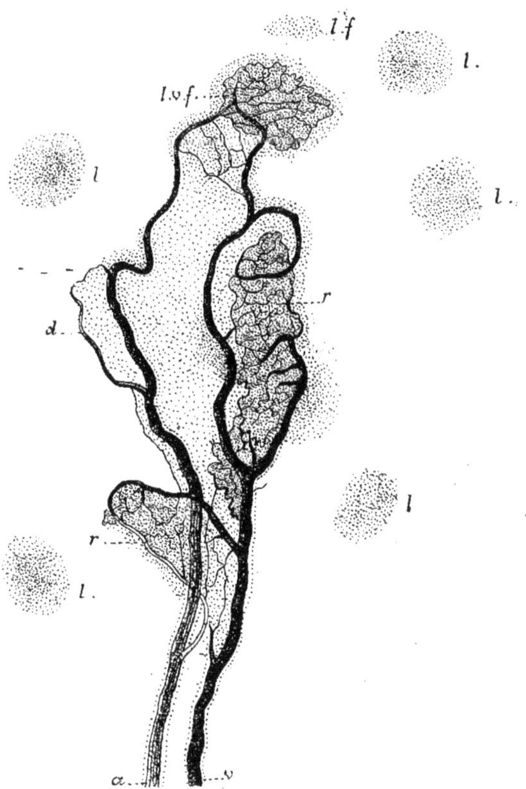

Fig. 295. — Vaisseaux sanguins de l'épiploon du Lapin de cinq semaines, injectés avec une masse de gélatine au bleu de Prusse. — Coloration au picrocarminate ; conservation dans la glycérine (15 diamètres).

l, *l*, *l*, taches laiteuses non vascularisées ; — *lf*, tache laiteuse frontale, qui sera vascularisée bientôt comme l'est déjà celle figurée en *lvf*. (Cette dernière répond à l'accroissement du système formé par la petite artère *a*, et la petite veine *v*, dans le sens de la longueur.) — *r*, *r*, réseaux décurrents : celui de droite est surtout un territoire veineux, ne recevant qu'un rameau artériolaire unique à sa base. Celui de gauche est un réseau artério-veineux du type ordinaire ; — *d*, anse décurrente bipolaire artérielle.

plus haut, sur certains points par des pointes d'accroissement petites et quiescentes chez l'adulte. La veinule ou les veinules, car il peut y en avoir plusieurs, prennent ensuite naissance en un point quelconque du réseau, par un élargissement subit et considérable du calibre du capillaire auquel fait suite la veinule.

Sur les réseaux placés latéralement le long des vaisseaux de distribution comme des folioles, on observe les mêmes particularités, sauf qu'ils sont reliés par des artérioles et des veinules latérales à l'artère et à la veine. L'artériole et la veinule sont parfois placées à une certaine distance l'une de l'autre, et souvent abordent le réseau capillaire par ses pôles opposés. Enfin, on voit fréquemment deux réseaux distincts, échelonnés à la suite l'un de l'autre sur le trajet des vaisseaux de distribution, communiquer entre eux par de longs capillaires isolés, qui les contournent plus ou moins avant de les rejoindre.

En étudiant un peu plus loin la croissance des vaisseaux, nous verrons quelle est la signification morphologique qu'il faut attribuer à ces dispositions. Pour le moment, contentons-nous de les indiquer, et de les retenir en tant qu'elles sont typiques des vaisseaux sanguins du tissu conjonctif lâche ou de la nutrition. Quand donc on en constate l'existence sur un réseau vasculaire dont il faut déterminer la signification et l'origine, on en peut conclure que ce réseau appartient bien au tissu cellulaire de Bichat.

Dans l'état où je viens de les décrire, les réseaux vasculaires du tissu conjonctif lâche président librement aux échanges nutritifs entre le sang et ce tissu. Leur existence sans modification répond donc à la plus grande activité de ces mêmes échanges. Au contraire, quand, ainsi que déjà nous l'avons vu (p. 232), tous les espaces intercapillaires des réseaux limbiformes sont occupés par des vésicules adipeuses, ces vaisseaux sont en réalité soustraits à la nutrition générale, et ne semblent plus avoir désormais d'autre rôle que de régler l'apport et le départ de la graisse dans la vésicule adipeuse autour de laquelle ils se sont ordonnés. Aussi, la nutrition générale, dont le tissu connectif lâche est à la fois le siège et l'instrument, languit-elle quand la transformation des réseaux capillaires limbiformes en pelotons adipeux s'effectue au delà de certaines limites. Ces limites sont celles de la formation d'une réserve de graisse utile à l'organisme. Quand elles sont dépassées, le tissu adipeux devient une sorte de parasite des tissus ambiants. On en a la preuve par l'atrophie lente et l'asthénie qui accompagnent, par exemple, la surcharge adipeuse du muscle cardiaque.

Réseau panniculaire. — Une fois la transformation adipeuse opérée dans les réseaux limbiformes, terminaux, latéraux et décurrents, le type des réseaux capillaires semble modifié de fond en comble (1). Les capillaires vrais passent et repassent entre les vésicules adipeuses sphé-

(1) Par exemple dans l'épiploon, on voit parfaitement les pelotons adipeux tenir la place des réseaux latéraux et terminaux, et les fusées adipeuses périvasculaires occuper celle des réseaux décurrents. Dans le pannicule adipeux sous-cutané, où les vaisseaux sont mêlés dans tous les sens, on ne voit au contraire que des pelotons qui semblent de prime abord continus entre eux, mais qu'on peut isoler par une dissection attentive faite sous la loupe, et réduire chacun en un petit système vasculaire particulier.

riques en se moulant sur leur surface, et ils les entourent comme des équateurs et des méridiens. Les espaces intercapillaires sont dès lors annulés. Ils se réduisent au voisinage immédiat du vaisseau, entouré des cellules de la couche rameuse périvasculaire devenues de plus en plus aplaties et endothéliformes, mais sans jamais réaliser un endothélium vrai. L'imprégnation du pannicule par le nitrate d'argent ne met en évidence, le long des capillaires et dans les intervalles des vésicules adipeuses, que des cellules rameuses du tissu conjonctif. Quand la diapédèse s'opère, les cellules lymphatiques émigrées prennent place dans les espaces périvasculaires restreints de cette façon, en se plaçant à la file les unes des autres comme des rangs de perles.

Réseaux du tissu conjonctif modelé, réseaux papillaires. — Je ne reviendrai pas sur la forme des réseaux capillaires du tissu conjonctif modelé sous la forme fibreuse. On sait que ces réseaux sont rares ; quand ils existent, ils sont formés de rameaux grêles anastomotiques entre eux dans le sens des fibres. On connaît enfin la disposition des capillaires géants et anastomotiques par mailles larges et allongées, renfermés dans les canaux de Havers des os. Mais je veux dire un mot de la disposition des capillaires sanguins au voisinage des revêtements épithéliaux étendus en surface, comme ceux de la peau et de l'intestin proprement dit.

Au voisinage de la surface du derme, sur les points où ce dernier ne possède pas de papilles, les réseaux capillaires résultent de l'épanouissement de branches artérielles qui montent droit ou obliquement, et qui, affectant la forme générale d'un cône, déterminent des territoires vasculaires de configuration arrondie si on les regarde de front. Les capillaires forment des mailles parallèles à la surface, et les territoires voisins communiquent entre eux par des anastomoses en nombre limité. Chacun d'eux forme donc une aire de pleine circulation circonscrite par une courbe fermée, reliée aux aires voisines par une circulation anastomotique dont les voies sont moins nombreuses et aussi moins larges. De là, quand la réplétion vasculaire ne dépasse pas certaines limites, la configuration arrondie et figurée des lésions congestives du tégument. La congestion au contraire très intense, donne lieu d'emblée à la réplétion générale de tous les réseaux communicants par suite de la distension complète des capillaires anastomotiques. La rougeur de la peau devient dès lors diffuse. Les injections artificielles se comportent de la même façon. Sous une pression modérée, on les voit dessiner sur la peau des îlots colorés, limités d'abord par des courbes fermées et distincts entre eux. Si l'on poursuit l'injection, ces îlots se rejoignent par des traits isolés, puis confluent en une nappe colorée, homogène et continue (1). Cette nappe répond à l'ensemble des

(1) J. Renaut. Article : *Anatomie pathologique des Dermatoses*. Dict. Encyclopéd. des Sciences médicales, art. Dermatoses.

réseaux de capillaires disposés à la surface du derme, au-dessous de l'épithélium de Malpighi. La réunion des territoires commandés chacun par une artère distincte, mais anastomotiques entre eux marginalement, constitue le *réseau planiforme* du tégument, couvrant sa surface entière d'un lacis de mailles.

Dans certaines régions, et surtout sur la face palmaire des mains et plantaire des pieds, principalement au niveau de la pulpe des doigts et des orteils, il part de ce réseau planiforme, de distance en distance, des

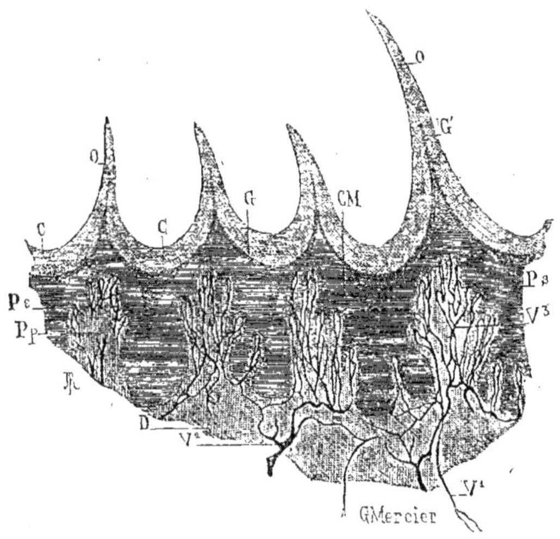

Fig. 296. — Réseaux papillaires de la langue du Cochon d'Inde, injectés avec une masse à la gélatine et au carmin (conservation dans le baume du Canada). — 50 diamètres.

O, O odontoïdes cornées surmontant les papilles composées formées d'une papille principale *Pp*, et de papilles secondaires *Ps*, *Ps*, réunies dans une même formation ; — CM, corps de Malpighi ; — G, couche granuleuse ; — G', prolongement de la couche granuleuse dans l'odontoïde ; — C, C, épiderme ; — D, derme.

V_1, V_2, vaisseaux sanguins afférents des réseaux papillaires ; — V_3, réseaux papillaires.

réseaux secondaires et très individuels comme forme qui sont ceux des *papilles*. Ces réseaux, plus ou moins allongés et compliqués, comme la papille elle-même dont ils constituent l'axe vasculaire, montent sous forme d'anses disposées en des sortes de bouquets autour d'une veine centrale, à laquelle répond parfois un capillaire unique plus ou moins enroulé autour de la veine. Celle-ci monte jusqu'à l'extrême sommet de la papille, et s'y termine soit par un renflement ampullaire, soit par une extrémité conique (1). Le tissu conjonctif de la papille, de son côté, se rapproche assez sensiblement par sa constitution du tissu con-

(1) L. Ranvier. *Traité technique d'histologie*, p. 670 (2e édition).

jonctif lâche. On peut donc jusqu'à un certain point considérer les réseaux vasculaires des papilles comme des variétés des réseaux limbiformes, dont ils ne diffèrent que par un point : c'est à savoir qu'ils végètent tous d'un seul et même côté des artérioles entrant dans la constitution du réseau planiforme.

La propriété d'édifier de telles papilles sous forme de végétations

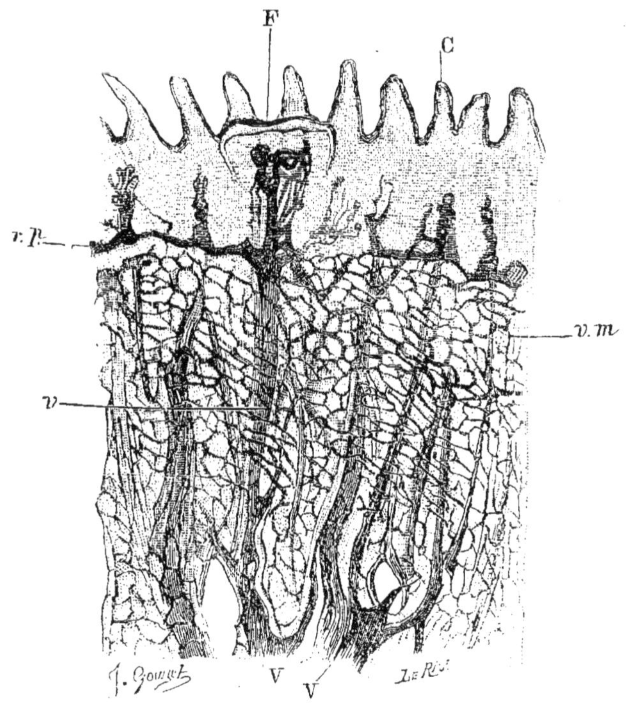

Fig. 297. — Vaisseaux de la langue et de la muqueuse linguale du Rat, injectés par une masse à la gélatine et au carmin. Durcissement dans l'alcool fort ; baume du Canada (faible grossissement).

C, papille conique; — F, papille fongiforme renfermant des corpuscules du goût et occupée par un réseau capillaire compliqué dont les capillaires veineux vont se rendre tous à la veinule *v*, engagée dans les muscles de la langue; — V, V, veines collectrices; — *r. p*, réseaux papillaires ordinaires; — *v.m*, vaisseaux capillaires des muscles de la langue.

vasculaires secondaires, est le propre du derme subjacent à l'épithélium de Malpighi. Elle s'étend aux portions qui sont devenues des muqueuses (muqueuses buccale, vaginale, anale), que pour cette raison on nomme quelquefois muqueuses *dermo-papillaires* (fig. 296). La disposition papillaire s'étend même jusqu'à un certain point aux parties de ces muqueuses qui sont revêtues d'un épithélium cylindrique stratifié, dont la rangée de cellules superficielle porte des cils vibratiles. Mais c'est sur la muqueuse linguale que les réseaux vasculaires des papilles prennent leur développement à la fois majeur et le plus intéressant. L'axe veineux de chaque réseau affecte, dans les papilles de la langue, de très grandes dimensions. De plus, dans les papilles fongiformes (par exemple chez le Rat), la veine centrale est énorme ; elle descend droit dans les couches musculaires, et reçoit au moment de s'y engager les veines émanées d'un certain nombre de réseaux papillaires adjacents. De cette façon, dès que les muscles de la langue entrent en jeu, le cours du sang se trouve à la fois interrompu dans la papille fongiforme qui renferme des bourgeons du goût, et en même temps dans une série de papilles circonvoisines. Il en résulte une sorte d'érection du système entier, favorisant au plus haut degré la transformation des contacts en impressions sensorielles. Un tel dispositif est assuré par le simple développement d'une partie du réseau vasculaire de la papille, la veine; et si j'y insiste ici, c'est pour donner un exemple très net des flexions morphologiques opérées en vue de satisfaire à des fonctions particulières, sans modification fondamentale des formations déjà existantes dans le tissu, au point où la fonction doit s'exécuter (fig. 297).

A côté des papilles, qui appartiennent en propre aux vaisseaux disposés sous les épithéliums d'origine ectodermique, il convient de placer les villosités, qui ressortissent à l'intestin entodermique, mais que je me contenterai de signaler ici.

Comme on le verra plus tard, les papilles et les villosités sont des formations du même ordre général. Elles répondent à un mouvement de végétation vasculaire et connective, qui refoule l'épithélium vers sa surface libre et en augmente l'étendue par le fait de sa projection en dehors. Mais les formations papillaires proprement dites, c'est-à-dire celles qui se produisent au voisinage de l'ectoderme, ont en outre un rôle tout à fait particulier, c'est d'entrer à titre d'organes essentiels dans la constitution des phanères (odontoïdes cornées, dents, écailles placoïdes, plumes et poils). On voit par cette simple énumération quelle importance il faut accorder à cette forme intéressante des réseaux capillaires.

Réseaux capillaires des follicules lymphatiques. — Une autre forme qu'il faut connaître, c'est celle du réseau vasculaire des follicules lymphatiques : parce que sa seule présence, révélée par une injection des vaisseaux, permet d'affirmer en un point donné la présence d'un follicule (fig. 298). Les follicules, ordinairement de configuration ellipsoïdale ou lenticulaire, sont abordés sur tout leur pourtour par une série de petites artères, distinctes, mais anastomotiques entre elles par des artérioles grêles, et donnant en second lieu naissance à d'autres artérioles qui se résolvent, à l'intérieur du follicule, chacune en un réseau de capillaires comparable à ceux des réseaux limbiformes. Tous ces réseaux dirigent, vers le centre de la masse folliculaire, leur végétation et partant la convexité de leurs boucles capillaires : de sorte que, sous un faible grossissement, l'ensemble des capillaires intra-folliculaires dessine une figure radiée. Sur leur trajet, puis au centre du follicule, les capillaires

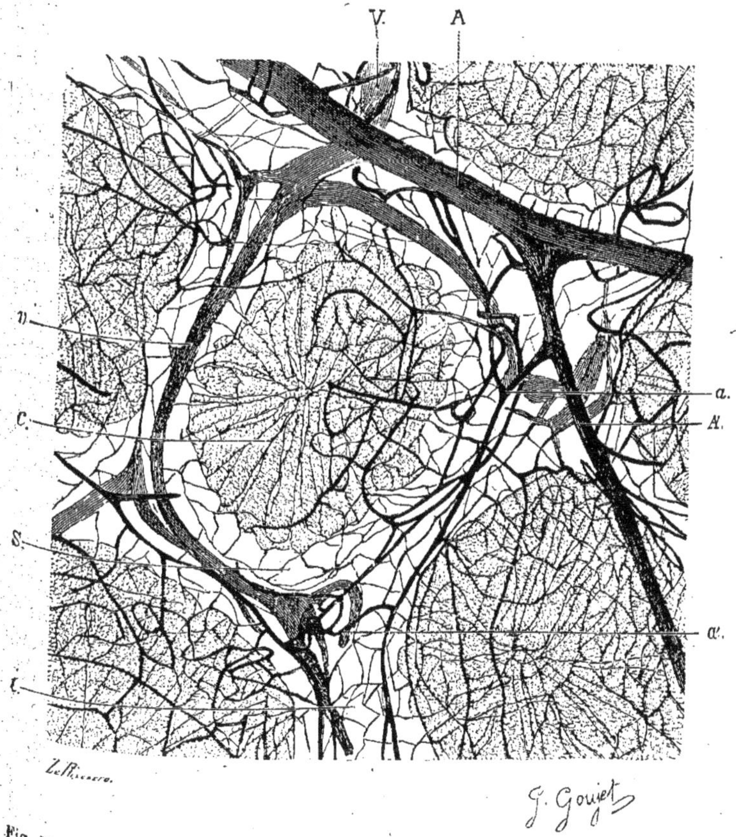

Fig. 298. — Vaisseaux sanguins des follicules lymphatiques de l'appendice iléo-cæcal du Lapin, injectés par une masse à la gélatine et au carmin. Conservation dans le baume du Canada (faible grossissement).

A, A, artères de distribution ; — *a*, petite artère concourant à former le polygone artériel du follicule, — *a'*, l'un des points où s'anastomosent les petites artères pour former le polygone artériel. — V, veine collectrice ; — *v*, petite veine concourant à former le polygone veineux du follicule ; — *c*, capillaires centripètes en rayons de roue occupant la substance folliculaire ; — *i*, vaisseaux sanguins traversant le sinus lymphatique S. (Tous les vaisseaux sauf les capillaires radiés sont contenus d'abord dans le sinus.)

des différentes boucles disposées en rayons de roue communiquent les uns avec les autres. De la sorte, il s'établit dans toute l'étendue de la masse folliculaire des communications vasculaires, nombreuses au point de transformer en un réseau unique cinq ou six réseaux émanés d'autant d'artères marginales distinctes. Un tel réseau n'est pas sans présenter des analogies avec celui du lobule hépatique de l'Homme, du Chien et surtout de l'Ours et du Porc. Il donne même jusqu'à un certain point une idée de la façon dont le réseau capillaire du lobule peut provenir de la fusion, en un rêts unique et partout communicant, d'une série de vaisseaux primitivement distincts qui sont venus s'ordonner à sa périphérie. Mais ici, nous avons affaire à un réseau simplement artério-veineux. A chaque artériole pénétrant le follicule dans le sens d'un de ses rayons, correspond une veinule qui gagne une veine correspondant elle-même à l'une des artères marginales. L'ensemble de ces veines forme un polygone veineux entourant le polygone artériel qui circonscrit la périphérie de chaque follicule.

Réseaux périglandulaires. — La caractéristique des réseaux capillaires des glandes, c'est de former autour de l'ensemble de quelques unes (follicules, glandes en tubes), et autour des digitations ou des grains acineux du plus grand nombre d'entre elles, qui sont composées, des filets de mailles vasculaires enveloppantes, toujours situées extérieurement à la membrane propre ou vitrée de la glande. A part cela, la forme de ces réseaux peut varier à l'infini, comme la configuration des glandes et des parties glandulaires elle-même. Pour prendre une idée de cette variété d'aspects d'un dispositif enveloppant d'ailleurs fondamentalement identique, il suffira par exemple de comparer le réseau vasculaire d'une glande sudoripare, celui d'une glande de l'estomac et celui d'une glande en grappe.

Réseaux fonctionnels. — Il existe chez les vertébrés trois grandes circulations fonctionnelles qui s'écartent du type ordinaire. *a*) Dans le poumon ou les branchies, le sang veineux est apporté par les artères, et le sang artériel est ramené au cœur par les veines. *b*) Dans le glomérule rénal, le sang artériel vient simplement se dépurer et ressort par une artère du réseau capillaire glomérulaire. *c*) Dans le foie c'est l'inverse : le sang veineux de la veine porte passe sans cesser d'être veineux par le réseau des capillaires hépatiques pour se jeter dans les veines sus-hépatiques. Les réseaux capillaires du glomérule du rein et du parenchyme hépatique sont des réseaux bipolaires admirables. Celui de la surface respiratoire n'est pas non plus du type ordinaire : il n'est pas simplement artérioso-veineux, mais bien *veinoso-artériel*. Ces trois ordres de réseaux vasculaires présentent d'ailleurs des particularités essentielles qui les individualisent parmi tous les autres.

a) Capillaires de la surface respiratoire. — Le réseau capillaire de la surface d'un alvéole du poumon de la Grenouille ou du Lézard gris, ou encore celui de la surface entière du poumon du Protée (lequel poumon est uni-alvéolaire), est continu sur toute la surface respiratoire et formé de capillaires interceptant entre eux des mailles si serrées, que les espaces intercapillaires, ovalaires ou arrondis, ont des dimensions souvent moindres que le travers des capillaires eux-mêmes. Ceux-ci communiquent entre eux à plein calibre, sans aucune variation de ce dernier : Si bien que l'ensemble du réseau donne, sur une préparation injectée (fig. 299) et mieux encore quand y voit la circulation s'effectuer sous l'appareil d'HOLMGREN (1), l'impression d'une vaste surface d'écoulement du sang dans les intervalles de tout petits îlots, multipliés comme des saillies de rochers qui morcellent parfois un cours d'eau. Ces îlots cependant ne sont pas des reliefs, ce sont des dépressions, ou *fossettes in-*

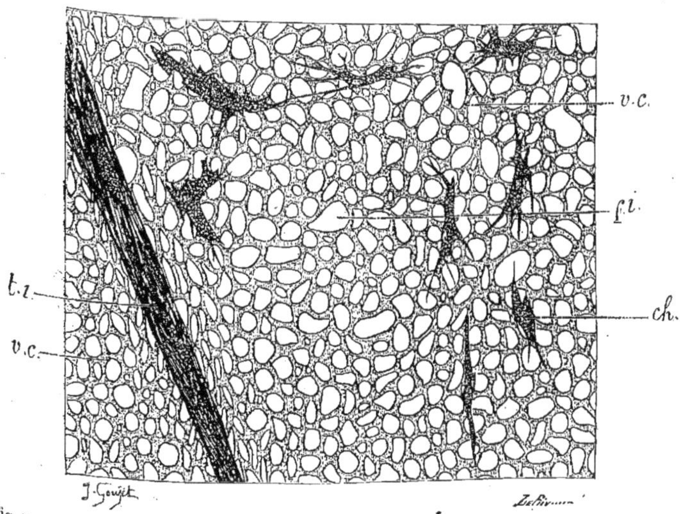

Fig. 299. — Capillaires du poumon de la Grenouille, injectés par une masse à la gélatine et au carmin (faible grossissement).

vc, vc, vaisseaux capillaires de la surface respiratoire ; — *fi*, fossettes intercapillaires ; — *ch*, chromoblastes ; — *ti*, travée interalvéolaire. — Conservation dans le baume du Canada.

tercapillaires, qui logent les noyaux et les corps protoplasmiques des cellules épithéliales endothéliformes de la surface respiratoire (endothélium alvéolaire). De chacun de ces corps cellulaires, part une lame mince et transparente superficielle et ne renfermant jamais de noyau. Cette lame s'étend sur le plein d'un capillaire voisin, situé en dehors de la fossette, pour s'y souder suivant une ligne de ciment avec une autre semblable émanée d'une cellule occupant une fossette intercapillaire située de l'autre côté du vaisseau (fig. 300). Il n'y a donc, entre l'air amené dans l'alvéole et le sang circulant dans le capillaire, d'autre barrière interposée que celle résultant de l'accolement, sur les deux faces de la

(1) Voyez p. 116, la description de l'appareil d'HOLMGREN, et la manière de disposer l'expérience chez la Grenouille.

membrane propre, de l'endothélium vasculaire et des lames minces de l'épithélium endothéliforme de l'alvéole. Chez la Grenouille et le Lézard, les artérioles commandant un tel réseau se distribuent sur le rebord de l'alvéole. Par contre une ou deux veinules, qui reçoivent le sang en retour, prennent naissance en un ou deux points du plein de l'aire alvéolaire. Un tel système est admirablement disposé à la fois pour la facile diffusion des gaz, de l'air vers le sang et inversement, et pour une circulation libre et facile. Car le sang trouve dans les capil-

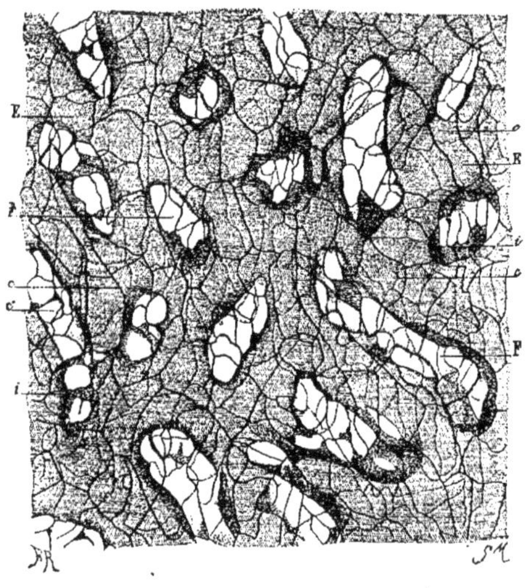

Fig. 300. — Surface interne du poumon du Protée (*Proteus anguinus*), imprégnée de nitrate d'argent. Conservation dans le baume du Canada (faible grossissement).

E, E, capillaires sanguins ; — *c*, *c*, leur endothélium ; — F, F, fossettes intercapillaires logeant les corps et les noyaux des cellules endothéliales de la surface interne du sac pulmonaire ; — *c'*, plaques endothéliales de ces cellules, se rejoignant sur le plein des capillaires comme cela est figuré en *i*.

laires multipliés et sans cesse communicants une voie d'écoulement particulièrement favorable parce qu'elle est toujours libre. Aussi, les conditions essentielles de la diapédèse, qui sont comme on le sait réalisées par la réplétion des capillaires au maximum et par une diminution concomitante de la vitesse d'écoulement des globules sanguins, manquent à proprement parler dans le réseau des alvéoles. Une observation même prolongée de la circulation du sang dans le poumon de la Grenouille, sous l'appareil d'Holmgren, ne permet ordinairement pas de constater l'émigration des globules blancs hors des capillaires.

La surface respiratoire des cyclostomes est constituée par des branchies disposées sous forme de lames, au sein desquelles les vaisseaux capillaires affectent, comme je le décrirai en détail plus loin, une disposition tout à fait semblable à celle que je viens d'indiquer dans l'alvéole. Les capillaires communiquent incessamment entre eux dans toute l'étendue d'une même lame branchiale. Leurs intervalles sont représentés par des fossettes intercapillaires toutes semblables à celles du réseau alvéolaire du poumon de la Grenouille, du Chien ou de l'Homme. La différence essentielle consiste en ce que l'épithélium endothéliforme, dont les corps cellulaires et les noyaux occupent aussi les fossettes intercapillaires, existe sur les deux faces de la lame branchiale, de même du reste que sur les deux faces des alvéoles du poumon des mammifères, dont les lobules pulmonaires simples, ou primitifs, sont accolés entre eux et inséparables au sein d'un même lobule composé.

Il y a donc un parallélisme frappant entre la constitution du réseau capillaire de la surface respiratoire chez les vertébrés les plus inférieurs, et chez ceux au contraire, dont l'organisation est le plus élevée. Chez les poissons, qui séparent très largement les cyclostomes des autres vertébrés, le type primitif de ce réseau vasculaire subit, il est vrai, des modifications assez profondes, probablement dues à des flexions morphologiques de détail. Mais ceci n'ôte rien de son importance à la comparaison que je viens de faire, si l'on se place au point de vue de l'anatomie générale qui seul doit nous préoccuper ici.

Réseaux glomérulaires. — Ruysch, et après lui les anciens anatomistes donnaient le nom de *glomérules* à toute disposition en forme de peloton d'un organe tubuliforme et creux (Ex. : le glomérule des glandes sudoripares). Actuellement, on réserve ce nom aux empelotonnements de vaisseaux, et plus particulièrement au dispositif qui, dans le rein ou le corps de Wolff qui le précède dans l'évolution comme dans la série, constitue par excellence la *surface émulgente* qu'on pourrait mettre en parallèle avec la *surface respiratoire*.

Le *glomérule rénal* (fig. 301) est essentiellement constitué par un réseau de capillaires analogue dans sa forme avec l'un des réseaux capillaires du tissu conjonctif lâche ou d'une papille du derme, mais qui en diffère essentiellement en ce que son vaisseau afférent est une artériole, musclée sur tout son parcours, tandis que son vaisseau efférent est de même une artériole, mais courte et se résolvant un peu plus loin en capillaires ordinaires. C'est donc là un *réseau admirable* et *bipolaire artériel*. Les capillaires peuvent, dans le glomérule, former un seul bouquet ou au contraire plusieurs, distincts à la façon de lobes mais communiquant tous entre eux. Ces capillaires sont accompagnés par la couche rameuse périvasculaire. Tout l'ensemble est revêtu par une lame de protoplasma semée de noyaux, représentant le feuillet viscéral de l'endothélium de la capsule du glomérule, modifié et revenu à l'état d'une sorte de plasmodium pour satisfaire à sa fonction, laquelle est à la fois de limiter le réseau vasculaire du glomérule du côté des voies urinaires, et de laisser passer librement le liquide séparé par lui de la masse du sang. De même, comme je l'ai dit plus haut, la paroi des capillaires glomérulaires a conservé, en vue de la même fonction, la constitution embryonnaire initiale. Elle reste indéfiniment formée, dans le rein définitif, par une lame de protoplasma semée de noyaux, mais indivise. Les injections de nitrate d'argent faites avec le plus de soin par HORTOLÈS et par moi (1), n'ont jamais, en effet, décelé de traits endothéliaux dans les capillaires du glomérule du rein du Lapin, alors qu'elles avaient imprégné l'endothélium des artérioles afférente et efférente, et même l'endothélium pariétal de la capsule du glomérule, en diffusant à travers celui-ci pour passer dans le tube urinifère et imprégner également ses épithéliums.

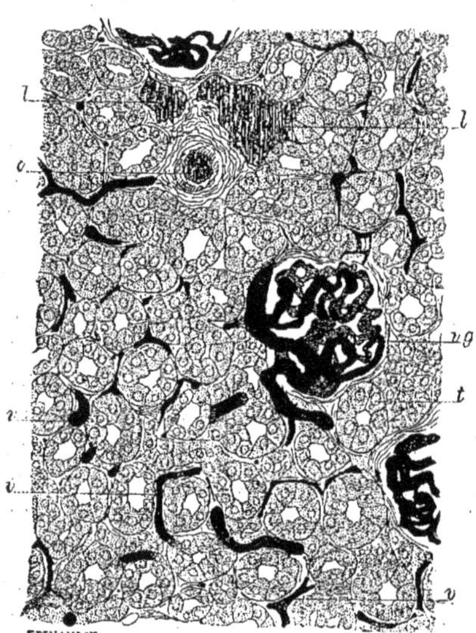

Fig. 301. — Coupe parallèle à la surface du rein du Lapin, dont les vaisseaux sanguins ont été injectés par une masse à la gélatine et au bleu de Prusse. (Purpurine, alcool, essence de girofles, essence de bergamote; résine dammar.)

vg, vaisseaux d'un glomérule, constituant un *réseau bipolaire artériel*; — *v*, *v*, *v*, capillaires intertubulaires; — *c*, coupe transversale d'une branche artérielle interlobulaire; — *l*, *l*, veines interlobulaires répondant à cette artère; — *t*, tubes contournés.

RÉSEAU CAPILLAIRE DU FOIE. — Chez tous les vertébrés, le réseau des capillaires hépatiques est un *réseau admirable, bipolaire veineux*, tenant sous sa dépendance directe les éléments glandulaires de l'organe, qui de cette façon deviennent solidaires et inséparables des vaisseaux. La glande est dès lors *conglobée* en une masse unique. Chez l'*Ammocoetes branchialis*, le foie est une glande en tubes ramifiés un grand nombre de fois, puis ayant concouru entre eux de manière à former un réseau continu de cordons anastomosés dans tous les sens et dans tous les plans, à partir d'une certaine distance du hile de la glande. Dans les intervalles des tubes glandulaires anastomotiques, les vaisseaux capillaires prennent place. Ils sont énormes, leur configuration est exactement celle des espaces intertubulaires. Leurs sections représentent donc des triangles, des quadrilatères ou des polygones à côtés curvilignes. Ils sont réduits à une lame de protoplasma mince et transparente, semée

(1) CH. HORTOLÈS, *Recherches histologiques sur le glomérule et les épithéliums du rein.* (Arch. de physiologie, 1881.)

de noyaux endothéliaux et faisant corps avec les parois des tubes glandulaires adjacents. Ici donc, comme dans le foie des vertébrés supérieurs aux cyclostomes, les capillaires du réseau hépatique sont absolument inséparables par la dissection des éléments de la glande, qu'ils relient directement entre eux. Dans le hile au contraire, on peut les isoler. Là, de même que les tubes glandulaires, qui à ce niveau représentent des canaux excréteurs avec une lumière large et un épithélium cylindrique, ils sont entourés par des prolongements du tissu conjonctif.

Le tronc de la veine porte, qui donne naissance à ces capillaires, est situé au voisinage du hile de l'organe. Les veines sus-hépatiques sont disposées à sa périphérie, sous forme d'immenses canaux occupant sur la marge du parenchyme les intervalles des cordons hépatiques, et n'ayant sur certains points d'autre paroi postérieure que la capsule fibreuse de l'organe, doublée par l'endothélium vasculaire.

Chez les vertébrés supérieurs, le foie est subdivisé ou non en lobules. Mais toujours les vaisseaux capillaires issus des ramifications de la veine porte prennent naissance à partir des points où le tissu conjonctif, satellite des rameaux veineux afférents, cesse d'exister. Ils occupent les intervalles des cordons de cellules hépatiques sans aucun intermédiaire : entourant chaque cellule glandulaire d'un réseau de mailles, et affectant une disposition générale radiée pour gagner l'une des veines sus-hépatiques, qui ramène le sang du réseau capillaire dans la veine cave. Ils n'ont point de paroi propre. Inséparables des cordons de cellules hépatiques par la dissection, ils sont simplement constitués par une lame tubulaire de protoplasma condensé, semée de noyaux. Aucune méthode d'imprégnation par l'argent, non plus que l'action de la potasse à 40 p. 100, n'est capable de les résoudre en cellules distinctes. Ils ont donc ici conservé, comme dans le glomérule du rein, leur constitution embryonnaire. De plus, ils sont dépourvus de toute couche rameuse périvasculaire. Ces vaisseaux ont pénétré directement, et ont disloqué l'épithélium glandulaire primitif, en le réduisant à une formation para-épithéliale.

J'ai montré plus haut à propos du développement des muscles, qu'à l'origine, les capillaires sanguins apparaissent dans les intervalles des faisceaux primitifs embryonnaires, et y établissent la circulation et la vie par le sang bien auparavant que le tissu conjonctif n'ait abordé les mêmes intervalles. Dans le parenchyme hépatique, qu'on peut prendre à bon droit pour type des tissus épithéliaux abordés par les vaisseaux et réduits à l'état de para-épithéliums, la pénétration secondaire du tissu connectif à la suite des vaisseaux sanguins fait indéfiniment défaut. Dans le foie lobulé (fig. 302), ce tissu s'arrête sur la marge des espaces interlobulaires, qui servent de voie aux vaisseaux sanguins portes de distribution, aux réseaux de l'artère hépatique, aux lymphatiques et aux canaux biliaires efférents. Il ne reparaît au centre du lobule qu'au pourtour immédiat de la veine sus-hépatique, et sous forme d'un anneau étroit.

L'intervalle est occupé par les capillaires radiés, embryonnaires, anastomotiques entre eux dans toute l'étendue du lobule. Dans les mailles intercapillaires, est comme coulée la masse des cellules épithéliales. Ces cellules sont entourées une à une par les anses vasculaires communicantes, et font intimement corps avec la paroi protoplasmique de celles-ci par

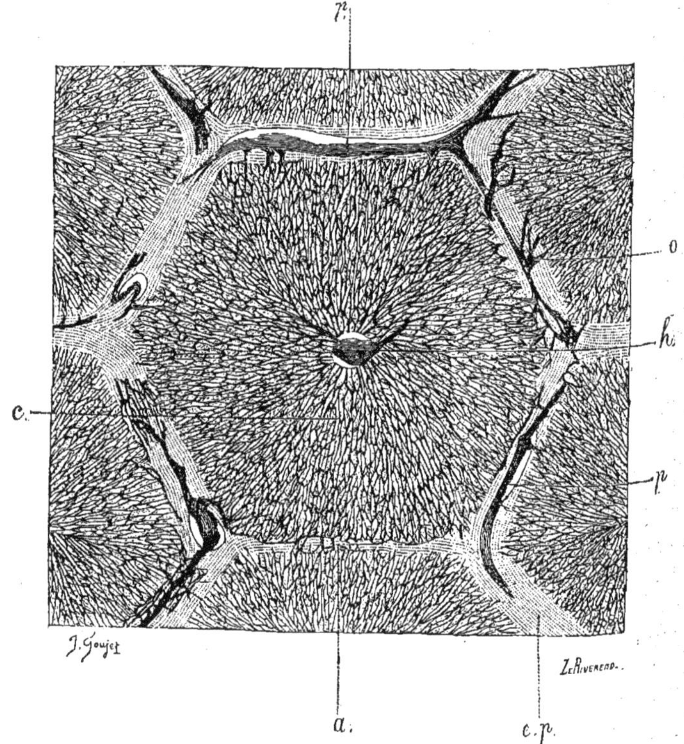

Fig. 302. — Lobule hépatique du Lapin, dont les vaisseaux ont été injectés avec une masse à la gélatine et au carmin. Durcissement par l'alcool fort. Conservation dans le baume du Canada. — (Faible grossissement.)

p, p, branches de la veine porte ; — O, ombelles vasculaires des vaisseaux portes avant leur résolution en capillaires radiés intra-lobulaires ; — *c*, capillaires intra-lobulaires ; — *h*, veine sus-hépatique centrale du lobule ; — *a*, communication des capillaires radiés du lobule avec ceux d'un lobule voisin.

leurs bords adjacents à chaque vaisseau. Si bien que, lorsqu'on dissocie les cellules hépatiques, chacune d'elles emporte l'empreinte des capillaires voisins, marquée en creux sur sa face correspondante; et cette empreinte est souvent doublée d'un fragment de la paroi protoplasmique du capillaire (Ranvier).

Je ne continuerai pas à passer en revue les différents réseaux capillaires qu'on peut rencontrer dans l'organisme ; il suffit d'avoir caractérisé la forme des principaux d'entre eux. En étudiant le système nerveux, originaire comme le parenchyme hépatique d'un tissu épithélial, j'indiquerai les particularités très remarquables présentées par ses réseaux vasculaires. Je me contenterai ici de donner la formule histologique du réseau vasculaire propre aux cordons nerveux. RANVIER a démontré que, contrairement à l'opinion ancienne de CH. ROBIN, les faisceaux secondaires des nerfs, limités chacun par la gaîne lamelleuse (répondant au *périnèvre* de ROBIN), possèdent un réseau vasculaire qui se distribue dans les intervalles des fibres nerveuses, comme les capillaires des muscles fasciculés le font dans les intervalles des faisceaux musculaires primitifs. Mais ici, bien qu'il s'agisse de la vascularisation d'un système de fibres parallèles tout comme celles des muscles, l'arrangement des capillaires sanguins est tout différent (fig. 303). Ils ne forment plus, comme dans les muscles, un simple lacis de mailles rectangulaires allongées. Les branches longitudinales des capillaires intra-fasciculaires des nerfs se divisent de distance en distance en Y ou en U, dont les deux branches ou une seule, après un certain trajet ascendant ou descendant, se recourbent en anse pour revenir sur leurs pas et s'anastomoser avec une autre branche de bifurcation semblable; tandis que de la convexité de l'anse part une branche ascendante qui se bifurque à son tour, etc. Les mailles vasculaires dessinent ainsi une sorte de système qui semble intercepté par des Y superposés, communicants et contrariés. Cet exemple suffit à montrer que, dans un réseau capillaire, la forme générale des parties à irriguer et celle des espaces interorganiques permettant le développement des vaisseaux, ne sont pas les seuls facteurs déterminant la configuration du réseau. Sans quoi deux systèmes de fibres parallèles et réunies en faisceau, tels que ceux formés par les faisceaux secondaires d'un muscle strié ordinaire et ceux d'un nerf comme le sciatique ou le médian, posséderaient des réseaux vasculaires parfaitement identiques : ce qui précisément n'a pas lieu.

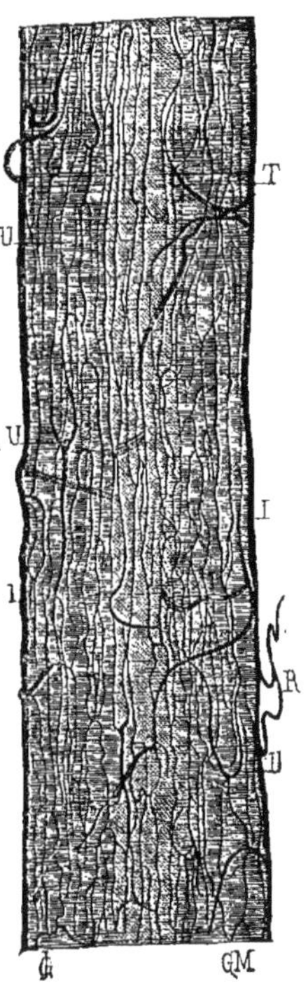

Fig. 303. — Nerf sciatique de la Grenouille verte, dont les vaisseaux sanguins ont été remplis par une masse à la gélatine et au carmin. Conservation dans le baume du Canada. (Faible grossissement.)

I, I, vaisseaux de distribution longeant le nerf; — T, troncules artériels donnant naissance aux vaisseaux capillaires pénétrant le nerf; — V, V, branchements de ces capillaires pour former les mailles caractéristiques; — R, rameaux vasculaires anastomotiques avec ceux du tissu conjonctif circonvoisin.

Circulation du sang dans les réseaux capillaires. — Il est extrêmement facile d'observer le phénomène de la circulation du sang dans les réseaux capillaires sous le microscope. Si, après avoir capté (1) un têtard de Grenouille ou un alevin d'un cyprin quelconque, on fait une petite blessure avec une aiguille sur un point de leur tégument, puis qu'on les dépose pendant quelques minutes dans une solution de curare à 1 p. 500, ils ne tardent pas à être paralysés et à devenir immobiles tout en continuant à vivre. On peut alors examiner, à loisir, les vaisseaux capillaires de la lame natatoire du têtard ou ceux des nageoires de l'alevin, et l'on y voit circuler le sang.

On peut aussi choisir une Grenouille adulte pour cette observation, et après l'avoir curarisée, disposer le poumon sous l'appareil d'Holmgren. Pendant un temps aussi prolongé qu'on le désire, à l'aide d'un bon objectif à grand angle d'ouverture et à long foyer tel que l'obj. 5 de Reichert, on assiste au phénomène régulier du passage du sang dans les capillaires, sans qu'à aucun moment la diapédèse s'effectue en un point quelconque du réseau. Sur une Grenouille curarisée, il est également facile de réaliser l'expérience de Cohnheim et d'assister, au bout d'un temps variable, au phénomène de la diapédèse, d'ailleurs favorisé par l'intoxication curarique (2) et s'opérant au niveau des réseaux capillaires du mésentère.

Quand la circulation du sang dans les capillaires s'effectue avec rapidité, on ne distingue pas individuellement les globules rouges, à

(1) On prend un tube de verre suffisamment large, et légèrement coudé afin que sa partie immergée descende droit au-dessus du têtard ou de l'alevin qu'on veut capter. On l'immerge en bouchant avec le doigt son extrémité émergente ; puis, quand l'extrémité immergée est au-dessus de l'animal, on débouche le tube brusquement et on le rebouche aussitôt avec le doigt. Ordinairement alors, le têtard ou le petit poisson sont aspirés dans le tube et on peut les sortir de l'eau. Quand ils sont immobilisés par le curare, on les dispose sur une lamelle, au milieu d'un petit cadre de paraffine afin de les tenir immergés dans l'eau. On peut alors observer la circulation à loisir.

(2) Pour faire cette observation, ainsi que l'indique Ranvier, on place une Grenouille curarisée sur un porte-objet spécial. Ce dernier consiste en une mince lame de liège fixée sur la platine du microscope par des valets. Au niveau du trou percé dans la platine, on pratique dans le liège une ouverture circulaire par laquelle les rayons lumineux pourront arriver de la surface du miroir réflecteur sur le mésentère. Puis, au-devant de cette ouverture, on adapte un petit cylindre creux, également en liège, de un centimètre de hauteur environ. Le bord supérieur de ce cylindre est disposé de manière à présenter un petit relief en dedans. La Grenouille est placée sur le dos. Par une incision de la paroi ventrale faite avec ménagement pour éviter les gros vaisseaux, on attire en dehors une anse intestinale, avec son mésentère, et l'on en coiffe le petit cylindre décrit plus haut. Le relief dont ce dernier est muni maintient suffisamment l'anse intestinale sans exercer sur elle de tractions trop fortes, et sans nécessiter les lésions que l'on serait obligé de faire, si l'on voulait, comme le faisait Poiseuille, maintenir l'intestin en place avec des aiguilles. De plus, le mésentère légèrement élevé par le cylindre ne peut être souillé par les liquides de la cavité du corps qui s'écouleraient sur lui s'il était placé dans une position plus déclive. Dans ces conditions, on peut observer le mésentère pendant plusieurs heures avec un objectif assez fort, et possédant cependant une assez grande distance focale. Le n° 5 de Reichert convient très bien pour cet usage.

cause de la rapidité de leur passage. Ils forment dans l'axe du vaisseau une veine faiblement colorée, sur la marge de laquelle, à droite et à gauche, on voit une bande claire. Cette bande claire semble séparer la veine sanguine centrale de la paroi du capillaire par une couche de liquide immobile (couche adhésive de Poiseuille) (1). Elle renferme quelques globules rouges seulement, et un nombre plus considérable de globules blancs qui restent immobiles pendant un certain temps, puis qui tour à tour se détachent de la paroi, à laquelle ils étaient accolés, pour rentrer dans la veine fluide centrale et être emportés par elle.

Quand la circulation se ralentit, on parvient à distinguer les globules, et on les voit passer un à un en touchant la paroi de chaque côté. Ce fait a conduit Ranvier (2) à admettre que la couche adhésive de Poiseuille n'a pas d'existence réelle, mais constitue une illusion d'optique tenant à ce que les globules rouges, qui sont chez la Grenouille des disques elliptiques, ne touchent la paroi que par un seul point tandis que le grand diamètre de leur disque occupe l'axe du capillaire. La persistance des impressions visuelles sur la rétine déterminerait par suite une apparence de bande colorée continue au centre, occupé par la suite des pleins des globules, et de chaque côté une bande plus claire, répondant à la suite de leurs contacts par un seul point de tangence à la paroi. Mais ceci n'explique pas comment on peut voir des globules rouges et blancs longtemps immobiles dans la bande claire, et restant en place sans que les contacts réitérés des globules rouges à la paroi, même par un simple point de tangence, n'arrivent pas à les emporter, ni même à les faire osciller sur place. On ne s'explique pas non plus ainsi la persistance de la bande claire sur ces mêmes points occupés par les globules fixés à la paroi.

Dès qu'on peut observer individuellement les corpuscules du sang qui circule, on voit que les globules rouges subissent, en même temps que le mouvement de translation qui les emporte, des déformations nombreuses se produisant et cessant rapidement avec la cause qui les a fait naître. Ils se courbent, se tordent, se plient et se redressent avec une facilité merveilleuse, comme des corps doués d'une élasticité parfaite, lorsqu'ils rencontrent un éperon vasculaire, ou lorsque la veine fluide, unique dans un capillaire, se divise pour se partager entre ses branches de bifurcation. Souvent aussi l'on voit cette veine osciller, s'arrêter un instant ou même prendre un cours rétrograde, avant de poursuivre de nouveau son cours primitif indiqué par le sens général de l'écoulement du sang des artères aux veines. Ce fait, observé anciennement par Spallanzani, montre que le régime circulatoire d'un

(1) Poiseuille. *Recherches sur les causes du mouvement du sang dans les petits vaisseaux*. (Mémoires présentés à l'Académie des sciences par divers savants, t. VII, 1841, p. 105.)

(2) *Traité technique d'histol.*, p. 402 (2e édition).

réseau de capillaires n'est pas celui d'un écoulement continu et régulier, mais qu'il est au contraire réglé à chaque instant par des actions particulières, faisant varier la *vis à tergo* qui entraîne le sang vers les veines à travers les capillaires inertes. Nous savons actuellement, par les travaux de CL. BERNARD, que ce sont les artérioles qui, en faisant varier leur propre calibre, agissent de la sorte sur la circulation du réseau, et la rendent pleine ou au contraire réduite pour ainsi dire à leur gré.

Dans le poumon, alors qu'on a réglé l'appareil d'HOLMGREN de façon à ralentir le mouvement du sang au point de pouvoir bien observer individuellement les globules, on distingue aisément les blancs des rouges. Les globules blancs, dans ce cas, ont toujours une forme arrondie et sont emportés par le fil du courant circulatoire comme des corps inertes. Mais, dans le mésentère disposé sous le microscope pour l'expérience de COHNHEIM, au bout de peu de temps, on en voit quelques-uns se dégager du courant et s'approcher de la paroi, où ils glissent lentement en tournant sur eux-mêmes. Ils semblent cheminer ainsi en retardataires, puis se fixent à la paroi interne du vaisseau. Souvent ensuite ils se détachent après avoir oscillé sous l'effort de la veine fluide qui les agite en passant. Ils sont emportés alors avec leurs pseudopodes qui avaient commencé à se projeter contre la paroi : et ils affectent pendant un instant la figure bien connue d'une grenade (RANVIER) (1). Mais tous ne sont pas ainsi détachés. Au bout de deux heures environ à partir du début de l'expérience, ils se sont accumulés en grand nombre contre la paroi de certains capillaires ou de certaines veinules. Si l'on poursuit l'observation, on voit leurs pseudopodes pénétrer la coupe optique de la membrane vasculaire, puis quelques-uns d'entre eux s'y engagent, s'étirent comme une substance molle et ductile; enfin, ils sortent du vaisseau en entraînant à leur suite un ou plusieurs globules rouges. Parfois même un globule blanc engagé se rompt dans ce mouvement de transfert. Alors une de ses moitiés émigre au dehors et l'autre reste dans la cavité du capillaire, ou bien demeure prise dans la paroi.

J'ai déjà indiqué (p. 82) comment on peut démontrer que la diapédèse est un phénomène physiologique. Il suffit pour cela d'observer pendant quelque temps la circulation dans la lame natatoire d'un têtard curarisé. On la voit alors s'opérer interstitiellement, sans qu'on puisse faire intervenir, comme cause de sa production, l'irritation traumatique ou l'influence excitante de l'oxygène de l'air sur les globules blancs du sang circulant dans les vaisseaux. D'ailleurs, il suffit aussi de répéter l'expérience de RECKLINGHAUSEN consistant à injecter, dans le sang d'un animal tel que le Lapin, des grains de cinabre ou de bleu d'aniline insoluble dans l'eau. Au bout de quelque temps, des globules

(1) RANVIER, *Traité technique*, p. 405 (2e édition).

blancs chargés de granulations colorées et qui ne peuvent provenir que des vaisseaux sanguins, se retrouvent dans tous les espaces du tissu conjonctif. Ils ont donc émigré des vaisseaux. Je rappellerai aussi que les conditions par excellence de la mise en jeu de l'activité des globules blancs, laquelle leur permet d'adhérer aux parois vasculaires et de les franchir ensuite après les avoir pénétrées, sont le ralentissement du cours du sang et l'accumulation des globules rouges dans les réseaux capillaires. Réunis en grand nombre, et rayonnant autour d'eux l'oxygène dont ils sont chargés pendant plus longtemps en un même point du vaisseau, ils cèdent alors plus largement cet excitant aux globules blancs qui s'y trouvent avec eux. Ils suscitent ainsi la production sur place des mouvements amiboïdes, cause efficiente du phénomène de la diapédèse découvert par COHNHEIM (1).

Les globules blancs, circulant avec les rouges dans les vaisseaux capillaires et dont quelques-uns sont toujours, en un point donné, destinés à émigrer dans les espaces interorganiques quand les artérioles commandant le réseau mettent ce dernier en pleine circulation, ne sont pas chargés que d'oxygène seulement. Ils renferment, comme on sait, de la substance glycogène, des ferments, et enfin des granulations variées dont j'ai déjà parlé à propos des cellules lymphatiques. Si l'on fixe net, par exemple, à l'aide des vapeurs osmiques, le sang dans la chorio-capillaire de l'œil d'un poisson qu'on vient d'enlever (2), on voit les capillaires de cette membrane, qui sont volumineux et disposés en rayons élégants, avec leurs globules sanguins saisis dans les attitudes et avec les déformations temporaires diverses que présentent ceux du sang circulant sur le vivant (fig. 304). Les globules blancs que renferment ces capillaires sont, soit complètement hyalins, soit chargés de granulations protéiques, éosinophiles ou graisseuses. Avec des caractères moins tranchés, ces trois mêmes variétés de globules blancs se rencontrent toujours à l'intérieur des réseaux capillaires du Chien

(1) COHNHEIM. *Ueber Entzündung und Eiterung* (Arch. de Virchow, 1867, t. XL).

(2) On dégage le globe oculaire avec des ciseaux, puis, avant de l'enlever, on le lord sur son nerf optique plusieurs fois et l'on sectionne ensuite ce dernier. Tout le sang de la chorio-capillaire est ainsi retenu dans les vaisseaux. On suspend ensuite l'œil sous la chambre humide, dans une petite éprouvette longue et cylindrique renfermant quelques centimètres cubes d'acide osmique à 1 p. 100, et de façon que ce liquide soit très voisin du globe oculaire sans toutefois le mouiller. Au bout d'une heure environ, la fixation est parfaite, comme on peut s'en convaincre par l'observation des globules rouges fixés avec les attitudes décrites dans le texte.

Après avoir laissé dégorger l'œil un certain temps dans l'eau distillée, on l'ouvre et l'on isole avec soin la chorio-capillaire. On en charge des lambeaux, découpés sous l'eau avec des ciseaux fins, sur une lamelle; on ajoute une goutte d'éosine hématoxylique et l'on observe. Les globules rouges sont colorés en rouge brique, leurs noyaux en violet ainsi que ceux des globules blancs et ceux des cellules du tissu conjonctif. Les granulations graisseuses des globules blancs sont teintes en noir foncé, les granulations éosinophiles (vitellinoïdes) en rouge brique, et les autres granulations se distinguent du protoplasma, qui est hyalin, par leurs caractères optiques (granulations basophiles, neutrophiles, etc., d'EHRLICH).

ou du Lapin. Au contraire, les cellules lymphatiques qu'on rencontre dans les premières voies de la lymphe sont pour la plupart dépourvues de granulations. J'ai signalé depuis longtemps ces faits (1), et ils me portent à penser que, de même que les capillaires amènent dans les tissus l'oxygène par les globules rouges, ils y apportent aussi des cellules lymphatiques chargées de matériaux importants de la nutrition, parmi lesquels il faut compter les granulations des divers ordres. Émigrées dans les espaces interorganiques, les cellules lymphatiques

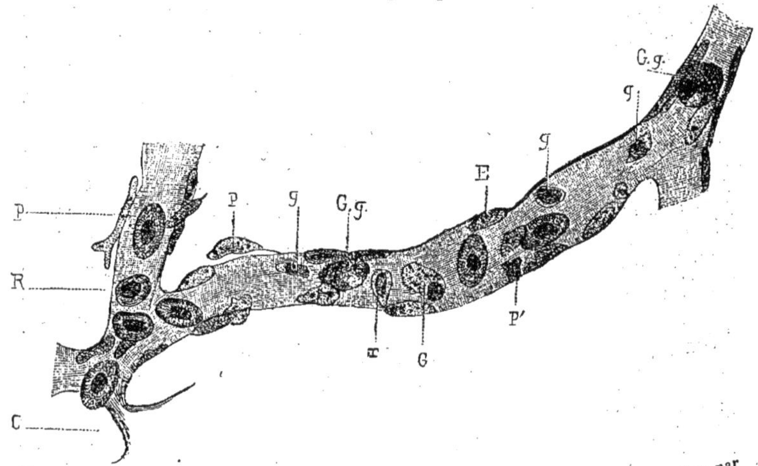

Fig. 304. — Un capillaire sanguin de la choriocapillaire de l'Espadon. Fixation par les vapeurs d'acide osmique. Coloration et conservation dans l'éosine hématoxylique faiblement chargée d'hématoxyline (350 diamètres).

C, capillaire centre d'un tourbillon ; — R, globules rouges ordinaires ; — r, petit globule rouge dont le disque est à peine coloré ; — g, g, globules blancs ordinaires ; — G, globule blanc géant chargé de granulations protéiques ; — Gg, Gg, globules blancs géants à granulations graisseuses ; — p, p, p', cellules périvasculaires ; — E, noyau d'une des cellules endothéliales du capillaire.

ne tardent pas à se dépouiller de leurs granulations, ainsi que de l'excès d'oxygène nécessaire à leur activité, oxygène soustrait aux globules rouges dans la période prédiapédétique, et qui avait précisément suscité leur mouvement d'émigration. Il est actuellement certain que, dans les deux cas, cette spoliation se fait au profit des éléments fixes, dont la nutrition intime et la respiration sont ainsi assurées sur place du même coup, et par les mêmes cellules lymphatiques, issues par diapédèse des réseaux capillaires sanguins.

(1) J. Renaut. *Recherches sur les éléments cellulaires du sang* (Archives de physiologie, 1881).

§ 3. — ARTÈRES.

L'étude sommaire du premier développement des vaisseaux sanguins chez l'embryon de Poulet, nous a montré que les aortes, qu'on peut prendre à bon droit pour types des artères futures, ont à l'origine exactement la constitution de capillaires embryonnaires. Elles se réduisent à des canaux limités par une paroi protoplasmique continue, destinée à se scinder plus tard en une série de cellules endothéliales individualisées chacune autour d'un noyau. Le tube vasculaire à paroi protoplasmique est au début absolument indépendant du méso-

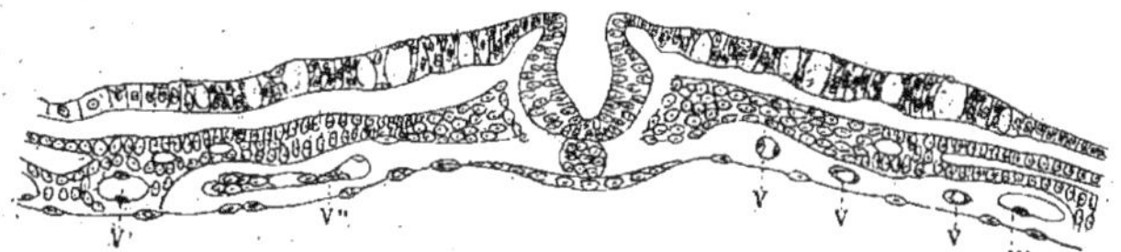

Fig. 305. — Coupe transversale d'un embryon de Poulet à dix protovertèbres (préparation de L. Vialleton), ocul. 3, object. 4, de Reichert.

V, V, V'', vaisseaux réduits à leur paroi endothéliale. Aucun élément mésodermique n'occupe les espaces intervasculaires.

A la gauche de l'observateur, un seul vaisseau V' commence à être entouré par le mésoderme qui s'avance autour de lui par une végétation secondaire, laquelle aboutira à l'enveloppement du tube endothélial.

Au-dessus de tous les autres vaisseaux, le mésoderme passe droit et à distance sans s'infléchir.

derme (fig. 305). Dans l'aorte ou toute autre artère, donc, *ce qui constitue essentiellement le vaisseau sanguin, c'est l'endothélium vasculaire*, né de la lame protoplasmique marginale, semée de noyaux, différenciée à la périphérie du germe vasculaire plein correspondant, tandis qu'au centre de ce même germe s'est différencié le sang primordial.

En étudiant d'autre part le passage d'un capillaire à l'artériole, nous avons reconnu que, pour former celle-ci, les cellules musculaires lisses sont venues prendre place entre la paroi propre ou vitrée de l'endothélium vasculaire et la couche rameuse périvasculaire ou conjonctive de ce même capillaire, lequel se continue par l'artériole, en remontant vers le cœur, à plein canal et sans autre changement que la complication de sa paroi. Celle-ci est désormais formée de trois tuniques : 1° la *tunique interne*, caractérisée par l'endothélium continu avec celui du capillaire et qui demeurera continu jusqu'à l'endocarde ; 2° la *tunique moyenne*, caractérisée par la couche musculaire également continue jusqu'au myocarde ; 3° la *tunique externe*, conjonctive ou *adventice*, caractérisée déjà par les cellules fixes du tissu connectif, et qui désormais ne quittera pas non plus le vaisseau.

Ces trois tuniques, qui existent dans la plus grêle des artérioles terminales, se retrouveront sur les deux artères crosses, origines de toutes les autres dans la grande et la petite circulation, *l'aorte* et *l'artère pulmonaire*. Seulement, au fur et à mesure qu'on remontera l'arbre artériel, c'est-à-dire encore qu'on passera par des points de cet arbre répondant à des vaisseaux de plus ancienne formation, la structure des trois tuniques artérielles se modifiera pas à pas et deviendra plus compliquée. Une seule chose ne variera jamais dans toute la continuité du vaisseau : c'est l'endothélium, qui le représente essentiellement tandis que tout le reste répond simplement à des édifications secondaires.

Ce sont les *artérioles* qui commandent les réseaux capillaires et qui sont en réalité les agents régulateurs des circulations de détail. Au-dessus d'elles, et de structure à peine plus compliquée, sont les *artères terminales* qui président aux circulations locales. Au delà, jusqu'à la bifurcation de l'aorte et, dans le domaine de la petite circulation, jusqu'au tronc de la pulmonaire, nous avons affaire à de simples vaisseaux de *distribution*, surtout vecteurs du sang et de moins en moins soumis à des variations de calibre commandées par les nerfs moteurs vasculaires. Enfin, les *artères crosses* sont surtout des réservoirs canaliformes, recevant, sans grande réaction de leur tunique musculaire autre que la résistance à l'effort latéral, le sang lancé sous pression par les ventricules cardiaques.

Sur des coupes longitudinales ou transversales de la paroi, on reconnaîtra que tous les vaisseaux précités sont des artères, et non plus simplement des artérioles, à trois caractères majeurs :

Le premier consiste dans ce fait qu'au lieu d'être simple comme dans l'artériole, la couche ou tunique musculaire forme des assises multiples. Le second consiste dans l'apparition des éléments de la trame connective au sein de la paroi. L'adventice n'est plus réduite à la couche de cellules périvasculaires, elle renferme des faisceaux connectifs et des réseaux élastiques. Ces derniers pénètrent la couche musculaire et la cloisonnent, formant sur sa limite la plus interne une couche particulière, la *limitante élastique*, qui permet de prime abord de reconnaître une artère.

Enfin, entre l'endothélium et la tunique musculaire, s'édifie peu à peu, en remontant des plus petites artères vers les crosses, une formation du tissu connectif toute spéciale, l'*endartère*, ou *tunique de Bichat* ainsi nommée parce que BICHAT, le premier, l'a mise en évidence par la dissection (1). Il la considéra comme se poursuivant dans tous les vaisseaux, en leur formant une membrane commune.

Je décrirai donc successivement dans les artères : 1° la formation endothéliale; 2° l'endartère; 3° la limitante élastique; 4° la couche musculaire; 5° l'adventice, qu'on voit aussi se succéder régulièrement de dedans en dehors sur les coupes de la paroi de tous les vaisseaux artériels proprement dits, c'est-à-dire autres que les artérioles.

(1) X. BICHAT. *Anatomie générale appliquée à la physiologie, etc.*, t. II, p. 289. Paris, an X (1801).

I. **Formation endothéliale.** — C'est Henle (1) qui, le premier, décrivit en 1833 les cellules de l'endothélium des artères. Il constata sur la paroi interne de ces vaisseaux l'existence de cellules épithéliales d'une minceur extrême, de forme rhomboïdale, qui lorsqu'elles sont dissociées et qu'on les voit de champ, prennent l'apparence de fibres renflées en leur milieu, occupé par le noyau. Mais c'est Hoyer (2) qui donna à la découverte de Henle, vieille de plus de trente ans, toute sa valeur en mettant en évidence, par la méthode de l'argent, l'endothélium caractéristique contenu dans les cavités du cœur, dans celle des artères et des veines, et dans les capillaires.

Imprégné d'argent par les procédés ordinaires sur l'aorte ou la pulmonaire des animaux de boucherie, ou l'hiver, sur l'aorte ou la pulmonaire de l'Homme, l'endothélium des artères apparaît avec les caractères ordinaires de tout endothélium vasculaire. Il est formé de cellules minces et plates, à bords rectilignes, et dont l'axe de figure est allongé dans le sens de la longueur du vaisseau. Ce dernier caractère est moins marqué dans les artères crosses, qui sont de simples réservoirs contractiles, que dans les artères de petit et de moyen calibre. Dans les artères examinées vingt-quatre heures après la mort, l'endothélium manque fréquemment, parce qu'il est caduc, et que surtout l'eau favorise sa desquamation au bout d'un certain temps. Cette propriété fournit même un bon moyen d'obtenir l'endothélium isolé des membranes artérielles. On imprègne d'argent la surface interne d'une aorte de Mouton, par exemple, puis on abandonne le vaisseau imprégné dans un grand cristallisoir plein d'eau distillée. Au bout de quelques heures, on voit se soulever par larges lambeaux une pellicule brune; c'est l'endothélium desquamé en masse. Les lambeaux retranchés et étalés sur la lamelle, puis colorés à l'aide du picrocarminate d'ammoniaque ou de l'éosine hématoxylique, montrent les cellules endothéliales soudées par des lignes droites de ciment dessinées par l'argent réduit sous forme de minces traits noirs. Chaque cellule renferme un noyau ovalaire, nucléolé, entouré de quelques granulations protéiques. Sur les coupes d'artères fixées dans leur forme par l'acide osmique, l'endothélium apparait comme une mince couche continue, semée de noyaux faisant une légère saillie sur la surface libre du vaisseau. Cette couche est limitée par des surfaces nettes, et possède en conséquence un double contour brillant. Elle n'est jamais stratifiée, et n'est pas non plus abordée par les cellules lymphatiques. Ses éléments se multiplient ou se reproduisent par division indirecte, comme on peut s'en assurer par l'étude de l'endothélium des vaisseaux en voie de croissance des jeunes animaux (3).

(1) Henle. *Ueber die Ausbreitung des Epithelium, etc.* (Müller's Archiv., 1833.)

(2) Hoyer. *Archiv für Anat.*, 1er janvier 1865.

(3) Le fait de la multiplication, en dehors de la période embryonnaire, des cellules endothéliales des vaisseaux sanguins par division indirecte m'a été récemment démontré, *sur des capillaires vrais*, par mon maître Ranvier qui m'a autorisé à l'indiquer ici.

La couche endothéliale repose sur une assise spéciale qui la sépare des formations cellulaires de l'endartère, représentant la membrane propre ou vitrée du vaisseau. On en a la preuve par l'examen des artérioles ou des petites artères fixées déployées après avoir été imprégnées d'argent (1). On voit alors en effet, sur les coupes optiques des parois vasculaires, une bande claire et homogène filer entre l'endothélium vasculaire imprégné d'argent, et le plan unique des cellules musculaires également imprégné. Cette bande répond à la membrane propre ou vitrée du vaisseau, car elle est sans structure et ne renferme dans son épaisseur aucun noyau. De plus, l'acide picrique du picrocarminate ne la colore pas en jaune, ni l'éosine de l'éosine hématoxylique en pourpre. Il ne s'agit donc pas ici du rudiment de la lame élastique interne, comme le pensait Ranvier (2). Dans les très grosses artères, telles que la pulmonaire de l'Homme (3), cette vitrée est marquée par une mince bordure hyaline qui règne sous l'endothélium et limite la surface interne du vaisseau. Les premières cellules du tissu connectif de l'endartère forment au-dessous de cet endothélium un plan net, parallèle à la surface interne et parfaitement régulier, que les cellules migratrices n'abordent pas dans l'état normal.

II. **Endartère.** — Au-dessous de l'endothélium porté par sa vitrée, l'endartère constitue une formation secondaire. Il n'existe pas dans une artériole adulte : on ne le trouve pas davantage dans l'aorte d'un fœtus humain de 11 centimètres (3e mois), déjà entourée d'une couche musculaire puissante et très développée. Dans l'aorte et l'artère pulmonaire des grands animaux, il acquiert son maximum de développement : c'est donc là qu'il convient de l'étudier tout d'abord.

Si l'on pratique une coupe sagittale de l'artère pulmonaire saine de l'Homme ou de l'aorte du Mouton, dont l'endartère a été fixé par les

(1) J'ai institué, pour fixer déployés et imprégnés les vaisseaux sanguins, la méthode suivante. On fait passer dans les vaisseaux d'un organe à circulation autonome, tel que par exemple le rein du Lapin, un courant de sérum artificiel pour chasser le sang et laver complètement les vaisseaux sans altérer leur endothélium. On pousse ensuite une injection d'eau distillée pour enlever le sérum artificiel, puis une solution de nitrate d'argent à 1 p. 500 suivie d'une nouvelle et large injection d'eau distillée. On lie ensuite la veine efférente en continuant à soutenir l'injection. Pendant cela, l'organe tout entier est arrosé sur place par un large courant d'alcool fort, qui durcit sa périphérie et la transforme en une coque rigide. Après quoi, on enlève cet organe et on le suspend dans une grande quantité d'alcool fort. Dans ces conditions, les vaisseaux d'abord maintenus par la coque rigide périphérique, ne reviennent plus sur eux-mêmes et restent distendus comme si on les avait insufflés. On monte dans la glycérine ou la résine dammar, après coloration par n'importe quel réactif.

(2) Ranvier. *Traité technique d'histologie*, 2e édition, p. 427.

(3) On doit choisir cette artère comme objet d'étude parce que, surtout chez les jeunes sujets, elle est à peu près certainement indemne de toute trace d'endartérite déformante, qui modifie au contraire singulièrement la constitution de l'endartère dans l'aorte de l'Homme âgé de plus de seize à dix-huit ans, et ceci d'une façon presque absolument régulière dans tous les cadavres autopsiés.

vapeurs osmiques (1), on voit, de la surface interne portant la ligne endothéliale à la limitante élastique, se succéder une série de plans superposés. Ces plans sont au nombre de trois, continus entre eux sur leurs limites, c'est-à-dire se fondant les uns avec les autres par des intermédiaires insensibles : 1° Sous l'endothélium, on remarque deux ou trois lignes de cellules plates d'une minceur extrême, accusées surtout par la coloration de leurs noyaux; vient ensuite une couche épaisse, transparente, renfermant des cellules de tissu conjonctif disposées dans une série de directions, mais principalement dans le sens transversal. Ces deux bandes répondent à la *couche muqueuse* de l'endartère. 2° Entre cette couche et la limitante élastique, apparaît une dernière et puissante assise, formée par une série de fines lames élastiques disposées en système de tentes. Entre ces lames, sont rangées par lits de grandes cellules longitudinales. L'assise tout entière se montre, sous un faible grossissement, striée dans le sens de la longueur du vaisseau : c'est la *couche striée* ou juxta-musculaire de l'endartère.

Couche muqueuse. — Si maintenant on isole ces couches successives par délamellation (2), et qu'on les étudie à plat après coloration con-

(1) PRÉPARATION. L'artère est ouverte, tendue à l'aide d'épingles sur un cadre de liège, puis fixée par les vapeurs osmiques dans la chambre humide. On achève le durcissement par la gomme et l'alcool. Les coupes longitudinales et transversales doivent être très minces. On les reçoit dans l'eau; on les charge sur la lame de verre et on les y tend par le procédé ou tour de main de la demi-dessiccation, en ayant soin de se servir d'aiguilles mousses ou mieux d'allumettes aiguisées par un bout. On colore ensuite au picrocarminate d'ammoniaque ou à l'éosine hématoxylique, et l'on monte dans la glycérine picrocarminée ou l'éosine hématoxylique affaiblie pour avoir des préparations persistantes.

(2) Un lambeau de l'artère pulmonaire de l'Homme, choisie parfaitement saine chez un jeune sujet adulte, est exposée pendant vingt minutes ou même une heure, à l'action des vapeurs osmiques dans un flacon depuis longtemps bouché, et montrant des gouttes de rosée sur ses parois au-dessus du liquide qui en occupe le fond. Dans ces conditions, en réalité, la fixation de l'endartère se fait dans une chambre humide. Le fragment d'artère est lavé à l'eau distillée et ensuite plongé pendant 24-48 heures dans le liquide de Müller.

Au bout de ce temps, avec un scalpel à tranchant convexe, on trace de fines incisures en forme de traits sur la face interne de l'artère, préalablement essuyée afin d'enlever l'endothélium ; puis on râcle très légèrement, avec la lame du scalpel, la surface entrecoupée d'incisures linéaires. Sur cette lame, on voit alors s'accumuler une matière qui ressemble à une masse de mucus transparent. Mais si l'on agite la lame qui porte cette substance dans de l'eau distillée contenue dans un cristallisoir à fond noir, on voit la masse se déployer en une série de lambeaux pelliculaires qui flottent dans le liquide. On peut fréquemment de cette façon isoler la couche sous-endothéliale de l'endartère sur une étendue qui peut atteindre et même dépasser l'aire de l'ongle du petit doigt. Les lambeaux sont ensuite chargés sur la lame de verre, et tendus par le tour de main de la demi-dessiccation, en ayant soin d'opérer la tension avec des aiguilles mousses, et de ne faire agir celle-ci que sur les portions épaisses du lambeau, afin de ne pas altérer les parties minces qu'on veut observer.

La préparation est ensuite colorée avec l'éosine hématoxylique. Elle est, soit conservée dans l'éosine hématoxylique très faible, qu'on substitue sous la lamelle par capillarité, soit montée dans la résine dammar, après passage dans l'alcool éosiné, et traitement successif par l'essence de girofles et de bergamote. (Voyez, pour plus de détails sur l'étude analytique de l'endartère, la thèse de VIALLETON, *Contribution à l'étude de l'endartère de l'Homme et des animaux mammifères*, Lyon, 1885.)

venable par l'hématoxyline ou le carmin aluné, puis par l'éosine, on constate que l'endartère est bien constitué, jusqu'à la couche striée juxta-musculaire, par une assise de tissu conjonctif jeune continue, mais comprenant deux étages distincts.

L'étage le plus superficiel, répondant aux deux rangées de cellules plates qu'on voit sur les coupes, consiste en une *formation embryonnaire* (fig. 306) de tissu connectif, au sein de laquelle les cellules fixes, disposées au sein d'une substance fondamentale hyaline, tenace et très

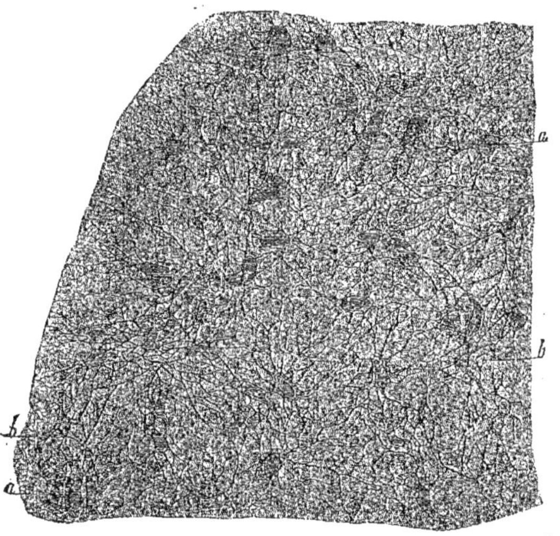

Fig. 306. — Couche superficielle de l'endartère de la pulmonaire de l'Homme jeune adulte, formée de tissu conjonctif tout à fait embryonnaire. Isolement par le procédé de délamellation décrit dans le texte. Coloration par l'éosine hématoxylique (350 diamètres).

a, a, noyaux des cellules connectives ; — *b, b*, prolongements protoplasmiques de ces mêmes cellules, non encore partout anastomotiques les uns des autres (Thèse de VIALLETON).

élastique, sont encore en certains points munies de bourgeons protoplasmiques ne communiquant pas tous les uns avec les autres pour former un réseau. Les lambeaux délamellés répondant à ce plan emportent à peu près constamment sur leur marge la vitrée de l'endothélium, sous forme d'une lame transparente et d'une extrême minceur, ne renfermant aucun corps cellulaire ni aucun noyau (1). L'étage profond, répondant sur les coupes à la bande de cellules connectives disposées dans tous les sens, est constitué par du *tissu muqueux* proprement dit, même chez les individus déjà avancés en âge. Au fur et à mesure qu'on se rapproche de la couche striée, on voit apparaître au sein de ce tissu mu-

(1) VIALLETON, *loco citato*, p. 48.

queux les éléments de plus en plus nombreux d'une trame connective tout à fait particulière. Ce sont des fibrilles d'une extrême ténuité, de toute longueur, qui se gonflent légèrement par les acides faibles et qui à ce point de vue sont entièrement comparables à celles que renferme le tissu muqueux ordinaire au début de la période télo-formative. Mais elles en diffèrent en ce qu'elles sont légèrement granuleuses, et rigides à peu près à la façon des fibres de la névroglie. De même, elles sont d'une parfaite élasticité tout comme des fibres élastiques vraies (1).

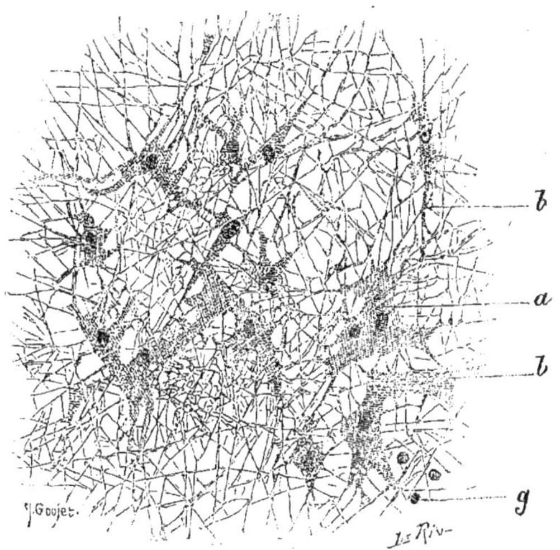

Fig. 307. — Lame plus profonde de l'endartère de la pulmonaire de l'Homme, répondant à la *formation muqueuse* proprement dite de l'endartère. (Fixation par les vapeurs osmiques pendant une demi-heure dans la chambre humide; lavage à l'eau distillée, séjour de 24 heures dans le liquide de Müller; délamellation de l'endartère par grattage de sa surface avec un scalpel bien tranchant; développement dans l'eau des lambeaux pelliculaires enlevés; coloration à l'éosine hématoxylique ; conservation dans ce même réactif affaibli par le mélange de 2/3 de glycérine alunée).

a, cellule fixe du tissu muqueux avec ses prolongements membraniformes et filiformes : cette cellule possède deux noyaux ; — *b*, cellule fixe à large prolongement membraniforme. Ici toutes les cellules sont unies en réseau continu par leurs prolongements. Il n'y a pas encore trace de trame connective ; — *g*, trois cellules migatrices (300 diamètres).

Autour de certains points, occupés par une ou plusieurs cellules lymphatiques, les fibrilles se tassent concentriquement comme des fils

(1) Ces fibrilles sont d'une finesse extrême, légèrement granuleuses, et se teignent non pas en pourpre vif comme les fibres élastiques par l'éosine, mais en rose pâle. Elles se gonflent par l'acide acétique, mais sans pâlir comme les faisceaux connectifs ordinaires. Sur les lambeaux traités par la méthode de l'or, elles se teignent en bleu ardoisé, tandis que dans les mêmes conditions les fibres et les réseaux élastiques demeurent incolores. Le nitrate d'argent, qui réserve en blanc les réseaux élastiques des artères, se réduit en brun sur elles, comme sur le reste de la substance fondamentale intercellulaire. Enfin ce sont des *fibres de toute longueur*, et non branchées en V. Ce ne sont donc point là des fibres élastiques.

entre-croisés le feraient autour d'un poinçon pénétrant dans leur emmêlement et qui y dégagerait un trou. Ces points répondent aux chemins parcourus par les cellules migratrices venues des vasa-vasorum et pénétrant l'endartère de dehors en dedans. Ils deviennent de plus en plus nombreux et rapprochés à mesure qu'on s'avance vers la couche striée, et déterminent ainsi une sorte de fenêtration de la couche muqueuse, bien étudiée dans ses détails par VIALLETON (1). Peu de cellules lymphatiques parviennent à gagner la lame tout à fait superficielle ou embryonnaire; et il est peu probable qu'aucune d'elles arrive à franchir l'endartère de part en part, pour tomber ensuite dans la cavité du vaisseau.

En effectuant leur migration et en tassant autour de leurs voies de marche les éléments de la trame connective, les cellules lymphatiques qui parcourent la bande muqueuse de l'endartère, déterminent un remaniement assez considérable pour déjeter les cellules fixes dans les intervalles des trous et leur imprimer des attitudes curvilignes. Aussi, sous un faible grossissement, ces cellules fixes vues dans leur ensemble dessinent des espèces de tourbillons dans le plan de délamellation des lambeaux isolés ou dans l'épaisseur de ces derniers.

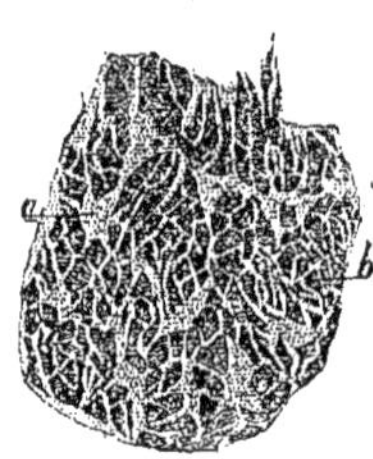

Fig. 308. — Petit réseau stellaire de LANGHANS (artère pulm. de l'Homme).

a, cellule étoilée ; — *b*, prolongements communicants (Thèse de VIALLETON. — 350 diamètres).

Figures de Langhans. — Quand on imprègne fortement d'argent la surface interne de l'artère, après avoir enlevé l'endothélium à l'aide d'un linge rude, on détermine l'apparition des figures stellaires bien connues de LANGHANS (2). Ces figures ne sont autre chose que les images négatives, c'est-à-dire réservées en blanc, des cellules fixes du tissu connectif. On voit alors deux réseaux superposés offrant chacun plusieurs étages communiquant entre eux. Le plus superficiel (c'est-à-dire le plus voisin de la lumière du vaisseau) répond manifestement aux images négatives des cellules fixes de la formation embryonnaire (fig. 308). Le plus profond, constitué par des figures stellaires de beaucoup plus grande dimension, donne les images négatives des cellules fixes du tissu muqueux de l'en-

(1) VIALLETON. (*Travail cité*, p. 57.) — On traite les lambeaux délamellés par la méthode de l'or. (Jus de citron pendant dix à vingt minutes ; — chlorure d'or à 1 p. 100 pendant le même temps; lavage rapide à l'eau distillée; exposition à la lumière diffuse, dans l'eau distillée additionnée de 10 gouttes d'acide acétique p. 100 grammes d'eau). Les fibrilles du tissu muqueux sont colorées en bleu ardoisé et se dessinent comme des fils, entre-croisés dans toutes les directions dans les intervalles des trous, et tassés sur leur marge comme les fils d'un écheveau qu'on voudrait débrouiller avec des aiguilles. L'action du chlorure d'or est ici toute différente de celle qu'exercerait ce même réactif sur des fibres élastiques. On sait en effet que, dans les imprégnations par l'or, ces dernières ne prennent aucune coloration.

(2) LANGHANS. *Beitraege zur normalen u. pathol. Anatomie der Arterien* (Virchow's Archiv., t. XXXVI, 1866).

dartère (fig. 309). On peut du reste multiplier les réseaux de Langhans, en délamellant l'endartère par le procédé indiqué plus haut, et en imprégnant successivement d'argent les divers étages de la membrane. On obtient de la sorte des figures stellaires deplus en plus étendues. Au voisinage immédiat de la couche striée, ces figures ne diffèrent pas de celles fournies par l'imprégnation d'une lame de tissu conjonctif tout à fait adulte. De fait, à ce niveau, les cellules connectives ont pris tout leur développement. Dans l'aorte du Veau, on peut même y dégager de minces faisceaux connectifs ordinaires, individualisés par des fibres annulaires ou spirales (1).

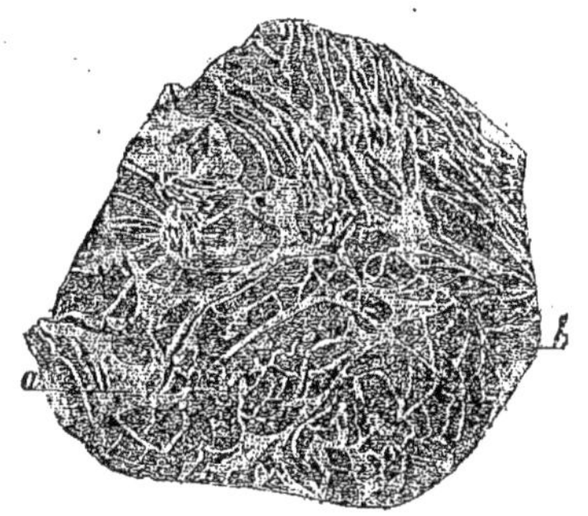

Fig. 309. — Grandes figures stellaires de LANGHANS, prises sur l'endartère de l'artère pulmonaire de l'Homme; baume du Canada (350 diamètres).

a, cellule étoilée; — *b*, prolongements communicants (Thèse de VIALLETON).

Couche striée. — Immédiatement au-dessous de la bande de tissu muqueux que je viens de décrire, commence la *couche striée* de l'endartère, qui se termine avec cette membrane elle-même à la limitante élastique. La striation est perpendiculaire à la longueur du vaisseau, et par suite n'apparaît nettement que sur les coupes transversales. Sous un fort grossissement, on reconnaît qu'elle est due à deux causes bien distinctes : 1° elle est accusée grossièrement par une série de lames élastiques fenêtrées concentriques à la lumière vasculaire : lames dis-

(1) LANGHANS déterminait l'apparition des figures stellaires à l'aide d'imprégnations opérées avec des solutions de nitrate d'argent très faibles (2 p. 1000). Il reconnut très bien que ces figures n'étaient autre chose que les images négatives de corps cellulaires rameux qui en occupent toute l'étendue, prolongements compris. A l'aide du carmin, il montra l'existence d'un noyau au centre de chaque espace étoilé, et donna, en outre, une excellente preuve de la réplétion de tout l'espace réservé en blanc par le protoplasma cellulaire, en faisant remarquer que, lorsque les cellules de l'endartère subissent la dégénérescence graisseuse par suite de l'athérome, les gouttelettes de graisse se répandent uniformément dans toute l'étendue de la figure stellaire jusqu'à sa périphérie, sans laisser entre celle-ci et la substance fondamentale le moindre espace vide. Mais, après avoir ainsi démontré d'une manière inattaquable l'identité du réseau cellulaire avec celui dessiné par le nitrate d'argent, LANGHANS, par une interprétation qui ne s'explique pas aisément, admit que les cellules étaient creuses et constituaient des voies plasmatiques. Actuellement, il est inutile de discuter plus longuement la théorie des *canaux du suc*, et je l'ai d'ailleurs fait assez complètement à propos de l'historique des théories du tissu conjonctif pour considérer la discussion comme close. J'ajouterai que STROGANOW (*Recherches sur l'existence de canaux lymphat.*, etc. Archives de physiol., 1876) a montré que les prétendus canaux du suc de l'endartère aortique sont dus simplement à des dépôts de matière colorante dans les plis de la surface interne du vaisseau, et que les seules voies de la lymphe dans l'épaisseur de cette membrane sont celles suivies interstitiellement par les cellules migratrices.

posées en systèmes de tentes et formées de fibres et de grains d'une extrême délicatesse ; 2° dans les intervalles de ces lames existe une striation plus fine répondant à des lits de cellules de grand volume et à gros noyaux, qui sont, elles aussi, allongées parallèlement à la direction de l'artère. Entre les cellules étroitement superposées, on voit des traînées très délicates, formées par des lignes de grains élastiques et constituant des séries de membranules minces entées les unes sur les autres, se reliant aux lames élastiques principales.

Si, par une délamellation bien ménagée, on isole un lambeau d'une de ces membranules élastiques (1), celle-ci se présente sous la forme d'une pellicule mince qu'on ne peut mieux comparer qu'aux lamelles les plus internes de la gaîne lamelleuse des nerfs. Elle est également formée de grains et de réseaux élastiques d'une délicatesse infinie, englobés dans une substance fondamentale transparente. Il en résulte une lamelle souple, parfaitement élastique et qui, pliée, revient à la disposition planiforme comme par une action de détente ou de ressort. C'est à la surface de ces lamelles que reposent les grandes cellules qui, sur les coupes, paraissent superposées en lits successifs. Parmi ces cellules, les unes, surtout dans les portions voisines de la couche muqueuse, sont des cellules connectives. Plus profondément, on ne trouve plus que de grandes cellules rameuses, mais dont le corps protoplasmique est allongé dans une direction dominante, sensiblement parallèle pour les éléments d'une même lame. Ces cellules communiquent entre elles par leurs prolongements. Elles renferment un noyau unique ou deux noyaux géminés par paires, occupant un fuseau de protoplasma granuleux semé de grains graisseux ou de granulations pigmentaires. Enfin, le protoplasma cortical, disposé autour du fuseau, présente une striation longitudinale nette et régulière, qui le divise en une série de baguettes cylindriques juxtaposées, tout à fait comparables aux cylindres primitifs des cellules musculaires lisses. Ces baguettes réfringentes se colorent en jaune orangé par le picrocarminate, en rouge par l'éosine hématoxylique, comme la substance musculaire. Elles se poursuivent de cellule en cellule exactement comme les cylindres primitifs dans le réseau des cellules musculaires rameuses de la vessie de la Grenouille. Aussi, j'ai rapporté ces cellules striées à une forme particulière du tissu musculaire lisse, quand je les ai découvertes (2).

(1) La délamellation est ici très difficile, à cause de la ténacité en même temps que de la délicatesse des parties à dissocier. Aussi, pour rendre celles-ci plus résistantes, j'opère la délamellation sous l'alcool, sur une artère pulmonaire fixée d'abord par le liquide de Müller, puis durcie par la gomme et l'alcool. Sous la loupe, les lambeaux convenables sont choisis, portés sur la lame de verre; puis on ajoute une goutte d'eau et on laisse la préparation se dégommer dans la chambre humide. On colore ensuite à l'éosine hématoxylique ou au picrocarminate d'ammoniaque; et l'on monte dans la glycérine ou la résine dammar, par les méthodes ordinaires.

(2) J. Renaut. *Note de l'anatomie générale de l'endartère*. Société de biologie. séance du 27 avril 1878 (*Gazette médicale de Paris*, 1878).

L'endartère, dans son état de complet développement tel qu'il existe dans l'artère pulmonaire et dans l'aorte de l'Homme, consiste donc essentiellement en deux formations principales et distinctes, superposées de dehors en dedans. La première, la couche striée, est caractérisée par des assises multiples de cellules rameuses présentant les principaux caractères des cellules musculaires à contraction lente et soutenue, et reposant sur des membranes élastiques disposées en systèmes de tentes. Elle double immédiatement la limitante élastique interne. La seconde formation est une assise continue de tissu connectif jeune, muqueux dans sa partie profonde confinant à la couche striée, et tout à fait embryonnaire immédiatement au-dessous de la membrane vitrée portant l'endothélium du vaisseau.

Au fur et à mesure qu'on s'éloigne du cœur, la formation muqueuse de l'endartère s'atténue très rapidement. Elle est déjà réduite à des rudiments dans l'axillaire. Les artères du type musculaire, telles que la tibiale antérieure, les collatérales des doigts, la pédieuse, la faciale de l'Homme, ont un endartère consistant presque uniquement dans la couche striée ; si bien que le tissu connectif est, en dedans de celle-ci, réduit à une ou deux assises de cellules aplaties. Souvent même, l'endothélium confine immédiatement soit à une lame élastique principale de la couche striée, soit, dans les petites artères, à la couche la plus interne des lamelles granuleuses renfermant les grandes cellules rameuses et striées. Il convient de faire remarquer que l'endartère de l'aorte du Bœuf et même du Veau, est limitée du côté de l'endothélium par une très mince couche de tissu conjonctif ordinaire. Tout ceci montre bien que la couche de tissu muqueux de l'endartère est une formation adventice, secondaire et contingente. Comme le suppose VIALLETON (1), elle prend probablement chez l'Homme son origine dans les cellules migratrices qui ont pénétré l'endartère par diapédèse.

Quant aux cellules striées, elles paraissent représenter la continuation, dans l'endartère, des fibres musculaires lisses de l'endocarde ; mais elles affectent une disposition nouvelle, rétiforme, caractéristique des plans musculaires limitant des réservoirs contractiles. La couche striée se continue d'ailleurs directement, et sans aucun changement appréciable de sa constitution, avec les assises musculaires de la tunique moyenne, au travers des pertes de substance signalées par VIALLETON dans la continuité de la limitante élastique interne.

(1) L. VIALLETON (*Loc. cit.* p. 74). — La formation muqueuse de l'endartère réalise, chez l'Homme où elle est très développée dans l'aorte et dans l'artère pulmonaire, une sorte de coussinet élastique qui concourt très certainement à augmenter la force élastique du vaisseau dans une région où le sang subit des variations de pression considérables, et où il ne s'engage pas dans les gros vaisseaux suivant une direction tangentielle, comme il le fait chez les animaux à station quadrupède, tels que le Bœuf, où la formation muqueuse n'existe pas : ce qui montre bien que son existence ou son absence tiennent à des circonstances fonctionnelles, et non point à une pure question de taille.

III. **Limitante élastique interne.** — Dans toute artère, entre l'endartère et la tunique moyenne renfermant les fibres musculaires, existe une puissante assise de tissu jaune élastique, la *membrane limitante élastique interne*. Sur les coupes longitudinales elle file comme un trait. Sur les transversales elle dessine un anneau, immédiatement en dehors de l'endartère, qui souvent alors forme une série de plis saillants dans la lumière vasculaire, à la façon d'une bourse qu'on ferme. Ces plis sont beaucoup trop souvent pris par les anatomo-pathologistes pour des végétations indicatrices de l'endartérite, tandis qu'ils sont dus tout simplement à ce que l'artère a été fixée vide et contractée. La limitante interne des artères du type musculaire telles que la pédieuse et de la majorité des petites artères de distribution, est la seule lame élastique importante entrant dans la constitution du vaisseau; aussi la distingue-t-on de prime abord (1). Sur les préparations colorées par le picrocarminate d'ammoniaque, elle se montre comme une forte barre ou un anneau teint en jaune d'or; sur celles colorées à l'éosine hématoxylique elle prend une teinte d'un pourpre intense et brillant. Dans les artères du type élastique, telles que l'artère pulmonaire et l'aorte, elle saute moins aux yeux. Elle n'est en effet que la plus interne des lames élastiques principales, qui limitent les divers étages de fibres musculaires lisses superposées annulairement autour du vaisseau. VIALLETON a fait remarquer qu'elle n'est jamais absolument continue, mais présente sur son trajet les lacunes dont j'ai parlé un peu plus haut, et au niveau desquelles la couche striée de l'endartère et la couche la plus interne de fibres musculaires communiquent entre elles. Cette pénétration de la limitante interne est surtout très marquée chez le Bœuf et le Veau, mais on en constate aisément l'existence dans les artères de l'Homme, pourvu qu'elles aient été fixées distendues.

IV. **Couche musculaire et élastique (tunique moyenne).** — La tunique moyenne des artères renferme des fibres musculaires lisses stratifiées, formant une couche annulaire continue et caractéristique. Sa constitution est variable. Certaines artères, telles que l'aorte, l'artère pulmonaire, offrent un développement majeur des éléments élastiques : ce sont les *artères du type élastique*. D'autres, telles que la pédieuse et la plupart des petites artères des distribution, possèdent une formation musculaire développée et une formation élastique au

(1) Pour bien la voir, ainsi que les autres détails de la formation musculaire et élastique des artères, il convient de *fixer les artères distendues*. Le procédé le plus simple pour y arriver consiste à sectionner l'artère en travers, après l'avoir isolée, puis d'introduire dans sa cavité un petit cylindre de moelle de sureau comprimé régulièrement, de façon qu'il entre juste comme un mandrin dans la lumière vasculaire. Le segment ainsi bourré de moelle de sureau est ensuite enlevé, puis plongé dans l'alcool fort ou dans une solution d'acide osmique à 1 p. 100. Au contact du liquide, la moelle de sureau se gonfle, développant régulièrement l'artère qui est fixée dans cet état. — On achève le durcissement par la gomme et l'alcool; on colore les coupes au picrocarminate ou à l'éosine hématoxylique; et l'on observe.

contraire réduite : ce sont les *artères du type musculaire* (RANVIER).

A. *Artères du type élastique.* — L'aorte, la pulmonaire et la carotide de l'Homme, du Bœuf, du Veau, etc., constituent les meilleurs objets d'étude parce que ce sont là les artères où le tissu jaune élastique prend la part la plus grande à la constitution de la membrane moyenne. Sur les coupes parallèles à l'axe du vaisseau fixé distendu, puis tendues elles-mêmes légèrement sur la lame de verre (par le tour de main de la demi-dessiccation), on voit qu'au-dessous de la limitante interne, se succèdent des étages superposés de lames élastiques puissantes divisant en assises les fibres musculaires lisses coupées pour la plupart en travers : ce sont les *lames élastiques principales*. Leur épaisseur est à peine moindre que celle de la limitante interne. On les voit se succéder parallèlement entre elles aux diverses hauteurs de la tunique moyenne, mais en formant chacune une ligne fréquemment interrompue; tandis que la discontinuité de la limitante interne bien tendue est infiniment moins accusée. De chacune des faces des lames principales, partent des fibres élastiques qui, en se ramifiant entre les groupes de fibres lisses, donnent naissance à un réseau très riche reliant les lames principales entre elles à travers chaque assise musculaire (1).

(1) Pour bien voir la disposition du tissu élastique dans la tunique moyenne des grosses artères, on peut suivre le procédé indiqué par RANVIER (*Traité technique*, p. 427, 2e édition). Il consiste à faire des coupes longitudinales et transversales d'artères ouvertes, tendues avec soin sur une lame de liège, puis qu'on a durcies par la dessiccation. Le fragment d'artère, soigneusement orienté afin de bien connaître le sens exact de la coupe, est introduit dans une fente pratiquée dans un bouchon de liège à l'aide de la scie d'horloger. La main gauche serre fortement le bouchon afin de maintenir rapprochées les lèvres de la fente ; la main droite tient le rasoir. Après avoir affranchi la surface, on fait chaque coupe en déprimant légèrement le liège sur sa ligne de contact avec l'artère, et l'on obtient ainsi des coupes d'une extrême minceur qu'on reçoit dans l'eau où elles se développent rapidement. On a soin de les pratiquer sur une grande longueur et bien égales. Cela fait, on les charge sur la lame de verre et on les y tend par le procédé de la demi-dessiccation. On ajoute au milieu une goutte de picrocarminate, puis on recouvre d'une lamelle. Les extrémités de la longue coupe qui dépassent celle-ci ont été au préalable fixées par deux gouttes de paraffine. On introduit ensuite de la glycérine picrocarminée, puis, sur quelques-unes des préparations, de la glycérine formiquée à 1 p. 100 quelques heures après. On obtient ainsi des préparations magnifiques, où le tissu élastique est teint en jaune d'or brillant, les noyaux des cellules musculaires en rouge, et où l'on distingue également très bien les faisceaux et les cellules fixes du tissu connectif. Le même procédé est applicable aux petites artères du type musculaire. Cependant, je préfère employer le procédé décrit plus haut, qui consiste à fixer distendues les artères qu'on veut examiner. Une fois durcies, on les ouvre et on les place dans la fente d'un cylindre de moelle de Ferdinanda si l'on veut avoir des coupes longitudinales. On tend celles-ci par demi-dessiccation et l'on colore au picrocarminate ou à l'éosine hématoxylique.

Pour les coupes transversales, on opère comme suit. On porte l'artère, fixée distendue, dans la gomme sans retirer le petit cylindre de moelle placé comme un mandrin dans sa lumière ; puis on la fait passer au bout de vingt quatre heures par l'alcool fort durant le même temps. On obtient ainsi une pièce parfaitement durcie, qu'on inclut dans la moelle de sureau par le procédé ordinaire, dans le microtome, après quoi l'on pratique des coupes en travers. On les reçoit dans l'alcool, on les charge; et on les traite par l'eau avec précaution sur la lame de verre, afin qu'elles

Dégagées par dissociation et observées à plat, après l'action successive de l'éosine et de la potasse, ou après celle de l'acide tartrique à 1 p. 100 pendant quelques heures comme l'indique Ranvier, les lames élastiques de l'aorte et de la pulmonaire se montrent sous forme de membranes transparentes (fig. 310), fenêtrées de distance en distance par les trous arrondis irrégulièrement. Ces trous sont souvent cerclés de fibres élastiques, qui en font le tour pour s'engager ensuite tangentiellement sur l'une des faces de la membrane, et se plier, se replier et se diviser

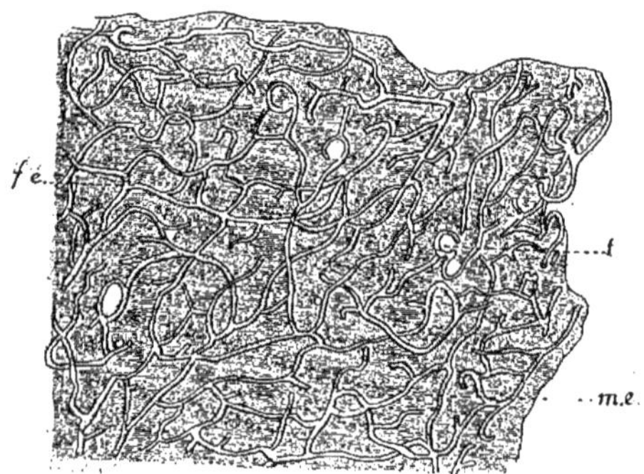

Fig. 310. — Lame élastique de la tunique moyenne de l'aorte de l'Homme, isolée par le procédé de l'acide tartrique indiqué dans le texte (350 diamètres).

me, membrane élastique amorphe; — *fe*, fibres élastiques; — *t*, trous de la membrane, bordés par des fibres élastiques.

de mille manières à sa surface comme les cordons d'une soutache. Après un certain trajet, ces fibres se dégagent et vont concourir à la formation des réseaux occupant les intervalles des lames principales. D'autres viennent s'insérer à pic sur la lame élastique. Sur les coupes de l'artère, les fibres élastiques qui courent à la surface des lames en

ne chavirent pas et gardent bien leur forme annulaire. Cela fait, on ajoute le picrocarminate, on recouvre d'une lamelle et l'on introduit ensuite par capillarité la glycérine picrocarminée. Ou bien on monte dans la résine dammar, après passage successif dans l'alcool picriqué, l'essence de girofles et celle de bergamote. Si la fixation a été opérée à l'aide de l'acide osmique, on colore à l'éosine hématoxylique. Ensuite, après passage dans l'alcool éosiné, l'essence de girofles et l'essence de bergamote, on monte dans le baume au xylol ou dans la résine dammar. Dans ces préparations, les noyaux sont teints en violet, la substance musculaire en rose foncé, le tissu conjonctif en bleu de lin, et toutes les membranes, fibres et réseaux élastiques, en rouge pourpre brillant. Les préparations sont à la fois indéfiniment persistantes, et infiniment plus belles et plus instructives que celles faites par toute autre méthode.

La disposition des lames élastiques et le réseau de fibres qu'elles émettent par leur face superficielle et profonde deviennent surtout évidents quand, après avoir coloré fortement une coupe longitudinale de l'aorte par l'éosine insoluble dans l'eau, on fait pénétrer, sous la lamelle, une solution de potasse à 40 p. 100 (Balzer). Tout ce qui n'est pas tissu élastique devient au bout de quelques minutes absolument incolore; et l'on voit, sur ce fond, trancher en pourpre foncé les membranes et les réseaux élastiques. On se rend compte seulement alors de l'importance prise par le

faisant corps avec elles apparaissent comme des bourgeons en relief; celles qui s'implantent à pic répondent aux travées élastiques unissant les lames entre elles (1).

Les cellules musculaires de l'aorte et de l'artère pulmonaire se voient dans les coupes longitudinales sous forme de cercles clairs, colorés en rose foncé par l'éosine hématoxylique, et au centre desquels existe ou non un noyau teint en violet, suivant que la coupe a passé par ce dernier ou en dehors de lui. Mais souvent aussi ces cellules présentent des sections obliques allongées, ce qu'on n'observe jamais dans les coupes sagittales des artères du type musculaire. Les cellules de la couche musculaire ne sont donc pas toutes ici exactement parallèles entre elles (fig. 312).

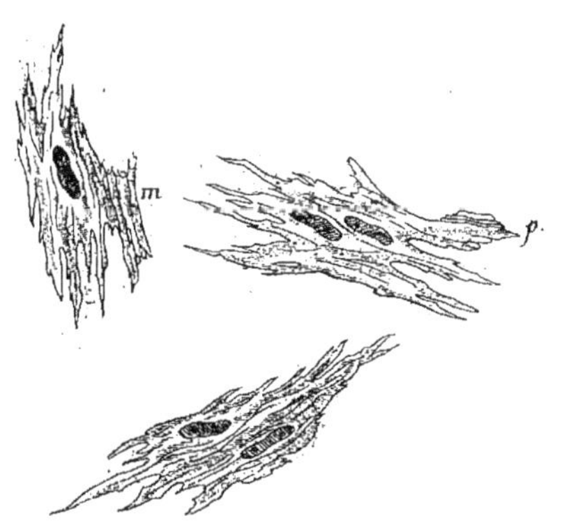

Fig. 311. — Cellules musculaires lisses rameuses de la membrane moyenne de l'aorte de l'Homme, isolées à l'aide de l'alcool au tiers. Picrocarminate, conservation dans la glycérine picrocarminée (400 diamètres).

m, cellule ne renfermant qu'un noyau; — *p*, cellule renfermant deux noyaux.

Ce fait tient à ce que, comme nous l'avons indiqué plus haut (voy. p. 598), ces cellules musculaires sont rameuses, de forme générale sensiblement comparable aux cellules musculaires cardiaques (fig. 311). Comme ces dernières, elles renferment souvent deux noyaux.

tissu jaune élastique dans la constitution d'une artère telle que l'aorte ou la pulmonaire. Comme le même procédé est applicable à l'étude de toutes les artères, il peut servir à les comparer entre elles au point de vue du plus ou moins grand nombre de fibres et de réseaux élastiques répandus dans leurs tuniques.

Le même procédé peut servir avec avantage pour observer les lames élastiques étalées à plat. Après l'action de la potasse sur la tunique moyenne d'une aorte fortement colorée par l'éosine, on peut dégager ces lames, les étaler sur le porte-objet du microscope et les examiner après les avoir recouvertes d'une lamelle. Ces préparations ont le désavantage de n'être pas persistantes. Cependant on peut arriver à les monter dans la glycérine salée faiblement éosinée, à la condition de substituer à la potasse, par capillarité, un courant d'acide formique. Les lames et les réseaux élastiques, sous l'influence de cet acide, prennent d'abord une coloration rouge orangé. Puis, quand on fait pénétrer ensuite la glycérine salée, elles reprennent leur coloration pourpre. Mais alors, la netteté et l'éclat des réseaux et des membranes élastiques s'atténuent dans de larges proportions, et les préparations ne valent certainement pas celles résultant de l'application de la méthode extemporanée.

(1) Ranvier. *Traité technique d'histologie* (2e édition, p. 434). Chez le Veau, les lames élastiques ne sont pas encore formées et sont remplacées par un réseau de grosses fibres élastiques rameuses observées déjà par Henle. Ces fibres paraissent striées sous un faible grossissement, parce qu'elles sont régulièrement fenêtrées par une série de boutonnières transversales, disposées en escalier les unes au-dessus des autres dans leur travers.

Elles portent à leur surface les empreintes des travées élastiques, dans

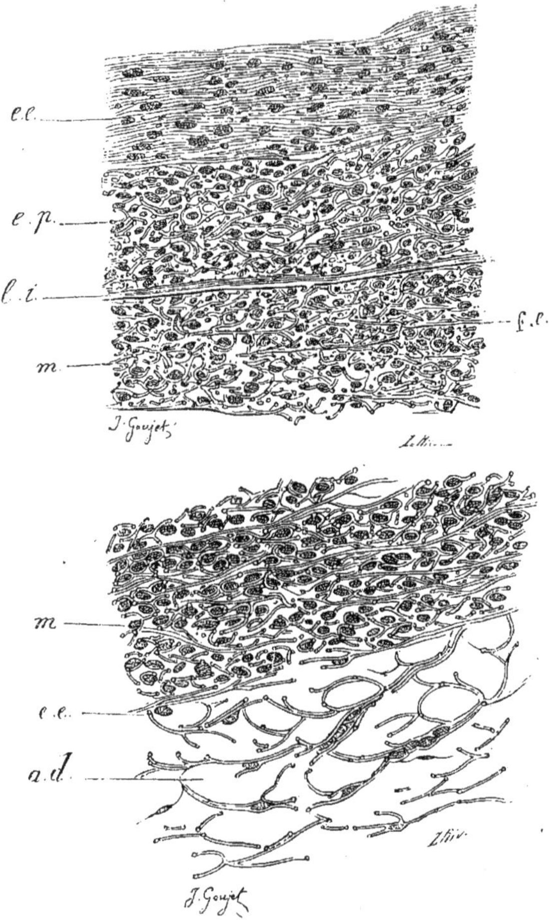

Fig. 312. — Coupe longitudinale de l'aorte thoracique de l'Homme faite après dessiccation. Coloration au picrocarminate; conservation pendant quelques jours dans la glycérine picrocarminée; substitution, sous la lamelle, de glycérine formiquée à 4 p. 100. La partie centrale de la tunique moyenne n'a pas été dessinée.

ee, couche superficielle de l'endartère formée par les deux assises de tissu conjonctif embryonnaire et muqueux ; — *ep*, couche profonde ou striée de l'endartère. Les grandes cellules rameuses à protoplasma strié, et dont la direction générale est perpendiculaire à celle du vaisseau, ont été coupées en travers ; — *li*, limitante élastique interne.

m, *m*, couche moyenne renfermant des cellules musculaires lisses coupées en travers ; — *fe*, fibres élastiques ; — *ee*, réseaux élastiques externes ; — *ad*, adventice ou tunique externe de l'artère (400 diamètres).

le réseau compliqué desquelles elles sont étroitement serrées (Ranvier).

Elles sont minces et membraneuses, et montrent, en dehors de leurs noyaux uniques ou couplés, une striation régulière dans le sens de leur plus grande longueur. En somme, tout aussi bien par leur constitution que par leurs rapports avec les éléments de la charpente élastique, elles offrent de nombreux points d'analogie avec les grandes cellules striées de la couche profonde ou striée de l'endartère, avec lesquelles elles se continuent d'ailleurs à travers les trous larges de la limitante élastique interne. En revanche, elles diffèrent absolument des cellules musculaires cardiaques dont elles ont presque la forme, non seulement par leur taille, qui est très petite, mais encore parce que, même au niveau des points où les deux artères crosses pénètrent dans le cœur, elles ne montrent jamais la moindre trace de striation transversale (1).

Les cellules musculaires rameuses découvertes par Ranvier n'existent que dans les artères qui, comme l'aorte et l'artère pulmonaire, sont plutôt des réservoirs du sang que des canaux doués d'une contractilité effective. L'aorte ne réagit sur le sang poussé dans sa cavité par le ventricule, que pour limiter la distension de sa paroi. Elle constitue donc en somme un réservoir contractile et elle en possède la musculature, réalisée par un ensemble de cellules musculaires rameuses (2),

(1) Pour isoler les cellules rameuses de la tunique moyenne de l'aorte ou de la pulmonaire, il suffit de plonger pendant 24-48 heures de petits fragments du vaisseau dans l'alcool au tiers, puis de les dissocier dans une goutte de picrocarminate, ou d'éosine hématoxylique faible. On met de la sorte en liberté une multitude de cellules musculaires rameuses. Quand, sous faible grossissement, on voit leurs noyaux colorés, on recouvre la préparation d'une lamelle, et on observe.

(2) Quant aux relations exactes des cellules musculaires rameuses entre elles et avec les éléments de la charpente élastique, ils sont plus difficiles à déterminer. Si l'on incise la surface interne de l'aorte saine par des traits entrecoupés, à l'aide d'un scalpel à tranchant convexe, de façon à intéresser légèrement la tunique moyenne, puisqu'on arrache le lambeau avec des pinces, on met à nu une surface sensiblement plane, bien que légèrement fibroïde, qu'on peut imprégner d'argent (solution à 1 p. 500). On lave à l'eau distillée ; puis, quand le nitrate d'argent s'est réduit en brun clair à la lumière diffuse, le fragment artériel étant maintenu tendu sur un cadre de liège et flottant, la face imprégnée en bas, dans un grand cristallisoir d'eau distillée, on enlève le tout, et on l'immerge dans l'alcool, où on le maintient jusqu'au lendemain à l'abri de la lumière. Au bout de ce temps, le durcissement est suffisant pour pratiquer des coupes tangentielles qu'on monte dans la résine dammar par le procédé ordinaire.

On voit alors que l'imprégnation a réservé en blanc à la fois les réseaux élastiques, qui se montrent sous forme d'un dessin élégant et très compliqué, et aussi les cellules musculaires, lesquelles affectent une configuration rappelant trait pour trait les figures de Langhans de l'endartère. Là où le treillis de fibres et de travées élastiques ne masque pas les figures rameuses répondant chacune à une cellule musculaire, on peut déterminer la forme de celle-ci. Le plus ordinairement, on voit les prolongements de la cellule s'engager dans le réseau répondant aux formations élastiques et l'on ne peut déterminer leurs connexions. Mais souvent aussi le point dégagé répond à l'intervalle de deux cellules musculaires, et l'on voit entre elles une ligne de ciment, rappelant grossièrement le trait scalariforme des cellules musculaires cardiaques. Sur d'autres points, l'intervalle entre les cellules est large et irrégulier comparablement à ce qu'on observe dans les faux endothéliums. En somme, le problème des connexions des cellules musculaires de l'aorte, entre elles et avec les

cette musculature est comprise dans les mailles compliquées, superposées par étages et reliées entre elles dans tous les sens, d'une formation élastique prépondérante, qui donne à la tunique moyenne sa solidité, et assure ses réactions élastiques à l'encontre du mouvement d'expansion brusque accompagnant chaque diastole artérielle. Dans cette charpente, disposée surtout en vue d'une grande résistance à l'effort latéral et douée en outre d'une parfaite élasticité, le tissu conjonctif proprement dit prend à peine place. Il est seulement représenté par quelques cellules fixes, difficiles à distinguer sur les coupes des cellules musculaires rameuses; et par un petit nombre de faisceaux conjonctifs ordinaires, mélangés aux fibres élastiques, mais qu'on met aisément en évidence par la dissociation des fragments de la tunique moyenne, comme l'a démontré KÖLLIKER (1).

B. *Artères du type musculaire.* — Déjà, dans la crurale et dans l'axillaire de l'Homme, le type élastique de la membrane moyenne des artères a cessé d'exister. Il fait place au type musculaire, qui prend tout son développement dans les petites artères telles que la pédieuse et les collatérales des doigts. On peut dire en général que la plupart des artères de distribution affectent le type musculaire.

Les lames élastiques principales ont ici disparu; il n'en reste plus qu'une seule, la limitante interne de l'artère. Au-dessous de celle-ci, on voit des fibres musculaires lisses réunies par petits groupes distincts, séparés par des bandes de tissu conjonctif au sein desquelles des fibres élastiques fines, parties de la limitante interne, dessinent autour des groupes musculaires des sortes de paniers qui les enveloppent d'un réseau de mailles. De celles-ci, partent des fibres élastiques plus fines qui vont se distribuer entre les cellules musculaires; elles sont toutes sectionnées en travers sur les coupes sagittales, et toutes en long sur les coupes transversales de l'artère. Les coupes transversales mettent en évidence, autour des faisceaux secondaires ou groupes de cellules musculaires, des réseaux de mailles en forme de panier. Ceux-ci sont continus entre eux dans toute l'épaisseur de la tunique moyenne, et sur ses deux marges, avec la limitante interne et les réseaux élastiques décurrents de l'adventice (fig. 313).

V. **Adventice, tunique celluleuse ou externe.** — La tunique externe est constituée par une gaîne de tissu conjonctif ordinaire, dont les faisceaux affectent une direction générale longitudinale, parallèle à la marche du vaisseau, et par un réseau de grosses fibres élastiques, interceptant des mailles longitudinales allongées. Au voisinage de la tunique moyenne, ce réseau est plus serré, mais ne dessine jamais une

éléments constitutifs de la charpente élastique, n'a pas été jusqu'ici résolu d'une façon satisfaisante.

(1) KÖLLIKER. Histologie (2e édition française), p. 761.

formation comparable à la limitante élastique interne. Il n'y a donc point dans les artères de limitante élastique externe. Les réseaux élastiques et le tissu conjonctif de l'adventice pénètrent dans la membrane moyenne sur la limite inférieure de celle-ci, en s'incurvant horizontalement pour s'y engager.

Nutrition des parois vasculaires; vasa-vasorum. — Dans les plus gros troncs artériels, tels que l'aorte, les carotides, l'iliaque primitive, etc., et même dans les artères de moyen calibre, l'adventice renferme un

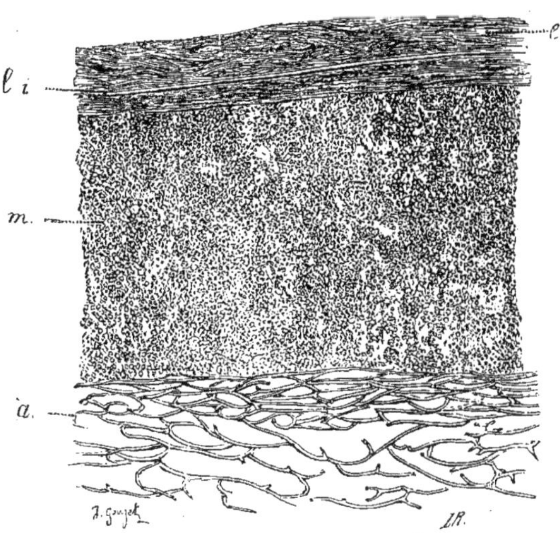

Fig. 313. — Coupe longitudinale de la pédieuse (artère du type musculaire), après dessiccation. Coloration au picrocarminate; glycérine picrocarminée; substitution lente de glycérine formiquée à 4 p. 100 sous la lamelle (400 diamètres).

e, endartère, formé à peu près exclusivement par la couche striée; — *li*, limitante interne, au-dessous de laquelle l'endartère semble se poursuivre sur une petite épaisseur, parce que la coupe est un peu oblique. (En *li*, la limitante est interrompue); — *m*, membrane moyenne; — *a*, adventice.

certain nombre de petits vaisseaux, affectant le type de ceux du tissu connectif, et qui sont préposés à la nutrition des tuniques artérielles. Ce sont les *vasa-vasorum*. Ils comprennent de petites artères, des artérioles, de petites veines et des réseaux capillaires, disposés exactement comme ceux du tissu conjonctif. Ils appartiennent donc en propre à l'adventice, et leur distribution, même dans l'aorte et l'artère pulmonaire saines de l'Homme, ne dépasse pas les limites de cette tunique. Mais chez certains animaux, chez le Veau par exemple, ils s'engagent dans la tunique moyenne en nombre plus ou moins considérable (1).

(1) L. Ranvier. *Traité technique d'histologie*, p. 485 (2e édition).

Les *vasa-vasorum* sont l'origine du mouvement de diapédèse amenant les cellules migratrices dans la tunique moyenne (où l'on en trouve toujours un assez grand nombre chez l'Homme), et de là dans la couche striée, puis dans la couche muqueuse de l'endartère des gros vaisseaux, tels que l'aorte, la pulmonaire ou la carotide primitive. Pour arriver jusqu'à la couche muqueuse, les cellules migratrices suivent les chemins ouverts que leur offrent les pertes de substance des lames principales de la couche musculaire, puis les trous des lamelles élastiques de la couche striée de l'endartère. Enfin, parvenues dans le tissu connectif muqueux, elles s'engagent dans les trous que présentent ses assises lamelliformes superposées. Très probablement, ici comme dans l'épiploon, ce sont les globules blancs migrateurs qui ont eux-mêmes formé ces trous. Peut-être aussi ceux des lames, des lamelles élastiques et de la limitante interne, ne sont-ils autre chose que les anciennes voies de marche habituelle des cellules lymphatiques, réservées au moment où la formation élastique s'est édifiée au sein du tissu conjonctif des parois du vaisseau, et que les fibres élastiques, disposées, comme nous l'avons vu, autour de chacun d'eux comme autant de bordures en relief, sont venues cercler et délimiter définitivement.

Le mouvement de diapédèse s'épuise dans les portions de la couche muqueuse de l'endartère placées immédiatement en dehors de l'assise de tissu conjonctif tout à fait jeune qui double immédiatement la vitrée de l'endothélium vasculaire. Dans cette couche mince de tissu connectif embryonnaire, où les cellules fixes n'ont pas achevé, même chez les individus avancés en âge, d'émettre leurs prolongements anastomotiques, on ne trouve pas un seul globule blanc de la lymphe et du sang. Il en faut conclure qu'après avoir pénétré le tissu muqueux de l'endartère là où cette couche connective existe, ou bien ils prennent un trajet rétrograde pour rentrer dans les voies lymphatiques de l'adventice, ou bien ils se fixent sur place pour participer ensuite à la formation du tissu conjonctif. Ils concourent en tout cas à assurer la vitalité de cette assise absolument dépourvue de vaisseaux. Aussi, l'oblitération des *vasa-vasorum* qui les émettent est elle rapidement suivie, comme l'a montré Hippolyte Martin, de la transformation graisseuse des cellules fixes de l'endartère, caractéristique de l'endartérite chronique déformante et origine de l'athérome des vaisseaux artériels.

On a beaucoup discuté pour savoir si le sang qui circule dans la lumière des artères d'un certain calibre, joue ou non un rôle actif dans la nutrition de leurs parois. A l'époque où régnait encore la théorie des canaux du suc, on voyait dans les figures découvertes par Langhans sous l'endothélium et dans toute l'épaisseur de l'endartère, un système de voies plasmatiques distribuant à cette membrane un liquide nourricier qu'on supposait fourni par une filtration du plasma sanguin au travers de l'endothélium vasculaire. Étudiant à son tour cette question, STROGANOW (1) montra d'abord que les injections interstitielles de bleu de Prusse soluble pratiquées dans l'endartère de l'aorte saine, ne développent nullement un réseau même grossièrement superposable aux figures stellaires et anastomotiques de LANGHANS, mais se poursuivent uniformément en nappe après avoir dissocié et brisé les tissus sur leur passage. Il fit voir en outre que sous une pression dépassant de beaucoup celle du sang circulant sur la paroi, et tandis que toutes les voies lymphatiques interstitielles de celle-ci peuvent être considérées comme développées et béantes au maximum, le liquide coloré contenu dans la lumière vasculaire n'arrive jamais à pénétrer dans l'épaisseur de l'endartère.

STROGANOW fit ensuite remarquer qu'à côté des globules blancs engagés dans l'endartère, on trouve toujours un certain nombre de globules rouges; et il fait jouer à ces éléments un rôle important dans la production de l'endartérite. Cette présence des globules rouges est constante, chez l'Homme même jeune, dans les tuniques moyenne et interne de l'aorte (2). Les globules sont ordinairement plus ou moins déformés, ratatinés, mûriformes. Ils ont partiellement ou tout à fait perdu leur hémoglobine, même sur les endartères qui n'ont pas été lavés et ont été fixés par les vapeurs osmiques. D'autre part, ils manquent absolument dans l'endartère de la pulmonaire, qui n'est presque jamais, chez l'Homme, atteint par l'endartérite, tandis que celle-ci s'établit à l'état latent dans l'aorte dès l'âge de dix-huit à vingt ans. On doit les considérer comme le résultat de diapédèses excessives et fréquemment réitérées, dont il convient de reporter l'origine aux vasa-vasorum. En effet, on ne trouve ni les globules blancs, ni les globules rouges, soit sous l'endothélium, soit dans la couche sous-endothéliale de tissu conjonctif tout à fait embryonnaire de l'aorte, de la pulmonaire et de la

(1) STROGANOW. *Recherches sur l'existence de canaux lymphatiques, etc.* (Archives de physiologie, et Travaux du laboratoire d'histologie du Collège de France, 1876).

STROGANOW reprend une expérience de RAJEWSKI qui avait observé la pénétration d'un liquide coloré dans les lymphatiques du diaphragme sous la seule pression d'une faible couche de ce liquide. Pour appliquer cette expérience à l'aorte, il procède comme suit : — Il remplit de bleu de Prusse un segment d'aorte dont tous les orifices, sauf un qui communique avec le dehors par un tube de verre, sont fermés par des ligatures. Il place ce segment ainsi disposé dans un flacon où l'on fait ensuite le vide. La pression diminue dans le flacon; et l'aorte dans laquelle on continue à verser du liquide à injection se gonfle jusqu'à recouvrer ses dimensions normales et au delà. Dans ces conditions, l'endartère n'étant plus comprimé par l'élasticité des autres tuniques, on comprend que ses canaux lymphatiques, s'il en existe, puissent se remplir librement de la matière à injection, comme le faisaient ceux du diaphragme dans l'expérience de RAJEWSKI.

STROGANOW obtint aisément ainsi un dessin de traits bleus à la surface interne de l'aorte ; mais il constata que ce simulacre de réseau était simplement dû à des dépôts de la matière colorante dans les plis de la surface, plis qu'il était facile d'effacer avec de l'acide acétique, qui, en gonflant la membrane interne du vaisseau, faisait disparaître les irrégularités de la surface, et du même coup la prétendue injection.

(2) VIALLETON notamment, les a retrouvés chez une jeune femme de dix-neuf ans, dont l'aorte ni les autres vaisseaux ne présentaient aucune espèce de lésions.

carotide primitive. Ils ne viennent donc pas du sang circulant. Ce dernier ne peut jouer un rôle que dans la nutrition des très petites artères, dépourvues de vasa-vasorum. Encore est-il que dans l'adventice de ces minimes vaisseaux, on trouve un grand nombre de cellules lymphatiques. Il en faut conclure que les tuniques extérieures à l'endothélium, tuniques qui sont en somme des formations mésodermiques secondaires, sont aussi nourries par les éléments du sang issus des vaisseaux du tissu connectif ambiant, et non pas émanés du sang circulant dans la lumière vasculaire.

§ 4. — VEINES.

Les VEINES diffèrent des artères par un caractère essentiel : la contingence et la discontinuité de la formation musculaire entrant dans la constitution de leur paroi.

De plus, ici, les muscles lisses ne consistent plus exclusivement en fibres annulaires comme dans les artères. Ils forment au pourtour du vaisseau, soit des anneaux, soit des trousseaux longitudinaux de fibres à contraction lente et soutenue, pouvant exister à la fois ou séparément dans une même paroi vasculaire, pour disparaître plus loin bien que la veine soit plus importante et plus rapprochée du cœur. C'est ainsi qu'à son origine la veine cave inférieure de l'Homme, de même que les iliaques, possède une couche interne de muscles annulaires, renforcée extérieurement par des faisceaux musculaires longitudinaux; tandis qu'au-dessus du diaphragme, elle est totalement dépourvue de muscles.

Il n'est pas non plus possible de distinguer, dans les veines, trois tuniques comparables à celles des artères (1). Les assises séparables par le scalpel ou présentant des démarcations purement histologiques, sont absolument variables avec les dispositions des couches musculaires au sein de la paroi. Celle-ci, en somme, est une formation continue de tissu conjonctif au sein de laquelle viennent prendre place des fibres musculaires annulaires ou longitudinales, et des réseaux élastiques ordonnés entre eux et avec les éléments du tissu conjonctif de façons très diverses. Il n'est même pas toujours possible de distinguer, dans une veine, une membrane interne ou *endoveine* comparable à l'*endartère* des vaisseaux artériels. Si, en effet, cette membrane paraît bien exister sur certains vaisseaux veineux (par exemple la veine musculaire du triceps de l'Homme), et s'y montre nettement séparée du reste de la paroi par une lame élastique interne très semblable à celle des artères, on ne la retrouve plus du tout ou elle n'est pas exactement délimitée sur d'autres veines, bien qu'elles soient du même calibre que celles possédant un endoveine distinct et qu'elles présentent un aspect

(1) RANVIER. Traité technique (2e édition), p. 444.

identique à l'œil nu. Nous verrons dans un instant, d'ailleurs, quelle est probablement la raison d'être de ces variations.

Les vaisseaux veineux peuvent être distingués en *veinules*, ou capillaires veineux que nous connaissons déjà; en *petites veines*, comparables aux petites artères de distribution, et en veines de plus gros calibre. Parmi ces dernières, je proposerai de distinguer deux catégories : les *veines propulsives*, que l'on pourrait rapprocher des artères du type musculaire ; et les *veines réceptives*, jouant le rôle de simples réservoirs pour le sang en retour, au sein desquelles le tissu musculaire est peu abondant ou même ne prend aucune place. Entre ces types extrêmes de vaisseaux veineux, viennent en outre se ranger de nombreux intermédiaires, dont la description ne peut prendre place dans un traité d'histologie, mais dont l'étude serait très intéressante à faire au point de vue de la connaissance des circulations locales.

A quelque groupe qu'il appartienne, le vaisseau veineux présente à considérer un endothélium constitué de la même façon générale que celui des artères, des artérioles et des capillaires. C'est, ici encore, cet endothélium qui représente morphologiquement le vaisseau lui-même : le reste de la paroi n'ayant que la valeur d'une formation secondaire complexe. En passant des capillaires vrais dans les veinules, l'endothélium se modifie légèrement. Les cellules endothéliales sont moins allongées suivant l'axe du vaisseau peut-être à cause de l'augmentation brusque de la lumière de celui-ci au moment où au capillaire succède la veinule. L'endothélium des petites veines est également formé de cellules plus larges que dans les petites artères. Dans certaines veines telles que la splénique et les veines de la moelle des os, l'endothélium devient sinueux, rappelant celui des trajets et des vaisseaux lymphatiques. Sur les coupes transversales de ces mêmes vaisseaux, les noyaux endothéliaux font saillie vers la lumière vasculaire comme il arrive aussi dans les lymphatiques (1). Dans les grosses veines collectrices, telles que les veines caves sus-diaphragmatique et supérieure, le revêtement endothélial est d'ailleurs peu différent de celui qu'on observe dans l'aorte, l'artère pulmonaire et les carotides. Enfin, au niveau des points d'abouchement du canal thoracique et de la grande veine lymphatique, ce même endothélium vasculaire sanguin se continue directement avec l'endothélium découpé en jeu de patience des voies de la lymphe.

Au-dessous de l'endothélium, la constitution de la paroi devient variable suivant qu'on observe telle ou telle veine prise en particulier, ou des veines de même nom recueillies chez des animaux divers, quoi-

(1) Il n'est pas inutile de faire remarquer que la rate est une sorte de ganglion placé sur le trajet des vaisseaux sanguins comme les ganglions proprement dits le sont sur le trajet des vaisseaux lymphatiques, et que les veines de la moelle des os jouent à la fois le rôle de veines et de lymphatiques (Morat).

qu'ils soient de taille comparable et appartiennent à des espèces ou à des genres souvent très voisins.

A. **Petites veines.** — Les petites veines, qui font suite aux veinules ou capillaires veineux, diffèrent surtout de ceux-ci par les caractères suivants : 1° leur calibre est supérieur; 2° leur paroi connective, formée d'abord de faisceaux parallèles, apparaît déjà entre la couche rameuse périvasculaire et l'endothélium avec des réseaux élastiques grêles longitudinaux; 3° enfin, en dehors de l'endothélium, le tissu musculaire fait son apparition sous forme d'un revêtement discontinu de fibres lisses ordinairement annulaires. Quand on examine le point de passage d'une veinule à une petite veine, dans une préparation où les vaisseaux ont été imprégnés de nitrate d'argent, puis fixés développés (1), on constate que les traits transversaux d'imprégnation, indicateurs des cellules musculaires, non seulement ne se succèdent pas en couche continue, mais encore qu'à l'origine de la petite veine, ces cellules musculaires n'embrassent pas toujours le vaisseau sur tout son pourtour. Cette disposition intéressante est notamment facile à mettre en évidence sur presque toutes les petites veines interlobulaires du rein du Lapin (fig. 314), au niveau des points où elles vont se terminer, sous la capsule, par le bouquet de capillaires veineux étalé en surface connu sous le nom d'*étoile de Verheyen*. Quand, au contraire, le vaisseau n'a pas été fixé distendu, on ne peut prendre une bonne idée des dimensions de sa lumière, ni des variations brusques de celle-ci au niveau de la veinule par laquelle se termine la veine. Enfin, l'embrassement incomplet du vaisseau par les fibres musculaires ne peut alors être bien

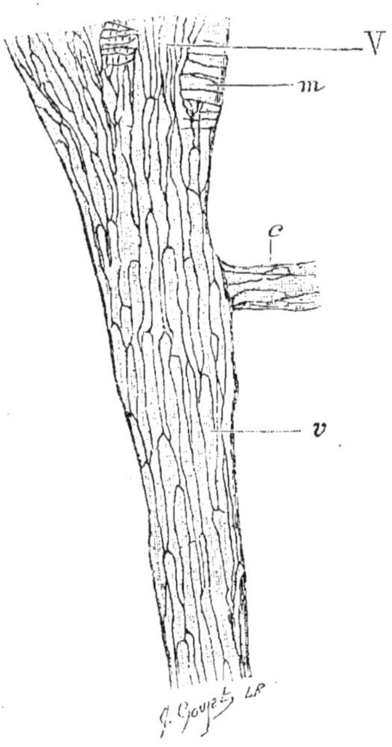

Fig. 314. — Imprégnation de l'endothélium d'une veinule, d'un capillaire vrai et d'une petite veine de la substance corticale du rein du Lapin : les vaisseaux ayant été imprégnés par une injection de nitrate d'argent à 1 p. 300, puis fixés distendus. — L'endothélium a été dessiné seulement sur l'une des faces des vaisseaux pour ne pas compliquer la figure (320 diamètres).

V, petite veine ; — m, traits transversaux d'imprégnation répondant aux fibres musculaires lisses de la veine ; — v, veinule ; — c, capillaire vrai.

(1) Voyez à ce sujet p. 832 (note 1), la technique permettant d'observer des vaisseaux imprégnés d'argent, et fixés développés.

observé. J'insiste ici parce que cette disposition est importante, et que j'y reviendrai en parlant au paragraphe suivant de l'accroissement des vaisseaux sanguins.

Un peu plus loin, la couche musculaire devient annulaire, mais elle reste discontinue. Comme à l'origine, les cellules musculaires forment des groupes ou faisceaux secondaires, que viennent entourer des mailles élastiques très fines en forme de panier, lesquelles se dégagent du réseau élastique général de la paroi conjonctive de la veine pour devenir transversales. Entre ces faisceaux successifs, dont la direction générale n'est ordinairement pas tout à fait perpendiculaire à l'axe du vaisseau, le nitrate d'argent ne dessine point de traits transversaux; et quand la paroi est un peu épaisse, il se réduit largement en noir dans les intervalles des groupes musculaires.

B. **Veines du type propulsif.** — On peut prendre pour type de ces veines la grande veine musculaire du triceps fémoral de l'Homme (1). Cette veine semble de prime abord très peu différer d'une artère (fig. 315). Sous l'endothélium, la place de l'endartère est occupée par un *endoveine* véritable, formé d'assises de cellules de tissu conjonctif disposées en étages concentriques à la lumière du vaisseau, et cloisonnés par de fins réseaux élastiques analogues à ceux de la couche striée de l'endartère aortique. Cet endoveine est séparé, par une limitante élastique nette, d'une assise musculaire puissante, tenant la place et ayant l'apparence de la membrane moyenne d'une artère. La différence consiste en ce que les faisceaux secondaires de fibres musculaires, bien que disposés à peu près annulairement, s'intriquent légèrement et chevauchent entre eux au lieu d'être tous superposés et parallèles. En second lieu, les réseaux élastiques qui fasciculent les cellules musculaires sont en petit nombre et très grêles. Extérieurement, vient une adventice ne différant point sensiblement de celle d'une artère.

De semblables veines sont en effet très comparables aux vaisseaux artériels. Engagées dans des masses musculaires dont l'action est puissante, elles ont acquis une paroi solide rendant plus difficile l'effacement de la lumière du vaisseau par le jeu des muscles contigus. De plus, ramenant le sang contre la pesanteur et devant l'évacuer rapidement pour satisfaire aux besoins d'une circulation active, elles ont subi une flexion morphologique en rapport avec leur fonction et sont devenues des canaux propulseurs énergiques.

(1) Pour l'étude de ces veines, on emploie exactement les mêmes procédés de fixation, de préparation et de conservation qui ont été décrits dans le paragraphe précédent à propos de l'étude des artères. Bien que constituées à peu près à la façon de celles-ci, les veines du type propulsif sont pourtant plus délicates. Un bon procédé pour les distendre et les fixer dans cet état consiste à les remplir avec une masse de paraffine en amont d'une ligature, de lier au-dessous de la canule le vaisseau distendu; puis de l'enlever et de le durcir dans l'alcool quand la paraffine est refroidie. On l'inclut ensuite dans la moelle de sureau pour en faire des coupes.

Tout autre est la constitution des parois de la tibiale antérieure de l'Homme, bien qu'elle soit également très musculaire et appartienne manifestement au type propulsif (fig. 316). Ici, l'endoveine n'existe pas : l'endothélium vasculaire repose à peu près immédiatement sur une membrane élastique comparable à une limitante interne. C'est la disposition connue depuis longtemps dans l'aorte du fœtus de trois mois. En dehors de cette limitante, on voit une couche musculaire disposée annulairement, exactement comme dans la grande veine du triceps.

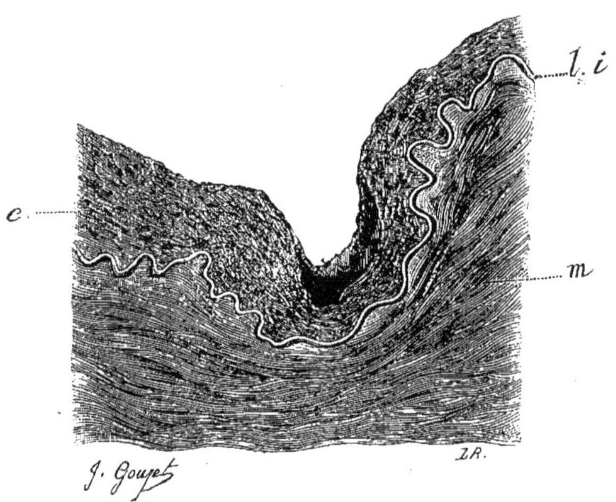

Fig. 315. — Coupe transversale de la veine musculaire du triceps de l'Homme (une petite portion seulement de la tunique musculaire a été dessinée). — Fixation à l'état de développement par l'alcool fort. Picrocarminate. Conservation dans la glycérine picrocarminée (400 diamètres).

e, endoveine; — *li*, limitante élastique interne; — *m*, tunique musculaire. Toutes les fibres sont annulaires, mais légèrement nattées entre elles.

Seulement, de distance en distance, des faisceaux longitudinaux apparaissent çà et là parmi les fibres annulaires. Sur les limites de la couche des muscles annulaires et de l'adventice, est disposée une assise épaisse et intriquée de fibres élastiques puissantes. Une telle veine, tout en ayant pour ainsi dire la même puissance qu'une artère et constituant au premier chef un vaisseau propulseur actif, se distingue de prime abord de n'importe quel vaisseau artériel.

Dans la saphène interne prise à son point d'abouchement avec la veine fémorale, et mieux encore dans l'iliaque externe de l'Homme (fig. 317), la constitution de la paroi revêt encore des caractères différents. Sous l'endothélium existe une mince couche de tissu conjonctif semé de réseaux élastiques délicats, constituant une sorte d'endoveine. Mais l'épaisseur de celui-ci varie beaucoup dans l'étendue d'une même coupe transversale. En outre, sur les divers points du pourtour du vaisseau, l'on ne voit pour la limiter en dehors aucune membrane élastique principale, comparable à une limitante élastique interne. A une certaine distance, qui précisément mesure l'épaisseur de l'endoveine, prend place une assise mince de muscles annulaires, ou plutôt dont les faisceaux secondaires dessinent des lacs grêles et lâches, concentriques à la

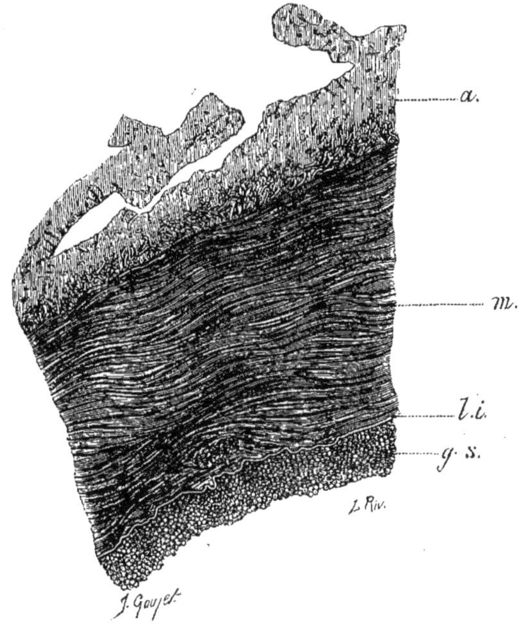

Fig. 316. — Coupe transversale de l'une des veines tibiales antérieures de l'Homme, fixée pleine de sang coagulé (alcool fort). Picrocarminate d'ammoniaque.

gs, globules sanguins ; — *li*, limitante élastique interne ; — *m*, membrane moyenne formée de cellules musculaires en général annulaires, mais non disposées par lits régulièrement concentriques. Au voisinage de la limitante élastique, on voit un faisceau de fibres lisses longitudinales coupé en travers ; — *a*, adventice de la veine (400 diamètres).

lumière du vaisseau. Plus en dehors, la paroi est formée de tissu conjonctif dense, modelé, à faisceaux parallèles et longitudinaux pour la plupart, dans les intervalles desquels passent les mailles allongées d'un rêts de fibres élastiques. Çà et là, dans l'épaisseur de cette paroi connective continue avec l'endoveine à travers les muscles annulaires, on voit de petits faisceaux de fibres lisses longitudinales. Ceux-ci, dans les coupes transversales de la veine, montrent les sections de leurs fibres-cellules sous forme de cercles, groupés en nombre variable pour figurer de petits corps musculaires nettement individualisés au sein du tissu conjonctif. Tout à fait à la périphérie du vaisseau, on voit l'adventice composée de faisceaux parallèles de tissu conjonctif lâche et de réseaux élastiques. Sur de pareilles veines, les muscles annulaires tendent de plus en plus à se réduire; tandis que les muscles longitudinaux, mêlés aux annulaires sur certains points, mais en général extérieurs à ceux-ci, tendent de plus en plus à prendre le pas. La veine n'exerce plus désormais qu'une action propultrice extrêmement réduite.

C. **Veines du type réceptif.** — Les veines de cet ordre constituent de simples réservoirs du sang. Leur type est donné par la portion sus-

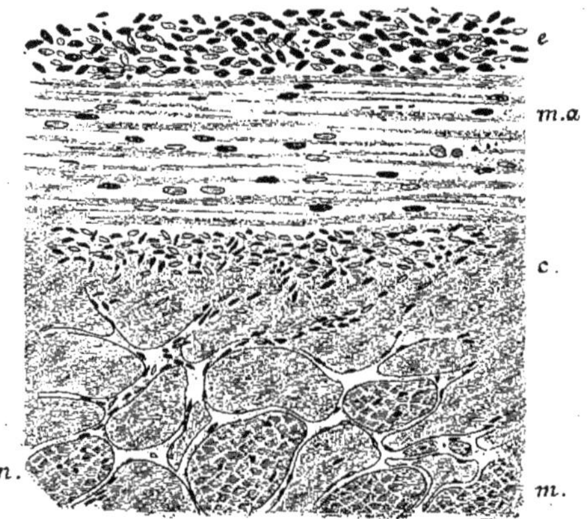

Fig. 317. — Coupe transversale de la veine iliaque externe de l'Homme, atteinte de phlébite oblitérante (Liquide de Müller, gomme, alcool, coloration au picrocarminate, conservation dans la résine dammar).

e, endoveine modifié par l'endophlébite; — *ma*, couche des fibres musculaires lisses annulaires; — *c*, tissu conjonctif modelé de la paroi veineuse extérieure à la couche de muscles annulaires, et renfermant des faisceaux de fibres lisses longitudinaux *m*, coupés en travers. — (350 diam.)

diaphragmatique de la veine cave inférieure, la veine cave supérieure, les veines sus-hépatiques, les veines de la pie-mère et de la dure-mère, celles de la rétine (Eberth) (1), les veines du placenta maternel (chez l'Homme), etc. La paroi qui double l'endothélium, plus ou moins épaisse, est alors simplement constituée par du tissu conjonctif et des réseaux élastiques de puissance et de configuration variables.

Parmi ces veines simplement collectrices, il en est néanmoins qui renferment des fibres musculaires; mais celles-ci sont alors disposées en minces assises, ordinairement annulaires ou plutôt légèrement plexiformes, de façon à répondre au dispositif des réservoirs contractiles dont j'ai déjà donné la formule à diverses reprises. Tel est le cas de la jugulaire du Lapin. Cette veine est à la fois de très gros calibre

(1) Manuel de Stricker, édit. de New-York, p. 200.

et sa paroi est d'une extrême minceur. Si, après l'avoir imprégnée d'argent, puis insufflée et fait dessécher (1), on examine des fragments de la paroi montés dans le baume du Canada ou la résine dammar, on voit l'endothélium en place, et au-dessous de lui un mince plan de fibres musculaires dessinées par l'argent. Ces fibres forment des faisceaux de direction générale annulaire, mais non pas exactement parallèles entre eux. Ils s'entre-croisent légèrement en se nattant, et réalisent par suite une disposition sensiblement plexiforme, très favorable à la limitation régulière du développement excentrique du vaisseau sous la pression du sang contenu. Ranvier a également constaté l'existence d'une mince couche annulaire dans la paroi de la jugulaire interne de l'Homme (2). Cette paroi est souple et membraneuse, formée de tissu conjonctif parcouru par des réseaux élastiques très fins au voisinage de l'endothélium, et par des fibres élastiques décrivant des mailles larges à la périphérie. A une petite distance de l'endothélium, on voit une mince limitante élastique; puis en dehors d'elle deux ou trois rangées de cellules musculaires lisses annulaires, isolées ou groupées en tout petits faisceaux nattés ou légèrement discontinus comme dans la jugulaire du Lapin.

Valvules des veines. — Ranvier (3) a donné des valvules des veines une description qu'on peut considérer comme définitive. Recueillies sur des vaisseaux veineux imprégnés d'argent, insufflés et desséchés ensuite, puis examinées dans le baume du Canada, elles montrent l'endothélium vasculaire sur leurs deux faces. On sait que ces valvules ont la forme sigmoïde ou en nid de pigeon. Sur la face convexe du nid de pigeon, correspondant à l'afflux du sang dans le vaisseau, le grand diamètre des cellules endothéliales est parallèle à l'axe de la veine. Sur la face concave correspondant au reflux du sang, ce même grand diamètre est transversal. Les faisceaux connectifs entrant dans la constitution de la valvule sont parallèles à son bord libre.

Sur les coupes sagittales (fig. 318), on peut constater en outre que la couche sous-endothéliale de la paroi sous-jacente à la valvule se poursuit sans aucun changement dans toute l'étendue de la face convexe du nid de pigeon. Sur la face concave, elle est beaucoup plus mince et plus pauvre en réseaux et en fibres élastiques. Intermédiairement, prennent place les faisceaux conjonctifs transversaux, disposés en arcs superposés

(1) Ranvier. *Traité technique d'histologie*, p. 439 (2e édition). La veine est découverte. On pose une ligature à son extrémité antérieure, puis on chasse le sang vers le cœur par la pression du doigt. On lie l'extrémité postérieure. On incise la veine au-dessous de la première ligature; puis avec une pipette on lave à l'eau distillée, on introduit une solution de nitrate d'argent à 1 p. 500, et on relave de nouveau. On insuffle ensuite la veine d'air: on lie sur l'insufflateur, puis on serre la ligature après l'avoir brusquement retiré. On fait sécher, et l'on examine ensuite des lambeaux de la paroi montés dans le baume du Canada par les procédés ordinaires.

(2) *Traité technique*, p. 441 (2e édition).

(3) *Ibidem*, p. 442.

et à peu près parallèles, qui forment le stroma de la paroi valvulaire. Ils sont parcourus par un petit nombre de fibres élastiques, et leurs intervalles sont occupés par les cellules fixes du tissu conjonctif. Au fond du nid de pigeon, la base de la paroi valvulaire, plus épaisse, forme une série de plis courts, destinés à combler le petit renflement ou sinus supra-valvulaire du vaisseau, lorsque la valvule s'accole à la paroi pour laisser passer le sang. Dans toute l'étendue du sinus, la

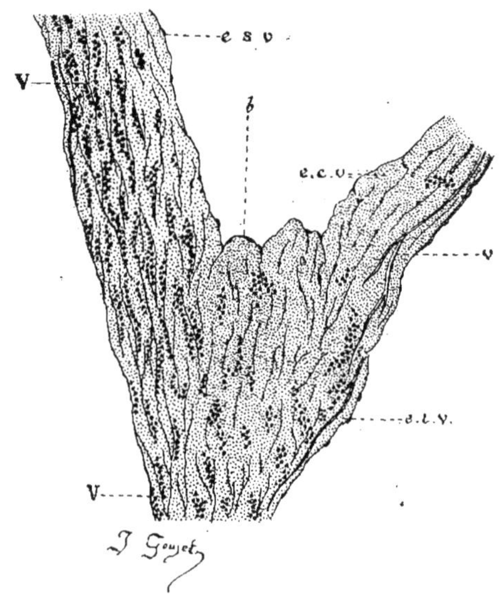

Fig. 318. — Coupe longitudinale de la veine fémorale de l'Homme faite après dessiccation. Coloration au picrocarminate. Conservation dans la glycérine picrocarminée (95 diamètres).

V, V, paroi de la veine au-dessous et au-dessus de la valvule; — *v*, valvule; — *eiv*, endoveine de la face interne de la valvule; — *ecv*, endoveine de la face externe répondant au sinus; — *b*, bourgeons du fond du sinus; — *e.s.v*, endoveine supra-valvulaire.

couche sous-endothéliale de la paroi de la veine offre les mêmes caractères que la couche sous-endothéliale de la face concave de la valvule. Au-dessus du sinus, elle reprend la même disposition que sous la valvule et que sur sa face convexe. Enfin, Ranvier signale, dans l'épaisseur du pied d'insertion de la valvule à la paroi, la présence de fibres musculaires à direction transversale. De même que dans les valvules du cœur, la face valvulaire subissant le frottement qui résulte du cours du sang présente donc dans les valvules des veines une membrane interne plus épaisse et plus riche en éléments élastiques que la face sur laquelle ne s'exercent que des effets de simple pression, résultant ici du reflux du liquide sanguin exactement comme chez les sigmoïdes artérielles.

§ 5. — ACCROISSEMENT DES VAISSEAUX SANGUINS.

Les germes vasculaires nés au sein du bourrelet entodermique, pleins d'abord, donnent, comme nous l'avons vu plus haut, du même coup naissance au *sang primordial* et à la *paroi vasculaire* par une double différenciation s'opérant au sein de leur masse primitivement compacte et indivise (fig. 319). Le sang primordial ne renferme que des globules rouges nucléés, nés de la multiplication des noyaux des germes et de l'individualisation, autour de chacun d'eux, d'une partie du protoplasma germinal d'abord indivis. La paroi vasculaire est issue de la partie marginale du germe vasculaire; les noyaux de cette paroi ont donc une commune origine avec ceux des premiers globules rouges du sang. Quand les différents germes vasculaires se sont mis en communication pour former des réseaux sanguins, le système vasculaire peut être par suite considéré comme une immense cellule à noyaux multiples, résultant de la mise en relation secondaire de cellules vasculaires d'abord distinctes, puis fusionnées sur leurs limites d'extension primaire.

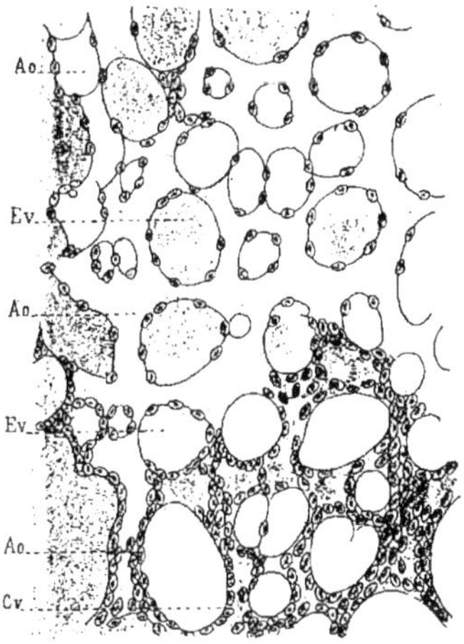

Fig. 319. — Portion du réseau vasculaire d'un embryon de Poulet muni de huit protovertèbres, pour montrer la continuité des vaisseaux canalisés avec les cordons vasculaires pleins (ocul. 1, object. 6, Reichert). Préparation de L. Vialleton.

Ao, Ao, Ao, portions du réseau répondant à l'aorte; — *Ev, Ev, Ev*, espaces intervasculaires. En bas et à la droite de l'observateur, les cordons vasculaires sont encore des plasmodiums formés d'une masse pleine de protoplasma semée de noyaux.

Il devient par cela même évident que le sang embryonnaire ou primordial, à globules rouges munis d'un noyau, est par son plasma un *liquide intra-cellulaire*. Par ses globules, il est une *partie intégrante du tissu vasculaire*, née de la différenciation des germes des vaisseaux en une lame cellulaire pariétale et en une série de cellules libres à l'intérieur du germe canalisé, et dont chacune devient un globule sanguin quand son protoplasma s'est chargé d'hémoglobine.

Dans un embryon de Poulet à douze ou quatorze protovertèbres, on peut donc considérer le sang et les vaisseaux, y compris les aortes, comme constituant un seul et même tissu au point de vue de l'anatomie générale. La paroi vasculaire appartient même plus directement au sang, et le sang à la paroi, que les deux formations — trame connective et réseau des cellules fixes — n'appartiennent au seul et même tissu connectif à la constitution duquel elles concourent ensemble.

Ne considérant maintenant que la paroi, nous verrons, dans ce paragraphe, que tout vaisseau sanguin commence toujours par avoir la constitution d'un capillaire vrai, exactement comme l'aorte de l'embryon. Il ne deviendra une artériole ou une veinule que par l'adjonction d'éléments étrangers à la constitution de cette paroi primitive, laquelle seule représente en lui le *tissu vasculaire*.

Accroissement et extension des vaisseaux. — La période embryonnaire, durant laquelle les vaisseaux sanguins et le sang se forment à la fois, dans les îlots de Wolff et de Pander, de la façon que nous venons de rappeler, n'a qu'une durée assez courte chez les mammifères. Déjà, sur un embryon de Mouton long de 16 millimètres, les vaisseaux sanguins ne charrient plus exclusivement le sang primordial. A côté des globules rouges à noyau, ils renferment des globules définitifs. C'est là ce que j'ai appelé le *sang mixte*, ou *fœtal* (1). Cette nouvelle période de la formation du sang et des vaisseaux, période fœtale, est plus longue que la première, puisqu'on trouve encore un petit nombre de globules rouges à noyau chez certains mammifères nouveau-nés. Mais cependant, assez rapidement, l'organisme perd la propriété de former des globules rouges à noyau. En même temps, le système vasculaire continue à s'*accroître* par la végétation des vaisseaux déjà existants, et aussi à s'*étendre* par l'addition de réseaux vasculaires nouveaux et indépendants. Ce double phénomène d'accroissement et d'extension se poursuivra après la naissance ; mais à chaque étape on observera des variations dans le mode de développement et de végétation des vaisseaux. Les germes vasculaires, aussi bien que le sang, présenteront à chaque stade des caractères un peu différents. C'est même pour cette raison qu'on a tant discuté jusqu'ici la question si importante du développement du sang et des vaisseaux. Elle ne se résout certes pas d'une façon définitive, mais du moins elle s'éclaire sensiblement, si l'on admet avec moi qu'à chacune des périodes que j'appellerai embryonnaire, fœtale, vasoformative, correspondent des formes ou plutôt des aspects différents, et une évolution particulière aussi, des germes vasculaires donnant séparément ou à la fois naissance au sang et à la paroi des vaisseaux.

Période fœtale. — Nous avons vu comment s'opère l'allongement de l'aorte dans la période embryonnaire ou de l'aire vasculaire. A ce mode d'accroissement ou plutôt d'extension par points discontinus, succède, dans la période fœtale durant laquelle le sang circulant est mixte, une végétation vasculaire s'opérant principalement par *bourgeonnement* des vaisseaux déjà existants. Ici, il s'agit d'une poussée continue, qui

(1) Voyez plus haut, p. 150.

s'exerce dans les parties de l'organisme déjà vascularisées, tandis que sur d'autres points ou même dans les parties déjà munies de vaisseaux, de nouveaux îlots sanguins continuent à se développer d'abord avec le même type que ceux de WOLFF et de PANDER, puis en affectant un peu plus tard des dispositions de détail individuelles, répondant aux nou-

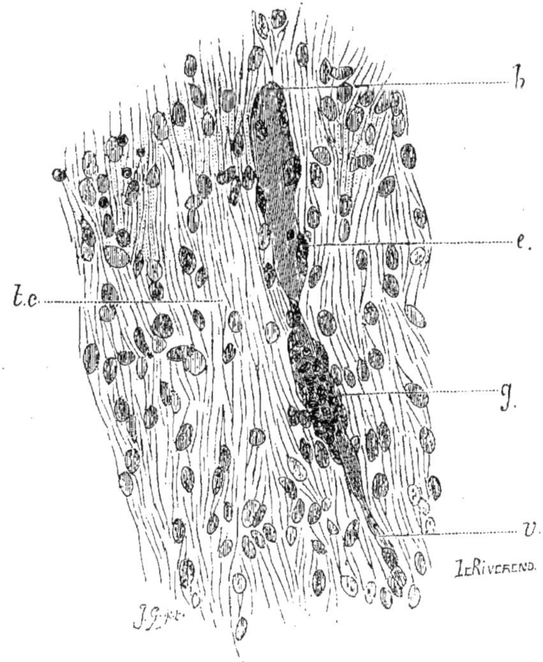

Fig. 320. — Extrémité renflée en massue et terminée en cul-de-sac d'un vaisseau en cours d'accroissement au sein du derme d'un embryon de Mouton de 25 millimètres (Fixation par l'acide osmique à 1 p. 100, éosine hématoxylique). — 120 diamètres.

v, vaisseau en voie d'accroissement; — b, son extrémité fermée en cul-de-sac et renflée en massue la massue terminale est coupée en son milieu par un étranglement; — e, noyaux endothéliaux de la paroi vasculaire; — g, globules sanguins dont les uns sont à noyau (primordiaux) et les autres sans noyau (définitifs); — tc, tissu conjonctif du derme.

velles aptitudes évolutives de l'organisme arrivé au stade fœtal.

Il est facile de prendre une bonne idée de la croissance des vaisseaux à cette période, soit en choisissant pour objet d'étude la lame natatoire des têtards de Grenouille, comme l'ont fait une série d'auteurs et en particulier GOLUBEW (1), soit en examinant les vaisseaux en voie

(1) GOLUBEW. Beitraege zur Kenntniss des Baues u. der Entwicklungsgeschichte der Capillargefässe des Frosches (*Arch. f. Mikr. Anat.* 1869, p. 49).

de croissance, par exemple, dans le derme embryonnaire des fœtus de Mouton de 16 à 30 millimètres de long (1).

Croissance des vaisseaux préexistants chez les mammifères. — Les vaisseaux sanguins en voie de croissance chez les fœtus de Mouton partent ordinairement de confluents en forme d'étoiles répondant probablement à des formations vasculaires évoluées antérieurement. Ils ont la constitution de capillaires vrais de grand diamètre pour la plupart, et dessinent soit des fusées, soit déjà de larges mailles dont on peut étudier aisément la disposition sur des lambeaux de peau un peu étendus du tronc ou du ventre. De ces mailles, dans l'aire desquelles s'engagent des pointes d'accroissement plus ou moins nombreuses et plus ou moins complètement canalisées, partent un certain nombre de végétations en forme de bourgeons. Ce sont des capillaires embryonnaires larges ou étroits, qui, après un trajet plus ou moins long, se terminent par une extrémité disposée en cul-de-sac et renflée en massue (fig. 320). Sur le trajet d'un même bourgeon, on peut compter plusieurs étranglements ou renflements successifs avant d'arriver à la terminaison en cul-de-sac. Souvent aussi, les renflements de la continuité dessinent des diverticules plus ou moins allongés, origine de bourgeons secondaires. Le vaisseau peut ainsi, tout en végétant, émettre sur son trajet des branches latérales.

La paroi des bourgeons d'accroissement et des massues terminales est formée par une lame continue de protoplasma transparent, semée de noyaux endothéliaux. Comme le derme est mince et translucide, il est aisé de se convaincre qu'à leur extrémité, les bourgeons vasculaires ne s'infléchissent pas en boucle, mais se terminent bien par une extrémité borgne renflée en cul-de-sac, que contourne la ligne des noyaux endothéliaux. A ce niveau, ces noyaux sont rapprochés les uns des autres et montrent quelquefois, ainsi que ceux du voisinage de l'extrémité, des figures de division. Ce fait démontre que la croissance s'opère par la multiplication même des éléments de la paroi vasculaire.

Sur nombre de points, des bourgeons vasculaires marchent en sens inverse et leurs culs-de-sac terminaux finissent par se rejoindre. On voit alors les deux bourgeons, issus de vaisseaux différents, s'anastomoser par inosculation (fig. 321). Sur tous ceux qui ne font encore que se toucher, on peut observer une particularité très intéressante. Au voisinage du point de contact, s'accumulent des cellules particulières extérieures aux deux vaisseaux, et qui se distinguent de prime abord de

(1) Préparation. — La surface générale de l'embryon est fixée soit par une solution à 1 p. 100, soit par les vapeurs osmiques, dans la chambre humide. Le durcissement ultérieur est achevé dans le liquide de Müller. A l'aide d'un pinceau un peu rude, on enlève l'épithélium cutané, puis on dégage ensuite le derme embryonnaire entre des incisures faites à l'aide du scalpel convexe. Ces lambeaux sont tendus sur la lame de verre et examinés après coloration par l'éosine hématoxylique faiblement chargée d'hématoxyline.

celles du tissu conjonctif. Elles possèdent un noyau arrondi que l'hématoxyline colore beaucoup plus énergiquement, et autour duquel est disposée une masse de protoplasma homogène. Ce ne sont pas là des globules blancs de la lymphe et du sang, car leurs noyaux fixés vivants ne sont jamais multiformes ; ce sont en revanche des éléments

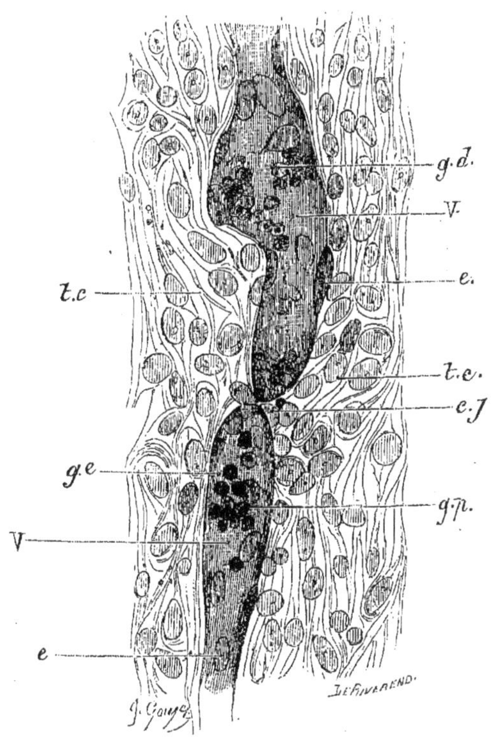

Fig. 321. — Point de concours de deux bourgeons terminaux de vaisseaux en voie de croissance. (Derme de l'embryon de Mouton de 25 millimètres. Fixation par la solution d'acide osmique à 1 p. 100.) Éosine hématoxylique (350 diamètres).

c.j, cellules rondes analogues à celles des taches laiteuses, formant un petit amas au niveau du point de jonction des deux bourgeons vasculaires ; — V, V, les deux bourgeons vasculaires ; — *e*, *e*, noyaux endothéliaux ; — *gp*, globules rouges à noyau (primordiaux) ; — *gd*, globules rouges sans noyau (définitifs) ; — *ge*, granulations élémentaires (plaquettes) ; — *tc*, *tc*, tissu conjonctif du derme.

assez comparables à ceux que je décrirai un peu plus loin dans les taches laiteuses primaires de l'épiploon, taches au sein desquelles apparaissent les *cellules vasoformatives*.

Après être arrivées au contact, les deux extrémités vasculaires ne tardent pas à s'ouvrir l'une dans l'autre. Au point d'abouchement, il subsiste encore quelque temps un vestige des parois accolées dont le centre s'est résorbé; puis cette sorte de diaphragme membraneux disparaît à son tour.

De même, dans leur continuité, les bourgeons et les fusées vasculaires du derme présentent souvent des cloisonnements longitudinaux temporaires, qui se résorbent ensuite ou au contraire arrivent à doubler le vaisseau. Il se passe ici exactement le même phénomène dont j'ai parlé plus haut (voy. p. 787) pour les vaisseaux tout à fait embryonnaires; je n'y insisterai donc pas de nouveau.

Dans tout ce mouvement d'accroissement par végétation et d'anastomose des vaisseaux entre eux, il se forme un certain nombre de réseaux à mailles larges et grossières, dont les branches sont énormes et qui n'affectent nullement la disposition des réseaux vasculaires définitifs de la région. Il est donc permis de supposer que cette poussée répond surtout à la formation de vaisseaux de distribution: de ceux qui, à la période suivante, fourniront les fusées vasculaires artérielles et veineuses, telles que celles qu'on observe par exemple dans l'épiploon du Lapin.

En même temps, en effet, que s'opère l'accroissement par bourgeonnement à la périphérie, les vaisseaux de plus ancienne date, tels que par exemple l'aorte, achèvent de prendre leur type définitif en se doublant d'une tunique musculaire et d'une adventice constituée par le tissu connectif. Mais l'endartère aortique n'existe pas encore, non plus que sur un fœtus humain de 11 centimètres (3 mois). L'endothélium repose immédiatement en dedans de la couche musculaire et de la limitante élastique interne, qui a déjà fait son apparition entre la couche endothéliale et les muscles lisses du vaisseau. Les grands réseaux de capillaires édifiés à la périphérie par la végétation et les concours des bourgeons d'accroissement (qui tous eux-mêmes ont la constitution de capillaires vrais et non pas d'artères ni de veines), ces réseaux, dis-je, n'auront qu'une existence temporaire. Certaines parties disparaîtront, comme il arrive un grand nombre de fois dans toutes les poussées vasculaires successives. D'autres persisteront pour devenir plus tard des veines et des artères. Mais peu ou point demeureront des réseaux capillaires définitifs de la région où ils se sont d'abord constitués par bourgeonnement, afin sans doute d'établir une circulation provisoire suffisant aux besoins fonctionnels des parties au stade considéré.

Mais il importe de bien faire remarquer que si, chez les mammifères, les réseaux capillaires fœtaux n'ont qu'une existence et une raison d'être fonctionnelle tout à fait éphémères, il n'en est pas de même chez tous les vertébrés. Certains, tels que les batraciens anoures, développent exclusivement leurs réseaux vasculaires définitifs sur le type fœtal ou larvaire que je viens d'indiquer. C'est là un point que les recherches de GOLUBEW, confirmées depuis par celles de Rou-

GET (1), de RANVIER (2), et en général de tous les histologistes qui se sont succédé, ont mis absolument hors de conteste (3).

Accroissement des vaisseaux sanguins dans la lame natatoire des têtards. — Sur les têtards curarisés de la Grenouille verte ou rousse, du douzième au vingtième jour, on peut observer facilement à la fois la cirlation et la constitution, ainsi que l'accroissement, des vaisseaux sanguins de la lame natatoire. La végétation part de l'artère et de la veine centrales de la queue, de façon à constituer bientôt des réseaux élégants, constamment en instance de formation et parcourant l'expansion caudale. Sur le têtard observé vivant, ces réseaux se montrent avec des formes et des dimensions variables. Ce sont des capillaires présentant, sur la convexité ou dans l'intérieur de leurs mailles, de nombreuses pointes d'accroissement pleines, brillantes, possédant des noyaux soit dans leur continuité, soit au niveau de leurs bifurcations. La base des pointes se continue avec la paroi vasculaire, et présente généralement une dépression en forme de fossette dans laquelle viennent s'engager de temps en temps des globules sanguins. L'extrémité des pointes est tantôt droite, tantôt courbée en arc au devant d'une autre pointe d'accroissement. RANVIER, en examinant pendant plusieurs heures de telles pointes, et en en faisant de temps en temps le croquis à la chambre claire, a assisté au phénomène de leur végétation. Il a constaté qu'elles s'étendent par leur extrémité libre en même temps qu'elles se creusent par leur base (4).

Elles finissent par se rencontrer, se soudent puis ensuite se canalisent peu à peu : augmentant ainsi d'une maille le réseau de capillaires. Comme l'a depuis longtemps constaté EBERTH (5), ces nouveaux capillaires sont absolument embryonnaires. On ne peut, en les imprégnant par le nitrate d'argent, déterminer l'apparition des traits endothéliaux sur leur paroi.

GOLUBEW a démontré que tous les réseaux capillaires se développent ainsi chez la Grenouille, c'est-à-dire par une végétation continue des

(1) ROUGET. *Mémoire sur le développement*, etc., *des capillaires sanguins et lymphatiques*. (Arch. de Physiologie, 1873, p. 603.)

(2) RANVIER. *Du développement et de l'accroissement des vaisseaux sanguins* (Arch. de Physiologie, 1874, et Trav. du Lab. du Collège de France, p. 159).

(3) KÖLLIKER, dès 1846, a bien étudié l'accroissement des vaisseaux dans la lame natatoire des têtards; mais il admettait que les pointes d'accroissement se mettent en continuité les unes avec les autres par l'intermédiaire de cellules conjonctives qui se creuseraient ultérieurement et deviendraient ainsi partie intégrante du capillaire néoformé, opinion qui ne peut plus être acceptée aujourd'hui.

(4) *Traité technique* (2e édition), p. 472.

(5) *Manuel de* STRICKER, édit. anglaise de New-York, p. 208.

On jette le têtard dans quelques centimètres cubes d'une solution de nitrate d'argent à 1 p. 100. Il ne tarde pas à mourir. On le porte alors dans un grand cristallisoir d'eau distillée. Au bout d'une heure ou deux, l'épithélium desquame en doigt de gant sous la moindre action du pinceau. Au-dessous de lui, quelques capillaires voisins des vaisseaux dorsaux sont imprégnés, mais jamais on ne voit de dessin endothélial sur les mailles marginales, qui sont les dernières formées.

vaisseaux préexistants. Aussi, à aucune époque ne peut-on trouver chez cet animal de cellules vasoformatives. La disposition du système vasculaire qui est transitoire chez les mammifères reste donc ici définitive. Partant de ces données, RANVIER (1) a essayé de déterminer l'origine exacte des réseaux capillaires chez la Grenouille : Il a conclu que les troncs vasculaires auxquels il convient de rapporter l'origine de leur végétation sont surtout ceux qui, ultérieurement, doivent devenir veineux.

Il a en effet observé, dans la membrane péri-œsophagienne de la Grenouille adulte, des *capillaires coniques*, répondant manifestement chacun à une pointe d'accroissement canalisée. Car certains de ces capillaires se terminent, sur la paroi du vaisseau auquel vient s'insérer leur extrémité en forme de cône, par un cylindre protoplasmique encore plein. Ils partent marginalement de réseaux de capillaires ordinaires commandés par une veine : de telle façon qu'il apparaît que c'est après s'être entièrement formés par la végétation d'un vaisseau destiné à devenir veineux, que ces réseaux se sont mis en rapport avec une artère par l'intermédiaire de certaines de leurs pointes d'accroissement. A leur point d'abouchement sur les artérioles, les branches coniques imprégnées d'argent, puis distendues par une injection de gélatine, montrent un petit renflement, vestige de la fossette dont s'est creusée peu à peu la pointe d'accroissement qui leur a donné naissance. Sur ce même point, la limite des deux endothéliums est très nette, et souvent indiquée par une ligne circulaire montrant qu'ils ont été d'abord indépendants.

Extension du système vasculaire durant la période fœtale chez les mammifères. — Chez les mammifères, en même temps que s'opère l'accroissement par bourgeonnement des vaisseaux préexistants, il apparaît concurremment aussi des îlots vasoformatifs ou germes vasculaires discontinus, comparables aux îlots de WOLFF et de PANDER de l'aire vasculaire, mais néanmoins de constitution en apparence différente. Tels sont ceux du foie embryonnaire dont j'ai déjà parlé sommairement plus haut (2). Au sein de ces îlots, d'abord réduits à un petit nombre de cellules groupées au sein des travées épithéliales solides de la glande, puis qui s'accroissent rapidement et enfin se mettent en communication avec les vaisseaux où déjà circule le sang, le germe vasculaire se scinde presque d'emblée en une série de cellules distinctes, arrondies, à noyau volumineux se colorant avec une grande énergie par l'hématoxyline, le carmin aluné, et en général par tous les réactifs de la chromatine. Les cellules des travées hépatiques, érodées, pénétrées par les germes vasculaires, et acquérant de ce chef la signification paraépithéliale, ont au contraire leurs noyaux faiblement

(1) RANVIER. *Des branches vasculaires coniques*, etc. (Notes de M. Ranvier extraites des Comptes rendus de l'Acad. des Sciences, 1887-1892, p. 57).

(2) Voy. p. 149.

colorés, bien que subissant, au sein des travées du foie de l'embryon de Mouton de 16 à 30 millimètres, de nombreuses divisions indirectes.

Les éléments endothéliaux, répondant à la différenciation pariétale de chaque germe vasculaire, sont au début peu nombreux; on ne les trouve pas d'abord dans toutes les coupes à la périphérie des îlots sanguins formés de cellules au contact, et dont le protoplasma n'est pas encore chargé d'hémoglobine. Aussi, quelques histologistes et parmi eux O. Van der Stricht (1), ont-ils pu émettre l'opinion que chaque cellule représente un germe sanguin distinct, ayant pénétré individuellement dans l'épaisseur des travées épithéliales, pour s'y multiplier et donner naissance à des globules rouges à noyau. La paroi, dans cette conception, serait une formation mésodermique secondaire. Mais il ne faut pas oublier que la formation pariétale est toujours retardante dans les réseaux vasculaires hépatiques. Nous avons vu, en effet, que les capillaires du foie tout à fait adulte des mammifères sont purement et simplement des canaux limités par une lame protoplasmique indivise, semée de noyaux, et que cette paroi n'est pas même doublée d'une membrane vitrée. Les premiers éléments pouvant permettre de reconnaître la différenciation pariétale de chaque îlot vasculo-sanguin du foie fœtal, sont par suite des noyaux tangentiels, minces et rares, très distants les uns des autres au sein de la pellicule protoplasmique qui, entourant l'îlot, adhère comme un vernis aux cellules hépatiques. De là vient qu'à l'origine ils ne se montrent pas dans toutes les coupes, surtout dans celles répondant aux extrémités des îlots. Mais la lame protoplasmique pariétale existe bien partout, dès que l'îlot encore compact est formé par un certain nombre de cellules groupées.

Ces cellules sont primitivement toutes incolores, répondant manifestement aux cellules rondes distinguées depuis longtemps des jeunes cellules hépatiques par Toldt et Zuckerkandl (2). Elles se multiplient par division indirecte ; puis le protoplasma de certaines d'entre elles se charge d'hémoglobine, et la cellule au sein de laquelle s'opère cette transformation prend désormais la signification d'un globule rouge primordial. Au sein de l'îlot, on rencontre constamment des cellules rondes incolores à côté des globules rouges nucléés. Ces cellules incolores, nées de la fragmentation hâtive du germe vasculaire, n'ont nullement la signification de cellules lymphatiques. Pas davantage ici que dans les îlots de Wolff et de Pander, non plus que plus tard comme nous le verrons bientôt dans les cellules vasoformatives de

(1) *Nouvelles recherches sur la genèse des globules rouges et des globules blancs du sang* (Arch. de Biologie, t. VII, 1892, p. 44 du tirage à part).

(2) Toldt et Zuckerkandl. *Ueber die Form-und Texturveränderungen der menschlichen Leber während der Wachsthums* (Sitzungsb. der K. Akad. der Wissench., Wien, t. 72, 3 Abth., p. 241).

Ranvier, on ne rencontre de globules blancs de la lymphe et du sang. *Les cellules lymphatiques sont étrangères à la constitution des germes vasculaires sanguins, à quelque catégorie qu'ils appartiennent.*

Les cellules incolores des îlots vasculo-sanguins du foie embryonnaire sont des éléments particuliers appartenant à ce que j'ai déjà appelé dans la moelle osseuse la série hémoglobique ; ce sont des *érythroblastes* de Löwit (1). Les cellules lymphatiques, reconnaissables à leur noyau bourgeonnant ou lobé et à leurs mouvements amiboïdes actifs, n'apparaissent dans les îlots sanguins que lorsque ceux-ci se sont mis en communication avec les vaisseaux préexistants où le sang circule déjà. Mais au sein des îlots ne communiquant pas encore avec les vaisseaux, à côté des érythroblastes incolores ou des globules primordiaux à noyau, on trouve un certain nombre de globules définitifs, discoïdes et sans noyau. C'est là même un caractère important et pour ainsi dire typique de la période fœtale, qui à ce titre mérite de nous arrêter un instant :

Dans tous les vaisseaux en voie de bourgeonnement des embryons de Mouton entre 16 et 35 millimètres (fig. 322), le sang circulant est mixte de même que dans les îlots vasculo-sanguins du foie. Seulement, dans le sang circulant, les globules définitifs sont les plus nombreux, tandis que, dans les îlots du foie non encore reliés aux vaisseaux préexistants, ils sont au contraire et de beaucoup les plus rares. Il semble donc que les fractions de sang néoformé versées dans la circulation voient rapidement diminuer le nombre de leurs globules à noyau. Ceci ne peut s'effectuer que de deux manières : — *a*) ou bien les globules nucléés (*érythroblastes* de Löwit, *cellules globuligènes* de Malassez) bourgeonnent des globules rouges définitifs comme Malassez l'a observé dans la moelle des os ; — *b*) ou bien ils se transforment eux-mêmes en globules rouges définitifs sans noyau : un seul globule primordial donnant naissance à un seul globule définitif, qui l'équivaut.

Cette seconde opinion, émise tout d'abord par Rindfleisch (2) a été reprise récemment d'abord par Howell (3), puis par O. van der Stricht (4). Ce dernier a donné une excellente description des érythroblastes. Il a déterminé le processus exact de leur division indirecte. Il a montré, en

(1) Löwit. *Ueber die Bildung rother und weisser Blutkörperchen* (Acad. des Sc. de Vienne. Bd. 88. III Abth. 1885). — *Die Umwandlung der Erythroblasten in rothe Blutkörperchen; Ein Beitrag zur Lehre v. d. Blutbildung u. d. Anämie* (95 Bd. III Abth. 1887, des mêmes publications). — *Ueber Neubildung und Zerfall weisser Blutkörperchen; Ein Beitrag zur Lehre v. d. Leukämie* (Ibidem, 92 Bd. 3 Abtheil. 1885). — *Beiträge zur Lehre v. d. Leukämie* (Ibidem, 95 Bd. III Abth. 1887).

(2) Rindfleisch. *Ueber Knochenmark und Blutbildung* (Arch. f. mikr. Anatomie. Bd. XVII, p. 21-42).

(3) Howell. *The life history of the formed-elements of the blood, especially the red blood corpuscles* (Journal of Morphology, vol. IV, nº 1, 1890).

(4) Van der Stricht. *Nouv. rech. sur la genèse des globules du sang* (p. 51 du tirage à part).

outre, que peu à peu leur noyau prend une position excentrique, qu'il perd ensuite son réticulum de chromatine et devient homogène à la façon des noyaux en voie d'atrophie, enfin qu'il quitte le globule et devient caduc, pour disparaître ensuite par dégénérescence graisseuse

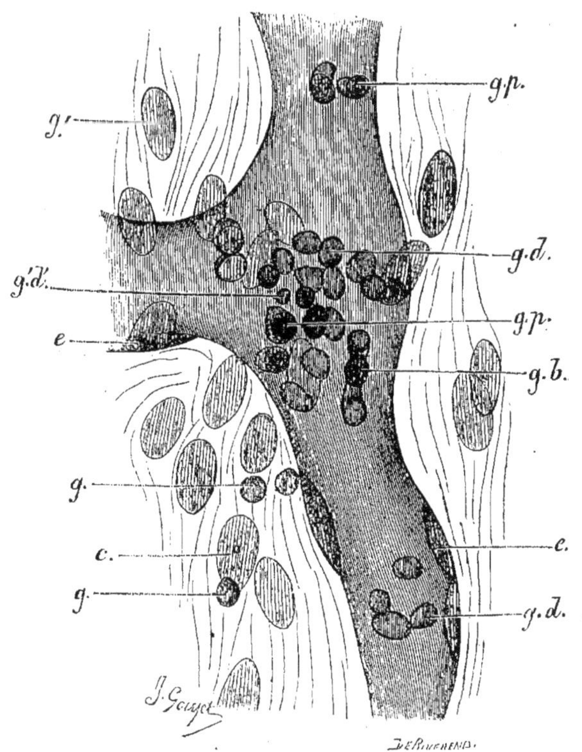

Fig. 322. — Grand capillaire embryonnaire en voie de croissance de la peau d'un embryon de Mouton de 25 millimètres. Fixation par la solution osmique à 1 p. 100. Éosine hématoxylique (500 diamètres).

l, *l*, noyaux endothéliaux du vaisseau ; — *gd*, *gd*, gobules rouges sans noyau (définitifs) ; — *g'd'*, l'un d'eux très petit ; — *gp*, *gp*, globules rouges à noyau (primordiaux) ordinaires ; — *g*, *g*, globules rouges définitifs extravasculaires ; — *c*, *c*, noyaux des cellules conjonctives ; — *gb*, un globule à noyau en voie de bourgeounement dans le sang.

ou fragmentation. Ces faits sont exacts. Mais, après le départ du noyau, il n'est pas du tout certain que le protoplasma chargé d'hémoglobine des érythroblastes continue à vivre et à jouer le rôle d'un globule rouge du sang définitif. En tout cas, les érythroblastes étant tous sensiblement de même taille, et considérablement plus gros que les plus volumineux des globules sans noyau, on ne s'expliquerait pas, à l'aide du processus admis par VAN DER STRICHT, comment par exemple il se fait que les globules rouges définitifs du sang fœtal circulant soient de tailles si diverses, ce qui précisément est un de leurs caractères les mieux tranchés à la période fœtale, et qu'en outre ils soient tous bien plus petits qu'un érythroblaste dégagé de son noyau. D'autre part, comme je l'ai moi-même indiqué plus haut (1), on voit dans le sang circulant deux sortes de glo-

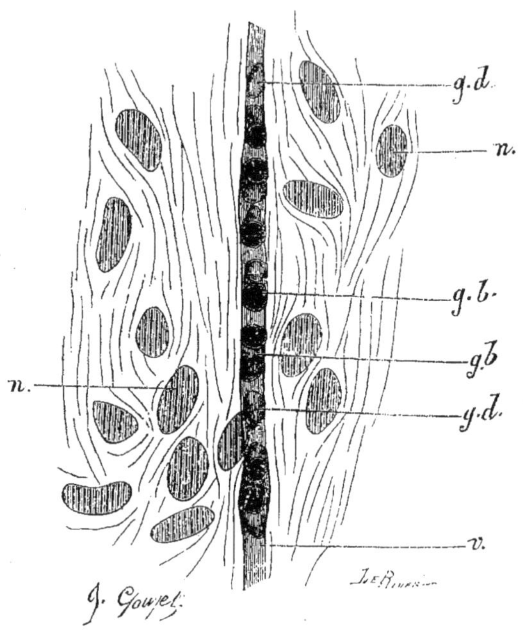

Fig. 323. — Petit vaisseau (capillaire embryonnaire) du derme de l'embryon de Mouton de 25 millimètres. — Fixation par la solution d'acide osmique à 1 p. 100. Éosine hématoxylique (420 diamètres).

v, capillaire sanguin; — *gb*, *gb*, globules rouges à noyau (érythroblastes) porteurs de bourgeons tout à fait semblables comme dimension et comme forme aux globules rouges sans noyau (globules définitifs) qu'on trouve dans le même vaisseau; — *gd*, *gd*, ces globules définitifs; — *n*, *n*, noyaux des cellules du tissu conjonctif. Fixation par la solution d'acide osmique à 1 p. 100. Éosine hématoxylique (450 diamètres).

bules rouges nucléés. Les uns, et ce sont souvent les plus volumineux, montrent un noyau en voie d'atrophie; les autres continuent à posséder un noyau actif et poursuivent leur évolution en tant que globules nucléés. Leur disque s'agrandit et devient assez souvent régulièrement elliptique (fig. 322, *gb*), tout comme celui des globules rouges à noyau adultes des amammaliens. Mais certains aussi de ces globules à noyau,

(1) Voy. p. 159, note 1.

fixés vivants et net dans les vaisseaux par l'acide osmique à 1 p. 100, montrent de véritables bourgeons de leur masse protoplasmique saisis en place, et tout à fait semblables à ceux des cellules globuligènes de la moelle osseuse décrites par MALASSEZ. Ces bourgeons sont précisément de tailles diverses, répondant sensiblement aux globules définitifs de diamètres variables du sang circulant. Dans les plus petits vaisseaux où les globules rouges s'étirent pour passer, ces globules *nucléés et bourgeonnants* sont si nombreux, et les globules définitifs qui sont à côté sont si bien comparables à leurs bourgeons comme forme et comme taille (fig. 323), qu'on est tout naturellement porté à supposer que les globules définitifs ont pris leur origine dans ces bourgeons mêmes, détachés au passage du corps cellulaire qui leur a donné naissance (1).

Mais, dès qu'il s'agit de déterminer quelles sont l'origine exacte et les relations des globules sanguins définitifs des mammifères avec les germes vasculaires et leurs dérivés, les faits que je viens de relater, de même que tous ceux qu'on peut observer à la période fœtale quand le sang est mixte, ne me paraissent avoir qu'une valeur purement documentaire. Pour savoir ce que c'est au juste qu'un globule sanguin définitif et fixer sa signification morphologique d'une façon indiscutable, il faut le voir prendre naissance dans les *cellules vaso-formatives* de RANVIER.

En effet, exactement comme les germes vasculaires primordiaux ou de l'aire vasculaire, ces cellules sont à la fois vasoformatives et sanguiformatives. Il suffit donc de les observer au moment où elles deviennent globulifères, pour déterminer du même coup l'origine et la signification des globules sanguins définitifs. Comme elles n'en forment point d'autres, il n'y a plus là à faire intervenir les globules rouges à noyau dans la filiation des globules qui n'en possèdent pas. Ainsi le problème, d'insoluble qu'il était auparavant, se réduit à une extrême simplicité.

Période vasoformative. — A un moment donné, chez les mammifères en voie de développement, les germes vasculaires ont en majorité perdu la propriété d'engendrer des globules rouges à noyau. Les globules sanguins néoformés sont dès lors définitifs, dépourvus de noyau et discoïdes. Cette nouvelle période s'ouvre, par exemple, chez le Cochon d'Inde et le Lapin, bien avant la naissance et se poursuit longtemps après. Pour l'étudier avec fruit, il convient de choisir, comme le recommande RANVIER (2), les membranes minces de tissu conjonctif telles que l'épiploon, au sein desquelles les vaisseaux préexistants *s'accroissent* en végétant sous forme de fusées artérielles et veineuses, et *s'étendent*

(1) Coloration à l'éosine hématoxylique. Les noyaux sont colorés en violet pur et montrent très bien leur réseau chromatique dans les globules primordiaux. L'hémoglobine étant colorée en rouge brique lumineux caractéristique, on ne peut faire aucune erreur quant à sa présence au sein du protoplasma cellulaire des érythroblastes, et à la nature hémoglobique des bourgeons dont ceux-ci sont porteurs.

(2) RANVIER. Traité technique d'histologie, p. 476 (2e édition).

en même temps en se mettant en rapport avec des réseaux vasculaires nouveaux, nés indépendamment et d'abord à distance d'eux (1).

Taches laiteuses primaires de l'épiploon. — Si l'on examine le grand épiploon dédoublé et tendu sur la lame de verre d'un Cobaye à

(1) Pour démontrer l'indépendance absolue des taches laiteuses et des réseaux vasoformatifs pleins qu'elles renferment avec les vaisseaux préexistants, on peut employer l'une ou l'autre des deux méthodes indiquées par Ranvier. La première consiste à faire par la carotide une injection du système vasculaire d'un Lapin de trois semaines à un mois, à l'aide d'une masse au bleu de Prusse soluble ou au carmin. Il convient de pousser cette injection avec beaucoup de ménagement; car encore à cette époque les capillaires de l'épiploon sont peu résistants, et il se produit fréquemment des ruptures à leur niveau. Après refroidissement, le grand épiploon est enlevé par les procédés ordinaires, puis placé dans le liquide de Müller, si la masse est au carmin. Quand la fixation est achevée au sein de ce liquide, c'est-à-dire au bout de 24-48 heures, on lave avec précaution, et l'on tend la membrane sur la lame de verre : après quoi on ajoute de l'éosine hématoxylique, on recouvre d'une lamelle, et l'on observe. Pour rendre la préparation persistante, on substitue sous la lamelle, par capillarité, de la glycérine hématoxylique convenablement diluée par de la glycérine saturée d'alun, afin de conserver la double coloration et que la préparation ne fonce pas. Ou bien, après avoir coloré à l'éosine hématoxylique forte, et s'être assuré sous un faible grossissement que la double coloration est effectuée, on enlève avec précaution l'excès de réactif; on pose au centre de la préparation une grosse goutte de glycérine saturée d'alun; puis, quand celle-ci a bien décoloré la partie qu'on veut conserver en préparation persistante, on fait tomber sur cette partie quelques gouttes d'alcool au tiers, puis d'alcool fort. Sans ces précautions on aurait un précipité granuleux qui gâterait l'objet d'étude.

On plonge alors la lame de verre sur laquelle est tendu l'épiploon injecté et coloré, dans l'alcool à 90 degrés éosiné. Au bout de quelques heures, on lave rapidement à l'alcool absolu, on traite rapidement aussi par l'essence de girofles, puis de bergamote, et l'on monte dans la résine dammar. On obtient ainsi des préparations à la fois indestructibles et admirables. Les vaisseaux où le sang circule sont distendus par la gélatine au carmin et apparaissent en rouge. Les noyaux sont colorés en violet plus ou moins foncé, le protoplasma en rose clair. Le protoplasma des cellules vasoformatives globulifères montre dans certaines branches de celles-ci une teinte rose pur ou au contraire violacé; les globules rouges néoformés dans d'autres branches pleines, au sein du protoplasma, ont aussi leur coloration caractéristique, *rouge brique lumineux*.

On reconnaît d'emblée, sur de pareilles préparations, l'indépendance de certains réseaux vasoformatifs et des vaisseaux préexistants. Quelques-uns sont absolument isolés et à grande distance des vaisseaux où le sang circule. Certains autres ont été atteints et incomplètement pénétrés. Ils possèdent des branches déjà canalisées tandis que d'autres restent pleines et sont purement et simplement formées par des tiges de protoplasma, renfermant ou non des séries de globules rouges.

Si l'on a employé une injection au bleu de Prusse, on colore au picrocarminate, et l'on monte dans la glycérine picrocarminée, ou dans la résine dammar, après traitement successif par l'alcool picriqué, l'essence de girofles et l'essence de bergamote.

On peut aussi employer la méthode de l'or indiquée par Ranvier (*Traité technique*, p. 479). Après un séjour de vingt-quatre heures dans l'alcool au tiers, l'épiploon est lavé, tendu sur la lame de verre; puis on laisse tomber sur la membrane quelques gouttes d'une solution de chlorure double d'or et de potassium à 1 p. 10000. On laisse une heure la préparation dans la chambre humide; on lave de nouveau, on ajoute une goutte de glycérine et l'on borde à la paraffine. La préparation est laissée exposée à la lumière diffuse. Au bout de quelques jours, elle se colore en rouge violacé. La coloration rouge porte aussi bien sur les vaisseaux que sur les nerfs et aussi sur les cellules vasoformatives. L'indépendance originelle de celles-ci saute aux yeux sans qu'on ait à faire intervenir la pénétration plus ou moins complète et toujours contingente d'une masse à injection dans les parties les plus reculées des vaisseaux déjà canalisés.

terme, on reconnaît que cette membrane, qui à cette époque est beaucoup plus développée que chez le Lapin d'âge correspondant et qui commence à se fenêtrer, ne renferme pas un seul vaisseau. En revanche, elle paraît semée de taches isolées, arrondies, de diamètre variable, ressemblant à l'œil nu à des gouttes de lait quand on observe l'épiploon par transparence sur le photophore à fond noir. Ce sont les *taches laiteuses de Ranvier* (1) (fig. 324).

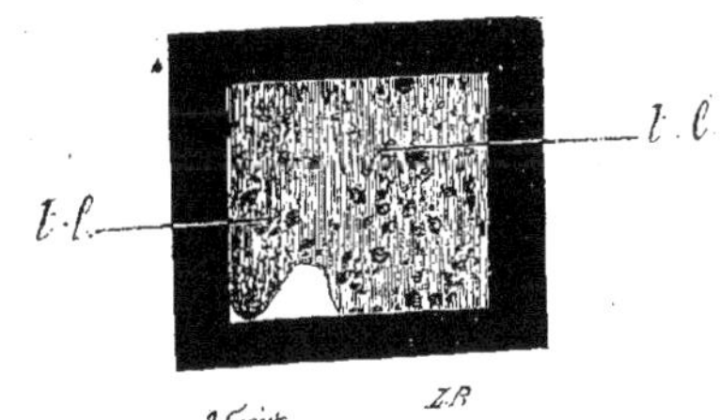

Fig. 324. — Taches laiteuses de l'épiploon du fœtus du Cochon d'Inde à peu près à terme, et telles qu'on les peut voir à l'œil nu après coloration de la membrane tendue sur la lame de verre, puis colorée avec l'éosine hématoxylique (vraie grandeur).

tl, tl, taches laiteuses. L'épiploon ne renferme à cette époque encore aucun vaisseau sanguin au point considéré.

Si l'on fait une imprégnation d'argent, on voit que l'endothélium passe au-dessus et au-dessous de chaque tache laiteuse. Si l'on colore la préparation par l'éosine hématoxylique, on reconnaît que les taches laiteuses répondent à des éléments arrondis, à beau noyau ovalaire renfermant un réseau noueux de chromatine, serrés les uns contre les autres en nombre variable, et formant par leur réunion des amas lenticulaires. C'est au sein de ces amas de cellules, qui d'abord furent identifiées aux cellules lymphatiques ordinaires, que vont bientôt apparaître les *cellules vasoformatives*.

Taches laiteuses et cellules vasoformatives de l'épiploon du Lapin. — Considérons maintenant le grand épiploon d'un jeune Lapin né depuis cinq ou six jours. Cet épiploon, en voie de croissance active, est plein, court, et forme un repli semi-lunaire sur la grande courbure de l'estomac. Après fixation convenable, développement, tension sur la lame de verre et coloration par l'éosine hématoxylique (2), on voit

(1) Ranvier. *Du développement et de l'accroissement des vaisseaux sanguins* (Travaux du laborat. d'histologie du Collège de France, année 1874, p. 151, et Arch. de Physiologie, 1874). Dans ce travail, Ranvier a découvert *les cellules vasoformatives pleines*. Par une induction toute naturelle, il conclut que les réseaux capillaires étaient le résultat de l'évolution des cellules vasoformatives. La même année Schaefer (Proceedings of Royal Society, 1874, p. 151) découvrit dans le tissu cellulaire sous-cutané de jeunes Rats des cellules plus ou moins remplies de globules rouges du sang. Ranvier découvrit ensuite les cellules *vasoformatives globulifères*, et en donna la description dans son Traité technique d'histologie. Il assimila les cellules vasoformatives aux îlots de Wolff et de Pander, et montra que dans les deux cas les cellules vasculaires se développent isolément, par points discontinus, en se différenciant à la fois en paroi vasculaire et en globules sanguins.

(2) Chez le Lapin âgé de cinq jours, le grand épiploon commence à peine à se projeter sous forme d'un court repli, qui s'accroît rapidement et dont on peut faire assez aisément des préparations entre le cinquième et le neuvième jour. On tue l'animal par le chloroforme, afin que le sang reste en place dans les vaisseaux. On ouvre le ventre au thermocautère, pour que la section de la paroi abdominale ne jette pas de sang dans le péritoine. On tend et on dédouble rapidement l'épiploon sur une

qu'il est déjà parcouru par unesérie de branches vasculaires où le sang définitif circule exclusivement. Ces branches, parties du système des vaisseaux de la grande courbure, s'engagent dans l'épaisseur de la

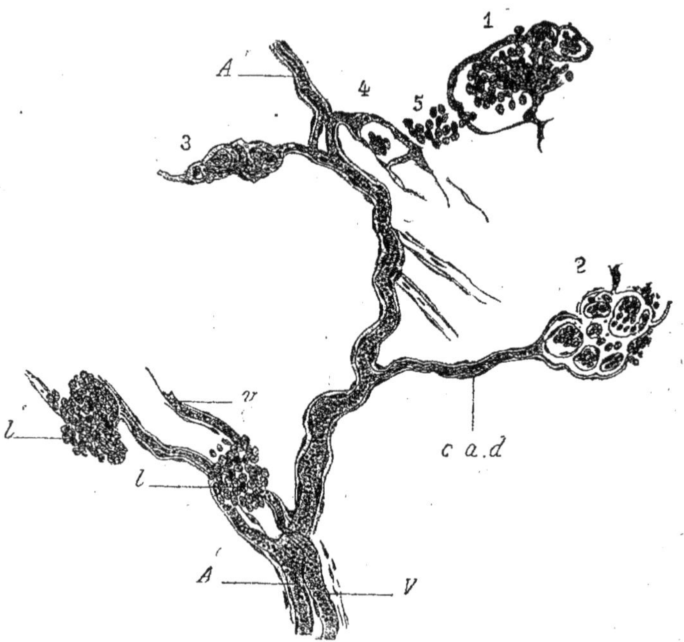

Fig. 325. — Vaisseaux en voie d'accroissement et d'extension du grand épiploon d'un Lapin âgé de cinq jours. — Fixation par l'acide osmique à 1 p. 100, puis par l'alcool fort ; tension sur la lame de verre ; coloration et conservation dans l'éosine hématoxylique faible (Ocul. 1, obj. 2 de Vérick, tube demi-levé ; chambre claire).

A, A, artère ; — V, veine ; — *v*, capillaire veineux se poursuivant au delà de la veine V, et constituant sa branche d'accroissement ; — *ll*, taches laiteuses primaires ne renfermant encore aucune cellule vasoformative.

1. Cellule vasoformative globulifère non encore reliée aux vaisseaux préexistants : l'union se fera par l'intermédiaire du réseau déjà canalisé 4 ; et de la petite tache laiteuse primaire 5, encore dépourvue de toute cellule vasoformative ; — 2, réseau vasoformatif déjà canalisé, et relié avec l'artère *AA*, par un capillaire artériel *cad* ; — 3, réseau vasoformatif au même stade que celui figuré en 2, mais moins étendu.

L'ensemble de cette figure donne la clef du développement des vaisseaux du type limbiforme, et montre que chaque réseau disposé comme une foliole répond originairement à une cellule vasoformative distincte.

membrane, entre les deux plans endothéliaux, en se dirigeant en divers sens. Elles sont ordinairement formées d'une petite artère et

lame de verre ; puis on le détache par un trait de ciseaux mené le long de la grande courbure de l'estomac. Après quoi, on laisse tomber à sa surface quelques gouttes d'un mélange formé de 2/3 de solution concentrée d'acide picrique et de 1/3 de solution d'acide osmique à 1 p. 100, préparé la veille ou l'avant-veille et abandonné ensuite à la lumière diffuse. La membrane est fixée net ; les globules rouges du sang d'une petite veine marchant parallèlement. Ce sont là des vaisseaux préexistants en voie d'accroissement.

Dans les intervalles de ces vaisseaux, sous un faible grossissement, on voit des taches laiteuses en nombre variable et de dimensions inégales. Les unes sont reliées à l'artère, ou à la veine, ou encore aux deux à la fois, par de petits vaisseaux qui, quelle que soit leur origine artérielle ou veineuse, ont simplement la constitution de capillaires vrais. Ces capillaires filent droit vers chaque tache laiteuse. Dans son épaisseur, ils se continuent par un petit réseau de capillaires embryonnaires muni de pointes d'accroissement soit marginales soit intérieures. Les mailles du petit réseau renfermé dans la tache laiteuse sont également occupées par les cellules rondes de cette dernière. L'ensemble des taches laiteuses reliées de la sorte par des capillaires directs aux veines et aux artères en voie d'accroissement, et ces vaisseaux eux-mêmes, forment une figure rappelant un rameau qui porte des fruits ou celle encore d'une feuille composée dont les taches laiteuses vascularisées seraient les folioles (fig. 325).

En front de la végétation des vaisseaux préexistants, ou à une certaine distance sur ses côtés, on remarque toujours quelques taches laiteuses dépourvues de pédicule vasculaire. Elles sont isolées absolument comme des îles, et il est facile de se convaincre qu'elles n'ont aucune relation avec les vaisseaux où circule le sang. Ce sont celles qu'il faut observer tout d'abord. Certaines d'entre elles sont absolument semblables à celles de l'épiploon du Cochon d'Inde à terme. Elles consistent en un amas de cellules rondes, au contact ou très légèrement isolées les unes des autres. Fixées vivantes et net par l'acide osmique, avec leur forme qu'on peut considérer comme exacte, ces cellules sont volumineuses. Leur protoplasma est homogène, brillant, assez abondant autour du noyau. Celui-ci est arrondi, faiblement coloré par l'hématoxyline, et ne présente jamais la forme en boudin, en rosette ou lobée des noyaux caractéristiques des cellules lymphatiques ordinaires. Il devient donc dès à présent impossible de continuer à considérer comme telles les cellules rondes des taches laiteuses de ce stade.

C'est au milieu de ces cellules, qui en revanche rappellent singulièrement celles des germes vasculaires du foie à la période fœtale, qu'apparaissent les cellules vasoformatives. Ce sont des éléments d'abord constitués par un corps protoplasmique plein, cylindrique ou incurvé,

circulant et des cellules vasoformatives globulifères sont aussi fixés sans aucune déformation. On laisse s'achever d'ailleurs la fixation douze ou vingt-quatre heures dans la chambre humide; puis on lave à l'eau distillée, on ajoute de l'éosine hématoxylique faible en hématoxyline, on recouvre d'une lamelle et on laisse la préparation se colorer. Quand les noyaux sont violets et les globules rouges, teints en rouge briqué caractéristique, on enlève l'excès du réactif colorant, et l'on borde à la paraffine. On obtient ainsi des préparations admirables et absolument démonstratives. Ce procédé a le grand avantage aussi de conserver et de mettre en évidence les figures de division.

muni de pointes protoplasmiques de forme, d'étendue et de direction variables (1), rappelant d'emblée les pointes d'accroissement des jeunes capillaires (fig. 326). Le protoplasma est doué d'une réfringence spéciale et renferme des noyaux plus ou moins nombreux, occupant l'épaisseur du corps cellulaire principal ou celle des rameaux ou pointes d'accroissement. De fait, ces pointes marchent à la rencontre les unes des autres, se rejoignent, se fusionnent, forment ainsi des mailles, de la convexité ou de la concavité desquelles partent de nouvelles pointes protoplasmiques. De la sorte, une seule cellule peut engendrer tout un réseau, à peu près superposable à ceux que renferment les taches laiteuses occu-

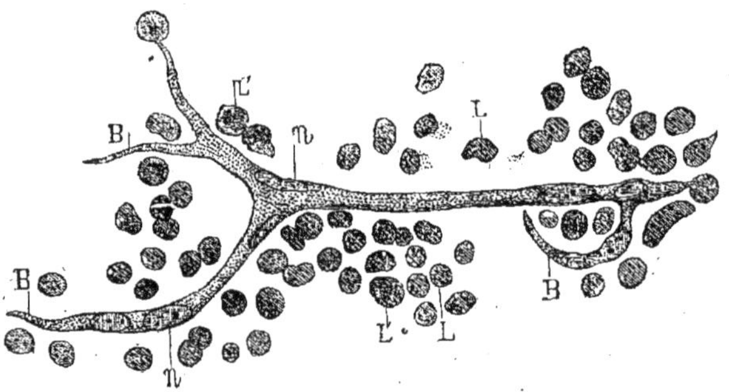

Fig. 326. — Cellule vasoformative de l'épiploon du Lapin (d'après Ranvier). Alcool au tiers, chlorure double d'or et de potassium ; conservation dans la glycérine.

n, *n*, noyaux ; — B, B, B, branches pleines de la cellule commençant à dessiner par leur végétation un réseau dont les mailles reproduiront la disposition générale de celles des capillaires ; — L, L', cellules rondes de la tache laiteuse.

pées par des capillaires rameux et déjà reliées aux vaisseaux préexistants par un capillaire direct.

Ainsi constituées, telles que les découvrit Ranvier en 1874, ces cellules, *cellules vasoformatives pleines*, répondent aux *germes vasculaires pleins* primordiaux d'Uskow et de Vialleton. Appartenant à un autre stade de la formation vasculaire et devant satisfaire à une modalité sanguiformative différente, elles ne leur ressemblent pas de prime abord il est vrai. Nous allons cependant voir qu'elles sont à la fois les équivalents morphologiques et fonctionnels des premiers germes vasculaires ; car si elles présentent avec eux des différences de configuration, elles n'en offrent au contraire aucune au point de vue de la constitution essentielle, de l'évolution et des fonctions.

En effet, à côté des taches laiteuses contenant des cellules vasoformatives *pleines*, on en voit d'autres renfermant des cellules vasoforma-

(1) Ranvier. Traité technique d'histologie, p. 477 (2e édition).

tives *globulifères*. La figure 327 montre une de ces cellules qui a pris déjà la forme générale d'un réseau de capillaires et renferme des globules rouges définitifs, bien que rien ne la relie encore aux vaisseaux préexistants, sinon une tache laiteuse L de petite taille exclusivement formée de cellules rondes. Certaines de ses branches pleines se sont déjà rejointes pour intercepter par leur concours des mailles fermées; les autres se comportent comme des pointes d'accroissement et dessinent des mailles incomplètes. Les branches pleines sont constituées par des tiges de protoplasma compact, homogène et réfringent, sur le trajet desquelles sont semés des noyaux qui pour la plupart en occupent toute l'épaisseur. Sur quelques points seulement, ces noyaux deviennent marginaux : disposition qui paraît répondre au premier mouvement de différenciation de la paroi vasculaire aux dépens de la tige protoplasmique pleine.

Quand, après fixation sur place par l'acide osmique à 1 p. 100, on a coloré la préparation avec l'éosine hématoxylique, on voit tous les noyaux des branches pleines de la cellule vasoformative colorés en violet ; mais la coloration du protoplasma varie le long de ces mêmes branches. Dans certaines parties de celles-ci, il est à peine coloré en rose pâle; dans d'autres, il est teint en gris de lin clair. Parmi les noyaux, ceux qui occupent le plein des branches grêles y dessinent des renflements fusiformes. Les noyaux marginaux sont ou lenticulaires, ou lobés et même géminés. Certains encore se disposent en une longue traînée légèrement bosselée, comme s'ils avaient obéi à un mouvement d'étirement. Enfin, souvent solitaires au beau milieu d'une branche grêle, et occupant dans ce cas le centre d'une vacuole, mais le plus souvent juxtaposés en nombre variable au sein du protoplasma des branches plus larges, apparaissent les globules rouges définitifs.

Ils sont disposés par files dans les branches étroites, où même souvent ils se succèdent en piles de monnaie. Dans ce dernier cas ils sont discoïdes parfaits déjà, et parfois excavés sur leurs deux faces. Dans les branches larges, ils se placent plusieurs de front ou sans ordre. Leur diamètre est d'ailleurs variable, et comme proportionné à la dimension de la branche où ils prennent naissance. Certains, occupant des pointes d'accroissement qui viennent de se rejoindre pour fermer une maille, sont tout petits, du volume des granulations élémentaires ou plaquettes de Bizzozero. Tous sont colorés par l'éosine exactement à la façon des globules sans noyau du sang circulant. Leurs séries sont discontinues, séparées dans des branches consécutives ou dans une même branche de la cellule globulifère, par des tiges pleines de protoplasma renfermant de distance en distance des noyaux axiaux. Les noyaux sont souvent très éloignés des séries de globules rouges. Ceux-ci se sont donc bien formés au sein du protoplasma, par une sorte d'évolution de la portion axiale de celui-ci en un certain nombre de corpuscules sphériques ou discoïdes.

Voici pour la différenciation globulaire. Quant à celle de la paroi, elle s'opère comme suit : On voit d'abord les noyaux des branches globulifères se disposer marginalement de distance en distance, le long des travées protoplasmiques. Puis, sur un seul côté de la travée ou sur les deux à la fois, ces noyaux deviennent plus nombreux, et la paroi endothéliforme se montre distincte. Elle est séparée de la rangée de globules.

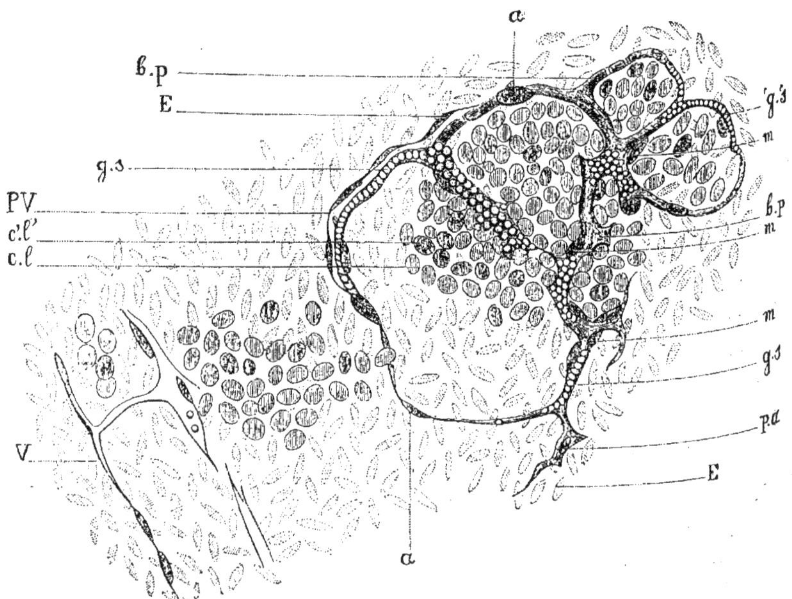

Fig. 327. — Cellule vasoformative globulifère 1 de la figure 324, prise dans l'épiploon du Lapin né depuis cinq jours.

a, *a*, noyaux axiaux des branches protoplasmiques pleines; — *m*, *m*, *m*, noyaux marginaux ; — *bpm*, branches protoplasmiques moniliformes et présentant une fragmentation du protoplasma, — *pa*, pointe d'accroissement pleine et renfermant un noyau.

gs, *gs*, globules sanguins définitifs, sans noyau : — *g's'*, les mêmes globules, très petits, développés dans des branches protoplasmiques grêles, et formant un îlot circonscrit de tous côtés par le protoplasma des branches pleines.

PV, point du réseau vasoformatif où les globules d'une part, et de l'autre la paroi vasculaire se sont différenciés : entre la rangée de globules, adhérant à la paroi comme dans les berceaux des globules sanguins et encore englobés dans le protoplasma, et la paroi vasculaire différenciée sur le côté opposé, on voit la lumière du vaisseau apparaître sous forme d'une fente marginale.

cl, cellules de la tache laiteuse ; — *c'l'*, cellules de cette même tache dont le protoplasma est infiltré d'hémoglobine (cellules rouges ou érythroblastes) ; — V, vaisseaux sanguins d'une tache laiteuse déjà vascularisée et reliée à l'artère en voie de croissance (A de la fig. 325) ; — L, tache laiteuse intermédiaire à ce réseau et à la cellule globulifère : elle renferme quelques érythroblastes plus foncés ; — E, noyaux endothéliaux de l'épiploon (400 diamètres).

rouges néoformés et englobés encore à la file dans le protoplasma, par un espace clair, une fissure qu'occupe le plasma primordial. C'est là le commencement de la lumière vasculaire, résultant ici, comme dans un germe vasculaire de l'aire opaque, d'une fissuration longitudinale et quelquefois même latérale d'une branche pleine (1). Ce fait, comme tous les faits précédents que je viens d'énumérer, est très évident sur la figure 327, qui met de la sorte en pleine lumière la double différenciation sanguiformative et vasoformative réunies dans une même cellule.

Comme un germe de l'aire vasculaire, cette cellule, formée d'une masse protoplasmique pleine semée de noyaux en nombre variable, a réalisé un plasmodium. Comme ce même germe, elle s'est accrue par une végétation de branches pleines interceptant des mailles, puis des réseaux. Encore comme lui, elle s'est scindée en une paroi vasculaire et un contenu globulaire. La cellule vasoformative et le germe vasculaire des îlots de Wolff et de Pander sont donc bien deux équivalents morphologiques, deux germes vasculaires homologues pour des périodes différentes de la formation du sang et des vaisseaux. Seulement, ils ne se ressemblent pas par la configuration de détail. N'appartenant pas au même stade de l'évolution, ils ne donnent pas non plus naissance à la même variété de globules sanguins. Le germe plein de l'aire vasculaire se scinde intérieurement en corps cellulaires et la cellule vasoformative en formations du protoplasma chargées d'hémoglobine, pour engendrer dans les deux stades des corpuscules rouges du sang d'un type différent. Pour cette raison même et probablement aussi pour d'autres que nous ne connaissons pas encore, ils cessent de demeurer identiques dans leur forme. On observe des différences toutes semblables entre les muscles lamellaires et les muscles fasciculés, qui en somme ne font que réaliser deux aspects différents d'un même élément : *la cellule musculaire à contraction brusque*. De même, les germes vasculaires primordiaux et les cellules vasoformatives ne sont que les modalités d'une seule et même cellule : *la cellule hémo-vasculaire.*

Au sein des taches laiteuses de l'épiploon du Lapin, du Cochon d'Inde, etc., toutes les cellules vasoformatives ne sont pas rameuses. Il y en a aussi d'arrondies (2). Les globules rouges définitifs s'y développent comme dans les cellules rameuses en formant des sortes de nids globuleux. Nombre de ces cellules sont voisines de cellules rameuses et se fondent ultérieurement dans la constitution du réseau vasoformatif.

En outre, au milieu des cellules rondes ordinaires de chaque tache laiteuse renfermant des cellules vasoformatives rameuses pleines, globulifères ou même déjà capillarisées et reliées aux vaisseaux préexis-

(1) Les globules, sur le côté opposé, sont englobés alors dans une bande de protoplasma continue avec la paroi non différenciée. Cette disposition rappelle exactement celle décrite par Kölliker au niveau des *berceaux des globules sanguins.*

(2) Ranvier. *Traité technique*, p. 481 (2e édition).

tants, on en trouve toujours quelques-unes dont le noyau fixe, avec une grande énergie, l'hématoxyline, et dont le protoplasma vitreux et réfringent est chargé d'hémoglobine. Entre ces véritables érythroblastes et les cellules rondes ordinaires, dont le protoplasma est incolore, on trouve une série d'intermédiaires, tels qu'il en existe entre les érythroblastes des îlots vasculo-sanguins du foie embryonnaire, et les cellules incolores de Toldt et Zuckerkandl. Or, nous avons vu que celles-ci peuvent représenter à elles seules, au sein d'une travée de cellules hépatiques, un germe vasculaire tout entier. On est de la sorte amené à penser que les cellules rondes des taches laiteuses ont la signification de germes vasculaires, parmi lesquels certains se développent seuls à l'état de cellules vasoformatives rameuses ou arrondies, tandis que les autres se chargent d'hémoglobine sans multiplier leurs noyaux, ou encore restent stériles pour disparaître ensuite par atrophie (1).

(1) Je fais ici, on le voit, une distinction absolue entre les cellules rondes des taches laiteuses primaires, telles que celles de l'épiploon exsangue du Cobaye à terme et de celui du Lapin de quatre à cinq jours, et les cellules rondes manifestement lymphatiques qu'on rencontre abondamment répandues dans les tâches laiteuses secondaires du Lapin d'environ un mois, depuis longtemps occupées par un réseau de capillaires parfait, où le sang circule régulièrement.

Dans les taches laiteuses primaires, il n'y a pas une seule cellule lymphatique caractérisée par les propriétés particulières à ces éléments et aujourd'hui bien connues : noyau multiforme, expansions pseudopodiques saisies net par l'action de l'acide osmique, etc. Par contre, les belles cellules rondes, à noyau formé d'un réticulum noueux parfois disposé en couronne, à protoplasma globuleux si semblable à celui des cellules incolores de la moelle des os décrites par Malassez, ne peuvent être considérées que comme des homologues de celles-ci et des cellules des germes vasculaires du foie, C'est certainement à elles qu'il faut rapporter l'origine des cellules vasoformatives globulifères rondes de Ranvier, lesquelles ne renferment qu'un ou deux noyaux.

Une question qui resterait à déterminer, c'est de savoir si celles des cellules rondes de la tache laiteuse dont le protoplasma se charge d'hémoglobine disposée autour du noyau comme dans un globule nucléé, sont capables ensuite de donner naissance à des cellules globulifères. Sans émettre à ce sujet une opinion formelle, je dirai que je ne le crois pas jusqu'à présent. Je pense au contraire que ces éléments répondent à des cellules *à évolutilité retardante* du germe vasculaire représenté par la tache laiteuse considérée dans son ensemble. Ces cellules semblent avoir encore conservé de la période du sang mixte l'aptitude à évoluer sous forme d'érythroblastes; tandis que les cellules rondes de la tache laiteuse primaire qui ne deviennent ni des cellules vasoformatives ni des érythroblastes, sont probablement des éléments stériles, qui ne tardent pas à disparaître par atrophie quand les cellules destinées à une évolution véritablement vasculaire ont achevé leur évolution et ont été réunies aux vaisseaux en cours d'accroissement.

Ranvier a fait remarquer dès le début que jamais (non plus que dans un îlot vasculo-sanguin du foie), on ne trouve dans une cellule vasoformative globulifère de globules blancs à côté des globules rouges. De fait, les cellules migratrices sont des éléments qui s'introduisent secondairement dans le sang. Je suis à ce sujet de l'avis de Van der Stricht, et je ne suis pas éloigné de croire que le grand nombre de ces cellules au sein des taches laiteuses secondaires, entre les mailles et au pourtour des jeunes capillaires, est en rapport avec ce passage des éléments lymphatiques des espaces du tissu conjonctif dans le sang à travers la paroi des vaisseaux. Ceux-ci ne semblent pas en effet être l'origine par diapédèse, mais bien au contraire le point de rassemblement des cellules lymphatiques. En second lieu, et il faut tenir grand compte de ce fait, les cellules lymphatiques sont alors pour la plupart chargées de granulations (Ranvier). De ces granulations, les unes sont protéiques ou

Mais à côté de ces érythroblastes abortifs ou stériles, on en rencontre d'autres qui se comportent et évoluent tout autrement. Soit au sein des taches laiteuses, soit isolés des autres cellules rondes, dans certains points de l'épiploon on les voit affecter la forme d'éléments cellulaires volumineux (fig. 328), dont le protoplasma chargé d'hémoglobine s'est développé en une masse ellipsoïde ou sphérique. Sur les préparations de l'épiploon fixé, vivant par l'acide osmique, puis coloré par l'éosine hématoxylique, on constate aisément que bon nombre de tels érythro-

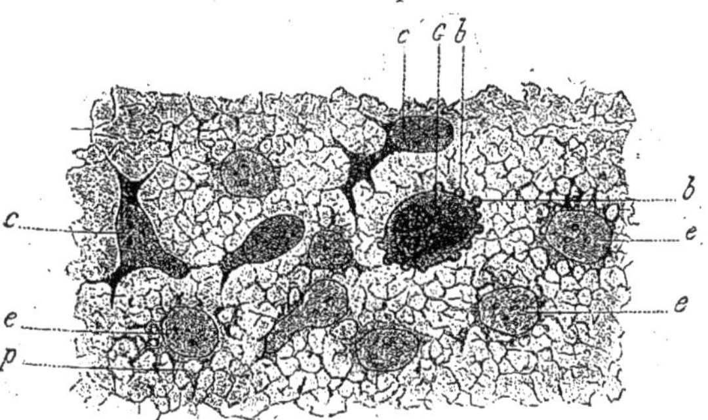

Fig. 328. — Cellule hémoglobique (érythroblaste) globuligène en voie de bourgeonnement, isolée à une grande distance des vaisseaux dans l'épiploon du Cochon d'Inde de sept jours. Fixation par l'acide osmique à 1 p. 100. Coloration de l'épiploon tendu sur la lame de verre par l'éosine hématoxylique (chambre claire, object. 7, ocul. 3 de Vérick; projection sur la table de travail).

G, cellule globuligène; — b, b, bourgeons globulaires; — cc, cellules fixes de la lame conjonctive interendothéliale de l'épiploon; — e, e, cellules endothéliales de l'épiploon; — p, prolongements protoplasmiques anastomotiques les uns des autres des cellules endothéliales.

blastes deviennent globuligènes par bourgeonnement. Toute leur surface est alors recouverte d'excroissances comparables à celles décrites par Malassez dans les cellules globuligènes de la moelle rouge des os. Certaines de ces excroissances sont encore courtes et coniques; d'autres affectent la forme de boutons; un certain nombre enfin a déjà acquis celle de bourgeons globulaires dont les uns sont encore pédiculés, et dont les autres sont déjà détachés du corps cellulaire. La marge de ce dernier semble alors entourée comme d'un rang de perles. Telle est l'origine des globules rouges assez nombreux, mais ordinairement sphériques et de tailles variables, compris dans l'épaisseur de l'épiploon

vitellinoïdes, mais d'autres très nombreuses sont graisseuses et colorées en noir par l'acide osmique. Comme, parallèlement à cet apport, on voit apparaître aussi la graisse dans toutes les cellules fixes du tissu conjonctif au voisinage des vaisseaux (ce qui est le début de leur transformation adipeuse), on peut aussi penser que le concours nombreux des cellules lymphatiques au niveau des taches laiteuses secondaires, et tout le mouvement qui remanie au-dessus et au-dessous de ces taches incessamment l'endothélium des deux faces de la membrane, sont en une large proportion corrélatifs à l'apport de la graisse par les cellules lymphatiques aux cellules fixes du tissu conjonctif périvasculaire en voie d'évolution adipeuse.

et à distance des vaisseaux, chez les jeunes mammifères tels que le Lapin, le Cochon d'Inde et le Chat (1).

En se résolvant en une série de cellules distinctes pour former les taches laiteuses, les germes vasculaires donnent donc naissance à des éléments cellulaires possédant une évolutilité variable. Les uns aboutissent à la cellule vasoformative rameuse qui fournit à la fois un département nouveau du réseau vasculaire et le premier sang qu'il contient. D'autres deviennent l'origine d'îlots sanguins arrondis. D'autres enfin évoluent pour donner des cellules rouges, et sous cette forme ils deviennent globuligènes par bourgeonnement ou bien ils s'atrophient. Enfin, certaines cellules s'arrêtent aux premiers stades et demeurent incolores. Dans cet état, si on les fixe dans les vaisseaux sanguins où elles circulent avec le sang à la période fœtale, elles montrent souvent des bourgeons incolores sur la marge de leur protoplasma. Ces bourgeons quand ils se sont détachés et pédiculisés constituent une variété des plaquettes de Bizzozero.

L'existence de ces formes multiples d'un seul et même élément est du plus haut intérêt. Elle montre qu'au fur et à mesure qu'on s'éloigne de la période initiale de l'aire vasculaire, les éléments vasoformatifs et sanguiformateurs modifient peu à peu leur évolution. De plus, à chaque stade, certains d'entre eux semblent n'avoir gardé que l'aptitude évolutive des périodes précédentes. Ils continuent à l'exercer à côté d'autres évoluant sur le type nouveau, qui semble d'abord tout différent. De là, à la fois une certaine difficulté à expliquer leur présence dans les parties

(1) Depuis longtemps déjà, j'ai observé dans tous les points du tissu conjonctif où se développent des vaisseaux, la présence de globules rouges situés dans les intervalles de ceux-ci, soit par petits amas, soit isolément. J'avais d'abord pensé qu'il s'agissait de globules sanguins extravasés par suite des mouvements de diapédèse très nombreux là où le tissu conjonctif est parcouru par des vaisseaux en cours d'accroissement et où ce tissu s'accroît lui-même. Mais il est facile de reconnaître que de tels globules n'ont pas tous une pareille origine. Si l'on fixe l'épiploon par un mélange de un tiers d'acide osmique à 1 p. 100 et de deux tiers de solution de nitrate d'argent à 1 p. 100, on voit en effet dans l'intervalle des deux plans endothéliaux, et aussi dans les intervalles des vaisseaux, des érythroblastes globuligènes nombreux et les globules nouveau-nés, tous sphériques, issus de leur bourgeonnement. Les globules rouges issus des diapédèses occupent au contraire le voisinage des vaisseaux où le sang circule déjà depuis longtemps et ayant acquis une paroi endothéliale à cellules distinctes. Ils sont discoïdes, excavés sur leurs deux faces, et à peu près tous aussi de même taille.

Il n'y a donc pas que les cellules rouges ou érythroblastes de la moelle des os qui puissent devenir globuligènes isolément dans les espaces intervasculaires. A ce point de vue, l'assertion de Van der Stricht, c'est à savoir que partout où l'on trouve des érythroblastes peuvent se former des globules rouges sans noyau, est parfaitement exacte. Si l'on joint à cela que toutes les cellules rondes des taches laiteuses jouissent de la propriété amiboïde, ce qui résulte des observations directes faites dès 1874, par Ranvier, on se rendra compte de la façon dont les érythroblastes, c'est-à-dire des germes vasculaires réduits à la seule fonction globuligène, peuvent arriver dans les espaces interorganiques et former de la sorte des globules sanguins partout où se poursuit le tissu conjonctif et où peuvent s'accumuler les cellules rondes des taches laiteuses, ainsi que je l'ai avancé, il y a près de quinze ans déjà (Gubler et Renaut. *Dict. encyclop. des sciences médicales*, article Sang (pathologie), p. 515).

du système vasculaire en voie d'extension, et aussi une réelle obscurité dans l'explication du processus entier alors qu'on n'a pas appris à rapporter les éléments retardataires aux phases où ils florissent seuls, pour ainsi dire, et où leur mode d'évoluer, au lieu d'être exceptionnel et d'aboutir à des formations abortives, constitue au contraire le mode normal et régulier de leur développement.

Taches laiteuses vascularisées et taches laiteuses secondaires. —

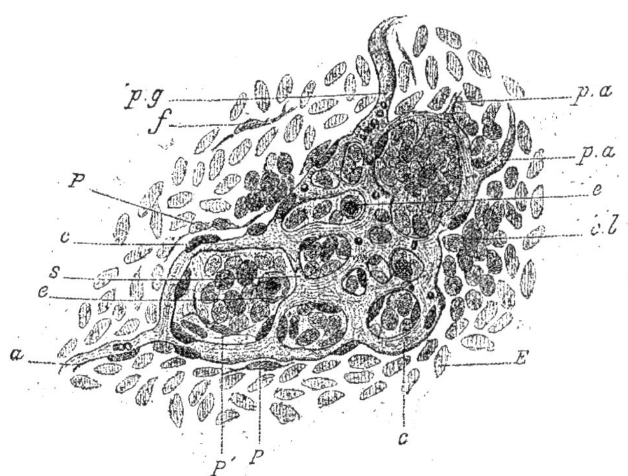

Fig. 329. — Cellule vasoformative canalisée et transformée en un petit réseau de capillaires, relié avec l'artère seulement du système vasculaire en voie de croissance représenté dans la figure 324 (cette cellule répond à 2 de la figure 324). Épiploon du Lapin né depuis cinq jours; fixation par l'acide osmique à 1 p. 100; coloration et conservation dans l'éosine hématoxylique faible.

a, capillaire vrai qui deviendra une artériole, reliant le réseau vasoformatif à l'artère AA (à partir du point où cette artère est croisée et quittée par la veine V, elle a la constitution pure et simple d'un capillaire, c'est-à-dire qu'elle ne possède aucune fibre musculaire).

pa, *pa*, pointes d'accroissement en marche l'une vers l'autre pour fermer une nouvelle maille du réseau vasoformatif; — *c*, *c*, branches canalisées; — *s*, petit septum transversal répondant aux limites de la canalisation dans les branches *cc*; — *pg*, pointe d'accroissement pleine, renfermant des globules rouges encore englobés dans le protoplasma; — *p*, *p*, *p*, cellules de la couche périvasculaire, non encore toutes disposées sur la surface externe des branches capillaires; — *f*, cellule fusiforme du tissu conjonctif; — *cl*, cellules de la tache laiteuse; — *e*, *e*, cellules rouges, à protoplasma chargé d'hémoglobine, appartenant à la tache laiteuse; — E, noyaux endothéliaux de l'épiploon (300 diamètres).

Celles des taches laiteuses renfermant des cellules rameuses globulifères qui ont été atteintes par un capillaire artériel direct émané des vaisseaux préexistants, montrent cette cellule déjà transformée en un petit réseau de capillaires embryonnaires où le sang pénètre. Chez le Lapin âgé de cinq ou six jours, ce réseau possède souvent encore une ou plusieurs branches pleines, consistant en une tige protoplasmique englobant des globules rouges discoïdes (fig. 329). Les autres branches se sont vidées de leurs globules et sont entièrement canalisées; il ne reste plus du germe plein que la paroi protoplasmique semée de noyaux, disposés à la façon des noyaux endothéliaux des capillaires embryonnaires. Les mailles canalisées tendent toujours à se multiplier par des pointes d'accroissement, qui par leurs concours en intercepteront de nouvelles. Dans l'intérieur des mailles, fermées ou encore ouvertes, il subsiste un grand nombre de cellules rondes, et parmi elles certaines dont le protoplasma s'est chargé d'hémoglobine (érythroblastes). En même temps, on voit des cellules fixes du tissu conjonctif s'ordonner à la surface des capillaires pour former leur couche rameuse périvasculaire. Certaines d'entre elles, bien que déjà disposées longitudinalement par rapport au capillaire, ne reposent pas encore à sa surface. D'autres ont acquis déjà leur position définitive.

On distingue enfin, sur certains points du réseau, par le travers d'un capillaire, de petites cloisons protoplasmiques obturant la lumière vasculaire comme le ferait un diaphragme. Ces cloisons sont la trace de l'indépendance originelle, au sein du germe vasculaire plein, des divers segments devenus globulifères puis ensuite canalisés. Elles disparaîtront plus tard, ou bien au contraire elles deviendront l'origine d'une vacuole qui, s'agrandissant, dédoublera sur ce point la paroi du vaisseau par la formation d'une petite maille destinée ensuite à s'agrandir.

On peut du reste remarquer que les mailles intercapillaires sont ici souvent toutes petites, et bien différentes des mailles larges des réseaux capillaires qu'on peut observer dans l'épiploon d'un Lapin âgé de trois ou cinq semaines. De même, les noyaux endothéliaux sont d'abord peu nombreux dans la paroi. Sur le pourtour de certaines mailles on peut n'en compter qu'un seul ou même point du tout ; sur les plus larges mailles du réseau on en compte seulement deux ou trois. Quelques jours plus tard, ils seront au contraire devenus très nombreux. En effet, les noyaux de la paroi ne tardent pas à se multiplier, puis à individualiser autour de chacun d'eux une fraction du protoplasma sous forme d'une lame endothéliale distincte, répondant au corps d'une cellule. Aussi, chez le Lapin de seize à dix-huit jours, l'imprégnation des réseaux capillaires des taches laiteuses de l'épiploon détermine à coup sûr l'apparition du réseau endothélial caractéristique, tandis qu'elle n'en fait apparaître aucun dans les taches laiteuses où le sang circule déjà chez le Lapin de cinq à huit jours.

Dans ce mouvement de multiplication des noyaux de la paroi aboutissant à la résolution de celle-ci en un nombre variable de cellules distinctes individualisées chacune par un noyau, les mailles intercapillaires augmentent naturellement d'étendue, en même temps que la longueur des capillaires s'accroît et que leur lumière s'agrandit. Chez le Lapin de trois semaines à un mois, les taches laiteuses existent toujours au niveau des réseaux capillaires, et nombre d'entre elles, situées en dehors d'eux, ne sont pas encore vascularisées. Si l'on examine celles qui subsistent autour des réseaux où le sang circule, on les trouve très différentes de ce qu'elles étaient au début, bien qu'à l'œil nu elles aient conservé l'aspect lactescent. Pour cette raison, je les désignerai sous le nom de *taches laiteuses secondaires*. Dans les intervalles des vaisseaux, les mailles du réseau de capillaires y sont occupées non plus seulement par des cellules rondes, à noyau régulier et à protoplasma vitreux, mais surtout par de nombreuses cellules lymphatiques et par des cellules fixes également nombreuses du tissu conjonctif. Le protoplasma de celles-ci, de même que celui des cellules de la couche rameuse périvasculaire et de bon nombre de cellules lymphatiques, renferme des granulations graisseuses que l'acide osmique teint en noir. Ceci répond au début de la formation des pelotons adipeux déjà en voie de développement actif le long des fusées artérielles et veineuses. C'est à ce stade surtout que l'épiploon montre au niveau des taches laiteuses des cellules lymphatiques douées de mouvements amiboïdes plus ou moins actifs (1). Désormais, l'extension du réseau capillaire s'opère uniquement par le mécanisme des pointes d'accroissement. En même temps, certaines branches du réseau concourent à l'extension des artères.

Rapports des réseaux vasoformatifs avec les artères et les veines. — Les cellules vasoformatives rameuses et globulifères sont constamment abordées au début non pas par une artériole ou par une veinule, mais bien par un vaisseau capillaire vrai. Celui-ci émane directement d'une artère ou d'une veine qui ont bourgeonné sous cette forme vers la cellule globulifère (*capillaire direct*), ou bien il appartient à un réseau vasoformatif déjà vascularisé, lui-même en relation avec l'artère ou la veine (*réseaux interposés*).

S'il s'agit d'un capillaire en relation avec une *artère* soit directement, soit par l'intermédiaire d'un réseau interposé, l'union se fait avec les capillaires de la tache laiteuse sans que, après qu'elle s'est opérée, l'on observe le moindre accident de structure au point de jonction (Ranvier). Le capillaire artériel se continue avec la branche de la cellule vasoformative qu'il a abordée, sans variation sensible du calibre de la lumière vasculaire (fig. 330). Les capillaires du réseau semblent alors n'être que le simple prolongement du capillaire artériel. Quand la jonction vient de s'opérer entre un réseau vasoformatif et une artère sans qu'aucun capillaire veineux soit venu en même temps aborder le réseau d'un autre côté, celui-ci devient et reste pour un temps *unipolaire artériel*, c'est-à-dire un simple diverticule de l'artère jusqu'à ce qu'il soit ensuite abordé par un capillaire veineux. Jusque-là, le sang n'y circule que difficilement ou pas : tous les capillaires du réseau fixé vivant par l'acide osmique sont ordinairement vides et se détachent en blanc sur le fond très coloré de

(1) L. Ranvier. *Du développement et de l'accroissement des vaisseaux sanguins.* (Travaux du laboratoire d'histologie du Collège de France, année 1874, p. 151.) — Observation des taches laiteuses dans une goutte de sérosité péritonéale, sur la platine chauffante entre + 36° et + 39°.

la tache laiteuse. Parfois aussi, le réseau est abordé par deux capillaires artériels sur deux points différents; il devient dès lors d'emblée un

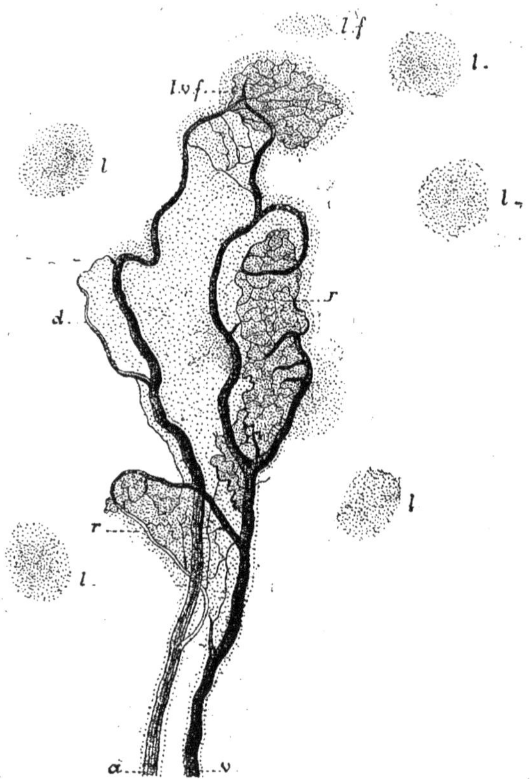

Fig. 330. — Vaisseaux sanguins de l'épiploon du Lapin âgé de cinq semaines, injectés avec une masse de gélatine au bleu de Prusse. Coloration au picrocarminate. Conservation dans la glycérine (15 diamètres).

l, *l*, *l*, taches laiteuses non vascularisées; — *lf*, tache laiteuse frontale, qui sera vascularisée bientôt comme l'est déjà celle figurée en *lvf*. (Cette dernière répond à l'accroissement du système formé par la petite artère *a*, et la petite veine *v*, dans le sens de la longueur.) — *r*, *r*, réseaux décurrents : celui de droite est surtout un territoire veineux, ne recevant qu'une artériole unique à sa base ; celui de gauche est un réseau artério-veineux du type ordinaire ; — *d*, anse décurrente bipolaire artérielle.

A droite de l'observateur, on voit la façon dont naissent les veinules au sein du petit réseau de capillaires *r*; — En *lvf*, on voit comment l'artère se continue avec les capillaires du réseau vasoformatif.

réseau bipolaire artériel, et il est parcouru par une circulation dérivée de l'artère.

Ranvier (1) a montré que les veines abordent plus tard de tels réseaux par des bourgeons comparables à ceux des vaisseaux en voie de

(1) *Loco citato*, p. 161.

croissance de la peau de l'embryon de Mouton de 20 à 30 millimètres dont j'ai donné plus haut la description. Sur certains réseaux capillaires de l'épiploon du Lapin de trois semaines à un mois, on peut voir de tels bourgeons veineux parfois énormes gagner l'entrelacement des capillaires vrais et s'y terminer par une extrémité close renflée en massue. Quand la jonction s'est opérée, le point d'union du capillaire ou de plusieurs capillaires avec la veinule reste indéfiniment marqué par un renflement brusque de la lumière vasculaire. Comme ce renflement existe d'ailleurs en règle à l'origine des veinules des réseaux complètement développés, on en peut conclure que le mode d'abord précité est le plus fréquent entre les veines et les réseaux vasoformatifs.

Dans les membranes de tissu conjonctif où se développent des vaisseaux, telles que l'épiploon du Lapin de trois semaines à un mois, ou le centre phrénique du fœtus humain du troisième mois, on trouve parfois, au voisinage d'une artère ou d'une veine, des îlots arrondis et clos de toutes parts, limités par une paroi endothéliale et renfermant des globules rouges, mais aussi des cellules incolores. Ils sont souvent très volumineux et n'ont aucune communication avec les vaisseaux. Autour d'eux, le tissu connectif se tasse légèrement pour leur constituer une sorte d'enveloppe. Jusqu'ici, je ne suis pas fixé sur la nature ni la signification morphologique de ces îlots.

Extension des artères par l'artériolisation des capillaires. — Les capillaires directs qui reliaient primitivement les réseaux vasoformatifs aux fusées artérielles, ne tardent pas à devenir des artérioles. Si la jonction du réseau vasoformatif avec l'artère s'est opérée par l'intermédiaire d'un autre réseau vasoformatif déjà capillarisé — (comme ce sera le cas en 1, 4, 5, fig. 325), — parmi les capillaires intermédiaires, il y en aura un qui se transformera en artériole, les autres demeurant des capillaires artériels décurrents, tels que ceux décrits par Ranvier le long des fusées artérielles de l'épiploon du Lapin jeune adulte.

Dans les réseaux en voie de croissance (1), on peut voir (fig. 330) aisément comment s'opère l'artériolisation des capillaires, et conséquemment l'extension des artères au sein des réseaux formés par eux. Sous un faible grossissement, on remarque d'abord que les artérioles préexistantes marchent généralement droit, soit en dehors du réseau de capillaires, soit après qu'elles se sont engagées à l'intérieur de celui-ci. On les reconnaît d'emblée à leurs noyaux ou à leurs traits d'imprégnation transversaux, répondant aux noyaux ou aux cellules musculaires, suivant que l'épiploon n'a pas ou a été au contraire imprégné d'argent. Au delà de l'artériole, on reconnaît aussi le capillaire aux dépens et le long duquel s'étendra l'artériole; car il se met le plus ordinairement en ligne

(1) Épiploon du Lapin d'un mois, tension sur la lame de verre soit directement, soit après imprégnation par une solution de nitrate d'argent à 1 p. 500. Picrocarminate, examen dans la glycérine picrocarminée.

sur le prolongement de celle-ci. Il devient alors comme tendu parmi les autres capillaires du réseau, qui doivent demeurer des capillaires vrais.

Un examen attentif montre que, conformément à ce qu'avait déjà remarqué EBERTH (1), la couche musculaire cesse d'être continue à

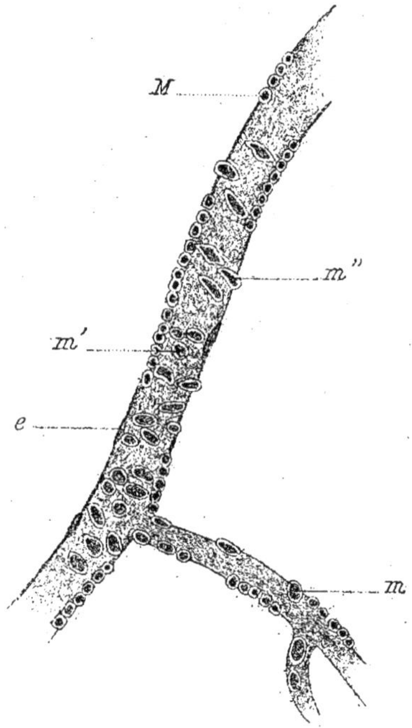

Fig. 331. — Extrémité périphérique d'une artériole de l'épiploon du Lapin de 4 semaines, émettant latéralement une petite artériole collatérale. Fixation et coloration, sous la lamelle, de l'épiploon tendu par le picrocarminate d'ammoniaque pendant quarante-huit heures dans la chambre humide. Alcool fort, essence de girofles, essence de bergamote, conservation dans la résine dammar (350 diamètres). Les noyaux endothéliaux *e* n'ont pas été destinés sur le plein de l'artériole afin de ne pas compliquer la figure.

M, coupe optique des cellules musculaires disposées par séries alternatives sur l'un et l'autre bord de l'artériole ; — *m*, *m'*, *m"*, jeunes cellules musculaires occupant le plein du vaisseau, et dont les chefs ne sont pas encore étendus assez pour l'embrasser dans tout son pourtour.

l'extrémité de l'artériole. Sur le capillaire qui va s'artérioliser, on voit d'abord, à une assez grande distance de l'artériole et souvent sur plusieurs points successifs et discontinus entre eux, des cellules musculaires isolées ou réunies par petits groupes. C'est la disposition qui demeurera définitive sur les petites veines, mais qui sera seulement

(1) EBERTH. *Manuel de Stricker* (édition de New-York, p. 196).

transitoire ici. Les cellules musculaires sont d'abord arrondies, et viennent se placer à droite ou à gauche du vaisseau, comme si elles arrivaient par l'épaisseur de la membrane. Puis on en voit quelques-unes embrasser incomplètement la paroi (fig. 331). Dans les préparations fixées lentement sous la chambre humide et colorées en même temps par le picrocarminate d'ammoniaque, ces cellules sont ovalaires, avec un centre clair renfermant le noyau et une marge colorée en rouge foncé, répondant au premier rudiment de l'écorce contractile de la fibre lisse. Plus on se rapproche de l'artériole préexistante, plus ces cellules s'allongent autour du vaisseau. Enfin, elles finissent par l'embrasser complètement. Leur multiplication par division indirecte, aujourd'hui bien démontrée par les observations de H. STILLING et de PFITZNER, rend compte de l'achèvement rapide de la couche musculaire et de son passage à l'état continu autour du vaisseau.

Ces faits sont très instructifs. Ils nous montrent d'abord que, contrairement à ce qu'on aurait pu supposer, ce n'est pas exclusivement en gagnant de proche en proche par leur multiplication, que les cellules musculaires s'étendent sur les capillaires destinés à subir la transformation en artérioles. En outre, on voit de la sorte quelles sont l'origine et la signification des réseaux décurrents. Ils répondent manifestement à une portion des réseaux vasoformatifs situés en front d'une fusée en voie de croissance, et au travers desquels le vaisseau artériel se poursuit en artériolisant des capillaires successifs sur sa ligne de marche. Si ensuite ces capillaires décurrents sont atteints par un ou plusieurs bourgeons veineux, ils deviennent chacun un petit territoire artério-veineux au milieu duquel passent les vaisseaux de distribution ; sinon ils demeurent des réseaux bipolaires artériels latéraux à l'artère de distribution et permanents.

Une dernière remarque est utile à faire : c'est qu'il n'y a point de différence essentielle entre la croissance des artères à l'origine, dans la période de l'aire vasculaire, et celle de ces mêmes vaisseaux dans la période que j'ai appelée vasoformative. Dans les deux cas, l'extension du vaisseau se fait par points discontinus. Elle résulte de la mise en ligne, sur son prolongement, de certaines branches des réseaux vasculaires isolément formés, puis atteints tour à tour et reliés un à un à l'artère en voie de croissance. Chaque branche conquise de la sorte par l'artère est d'abord un capillaire vrai, qui ne devient une artériole que secondairement, par l'adjonction à sa paroi de cellules musculaires étrangères à la formation vasculaire initiale et fondamentale, c'est-à-dire au tube endothélial primitif né de la différenciation marginale du germe vasoformatif.

CHAPITRE III

VOIES, VAISSEAUX ET ORGANES LYMPHATIQUES

En faisant au début de cet ouvrage l'histoire de la lymphe, puis celle du tissu conjonctif lâche ou de la nutrition, j'ai suffisamment montré l'étendue des voies lymphatiques. Tous les espaces interorganiques du feuillet moyen des vertébrés sont des chemins de la lymphe ; les éléments cellulaires particuliers et mobiles de celle-ci, les *cellules lymphatiques*, les parcourent ou les habitent. Incessamment, une partie de ces éléments, échappant au cycle hémo-lymphatique normal, abordent les épithéliums et font issue aux surfaces après les avoir pénétrés et traversés. La lymphe est donc partout, sourd de partout où vont les cellules migratrices, éléments rebelles indéfiniment à toute spécialisation ou n'en affectant que de temporaires, comme on le verra plus loin. Les fentes qui se sont produites secondairement au sein du mésenchyme originel du feuillet moyen, pour constituer d'abord la cavité pleuro-péritonéale, puis la cavité neurale, et chez certains vertébrés (batraciens anoures) pour former des sacs sous-cutanés ou circum-viscéraux qui tiennent chez eux la place du tissu conjonctif lâche de la plupart des autres animaux, sont aussi occupées par la lymphe dont elles ne sont à vrai dire que des confluents spéciaux. Le domaine de la lymphe considéré de cette façon est donc immense; il est précisément celui-là même de la nutrition interstitielle. Car, ainsi que je l'ai dit plus haut, c'est la lymphe qui fait vivre les vertébrés ; ce sont ses cellules migratrices et son plasma qui nourrissent les éléments anatomiques, cellulaires ou non cellulaires, qui s'étant adaptés à des fonctions exclusives demeurent fixés désormais en place au sein de leurs tissus respectifs.

Mais, tandis que chez les invertébrés la lymphe existait seule ou plutôt présentait les caractères de l'*hémolymphe*, c'est-à-dire d'un liquide nourricier jouant en eux à la fois le rôle de la lymphe et celui du sang, et que le système vasculaire entier de ces animaux affectait des dispositions histologiques parfois identiques, toujours très analogues à celles qui caractérisent les vaisseaux lymphatiques des vertébrés vrais, chez ceux-ci le liquide nourricier s'est scindé en lymphe et en sang; et parallèlement le système vasculaire s'est subdivisé en VAISSEAUX SANGUINS et en VAISSEAUX LYMPHATIQUES offrant entre eux des différences tout à fait tranchées. Dans ce mouvement de subdivision, la lymphe n'a pas cessé d'être et de demeurer le liquide nourricier par excellence; mais la portion du système vasculaire qui lui reste dévolue est devenue une sorte d'annexe des vaisseaux sanguins. Ses voies circonscrites ou canalisées constituent dès lors un simple appendice du système veineux. Ses vaisseaux les mieux formés n'ont plus de réelles analogies qu'avec les veines. On ne trouve plus parmi eux, comme il arrivait chez les invertébrés supérieurs, des canaux charriant un plasma renfermant uniquement des globules blancs, qui soient constitués comme des artères, et commandent des réseaux vasculaires desservis par des voies en retour. Chez la Grenouille, les quatre cœurs lymphatiques versent la lymphe des membres dans les veines. Chez les mammifères et chez l'Homme, toute la lymphe des canaux est également versée dans les veines sous-clavières par le canal thoracique et la grande veine lymphatique. Les capillaires lymphatiques, après avoir formé des réseaux, ou s'être élargis en sacs, en gaînes, en surfaces enveloppantes, se terminent périphériquement par des ampoules closes. La lymphe n'y *circule* pas, elle *coule* vers les veines. Nous ne connaissons pas encore l'embryologie des voies lymphatiques; mais, à ne considérer que les dispositions affectées par celles-ci chez les animaux adultes et dans leur état de plein développement, on pourrait s'imaginer de prime abord que l'ensemble des vaisseaux lymphatiques n'est rien autre chose qu'un bourgeonnement rameux, diverticulaire du système veineux.

Dans leurs rapports d'une part avec les veines où ils aboutissent, et de l'autre avec les espaces du tissu conjonctif où ils vont se ramifier en réseaux terminés par des culs-de-sac fermés, les vaisseaux dont l'ensemble constitue l'arbre lymphatique paraissent en effet se comporter à la façon de ces bourgeons d'accroissement des veines, qui, chez les animaux dont le système vasculaire est encore en voie de croissance et inachevé, ont végété au loin, se sont branchés et subdivisés : pénétrant partout sans rencontrer rien, et se terminant à distance des réseaux de capillaires sanguins ou au milieu d'eux par des extrémités closes en doigts de gant (fig. 332).

Mais, ce qui donne à l'ensemble des voies lymphatiques un caractère absolument individuel, ce qui les distingue entièrement des veines, c'est le double caractère suivant : (*a*) Dans toute leur étendue, elles sont limitées par un endothélium continu, à peu près typique, dont les cellules sont découpées sur leurs bords en forme de feuilles de chêne ou des pièces d'un jeu de patience. (*b*) Elles sont creusées au sein du tissu conjonctif, lequel ne subit plus qu'exceptionnellement et toujours incomplètement ici de différenciation pour constituer leur paroi. En d'autres termes, les trajets circonscrits et fermés de la lymphe ne sont que de simples espaces du tissu conjonctif limités par l'endothélium continu spécial aux voies lymphatiques, endothélium qui seul permet de les reconnaître en un point donné, de les caractériser et d'affirmer leur existence.

En aucun cas, les trajets de la lymphe tapissés par l'endothélium lymphatique ne s'engagent dans les formations épithéliales ectodermi-

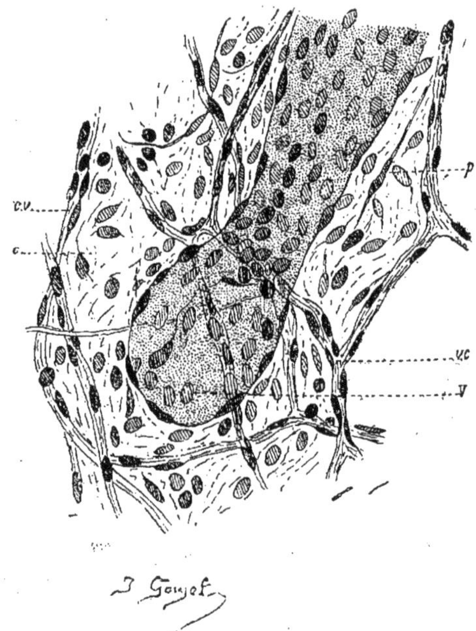

Fig. 332. — Terminaison ampoule d'un vaisseau lymphatique de l'épiploon non fenêtré d'un jeune Lapin au milieu d'un réseau de vaisseaux capillaires sanguins. — Fixation par l'acide osmique à 1 p. 100; tension de la membrane sur la lame de verre; coloration et conservation dans l'éosine hématoxylique faible (150 diamètres).

V, vaisseau lymphatique terminé par une ampoule close, et dont la paroi est limitée par une simple ligne endothéliale; — vc, capillaire sanguin; — cv, capillaire sanguin directement tributaire d'une veine; — c, tissu conjonctif; — p, cellule fusiforme du tissu conjonctif, analogue à celles qui forment la couche périvasculaire des capillaires sanguins.

ques ou entodermiques. Pour eux, la barrière morphologique constituée par les revêtements ou les bourgeonnements épithéliaux, est plus solide que pour les vaisseaux sanguins. Tandis que ces derniers ont abordé le neuro-épithélium du névraxe, celui des taches olfactives, l'épithélium des travées hépatiques et des lames musculaires des protovertèbres pour constituer les paraépithéliums, les réseaux lymphatiques ne dépassent jamais les limites exactes du tissu conjonctif, c'est-à-dire du mésoderme (1). Seules les cellules migratrices, en vertu des mouvements qui leur appartiennent en propre, s'engagent dans les épithéliums pour les nourrir, parfois les remanier et souvent pour les franchir. Mais alors même elles ne proviennent pas ordinairement des voies de la lymphe ; elles sont issues des vaisseaux sanguins par diapédèse.

§ 1. — ESPACES, TRAJETS ET CAPILLAIRES LYMPHATIQUES.

Je décrirai, sous ce titre, des lymphatiques de formes et de dimensions diverses, unis par ce caractère commun qu'ils constituent des cavités simplement creusées ou ménagées au sein du tissu conjonctif, développables avec des formes et sur une étendue variables, et limitées par un endothélium continu qui, à proprement parler, constitue toute leur paroi. Les formations de cet ordre sont extrêmement nombreuses, et leur description de détail, faite en les prenant une à une, ne serait à sa place que dans une monographie du système lymphatique. Je choisirai donc seulement parmi elles quelques types pour servir de point de départ à l'étude et à l'intelligence des autres.

Partout où l'on est parvenu à les observer imprégnés d'argent et développés de façon à bien montrer leur forme générale et leurs limites, les espaces et les trajets lymphatiques se montrent clos à leur périphérie, délimités par l'endothélium continu découpé en jeu de patience (fig. 333), qui se poursuit régulièrement sur les lymphatiques collecteurs, pour se continuer au point d'abouchement de ceux-ci dans les veines avec l'endothélium vasculaire sanguin. Nulle part, au contraire, on n'a pu voir l'endothélium des voies lymphatiques imprégnées d'argent cesser d'exister à leur extrémité, le vaisseau s'ouvrir en s'élargissant dans les espaces ordinaires du tissu conjonctif lâche ou modelé, et à la place des cellules endothéliales à bords sinueux, succéder par des passages insensibles les cellules fixes bien connues, soit ordonnées à la surface des faisceaux fibreux, soit disposées en réseaux anastomotiques comme dans le tissu cellulaire lâche. Les lymphatiques n'ont pas davantage de communications ouvertes avec les grandes séreuses, dans les points où existent les stomates ou les puits dont nous parlerons plus loin. Ils imposent donc par leur ensemble la notion d'un système ramifié de canaux et d'espaces clos à leurs extrémités terminales, et plongé au sein du tissu connectif à la façon des drains dans un terrain dont on veut collecter l'eau.

Bien qu'on ne possède, sur le premier état de ces vaisseaux, d'autres données que celles résultant des observations de Kölliker sur les lymphatiques de la lame natatoire des têtards d'anoures, il semble bien

(1) Nous verrons plus tard que les gaînes dites « lymphatiques « des vaisseaux sanguins pénétrant dans les centres nerveux, n'ont absolument pas la signification de trajets lymphatiques proprement dits.

apparaître qu'ici, de même que dans les vaisseaux sanguins, à l'origine, la formation vasculaire se soit réduite à un tube limité par une mince paroi protoplasmique semée de noyaux, plus tard scindée en un plus ou moins grand nombre de cellules distinctes. C'est en effet sur les lymphatiques qu'on rencontre le plus souvent les *Schaltplatten* d'AUERBACH (1), c'est-à-dire de petites aires de protoplasma sans noyau, intercalaires aux cellules endothéliales ordinaires. On ne peut rapporter ces aires, limitées entre les cellules par des traits de ciment, qu'à des parties d'une lame de protoplasma primitivement indivis ayant échappé à l'individualisation cellulaire; car elles sont absolument semblables à celles qu'on rencontre dans les capillaires sanguins dont l'évolution nous est parfaitement connue, et où elles ont cette même signification.

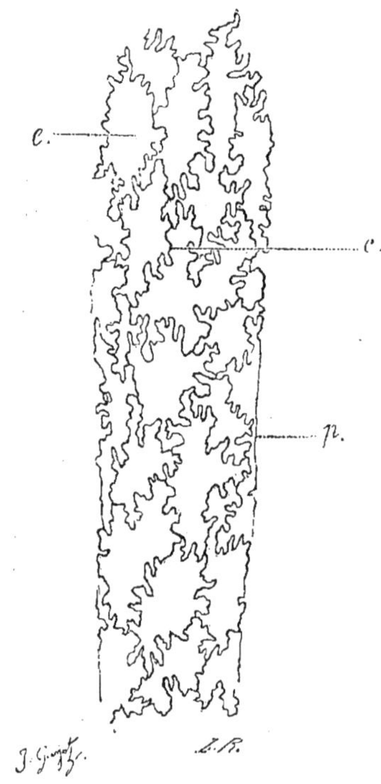

Fig. 333. — Capillaire lymphatique de la sous-muqueuse de l'intestin du Lapin imprégné de nitrate d'argent par la méthode indiquée p. 899. Conservation dans le baume du Canada (ocul. 1, object. 7, de Vérick, projection sur la table de travail).

e, champ de la cellule endothéliale; — *c*, ligne de ciment, sinueuse et répondant aux découpures en jeu de patience des bords des deux cellules endothéliales adjacentes; — *p*, ligne indiquant la paroi et simplement formée par le reploiement des cellules endothéliales sur les côtés de la lumière vasculaire.

A proprement parler, les formations lymphatiques dont je parle ici occupent les espaces interorganiques avec des dispositions très variables, commandées par la forme même de ces espaces ou des éléments d'organes à la surface desquels elles viennent se distribuer et s'ordonner. Les réseaux, les trajets, les sinus et les gaines lymphatiques sans paroi propre différenciée, ont donc des configurations qui défient toute description générale.

Fentes lymphatiques. — Dans le derme cutané, les aponévroses telles que le centre phrénique parcourues par des ramifications lymphatiques, et d'une manière générale partout où les voies canalisées de la lymphe pénètrent au sein du tissu conjonctif modelé, les lymphatiques occupent des espaces particuliers du tissu connectif ayant la forme de sim-

(1) AUERBACH. *Untersuchungen ueber Lymph und Blutgefässe* (Archives de Virchow, vol. 33, p. 383, 1865).

ples fentes, parce qu'ils prennent place entre des séries de faisceaux parallèles ordonnés entre eux. Si, après avoir pratiqué dans le derme une injection interstitielle de bleu de Prusse (1), ou fait dans la peau parcourue par le réseau irrégulier, répondant aux lymphatiques injectés, des sections perpendiculaires à la marche des faisceaux fibreux, on voit que les espaces remplis par la masse à injection sont de figure stellaire. Ils sont formés par le simple écartement des faisceaux conjonctifs. Leur cavité n'apparaît limitée que par un réseau élastique très délicat et serré, qui revêt les saillies et les dépressions interceptées par les faisceaux écartés. Mais ces fentes étoilées se distinguent des espaces stellaires compris entre les faisceaux conjonctifs du derme par la présence d'une couche continue d'endothélium caractéristique des voies lymphatiques. Cet endothélium est constitué par des cellules plates qui se moulent sur toutes les saillies et anfractuosités de la lacune. Quand on a coloré la préparation par le picrocarminate d'ammoniaque ou l'éosine hématoxylique, on voit que les noyaux endothéliaux font saillie sur le côté libre de la cellule : de telle sorte que la coupe de la fente lymphatique paraît, sous un faible grossissement, comme bordée à l'intérieur par une rangée de petites perles. Quand, à la place de bleu de Prusse soluble, on a injecté dans le derme de la gélatine argentée à 1 p. 300, et qu'on a pratiqué des coupes épaisses perpendiculaires à la marche des faisceaux, la cavité des fentes apparaît encore plus développée, sous la forme d'un espace prismatique limité par l'endothélium découpé en jeu de patience.

Enfin, quand ces fentes sont distendues par l'œdème simple et surtout par l'œdème lymphatique, elles prennent un développement considérable et tous les caractères que je viens de décrire sautent aux yeux. Les dimensions des espaces lymphatiques dépassent alors de beaucoup celles de la plupart des vaisseaux sanguins, et permettent de juger d'emblée de l'importance et surtout de la place que prennent au sein des tissus les voies lymphatiques déployées au maximum. Au contraire, elles sont difficiles à distinguer sans injection préalable dans les membranes fibreuses saines telles que le derme, parce qu'elles s'aplatissent sous l'influence du réseau élastique qui les borde et qui, lorsqu'elles sont vides, revient

(1) Si, piquant obliquement la peau avec la canule-trocart de la seringue de Pravaz, de manière que le bec effilé de la canule transparaisse à travers l'épiderme, on pousse ensuite du bleu soluble dans la partie la plus superficielle du derme, il se développe d'abord une petite nappe colorée autour de la canule. Puis une petite boule se forme ensuite difficilement. Bientôt, on voit partir de la périphérie de cette boule un réseau bleu très élégant qui se répand sur une surface de plusieurs centimètres. C'est le réseau superficiel des lymphatiques de la peau.

Si, une fois l'injection faite, on détache avec précaution le tégument, on reconnaît que la matière à injection a pénétré, en dessinant des réseaux, jusque dans les couches les plus profondes. Dans les travées conjonctives qui séparent les pelotons du tissu adipeux sous-cutané, on voit des lymphatiques d'un certain calibre, reconnaissables à leurs valvules, remplis de bleu de Prusse et gagnant les ganglions correspondants.

sur lui-même en les effaçant. Aussi est-ce à l'état de distension, ou pour mieux dire d'injection naturelle par la lymphe, que j'ai pu les distinguer et les décrire pour la première fois il y a déjà nombre d'années (1). Auparavant, d'ailleurs, tous les espaces interfasciculaires du tissu conjonctif modelé étaient assez généralement considérés comme des voies lymphatiques sous le nom de *canaux*, puis *d'espaces du suc*. En réalité, les espaces interfasciculaires ordinaires du derme et des autres membranes fibreuses ont bien une forme comparable à celle des fentes lymphatiques, interceptées comme eux-mêmes par l'écartement des faisceaux conjonctifs. Mais aucun de ces espaces, en dehors des fentes lymphatiques, n'est limité par un endothélium continu, ni par un réseau particulier et parfaitement net, bien que très délicat, de fibres et de grains élastiques à la surface duquel repose l'endothélium découpé en jeu de patience. De la sorte, on comprend aisément que la fente lymphatique n'est que le confluent d'une série d'espaces interfasciculaires ; mais ceux-ci ne communiquent pas librement avec sa cavité. Cette cavité, d'ailleurs, simplement limitée par un endothélium porté par la membrane mince élastique, formée de fibres grêles entre-croisées noyées dans une substance fondamentale discontinue, est parfaitement accessible sur tout son trajet aux cellules migratrices des espaces du tissu conjonctif, lesquelles sont douées de mouvements actifs, savent passer même à travers les lames élastiques de l'aorte, et sont aptes à franchir une barrière endothéliale avec la plus grande facilité. A l'égard des éléments de la lymphe des espaces, — cellules et plasma, — les fentes lymphatiques jouent donc bien comme je le disais plus haut un rôle comparable à celui de drains collecteurs. Leur paroi endothéliale, pour morphologiquement close qu'elle soit, est d'autre part extrêmement fragile et ne peut que céder aux moindres actions de force : ce qui explique qu'on puisse injecter les fentes lymphatiques par simple piqûre des tissus. Après avoir filé d'abord dans les espaces interfasciculaires, la matière à injection ne tarde pas, en effet, à rencontrer une fente lymphatique. Elle rompt alors sa membrane endothéliale, pénètre dans sa cavité, et se répand ensuite librement dans le réseau des voies de la lymphe.

Ampoules terminales et trajets lymphatiques (2). — Dans les

(1) J. Renaut. *Observation pour servir à l'histoire de l'éléphantiasis et des œdèmes lymphatiques* (Archives de Physiologie, 1872).

(2) A l'aide d'une grande seringue de Pravaz chargée d'eau distillée, on pique tangentiellement la paroi de l'intestin sous le péritoine. La pointe de la canule-trocart pénètre fatalement alors dans l'un des sinus lymphatiques périfolliculaires. On pousse une injection d'eau qui développe toutes les voies lymphatiques et en chasse la lymphe. On enlève la seringue en laissant la canule en place : on la charge d'une solution d'argent à 1 p. 500, on la réadapte à la canule et l'on pousse l'injection de sel argentique. Dès que la membrane louchit, on arrose d'alcool fort la face intestinale puis la face péritonéale. Quand les deux surfaces sont devenues rigides, on plonge l'appendice entier dans l'alcool fort. Sur les coupes faites le lendemain, toutes les voies lympha-

membranes telles que l'intestin, où les lymphatiques pénètrent en grand nombre et se répandent dans un tissu conjonctif assez peu résistant pour permettre aux injections de les développer librement, on peut mettre en évidence leurs ampoules terminales, leurs réseaux et leurs trajets tout à la fois. Le meilleur objet d'étude à choisir dans ce but est l'appendice iléo-cæcal du Lapin. Quand les voies lymphatiques ont été développées par une injection de nitrate d'argent à 1 p. 500, puis fixées dans leur forme à l'état de plein développement, on voit, dans les portions superficielles de la muqueuse qui sont planes et intermédiaires aux calices des têtes des follicules clos, les lymphatiques

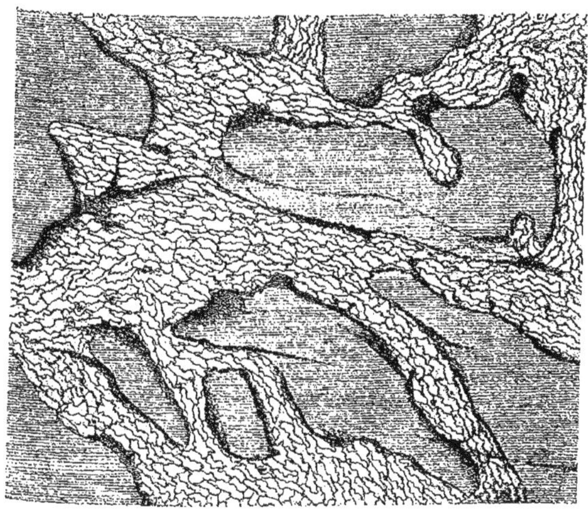

Fig. 334. — Portion du réseau des grands trajets lymphatiques du péricarde viscéral du Mouton, imprégnés de nitrate d'argent. Conservation dans la résine dammar (faible grossissement).
Les lymphatiques se terminent par des ampoules closes, et leurs branches n'ont pas un calibre uniforme.

apparaître comme insufflés sur les coupes un peu épaisses soit longitudinales soit transversales. Ils se terminent tous interstitiellement ou sous l'épithélium par des extrémités fermées renflées en massue, ou bien effilées comme un tube étiré à la lampe, ou enfin par des ampoules munies d'un ou plusieurs prolongements en forme de cône, parfois bizarrement contourné. D'autres terminaisons affectent la configuration d'un anneau de clef. Quelquefois, les ampoules sont réunies deux à deux par de gros trajets, qui après un certain parcours s'étranglent,

tiques sont imprégnées d'argent très purement, et restent développées comme si on les avait insufflées. — Avec quelques modifications de détail, ce même procédé est applicable à l'injection de nombre de réseaux lymphatiques.

pour se renfler brusquement ensuite ou présenter des bosselures latérales. Il en résulte un réseau à mailles larges, boursouflées, contournées ou entées les unes sur les autres de façons très différentes. Cet aspect particulier, qui d'ailleurs est celui de la plupart des réseaux lymphatiques parcourant un tissu connectif ou tout à fait lâche, ou assez peu résistant pour qu'ils s'y puissent développer librement, est à la fois caractéristique et offre un contraste frappant avec la régularité des capillaires sanguins. Ceux-ci sont, dans un même réseau, composés de branches régulièrement cylindriques, tandis que les trajets lymphatiques ont un calibre essentiellement variable. Leurs ramifications s'élargissent, se rétrécissent, donnent des diverticules latéraux arrondis ou festonnés, sans obéir à aucune loi pour ainsi dire, si ce n'est celle de l'extrême irrégularité (fig. 334).

Tous les trajets, de même que leurs terminaisons en culs-de-sac de forme variable, sont simplement creusés dans le tissu conjonctif sans que celui-ci semble affecter de disposition particulière à leur entour. Ils n'ont en effet point de paroi connective; leur lumière est simplement limitée et déterminée dans sa forme par l'endothélium découpé en jeu de patience, qui à proprement parler constitue tout le vaisseau. Les ampoules des villosités de l'intestin grêle, que je ne décrirai pas ici en détail et qui d'ailleurs sont de forme variable chez les divers animaux, sont essentiellement constituées de la même manière. Dans les préparations qui, après injection et fixation des lymphatiques à l'état de développement, se montrent le plus richement parcourues par eux, on constate que, si dans certaines parties l'injection n'a pas pénétré, brusquement tout le dispositif lymphatique si varié, parfois renfermant des boyaux énormes, s'évanouit à partir du point précis où l'injection a cessé de se poursuivre. Les lymphatiques s'effacent alors si complètement qu'il serait impossible d'en soupçonner la présence. C'est du reste ce qui arrive dans les préparations faites par les méthodes ordinaires, c'est-à-dire sans injection préalable. J'ajouterai que, dans l'état actuel de la science, il ne suffit pas pour affirmer en un point quelconque du tissu conjonctif la présence des trajets lymphatiques, d'avoir développé un réseau par des injections colorées. Il faut avoir montré en outre, par une imprégnation de nitrate d'argent, que ce réseau répond bien à des canaux limités sur tout leur parcours par l'endothélium découpé en jeu de patience, qui seul caractérise les voies et espaces lymphatiques vrais, tandis qu'une injection colorée ne donne rien que la forme des espaces interorganiques le long desquels elle s'est répandue. Or, parfois l'ensemble de ceux-ci, lorsqu'ils ont été remplis par la matière à injection, simule à s'y méprendre un réseau lymphatique qui en réalité n'existe pas.

Capillaires lymphatiques. — A proprement parler, les réseaux que je viens de décrire sont des capillaires lymphatiques. Il serait néanmoins préférable de réserver ce nom aux vaisseaux lymphatiques, qui tout comme les trajets sont exclusivement limités au sein du tissu conjonctif par leur couche d'endothélium festonné, mais dont néanmoins la lumière, et conséquemment le calibre, ont déjà pris une certaine régularité. On voit de tels vaisseaux faire ordinairement suite aux réseaux non encore régulièrement calibrés. De distance en distance, ils continuent à présenter sur leur trajet des renflements ou des rétrécissements brusques, principalement au niveau de leurs anastomoses les uns avec

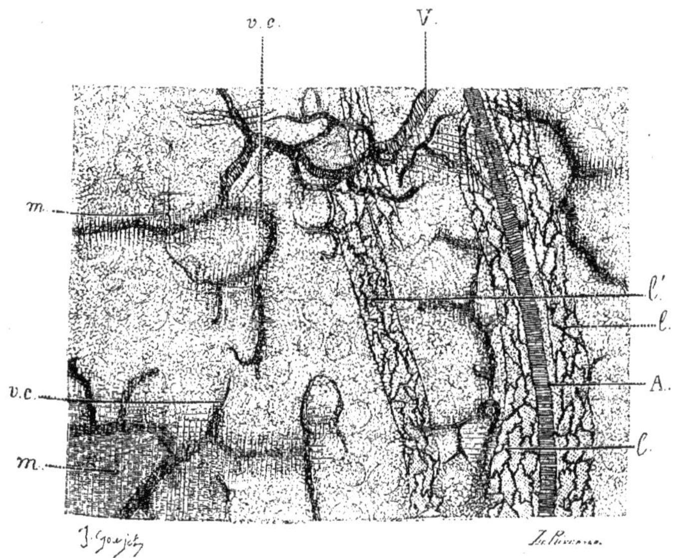

Fig. 335. — Paroi de l'intestin grêle du Lapin préparée par la méthode indiquée dans la note (1).

A, artère entourée de deux grands capillaires lymphatiques satellites *l*, *l* ; — V, veine ; — *vc*, *vc*, capillaires sanguins ; — *l'*, grand capillaire lymphatique indépendant ; — *m*, *m*, fibres musculaires lisses du muscle moteur intestinal, dont les limites sont marquées par l'imprégnation de nitrate d'argent. (On voit par transparence, sous forme de cercles, les coupes optiques des glandes en tube de la muqueuse. L'intestin a été disposé la face péritonéale en haut). — Ocul. 1, obj. 2 de Vérick, chambre claire.

les autres. Un bon exemple de capillaires lymphatiques sensiblement réguliers peut être pris dans la sous-muqueuse de l'intestin du Lapin (1).

(1) On tue un Lapin par hémorrhagie ; on ouvre la cavité abdominale, et l'on introduit une canule de verre dans l'artère mésentérique. On lie les autres branches, par lesquelles l'injection pourrait refluer. On injecte alors une solution de nitrate d'argent à 1 p. 500 jusqu'à ce qu'elle revienne largement par les veines. Alors on lie celles-ci, et l'on soutient l'injection encore pendant une ou deux minutes. Tout le système capillaire est rempli par l'injection, laquelle a ensuite diffusé pendant la dernière partie de l'opération, et a passé dans les lymphatiques périvasculaires. On retranche toutes les parties de l'intestin grêle qui sont devenues opalescentes. On ouvre l'intestin et on l'abandonne, après l'avoir bien lavé, dans un grand cristallisoir plein d'eau, à l'abri de la lumière. Au bout de quelques heures on peut chasser l'épithélium des

A la surface ou dans l'épaisseur du muscle moteur intestinal, on les voit filer droit en gardant le même calibre pendant un certain trajet, parfois assez long. Souvent, deux d'entre eux deviennent les satellites des artères de petite taille (fig. 335), dont ils dépassent de beaucoup les dimensions d'ailleurs. Ils enveloppent le plus souvent le vaisseau artériel en se recourbant semi-lunairement chacun au-dessus et au-dessous de lui, formant de la sorte à son entour un double manchon, ou bien de larges mailles communicantes qui sont comme le rudiment d'une gaîne lymphatique.

Gaînes lymphatiques périvasculaires. — Chez la Grenouille et les autres anoures, les grosses branches vasculaires du mésentère sont entourées de gaînes lymphatiques non plus formées par la réunion de deux manchons lymphatiques latéraux accolés au-dessus et au-dessous du vaisseau, mais bien par des séreuses en miniature, enveloppant les vaisseaux comme le péricarde enveloppe le cœur. On développe aisément ces gaînes lymphatiques et on les imprègne en même temps de nitrate d'argent. Quand elles ont été fixées dans cet état, on peut aisément reconnaître qu'elles présentent à considérer, comme les séreuses, un feuillet viscéral ou plutôt vasculaire, formé par un vernis endothélial étendu extérieurement sur tout le pourtour des vaisseaux inclus, et un feuillet pariétal limitant la gaîne lymphatique du côté du tissu conjonctif. Ces deux feuillets sont revêtus par l'endothélium à cellules sinueuses. Entre eux, s'étendent des tractus fibreux déjà indiqués par Rusconi (1) et étudiés depuis par Ranvier (2). Ils cloisonnent la cavité de la petite séreuse périvasculaire d'un réseau de mailles comparables à celles du mésopéricarde, c'est-à-dire se poursuivant dans une série de sens et de plans. Sur les travées du réseau, l'endothélium se poursuit exactement comme à la surface des travées de l'épiploon, du mésopéricarde et des grosses travées du tissu caverneux d'un ganglion lymphatique.

Les gaînes périvasculaires du mésentère de la Grenouille enveloppent d'une gaîne commune les fusées artérielles et veineuses tant que l'artère et la veine marchent parallèlement l'une à l'autre. Quand elles divergent pour se ramifier, la gaîne se subdivise pour former à chacune des grosses ramifications une gaîne spéciale.

Chez les mammifères, on rencontre des gaînes lymphatiques analo-

glandes et des villosités au pinceau, ou même cliver l'intestin en deux couches, l'une muqueuse, l'autre répondant au muscle moteur et à une portion de la sous-muqueuse. On traite ces lames minces par l'alcool fort, puis par l'essence de girofles; et l'on monte dans le baume du Canada ou la résine dammar. L'endothélium des vaisseux sanguins et des lymphatiques est imprégné d'argent, ainsi que certains plans de fibres musculaires lisses du muscle intestinal.

(1) Rusconi. *Riflessioni sopra il sistema linfatico dei rettili.* — *Riposta alle censure che il prof. Panizza*, etc. — Pavia, 1845.

(2) Ranvier. *Traité technique d'histologie*, p. 494 (2e édition).

gues au pourtour de certaines artères. C'est ainsi que le rameau de l'artère pulmonaire qui dessert chaque lobule composé du poumon du Bœuf, est accompagné, jusqu'au point où il se résout en ses branches terminales, par une gaîne lymphatique constituée sur le même type que celles du mésentère de la Grenouille. Elle présente comme celles-ci un feuillet pariétal et un feuillet viscéral; et elle n'est qu'un simple prolongement des sinus lymphatiques existant à la périphérie du lobule. De même, quand les artères traversent des sinus ou des espaces lymphatiques, elles sont tapissées extérieurement par un reflet de la couche endothéliale constituant plus loin la paroi du sinus. Conséquemment elles sont, dans tout leur trajet à travers ce dernier, entourées d'une petite séreuse lymphatique répondant à la cavité même du sinus. Pour le dire en passant, ce sont de telles dispositions, reconnues en des points particuliers, qui avaient fait penser à certains histologistes et en particulier à Eberth, que toutes les artères avaient une gaîne lymphatique soit à double paroi, soit réduite à une couche endothéliale simple extérieure au vaisseau et constituant son épithélium externe.

Sinus lymphatiques. — Sur le trajet des voies de la lymphe, on trouve en certains points des confluents plus ou moins étendus, le plus ordinairement disposés par rapport à certains organes ou éléments d'organes à la façon des séreuses telles que le péritoine, le péricarde et les plèvres, dont ils reproduisent la disposition avec des détails particuliers et pour ainsi dire en miniature. Tels sont, par exemple, les sinus lymphatiques occupant les intervalles des corps et des ailes des follicules clos successifs de l'appendice iléo-cæcal du Lapin (fig. 336), et ceux disposés dans les intervalles des lobules composés du poumon du Bœuf.

Quand, après les avoir imprégnés de nitrate d'argent, on fixe les sinus périfolliculaires dans leur état de plein développement, on déploie une vaste cavité lymphatique disposée, dans les intervalles des portions des follicules non engagées dans la muqueuse (corps), à la façon d'un confluent qui reçoit d'une part les capillaires issus des réseaux lymphatiques intra-muqueux, et qui, d'autre part, émet des boyaux lymphatiques énormes, tributaires des chylifères mésentériques. La paroi du confluent se réduit à une couche d'endothélium découpé en feuilles de chêne, qui se moule comme un vernis sur la base et les parties latérales des corps des follicules clos séparés par la cavité lymphatique, puis qui se poursuit sur les ailes et enfin forme au-dessous et dans les intervalles des corps folliculaires un espace lymphatique très étendu d'où partent les grands trajets ou boyaux efférents. Ceux-ci, pour prendre naissance sur le plancher du sinus ou sur la base des follicules clos, s'évasent en entonnoirs, se développent en membranes endothéliales, bref, affectent des dispositions variables. Souvent aussi ils sont entés les uns sur les autres à la façon de sacs communicants (fig. 337).

Cette dernière disposition est beaucoup plus accusée encore dans les intervalles des lobules composés du poumon du Bœuf. Ceux-ci, excepté au niveau de leur pédicule bronchio-vasculaire, sont limités de tous côtés par des surfaces planes ou légèrement incurvées, séparées chacune de la surface correspondante des lobules voisins par des lignes d'un tissu lâche d'apparence celluleuse. Si l'on insuffle ces lignes interlobulaires, elles se développent et se montrent comme des trajets boursouflés, cloisonnés incomplètement à la façon de sacs entés les uns sur

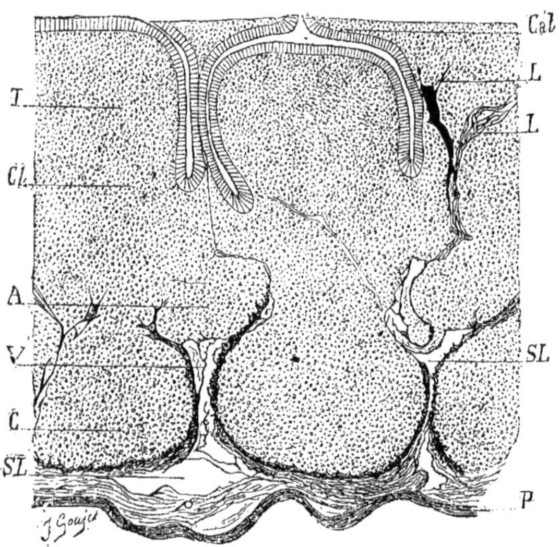

Fig. 336. — Follicules clos de l'appendice iléo-cæcal du Lapin dont les voies lymphatiques ont été fixées-développées et imprégnées d'argent.

T, tête du follicule; — *Cl*, son col; — C, son corps; — A, ailes du follicule; — *Cal*, calice du follicule formé par un repli de la muqueuse; — SL, SL, sinus lymphatiques; — L, lymphatiques des calices; — V, vaisseaux sanguins; — P, péritoine (faible grossissement).

les autres et ouverts irrégulièrement les uns dans les autres. Ces sacs communicants, dont la paroi paraît mince comme celle de bulles de savon, sont des trajets lymphatiques revêtus sans aucune discontinuité par l'endothélium caractéristique, reposant sur des lamelles de tissu conjonctif lâche d'une extrême minceur. Ils se continuent sous forme d'une nappe ou vernis endothélial, à cellules découpées en jeu de patience, sur la surface entière de chaque lobule composé, sauf au niveau du point où le lobule est pénétré par la bronchiole intra-lobulaire. Le long de la branche intra-lobulaire de l'artère pulmonaire, ils se réfléchissent sous forme d'une gaîne lymphatique. Enfin, ils émettent de grands capillaires collecteurs, qui vont se jeter dans les lymphatiques munis de valvules accompagnant les bronches interlobulaires (1).

Tous les vaisseaux sanguins, artériels et veineux, engagés dans les sinus lymphatiques périfolliculaires ou dans les sacs lymphatiques périlobulaires, et en général ceux qui traversent des sinus lymphatiques quelconques, sont accompagnés par un reflet de l'endothélium lympha-

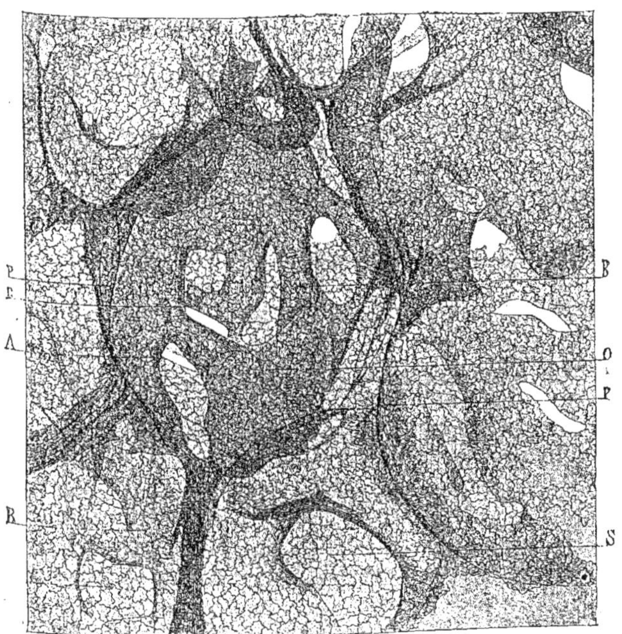

Fig. 337. — Follicules lymphatiques de l'appendice iléo-cæcal du Lapin, dont les sinus périfolliculaires et les voies efférentes ont été imprégnés d'argent, puis fixés-distendus par le procédé indiqué p. 896 (ocul. 1, obj. 2 de Verick, chambre claire).

P, P, parois des corps folliculaires revêtues d'une couche d'endothélium festonné ; — S, plancher du sinus ; — B, B, B. boyaux lymphatiques partant du sinus ; — O, orifices des boyaux dans la cavité du sinus, vus par transparence ; — A, îlots de tissu conjonctif situés en dehors des voies lymphatiques et ayant échappé à l'injection.

La face péritonéale est disposée de façon à occuper le plan superficiel de la préparation. — Conservation dans le baume du Canada après l'action successive de l'alcool fort et de l'essence de girofles.

tique, qui couvre leur surface extérieure comme le ferait un vernis. De même que les gaînes lymphatiques périvasculaires, lesquelles ne sont à vrai dire que des sinus régularisés et allongés dans le sens des vaisseaux, les sinus ordinaires sont fréquemment traversés soit par des réticulations analogues aux travées du mésopéricarde, soit par des lames

(1) Pierret et Renaut. *Mémoire sur les sacs lymphatiques périlobulaires semi-cloisonnés et communicants du poumon du Bœuf* (Arch. de Physiologie, 1881).

pleines ou à peine fenêtrées, revêtues d'endothélium caractéristique sur leurs deux faces. Ces lames peuvent être soit des relèvements de la paroi du sinus, soit des épanouissements des boyaux lymphatiques à leur entrée dans ce dernier. Sur ce point, en effet, les grands trajets lymphatiques se terminent assez souvent sur une de leurs faces par un orifice semi-lunaire, tandis que la paroi opposée se poursuit plus loin sous forme de nappe plus ou moins étalée en membrane. Une telle disposition existe fréquemment en niveau de l'abouchement des grands lymphatiques à la base des sinus périfolliculaires (fig. 337, O), et elle y dessine des apparences de valvules.

Les sacs semi-cloisonnés et communicants, de même que les grands trajets lymphatiques en forme de boyaux qui en partent ou y aboutissent, n'ont pour paroi, en dehors de leur revêtement endothélial, que de minces faisceaux connectifs entre-croisés dans tous les sens, c'est-à-dire des lames de tissu conjonctif lâche, dans la constitution desquelles entrent des fibres élastiques d'une finesse extrême. C'est pourquoi, quand on insuffle les sinus sans les avoir préalablement imprégnés de nitrate d'argent, ils se développent avec l'apparence exacte prise par le tissu conjonctif lâche dans les mêmes conditions.

Sacs lymphatiques de la Grenouille. — Chez la Grenouille, le système lymphatique presque tout entier est constitué par de grands sacs lymphatiques tenant la place des masses de tissu conjonctif lâche qu'on trouve, chez les autres vertébrés, répandues entre la peau et les muscles, d'une part, et d'autre part entre la cavité pleuro-péritonéale et les parois du corps en arrière de cette cavité. Ce sont les sacs lymphatiques sous-cutanés, la grande citerne lymphatique rétro-péritonéale recevant la lymphe des gaînes périvasculaires du mésentère (qui jouent ici le rôle de chylifères), et l'outre de Rusconi (1), entourant l'œsophage. Il existe encore en arrière de la langue un sac lymphatique parfaitement limité, le sac rétro-lingual, qui tapisse le plancher de la bouche, entoure plus loin tout le faisceau trachéo-œsophagien jusqu'à hauteur du plexus brachial, puis revient en haut se continuer avec la cavité lymphatique qui se trouve à la base du crâne, au-dessus de la membrane formant la paroi supérieure de la cavité bucco-pharyngienne (2).

Toutes ces cavités sont mises en relation les unes avec les autres, d'une façon plus ou moins compliquée, par des trajets lymphatiques plus étroits, disposés sous forme de gaînes périvasculaires ou de boyaux indépendants. Quand on les insuffle, on fait pénétrer l'air jusque dans les veines comme l'a démontré J. Müller (3). La communication avec

(1) Rusconi. *Riflessioni sopra il sistema linfatico dei rettili* (Pavie, 1845), p. 114, pl. 4, fig. 10.

(2) J. Tarchanoff. *De l'influence du curare sur la quantité de la lymphe et l'émigration des globules blancs du sang* (Arch. de Physiologie, 1875, fig. 1).

(3) Jean Müller. Annales des sciences naturelles, 1833, 2e série, t. I, p. 340. — Philosophical Transact., 1833, p. 89 et suivantes.

les veines se fait, ainsi que je l'ai déjà dit plus haut, par l'intermédiaire et au niveau des quatre cœurs lymphatiques disposés chacun à la racine d'un membre.

Quant aux réseaux de capillaires lymphatiques, ils sont en petit nombre et occupent les points de l'organisme où le tissu conjonctif est disposé suivant une certaine épaisseur, comme il arrive par exemple aux extrémités des membres et notamment au niveau de la membrane interdigitale. Pour les remplir à l'aide d'une masse au bleu de Prusse et à la gélatine, TARCHANOFF (1) a montré qu'il suffit d'injecter sous la peau de la cuisse, dans le sac lymphatique sous-cutané, 4 ou 5 centimètres cubes de cette masse, puis de la ramener doucement vers l'extrémité du membre par une faible pression des doigts après avoir lié la patte immédiatement au-dessous du point piqué. On développe ainsi de magnifiques réseaux de capillaires lymphatiques, festonnés sur leurs bords par suite de la présence d'une série de pointes latérales. De même que les sinus lymphatiques ordinaires, les grands sacs sous-cutanés des batraciens sont donc simplement les confluents des capillaires lymphatiques, avec lesquels ils communiquent librement.

Si en même temps, par une injection d'une masse au carmin faite par le bulbe aortique, on a mis en évidence les vaisseaux sanguins, on les voit former au sein de la membrane interdigitale des réseaux entremêlés avec celui des capillaires lymphatiques. Ceux-ci, de beaucoup plus grand diamètre que les capillaires sanguins, dessinent des mailles arrondies dont les branches passent et repassent au-dessus, au-dessous et dans les intervalles des vaisseaux sanguins, sans que jamais une de leurs pointes latérales entre en communication avec l'un d'eux. Aucune de ces pointes ne communique non plus avec les cellules pigmentaires ni avec celles du tissu conjonctif, comme l'avait cru JULIUS ARNOLD (2). Chacune

(1) J. TARCHANOFF. *Des prétendus canaux qui feraient communiquer les vaisseaux sanguins et lymphatiques* (Arch. de Physiol. 1875).

(2) JULIUS ARNOLD. *Ueber die Beziehung der Blut-und Lymphgefässe zu den Saftkanälchen* (Virchow's Archiv. 1874, 5 décembre, p. 157). ARNOLD liait d'abord la veine fémorale pour provoquer le gonflement du membre. Deux ou trois jours après, quand ce gonflement était devenu très accusé, il poussait par le bulbe aortique une injection au bleu de Prusse soluble et à la gélatine. Il voyait alors la masse injectée sortir des vaisseaux sanguins de la membrane interdigitale, pour se répandre ensuite dans les espaces intervasculaires en y dessinant des figures étoilées, répondant, croyait-il, aux cellules du tissu conjonctif, puis enfin pénétrer dans les capillaires lymphatiques et remplir le réseau formé par eux.

Sur ces données, il admit que, entre les vaisseaux sanguins et les vaisseaux lymphatiques, il existerait un système de voies du suc, constituées par les cellules connectives étoilées et les cellules pigmentaires qu'il supposait creuses. Les prolongements de ces cellules communiquant d'une part entre eux, et d'autre part avec les stomates et les stigmates qu'Arnold croyait exister, à l'état permanent, sur les parois vasculaires sanguines et lymphatiques, il y aurait ainsi tout un système de communications entre les deux ordres de vaisseaux. Peu de temps après, cette manière de voir fut reprise sous une autre forme par SAPPEY. Mais déjà, en 1875, TARCHANOFF avait démontré l'indépendance absolue du réseau des capillaires sanguins et des capillaires lymphatiques dans la membrane interdigitale de la Grenouille. De plus, il fit voir

d'elles, projetée sur une longueur variable au sein du tissu connectif intervasculaire, est fermée à son extrémité, et représente ainsi une ter-

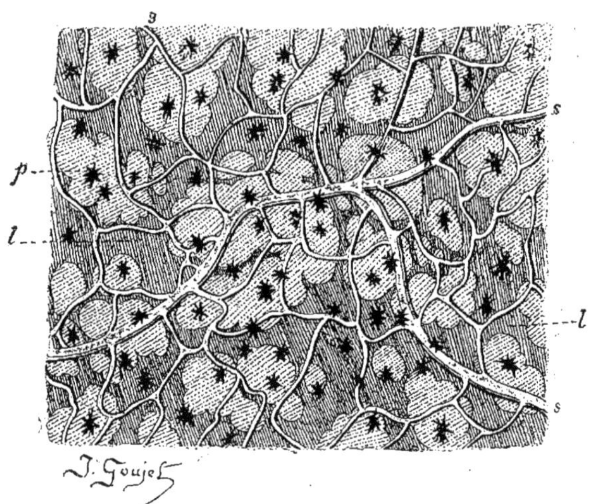

Fig. 338. — Membrane interdigitale de la patte postérieure d'une Grenouille dont les vaisseaux sanguins ont été injectés par une masse à la gélatine et au carmin, et les lymphatiques par une injection d'une masse à la gélatine et au bleu de Prusse (procédé TARCHANOFF). — 50 diamètres.

s, s, s, vaisseaux sanguins; — *l, l*, capillaires lymphatiques; — *p*, chromoblastes.

minaison marginale comparable aux culs-de-sac latéraux ou terminaux des lymphatiques des mammifères (fig. 338).

La cavité des sacs lymphatiques sous-cutanés est traversée par une série de réticulations analogues à celles existant à l'intérieur des gaînes lymphatiques périvasculaires. De plus, les vaisseaux et les nerfs cutanés, pour rejoindre les parois du corps et des membres, s'engagent de distance en distance dans ces mêmes sacs, et les traversent en se doublant d'un reflet de l'endothélium lymphatique dans tout leur parcours. L'endothélium pariétal double la face profonde du derme, l'endothélium viscéral repose sur les plans fibreux aponévrotiques limitant en dehors les masses musculaires. Quant à la paroi des sacs periviscéraux, elle est extrêmement mince et se montre, quand on la développe par insufflation, avec l'aspect d'une bulle de savon. Cette paroi est cependant assez

que, sous l'influence de l'œdème consécutif à la ligature de la veine fémorale, la paroi des vaisseaux sanguins subit un ramollissement marqué. Il se produit alors des hémorrhagies. Si l'on vient ensuite à pousser une injection par le bulbe aortique, elle sort des vaisseaux devenus friables et qui se rompent sur une série de points. La masse colorée, en se répandant hors des vaisseaux, dessine alors entre les globules rouges extravasés par le fait des hémorrhagies une série de figures stellaires, prises à tort par ARNOLD pour des cellules connectives injectées.

complexe, et d'ailleurs variable comme constitution dans la grande citerne rétropéritonéale, l'outre de Rusconi et le sac lymphatique rétrolingual.

Membrane rétropéritonéale de la Grenouille. — La membrane rétropéritonéale répond à la paroi antérieure de la grande citerne lymphatique. Elle est formée par une lame très mince de tissu connectif dont les faisceaux sont entre-croisés dans toutes les directions. Cette lame connective est tapissée du côté du péritoine par l'endothélium péritonéal, et du côté de la citerne lymphatique par un endothélium à cellules sinueuses. En imprégnant de nitrate d'argent la membrane par une de ses faces, on met simultanément en évidence ces deux endothéliums. Si ensuite on colore cette membrane tendue sur la lame de verre en l'arrosant pendant une ou deux minutes avec une solution d'éosine dans l'alcool absolu, puis qu'on l'examine montée dans la résine dammar après passage successif dans l'essence de bergamote et l'essence de girofles, on peut observer à la fois les deux revêtements endothéliaux, les noyaux de leurs cellules, le stroma connectif, et déterminer les relations de ces formations entre elles au pourtour des *stomates* découverts par Schweigger-Seidel et Dogiel (1).

Les stomates sont distribués d'une façon à peu près régulière à la surface de l'endothélium péritonéal. Ils consistent en des pertes de substance arrondies ou ovalaires intéressant cet endothélium dans son épaisseur. Autour de chacun des stomates, les cellules endothéliales du péritoine affectent une ordonnance en rosette. Elles sont allongées, disposées en rayons de roue, et renferment des noyaux marginaux situés sur le bord même de l'orifice (Ranvier). A la périphérie de ce dernier, les faisceaux connectifs de la couche interendothéliale se tassent annulairement, comme les fils d'une étoffe tissée autour d'un trou pratiqué par écartement avec un poinçon.

Du côté opposé de la membrane, l'endothélium lymphatique demeure continu en arrière du trou, auquel répond ordinairement le point de concours de trois cellules exactement soudées entre elles. Plus rarement, on observe au niveau de ce point de concours un petit cercle noir, souvent occupé par une ou plusieurs cellules lymphatiques, ou exceptionnellement enfin un trou véritable, correspondant plus ou moins exactement par son diamètre à l'orifice péritonéal. Il en faut conclure qu'il existe là non des trous permanents, mais bien des passages fréquents des cellules lymphatiques de la cavité du péritoine dans la citerne rétropéritonéale. L'endothélium péritonéal, par son ordonnance en rosette autour de trous réguliers rompant sa continuité et intéressant seulement la lame connective de la paroi, prend en effet pour ces passages des dispositions permanentes, et fraie ainsi une voie libre aux

(1) Schweigger-Seidel et Dogiel, *Ueber die Peritonealhöhle bei Froschen und ihren Zusammenhang mit den Lymphgefässen*. (Arbeiten des physiol. Laboratoriums zu Leipzig, mitgetheilt durch C. Ludwig, t. I, 1867, p. 68.)

cellules migratrices jusqu'au voisinage immédiat de l'endothélium lymphatique. Celui-ci, abordé à son tour, est percé de trous petits ou grands, qui ne tardent pas à se refermer et n'ont qu'une existence temporaire (1). Ces constatations sont très instructives; car l'étude de la membrane rétropéritonéale permet dans une certaine mesure de se rendre compte de ce qui se passe sur une série d'autres points du système lymphatique moins accessibles à l'observation, alors que la paroi vasculaire est abordée par les cellules migratrices qui, des espaces interorganiques, tendent à rentrer dans les voies de la lymphe et y parviennent. Ces cellules percent aisément le revêtement endothélial des lymphatiques de même qu'elles avaient franchi sans difficulté la paroi des vaisseaux sanguins lors de la diapédèse qui les a introduites dans le tissu conjonctif. Tout comme celui des vaisseaux, l'endothélium lymphatique ne garde que temporairement la trace de ce passage. Par la mise en jeu d'une propriété qui lui semble commune avec l'endothélium vasculaire sanguin, il comble plus ou moins rapidement les pertes de substance consécutives aux effractions qu'il a subies. L'endothélium des séreuses proprement dites tend au contraire à conserver et à régulariser ces mêmes pertes de substance, et à les transformer en dispositions permanentes (2). Pour cette raison et aussi pour d'autres que j'indiquerai plus loin, on ne peut donc plus guère actuellement identifier d'une manière complète l'endothélium des séreuses avec celui des voies lymphatiques.

Membrane du sac œsophagien (Outre de Rusconi). — On en jugerait autrement si l'on tenait compte exclusivement de la forme des cellules endothéliales. La paroi qui limite l'outre de Rusconi du côté de la cavité péritonéale est constituée par une mince membrane revêtue d'endothélium sur ses deux faces, tout comme la membrane rétropéritonéale que je viens de décrire. L'endothélium continu qui la recouvre sur la face péritonéale est découpé en feuilles de chêne à la façon des endothéliums lymphatiques, tandis que l'endothélium de la face lymphatique est formé de cellules à bords rectilignes (3). Le stroma de la membrane, intermédiaire aux deux endothéliums, est constitué par une lame de tissu conjonctif dont les faisceaux, en se rapprochant et en divergeant tour à tour, interceptent des mailles alvéolaires, communicantes dans toute l'épaisseur de la membrane. Elles sont occupées par le plasma des espaces du tissu conjonctif, au sein duquel on trouve çà et là de grandes cellules sphériques formées d'une masse de protoplasma

(1) Ranvier. *Traité technique d'histologie*, 2e édition, p. 506.

(2) Exemples : les trous du mésentère de la Grenouille, la fenêtration de l'épiploon, du mésopéricarde, des adhérences pleuro-pulmonaires, les îlots figurés du feuillet pariétal du péricarde, les trous du ligament dentelé; enfin la disposition en rosettes des cellules endothéliales du péritoine de la Grenouille sur la face péritonéale de la membrane rétropéritonéale que nous venons de décrire.

(3) Ranvier. *De la membrane du sac lymphatique œsophagien de la Grenouille* (Notes de M. Ranvier à l'Acad. des Sciences, 1887-1892, p. 44).

transparent renfermant un noyau vésiculeux entouré de granulations graisseuses. Les cellules fixes, rameuses et à prolongements membraniformes ou filiformes anastomotiques de leurs similaires émanés de cellules voisines, reposent à la surface des alvéoles. L'assise connective interépithéliale renferme aussi des vaisseaux et des nerfs. Ceux-ci, constitués d'abord par des fibres à myéline d'où se dégagent des fibres de Remak, vont se terminer, après avoir formé un plexus à mailles étroites, soit dans le tissu conjonctif par des extrémités libres ou fermées en anneau de clef, soit sur la paroi des vaisseaux et tout aussi bien sur les capillaires vrais que sur les artérioles et les veinules (1).

Ce dernier fait présente, on le conçoit, une très grande importance. Les vaisseaux capillaires sanguins étant absolument dépourvus de muscles ne peuvent recevoir de terminaisons nerveuses motrices. Celles observées par Ranvier dans la membrane du sac lymphatique œsophagien répondent donc, soit à des fibres nerveuses sensitives, soit et plus vraisemblablement, à des fibres nerveuses trophiques. Leur présence en tout cas indique nettement que la *cellule vasculaire*, représentée par la paroi endothéliale des capillaires vrais, est tout aussi bien l'objet de terminaisons nerveuses particulières que la cellule musculaire.

Membrane du sac lymphatique rétrolingual. — La membrane rétrolinguale de la Grenouille est remarquable en ce qu'elle renferme des muscles tout à fait particuliers et un réseau de fibres élastiques en relation avec ces muscles. Ces deux formations connexes sont placées au sein du tissu conjonctif de la membrane, entre le revêtement externe de celle-ci, formé par l'épithélium bucco-pharyngien, et l'endothélium lymphatique tapissant la cavité du sac rétrolingual. Les muscles, bien étudiés par Ranvier (2), sont à contraction brusque, et constitués par un réseau de faisceaux primitifs se terminant, de chaque côté de la ligne médiane, par des extrémités ramifiées et arborisées, comparables à celles décrites depuis nombre d'années par Kölliker dans les muscles de la langue de la Grenouille (3). Ces faisceaux primitifs sont engagés dans le réseau élégant et à mailles serrées de fibres élastiques occupant avec eux l'assise connective de la membrane. Les fibres élastiques s'attachent au sarcolemme non seulement sur l'extrémité des branches de l'arborisation de chaque faisceau primitif, pour lui former une série de petits tendons élastiques, mais encore elles prennent des insertions nombreuses sur le même sarcolemme latéralement, dans tout le parcours du

(1) Ces faits ont été découverts par Ranvier tout récemment (travail cité, p. 46). Je reviendrai, en parlant des terminaisons nerveuses, sur la disposition en forme d'anse terminale ou d'anneau de clef présentée par un certain nombre de cylindres d'axe, et sur la portée qu'il convient d'attribuer à ce mode de terminaison tout particulier.

(2) Ranvier. *Des éléments musculaires et des éléments élastiques de la membrane rétrolinguale de la Grenouille* (Ibidem, p. 27).

(3) Kölliker. *Histologie*, 2e édition française, p. 451.

faisceau (1). Ce dispositif est très intéressant à faire connaître, parce qu'il réalise toutes les conditions constitutives d'un réservoir contractile parfait. Bien qu'ici l'épaisseur de sa paroi ait été aussi réduite que possible, le sac lymphatique présente en effet une extrême résistance à la distension, à cause de son réseau élastique. D'autre part, dès que le réseau musculaire, partout solidaire du réseau élastique, entre en jeu (ce qui arrive à chaque mouvement de déglutition inspiratoire de l'animal), il agit nécessairement sur le réseau élastique entier, en déterminant le retrait de la membrane et l'expression de la lymphe du sac rétrolingual comme par une sorte de systole (RANVIER).

Rapports des trajets et des capillaires lymphatiques avec la cavité péritonéale : puits lymphatiques du centre phrénique. — RECKLINGHAUSEN observa d'abord que si l'on injecte dans la cavité péritonéale des mammifères tels que le Lapin, du lait, du sang défibriné ou un liquide tenant en suspension des particules solides quelconques finement pulvérisées, on constate au bout d'un certain temps, variable avec le liquide injecté, que ce dernier remplit les lymphatiques du centre phrénique. Il fit ensuite cette autre expérience : — « Si l'on fixe avec des épingles le centre tendineux du diaphragme, découvert par sa face pleurale, sur un anneau de liège, puis qu'on excise ensuite la partie fixée, on obtient ainsi un segment du centre phrénique dans l'état de parfaite intégrité. Qu'on verse alors une goutte de lait sur la face péritonéale, et l'on pourra observer directement sous le microscope la pénétration des globules du lait dans les vaisseaux lymphatiques. Les globules du lait se précipitent vers certains points où se forment de petits tourbillons, qui se maintiennent pendant la durée du mouvement de pénétration dans les lymphatiques subjacents (2). »

De leur côté, LUDWIG et SCHWEIGGER-SEIDEL (3) montrèrent que sans

(1) Fixation de la membrane rétrolinguale par l'alcool au tiers, traitement au pinceau des deux faces pour enlever sur l'une l'épithélium et sur l'autre l'endothélium ; — tension sur la lame de verre, coloration par l'éosine très faiblement hémaxylique. Les noyaux sont colorés en violet pur, les faisceaux musculaires en bleu de lin, les fibres élastiques en rouge pourpre foncé. Là où les faisceaux musculaires, après avoir été rompus par la tension sur la lame de verre, se sont rétractés dans le sarcolemme, on voit s'insérer les fibres élastiques, teintes en rouge pourpre, à la gaîne formée par ce dernier, qui apparaît dégagée et demeure incolore entre les points de rupture. Je préfère cette méthode à celle indiquée par RANVIER, parce qu'elle donne des préparations persistantes.

(2) RECKLINGHAUSEN. *Le système lymphatique*, in Manuel de STRICKER, édit. anglaise de New-York, 1872, p. 221.

(3) LUDWIG et SCHWEIGGER-SEIDEL, *Arbeiten aus der physiologischen Anstalt zu Leipzig*, etc., 1867, t. I, p. 174.

L'expérience consiste à ouvrir le ventre d'un Lapin qu'on vient de tuer par hémorrhagie, et à lier la veine cave, l'aorte et l'œsophage au-dessous du diaphragme contre la colonne vertébrale, en les comprenant dans une ligature commune. Cela fait, on coupe l'animal en deux, on laisse de côté la moitié sous-diaphragmatique, et on suspend la moitié thoracique la tête en bas, par quatre ficelles passées dans la peau, de façon que la concavité du diaphragme soit disposée comme une cuvette. On y verse alors du bleu de Prusse soluble, puis on pratique la respiration artificielle

pression aucune, et par le simple jeu de la respiration artificielle, on peut voir pénétrer un liquide, tel que le bleu de Prusse soluble dans l'eau, de la cavité péritonéale dans les fentes intertendineuses du diaphragme, puis de là dans les lymphatiques sous-pleuraux. Ils en conclurent qu'il existait au niveau de ces fentes des orifices faisant communiquer la cavité du péritoine avec les vaisseaux lymphatiques.

Ces orifices ont été décrits depuis par RANVIER sous le nom de *puits lymphatiques* (1), ils sont tous situés chez le Lapin au niveau des fentes

à l'aide d'une canule introduite dans la trachée. Au bout de quelques minutes, on enlève l'excès de bleu, on lave à l'eau distillée la concavité du diaphragme, puis on l'emplit d'alcool fort.

Très rapidement, le centre phrénique est fixé dans sa forme et devient rigide. On peut le détacher à l'aide de ciseaux sans qu'il se rétracte ou se déforme. A l'œil nu ou sous un faible grossissement, on constate alors que, dans les intervalles des fibres rayonnées du centre aponévrotique situées immédiatement sous le péritoine, il existe une série de fentes remplies par la matière à injection. Sur la face pleurale, celle-ci a rempli les réseaux de capillaires lymphatiques. Il y a continuité entre les trajets remplis de bleu répondant aux fentes, et le réseau des capillaires lymphatiques sous-pleuraux. Ce sont les fentes qui se remplissent d'abord, puis ensuite les réseaux lymphatiques. Tout ceci démontre qu'il existe donc des voies perméables, et qu'on peut considérer comme ouvertes, entre la cavité du péritoine et celle des lymphatiques sous-pleuraux, par l'intermédiaire des fentes intertendineuses du centre phrénique.

(1) Pour se rendre compte de la signification exacte des puits lymphatiques décrits par RANVIER (*Traité technique*, p. 315 et 507, 2e édition), il faut connaître dans ses détails la constitution du centre phrénique du Lapin. Voici comment on y parviendra :

On dispose d'abord un Lapin comme pour l'expérience de LUDWIG et de SCHWEIGGER-SEIDEL ; on suspend le segment céphalique à un support de façon qu'il se présente comme une cuvette ; puis on verse dans sa concavité quelques centimètres cubes d'une solution d'acide osmique à 1 p. 100. On a soin d'opérer en plein air afin d'éviter autant que possible l'action toxique des vapeurs osmiques. Au bout de 15 à 20 minutes, le centre tendineux du diaphragme a bruni. Il est fixé dans sa forme exacte. On débarrasse sa concavité de l'acide osmique, puis on la remplit de nouveau d'alcool absolu et on recouvre le tout d'une grande cloche. Au bout d'une heure environ, le centre phrénique déjà fixé dans sa forme est en outre devenu rigide comme une feuille de papier. On l'excise ensuite avec des ciseaux et on l'immerge de nouveau dans l'alcool fort. On peut alors en découper des segments soit pour les examiner à plat, soit pour en faire des coupes après durcissement dans la gomme et l'alcool. On examine celles-ci soit sans aucune coloration, soit après coloration avec le carmin aluné ou mieux la glycérine hématoxylique faible et l'éosine. On monte les préparations dans le baume au xylol après les avoir fait passer successivement par l'alcool, l'essence de girofles et l'essence de bergamote. Ou bien on les examine dans la glycérine, qui convient surtout après le carmin aluné.

Sur de pareilles préparations, on arrive à voir que le centre phrénique est constitué essentiellement par la superposition de deux plans tendineux réunis pour former une aponévrose. De ces deux plans, l'un, qui confine au péritoine, est formé de fibres radiées ; l'autre, adjacent à la plèvre, est formé de fibres paraboliques. Les fibres radiées et paraboliques répondent chacune à un petit tendon rubané. Entre les tendons radiés du plan supra-péritonéal, existent des fentes allongées, qui sont précisément celles où s'engage le bleu de Prusse dans l'expérience de SCHWEIGGER-SEIDEL et LUDWIG. Ces fentes intertendineuses sont donc aussi des fentes lymphatiques.

De distance en distance, sur les fentes intertendineuses observées à plat, on peut constater un échange de faisceaux fibreux entre les deux tendons élémentaires limitant une même fente. Ces faisceaux s'arrangent quelquefois pour intercepter sur le plein de la fente une sorte de maille comparable à celles de l'épiploon. A leur surface ils

intertendineuses de l'assise radiée du centre phrénique, c'est-à-dire de celle qui est la plus voisine du péritoine. Leur charpente est le plus souvent formée par une sorte de cadre ovalaire ou arrondi, intercepté par des échanges de faisceaux entre les tendons filiformes et plats limitant à droite et à gauche la fente intertendineuse. Parfois ce cadre est incomplet, et alors il répond à un seul faisceau passant d'un tendon à l'autre en s'incurvant en demi-cercle sur son parcours. Sur les préparations du centre phrénique observé à plat après fixation par l'acide osmique et coloration par le carmin aluné, l'orifice de chaque puits apparaît bordé par une rangée de petites cellules rondes (fig. 339). En abaissant l'objectif, on reconnaît qu'à ces cellules rondes superficielles, dans l'épaisseur de la membrane, en succèdent d'autres, rangées annulairement de la même façon autour d'un court boyau continuant l'orifice juxta-péritonéal du puits et dont elles limitent la lumière. Ces cellules sont donc disposées avec l'apparence d'un revêtement continu à la périphérie du trajet, et elles en tapissent la paroi.

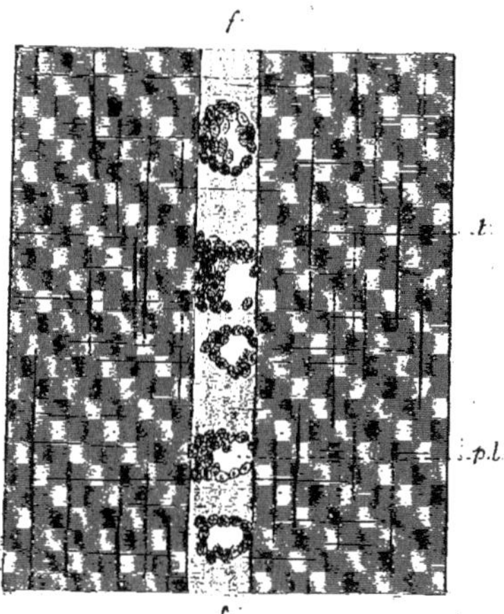

Fig. 339. — Puits lymphatiques du centre phrénique du Lapin. Fixation par l'acide osmique. La membrane est vue par sa face péritonéale. Conservation dans la glycérine (120 diamètres).

f, fente lymphatique ; — *t*, tendons du centre phrénique ; — *pl*, puits lymphatique.

portent des cellules plates endothéliformes, semblables à celles des travées épiploïques. De telles mailles forment la charpente et dessinent le cadre des *puits lymphatiques* de Ranvier.

Sous l'assise radiée du centre phrénique, la lame connective du péritoine est représentée par un plan de faisceaux conjonctifs qui, en se rapprochant et en divergeant tour à tour, dessinent des mailles tout à fait comparables à la charpente connective du grand épiploon. Ces mailles sont le plus souvent remplies de cellules migratrices, surtout nombreuses au voisinage des vaisseaux sanguins. La lame fenêtrée porte l'endothélium péritonéal, continu au-dessous d'elle.

Au-dessus de l'assise parabolique ou sous-pleurale, s'étend le tissu connectif sous-pleural parcouru par des vaisseaux lymphatiques. Puis, vient l'endothélium pleural immédiatement disposé à la surface de la lame de tissu conjonctif sous-pleural.

L'endothélium qui recouvre la face péritonéale du centre phrénique, imprégné en place avec une solution de nitrate ou mieux de lactate d'argent à 1 p. 500, forme un revêtement régulier de cellules polygonales interrompu de distance en distance par des îlots figurés assez semblables à ceux du péricarde pariétal du Bœuf (voy. p. 723). Les îlots figurés sont toujours placés au-dessus des fentes lymphatiques, superposés aux mailles formant la charpente des puits lymphatiques, et par conséquent ils répondent à chacun d'eux. L'endothélium pleural est, au contraire, tout à fait régulier et montre des lignes de ciment intercellulaires plus larges (Ranvier).

Du côté du péritoine, l'orifice du puits lymphatique constitué de cette façon, répond régulièrement à un *îlot figuré* de l'endothélium. Ce dernier, imprégné d'argent, présente à ce niveau des groupes, reconnaissables à première vue, de cellules toutes petites, rappelant les cellules intercalaires de l'épiploon (voy. p. 251). Dans son ensemble, l'îlot rappelle aussi d'une manière frappante la disposition de l'endothélium péritonéal au-dessus d'une tache laiteuse secondaire. Bref, il s'agit bien là, comme l'a montré Ranvier, d'un point de la surface endothéliale du péritoine incessamment remanié par le passage des cellules lymphatiques de la cavité de la séreuse dans celle du puits lymphatique. Les cellules rondes et granuleuses disposées sur la paroi de ce dernier répondraient également à des cellules lymphatiques. En tout cas, le revêtement endothélial du péritoine ne présente aucune solidité au niveau du point figuré. En faisant parcourir les puits lymphatiques par un simple courant constitué par une solution faible de nitrate d'argent et dirigé du péritoine vers les lymphatiques sous-pleuraux (1), Ranvier a pu en effet balayer la grande majorité des cellules lymphatiques qui obstruent ces puits et les montrer dégagés jusqu'à la fente lymphatique, reconnaissable à son endothélium sinueux, occupant le fond de l'espace intertendineux.

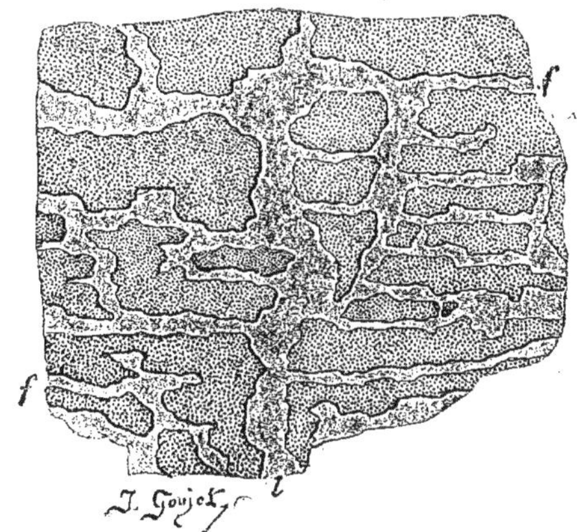

Fig. 340. — Centre phrénique du Lapin, vu par la face pleurale. — Conservation dans le baume du Canada (15 diamètres).

f, f, fentes lymphatiques ; — *l*, vaisseau lymphatique.

Si ensuite on examine la face pleurale du centre phrénique, on la voit parcourue par un réseau élégant de capillaires lymphatiques qui se continuent dans le plan à fibres radiées avec les fentes intertendineuses (fig. 340) où s'ouvrent

(1) Sur le goulot d'un flacon de verre dont le fond a été détaché, le centre phrénique est fixé par un lien circulaire, la face pleurale coiffant le goulot, la face péritonéale conséquemment en dehors. Il est ensuite découpé autour du goulot, et l'on obtient ainsi un dialyseur ayant pour membrane le centre tendineux du diaphragme. — On emplit ce dialyseur d'une solution de nitrate d'argent à 1 p. 1000, et on le plonge dans une autre solution du même sel d'argent à 1 p. 500. Le courant de diffusion s'établit entre les deux solutions à travers la membrane, en imprégnant sur son passage tous les endothéliums et en balayant les voies lymphatiques en même temps. Au bout d'une demi-heure, on lave à l'eau distillée largement ; puis on monte des fragments de la membrane dans le baume du Canada par les procédés ordinaires (*Traité technique d'histologie*, 2e édition, p. 507).

eux-mêmes les puits. Il en faut conclure qu'il existe entre ces capillaires lymphatiques et la cavité du péritoine, une série de communications comparables à celles existant entre cette cavité et la citerne lymphatique rétropéritonéale de la Grenouille, mais dont le dispositif est ici plus compliqué.

Faut-il maintenant conclure de là qu'il y a continuité parfaite entre la cavité péritonéale, ou, en d'autres termes, entre le cœlome et les vaisseaux lymphatiques proprement dits, et en déduire cette conséquence que le système lymphatique entier n'est qu'un prolongement ramifié de la cavité pleuro-péritonéale? Je ne le pense pas. Je décrirai plus loin analytiquement celle-ci en son lieu, c'est-à-dire après l'étude préalable des organes viscéraux qu'elle circonscrit et que parfois même elle concourt à former. J'essayerai alors d'établir sa signification morphologique générale. Pour le moment, je me bornerai à signaler certains faits qui me semblent militer fortement à l'encontre de l'hypothèse consistant à considérer les lymphatiques comme de simples ramifications, régularisées sous une apparence vasculaire, de la cavité du cœlome.

On sait que pour former celle-ci, chez les vertébrés supérieurs tout comme chez le Poulet, le mésoderme ne se clive pas d'un seul coup en deux feuillets, mais présente, au contraire, une série de petites fentes plus ou moins étendues, d'abord discontinues entre elles, puis se rejoignant secondairement pour constituer une cavité unique. Auparavant leur réunion en une seule, ces fentes sont séparées les unes des autres par des bandes de mésoderme restées pleines et dans lesquelles les deux lames fibro-cutanée et fibro-intestinale demeurent encore confondues (1). Le peu que nous savons du développement des espaces lymphatiques montre également ceux-ci prenant naissance au sein du mésoderme, devenu le tissu conjonctif, par une série de fentes distinctes et non point par une extension progressive d'un département quelconque de la cavité pleuro-péritonéale (2). Ces premières données portent à penser que, s'il existe des communications entre la cavité pleuro-péritonéale et les espaces lymphatiques, elles ont le caractère de dispositions secondaires. L'étude analytique des points où s'effectuent ces communications chez les animaux adultes conduit du reste à la même conclusion. Là, rien de comparable à la continuité parfaite et à plein canal, non seulement d'une artériole, mais encore d'une veine avec un réseau de capillaires. Or, on sait cependant que le réseau vasoformatif, l'artériole et la veinule étaient primitivement discontinus. A plus forte raison trouvera-t-on la trace d'une mise en communication secon-

(1) Vialleton. *Développement des aortes*, etc. (Journal de l'Anat. et de la Physiol., t. XXVIII, 1892, p. 19 du tirage à part).

(2) Albrecht Budge. *Untersuchungen ueber die Entwick. des Lymphsyst. beim Hüner-emrbyo* (Arch. His. 1887).

daire dans les stomates de la membrane rétropéritonéale de la Grenouille, et dans les puits lymphatiques du centre phrénique du Lapin. On n'y reconnaît, à vrai dire, que le pur et simple dispositif de l'effraction, de la fenêtration des membranes séreuses par les cellules lymphatiques (trous borgnes, trous de l'épiploon, du feuillet pariétal du péricarde du Rat, rosettes ou points mûriformes de cette même membrane chez le Cochon d'Inde, le Mouton, le Bœuf, etc.).

Pour passer d'un côté à l'autre d'une membrane, pour sortir ou pour entrer de ou dans la cavité du péritoine et du péricarde, pour trouer les vaisseaux par diapédèse, les cellules lymphatiques ne procèdent pas autrement. Un point en rosette de l'endothélium du péricarde menant les cellules lymphatiques dans le tissu conjonctif, et un stomate, en rosette également, de la membrane rétropéritonéale leur ouvrant un chemin du péritoine vers la citerne lymphatique, sont des équivalents morphologiques. Ce sont là des voies frayées temporairement, demeurées poreuses, et non des voies de pleine anastomose, à plus forte raison d'extension, des cavités séreuses vers les espaces ambiants : qu'ils soient lymphatiques et alors limités par un endothélium continu, ou tout simplement conjonctifs.

De plus, il y a lieu de penser que, de même que les capillaires sanguins, les capillaires lymphatiques ont consisté originairement en de simples tubes protoplasmiques semés de noyaux. Autrement, on ne se rendrait pas compte de la présence, dans les intervalles des cellules endothéliales, des lames intercalaires dépourvues de noyau, représentant des parties du protoplasma pariétal primitivement indivis qui ont échappé à l'individualisation des corps cellulaires au moment de la résolution de la paroi protoplasmique en une série de cellules distinctes (1). Il est vrai qu'à la rigueur on pourrait soutenir qu'il s'agit là de simples fragments de cellules endothéliales préexistantes, détachés par les cellules migratrices lors de leurs passages à travers la paroi du vaisseau. Mais il existe un autre motif plus puissant pour distinguer absolument les endothéliums vasculaires des endothéliums pleuro-péritonéaux : c'est la différence de leur constitution histologique respective.

L'épiploon d'un Cochon d'Inde âgé de sept à huit jours, fixé par l'acide osmique et ensuite coloré par l'éosine hématoxylique (2), ren-

(1) C'est précisément dans les endothéliums lymphatiques que les lames sans noyau intercalaires aux cellules endothéliales, ont été découvertes par AUERBACH (*Untersuchungen ueber Lymph und Blutgefässe* (Arch. de Virchow, t. 33, p. 383, 1865).

(2) L'épiploon du Cochon d'Inde né depuis six ou huit jours est déjà assez développé pour fournir un objet d'étude facile à manier. Il est même sur nombre de points fenêtré avant la naissance. L'animal, tué par le chloroforme afin que les réseaux capillaires soient fixés pleins de sang, est ouvert ; l'épiploon est aisément trouvé, chargé sur la lame de verre, ensuite développé et tendu. On fait alors tomber sur la préparation quelques gouttes d'acide osmique; puis au bout d'une ou deux minutes on lave à l'eau distillée, enfin à l'alcool fort qui achève de fixer la membrane. On ajoute une goutte d'éosine hématoxylique faiblement chargée d'hématoxyline, afin

ferme à la fois des cellules du tissu conjonctif, des cellules endothéliales appartenant au péritoine et des réseaux vasoformatifs aux divers stades de leur évolution. Parmi ces derniers, les uns sont encore pleins, d'autres sont globulifères, et un plus grand nombre sont déjà depuis longtemps canalisés et reliés aux vaisseaux en voie d'accroissement qui parcourent la membrane. On peut donc aisément comparer les cellules endothéliales vasculaires à tous leurs stades aux cellules de l'endothélium péritonéal.

Les cellules endothéliales *vasculaires*, dans les capillaires déjà depuis un certain temps canalisés, sont constituées par une nappe homogène de protoplasma transparent, à peine granuleux, que l'éosine du réactif teint en rose violacé. Au contraire, les cellules de l'endothélium péritonéal

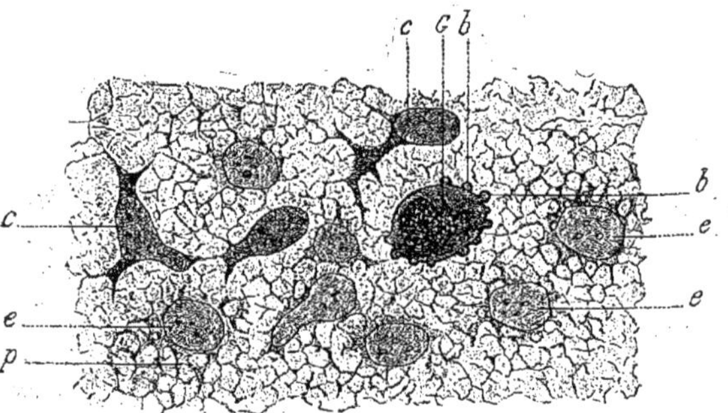

Fig. 341. — Épiploon du Cochon d'Inde de sept jours fixé par l'acide osmique à 1 p. 100, tendu sur la lame de verre et coloré par l'éosine hématoxylique faible. Conservation dans le même réactif. — (Chambre claire; ocul. 3, obj. 7 de Vérick; projection sur la table de travail.

G, cellule globuligène; — *b*, *b*, bourgeons globulaires; — *c*, *c*, cellules fixes de la lame conjonctive interendothéliale de l'épiploon; — *e*, *e*, cellules endothéliales de l'épiploon; — *p*, prolongements protoplasmiques des cellules endothéliales, anastomotiques les uns des autres.

(fig. 341), reconnaissables partout à leur noyau ovalaire et aplati dans le sens de la surface de revêtement, sont caractérisées par une masse de protoplasma teinte en rose très pâle, qui se termine à sa périphérie par des travées protoplasmiques rameuses colorées de la même façon, s'anastomosant entre elles et avec des travées semblables émises par les cellules endothéliales voisines (1). Si d'autre part on a imprégné la

que la coloration violette ne fonce pas trop. On recouvre d'une lamelle et on borde à la paraffine. Les globules rouges, les érythroblastes et les cellules globuligènes, ainsi que les parties des réseaux vasoformatifs qui sont devenues globulifères, sont colorés en rouge brique lumineux. Les noyaux sont teints en violet et le protoplasma rameux des cellules endothéliales en rose pâle. Les cellules ordinaires du tissu conjonctif présentent un protoplasma rameux, granuleux et vacuolaire, que l'éosine teint énergiquement. On les distingue donc aisément des cellules endothéliales dont le protoplasma rameux est à peu près entièrement homogène. Le protoplasma des endothéliums vasculaires est teint en rose violacé, et présente une réfringence caractéristique.

(1) Ce fait capital a été mis en évidence par Ranvier. Après avoir disposé l'épiploon

membrane avec le nitrate d'argent, on constate que les capillaires déjà anciens montrent un réseau de traits de ciment répondant aux lignes de contact des cellules de l'endothélium, et que ces traits intéressent toute l'épaisseur de la lame endothéliale homogène. Au contraire, au-dessous des traits d'argent dessinant l'endothélium péritonéal, on voit se continuer le réseau protoplasmique rameux et anastomotique, répondant à la partie profonde des corps cellulaires et les reliant tous entre eux. Les traits d'argent n'ont donc ici dessiné que des lames minces de protoplasma condensé, puis limité par des lignes de ciment à la surface des cellules, lames répondant à chacun des champs cellulaires du revêtement endothélial. C'est dire autrement que chaque cellule du revêtement péritonéal est une cellule endothéliale par sa lame protoplasmique mince superficielle (*plaque endothéliale*), tandis qu'elle se comporte par sa partie profonde exactement comme une cellule du tissu conjonctif, en émettant des prolongements de son protoplasma qui viennent ensuite s'anastomoser avec leurs similaires, émanés de cellules voisines.

Et de fait, comme l'a dit Ranvier (1), « ces cellules sont semblables aux cellules conjonctives, ou plutôt ce sont des cellules conjonctives ». Si l'on fait subir à l'endothélium péritonéal une irritation légère, on détermine sur certains points la disparition de la *plaque endothéliale :* de façon que le pavé endothélial se trouve transformé en un réseau de cellules connectives types, étoilées, anastomotiques les unes des autres par leurs prolongements. Au bout de quelques jours, ces cellules re-

du jeune Cobaye sur la lame de verre, il le fixe pendant une demi-minute par l'acide osmique à 1 p. 100; il colore ensuite la préparation, préalablement lavée à l'eau distillée, par le violet de méthyle (5 B, 5 R ou hexaéthylé); puis il recouvre d'une lamelle et il observe. De cette façon, le réseau protoplasmique des cellules endothéliales saute aux yeux. Il est coloré en violet moins foncé que ne le sont les noyaux des cellules. Mais de pareilles préparations, extrêmement démonstratives, ont le défaut de n'être absolument pas persistantes (*De l'endothélium du péritoine et des modifications qu'il subit dans l'inflammation expérimentale*, etc. — *In* Notes de M. Ranvier à l'Académie des Sciences, 1887-1892, p. 49).

(1) Ranvier (*Ibidem*, p. 50-52) injecte dans la cavité péritonéale du Cochon d'Inde, du Lapin ou du Rat, cinq à six gouttes d'une solution de nitrate d'argent à 3 p. 1000. Il fait ensuite jour par jour l'étude de l'épiploon par la méthode indiquée p. 916, note 1. Au bout de vingt-quatre heures, certaines cellules se sont nécrosées et ont desquamé. Sur d'autres points, le plateau endothélial a disparu, et à la place de l'endothélium on voit un réseau de cellules connectives rameuses. Au troisième jour, les cellules rameuses poussent de nouveaux prolongements souvent fort étendus, dont certains vont s'intriquer par-dessus les mailles de l'épiploon en s'appuyant sur les réseaux délicats de fibrine tendus sur l'aire de ces mailles. A la fin du deuxième jour, les cellules rameuses se multiplient activement par division indirecte. Au quatrième jour, elles commencent à revenir peu à peu à l'état endothélial. Comme en même temps elles ont proliféré et qu'ainsi elles ont augmenté de nombre, quelques-unes d'entre elles ne trouvent pas place à la surface des travées pour s'y fixer de nouveau à l'état endothélial. Elles pendent alors par un de leurs prolongements sur les côtés des travées épiploïques. Au neuvième jour, l'endothélium de celles-ci est reconstitué à l'état continu, mais il ne récupère que plus tard sa régularité et sa minceur primitives.

deviennent peu à peu des cellules endothéliales, après s'être plus ou moins activement multipliées par le mécanisme de la division indirecte. Bientôt l'endothélium est complètement reconstitué. Il y a donc équivalence morphologique entre les cellules du tissu conjonctif et les cellules endothéliales de la cavité péritonéale.

Ces dernières, d'ailleurs, ne sont qu'un cas particulier de l'adaptation aux fonctions épithéliales des éléments cellulaires fixes du tissu conjonctif. L'endothélium de la cavité neurale (arachnoïdienne), celui des gaînes tendineuses, des gaînes lamelleuses des nerfs, etc., ont exactement la même origine, dans des fentes secondaires du tissu conjonctif initialement disposé sous forme d'une masse pleine et continue. L'endothélium vasculaire sanguin est, on le sait, né tout autrement. Celui des lymphatiques, continu avec celui des veines dont il est le prolongement, et disposé sous forme de revêtement de cavités qui, pour ne point renfermer de globules rouges du sang, n'en sont pas moins franchement vasculaires, ne saurait donc en aucune façon être assimilé *a priori* à celui des membranes séreuses, lequel provient d'éléments cellulaires qui ne sont d'ailleurs pas même issus du feuillet blastodermique ayant fourni les premiers vaisseaux.

En résumé, il n'existe entre les voies lymphatiques vraies et les séreuses d'origine pleuro-péritonéale aucune communication libre, à pleine ouverture et réellement anastomotique dans le sens vasculaire du mot. On ne trouve que des chemins frayés laborieusement et secondairement par les cellules migratrices. Comme je l'ai déjà indiqué plus haut (p. 214-216), on ne voit pas davantage les lymphatiques aborder les espaces ordinaires du tissu conjonctif et s'y ouvrir en résolvant leur paroi endothéliale en une série de cellules rameuses discontinues, appuyées sur des groupes de faisceaux connectifs (fig. 342). Partout où, au sein du tissu conjonctif, on peut développer et imprégner d'argent les capillaires lymphatiques, — seule méthode permettant aujourd'hui d'affirmer en un point donné leur existence sans conteste, — ces capillaires se montrent clos à leur extrémité. L'hypothèse en vertu de laquelle il faudrait voir en eux des espaces conjonctifs, régularisés et limités par un endothélium continu, ne peut donc être acceptée jusqu'à nouvelle preuve; elle ne devient une réalité que pour les séreuses, qu'elles soient d'ailleurs d'origine pleuro-péritonéale ou autre.

Il est cependant hors de doute que la lymphe se forme dans les espaces du tissu conjonctif. J'ai même montré, il y a déjà nombre d'années (1), que lorsque les lymphatiques efférents d'une région sont oblitérés, il se produit en deçà de l'obstacle un *œdème lymphatique* occupant les espaces connectifs, qu'on trouve alors remplis et comme injectés de

(1) J. Renaut. *Observation pour servir à l'histoire de l'éléphantiasis et des œdèmes lymphatiques* (Arch. de Physiologie, 1871-1872).

lymphe vraie, coagulable spontanément sous forme de moules solides de ces mêmes espaces. Les extrémités closes des lymphatiques sont donc bien plongées dans les espaces du tissu conjonctif, mais à la façon de dialyseurs. Au travers de leur paroi, le plasma lymphatique diffuse des espaces dans les canaux au fur et à mesure de sa formation. Les cellules lymphatiques interstitielles, encore suffisamment chargées d'oxy-

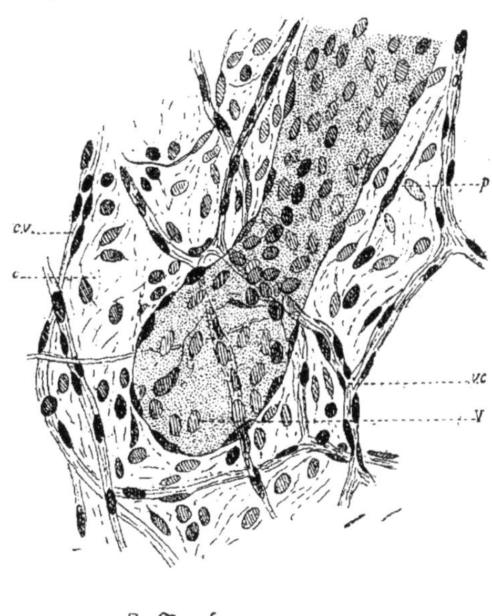

Fig. 342. — Terminaison en ampoule d'un vaisseau lymphatique de l'épiploon non fenêtré d'un jeune Lapin au milieu d'un réseau de vaisseaux sanguins. — Fixation par l'acide osmique à 1 p. 100; tension de la membrane sur la lame de verre; coloration et conservation dans l'éosine hématoxylique faible (150 diamètres).

V, vaisseau lymphatique terminé par une ampoule close, et dont la paroi est limitée par une simple ligne endothéliale ; — *vc*, *cv*, capillaires sanguins, le second se rendant à une veine ; — *c*, tissu conjonctif ; — *p*, cellule fusiforme du tissu conjonctif analogue à celles de la couche périvasculaire.

gène pour conserver leur activité, se rassemblent autour des capillaires lymphatiques, puis percent par leurs mouvements amiboïdes et sur une multitude de points l'endothélium découpé en jeu de patience, dont en tant que barrière, elles se jouent véritablement. Le grand système de réseaux, de sacs et d'espaces clos irrégulièrement ramifié partout dans les espaces interorganiques, et auquel font suite la grande veine lymphatique et le canal thoracique disposés comme des sortes d'appendices des veines, devient de la sorte le confluent et en même temps la voie d'absorption ou de rejet dans le système veineux, des produits issus du mouvement interstitiel complexe dont le tissu conjonctif lâche est le théâtre, et qui n'ont pu pénétrer sur place dans le sang par la voie directe des capillaires veineux (1).

§ 2. — TRONCS LYMPHATIQUES.

Les troncs lymphatiques font suite aux diverses voies de la lymphe que je viens de décrire. De même que les capillaires lymphatiques à mailles larges, irrégulières et terminées par des culs-de-sac effilés ou renflés en massue, ressemblent beaucoup aux branches d'accroissement des veines qu'on peut observer dans la période fœtale chez les mammifères, de même aussi les lymphatiques collecteurs dans lesquels la lymphe est véritalement canalisée (chylifères, grande veine lymphatique, canal thoracique), et qui aboutissent aux veines, présentent dans leur structure de grandes analogies avec celles-ci. Comme les veines dont ils semblent les prolongements, ils sont munis de valvules, édifiées dans les deux ordres de vaisseaux d'une façon à peu près identique. Ils possèdent également comme les veines un revêtement de fibres musculaires lisses dirigées de diverses manières par rapport à l'axe vas-

(1) Les connaissances que nous possédons au sujet de l'embryologie des vaisseaux lymphatiques se réduisent à ce qui résulte des observations de Kölliker sur le développement ou plutôt l'accroissement des lymphatiques de la lame natatoire des têtards de Grenouille (*a*).

Les vaisseaux lymphatiques de l'expansion caudale sont des émanations du tronc lymphatique caudal supérieur et du tronc lymphatique caudal inférieur. Sur le têtard vivant, immobilisé par le curare, on les voit former des mailles irrégulières entre les capillaires sanguins en voie d'accroissement. Ce sont des canaux larges, à bords festonnés, tout à fait comparables par leur forme aux lymphatiques de la membrane interdigitale des Grenouilles adultes. De distance en distance, accolé le long de la paroi, on voit un noyau entouré d'une petite aire de protoplasma granuleux. Il est impossible de déterminer, par l'imprégnation d'argent, l'apparition d'un dessin endothélial sur la paroi d'aucun de ces lymphatiques. Enfin, il n'est pas inutile de spécifier ici que ces vaisseaux ne renferment que du plasma clair et transparent, et qu'on n'y voit point circuler de globules blancs.

Les pointes latérales que portent ces lymphatiques sur tout leur parcours s'engagent quelquefois jusqu'à une certaine distance dans le tissu conjonctif ; mais elles se terminent toujours par une extrémité close ou par une tige pleine. Kölliker a constaté que les lymphatiques s'étendent par canalisation et extension simultanées de ces pointes. Mais d'autre part il a vu des cellules étoilées de grande dimension, multinucléées et originairement pleines, se creuser d'une cavité et, devenant de plus en plus rameuses, se mettre en communication avec les pointes d'accroissement des lymphatiques préexistants. Parlant donc des réseaux lymphatiques à mailles déjà closes, il dit : *J'ai considéré ces réseaux comme résultant d'une fusion de cellules* (*b*). Puis, il émet ensuite des doutes sur la valeur de ses observations à cause du peu de concordance entre elles et sa manière d'envisager le développement des vaisseaux sanguins. Je ferai au contraire remarquer que si ces observations sont exactes, il y aurait entière homologie entre le développement des vaisseaux sanguins et celui des lymphatiques.

(*a*) Kölliker. *Note sur le développement des tissus chez les batraciens* (Ann. des Sciences nat., 1846, 3e série, t. IV, p. 99).

(*b*) Kölliker. *Éléments d'histologie humaine*, 2e édit. française, p. 775, fig. 428.

culaire. Mais ils diffèrent des veines, à peu près dans toute l'étendue de leur trajet, en ce qu'ils sont infiniment moins séparables du tissu conjonctif ambiant, avec lequel ils font toujours corps à la façon de simples trajets canaliformes creusés dans une masse continue.

Parmi les diverses formations concourant à leur constitution, de même que dans les autres vaisseaux une seule n'est point contingente ni variable : c'est le revêtement endothélial qui limite leur cavité. Extérieurement à cet endothélium, le tissu conjonctif et les cellules musculaires se disposent de diverses manières, variables chez les divers animaux pour un tronc lymphatique de même valeur morphologique et de même nom. Pas davantage donc que pour les veines, on ne peut donner de chacun d'eux pris en particulier une description analytique et complète, sinon dans une monographie des vaisseaux lymphatiques chez un seul animal ou chez tous les vertébrés comparés entre eux. Il convient pour ce motif de se borner à quelques exemples. Je les réduirai au canal thoracique, aux chylifères et aux troncs lymphatiques du tissu conjonctif, dont la connaissance peut servir de point de départ et de comparaison tout à la fois pour l'étude des autres.

Troncs lymphatiques collecteurs : canal thoracique. — Chez l'Homme, le Chien, l'Ane et le Cheval, où l'on peut plus aisément l'étudier, le canal thoracique présente une constitution très différente, si l'on excepte l'endothélium de sa paroi. Celui-ci se montre, après qu'on l'a mis en évidence par l'imprégnation de nitrate d'argent, constant et continu, sous forme d'un revêtement de cellules polyédriques, à bords rectilignes et tout à fait comparable à celui des veines au voisinage du point d'abouchement dans la sous-clavière chez l'Homme et le Chien, ou dans la veine cave antérieure au niveau de la réunion des jugulaires s'il s'agit du Cheval. Chez ce dernier, j'ai constaté que l'endothélium se poursuit dans la veine exactement à la façon de celui d'une veine collatérale : circonstance importante à noter et qui milite puissamment en faveur de l'hypothèse que j'ai formée plus haut, c'est à savoir que le canal thoracique et les vaisseaux lymphatiques qui lui font suite sont partis des veines, et non pas de la périphérie pour s'aboucher ensuite avec celles-ci. Mais au fur et à mesure qu'on s'éloigne du point de jonction, les cellules endothéliales deviennent d'abord légèrement (1), puis de plus en plus sinueuses sur leurs bords; sans toutefois prendre le caractère festonné qu'elles affecteront plus loin dans les petits troncs lymphatiques tels que par exemple les chylifères.

Au-dessous de l'endothélium, chez le Cheval et chez l'Ane, l'imprégnation d'argent faite par la méthode propre à développer les figures de Langhans, fait apparaître ces dernières exactement comme dans l'endartère de l'aorte. Mais ici, les figures stellaires qui, comme on le sait,

(1) Ranvier, *Traité technique d'hist.* 2e édit., p. 491.

correspondent aux images négatives des cellules du tissu conjonctif sous-endothélial, sont entre-croisées dans une multitude de sens, et non plus allongées suivant l'axe du vaisseau, comme on l'observe dans les grosses artères. Ceci montre déjà que la paroi du lymphatique est constituée par une variété du tissu connectif se rapprochant davantage du tissu connectif lâche. Chez l'Homme et chez le Chien, cette couche sous-endothéliale est par contre très réduite et sans caractères tranchés.

Sur les coupes en long et en travers du canal thoracique du Chien, faites après dessiccation de ce canal préalablement insufflé d'air puis desséché, tendues ensuite sur la lame de verre et colorées au picrocarminate comme s'il s'agissait d'étudier une veine, on constate aisément que la paroi vasculaire consiste, en dehors de l'endothélium, en une simple formation de tissu conjonctif au sein de laquelle la lumière vasculaire a été creusée. Cette paroi connective se continue extérieurement en effet avec le tissu conjonctif ambiant sans démarcation distincte, par des tractus entremêlés de pelotons de cellules adipeuses qui font corps avec le vaisseau et sur plusieurs points s'engagent dans son épaisseur. C'est là même un caractère typique et constant de la paroi des gros lymphatiques valvulés et musclés. Pour former la paroi, les faisceaux connectifs se disposent d'une manière générale parallèle à l'axe du vaisseau. Ils sont reliés entre eux par des mailles élastiques, qui se continuent en dehors avec les réseaux élastiques du tissu cellulaire ambiant, et qui, sous l'endothélium, viennent former un autre réseau très délicat et très serré, constitué par un entrelacs de fibres élastiques d'une grande minceur. En dehors du réseau élastique sous-endothélial, viennent se disposer les fibres musculaires lisses. Celles-ci forment une couche mince et sont dirigées dans une multitude de sens, réunies d'ailleurs par petits fascicules qu'on voit sur les coupes sectionnés en long, en travers ou obliquement sans aucune règle, et engagés partie dans le réseau des fibres élastiques, partie dans les intervalles des faisceaux conjonctifs. C'est là en somme un dispositif musculaire comparable à celui des veines, telles que, par exemple, la jugulaire du Chien ou du Lapin (1). Cette couche plexiforme de muscles lisses occupe seulement chez le Chien la partie la plus interne de l'épaisseur de la paroi. Dans les portions les plus externes de celle-ci, pénétrées par les vésicules adipeuses, on n'en rencontre plus une seule.

Le canal thoracique de l'Homme ne diffère de celui du Chien que par l'importance et le développement plus considérable de ses éléments musculaires. Au-dessous du réseau élastique sous-endothélial, ceux-ci se disposent en une assise plexiforme composée de fibres lisses entremêlées dans tous les sens. Puis vient une couche moyenne où les cellules musculaires, rassemblées en petits groupes distincts dont les

(1) Ranvier. *Traité technique d'histologie*, 2e édit., p. 490.

intervalles sont occupés par des faisceaux conjonctifs, affectent une disposition en général annulaire. Plus en dehors, l'emmêlement des fibres musculaires dans tous les sens reparaît. Le canal thoracique de l'Homme, comparé à celui du Chien, offre donc à considérer une musculature plus puissante, peut-être en rapport avec la station debout, qui contraint la lymphe à marcher directement contre la pesanteur (Ranvier). Comparés aux veines, ces deux canaux se rapprochent aussi très nettement, celui du Chien des veines collectrices, et celui de l'Homme au contraire, des veines propultrices à développement réduit, telles que par exemple la saphène interne humaine.

J'ai déjà dit plus haut (page 46) que le système vasculaire des invertébrés, vecteur de l'hémolymphe, peut être surtout comparé au système lymphatique au point de vue de la constitution histologique du

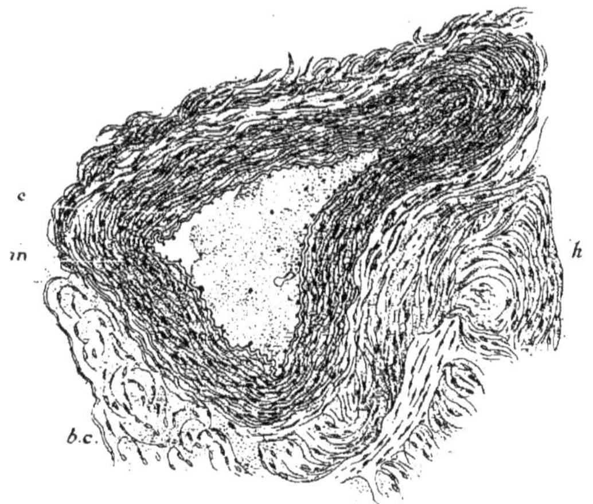

Fig. 343. — Coupe transversale de l'aorte antérieure du Poulpe, préparée par la méthode indiquée dans le texte (faible grossissement).

c, endothélium reposant sur la membrane élastique interne; — *m*, tunique musculaire; — *bc*, tissu conjonctif; — *h*, fibres musculaires lisses.

liquide nourricier, qui présente les caractères de la lymphe seule bien qu'il joue à la fois le rôle de lymphe et de sang. De même, dans ce cas, les vaisseaux, bien qu'on puisse assez fréquemment les distinguer en artères et en veines (par exemple chez les céphalopodes), ont une structure générale rappelant celle des lymphatiques. Vignal a même constaté que ceux de certains gastéropodes ont leur cavité vasculaire limitée par un endothélium festonné en feuilles de chêne, tout comme celui des lymphatiques des vertébrés supérieurs. Il y avait donc lieu de rechercher si les gros troncs lymphatiques, tels que le canal thoracique des grands mammifères, sont histologiquement constitués sur le même type que les gros troncs hémolymphatiques des invertébrés supérieurs. Dans ce but, j'ai examiné l'aorte antérieure du Poulpe commun (*Octopus vulgaris*), et les artères et les veines des bras du même animal, après fixation de ces vaisseaux, à l'état de réplétion, par l'acide osmique à 1 p. 100 (fig. 343). J'ai pu aisément constater alors que si les veines hémolymphatiques ressemblent beaucoup à la fois aux lymphatiques collecteurs et aux veines des vertébrés, les vaisseaux hémolymphatiques que les zoologistes qualifient communément d'artériels ont bien aussi la signification de véritables artères (1). En effet, une coupe transversale de l'aorte antérieure du Poulpe est sensiblement comparable à celle de l'aorte abdominale d'un fœtus humain vers la fin du troisième mois. L'endothélium repose directement sur une limitante élastique très nette, en dehors de laquelle sont disposées de puissantes assises musculaires, exclusivement formées de fibres lisses annulaires. Seulement, le vaisseau présente à sa périphérie ceci de semblable aux gros troncs lymphatiques, qu'il se continue sans ligne d'absolue démarcation avec le tissu conjonctif ambiant. Ainsi donc, les artères ont des précurseurs dans les gros vaisseaux hémolymphatiques des céphalopodes. Bien que ceux-ci charrient un liquide n'ayant que les caractères histologiques de la lymphe, dès qu'ils jouent le rôle de canaux afférents de ce liquide nourricier du cœur vers les tissus, ils acquièrent du même coup la constitution fondamentale de vaisseaux artériels (2).

Vaisseaux lymphatiques propulseurs et veinules lymphatiques. — Les vaisseaux lymphatiques proprement dits sont intermédiaires aux espaces ou aux réseaux de capillaires lymphatiques d'une part, et d'autre part aux troncs lymphatiques collecteurs. Ils diffèrent essentiellement des premiers en ce qu'ils sont toujours munis de valvules, et que des fibres musculaires lisses peuvent ou non prendre part à la constitution de leur paroi. Dans le premier cas ils sont des *lymphatiques propulseurs ;* dans le second ils constituent ce que j'appellerai des *veinules lymphatiques*. Ils se distinguent des troncs collecteurs en ce

(1) Il importe de remarquer ici que, chez les céphalopodes, il existe une véritable *circulation* de l'hémolymphe, et par conséquent des *voies vasculaires d'apport* et des *voies vasculaires de retour* distinctes. Or, il est bien évident que le système lymphatique des vertébrés ne comprend aucun vaisseau afférent. On ne peut donc comparer les grands vaisseaux lymphatiques de ces animaux qu'aux veines hémolymphatiques des invertébrés. Quant au cœur des invertébrés, il a toujours la structure d'un cœur lymphatique, ou, si l'animal ne possède pas de muscles striés, celle d'un renflement supravalvulaire.

(2) *Technique.* — On dégage l'aorte antérieure d'un Poulpe par la dissection. On enlève un segment du vaisseau entre deux ligatures, et l'on plonge le segment plein de lymphe dans quelques centimètres cubes d'une solution d'acide osmique à 1 p. 200. On l'y laisse cinq à six heures, puis on le transporte dans le liquide de Müller. Au bout de deux ou trois jours, on achève le durcissement par la gomme et l'alcool ; et l'on fait des croupes au microtome. On les colore avec le carmin aluné ou l'éosine hématoxylique faiblement chargée d'hématoxyline. On monte dans la glycérine ou dans la résine dammar par les procédés ordinaires.

que la paroi, devenue cependant chez eux distincte, demeure encore presque exclusivement constituée par du tissu conjonctif lâche; tandis que celle des lymphatiques collecteurs est formée par des faisceaux connectifs puissants affectant une ordonnance générale parallèle à l'axe du gros tronc vasculaire, c'est-à-dire disposés déjà à la façon de ceux du tissu conjonctif modelé.

A. Lymphatiques propulseurs. — Parmi les vaisseaux lymphatiques doués d'action propultrice sur leur contenu, les chylifères occupent le premier rang et constituent en même temps le meilleur objet d'étude, parce qu'étant compris dans l'épaisseur du mésentère, on les peut aisément mettre en évidence chez les jeunes mammifères de petite taille, tels que le Lapin ou le Chat, et les étudier au sein de cette membrane mince sur une portion étendue de leur trajet. Leur surface interne montre un revêtement continu de cellules endothéliales découpées en jeu de patience, tout à fait semblables à celles de l'endothélium des capillaires et des trajets lymphatiques sans valvules auxquels ils font suite. Cet endothélium se réfléchit sur les valvules, en occupant leurs deux faces et la cavité du sinus répondant au renflement supra-valvulaire de leur paroi. A ce niveau, il se comporte exactement comme celui d'une veine. Sur la face convexe de chaque valvule, correspondant au cours de la lymphe, les cellules sont sinueuses mais en général allongées suivant l'axe du vaisseau, comme sur la paroi précédant et suivant la valvule. Sur la face concave, elles sont au contraire égales dans toutes leurs dimensions. Les valvules du canal thoracique montrent la même disposition (Ranvier).

Les valvules sont faciles à observer sur les lymphatiques du mésentère du Lapin de cinq à sept jours. Si l'on fixe ces vaisseaux dans leur forme en arrosant une lame du mésentère, pendant une demi-minute environ, avec une solution d'acide osmique à 1 p. 100, puis qu'on achève la fixation en arrosant le mésentère avec un courant d'alcool fort (1), on voit les chylifères injectés de lymphe coagulée et granuleuse, mais transparente si l'on a maintenu pendant cinq à six heures le petit animal à jeun. Les lymphatiques sont par cette méthode fixés-développés. Ils ont la forme de canaux sur le trajet desquels existent, de distance en distance, des renflements et des étranglements successifs. C'est au niveau des renflements qu'on trouve les valvules. Chacune d'elles a la forme d'un nid de pigeon, comme les valvules sigmoïdes artérielles et les valvules des veines. Le plus souvent elles sont disposées par paires, mais aussi quelquefois le renflement supra-valvulaire n'est développé que sur un côté, et ne répond qu'à une seule valvule. En coupe optique, il semblerait de prime abord que le lymphatique en amont projette son extrémité rétrécie dans le lymphatique en

(1) On monte ensuite dans le baume au xylol, après passage dans l'alcool éosiné et l'essence de girofles, puis de bergamote.

aval renflé au point de jonction, comme le ferait un tube de verre légèrement étiré à son extrémité pour entrer à frottement dans un autre élargi à sa base. Mais en élevant ou en abaissant l'objectif, on voit la valvule tourner, et sa forme sigmoïde se dessiner. Sur le bord libre de cette valvule, on voit aussi les noyaux de l'endothélium, saillants vers la

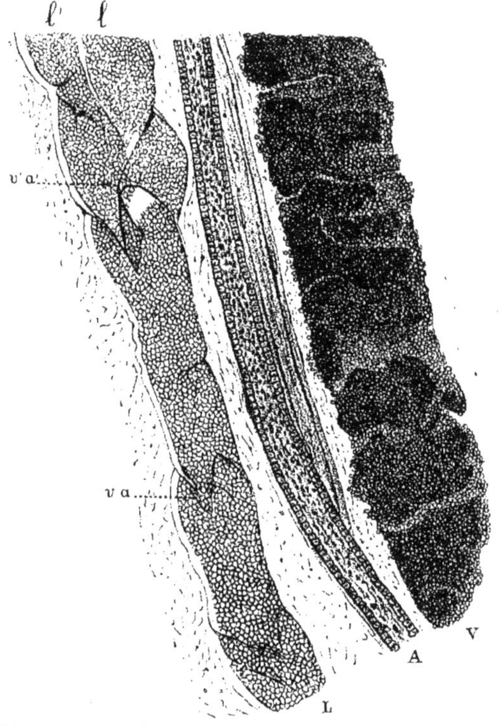

Fig. 344. — Vaisseaux sanguins et chylifères d'une lame du mésentère d'un jeune Lapin âgé de cinq jours. — Fixation par l'acide osmique à 1 p. 100; arrosement de la lame mésentérique avec l'alcool fort. Les chylifères sont fixés-distendus. — Faible grossissement.

A, artère; — V, veine; — L, chylifère se divisant en deux branches, *l*, *l'*; — *va*, valvules en nids de pigeon; — *v'a'*, valvule fixée-déployée, à l'origine de la branche de bifurcation *l*.

lumière vasculaire, figurer comme un rang de perles. Cette saillie des noyaux est un caractère commun de tous les endothéliums lymphatiques, comme je l'ai indiqué plus haut.

Sur ces mêmes lymphatiques, l'action de l'éosine hématoxylique ou, un peu plus difficilement, celle du picrocarminate d'ammoniaque, met en évidence la constitution de la paroi. Celle-ci se montre formée par des faisceaux connectifs entre-croisés en tous sens, et se continuant avec ceux de la lame conjonctive du mésentère. Sous l'endothélium, on voit un premier réseau très délicat de fibres élastiques; un second réseau semblable limite le vaisseau en dehors. Entre les deux, prennent place les fibres musculaires lisses, disposées suivant une ordonnance variable autour du chylifère. Leur direction et leur agencement plexiforme se reconnaissent très bien et de prime abord, quand leurs noyaux ont été colorés. En effet, ceux-ci, qui comme on sait sont allongés cha-

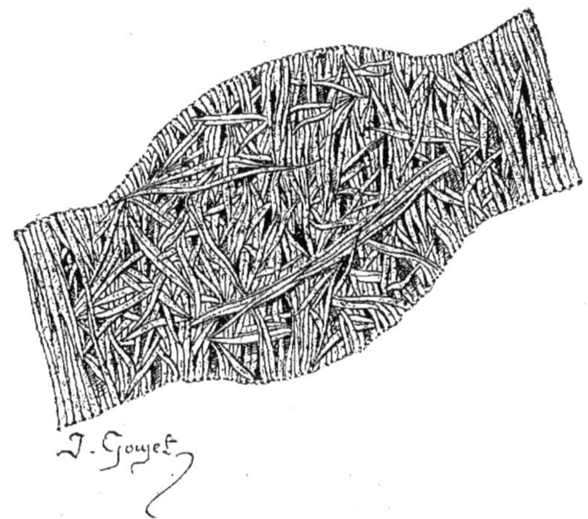

Fig. 345. — Renflement supravalvulaire d'un des vaisseaux chylifères du mésentère d'un jeune Chat. Imprégnation au nitrate d'argent. Conservation dans le baume du Canada. (90 diamètres). — Les fibres musculaires, dont les limites sont marquées par la réduction du sel d'argent sur le ciment intermusculaire, s'intriquent dans tous les sens au niveau du renflement supravalvulaire.

cun suivant la direction propre de la fibre lisse correspondante, affectent une multitude de directions au niveau des renflements supravalvulaires. On observe seulement des incidences légèrement variables dans les intervalles de ces derniers.

Mais on ne se rend un compte exact des dispositions affectées par les fibres lisses autour du vaisseau, que sur les imprégnations au nitrate d'argent de la tunique musculaire faites par la méthode indiquée par Ranvier (1). Le sel d'argent se réduit sur les lignes de ciment inter-

(1) Technique. On prend un jeune Chat, maigre et à jeun. Il est sacrifié et la cavité péritonéale est ouverte. On tend une lame du mésentère, comme la peau d'un tambour, sur un bouchon évidé; on l'y fixe par un lien circulaire; on retranche les parties qui dépassent avec des ciseaux, et l'on porte la membrane tendue sur le bouchon, dans une solution de nitrate d'argent à 1 p. 800. Au bout d'une heure, on la retire; on la lave à l'eau distillée et on la replonge, toujours tendue sur le bouchon, dans l'alcool absolu. Au bout d'un quart d'heure elle est rigide comme du papier et entièrement fixée. On l'éclaircit, toujours en place, avec l'essence de girofles. Après cela on peut la découper comme on veut; elle ne se rétracte plus. On la monte dans le baume du Canada ou dans la résine dammar. (Ranvier, *Traité technique d'histologie*, 2e édition, p. 402).

musculaire et dessine les cellules de la tunique contractile avec une précision absolue. On voit alors que, par exemple chez le Chat, dans les intervalles des valvules, les fibres lisses sont en général mais non exactement annulaires tout comme dans la veine jugulaire du Lapin. Mais au niveau et à la surface de chaque renflement supra-valvulaire, elles affectent une ordonnance plexiforme extrêmement accusée (fig. 345), répondant exactement au dispositif musculaire des réservoirs contractiles, dont j'ai donné la formule plus haut (voy. page 596). En réalité, chaque renflement supra-valvulaire constitue bien un petit réservoir contractile, au niveau duquel la lymphe contenue est chassée énergiquement, dès que les muscles entrent en jeu, comme par l'action d'un cœur minuscule. Les cœurs lymphatiques, qui manquent chez les mammifères, y sont remplacés par une multitude de petits organes propulseurs disposés autour des points occupés par les valvules, et où la lymphe au delà de celles-ci s'accumule et tend à subir un arrêt. Les lymphatiques valvulés de petit et de moyen calibre sont donc des vaisseaux du type musculaire. Comparables aux veines propultrices, ils occupent une situation intermédiaire entre les espaces et les réseaux capillaires lymphatiques d'une part, et d'autre part les troncs lymphatiques collecteurs, dans lesquels la *vis à tergo* actionne seule la marche de la lymphe vers les veines.

B. Veinules lymphatiques. — Un grand nombre de lymphatiques possèdent des valvules et une paroi limitée par une disposition spéciale du tissu conjonctif, renfermant des réseaux élastiques ordonnés par rapport à la marche du vaisseau, par suite tout à fait comparables à ceux des lymphatiques munis d'une tunique musculaire. Mais ils diffèrent de ceux-ci en ce qu'ils n'ont point de muscles à leur entour. Tels sont pour la plupart les lymphatiques du pannicule adipeux sous-cutané, qui reçoivent les grands trajets sans parois propres et sans valvules du derme, et un certain nombre de ceux du tissu cellulaire lâche qui n'a pas subi la transformation adipeuse (fosse iliaque de l'Homme — pli de l'aine du Lapin, par exemple). Je propose de donner à de pareils vaisseaux le nom de *veinules lymphatiques*, pour les distinguer des lymphatiques valvulés possédant une tunique musculaire. Ils ressemblent en effet aux veinules en ce que ces dernières, (auxquelles d'ailleurs ils correspondent dans leurs rapports avec les réseaux de capillaires lymphatiques), n'ont également point de tunique musculaire; tandis que les veines qui leur font suite en sont pourvues, de même que les lymphatiques propulseurs. La façon variable dont les muscles lisses se disposent autour des veines aux diverses hauteurs de l'arbre veineux, se reproduit ainsi le long des voies de la lymphe. Dans le domaine de celles-ci, on voit en effet, comme dans le système veineux, les vaisseaux le mieux doués au point de vue de leurs éléments musculaires prendre une position intermédiaire entre des réseaux de capillaires et leurs troncules efférents non musclés, et des troncs collecteurs dont la musculature est réduite.

De même d'ailleurs que dans les vaisseaux sanguins, la tunique musculaire est ici une formation secondaire. Les lymphatiques du mésentère du Lapin de deux à trois jours, et ce qui est encore plus démonstratif, ceux du Chat qui vient de naître, en sont dépourvus dans presque toute leur étendue. Or, nous venons de voir que chez cet animal jeune-adulte, la tunique musculaire des chylifères est si nettement développée qu'elle peut servir d'objet de choix pour l'étude. Originairement aussi, les veines sont dépourvues de muscles jusqu'à une grande distance des réseaux capillaires sanguins. Au point de vue de leur tunique musculaire comme à beaucoup d'autres, les vaisseaux lymphatiques ressemblent donc absolument aux veines sur le type desquelles semblent calqués, d'ailleurs, quant à la disposition générale et l'ordre de succession, leurs réseaux de capillaires, leurs veinules, leurs vaisseaux du type propulsif et leurs grands conduits collecteurs.

Mais en regard de ces analogies remarquables avec les vaisseaux veineux, viennent se placer des différences capitales relatives à la constitution de la paroi. Partout en dehors des grands troncs collecteurs tels que le canal thoracique et la grande veine lymphatique, nous trouvons cette paroi à peine différenciée du tissu connectif lâche ambiant. Il est vrai que, dans les lymphatiques valvulés du type propulsif, tels que les chylifères du Chat, du Chien ou de l'Homme, la tunique musculaire établit, entre la cavité du vaisseau et les espaces du tissu conjonctif, une ligne de démarcation à la fois nette et solide. Il n'en est plus de même dès qu'on remonte jusqu'aux veinules lymphatiques. Bien qu'exactement délimitées dans leur configuration par le treillis canaliforme de fibres élastiques délicates entourant la lumière vasculaire, sorte de toile ou de rêts de mailles sur lequel repose l'endothélium, les veinules lymphatiques voient les faisceaux conjonctifs entre-croisés dans tous les sens, qui forment leur paroi en se tassant à leur pourtour, se poursuivre en dehors avec ceux qui constituent la trame du tissu connectif lâche périvasculaire, et concourir à la formation des espaces de ce dernier. *Les espaces interfasciculaires de la paroi lymphatique sont absolument continus avec les espaces conjonctifs ambiants.* Ils sont seulement plus étroits, mais demeurent développables comme eux. Ils ne sont pas fondus en membrane. Il en résulte qu'à toutes les hauteurs de son trajet, et à peu près en somme de la même façon qu'une fente ou qu'un capillaire lymphatique, la veinule lymphatique peut être librement abordée, jusqu'au voisinage immédiat de son endothélium, par les liquides des espaces interorganiques et par les cellules migratrices en voie de marche dans le tissu conjonctif.

Pour s'en rendre bien compte, il suffit d'examiner une coupe transversale d'un des lymphatiques valvulés, mais dépourvus de tunique musculaire, du tissu conjonctif subjacent à la peau qui est le siège d'une dermite érysipélateuse en pleine activité (1). La veinule lymphatique est distendue au maximum par les globules blancs qui l'injectent. L'endothélium, disloqué par l'énorme mouvement de pénétration des cellules migratrices à travers la paroi, a disparu. La forme de la lumière vasculaire n'est maintenue que par la mince membrane élastique qui portait l'endothélium. Les globules blancs ont envahi en dehors d'elle, et développé pour prendre place, les espaces interfasciculaires du tissu conjonctif formant la paroi. Le vaisseau lymphatique coupé en travers apparaît alors comme un cercle au milieu d'un îlot étoilé de cellules migratrices toutes au contact, remplissant les mailles du tissu conjonctif périvasculaire, où elles sont venues se rassembler, pour de là, pénétrer dans le vaisseau tout le long du trajet de ce dernier compris dans les limites du point enflammé. Elles s'insinuent aussi tout autour des vésicules adipeuses qui font corps avec la paroi vasculaire. En même temps, les capillaires sanguins disposés autour des lymphatiques se montrent distendus au maximum par des globules rouges du sang. C'est cette congestion des pelotons adipeux autour des lymphatiques enflammés qui est l'origine de la rougeur en larges traits rubanés caractéristique des lymphangites. C'est aussi à l'œdème inflammatoire des pelotons adipeux périlymphatiques, que paraît due l'induration noueuse des lymphites trajectives. Quand l'inflammation du lymphatique est subaiguë, la rougeur fait défaut; mais l'œdème dur du tissu cellulo-adipeux périlymphatique subsiste. Il donne lieu à des nodules ou épaississements cylindroïdes englobant le vaisseau à diverses hauteurs de son trajet, qui répondent à une forme particulière de l'inflammation des lymphatiques, depuis longtemps décrite par LAILLER sous le nom de *lymphite nodulaire* ou *tabulaire*.

A toutes les hauteurs de leur trajet, les lymphatiques sont donc le point de rassemblement des cellules migratrices interstitielles et du plasma des espaces conjonctifs qu'ils parcourent. Ils reçoivent les cristalloïdes du tissu conjonctif, qui traversent aisément leur paroi endothéliale par simple diffusion; et d'autre part les cellules lymphatiques, qui, sur une multitude de points, percent leur paroi endothéliale après avoir suivi la voie des espaces conjonctifs périvasculaires pour l'aborder. Après avoir ainsi pénétré dans le vaisseau, ces cellules ont épuisé leur activité. Elles ont dépensé leur oxygène et se laissent dès lors emporter comme des corps inertes par le courant lymphatique actionné d'abord par la *vis à tergo*, puis un peu plus loin par l'entrée en jeu des

(1) J. RENAUT. *Contribution à l'étude anatomique et clinique de l'erysipèle et des œdèmes de la peau.* (Thèse de Paris, 1874, p. 20, fig. 3.) — Fixation du fragment de peau par l'alcool fort; gomme, alcool, coloration au picrocarminate d'ammoniaque, examen dans la glycérine picrocarminée. Le choix de l'objet n'est pas indifférent. Dans l'érysipèle de la face, je choisis le lobule de l'oreille, parce que les lymphatiques y sont toujours nombreux, et qu'il est facile de les fixer entre les deux replis de la peau constituant le lobule, sans les avoir altérés par les manœuvres de préparation.

muscles disposés autour des lymphatiques propulseurs. Tout ce mouvement, réduit au point d'être insensible dans les conditions normales, s'exagère au contraire à un tel point, lorsqu'une action telle que, par exemple, celle du curare met en train partout et largement le processus de la diapédèse, que les éléments cellulaires de la lymphe semblent passer tout à coup par un transfert brusque des vaisseaux sanguins dans les lymphatiques. C'est ce qui arrive chez la Grenouille curarisée ; et au point que DROZDOFF (1), pensait que le curare exerce une action destructive sur les globules du sang, auparavant que TARCHANOFF (2) n'eût montré qu'ils ne font alors qu'émigrer en masse dans les voies lymphatiques.

Lorsque la pénétration des cellules migratrices interstitielles dans les capillaires et les veinules lymphatiques s'effectue peu à peu et avec ménagement, l'endothélium qui limite la cavité vasculaire est traversé comme une substance molle, revenant aisément sur elle-même après avoir été perforée. Dans ce cas, les stomates temporaires s'effacent rapidement sans laisser de trace. Nous venons de voir au contraire que, dans le cas où le mouvement d'effraction est à la fois large et longtemps soutenu (comme dans la lymphangite érysipélateuse), le revêtement endothélial est, à vrai dire, emporté par le flux des éléments migrateurs et ne parvient à se reformer que plus tard. Entre ces deux cas extrêmes, vient prendre place l'altération de l'endothélium lymphatique dans les angioleucites subaiguës. On peut très aisément étudier ces dernières dans la paroi de l'intestin atteint d'entérite catarrhale, cholérique ou dysentérique (KELSCH). La sous-muqueuse, occupée par de nombreux trajets ou follicules lymphatiques, montre alors (3) un grand nombre de capillaires soit gorgés de globules blancs, soit simplement distendus par le liquide de l'œdème inflammatoire chargé d'un plus ou moins grand nombre de cellules lymphatiques. Dans ce dernier cas, qui répond à une irritation subaiguë du vaisseau, l'endothélium n'a le plus souvent pas été enlevé par la poussée d'effraction des éléments migrateurs. Il a subi une sorte de tuméfaction. L'épaisseur des éléments cellulaires est considérablement augmentée; l'endothélium forme autour de la lumière du vaisseau un revêtement de cellules prismatiques

(1) DROZDOFF. De *l'action du curare sur les globules blancs du sang.* (Travail du laboratoire du professeur SETSCHENOW, in *Journal de la médecine militaire* [Russe]. Janvier 1875).

(2) J. TARCHANOFF. *De l'influence du curare sur la quantité de la lymphe et l'émigration des globules blancs du sang.* (Arch. de Physiologie, 1875).

(3) PRÉPARATION. — On place une ligature d'attente sur le segment d'intestin qu'on veut étudier, puis une autre à une certaine distance de la première. Après avoir légèrement serré l'une de ces ligatures, on introduit une canule dans l'intestin, on lie par-dessus et on fait passer rapidement un courant d'eau salée à 1 p. 1000, puis on serre la ligature en aval. L'intestin est alors enlevé et plongé, avec ses deux ligatures, dans le liquide de Müller ou dans l'alcool fort qui le fixent dans sa forme. On achève le durcissement par la gomme et l'alcool, et on fait ensuite les coupes, qu'on colore enfin par telle méthode qu'on choisit.

à protoplasma granuleux. Certaines de ces cellules renferment plusieurs noyaux. Enfin, il est facile de voir que la lumière de plusieurs capillaires lymphatiques étroits est occupée soit complètement, soit sur un seul côté par une cellule à noyaux multiples, qui un peu plus loin se continue avec l'endothélium ramené à l'état prismatique par l'inflammation. Cette observation a une grande valeur. En l'absence de données suffisantes sur le premier développement des vaisseaux lymphatiques, elle vient en effet à l'appui de l'hypothèse que j'ai formée plus haut quant à leur origine. Ramené à l'état embryonnaire par l'inflammation subaiguë, l'endothélium revient en effet dans ce cas à l'état d'une cellule à noyaux multiples comparable plus ou moins directement aux germes vasculaires sanguins multinucléés et pleins. Lorsque d'ailleurs le mouvement d'incitation formative qui a produit ce changement cesse de subsister, l'endothélium se reconstitue aux dépens de la masse protoplasmique pleine et semée de noyaux qui remplissait la lumière vasculaire. Cette masse plasmodiale est donc bien capable de donner naissance à l'endothélium lymphatique, caractéristique et régulier, tout comme une pointe pleine d'accroissement, néoformée sur un capillaire compris dans une zone enflammée, est apte à produire l'endothélium vasculaire sanguin.

§ 3. — FOLLICULES ET GANGLIONS LYMPHATIQUES.

Les ORGANES LYMPHATIQUES sont caractérisés par le concours, en vue de leur formation en un point donné : — 1° des vaisseaux lymphatiques; 2° des vaisseaux sanguins; 3° du tissu réticulé. — Sous leur forme la plus simple et la moins déterminée au point de vue de la configuration générale, ils constituent les *points lymphatiques* qu'on trouve plus ou moins abondamment répandus dans les membranes muqueuses, autour de l'ovisac, etc., dans l'état normal. Sous forme de *follicules clos*, ils s'individualisent en tant qu'organes véritables. Sous celle de *ganglions lymphatiques*, ils acquièrent à la fois leur maximum d'individualisation sous forme d'organes et de complexité. La glande de Luschka, ou amygdale pharyngienne, et les amygdales gutturales tiennent le milieu entre les follicules lymphatiques agminés et les ganglions lymphatiques. Je n'en parlerai point ici, reportant leur description particulière à celle que je ferai plus loin du tractus digestif considéré dans son ensemble.

Points lymphatiques. — De distance en distance, au sein du derme de certaines muqueuses (par exemple celui de la muqueuse pharygienne, du duodénum au niveau de la double couche des glandes de Brünner ou de la grosse tubérosité de l'estomac de l'Homme), on voit apparaître soit dans l'épaisseur du derme lui-même, soit dans les intervalles des glandes, un nombre considérable de cellules lymphatiques serrées les unes contre les autres. Il en résulte un îlot irrégulier et sans configuration ni limite définies : car sur sa marge les cellules lymphatiques se mettent à la file dans les espaces interfasciculaires et y deviennent de moins en moins nombreuses au fur et à mesure qu'on s'éloigne de l'amas principal. Sur les préparations préalablement injectées par une masse au carmin, ou plus simplement fixées d'abord par le liquide de Müller ou l'acide osmique, et ensuite colorées au picro-carminate d'ammoniaque ou à l'éosine hématoxylique, on voit se distribuer au sein de l'îlot des capillaires sanguins décrivant un réseau de mailles. Si ensuite on chasse les cellules lymphatiques par le pinceau, on dégage un rêts de travées d'une finesse extrême, disposées dans tous les sens et dans tous les plans comme celles du mésopéricarde du Chien, et à la surface desquelles reposent des cellules endothéliales de dimensions très réduites répondant à celles des travées. Bref, il s'agit d'un îlot de tissu réticulé tel exactement (fig. 346) que je l'ai décrit plus haut (*voy.* p. 303). Si l'on examine bien, on voit partir des trajets lymphatiques dépourvus de valvules de la périphérie de chacun de ces îlots. D'autre part, en injectant les lymphatiques de la région par piqûre de la muqueuse à l'aide d'une seringue de Pravaz chargée de bleu de Prusse soluble, on voit un certain nombre d'entre eux gagner les points lymphatiques, et la matière à injection s'y répandre librement d'abord, puis ensuite en ressortir par des lymphatiqnes éfférents (1). *Chaque point réticulé est donc en somme un espace lymphatique cloisonné par une multitude de travées sur lesquelles l'endothélium se poursuit*, disposé exactement comme sur les cloisons rétiformes des gaînes lymphatiques périvasculaires du mésentère de la Grenouille. De plus, l'espace lymphatique est ici parcouru par des capillaires sanguins. De la membrane propre de ces derniers, part le réseau de travées réticulées caractéristiques, recouvertes de cellules endothéliales moulées comme un vernis à leur surface. En somme, ces vaisseaux se comportent comme ceux qui traversent un sinus lymphatique, sauf qu'ils forment un réseau de capillaires et que l'espace lymphatique est cloisonné. Leur disposition est celle qu'on trouve toujours dans les petits vaisseaux engagés au sein du tissu réticulé (voy. p. 302): ils ne possèdent pas de couche rameuse périvasculaire. Les artères de petit calibre et les petites veines sont au contraire disposées au sein de travées fibreuses occupant soit

(1) Pour étudier les points lymphatiques, la muqueuse pharyngienne du Mouton de boucherie prise à l'abattoir constitue le meilleur objet d'études. En enlevant la langue et la mâchoire inférieure, on met aisément à nu la paroi postérieure du pharynx sans l'avoir aucunement vulnérée. On peut alors facilement injecter les lymphatiques par piqûre de la muqueuse. Il est encore préférable d'enfoncer la canule-trocart dans l'amygdale pharyngienne. L'injection remplit celle-ci d'abord, puis gagne de proche en proche les lymphatiques et les points lymphatiques. On fixe ensuite la muqueuse injectée par l'alcool fort pendant 24 ou 48 heures avant d'y pratiquer des coupes.

la périphérie, soit même le plein de l'îlot. Dans ce dernier cas, on voit ces travées fibreuses donner sur leur marge une pénicillation de travées plus fines, qui se poursuivent ensuite au sein du tissu réticulé pour concourir à la formation de ses mailles propres.

Les points lymphatiques n'ont absolument aucune fixité morphologique; ils occupent en nombre variable certaines régions des muqueuses, mais sans y prendre ordinairement de place exacte ni précise. Ceci est vrai même alors que, au sein de certains d'entre eux, on voit apparaître de véritables follicules clos tout à fait semblables à ceux des amygdales

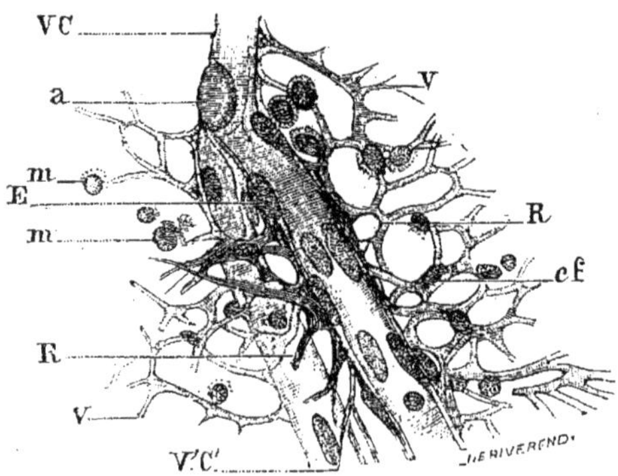

Fig. 346. — Tissu réticulé d'un point lymphatique entourant un nodule tuberculeux du poumon. (Picrocarminate, conservation dans la glycérine picrocarminée). — 300 diamètres.

VC, capillaire sanguin ; — V'C', une des branches de ce capillaire située au-dessous et l'abordant en *a* ; — E, noyaux endothéliaux des capillaires ; — R, R, travées du tissu réticulé naissant sur la paroi du capillaire sanguin VC ; — V, V, travées plus fines du tissu réticulé ; — *cf*, cellules fixes de ces travées *m*, *m*, cellules lymphatiques.

pharyngienne et gutturales, et des ganglions lymphatiques. Au milieu du tissu réticulé sans configuration précise ni limite nette à son pourtour, les vaisseaux sanguins s'ordonnent alors comme je l'ai indiqué plus haut (p. 815) en formant sur les coupes une sorte de polygone enveloppant, d'où partent des capillaires centripètes disposés en rayons de roue. Si l'on chasse les cellules lymphatiques, on dégage à ce niveau un tissu réticulé beaucoup plus délicat que celui du reste de l'îlot, et dont les travées occupent les intervalles des vaisseaux en prenant appui sur leur paroi propre. Mais ce n'est pas sur de tels objets qu'il convient d'étudier d'abord les follicules lymphatiques, si l'on veut à la fois en bien comprendre et la structure, et la signification morphologique.

Follicules clos de l'appendice iléo-cæcal du Lapin. — Ce sont les follicules clos de l'appendice iléo-cæcal du Lapin qui doivent être choisis comme premiers objets d'étude, d'abord parce qu'en tant qu'organes lymphatiques réduits à la forme folliculaire ils sont les mieux individualisés de tous ceux que je connais; ensuite parce que leurs rapports avec le sinus lymphatique qui les entoure et que nous avons étudié déjà, expliquent presque d'emblée ceux des follicules des ganglions avec les voies caverneuses et les sinus lymphatiques ganglionnaires (1).

L'appendice iléo-cæcal du Lapin n'est autre chose qu'une immense plaque de Peyer, ou plutôt un ganglion lymphatique étalé en surface. Dans toute son étendue, les follicules clos occupent les uns à côté des autres l'épaisseur de la muqueuse jusqu'à son épithélium, en dedans de la paroi intestinale devenue à ce niveau d'une grande minceur. Chacun d'eux affecte la forme d'une gourde à laquelle on peut distinguer un *corps*, un *col* et une *tête* (fig. 347). La tête, souvent un peu plus petite que le corps, parfois aussi de dimension égale ou même supérieure, fait saillie à la surface de la muqueuse. Elle est directement recouverte par l'épithélium de celle-ci, exclusivement formé de cellules cylindriques à plateau strié, sans aucune cellule caliciforme intercalaire, et reposant sur la masse de tissu réticulé dont il n'est séparé que par une membrane vitrée doublée d'une ligne continue de plateaux basaux. Sur les côtés de la tête, la muqueuse se relève pour la recouvrir comme celle du prépuce recouvre le gland. Comme cela arrive au pourtour de chaque tête de follicule, et que ceux-ci, juxtaposés au contact les uns des au-

(1) Préparation. — Les follicules clos de l'appendice iléo-cæcal du Lapin ont été étudiés avec beaucoup de soin par Frey, dont les observations sont résumées dans son *traité d'Histologie et d'Histochimie* (2e édition française, p. 480-483). J'ai déjà indiqué plus haut, la méthode convenable pour étudier leurs voies lymphatiques à l'état de plein développement et en même temps imprégnées de nitrate d'argent. (Voy. p. 896, note 2.)

Si l'on désire seulement étudier la disposition générale des follicules, on peut d'abord fixer l'appendice iléo-cœcal par le liquide de Müller; puis en faire des coupes en tel sens qu'on veut après avoir achevé le durcissement par l'action successive de la gomme et de l'alcool. On colore ensuite soit au carmin aluné, soit à l'éosine hématoxylique, soit enfin à la purpurine.

Les préparations les plus instructives sont celles qu'on obtiendra par la méthode suivante. On tue l'animal par le chloroforme, afin que le sang reste dans les vaisseaux et forme des injections naturelles permettant de suivre ceux-ci. On ouvre le ventre et l'on trouve aisément l'appendice. Il constitue un diverticale de très gros calibre, reconnaissable d'emblée parmi les anses d'intestin, dont il a presque le diamètre, à ce que les follicules serrés les uns contre les autres et visibles à travers le péritoine transparent, dessinent à sa surface une mosaïque régulière. — On choisit un point où le dessin des follicules est bien régulier et où les vaisseaux sont pleins de sang; puis on pique tangentiellement sous le péritoine avec le trocart d'une seringue de Pravaz chargée d'une solution d'acide osmique à 1 p. 100 et l'on pousse l'acide osmique dans les sinus périfolliculaires. Rapidement ceux-ci se développent et se fixent dans cet état. En même temps, les tissus brunissent dans les limites de l'injection. On enlève alors le point injecté, en le découpant avec des ciseaux fins à un centimètre environ de la marge de l'injection. On tend légèrement le lambeau sur un petit cadre de liège évidé à son centre; puis on suspend le tout, la surface muqueuse du lambeau en bas, dans un flacon renfermant quelques centimètres cubes d'acide osmique. Au bout de six heures, on retire le segment de l'appendice des vapeurs osmiques. Celles-ci ont fixé les calices et l'épithélium des têtes folliculaires l'injection interstitielle a fixé la substance folliculaire et les sinus. On fait les coupes immédiatement, on les traite ou non au pinceau; et on les colore au picrocarminate ou à l'éosine hématoxylique faible.

tres, occupent toute l'étendue de la muqueuse, il en résulte que toutes les têtes sont logées au fond de dépressions de celle-ci, les *calices péri-folliculaires*. Entre les follicules consécutifs sur une coupe, on voit donc un pli de la muqueuse s'élever droit, puis s'élargir superficiellement en T pour se projeter à droite et à gauche sur la tête folliculaire correspondant à l'intervalle, de façon à la recouvrir incomplètement (fig. 347). Sur ces plis interfolliculaires, la muqueuse renferme des glandes de Lieberkühn, et est tapissée d'un épithélium formé de cellules

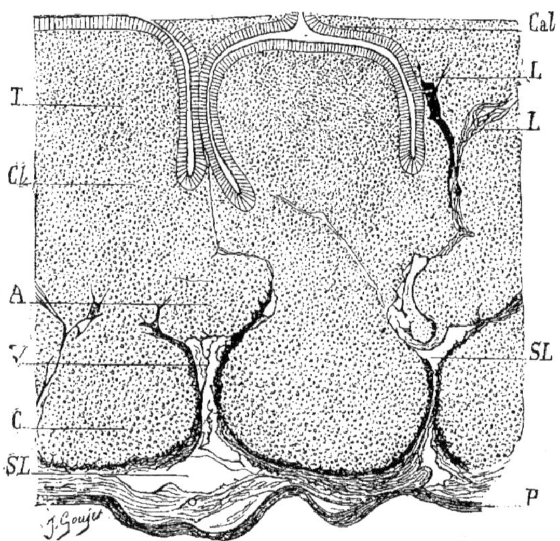

Fig. 347. — Follicules clos de l'appendice iléo-cæcal du Lapin dont les voies lymphatiques ont été fixées-déployées et imprégnées d'argent. (Baume du Canada).

T, Tête du follicule ; — *Cl*, son corps ; — A, ailes du follicule résultant de la section du bourrelet nterfolliculaire; — *Cal*, calice du follicule, formé par un repli de la muqueuse ; — SL, sinus lymphatiques périfolliculaires ; — L, L, lymphatiques des calices ; — V, vaisseaux sanguins traversant le sinus ; — P. péritoine (faible grossissement).

cylindriques à plateau strié et de cellules caliciformes. La cavité du calice est donc revêtue d'un épithélium continu. Le feuillet *viscéral* de cet épithélium, moulé sur la saillie de la tête folliculaire, est, je le répète, formé uniquement de cellules à plateau strié; mais latéralement, il est remanié et fenêtré par les cellules migratrices (voy. p. 90-91). La ligne des plateaux est à ce niveau interrompue par une multitude de trous, comparables à ceux de l'épiploon fenêtré (fig. 350), et les cellules, perforées de diverses manières par le passage incessant des éléments lymphatiques, affectent des configurations bizarres (fig. 348). Je reviendrai d'ailleurs sur ce point important à propos de l'épithélium intestinal.

Le feuillet pariétal du calice est au contraire formé par l'épithélium ordinaire de l'intestin. Au-dessous de lui, le derme muqueux, occupant les intervalles des glandes tubuleuses, est constitué simplement par du tissu conjonctif modelé parcouru par le riche réseau de grands capillaires lymphatiques dont j'ai parlé p. 897, et dont les branches se terminent par des culs-de-sac ou des ampoules closes.

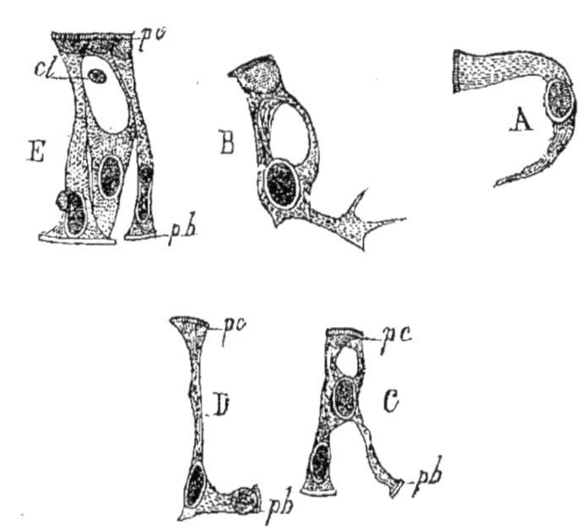

Fig. 348. — Cellules fenêtrées des parties latérales de la tête des follicules clos de l'appendice iléo-cæcal du Lapin. (Dissociation par l'alcool au tiers ; coloration au picro-carminate ; fixation par l'acide osmique à 1 p. 100. Conservation dans la glycérine).

A, cellule à plateau strié ordinaire ; — B, C, D, cellules fenêtrées ; — *pc*, plateau strié (vu de profil et de face à la fois) ; — *pb*, plateau basal sans structure ; — *cl*, cellule lymphatique engagée dans la cavité creusée au sein d'une cellule fenêtrée (300 diamètres).

Le *corps du follicule*, continu avec la tête par l'intermédiaire du col, est de forme arrondie. Les corps consécutifs sont séparés les uns des autres par le grand sinus lymphatique que j'ai décrit déjà, et de leur base partent les boyaux lymphatiques efférents. Les cols consécutifs sont reliés les uns aux autres par un bourrelet de tissu folliculaire, régnant sur tout leur pourtour et dont conséquemment la coupe sagittale se dessine à droite et à gauche de celle de chaque follicule comme une espèce d'aile (*ailes des follicules*). Le feston dessiné par chacune des ailes fait saillie dans la cavité du sinus. C'est entre le col et l'aile folliculaires que passent les lymphatiques de la muqueuse pour s'ouvrir dans le sinus. Celui-ci, compris entre les corps des follicules qui le limitent latéralement, la saillie des ailes et les boyaux efférents de la base des corps, prend par suite la forme générale d'un sablier sur les coupes perpendiculaires à la surface de la muqueuse.

Le corps de chaque follicule est pénétré par un réseau vasculaire sanguin que j'ai pris pour type des réseaux folliculaires ; je n'y reviendrai donc pas. De ce réseau partent des branches qui s'élèvent dans le col, puis qui viennent converger à la surface de la tête en interceptant sur leur trajet des mailles montantes et lâches, concourant entre elles comme celles d'un filet.

Dans toute l'étendue du follicule ainsi constitué, les mailles des vaisseaux sanguins sont occupées par un tissu réticulé d'une délicatesse et d'une régularité admirables. Les travées du réseau de la tête, dégagées après fixation de celle-ci par les vapeurs osmiques à travers l'épithélium des calices, interceptent des mailles constituées par les concours et les écartements successifs de faisceaux connectifs d'une finesse extrême, exactement disposés comme ceux d'un mésopéricarde en miniature. Au point de concours de ces faisceaux, on voit les cellules fixes (1) les envelopper trois par trois ou quatre par quatre suivant leur nombre, comme le ferait un vernis souple. La lame protoplasmique s'étend entre eux, dès qu'ils commencent à diverger, à la façon d'une sorte de membrane interdigitale. Le noyau plat, ovalaire et régulier, repose sur l'entrecroisement ou parfois au contraire se projette sur un côté, soulevant avec lui la lame protoplasmique à la surface des faisceaux connectifs rapprochés et rassemblés. On reconnaît alors de suite que la cellule fixe est distincte des fibres concourant à former le point nodal, et ne fait que les envelopper ensemble comme une étoffe souple. D'ailleurs, si au lieu d'opérer la fixation par l'acide osmique, on a employé l'alcool au tiers ou même l'alcool fort, avec un peu de patience on peut dégager sur une grande étendue le réseau des travées de toute cellule fixe, comme l'a fait le premier Ranvier il y a plus de vingt ans (2). Je fais pour cette raison partie des histologistes qui s'étonnent, et je crois à bon droit, de voir de temps en temps revenir sur cette question et décrire le tissu réticulé comme formé de cellules étoilées et anastomotiques entre elles par leurs prolongements protoplasmiques.

Dans toute l'étendue de la tête, du col, des ailes et du corps du follicule, le tissu réticulé est constitué de la même manière que je viens d'indiquer. Ses mailles, revêtues par le vernis endothélial des cellules fixes, sont occupées par des cellules lymphatiques dont les unes ont un noyau unique, d'autres deux noyaux, tandis qu'un certain nombre en possèdent plusieurs et prennent de ce chef la signification de cellules à noyaux multiples. Mais c'est le corps qui représente ici l'organe, le follicule lymphatique proprement dit. Il est, nous le savons déjà, limité du côté du sinus lymphatique qui l'entoure qui un endothélium continu, découpé en jeu de patience. Aucun trajet, aucun boyau lymphatique ne le pénètre ; tous aboutissent au sinus périfolliculaire ou en partent (fig. 349). Le revêtement endothélial extérieur des vaisseaux sanguins qui abordent le corps se continue, au point de pénétration, non pas avec l'endothélium des travées du tissu réticulé intra-folliculaire, mais bien avec l'endothélium lymphatique de la surface du follicule. Le col, la tête, le bourrelet interfolliculaire dont la coupe apparaît sous forme

(1) Fixation pendant deux heures par les vapeurs osmiques dans la chambre humide. Coupes immédiates au sortir des vapeurs. Traitement au pinceau afin de dégager les travées du tissu réticulé. Coloration pendant 12 heures par le picrocarminate dans la chambre humide. — Conservation et examen dans la glycérine picrocarminée.

(2) Ranvier. *Comptes rendus de la Société de Biologie*, 1871, p. 95.

d'ailes latérales, sont de simples expansions, des prolongements de la substance du follicule, confinant ici à la surface épithéliale de l'intestin, laquelle constitue dans ce cas particulier une voie d'issue de la lymphe : puisque les cellules lymphatiques abordent, remanient et trouent l'épithélium viscéral des calices pour incessamment passer

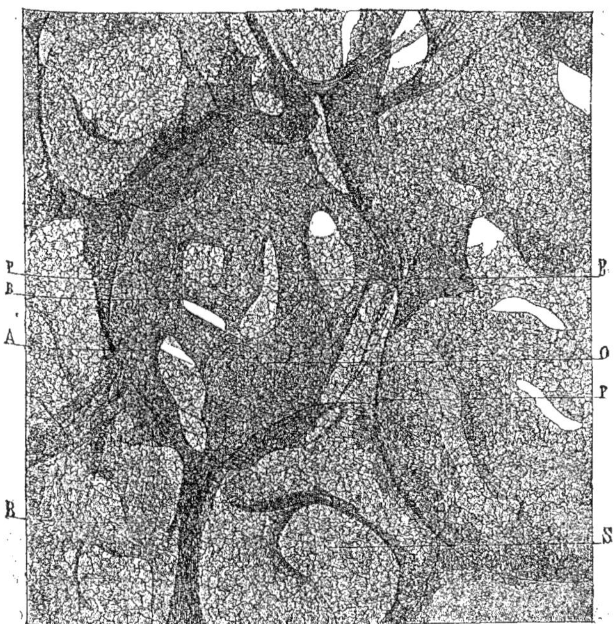

Fig. 349. — Follicules lymphatiques de l'appendice iléo-cæcal du Lapin, dont les voies lymphatiques entières ont été fixées-imprégnées et développées. — Ocul. 1, obj. 2 de Vérick, chambre claire).

P, P, parois des corps folliculaires revêtues d'une couche d'endothélium festonné ; — L, plancher du sinus ; — B, B, B, boyaux lymphatiques efférents du sinus ; — O, orifices des boyaux dans la cavité du sinus, vus par transparence au travers du péritoine ; — A, ilots de tissu conjonctif situés hors des voies lymphatiques et non atteints par l'imprégnation faite par injection de ces voies.

La face péritonéale de l'appendice est disposée en haut. — Conservation dans le baume du Canada après passage successif de la préparation dans l'alcool fort et l'essence de girofles.

dans la cavité de l'appendice (fig. 350). Pour le dire immédiatement, ces expansions de la masse du follicule ne sont autre chose que les homologues de ce que nous allons étudier dans un instant sous le nom de *cordons folliculaires* des ganglions lymphatiques.

L'appendice iléo-cæcal du Lapin est un diverticule en doigt de gant. Tous les corps des follicules au contact, entourés par leur sinus lymphatique où s'ouvrent librement de gros boyaux afférents et efférents, occupent par rapport à la cavité du diverticule une position marginale. Tous les cols et les têtes folliculaires qui leur font suite convergent vers la cavité. Les bourrelets interfolliculaires qui rendent les follicules communicants entre eux, se perdent dans la muqueuse occupant les intervalles des calices. Supprimons par la pensée celle-ci, ainsi que le revêtement épithélial de l'intestin. Supposons maintenant la lumière de ce

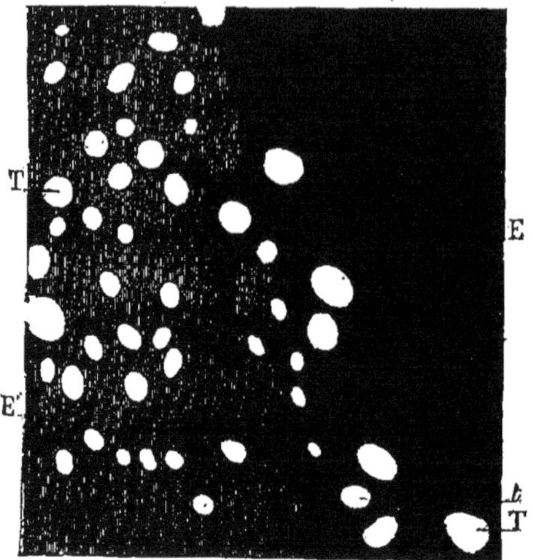

Fig. 350. — Union du sommet et des parties latérales de la tête d'un follicule clos de l'intestin du Lapin ; imprégnation de l'épithélium par le nitrate d'argent. Coupe tangentielle à la surface.

E, épithélium non modifié et formant un revêtement continu ; — T, T, *t*, trous formés par les cellules migratrices. — E', imprégnation des plateaux des cellules épithéliales occupant les intervalles des trous et rappelant la disposition des travées épiploïques. (Il importe de remarquer que l'épithélium de la tête des follicules clos ne renferme absolument pas de cellules caliciformes.) — Faible grossissement.

dernier remplie par une masse continue de tissu conjonctif servant de voie à des vaisseaux sanguins et par laquelle viendront s'ouvrir dans le sinus des trajets canaliculés de la lymphe. Nous obtiendrons ainsi le schéma presque parfait d'un ganglion lymphatique.

Ganglions lymphatiques (1). — Les ganglions lymphatiques, glandes

(1) Les ganglions lymphatiques sont les anciennes *glandes conglobées* de Sylvius, qui les nommait ainsi, avec quelques autres parenchymes glanduliformes sans canal excréteur, pour les distinguer des autres glandes d'un certain volume, séparables en acini par la dissection. Il appelait par contre les glandes vraies et composées *glandes conglomérées* (Haller. Elementa physiologiæ, T. I. p. 181). C'est Chaussier (*Table synoptique des vaisseaux lymphatiques*) qui pour la première fois employa le terme de *ganglions lymphatiques*, parce que, comme Soemmering, il leur trouvait certaines analogies de forme avec les ganglions nerveux, et que d'autre part il avait reconnu qu'il ne s'agissait pas du tout ici d'organes glandulaires. En Allemagne encore aujourd'hui, on a conservé dans la nomenclature anatomique le terme de *glandes lymphatiques* (Lymphdrüsen), qui était employé par Bichat.

Albinus et Ruysch considérèrent les ganglions lymphatiques comme exclusivement formés de vaisseaux lymphatiques divisés et subdivisés, et pelotonnés sur eux-mêmes. Mais c'est certainement Ruysch qui, pour la première fois, distingua au sein des glandes

lymphatiques de Bichat et de tous les anciens anatomistes, sont des corps de volume et de configuration variables, constamment disposés sur le trajet des vaisseaux lymphatiques proprement dits, et prenant place comme eux constamment aussi au sein du tissu conjonctif lâche. Ce caractère avait été soigneusement indiqué par Bichat : « Un tissu cellulaire lâche, extensible, très abondant les entoure, leur permet de se mouvoir et d'être facilement déplacés par le doigt qui les pousse (1) ». Quelle que soit leur figure apparente, elle peut être toujours ramenée à celle d'une fève ou d'un rein, présentant en un point rentrant de sa surface une dépression ou hile, par laquelle pénètrent les vaisseaux sanguins et par où prennent issue les lymphatiques efférents. Les lymphatiques afférents, au contraire, abordent le ganglion lymphatique par son pourtour. Il est facile de vérifier ces faits, connus d'ailleurs depuis Mascagni (2), en remplissant d'abord d'une masse au carmin, sur une tête de Chien ou mieux de Mouton de boucherie, les vaisseaux sanguins de la région parotidienne et sous-maxillaire à l'aide d'une injection partielle. Quand celle-ci est refroidie, on découvre avec soin la région renfermant les ganglions qu'on veut étudier, et l'on pratique dans le plus élevé de ces ganglions une injection interstitielle de bleu de Prusse à la gélatine. Ce premier ganglion se remplit de bleu ; puis on voit apparaître au niveau de son hile les lymphatiques efférents qui à leur tour s'injectent, gagnent la périphérie d'un second ganglion, et se résolvent à sa surface convexe en une série de rameaux embrassant celle-ci (3). La masse ganglionnaire bleuit ensuite ; la matière à injection dessine à sa périphérie de petites aires bleues circonscrites par un réseau irrégulier relativement incolore, puis se répand au niveau du hile en une nappe uniforme, d'où se dégagent enfin des lymphatiques efférents entre les vaisseaux sanguins injectés de rouge. Ainsi de suite pour une série

lymphatiques le réseau sanguin caractéristique des follicules. Il le considérait comme un *glomérule vasculaire* comparable à tous les lacis et enroulements des vaisseaux qu'il désignait sous ce nom collectif. (Haller. *op. cit.* T. I, p. 183). De son côté, Bichat, (*Anatomie générale*, édit. Maingault, T. II, p. 174), reconnut que les lymphatiques ne forment pas dans les ganglions un simple enroulement, mais bien un réseau de capillaires lymphatiques commandé par deux systèmes opposés de troncules les uns afférents, les autres efférents, et dans les mailles duquel sont comprises des « vésicules », c'est-à-dire des espaces particuliers contenant un liquide comparable à celui des grains du corps thyroïde, mais dont il déclare ne pas connaître la constitution exacte.

C'est Brücke qui, le premier, arriva à distinguer dans les ganglions lymphatiques une *substance corticale* formée par la réunion de corpuscules arrondis analogues à ceux qui constituent les follicules agminés de l'intestin (ce sont les *follicules ganglionnaires*), et une *substance médullaire* répondant à ce que nous appelons aujourd'hui le *tissu caverneux* des ganglions. (*Ueber die Chylusgefässe und die Fortbewegung der Chylus*. Acad. des sciences de Vienne, 1853, T. X, p. 429 — *Ueber die Chylusgefässe und die Resorption der Chylus*, ibidem. T. IV. p. 128 et suiv.)

(1) Bichat. *Anatomie générale*. Edit. Maingault, 1818. T. II. p. 112.

(2) Mascagni. *Vasorum lymphaticorum corporis humani historia et inconographia*. In-fol. Sienne, 1787.

(3) Ranvier. *Traité technique d'histologie*, p. 517 (2e édition).

de ganglions, tant qu'on soutient l'injection de manière qu'elle puisse se poursuivre à leur niveau.

Un ganglion ainsi injecté par les voies naturelles (fig. 351), puis durci dans l'alcool fort, sectionné ensuite de façon que les coupes passent exactement par le hile, montre des détails très intéressants quand on a eu soin d'abandonner les coupes, pendant vingt-quatre à quarante-huit heures, dans de l'alcool très faiblement éosiné avant de les monter dans le baume du Canada ou la résine dammar (1).

Tout autour du ganglion est disposée la *capsule fibreuse* de celui-ci, réfléchie au niveau du hile où elle devient mince autour des vaisseaux. Elle est incolore. Il en part des cloisons incolores comme elle qui gagnent le hile en formant des *travées fibreuses* qui d'abord pénètrent la masse ganglionnaire comme des rayons, puis deviennent irrégulières et enfin forment un réseau étendu à partir du hile dans l'axe du ganglion si celui-ci, comme dans la figure 351, affecte la configuration d'un ellipsoïde allongé. Sur la marge du ganglion, dans les intervalles des

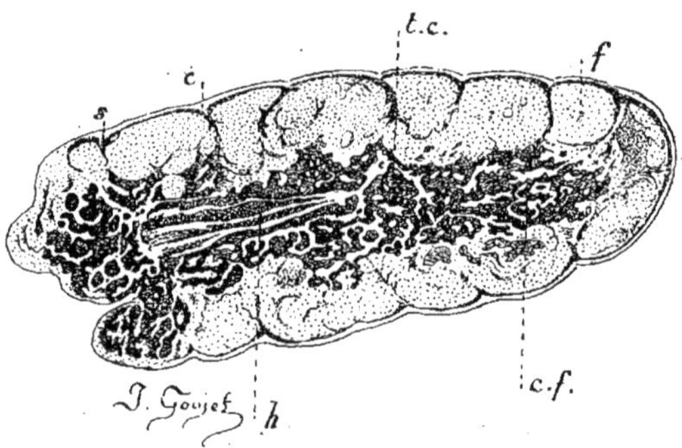

Fig. 351. — Ganglion cervical du Chien, préparé par le procédé indiqué dans le texte. Conservation dans la résine dammar. Faible grossissement. — La coupe passe par le grand axe du ganglion et par le hile.

c, capsule ; — s, sinus périfolliculaire ; — f, follicule ; — c.f, cordon folliculaire ; — t, travées fibreuses parties de la capsule et cloisonnant le ganglion ; — tc, système caverneux de la substance médullaire ; — h, travées fibreuses périvasculaires du hile.

travées et sous la capsule, sont rangés les *follicules* découverts par BRÜCKE, étudiés depuis lors par HIS sous le nom d'*ampoules* de la substance corticale (2). Ils sont de forme arrondie, ou ovalaire régulière sous la capsule ; mais ils se prolongent profondément par une série d'expan-

(1) Les vaisseaux sanguins sont injectés au carmin ; les voies de la lymphe le sont en bleu ; la capsule et les travées fibreuses sont incolores ou à peine teintées de rose. Les follicules et les cordons folliculaires, remplis de cellules lymphatiques dans les intervalles des vaisseaux sanguins, ont une coloration rose franc qui permet de les distinguer également du premier coup d'œil.

(2) HIS. *Beiträge zur Kenntniss der zum Lymphsystem gehörigen Drüsen* (Zeitschrift f. Wissench. Zoologie. XI).

sions de leur substance propre, qui se contournent et s'anastomosent de manières très variables en rendant les divers follicules solidaires entre eux. Ce sont les *cordons folliculaires* (tubes glandulaires de His). Comme les follicules, ceux-ci semblent formés, sous un faible grossissement, de cellules lymphatiques occupant sans laisser aucun vide tous les intervalles des vaisseaux sanguins. L'éosine les colore en rose franc également à la façon des follicules. On voit de suite qu'ici les cordons folliculaires répondent aux têtes, aux cols et aux bourrelets interfolliculaires des follicules de l'appendice iléo-cæcal du Lapin. Les masses arrondies sous-capsulaires, pénétrées par des réseaux de capillaires radiés, répondent de leur côté aux corps de ces mêmes follicules de l'appendice. La complication et l'irrégularité de configuration des diverses parties de l'organe lymphatique sont seulement ici beaucoup plus grandes.

Arrivons aux voies de la lymphe. Tout ce qui, dans la préparation, est rempli par la masse au bleu de Prusse leur appartient. Nous reconnaissons ainsi tout d'abord que les masses arrondies sous-capsulaires (répondant au corps des follicules), sont séparées de la capsule fibreuse par un espace, très large et librement développable surtout chez le Mouton, rempli par la masse à injection. C'est le *sinus du follicule*, absolument comparable à celui des follicules clos de l'intestin. Latéralement aussi, les corps des follicules et plus profondément leurs cordons folliculaires dirigés en divers sens, sont séparés des travées fibreuses par des trajets que remplit également l'injection. Ces trajets ne sont plus librement développables. Entourant partout les cordons folliculaires, et les séparant des travées fibreuses pour former ensuite entre celles-ci, au niveau du hile, une masse générale dans les intervalles des vaisseaux sanguins, ils constituent le *système des voies caverneuses* du ganglion : lequel système reçoit les lymphatiques afférents et émet les efférents. Ces deux ordres de vaisseaux s'ouvrent librement dans les voies caverneuses.

Si maintenant on étudie sommairement celles-ci sur un ganglion lymphatique de Mouton, par exemple, après en avoir fait des coupes comprenant toute l'étendue de ce dernier et les avoir traitées par le pinceau, puis colorées au picrocarminate ou à l'éosine hématoxylique (1),

(1) On fixe le ganglion lymphatique qu'on veut observer par l'alcool au tiers. Au bout de cinq à six jours, on le retire de l'alcool au tiers et l'on achève le durcissement par la gomme et l'alcool. On pratique des coupes soit au microtome, soit à main levée après avoir monté le ganglion durci dans un cylindre de moelle de Ferdinanda. Les coupes sont reçues dans l'eau très faiblement éosinée. Au bout de 24 à 48 heures, elles se sont colorées faiblement en rose. Ce détail est important, parce que la coupe, déjà colorée, tranchera sur le fond blanc mat de la soucoupe où on la traitera au pinceau, et l'on pourra suivre ainsi plus aisément les progrès du dégagement des voies caverneuses. Un excellent moyen de dégager complètement celles-ci, consiste à substituer à l'action du pinceau, au bout de quelque temps et quand le tissu réticulé du système caverneux est déjà débarrassé de la plupart des cellules lymphatiques, *l'agitation dans l'eau* poursuivie pendant plusieurs heures. Pour cela, on place la coupe dans un petit tube bouché renfermant quelques centimètres cubes

on reconnaît de prime abord qu'entre les travées fibreuses et les follicules, puis entre celles-ci et les cordons folliculaires et enfin au centre du ganglion, les voies caverneuses ne répondent plus comme dans les follicules intestinaux à des espaces lymphatiques libres. Elles sont au

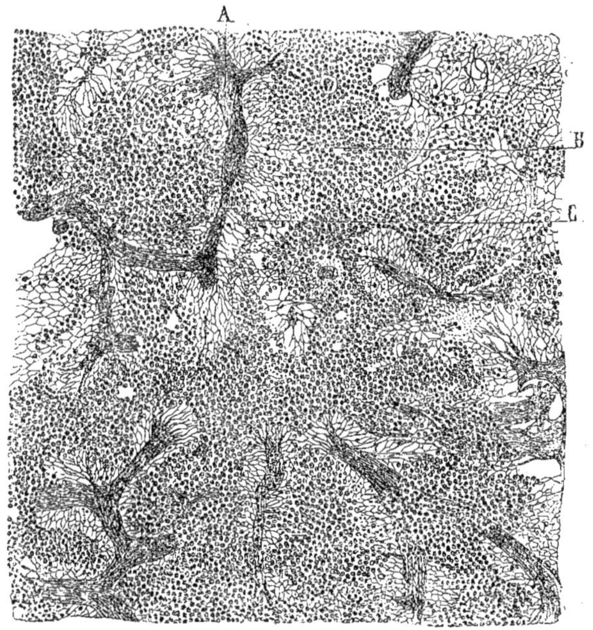

Fig. 352. — Coupe de la substance corticale d'un ganglion préparotidien du Mouton fixé par l'alcool, traitée par le pinceau de manière à dégager seulement les voies lymphatiques caverneuses. — Éosine hématoxylique. Conservation dans ce même réactif affaibli.

A, travées fibreuses cloisonnant la substance corticale. Elles se pénicillent à leurs extrémités et sur leurs côtés pour fournir les travées cloisonnant les voies caverneuses ; — C, voies caverneuses entièrement dégagées par l'action du pinceau ; — B, cordons folliculaires remplis de cellules lymphatiques. — (Faible grossissement.)

contraire cloisonnées par un réseau de travées, comparables à celles qui parcourent dans tous les sens la cavité des gaînes lymphatiques périvasculaires du mésentère de la Grenouille. Comme une multitude de réticnacles étendus dans tous les sens et dans tous les plans, ces travées réticulées relient les surfaces latérales des follicules et des cordons folli-

d'eau, et l'on fixe ce tube sur l'une des branches d'un diapason actionné par une pile à courant interrompu. Les voies caverneuses, occupées par un tissu réticulé à mailles larges, sont alors rapidement débarrassées de leurs cellules lymphatiques, tandis que les follicules et les cordons folliculaires ont gardé les leurs. On conserve les préparations dans la glycérine ou dans la résine dammar, après les avoir colorées par le picrocarminate ou l'éosine hématoxylique.

culaires à la charpente du ganglion à travers les voies de la lymphe (fig. 352). Chez le Mouton cependant, entre chaque follicule et la capsule fibreuse du ganglion, l'espace lymphatique reste libre et se développe sous forme d'un sinus, néanmoins parfois parcouru par quelques rétinacles trabéculaires. Bref, ici, *les follicules lymphatiques et leurs expansions en forme de cordons folliculaires, sont plongés dans un sac lymphatique cloisonné :* sac soutenu de distance en distance par les travées du ganglion, limité périphériquement par sa capsule et occupant aussi en partie son hile.

Capsule et charpente fibreuse des ganglions. — Le squelette d'un ganglion lymphatique est formé par la capsule qui l'enclôt et par les travées fibreuses qui, parties de celle-ci, le cloisonnent dans toute son étendue. Ces travées, séparées dans la substance corticale des follicules et des cordons folliculaires par les sinus lymphatiques cloisonnés qui constituent les voies intra-ganglionnaires de la lymphe, renferment les vaisseaux sanguins de distribution. Dans le hile, elles entourent également ces derniers, qui cheminent dans leur épaisseur : elles y affectent comme eux une disposition générale parallèle au grand diamètre de la glande lymphatique. Ce sont là des dispositions communes à tous les ganglions. Chez les divers mammifères, en revanche, la capsule et les travées fibreuses varient d'épaisseur et sont plus ou moins complexes. Chez le Bœuf, par exemple, His a constaté, au sein de la capsule et des travées, l'existence d'un certain nombre de fibres musculaires lisses. Ces fibres musculaires existent aussi chez la Souris (1), et je les ai moi-même trouvées très développées dans les ganglions du Cheval. Elles manquent au contraire dans les ganglions du Mouton et de l'Homme.

Qu'elle possède ou non des fibres musculaires lisses, la capsule fibreuse, étudiée sur les coupes perpendiculaires à sa surface ou sur des lambeaux étalés à plat, se montre formée par des faisceaux fibreux ordinaires, entre-croisés comme dans toutes les membranes fibreuses et reliés entre eux par des réseaux de fibres élastiques. Chez le Cheval, les fibres musculaires lisses y sont disposées en petits fascicules dirigés dans divers sens. Au-dessus et sur les côtés du sinus qui sépare la base des follicules de la paroi capsulaire, ces fibres musculaires forment un mince plan continu d'une grande régularité, occupant la partie tout à fait profonde de la capsule. Elles y sont dirigées annulairement par rapport au follicule. Leur contraction exprime donc le liquide du sinus, et par son intermédiaire le follicule lui-même, dans une direction centripète par rapport au hile. Le mouvement d'expression agit, pour le follicule, de son corps vers les cordons folliculaires ; pour le sinus, il s'exerce de celui-ci vers le système caverneux central.

(1) Brücke. *Ueber Chylusgefässe* (Sitzungbericht der Wiener Akad. 1853. T. X, p. 430).

Dans les intervalles des follicules, les travées fibreuses s'enfoncent tout d'abord droit, sous forme de cloisons interceptant, de concert avec la partie de la capsule qui double chaque follicule, une sorte de voûte ou de calotte fibreuse, qui coiffe ces derniers et constitue la paroi externe du sinus périfolliculaire. Chez le Mouton, la cavité de ce sinus est tout à fait libre en arrière du follicule, et comparable à celle du sinus disposé au pourtour du corps des follicules clos de l'appendice iléo-cæcal du Lapin. Sur les côtés, la capsule est d'abord reliée à la surface du follicule par des séries de faisceaux fibreux détachés isolément de la capsule, et tendus les uns à côté des autres, droit en travers du sinus, à la façon de cordages ou d'amarres multiples. Puis, le sinus se continue sur les côtés du follicule par un espace cloisonné faisant partie du système caverneux, lequel profondément demeure toujours interposé entre les travées fibreuses et les cordons folliculaires.

Les travées fibreuses profondes, prolongements ou subdivisions de celles émanées directement de la capsule, sont de même que ces dernières formées par du tissu connectif modelé. Elles interceptent un système compliqué de cloisons correspondant à l'entrelacement des cordons folliculaires. Dans tout leur parcours, elles émettent latéralement une série de faisceaux conjonctifs, divergeant en éventail pour participer à la formation des mailles du tissu caverneux qui les sépare des cordons folliculaires. Cette disposition est surtout très élégante à l'extrémité des travées, c'est-à-dire là où les cloisons, dont les travées ne sont que des sections, s'arrêtent pour laisser passer les cordons folliculaires qui croisent leur direction. A ce niveau, le tissu fibreux de la travée se dissocie en un élégant éventail de fibres rétiformes (fig. 352), lesquelles se poursuivent ensuite avec les travées du tissu réticulé à grandes mailles du tissu caverneux (1).

Au sein de ce dernier, dans la substance médullaire, c'est-à-dire celle qui ne renferme plus de cordons folliculaires, les travées fibreuses cessent d'intercepter un système régulier de cloisons. Elles sont cylindriques ou ovalaires, disposées autour des artères et des veines à la façon de gaînes tendiniformes entourant ces vaisseaux. Néanmoins, tout aussi bien qu'au niveau de la substance corticale, leur marge donne naissance, par la dissociation de ses faisceaux fibreux, aux éléments du tissu caverneux ambiant, qui cloisonne les voies de la lymphe et où prendront un peu plus loin naissance les lymphatiques efférents.

La capsule fibreuse s'amincit près du hile, et s'engage dans la dépression de ce dernier en se fronçant comme une cicatrice. Le tissu cellulaire lâche lamelleux qui entoure le ganglion et lui donne sa mobilité,

(1) Ganglion préparotidien du Mouton. Fixation par l'alcool ; durcissement par la gomme et l'alcool ; traitement ménagé des coupes par le pinceau, afin de ne dégager que le système caverneux. Éosine hématoxylique. Conservation dans ce même réactif affaibli.

suit la capsule qu'il double dans son mouvement, et tend à pénétrer avec elle dans le hile en formant une sorte de membrane. Si on l'isole par la dissection, par exemple sur un gros ganglion de l'Ane ou du Cheval, et qu'on l'étale et la tende sur une lame de verre après l'avoir colorée au picrocarminate, on reconnaît qu'elle forme une lame d'épaisseur notable, creusée de grands trous ou chenaux réguliers répondant au passage des vaisseaux sanguins. Ces trous sont permanents, car on voit les uns encore occupés par les vaisseaux entourés d'une adventice fibreuse ; tandis que d'autres, dont le vaisseau a été extrait, restent vides et béants sans déformation. Le tissu conjonctif lâche forme donc autour de chaque ganglion des *lames vraies*, et non pas une simple intrication de faisceaux comme partout ailleurs.

Substance folliculaire. — La substance des follicules et celle des cordons folliculaires ont une constitution identique entre elles et avec celle des follicules clos de l'intestin. C'est-à-dire qu'elles consistent en une masse de tissu réticulé, dont les mailles, occupant les intervalles des vaisseaux sanguins, sont étroites et d'une délicatesse extrême. Dans ces mailles prennent place les cellules lymphatiques. Bien qu'elles y soient accumulées en très grand nombre, ces cellules n'y sont pas au contact : car elles ne prennent pas l'empreinte les unes des autres et jouissent d'une certaine mobilité. Par un traitement prolongé des coupes au pinceau, il est donc possible de les dégager et de mettre en évidence les capillaires ordonnés en rayons de roue et les travées du tissu réticulé, même quand on a fixé les ganglions par l'alcool fort ou la solution d'acide osmique à 1 p. 100.

A la périphérie des follicules et des cordons folliculaires, le tissu réticulé dispose ses mailles tangentiellement, de manière à déterminer une surface. Celle-ci, comme l'a montré le premier His, est limitée du côté du tissu caverneux et des sinus périfolliculaires par un endothélium continu, exactement comme l'est le corps d'un follicule clos de l'intestin du Lapin. Chez le Mouton, où les sinus périfolliculaires ne sont pas cloisonnés, il est facile de mettre ce fait en évidence par l'imprégnation d'argent. Mais le réseau de mailles grossières, qui cloisonne les voies caverneuses de la lymphe séparant les follicules et leurs cordons des travées fibreuses, engage un certain nombre de ses faisceaux connectifs dans la paroi folliculaire. De cette façon celle-ci, consistant en une fine dentelle ou plutôt en un rêts disposé en surface, se poursuit à la fois par des travées fines à l'intérieur du follicule, et par des travées plus fortes au sein du tissu caverneux. Il y a donc en somme continuité absolue des éléments de la trame conjonctive du ganglion dans toutes les parties de ce dernier. De distance en distance, on arrive même à suivre un faisceau connectif, à travers le système caverneux interposé, de son point de dégagement sur la marge d'une des travées fibreuses jusqu'à sa pénétration dans la substance folliculaire. En revanche, entre la substance folliculaire et les parois des cloisons fibreuses, les voies cloisonnées de la lymphe demeurent limitées par un revêtement endothélial parfaitement continu.

Voies lymphatiques cloisonnées périfolliculaires : Système caverneux. — Tous les espaces intermédiaires aux travées fibreuses émanées de la capsule ganglionnaire, et à la surface des follicules et des cordons folliculaires, répondent à des voies lymphatiques directement communicantes avec les lymphatiques afférents et efférents du ganglion. Quand on a dégagé ces espaces par le traitement au pinceau ou par l'agitation prolongée des coupes sur le diapason, on les voit parcourus par un tissu réticulé à mailles larges, intercepté par les concours de faisceaux conjonctifs nettement fibrillaires, issus des travées fibreuses et de la surface de la substance folliculaire. Cette disposition rappelle absolument celle des gaînes périvasculaires du mésentère de la Grenouille, sauf qu'ici le cloisonnement est rendu plus complet et plus serré par la multiplication des travées du tissu réticulé.

Dans certains ganglions, cependant, les sinus périfolliculaires ne sont pas cloisonnés ou ne le sont qu'incomplètement. Tels sont les ganglions préparotidiens ou sous-maxillaires du Mouton. Si l'on pratique sous leur capsule une injection interstitielle de nitrate d'argent à 1 p. 500, puis qu'on fixe les sinus à l'état de développement en arrosant la surface du ganglion d'alcool fort en même temps qu'on soutient l'injection, il est facile de constater l'existence d'une couche d'endothélium lymphatique sur le feuillet capsulaire, et d'une autre couche toute semblable sur le feuillet folliculaire du sinus. Cet épithélium se réfléchit sur les petits cordages tenseurs, qui vont de la capsule aux parois latérales de chaque follicule comme pour le suspendre dans le sinus. Plus profondément, partout où l'injection a bien pénétré et a débarrassé les voies caverneuses de la lymphe qu'elles contenaient, celles-ci se montrent, dans l'intervalle de la substance folliculaire et des cloisons fibreuses, non pas avec l'apparence d'espaces mal délimités, mais avec celle de voies lymphatiques tout aussi régulières que le sont les gaînes périvasculaires du mésentère de la Grenouille. La paroi est parfaitement continue sur tout le pourtour des cordons caverneux périfolliculaires : *c'est celle d'un espace vasculaire*. Sur nombre de points, le nitrate d'argent a imprégné l'endothélium festonné. La cavité du trajet lymphatique est cloisonnée par les travées grossières bien connues ; à leur niveau, il s'est opéré une simple teinture d'argent. Mais RECKLINGHAUSEN (1), puis ensuite RANVIER (2) ont montré qu'elles sont également

(1) RECKLINGHAUSEN. *Manuel de* STRICKER, édition anglaise de New-York, p. 240.

(2) Le procédé que je viens d'indiquer dans le texte est incontestablement le meilleur pour développer les voies caverneuses comme si on les avait insufflées. Elles acquièrent d'emblée sur les coupes faites après durcissement dans l'alcool fort, puis montées dans le baume du Canada ou la résine dammar, l'aspect caractéristique d'es-

revêtues d'un endothélium, comparable à celui des travées de l'épiploon ou mieux du mésopéricarde (fig. 353). Tous ces faits fixent définitivement la signification du tissu caverneux des ganglions, qui est celle d'un sac lymphatique cloisonné, ou plutôt d'un labyrinthe lymphatique.

Sur les préparations où le tissu caverneux a été dégagé par l'action du pinceau, on le reconnaît à première vue, d'abord parce que, occupant tous les intervalles existant entre les cloisons fibreuses et les cordons folliculaires, il y apparaît formé de travées qui semblent jaillir en éventail de la marge et de l'extrémité des cloisons (voy. fig. 352); ensuite, parce que ces travées sont composées de faisceaux connectifs de diamètre très supérieur à celui des faisceaux entrant dans la constitution du tissu réticulé des follicules et des cordons. Les faisceaux conjonctifs des travées du tissu caverneux, dégagés de la masse de cellules lymphatiques qui distendaient les mailles interceptées par leurs concours, reviennent sur eux-mêmes en subissant une sorte de froncement dans leur retrait. Il en résulte une apparence striée vague, que ne présentent pas les fines travées du tissu réticulé folliculaire. A leur surface et plus fréquemment à leurs points de concours, on voit reposer les noyaux et le protoplasma mince et souple des cellules endothéliales. On peut aussi observer sur les travées des cellules beau-

paces véritablement vasculaires, interposés aux cloisons fibreuses et aux follicules ou aux cordons folliculaires. Quand ceux-ci ont été coupés en travers, on les voit entourés par de véritables canaux vasculaires cloisonnés, mais à paroi parfaitement lisse et régulière, montrant à sa surface interne l'endothélium caractéristique sur beaucoup de points. Mais les travées qui cloisonnent ces canaux, simplement teintes en noir par l'argent réduit diffusément à leur surface, n'ont que l'apparence d'un fin réseau de fils noirs, aux points nodaux desquels on voit les noyaux des cellules endothéliales réservés en blanc.

Pour voir l'endothélium des travées cloisonnantes, le meilleur procédé est celui indiqué par Ranvier (*Traité technique d'histologie*, p. 524-525, 2e édition). On pratique d'abord l'injection interstitielle du ganglion à l'aide d'une solution de nitrate d'argent à 1 p. 300; puis on durcit le ganglion, monté dans le microtome, par congélation. On peut pour cela se servir avec beaucoup d'avantage des ampoules renfermant du chlorure d'éthyle récemment introduites dans la pratique médicale pour le traitement des névralgies, et qu'on trouve maintenant partout. On casse la pointe du tube renfermant le chlorure d'éthyle, et la simple chaleur de la main qui le tient suffit à développer un jet de liquide qu'on dirige comme on veut sur la partie à congeler, puis sur le rasoir. On reçoit les coupes dans l'eau distillée et on les traite légèrement au pinceau, ou mieux par l'agitation sur le diapason dans l'eau distillée. On monte dans la glycérine ou dans le baume. On voit alors dans quelques-uns des points où le tissu caverneux a été dégagé, les cellules endothéliales de la surface des cloisons fibreuses, répondant à la paroi de l'espace périfolliculaire adjacente à celles-ci, se réfléchir sur les travées du tissu caverneux cloisonnant et y dessiner un endothélium comparable à celui qui occupe la surface des travées d'un épiploon fenêtré ou d'un mésopéricarde de Chien.

L'endothélium des tissus périfolliculaires peut aussi être aisément mis en évidence sur les ganglions du Lapin, dont la capsule est très mince, par la simple immersion du ganglion dans une solution de nitrate d'argent à 1 p. 500. Quand l'imprégnation s'est produite, on lave à l'eau distillée; puis d'un trait de rasoir on enlève une calotte mince de la surface. On la monte dans la glycérine ou dans le baume, et l'on voit au niveau de chaque follicule la double couche endothéliale (Ranvier, ibid., p. 525).

coup plus grandes que les cellules lymphatiques des mailles. Elles sont formées d'une masse de protoplasma ovalaire, criblée de vacuoles claires toutes au contact les unes des autres. Le noyau est arrondi, plat, et étendu ainsi que le protoplasma à la surface de la travée. Ce sont là des *cellules vacuolaires*, dont je parlerai un peu plus loin. Certaines possèdent deux, trois noyaux ou même un plus grand nombre.

Vaisseaux sanguins des ganglions lymphatiques. — De même que le

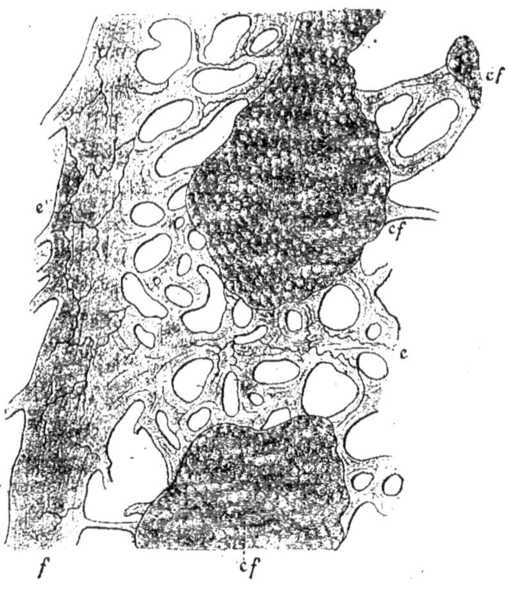

Fig. 353. — Fragment de la substance médullaire d'un ganglion lymphatique sous-maxillaire du Chien, imprégné d'argent par la méthode de Ranvier. Conservation dans la résine dammar (400 diamètres).

cf, *cf*, *cf*, coupes des cordons folliculaires ; — *f*, travée fibreuse ; — *e*, travées du tissu caverneux présentant à leur surface quelques traits endothéliaux ; — *e'*, endothélium sinueux formant le revêtement de la travée fibreuse *f*.

tissu réticulé des follicules et des cordons, celui des voies lymphatiques caverneuses est parcouru par des vaisseaux sanguins, surtout au centre du ganglion, où le tissu cellulo-adipeux du hile forme avec ceux-ci la *substance médullaire* de Brücke. Là, les gros vaisseaux de distribution occupent le centre des travées fibreuses arrondies et tendiniformes dont j'ai parlé plus haut (voy. p. 942 et fig. 352). Des artérioles, des veinules et un certain nombre de capillaires, se distribuent aussi dans le tissu caverneux profond. Les travées du tissu réticulé leur forment une sorte d'adventice et se dégagent latéralement de la paroi propre, sur les capillaires, et en dehors de la couche musculaire, sur les artérioles, comme une série de prolongements épineux. Ce sont là d'ailleurs les caractères ordinaires présentés par la paroi des vaisseaux engagés dans le tissu réticulé. Au niveau de la substance corticale, les artérioles et les veinules parties des gros troncs vasculaires renfermés dans les cloisons fibreuses, traversent les espaces caverneux pour gagner la substance folliculaire. Après l'avoir abordée, elles donnent naissance aux réseaux sanguins caractéristiques dont les capillaires affectent la disposition radiée bien connue. Celle-ci est très accusée au niveau des follicules et dans les cordons folliculaires de grande dimension. Au contraire, au niveau des petits cordons folliculaires, les boucles capillaires dirigées vers l'axe central du cordon n'atteignent pas le centre. Aussi, les coupes transversales de ces cordons ne montrent plus l'ordonnance régulière des boucles vasculaires en rayons de roue.

Il est maintenant facile de donner la formule générale de la distribution des vaisseaux sanguins dans un ganglion lymphatique. Tous les vaisseaux afférents et efférents de grande dimension prennent la voie du hile. Ils traversent les lames de tissu connectif lâche de ce dernier en les creusant de canaux courts; et jusqu'à une certaine distance, ils l'entraînent avec eux sous forme de gaînes renfermant souvent des pelotons adipeux engagés dans la substance médullaire. Celle-ci consiste, dans le centre du ganglion, en une masse de tissu cellulo-adipeux traversée par les lymphatiques efférents, et au sein de laquelle les gros vaisseaux de distribution sont entourés de gaînes fibreuses tendiniformes. Ces gaînes suivent les vaisseaux jusqu'à leur engagement dans les cloisons fibreuses, et en même temps elles se continuent directement avec celles-ci. Les artérioles ou même de petites artères traversent ensuite les canaux lymphatiques caverneux pour aborder les follicules ou les cordons folliculaires, et s'y résoudre en leurs réseaux caractéristiques. Les veinules de ces réseaux traversent de nouveau les canaux lymphatiques caverneux pour regagner les veines contenues dans l'épaisseur des cloisons fibreuses. Quant aux vaisseaux lymphatiques, ils s'ouvrent tous exclusivement dans les espaces caverneux; pas un seul d'entre eux ne pénètre un follicule ni un cordon folliculaire.

Cellules lymphatiques. — Les mailles du tissu réticulé des ganglions sont occupées par des cellules lymphatiques tout aussi bien au niveau des follicules et des cordons folliculaires que dans les voies lymphatiques caverneuses. Dans la substance folliculaire, où les mailles sont plus étroites, ces cellules sont seulement plus nombreuses et plus serrées que dans les espaces caverneux. Elles ne diffèrent point des cellules lymphatiques en circulation dans le sang (globules blancs) ou dans la lymphe, ni de celles qu'on rencontre errantes dans les espaces du tissu conjonctif, sinon par ce fait que nombre d'entre elles sont de très petite taille, et formées d'une masse de protoplasma si réduite autour du noyau, qu'on la distingue parfois malaisément de ce dernier. Ranvier a constaté qu'à peu près moitié d'entre elles jouissent de mouvements amiboïdes actifs, tandis que les autres demeurent immobiles sur la platine chauffante entre + 36° et + 39°. J'ai pu également remarquer que les cellules chargées de granulations protéiques, éosinophiles ou graisseuses, sont beaucoup moins nombreuses dans le tissu réticulé des ganglions que dans le sang artériel et dans celui des capillaires, où elles circulent sous le nom de globules blancs du sang. Dans les follicules clos de l'intestin du Lapin, les cellules lymphatiques renferment il est vrai des *globules* graisseux de dimensions variables, mais non point des granulations graisseuses fines du protoplasma. Parvenues dans les chylifères valvulés, en grande majorité ces cellules ont rejeté leurs globules graisseux, qu'on trouve librement répandus dans la lymphe. C'est très probablement pendant leur séjour au sein du protoplasma des cellules lymphatiques des follicules que ces globes graisseux, constituant désormais les granulations du chyle (voy. p. 77), ont acquis le stroma albuminoïde qui leur donne leur caractère particulier.

Les cellules lymphatiques de la substance folliculaire présentent en somme les caractères généraux des éléments cellulaires jeunes et actifs. Leur noyau se colore énergiquement par le carmin, l'hématoxyline et la purpurine. On le trouve souvent double dans une même cellule au sein d'un protoplasma réduit. Il y avait donc lieu de présumer *a priori* qu'il s'agit là de cellules en voie de multiplication, et que la substance folliculaire est un point du système lymphatique où il se forme de nouveaux éléments de la lymphe. On sait actuellement que ces éléments jouissent de la propriété de se diviser soit par le mode direct (Ranvier) (1), soit par le procédé indirect ou karyokinétique. Or, Flemming a constaté l'existence des figures de division bien connues dans les cellules lymphatiques de la substance folliculaire des ganglions (2). On peut donc considérer celle-ci comme un lieu de multiplication active de ces cellules, et les follicules et cordons folliculaires comme les organes formateurs par excellence des éléments cellulaires de la lymphe.

Comme, d'autre part, j'ai montré que les globules blancs sont capables de se multiplier dans le sang (3), et que leur multiplication dans les espaces du tissu conjonctif est également bien établie, on en peut conclure que les cellules lymphatiques peuvent se multiplier partout, et en même temps créer en des points déterminés des colonies d'éléments lymphatiques nouveaux. De même les érythroblastes, issus de la résolution des germes vasculaires en cellules distinctes, sont également aptes à former isolément des globules du sang dans les espaces du tissu conjonctif (moelle osseuse, épiploon), tandis que

(1) Ranvier. *Recherches sur les éléments du sang* (Arch. de Physiologie, 1875).

(2) W. Flemming. *Die Zellvermehrung in den Lymphdrüsen* (Arch. f. mikros. Anat., t. XXIV, 1885, p. 50).

(3) J. Renaut. *Recherches sur les éléments cellulaires du sang*. (Arch. de Physiologie, 1881.

d'autres cellules provenant aussi des germes vasculaires primitifs donnent des cellules vasoformatives et évoluent sous forme d'îlots vasculaires et sanguins tout à la fois. Semblablement, les colonies de cellules lymphatiques sont capables de devenir dans certains cas l'origine d'îlots de tissu réticulé au sein desquels on voit ou non apparaître plus tard des follicules. C'est dire en d'autres termes que le travail effectué au niveau de ces colonies, par exemple dans les points lymphatiques et folliculaires des muqueuses ou dans ceux entourant un corps étranger (nodule de lupus, tubercule fibreux, etc.), peut aboutir à l'édification d'une nouvelle portion du système lymphatique. Car le tissu caverneux d'un point lymphatique ou folliculaire ainsi formé n'est autre chose, une fois qu'il s'est relié aux trajets lymphatiques préexistants, qu'un véritable sac lymphatique cloisonné dans lequel la lymphe circule librement pour se répandre autour d'un follicule si le point lymphatique en possède un; ou pour passer après l'avoir parcouru du tissu caverneux dans les lymphatiques efférents, si la masse de tissu réticulé néoformé ne renferme pas de follicule.

Circulation du sang et de la lymphe dans les ganglions. — La lymphe amenée dans les ganglions par les lymphatiques afférents circule exclusivement, de son point d'entrée sur la marge de ceux-ci à son point de sortie par le hile, dans les sinus périfolliculaires, les canaux caverneux disposés autour des cordons folliculaires, et le tissu caverneux central où les lymphatiques afférents prennent naissance avant de faire issue par le hile. La substance folliculaire est donc simplement plongée dans un sac lymphatique comme celle des follicules de l'intestin; seulement ici, ce sac lymphatique est cloisonné. Au moment où la lymphe passe du sinus périfolliculaire dans les voies caverneuses, la marche des cellules lymphatiques au sein de ces voies doit forcément se ralentir, comme il arrive à une troupe d'hommes qui, parcourant d'abord une route libre, s'engage tout à coup dans un fourré. C'est pourquoi la lymphe des voies caverneuses est extrêmement riche en cellules lymphatiques. Celles-ci, venant tour à tour s'engager dans les mailles du tissu caverneux, et arrêtées à chaque instant par les travées multiples de ce dernier, s'accumulent au point d'arriver presque au contact les unes des autres. Leur marche devient dès lors si lente qu'elle peut être considérée comme un véritable stationnement. Pendant leur station dans les espaces caverneux, elles se trouvent placées dans de tout autres conditions que précédemment au sein des vaisseaux lymphatiques afférents; et ces conditions sont telles que leur activité amiboïde se réveille et qu'elles redeviennent aptes à adhérer aux surfaces et à émettre des pseudopodes.

Comme l'a fait remarquer Ranvier (1), elles se trouvent en effet alors

(1) Ranvier. *Traité technique d'histologie*, 2e édition, p. 532

dans un milieu oxygéné créé par la proximité de la substance folliculaire. Celle-ci reçoit de nombreux vaisseaux, disposés dans les follicules et dans les cordons folliculaires sous forme de réseaux de capillaires, occupant le maximum de surface de rayonnement pour un minimum de volume de la substance folliculaire parcourue (1). Ces conditions sont des plus favorables au réveil du mouvement amiboïde des cellules lymphatiques. Celui-ci une fois produit, les cellules lymphatiques des chemins caverneux périfolliculaires se mettent tout naturellement en marche vers l'oxygène, franchissent aisément l'endothélium qui limite la surface des cordons folliculaires et des follicules, et pénètrent dans ces derniers. La réalité de cette pénétration est surabondamment démontrée par des faits aujourd'hui connus de tout le monde. On sait depuis longtemps que la substance folliculaire des ganglions répondant aux parties de la peau qui ont été tatouées, renferme des grains de cinabre ou de charbon qui y ont été transportés par les cellules lymphatiques. Les bactéries de l'érysipèle, des angioleucites, etc., sont également entraînées par les cellules migratrices dans la substance folliculaire et y deviennent le point de départ des adénites symptomatiques. On sait aussi que c'est dans les premiers ganglions en aval du point infecté, que se livre d'abord la bataille entre les schyzomycètes pathogènes et les cellules lymphatiques. En effet, c'est au sein des follicules et de leurs prolongements sous forme de cordons, que ces éléments sont en somme les plus aptes à tenter avec succès l'œuvre de défense et d'arrêt qu'on a récemment appelée le « phagocytisme ». Ils y jouissent en effet de leur maximum d'activité; et de plus ils s'y multiplient, de manière à acquérir eux aussi un certain avantage par le nombre, ou le remplacement incessant des éléments défenseurs qui ont déjà succombé dans la lutte contre les parasites venus du dehors.

Outre en effet que, en tant que milieu oxygéné, la substance folliculaire exerce une action d'appel sur les cellules lymphatiques parvenues dans son voisinage par les voies caverneuses de la lymphe, elle en reçoit d'autres venues directement du sang par diapédèse et issues du réseau des capillaires intrafolliculaires. Ce réseau est en effet commandé par

(1) En effet, les follicules étant sphériques ou à peu près, leur volume est *maximum* pour une surface *minima*. C'est là une propriété géométrique de la sphère. D'autre part, le moyen de faire parcourir le volume d'une sphère par un nombre maximum de canaux fins, peut consister à disposer ceux-ci sous forme de rayons de cette sphère : c'est la disposition affectée par les boucles capillaires en rayons de roue. L'oxygène, amené par les globules rouges du sang dans la substance folliculaire, rayonne donc par le maximum de surface vasculaire. Le follicule par suite devient un milieu très oxygéné, et émettant l'oxygène avec une certaine intensité par chacun des éléments de sa surface, puisque celle-ci est très petite par rapport au volume de substance folliculaire qu'elle enclôt. Les cordons folliculaires, dont la substance propre est un peu moins richement vascularisée, constituent néanmoins des milieux très oxygénés par rapport aux chemins cloisonnés de la lymphe, qui les suivent et les entourent dans tout leur parcours.

des artérioles qui, à un moment donné et au prorata des nécessités fonctionnelles, en peuvent faire une aire vasculaire de pleine circulation où s'opèrent des diapédèses larges. On peut donc dire que tout, au sein de la substance folliculaire, est disposé en faveur de l'accumulation des cellules lymphatiques. De plus, une fois sorties de la lymphe ou du sang pour s'accumuler dans les mailles du tissu réticulé folliculaire, ces cellules se divisent activement soit par cytodiérèse directe, soit à la façon des cellules fixes, en donnant des figures karyokinétiques. Ce dernier mode de division, exceptionnel dans le sang, ne me paraît devenir plus fréquent ici que parce que les cellules lymphatiques y sont aussi devenues moins mobiles, et peuvent exécuter en place et à loisir la série d'opérations complexes que comporte la division indirecte.

Après s'être débarrassées des particules inertes, des globules de graisse, d'une série de déchets dont elles étaient chargées, puis enfin ayant subi une active et puissante rénovation par le fait même de leur multiplication, les cellules lymphatiques, excitées par le milieu oxygéné, passent et repassent d'abord de la substance folliculaire dans les voies lymphatiques ou inversement. En dernier lieu, elles finissent par s'engager définitivement dans les voies efférentes, pour y poursuivre désormais leur cycle normal après avoir ou non passé par de nouveaux ganglions. Chez les animaux où les glandes lymphatiques sont munies d'un appareil musculaire, celui-ci devient un adjuvant actif de la propulsion de la lymphe dans les voies caverneuses. Par exemple, chez le Cheval, le feuillet capsulaire de tous les sinus périfolliculaires est muni d'une mince couche de fibres lisses, plexiformes mais affectant une disposition générale annulaire relativement à la cavité du sinus. Quand ces muscles entrent en jeu, ils expriment la lymphe du sinus vers les voies caverneuses plus profondes. Ils agissent aussi indirectement sur la substance du follicule qui, par l'intermédiaire de la lymphe interposée, se trouve exprimé en quelque sorte à son tour.

La lymphe sort donc des ganglions, après y avoir subi une dépuration importante. Celle-ci consiste dans le rejet, ou dans la destruction par les ferments propres des cellules lymphatiques actives, d'une série de substances ramassées dans les espaces interorganiques, puis charriées de là jusqu'aux ganglions par les cellules migratrices pour être détruites dans la substance folliculaire. A la place de cellules épuisées, cette lymphe des vaisseaux efférents renferme des éléments lymphatiques nouveaux, plus nombreux et plus actifs, ayant repris momentanément une charge d'oxygène dans la substance folliculaire, tout comme les globules sanguins la reprennent au passage du sang veineux dans les capillaires respiratoires. Envisagées de cette manière, les formations de substance folliculaire se révèlent pour ainsi dire avec une importance inattendue. Sur le trajet des voies de la lymphe, elles apparaissent comme des sortes d'homologues de la surface respiratoire interposée sur le cours du sang. C'est dans la substance folliculaire, en effet, que viennent à la fois respirer et se dépurer comme les globules du sang dans le poumon, mais en outre se multiplier, les éléments lymphatiques agents de tous les échanges entre les cellules fixes des tissus et les liquides nourriciers. Et la lymphe sort des ganglions plus pure, plus riche aussi en cellules lymphatiques tant au point de vue du nombre que de l'activité de ces dernières. A chaque traversée d'un ganglion, elle emporte des recrues de jeunes globules blancs qui, peu après, viendront remplacer dans le sang ceux qui en sont sortis par diapédèse, pour aller au dehors porter l'activité et la vie dans tous les organes et dans tous les tissus (1).

§ 4. — CELLULES LYMPHATIQUES INTERSTITIELLES FIXÉES : CELLULES VACUOLAIRES, — CLASMATOCYTES, — CHROMOBLASTES.

J'ai montré plus haut (voy. p. 86) que les cellules lymphatiques, après être sorties des vaisseaux sanguins en vertu des diapédèses fonctionnelles, et avoir de la sorte émigré dans les espaces du tissu conjonctif, ne rentrent pas toutes dans les voies de la lymphe pour y achever leur cycle hémo-lymphatique normal. Un certain nombre d'entre elles échappent à ce cycle, et continuent à habiter les espaces interorganiques : fenêtrant les membranes du tissu conjonctif, faisant issue aux surfaces à travers les revêtements épithéliaux, ou enfin formant de véritables colonies interstitielles. Ce sont les cellules lymphatiques du groupe aberrant. Parmi ces cellules, qui dans tout le domaine qu'on continue

(1) Bien que nos connaissances actuelles sur la structure intime des ganglions et des follicules lymphatiques isolés ou agminés laissent peu à désirer, il existe dans leur histoire une lacune très importante. Leur mode de développement est jusqu'ici demeuré tout à fait obscur.

Lauth (*a*) et ensuite Breschet (*b*), par la méthode des injections au mercure, avaient reconnu déjà que chez l'embryon les ganglions lymphatiques consistent à l'origine dans de simples plexus. Mais Breschet s'est certainement trompé quand il affirme qu'on n'en peut trouver aucune trace, chez les fœtus de six mois, dans l'aisselle et dans l'aine (*c*). Dans le courant du cinquième mois, les ganglions axillaires sont au contraire déjà très bien développés et renferment des follicules de petite taille, plongés au sein d'un tissu caverneux par contre très abondant.

D'après Engel (*d*), dont Sertoli (*e*) n'a fait depuis que confirmer les assertions, chez l'embryon du Mouton les ganglions lymphatiques naîtraient de vaisseaux lymphatiques primitivement simples, dédoublés sur une certaine longueur dans les limites de l'étendue du futur ganglion. Dans les intervalles des branches, qui en même temps se multiplient et deviennent flexueuses, apparaîtrait la substance folliculaire, de manière à constituer une série d'*ampoules* de His, c'est-à-dire de follicules. La capsule enveloppant tout cet ensemble se formerait plus tard.

(*a*) E. Lauth. *Essai sur les vaisseaux lymphatiques* (Thèse de Strasbourg, 1824, p. 29).

(*b*) Breschet. *Le système lymphatique, considéré sous les rapports anatomique, physiologique et pathologique*, 1836, p. 175.

(*c*) Breschet. *Op. cit.*, p. 185.

(*d*) Engel. *Bau und Entwickelung der Lymphdrüsen* (Prager Vierteljahrschrift für praktische Heilkunde, 1850, t. XXVI, p. 111).

(*e*) Sertoli. In Wien. Sitzungsber., t. LIV.

à attribuer au feuillet moyen, jouent un rôle considérable au point de vue de la nutrition et du remaniement des tissus, il en est un certain nombre qui sont entre toutes les autres remarquables par un caractère commun. A un moment donné, elles cessent d'être migratrices, s'arrêtent dans certains points du tissu conjonctif et y deviennent sédentaires. Ce ne sont point là des *cellules fixes* du tissu connectif développées par une adaptation d'éléments particuliers tels que ceux des bourgeons charnus suscités par le processus inflammatoire. Il s'agit ici simplement de *cellules fixées*, qui pendant un certain temps modifient leur forme et leur constitution en vue de l'exercice de certaines fonctions particulières, mais qui à un certain moment pourront reprendre leur mobilité et tous les caractères des cellules lymphatiques errantes, exactement comme les cellules adipeuses reprennent dans certaines circonstances la forme et les fonctions de cellules ordinaires du tissu conjonctif.

Jusqu'à présent, les cellules lymphatiques interstitielles fixées peuvent être ramenées à trois espèces histologiques principales. Ce sont les *cellules vacuolaires*, les *clasmatocytes*, et enfin les *chromoblastes*. Il est probable qu'on en trouvera beaucoup d'autres. Dans l'état pathologique, on le sait déjà, un certain nombre de formes cellulaires parfois très complexes, et en particulier les cellules géantes et épithélioïdes des follicules tuberculeux, prennent manifestement leur origine dans des adaptations particulières de cellules migratrices devenues momentanément stationnaires au sein des tissus.

Cellules vacuolaires. — J'ai déjà indiqué plus haut la présence de cellules particulières, à protoplasma clair criblé de vacuoles toutes au contact, et fixées à la surface des travées du tissu réticulé des ganglions lymphatiques. Mais pour bien étudier ces cellules vacuolaires, il faut les observer dans un point du tissu conjonctif où s'opère la fragmentation et la résorption d'un réseau de fibrine : par exemple au voisinage de la plèvre ou du péricarde atteints depuis un certain temps par une inflammation fibrineuse, ou bien encore sur les confins d'une nappe hémorrhagique occupant les espaces du tissu conjonctif.

Sur des préparations faites par la méthode des coupes après fixation par l'acide osmique ou le liquide de Müller, puis colorées soit par le carmin aluné et l'éosine, soit encore mieux par l'éosine hématoxylique, il est facile de s'apercevoir que toutes les cellules rondes occupant les espaces interfasciculaires du tissu conjonctif ne s'équivalent pas.

Les unes sont évidemment des globules blancs, des cellules migratrices émigrées par diapédèse et venues des vaisseaux sanguins. On les reconnaît d'emblée à leur protoplasma peu abondant, disposé autour d'un noyau de forme bizarre plus ou moins lobé ou même contourné en boudin et très fortement coloré par le réactif, surtout quand on s'est servi de l'hématoxyline et de l'éosine.

Les autres sont toutes différentes : elles ont un protoplasma abondant autour d'un noyau central ovalaire ou arrondi, parfois étiré en biscuit, parfois double. Ce protoplasma est absolument criblé de vacuoles. Sur certains points, le réactif, même quand il s'agit du liquide de Müller, a fixé des prolongements sous forme de bourgeons ou même de raquettes; ceux-ci renferment ordinairement un moins grand nombre de vacuoles que la masse principale du corps cellulaire. Ce dernier est en réalité formé d'une multitude de vacuoles séparées par des travées irrégulières de protoplasma; il acquiert ainsi l'aspect exact du corps protoplasmique vacuolisé par l'eau d'une cellule de cartilage. Cette masse protoplasmique est colorée en jaune orangé ou même en rose brique faible de manière à donner la notion d'éléments ayant déjà concouru à la destruction des globules rouges du sang, qu'on trouve en petit nombre à côté des cellules rondes dans les espaces interorganiques. Tout ceci porte à conclure qu'on est en présence d'éléments anatomiques provenant en majeure partie d'une transformation des globules blancs (ce qu'indique leur nombre considérable) et ayant déjà habité les espaces du tissu conjonctif pendant assez longtemps pour y effectuer des opérations qui ont à la fois accru le volume de leur masse protoplasmique, puis modifié la constitution de cette dernière en la rendant très délicate, capable de donner une grande quantité de vacuoles sous l'influence des réactifs tels que le liquide de Müller, et enfin qui ont déterminé un commencement de figuration de la forme du corps cellulaire. C'est ce qu'indiquent les prolongements en raquette ou en bourgeons; car, s'il s'agissait de mouvements amiboïdes, le liquide de Müller ne les aurait pas fixés et les cellules seraient revenues à la forme ronde.

C'est au niveau des pelotons adipeux qu'on peut le mieux suivre la transformation des cellules lymphatiques en cellules vacuolaires. Sur les points où l'inflammation est le plus récente, les espaces intervésiculaires sont occupés par des cellules migratrices formant une sorte de collier autour de la vésicule adipeuse. Puis, peu à peu, on voit ces cellules prendre une position fixe, se limiter par des bords nets et affecter une ordonnance épithéliforme à l'extérieur de la capsule. Enfin, leur protoplasma se creuse de vacuoles de plus en plus nombreuses. A l'intérieur de la capsule, la cellule adipeuse revient du même pas à l'état actif; elle redevient granuleuse et ses noyaux se multiplient. Dans les points où l'inflammation subaiguë et le processus de résorption de la fibrine et des globules du sang sont de plus ancienne date, on reconnaît que les cellules vacuolaires présentent souvent de longs prolongements en forme de bourgeons renfermant ou non des noyaux, comparables à ceux des cellules caractéristiques de l'inflammation tuberculeuse internodulaire, décrite par Chandelux et par moi depuis nombre d'années déjà (1). De fait, les cellules de l'inflammation tuberculeuse, de même

(1) A. Chandelux. *Des synovites fongueuses articulaires et tendineuses* (Thèse d'agrégation, 1883).

que les cellules de la zone épithélioïde des follicules tuberculeux de Köster, ne sont autre chose que des cellules lymphatiques fixées temporairement, et jouant un rôle comparable aux cellules vacuolaires dans l'inflammation spécifique suscitée par la présence des bactéries de la tuberculose dans les tissus. Les grandes cellules à protoplasma semé de vacuoles et coloré par l'hémoglobine, qu'on trouve constamment dans les alvéoles pulmonaires qui sont le siège d'un œdème chronique avec hémorrhagies ou d'une pneumonie catarrhale, ne sont, elles aussi, rien autre chose que des cellules vacuolaires. On rencontre en effet celles-ci partout où, dans les espaces interorganiques, il y a des globules rouges à fragmenter, et de la fibrine ou des particules quelconques à morceler, à transformer et à détruire (1).

Dans ces conditions, le mouvement réactionnel consiste d'abord dans un immense mouvement de diapédèse. Mais les éléments lymphatiques sortis des vaisseaux se scindent très rapidement en deux groupes distincts.

Dans le premier de ces groupes, les globules blancs conservent leurs caractères, filent dans les espaces interorganiques, rentrent vraisemblablement dans les vaisseaux lymphatiques; ou bien, tombés dans une cavité séreuse, ils conservent pendant un certain temps leur vitalité et concourent à former le contingent des globules blancs qu'on rencontre constamment dans le liquide épanché. Tout semble indiquer que ces cellules se comportent comme les éléments de la diapédèse dans les inflammations congestives dont l'érysipèle est le type. Leur mouvement cyclique, du sang dans les espaces interorganiques et de là dans les voies lymphatiques qui les ramènent dans le sang, reste régulier et représente l'*élément de la congestion simple*.

Le second groupe de cellules est au contraire un groupe aberrant; il se fixe pour un temps dans les espaces interorganiques et y constitue une colonie d'éléments temporairement sédentaires. Ce sont ces éléments qui constituent les *agents de l'inflammation interstitielle* et qui jouent le rôle principal dans les étapes du processus de cette dernière. Ils demeurent longtemps en place pour satisfaire à des fonctions continues (2).

(1) La première description des cellules vacuolaires est due à Lacroix (*Contrib. à l'histol. normale et pathologique du péricarde.* Thèse de Lyon, 1891, p. 102-112). Je reproduis presque intégralement cette description ici.

(2) Les deux groupes de cellules lymphatiques que nous décrivons peuvent être rapprochés des deux formes cellulaires auxquelles Metchnikoff (*Annales de l'Institut Pasteur*, 1887-1889) a fait jouer un rôle capital dans les phénomènes de la phagocytose. Les *microphages* de cet auteur répondraient aux globules blancs ordinaires, ses *macrophages* à nos cellules vacuolaires. Metchnikoff, bien que persuadé qu'il existe des formes de passage entre ces deux ordres de cellules, ne leur donne pas la même origine. D'après notre exposé, on peut voir que telle n'est pas notre opinion. Pour nous d'ailleurs les cellules vacuolaires, macrophages de Metchnikoff, joueraient à peu près seules un rôle actif dans les remaniements du tissu au sein duquel elles sont devenues stationnaires.

Celles-ci, bien entendu, sont variables dans les divers processus réactionnels. Pour y satisfaire dans chaque cas, les cellules lymphatiques fixées temporairement dans les tissus ploient leurs formes à leur fonction nouvelle. Dans le voisinage des exsudations fibrineuses, des hémorrhagies, elles affectent la constitution de cellules vacuolaires. Dans l'inflammation internodulaire tuberculeuse, elles deviennent globuleuses; leurs vacuoles renferment des gouttes ou même des globes de substance colloïde; leur protoplasma bourgeonne au loin, et prend une apparence vitreuse et finement granuleuse à la fois. On pourrait poursuivre l'énumération des formes dans une série de cas. Dans les ganglions lymphatiques tout à fait normaux, on retrouve les cellules vacuolaires. Or, on sait que le tissu réticulé constitue un lieu de destruction active d'une foule de granulations, de débris fibrineux, ou même de parasites qui y ont été amenés par les cellules migratrices. On voit par tous ces exemples combien est considérable le rôle des cellules lymphatiques fixées, soit dans la forme vacuolaire, soit sous d'autres formes vraisemblablement assez nombreuses, bien que jusqu'à présent nous n'en connaissions que quelques-unes seulement (1). Il devient en tout cas indispensable de distinguer, parmi la foule des éléments lymphatiques sortis des vaisseaux par diapédèse, ceux qui ne font que passer dans les tissus par un mouvement rapide, et ceux qui s'y fixent pour un certain temps. Ce sont précisément ces derniers dont l'action interstitielle est la plus profonde. Si les premiers balayent au passage les espaces du tissu conjonctif, les seconds, en effet, exercent lentement sur place des actions diverses : morcellement des exsudats, des masses hémorrhagiques; captation, isolement ou répartition d'une foule de corps étrangers. Envisagées de cette façon, les colonies de *cellules lymphatiques fixées* prennent une importance fonctionnelle considérable : car ces cellules apparaissent comme celles qui, parmi les éléments de la lymphe, jouent le plus énergiquement leur rôle dans la lutte de l'organisme à l'encontre des agents pathogènes et en particulier des bactéries.

Clasmatocytes. — De toutes les cellules lymphatiques devenues sédentaires et fixées temporairement dans les espaces interorganiques, les

(1) Ranvier a reconnu l'existence, parmi les cellules lymphatiques de la sérosité péritonéale du Lapin, de grandes cellules pouvant atteindre 20 μ de diamètre et semées de vacuoles parfois assez abondantes et assez régulières pour simuler sous un faible grossissement un état granuleux. « Il n'y a pas (ajoute l'auteur) dans le sang et la lymphe de cellules aussi grandes. Si donc les cellules de 20 μ de la sérosité péritonéale sont des cellules lymphatiques, elles se sont modifiées après avoir passé des vaisseaux sanguins ou lymphatiques dans la cavité du péritoine. » Chez le Chat, Ranvier signale aussi dans la lymphe péritonéale, l'existence constante de grandes cellules à noyaux multiples, de 20 à 100 μ de diamètre, dénuées de l'activité amiboïde et dont le protoplasma est criblé de vacuoles renfermant un liquide séreux. Ces cellules sont manifestement des cellules vacuolaires, développées dans la lymphe stagnant dans la cavité péritonéale. Elles ne renferment pas de glycogène (*Sur les éléments anatomiques de la sérosité péritonéale.* Notes de M. Ranvier extraites des Comptes rendus de l'Académie des Sciences 1887-1892 p. 39).

clasmatocytes (κλάσμα, fragment, et κύτος, cellule), découverts par Ranvier (1), sont certainement celles qui sont le plus abondamment répandues dans l'organisme. Car il en a compté cent environ par millimètre carré dans la mince membrane séparant la cavité pleuro-péritonéale de celle de l'outre de Rusconi chez la Grenouille rousse; et il estime à plusieurs milliers leur nombre dans un millimètre cube du tissu conjonctif des mammifères. Pour les mettre en évidence, il suffit de fixer une membrane mince de tissu connectif (épiploon des mammifères, mésentère ou lames fibreuses quelconques des batraciens anoures et urodèles), par une solution d'acide osmique à 1 p. 100; puis de les colorer avec une solution étendue de violet de méthyle 5 B (2). On voit apparaître alors, au milieu des cellules fixes du tissu connectif dont le noyau est teint en violet foncé et les prolongements protoplasmiques en violet plus pâle, de grandes cellules rameuses, granuleuses et colorées vivement en rouge amarante légèrement violacé. Ce sont les clasmatocytes.

Chez les urodèles tels que le Triton, les clasmatocytes sont des cellules colossales, dont les dimensions ne sont dépassées que par les grands chromoblastes qu'on rencontre ordinairement en plus ou moins grand nombre à côté d'eux, surtout dans les membranes fibreuses. Leur longueur peut atteindre jusqu'à un millimètre. Leurs noyaux sont teints faiblement en bleu pâle comme celui des chromoblastes. Leur protoplasma forme une masse peu considérable autour du noyau; mais en revanche il s'étend à de grandes distances en se branchant de façons diverses, avec cette particularité que ses ramifications, à l'inverse de celles des

(1) Ranvier. *Des clasmatocytes*, ibidem, p. 23.

(2) On enlève la membrane, on la tend sur la lame de verre, on laisse tomber quelques gouttes de la solution osmique à 1. p. 100. Au bout d'environ 2 minutes, on lave à l'eau distillée, et l'on ajoute la solution de violet 5 B (1 partie de la solution saturée p. 10 d'eau distillée); puis on recouvre d'une lamelle et l'on observe.

Ces préparations ne sont pas persistantes. Elles se décolorent dans la glycérine salée additionnée de violet de méthyle et même dans le baume du Canada. Voici comment il faut opérer pour avoir toujours une bonne préparation de clasmatocytes à sa disposition, sans être forcé de sacrifier chaque fois un animal. Après avoir préparé et coloré convenablement la préparation, on fait tomber à sa surface une goutte de gélatine stérilisée par le bichlorure de mercure à 1 p. 2000, puis liquéfiée au bain-marie. On recouvre d'une lamelle. Quand la préparation est refroidie, on la place pendant plusieurs jours dans la chambre humide. Puis on la porte, renversée, la lamelle en bas, dans une soucoupe pleine d'eau distillée; et l'on chauffe jusqu'à ce que la lamelle se détache et tombe. On retire la lame de verre de l'eau tiède, on l'essuie et on ajoute sur la membrane une goutte de glycérine neutre ou additionnée de sel marin. Enfin, on conserve la préparation recouverte d'une lamelle simplement fixée aux quatre coins par autant de gouttes de paraffine. Elle se décolore rapidement dans ces conditions.

Quand on veut examiner de nouveau les clasmatocytes, on enlève la lamelle. La membrane, prise dans une mince pellicule de gélatine stérilisée, ne se détache ni ne se rétracte plus. On dépose à sa surface une goutte de solution convenable de violet 5 B; on replace la lamelle; et au bout d'une ou deux minutes, les clasmatocytes et les autres éléments de la membrane ont repris exactement la même coloration que si l'on venait de fixer les éléments par l'acide osmique, et de les colorer par le violet de méthyle pour la première fois.

chromoblastes, ne forment jamais de réseaux en s'anastomosant entre elles. Elles ne communiquent non plus jamais avec les expansions protoplasmiques des cellules fixes du tissu conjonctif voisin (fig. 354).

Le protoplasma des clasmatocytes doit sa coloration à une multitude de granulations d'une finesse extrême, toutes au contact les unes des

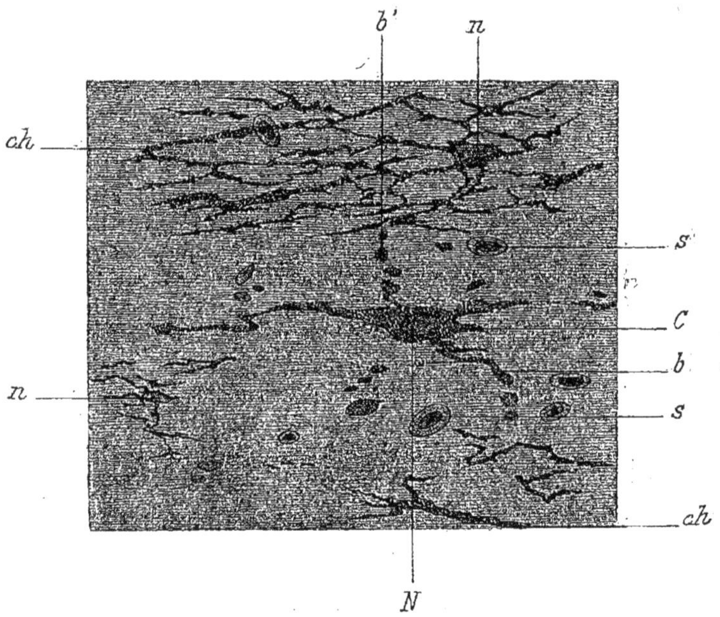

Fig. 354. — Clasmatocyte et chromoblastes d'une lame de tissu fibreux du Triton. Fixation par l'acide osmique à 1 p. 100 ; tension sur la lame de verre ; coloration par le violet de méthyle, 5 B.

C, clasmatocyte ; — N, son noyau ; — *b*. l'une de ses branches protoplasmiques granuleuses ; — *b'*, une autre de ses branches qui s'est morcelée déjà pour se résoudre en amas isolés de granulations clasmatocytiques : On voit autour du clasmatocyte une série d'amas semblables ; — *ch*. *ch*, chromoblastes ; — *n*, *n*, noyaux des chromoblastes ; — *s*, *s*, globules rouges du sang.

autres, dans lesquelles il se résout pour ainsi dire et qui ont la propriété de devenir d'un rouge amarante sous l'influence du violet de méthyle, tandis qu'au contraire l'éosine les teint en rose à la façon du protoplasma ordinaire. Les branches des clasmatocytes rameux, formées de ces granulations, sont moniliformes très irrégulièrement. Elles émettent soit à leur extrémité, soit latéralement sur leur trajet, des bourgeons dont plusieurs sont pédiculés et ne tiennent à la branche qui les porte que par un mince fil granuleux. Certains de ces bourgeons se sont détachés et sont devenus indépendants ; d'autres enfin se réduisent en partie ou totalement en une multitude de granulations libres, qui se répandent dans les espaces du tissu conjonctif. Les clasmatocytes sont donc des cellules qui, après avoir sécrété au sein de leur protoplasma une infinité de granulations, se résolvent ensuite en ces granulations par une sorte d'effritement de leurs bourgeons latéraux ou terminaux. La fonction des clasmatocytes consistant à élaborer ces granulations pour les mettre en liberté et les répandre ensuite autour d'eux, a été désignée par Ranvier sous le nom de *clasmatose*.

Il est néanmoins impossible de spécifier davantage, et d'indiquer à l'accomplissement de quel but précis répond la clasmatose si répandue cependant dans l'organisme, puisqu'elle s'opère tout aussi bien au sein du tissu conjonctif modelé que dans le tissu conjonctif lâche. On ne peut formuler à ce sujet que des hypothèses. Je ferai pourtant remarquer que, d'une part, les granulations clasmatocytiques se colorent par le violet de méthyle d'une façon assez comparable à la substance fondamentale du tissu conjonctif ayant subi la dégénérescence amyloïde ; et que, d'un autre côté, les faisceaux conjonctifs normaux sont les seules parties du tissu connectif qui prennent, dans les préparations fixées par l'acide osmique puis colorées par le violet 5 B, une teinte violet amarante très légère, rappelant exactement, sauf l'intensité moindre de la coloration, celle du protoplasma des clasmatocytes voisins. Il se pourrait donc que les clasmatocytes ne fussent autre chose que des éléments élaborateurs et répartiteurs, au sein du tissu conjonctif, de la substance collagène entrant dans la constitution des faisceaux connectifs.

Quoi qu'il en soit, les clasmatocytes, affectant des formes variables chez les divers animaux, et surtout celle de fuseaux allongés chez les mammifères, sont toujours dépourvus de toute communication anastomotique entre eux, avec les cellules fixes du tissu conjonctif et avec les chromoblastes. Ils sont toujours aussi formés de granulations toutes au contact, occupant l'étendue entière du corps cellulaire sauf au niveau du noyau. Ranvier a constaté expérimentalement qu'ils sont dépourvus de mouvements amiboïdes. Ce ne sont donc point là des cellules lymphatiques. En revanche, tous les clasmatocytes procèdent d'une cellule lymphatique qui s'est immobilisée et fixée, puis dont le protoplasma s'est étendu et s'est chargé de granulations caractéristiques.

En effet, Ranvier a montré d'abord qu'on peut observer, dans une même membrane, tous les intermédiaires au point de vue de la forme entre les clasmatocytes et les cellules lymphatiques. Le meilleur objet d'étude pour vérifier ce fait, est l'aponévrose fémorale de la Grenouille.

Après fixation par l'acide osmique, tension sur la lame de verre, puis coloration de cette membrane avec le violet 5 B, on voit en effet un certain nombre de cellules lymphatiques, occupant la surface de la membrane et surtout sa face profonde, chargées plus ou moins richement de granulations clasmatocytiques disposées autour de leur noyau multiforme et vivement coloré en violet. D'autres assez semblables possèdent déjà des bourgeons rameux et sont à demi engagées dans les fentes de l'aponévrose. Enfin, on trouve à la surface ou dans les fentes, des clasmatocytes parfaitement identiques aux clasmatocytes ordinaires. Mais on peut aller plus loin, et constater la transformation *in vitro* des cellules lymphatiques en clasmatocytes. Il suffit pour cela de maintenir, pendant environ une heure, une goutte de sérosité péritonéale de la Grenouille à une température de + 25° (1). Au bout de ce temps, on reconnaît d'abord que parmi les nombreuses cellules que renferme la préparation, un certain nombre, après avoir émis des prolongements arborisés plus ou moins complexes, sont devenues immobiles et comme « figées dans leur nouvelle forme » (Ranvier). Si l'on enlève la lamelle, et qu'après avoir fixé la préparation par l'acide osmique, on la colore par le violet 5 B, on reconnaît que les cellnles « figées » et rameuses se colorent en rouge amarante et sont devenues des clasmatocytes.

A l'état de clasmatocytes, et fixées temporairement au sein des espaces interorganiques, les cellules lymphatiques ont perdu toutes leurs aptitudes antérieures et ne conservent plus qu'une seule fonction : celle qui consiste à élaborer des granulations clasmatocytiques et à les mettre en liberté par l'effritement continu de leur propre substance, alors que celles-ci sont parvenues à maturité. Elles sont devenues incapables de tout mouvement amiboïde, incapables aussi de se diviser et de reproduire ainsi directement des clasmatocytes nouveaux. Sous l'influence de l'incitation formative expérimentale, elles reviennent au contraire rapidement à l'état de cellules lymphatiques. En quelques heures, les clasmatocytes ont alors tous disparu du tissu conjonctif et sont remplacés par des cellules migratrices ordinaires (2). Ils ont donc dans les tissus

(1) Ranvier. *Transformation « in vitro » des cellules lymphatiques en clasmatocytes* (Notes de M. Ranvier extraites des Comptes rendus de l'Acad. des Sciences, 1887-1892, pag. 47). — Voici le détail de l'expérience. On recueille une goutte de lymphe péritonéale avec une pipette stérilisée, et on la dépose dans une cellule porte-objet en ayant soin de laisser autour de la lymphe une flaque d'air qui se dispose annulairement quand on a placé la lamelle. On borde à la paraffine, et l'on constate que la préparation renferme seulement les éléments ordinaires de la lymphe : cellules arrondies et immobiles, cellules possédant des mouvements amiboïdes, et globules rouges du sang peu nombreux.

Tant que la préparation est maintenue à + 15°, on constate seulement les mouvements amiboïdes, la division de nombreuses cellules lymphatiques par le mode direct, et enfin l'étalement bien connu de certaines cellules sur la lame de verre répondant au fond de la préparation. Si maintenant on porte cette préparation sur une plaque métallique chauffée à + 25° sur le bain de sable et qu'on l'y abandonne pendant au moins une heure, on constate l'immobilisation, l'arborisation et la transformation de certaines cellules lymphatiques en clasmatocytes.

(2) Ranvier. *De l'origine des cellules du pus, et du rôle de ces éléments dans les tissus enflammés* (Notes de M. Ranvier extraites des Comptes rendus de l'Académie des Sciences, 1887-1892, p. 53). Après avoir pratiqué une injection intra-péritonéale de nitrate d'argent à 3 p. 1000 chez divers mammifères (Chien, Chat, Lapin, Cobaye, Rat), Ranvier a constaté qu'au bout de vingt-quatre heures les clasmatocytes de

une signification toute différente et pour ainsi dire inverse de celle des cellules vacuolaires. L'inflammation ou l'incitation formative pure et simple, résultant de la présence d'un corps étranger susceptible d'être attaqué, morcelé et ainsi détruit, font seules apparaître ces dernières; tandis qu'elles ramènent d'emblée les clasmatocytes à la forme et aux fonctions de cellules lymphatiques ordinaires. Inversement, la condition de repos détermine la fixation d'un certain nombre de cellules lymphatiques sous forme de clasmatocytes dans les espaces du tissu conjonctif; et l'on ne voit à côté de ceux-ci aucune cellule lymphatique fixée sous la forme vacuolaire.

Chromoblastes. — Chez tous les vertébrés inférieurs (poissons, batraciens anoures et urodèles, reptiles et oiseaux), il existe abondamment répandues dans le tissu connectif lâche et modelé de toutes les variétés, des cellules particulières dont le protoplasma est entièrement rempli de granulations de pigment noir. Ce sont les *chromoblastes*, que chacun s'accorde aujourd'hui à considérer comme des cellules lymphatiques fixées. Il est en effet facile de suivre la transformation des cellules migratrices en chromoblastes, et de les voir s'immobiliser dans le tissu conjonctif de la lame natatoire des têtards de batraciens urodèles, tels que le Triton. Les cellules lymphatiques qui doivent donner naissance aux chromoblastes, se distinguent des cellules lymphatiques ordinaires en ce qu'elles sont déjà chargées de pigment noir disposé au sein de leur protoplasma. Celui-ci continue à émettre des pseudopodes sur place et avec lenteur, en même temps qu'il s'étend en ramifications plus ou moins nombreuses qui s'arborisent, puis communiquent les unes avec les autres de façon à former un réseau. Cette particularité distingue d'emblée les chromoblastes des clasmatocytes.

Dans leur état de plein développement, et tels par exemple qu'on les peut observer dans les membranes fibreuses quelconques sur le Triton crêté, les chromoblastes apparaissent sous forme d'éléments cellulaires de dimensions colossales dépassant de beaucoup celles des clasmatocytes (fig. 354). Ce sont certainement là les plus grandes cellules de l'organisme,

l'épiploon ont presque tous disparu. Ils ont été remplacés par des cellules lymphatiques. Si l'on examine le point de passage entre une zone non atteinte par le nitrate d'argent et une zone entièrement modifiée par l'inflammation, on observe d'autre part entre les cellules lymphatiques et les clasmatocytes une série de transitions ne laissant aucun doute sur la transformation de ces derniers en cellules lymphatiques ordinaires. Il en arrive de même chez la Grenouille quand on fait l'injection d'une goutte de la solution d'argent dans l'outre de Rusconi.

Ranvier fait remarquer avec raison qu'une bonne partie des cellules du pus provient des clasmatocytes au niveau des points du tissu conjonctif atteints par une inflammation de cause quelconque. Les cellules lymphatiques répandues dans les espaces interorganiques consécutivement à l'inflammation du type congestif ont donc une double origine. Les unes sont issues des vaisseaux par diapédèse; les autres proviennent des clasmatocytes du point enflammé ramenés à l'état de cellules migratrices.

si l'on excepte les faisceaux musculaires striés. Chez la Lamproie marine, les chromoblastes de certaines régions, par exemple ceux du tissu hyalin de soutènement périencéphalique, sont encore de plus grande taille. Autour du noyau, qui ressemble beaucoup à celui d'un clasmatocyte mais qui quelquefois est double, le corps protoplasmique forme une masse relativement peu considérable. Mais les branches protoplasmiques, interceptant par leurs concours successifs des mailles élégantes et fermées, s'étendent au loin, tangentiellement à la surface des faisceaux connectifs entre-croisés. Elles rejoignent des branches provenant de chromoblastes voisins, ou bien elles se terminent par des extrémités libres, effilées ou plus souvent encore renflées en forme de bourgeons plus ou moins volumineux. Latéralement aussi, les branches de l'arborisation portent des bourgeons. Dans toute son étendue, le protoplasma est rempli de granulations pigmentaires noires, sur lesquelles aucun des réactifs employés en histologie n'exerce d'action. Pour les décolorer en partie, il est indispensable d'employer l'eau oxygénée (bioxyde d'hydrogène).

A côté des chromoblastes de grande taille, et dont les ramifications protoplasmiques forment des réseaux étendus, on en trouve toujours d'autres qui, dans une préparation fixée par l'acide osmique et non encore colorée par le violet de méthyle, se distinguent à peine des clasmatocytes sinon par ce fait, que leurs branches s'anastomosent entre elles de façon à intercepter des mailles fermées. Les granulations de ces chromoblastes particuliers sont non pas noires, mais bien d'un jaune plus ou moins foncé ou colorées en bistre clair. Elles sont arrondies et toutes au contact ; le violet de méthyle, l'éosine hématoxylique ne les colorent pas. Le pigment qui les forme est différent du pigment noir ordinaire. Il constitue l'une des variétés du pigment coloré, d'ailleurs très répandu sous des nuances diverses chez les différents animaux vertébrés autres que les mammifères.

Chez ceux-ci et chez l'Homme, la fonction d'élaborer à l'état de granulations figurées le pigment noir ou coloré, la *chromatose*, entièrement comparable à la *clasmatose*, demeure presque entièrement dévolue aux cellules lymphatiques mobiles. Comme je le ferai voir plus loin, ce sont ces cellules qui apportent tout formés ces pigments aux cellules épithéliales ou conjonctives. Le tissu conjonctif des mammifères renferme un très petit nombre de chromoblastes directement comparables à ceux des vertébrés inférieurs; car il ne faut pas confondre avec les chromoblastes vrais les cellules ordinaires du tissu conjonctif devenues secondairement le siège d'un dépôt de pigment noir ou brun plus ou moins abondant. C'est surtout dans la *lamina fusca*, c'est-à-dire dans la membrane de tissu conjonctif mince qui forme la paroi du sac lymphatique interposé à la choroïde vasculaire et à la choriocapillaire de l'œil, qu'on rencontre des éléments cellulaires pigmentés comparables aux véritables chromoblastes : bien que leurs ramifications protoplasmiques soient très réduites et que conséquemment leur forme rappelle davantage celle des cellules fixes du tissu conjonctif.

Signification des cellules du tissu conjonctif. — Les cellules connectives, d'ailleurs, paraissent bien avoir aussi la signification essentielle de cellules originairement mobiles puis devenues fixes (voy. p. 92). On sait en effet que, ramenées à l'état indifférent et actif par l'inflammation, elles se mobilisent en vertu des mouvements amiboïdes qu'elles avaient perdus pendant leur fixation et qui désormais leur sont restitués. Elles vont se mêler ensuite aux cellules lymphatiques issues des vaisseaux ou provenant des clasmatocytes, et peuvent longtemps demeurer migratrices comme elles, se multiplier de la même façon, et donner naissance à des cellules impossibles à distinguer des globules blancs ordinaires. Inversement, il est facile d'assister à la transformation des cellules lymphatiques en cellules jeunes du tissu conjonctif, non pas *in vitro*, comme l'a fait Rnavier pour les clasmatocytes, mais du moins en dehors des espaces du tissu conjonctif lui-même. Il suffit pour cela d'examiner attentivement ce qui se passe dans les kystes glandulaires, tels que ceux du col utérin, par exemple (1). Ces kystes sont de petites cavités closes de toutes parts, remplies d'une masse muqueuse assez comparable à celle du tissu connectif tout à fait jeune, bien qu'elle ait pour origine unique la sécrétion des cellules caliciformes des parois du kyste. Il y a toujours un certain nombre de cellules lymphatiques aberrantes qui, ayant franchi le revêtement épithélial, ont émigré dans la masse muqueuse et continuent à y habiter. Sur les préparations convenablement fixées par l'acide osmique, puis colorées au picrocarminate d'ammoniaque, on voit que parmi ces cellules, les unes sont tout à fait rondes et renferment le noyau bosselé caractéristique des cellules lymphatiques actives, tandis que d'autres sont devenues rameuses. Leurs prolongements protoplasmiques, minces comme des fils, s'étendent et s'arborisent dans diverses directions. Certains rencontrent leurs similaires émanés de cellules voisines et se fondent avec eux. Il en résulte un réseau de cellules étoilées qui, dans nombre de points, est déjà complet, et dans d'autres, ne l'est pas encore : De telle façon qu'on peut trouver dans une même préparation tous les intermédiaires entre des cellules lymphatiques isolées, et un petit réseau de cellules du tissu connectif jeune parfaitement caractéristique. Or, il est facile de se convaincre que ce tissu s'est ici formé dans une cavité séparée du tissu conjonctif, close de toutes parts, limitée par un revêtement épithélial continu dans toute son étendue, et qu'il s'est développé exclusivement aux dépens de cellules lymphatiques émigrées dans l'espace clos (2).

(1) J. Renaut. *Note sur l'acné du col utérin*, Comptes rendus de la Société de Biologie, et Progrès médical, 1873.

(2) Depuis lors, Malassez, au cours de ses remarquables recherches sur les kystes

Ainsi, les cellules fixes et les cellules endothéliales (1) du tissu conjonctif, c'est-à-dire les éléments cellulaires caractéristiques d'un tissu qui constitue le stroma tout entier de l'organisme et au sein duquel prennent naissance, par de simples flexions morphologiques, toutes les parties constitutives du squelette; puis les clasmatocytes, les chromoblastes, les cellules vacuolaires, les ostéoblastes constructeurs et destructeurs à la fois du tissu osseux périvasculaire; enfin toutes les colonies de cellules qui remanient interstitiellement les tissus, habitent les espaces interorganiques et transforment les épithéliums, nous apparaissent comme autant de différenciations particulières d'un seul et même élément initial: *la cellule indifférente*. J'ai montré, en faisant l'histoire de la lymphe, que c'est cette cellule même qui, demeurée libre et mobile sous sa forme initiale et typique, porte partout avec elle la nutrition et la vie, dont elle puise les matériaux dans le liquide nourricier pour les distribuer aux éléments fixes de l'organisme entier. Arrivé au terme de la description des tissus participant à la constitution du feuillet moyen des vertébrés et de l'Homme, je puis montrer encore cette même cellule sous un plus large aspect : alors que cessant d'être mobile et réfractaire aux adaptations fonctionnelles précises, elle s'est fixée pour accomplir des actes particuliers en ployant sa forme à sa fonction. Dans cette série de mouvements d'adaptation et de flexions morphologiques multiples, la cellule indifférente semble le plus souvent avoir perdu ses aptitudes et ses caractères essentiels. En réalité, ceux-ci ne font jamais que dormir en elle. En présence des actions quelconques nécessitant une réaction interstitielle, toutes ses qualités premières se réveillent. La cellule fixe du tissu conjonctif, la cellule adipeuse, la cellule osseuse elle-même,

ovariques, a retrouvé et figuré le même fait dans une série de circonstances et de cas. J'ai vu moi-même le tissu conjonctif se former de la même manière aux dépens des cellules lymphatiques dans le corps vitré de l'œil et dans l'exsudat colloïde intertubulaire de la néphrite typhoïde (*in* thèse d'Hortolès, *Processus histologique des néphrites*, th. de Montpellier, n° 43, 1881, p. 101).

(1) Ranvier (*Traité technique d'histologie*, 2e édition, p. 322) a fait remarquer d'abord que les cellules fixes du tissu conjonctif « sont, à leur origine, des cellules du feuillet moyen du blastoderme, et possèdent, à cette période, de grandes analogies avec les cellules lymphatiques ». Parlant ailleurs des petites cellules endothéliales qu'on rencontre intercalées aux grandes dans l'épiploon en cours de fenêtration, il ajoute que : « cette petite cellule endothéliale dérive sans doute d'une cellule migratrice qui, n'ayant pas pu poursuivre sa route dans l'épaisseur de la membrane, s'est étalée en surface ». (*Ibidem*, p. 310.) Il conclut enfin : « *Nous pouvons dire dès à présent que les cellules lymphatiques sont très probablement des cellules du tissu conjonctif mobilisées* ». (*Ibid.* p. 147.) C'est cette hypothèse que je viens d'exposer dans le texte. Mais tout récemment (13 février 1893), Ranvier est revenu sur la question dans une note à l'Académie des Sciences (*Les clasmatocytes, les cellules fixes du tissu conjonctif et les globules du pus*. Comptes-rendus, p. 295-297). Il admet maintenant que, seuls, les clasmatocytes du tissu conjonctif peuvent redevenir des cellules lymphatiques sous l'influence de l'inflammation; et que par contre les cellules connectives proprement dites en sont entièrement incapables. Comme d'autre part il a démontré que les cellules endothéliales de l'épiploon ne sont autre chose que des cellules fixes du tissu conjonctif modifiées, il en résulte aussi qu'il n'admet plus qu'aucune d'elles puisse prendre son origine dans une cellule migratrice fixée, ainsi qu'il l'avait supposé d'abord.

abandonnent alors tout comme le clasmatocyte leur fonction spéciale, sortent de leur immobilité, reprennent la forme et les fonctions des cellules indifférentes, et luttent pour l'intégrité ou la vie des épithéliums ou des paraépithéliums nés de l'*Ectoderme* et de l'*Entoderme*, dont le second volume de ce Traité comprendra surtout l'histoire.

FIN DU TOME PREMIER.

TABLE DES MATIÈRES

DEUXIÈME PARTIE. — DES AGENTS DU MOUVEMENT.

9930-87. — CORBEIL. Imprimerie CRÉTÉ.

L. BATTAILLE ET Cie, ÉDITEURS

CADIAT, professeur agrégé à la Faculté de médecine de Paris, etc. **Traité d'anatomie générale appliquée à la médecine.** Embryologie. Éléments anatomiques, tissus et systèmes; avec une Introduction de M. le professeur Ch. Robin. 2 vol. in-8, avec 479 figures dessinées par l'auteur. 1879-81 .... 28 fr.

FORT. **Traité élémentaire d'histologie.** 2e édition. 1 vol. in-8, avec 522 figures intercalées dans le texte. 1873 .... 14 fr.

— **Nouvel Abrégé d'anatomie descriptive**, contenant la description de tous les organes, la structure des principaux tissus, l'exposé succinct des principales régions et un résumé embryologique. 1 vol. in-32, avec 128 figures intercalées dans le texte .... 5 fr.

LANCEREAUX, professeur agrégé à la Faculté de médecine de Paris, médecin des hôpitaux, etc. **Traité d'anatomie pathologique**, tome Ier : Anatomie pathologique générale. 1 fort vol. in-8 de 838 pages, avec 267 figures intercalées dans le texte. 1877. 20 fr. — Cartonné .... 21 fr.

— **Traité d'anatomie pathologique**, tome II : Anatomie pathologique spéciale. Anatomie pathologique des systèmes. 1o Système lymphatique. 1 vol. in-8, avec 179 figures. 1881. 25 fr. — Cartonné .... 26 fr.

— Tome III, 1re partie. **Anatomie pathologique spéciale : Anatomie pathologique des systèmes; système locomoteur. Anatomie pathologique des appareils; appareils de l'innervation.** 1 vol. in-8, avec 131 figures intercalées dans le texte. 1885 .... 20 fr.

LATTEUX, chef du laboratoire d'histologie de l'hôpital de la Charité, etc. **Manuel de technique microscopique, ou Guide pratique pour l'étude et le maniement du microscope dans ses applications à l'histologie humaine et comparée, à l'anatomie végétale et à la minéralogie.** Introduction de M. le professeur Trélat. 3e édition, revue et considérablement augmentée. 1 vol. in-8, avec 385 figures intercalées dans le texte et une planche. 1887 .... 13 fr.

POIRIER (P.), professeur agrégé à la Faculté de médecine de Paris. **Traité d'anatomie humaine**, publié sous la direction de M. P. Poirier, par MM. A. Charpy, A. Nicolas, A. Prenant, Jonnesco. 4 forts volumes gr. in-8 avec de nombreuses figures en noir et en couleur.

Tome I .... 20 fr.

Tomes II, III et IV (Sous presse.)

REMY, professeur agrégé à la Faculté de médecine de Paris, etc. **Manuel des travaux pratiques : histologie des éléments des tissus, des systèmes des organes.** 1 vol. in-18, avec 399 figures intercalées dans le texte. 1880 .... 7 fr.

SAPPEY, professeur d'anatomie à la Faculté de médecine de Paris, etc. **Traité d'anatomie descriptive**, avec figures intercalées dans le texte. 4e *édition*, revue et augmentée. 4 vol. in-8. 1888 .... 65 fr.

— **Traité d'anatomie générale**, comprenant l'étude des tissus, des systèmes et des éléments, étude fondée sur une méthode nouvelle, la méthode thermo-chimique, ou méthode des dissociations. 1 volume grand in-8, avec de nombreuses figures. 1re partie .... 25 fr.

Un bon est annexé à la première partie pour retirer gratuitement la seconde.

9930-87. — Corbeil. Imprimerie Crété.

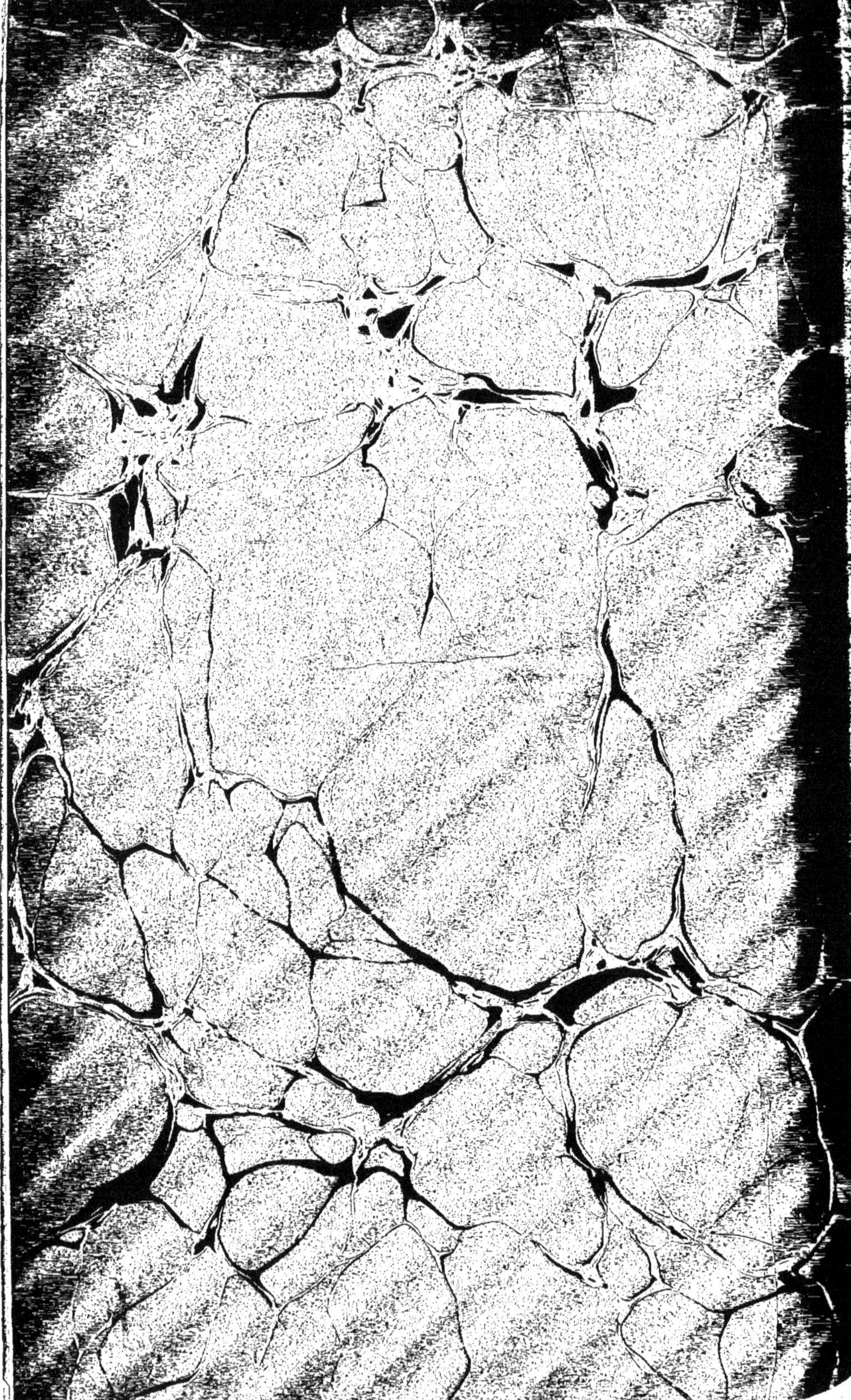

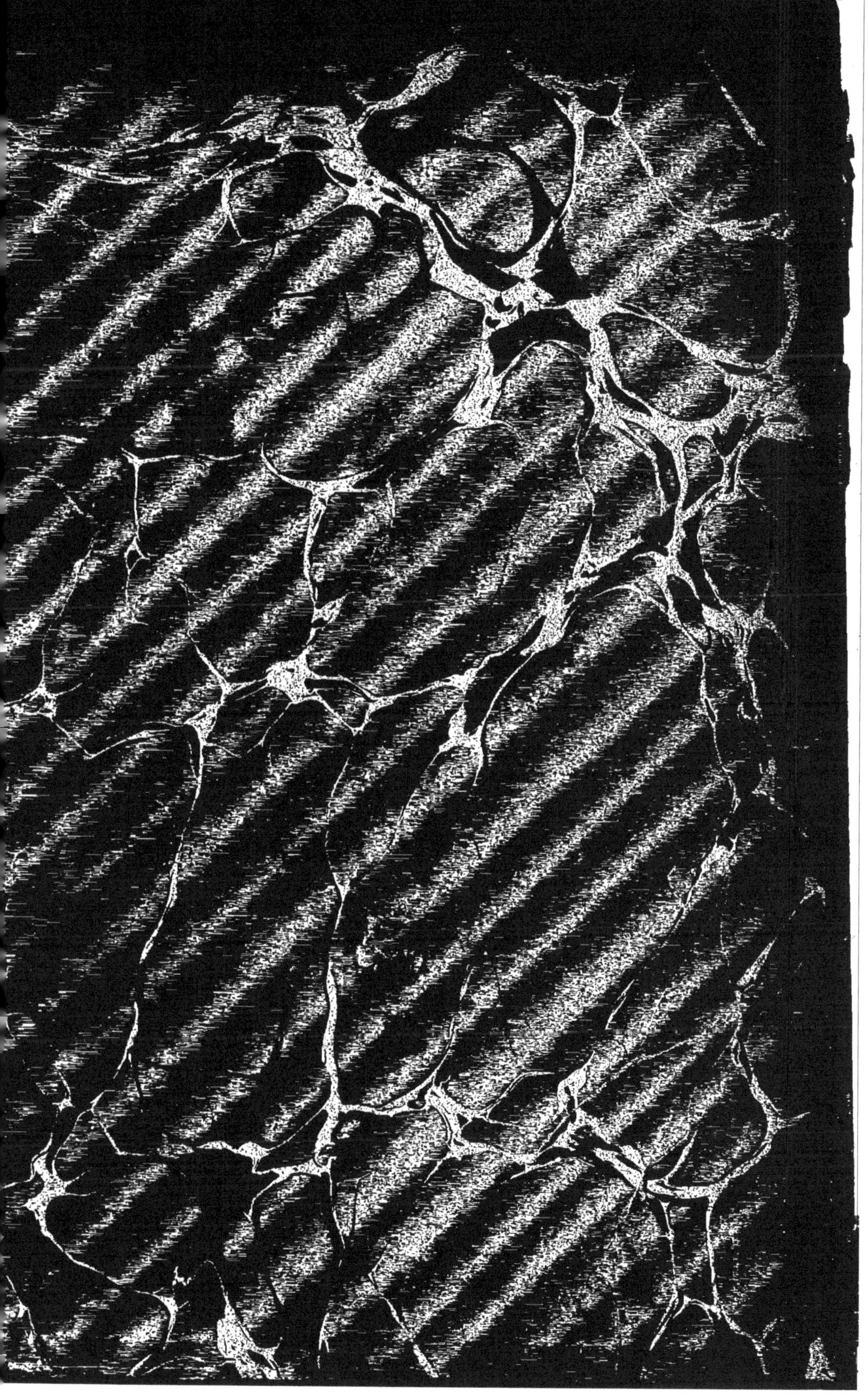

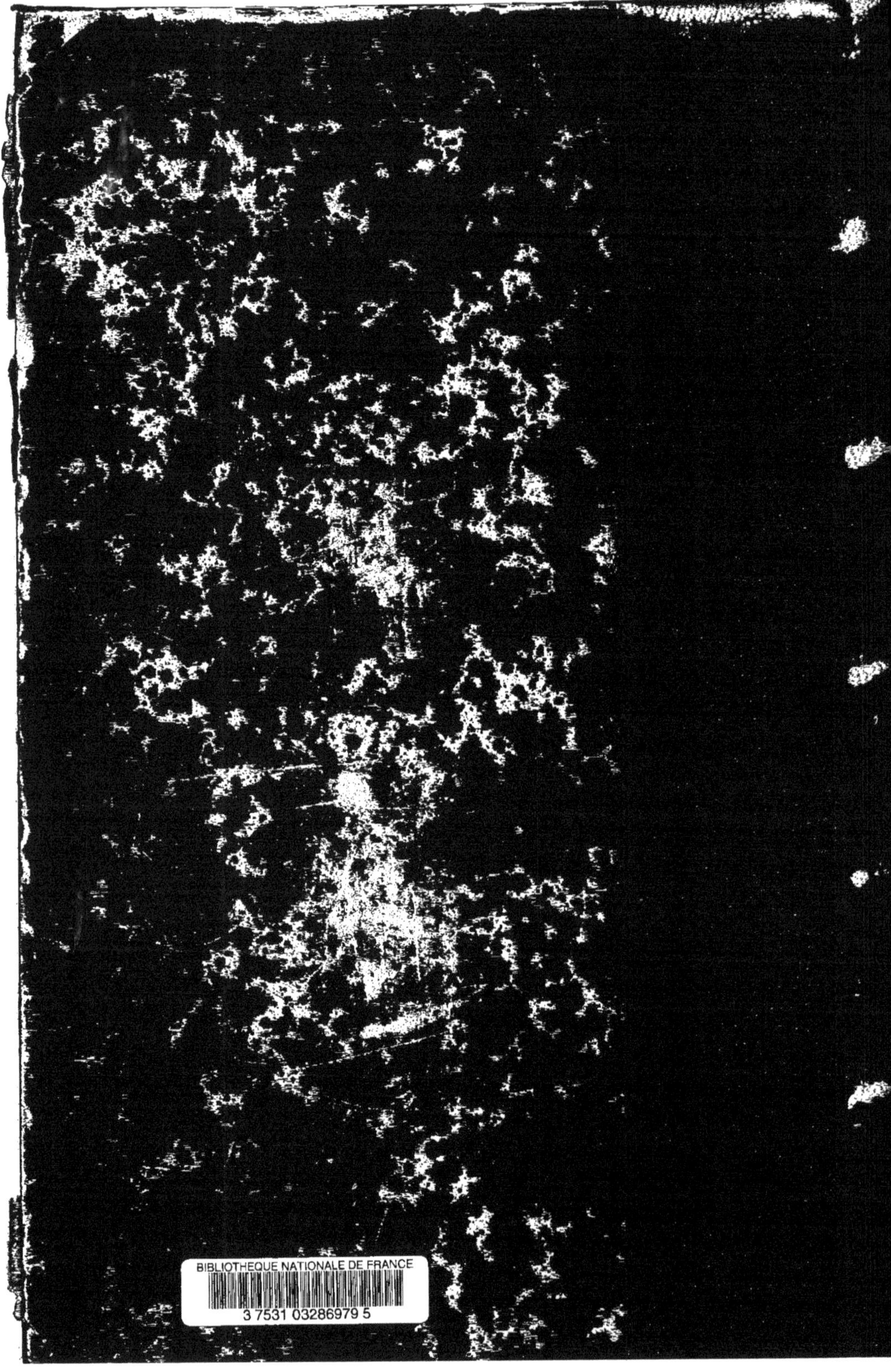

www.ingramcontent.com/pod-product-compliance
Ingram Content Group UK Ltd.
Pitfield, Milton Keynes, MK11 3LW, UK
UKHW022314190726
13856UKWH00001B/10